Handbuch der inneren Medizin

Begründet von L. Mohr und R. Stähelin

Herausgegeben von

H. Schwiegk

Siebter Band: Stoffwechselkrankheiten

Fünfte, völlig neu bearbeitete und erweiterte Auflage

Teil 1

Springer-Verlag Berlin Heidelberg New York 1974

Erbliche Defekte des Kohlenhydrat-, Aminosäuren- und Proteinstoffwechsels

Bearbeitet von

W. Barthelmai · H. J. Bremer · H. Cleve · A. Doenicke · P. Durand
E. R. Froesch · H. Ghadimi · R. Grüttner · W. H. Hitzig · S. Hollmann
A. Holzel · F. Linneweh · J. K. Lloyd · M. Nyman · H. Ott
W. von Petrykowski · E. Rossi · A. Sass-Kortsak · J. W. Spranger
L. Stengel-Rutkowski · U. Willenbockel · O. H. Wolff

Herausgegeben von

F. Linneweh

Mit 205 Abbildungen

Springer-Verlag Berlin Heidelberg New York 1974

ISBN-13: 978-3-642-65628-6 e-ISBN-13: 978-3-642-65627-9
DOI: 10.1007/978-3-642-65627-9

Softcover reprint of the hardcover 5th edition 1974

Gesamtherstellung: Universitätsdruckerei H. Stürtz AG Würzburg

Vorwort

Seit dem Erscheinen des Stoffwechselbandes der 4. Auflage hat die Erforschung der „inborn errors of metabolism" (GARROD) derart große Fortschritte gemacht, daß bei der vorliegenden Neuauflage mehrere Bände notwendig sind, um das umfangreiche, neue Stoffgebiet abzuhandeln. Der vorliegende Band befaßt sich mit den erblichen Anomalien des Kohlenhydrat- und Aminosäuren-Stoffwechsels, einschließlich der wichtigsten Defektdysproteinämien.

Dem Diabetes mellitus und den Fett- und Purinstoffwechsel-Störungen ist je ein besonderer Band gewidmet, während die Enzymdefekte der roten Blutzellen in den Hämatologie-Bänden berücksichtigt sind. Einige weitere erbliche Defekte des Kohlenhydrat-, Aminosäuren-, Elektrolyt- und Wasserstoffwechsels befinden sich wegen ihrer renalen Auswirkungen in Band VIII, 3.

Da laufend neue Anomalien des Aminosäuren-Stoffwechsels entdeckt werden, die vorerst als selten zu betrachten sind, sollen diese besonders ausführlich dargestellt werden, um als detaillierte Informationsquelle über den Stand der Forschung dienen zu können.

Diagnostische und therapeutische Erfolge haben dazu geführt, daß immer mehr Kranke dieser Art das Erwachsenenalter erreichen und ein steigendes Kontingent der internen Krankenversorgung bilden. Daher ist es notwendig, daß die erblichen Stoffwechselkrankheiten im Wissensgut der Internisten einen breiteren Raum einnehmen. Der vorliegende Band soll diesem Bedürfnis Rechnung tragen, indem versucht wird, für Forschung, Lehre und Krankenbetreuung in der inneren Medizin auch die pädiatrischen Erfahrungen heranzuziehen, um die Diagnose und Therapie, aber auch das pathogenetische Verständnis und die genetische Beratung zu erleichtern. Die aktuelle pränatale Diagnostik, Heterozygotenbefunde und Screeningmethoden sind gebührend berücksichtigt.

Dem Herausgeber des Handbuches der inneren Medizin, Herrn Prof. H. SCHWIEGK, bin ich zu Dank verpflichtet, daß er mir als Pädiater die Redaktion dieses Bandes übertragen hat.

Marburg, Frühjahr 1974 F. LINNEWEH

Mitarbeiterverzeichnis

BARTHELMAI, W., Prof. Dr., Universitäts-Kinderklinik, Deutschhausstraße 12, D-3550 Marburg a. d. Lahn (Deutschland)

BREMER, H. J., Prof. Dr., Universitäts-Kinderklinik, Czernyhaus, Moorenstraße 5, D-4000 Düsseldorf 1 (Deutschland)

CLEVE, H., Prof. Dr., Institut für Anthropologie und Humangenetik der Universität München, Richard-Wagner-Straße 10/I, D-8000 München 2 (Deutschland)

DOENICKE, A., Prof. Dr., Chirurgische Poliklinik, Anaesthesie-Abteilung, Pettenkoferstraße 8a, D-8000 München 15 (Deutschland)

DURAND, P., Prof. Dr., III Divisione Pediatrica, Istituto G. Gaslini, Universita di Genova, Via 5 Maggio, 39 Quarto dei Mille, I-16148 Genova (Italien)

FROESCH, E. R., Prof. Dr., Medizinische Universitätsklinik, Stoffwechsellabor, Rämistraße 100, CH-8006 Zürich (Schweiz)

GHADIMI, H., Prof. Dr., Department of Pediatrics, State University of New York, Downstate Medical Center, 506 Sixth Street, Brooklyn, NY 11215/USA

GRÜTTNER, R., Prof. Dr., Kinderklinik und Poliklinik, U.K.E., Martinistraße 52, D-2000 Hamburg 20 (Deutschland)

HITZIG, W. H., Prof. Dr., Universitäts-Kinderklinik, Steinwiesstraße 75, CH-8032 Zürich (Schweiz)

HOLLMANN, S., Prof. Dr., Institut für Physiologische Chemie I der Universität, Moorenstraße 5, D-4000 Düsseldorf 1 (Deutschland)

HOLZEL, A., Prof., F.R.C.P., Department of Child Health, University of Manchester, St. Mary's Hospital, Hathersage Road, Manchester, M 13 OJH (England)

LINNEWEH, F., Prof. Dr., Universitäts-Kinderklinik, Deutschhausstraße 12, D-3550 Marburg a. d. Lahn (Deutschland)

LLOYD, JUNE K., M. D., F.R.C.P., Department of Child Health, University of London, 30 Guilford Street, London, W.C. 1 (England)

NYMAN, MARGARETA, Doz. Dr., Lunds Universitet, Medicinska Kliniken, S 214 01 Malmö (Schweden)

OTT, H., Prof. Dr., Medizinische Klinik I des Bürgerhospitals, Tunzhofer Straße 14—16, D-7000 Stuttgart N (Deutschland)

PETRYKOWSKI, W. VON, Dr., Facharzt für Kinderkrankheiten, Rohrgraben 7, D-7800 Freiburg i. Br. (Deutschland)

ROSSI, E., Prof. Dr., Universitäts-Kinderklinik, Jenner-Spital, Freiburgstraße 23, CH-3008 Bern (Schweiz)

SASS-KORTSAK, A., Prof. M.D., The Research Institute, The Hospital for Sick Children, 555 University Street, Toronto 2, Ontario (Canada)

SPRANGER, J. W., Prof. Dr., Universitäts-Kinderklinik, Fröbelstraße 15—17, D-2300 Kiel 1 (Deutschland)

STENGEL-RUTKOWSKI, L., Dr., Nymphenburger Straße 181/V, D-8000 München 19 (Deutschland)

WILLENBOCKEL, U., Prof. Dr., Universitäts-Kinderklinik, Deutschhausstraße 12, D-3550 Marburg a. d. Lahn (Deutschland)

WOLFF, O. H., Prof. M.D., F.R.C.P., Department of Child Health, University of London, 30 Guilford Street, London, W.C. 1 (England)

Inhaltsverzeichnis

I. Humangenetische Einleitung

II. Enzymatische Defekte des Kohlenhydrat-Stoffwechsels

III. Enzymatische Defekte des Aminosäuren-Stoffwechsels

IV. Defekte der Serumproteine und frei zirkulierender Enzyme

I. Humangenetische Einleitung

Klinische Aspekte der Vererbung

Von

HARTWIG CLEVE *

I. Historisches

Kurz vor der Jahrhundertwende begann Sir ARCHIBALD E. GARROD, zu der Zeit Assistenzarzt am St. Bartholomew's Hospital in London, seine Untersuchungen über Alkaptonurie. 1902 veröffentlichte er in der „Lancet" seine Arbeit über "The incidence of alkaptonuria: a study in chemical individuality" (GARROD, 1902). Die damals vorherrschende Hypothese faßte diese Anomalie als die Folge einer Infektion des Darmes mit einem noch nicht identifizierten, Homogentisinsäure produzierenden Mikroorganismus auf. Im Gegensatz dazu deutete GARROD die Alkaptonurie als eine ererbte, angeborene Stoffwechselstörung, deren Kennzeichen die Ausscheidung von Homogentisinsäure im Urin ist. GARROD wies darauf hin, daß es sich dabei um ein alternatives Merkmal handelt: Alkaptonuriker scheiden etwa 3—7 g in 24 Std aus, während im Urin von normalen Versuchspersonen Homogentisinsäure auch nicht in Spuren nachzuweisen ist. Einer Anregung des Genetikers WILLIAM BATESON folgend, analysierte GARROD sodann die familiäre Häufung der Alkaptonurie und erhob folgende Befunde: 1. Die Alkaptonurie findet sich häufig unter Geschwistern. 2. Eltern und entferntere Vorfahren und Verwandte sind im allgemeinen von der Anomalie nicht betroffen. 3. Auch Kinder sind — von Ausnahmefällen abgesehen — nicht betroffen. 4. Die Eltern von Alkaptonurikern sind häufig Blutsverwandte, insbesondere Vettern und Cousinen 1. Grades. GARROD beschrieb damit die charakteristischen, auch heute noch gültigen Kriterien des Erbganges eines seltenen, autosomal-rezessiv vererbten Merkmals und erbrachte damit — 2 Jahre nach ihrer Wiederentdeckung — einen der ersten Beweise für die Gültigkeit der Mendelschen Vererbungsgesetze beim Menschen. Unter Hinweis auf ähnliche Befunde beim Albinismus und der Cystinurie entwickelte GARROD im Abschluß der Arbeit sein Konzept der chemischen Individualität: Genausowenig wie zwei Vertreter einer Species eine genaue Übereinstimmung ihrer morphologischen Merkmale aufweisen, laufen auch ihre chemischen Reaktionen nicht in genau der gleichen Weise ab. Die Alkaptonurie ist lediglich eine besonders extreme und augenfällige Variation des Stoffwechsels; diskretere, geringfügiger ausgeprägte erbliche Variationen der chemischen Prozesse kommen wahrscheinlich in allen Reaktionssystemen vor. GARROD machte außerdem darauf aufmerksam, daß Unterschiede in den Reaktionen auf die Verabfolgung von Medikamenten, ebenso wie Unterschiede in der Anfälligkeit für Infektionserreger, die man mitunter zwischen verschiedenen Vertretern einer Species beobachtet, auf derartigen erblichen Variationen beruhen könnten.

Nach Ausdehnung seiner Studien auf den Albinismus, die Cystinurie und die Pentosurie hielt GARROD im Jahre 1908 vor dem Royal College of Physicians in London seine Croonian Lectures, die in erweiterter Form als Monographie 1909

* Supported by U.S.-P.H.S. Grant AM 11796.

und in 2. Auflage 1923 unter dem Titel „*Inborn errors of metabolism*" erschienen sind (GARROD, 1909). In dieser Monographie wurde das Konzept der erblichen Variabilität der chemischen Stoffwechselprozesse erweitert und für die genannten Anomalien der Begriff „Inborn errors of metabolism" vorgeschlagen. GARROD erkannte die Beziehung zwischen einer gestörten chemischen Reaktion und einem erblichen Defekt in einem spezifischen Enzym. So wurde z.B. nach eingehender Besprechung der damaligen Kenntnisse über den Abbau von Phenylalanin und Tyrosin und ihrer Intermediärprodukte das Auftreten der Homogentisinsäure bei der Alkaptonurie auf einen spezifischen, genetisch determinierten Enzymdefekt zurückgeführt: "We may further conceive that the splitting of the benzene ring in normal metabolism is the work of a special enzyme, that in congenital alkaptonuria this enzyme is wanting, ..." und weiter „The experiments of G. EMBDEN and others upon perfusion of the liver suggest that organ as the most probable seat of the change". Erst 50 Jahre später wurde diese Hypothese bestätigt, als es LA DU *et al.* gelang, im Lebergewebe eines Patienten mit Alkaptonurie das Fehlen der Aktivität des Enzyms Homogentisinsäure-Oxidase zu demonstrieren (LA DU *et al.*, 1958).

GARROD hatte noch eine lange und ruhmreiche Karriere vor sich. Er wurde Nachfolger Sir WILLIAM OSLERs als Regius Professor of Medicine an der Universität Oxford und war damit Inhaber eines der angesehensten Lehrstühle Großbritanniens. Er wurde in den Adelsstand erhoben und später zum Fellow of the Royal Society erwählt, ehe er 1936 starb. Es ist um so erstaunlicher, daß sein grundlegender Beitrag zur Genetik praktisch vier Jahrzehnte lang ignoriert wurde. Erst 1945 wurde eines der grundlegenden Konzepte der modernen molekularen Biologie formuliert, das *Ein-Gen-Ein-Enzym-Konzept* (BEADLE, 1945), später modifiziert zum Konzept des Ein-Cistron-Eine-Polypeptid-Kette (BENZER, 1957). Erarbeitet wurde dieses Konzept jedoch durch Analyse von Augenpigment-Mutanten von Drosophila (EPHRUSSI, 1942; BUTENANDT *et al.*, 1940) und den klassischen Untersuchungen von BEADLE u. TATUM (1941) an Mutanten von *Neurospora crassa*. In seiner Nobelpreisrede erwies G. W. BEADLE (1959) dem Pionier GARROD seine Reverenz: "In this long and roundabout way, first in Drosophila and then in Neurospora, we had rediscovered what Garrod had seen so clearly so many years before. By now we knew of his work and were aware that we had added little if anything new in principle. We were working with a more favourable organism and were able to produce, almost at will, inborn errors of metabolism for almost any chemical reaction whose product we could supply through the medium. Thus we were able to demonstrate that what Garrod had shown for a few genes and a few chemical reactions in man, was true for many genes and many reactions in Neurospora."

Für die Entwicklung der modernen Biochemischen Genetik ist GARRODs Werk somit nur von geringem Einfluß gewesen und erst später anerkannt worden. Die erneute Würdigung seiner Arbeiten in den 50er Jahren erlangte jedoch für einen anderen Zweig der Genetik, nämlich der Genetik vom Menschen, sehr große Bedeutung. Hier trafen GARRODs Ideen auf eine Disziplin im Aufbruch; sein Konzept vom „Inborn errors of metabolism" wurde für die Biochemische Humangenetik zur anregenden und wegweisenden Kraft.

II. Erbliche Stoffwechselkrankheiten

Jede Krankheit hat in einem gewissen Sinne eine genetische Komponente. Bei manchen Krankheiten steht diese erbliche Komponente ganz im Vordergrund, wie bei der Huntingtonschen Chorea, deren Auftreten und Verlauf wir Ärzte bislang nicht in nennenswerter Weise zu beeinflussen vermögen. Andere ererbte Krankheiten, wie die Phenylketonurie, können durch gezielte Manipulationen bestimmter Umweltsfaktoren entscheidend in ihrem Ablauf geändert werden. Eine große Anzahl von Krankheiten wird durch komplexes Zusammenwirken mehrerer Faktoren hervorgerufen und unterhalten. Unter diesen Faktoren können auch genetische Faktoren mehr oder weniger eindeutig identifiziert werden. Als Beispiel dieser Kategorie, die die meisten der häufigen Krankheiten umfaßt, mag der Diabetes mellitus genannt werden. Eine weitere Gruppe von Krankheiten wird offensichtlich durch Faktoren der Umwelt ausgelöst, wie die Infektionskrankheiten. Die Besprechung des Sichelzellhämoglobin-Polymorphismus (s. S. 26—27) macht jedoch deutlich, daß auch bei Infektionskrankheiten, in diesem Falle die Malaria tropica, die genetische Konstitution des betroffenen Patienten sehr wesentlich zu ihrem Ablauf beitragen kann. Und schließlich kennen wir solche Krankheiten, wie z.B. Verbrennungswunden oder Knochenbrüche durch mechanische Traumen, bei denen eine genetische Komponente nicht nachgewiesen werden kann.

Als Erbkrankheiten bezeichnen wir die Erkrankungen der beiden ersten Kategorien. Es ist jedoch nicht allein die Frage, ob eine Krankheit vorwiegend erbbedingt oder ob sie vorwiegend umweltbedingt ist, die die Medizinische Genetik beschäftigt. Vielmehr richtet sich das Interesse besonders auf die Frage, in welcher Weise eine Erbkrankheit durch Umweltfaktoren in ihrem Ablauf geändert werden kann, und andererseits, in welcher Weise genetische Faktoren eine vorwiegend umweltbedingte Erkrankung zu beeinflussen vermögen. Auch bei der Analyse von Krankheiten multifaktorieller Genese kommt es nicht so sehr darauf an, quantitativ die relativen Anteile genetischer und Umweltfaktoren zu bestimmen, die zu ihrer Entstehung beigetragen haben, sondern sich der schwierigen Aufgabe zuzuwenden, das Wesen und die Wirkungsweise einzelner spezifischer Faktoren aufzuklären. Was wir somit zu verstehen suchen, ist der Prozeß, der von einer Änderung im genetischen Material zur klinisch manifesten Krankheit führt. Verständnis der Kette von Reaktionen vom Genotyp zum Phänotyp eröffnet die Möglichkeit, gezielt in diesen Ablauf einzugreifen, um die Manifestation als Krankheit zu ändern oder zu verhüten.

Molekularkrankheiten

Unter Molekularkrankheiten verstehen wir solche Erbkrankheiten, deren Manifestation direkt auf die Anwesenheit eines strukturell geänderten Genproduktes zurückgeführt werden kann. Vermutlich sind viele Erbkrankheiten, die einem einfachen Mendelschen Erbgang folgen, letzten Endes Molekularkrankheiten. Der Nachweis eines geänderten Protein-Moleküls ist aber erst bei einer begrenzten Zahl von Krankheiten gelungen, für die dieser Begriff zunächst reserviert ist. Beispiele von Molekularkrankheiten sind die Hämoglobinopathien (PERUTZ u. LEHMANN, 1968).

Hämoglobinopathien können molekularpathologisch 4 Klassen zugeordnet werden: 1. Aminosäuresubstitutionen an der Moleküloberfläche, die zu einer veränderten Löslichkeit des Hämoglobins im deoxygenierten Zustand führen. Das klassische Beispiel ist das Sichelzellhämoglobin Hb $S\alpha_2\beta_2^{6\text{val}}$ (PERUTZ u. MITCHISON, 1950; MURAYAMA, 1966). 2. Aminosäuresubstitutionen, die zu einer verminderten Stabilität des Hämoglobinmoleküls führen, die ihrerseits einen beschleunigten Hämoglobinabbau bedingt. Diese Substitutionen betreffen besonders Aminosäurereste, die in Kontakt zu den Häm-Gruppen stehen oder die an den Kontaktflächen zwischen den verschiedenen Ketten des Hämoglobin-Tetramers lokalisiert sind (PERUTZ u. LEHMANN, 1968; LEHMANN u. CARRELL, 1969).

Klinisch resultiert aus dieser Form der Aminosäuresubstitution eine chronische hämolytische Anämie mit Heinzschen Innenkörpern. Ein Beispiel für diesen Typ ist Hb Torino $\alpha_2^{43val}\beta_2$ (BERETTA *et al.*, 1968). 3. Aminosäuresubstitutionen, die zur irreversiblen Oxidierung des Eisen-Atoms im Häm und damit zum Verlust seiner Sauerstoff-Bindungsfähigkeit führen (TÖNZ, 1968). Diese Form bedingt Methämoglobinämie mit Cyanose. Betrifft die Substitution die α-Kette, so ist die Cyanose kongenital. Substitutionen dieses Typs in der β-Kette führen zur Cyanose im 2.—4. Lebensmonat, wenn das normale fetale Hb F$\alpha_2\gamma_2$ durch Hb M und Hb A ersetzt wird. Beispiele sind Hb $M_{Boston}\,\alpha_2^{58tyr}\beta_2$ bzw. Hb $M_{Hyde\ Park}$ $\alpha_2\beta_2^{92tyr}$ (GERALD u. EFRON, 1958; HELLER *et al.*, 1966). 4. Aminosäuresubstitutionen, die zu einer veränderten Sauerstoffaffinität führen. Verminderte Affinitäten bedingen eine Anämie, erhöhte Sauerstoffaffinitäten gehen mit Polyerythrämie und gelegentlich mit Cyanose einher. Beispiele sind Hb E$\alpha_2\beta_2^{26lys}$ bzw. Hb Chesapeake $\alpha_2^{92leu}\beta_2$ (TUCHINDA *et al.*, 1967; CLEGG *et al.*, 1966).

Inborn errors of metabolism oder erbliche Enzym- und Proteindefekte

Das Kennzeichen dieser Erbkrankheiten ist das Fehlen oder die drastische Verminderung eines aktiven Enzyms oder Proteins. Der Defekt wird im allgemeinen durch Messung der Aktivität des betroffenen Enzyms oder Proteins erfaßt und nicht durch quantitative Bestimmung der Menge des betroffenen Enzyms. Ein derartiger Enzymdefekt kann daher verschiedene Ursachen haben:

1. Enzymdefekte, die durch ein strukturell verändertes Enzym mit verminderter Aktivität bedingt sind, wobei die Konzentration des Enzyms im Gewebe oder im Serum normal oder auch erhöht ist.

2. Enzymdefekte, bei denen die Konzentration des Enzyms betroffen, d.h. vermindert ist und bei denen das in verminderter Menge vorhandene Enzym ebenfalls strukturell verändert ist.

3. Enzymdefekte mit verminderter Enzymkonzentration, wobei die Primärstruktur des noch gebildeten Enzyms unverändert ist.

Keiner der Enzym- oder Proteindefekte des Menschen ist biochemisch so eingehend analysiert worden, daß man ihn mit völliger Sicherheit einer dieser drei Gruppen zuordnen könnte. Es ist aber sehr wahrscheinlich, daß z.B. die dibucainresistente und die fluoridresistente Variante der Plasma-Cholinesterase der 1. Gruppe angehören (s. Beitrag DOENICKE, S. 761). Der mit Lungenemphysem assoziierte Defekt des α_1-Antitrypsins ist höchstwahrscheinlich ein Beispiel aus der 2. Gruppe (LAURELL u. ERIKSSON, 1963), während die Analbuminämie vermutlich der 3. Gruppe zuzuordnen ist (s. Beitrag OTT, S. 569).

Genetisch können den Enzymdefekten verschiedene Mutationsprozesse zugrunde liegen. Bei den Enzymdefekten der 1. Gruppe kann es sich wie bei den Hämoglobin-Varianten um Änderungen der Primärstruktur durch Substitution eines einzigen Aminosäurerestes handeln, wobei diese strukturelle Änderung zu einem partiellen oder totalen Ausfall der Funktion des Enzyms geführt hat. Als Ursache der Defekte dieser Gruppe wären somit wahrscheinlich Punktmutationen anzunehmen, bei denen eine Nucleotidbase in den Struktur-Genen ausgetauscht worden ist, die die Primärstruktur der betroffenen Enzyme determinieren.

Auch bei den Enzymdefekten der 2. Gruppe könnte es sich um das Resultat von Struktur-Gen-Mutationen handeln. Grundsätzlich bestehen zwei Möglichkeiten, die erniedrigte Enzym-Konzentration in dieser Gruppe zu erklären: Einerseits kann die strukturelle Alteration des Enzyms eine verminderte Stabilität zur Folge haben, die — analog zu den instabilen Hämoglobinen — zu beschleunigtem Abbau des Enzyms führt; zum anderen kann die strukturelle Alteration des Enzyms mit einer reduzierten Synthese-Rate verbunden sein. Beide Mechanismen sind als Folge von Struktur-Gen-Mutationen denkbar; Belege für ihr Vorkommen beim Menschen gibt es mit den instabilen Hämoglobinen nur für den ersteren. Eine aus der Bakterien-Genetik bekannte Form einer Mutation könnte auch Enzymdefekte dieser Gruppe erklären, nämlich Nucleotidbasenaustausch, der vom Codon für eine bestimmte Aminosäure zum Codon für die Termination der Polypeptidkettensynthese führt (Crick, 1967). Diese Mutation würde die Synthese einer am Carboxylende verkürzten Polypeptidkette zur Folge haben, deren Stabilität herabgesetzt und deren Abbau beschleunigt sein könnte.

Die Enzymdefekte der 3. Gruppe sind vielleicht das Ergebnis von Kontroll-Gen-Mutationen. Das 1961 von Jacob u. Monod entwickelte Konzept der genetischen Kontrolle der Proteinsynthese unterscheidet Struktur-Gene, die die Primärstruktur des Genproduktes determinieren, und zwei Arten von Kontrollgenen, Operator- und Regulator-Gene, die die Aktivität der Struktur-Gene steuern. Diese Gruppe von Genen, durch deren Koordination die Synthese eines Enzyms bewerkstelligt wird, ist im sog. Operon zusammengefaßt (Jacob u. Monod, 1961). Das Operon-Modell basiert auf Untersuchungen des β-Galaktosidase-Systems von Escherichia coli; inzwischen ist es durch Analyse weiterer Systeme in der Bakteriengenetik fest etabliert (Lit. s. Hayes, 1968).

Das Modell von Jacob u. Monod hat auf Humangenetiker große Anziehungskraft ausgeübt. Schon wenige Monate nach seiner Veröffentlichung versuchte Neel, diese Vorstellungen auf die genetische Kontrolle der Hämoglobinsynthese und ihrer Störungen zu übertragen (Neel, 1961). Wegen der großen praktischen Schwierigkeiten, bei einem diploiden Organismus Operator- und Regulator-Gene zu unterscheiden, wurde auf diese Differenzierung verzichtet und den Struktur-Gen-Mutationen die Kontroll-Gen-Mutationen gegenübergestellt. In den folgenden Jahren wurden mehrere Enzym- und Proteindefekte beim Menschen auf Kontroll-Gen-Mutationen zurückgeführt. Von Parker u. Bearn wurde vorgeschlagen, alle Protein- und Enzymdefekte, bei denen eine qualitative, strukturelle Alteration des Genproduktes nicht nachgewiesen werden konnte, als das Ergebnis von Kontroll-Gen-Mutationen aufzufassen (Parker u. Bearn, 1963; Stanbury *et al.*, 1966). Die Kenntnisse über Regulierung von Genaktivitäten bei höheren Organismen sind jedoch noch sehr begrenzt. Bislang gibt es noch keine schlüssigen Beweise für die Existenz des Operon oder von Regulator-Genen bei Säugetieren (Dreyfus, 1969). Es ist möglich, daß bei höheren Organismen sehr viel kompliziertere Steuerungsmechanismen die Aktivität von Struktur-Genen regeln. Drei erbliche Krankheiten des Menschen sind mit einem gewissen Grad von Wahrscheinlichkeit *Kontroll-Gen-Mutationen* zuzuordnen: die von Willebrandsche Krankheit (McLester u. Graham, 1964), die kongenitale erythropoietische Porphyrie (Watson *et al.*, 1964) und die Orotsäureausscheidung (Smith *et al.*, 1966; Pinsky u. Krooth, 1967). Ob für die zahlreichen übrigen Enzym- und Proteindefekte dieser 3. Gruppe Kontroll-Gen-Mutationen im Sinne des Operon-Modells verantwortlich zu machen sind, muß zunächst offen bleiben.

Die Aufklärung dieses Problems ist keineswegs nur von theoretischem Interesse. Bei einer Kontroll-Gen-Mutation besteht die Möglichkeit, das Struktur-Gen durch Induktion oder Derepression zu aktivieren, womit zum mindesten im Prinzip ein Ansatz für eine rationelle Therapie gegeben wäre. Als Modell, Gen-Regulierungen beim Menschen zu analysieren, dienen besonders die Thalassämien (Weatherall, 1969). Bei den Thalassämien ergaben sich trotz eingehender Fahndung bisher keine Anhaltspunkte für ein strukturell alteriertes Hämoglobin. Bei den β-Thalassämien läßt sich je nach Typ eine partielle oder komplette Aufhebung der β-Ketten-Synthese nachweisen, während die α-Ketten-Synthese normal, d.h. relativ exzessiv ist. Die relativ im Überschuß gebildeten α-Ketten sind instabil und werden in den Erythrocyten präcipitiert. Sie sind wahrscheinlich die wesentliche Ursache der Verkürzung der Lebenszeit der roten Blutkörperchen. Gegenwärtig wird besonders geprüft, ob der primäre genetische Defekt auf dem Niveau der Translation die β-Ketten-Synthese beeinflußt.

III. Manifestation eines Enzymdefektes

Ein genetisch determinierter Enzymdefekt führt zu einem Block in einer Reaktionskette des Intermediärstoffwechsels, dessen unmittelbare Folgen schematisch in folgender Weise dargestellt werden können:

$$
\begin{array}{llcccccc}
[1] & & A & \rightarrow & B & \rightarrow & C & \rightarrow D \\
[2] & & A & \rightarrow & B & \rightarrow & CCC & \nrightarrow (D) \\
[3] & & AA & \rightleftharpoons & BBB & \rightleftharpoons & C & \nrightarrow (D) \\
[4] & & A & \rightarrow & B & \rightarrow & CC & \nrightarrow (D) \\
 & & & & & & \downarrow & \\
 & & & & & & X & \rightarrow Y \rightarrow Z
\end{array}
$$

Die dem Block folgenden Metaboliten werden nicht mehr oder nur in erheblich verminderter Menge gebildet [2, 3, 4], und die Intermediärprodukte *vor* dem Block werden akkumuliert. Entweder handelt es sich um Ansammlung des unmittelbar vor dem Block gebildeten Intermediärproduktes [2] oder um Ansammlung früherer Produkte der Reaktionskette [3]. Häufig führt der Block zum Abbau der akkumulierten Metaboliten über eine normalerweise nur in geringem Umfang benutzte alternative Reaktionskette [4]. Neben diesen direkten Folgen kann es zu verschiedenen Sekundäreffekten kommen: Zum Beispiel wirken Endprodukte einer Stoffwechselkette häufig als sog. Feedback-Inhibitoren, so daß ihre Verminderung zu gesteigerter Aktivität des Enzyms führen kann, welches am Beginn der betreffenden Stoffwechselkette steht. Hierdurch wird die Ansammlung von Intermediärprodukten noch verstärkt. Auch können die akkumulierten intermediären Metaboliten als Inhibitoren oder auch Aktivatoren auf Enzyme anderer Reaktionsketten wirken, so daß auch Metaboliten anderer Systeme in verminderter oder erhöhter Konzentration auftreten können. Jeder dieser Mechanismen mag bei einer Erbkrankheit das klinische Bild bestimmen; zumeist lassen sich jedoch mehrere dieser Störungen nachweisen, und die klinischen Erscheinungen sind die Folge eines komplexen Zusammenwirkens von mehreren dieser Komponenten. Sehr oft ist es äußerst schwierig, den kausalen Zusammenhang zwischen einer Stoffwechselanomalie und einem klinischen Symptom aufzuklären. Ein Beispiel ist die Phenylketonurie (s. Beitrag GRÜTTNER, S. 297). Der primäre genetische Defekt ist seit längerem bekannt; es handelt sich um einen Defekt der Phenylalanin-4-Hydroxylase. Zahlreiche Folgeerscheinungen dieses enzymatischen Blockes sind biochemisch charakterisiert und eingehend analysiert. Die von der Norm abweichenden Konzentrationen mehrerer Metaboliten in Gewebe, Blut, Liquor und Urin sind gut dokumentiert. Dennoch ist noch immer nicht im einzelnen geklärt, wie das Kardinalsymptom der Phenylketonurie, der Schwachsinn, zustande kommt.

IV. Dominanz und Rezessivität

In seinem Katalog der Mendelschen Vererbung beim Menschen hat McKUSICK insgesamt 1545 Merkmale aufgeführt (McKUSICK, 1968). Der Erbgang von 692 dieser Phänotypen kann als gesichert angesehen werden: 344 Merkmale werden autosomal-dominant, 280 autosomal-rezessiv und 68 X-chromosomal vererbt.

Die Klassifikation dominant und rezessiv folgt der ursprünglichen Definition GREGOR MENDELS (1865). Dominanter Erbgang liegt vor, wenn sich ein mutiertes Gen in einfacher Dosis bei Heterozygoten phänotypisch manifestiert; von rezessivem Erbgang sprechen wir, wenn sich ein mutiertes Gen nur in doppelter Dosis bei Homozygoten phänotypisch manifestiert. Das Bezugssystem dieser Klassifikation ist der Phänotyp: Die Sichelzellanämie ist ein autosomal-rezessiv vererbtes Leiden, wenn wir uns auf den Phänotyp Krankheit beziehen, der durch klinische Untersuchung erfaßt werden kann. Der Phänotyp der Sichelzellbildung in vitro ist ein dominant vererbtes Merkmal, denn der Sichelzelltest fällt bei Homozygoten und Heterozygoten positiv aus. Analyse des Phänotyps mit Hilfe der Hämoglobinelektrophorese erlaubt die Erfassung der Genprodukte des normalen wie des mutierten Gens; mit dieser Methode sind bei Heterozygoten demnach beide Genprodukte, Hb A und Hb S, nachweisbar. Der Erbgang ist in bezug auf diesen Phänotyp also autosomal ko-dominant. Die Klassifizierung des Erbmodus setzt somit Einverständnis darüber voraus, welches Niveau der Analyse des Phänotyps wir zum Bezugssystem wählen. Das Bezugssystem der Medizinischen Genetik ist aus praktischen Gründen der Phänotyp der durch klinische Untersuchung erfaßbaren Krankheit oder Anomalie.

Bemerkenswert ist das Übergewicht der dominanten Merkmale über die rezessiven Merkmale. Bei der genetisch eingehend studierten Hausmaus ist das Verhältnis umgekehrt; es finden sich 99 Mutationen mit autosomal-dominantem, 201 mit autosomal-rezessivem und 12 mit X-chromosomalem Erbgang (GREEN, 1966). Die Entdeckung der rezessiv vererbten Merkmale bei der Maus wurde durch die in großem Umfange durchgeführten Inzucht-Versuche und durch die verhältnismäßig große Zahl von Nachkommen ermöglicht. Beim Menschen ist hingegen Inzucht verhältnismäßig selten und ständig im Abnehmen begriffen, so daß seltene Mutationen mit rezessivem Erbgang wenig Gelegenheit haben, sich zu manifestieren. Wenn sie sich als Krankheit manifestieren, treten sie wegen der begrenzten Kinderzahl des Menschen zumeist als sporadische Einzelfälle auf und werden daher nicht als das erkannt, was sie sind. Es ist damit zu rechnen, daß in Zukunft weitere rezessiv vererbte Merkmale und Krankheiten beim Menschen gefunden werden, eine Tendenz, die durch die Flut von Mitteilungen über neue erbliche Stoffwechselkrankheiten in den letzten Jahren bestätigt wird. Der Katalog MCKUSICKs enthält insgesamt 1545 Merkmale; wenn man diese Zahl den Schätzungen über die Zahl der Gene des Menschen gegenüberstellt, die vermutlich in der Größenordnung von 100000 liegt (VOGEL, 1964), so wird deutlich, daß bislang ein relativ geringer Anteil des menschlichen Genoms erfaßt worden ist.

Die Biochemische Humangenetik hat in der Analyse von Genprodukten große Fortschritte gemacht; wir sind dadurch in der Lage, die Frage zu untersuchen, in welcher Weise molekularpathologische Veränderungen die verschiedenen Formen des Erbganges bedingen, d.h. unter welchen Voraussetzungen mutierte Gene sich nur in doppelter Dosis und wann sie sich in einfacher Dosis manifestieren.

Das Prinzip der Manifestation eines autosomal-rezessiv vererbten Enzymdefekts ist leicht verständlich (s. S. 8). In der Tat wird die *Mehrzahl der „inborn errors of metabolism" autosomal-rezessiv vererbt*, d.h. nur bei den für ein mutiertes Gen homozygoten Individuen kommt es zu einer klinisch faßbaren Erkrankung, während die heterozygoten Träger eines mutierten Gens und eines normalen Gens zumeist völlig gesund erscheinen. Die Heterozygoten zeigen bei eingehender Analyse einen partiellen Enzymdefekt mit relativ geringfügigen Stoffwechselabweichungen, die unter normalen Umständen nicht zu Krankheitserscheinungen führen, es jedoch erlauben, Heterozygote zu diagnostizieren. Offensichtlich wird vom normalen Gen genügend Enzym produziert, um die

Funktion aufrechtzuerhalten. Enzymaktivitätsbestimmungen bei mehreren autosomal-rezessiv vererbten Stoffwechselanomalien haben, von einigen Ausnahmen abgesehen, erwartungsgemäß gezeigt, daß Heterozygote etwa die Hälfte der Aktivität normal Homozygoter aufweisen. Normal Homozygote haben für diese Enzyme demnach eine erhebliche funktionelle Reserve.

Schwieriger ist die Manifestation eines dominant vererbten Defekts zu verstehen, d.h., daß die Anwesenheit eines mutierten Genes und seines Genproduktes bereits ausreicht, eine Krankheit oder Anomalie zu bewirken. Einige Enzym- und Proteindefekte, wie die Hämoglobinvariante mit Methämoglobinämien, die instabilen Hämoglobinvarianten mit Innenkörperanämien und die Porphyrien, werden autosomal-dominant vererbt. Alle bislang beobachteten Patienten mit Methämoglobinämien infolge einer Hämoglobinvariante waren Heterozygote (TÖNZ, 1968). Ihre Erythrocyten enthalten etwa 70—80% Hb A und 20—30% Hb M. Zwei der vier Häm-Gruppen jedes Hb M-Moleküls sind als Sauerstoff-Transporteure funktionsuntüchtig. Die Sauerstoffbindungskapazität ist also nur um etwa 15% reduziert; es wird dadurch auch keine nennenswerte Beeinträchtigung der körperlichen Leistungsfähigkeit dieser Patienten bewirkt. Die Patienten fallen wegen ihrer schiefergrauen Cyanose auf, die auf der braunen Farbe des Methämoglobins beruht. Der ungewöhnlichen Farbe der M-Hämoglobine entspricht ein abnormes Absorptionsspektrum. Die instabilen Hämoglobine werden in den Erythrocyten präcipitiert; sie bilden die Heinzschen Innenkörper (LEHMANN u. CARRELL, 1969). Zellen mit Innenkörpern werden bevorzugt aus der Zirkulation eliminiert und abgebaut. Klinisch resultiert eine hämolytische Anämie mit mehr oder minder ausgeprägter Verkürzung der Erythrocyten-Lebenszeit. Die Krankheit oder Anomalie wird bei diesen dominant vererbten Proteindefekten also direkt durch die veränderten chemischen bzw. physiko-chemischen Eigenschaften des alterierten Proteins hervorgerufen. Der genetische Defekt der Porphyrien ist noch nicht identifiziert. Sehr bemerkenswert ist der Nachweis einer erhöhten Aktivität eines spezifischen Enzyms bei diesen Krankheiten, der mitochondrialen δ-Aminolävulinsäure-Synthetase, die normalerweise die Synthese von δ-Aminolävulinsäure aus Glykokoll und Succinyl-Coenzym A katalysiert. Die Aktivität dieses Enzyms ist in der Leber von Patienten mit akuter intermittierender Porphyrie (TSCHUDY *et al.*, 1965) und von Patienten mit Porphyria variegata (DOWDLE *et al.*, 1967) erhöht. Der erhöhten Enzymaktivität entspricht eine exzessive Bildung von δ-Aminolävulinsäure und von Porphobilinogen. Eine Operator-Gen-Mutation ist u.a. als primärer Defekt vorgeschlagen worden (TSCHUDY *et al.*, 1965), eine Hypothese, die bisher noch nicht bewiesen werden kann, aber deutlich macht, daß auch Kontroll-Gen-Mutationen mit einem dominanten Erbgang einhergehen können. Dominanten Erbgang würde man außerdem bei Defekten von solchen Enzymen erwarten, die die Synthese- oder Abbau-Rate einer Stoffwechselkette bestimmen, da deren funktionelle Reserve das zur Aufrechterhaltung normaler Funktion erforderliche Minimum nur geringfügig überschreitet (HARRIS, 1970). Dominanten Erbgang kann man schließlich auch bei Defekten von Strukturproteinen erwarten (LENZ, 1961), worauf die Häufigkeit dieses Erbmodus bei den genetisch determinierten Anomalien des Binde- und Stützgewebes hinweist.

V. X-chromosomale Vererbung

Genorte, die auf dem X-Chromosom lokalisiert sind, sind in jeder weiblichen Zelle (XX) zweimal repräsentiert, während die für das X-Chromosom hemizygoten Männer (XY) in ihren Zellen nur eine einfache Dosis des Gens besitzen. Dennoch ist die Aktivität des Enzyms Glukose-6-Phosphatdehydrogenase, dessen Strukturgen im X-Chromosom liegt, bei Männern und Frauen etwa gleich (MARKS, 1958). Auch Patienten mit Anomalien der Zahl der Geschlechtschromosomen, wie z.B. Männer mit Klinefelters Syndrom (XXY) oder Frauen mit dem XXX-Syndrom, haben normale G-6-PD-Aktivitäten (GRUMBACH *et al.*, 1962). Die Zahl der in einer Zelle vorhandenen X-Chromosome ist also offensichtlich ohne Einfluß auf die Aktivität dieses X-chromosomal determinierten Enzyms. Diese Erscheinung wird Dosis-Kompensation genannt. Es wird angenommen, daß Dosis-Kompensation bei den meisten X-chromosomalen Genorten auftritt. Als Erklärung für dieses Phänomen wurde von LYON (1961, 1962) sowie BEUTLER *et al.* (1962) folgende Hypothese vorgeschlagen: In jeder weiblichen somatischen Zelle ist jeweils nur eines der beiden X-Chromosome aktiv, das andere X-Chromosom ist inaktiv oder zumindest partiell inaktiv. In manchen Zellen ist das paternale, in manchen Zellen das maternale X-Chromosom aktiv. Die Entscheidung, welches Chromosom in einer Zelle inaktiviert wird, fällt mehr oder weniger zufällig. Die Inaktivierung tritt in einem verhältnismäßig frühen Stadium der Embryonalentwicklung auf. In den Tochterzellen einer Stammzelle ist das gleiche X-Chromosom aktiv bzw. inaktiv wie in der Stammzelle der Zellinie. In den somatischen Zellen des weiblichen Organismus findet sich demnach ein Mosaizismus in bezug auf das X-Chromosom: etwa die Hälfte der Zellen hat ein aktives paternales X-Chromosom, die andere Hälfte hat ein aktives maternales X-Chromosom. Dem inaktiven X-Chromosom entspricht morphologisch der Barrsche Körper des Interphasenkerns.

Die Lyonhypothese kann durch Analyse einzelner Zellen von Frauen, die für ein X-chromosomales Merkmal heterozygot sind, direkt getestet werden. Besonders überzeugende Beweise für die prinzipielle Gültigkeit dieser Hypothese konnten durch Untersuchungen von heterozygoten Frauen mit G-6-PD-Varianten und Müttern von Patienten mit Hunterscher Mucopolysaccharidose oder mit Lesch-Nyhan-Syndrom gewonnen werden.

Legt man von Fibroblastenkulturen von Negerinnen mit dem Genotyp Gd^B/Gd^A Zellinien an, die von einzelnen Stammzellen ausgehen, läßt sich in diesen Zellkloni jeweils nur einer der beiden Enzymtypen, entweder die A-Variante oder die B-Variante nachweisen (DAVIDSON *et al.*, 1963). Mit Hilfe der G-6-PD-Varianten konnte auch der monoklonale Charakter einzelner Tumoren gezeigt werden. Leiomyome (LINDER u. GARTLER, 1965) und Warzengewebe (MURRAY *et al.*, 1969) von G-6-PD-Heterozygoten haben jeweils nur eine der beiden Enzym-Varianten. Der Nachweis zweier Zellpopulationen bei heterozygoten Frauen konnte auch durch histochemische Untersuchung der peripheren Erythrocyten beim Genotyp Gd^B/Gd^{A-} erbracht werden (BEUTLER u. BALUDA, 1964).

Monoklonale Zellinien von den heterozygoten Müttern von Patienten mit Hunters Syndrom (DANES u. BEARN, 1967) zeigen ebenfalls zwei verschiedene Zellpopulationen: normale Fibroblasten und Fibroblasten mit metachromatisch anfärbbaren Mucopolysacchariden.

Analoge Resultate wurden mit Gewebekulturuntersuchungen beim Lesch-Nyhan-Syndrom erhoben (MIGEON *et al.*, 1968). Dieser Defekt des Enzyms Hypoxanthin-Guanin-Phosphoribosyl-Transferase führt bei den betroffenen Jungen zu einer schweren Krankheit mit Schwachsinn, spastischer zerebraler Paralyse, Athetose, eigenartigen Verhaltensstörungen mit Aggressivität und Selbstverstümmelung durch Fingerbeißen sowie Symptomen der Gicht infolge von Harnsäure-Überproduktion (SEEGMILLER *et al.*, 1967). Bei den heterozygoten Müttern finden sich wiederum zwei Zellpopulationen, solche mit und solche ohne den spezifischen Enzymdefekt.

Die Analyse heterozygoter Frauen mit verschiedenen X-chromosomalen Enzymdefekten weist gegenüber den Heterozygoten für autosomal-rezessiv vererbte Defekte eine breitere Streuung in der Reduktion der Aktivität des betroffenen Enzyms oder Faktors auf. Diese breite Streuung ist besonders bei heterozygoten Frauen für G-6-PD-Mangel (Porter *et al.*, 1962), Hämophilie A (Rapaport *et al.*, 1960) und Hämophilie B (Barrow *et al.*, 1960) ausführlich belegt. Während viele Frauen um etwa die Hälfte reduzierte Aktivitäten aufweisen, zeigen manche Heterozygote nahezu normale Aktivitäten, andere hingegen erheblich reduzierte Aktivitäten, die zu klinischer Manifestation des Defektes führen. Diese Variationen werden auf zufällige Abweichungen von der erwarteten 1:1-Proportion bei der Inaktivierung eines der beiden X-Chromosome zurückgeführt, die besonders dann auftreten können, wenn die Inaktivierung in einem sehr frühen Stadium der Embryonalentwicklung stattfindet.

VI. Analyse von Erbkrankheiten

Pleiotropie und genetische Heterogenität sind die beiden Phänomene, die die Nosologie der erblichen Krankheiten bestimmen (McKusick, 1969). Unter *Pleiotropie* versteht man die Tatsache, daß ein einzelnes Gen oft nicht nur eine einzige Eigenschaft des Phänotyps, sondern eine Vielzahl von Eigenschaften des Phänotyps bestimmt, die mitunter in gar keinem Zusammenhang zu stehen scheinen. Durch Mutationen von einem Genort kann es somit zu zahlreichen Veränderungen des Phänotyps kommen, was auch als Polyphänie bezeichnet wird. Pleiotropie ist bei den Erbkrankheiten des Menschen eher die Regel als die Ausnahme. Anscheinend gleiche oder sehr ähnliche Phänotypen können durch Mutationen an verschiedenen Genorten bewirkt werden. Diesen Sachverhalt bezeichnet man als Heterogenie. Im angelsächsischen Schrifttum wird der Begriff „genetic heterogeneity" weiter gefaßt: außer der Heterogenie wird auch die genetische Variabilität durch multiple Allelie mit einbezogen, d.h., daß gleiche oder sehr ähnliche Phänotypen durch verschiedene Allele des gleichen Genortes determiniert werden.

Die Erforschung einer Erbkrankheit vollzieht sich auf verschiedenen Ebenen; man kann prinzipiell fünf Stufen der Analyse differenzieren (O'Brien, 1969):

1. Die Bestimmung des Phänotyps. Sie umschließt sorgfältige Dokumentation von Vorgeschichte, klinischen Befunden, Verlaufsbeobachtungen, Laboratoriumsdaten, Röntgenuntersuchungen u.ä., histologische Untersuchungen von Biopsiematerial und Autopsiebefunden. In der klinischen Genetik besonders wichtige Parameter sind erfahrungsgemäß Erkrankungsalter, Erkrankungsdauer mit Beschreibung des Fortschreitens des Krankheitsprozesses, Organmanifestation zu Erkrankungsbeginn und während des Verlaufs, Unterschiede in der Geschlechterverteilung und der Manifestation bei den beiden Geschlechtern, Geburtenreihenfolge und Altersverteilung der Eltern zum Zeitpunkt der Geburt.

2. Die Bestimmung des Vererbungsmodus. Die Prüfung von Erbgangshypothesen erfolgt mit den Methoden der formalen statistischen Genetik (Lenz, 1961; Vogel, 1961). Im wesentlichen handelt es sich um die Bestimmung der Häufigkeit von Merkmalsträgern unter den Blutsverwandten von Probanden, wobei verschiedene Korrekturverfahren in Anwendung gebracht werden, je nach Erfassungsart bzw. dem Ausleseverfahren, mit dem das Familienmaterial gewonnen wurde, dem Erbmodus, für den man testet, und dem Merkmal oder dem Merkmalskomplex, den man analysiert. Neben einer genauen Beschreibung und Identifizierung des Probanden, d.h. des Patienten, von dem die Untersuchung

einer Familie ausgegangen ist, sind besonders die Befunde bei erkrankten und gesunden Blutsverwandten 1. Grades von Bedeutung, also bei Eltern, Geschwistern und Kindern. Die Gesunden sind bei der Ermittlung Mendelscher Aufspaltungsziffern genauso wichtig wie die Kranken. Für die genetische Bearbeitung ist es außerdem unzureichend, sich auf die bei der Anamneseerhebung niedergelegten Mitteilungen über die Familienangehörigen zu beschränken; die Familienanamnese muß durch ärztliche Untersuchung der Familienangehörigen ergänzt werden, und zwar sowohl der Kranken wie der angeblich Gesunden. Unerläßlich sind ferner Angaben über Blutsverwandtschaft bei den Eltern der Merkmalsträger, auch dann, wenn Blutsverwandtschaft der Eltern nicht besteht. Kasuistische Mitteilungen ohne diese Angaben über Blutsverwandte 1. Grades und Konsanguinität der Eltern sind für den Genetiker wertlos. Ausführliche Darstellungen über die sachgemäße Erhebung einer Familienanamnese, sowohl im täglichen Routinebetrieb wie für eine wissenschaftliche Untersuchung finden sich bei Lenz (1961) und Fraser (1963). Die Beweiskraft weitverzweigter Stammbäume wird vom Nicht-Genetiker überschätzt. Es trifft zwar zu, daß autosomal-dominanter, X-chromosomal-dominanter und X-chromosomal-rezessiver Erbgang von seltenen Merkmalen an Hand von Stammbäumen, die mehrere Generationen umfassen, gelegentlich sehr überzeugend gezeigt werden kann. Beispiele sind die Familien mit autosomal-dominanter Brachydaktylie (Farabee, 1905; McKusick, 1964), X-chromosomal-dominanter Hypophosphatämie (Williams *et al.*, 1966) und X-chromosomal-rezessiver Hämophilie (McKusick, 1964). In den meisten Fällen ist es jedoch schwierig, zuverlässige Befunde von vielen, vor allem entfernteren Verwandten zu erhalten, so daß die genetische Analyse vorwiegend mit den Befunden bei einer größeren Anzahl kleinerer Familien durchgeführt werden muß. Für den autosomal-rezessiven Erbgang kommen praktisch ohnehin nur Analysen von Geschwisterschaften und Bestimmung des Anteiles von Konsanguinität bei den Eltern von Merkmalsträgern als Methode in Betracht. Auch für die genetische Untersuchung häufiger Merkmale ist die Analyse großer Sippen nicht geeignet. Nur bei genetisch einheitlichem Material kann man erwarten, daß das Ergebnis der statistischen Analyse mit einer einfachen genetischen Hypothese übereinstimmt. Oft ist es möglich gewesen, durch weitere Unterteilung eines Materials, welches zunächst nicht mit einer einfachen genetischen Hypothese interpretiert werden konnte, einen ersten Hinweis auf genetische Heterogenität zu erhalten. In diesen Fällen ist die Vereinigung von sorgfältiger klinischer Merkmalsanalyse und formaler statistisch-genetischer Bearbeitung besonders wichtig.

3. Bestimmung der biochemischen Natur der Krankheit. Biochemische Analyse von Urin, Serum, Liquor und den verschiedenen Geweben hat zum Ziel, durch Bestimmung einer vermehrt im Urin ausgeschiedenen Substanz, einer Erhöhung der Konzentration eines Metaboliten im Serum oder der chemischen Identifizierung einer vermehrt im Gewebe abgelagerten Substanz die allgemeine biochemische Natur einer Krankheit zu bestimmen, um damit die Voraussetzung zu schaffen, nach einem spezifischen Defekt zu fahnden.

4. Bestimmung eines spezifischen Enzym- oder Proteindefekts. Der Nachweis des erblichen Defektes eines Enzyms oder anderen Proteins ist das Ziel der Analyse einer Erbkrankheit. Mit diesem Nachweis ergibt sich die Möglichkeit, die diagnostischen Verfahren zu verbessern, durch präventive Maßnahmen die Manifestation der Krankheit zu verhindern und für bereits manifest Erkrankte eine rationelle Therapie zu entwickeln.

5. Aufklärung der Alteration des genetischen Materials. Die Aufklärung der chemischen Grundlage der Gen-Mutation geschieht vorläufig ausschließlich in-

direkt durch Analyse des Genproduktes, einem Enzym bzw. Protein. Mit der Anwendung des genetischen Codes kann von der Veränderung des Genproduktes auf die Veränderung im Gen geschlossen werden, soweit es sich um Struktur-Gen-Mutationen handelt.

Pleiotropie

Die pleiotrope Wirkung eines genetischen Defekts ist in vielen Fällen durchaus verständlich. Bei der Sichelzellanämie können beispielsweise viele der mannigfaltigen klinischen Manifestationen auf Infarzierungen kleiner Gefäße durch Sichelzellen zurückgeführt werden (LEHMANN u. HUNTSMAN, 1966). Bei Kleinkindern finden sie sich häufig in den Knochen der Hand und bewirken eine Daktylitis; ältere Kinder leiden besonders unter Milzinfarkten. Im Pubertätsalter sind rekurrierende Infarzierungen im Skeletsystem nicht ungewöhnlich, besonders der Femurkopf ist betroffen. Diese Fälle werden nicht selten als Perthessche aseptische Knochennekrose fehldiagnostiziert. Im Erwachsenenalter ist die Lunge vorzugsweise der Sitz der Infarzierungen, aber auch akute abdominelle Krisen durch Infarkte der Mesenterialgefäße sind ziemlich häufig. Besonders eindrucksvoll ist das Auftreten temporärer oder permanenter Erblindung durch multiple Infarkte im Bereich des Occipitalhirns. Sehr häufige Komplikationen sind außerdem Priapismus und Ulcus cruris. Es läßt sich mithin eine Vielzahl verschiedener klinischer Manifestationen direkt auf den molekularen Defekt des Hämoglobins, seine infolge einer bestimmten Aminosäurensubstitution geänderte Löslichkeit, zurückführen. Bei anderen Krankheiten ist die polyphäne Genwirkung schwerer zu durchschauen. Als Beispiel kann man die verschiedenen Formen des adrenogenitalen Syndroms erwähnen (STEMPFEL u. TOMKINS, 1966). Sie beruhen auf verschiedenen genetisch determinierten Enzymdefekten in der Cortisol-Biosynthese. Kompletter Defekt der 21-Hydroxylase führt zu praktisch völligem Ausfall der Synthese von 21-Hydroxysteroiden, welche die Ausschüttung von ACTH normalerweise hemmen. Fortgesetzte ACTH-Produktion führt zu adrenaler Hyperplasie und vermehrter Produktion von adrenalen Androgenen, die die Virilisierung hervorrufen. Daneben kommt es zu vermehrter Produktion von Aldosteron-Antagonisten, die das kongenitale Salzverlust-Syndrom mit Addisonschen Krisen bedingen. Schließlich gibt es viele Erbkrankheiten, deren pleiotrope Manifestation noch völlig ungeklärt ist. Als Beispiel soll das Wiskott-Aldrich-Syndrom angeführt werden, ein X-chromosomal-rezessiv vererbtes infaustes Leiden mit Infektanfälligkeit, chronischem Ekzem, Thrombocytopenie und blutigen Diarrhoen (ALDRICH *et al.*, 1954).

Genetische Heterogenität

Zahlreiche Krankheiten, die man zunächst für nosologische Einheiten gehalten hat, sind durch die Untersuchungen der letzten 20 Jahre als Krankheitsgruppen erkannt worden, die aus einer mehr oder minder großen Zahl von klinisch, biochemisch oder genetisch eindeutig abgrenzbaren Erbkrankheiten bestehen. Diese Entwicklung wurde mit den Pionierarbeiten des Ehepaars CORI eingeleitet (CORI, 1957). Es konnte gezeigt werden, daß es nicht nur eine Glykogenspeicherkrankheit v. GIERKE gibt, sondern daß man acht verschiedene Glykogenosen differenzieren kann, die auf verschiedenen, spezifischen, genetisch determinierten Enzymdefekten beruhen. Inzwischen werden weitere Formen von Glykogenosen diskutiert (McKUSICK, 1968). Diese Entwicklung war und ist in praktisch allen Sparten der Klinischen Genetik zu beobachten. Es gibt kaum eine Erbkrankheit, von der nicht verschiedene besondere Formen oder Typen beschrieben worden sind. Gelegentlich führten neue Erkenntnisse auch zu neuer Gruppierung von Erbkrankheiten, wofür die Klassifizierung der Mucopolysaccharidosen (McKusick, 1969b) ein eindrucksvolles Beispiel ist (s. Beitrag Spranger). In vielen Fällen läßt es sich zeigen, daß klinisch sehr ähnlich erscheinende Erkrankungen auf Defekten verschiedener Enzyme beruhen, womit Heterogenie praktisch sichergestellt ist. Ist der primäre Enzymdefekt bei einer Gruppe von ähnlichen Krankheiten noch nicht bekannt, so ist die Entscheidung, ob es sich um Variationen einer Krankheit oder um genetisch differenzierbare Einheiten handelt, sehr viel schwieriger. Für derartige Probleme wird die Analyse von Mischungen von Fibroblastenkulturen (Neufeld u. Fratantoni, 1970) und von Heterokaryons und hybriden Zellinien (Migeon u. Childs, 1970) in Zukunft von großer Bedeutung sein.

Multiple Allelie

Auch multiple Allelie an einem Genort ist häufig die Ursache von verschiedenen genetisch differenzierbaren Formen einer zunächst als Einheit aufgefaßten Erkrankung (Childs u. Der Kaloustian, 1968). Die schon wiederholt besprochenen Hämoglobin- und G-6-PD-Varianten sind in diesem Zusammenhang erneut zu erwähnen. Multiple Allelie läßt zudem erwarten, daß auch Individuen, die für zwei allele Varianten heterozygot sind — auch doppelt heterozygot genannt —, an einer klinisch manifesten Erkrankung leiden, was in der Tat der Fall ist. Beispiele sind die Sichelzell-Hämoglobin-C-Krankheit und die Sichelzell-β-Thalassämie. Auch einzelne Patienten mit Doppelheterozygotie für Phosphohexose-Isomerase-Varianten (Detter *et al.*, 1968) und für Pyruvat-Kinase-Varianten (Paglia *et al.*, 1968) sind beschrieben worden, ebenso wie auch Doppelheterozygote für bestimmte Plasma-Cholinesterase-Varianten suxamethoniumsensitiv sind.

VII. Genetische Variabilität beim Menschen

Die Geschichte des Studiums genetischer Merkmale des Menschen beginnt mit Karl Landsteiners Entdeckung des AB0-Blutgruppensystems im Jahre 1900. Von von Dungern u. Hirszfeld wurde 1910 der erste Beweis erbracht, daß die AB0-Blutgruppen Erbmerkmale im Sinne Gregor Mendels darstellen. Mit der Entwicklung des 3-Allelen-Modells gelang Bernstein über 10 Jahre später die genaue Aufklärung des Erbganges (1924). In der Folgezeit konzentrierte sich das Interesse auf die Erforschung neuer Blutgruppensysteme mit Hilfe serologischer Methoden. Neue Perspektiven eröffneten sich mit der Anwendung physikalisch-chemischer Analysemethoden, insbesondere der Elektrophorese. Mit der konventionellen Tiselius-Elektrophorese gelang Pauling *et al.* (1949) die Charakterisierung des Sichelzellhämoglobins. Systematische und umfassende Untersuchungen genetischer Fragestellungen wurden jedoch erst durch eine methodische Weiterentwicklung ermöglicht, die Stärkegelelektrophorese von Smithies (1955). Dieses verfeinerte Trennverfahren erfaßt sowohl Unterschiede in der elektrischen Ladung als auch Differenzen in der Molekülgröße und -form von Proteinen. Zunächst zur Differenzierung von erblichen Serumproteinvarianten verwendet, z.B. den Haptoglobinen und Transferrinen, wurde die Gelelektrophorese später auch zur Analyse anderer löslicher Proteine, insbesondere cellulärer Enzyme, herangezogen (Harris, 1969). Mit dieser Methode gelang es in dem verhältnismäßig kurzen Zeitraum von 15 Jahren, zahlreiche neue genetische Systeme zu entdecken. Zur gleichen Zeit wurden die Bemühungen um die Erforschung weiterer Blutgruppensysteme fortgesetzt und ausgedehnte Untersuchungen von vielen

Hämoglobinvarianten durchgeführt. Mit serologischen Methoden wurden genetische Merkmale der Immunglobuline wie auch der β-Lipoproteine aufgefunden; enzymologische Verfahren dienten zur Aufdeckung von Enzymvarianten. Schließlich, nachdem mehrere Autoren sich ein Jahrzehnt lang intensiv um die Charakterisierung von Iso- und Autoantikörpern gegen Leukocyten und Thrombocyten bemüht hatten, gelang DAUSSET 1958 mit der Beschreibung des Leukocytenantigens „MAC" die Identifizierung des ersten Antigens des sog. HL-A-Systems. Damit wurde die Analyse eines äußerst komplexen Systems von Zellmembranantigenen eröffnet, das neben dem AB0-System für die Organ-Transplantation von großer Bedeutung ist.

Als Ergebnis dieser vielfältigen intensiven Bemühungen verfügen wir heute über eine fast überwältigende Fülle von Kenntnissen über die genetische Variabilität beim Menschen.

VIII. Blutgruppenantigene

Für den Kliniker sind die Blutgruppensysteme besonders wegen ihrer Bedeutung für die Bluttransfusionspraxis und für die Pathogenese des Morbus haemolyticus neonatorum von Interesse. Tabelle 1 gibt eine Übersicht über die gegenwärtig bekannten Blutgruppenantigene des Menschen.

Die Bedeutung des AB0-Systems für die Transfusionspraxis wurde relativ früh erkannt. Daß auch andere Blutgruppensysteme die Ursache für Transfusions-Reaktionen abgeben können, ist ebenso wie die Rolle der Blutgruppenantigene beim Morbus haemolyticus neonatorum erst seit den 40er Jahren bekannt. Transfusions-Reaktionen können — vom AB0- und Rh-System abgesehen — gelegentlich auch durch Isoantikörper im MNSs-, Duffy-, Kidd-, Kell-, Lutheran-, P- und Lewis-System hervorgerufen werden. Der hämolytische Ikterus der Neugeborenen wird vornehmlich, d.h. in rund 95% aller Fälle, durch einen Anti-Rh_0-(Anti-D-)Antikörper hervorgerufen. In etwa 2% der Fälle liegt ein Anti-rh'' (Anti-E) vor, in ca. 1% ein Anti-hr' (Anti-c), sowie in knapp 1% ein Anti-K. Mitunter handelt es sich um einen Anti-rh-(Anti-Ce-)Antikörper. Gelegentlich sind Isoantikörper im Diego-, Kidd- oder MNSs-System die Ursachen des M.h.n. In seltenen Fällen waren Antikörper im Duffy- oder Lutheran-System oder gegen einige der sog. privaten oder der sog. öffentlichen (publiken) Antigene verantwortlich zu machen. Inkompatibilitäten im AB0-System sind verhältnismäßig häufig. Zumeist handelt es sich jedoch um relativ milde hämolytische Reaktionen, die nur selten behandlungsbedürftig sind. Maternofetale Inkompatibilitäten können auch die Ursache von habituellen Aborten bzw. von Sterilität sein. In diesem Zusammenhang sind Anti-A- und Anti-B-Antikörper sowie Anti-Tj^a (Anti-PP, P^k)-Antikörper zu nennen (MOLLISON, 1967; RACE u. SANGER, 1968).

Ausführliche Darstellungen der Blutgruppensysteme, ihrer serologischen und biochemischen Eigenschaften, ihres Vererbungsmodus und ihrer Verwendung für die Bearbeitung genetischer und forensischer Fragestellungen wurden von RACE u. SANGER (1968) und PROKOP u. UHLENBRUCK (1969) gegeben. Tabelle 1 vermittelt einen Eindruck von der Vielzahl der Blutgruppensysteme. Einige Systeme sind besonders komplex: das Rh-System umfaßt mindestens 28 verschiedene Antigene oder Faktoren, das Kell-System 9, auch das MNSs-System enthält zahlreiche verschiedene Spezifitäten. 11 der aufgeführten Systeme repräsentieren sog. polymorphe Systeme, d.h., die Allele dieser genetischen Systeme kommen in solchen Häufigkeiten vor, daß sie durch wiederkehrende Mutationen allein

Tabelle 1. Blutgruppenantigene menschlicher Erythrocyten. (Nach GIBLETT, 1969)

System	Positive Reaktion mit einem spezifischen Antikörper	Charakteristische serologische Reaktion, jedoch kein spezif. Antikörper
AB0, H	A_1, B, H, AB, IH, IA, IB, iH	A_2, A_3 u.a.
I, i	I, i IP, Luke	I int
P	P_1, P, P^k	
MNSs	M, N, S, s, U, M^g, M_1, M^A, M^e, Tm, Sj Mi^a, Vw, Mur, Hil, Hu, He, Vr, Vr^a, St^a Md^a, Mt^a, Ri^a, Cl^a, Ny^a, Sul, S^B, U^B	M_2, N_2, M^c u.a.
Rh, LW	Rh_0, rh', rh'', hr', hr'', hr, rh, rh, rh^{w1}, rh^x, hr^v, rh^{w2}, rh^G, Rh^A, Rh^B, Rh^C, Rh^D, Hr_0, Hr, hr^s, VS (e^s), C^G, CE, D^{Wiel}, E^t, LW, Deal, cE, hr^H	D^u, C^u, E^u u.a.
Lutheran	Lu^a, Lu^b, Lu^{ab}	
Kell	K, k, Kp^a, Kp^b, Ku, Js^a, Js^b, Kw, „Kell"	
Lewis	Le^a, Le^b, Le^{ab}, Magard	
Duffy	Fy^a, Fy^b	Fy^c
Kidd	Jk^a, Jk^b, Jk^{ab}	
Xg	Xg^a	
Diego	Di^a, Di^b	
Dombrock	Do^a	
Cartwright	Yt^a, Yt^b	
Cost	Cs^a	

Möglicherweise unabhängige Systeme: Auberger (Au^a), Sciana (Sm, Bu^a), DBG (Ho, Ho-like, Ot, DBG), Gonzales (Go^a, Go^b).

Sehr häufige Antigene („public"): Vel, At^a, Co^a, Gursha-Chido, Ge, Yussef, Gy^a, Lan, Elridge.

Sehr seltene Antigene ("private"): Levay, Wr^a, Be^a, By, Seo^a, Good, Biles, Tr^a, Wb, Bp^a, Rd^a, Ls^a, Box, Ov, Ht^a, Gf, Wu, Radden, Evans, Reid, Heidl, Jn^a, Torkildsen, Kennedy.

nicht erklärt werden können. Von einem polymorphen System kann man dann sprechen, wenn die Frequenz des seltenen Gens 1% (= 0,01) überschreitet. Polymorphe Systeme sind besonders zum vergleichenden Studium verschiedener Populationen (MOURANT, 1954; MOURANT *et al.*, 1958), zur Zwillingsdiagnostik und zur Vaterschaftsbegutachtung geeignet. Einige Blutgruppenantigene sind im wesentlichen auf bestimmte ethnische Gruppen beschränkt und damit besonders nützlich für anthropologische Untersuchungen: So ist das Blutgruppengen Js^a bei Negern verhältnismäßig häufig, während es bei Europäern praktisch nicht vorhanden ist. Das Diego-Blutgruppengen Di^a ist im wesentlichen auf Mongolide beschränkt; es findet sich bei Japanern, Chinesen, sowie bei nord- und südamerikanischen Indianern, aber nur äußerst selten bei Negriden und Europiden. Schließlich sind auch einige Gen-Komplexe im Rh-, MNSs- und Kell-System für bestimmte ethnische Gruppen mehr oder minder charakteristisch (GIBLETT, 1969).

Bedeutsame Fortschritte sind in den letzten 15 Jahren in der Aufklärung der den serologischen Spezifitäten zugrunde liegenden chemischen Strukturen gemacht worden. Unsere Kenntnisse beschränken sich bislang auf die ABH-, Lewis-, P- und MN-Antigene. Es handelt sich um Glykoproteine, deren immunologische Spezifität dem Kohlenhydratanteil zuzuordnen ist. Den immunologischen Spezifitäten entsprechen bestimmte Zucker, angeordnet in definierter Reihenfolge, die die terminalen Positionen der Oligosaccharidseitenketten der Glykoproteine einnehmen (KABAT, 1956; MORGAN, 1960; SPRINGER *et al.*, 1966; WATKINS, 1967). Als primäre Produkte der Gene der verschiedenen Blutgruppensysteme sind spezifische Enzyme zu postulieren — Glycosyl-Transferasen —, die in der Biosynthese der Blutgruppenantigene die spezifischen Zuckermoleküle in definierter Bindung und Reihenfolge an die wachsende Oligosaccharidkette des Precursor-Moleküls anhängen (WATKINS, 1967).

IX. Leukocytenantigene

Leukocytenantigene haben in den letzten Jahren wegen ihrer Bedeutung für die Beurteilung der Histokompatibilität großes Interesse gefunden. Immunologische Reaktionen zwischen Gewebsantigenen von Spender und Empfänger bestimmen die Überlebenszeit eines Transplantates. Diese Gewebsantigene werden als Transplantations-Antigene oder Histokompatibilitätsantigene bezeichnet. Es wird gegenwärtig angenommen, daß beim Menschen im wesentlichen zwei genetische Systeme die Transplantationsantigene kontrollieren: 1. das AB0-System und 2. das HL-A-System.

AB0-Inkompatibilität, insbesondere die Kombination A beim Spender und 0 beim Empfänger, kann die Überlebenszeit des transplantierten Gewebes drastisch verkürzen. Auch Inkompatibilitäten im P-System mögen von Bedeutung sein, während andere Erythrocytenantigene wie MN und Rh keine Transplantationsantigene sind (CEPPELLINI *et al.*, 1966).

Die HL-A-Antigene sind Zellmembranantigene, die sich besonders an Lymphocyten, aber auch an Thrombocyten sowie an Fibroblasten nachweisen lassen (v. ROOD *et al.*, 1969; WALFORD, 1969; SVEJGAARD, 1969; THORSBY u. LIE, 1968). Es handelt sich um ein äußerst komplexes genetisches System. Man kann zur Zeit mindestens 27 Antigene unterscheiden. Serologische Befunde verschiedener Laboratorien weisen auf die Existenz noch weiterer Antigene hin. Tabelle 2 zeigt die für den Außenstehenden verwirrende Vielfalt der von den verschiedenen Laboratorien benutzten Nomenklaturen. Durch vergleichende Untersuchungen sind bislang 11 Antigene soweit identifiziert, daß man sich auf eine verbindliche Bezeichnung einigen konnte (Histocompatibility Testing, 1965, 1967, 1970). Populations- und Familienuntersuchungen haben gezeigt, daß innerhalb des HL-A-Systems zwei Gruppen oder Serien von Antigenen unterschieden werden können (BODMER *et al.*, 1966; CEPPELLINI *et al.*, 1967). So verhalten sich z.B. die Antigene HL-A1, -2, -3, -9, -10 und -11 — die sog. LA-Serie — wie allele Genprodukte eines besonderen Genortes; d. h. ein Individuum besitzt niemals mehr als zwei dieser Antigene und, wie Familienuntersuchungen gezeigt haben, es werden niemals zwei dieser Antigene zusammen von einem Elternteil an ein Kind vererbt. In gleicher Weise repräsentieren die Antigene HL-A5, -7, -8, -12 und -13 eine Serie, die sog. 4-Serie. Man hat für diese Gruppen die Bezeichnung „segregant series" vorgeschlagen, ein neutraler Terminus, der verschiedene genetische Interpretationen zuläßt (BACH, 1970). Verschiedene genetische Modelle sind für den HL-A-Genort vorgeschlagen worden (AMONS, 1970). Im einfachsten Modell wird ein Genort mit zwei sog. sub-loci angenommen, wobei jeder dieser beiden sub-loci eine Serie mehrerer Allele besitzt. Um zu entscheiden, welches Modell tatsächlich zutrifft, sind weitere genetische und vor allem biochemische

Tabelle 2. Leukocytenantigene beim Menschen. Nomenklatur der HL-A-Antigene. (Nach MAYR, 1969, und BACH, 1970)

Vorgeschlagene Bezeichnung[a]	KISSMEYER-NIELSEN	DAUSSET	WALFORD	VAN ROOD	CEPPELLINI	AMOS
LA-Serie						
HL-A1	LA1	11	Lc1	LA1	To 8	19
HL-A2	LA2	1 = Mac	Lc2	8a	To 9	1
HL-A3	LA3	12	Lc3	LA3	To 10	4
HL-A9	LA4	16	Lc11		To 12	St
HL-A10		17			To 13	
HL-A11	ILN*	21			To 26	
	Ba*	15				
4-Serie						
HL-A5	MH	5	SLAUGHTER		To 5	12
HL-A7	7C	10	Lc 8	7c	To 20	2
HL-A8	7D	8	Lc 7	7d	To 7	56
HL-A12	T12	4			To 11	15
HL-A13	HN				To 21	
	R*	20			To 25	
	BB					

[a] Vorgeschlagen vom Third Histocompatibility Workshop, 1967, und vom Fourth International Histocompatibility Workshop, 1970.

Untersuchungen erforderlich. Von dieser Frage abgesehen, ist bereits jetzt klar, daß es sich um ein komplexes System handelt, welches einen sehr hohen Grad von Variabilität besitzt. 6 Allele sind bereits heute in der einen Segregant-Serie bekannt, 5 Allele in der anderen, woraus sich insgesamt 900 mögliche Phänotypen ergeben. Die Wahrscheinlichkeit, daß zwei nicht miteinander verwandte Personen in ihren Transplantationsantigenen übereinstimmen, hängt von den Genfrequenzen der einzelnen Allele ab; sie ist aber im Durchschnitt außerordentlich gering. Unbefriedigend ist noch die Korrelation von Leukocytentyp und Transplantations-Überlebenszeit und damit die Anwendung der Klassifizierung der Leukocytentypen in der Transplantations-Praxis. Die Ursache dafür ist, daß viele dieser Antigene erst unlängst entdeckt worden sind und daß bislang nur unvollständige Kenntnisse über die relative Stärke der einzelnen Antigene vorliegen. Es wird notwendig sein, zunächst besonders ungünstige Antigen-Kombinationen zwischen Spender und Empfänger herauszuarbeiten. In der Praxis wird daher die Methode der gemischten Lymphocyten-Kultur noch lange einen bedeutenden Platz einnehmen (BACH, 1970).

Große Fortschritte sind bereits in der biochemischen Charakterisierung der HL-A-Systeme gemacht worden (REISFELD u. KAHAN, 1970; NATHENSON *et al.*, 1970). Es handelt sich um Glykoproteine. Die bislang vorliegenden Ergebnisse deuten überraschenderweise darauf hin, daß die immunologische Spezifität anscheinend nicht mit dem Kohlenhydratanteil, sondern mit dem Peptidanteil selbst assoziiert ist.

Außer dem HL-A-System gibt es vermutlich noch weitere, genetisch unabhängige Transplantationsantigen-Systeme, die noch weiterer Aufklärung bedürfen (CEPPELLINI, 1967).

Spezifische Antigene mit genetischen Variationen sind auch an neutrophilen Granulocyten nachgewiesen worden; für diese Systeme wurden die Bezeichnungen NA 1 und NA 2 geprägt (WALFORD, 1969). Von Thrombocyten sind vier Iso-Antigen-Systeme bekannt: DUZO, Zw (Pl^{A}), Ko und Pl^{E} (SVEJGAARD, 1969).

Tabelle 3. Genetische Variationen der Plasmaproteine

Protein	Methode	Häufige Allele	Referenz
Polymorphe Systeme:			
Albumin	Gelelektrophorese	$Al^{Naskapi}$	Melartin und Blumberg (1966)
Haptoglobin, α-Ketten	Gelelektrophorese	Hp^{1F}, Hp^{1S}, Hp^{2}	Smithies (1955), Smithies *et al.* (1962a)
Gruppenspezifische Komponente	Immuno- oder Gelelektrophorese	Gc^{1}, Gc^{2}, Gc^{Ab}, Gc^{Chip}	Hirschfeld (1959), Cleve *et al.* (1963)
Coeruloplasmin	Gelelektrophorese	Cp^{B}, Cp^{A}, Cp^{C}	Shreffler *et al.* (1967)
α_2-Makroglobulin	Präcipitationstest	X_m^a	Berg und Bearn (1966)
Transferrin	Gelelektrophorese	D^{1}, D^{Chi}, B^{0-1}	Smithies (1958), Parker und Bearn (1961a u. b)
Komplementfaktor C3	Gelelektrophorese	F, S	Alper u. Propp (1968), Azen u. Smithies (1968)
β-Lipoprotein Ag	Präcipitationstest	Ag (x), Ag (a_1), ^{a} Ag (z), Ag (y), Ag (t)	Allison u. Blumberg (1961), Hirschfeld u. Rittner (1969)
β-Lipoprotein Lp	Präcipitationstest	Lp^{a}	Berg (1963)
Immunoglobine: ϰ-L-Ketten	Agglutinations-Inhibitionstest	Inv^{1}, $Inv^{1,2}$, Inv^{3}	Ropartz *et al.* (1961)
Immunoglobuline: H-Ketten	Agglutinations-Inhibitionstest		
IgG γG1		$Gm^{17,1}$, $Gm^{3,22,b}$ $Gm^{3,22,1}$	Grubb (1956), Kunkel *et al.* (1964), Litwin u. Kunkel (1966)
γG2		Gm^{23}	Kunkel *et al.* (1966)
γG3		$Gm^{11,5,13,14,b5}$ Gm^{21}, $Gm^{11,13,b5,15,16}$ $Gm^{11,5,c3,6}$ $Gm^{11,5,14,b5,c3}$ $Gm^{11,13,b5,15}$	Terry *et al.* (1965) v. Loghem u. Martensson (1967) Natvig (1966)
IgA γA2	Agglutinations-Inhibitionstest	Am(1) Am_2	Vyas und Fudenberg (1969) Kunkel *et al.* (1969)

Seltene genetische Varianten:		
α_1-saures Glykoprotein	Gelelektrophorese	Schmid *et al.* (1964)
α_1-Antitrypsin	Gelelektrophorese	Axelsson u. Laurell (1965)
Serum-Cholinesterase Locus E_1	Enzym-Inhibitions-Test	Evans *et al.* (1952) Kalow u. Genest, (1957)
Serum-Cholinesterase Locus E_2	Gelelektrophorese	Harris *et al.* (1962)
Haptoglobin, β-Ketten	Gelelektrophorese	Cleve u. Deicher (1965)
β-Lipoprotein	Gelelektrophorese	Seegers *et al.* (1965)

[a] 5 Ag-Antigene können mit präcipierenden Antikörpern nachgewiesen werden, die entweder durch multiple Allele eines einzigen Genortes oder durch eine Serie von Ag-Chromosomen mit drei eng gekoppelten Genorten kontrolliert werden (Hirschfeld u. Rittner, 1969).

[b] Die angeführten Gen-Mutationen unterstellen drei eng gekoppelte, separate Genorte; die Alternativ-Hypothese postuliert multiple Allele an einem einzigen Genort (Steinberg, 1967).

X. Plasmaproteinvarianten

Seit der Entdeckung der Haptoglobin-Gruppen durch Smithies im Jahre 1955 sind genetische Variationen auch bei vielen anderen Plasmaproteinen gefunden worden; eine Übersicht gibt Tabelle 3. Zum Nachweis einiger dieser Systeme diente die Gel-Elektrophorese; andere Variantensysteme wurden mit Hilfe immunologischer Methoden aufgedeckt, während die Serum-Cholinesterase-Varianten mit einem Enzym-Inhibitions-Test diagnostiziert wurden. Einige der Varianten-Systeme sind nur in ganz bestimmten Populationen polymorph, während in anderen Populationen genetische Varianten dieser Systeme nur selten sind. So tritt die Albumin-Variante Naskapi nur bei einigen nordamerikanischen Indianerstämmen, insbesondere den Naskapis und Montagnais in Kanada, mit polymorphen Gen-Frequenzen von 0,13 bzw. 0,08 auf, während Albumin-Varianten bei allen anderen Populationen relativ selten sind (Melartin u. Blumberg, 1966). Auch der Coeruloplasmin- und der Transferrin-Polymorphismus sind auf bestimmte Populationen beschränkt. Ersterer findet sich vornehmlich bei Negriden, dagegen nicht bei Europiden (Shreffler *et al.*, 1967), letzterer findet sich bei Negern (D^{1}), bei Chinesen (D^{Chi}) und bei Navajo-Indianern (B^{0-1}) (Smithies, 1958; Parker u. Bearn, 1961a; Parker u. Bearn, 1961b). Die Haptoglobin- und Gc-Polymorphismen haben hingegen weltweite Verbreitung und sind bei allen bislang untersuchten Populationen nachgewiesen worden (Kirk, 1968; Cleve, 1965).

Für den Kliniker sind lediglich die Serum-Cholinesterase-Varianten von unmittelbarem Interesse. Sie können die Ursachen schwerer Narkosezwischenfälle sein, denn Personen, die Homozygote bzw. Doppel-Heterozygote für Serum-Cholinesterase-Varianten sind, reagieren auf die Verabfolgung des Muskelrelaxans Suxamethonium mit prolongiertem Atemstillstand (s. S. 29). Die praktische Verwendung der übrigen Systeme ist gegenwärtig auf die Populationsgenetik, die Zwillingsdiagnostik und die Vaterschaftsbegutachtung beschränkt.

Die eingehende genetische, immunologische und biochemische Analyse einiger dieser Systeme hat jedoch wichtige neue Erkenntnisse über das Wesen der genetischen Variabilität beim Menschen vermittelt. Eine ausführliche zusammenfassende Darstellung findet sich bei GIBLETT (1969). Als Beispiel sollen die Untersuchungen von SMITHIES, CONNELL u. DIXON über den Haptoglobin-α-Ketten-Polymorphismus erwähnt werden, deren Peptidanalyse und später Aminosäuresequenzbestimmung den ersten biochemischen Beleg für Evolution von Genen durch inter-alleles ungleiches crossing-over erbrachte (SMITHIES, CONNELL u. DIXON, 1962; BLACK u. DIXON, 1968).

XI. Enzympolymorphismen

Die Anwendung der Stärkegel-Elektrophorese zur Charakterisierung und Analyse von Enzymen führte zur Entdeckung zahlreicher weiterer genetischer Systeme (HARRIS, 1969). Eine Zusammenstellung der Enzympolymorphismen gibt Tabelle 4. Die bisher durchgeführten Untersuchungen beschränken sich zumeist auf Enzyme der Erythrocyten, da man als Material für ausgedehnte Familien- und Populationsstudien fast ausschließlich auf Blutproben angewiesen ist. Gelegentlich wurden auch Placenta- und Lebergewebe herangezogen. Neben den in Tabelle 4 aufgeführten Enzymen sind zahlreiche andere untersucht worden, bei denen, von seltenen erblichen Varianten abgesehen, nur ein Phänotyp beobachtet wurde. Die genetischen Varianten der polymorphen Enzymsysteme sind zumeist nicht mit faßbaren klinischen Erscheinungen assoziiert. Zum Beispiel unterscheiden sich die verschiedenen Typen der sauren Erythrocyten-Phosphatase signifikant in ihren Aktivitäten und ihren Thermostabilitäten. Beziehungen zu hämatologischen Erkrankungen oder Symptomen haben sich jedoch bislang noch nicht nachweisen lassen (LUFFMAN u. HARRIS, 1967; HOPKINSON *et al.*, 1964). Man darf annehmen, daß in ähnlicher Weise auch die Varianten der 6-Phosphogluconatdehydrogenase, Phosphoglucomutase, Adenylatkinase, Adenosin-Deaminase, Peptidase A und D und Pankreasamylase nicht nur strukturell, sondern auch funktionell differieren. Es ist sehr wahrscheinlich, daß derartige Enzympolymorphismen die biochemische Grundlage der genetisch determinierten individuellen Variabilität abgeben. Sie äußert sich in Unterschieden in der Anfälligkeit für Krankheiten, für Infektionen, in der Reaktion auf die Verabfolgung von Medikamenten, auf die Einnahme von Nahrungsmitteln. Es gelingt zumeist nur noch nicht, diese unterschiedlichen Reaktionsformen in spezifischer Weise mit den funktionellen Differenzen einzelner Enzymphänotypen zu verbinden.

Einige Enzymsysteme sind allerdings von großem klinischen Interesse. So scheinen bestimmte Genotypen der Glutathion-Reduktase mit Gicht assoziiert zu sein (LONG, 1967). Einige seltene Varianten der Phosphohexose-Isomerase gehen mit einer schweren hämolytischen Anämie einher (DETTER *et al.*, 1968; PAGLIA *et al.*, 1969). Die seltene California-Variante der NADH-Diaphorase ist mit einer kongenitalen Methämoglobinämie verbunden (KAPLAN u. BEUTLER, 1967). Die Varianten der Leber-Acetyl-Transferase sind die Grundlage eines pharmakogenetischen Polymorphismus, den Variationen in der Inaktivierung des Isonikotinsäurehydrazids (INH) (s. S. 29).

Das für den Kliniker wichtigste System ist jedoch die Glucose-6-Phosphat-Dehydrogenase. Der Glucose-6-Phosphatdehydrogenase-Mangel der Erythrocyten (WHO, 1967; BEUTLER, 1968) ist ein X-chromosomal vererbter Enzymdefekt (CHILDS *et al.*, 1958). Er manifestiert sich daher besonders häufig bei den für das X-Chromosom hemizygoten Männern. Er ist wahrscheinlich der am häufigsten vorkommende erbliche Enzymdefekt; man nimmt an, daß etwa 100 Millionen

Tabelle 4. Genetische Enzym-Polymorphismen. (Nach HARRIS, 1969, 1970)

Enzym	Häufige Allele	Referenz
Glucose-6-Phosphat-Dehydrogenase E.C.1.1.1.49	Gd^A, Gd^B, Gd^{A-}, Gd^{Mediterranean}	BOYER *et al.* (1962), KIRKMAN u. HENDRICKSON (1963), YOSHIDA (1967)
6-Phosphogluconat-Dehydrogenase E.C.1.1.1.44	PGD^A, PGD^C	FILDES und PARR (1963), PARR (1964)
Phosphoglucomutase, Locus PGM$_1$ E.C.2.7.5.1	PGM$^1_1$, PGM$^2_1$	SPENCER *et al.* (1964)
Phosphoglucomutase, Locus PGM$_3$ E.C.2.7.5.1	PGM$^1_3$, PGM^2	HOPKINSON u. HARRIS (1968)
Adenylat-Kinase E.C.2.7.4.3	AK^1, AK^2	FILDES u. HARRIS (1966)
Adenosin-Deaminase E.C.3.5.4.4	ADA^1, ADA^2	SPENCER *et al.* (1968)
Saure Erythrocyten-Phosphatase	P^a, P^b, P^c	HOPKINSON *et al.* (1963), LAI *et al.* (1964)
Peptidase A	Pep A^1, Pep A^2	LEWIS u. HARRIS (1967), LEWIS *et al.* (1968)
Peptidase D (Prolidase)	Pep D^1, Pep D^2, Pep D^3	LEWIS u. HARRIS (1969)
Galaktose-1-Phosphat-Uridyltransferase (Duarte) E.C.2.7.7.12	Gt$^+$, Gt^D	BEUTLER *et al.* (1966)
Glutathion-Reduktase	F, S	LONG (1967)
Erythrocyten Nicotinamid-Adenin-Denucleotid-Nucleosidase E.C.3.2.2.5	(NAD ase deficiency)	NG *et al.* (1968)
Leber-Acetyl-Transferase	I$_R$, I$_r$	EVANS *et al.* (1960), EVANS u. WHITE (1964)
Placenta-alkalische Phosphatase	Pl^{f1}, Pl^{s1}, Pl^{i1}	ROBSON und HARRIS (1965), BECKMANN (1966)
Pankreas-Amylase	S, s, P, p	KAMARYT und LAXOVA (1965)

Menschen von ihm betroffen sind. Besonders oft kommt er bei amerikanischen und afrikanischen Negern, bei den Bewohnern des Mittelmeergebietes und des Vorderen Orients sowie in Südostasien vor. Die von diesem Enzymmangel betroffenen Personen reagieren auf die Einnahme bestimmter Medikamente mit einer akuten hämolytischen Anämie, wie zuerst für das Chinolinderivat Primaquine (CARSON *et al.*, 1956) gezeigt wurde (s. S. 30). Die Glucose-6-Phosphat-Dehydrogenase kommt in verschiedenen elektrophoretischen Formen vor. Bei Europiden findet sich fast ausschließlich die langsamer wandernde B-Variante, bei Negern findet sich außer der B-Variante eine schneller wandernde A-Variante (BOYER *et al.*, 1962). Untersucht man Neger mit G-6-PD-Mangel mit der Elektrophorese, so zeigt sich, daß das bei diesem Mangelzustand vorhandene Enzym — etwa 10—15% der normalen Aktivität — die Wanderungsgeschwindigkeit der A-Variante hat (BOYER *et al.*, 1962). Dieser G-6-PD-Defekt wird daher als A$^-$-

Variante bezeichnet, das entsprechende Gen ist Gd^{A^-} (WHO, 1967). Der Enzymdefekt der Neger ist vornehmlich in den Erythrocyten manifest (Marks u. Gross, 1959). Der im Mittelmeerraum häufig vorkommende Enzymdefekt ist klinisch schwerer zu bewerten: schwere hämolytische Krisen können auch durch Chloramphenicol, Chinin, Chinidin und besonders durch die Bohnenart Vicia faba ausgelöst werden (Sansone *et al.*, 1958; Larizza *et al.*, 1960), gegen die G-6-PD-defekte Neger im allgemeinen nicht empfindlich sind. Der Enzymmangel betrifft auch die Leukocyten (Ramot *et al.*, 1959) und andere Gewebe; die in den Erythrocyten nachweisbare Aktivität beträgt nur 2—7% des Normalwertes. Elektrophoretisch ist diese Defekt-Variante von der normalen B-Variante nicht zu unterscheiden. Sie unterscheidet sich jedoch im pH-Optimum, in der Michaelis-Konstante und der Geschwindigkeit der Denaturierung durch erhöhte Temperaturen (Kirkman *et al.*, 1964). Es ist daher ziemlich sicher, daß sich die normale B-Variante und diese Defekt-Variante, die Gd Mediterranean genannt wird (WHO, 1967), auch in ihrer Primärstruktur unterscheiden. Außer diesen vier häufigen Allelen sind durch Elektrophorese-Untersuchungen über 30 weitere seltenere G-6-PD-Varianten gefunden worden (WHO, 1967; Giblett, 1969). Sie sind oft mit verminderten Enzymaktivitäten verbunden. Einige sind die Ursache einer kongenitalen, nicht-sphärocytären hämolytischen Anämie (Zinkham u. Lenhard, 1959). Zwei Varianten, „Hektoen" und „Hartford", haben erhöhte Enzymaktivitäten (Dern *et al.*, 1969; WHO, 1967).

XII. Hämoglobinvarianten

Hämoglobin ist eines der am gründlichsten studierten Proteine, dessen Analyse wesentlich zur Entwicklung der modernen molekularen Biologie beigetragen hat. In mehreren Übersichtsarbeiten und Monographien wurden seine Struktur, Funktion, pathologische Physiologie und Genetik ausführlich dargestellt (Ingram, 1963; Baglioni, 1963; Braunitzer *et al.*, 1964; Perutz, 1965; Huehns u. Shooter, 1965; Lehmann u. Huntsman, 1966; Weatherall, 1967; Livingstone, 1967).

Das Hämoglobinmolekül ist ein aus 4 Polypeptidketten bestehender Tetramer. Eine α-Kette und jeweils eine β-, γ-, δ- oder ε-Kette bilden einen Dimer, ein Paar von Dimeren konstituiert das tetramere Molekül. Das normale Hämoglobin A des Erwachsenen hat die Formel $\alpha_2^A\ \beta_2^A$, dem fetalen HbF entspricht $\alpha_2\gamma_2$, die Komponente A_2 hat die Zusammensetzung $\alpha_2\ \delta_2$, und das embryonale Hb Gower-2 hat die Formel $\alpha_2\ \varepsilon_2$. Die vollständige Aminosäuresequenz der α-, β-, γ- und δ-Ketten ist bekannt (Braunitzer *et al.*, 1964; Dayhoff, 1969); auch die drei-dimensionale Tertiärstruktur des Hämoglobins ist durch Röntgenstrahlen-Kristallographie weitgehend aufgeklärt (Muirhead u. Perutz, 1963; Perutz, 1963; Perutz, 1965; Perutz *et al.*, 1968).

Seit der Entdeckung des Sichelzellhämoglobins durch Pauling *et al.* (1949) und seiner Charakterisierung als einfache Aminosäuresubstitution durch Ingram (1957) sind zahlreiche weitere erbliche Hämoglobinvarianten aufgefunden worden. Eine Übersicht von Lehmann u. Carrel (1969) enthält insgesamt 103 biochemisch vollständig charakterisierte Hämoglobinvarianten. Die Verteilung auf die verschiedenen Polypeptidketten zeigt ein gewisses Überwiegen der β-Ketten-Varianten: es fanden sich 36 α-Ketten, 58 β-Ketten, 4 γ-Ketten und 5 δ-Ketten-Mutanten. Mit Ausnahme von 3 β-Ketten-Mutanten handelt es sich um den Austausch eines einzigen Aminosäurerestes, der in Übereinstimmung mit dem genetischen Code auf den Austausch einer einzigen Nucleotidbase im entsprechenden Strukturgen zurückgeführt werden kann. Bei den 3 übrigen β-Ketten-Mutanten liegen genetisch Deletionen vor, mit dem Ausfall von einem bzw. fünf Aminosäureresiduen. Von der zuletzt erwähnten Variante abgesehen handelt es sich somit um Punktmutationen. Mit den sog. Lepore-Hämoglobinen finden sich im Hb-System auch Mutanten, die durch ungleiches crossing-over, und zwar zwischen den eng gekoppelten Genen der δ- und der β-Kette, erklärt werden können. Für die Lepore-Hämoglobine ist eine δ-β-Kette charakteristisch, deren Strukturgen durch Fusion von Anteilen des δ-Kettengens mit Anteilen des β-Kettengens entstanden ist (BAGLIONI, 1962; LABIE *et al.*, 1966).

Hämoglobinvarianten sind bei Europäern und Asiaten relativ selten. Die Häufigkeit elektrophoretisch faßbarer Hämoglobinvarianten beträgt etwa 1—2 per 1000. Bei vielen handelt es sich um völlig harmlose Anomalien, andere Hämoglobinvarianten besitzen Krankheitswert, die sich — je nach Substitution — als Methämoglobinämie, chronische hämolytische Anämie mit und ohne Innenkörperbildung oder als Polycythämie manifestieren. Die bis ins Detail gehenden Kenntnisse über die molekulare Struktur normaler und anomaler Hämoglobine erlauben es, den Austausch eines bestimmten Aminosäurerestes in einer bestimmten Position im Hb-Molekül mit spezifischen Auswirkungen auf Funktion und andere Eigenschaften des Hämoglobins in Beziehung zu setzen. Eine faszinierende Darstellung dieses Modellfalles der Molekularpathologie wurde von PERUTZ u. LEHMANN (1968) gegeben.

Mehrere Hämoglobinvarianten kommen bei bestimmten Populationen mit polymorphen Genfrequenzen vor. Häufige Hämoglobinvarianten sind das Sichelzellhämoglobin Hb S bei afrikanischen und amerikanischen Negern, Hb C bei westafrikanischen Negern, Hb E in Südostasien und Hb D_{Punjab} bei den Sikhs des Punjab (LIVINGSTONE, 1967).

XIII. Polymorphismen und seltene erbliche Varianten

Die vorangegangene kurze Übersicht macht deutlich, daß erbliche Variationen von Enzymen und Proteinen in menschlichen Populationen in überraschend großer Vielfalt existieren. Im Prinzip kann man diese genetischen Variationen zwei großen Gruppen zuordnen: den polymorphen Systemen und den seltenen genetischen Varianten.

Seltene genetische Varianten sind bei einer großen Anzahl verschiedener Enzyme beobachtet worden. Man kann vermuten, daß seltene Varianten bei praktisch jedem Protein gelegentlich vorkommen; ihr Nachweis hängt lediglich von der Intensität der Suche nach ihnen ab. Diese Allele erscheinen mit Häufigkeiten, die sich zwanglos mit der Annahme wiederkehrender Mutationen vereinbaren lassen. Sie sind so selten, daß sie zumeist nur als Heterozygote beobachtet werden. Homozygote findet man nur gelegentlich und dann besonders unter den Kindern von Verwandtenehen. Es kann vorkommen, daß bei Isolat-Bevölkerungen mit begrenztem Umfang, diese Allele durch „random genetic drift", gewissermaßen zufällig, größere Häufigkeiten erreichen. Zum Teil sind diese seltenen Allele völlig harmlos und ohne Einfluß auf die biologische Reproduktivität ihres Trägers, da sie weder seine Lebenserwartung noch seine Fertilität herabsetzen. Zum Teil sind diese seltenen Mutanten die Grundlage erblicher Krankheiten, sei es, daß sie in heterozygotem Zustand, wie bei den dominant vererbten Krankheiten, sei es, daß sie in homozygotem Zustand, wie bei den rezessiv vererbten Krankheiten, zu mehr oder weniger deletären Folgen führen. Es sind diese Mutanten, die, soweit sie den Stoffwechsel betreffen, den Gegenstand dieses Bandes darstellen.

Polymorphe Systeme kommen in viel größerem Umfange vor, als man noch vor 15 Jahren vermutet hat. Man versteht darunter genetische Systeme mit zwei oder mehreren Allelen, deren Häufigkeit so groß ist, daß sie durch wiederkehrende Mutationen allein nicht zu erklären sind. Man kann etwas willkürlich annehmen, daß Genfrequenzen von mehr als 0,01 dieser Definition entsprechen. Betrachtet man verschiedene polymorphe Systeme bei verschiedenen menschlichen Populationen, so finden sich einerseits Systeme, die bei praktisch allen Populationen polymorph sind; andere sind hingegen nur bei einigen Populationen polymorph, während andere Populationen vorwiegend nur eine bestimmte allele Form eines Enzyms oder Zellantigens besitzen.

Welchen Anteil nehmen polymorphe Systeme unter den Enzymen oder Proteinen in menschlichen Populationen ein? Dieser Frage ist man methodisch auf zwei verschiedenen Wegen nachgegangen. HARRIS *et al.* (1966, 1969, 1970) untersuchten mit der Gelelektrophorese bei Europäern und bei Negern 20 verschiedene erythrocytäre Enzyme, deren Polypeptidketten insgesamt 27 verschiedenen Genorten zuzuordnen waren. 7 dieser 27 Genorte zeigten polymorphe genetische Variationen, 5 Genorte waren bei beiden Populationen polymorph; die anderen beiden Genorte zeigten jeweils nur in einer der beiden Populationen polymorphe Variationen. Der Anteil der polymorphen Enzymsysteme betrug somit etwa 22%. LEWONTIN (1967) benutzte die Blutgruppenantigene für seine Berechnungen und ermittelte das Verhältnis von polymorphen Blutgruppensystemen zu „privaten“ oder „publiken“ Blutgruppenantigenen. Er fand, daß etwa 36% aller Blutgruppenantigene polymorphe Variationen zeigen. Man hat ferner berechnet, wie hoch der durchschnittliche Anteil der Genorte ist, an dem jedes Individuum heterozygot ist: LEWONTIN (1967) fand eine durchschnittliche Heterozygotie per Individuum von 16%, und HARRIS (1970) errechnete einen Anteil von 15,6 bzw. 16,2%. Mit anderen Worten, für durchschnittlich etwa jedes 6. oder 7. Enzym besitzt jeder Mensch zwei verschiedene molekulare Formen. Diese Werte liegen überraschend hoch; interessanterweise ist man bei Untersuchungen an der Fliege Drosophila pseudoobscura (HUBBY u. LEWONTIN, 1966; LEWONTIN u. HUBBY, 1966) und der Maus Mus musculus (SELANDER u. YANG, 1969) zu ganz ähnlichen Ergebnissen gelangt. Die Existenz vieler polymorpher Systeme scheint demnach ein allgemein verbreitetes biologisches Phänomen zu sein, wobei der Anteil der polymorphen Systeme etwa 20—40% aller Enzyme oder Proteine beträgt. Es stellt sich die Frage, wie diese polymorphen Systeme sich entwickelt haben, welche Mechanismen für die Verbreitung der durch Mutationen entstandenen neuen Allele verantwortlich zu machen sind. Die dafür im wesentlichen in Betracht kommenden Mechanismen sind natürliche Auslese und „random genetic drift“.

Der Selektions-Mechanismus, der die Ausbildung eines Polymorphismus fördert, ist ein Auslesevorteil der heterozygoten gegenüber den homozygoten Genotypen. Dieser als Heterosis bezeichnete Mechanismus vermag theoretisch durchaus die Häufigkeitszunahme eines in einer Population neu aufgetretenen Alleles befriedigend zu erklären. Jedoch ist es nur in sehr wenigen Fällen gelungen, diejenigen Faktoren zu identifizieren, die diesen heterotischen Effekt erzeugen. Das am besten belegte Beispiel in der Humangenetik ist der Sichelzellhämoglobin-Polymorphismus in Afrika (ALLISON, 1954, 1964). Homozygote für Hb S leiden an einer schweren Anämie und sterben im allgemeinen, bevor sie das Fortpflanzungsalter erreichen. In jeder Generation werden somit praktisch alle Sichelzellgene, die sich in homozygotem Zustand befinden, von der Population ausgeschieden. Und dennoch ist das Sichelzellgen in vielen Stämmen Afrikas sehr häufig. Angesichts des schweren Selektionsnachteils der Homozygoten für

Hb S können diese hohen Frequenzen nur durch einen beträchtlichen Selektionsvorteil der Heterozygoten auch gegenüber den Homozygoten für normales Hb A aufrecht erhalten werden. Man nennt ein solches System einen balancierten Polymorphismus. Der selektive Faktor in diesem System ist der Erreger der tropischen Malaria, Plasmodium falciparum. Heterozygote für Hb S haben besonders im Säuglings- und frühen Kindesalter eine wesentlich geringere Anfälligkeit für diese besonders schwere Malariaform; vor allem die Mortalität durch zerebrale Komplikationen ist drastisch reduziert. Auch der G-6-PD-Mangel der Erythrocyten verleiht eine höhere Resistenz gegenüber Plasmodium falciparum, wie zuerst von MOTULSKY (1960) auf Grund der geographischen Verteilung dieses Enzymmangels und der Malaria vermutet wurde und kürzlich durch Messung des parasitären Befalles an normalen und defekten Zellen bei heterozygoten Mädchen bestätigt wurde (LUZZATTO *et al.*, 1969). Die Parasiten befallen enzymdefekte Zellen wesentlich seltener, so daß vermutlich bei Heterozygoten das Zellvolumen zur Vermehrung der Parasiten erheblich eingeschränkt ist. Von diesen Beispielen abgesehen hat man noch bei keinem anderen der vielen polymorphen Systeme des Menschen den selektiven Mechanismus mit Sicherheit identifizieren können.

Diese Situation ist im Grunde nicht verwunderlich. Der Sichelzellhämoglobin-Polymorphismus ist wahrscheinlich ein sehr ungewöhnliches Beispiel einer Adaptation durch Heterosis. Diese Form der biologischen Adaptation ist recht aufwendig; sie wird schließlich auf Kosten eines nicht unbeträchtlichen Anteiles der Gesamtbevölkerung erzielt, der in manchen Populationen in jeder Generation bis zu 3% betragen kann. Wir müssen damit rechnen, daß in der Regel der Selektionsvorteil der Heterozygoten viel subtiler und damit auch sehr viel schwerer zu entdecken ist. Zum anderen mögen bei vielen polymorphen Systemen selektive Faktoren in der Vergangenheit wirksam gewesen sein, während die verschiedenen allelen Formen zum gegenwärtigen Zeitpunkt vollkommen selektionsneutral sind.

Daß polymorphe Systeme auch durch „random genetic drift" verursacht werden können, ist besonders in jüngster Zeit betont worden. Dieser Entstehungsmechanismus spielt sicherlich eine Rolle bei Polymorphismen, die auf relativ kleine Isolate beschränkt sind, wie man das vielleicht beim Albumin-Polymorphismus der Naskapi-Indianer unterstellen darf (MELARTIN u. BLUMBERG, 1966). Eine Diskussion der Bedeutung selektionsneutraler Mutationen und „genetic drift" für die Evolution von Proteinen findet sich bei KING u. JUKES (1969).

Von GILLESPIE u. KOJIMA (1968) ist auf Grund von Untersuchungen an Drosophila die Frage aufgeworfen worden, ob polymorphe Variationen von Enzymen oder Proteinen tatsächlich gleichmäßig verteilt sind oder ob Enzyme mit einer Schlüsselstellung im Intermediärstoffwechsel seltener Variationen aufweisen als solche, deren Funktion mehr peripher und weniger ausschlaggebend für Zelle und Organismus ist. Die vorhandenen Resultate sind noch zu begrenzt, um diese Frage zu beantworten. Man kann sich jedoch vorstellen, daß diese Hypothese zutrifft. Es ist denkbar, daß die Struktur von Enzymen mit vitaler Funktion so weitgehend adaptiert ist, daß nur sehr begrenzte Möglichkeiten zur Änderung durch Mutation und Selektion gegeben sind. Es ist vielleicht mehr als Zufall, daß die vier bislang auf Polymorphismen analysierten Enzyme des Embden-Meyerhof-Abbauweges, der 80—90% des Energiebedarfs der Erythrocyten deckt, bei den meisten Populationen keine polymorphen Variationen aufweisen, während die zwei bis jetzt untersuchten Enzyme des Pentose-Phosphat-Shunts beide polymorph variieren.

XIV. Genetische Variabilität und die Individualität des Menschen

Zwei oder mehrere Allele sind an einer sehr großen Anzahl von Genorten vorhanden. Diese Genorte sind, soweit wir wissen, zum großen Teil voneinander unabhängig. Es ergibt sich daraus eine Vielzahl von Möglichkeiten der Kombination verschiedener Genotypen, die nahezu unendlich erscheint. Die Vielfalt der polymorphen Variationen von Enzymen, Proteinen im allgemeinen und Zellmembranantigenen, die in menschlichen Populationen anzutreffen ist, bedingt daher auch eine außerordentliche Vielzahl von möglichen Genotyp-Kombinationen, die die genetische Konstitution eines Individuums ausmachen.

Tabelle 5 zeigt die Anwendung von 17 genetischen Systemen zur Differenzierung der Blutproben von zwei nicht-verwandten Personen (GIBLETT, 1969). Die Berechnung der Wahrscheinlichkeitswerte basiert auf den Genfrequenzen bei Engländern (RACE u. SANGER, 1962; HARRIS, 1966). Die Genfrequenzen bei Deutschen sind sehr ähnlich, so daß man diese Werte im wesentlichen auch auf Deutsche übertragen kann. Die in Tabelle 5 berücksichtigten 17 Systeme werden, von einigen erst unlängst entdeckten Merkmalen vielleicht abgesehen, routinemäßig in allen mit forensischen Untersuchungen befaßten Laboratorien bestimmt. Es zeigt sich, daß allein mit diesen, in der Praxis allgemein verwendeten genetischen Systemen eine sehr weitgehende Differenzierung vorgenommen werden kann.

Die Wahrscheinlichkeit, daß zwei nicht-verwandte Personen die gleiche Kombination von Phänotypen aufweisen, beträgt $2{,}8 \times 10^{-6}$, d.h., um die gleiche Kombination zu finden, müßte man im Durchschnitt etwa 350000 Personen untersuchen. Wenn man sich die Mühe machte und wenn man bereit wäre, die erheblichen Kosten aufzubringen, alle bekannten Systeme — wie Leukocyten-, Thrombocytenantigene etc. — in die Untersuchung miteinzubeziehen, dürfte es

Tabelle 5. Die Anwendung von 17 genetischen Systemen zur Unterscheidung zweier nicht-verwandter Personen. (Nach GIBLETT, 1969)

Genetisches System	Wahrscheinlichkeit für phänotypische Übereinstimmung zweier nicht-verwandter Personen	Kombinierte Wahrscheinlichkeit
MNSs	0,16	0,16
Rh (CC^wcDEe)	0,20	0,032
AB0 (A_1, A_2, B)	0,33	0,011
Saure Phosphatase	0,34	0,0037
Kidd (Jk^a, Jk^b)	0,38	0,0014
Duffy (Fy^a, Fy^b)	0,38	0,0005
Haptoglobin	0,39	$1{,}95 \times 10^{-4}$
Gm (1, 5)	0,40	$7{,}8 \times 10^{-5}$
Gc	0,45	$3{,}5 \times 10^{-5}$
PGM	0,47	$1{,}6 \times 10^{-5}$
Lewis (Le^a, Le^b)	0,57	$9{,}3 \times 10^{-6}$
P (P_1, P_2)	0,67	$6{,}2 \times 10^{-6}$
Adenylat-Kinase	0,82	$5{,}1 \times 10^{-6}$
Pseudocholinesterase	0,82	$4{,}2 \times 10^{-6}$
Kell (K, k)	0,84	$3{,}5 \times 10^{-6}$
Lutheran (Lu^a, Lu^b)	0,86	$3{,}0 \times 10^{-6}$
6 PGD	0,92	$2{,}8 \times 10^{-6}$

Der Tabelle sind die Genfrequenzen für England zugrunde gelegt (RACE u. SANGER, 1962; HARRIS, 1966).

bereits heute unmöglich sein, zwei Personen mit genau der gleichen Gen-Kombination aufzufinden, von eineiigen Zwillingen selbstverständlich abgesehen. Die 1902 von GARROD formulierte Hypothese von der biochemischen Individualität ist somit durch die Untersuchungen der letzten 15 Jahre voll bestätigt worden.

Die große Zahl der bekannten und in der Praxis anwendbaren Systeme erlaubt es z.B. in der Vaterschaftsbegutachtung, mehr als 80% der zu Unrecht beschuldigten Männer als biologische Väter auszuschließen. Auch die Zwillingsdiagnose konnte mit diesen Systemen erheblich verbessert werden. In der gerichtsmedizinischen Analyse von Blutspuren u.ä. kann allerdings nur ein begrenzter Anteil dieser Systeme benutzt werden, da die zuverlässige Bestimmung der Phänotypen vieler Systeme relativ frisches Material erfordert.

XV. Pharmakogenetische Reaktionen

Individuelle Variationen in der Reaktion auf die Gabe von Arzneimitteln sind ein Grundphänomen der Pharmakologie. Im allgemeinen ist diese Variabilität kontinuierlich; sie entspricht statistisch einer Normalverteilung um einen Mittelwert. Gelegentlich beobachtet man jedoch eine diskontinuierliche Verteilung: ein bestimmter Anteil der Patienten oder der gesunden Versuchspersonen reagiert auf ein bestimmtes Medikament anders als die übrigen. Es ist in jüngster Zeit gezeigt worden, daß diese diskontinuierliche Form der Variabilität mitunter genetisch determiniert ist. Aufnahme, Transport, Abbau und Ausscheidung eines Arzneimittels sind das Resultat einer Serie von Interaktionen des dem Organismus zugeführten Medikamentes mit spezifischen Transportproteinen und Enzymen. Genetisch bedingte Alterationen dieser Enzyme oder Transportproteine können zu veränderten Reaktionen führen, die mitunter für Kliniker von erheblicher Bedeutung sind. Man bezeichnet dieses Forschungsgebiet als Pharmakogenetik (VOGEL, 1959). Ausführliche Darstellungen finden sich bei KALOW (1962), MOTULSKY (1964) und CLARKE *et al.* (1968).

Suxamethonium-(Succinylcholin-)Empfindlichkeit

Lang anhaltender Atemstillstand nach Gabe des Muskelrelaxans Suxamethonium tritt bei Homozygoten und Doppel-Heterozygoten für bestimmte Mutanten der Plasma-Cholinesterase auf. Während die normale Cholinesterase dieses Medikament durch Hydrolyse in wenigen Minuten inaktiviert, ist bei den Cholinesterase-Varianten dieser Abbaumechanismus gestört. Die Suxamethonium-Empfindlichkeit findet sich mit einer Häufigkeit von 1/3000 (s. Beitrag DOENICKE, S. 761).

Polymorphismus der Isonikotinsäure-Hydrazid-Ausscheidung

Erbbedingte Variationen in der Inaktivierung des Tuberkulostaticum Isonikotinsäurehydrazid (INH) sind schon seit fast 15 Jahren bekannt (BÖNICKE u. LISBOA, 1957; EVANS *et al.*, 1960). Man unterscheidet schnelle und langsame Inaktivatoren; dem pharmakogenetischen Polymorphismus liegen biochemische Variationen der Leber-Acetyl-Transferase zugrunde (EVANS u. WHITE, 1964; GOEDDE *et al.*, 1964). Die toxische Polyneuritis, eine nicht ungewöhnliche Komplikation bei INH-Langzeitbehandlung, tritt vornehmlich bei langsamen Inaktivatoren auf (DEVADATTA *et al.*, 1960). Therapeutische Wirksamkeit der INH und Entwicklung von INH-Resistenz werden von diesem Polymorphismus nicht beeinflußt (EVANS, 1963).

Akatalasämie

Dieser rezessiv vererbte Enzymdefekt wurde zuerst bei Japanern und bei Schweizern beobachtet (TAKAHARA, 1952, 1968; AEBI *et al.*, 1962). Bei Wasserstoffperoxidbehandlung zur Wundsterilisation im Bereich der Mundhöhle bleibt die normalerweise zu beobachtende Blasen- und Schaumbildung aus. Der Katalase-Defekt führt bei Japanern zu einer Krankheit, die durch ausgedehnte gangränöse Ulcerationen der Schleimhaut, der Mundhöhle und des Nasen-Rachenraumes gekennzeichnet ist, während die Schweizer Fälle klinisch unauffällig waren.

Glucose-6-Phosphat-Dehydrogenase-Mangel, Primaquine-Sensitivität und Favismus

Personen mit diesem Enzymdefekt reagieren auf die Einnahme verschiedener Arzneimittel mit einer hämolytischen Anämie. Eine Zusammenstellung dieser Arzneimittel gibt Tabelle 6 (WHO, 1967). In Anwesenheit anderer prädisponierender Faktoren, besonders akuter Infektionen, können noch andere Medikamente eine Hämolyse auslösen, wie z.B. Anilin, Benemid, Chinin, Chloramphenicol und Vitamin K-Analoge. Der G-6-PD-Mangel ist, wie bereits ausgeführt, genetisch heterogen. Klinisch finden sich dementsprechend Unterschiede in der Empfindlichkeit gegenüber Hämolyse-auslösenden Medikamenten. Die Variante des Mittelmeergebietes, Gd Mediterranean, ist z.B. im allgemeinen mit einer relativ schweren Reaktion verbunden; außerdem ist bei ihr das Spektrum der Hämolyse-auslösenden Faktoren breiter als z.B. bei der Variante der Neger, Gd A^- (WHO, 1967). Der Favismus, das Auftreten einer schweren hämolytischen Krise nach Genuß roher, seltener auch gekochter Bohnen der Species Vicia faba, ist im Mittelmeergebiet häufig, wird aber bei Negern praktisch nie beobachtet. Es reagieren aber auch unter den Mediterraniern keineswegs alle Personen mit diesem Enzymmangel nach Genuß von Vicia faba mit einer Hämolyse, so daß man noch weitere, anscheinend erbliche, prädisponierende Faktoren für den Favismus postulieren muß (STAMATOYANNOPOULOS *et al.*, 1966).

Tabelle 6. Arzneimittel, die bei Glucose-6-Phosphat-Dehydrogenase-Mangel eine hämolytische Krise auslösen können. (Nach GIBLETT, 1967)

Acetanilid	Nitrofurazone
Phenylhydrazine	Nitrofurantoin
Sulfanilamid	Furazolidone
Sulfacetamid	Furaltodone
Sulfapyridine	Chinidin
Sulfamethoxypyridazine	Primaaquine
Salicylazosulfapyridine	Pamaaquine
Thiazosulfone	Pentaquine
Diaminodiphenylsulfone	Quinocide
Trinitroluene	Naphthalen
	Neosalvarsan
	Vicia faba

Arzneimittelempfindliche Hämoglobine

Hämoglobin Zürich ($\alpha_2\,\beta_2^{63\mathrm{Arg}}$) (MULLER u. KIRGMA, 1961) ist eine seltene Hämoglobin-Variante, die zu schweren hämolytischen Reaktionen nach Gabe von Sulfonamiden prädisponiert (FRICK *et al.*, 1962). Auch Personen mit der Variante Hb H, dem Tetramer für 4 β-Ketten, reagieren nach Gabe von Sulfonamiden mit Hämolyse (RIGAS u. KOHLER, 1961).

Resistenz gegen Antikoagulantien

Ungewöhnliche Resistenz gegen das Antikoagulans Cumarin wurde bei 7 Mitgliedern einer Familie beobachtet (O'Reilly *et al.*, 1964). Bei dem Probanden dieser Familie mußte das 10—20fache der üblichen Dosis gegeben werden, um die Prothrombinzeit auf adäquate Werte einzustellen. Der Erbgang der Cumarin-Resistenz in dieser Familie war autosomal-dominant. Wenn auch die Cumarin-Resistenz offenbar sehr selten ist, gelang damit der erste Nachweis einer genetisch determinierten Arzneimittelresistenz beim Menschen.

Glaukom

Die Regulation des Kammerwasser-Flusses und damit des Augeninnendruckes unterliegt genetischer Kontrolle, wie durch Messungen des Augeninnendruckes nach örtlicher Anwendung von Glucocorticoiden nachgewiesen wurde (Dexamethasone-21-Phosphat, 0,1%). Glucocorticoid-empfindliche Homozygote reagieren auf die Instillation mit einem besonders ausgeprägten Anstieg des Augeninnendruckes. Es ist wahrscheinlich, daß Personen mit diesem genetischen Typ besonders für ein Glaukom prädisponiert sind (Armaly u. Becker, 1965).

Porphyrie

Seit langem sind pharmakogenetische Reaktionen bei den Porphyrien bekannt (Stich, 1962). Sowohl die akute intermittierende Porphyrie (Waldenström u. Haeger-Aronson, 1967) wie ihre südafrikanische Variante, die Porphyria variegata (Dean, 1963), sind autosomal-dominante Erbleiden, deren biochemischer Defekt in der Häm-Biosynthese noch nicht eindeutig identifiziert ist. Der primäre Defekt ist möglicherweise mit einer gesteigerten Induktion des Enzyms δ-Aminolävulinsäure-Synthetase assoziiert. Die Patienten leiden unter akuten Anfällen mit abdominalen und neurologischen Symptomen, die häufig durch Einnahme von Barbituraten ausgelöst werden. Auch Derivate der α-substituierten Allylessigsäure, Pyramidon-Derivate, Sulfonamide, Griseofulvin, Östrogene u.a. können Anfälle präcipitieren.

Weitere genetisch determinierte Arzneimittelreaktionen werden in den oben zitierten Übersichtsreferaten besprochen. Pharmakogenetische Reaktionen sind außerdem zur Diagnose von heterozygoten Trägern rezessiv vererbter Mutanten herangezogen worden.

XVI. Therapie erblicher Krankheiten

Eine kausale Therapie erblicher Krankheiten ist bislang nicht möglich. Die gezielte und spezifische Änderung des genetischen Materials, „genetic engineering", ist bei multicellulären Organismen vorläufig noch außerhalb des Bereiches des technisch Durchführbaren. Davon abgesehen sind für eine ganze Reihe von Erbkrankheiten wirksame Behandlungsformen entwickelt worden.

1. Elimination bestimmter Umweltfaktoren

a) Diätbehandlung

Bei einer Reihe von genetisch determinierten Enzymdefekten kann die Manifestation zumeist irreparabler Schäden durch frühzeitige Institution einer Diät verhütet werden, die die Zufuhr toxisch wirkender Substanzen auf ein Minimum begrenzt oder ganz ausschaltet. Zumeist handelt es sich um Metaboliten, die in Folge eines Stoffwechselblocks nicht abgebaut werden können und daher akkumuliert werden und entweder direkt oder durch Abbauprodukte toxisch wirken. Beispiele sind u.a. die phenylalaninarme Diät bei der Phenylketonurie, die Ausschaltung von Lactose und Galaktose bei der Galaktosämie und von Fructose und Sucrose bei der Fructoseintoleranz.

b) Vermeidung bestimmter Medikamente

Beim G-6-PD-Mangel sind bestimmte Malariamittel, Sulfonamide und eine Reihe anderer Mittel, die eine hämolytische Krise auslösen können, zu vermeiden (s. Tabelle 6); bei Patienten mit Porphyrie sind Barbiturate und Sulfonamide kontraindiziert, die einen schweren, akuten Anfall auslösen können.

2. Supplementierung des Endproduktes

a) Diätetische Zufuhr des Endproduktes

Bei der Orotsäureausscheidung handelt es sich um den Defekt zweier Enzyme, die in der Uridin-5-Monophosphat-Biosynthese hintereinander eingeschaltet sind, die Orotidin-5-Monophosphat-Pyrophosphorylase (E.C.2.4.2.10) und die Orotidin-5-Monophosphat-Decarboxylase (E.C.4.1.1.23) (WUU u. KROOTH, 1968). Die Manifestationen dieses Defektes, eine megaloblastische Anämie, Verzögerung des Wachstums und der Entwicklung und Orotsäureausscheidung im Urin, können durch Zufuhr von Uridylsäure und Cytidylsäure mit der Nahrung weitgehend beseitigt werden (SMITH *et al.*, 1966).

b) Medikamentöse Supplementierung des Endproduktes

Beispiele sind die Behandlung der verschiedenen Formen des familiären Hypothyreoidismus mit Thyroxin und der adreno-genitalen Syndrome mit Hydrocorticosteroiden.

3. Substitution des Genproduktes

Beispiele sind die Substitutionsbehandlung der Hämophilie A mit antihämophilem Globulin und der erblichen Antikörpermangelsyndrome mit Immunglobulinpräparaten. Kompliziert wird diese Behandlungsform durch den relativ schnellen Abbau des substituierten Proteins und der Entwicklung von allergischen Reaktionen. In diesem Zusammenhang sind die Versuche von CHANG u. POZNANSKY (1968) sehr vielversprechend. CHANGs Gruppe experimentiert seit Jahren mit der Zufuhr von Medikamenten, die in Mikrokapseln mit semipermeablen Polymer-Membranen eingeschlossen sind. Mäusen mit einem erblichen Katalase-Defekt führte er mit solchen Mikrokapseln Katalase zu und konnte damit den Defekt kompensieren. Die Porengröße der Membranen ist so klein, daß das Enzym nicht austreten und Immunglobuline nicht eindringen können; dennoch ist sie groß genug, um freien Kontakt mit dem Enzymsubstrat zu erlauben.

4. Enzyminduktion

Beim Crigler-Najjar-Syndrom handelt es sich um einen Defekt der Bilirubin-U.D.P.-Glucuronyl-Transferase (E.C.2.4.1.17); die mildere chronische unkonjugierte Hyperbilirubinämie ohne Kernikterus und das Gilbert-Meulengracht-Syndrom beruhen auf leichteren Defekten des gleichen Enzyms (ARIAS *et al.*, 1969; BLACK u. BILLING, 1969). Durch Behandlung mit Phenobarbital kann bei den beiden letzten Defekten die Aktivität dieses mikrosomalen Leber-Enzyms gesteigert und die Hyperbilirubinämie beträchtlich reduziert werden (YAFFE *et al.*, 1966; BLACK u. SHERLOCK, 1970). Es ist möglich, daß es sich hierbei um Beispiele von Enzyminduktion handelt, d.h. um Induktion einer gesteigerten Synthese-Rate des Enzyms. Einige Hormone wirken als Regulatoren der Aktivität von Genen und sind bestimmend in der Zelldifferenzierung (KARLSON, 1963). Hormone können daher von großer Bedeutung für die Behandlung von erblichen Enzymdefekten durch Enzyminduktion sein. Mit Erfolg ist diese Form der Therapie jedoch nur in begrenztem Umfang bislang angewendet worden. Als Beispiel mag die Corticosteroid-Behandlung der Typ III-Glykogen-Speicher-Krankheit erwähnt werden, bei der die sekundär betroffene Glucose-6-Phosphatase der Leber induziert werden konnte (MOSES *et al.*, 1966).

5. Enzyminhibition

Durch Verabfolgung von Enzym-Inhibitoren sollte es möglich sein, die gesteigerte Produktion eines Metaboliten und deren klinische Manifestation zu verhindern. Ein Beispiel ist die Gicht-Therapie mit Allopurinol, einem Inhibitor der Xanthin-Oxidase. Sie führt zu einer Verminderung der Harnsäureproduktion und wird bei einem Teil der Gicht-Patienten mit Erfolg angewendet (WYNGAARDEN *et al.*, 1965).

6. Elimination im Gewebe abgelagerter oder gespeicherter Substanzen

Beispiele sind die Behandlung mit Chelat-Bildnern wie die Verabfolgung von D-Penicillamin oder BAL bei der hepato-lentikulären Degeneration zur Förderung der Kupferausscheidung und die Desferrioxamin-Behandlung der Hämochromatose zur Elimination von Eisen.

7. Korrektur des genetischen Defektes

Prothetik und operative Korrektur sind weitere Möglichkeiten, bei bestimmten genetischen Leiden die Manifestation durch Funktionsbesserung zu beheben.

8. Operative Entfernung oder Transplantation eines Organs

Als Beispiele sollen die Augen-Enucleation bei Retinoblastom und die Colektomie bei bestimmten Formen der intestinalen Polyposen, wie der familiären Polypose des Colon und dem Gardner-Syndrom, erwähnt werden. In diesen Fällen wird das Organ entfernt, in dem die Mutation sich manifestiert. Splenektomie bei hereditärer Sphärocytose und bei Thalassämie führt zur Verlängerung der Erythrocyten-Überlebenszeit und somit zur Verbesserung einer der wesentlichen Manifestationen dieser genetischen Defekte, der hämolytischen Anämie. Mit der ständigen Verbesserung der Überlebenszeit transplantierter Nieren dürfte die Transplantation dieses Organs zur Behandlungsmethode der Wahl bei der familiären Cystenniere werden. Selbst bei der Cystinose wird versucht, die toxisch geschädigten Nieren zu ersetzen (s. Beitrag LINNEWEH).

XVII. Präventive Maßnahmen

1. Früherfassung genetisch determinierter Stoffwechselkrankheiten durch Suchprogramme (screening tests)

Das Ziel der Suchprogramme ist die Diagnose einer erblichen Stoffwechselstörung vor dem Auftreten klinischer Symptome und die frühzeitige Einleitung therapeutischer Maßnahmen zur Verhütung der Manifestation des genetischen Defektes. Suchprogramme werden:

a) als Massensuchprogramme durchgeführt, bei denen versucht wird, möglichst alle Neugeborenen bzw. alle Mitglieder einer Population zu erfassen, oder

b) gezielt durchgeführt, d.h. die Untersuchung beschränkt sich auf Personen, bei denen die Wahrscheinlichkeit, an einer Stoffwechselkrankheit zu leiden, sehr hoch ist (high risk group), also etwa die Geschwister bereits bekannter Patienten.

Massensuchprogramme bei Neugeborenen sind für die Phenylketonurie, Tyrosinämie, Ahorn-Sirup-Krankheit, Homocystinurie, Histidinämie, Galaktosämie und die Wilsonsche Krankheit durchgeführt worden. Massenuntersuchungen bei Erwachsenen sind zur Entdeckung von Plasma-Cholinesterase-Varianten, Porphyrien, Hämoglobinvarianten, Thalassämien und G-6-PD-Defekten verwendet worden (Who, 1968).

Besonders umfangreiche Erfahrungen liegen für die Massensuchprogramme für Phenylketonurie vor, die kürzlich von Hsia kritisch analysiert worden sind (1970). Weit über 1 Million Neugeborene aus mehreren Ländern — insbesondere den USA, Kanada, Schottland, Westdeutschland und Israel — sind inzwischen getestet worden, wobei zumeist der mikrobiologische Inhibitionstest von Guthrie u. Susi (1963) zur Erfassung einer Hyperphenylalaninämie angewendet wurde. Mit dieser Methode werden neben der „klassischen" Phenylketonurie Hyperphenylalaninämien anderer Genese erfaßt, bei denen die Verabreichung einer phenylalanin-armen Diät nicht indiziert ist: Hyperphenylalaninämie assoziiert mit Hypertyrosinämie (Hsia *et al.*, 1962), Hyperphenylalaninämie bei Phenylalanin-Transaminase-Defekt (Anderson *et al.*, 1966) und die transitorische Hyperphenylalaninämie (O'Flynn *et al.*, 1967). Darüber hinaus hat auch die persistierende Hyperphenylalaninämie genetisch vermutlich verschiedene Ursachen, wobei es sich um drei oder vier verschiedene Allele des Phenylalanin-Hydroxylase-Genortes (Woolf *et al.*, 1967) oder um die Wirkung von modifizierenden Genen (Hsia *et al.*, 1968) handeln kann. Bei einem Drittel bis zu der Hälfte aller mit dem Guthrie-Test erfaßten Fälle — der Anteil variiert von Population zu Population — besteht eine persistierende Hyperphenylalaninämie ohne Phenylketonurie. Es wird angenommen, daß die Gefahr einer Hirnschädigung bei Kindern dieser Gruppe zumeist nicht besteht und daß von ihnen nur Fälle mit ausgeprägter Hyperphenylalaninämie vorübergehende Diätbehandlung benötigen.

Auch mit den Testprogrammen für Galaktosämien — sei es mit dem mikrobiologischen Hemmtest (Guthrie, 1966), sei es mit dem Enzymtest (Beutler *et al.*, 1967) — werden verschiedene genetische Formen des Galaktose-1-Phosphat-Uridyl-Transferase-Defektes erfaßt, die klinisch unterschiedlich zu bewerten sind. Es besteht somit die Notwendigkeit, derartige Massenprogramme vorläufig noch in einer solchen Form zu organisieren, daß Auswertung der initialen Ergebnisse, nachfolgende Kontrolluntersuchung zur Sicherung der Diagnose und spätere Betreuung der Kranken in den Händen von mit der Problematik vertrauten Spezialisten liegt.

Massensuchprogramme bei Erwachsenen beschränken sich bislang auf die Fahndung nach bestimmten genetischen Defekten in solchen Bevölkerungsgruppen, wo die Häufigkeit erfahrungsgemäß besonders groß ist, wie Testungen für Porphyria variegata, die in Südafrika vor der Verschreibung von Barbituraten und Sulfonamiden obligatorisch sind, oder für akute intermittierende Porphyrie in Südschweden. Die routinemäßige Testung für Serum-Cholinesterase-Varianten wird in vielen Anaesthesie-Abteilungen durchgeführt; die Häufigkeit der Suxamethonium-sensitiven Individuen liegt bei etwa 1/2000—1/3000.

Besondere Bedeutung für die Früherfassung hat die gezielte Untersuchung der Verwandten bereits bekannter Patienten, besonders der nachgeborenen Geschwister. Bei einer ständig zunehmenden Zahl von zum Teil sehr schweren Erbkrankheiten gelingt es, durch frühzeitig einsetzende Behandlung die Manifestation dieser Leiden erheblich einzuschränken. Die Intensivierung der Analyse dieser „high risk“-Gruppe dürfte in Zukunft noch wichtiger sein als die Ausdehnung der Massensuchprogramme (Beispiel: Cystinbestimmung in kultivierten Hautfibroblasten zur Frühdiagnose der Cystinose, s. Beitrag LINNEWEH).

2. Heterozygoten-Diagnose und genetische Beratung

Bei mehr als 50 verschiedenen erblichen Stoffwechselstörungen mit autosomal-rezessivem oder X-chromosomal-rezessivem Erbgang ist es bereits möglich, Heterozygote durch geeignete Teste zu diagnostizieren (LINNEWEH, 1964; HSIA, 1968). Die Diagnose erfolgt durch Nachweis eines partiellen Defektes des betroffenen Enzyms: Entweder wird die Reduktion der Enzymaktivität direkt gemessen — sei es in Erythrocyten, Leukocyten, Hautgewebe, Gewebekulturfibroblasten oder im Serum — oder der partielle Defekt wird an Hand einer erhöhten Substratkonzentration, zumeist mit einem Toleranztest, demonstriert. In beiden Fällen handelt es sich um die Bestimmung quantitativer Parameter, die entsprechende kontinuierliche Variabilität zeigen. Es überrascht daher nicht, daß sich bei Vergleich von normalen Homozygoten, Heterozygoten und den Homozygoten für die Mutante die Meßbereiche bei vielen Defekten etwas überlagern und die Diagnose im Einzelfall mitunter schwierig sein kann.

Neben den Enzymaktivitäts- und Substratkonzentrations-Bestimmungen spielen morphologische Untersuchungen bei einigen hereditären Defekten eine Rolle. Der Nachweis metachromatisch färbbarer Mucopolysaccharide in Gewebekultur-Fibroblasten kann zur Heterozygotendiagnose bei Mucopolysaccharidosen herangezogen werden (DANES u. BEARN, 1967a). Untersuchung der Eltern eines Patienten mit dieser Methode erlaubt die Zuordnung zur autosomal-rezessiven Hurler-Form (MPS I), wenn beide Eltern positiv sind, und zum X-chromosomal-rezessiven Hunter-Typ (MPS II), wenn nur bei der Mutter Metachromasie gefunden werden kann. Beim Chediak-Higashi-Syndrom zeigen die Heterozygoten charakteristische cytoplasmatische Einschlüsse (DANES u. BEARN, 1967b). Die heterozygoten Mütter von Patienten mit X-chromosomal vererbter letaler chronischer Granulomatose des Kindesalters zeigen gestörte Phagocytosefunktion in etwa der Hälfte ihrer peripheren polymorphen Granulocyten (WINDHORST *et al.*, 1967).

Methoden zur Identifizierung heterozygoter Träger rezessiver Gene dienen zur Charakterisierung des Erbgangs eines Merkmals oder einer Krankheit und zur Bestimmung der Häufigkeit einer Mutante in einer Population. Praktische Bedeutung gewinnen sie jedoch vor allem in der *genetischen Beratung* (FUHRMANN u. VOGEL, 1968). Häufig handelt es sich um die Frage, ob die Gefahr besteht, daß ein nicht-erkrankter Blutsverwandter eines Patienten mit einer Erbkrankheit Kinder bekommt, die an der gleichen Krankheit leiden. Die Schwester eines Kranken mit Hämophilie A ist z.B. mit einer Wahrscheinlichkeit von 50% Konduktorin des Hämophilie A-Gens. Die Wahrscheinlichkeit, daß eine Konduktorin das Gen auf ihren Sohn überträgt, ist ebenfalls 50%. Bei der genetischen Beratung der Schwester eines Hämophilie-Kranken wird man es bei der Mitteilung bewenden lassen müssen, es bestehe eine statistische Wahrscheinlichkeit von 25%, daß ihre zukünftigen Söhne Hämophilie-Kranke sein werden; das ist für den Ratsuchenden wie für den Ratgeber sehr unbefriedigend. Ist sie eine Konduktorin, so ist das Risiko mit 50% sehr hoch. In dieser Situation entschließen sich die meisten Menschen, auf Kinder zu verzichten. Handelt es sich andererseits nicht um eine Konduktorin, so ist ihre Nachkommenschaft ungefährdet. Bei X-chromosomal vererbten Leiden ist es daher für die Beratung ausschlaggebend, festzustellen, ob Heterozygotie vorliegt oder nicht. Auf die besonderen Schwierigkeiten der Heterozygoten-Diagnose bei X-chromosomalen Merkmalen ist bereits hingewiesen worden (s. S. 12). Auch bei autosomal-rezessiv vererbten Merkmalen ist die Heterozygoten-Diagnose von praktischer Bedeutung, nämlich dann, wenn es sich um verhältnismäßig häufige Defekte handelt oder wenn Blutsverwandte eine Ehe einzugehen beabsichtigen. Für die nicht-erkrankten Geschwister eines Patienten mit Mucoviscidose besteht eine statistische Wahrscheinlichkeit von etwa 1/50, daß sie selbst und ihre Ehepartner Heterozygote sind, und somit die Gefahr besteht, daß sie Kinder mit diesem Leiden bekommen. Bei der Phenylketonurie beträgt dieses Risiko etwa 1/140. In Italien ist die β-Thalassämie in der Provinz Ferrara, auf Sardinien und Sizilien sehr häufig. Die Heterozygotenfrequenz variiert von etwa 1% bis zu 20% in einigen Orten im Po-Delta, so daß die Heterozygoten-Diagnose für die Prävention dieser schweren Anämie von sehr wesentlicher Bedeutung ist. Bei Ashkenazi-Juden ist die Tay-Sachssche infantile amaurotische Idiotie mit einer Heterozygotenfrequenz von 3% relativ häufig. O'Brien *et al.* (1970) haben kürzlich mit der Bestimmung der thermolabilen Hexosaminidase A einen Heterozygotentest für diesen Defekt entwickelt, der in der genetischen Beratung einen sehr wichtigen Platz einnehmen wird.

3. Intrauterine Diagnose und präventive Schwangerschaftsunterbrechung

Die Bilirubinkonzentration in der Amnionflüssigkeit ist ein unentbehrliches Orientierungsmittel in der modernen Behandlung der fetalen Erythroblastose infolge Rh-Immunisierung der Mutter (Queenan, 1967). Amnionflüssigkeit wird durch transabdominale Amniozentese gewonnen. Mit zunehmender Verbreitung dieser Methode eröffnete sich auch die Möglichkeit, genetisch determinierte Defekte intrauterin zu diagnostizieren. In jüngster Zeit ist eine Reihe von Mitteilungen erschienen, in denen über die Verwendung von Amnionzellen und Amnionflüssigkeit zur Diagnose genetischer Defekte des Fetus berichtet wird. Es soll über diese Entwicklung kurz referiert werden, ausführliche Übersichten wurden vor kurzem von Fuchs u. Cederquist (1970) und von Nadler u. Gerbie (1970) gegeben.

Transabdominale Amniozentese kann von etwa der 14. Schwangerschaftswoche an durchgeführt werden; die kombinierte Morbidität und Mortalität für Mutter und Fetus betrug in mehreren großen Serien weniger als 1% (Liley, 1965; Freda, 1966; Queenan, 1966). Komplikationen mit nachfolgendem Absterben des Fetus sind Placentaablösung, Amnionitis und Verletzung des Fetus mit der Kanülenspitze, eventuell mit fetaler Hämorrhagie (Creasman *et al.*, 1968). Maternale Komplikationen sind maternale Hämorrhagie und Peritonitis. Die transvaginale Amniozentese, die am Ende des 1. Schwangerschaftsdrittels vereinzelt durchgeführt worden ist, hat ein sehr hohes Risiko für den Fetus (Fuchs, 1966). Es werden etwa 10 ml Amnionflüssigkeit entnommen; das Zellsediment wird zur Anlegung von Gewebekulturen verwendet, die dann zur Chromosomenanalyse oder zu Enzymaktivitätsbestimmungen herangezogen werden können. Einige der Enzymaktivitäten können auch an den Zellen der Amnionflüssigkeit direkt, d.h. ohne Gewebekultur, bestimmt werden (Nadler u. Gerbie, 1969). Auch die Geschlechtschromatinbestimmung und somit die Geschlechtsdiagnose kann an einem Zellausstrich des frischen Sedimentes ohne vorherige Kultivierung vorgenommen werden (Serr *et al.*, 1955; Fuchs u. Riis, 1956; Shettler, 1956;

Makowsky *et al.*, 1956). Die Amnionflüssigkeit kann zur Bestimmung von Metaboliten herangezogen werden.

Karyotypbestimmung zur intrauterinen Diagnose von Chromosomen-Aberrationen wurde von mehreren Autoren durchgeführt (Jacobson u. Barter, 1967; Valenti *et al.*, 1969; Nadler u. Gerbie, 1970). Bei den Müttern handelte es sich um Träger einer balancierten Chromosomentranslokation, um Mütter mit normalem Karyotyp, die bereits ein Kind mit Trisomie 21 gehabt hatten, und um Mütter über 40 Jahre. Jacobson u. Barter (1967) konnten bei einem Fetus in der 17. Woche eine D/D-Translokation feststellen, Valenti *et al.* (1969) diagnostizierten eine G/D-Translokation in der 18. Woche; Nadler u. Gerbie (1970) untersuchten bislang 22 Schwangerschaften von Translokationsträgern; 15 Feten waren normal, 7 hatten ein Downsches Syndrom. Bei 82 Müttern mit einem Alter von über 40 Jahren fanden Nadler u. Gerbie (1970) 80 Feten mit normalem Karyotyp und 2 mit Downschem Syndrom; bei 28 Müttern mit normalem Karyotyp und vorausgegangener Geburt eines Kindes mit Trisomie 21 wurde ein Fetus mit Downschem Syndrom entdeckt, 27 waren normal. Die Mutter des Falles von Valenti *et al.* (1969) und 9 der 10 Mütter in der Studie von Nadler u. Gerbie (1970) stimmten nach eingehender Besprechung der Befunde und der Prognose einem präventiven Abort zu; in allen Fällen konnte die Diagnose am abortierten Fetus bestätigt werden. Eine Mutter entschloß sich, die Schwangerschaft auszutragen, und wurde von einem Kind mit Downschem Syndrom entbunden.

Intrauterine Geschlechtsbestimmung wurde bei Müttern von Patienten mit X-chromosomalen Erbleiden, wie Hämophilie und Muskeldystrophie vom Typ Duchenne, durchgeführt (Riis u. Fuchs, 1966); bei Nachweis eines männlichen Fetus wurde den Müttern in Anbetracht des Risikos von 50% die präventive Schwangerschaftsunterbrechung anheimgestellt.

Die intrauterine Diagnose einer genetisch determinierten Stoffwechselstörung ist bislang erst in wenigen Fällen berichtet worden. Fratantoni *et al.* (1969) diagnostizierten je einen Fall von Hurlers und Hunters Mucopolysaccharidose in utero. Gewebekulturen von Amnionzellen zeigten Metachromasie und gesteigerte Speicherung sulfatierter Mucopolysaccharide. Nadler (1968) fand bei einem Fetus, der wegen einer Vorgeschichte mit Rh-Inkompatibilität untersucht wurde, Metachromasie in kultivierten Amnionzellen; bei dem Kind konnte nach der Geburt erhöhte Mucopolysaccharidausscheidung im Urin nachgewiesen werden. Matalon *et al.* (1970) verwenden die biochemische Analyse der sauren Mucopolysaccharide der Amnionflüssigkeit zur intrauterinen Diagnose der Mucopolysaccharidosen. Nadler (1968) konnte einen Fall mit Galaktose-1-Phosphat-Uridyl-Transferase-Defekt in utero entdecken; bei dem Kind wurde sofort nach der Geburt eine Galaktosämiebehandlung eingeleitet. Je ein Fall von α-1,4-Glucosidase-Defekt (Glykogenspeicherkrankheit Typ II, Pompe), Defekt der lysosomalen sauren Phosphatase und von metachromatischer Leukodystrophie mit Aryl-Sulfatase-A-Defekt wurden in utero diagnostiziert, bei denen anschließend eine präventive Schwangerschaftsunterbrechung vorgenommen wurde (Nadler u. Messina, 1969; Nadler u. Egan, 1970; Nadler u. Gerbie, 1970). De Mars *et al.* (1969) diagnostizierten einen Hypoxanthin-Guanin-Phosphoribosyl-Transferase-Defekt in utero; später kam es zur Geburt von männlichen Zwillingen mit Lesch-Nyhan-Syndrom (1969). Schulman *et al.* (1970) stellten Heterozygotie für Cystinose in utero fest. Schließlich gelang Schneck *et al.* (1970) die intrauterine Diagnose eines Falles von Tay-Sachs-Krankheit durch Nachweis eines Hexosaminidase-A-Defektes an nicht-kultivierten Amnionzellen; die Diagnose konnte nach Abortion des Fetus bestätigt werden.

Diese Übersicht zeigt, daß die intrauterine Diagnose mehrerer genetischer Defekte technisch möglich ist. Mit Verbesserung und breiterer Anwendung der Analyse von Amnionflüssigkeit und -zellen wird die Zahl der in utero erkennbaren Erbkrankheiten schnell anwachsen. Damit ist es möglich, bei einigen dieser Defekte eine Behandlung frühzeitig einzuleiten, sei es sofort nach der Geburt oder noch während der Schwangerschaft. Bei den zahlreichen Defekten, für die eine wirksame Therapie noch nicht entwickelt ist, besteht in einigen Ländern die Möglichkeit der vorsorglichen Schwangerschaftsunterbrechung. Damit wird erneut ein ethisches Problem aufgeworfen, das der einzelne seiner religiösen und weltanschaulichen Einstellung entsprechend lösen und überwinden wird.

Auf breiter Basis wird die erfolgreiche Anwendung der heute bereits verfügbaren präventiven Maßnahmen auf dem Gebiete der Frühdiagnose, der intrauterinen Diagnose und der Heterozygotendiagnose im Rahmen der genetischen Beratung nur dann möglich sein, wenn geeignete Organisationsformen gefunden werden, die die fruchtbare Zusammenarbeit der verschiedenen Fachvertreter gewährleistet. Dem praktischen Arzt, dem Pädiater und dem Geburtshelfer müssen Humangenetiker der verschiedenen Arbeitsrichtungen — der Klinischen Genetik, Zytogenetik, Biochemischen Genetik und Immunogenetik — sowie Klinische Chemiker, Blutgruppenserologen, Epidemiologen und die Vertreter der verschiedenen klinischen Spezialitäten zur Seite stehen. Eine wirtschaftlich vertretbare Lösung dieser Aufgabe wird auch den lokalen Rahmen sprengen müssen, um unnötige Verdoppelung von personellem und apparativem Aufwand für die Analyse solcher Defekte zu vermeiden, die verhältnismäßig selten sind. Vermutlich wird sich ein Netz eng zusammenarbeitender, zentraler genetischer Beratungsstellen als die wirkungsvollste Organisationsform herausschälen. Eine ausführliche Diskussion dieser Probleme unter besonderer Berücksichtigung der Verhältnisse in Deutschland findet sich bei WENDT (1970).

Literatur

I. Historisches

BEADLE, G.W.: Biochemical Genetics. Chem. Rev. **37**, 15—96 (1945).

BEADLE, G.W.: Genes and chemical reactions in Neurospora. Science, **129**, 1715—1719 (1959).

BEADLE, G.W., TATUM, E. L.: Genetic control of biochemical reactions in Neurospora. Proc. Nat. Acad. (Wash.) **27**, 499—506 (1941).

BENZER, S.: The elementary units of heredity, in: The Chemical Basis of Heredity, Hrsg. W. D. MCELROY and B. GLASS, p. 70—93, John Hopkins, Baltimore, 1957.

BUTENANDT, A., WEIDEL, W., BECKER, E.: Kynurenin als Augenpigmentbildung auslösendes Agens bei Insekten. Naturwiss. **28**, 63—64 (1940).

EPHRUSSI, B.: Chemistry of "eye color hormones" of Drosophila. Quart. Rev. Biol. **17**, 327—338 (1942).

GARROD, A. E.: The incidence of alkaptonuria: a study in chemical individuality. Lancet, 1902, II, 1616—1620. Neudruck in: Papers on Human Genetics, S. H. BOYER, IV, Hrsg. Prentice Hall, Englewood Cliffs, N. J., 1963, p. 82—95.

GARROD, A. E.: Inborn errors of metabolism: The Croonian Lectures delivered before the Royal College of Physicians of London, in June, 1908. Frowde, Hodder and Stoughton, London, 1909. Neudruck in: Garrod's inborn errors of metabolism. H. HARRIS Hrsg., Oxford Monographes on Medical Genetics, Oxford University Press, London, 1963.

LA DU, B. N., ZANUONI, V. A., LASTER, L., SEEGMILLER, J. E.: The nature of the defect in tyrosine metabolism in alcaptonuria. J. Biol. Chem. **230**, 251—160 (1958).

II. Erbliche Stoffwechselkrankheiten

BERETTA, A., PRATO, V., GALLO, E., LEHMANN, H.: Haemoglobin Torino-α43 (CDl) phenylalanine→valine. Nature **217**, 1016—1018 (1968).

CLEGG, J. B., NAUGHTON, M. A., WEATHERALL, D. J.: Abnormal human haemoglobins. Separation and characterization of the α and β chains by chromatography and the deter-

mination of two new variants, Hb Chesapeake and HbJ (Bangkok). J. Mol. Biol. **19**, 91—108 (1966).
Crick, F. H. C.: The genetic code. Proc. Roy. Soc. Ser. B. **167**, 331—347 (1967).
Dreyfus, J. C.: The application of bacterial genetics to the study of human genetic abnormalities. Progr. Med. Genet. **6**, 169—200 (1969).
Gerald, P. S., Efron, M. L.: Chemical studies of several varieties of Hb-M. Proc. Nat. Acad. Sci. **47**, 1758—1767 (1958).
Hayes, W.: The Genetics of Bacteria and their Viruses. John Wiley and Sons, New York, 2 Ed., 1968.
Heller, P., Coleman, R. D., Yakulis, V. J.: Structural studies of haemoglobin M Hyde Park. Proc. Eleventh Congr. Soc. Haematol., 427—437, V. C. N. Blight, Sydney, 1966.
Jacob, F., Monod, J.: Genetic regulatory mechanisms in the synthesis of proteins. J. Mol. Biol. **3**, 318—356 (1961).
Laurell, C. B., Eriksson, S.: The electrophoretic α_1-globulin pattern of serum in α_1-antitrypsin deficiency. Scand. J. clin. Lab. Invest. **15**, 132—140 (1963).
Lehmann, H., Carrell, R. W.: Variations in the structure of human haemoglobin. Brit. Med. Bull. **25**, 14—23 (1969).
McLester, W. D., Graham, J. B.: Gene expression in heterozygotes and synthesis of plasma antihaemophilic factor. Nature **201**, 1040—1042 (1964).
Murayama, M.: Molecular mechanism of red cell "sickling". Science **153**, 145—149 (1966).
Neel, J. V.: The hemoglobin genes: a remarkable example of the clustering of related genetic functions on a single mammalian chromosome. Blood **18**, 769—777 (1961).
Parker, W. C., Bearn, A. G.: Application of genetic regulatory mechanisms to human genetics. Am. J. Med. **34**, 680—691 (1963).
Perutz, M. F., Lehmann, H.: Molecular pathology of human haemoglobin. Nature **219**, 902—909 (1968).
Perutz, M. F., Mitchison, J. M.: State of haemoglobin in sickle-cell anaemia. Nature **166**, 677—679 (1950).
Pinsky, L., Krooth, R. S.: Studies on the control of pyrimidine biosynthesis in human diploid cell strains. I. Effect of 6-azauridine on cellular phenotype. Proc. Nat. Acad. Sci. **37**, 925—932 (1967).
Smith, L. H., Huguley, C. M., Bain, J. A.: Hereditary orotic aciduria. In: The Metabolic Basis of Inherited Disease. Stanbury, J. B., Wyngaarden, J. B., Fredrickson, D. S., Eds. Mc Graw-Hill, New York, 2nd Ed. 1966, pp. 739—758.
Stanbury, J. B., Wyngaarden, J. B., Fredrickson, D. S.: Inherited variation and metabolic abnormality. In: The Metabolic Basis of Inherited Disease. Stanbury, J. B., Wyngaarden, J. B. and Fredrickson, D. S., Eds. Mc Graw Hill Book Co., New York, 2nd Ed., 1966, pp. 3—20.
Tönz, O.: The congenital methemoglobinemias. Bibliothica Haematologica No. 28, Karger, Basel, 1968.
Tuchinda, S., Beale, D., Lehmann, H.: The suppression of haemoglobin E synthesis when haemoglobin H disease and haemoglobin E trait occur together. Humangenetik **3**, 312—318 (1967).
Watson, C. J., Runge, W., Taddeini, L., Bossenmaier, I., Cardinal, R.: A suggested control gene mechanism for the excessive production of types I and III porphyrins in congenital erythropoietic porphyria. Proc. Nat. Acad. Sci. **52**, 478—485 (1964).
Weatherall, D. J.: The genetics of the thalassemias. Brit. Med. Bull. **25**, 24—29 (1969).

IV. Dominanz und Rezessivität

Dowdle, E. B., Mustard, P., Eales, L.: δ-aminolaevulinic acid synthetase in normal and porphyric human livers. S. African Med. J. **41**, 1093—1096 (1967).
Green, E. L. ed.: Biology of the Laboratory Mouse. Mc Graw-Hill, New York, 1966.
Harris, H.: The Principles of Human Biochemical Genetics. North Holland/American Elsevier Amsterdam, London, New York, 1970.
Lehmann, H., Carrell, R. W.: Variations in the structure of human haemoglobin. Brit. Med. Bull. **25**, 14—23 (1969).
Lenz, W.: Medizinische Genetik. G. Thieme, Stuttgart, 1961.
McKusick, V. A.: Mendelian Inheritance in Man. Catalogs of Autosomal Dominant, Autosomal Recessive, and X linked Phenotypes. The John Hopkins Press, Baltimore, 1968, 2nd Ed.
Mendel, G.: Versuche über Pflanzen-Hybriden. Verhdlg. Naturf. Verein Brünn, **4**, 3—47 (1866). Faksimile-Reproduktion in: J. Hered. **42**, 1—47 (1951).
Tönz, O.: The congenital methemoglobinemias. Bibl. Haematologica, Bd. 28. Karger, Basel, 1968.

TSCHUDY, D. P., PERLROTH, M. G., MARVER, H. S., COLLINS, A., HUNTER, G., RECHCIGL, M.: Acute intermittent porphyria: the first "overproduction disease" localized to a specific enzyme. Proc. Nat. Acad. Sci. **53**, 841—846 (1965).

VOGEL, F.: A preliminary estimate of the number of human genes. Nature **201**, 847 (1964).

V. X-chromosomale Vererbung

BARROW, E. M., BULLOCK, W. R., GRAHAM, J. B.: A study of the carrier state for plasma thromboplastin component (PTC, Christmas factor) deficiency, utilizing a new assay procedure. J. Lab. Clin Med. **55**, 936—945 (1960).

BEUTLER, E., YEH, M., FAIRBANKS, V. F.: The normal human female as a mosaic of X-chromosome activity: studies using the gene for G-6-PD deficiency as a marker. Proc. Nat. Acad. Sci. **48**, 9—16 (1962).

BEUTLER, E., BALUDA, M. C.: The separation of glucose-6-phosphate dehydrogenase deficient erythrocytes from the blood of heterocygotes for glucose-6-phosphate dehydrogenase deficiency. Lancet I, 189—192 (1964).

DANES, B. S., BEARN, A. G.: Hurler's Syndrome. A genetic study of clones in cell culture with particular reference to the Lyon hypothesis. J. Exp. Med. **126**, 509—522 (1967).

DAVIDSON, R. G., NITOWSKY, J. M., CHILDS, B.: Demonstration of two populations of cells in the human female heterozygous for glucose-6-phosphate dehydrogenase variants. Proc. Nat. Acad. Sci. **50**, 481—485 (1963).

GRUMBACH, M. M., MARKS, P. A., MOROSHIMA, A.: Erythrocyte glucose-6-phosphate dehydrogenase activity and X chromosome polysomy. Lancet I, 1330—1332 (1962).

LINDER, D., GARTLER, S. M.: Glucose-6-phosphate dehydrogenase mosaicism: utilization as a cell marker in the study of leiomyomas. Science **150**, 67—69 (1965).

LYON, M. F.: Gene action in the X-chromosome of the mouse. Nature **190**, 372—373 (1961).

LYON, M. F.: Sex chromatin and gene action in the mammalian X-chromosome. Am. J. Hum. Genet. **14**, 135—148 (1962).

MARKS, P. A.: Red cell glucose-6-phosphate and 6-phosphogluconic dehydrogenases and nucleoside phosphorylases. Science **127**, 1338—1339 (1958).

MIGEON, B. R.: Der Kaloustian, V. M., NYHAN, W. L., YOUNG, W. J., CHILDS, B.: X-Linked hypoxanthine-guanine phosphoribosyl transferase deficiency: heterozygote has two clonal populations. Science **160**, 425—427 (1968).

MURRAY, R. F., HOBBS, J., PAYNE, B., GARTLER, S. M.: G-6-PD isoenzymes of wart tissue in Negro females. Annual Meeting of the American Society of Human Genetics, San Francisco, 1969, Abstract 65.

PORTER, I. H., SCHULZE, J., MCKUSICK, V. A.: Genetical linkage between the loci for glucose-6-phosphate dehydrogenase deficiency and colour-blindness in American Negroes. Ann. Hum. Genet. **26**, 107—122 (1962).

RAPAPORT, S. I., PATCH, M. J., MOORE, F. J.: Anti-hemophilic globulin levels in carriers of hemophilia A. J. Clin. Invest. **39**, 1619—1625 (1960).

SEEGMILLER, J. E., ROSENBLOOM, F. M., KELLEY, W. N.: Enzyme defect associated with a sex-linked human neurological disorder and excessive purine synthesis. Science **155**, 1682—1684 (1967).

VI. Analyse von Erbkrankheiten

ALDRICH, R. A., STEINBERG, A. G., CAMPBELL, D. C.: Pedigree demonstrating a sex-linked recessive condition characterized by draining ears, eczematoid dermatitis and bloody diarrhea. Pediatrics **13**, 133—139 (1954).

CHILDS, B., DER KALOUSTIAN, V. M.: Genetic heterogeneity. New Engl. J. Med. **279**, 1205—1212 (1968) and **279**, 1267—1274 (1968).

CORI, G. T.: Biochemical aspects of glycogen deposition diseases. Mod. Problems Paediat. **3**, 344—358 (1957).

DETTER, J. C., WAYS, P. O., GIBLETT, E. R., BAUGHAN, M. A., HOPKINSON, D. A., POREY, S., HARRIS, H.: Inherited variations in human phosphohexose isomerase. Ann. Hum. Genet. **31**, 329—338 (1968).

FARABEE, W. C.: Inheritance of digital malformations in man. Pap. Peabody Mus. Vol. 3, Nr. 3, Cambridge, Mass., 1905.

FRASER, F. C.: Taking the family history. Am. J. Med. **34**, 585—593 (1963).

LEHMANN, H., HUNTSMAN, R. G.: Man's Haemoglobins. North-Holland Publ. Co., Amsterdam, 1966.

LENZ, W.: Medizinische Genetik. G. Thieme, Stuttgart, 1961.

MCKUSICK, V. A.: Human Genetics. Prentice Hall, Englewood Cliffs, New Jersey, 1964.

MCKUSICK, V. A.: Mendelian Inheritance in Man. Catalogs of Autosomal Dominant, Autosomal Recessive and X-Linked Phenotypes. The John Hopkins Press, Baltimore, 1968, 2nd Ed.

McKusick, V. A.: On lumpers and splitters, or the nosology of genetic disease. Perspectives in Biol. and Med. **12**, 298—312 (1969).

McKusick, V. A.: The nosology of the mucopolysaccharidoses. Am. J. Med. **47**, 730—747 (1969b).

Migeon, B. R., Childs, B.: Hybridization of mammalian somatic cells. Progr. Med. Genet. **7**, 1—28 (1970).

Neufeld, E. F., Fratantoni, J. C.: Inborn errors of mucopolysaccharide metabolism. Science **169**, 141—146 (1970).

O'Brien, J.: Personal communication to V. A. McKusick, 1969. (V. A. McKusick, 1969b.)

Paglia, D. E., Valentine, W. N., Baughan, M. A., Miller, D. R., Reed, C. F., McIntyre, O. R.: An inherited molecular lesion of erythrocyte pyruvate kinase. Identification of a clinically aberrant isozyme associated with premature hemolysis. J. Clin. Invest. **47**, 1929—1946 (1968).

Stempfel, R. S., Tomkins, G. M.: Congenital virilizing adrenocortical hyperplasia (The adrenogenital syndrome). In: The Metabolic Basis of Inherited Disease. Eds.: Stanbury, J. B., Wyngaarden, J. B. and Fredrickson, D. S. McGraw-Hill, New York, 2. Ed. 1966, pp. 635—664.

Vogel, F.: Lehrbuch der allgemeinen Humangenetik. Springer, Berlin-Göttingen-Heidelberg, 1961.

Williams, T. F., Winters, R. W., Burnett, C. H.: Familial (hereditary) Vitamin D-resistent rickets with hypophosphatemia. In: The Metabolic Basis of Inherited Disease. Stanbury, J. B., Wyngaarden, J. B. and Fredrickson, D. S., Eds. McGraw-Hill, New York, 2. Ed. 1966, pp. 1179—1204.

VII. Genetische Variabilität beim Menschen

Bernstein, F.: Ergebnisse einer biostatistischen zusammenfassenden Betrachtung über die erblichen Blutstrukturen des Menschen. Klin. Wschr. **3**, 1495—1497 (1924).

Dausset, J.: Iso-leuco-anticorps. Acta haemat. (Basel) **20**, 156—166 (1958).

Dungern, E. v., Hirszfeld, L.: Über Vererbung gruppenspezifischer Strukturen des Blutes II. Z. Immun.-Forsch. **6**, 284—292 (1910).

Harris, H.: Genes and isozymes. Proc. Roy. Soc. London, Ser. B. **174**, 1—31 (1969).

Landsteiner, K.: Zur Kenntnis der antifermentativen, lytischen und agglutinierenden Wirkungen des Blutserums und der Lymphe. Zbl. Bakt. **27**, 357—362 (1900).

Pauling, L., Itano, H. A., Singer, S. J., Wells, I. C.: Sickle cell anemia, a molecular disease. Science, **110**, 543—548 (1949).

Smithies, O.: Zone electrophoresis in starch gels: Group variations in the serum proteins of normal human adults. Biochem. J. **61**, 629—641 (1955).

VIII. Blutgruppenantigene

Giblett, E. R.: Genetic markers in human blood. F. A. Davis Co., Philadelphia, 1969.

Kabat, E. A.: Blood group substances. Academic Press, New York, 1956.

Mollison, P. L.: Blood transfusion in clinical medicine. F. A. Davis Co., Philadelphia, 1967, 4th Ed.

Morgan, W. T. J.: A contribution to human biochemical genetics; the chemical basis of blood group serology. Proc. Roy. Soc. B **151**, 308—347 (1960).

Mourant, A. E.: The distribution of the human blood groups. Blackwell, Oxford, 1954.

Mourant, A. E.: Kopec, A. C. and Domaniewska-Sobczak, K.: The AB0-blood groups: Comprehensive tables and maps of world distribution. Blackwell, Oxford, 1958.

Prokop, O., Uhlenbruck, G.: Human blood and serum groups. Maclaren and Sons, London, 1969.

Race, R. R., Sanger, R.: Blood groups in man. F. A. Davis Co., Philadelphia, 5th Ed. 1968.

Springer, G. F., Nagai, Y., Tegtmeyer, H.: Isolation and properties of human blood-group NN and meconium Vg antigens. Biochemistry, **5**, 3254—3272 (1966).

Watkins, W. M.: The possible enzymic basis of the biosynthesis of blood-group substances. In: Proc. 3rd Int. Congr. Human Genetics, Chicago, 1966, J. F. Crow and J. V. Neel Eds., The Johns Hopkins Press, Baltimore, 1967, pp. 171—187.

IX. Leukocytenantigene

Amos, D. B.: Genetic aspects of human HL-Atransplantation antigens. Federat. Proc., **29**, 2018—2025, 1970.

Bach, F. H.: Transplantation: Pairing of donor and recipient. Science, **168**, 1170—1179 (1970).

Bodmer, W., Bodmer, J., Adler, S., Payne, R., Bialek, J.: Genetics of "4" and "LA" human leucocyte groups. Ann. N.Y. Acad. Sci. **129**, 473—489 (1966).

CEPPELLINI, R.: A preliminary report on the 3rd International Workshop on Histocompatibility Testing, in: Advance in Transplantation, J. DAUSSET, J. HAMBURGER, G. MATHÉ, Eds. Williams and Wilkins, Baltimore, 1968, p. 195—202.
CEPPELLINI, R., CURTONI, E. S., MATTIUZ, P. L., LEIGHEB, G., VISETTI, M., COLOMBI, A.: Survival of the test skin grafts in men: effect of genetic relationship and of blood-groups incompatibility. Ann. N.Y. Acad. Sci., **129**, 421—445 (1966).
CEPPELLINI, R., CURTONI, E. S., MATTIUZ, P. L., MIGGIANO, C., SCUDELLER, G., SERRA, A.: Genetics of leucocyte antigens: A family study of segregation and linkage. Histocompatibility Testing, 1967. Kopenhagen, Munksgaard, 1967, p. 149—185.
Histocompatibility Testing, 1965. Munksgaard, Kopenhagen, 1965.
Histocompatibility Testing, 1967. Munksgaard, Kopenhagen, 1967.
Histocompatibility, 1970. Munksgaard, Kopenhagen, 1970.
MAYR, W. R.: HL-A-transplantation system. Humangenetik, 8, 165—172 (1969).
NATHENSON, S. G., SHIMADA, A., YAMANE, K., MURAMATSU, T., CULLEN, S., MANN, D. L., FAHEY, J. L., GRAFF, R.: Biochemical properties of papain-solubilized murine and human histocompatibility alloantigens. Federat. Proc., **29**, 2026—2033 (1970).
REISFELD, R. A., KAHAN, B. D.: Biological and chemical characterization of human histocompatibility antigens. Federat. Proc., **29**, 2034—2040 (1970).
v. ROOD, J. J., v. LEEUWEN, A., RUBINSTEIN, P.: Isoantigens of leucocytes and platelets. In: Textbook of Immunopathology, P. E. MIESCHER and H. J. MUELLER-EBERHARD Eds. Grune and Stratton, New York, 1969, Vol. 2, 469—499.
SVEJGAARD, A.: Iso-antigenic systems of human blood platelets, A survey. Ser. Haematol. 2.3, 1—87 (1969).
THORSBY, E., LIE, S.: Antigens on human fibroblasts demonstrated with HL-A-antisera and antihuman lymphocytic sera. Vox Sang. (Basel) **15**, 44—53 (1968).
WALFORD, R. L.: The isoantigenic systems of human leucocytes. Medical and biological significance. Ser. Haematol. 2. **2**, 1—96 (1969).

X. Plasmaproteinvarianten

ALLISON, A. C., BLUMBERG, B. S.: An isoprecipitation reaction distinguishing human serum protein types. Lancet I, 634—637, 1961.
ALPER, C. A., PROPP, R. P.: Genetic polymorphism of the third component of human complement (C′ 3). J. Clin. Invest. **47**, 2181—2191 (1968).
AXELSSON, U., LAURELL, C. B.: Hereditary variants of serum α_1-antitrypsin. Amer. J. Hum. Genet., **17**, 466—472 (1965).
AZEN, E. A., SMITHIES, O.: Genetic polymorphism of C′ 3 (βIC-globulin) in human serum. Science, **162**, 905—907 (1968).
BERG, K.: A new serum type system in man. The Lp-System. Acta path. microbiol. scand. **59**, 369—382 (1963).
BERG, K., BEARN, A. G.: An inherited X-linked serum system in man. The Xm system. J. Exp. Med. **123**, 379—397 (1966).
BLACK, J. A., DIXON, G. H.: Aminoacid sequence of alpha chains of human haptoglobins. Nature, **218**, 736—741 (1968).
CLEVE, H.: Die gruppenspezifischen Komponenten des menschlichen Serums, genetische und biochemische Untersuchungen. Theoret. und klin. Medizin in Einzeldarstellungen, Bd. 25, Dr. A. Hüthig-Verlag, Heidelberg, 1965.
CLEVE, H., KIRK, R. L., PARKER, W. C., BEARN, A. G., SCHACHT, L. E., KLEINMAN, H., HORSFALL, W. R.: Two genetic variants of the group specific component of human serum: Gc Chippewa and Gc Aborigine. Amer. J. Hum. Genet. **15**, 368—379 (1963).
CLEVE, H., DEICHER, H.: Haptoglobin „Marburg"; Untersuchungen über eine seltene erbliche Haptoglobin-Variante mit zwei verschiedenen Phänotypen innerhalb einer Familie. Humangenetik, **1**, 537—550 (1965).
EVANS, F. T., GRAY, P. W. S., LEHMANN, H., SILK, E.: Sensitivity to succinylcholine in relation to serum-cholinesterase. Lancet I, 1229—1230, 1952.
GIBLETT, E. R.: Genetic markers in human blood. F. A. Davis Co., Philadelphia, 1969.
GRUBB, R.: Agglutination of erythrocytes coated with "incomplete" anti-Rh by certain rheumatoid arthritis sera and some other sera. The existence of human serum groups. Acta pathol. microbiol. scand. **39**, 195—197 (1956).
HARRIS, H., HOPKINSON, D. A., ROBSON, E. B.: Two dimensional electrophoresis of pseudocholinesterase components in normal human serum. Nature **196**, 1296—1298 (1962).
HIRSCHFELD, J.: Immune electrophoretic demonstration of qualitative differences in normal human sera and their relation to haptoglobins. Acta pathol. microbiol. scand. **47**, 160—168 (1959).
HIRSCHFELD, J., RITTNER, CH.: Inheritance of the Ag(x), Ag(y), (a_1) and Ag(z) antigens. Vox Sang. **16**, 146—154 (1969).

KALOW, W., GENEST, K.: A method for the detection of atypical forms of human serum cholinesterase. Determination of dibucaine numbers. Canad. J. Biochem. Physiol. **35**, 339—346 (1957).
KIRK, R. L.: The haptoglobin groups in man. Monographs in Human Genetics, Vol. 4, BECKMAN, L. and HAUGE, M., Eds. S. Karger, Basel, New York, 1968.
KUNKEL, H. G., ALLEN, J. C., GREY, H. M.: Genetic characters and the polypeptide chains of various types of gammaglobulin. Cold Spring Harbour Symp. Quant. Biol. **29**, 443—447 (1964).
KUNKEL, H. G., YOUNT, W. J., LITWIN, S. D.: Genetically determined antigen of the Ne subgroup of gamma-globulin: detection by precipitin analysis. Science **154**, 1041—1043 (1966).
KUNKEL, H. G., SMITH, W. K., JOSLIN, G. H., NATVIG, J. B., LITWIN, S. D.: Genetic marker of the γA_2 subgroup of γA immunoglobulins. Nature **223**, 1247—1248 (1969).
LITWIN, S. D., KUNKEL, H. G.: Aγ globulin genetic factor related to Gm(a) but localized to a different portion of the same heavy chains. Nature **210**, 866 (1966).
v. LOGHEM, E., MARTENSSON, L.: Genetic (G m) determinants of the γ2c (Vi) subclass of human IgG immunoglobulins. Vox Sang. **13**, 369—392 (1967).
MELARTIN, L., BLUMBERG, B. S.: Albumin Naskapi: a new variant of serum albumin. Science **153**, 1664—1666 (1966).
NATVIG, J. B.: Gm (g) — a "new" gamma-globulin factor. Nature **211**, 318—319 (1966).
PARKER, W. C., BEARN, A. G.: Haptoglobin and transferrin variation in humans and primates: two new transferrins in Chinese and Japanese populations. Ann. Hum. Genet. **25**, 227—241 (1961a).
PARKER, W. C., BEARN, A. G.: Haptoglobin and transferrin gene frequencies in a Navajo population: a new transferrin variant. Science **134**, 106 (1961b).
ROPARTZ, C., LENOIR, J., RIVAT, L.: A new inheritable property of human sera: the InV factor. Nature **189**, 586 (1961).
SCHMID, K., BINETT, J. P., TOKITA, K., MOROZ, L., YOSHIZAKI, H.: The polymorphic forms of α_1-acid glycoprotein of normal Caucasian individuals. J. Clin. Invest. **43**, 2347—2352 (1964).
SEEGERS, H., HIRSCHHORN, K., BURNETT, L., ROBSON, E. B., HARRIS, H.: Double beta-lipoprotein: a new genetic variant in man. Science, **149**, 303—304 (1965).
SHREFFLER, D. C., BREWER, G. J., GALL, J. C., HONEYMAN, M. S.: Electrophoretic variation in human serum ceruloplasmin: a new genetic polymorphism. Biochem. Genet. **1**, 101—115 (1967).
SMITHIES, O.: Zone electrophoresis in starch gels: group variations in the serum proteins of normal human adults. Biochem. J. **61**, 629—641 (1955).
SMITHIES, O.: Third allele at the serum β-globulin locus in humans. Nature **181**, 1203—1204 (1958).
SMITHIES, O., CONNELL, G. E., DIXON, G. H.: Inheritance of haptoglobin subtypes. Amer. J. Hum. Genet. **14**, 14—21 (1962a).
SMITHIES, O., CONNELL, G. E., DIXON, G. H.: Chromosomal rearrangements and the evolution of haptoglobin genes. Nature **196**, 232—236 (1962b).
TERRY, W. D., FAHEY, J. L., STEINBERG, A. G.: Gm and Inv factors in subclasses of human IgG. J. Exp. Med. **122**, 1087—1102 (1965).
VYAS, G. N., FUDENBERG, H. H.: Am (1), the first genetic marker of human immunoglobulin A. Proc. Nat. Acad. Sci. **64**, 1211—1216 (1969).

XI. Enzympolymorphismen

BECKMAN, L.: Isozyme Variation in Man. Vol. 1 of Monographs in Human Genetics, L. BECKMAN and M. HAUGE Eds., S. Karger, Basel, 1966.
BEUTLER, E. ed.: Hereditary Disorders of Erythrocyte Metabolism. Grune and Stratton, New York, 1968.
BEUTLER, E., BALUDA, M. C., STURGEON, P., DAY, R.: The genetics of galactose-1-phosphate uridyl transferase deficiency. J. Lab. Clin. Med. **68**, 646—658 (1966).
BOYER, S. H., PORTER, I. H., WEILBACHER, R. G.: Electrophoretic heterogeneity of glucose-6-phosphate dehydrogenase and its relationship to enzyme deficiency in man. Proc. Natl. Acad. Sci. (Wash.) **48**, 1868—1876 (1962).
CHILDS, B., ZINKHAM, W., BROWNE, E. A., KIMBRO, E. L., TORBERT, J. V.: A genetic study of a defect in glutathione metabolism of the erythrocyte. Bull. Johns Hopkins Hosp. **102**, 21—37 (1958).
DERN, R. J., MCCURDY, P. R., YOSHIDA, A.: A new structural variant of glucose-6-phosphate dehydrogenase with a high production rate (G6PD Hektoen). J. Lab. Clin. Med. **73**, 283—290 (1969).

EVANS, D. A. P., MANLEY, K. E., MCKUSICK, V. A.: Genetic control of isonazid metabolism in man. Brit. Med. Journal II, 485—491 (1960).
EVANS, D. A. P., WHITE, T. A.: Human acetylation polymorphism. J. Lab. Clin. Med. **63**, 394—403 (1964).
FILDES, R. A., PARR, C. W.: Human red cell phosphogluconate dehydrogenase. Nature **200**, 890—891 (1963).
FILDES, R. A., HARRIS, H.: Genetically determined variation of adenylate kinase in man. Nature **209**, 261—263 (1966).
GIBLETT, E. R.: Genetic Markers in Human Blood. F. A. Davis Co., Philadelphia, 1969.
HARRIS, H.: Genes and isozymes. Proc. Royal Soc. Ser. **174**, 1—31 (1969).
HARRIS, H.: The Principles of Human Biochemical Genetics. North-Holland Publ. Co., American Elsevier Publ. Co., Amsterdam, New York, London, 1970.
HOPKINSON, D. A., HARRIS, H.: A third phosphoglucomutase locus in man. Ann. Hum. Genet. **31**, 359—367 (1968).
HOPKINSON, D. A., SPENCER, N., HARRIS, H.: Red cell acid phosphatase variants; a new human polymorphism. Nature **199**, 969—971 (1963).
HOPKINSON, D. A., SPENCER, N., HARRIS, H.: Genetical studies on human red cell acid phosphatase. Am. J. Hum. Genet. **16**, 141—154 (1964).
KAMARYT, J., LAXOVA, R.: Amylase heterogeneity variants in man. Humangenetik **3**, 41—45 (1966).
KAPLAN, J.-C., BEUTLER, E.: Electrophoresis of red cell NADH- and NADPH diaphorases in normal subjects and patients with congenital methemoglobinemia. Biochem. Biophys. Res. Comm. **29**, 605—610 (1967).
KIRKMAN, H. N., HENDRICKSON, E. M.: Sex-linked electrophoretic difference in glucose-6-phosphate dehydrogenase. Am. J. Hum. Genet. **15**, 241—258 (1963).
KIRKMAN, H. N., SCHETTINI, F., PICKARD, B. M.: Mediterranean variant of G6PD. J. Lab. Clin. Med. **63**, 726—735 (1964).
LAI, L., NEVO, S., STEINBERG, A. G.: Acid phosphatases of human red cells: predicted phenotype conforms to a genetic hypothesis. Science **145**, 1187—1188 (1964).
LARIZZA, P., BRUNETTI, P., GRIGNANI, F.: Anemie emolitiche enzimopeniche. Haematologica, **45**, 1—90 (1960) und **45**, 129—212 (1960).
LEWIS, W. H. P., HARRIS, H.: Human red cell peptidases. Nature **215**, 351—355 (1967).
LEWIS, W. H. P., HARRIS, H.: Peptidase D (prolidase) variants in man. Ann. Hum. Genet. **32**, 317—322 (1969).
LEWIS, W. H. P., CORNEY, G., HARRIS, H.: Pep A 5-1 and Pep A 6-1: two new variants of peptidase A with features of special interest. Ann. Hum. Genet. **32**, 35—42 (1968).
LONG, W. K.: Glutathione reductase in red blood cells: variant associated with gout. Science **155**, 712—713 (1967).
LUFFMAN, J. W., HARRIS, H.: A comparison of some properties of human red cell acid phosphatase in different phenotypes. Ann. Hum. Genet. **30**, 387—400 (1967).
MARKS, P. A., GROSS, R. T.: Erythrocyte G 6 PD deficiency, evidence of differences between Negroes and Caucasians with respect to this genetically determined trait. J. Clin. Invest. **38**, 2253—2262 (1959).
NG, W. G., DONNELL, G. N., BERGREN, W. R.: Deficiency of erythrocyte nicotinamide adenine dinucleotide nucleosidase (NADase) activity in the Negro. Nature **217**, 64—65 (1968).
PAGLIA, D. E., HOLLAND, P., BAUGHAN, M. A., VALENTINE, W. N.: Occurrence of defective hexophosphate isomerization in human erythrocytes and leucocytes. New Engl. J. Med. **280**, 66—71 (1969).
PARR, C. W.: Erythrocyte phosphogluconate dehydrogenase polymorphism. Nature **210**, 487—489 (1966).
RAMOT, B., FISHER, S., SZEINBERG, A., ADAM, A., SHEBA, C., GAFNI, C.: A study of subjects with glucose-6-phosphate dehydrogenase deficency. II. Investigation of leucocyte enzymes. J. Clin. Invest. **38**, 2234—2237 (1959).
ROBSON, E. B., HARRIS, H.: Genetics of the alkaline phosphatase polymorphism of the human placenta. Nature **207**, 1257—1259 (1965).
SANSONE, G., PIGA, A. M., SEGNI, G.: Il Favismo. Minerva, Turin, 1958.
SPENCER, N., HOPKINSON, D. A., HARRIS, H.: Phosphoglucomutase polymorphism in man. Nature **204**, 742—745 (1964).
SPENCER, N., HOPKINSON, D. A., HARRIS, H.: Adenosine deaminase polymorphism in man. Ann. Hum. Genet. **32**, 9—14 (1968).
WHO: Standardization of procedures for the study of glucose-6-phosphate dehydrogenase. Wld. Hlth. Org. Tech. Rep. Ser. no. **366**, 1—53 (1967).

YOSHIDA, A.: A single amino acid substitution (asparagine to aspartic acid) between normal (B+) and the common Negro variant (A+) of human glucose-6-phosphate dehydrogenase. Proc. Nat. Acad. Sci. **51**, 835—840 (1967).
ZINKHAM, W. H., LENHARD, R. E.: Metabolic abnormalities of erythrocytes from patients with congenital non-sperocytic hemolytic anemia. J. Pediat. **55**, 319—336 (1959).

XII. Hämoglobinvarianten

BAGLIONI, C.: The fusion of two polypeptide chains in hemoglobin Lepore and its interpretation as a genetic deletion. Proc. Nat. Acad. of Sci. U.S. **48**, 1880—1886 (1962).
BAGLIONI, C.: Correlation between genetics and chemistry of human hemoglobins, in: TAYLOR, J. H. (ed.), Molecular Genetics. Academic Press, New York, pp. 405—575, 1963.
BRAUNITZER, G., HILSE, K., RUDLOFF, V., HILSCHMANN, N.: The hemoglobins. Adv. Protein Chem. **19**, 1—73 (1964).
DAYHOFF, M. D.: Atlas of protein sequences and structure, 1969. National Biochem. Research Foundation, Silver Springs, Md. 1969.
HUEHNS, E. R., SHOOTER, E. M.: Human Haemoglobins. J. Med. Genetics **2**, 48—90 (1965).
INGRAM, V. M.: Gene mutations in human hemoglobin: the chemical difference between normal and sickle cell hemoglobin. Nature **180**, 326—328 (1957).
INGRAM, V. M.: The Hemoglobins in Genetics and Evolution. Columbia Univ. Press, New York, 1963.
LABIE, D., SCHROEDER, W. A., HUISMAN, T. H. K.: The amino acid sequence of the $\delta\beta$-chains of hemoglobin Lepore Augusta = Lepore Washington. Biochim. Biophys. Acta, **127**, 428—437 (1966).
LEHMANN, H., HUNTSMAN, R. G.: Man's Haemoglobins. North Holland Publishing Co., Amsterdam, 1966.
LEHMANN, H., CARRELL, R. W.: Variations in the structure of human haemoglobin with particular reference to the unstable haemoglobins. Brit. Med. Bulletin **25**, 14—23 (1969).
LIVINGSTONE, F. B.: Abnormal Hemoglobins in Human Populations. Aldine, Chicago, 1967.
MUIRHEAD, H., PERUTZ, M. F.: Structure of haemoglobin. A three-dimensional Fourier synthesis of reduced haemoglobin at 5.5 Å resolution. Nature **199**, 633—638 (1963).
PAULING, L., ITANO, H. A., SINGER, S. J., WELLS, I. C.: Sickle-cell anemia, a molecular disease. Science **110**, 543—548 (1949).
PERUTZ, M. F.: Structure and function of haemoglobin. I. A tentative atomic model of horse oxyhaemoglobin. J. molecular Biol. **13**, 646—668 (1965).
PERUTZ, M. F., MUIRHEAD, H., COX, J. M., GOAMAN, L. C. G.: Three-dimensional Fourier synthesis of horse oxyhaemoglobin at 2.8 Å resolution: the atomic model. Nature **219**, 131—139 (1968).
PERUTZ, M. F., LEHMANN, H.: Molecular pathology of human haemoglobin. Nature **219**, 902—909 (1968).
WEATHERALL, D. J.: The thalassemias. Progr. Med. Genetics **5**, 8—57 (1967).

XIII. Polymorphismen und seltene erbliche Varianten

ALLISON, A. C.: Protection afforded by the sickle-cell trait against subtertian malarial infection. Brit. Med. J. I, 290—294 (1954).
ALLISON, A. C.: Polymorphism and natural selection in human populations. Cold Spring Harbor Symp. Quant. Biol. **29**, 137—149 (1964).
GILLESPIE, J. H., KOJIMA, K.: The degree of polymorphisms in enzymes involved in energy production compared to that in nonspecific enzymes in two Drosophila ananassae populations. Proc. Nat. Acad. Sci. U. S. **61**, 582—585 (1968).
HARRIS, H.: Enzyme polymorphisms in man. Proc. Roy. Soc. B. **164**, 298—310 (1966).
HARRIS, H.: Genes and Isozymes. Proc. Roy. Soc. B. **174**, 1—31 (1969).
HARRIS, H.: The Principles of Human Biochemical Genetics. North-Holland Publ. Co., Amsterdam, London, 1970.
HUBBY, J. L., LEWONTIN, R. C.: The molecular approach to the study of genic heterozygosity in natural populations. I. The number of alleles at different loci in Drosophila pseudoobscura. Genetics **54**, 577—594 (1966).
KING, J. L., JUKES, T. H.: Non-Darwinian evolution. Science **164**, 788—798 (1969).
LEWONTIN, R. C.: An estimate of average heterozygosity in man. Amer. J. Hum. Genet. **19**, 681—685 (1967).
LEWONTIN, R. C., HUBBY, J. L.: A molecular approach to the study of genic heterozygosity in natural populations. II. Amount of variation and degree of heterozygosity in natural populations of Drosophila pseudo-obscura. Genetics **54**, 595—609 (1966).
LUZZATTO, L., USANGA, E. A., REDDY, S.: Glucose-6-phosphate dehydrogenase deficient red cells: resistance to infection by malarial parasites. Science **164**, 839—842 (1969).

MELARTIN, L., BLUMBERG, B. S.: Albumin Nascapi: a new variant of serum albumin. Science, 153, 1664—1666 (1966).
MOTULSKY, A. G.: Metabolic polymorphisms and the role of infectious diseases in human evolution. Human Biol. 32, 28—62 (1960).
SELANDER, R. K., YANG, S. Y.: Protein polymorphism and heterozygosity in a wild population of the house mouse (Mus musculus). Genetics 63, 653—667 (1969).

XIV. Genetische Variabilität und die Individualität des Menschen

GIBLETT, E. R.: Genetic Markers in Human Blood. F. A. Davis, Philadelphia, 1969.
HARRIS, H.: Enzyme polymorphism in man. Proc. Roy. Soc. B. 164, 298—310 (1966).
RACE, R. R., SANGER, R.: Blood Groups in Man, 4th Ed. Blackwell, Oxford, 1962.

XV. Pharmakogenetische Reaktionen

AEBI, H., JEUNET, F., RICHTERICH, R., SUTER, H., BÜTLER, R., FOCI, J., MARTI, H. R.: Observations in two Swiss families with acatalasia. Enzymol. biol. clin. 2, 1—22 (1962).
ARMALY, M. F., BECKER, B.: Intraocular pressure response to topical corticosteroids. Fed. Proc. 24, 1274—1278 (1965).
BÖNICKE, R., LISBOA, B. P.: Über die Erbbedingtheit der intraindividuellen Konstanz der Isoniazidausscheidung beim Menschen (Untersuchungen an eineiigen und zweieiigen Zwillingen). Naturwissenschaften 44, 314 (1957).
CLARKE, C. A., PRICE-EVANS, D. A., HARRIS, R., MCCONNELL, R. B., WOODROW, J. C.: Genetics in Medicine: A review, Part II. Quart. J. Medicine, New Series, 37, 183—265 (1968).
DEAN, G.: The porphyrias: a story of inheritance and environment. Pitman Med. Publ. Co. London, 1963.
DEVADATTA, S., GANGADHARAM, P. R. J., ANDREWS, R. H., FOX, W., RAMAKRISHNAN, C. V., SELKON, J. B., VELU, S.: Peripheral neuritis due to isoniazid. Bull. World Health Org. 23, 587—598 (1960).
EVANS, D. A. P.: Pharmacogenetics. Amer. J. Med. 34, 639—662 (1963).
EVANS, D. A. P., MANLEY, K. A., MCKUSICK, V. A.: Genetic control of isoniazid metabolism in man. Brit. Med. J. II, 485—491 (1960).
EVANS, D. A. P., WHITE, T. A.: Human acetylation polymorphism. J. Lab. Clin. Med. 63, 394—403 (1964).
FRICK, P. G., HITZIG, W. H., BETKE, K.: Hemoglobin Zürich. I. A new hemoglobin anomaly associated with acute hemolytic episodes with inclusion bodies after sulfonamide therapy. Blood 20, 261—271 (1962).
GOEDDE, H. W., SCHOEPF, E., FLEISCHMANN, D., HOFBAUER, R.: Pharmakogenetik: Untersuchungen zum Polymorphismus der Acetylierung von Isonikotinsäurehydracid (INH). Humangenetik 1, 141—143 (1964).
KALOW, W.: Pharmacogenetics. Heredity and the Response to Drugs. W. B. Saunders, Philadelphia, 1962.
MOTULSKY, A. G.: Pharmacogenetics. Progr. Med. Genet. 3, 49—74 (1964).
MULLER, C. J., KIRGMA, S.: Haemoglobin Zürich α_2A $\beta_2 63$ Arg. Biochim. Biophys. Acta 50, 595 (1961).
O'REILLY, R. A., AGGELER, P. M., HOAG, M. S., LEONG, L. S., KROPATKIN, M. L.: Hereditary transmission of exceptional resistence to coumarin anticoagulant drugs. New Engl. J. Med. 271, 809—815 (1964).
RIGAS, D. A., KOHLER, R. D.: Decreased erythrocyte survival in hemoglobin H disease as a result of the abnormal properties of hemoglobin H: The benefit of splenectomy. Blood 18, 1—17 (1961).
STAMATOYANNOPOULOS, G., FRASER, G. R., MOTULSKY, A. G., FESSAS, P., AKRIVAKIS, A., PAPAYANNOPOULOS, T.: On the familial predisposition to favism. Am. J. Hum. Genet. 18, 253—263 (1966).
STICH, W.: Porphyrien. In: Erbliche Stoffwechselkrankheiten, hrs. von LINNEWEH, F., Urban und Schwarzenberg, München, 1962.
TAKAHARA, S.: Progressive oral gangrene, probably due to a lack of catalase in the blood (Acatalasaemia). Lancet II, 1101—1104 (1952).
TAKAHARA, S.: Acatalasemia in Japan. In: Hereditary disorders of erythrocyte metabolism. Hrg. E. BEUTLER, Grune and Stratton, New York, 1968, pp. 21—40.
VOGEL, F.: Moderne Probleme der Humangenetik. Erg. inn. Med. Kinderheilk. 12, 52—125 (1959).
WALDENSTRÖM, J., HAEGER-ARONSEN, B.: The porphyrias: a genetic problem. Progr. Med. Genet. 5, 58—101 (1967).
World Health Organization. Technical Report Series No. 366.: Standardization of procedures for the study of glucose-6-phosphate dehydrogenase. Geneva, 1967.

XVI. Therapie erblicher Krankheiten

ARIAS, I. M., GARTNER, L. M., COHEN, M., BEN EZZER, J., LEVI, A. J.: Chronic nonhemolytic unconjugated hyperbilirubinemia with glucuronyl transferase deficiency. Am. J. Med. **47**, 395—409 (1969).

BLACK, M., BILLING, B. H.: Hepatic bilirubin UPD-Glucuronyl transferase activity in liver disease and Gilbert's syndrome. New Engl. J. Med. **280**, 1266—1271 (1969).

BLACK, M., SHERLOCK, S.: Treatment of Gilbert's Syndrome with phenobarbitone. Lancet I, 1359—1362 (1970).

CHANG, T. M. S., POZNANSKY, M. J.: Semipermeable microcapsules containing catalase for enzyme replacement in acatalasemic mice. Nature **218**, 243—245 (1968).

KARLSON, P.: New concepts on the mode of action of hormones. Perspec. in Biol. a. Med. **6**, 203—214 (1963).

MOSES, S. W., LEVIN, S., CHAYOTH, R., STEINITZ, K.: Enzyme induction in a case of glycogen storage disease. Pediatrics, **38**, 111—121 (1966).

SMITH, L. H., HUGULEY, C. M., BAIN, J. A.: Hereditary orotic aciduria. In: The Metabolic Basis of Inherited Disease, STANBURY, J. B., WYNGAARDEN, J. B. and FREDRICKSON, D. S. Eds. Mc Graw-Hill, New York, 2. Ed. 1966, pp. 739—758.

WUU, K. D., KROOTH, R. S.: Dihydroorotic acid dehydrogenase activity of human diploid cell strains. Science **160**, 539—541 (1968).

WYNGAARDEN, J. B., RUNDLES, R. W., METZ, E. R.: Allopurinol in the treatment of gout. Ann. Int. Med. **62**, 842—847 (1965).

YAFFE, S. J., LEVY, G., MATSUZAWA, T., BALIAH, T.: Enhancement of glucuronide-conjugating capacity in a hyperbilirubinemic infant due to apparent enzyme induction by phenobarbital. New Engl. J. Med. **275**, 1461—1466 (1966).

XVII. Präventive Maßnahmen

ANDERSON, J. A., GRAVEM, H., ERTEL, R., FISCH, R.: Atypical phenylketonuric heterozygote. J. Ped. **68**, 351—360 (1966).

BEUTLER, E., BALUDA, M. C., STURGEON, P., DAY, R. W.: The genetics of galactose-1-phosphate uridyl transferase deficiency. J. Lab. Clin. Med. **68**, 646—658 (1967).

BICKEL, H.: The treatment of phenylketonuria. In: Conference on Phenylketonuria and Allied Metabolic Diseases. ANDERSON, J. A. and SWAIMAN, M. K., Hrsg. Washington, Children's Bureau, 1967, pp. 99—115.

CREASMAN, W. T., LAWRENCE, R. A., THIEDE, M. A.: Fetal complications of amniocentesis. J. Amer. Med. Ass. **204**, 949—952 (1968).

DANES, B. S., BEARN, A. G.: Hurler's syndrome: a genetic study of clones in cell culture with particular reference to the Lyon hypothesis. J. exp. Med. **126**, 509—522 (1967a).

DANES, B. S., BEARN, A. G.: Cell culture and the Chediak-Higashi syndrome. Lancet II, 65—67 (1967b).

DE MARS, R., SARTO, G., FELIX, J. S., BENKE, P.: Lesch-Nyhan mutation: prenatal detection with amniotic fluid cells. Science **164**, 1303—1305 (1969).

FRATANTONI, J. C., NEUFELD, E. F., UHLENDORF, B. W., JACOBSON, C. B.: Intrauterine diagnosis of the Hurler and Hunter syndromes. New Engl. J. Med. **280**, 686—688 (1969).

FREDA, J.: Recent obstetrical advances in Rh-problems, antepartum management, amniocentesis and experience with hysterotomy and surgery in utero. Bull. N.Y. Acad. Med. **42**, 474—503 (1966).

FUCHS, F.: Genetic information from amniotic fluid constituents. Clin. Obstet. Gynec. **9**, 565—573 (1966).

FUCHS, F., CEDERQUIST, L. L.: Recent advances in antenatal diagnosis by amniotic fluid analysis. Clin. Obstet. Gynec. **13**, 178—201 (1970).

FUCHS, F., RIIS, P.: Antenatal sex determination. Nature **177**, 330 (1956).

FUHRMANN, W., VOGEL, F.: Genetische Familienberatung. Springer, Heidelberg, 1968.

GUTHRIE, R.: 1966, zitiert nach WHO techn. Rep. Ser. 401, 1968.

GUTHRIE, R., SUSI, A.: A simple phenylalanine method for detecting phenylketonuria in large populations of newborn infants. Pediatrics **32**, 338—343 (1963).

HSIA, D. Y.-Y.: Recent advances in the detection of heterozygote carriers. Birth Defects, Orig. Article Ser. **4**, 75—87 (1968).

HSIA, D. Y.-Y.: Phenylketonuria and its variants. Progr. Med. Genet. **7**, 29—68 (1970).

HSIA, D. Y.-Y., LITWACK, M., O'FLYNN, M., JAKOVCIC, S.: Serum phenylalanine and tyrosine levels in the newborn infant. New Engl. J. Med. **267**, 1067—1070 (1962).

HSIA, D. Y.-Y., O'FLYNN, M. E., BERMAN, J. L.: Atypical phenylketonuria with borderline or normal intelligence. Amer. J. Dis. Child. **116**, 143—157 (1968).

JACOBSON, C. B., BARTER, R. H.: Intrauterine diagnosis and management of genetic defects. Amer. J. Obstet. Gynec. **99**, 796—807 (1967).

LILEY, A. W.: The use of amniocentesis and fetal transfusion in erythroblastosis fetalis. Pediatrics **35**, 836—847 (1965).

LINNEWEH, F.: Fortschritte in der Diagnostik heterozygoter Merkmalsträger bei erblichen Stoffwechselkrankheiten. Mschr. f. Kinderhk. **112**, 169—173 (1964).

MAKOWSKI, E. L., PREM, K. A., KAISER, I. H.: Detection of sex of fetuses by the incidence of sex chromatin body in nuclei of cells in amniotic fluid. Science **123**, 542—543 (1956).

MATALON, R., DORFMAN, A., NADLER, H. L., JACOBSON, C. B.: Chemical method for the antenatal diagnosis of mucopolysaccharidoses. Lancet I, 83—84 (1970).

NADLER, H. L.: Antenatal detection of hereditary disorders. Pediatrics **42**, 912—918 (1968).

NADLER, H. L., EGAN, T. J.: Deficiency of lysosomal acid phosphatase: a new familial metabolic disorder. New Engl. J. Med. **282**, 302—307 (1970).

NADLER, H. L., GERBIE, A. B.: Enzymes in non-cultured amniotic fluid cells. Amer. J. Obstet. Gynec. **103**, 710—712 (1969).

NADLER, H. L., GERBIE, A. B.: Role of amniocentesis in the intrauterine detection of genetic disorders. New Engl. J. Med. **282**, 596—599 (1970).

NADLER, H. L., MESSINA, A. M.: In utero detection of type II glycogenesis (Pompe's disease). Lancet II, 1277—1278 (1969).

O'BRIEN, J. S., OKADA, S., CHEN, A., FILLERUP, D. L.: Detection of heterozygotes and homozygotes by serum hexosaminidase assay. New Engl. J. Med. **283**, 15—20 (1970).

O'FLYNN, M. E., TILLMAN, P., HSIA, D. Y.-Y.: Hyperphenylalanemia without phenylketonuria. Amer. J. Dis. Child. **113**, 22—30 (1967).

QUEENAN, J. T.: Amniocentesis and transamniotic fetal transfusion for Rh disease. Clin. Obstet. Gynec. **9**, 491—507 (1966).

QUEENAN, J. T.: Modern Management of the Rh Problem. Hoeber, New York, 1967.

RIIS, P., FUCHS, F.: Sex chromatin in cells of amniotic fluid and antenatal sex diagnosis. In: The Sex Chromatin, MOORE, K. L., Hrsg. Saunders, Philadelphia, 1966, pp. 220—228.

SCHNECK, L., FRIEDLAND, J., VALENTI, C., ADACHI, M., AMSTERDAM, D., VOLK, B. W.: Prenatal diagnosis of Tay-Sachs disease. Lancet **1970 I**, 582—584.

SCHULMAN, J. D., FUJIMOTO, W. Y., BRADLEY, M. A., SEEGMILLER, J. E.: Identification of heterozygous genotype for cystinosis in utero by a new pulse-labeling technique: preliminary report. J. Pediatr. **77**, 468—470 (1970).

SERR, D. M., SACHS, L., DANON, M.: Diagnosis of sex before birth using cells from the amniotic fluid. Bull. Res. Council Israel, **5** B, 137 (1955).

SHETTLES, L. B.: Nuclear morphology of cells in human amniotic fluid in relation to sex of infant. Amer. J. Obstet. Gynec. **71**, 834—838 (1956).

VALENTI, C., SCHUTTA, E. J., KEHATY, T.: Cytogenetic diagnosis of Down's syndrome in utero. J. Amer. Med. Ass. **207**, 1513—1515 (1969).

WENDT, G. G. (Hrsg.): Genetik und Gesellschaft, Marburger Forum Philippinum. Wissenschaftl. Verlagsbuchh., Stuttgart, 1970.

WHO: Screening for Inborn Errors of Metabolism. Wld. Hlth. Org. techn. Rep. Ser. 401, 1968, pp. 1—57.

WINDHORST, D. B., HOLMES, B., GOOD, R. A.: A newly defined X-linked trait in man with demonstration of the Lyon effect in carrier females. Lancet **1967**, I 737—739.

WOOLF, L. I., CRANSTON, W. I., GOODWIN, B. L.: Genetics of phenylketonuria. Nature **213**, 882—884 (1967).

II. Enzymatische Defekte des Kohlenhydrat-Stoffwechsels

Pentosurie

Von

S. Hollmann

Mit 1 Abbildung

Die Pentosurie (essentielle Pentosurie) gehört zu den am längsten bekannten erblichen Stoffwechselkrankheiten, die Garrod (1923) bereits in seiner klassischen Monographie als „zuletzt erkanntes Beispiel dieser Krankheitsgruppe" erwähnte.

Das einzige manifeste Merkmal der Pentosurie ist die konstante, von der Nahrung unabhängige Ausscheidung einer reduzierenden Substanz im Harn in Mengen von 2—3,5 g/Tag, die Benedict's Reagens schon bei 55°C in wenigen Minuten reduziert. Über die chemische Natur dieser reduzierenden Verbindung, die schon frühzeitig als eine Pentose erkannt worden war, bestand lange Zeit Unklarheit, da alimentär bedingte Pentosurien bekannt sind, bei denen je nach Art des mit der Nahrung aufgenommenen Zuckers entweder D-Xylose oder L-Arabinose im Harn ausgeschieden werden. Levene u. Laforge (1914) konnten erstmals den bei der essentiellen Pentosurie ausgeschiedenen Zucker als L-Xylulose, eine Ketopentose, identifizieren. Hiermit war erstmals der Nachweis für das Vorkommen eines Zuckers der L-Reihe in der Natur erbracht. Greenwald (1930) isolierte den gleichen Zucker aus dem Harn von 4 Pentosurikern. Aufgrund dieser Befunde wurden frühere Ergebnisse durch Cohen u. Gershenfeld (1936) überprüft, mit dem Resultat, daß der zunächst als Arabinose diagnostizierte Zucker gleichfalls als L-Xylulose charakterisiert werden konnte. Da L-Xylulose, wenn auch nur in Mengen von einigen Milligramm nach Futterman u. Roe (1955), Touster *et al.* (1954) und Touster *et al.* (1955) im Harn des gesunden Menschen, Meerschweinchens und der Ratte ausgeschieden werden, ergaben sich hiermit zum Problem der Pentosurie drei Fragestellungen:

1. Aus welcher oder welchen Vorstufen wird L-Xylulose im Stoffwechsel gebildet?

2. Wie wird L-Xylulose im normalen Stoffwechsel weiter umgesetzt?

3. Worin besteht die Ursache für die renale L-Xylulose-Ausscheidung bei der essentiellen Pentosurie?

Den ersten Hinweis auf die Biogenese der L-Xylulose erbrachten Untersuchungen von Enklewitz u. Lasker (1935), in denen nachgewiesen werden konnte, daß durch Zufuhr von Substanzen, die im Organismus glucuronyliert werden bzw. durch Zufuhr von D-Glucuronsäure selbst (in der Lactonform verabfolgt) die relativ konstante L-Xylulose-Ausscheidung eines Pentosurikers auf ein Vielfaches gesteigert wird. Diese Befunde wurden von Touster *et al.* (1954, 1955) bestätigt und dahingehend erweitert, daß auch stoffwechselgesunde Menschen nach oraler Aufnahme großer Dosen Glucuronsäurelactons bis zu 100 mg L-Xylulose im Harn ausscheiden. Die enzymologischen Grundlagen für diese Umsetzung, die in drei Reaktionsschritten durch die Enzyme L-Gulonat:NADP Oxydoreduktase, L-Gulonat:NAD Oxydoreduktase und 3-Keto-L-Gulonat

Carboxylyase katalysiert wird, wurden insbesondere durch die Arbeiten von Ishikawa u. Noguchi (1957), Burns u. Kanfer (1957), ul Hassan u. Lehninger (1956), Grollman u. Lehninger (1957), Bublitz *et al.* (1958), Smiley u. Ashwell (1961) und Winkelman u. Ashwell (1961) gelegt. Der schlüssige Beweis für die aufgezeigte Reaktionsfolge wurde von Touster *et al.* (1957) dadurch erbracht, daß es ihnen gelang, unter Verwendung von 1-^{13}C-Glucuronsäurelacton bei einem Pentosuriker die Bildung von 5-^{13}C-L-Xylulose nachzuweisen.

Über den weiteren Umsatz von L-Xylulose im normalen Stoffwechsel liegt eine Vielfalt von Ergebnissen vor, von denen an dieser Stelle nur die wesentlichen zitiert werden sollen. L-Xylulose wird, wie von Touster *et al.* (1956) erstmals gezeigt, zu Xylit reduziert und anschließend zu D-Xylulose dehydriert. Die für die Überführung der zwei enantiomorphen Formen der Xylulose erforderlichen Enzyme, einer Xylit:NADP Oxydoreduktase (L-Xylulose-bildend) und einer Xylit:NAD Oxydoreduktase (D-Xylulose-bildend) sind vielfach beschrieben, voneinander getrennt und charakterisiert worden, s. z.B.: Hollmann u. Touster (1956, 1957), Hollmann (1959). Als entscheidender neuer Befund sei angeführt, daß die NADP-spezifische Dehydrogenase nicht, wie ursprünglich angenommen, ausschließlich in Mitochondrien vorkommt, sondern in viel höherer Aktivität im Cytosol der Zelle enthalten ist, s. Arsenis u. Touster (1969). Die unter der Wirkung der beiden Xylit-Dehydrogenasen aus L-Xylulose gebildete D-Xylulose gewinnt durch die von Hickman u. Ashwell (1958) in der Leber nachgewiesene D-Xylulokinase den Anschluß an den Pentosephosphatcyclus.

Die vorangehend kurz beschriebenen Einzelreaktionen gewährleisten nicht nur eine metabolische Umsetzung von Glucuronsäure in D-Xylulose-5-phosphat, vielmehr liefern sie auch den Beweis für die Existenz eines dritten Abbauweges von Kohlenhydraten, des Glucuronsäure-Xylulose-Cyclus, der über Glucose-1-phosphat mit der Glykolyse und über D-Xylulose-5-phosphat mit dem Pentosephosphatcyclus verknüpft ist. Diese Beziehungen sind in dem folgenden Stoffwechselschema zum Ausdruck gebracht (Abb. 1). Anhand der für diesen Stoffwechselweg charakteristischen NADP-spezifischen Xylit-Dehydrogenase läßt sich dieser Cyclus nach Hollmann u. Laumann (1967) bis herab zu den Fischen nachweisen. Quantitativ gesehen spielt er im normalen Stoffwechsel nur eine untergeordnete Rolle im Vergleich zur Glykolyse und zum Pentosephosphatcyclus, da der Kohlenhydratumsatz auf diesem Wege beim erwachsenen Menschen aufgrund mehrfacher Kriterien in der Größenordnung von 5—15 g/Tag liegen dürfte, d.h. etwa 3% des Gesamtkohlenhydratumsatzes beim Menschen über diesen Weg verlaufen.

Die bisher weitgehend spekulativen Vermutungen über die biologische Funktion des Glucuronsäure-Xylulose-Cyclus haben durch die Untersuchungen von Arsenis u. Touster (1969) eine entscheidende Stütze erfahren. Aus allen vorangehend geschilderten Befunden kann unter Vorbehalt geschlossen werden, daß dieser Cyclus

1. ein System für eine Transhydrogenierung von $NADPH_2$ auf NAD^+ darstellt,

2. die Möglichkeit für die Einschleusung von im Cytosol gebildeten $NADPH_2$ via Xylit in Form von $NADH_2$ in die Atmungskette in den Mitochondrien eröffnet.

3. Die Stöchiometrie zwischen $NADPH_2$-Generation im Pentosephosphatcyclus und $NADPH_2$-Oxydation im Glucuronsäure-Xylulose-Cyclus läßt ferner daran denken, daß dem letzteren die Funktion eines „Motors“ des Pentosephosphatcyclus zukommen könnte.

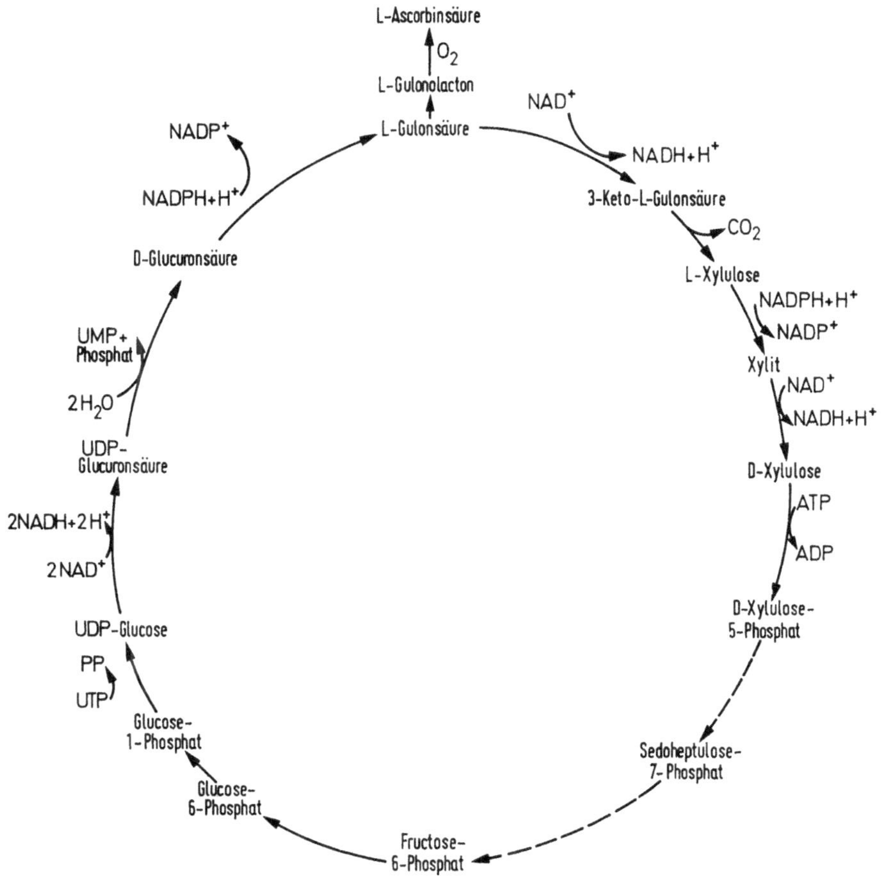

Abb. 1. Der Glucuronsäure-Xylulose-Cyclus

Als Ursachen für die renale L-Xylulose-Ausscheidung bei der essentiellen Pentosurie sind in Betracht zu ziehen:

1. Ein Defekt der renalen, tubulären L-Xylulose-Rückresorption,
2. ein enzymatischer Defekt der L-Xylulose-Verwertung.

Ein renaler Defekt konnte von Bozian u. Touster (1959) ausgeschlossen werden, die gezeigt haben, daß eine Rückresorption von L-Xylulose aus dem Glomerulumfiltrat nicht stattfindet.

Beweise für einen Enzymdefekt in der L-Xylulose-Verwertung sind bisher nur indirekter Art. Am nächsten liegt die Annahme eines Fehlens der NADP-spezifischen Xylit-Dehydrogenase. Für eine solche Annahme sprechen die folgenden Beobachtungen. Nach Hiatt (1958) wird von gesunden Versuchspersonen nach Zufuhr von ^{14}C-D-Glucuronsäurelacton und gleichzeitiger Gabe von Imidazolessigsäure ein relativ hoher Prozentsatz der applizierten Radioaktivität als Imidazolessigsäureribosid im Harn ausgeschieden, die Ausscheidung an markierter L-Xylulose ist demgegenüber zu vernachlässigen. Das umgekehrte ist beim Pentosuriker der Fall, d.h. praktisch keine Ausscheidung von markiertem Ribosid und hohe Ausscheidung von markierter L-Xylulose.

Da aus den Untersuchungsergebnissen von HIATT (1958) die exakte Lokalisierung des blockierten Enzyms nicht abgeleitet werden konnte, sondern auch an eine „tiefer" gelegene Blockade gedacht werden mußte, haben TOUSTER u. HARWELL (1958) den Harn von Pentosurikern auf den Gehalt an Pentiten geprüft. In der Tat fanden sie einen Pentit, der aber nach allen Kriterien als L-Arabit, also das 2-Epimere des Xylits identifiziert wurde. Seine Entstehung aus Glucuronsäure konnte unter Verwendung von 1-^{13}C-Glucuronolacton gesichert werden. Das Vorkommen von L-Arabit setzt die Existenz einer L-Arabit:NAD Oxydoreduktase (L-Xylulose-bildend) im Säugetierorganismus voraus. Zwar konnte von HOLLMANN u. LATTERMANN (1969) ein L-Arabit-dehydrierendes Enzym aus Hammelsamenblasen weitgehend angereichert werden, das primäre Oxydationsprodukt des L-Arabit ist aber mit Sicherheit nicht L-Xylulose, sondern vermutlich die L-*threo*-3-Ketopentose. Über die Herkunft von L-Arabit im Pentosurieharn können daher z.Z. noch keine verbindlichen Aussagen gemacht werden.

In Anbetracht des geringen Kohlenhydratumsatzes über den Glucuronsäure-Xylulose-Cyclus beim Menschen und dessen hypothetischer Funktion verwundert es nicht, daß diese Stoffwechselanomalie nicht durch bedeutsame klinische Symptome gekennzeichnet ist. Migräne und neurasthenische Symptome in Form von Nervosität, Müdigkeit und vagotonen Zeichen, z.B. spastischer Obstipation und Bradykardie, die MARGOLIS (1929) erwähnt, sind mit größter Wahrscheinlichkeit nicht auf diese Anomalie zurückzuführen. Auch die Lebenserwartung eines Pentosurikers unterscheidet sich nach LASKER (1955) nicht signifikant von der stoffwechselgesunder Menschen. Für den Kliniker ist die essentielle Pentosurie im Grunde nur für die Abgrenzung von einem Diabetes mellitus von Interesse, die nach Einführung der für Glucose spezifischen Teststreifen heute keine Schwierigkeiten mehr bereiten dürfte.

Sehr eingehende Untersuchungen, die wir vor allem LASKER *et al.* (1936) verdanken, haben bewiesen, daß die essentielle Pentosurie eine echte hereditäre Stoffwechselanomalie ist, die auf einer Vererbung durch ein autosomales, rezessives Gen beruht. Die mit diesem Erbleiden behafteten Menschen sind, soweit bis heute bekannt, von wenigen Ausnahmen abgesehen, Angehörige der jüdischen Rasse.

Angaben über die Häufigkeit dieser Anomalie in der Gesamtpopulation schwanken zwischen 1/1000 und 1/50000 (s. KNOX, 1958). Für die jüdische Bevölkerung wird mit einer Häufigkeit zwischen 1/60 bis 1/40 gerechnet.

Literatur

ARSENIS, CH., TOUSTER, O.: Nicotinamide adenine dinucleotide phosphate-linked xylitol dehydrogenase in guinea pig liver cytosol. J. biol. Chem. **244**, 3895—3899 (1969).

BOZIAN, R. C., TOUSTER, O.: Essential pentosuria: Renal or enzymic disorder. Nature (Lond.) **184**, 463—464 (1959).

BUBLITZ, C., GROLLMAN, A. P., LEHNINGER, A. L.: The enzymic conversion of D-glucuronate to L-ascorbate and L-xylulose in animal tissues. Biochim. biophys. Acta (Amst.) **27**, 221—222 (1958).

BURNS, J. J., KANFER, J.: Formation of L-xylulose from L-gulonolactone in rat kidney. J. Amer. chem. Soc. **79**, 3604—3605 (1957).

COHEN, S. S., GERSHENFELD, L.: Supplemental report of essential pentosuria of twenty-eight years' standing. Amer. J. med. Sci. **192**, 610—615 (1936).

ENKLEWITZ, M., LASKER, M.: Studies in pentosuria. A report of 12 cases. Amer. J. med. Sci. **186**, 539—548 (1933).

ENKLEWITZ, M., LASKER, M.: The origin of L-xyloketose (urine pentose). J. biol. Chem. **110**, 443—456 (1935).

FUTTERMAN, S., ROE, J. H.: The identification of ribulose and L-xylulose in human and rat urine. J. biol. Chem. **215**, 257—262 (1955).

GARROD, A. E.: Inborn errors of metabolism. London: Oxford University Press 1923.
GREENWALD, I.: The nature of the sugar in four cases of pentosuria. J. biol. Chem. **88**, 1—7 (1930).
GROLLMAN, A. P., LEHNINGER, A. L.: Enzymic synthesis of L-ascorbic acid in different animal species. Arch. Biochem. **69**, 458—467 (1957).
HASSAN, M. ul, LEHNINGER, A. L.: Enzymatic formation of ascorbic acid in rat liver extracts. J. biol. Chem. **223**, 123—138 (1956).
HIATT, H. H.: Studies of ribose metabolism. IV. Metabolism of D-glucuronolactone in normal and pentosuric human subjects. Biochim. Biophys. Acta (Amst.) **28**, 645—647 (1958).
HICKMAN, J., ASHWELL, G.: Purification and properties of D-xylulokinase in liver. J. biol. Chem. **232**, 737—748 (1958).
HOLLMANN, S.: Trennung, Reinigung und Eigenschaften der mitochondrialen Xylit-Dehydrogenasen der Meerschweinchenleber. Hoppe-Seylers Z. physiol. Chem. **317**, 193—216 (1959).
HOLLMANN, S., LATTERMANN, D.: Oxydation von L-Arabit durch eine Polyalkohol-Dehydrogenase aus Hammelsamenblasen. Hoppe-Seylers Z. physiol. Chem. **350**, 51—56 (1969).
HOLLMANN, S., LAUMANN, G.: Über Vorkommen und Aktivität der Xylit: NADP-Oxydoreduktase (L-Xylulose-bildend) in Wirbeltieren. Hoppe-Seylers Z. physiol. Chem. **348**, 1073—1076 (1967).
HOLLMANN, S., TOUSTER, O.: An enzymatic pathway from L-xylulose to D-xylulose. J. Amer. chem. Soc. **78**, 3544—3545 (1956).
HOLLMANN, S., TOUSTER, O.: The L-xylulose-xylitol enzyme and other polyol dehydrogenases of guinea pig liver mitochondria. J. biol. Chem. **225**, 87—102 (1957).
ISHIKAWA, S., NOGUCHI, K.: L-gulonic dehydrogenases in guinea pig liver and kidney. J. Biochem. (Tokyo) **44**, 465—469 (1957).
KNOX, W. E.: Sir Archibald Garrod's "Inborn errors of metabolism." IV. Pentosuria. Amer. J. Hum. Genet. **10**, 385—397 (1958).
KUMAHARA, Y., FEINGOLD, D. S., FREEDBERG, I. M., HIATT, H. H.: Studies of pentose metabolism in normal subjects and in patients with pentosuria and pentosuria trait. J. clin. Endocr. **21**, 887—894 (1961).
LASKER, M.: The question of arabinosuria. Amer. J. clin. Path. **20**, 485—488 (1950).
LASKER, M.: Mortality of persons with xyloketosuria. A follow-up study of a rare metabolic anomaly. Hum. Biol. **27**, 294—300 (1955).
LASKER, M., ENKLEWITZ, M., LASKER, G. W.: The inheritance of L-xyloketosuria (essential pentosuria). Hum. Biol. **8**, 243—255 (1936).
LEVENE, P. A., LAFORGE, F. B.: Note on a case of pentosuria. J. biol. Chem. **18**, 319—327 (1914).
MARGOLIS, J. I.: Chronic pentosuria and migraine. Amer. J. med. Sci. **177**, 348—371 (1929).
SMILEY, J. D., ASHWELL, G.: Purification and properties of β-L-hydroxy acid dehydrogenase. II. Isolation of β-keto-L-gulonic acid, an intermediate in L-xylulose biosynthesis. J. biol. Chem. **236**, 357—364 (1961).
TOUSTER, O., HARWELL, S. O.: The isolation of L-arabitol from pentosuric urine. J. biol. Chem. **230**, 1031—1043 (1958).
TOUSTER, O., HUTCHESON, R. M., REYNOLDS, V. H.: The formation of L-xylulose in mammals and its utilization by liver preparations. J. Amer. chem. Soc. **76**, 5005 (1954).
TOUSTER, O., HUTCHESON, R. M., RICE, L.: The influence of D-glucuronolactone on the excretion of L-xylulose by humans and guinea pigs. J. biol. Chem. **215**, 677—684 (1955).
TOUSTER, O., HUTCHESON MAYBERRY, R., MCCORMICK, D. B.: The conversion of 1-^{13}C-D-glucuronolactone to 5-^{13}C-L-xylulose in a pentosuric human. Biochim. biophys. Acta (Amst.) **25**, 196—198 (1957).
TOUSTER, O., REYNOLDS, V. H., HUTCHESON, R. M.: The reduction of L-xylulose to xylitol by guinea pig liver mitochondria. J. biol. Chem. **221**, 697—709 (1956).
WINKELMAN, J., ASHWELL, G.: Enzymic formation of L-xylulose from β-keto-L-gulonic acid. Biochim. Biophys. Acta (Amst.) **52**, 170—175 (1961).

Essentielle Fructosurie und hereditäre Fructoseintoleranz

Von

E. Rudolf Froesch

Mit 9 Abbildungen

I. Einleitung

Viele Jahre lang war nur eine angeborene Störung des Fructosestoffwechsels bekannt, die essentielle Fructosurie. 1957 wurde eine zweite Fructosestoffwechselstörung beschrieben, welche sich vor allem dadurch von der essentiellen Fructosurie unterscheidet, daß die Einnahme von Fructose bei dieser Krankheit zu akuter Hypoglykämie und Erbrechen führt. Diese Krankheit wurde hereditäre Fructoseintoleranz (H.F.I.) genannt. Später konnte gezeigt werden, daß die essentielle Fructosurie und die H.F.I. nicht nur klinisch verschieden sind, sondern daß der primäre Enzymdefekt bei beiden Krankheiten ein anderer ist. 1960 wurde dann eine weitere Störung des Fructosestoffwechsels beschrieben, welche dadurch gekennzeichnet ist, daß sowohl Fructose als auch Galaktose zu Hypoglykämie führen. 1970 schließlich wurde eine vierte, von den drei vorhergehenden Formen verschiedene Fructoseintoleranz beschrieben, bei welcher eine Nüchternhypoglykämie mit einer durch Fructose induzierten Hypoglykämie kombiniert vorkommt. Damit wir diese vier verschiedenen Stoffwechselstörungen, ihre Symptomatologie und die biochemischen Abnormalitäten besser verstehen können, ist es unumgänglich, den normalen Stoffwechsel der Fructose kurz zu besprechen.

II. Vorkommen der Fructose in der Nahrung

Die Ketohexose Fructose wird von fast allen Früchten synthetisiert, in kleineren Mengen auch von den verschiedenen Gemüsen. Sie ist somit eine wichtige Quelle von Kohlenhydraten in der Nahrung. In Früchten und Gemüsen kommt sie indessen nicht nur als freie Fructose vor, sondern z.T. auch als das Disaccharid Saccharose, welche aus 1 Molekül Glucose und 1 Molekül Fructose zusammengesetzt ist. Eine genaue Analyse des Glucose-, Fructose- und Saccharose-Gehaltes der verschiedenen Nahrungsmittel ist u.a. von Hardinge *et al.* (1965) vorgenommen worden. Die durchschnittliche, täglich eingenommene Menge von Fructose schwankt bei der westlichen Bevölkerung zwischen 50 und 150 g. Es ist in letzter Zeit immer wieder behauptet worden, daß die Fructose ein besonders wichtiger Faktor für die Entwicklung der Atheromatose sei. Tatsächlich nimmt der Diabetes und die Atheromatose und Atherosklerose in Völkergruppen enorm zu, die aus Entwicklungsländern in den Wohlstand der westlichen Zivilisation versetzt werden. Diese westliche Ernährung ist nun aber nicht nur durch einen besonders hohen Saccharosegehalt der Nahrung gekennzeichnet, sie ist auch sehr fettreich. Es wäre vermessen zu behaupten, daß der Fructose eher als der übermäßigen Kalorieneinnahme, der passiven Lebensweise und dem resultierenden Übergewicht eine besondere Bedeutung für die Häufung des Diabetes mellitus und der Atheromatose zukäme. Inulin ist ein Polymer der Fructose, das in Gemüsen wie Chicorée, Topinambur und süßen Kartoffeln vorkommt. Inulin wird bei hoher Temperatur in saurer Lösung zu Fructose hydrolysiert. Dieser Prozeß findet aber im Darm unter physiologischen Bedingungen kaum statt, so daß nur ganz kleine Mengen Inulin vom Darm in Form von Fructose resorbiert werden. Fructose ist außerdem in Trisacchariden wie Raffinose und im Tetrasaccharid Stachyose vorhanden, welche keine Rolle spielen in der menschlichen Ernährung. Sorbitol, der Zuckeralkohol der Fructose, welcher als Zuckerersatz in der Schokolade und anderen Nahrungsmitteln für Diabetiker Verwendung findet, wird von der Leber durch die Sorbitdehydrogenase quantitativ zu Fructose umgewandelt und als Fructose weiter verstoffwechselt. Die Resorption von Sorbitol aus dem Darm ist relativ gering, weshalb Sorbitol in größeren Mengen zu Durchfällen führt.

III. Labormethoden für Nachweis und Messung der Fructose

Das Reduktionsvermögen der Fructose in Lösung beträgt ungefähr 98% desjenigen der Glucose. Mit allen Methoden, die sich das Reduktionsvermögen der Zucker zunutze machen, wird deshalb Fructose auch nachgewiesen. Bei essentieller Fructosurie und H.F.I. sind nach Einnahme fructosehaltiger Speisen positive Reduktionsproben im Urin zu erwarten. Fructose wird vor allem im angelsächsischen Sprachgebrauch auch als Lävulose bezeichnet, ein Name, welcher auf die Linksdrehung der optischen Achse durch Fructose hindeutet. Fructose wird durch Hefe vergärt, aber durch Glucoseoxydase nicht angegriffen. Die Reaktion nach SELIWANOFF, welche auf der Umwandlung von Fructose zu Hydroxymethylfurfural und der Kondensation dieses Produktes in heißer Säure mit Resorcinol zu einem Farbstoff basiert, wurde von ROE *et al.* (1949) und HIGASHI u. PETERS (1950) für die quantitative Messung der Fructose im Blut und Urin eingesetzt. Diese Reaktion ist indessen nicht vollständig spezifisch für Fructose.

Die beste quantitative und absolut spezifische Messung der Fructose erfolgt mit den Enzymen Hexokinase, Phosphoglucoseisomerase und Glucose-6-phosphat-Dehydrogenase. Nachdem diese Enzyme Glucose zu Glucose-6-phosphat und 6-Phosphogluconat umgewandelt haben, wird zum Reaktionsgemisch Phosphoglucoisomerase hinzugegeben, so daß nun Fructose-6-phosphat zu 6-Phosphogluconat umgewandelt und der Fructosegehalt nachgewiesen werden kann durch die stöchiometrische Umwandlung von TPN zu TPNH (optischer Test nach WARBURG). Polysaccharide, welche wie Inulin Fructose enthalten, werden quantitativ hydrolysiert und können dann als Fructose gemessen werden (optischer Test nach WARBURG).

Pentosen und zu einem geringen Ausmaß auch die Glucose ergeben in der Seliwanoff-Reaktion ebenfalls Farbreaktionen. Inulin kann mit dieser Reaktion nach vorhergehender Zerstörung von Glucose durch Glucoseoxidase sehr gut gemessen werden. Die Osazone von Fructose und Glucose sind identisch, so daß mit dieser Reaktion die beiden Zucker nicht unterschieden werden können.

Um absolute Gewißheit zu erlangen, daß ein im Urin vorhandener Zucker tatsächlich Fructose ist, muß zur Papierchromatographie gegriffen werden (LEDERLE u. LEDERLE, 1957).

IV. Fructoseumsatz

Die Halbwertszeit der Fructose nach peroraler Applikation ist kürzer als die der Glucose, d.h. der Fructoseumsatz ist größer als der Glucoseumsatz. Bei normalen erwachsenen Versuchspersonen beträgt die Halbwertszeit 18 min (SMITH *et al.*, 1953; ENGELHARDT-GOELKEL u. BETZ, 1955). Demgegenüber beträgt die Halbwertszeit der Glucose ungefähr 43 min (CONARD, 1955). Wird Fructose durch eine konstante Infusion mit einer Geschwindigkeit von 0,5, 1,0 bzw. 1,5 g/kg/h infundiert, so werden nur 2,5 bzw. 5,7% der verabreichten Dosis im Urin ausgeschieden (ZÖLLNER *et al.*, 1968). Milchsäure, Brenztraubensäure, α-Ketoglutarsäure und Citrat im Blut steigen stärker an als nach einer entsprechenden intravenösen Dosis von Glucose (CRAIG, 1957). Es wurde schon beschrieben, daß eine Anhäufung von Milchsäure im Blut bei keto-acidotischen Diabetikern zu einer Verschlechterung des Zustandes durch diese Lactatacidose führen könne (BERGSTRÖM *et al.*, 1968). Nach rascher intravenöser Fructosezufuhr fällt das anorganische Phosphat im Serum stärker und länger ab als nach einer entsprechenden Dosis von Glucose (PLETSCHER *et al.*, 1951; MILLER *et al.*, 1952). Diese Untersuchungen weisen darauf hin, daß Fructose schneller phosphoryliert wird als Glucose. Die Fructoseassimilation ist proportional zur Fructosekonzentration im Blut (SMITH *et al.*, 1953).

Patienten mit Diabetes mellitus verstoffwechseln Fructose in normaler Weise (SMITH, 1953), aber ein größerer Anteil der infundierten Fructose wird durch die Leber zu Glucose umgewandelt und kann als Glucose im Urin verlorengehen (FELBER *et al.*, 1959; MILLER *et al.*, 1956; METZ *et al.*, 1967). Insulin steigert den Fructoseumsatz bei der normalen Versuchspersonen und beim Diabetiker nicht (SMITH *et al.*, 1943; MILLER *et al.*, 1956).

Ein großer Teil der Fructose wird in der Leber über den spezifischen Fructose-1-phosphat-Abbauweg verstoffwechselt, welcher auf Abb. 1 dargestellt ist. Aus verschiedenen Gründen ist es allerdings sehr schwierig, genau zu messen, wieviel einer bestimmten Fructosedosis nun in der Leber über diesen Abbauweg verstoffwechselt wird und dementsprechend groß ist die Divergenz der Meßwerte. So fanden MENDELOFF u. WEICHSELBAUM (1953), daß 23% einer bestimmten Fructosedosis durch die Leber abgebaut werde, während LEVINE u. HUDDLESTON die höchsten Zahlen, nämlich 85%, angeben. BOLLMANN u. MANN (1931), DEUEL (1936) und REINECKE (1944) haben auf eindrückliche Art und Weise gezeigt, daß neben der Leber auch Darm und Niere befähigt sind, Fructose über den gleichen Abbauweg zu verstoffwechseln. Fructose kann durch diese Organe zu Glucose umgewandelt und in das Blut abgegeben werden. Der genaue prozentuale Anteil jedes dieser drei Organe am Fructosestoffwechsel ist nicht bekannt und dürfte je nach Fructosemenge und Ernährungszustand resp. Stoffwechsellage von Tier und Mensch verschieden sein.

V. Enzyme und Abbauprodukte des Fructose-Stoffwechsels

In Abb. 1 sind von 1—7 die wichtigsten Reaktionen des Fructosestoffwechsels in der Leber dargestellt. Die Enzyme, welche diese Reaktionen katalysieren, wurden nicht nur in der Leber, sondern wie schon erwähnt, auch in der Niere und im Dünndarm nachgewiesen.

Reaktion 1. Fructose wird zuerst in Stellung 1 in Anwesenheit von ATP, Kalium- und Magnesiumionen durch das relativ spezifische Enzym Fructokinase zu Fructose-1-phosphat phosphoryliert (LEUTHARDT u. TESTA, 1950; HERS, 1952).

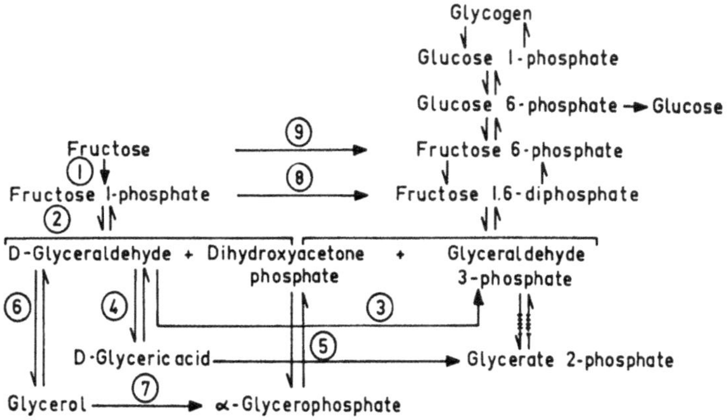

Abb. 1. Stoffwechselwege der Fructose. Enzyme und intermediäre Stoffwechselprodukte. (Aus FROESCH, 1972)

Diese Fructokinase phosphoryliert Glucose und andere Aldosen nicht, hingegen zwei andere Ketohexosen, nämlich die L-Sorbose und D-Tagatose, die Pyranoid-ketose 1-Galaheptulose und das Furanoid L-Arabinulose (KUYPER, 1959). Eine Fructokinase-ähnliche Aktivität, welche Fructose ebenfalls in Stellung 1 phosphorylieren soll, wurde auch im Muskel nachgewiesen (SLEIN *et al.*, 1950), doch scheint es sich hier um eine Nebenreaktion der Phospho-Fructokinase zu handeln (VILLAR-PALASI u. SOLS, 1957).

Reaktion 2. Fructose-1-phosphat wird durch das Enzym Fructose-1-phosphat-aldolase zu D-Glycerinaldehyd und Phosphodihydroxyaceton gespalten (LEUTHARDT *et al.*, 1953; HERS u. KUSAKA, 1953). Es ist noch nicht vollständig geklärt, ob dieses Enzym verschieden ist von der Fructose-1-6-diphosphat-aldolase der Leber (KALETTA-GMUENDER *et al.*, 1957) oder ob diese beiden Aktivitäten ein und demselben Enzym zuzuschreiben sind (HERS u. KUSAKA, 1953; PEANASKY u. LARDY, 1957). Die Michaelis-Konstante der Leberaldolase für Fructose-1-phosphat ist ca. 100mal größer als die für Fructose-1-6-diphosphat (HERS u. KUSAKA, 1953). Die Muskelaldolase anderseits hat eine nur sehr geringe Aktivität gegenüber Fructose-1-phosphat (PEANASKY u. LARDY, 1958; LEUTHARDT u. WOLF, 1954). Leber- und Muskelaldolase scheinen aus vier Untereinheiten zu bestehen, welche ohne Schwierigkeiten voneinander dissoziiert und nachträglich wieder rekombiniert werden können, so daß verschiedene Hybride entstehen, welche z.T. Fructose-1-phosphat-, Fructose-1-6-diphosphat-aldolase-Aktivität, aber auch intermediäre Aktivitäten zwischen diesen beiden Enzymen besitzen (PENHOET, 1966; GÜRTLER, 1970).

Versuche mit spezifisch markierter Fructose zeigen eindeutig, daß Reaktion 1 und 2 die hauptsächlichen Enzymreaktionen im Fructosestoffwechsel der Leber (HERS, 1955), Niere und Darmschleimhaut sind (SALOMON u. JOHNSON, 1959). So konnte nachgewiesen werden, daß das C^{14} der Fructose zu 60% im ersten und 30% im sechsten Kohlenstoffatom des Glucosemoleküls im Leberglykogen wiederzufinden ist (HERS, 1955). Dieser Befund spricht eindeutig dafür, daß das Fructosemolekül in 2 Triosen umgewandelt wird, und daß dann das erste Kohlenstoffatom der Fructose durch die Trioseisomerase randomisiert wird zwischen Kohlenstoffatom 1 und 6.

Reaktion 3—7. Das metabolische Schicksal von D-Glyceraldehyd ist noch nicht vollständig geklärt. Es scheint indessen heute ziemlich gesichert, daß die wichtigste Reaktion, die direkte Phosphorylierung von D-Glyceraldehyd zu Glyceraldehydphosphat, durch das Enzym Triosekinase (Reaktion 3) im Cytoplasma stattfindet (HERS u. KUSAKA, 1953; HEINZ u. LAMPRECHT, 1961). Nach HEINZ *et al.* (1968) ist diese Triosekinase in der Leber des Menschen ganz besonders aktiv. Andere Stoffwechselwege scheinen für D-Glyceraldehyd offen zu stehen, aber von geringer Bedeutung zu sein. So wird D-Glyceraldehyd durch das Enzym Glyceraldehyd-Dehydrogenase (LAMPRECHT u. HEINZ, 1958) zu Glycerinsäure oxydiert (Reaktion 4) und letztere durch das Enzym D-Glycerinsäurekinase zu 2-Phosphoglycerinsäure phosphoryliert (Reaktion 5) (HOLZER u. HOLLDORF, 1957; ICHIHARA u. GREENBERG, 1957). Die Glycerinsäurekinase ist jedoch ein mitochondriales Leberenzym. D-Glyceraldehyd kann durch die Glycerin-Dehydrogenase (Reaktion 6) (WOLF u. LEUTHARDT, 1943), ein Enzym, welches mit der Alkohol-Dehydrogenase identisch ist, auch zu Glycerin oxidiert werden. Diese Reaktion scheint aus Gleichgewichtsgründen in der Leber eine untergeordnete Rolle zu spielen. Für die nachfolgende Phosphorylierung des Glycerins zu α-Glycerophosphat durch die Glycerokinase (Reaktion 7) stehen sowohl Enzym wie Cofermente im Überschuß zur Verfügung.

Reaktion 8. Die Phosphorylierung von Fructose-1-phosphat zu Fructose-1-6-diphosphat durch das Enzym Phosphofructokinase spielt keine Rolle im spezifischen Abbauweg der Fructose in der Leber (VILLAR-PALASI u. SOLS, 1957). Hingegen scheinen Muskelextrakte Fructose-1-phosphat in Anwesenheit von ATP und Magnesium zu einem gewissen Grad zu Fructose-1-6-diphosphat zu phosphorylieren. Diese Reaktion verläuft aber nur mit ca. einem Zehntel der Geschwindigkeit der Phosphorylierung von Fructose-6 zu Fructose-1-6-diphosphat (SLEIN *et al.*, 1950). In Anbetracht der Resultate von VILLAR-PALASI u. SOLS (1957), welche zeigten, daß die Fructokinase-Aktivität des Muskels dem Enzym Phosphofructokinase zuzuordnen ist, scheint es unwahrscheinlich, daß im Muskel überhaupt Fructose über den Fructose-1-phosphat-Abbauweg verstoffwechselt wird. In Hirn und Fettgewebe konnte weder Fructokinase noch Fructose-1-phosphataldolase-Aktivität nachgewiesen werden (SLEIN *et al.*, 1950; GINSBERG, 1965).

Reaktion 9. Im Hirn (SLEIN *et al.*, 1950), in roten und weißen Blutkörperchen und im Fettgewebe (GINSBERG, 1965; FROESCH u. GINSBERG, 1962) wird Fructose durch die Hexokinase zu Fructose-6-phosphat phosphoryliert. Diese Reaktion wird von Glucose kompetitiv gehemmt, weil die Hexokinase eine 10—20mal größere Affinität für Glucose als für Fructose hat (SLEIN, 1950; GINSBERG, 1965). Trotz dieser ungünstigen Affinität der Hexokinase für Fructose scheint diese Enzymreaktion doch eine hauptsächliche Rolle im Stoffwechsel der Fructose im Fettgewebe und wahrscheinlich auch anderen Geweben zu spielen. Ein weiterer interessanter Stoffwechselweg begeht die Fructose in der Prostata und in den Samenblasen. Diese Drüsen sind befähigt, Fructose aus Glucose über Sorbitol durch die beiden Enzyme Aldosereductase und Sorbitdehydrogenase herzustellen (HERS, 1960). Es scheint neuerdings, daß die Aldosereductase und eventuell auch die Sorbitdehydrogenase fast ubiquitär in allen Zellen vorkommt. Diese Enzyme sind durch ein sehr hohes KM charakterisiert, so daß Glucose nur bei hoher Konzentration in Sorbit umgewandelt wird. Beim Diabetes mellitus häuft sich Sorbit z.B. in der Linse an und führt zum diabetischen Katarakt. Bei der Galaktosämie bildet sich Galaktitol in der Linse, welches nur sehr schwer wieder aus der Zelle austreten kann und ebenfalls zum Katarakt führt. Es ist möglich, daß Arteriopathie und Neuropathie beim Diabetes mellitus mit diesem Enzymsystem, welches Glucose in hoher Konzentration in Sorbit umwandelt, zusammenhängen.

VI. Fructosetransport

Fructose und Glucose dringen sehr rasch in die Leberzellen ein. Sie sind im intracellulären Wasser in ungefähr derselben Konzentration vorhanden wie in der interstitiellen Flüssigkeit und im Blut (CAHILL *et al.*, 1958). Ein aktiver Transportmechanismus für Fructose wurde in den Erythrocyten beschrieben, in denen sich freie Fructose ebenfalls anhäuft (LEFEVRE u. DAVIES, 1951). Erythrocyten und Leukocyten bauen Fructose ungefähr gleich schnell ab wie Glucose, wenn Glucose im Medium oder im Blut nicht vorhanden ist (FROESCH u. GINSBERG, 1962; FROESCH *et al.*, 1962). Dieser Fructosestoffwechsel wird aber fast vollständig unterdrückt in Anwesenheit von Glucose, weil Glucose die Fructose von ihrer Bindungsstelle an der Hexokinase verdrängt.

Im Fettgewebe hängt der Fructosestoffwechsel vor allem von der Fructosekonzentration im Medium oder im Blut ab. Bei einer Konzentration von 50 mg % betrug der Fructosestoffwechsel 47% vom Glucosestoffwechsel, bei 200 mg % 93% und bei 800 mg % war er mit 165% größer als der Glucosestoffwechsel (FROESCH u. GINSBERG, 1962). Im Gegensatz zum Verhalten der Erythrocyten und Leukocyten vermindert Glucose im Medium den Stoffwechsel der Fructose durch das Fettgewebe überhaupt nicht. Die Fructoseaufnahme wird durch Insulin viel weniger stark stimuliert als die Glucoseaufnahme und nur dann, wenn keine Glucose im Medium vorhanden ist. Die Enzyme des spezifisch hepatischen Fructoseabbauweges (Reaktion 1 und 2 in Abb. 1) wurden im Fettgewebe nicht gefunden.

Dieser sehr aktive Fructosestoffwechsel des Fettgewebes ist nicht wie in der Leber das Resultat eines spezifischen Abbauweges für Fructose, sondern vielmehr eines für Fructose spezifischen Transportsystems an der Zellmembran (FROESCH u. GINSBERG, 1962). Jedes Fructosemolekül, welches die Zellmembran durchwandert, wird sofort durch Hexokinase zu Fructose-6-phosphat phosphoryliert. Obschon auch die Fettgewebshexokinase eine viel größere Affinität zur Glucose als zur Fructose hat, stört die Glucose nicht, weil der Hexosetransport der geschwindigkeitsbestimmende Schritt ist, so daß freie Glucose in der Fettgewebszelle unter normalen Umständen überhaupt nie auftritt (FROESCH u. GINSBERG, 1962; CROFFORD u. RENOLD, 1965).

Auf Grund ihrer Resultate haben FROESCH u. GINSBERG (1962) vorgeschlagen, daß das Fettgewebe neben Leber, Niere und Darmepithel als wichtigster Ort der direkten Fructoseutilisation im intakten Organismus gilt. Diese Annahme wird gestützt durch Befunde, wonach die Konzentration der freien Fettsäuren im Plasma von schwer dekompensierten diabetischen Personen nach intravenösen Fructosegaben rasch absinkt, während Glucose keine solche Reaktion mehr auslöst. Es scheint, daß Fructose in vivo insulinunabhängig in Fettgewebezellen eindringt und durch vermehrte Wiederveresterung der freien Fettsäuren die Abgabe derselben an das Blut vermindert.

Im Gegensatz zum Fettgewebe scheint die Muskulatur einen relativ kleinen Anteil am Fructosestoffwechsel zu haben (RENOLD u. THORN, 1955). Die Oxidation von Fructose zu CO_2 und ihr Einbau in das Glykogen durch das Rattenzwerchfell in vitro verläuft nur etwa $^1/_8$—$^1/_4$mal so schnell wie die der Glucose bei gleicher Konzentration. Wie beim Fettgewebe wird auch der Fructosestoffwechsel des Diaphragma durch kleine Konzentrationen von Glucose allein oder mit Insulin nicht gehemmt (FROESCH u. GINSBERG, 1962; MACKLER u. GUEST, 1953; FROESCH, 1965). Der Fructosestoffwechsel des Muskels wird hingegen gehemmt, wenn freie Glucose sich in der Zelle anläuft, d.h. wenn der Glucosetransport beschleunigt wird durch hohe Glucosekonzentration im Medium oder eine hohe Insulinkonzentration. MORGAN *et al.* (1961) bestätigen diese Annahme, indem sie fanden, daß freie Glucose im perfundierten Herz bei normalen Blutzuckerkonzentrationen nicht nachgewiesen werden konnte.

Frühere Experimente am perfundierten Bein des Hundes ließen einen viel aktiveren Fructosestoffwechsel des Muskels vermuten als dies gemäß den mit dem Rattenzwerchfell erhaltenen Resultaten scheinen möchte. In dieser Versuchsanordnung war der Fructosestoffwechsel proportional zur Fructosekonzentration in der Perfusionsflüssigkeit und unabhängig davon, ob Glucose oder Insulin im Medium vorhanden waren (GAMMELTOFT *et al.*, 1944). In Anbetracht der späteren Resultate mit dem Fettgewebe ist man heute geneigt anzunehmen, daß zum Teil das Fettgewebe des Hundes verantwortlich war für den erstaunlich aktiven Fructosestoffwechsel im Hinterbein.

PEARSON u. RIMER (1959) beobachteten, daß Patienten mit McArdle's-Syndrom während der Fructoseinfusion eine wesentlich bessere muskuläre Leistung hervorbrachten und glauben ebenfalls, daß der Fructosestoffwechsel des Skeletmuskels sehr aktiv sein müsse. Diese Autoren beachten allerdings die Milchsäure- und Brenztraubensäure-Konzentrationen im Blut nicht, welche normalerweise während Fructoseinfusionen sehr hoch ansteigen und die ein gutes Substrat für die Muskulatur darstellen. Alle diese z.T. widersprechenden Versuche lassen immerhin den Schluß zu, daß die Muskulatur durchaus befähigt ist, Fructose zu verstoffwechseln, daß der Fructosestoffwechsel aber, verglichen mit dem Glucosestoffwechsel, klein ist. Bei allen diesen Überlegungen darf man aber nicht vergessen, daß in allen physiologischen Zuständen Fructose durch die Leber, Niere und das Darmepithel sehr rasch in Glucose umgewandelt werden kann und daß auf diesem Wege über Umwandlung von Fructose zu Glucose sehr viel Fructose indirekt verstoffwechselt wird. Wie aus Tabelle 1 ersichtlich, ist Insulin dazu notwendig, da Glucose ohne die Einwirkung von Insulin kaum in Gewebe wie z.B. die Muskulatur eintreten kann.

Fructose wird von Hirnschnitten fast ebensogut verstoffwechselt wie Glucose, solange keine Glucose im Medium vorhanden ist. Die Fructose vermindert die Symptome der Hypoglykämie jedoch nicht, und es scheint, daß sie nicht fähig ist, Glucose als Substrat der Gehirnzellen zu ersetzen. PARK *et al.* (1957) haben gezeigt, daß diese Diskrepanz zwischen dem Fructosestoffwechsel des Gehirns in vitro und in vivo darauf beruht, daß Fructose die Blut-Hirn-Schranke nur mit größter Mühe passiert.

Tabelle 1. Blutzucker und Einbau von Fructose-U-^{14}C in Totallipide des Fettgewebes, Glykogen des Zwerchfells und der Leber nach i.v.-Injektion von 20 mg Fructose/100 g Ratte, Fructose-U-^{14}C zusammen mit Anti-Insulinserum oder Insulin

	Blutglucose mg/100 ml	Einbau in cpm von Fructose-U-^{14}C in		
		Totallipide	Glykogen	
			Leber	Zwerchfell
Anti-Insulinserum, 0,05 ml/Ratte	162 ± 3	340 ± 32	740 ± 107	23 ± 5
Insulin, 18 mE/Ratte	79 ± 8	871 ± 105	789 ± 42	1028 ± 219
$p <$	0.001	0.001	n.s.	0.001

Unter Insulin sinkt der Blutzucker ab, und der Einbau von Glucose-C^{14} (aus Fructose-C^{14}) in das Glykogen des Zwerchfells wird stark stimuliert. Insulin stimuliert ebenfalls den Einbau in die Totallipide des Fettgewebes, allerdings weniger auffällig, weil die basale Fructoseaufnahme dieses Gewebes bereits erheblich ist. Wenn diese Resultate auf das ganze Tier mit seiner beträchtlichen Muskelmasse übertragen werden, muß man annehmen, daß Fructose zur Hauptsache in der Leber zu Glucose umgewandelt und dann unter dem Einfluß von Insulin zu Muskelglykogen aufgebaut wird. (Aus FROESCH, 1972).

VII. Resorption und Reabsorption der Fructose durch Dünndarmschleimhaut und Niere

Die Fructoseresorption aus dem Darm erfolgt mit einer Geschwindigkeit von ungefähr 43% derjenigen von Glucose (CORI, 1925). Die Fructoseresorption wird durch Phlorrhizin, Dinitrophenol, Fluorid und Cyanid im Gegensatz zu derjenigen von Glucose nicht vermindert, während alle diese Substanzen die Umwandlung von Fructose zu Glucose herabsetzen (CRANE, 1960; DARLINGTON u. QUASTEL, 1953). Es scheint, daß die Fructoseresorption aus dem Darm kein Pumpenmechanismus ist, da sie keine Energie benötigt, während die Umwandlung von Fructose zu Glucose ein energieverbrauchender Prozeß ist. Die Umwandlung von Fructose zu Glucose im Darmepithel erfolgt durch Phosphorylierung in Stellung 1, Spaltung von Fructose-1-phosphat in die beiden Triosen und Rekondensation der beiden Triosen zu Fructose-1-6-diphosphat (GINSBERG u. HERS, 1960). Die Geschwindigkeit, mit der Fructose zu Glucose umgewandelt wird, hängt u.a. von der eingenommenen Fructosemenge ab (DARLINGTON u. QUASTEL, 1953). Sie variiert auch sehr stark von einer Tierart zur anderen. Beim Menschen steigt die Fructosekonzentration in der Vena portae nach Fructoseeinnahme rasch an. Erst in einem späteren Zeitpunkt steigt auch die Glucosekonzentration im Blut der Vena portae an. Es ist möglich, daß diese Glucose aus der eingenommenen Fructose stammt (Abb. 2).

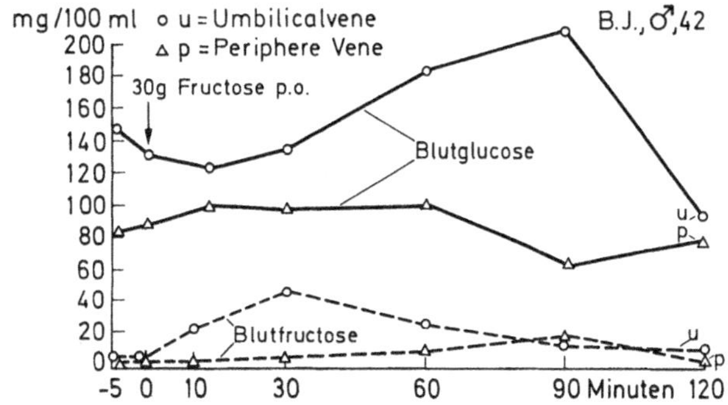

Abb. 2. Blutglucose und Blutfructose im peripheren und Portalblut nach einer oralen Fructosebelastung mit 30 g. (Aus FROESCH, 1972)

Fructose wird durch den proximalen Tubulus der Niere aktiv rückresorbiert, und dieser Prozeß wird durch Phlorrhizin und durch Glucose z.T. gehemmt (GAMMELTOFT u. KJERULF-JENSEN, 1943). Wenn es überhaupt eine Nierenschwelle für Fructose gibt, dann liegt diese zwischen 10 und 20 mg % (ZÖLLNER *et al.*, 1968). Wie die Dünndarmschleimhaut verwandelt die Niere Fructose über den spezifischen Abbauweg zu Glucose.

VIII. Die essentielle Fructosurie

1. Historischer Abriß und Definition

Die essentielle Fructosurie ist eine relativ seltene Störung des Stoffwechsels. SACHS *et al.* trugen 1942 57 Fälle aus der Literatur zusammen; 12 dieser Patienten waren sicher jüdischer Rasse. MARBLE (1947) beschrieb 4 Fälle von essentieller Fructosurie unter 29000 Patienten mit Diabetes mellitus und anderen

Melliturien an der Joslin Clinic. LASKER (1941) schätzt die Häufigkeit der essentiellen Fructosurie auf 1:130000. Da diese Stoffwechselanomalie vor allem bei Juden vorkommt, kann eine generelle Häufigkeit nicht angegeben werden. Eine genaue Angabe der Häufigkeit ist auch deshalb schwierig, weil es sich nicht um eine Krankheit, die mit Symptomen einhergeht, handelt, sondern um eine harmlose asymptomatische Melliturie, welche keine Behandlung erfordert. Folgende Kriterien sind für die Diagnose einer essentiellen Fructosurie wichtig:

1. Der reduzierende Zucker im Urin muß als Fructose identifiziert werden. Fructose wird durch Hefe vergärt, gibt eine positive Seliwanoff-Reaktion, reagiert nicht mit Glucoseoxidase und dreht die optische Achse nach links. Nur die Papierchromatographie erlaubt mit absoluter Sicherheit die Identifikation des Zuckers als Fructose.

2. Die essentielle Fructosurie ist eine harmlose asymptomatische Stoffwechselanomalie und wird im allgemeinen bei Routine-Urinuntersuchungen festgestellt.

3. Auch bei der essentiellen Fructosurie ist Fructose nur nach Einnahme von Nahrungsmitteln, welche Fructose enthalten, im Urin vorhanden. Während oralen Fructosebelastungen steigt die Fructose im Blut auf abnorm hohe Werte an, d.h. über 25 mg %.

4. Der Stoffwechsel der Glucose und Galaktose ist bei der essentiellen Fructosurie normal, und die Fructosurie nach Fructoseeinnahme wird durch Insulinbehandlung nicht beeinflußt.

2. Klinisch-chemische Befunde

Wenn Fructose im Blut nüchterner Personen überhaupt vorkommt, dann höchstens in sehr kleinen Konzentrationen. Dasselbe gilt auch für Patienten mit essentieller Fructosurie. Die niedrigen Werte zwischen 1 und 6 mg %, welche mit der Seliwanoff-Reaktion im Blut nüchterner Personen gemessen werden, sind zumindest z.T. nicht auf Fructose zurückzuführen (WALLENFELS, 1951). Nach oraler Fructoseeinnahme steigt bei normalen Versuchspersonen die Fructosekonzentration im Blut nicht über 15—25 mg % an, während sie bei Patienten mit essentieller Fructosurie bis auf 100 mg % ansteigen kann. Nach diesem übermäßigen Anstieg der Fructosekonzentration im Blut fällt diese auch viel langsamer ab als bei normalen Versuchspersonen (MARBLE, 1947; SILVER u. REINER, 1934; STEINITZ, 1939). 10—20% der verabreichten Fructosedosis werden im Urin ausgeschieden, bei der normalen Versuchsperson nur 1—2% (SACHS *et al.*, 1942). Der respiratorische Quotient steigt bei fastenden Patienten mit essentieller Fructosurie nach Fructoseeinnahme weniger stark an als bei normalen Versuchspersonen. Dies bedeutet, daß Fructose von diesen Personen weniger schnell metabolisiert wird (HEERES u. VOS, 1929; BAYLON, 1962). Bei Patienten mit essentieller Fructosurie steigt nach Fructosegabe die Konzentration der Milchsäure und Brenztraubensäure im Blut nicht an (EDHEM, ERDEN u. STEINITZ, 1938; STEINITZ *et al.*, 1963; BAYLON *et al.*, 1962). Im Gegensatz dazu steigt die Konzentration dieser Säuren bei normalen Versuchspersonen rasch auf mindestens das Doppelte des Ausgangswertes an.

Hypoglykämische Symptome wurden bei Patienten mit essentieller Fructosurie nach Fructoseeinnahme nie beobachtet, obwohl eine geringe Abnahme des Blutzuckers mit früheren Methoden der Blutzuckerbestimmung beschrieben wurde. STEINITZ *et al.* (1963) haben die Blutglucose mit Glucoseoxidase gemessen und fanden keinen Abfall (Abb. 3). Die Konzentration der anorganischen Phosphate im Blut fällt nach Fructoseeinnahme bei Patienten mit essentieller Fructosurie im Gegensatz zu normalen Versuchspersonen nicht ab (STEINITZ *et al.*, 1963;

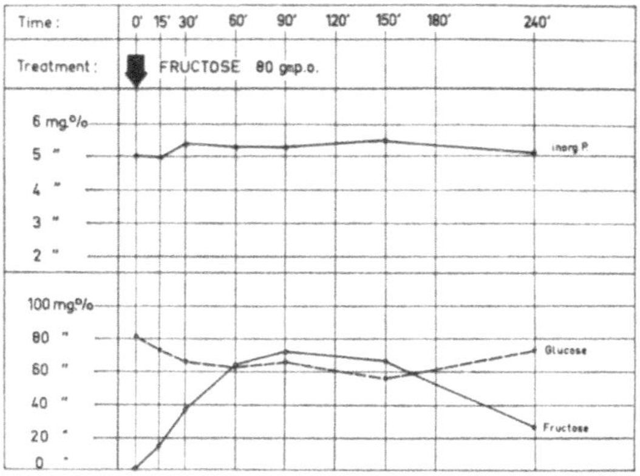

Abb. 3. Orale Fructosebelastung bei einem Patienten mit essentieller Fructosurie. (Herrn Dr. H. STEINITZ sei an dieser Stelle gedankt für die Bewilligung, seine Resultate für diese Publikation verwenden zu dürfen. Aus H. STEINITZ *et al.*, 1963)

LARON, 1961). Sorbit wird von diesen Patienten wie von normalen Versuchspersonen zu Fructose umgewandelt, doch geht ein größerer Anteil des Sorbits als Fructose im Urin verloren (SILVER u. REINER, 1934).

3. Der primäre Enzymdefekt bei der essentiellen Fructosurie

Die schon lange geäußerte Hypothese, daß der primäre Enzymdefekt der essentiellen Fructosurie ein Mangel an Fructokinase in der Leber sei, wurde experimentell durch SCHAPIRA *et al.* (1961) verifiziert. Diese Autoren stellten fest, daß Leberhomogenat von Patienten mit essentieller Fructosurie im Gegensatz zu demjenigen normaler Versuchspersonen keine Fructose-C^{14} aus dem Medium aufnimmt. Diese Nachweismethode der Fructokinase ist zwar eher indirekt, aber immer noch die beste, wenn so geringe Fructokinaseaktivitäten in kleinen Gewebestücken gemessen werden müssen. Der primäre Enzymblock bei der essentiellen Fructosurie betrifft demzufolge die Fructokinase:

Fructose ——|——→ Fructose-1-phosphat
hepatische Fructokinase

Die Aktivität der Fructokinase, mit derselben Methode gemessen, ist bei Patienten mit H.F.I. normal, während bei dieser zweiten Krankheit das zweite Enzym des spezifischen Fructosestoffwechsels, die Fructose-1-phosphataldolase, fehlt.

4. Vererbung

Eine sorgfältige genetische Studie über den Vererbungsmodus der essentiellen Fructosurie stammt von LASKER (1941). Auf Grund der Daten in der Literatur und ihrer eigenen Fälle von essentieller Fructosurie kommt die Autorin auf Grund folgender Argumente zum Schluß, daß diese Krankheit autosomal-rezessiv vererbt wird:

1. In 19 Familien kam diese Anomalie bei mehr als einem Geschwister vor. In insgesamt 15 Familien wurden 40 Brüder und Schwestern von Patienten mit essentieller Fructosurie getestet und davon 7 positiv befunden.

2. In keinem Fall waren Eltern oder Kinder von Patienten mit essentieller Fructosurie ebenfalls fructosurisch.

3. In 6 von 7 Familien mit detaillierten Stammbäumen wurden Verwandtenehen festgestellt.

IX. Die hereditäre Fructoseintoleranz (H.F.I.)

1. Historische Anmerkung und Definition

1956 beschrieben CHAMBERS u. PRATT einen Fall von sog. Idiosynkrasie gegen Fructose bei einer 24jährigen Frau, welche sich beklagte, daß nach Einnahme von Rohrzucker und Früchten Nausea und Erbrechen und außerdem eine leichte Störung des Bewußtseins aufträten. FROESCH *et al.* beschrieben 1957 das typische Syndrom der H.F.I. bei zwei Kindern (Geschwistern) und zwei entfernteren Verwandten dieser Kinder. Damals schon wurde festgehalten, daß es sich bei dieser Krankheit um etwas eindeutig anderes als die essentielle Fructosurie handeln müsse und daß es sich wiederum um eine angeborene, vererbte Stoffwechselkrankheit handle. Bis 1964 waren 25 Familien aus 7 europäischen Ländern und den Vereinigten Staaten mit H.F.I. bekannt (CHAMBERS u. PRATT, 1956; FROESCH *et al.*, 1957; FROESCH *et al.*, 1959; WOLF *et al.*, 1959; DUBOIS *et al.*, 1961; LELONG *et al.*, 1962; JEUNE *et al.*, 1961; PERHEENTUPA *et al.*, 1962; CORNBLATH *et al.*, 1963; LEVIN *et al.*, 1963; AURICCHIO u. PRADER, 1963; FROESCH *et al.*, 1963; HERS, 1962). Seither sind viele neue Fälle in der Literatur beschrieben worden, so daß eine vollständige Zusammenstellung der Fälle kaum mehr möglich ist (HÜBSCHMANN u. COBET, 1964; SACREZ *et al.*, 1962; ROYER *et al.*, 1964; GENTIL *et al.*, 1964; MILHAUD, 1964; SCHWARTZ *et al.*, 1964; DAHLQUIST u. CRANE, 1964; GMYREK *et al.*, 1968; WALES u. SMITH, 1966; HÜBSCHMANN *et al.*, 1965; BLACK u. SIMPSON, 1967; NIVELON *et al.*, 1967; PHILIPS *et al.*, 1968; LEVIN *et al.*, 1968; COTTE *et al.*, 1968; DESBUQUOIS *et al.*, 1969; MASS *et al.*, 1966; MORRIS, 1968; MORRIS, 1968; NORDMANN *et al.*, 1968; SHAPIRA *et al.*, 1968; KLIMMT *et al.*, 1968; BEYREISS *et al.*, 1968; FIEHRING u. BRAUN, 1968; RAIVIO *et al.*, 1967; MORRIS *et al.*, 1967; MARTHALER u. FROESCH, 1967; MARTHALER u. FROESCH, 1967; SHAPIRA u. DREYFUS, 1967).

Folgende Zeichen und Symptome sind charakteristisch für die H.F.I.:

1. Die Symptomatologie der H.F.I. ist gekennzeichnet durch eine Hypoglykämie und durch Erbrechen kurz nach der Einnahme fructosehaltiger Speisen. Diese beiden Symptome finden sich klassischerweise bei „gesunden" Patienten mit H.F.I. nach einer einmaligen Einnahme von Fructose. Die chronische Fructosevergiftung führt bei kleinen Kindern zum Stillstand der Entwicklung, Gewichtsabnahme, Hepatomegalie, Erbrechen, Gelbsucht, Hyperbilirubinämie, Albuminurie und Aminoacidurie. Später, im Alter von 6—12 Monaten, entwickeln die Kinder einen ausgesprochenen Widerwillen gegen alles Süße und Früchte und schützen sich damit selbst vor ihrer Krankheit.

2. Die Fructosurie ist nur nach der Einnahme von Fructose nachweisbar. Die Fructosekonzentration im Blut steigt nach Fructoseeinnahme oder während Fructosetoleranztests auf abnorm hohe Werte an.

3. Gleichzeitig mit dem Anstieg der Fructosekonzentration im Blut fällt die Blutglucose ab, und es kommt zu schweren hypoglykämischen Symptomen. Der Blutzucker spricht in diesem Zustande auf Glucagon nicht an. Während der Entwicklung der Hypoglykämie fällt das anorganische Phosphat im Blut auf sehr niedrige Werte ab, gleichzeitig auch das Serummagnesium (LEVIN *et al.*, 1968). Glucose- und Galaktosebelastungen werden von diesen Patienten vollständig

Tabelle 2. Zeichen und Symptome der hereditären Fructoseintoleranz

	Chronisches Syndrom
Beginn 20 min nach Fructoseeinnahme	Beginn meist nach Abstillen, wenn Saccharose der Nahrung zugesetzt wird
Schwitzen	Stillstand des Wachstums und Gewichtsabnahme
Zittern	Hepatomegalie
Schwindel	Erbrechen
Nausea	Dehydration
Erbrechen	Ödeme
Bewußtseinsstörung bis Koma	Ascites
Fructosurie	Krämpfe
Hypophosphatämie	Fructosurie
Fructosämie	Fructosämie
Aminoacidurie	Hypophosphatämie
Anstieg des Urin-pH über 6	Hyperbilirubinämie
Hyperbilirubinämie	Erhöhte Serumwerte der leberspezifischen Enzyme
Anstieg des Serumspiegels der Leberenzyme	Gestörte Leberfunktion
	Fibrose bis Cirrhose der Leber
	Aversion gegen fructosehaltige Speisen
	Fehlende Karies

normal toleriert. Wenn Galaktose gleichzeitig mit der Fructose verabreicht wird, so bildet sich keine Hypoglykämie aus, währenddem z.B. Glycerin oder Dihydroxyaceton, ebenfalls intravenös verabreicht, den Verlauf der Hypoglykämie nicht beeinflussen (GENTIL *et al.*, 1964).

4. Der primäre Enzymblock ist ein Defekt der Fructose-1-phosphataldolase. In der Leber dieser Patienten ist ein Eiweiß vorhanden, das mit Antikörpern gegen Fructose-1-phosphataldolase zu 20—30% der Norm reagiert, während die biologische Aktivität gegenüber Fructose-1-phosphat auf 2—5% der Norm vermindert ist (NORDMANN *et al.*, 1968; SHAPIRA *et al.*, 1968).

5. Die H.F.I. scheint autosomal-rezessiv vererbt zu werden.

2. Klinik

Kinder und Erwachsene mit H.F.I. sind vollständig normal und gesund, solange ihnen keine fructosehaltige Nahrung verabreicht wird (FROESCH *et al.*, 1957; FROESCH *et al.*, 1959; WOLF *et al.*, 1959; DUBOIS *et al.*, 1961; LELONG *et al.*, 1962; JEUNE *et al.*, 1961; PERHEENTUPA *et al.*, 1962; CORNBLATH *et al.*, 1963; LEVIN *et al.*, 1963; AURICCHIO u. PRADER, 1963; FROESCH *et al.*, 1963). Die Symptome beginnen, wenn die Säuglinge abgestillt werden und Saccharose oder Fructose der Diät beigemischt wird. In der Regel leidet das erstgeborene Kind mehr unter seiner Krankheit als die folgenden Kinder, welche von der Erfahrung profitieren, die Mütter und Kinderärzte mit den Erstgeborenen machten (FROESCH *et al.*, 1957; LEVIN *et al.*, 1963; FROESCH *et al.*, 1963; HERS, 1962; HÜBSCHMANN u. COBET, 1964; SACREZ *et al.*, 1962; ROYER *et al.*, 1964; GENTIL *et al.*, 1964; MILHAUD *et al.*, 1964; SCHWARTZ *et al.*, 1964; DAHLQVIST *et al.*, 1964; GMYREK *et al.*, 1968; SWALES u. SMITH, 1966; HÜBSCHMANN *et al.*, 1965; BLACK u. SIMPSON 1967; NIVELON *et al.*, 1967; PHILIPS *et al.*, 1968; LEVIN *et al.*, 1968).

Abb. 4 zeigt den typischen Gewichtsrückstand eines Neugeborenen mit H.F.I., welches von Geburt an Fructose erhielt, und die Erholung, nachdem eine fructose-

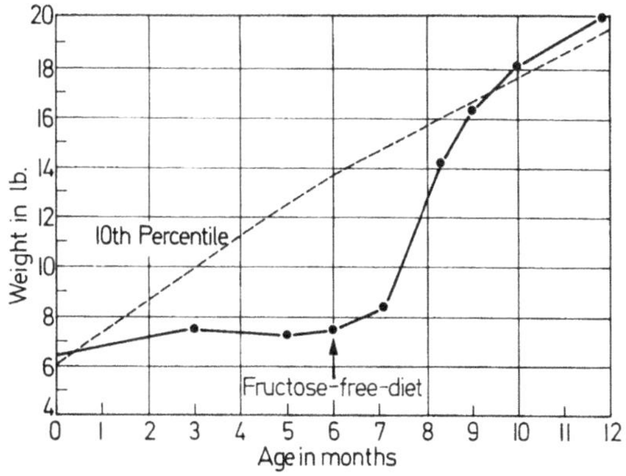

Abb. 4. Gewichtskurve eines Kindes mit hereditärer Fructoseintoleranz vor und nach Beginn einer Fructose-freien Diät. (Aus BLACK u. SIMPSON, 1967)

freie Diät verschrieben wurde (BLACK u. SIMPSON, 1967). Später entwickeln die Kinder eine starke Aversion gegen alles Süße und Früchte und schützen sich damit selbst vor der Noxe (FROESCH *et al.*, 1957; LEVIN *et al.*, 1963; FROESCH *et al.*, 1963; HERS, 1962; HÜBSCHMANN u. COBET, 1964; SACREZ *et al.*, 1962; ROYER *et al.*, 1964; GENTIL *et al.*, 1964; MILHAUD, 1964; SCHWARTZ *et al.*, 1964; DAHLQVIST *et al.*, 1964; GMYREK *et al.*, 1968; SWALES u. SMITH, 1966; HÜBSCHMANN *et al.*, 1965; BLACK u. SIMPSON, 1967; NIVELON *et al.*, 1967; PHILIPS *et al.*, 1968; LEVIN *et al.*, 1968). Dieser Widerwille gegen Zucker ist wahrscheinlich auf die dramatischen Symptome kurz nach Einnahme von Fructose zurückzuführen, und sie erklären durchaus, weshalb das chronische Bild der Fructoseintoxikation nur bei Säuglingen und Kleinkindern zu sehen ist und nicht mehr bei älteren Kindern und Erwachsenen. Bei kleinen Kindern sind die Leitsymptome der Entwicklungsrückstand, immer wiederkehrendes Erbrechen, häufige Hypoglykämien, gelegentlich mit Krämpfen und Bewußtlosigkeit, Hepatosplenomegalie, Gelbsucht, Albuminurie und Aminoacidurie. Die Kinder können in der Kachexie ad exitum kommen. Bei einem $1^1/_2$ Monate alten Kind verschwanden Ödeme und Ascites innerhalb von 2 Wochen unter einer streng fructosefreien Diät (LEVIN *et al.*, 1963).

Die chronische Fructoseintoxikation führt zu einem Leberschaden, der häufig mit einer Erhöhung der hepatischen Serumenzyme einhergeht (LEVIN *et al.*, 1963). Bereits $1^1/_2$ Std nach einer hohen peroralen Dosis von Fructose steigen die hepatischen Enzyme wie Fructose-1-6-diphosphataldolase, Glutamat-Oxalat-Transaminase und Glutamat-Pyruvat-Transaminase im Serum an. Auch histologische Veränderungen wurden schon kurz nach Fructoseeinnahme beschrieben, und zwar als Myelin-ähnliche Gebilde, welche als Cytolysome in verschiedenen Stadien der Bildung gedeutet wurden. Möglicherweise stellen diese Gebilde Lysosome dar, welche daran sind, Fructose-1-phosphat zu phagocytieren und zu hydrolysieren (PHILIPS *et al.*, 1968). Das histologische Bild der Leber von chronisch vergifteten Kindern kann von einem Frühstadium einer Cirrhose kaum unterschieden werden. Die Pathogenese des akuten und chronischen Leberzellschadens, welche auf Fructoseeinnahme zurückzuführen ist, ist noch nicht bekannt. Bei der Galaktosämie wurde die erhöhte intracelluläre Konzentration von Galaktose-1-phosphat für den Leberschaden verantwortlich gemacht. In Analogie zur Galaktosämie wäre es denkbar, daß bei der H.F.I. die Anhäufung von Fructose-

1-phosphat für den Leberzellschaden verantwortlich ist. Dies ist wahrscheinlich aber nicht die einzige Ursache des akuten Leberzellschadens. Denn es scheint, daß der ganze Energiestoffwechsel der Leberzelle gestört wird. Die Leber ist nicht mehr imstande, Glykogen abzubauen und Glucose in das Blut abzugeben. Sie leidet sicher an einem ATP- und anorganischen Phosphatmangel. Entsprechende Leberbiopsiebefunde liegen aber noch nicht vor. Diese multiplen Stoffwechselstörungen können schließlich histologisch erkennbare Schädigungen der Leberzellen bewirken.

Die Hypoglykämie bildet sich ungefähr gleich schnell aus, ob Fructose peroral oder intravenös gegeben wird (FROESCH *et al.*, 1963). Nausea und Erbrechen sind jedoch viel ausgeprägter nach oraler als nach intravenöser Applikation, weshalb eine Störung des Fructosestoffwechsels im Darm postuliert wurde (FROESCH *et al.*, 1963). Das Fehlen von Fructose-1-phosphat-aldolase im Jejunum von Patienten mit H.F.I. wurde bewiesen, und Fructose-1-phosphat wird sich auch in diesem Gewebe nach Fructoseeinnahme anhäufen. Die Hypoglykämie bildet sich bei Kindern mit ihrem relativ raschen Glucose-Turnover schnell aus und ist nach 45—60 min am tiefsten, während der Tiefstpunkt bei Erwachsenen erst nach 60—90 min erreicht wird (FROESCH *et al.*, 1963).

Sehr rasch nach Fructoseeinnahme verliert die Niere dieser Patienten ihre Fähigkeit, sauren Urin auszuscheiden. Wird Fructose während einer Ammoniumchlorid-Belastung verabreicht, so steigt das pH des Urins sofort auf über 6 an. Außerdem ist die Phosphat-Reabsorption durch die proximalen Tubuli bei Patienten mit H.F.I. nach Fructoseeinnahme gestört. Die durch Fructose hervorgerufene renale tubuläre Acidose normalisiert sich, sobald die Fructose als Noxe ausgeschaltet wird (MORRIS, 1968a, b). Bei einem Patienten war, wahrscheinlich zufällig, die H.F.I. mit einer echten renalen tubulären Acidose mit Hypokaliämie und Nephrocalcinose vergesellschaftet (MASS *et al.*, 1966). Aminoacidurie und Proteinurie treten rasch auf, wenn Patienten mit H.F.I. mit Fructose ernährt werden (FROESCH *et al.*, 1957; DUBOIS *et al.*, 1961; LELONG *et al.*, 1962; JEUNE *et al.*, 1961; LEVIN *et al.*, 1963; AURICCHIO u. PRADER, 1963; FROESCH *et al.*, 1963; HERS, 1962; HÜBSCHMANN u. COBET, 1964; SACREZ *et al.*, 1962; ROYER *et al.*, 1964; GENTIL *et al.*, 1964; MILHAUD *et al.*, 1964; SCHWARTZ *et al.*, 1964; DAHLQVIST u. CRANE, 1964; GMYREK *et al.*, 1968; SWALES *et al.*, 1966; HÜBSCHMANN *et al.*, 1965; BLACK u. SIMPSON, 1967; NIVELON *et al.*, 1967; PHILIPS *et al.*, 1968; LEVIN *et al.*, 1968; COTTE *et al.*, 1968; DESBUQUOIS *et al.*, 1969; MASS *et al.*, 1966; MORRIS, 1968a, b).

Die akuten und chronischen Störungen der Nierenfunktion spiegeln eine schwere Stoffwechselstörung des proximalen Tubulus wider, welche mit der übermäßigen Anhäufung von Fructose-1-phosphat, ATP- und Phosphatmangel zusammenhängen dürfte. Das Fehlen von Fructose-1-phosphataldolase in der Niere von Patienten mit H.F.I. wurde bewiesen (MORRIS *et al.*, 1967). Die Aminosäurenkonzentration im Blut steigt bei diesen Patienten nach Fructoseeinnahme als Ausdruck der Störung der Leberfunktion rasch an. Die Aminoacidurie ist deshalb nicht nur renal bedingt, sondern spiegelt auch die erhöhte Aminosäure-Konzentration im Blut wider.

Die Zähne von Patienten mit H.F.I. sind in der Regel vollständig frei von Karies (CORNBLATH *et al.*, 1963; FROESCH *et al.*, 1963; HÜBSCHMANN u. COBET, 1964; LEVIN *et al.*, 1968; MARTHALER u. FROESCH, 1967a, b; AUERSWALD u. KUPETZ, 1969). Die H.F.I. schützt diese Patienten vollständig vor der Karies. Diese Beobachtung beweist, daß eine Ernährung ohne Mono- und Disaccharide außer Lactose einen vollständigen Schutz gegen die Entwicklung der Karies darstellt.

Die Intelligenz von Kindern und Erwachsenen mit H.F.I. ist vollständig normal (FROESCH *et al.*, 1957; CORNBLATH *et al.*, 1963; LEVIN *et al.*, 1963; FROESCH *et al.*, 1963; LEVIN *et al.*, 1968). Die häufigen, mehr oder weniger schweren hypoglykämischen Anfälle in den ersten Lebensmonaten scheinen keine dauernde Schädigung des Hirns zu hinterlassen. Ebenso sind die Leber- und Nierenfunktionsstörungen vollständig reversibel, ein besonders eindrücklicher Befund in Anbetracht der cirrhoseähnlichen Bilder der Leber bei Kleinkindern mit H.F.I. (CHAMBERS u. PRATT, 1956; FROESCH *et al.*, 1963; LEVIN *et al.*, 1968).

3. Diagnose und Therapie

Die *Diagnose* der H.F.I. läßt sich am besten mit einer intravenösen Fructosebelastung stellen (Abb. 5) (FROESCH *et al.*, 1963). Eine einmalige Injektion von Fructose genügt. Die kleinste Dosis von Fructose, welche die typischen Symptome der Hypoglykämie ohne Nausea und Erbrechen erzeugt, ist im allgemeinen 0,25 g/kg Körpergewicht bei Erwachsenen oder 3 g/m² Körperoberfläche bei Kindern (FROESCH *et al.*, 1963). Blutzucker und anorganisches Phosphat im Serum müssen immer gemessen werden. Beide zeigen regelmäßig einen starken Abfall, der sehr lange andauert (FROESCH *et al.*, 1959; LEVIN *et al.*, 1963; FROESCH *et al.*, 1693; LEVIN *et al.*, 1968). Bei einem Kind wurde die Diagnose H.F.I. beinahe verpaßt, weil der Test mit 3 g/m² Körperoberfläche negativ ausfiel. Das Kind hatte eine sehr große Leber und eine schwere Leberfunktionsstörung. Es zeigte eine typische hypoglykämische Reaktion, als die Fructosedosis verdoppelt wurde. Einen Monat nach einer streng fructosefreien Diät zeigte das Kind wieder eine typische Hypoglykämie und einen typischen Abfall des anorganischen Phosphats mit der normalen diagnostischen Dosis von 3 g/m² Körperoberfläche. Es ist deshalb wichtig, schwerkranken Kindern mit H.F.I., welche nur noch wenig Fructose in der schwer geschädigten Leber phosphorylieren, eine genügend große Dosis Fructose zu verabreichen, damit die Diagnose nicht verpaßt wird.

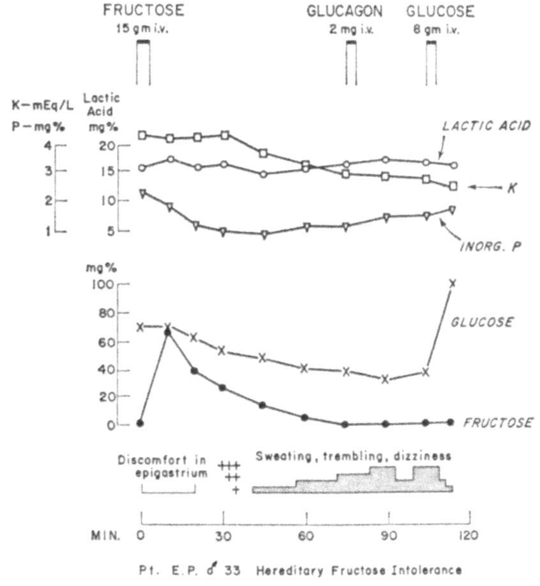

Abb. 5. Intravenöse Fructosebelastung mit 0,25 g/kg bei einem erwachsenen Patienten mit hereditärer Fructoseintoleranz. (Aus FROESCH *et al.*, 1963)

Die Prognose wird dadurch keineswegs verschlechtert, hingegen ist sie infaust, wenn die Diagnose wegen eines falsch durchgeführten Fructosetoleranztests verpaßt wird.

Eine vorübergehende Fructoseintoleranz mäßigen Grades ist bei normalen Kindern kurz nach der Geburt vorhanden und ganz besonders bei Frühgeborenen, bei welchen die fetale Leberaldolase noch nicht durch die Fructose-1-phosphataldolase ersetzt wurde (SCHWARTZ *et al.*, 1964).

Die Fructosekonzentration im Blut verhält sich nicht typisch, wenn kleine Fructosedosen verabreicht werden. Dieser metabolische Index sollte deshalb für die Diagnose nicht verwendet werden (FROESCH *et al.*, 1959; FROESCH *et al.*, 1963). Bei der peroralen Fructosebelastung mit massiven Fructosedosen steigt die Blutkonzentration der Fructose bis auf 160 mg % an (FROESCH *et al.*, 1957; DUBOIS *et al.*, 1961; LEVIN *et al.*, 1963). Die Kaliumkonzentration im Serum fällt bei Patienten mit H.F.I. nach Fructosegabe oft ab, ein nicht ganz regelmäßiger Befund, der für die Diagnose nicht verwendet werden kann (FROESCH *et al.*, 1963). Hingegen muß das anorganische Phosphat unbedingt gemessen werden, da es oft vor der Glucosekonzentration absinkt und bei kleinen Fructosedosen, die keine Hypoglykämie erzeugen, sogar der einzige pathologische klinisch-chemische Befund sein kann (FROESCH *et al.*, 1963).

Eine Verwechslung der H.F.I. mit der essentiellen Fructosurie ist kaum möglich. Beide Krankheiten haben nur zwei Zeichen gemeinsam, die Fructosämie und die Fructosurie nach Fructosegaben. Hypoglykämie, Nausea, Erbrechen und ein Abfall des anorganischen Phosphats sind bei der essentiellen Fructosurie nie beschrieben worden. Das Syndrom der kombinierten Galaktose- und Fructoseintoleranz, welches der H.F.I. eher ähnlich ist, wird später diskutiert.

Aus den Ausführungen geht hervor, daß die einzige vernünftige *Therapie* der H.F.I. darin besteht, Fructose streng vom Speisezettel zu streichen. Es ist darauf aufmerksam gemacht worden, daß Kartoffeln gelegentlich relativ große Mengen Fructose enthalten, so daß bei einzelnen Fällen Kartoffeln vollständig gemieden werden mußten (KLIMMT *et al.*, 1968).

4. Biochemie

a) Hypoglykämie

Die Fructose-induzierte Hypoglykämie bei der H.F.I. ist nicht auf übermäßige Insulinsekretion zurückzuführen (FROESCH *et al.*, 1959). Die biologische Insulin-ähnliche Aktivität des Serums und das immunreaktive Insulin bleiben während der Fructose-induzierten Hypoglykämie unverändert oder fallen ab (FROESCH *et al.*, 1963; NIVELON *et al.*, 1967; FROESCH, 1962; SAMOLS u. DORMANDY, 1963). Während der Glucoseassimilations-Koeffizient nach Insulingabe ansteigt, war er bei der Fructose-induzierten Hypoglykämie bei Patienten mit H.F.I. normal oder erniedrigt (DUBOIS *et al.*, 1961). Außerdem kann mit Sorbit eine Hypoglykämie hervorgerufen werden, bevor Fructose in signifikanter Konzentration im Blut nachweisbar ist. Dies beweist, daß Fructose als solche nicht die Ursache der Hypoglykämie sein kann, besonders auch deshalb, weil Fructosekonzentrationen im selben Bereich nach intravenöser Verabreichung kleiner Mengen von Fructose bei den gleichen Patienten noch keine Hypoglykämie hervorriefen (FROESCH *et al.*, 1963).

Vieles spricht dafür, daß die Fructose-induzierte Hypoglykämie durch eine Blockierung der hepatischen Glucoseabgabe verursacht wird. Wie schon gesagt, fällt die Blutglucose langsamer ab als nach Insulingabe, und die Erholung von der Hypoglykämie dauert viel länger als nach einer Insulin-induzierten Hypo-

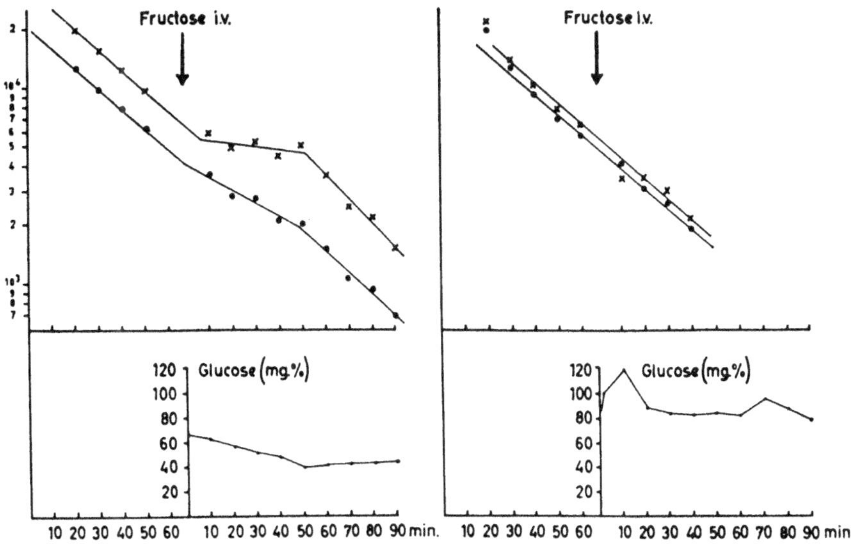

Abb. 6. Gesamte Radioaktivität (●) der Blutglucose-1-C^{14} (cpm/ml Blut) und spezifische Radioaktivität (×) der Blutglucose (cpm/mg Blutglucose) vor und nach i.v.-Injektion von Fructose bei einem Kind mit H.F.I. (links) und einem normalen Versuchskind (rechts). (Aus DUBOIS *et al.*, 1961)

glykämie. Einem 7 Jahre alten und 18 kg schweren Mädchen wurden 35 g Fructose peroral verabreicht, worauf sich eine schwere Hypoglykämie um 10 mg % während einer Dauer von 6 Std einstellte (FROESCH *et al.*, 1957). Außerdem bewirkt Glucagon, welches normalerweise bei der Insulin-induzierten Hypoglykämie durch eine Ankurbelung der Glykogenolyse den Blutzucker rasch wieder hebt, keinen Anstieg desselben bei der H.F.I. (Abb. 5) (LEVIN *et al.*, 1963; FROESCH *et al.*, 1963; FROESCH, 1962). Es ist vielleicht von Interesse, daß die hypoglykämischen Symptome durch Glucagon während kurzer Zeit etwas gemildert wurden, obschon der Blutzucker nicht anstieg (Abb. 5) (FROESCH *et al.*, 1963). DUBOIS *et al.* (1961) verabreichten einem Kind mit H.F.I. eine Tracermenge von Glucose-1-C^{14} und verfolgten die spezifische Aktivität der Blutglucose vor und nach Fructosegabe (Abb. 6). Bevor Fructose gegeben wurde, nahm die spezifische Aktivität des Blutzuckers gemäß der Glucoseassimilation langsam ab, während der Blutzucker konstant blieb. Kurz nach der Injektion von Fructose entwickelte sich die Hypoglykämie, wobei die spezifische Aktivität des Blutzuckers ein Plateau und erst wieder eine Tendenz zum Abfallen zeigte, als sich der Blutzucker spontan erholte. Dieser Befund zeigt eindeutig, daß während der Fructose-induzierten Hypoglykämie der markierte Blutzucker durch unmarkierte, aus der Leber stammende Glucose nicht mehr verdünnt wird. Eine entsprechende Beobachtung bei der Insulin-induzierten Hypoglykämie fehlt. Hier kommt es nur während wenigen Minuten nach der Insulingabe zu einem mehr oder weniger ausgeprägten Plateau der spezifischen Aktivität des Blutzuckers (SCHAMBYE u. TARDING, 1959; SHOEMAKER *et al.*, 1959).

b) Hypophosphatämie

Werden große Dosen Fructose normalen Menschen intravenös verabreicht, kommt es zu einem kurzdauernden Abfall des anorganischen Serumphosphats (ENGELHARDT-GOELKEL u. BETZ, 1955; PLETSCHER *et al.*, 1951; MILLER *et al.*,

1952). Der viel stärker ausgeprägte und länger dauernde Abfall des anorganischen Serumphosphats bei Patienten mit H.F.I. kann durch die Bindung und Sequestrierung von Phosphat in Form von Fructose-1-phosphat in der Leber erklärt werden (FROESCH *et al.*, 1959; MILHAUD, 1964). Eine einfache Rechnung zeigt, daß ein solcher Abfall des anorganischen Serumphosphats durch eine Sequestrierung von Fructose-1-phosphat tatsächlich möglich ist. Wenn z.B. 6,6 mMol Fructose einem 8,8 kg schweren Kind gegeben werden, dann ist dies stöchiometrisch mehr als dem anorganischen Phosphat im gesamten extracellulären Volumen entspricht (FROESCH *et al.*, 1963). Obschon Fructose natürlich nicht mit anorganischem Phosphat, sondern mit ATP phosphoryliert wird, muß die Leberzelle das Phosphat, welches als Fructose-1-phosphat sequestriert wird, irgendwoher entnehmen. Sicher spiegelt das Absinken des anorganischen Phosphats im Serum eben diesen Phosphatmangel der Leberzelle wider. MILHAUD (1964) hat eine Anhäufung von Fructose-1-phosphat in der Leber von Patienten mit H.F.I. eindeutig nachweisen können.

c) Der Stoffwechsel von Sorbit und L-Sorbose

Da Sorbit zur Hauptsache in der Leber auf dem Umwege über die Fructose verstoffwechselt wird, war es nicht erstaunlich, daß D-Sorbit intravenös verabreicht die gleichen klinischen und klinisch-chemischen Erscheinungen bei Patienten mit H.F.I. auslöst wie die Fructose selbst (FROESCH *et al.*, 1963). Die Assimilation von L-Sorbose ist bei normalen Versuchspersonen wesentlich langsamer als diejenige von Fructose, wie man von Untersuchungen von KUYPER (1959) vermuten würde. Dieser Autor zeigte, daß die hepatische Fructokinase Fructose rascher und mit größerer Affinität phosphoryliert als Sorbose. Die Halbwertszeit der L-Sorbose beträgt bei der normalen Versuchsperson zwischen 24 und 29 min (FROESCH *et al.*, 1963). Bei zwei normalen Versuchspersonen wurden 30% der intravenös verabreichten Dosis von Sorbose im Urin ausgeschieden, verglichen mit 1—2% der gleichen Menge Fructose (Abb. 7) (FROESCH *et al.*, 1963). Bei Patienten mit H.F.I. stieg die Sorbose-Konzentration im Blut höher an und fiel nachher langsamer ab mit einer biologischen Halbwertszeit von ca. 64 min. Beide Patienten schieden mehr als 80% der gesamten Dosis im

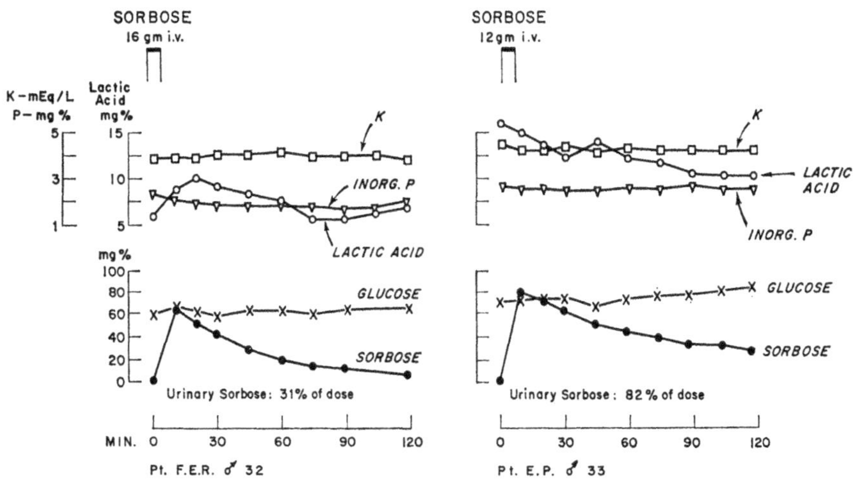

Abb. 7. Intravenöse L-Sorbosebelastung mit 0,20 g/kg bei einer normalen Versuchsperson (links) und einem Patienten mit H.F.I. (rechts). (Aus FROESCH *et al.*, 1963)

Urin in 24 Std aus. Obwohl die Fähigkeit dieser Patienten, Sorbose zu assimilieren, stark gestört war, kam es nicht zu den erwarteten Symptomen von Hypoglykämie, Nausea und Erbrechen. Hingegen führte Fructose, welche während eines Sorbose-Toleranztests zusätzlich gegeben wurde, sofort zu den typischen Symptomen der H.F.I. (FROESCH *et al.*, 1963). Es scheint wahrscheinlich, daß wegen der geringen Affinität von Fructokinase zu Sorbose sich nur geringe Mengen Sorbose-1-phosphat in der Leberzelle anhäufen und daß die Konzentration desselben zu klein ist, um die Fructosephosphorylierung zu hemmen und die Enzymreaktionen zu blockieren, welche für die Hypoglykämie verantwortlich sind.

d) Der Stoffwechsel von Fructose-U-C^{14} in isolierten Geweben von Patienten mit H. F. I.

Neben der Leber wurden rote und weiße Blutkörperchen von Patienten mit H.F.I. untersucht. Erythrocyten und Leukocyten von solchen Patienten metabolisieren Fructose normal, wie wir erwarten würden, weil diese Zellen ja keine Fructokinase und Fructose-1-phosphataldolase enthalten. Der Stoffwechsel der Fructose läuft in diesen Zellen über die Hexokinase ab.

Die Oxidation von Fructose-U-C^{14} zu C^{14}-O_2 und deren Inkorporation in Leberglykogen durch Lebergewebe von Patienten mit H.F.I., welches in vitro inkubiert wurde, war auf 1—6% der Norm vermindert (Tabelle 3) (FROESCH *et al.*, 1963).

Tabelle 3. Stoffwechsel von Fructose-U-C^{14} durch Leberbiopsiegewebe zweier Patienten mit H.F.I. verglichen mit 5 normalen Versuchspersonen

	Oxydation zu $C^{14}O_2$	Einbau in Glykogen
Normale Versuchspersonen	1,75 (0,60—2,56)	14,66 (8,6—23,1)
Fall 1	0,109	0,151
Fall 2	0,078	0,812

Fructose-U-^{14}C und kalte Glucose waren im Inkubationsmedium in einer Konzentration von 100 mg% vorhanden. Die Zahlen entsprechen den μMolen von Fructose-C^{14}, die verstoffwechselt wurden. Bei den normalen Versuchspersonen ist der Mittelwert und die Streubreite angegeben. Bei jeder Inkubation von Lebergewebe von Patienten mit H.F.I. wurde auch normales Lebergewebe inkubiert. (Aus FROESCH *et al.*, 1963).

Gemäß diesen Ergebnissen wird bei Patienten mit H.F.I. also praktisch keine Fructose in der Leber verstoffwechselt. Es ist noch nicht entschieden, ob die sehr geringe Fructosemenge, welche dennoch oxidiert und zu Glykogen umgewandelt wird, über den spezifischen Fructosestoffwechsel via Fructose-1-phosphat oder einen anderen Stoffwechselweg in die Glykolyse eingeschleust wird. Eine Möglichkeit ist ja immer die Umwandlung von Fructose zu Sorbit durch die Sorbitdehydrogenase und von Sorbit zu Glucose durch die Aldosereductase, zwei Reaktionen, die von der Leber von Patienten mit H.F.I. normal ausgeführt werden können. Immerhin erscheint es ausgeschlossen, daß dieser geringe Fructosestoffwechsel in der Leber dieser Patienten erklären kann, daß mehr als 90% einer oralen oder intravenös verabreichten Fructosedosis trotz des schweren Enzymdefektes assimiliert wird. Es scheint deshalb wahrscheinlich, daß das Fettgewebe bei Patienten mit H.F.I. einen großen Teil des Fructosestoffwechsels übernimmt, da ja bei diesen Patienten der Fructosetransport in das Fettgewebe und deren Oxidation durch Hexokinase normal verläuft (FROESCH u. GINSBERG, 1962; FROESCH *et al.*, 1963; FROESCH, 1962).

e) Der primäre Enzymdefekt bei der H.F.I.

Der primäre Enzymdefekt der H.F.I. besteht in einem Fehlen der Fructose-1-phosphataldolase in der Leber. Die Bestimmung der Fructose-1-phosphat-aldolase-Aktivität bei Patienten mit H.F.I. ergab Resultate zwischen 0—12% der normalen Aktivität (PERHEENTUPA *et al.*, 1962; FROESCH *et al.*, 1963; SHAPIRA u. DREYFUS, 1967; HERS u. JOASSIN, 1961). HERS u. JOASSIN (1961) beschrieben ebenfalls eine Verminderung der hepatischen Fructose-1-6-diphosphataldolase-Aktivität auf ca. 25% der Norm. FROESCH *et al.* (1963) fanden bei zwei erwachsenen Patienten Fructose-1-6-diphosphat-Aktivitäten zwischen 55 und 67% der Norm. Für SHAPIRA *et al.* (1961 und 1967) ist das Verhältnis zwischen Fructose-1-6-diphosphat zur Fructose-1-phosphataldolase in der Leber bedeutungsvoller als die Angabe der absoluten Einheiten. Dieses Verhältnis ist normalerweise ungefähr 1, bei Patienten mit H.F.I. indessen größer als 5—6. Die Aktivität der Leberfructokinase ist bei der H.F.I. normal (SHAPIRA *et al.*, 1961; HERS und JOASSIN, 1961). Bei einem jungen Patienten mit H.F.I. wurde die Aldolase-aktivität in der Schleimhaut des Jejunums bestimmt. Während die Fructose-1-phosphataldolase nicht meßbar war, war die Aktivität der Fructose-1-6-diphosphataldolase im Bereiche der Norm. In Nierenbiopsien von Patienten mit H.F.I. war das Verhältnis von Fructose-1-6-diphosphat- zu Fructose-1-phosphataldolase ungefähr 5, verglichen mit normalen Versuchspersonen, welche ein Verhältnis von 1—1,5 aufweisen (MORRIS *et al.*, 1967).

Die biochemische Interpretation des Fehlens der Fructose-1-phosphataldolase-Aktivität bei Patienten mit H.F.I. ist noch immer nicht ganz eindeutig (WOLF und FROESCH, 1963). Das fast vollständige Fehlen der Fructose-1-phosphat-aldolase bei einer mehr oder weniger starken Reduktion der Fructose-1-6-diphosphataldolase-Aktivität würde gut zur Theorie von LEUTHARDT und WOLF (1954) passen, wonach diese beiden Aktivitäten zwei verschiedenen Enzymen in der Leber zuzuordnen wären. Demnach würde die Fructose-1-phosphataldolase bei Patienten mit H.F.I. fehlen, während die andere Aldolase, die Fructose-1-6-diphosphataldolase, in normaler Konzentration vorhanden wäre. Eine gewisse Reduktion der Fructose-1-6-diphosphataldolase-Aktivität bei H.F.I. ließe sich unschwer dadurch erklären, daß das andere Enzym, die Fructose-1-phosphat-aldolase, eben auch eine gewisse Affinität gegenüber Fructose-1-6-diphosphat hat (KALETTA-GMUENDER *et al.*, 1957). HERS u. JOASSIN (1961) fanden nur eine Aldolase in der Leber und stellten die Hypothese auf, daß es sich bei der Aldolase bei Patienten mit H.F.I. um eine Persistenz des fetalen Enzyms handeln könnte. Muskel- und Leberaldolase haben verschiedene Eigenschaften gemeinsam, und RUTTER *et al.* (1961) und DRECHSLER *et al.* (1959) haben gezeigt, daß auch geringe Änderungen in der Struktur des Aldolasemoleküls, wie z.B. die Entfernung der endterminalen Aminosäure, zu wesentlichen Veränderungen der Aktivität gegenüber Fructose-1,6-diphosphat resp. Fructose-1-phosphat führen. Muskel- und Leberaldolase bestehen aus vier Untereinheiten, welche sich lösen und in verschiedener Art und Weise wieder rekombinieren und Aldolasehybride bilden können, welche enzymatische Eigenschaften zwischen der Fructose-1-phosphat- und der Fructose-1-6-diphosphataldolase besitzen (PENHOET *et al.*, 1966).

Antikörper gegen Leberfructose-1-phosphataldolase reagieren in einem Ausmaß von etwa 30% der Norm mit einem Eiweiß, das aus der Leber von Patienten mit H.F.I. gewonnen wird. Es scheint demnach, daß diese Patienten eine gewisse Menge Aldolase in der Leber produzieren, welche die immunologischen Eigenschaften der hepatischen Fructose-1-phosphataldolase besitzt, biologisch aber sehr wenig aktiv ist (NORDMANN *et al.*, 1968). Diese Autoren spekulierten auf

Grund ihrer Resultate, daß bei der H.F.I. eine Mutation des Strukturgens stattgefunden haben müsse.

f) Biochemische Folgen des Fructose-1-phosphataldolase-Mangels

Die heutigen Anschauungen über die Mechanismen, welche bei der H.F.I. zu Hypoglykämie und Hypophosphatämie führen, sind auf Abb. 8 dargestellt. Fructosämie und Fructosurie sind Folgen einer sekundären Fructokinase-Hemmung durch ihr Reaktionsprodukt, nämlich das Fructose-1-phosphat. Fructose-1-phosphat in einer Konzentration von 1×10^{-2}M im Inkubationsmedium verhindert die weitere Phosphorylierung von Fructose in normalen Leberhomogenaten

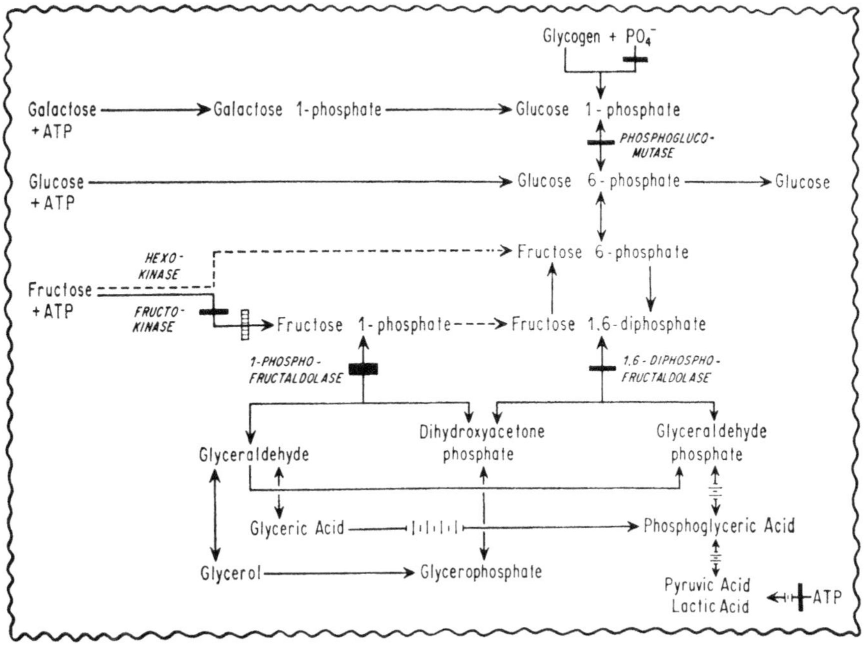

Abb. 8. Primäre Enzymdefekte bei der essentiellen Fructosurie und der H.F.I. und postulierte sekundäre Stoffwechselwirkungen und Enzymhemmungen bei der H.F.I. ■ Primärer Enzymblock und ▬ sekundäre Veränderungen und Enzymhemmungen bei H.F.I. ▤ Primärer Enzymblock bei essentieller Fructosurie. (Aus Froesch, 1972)

(Froesch *et al.*, 1959). Tatsächlich scheint die intracelluläre Anhäufung von Fructose-1-phosphat sich in diesen Größenordnungen zu bewegen. So fand Kjerulf-Jensen (1942) in der Leber von Kaninchen nach peroraler Fructosegabe Fructose-1-phosphat-Konzentrationen in diesem hohen Bereich. Außerdem beträgt die Michaelis-Konstante der normalen Leberaldolase gegenüber Fructose-1-phosphat ungefähr 1×10^{-2}M (Leuthardt u. Wolf, 1954), so daß es zu einer intracellulären Anhäufung von Fructose-1-phosphat kommen muß, bevor die Fructose-1-phosphataldolase gesättigt ist. Da die Fructose sehr rasch phosphoryliert wird, scheint die zweite Enzymreaktion, d.h. die Spaltung von Fructose-1-phosphat durch die Leberaldolase im steady state bei einer relativ hohen intracellulären Konzentration von Fructose-1-phosphat vor sich zu gehen.

Es ist naheliegend, ähnliche sekundäre Enzymhemmungen auch für die Fructose-induzierte Hypoglykämie verantwortlich zu machen. Fructose-1-phosphat hemmt die Muskelfructose-1,6-diphosphataldolase kompetitiv mit einer

Inhibitordissoziationskonstante von wiederum 1×10^{-2}M (FROESCH *et al.*, 1959). Eine totale Hemmung der Fructose-1,6-diphosphataldolase der Leber würde eine Neubildung von Glucose auf dem gluconeogenetischen Wege unmöglich machen. Tatsächlich wird die Fructose-induzierte Hypoglykämie durch die gleichzeitige Infusion von gluconeogenetischen Vorläufern wie Dihydroxiaceton und Glycerin nicht verhindert (GENTIL *et al.*, 1964). Dasselbe wurde auch bewiesen, indem Leberbiopsien von Patienten mit H.F.I. mit Glycerin-C^{14} mit und ohne Fructose inkubiert wurden. Währenddem die Oxidation von Glycerin-C^{14} zu $C^{14}O_2$ durch Fructose nicht beeinflußt wurde, verhinderte Fructose die Umwandlung von Glycerin-C^{14} in Glucose-C^{14} fast vollständig in Leberpräparaten von Patienten mit H.F.I. (eigene unpublizierte Versuche). Wenn anstatt Glycerin oder Dihydroxiaceton Galaktose gleichzeitig mit der Fructose intravenös verabreicht wird, dann kann die Hypoglykämie z.T. verhindert werden. Es scheint somit, daß Galaktose auch unter diesen Bedingungen rasch phosphoryliert und zu Glucose umgewandelt werden kann und daß die Aktivität der Phosphoglucomutase, welche Glucose-1-phosphat in Glucose-6-phosphat umwandelt, in vivo während der Fructose-induzierten Hypoglykämie bei Patienten mit H.F.I. normal ist (CORNBLATH *et al.*, 1963; GENTIL *et al.*, 1964). Da aber die Glykogenolyse bei diesen Patienten während der Hypoglykämie gestört ist, muß der sekundäre Enzymblock weiter oben liegen, wahrscheinlich bei der Phosphorylierung des Glykogens zu Glucose-1-phosphat. Denn wenn diese Reaktion normal ablaufen würde, dann müßte ja die Hypoglykämie durch eine Glucagongabe rasch normalisiert werden, was in der Tat nicht der Fall ist. NIVELON *et al.* (1967) untersuchten die Reaktion der kristallinen Muskelphosphorylase gegenüber Glykogen in Abwesenheit und in Anwesenheit von Fructose-1-phosphat. Sie fanden eine fast vollständige Hemmung dieses Enzyms durch Fructose-1-phosphat in einer Konzentration von 8×10^{-2}M. In Leberhomogenaten ließ sich diese Hemmung der Glykogenolyse durch Fructose-1-phosphat allerdings nicht reproduzieren.

Eine weitere wichtige Ursache der verminderten Glykogenolyse könnte ein Mangel an anorganischem Phosphat in der Leberzelle darstellen. Obschon anorganisches Phosphat in der Leberzelle unter diesen Umständen nie gemessen wurde, ist anzunehmen, daß der starke Abfall des anorganischen Phosphats im Serum dessen Konzentration in der Leberzelle widerspiegelt. Diese Hypothese wurde auf Grund von Untersuchungen angefochten, nach welchen die gleichzeitige Infusion von anorganischem Phosphat die Fructose-induzierte Hypoglykämie nicht wesentlich beeinflußt (NIVELON *et al.*, 1967; DESBUQUOIS *et al.*, 1969). Es scheint allerdings etwas naiv anzunehmen, daß die hohe Phosphatkonzentration im Plasma irgend etwas aussagt über das der Phosphorylase im richtigen Kompartiment der Leber zur Verfügung stehende anorganische Phosphat, welches benötigt wird, um die endterminalen Glucosemoleküle zu Glucose-1-phosphat zu phosphorylieren. Außerdem ist es wahrscheinlich, daß während der Fructose-induzierten Hypoglykämie der intracelluläre ATP-Spiegel in der Leber absinkt, da Fructose zwar sehr rasch phosphoryliert wird, aber nicht oxidiert werden kann. Untersuchungen von LEVIN *et al.* (1963, 1968), welche zeigen, daß während der Hypoglykämie die Magnesiumkonzentration im Blut absinkt, würden auch für diese Theorie sprechen. Da ATP für die Gluconeogenese benötigt wird, könnte ein Mangel an ATP z.T. verantwortlich sein für eine verminderte hepatische Glucose-Neubildung. Immerhin scheint in gewissen Kompartimenten der Leberzelle noch genügend ATP vorhanden zu sein, da ja Galaktose ebenfalls phosphoryliert werden muß und die Hypoglykämie z.T. verhindert. Es sind noch nicht alle Mechanismen bekannt, die zur Fructose- induzierten Hypoglykämie beitragen.

5. Genetik der H.F.I.

Auf Abb. 9 ist der Stammbaum einer großen Familie mit mehreren Verwandtenehen dargestellt. Bei drei Geschwistern und einem Onkel haben wir selbst die Diagnose einer H.F.I. gestellt. Bei vier weiteren Verwandten konnte die Diagnose auf Grund der Anamnese mit an Sicherheit grenzender Wahrscheinlichkeit gestellt werden. Aus diesem Stammbaum geht eindeutig hervor, daß die H.F.I. tatsächlich eine vererbte Krankheit ist. Ein autosomal rezessiver

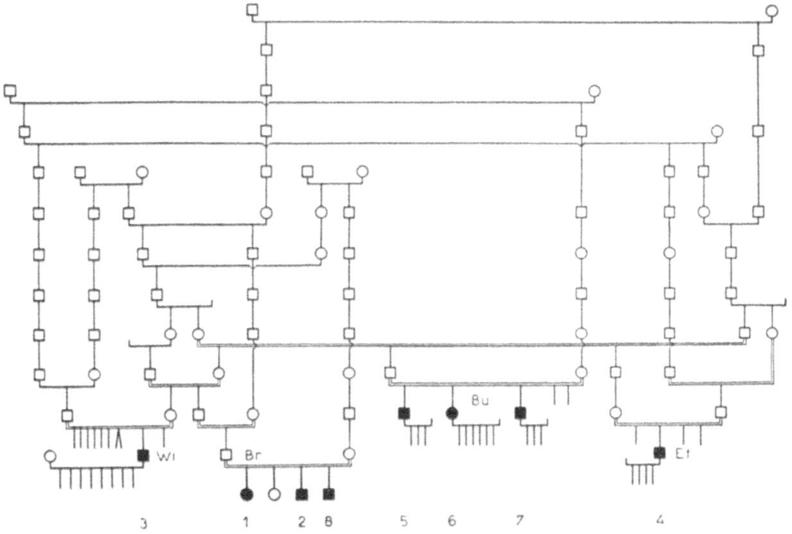

Abb. 9. Stammbaum der größten Familie mit H.F.I. Die Häufigkeit von Verwandtenehen ist auffallend. Bei Patient 1, 2, 4 und 8 wurde die Diagnose H.F.I. auf Grund einer Fructosebelastung, bei den übrigen Fällen auf Grund einer sorgfältigen Anamnese gestellt. Vertikale Linien ohne Kreise oder Quadrate entsprechen gesunden Geschwistern. (Aus Froesch *et al.*, 1959)

Erbgang paßt am besten zu den Befunden in den meisten Familien, indem 1. beide Geschlechter von dieser Krankheit gleichmäßig betroffen sind und 2. Eltern und Kinder von Patienten mit H.F.I. fast immer gesund sind. Verwandtenehen konnten bisher allerdings erst bei zwei Familien mit H.F.I. festgestellt werden.

In drei Familien waren nun allerdings Kinder von Patienten mit H.F.I. von der gleichen Krankheit betroffen. Diese Fälle passen nicht zur obigen Feststellung, daß es sich sehr wahrscheinlich um ein autosomal rezessives Erbleiden handelt, sondern sie würden eher für eine dominante Vererbung sprechen. Es gibt aber auch andere Erklärungsmöglichkeiten. Diese Kinder könnten ohne weiteres von einem Elternpaar stammen, bei dem Vater oder Mutter homozygot ist in bezug auf H.F.I., der andere Elternteil hingegen nur heterozygot und damit phänotypisch normal. Die zweite Erklärung wäre die, daß es sich bei diesen Familien tatsächlich um einen anderen Genotyp mit dominanter Vererbung handeln könnte. Daß auch bei diesen Patienten, falls es überhaupt solche gibt, der Fructose-1-phosphataldolase-Mangel an den Symptomen schuld ist, konnten wir durch eine Biopsie beweisen, welche von einem Patienten entnommen wurde, dessen Vater ebenfalls eine klassische H.F.I. hatte (Froesch, 1965).

Fructosetoleranzteste bei den Eltern von Patienten mit H.F.I. sind normal, obschon dies von einem Autor bestritten wurde (Beyreiss *et al.*, 1968). Raivio *et al.* (1967) fanden bei 5 Eltern von Patienten mit H.F.I. vollständig normale

Fructose-1-phosphataldolase-Aktivitäten in der Leber. Dieser Befund ist auch wieder nur durch eine autosomal-rezessive Vererbung erklärbar, wobei im Gegensatz zur Galaktosämie die heterozygoten Träger der H.F.I. ein funktionell vollständig normales Fructose-1-phosphataldolase-Molekül in der Leber haben (RAIVIO *et al.*, 1967).

X. Familiäre Galaktose- und Fructoseintoleranz

1961 beschrieben DORMANDY u. PORTER eine kombinierte Fructose- und Galaktoseintoleranz bei zwei Schwestern. Die Symptomatologie bei diesen Patientinnen war eindeutig verschieden von derjenigen von Patienten mit H.F.I., denn beide Patientinnen hatten Süßspeisen, Zucker, Schokolade ausgesprochen gern, und die Symptome von Nausea und Erbrechen nach Fructoseeinnahme fehlten vollständig. Beide Monosaccharide führten zu schwersten Hypoglykämien bis zu 20 mg%. Die klinischen Symptome der Hypoglykämie verschwanden jeweils prompt nach intravenöser Glucosegabe. Der Blutzucker fiel nach Galaktose langsamer ab als nach Fructose. Wie bei der H.F.I. fiel nach Fructoseinjektion das anorganische Serumphosphat ziemlich stark ab. Die Galaktose-1-phosphat-uridyltransferase-Aktivität der roten Blutkörperchen war bei beiden Patientinnen normal. Leberenzyme wurden nicht untersucht. SAMOLS u. DORMANDY (1963) untersuchten das immunologisch reaktive Insulin im Blut beider Patientinnen und fanden es im Nüchternzustand bei beiden Patientinnen erhöht. Wie bei der typischen H.F.I. fiel das Seruminsulin während der Fructose- oder Galaktose-induzierten Hypoglykämie ab. Hingegen zeigten beide Patientinnen einen abnorm hohen Plasmainsulinwert nach oraler Glucosegabe, obschon die Blutzuckerkurven normal waren. Es ist zur Zeit nicht möglich, diese Kombination von Hyperinsulinismus einerseits und Galaktose- resp. Fructoseintoleranz andererseits in einen einigermaßen sinnvollen Zusammenhang zu bringen.

XI. Hereditärer Fructose-1-6-diphosphatase-Mangel

BAKER u. Mitarb. (1970) untersuchen zur Zeit in Philadelphia ein Kind, das im nüchternen Zustande immer wieder schwerste Hypoglykämien durchmacht und zweitens auf Fructose mit Hypoglykämien reagiert. Im Gegensatz zur H.F.I. kommt es bei diesem Kind nach Fructoseeinnahme nicht zum Erbrechen. Die Nüchternhypoglykämie stellt sich immer etwa 14—20 Std nach der letzten Mahlzeit ziemlich plötzlich ein. Zu dieser Zeit ist der Glucagontest negativ, d.h. kein Glykogen mehr mobilisierbar, während kurze Zeit nach den Mahlzeiten der Glucagontest vollständig normal ist. Dieses Kind scheint also Glykogen, solange vorhanden, normal mobilisieren zu können, während die Gluconeogenese defekt ist. In der Tat wurde nun bei diesem Kind ein Fructose-1-6-diphosphatase-Mangel in der Leber festgestellt, so daß es offenbar Fructose-1-6-diphosphat nicht in Fructose-6-phosphat umwandeln kann und damit aus Aminosäuren, Milchsäure und Glycerin keine Glucose herstellen kann. Die Ursache der Fructose-induzierten Hypoglykämie ist bei diesem Kinde noch nicht vollständig geklärt. Es ist indessen durchaus denkbar, daß es zu einer Rückstauung von Fructose-1-6-diphosphat über die Triosen zu Fructose-1-phosphat kommt, so daß sich wie bei der H.F.I. Fructose-1-phosphat anhäuft und dadurch die Phosphorylase blockiert wird.

Dieser Mechanismus wäre dem bei der klassischen H.F.I. postulierten ähnlich. Eine Schwester dieser Patientin starb als Säugling an dieser Krankheit, während andere Geschwister und die Eltern gesund sind.

Zusammenfassung

1. $^1/_6$—$^1/_3$ der eingenommenen Kohlenhydratmenge ist Fructose. Mehr als 50% der Fructose wird über den spezifischen Fructoseabbauweg in Leber, Niere und Darm abgebaut. Fructose wird in anderen Zellen, wie z.B. der Fettzelle, durch Hexokinase zu Fructose-6-phosphat phosphoryliert, was nur möglich ist, wenn Glucose in freier Form in der Zelle nicht vorkommt. Bedeutung hat dieser sog. unspezifische Abbauweg der Fructose vor allem im Fettgewebe, zu geringerem Teil vielleicht auch in der Muskulatur.

2. Die essentielle Fructosurie ist eine gutartige asymptomatische Stoffwechselstörung, keine eigentliche Krankheit. Das erste Enzym des spezifischen Fructosestoffwechsels, die Fructokinase, fehlt in Leber, Niere und Darm. Nach Einnahme von Fructose steigt die Fructosekonzentration im Blut sehr hoch an, während die Milchsäure im Blut und der respiratorische Quotient nicht ansteigen. Obschon der spezifische Fructoseabbauweg bei diesen Patienten vollständig blockiert ist, werden 80—90% einer eingenommenen Fructosemenge verstoffwechselt, was darauf hindeutet, daß der unspezifische Fructoseabbauweg über die Hexokinase und Fructose-6-phosphat auch von praktischer Bedeutung sein kann.

3. Die H.F.I. ist durch schwere Hypoglykämien und Erbrechen kurz nach Einnahme von Fructose charakterisiert. Längere Perioden von Fructoseintoxikation bei kleinen Kindern führen zu Wachstums- und Entwicklungsrückstand, Erbrechen, Gelbsucht, Hepatosplenomegalie, Albuminurie, Aminoacidurie, Kachexie und schließlich zum Tode. Diese Kinder entwickeln einen ausgesprochenen Widerwillen gegen alles Süße und gegen Früchte. Das chronische Bild dieses Syndroms wird deshalb nur bei Kleinkindern angetroffen, die sich noch nicht gegen diese Form der Ernährung wehren können. Der H.F.I. liegt ein Mangel an Fructose-1-phosphataldolase in Leber, Niere und Darm zugrunde, und Fructose-1-phosphat häuft sich während Fructosebelastungen intracellulär an. Die Hypoglykämie wird durch einen Block der hepatischen Glucoseabgabe an das Blut und nicht durch einen Hyperinsulinismus verursacht. Sowohl die essentielle Fructosurie wie die H.F.I. werden autosomal rezessiv vererbt.

4. Neuerdings ist ein Fructose-1-6-diphosphatase-Mangel der Leber, ebenfalls ein autosomal-rezessiv vererbtes Leiden, beschrieben worden, welches einerseits durch Spontanhypoglykämien 12—20 Std nach der letzten Mahlzeit und anderseits durch Fructose-induzierte Hypoglykämien gekennzeichnet ist.

5. Bei zwei Geschwistern mit sehr hohen Insulinwerten im Blut wurden durch Fructose und Galaktose ausgelöste Hypoglykämien beschrieben. Die Pathogenese dieses Syndroms ist nicht klar. Sicher handelt es sich nicht um eine klassische H.F.I.

Literatur

Auerswald, W., Kupetz, G.-W.: Beitrag zur Klinik der hereditären Fruktoseintoleranz. Sonderdruck Dtsch. Gesundheitswesen **19**, 875 (1969).

Auricchio, S., Prader, A.: Personal communication.

Baylon, H., Schapira, F., Wegmann, R., Dreyfus, J. C., Moulias, R., Poyart, C., Coumel, Ph.: Note préliminaire sur l'étude clinique, biologique, histochimique et enzymatique de la fructosurie familiale essentielle. Rev. franç. Étud. clin. biol. **7**, 531 (1962).

Bergström, J., Hultmann, E., Roch-Norlund, A. E.: Lactic acid accumulation in connection with fructose administration. Acta med. scand. **184**, 359 (1968).

Beyreiss, K., Willgerodt, H., Theile, H.: Untersuchungen bei heterozygoten Merkmalsträgern für Fructoseintoleranz. Klin. Wschr. **46**, 465 (1966).

Black, J.-A., Simpson, K.: Fructose Intolerance. Brit. Med. J. **4**, 138 (1967).

Bollman, J. L., Mann, C. F.: The physiology of the liver. XIX. The utilization of fructose following complete removal of the liver. Amer. J. Physiol. **96**, 683 (1931).

CAHILL, G. F., JR., ASHMORE, J., EARLE, A. S., ZOTTU, S.: Glucose penetration into liver. Amer. J. Physiol. **192**, 491 (1958).
CHAMBERS, R. A., PRATT, R. T. C.: Idiosyncrasy to fructose. Lancet **1956 II**, 340.
CONARD, V.: Mesure de l'assimilation du glucose: bases théoriques et applications cliniques. Acta gastro-ent. belg. **18**, 655 (1955).
CORI, C. F.: The fate of sugar in the animal body. I. The rate of absorption of hexoses and pentoses from the intestinal tract. J. biol. Chem. **66**, 691 (1925).
CORNBLATH, M., ROSENTHAL, I. M., REISNER, S. H., WYBREGT, S. H., CRANE, R. K.: Hereditary fructose intolerance. New Engl. J. Med. **269**, 1271 (1963).
COTTE, J., MATHIEU, M., NIVELON, J. L., BETHENOD, M., KISSIN, C., COLLOMBEL, C.: Contribution à l'étude du mécanisme de l'hypoglycémie dans l'intolérance au fructose. Clin. chim. Acta **19**, 215 (1968).
CRAIG, J. W., MILLER, M., MACKENZIE, M. S., WOODWARD, H., JR.: The influence of dietary carbohydrate deprivation on the metabolism of intravenously administered fructose and glucose in man. J. clin. Invest. **37**, 118 (1957).
CRANE, R. K.: Intestinal absorption of sugars. Physiol. Rev. **40**, 789 (1960).
CROFFORD, O. B., RENOLD, A. E.: Glucose uptake by incubated epididymal adipose tissue. Rate limiting steps and site of insulin action. J. biol. Chem. **240**, 14 (1965).
DAHLQVIST, A., CRANE, R. K.: The influence of the method of assay on the apparent specificity of rabbit-liver aldolase. Biochim. biophys. (Amst.) **85**, 132 (1964).
DARLINGTON, W., QUASTEL, J. H.: Absorption of sugars from isolated surviving intestine. Arch. Biochem. **43**, 194 (1953).
DESBUQUOIS, B., LARDINOIS, R., GENTIL, C., ODIEVRE, M.: Effects d'une surcharge en phosphate de sodium sur l'hypoglucosémie dans onze observations d'intolérance héréditaire au fructose. Arch. franç. Pédiat. **26**, 21 (1969).
DEUEL, H. J.: Intermediary metabolism of fructose and galactose. Physiol. Rev. **16**, 173 (1936).
DORMANDY, T. L., PORTER, R. J.: Familial fructose and galactose intolerance. Lancet **1961 I**, 1189.
DRECHSLER, E. R., BOYER, P. D., KOWALESKY, A. G.: The catalytic activity of carboxypeptidase-degraded aldolase. J. biol. Chem. **234**, 2627 (1959).
DUBOIS, R., LOEB, H., OOMS, H. A., GILLET, P., BARTMAN, J., CHAMPENOIS, A.: Etude d'un cas d'hypoglycémie fonctionelle par intolérance au fructose. Helv. paediat. acta **16**, 90 (1961).
EDHEM, ERDEN, F., STEINITZ, K.: Etudes sur un cas de lévulosurie essentielle. Acta med. scand. **97**, 455 (1938).
ENGELHARDT-GOELKEL, A., BETZ, B.: Über das Verhalten der Blutphosphate nach Glucose- und Fructosebelastungen. Z. ges. exp. Med. **126**, 214 (1955).
FELBER, J. P., RENOLD, A. E., ZAHND, G. R.: The comparative metabolism of glucose, fructose, galactose and sorbitol in normal subjects and disease states. Mod. Probl. Pädiat. **4**, 467 (1959).
FIEHRING, C., BRAUN, W.: Hereditäre Fructoseintoleranz. Paediat. Fortbild. Prax. **7**, 73 (1968).
FROESCH, E. R.: Fructosurie und Fructoseintoleranz, in: Genetic Defects of Biologically Active Proteins, edited by F. LINNEWEH, p. 242. München: Urban u. Schwarzenberg 1962.
FROESCH, E. R.: Fructose metabolism of adipose tissue of normal and diabetic rats. In: Handbook of Physiology, volume on Adipose Tissue, ed. by RENOLD, A. A., and G. F. CAHILL, JR., p. 281. Washington: Amer. Physiol. Soc. 1965.
FROESCH, E. R.: Essential Fructosuria and Hereditary Fructose Intolerance. In: The Metabolic Basis of Inherited Disease, 3d. ed., ed. by STANBURY, J. B., J. B. WYNGAARDEN, and D. S. FREDRICKSON, p. 131. New York: Mc-Graw-Hill 1972.
FROESCH, E. R., GINSBERG, J. L.: Fructose metabolism of adipose tissue. I. Comparison of fructose and glucose metabolism in epididymal adipose tissue of normal rats. J. biol. Chem. **237**, 3317 (1962).
FROESCH, E. R., GINSBERG, J. L., SEMENZA, G.: Fructose metabolism of adipose tissue, in Fourth International Congress of the International Diabetes Federation, p. 607. Geneva: Médecine et Hygiène 1962.
FROESCH, E. R., PRADER, A., LABHART, A., STUBER, H. W., WOLF, H. P.: Die hereditäre Fructoseintoleranz, eine bisher nicht bekannte kongenitale Stoffwechselstörung. Schweiz. med. Wschr. **87**, 1168 (1957).
FROESCH, E. R., PRADER, A., WOLF, H. P., LABHART, A.: Die hereditäre Fructoseintoleranz. Helv. paediat. acta **14**, 99 (1959).
FROESCH, E. R., REARDON, J. B., RENOLD, A. E.: The determination of inulin in blood and urine using glucose oxidase for the removal of interfering glucose. J. Lab. clin. Med. **50**, 918 (1957).

FROESCH, E. R., WOLF, H. P., BAITSCH, H., PRADER, A., LABHART, A.: Hereditary fructose intolerance: an inborn defect of hepatic fructose-1-phosphate splitting aldolase. Amer. J. Med. **34**, 151 (1963).

GAMMELTOFT, A., KJERULF-JENSEN, K.: Mechanism of renal excretion of fructose and galactose in rabbit, cat, dog, and man (with special reference to phosphorylation theory). Acta physiol. scand. **6**, 368 (1943).

GAMMELTOFT, A., KRUHOHHER, P., LUNDSGAARD, E.: Insulin and the assimilation of fructose. Acta physiol. scand. **8**, 162 (1944).

GENTIL, C., COLIN, J., VALETTA, A. M., ALAGILLE, D., LELONG, M.: Etude du métabolisme glucidique au cours de l'intolérance héréditaire au fructose. Essai d'interprétation de l'hypoglucosémie. Rev. franç. Étud. clin. biol. **9**, 596 (1964).

GINSBERG, J. L.: Fructosestoffwechsel des Fettgewebes. II. Abbauwege der Fructose im epididymalen Fettgewebe der Ratte. Z. ges. exp. Med. **139**, 101 (1965).

GINSBURG, V., HERS, H. G.: On the conversion of fructose to glucose by guinea pig intestine. Biochim. biophys. Acta (Amst.) **38**, 427 (1960).

GMYREK, D., HÜBSCHMANN, K., KLIMMT, G.: Diagnostische und therapeutische Probleme bei der hereditären Fructoseintoleranz. Mschr. Kinderheilk. **116**, 16 (1968).

GÜRTLER, B., SCHMID, A., LEUTHARDT, F.: The heterogeneity of aldolases. Fed. Proc. Europ. Bioch. Soc., in press.

HARDINGE, M. G., SWARNER, J. B., CROOKS, H.: Carbohydrates in foods. J. Amer. diet. Ass. **46**, 197 (1965).

HEERES, P. A., VOS, H.: Fructosuria. A. M. A. Arch. Int. Med. **44**, 47 (1929).

HEINZ, F., LAMPRECHT, W.: Anreicherung und Charakterisierung einer Triosekinase aus Leber. Zur Biochemie des Fructosestoffwechsels. Hoppe-Seylers III. Z. physiol. Chem. **324**, 88 (1961).

HEINZ, F., LAMPRECHT, W., KIRSCH, J.: Enzymes of fructose metabolism in human liver. J. clin. Invest. **47**, 1826 (1968).

HERS, H. G.: La fruktokinase du foie. Biochim. biophys. Acta (Amst.) **8**, 416 (1952).

HERS, H. G.: The conversion of fructose-1-C^{14} and sorbitol-1-C^{14} to liver and muscle glycogen in the rat. J. biol. Chem. **214**, 373 (1955).

HERS, H. G.: L'aldose-réductase: le mécanisme de la formation du fructose séminal et du fructose foetal. Biochim. biophys. Acta (Amst.) **37**, 120, 127 (1960).

HERS, H. G.: Augmentation de l'activité de la glucose-6-phosphatase dans l'intolérance au fructose. Rev. internat. Hépat. **12**, 6 (1962).

HERS, H. G., JOASSIN, G.: Anomalie de l'aldolase hépatique dans l'intolérance au fructose. Enzymol. biol. clin. **1**, 4 (1961).

HERS, H. G., KUSAKA, T.: Le métabolisme du fructose-1-phosphate dans le foie. Biochim. biophys. Acta (Amst.) **11**, 427 (1953).

HIGASHI, A., PETERS, L.: A rapid colorimetric method for the determination of inulin in plasma and urine. J. Lab. clin. Med. **35**, 475 (1950).

HOLZER, H., HOLLDORF, A.: Anreicherung, Charakterisierung und biologische Bedeutung einer D-Glycerat-kinase aus Rattenleber. Biochem. Z. **329**, 283 (1957).

HÜBSCHMANN, K., COBET, G.: Beitrag zur hereditären Fructoseintoleranz. Dtsch. Med. Wschr. **89**, 938 (1964).

HÜBSCHMANN, K., COBET, G., FRIEDEL, E.: Untersuchungen zur hereditären Fructoseintoleranz. Paediat. Grenzgeb. **4**, 107 (1965).

ICHIHARA, A., GREENBERG, D. M.: Studies on the purification and properties of D-glyceric acid kinase. J. biol. Chem. **225**, 949 (1957).

JEUNE, M., PLANSON, E., COTTE, J., BONNEFOY, S., NIVELON, J. L., SKOSOWSKY, J.: L'intolérance héréditaire au fructose, à propos d'un cas. Pédiatrie **16**, 605 (1961).

KALETTA-GMUENDER, U., WOLF, H. P., LEUTHARDT, F.: Chromatographische Trennung von I-Phosphofructoaldolase und Diphosphofructoaldolase der Leber. Helv. chim. acta **40**, 1027 (1957).

KJERULF-JENSEN, K.: The phosphate esters formed in the liver tissue of rats and rabbits during assimilation of hexoses and glycerol. Acta physiol. scand. **4**, 249 (1942).

KLIMMT, G., HÜBSCHMANN, K., GMYREK, D.: Untersuchungen zur Verminderung des Fructosegehalts der Kartoffel. Ein Beitrag zur diätetischen Behandlung der hereditären Fructoseintoleranz. Mschr. Kinderheilk. **116**, 21 (1968).

KUYPER, CH. M. A.: Studies on fructokinase. I. Substrate specificity. Proc. kon. ned. Akad. Wet. B. **62**, 137 (1959).

LAMPRECHT, W., HEINZ, F.: Isolierung von Glycerin-aldehyd-dehydrogenase aus Rattenleber. Zur Biochemie des Fructosestoffwechsels. Z. Naturforsch. **13**b, 464 (1958).

LARON, Z.: Essential benign fructosuria. Arch. Dis. Childh. **36**, 273 (1961).

LASKER, M.: Essential fructosuria. Hum. Biol. **13**, 51 (1941).

Lederle, E., Lederle, M.: Chromatography: A Review of Principles and Applications, 2nd. ed., p. 245. Amsterdam: Elsevier 1957.

LeFevre, P. G., Davies, R. I.: Active transport into the human erythrocytes: evidence from comparative kinetics and competition among monosaccharides. J. gen. Physiol. **34**, 515 (1951).

Lelong, M., Alagille, D., Gentil, C., Colin, J., Tupin, J., Bouguier, J.: Cirrhose hépatique et tubulopathie par absence congenitale de l'aldolase hépatique: intolérance héréditaire au fructose. Bull. Soc. méd. hôp. Paris **113**, 58 (1962).

Leuthardt, F., Testa, E.: Über die Phosphorylierung der Ketosen. Helv. physiol. pharmacol. acta **8**, 67 (1950).

Leuthardt, F., Testa, E., Wolf, H. P.: Der enzymatische Abbau des Fructose-1-phosphats in der Leber. III. Mitteilung über den Stoffwechsel der Fructose in der Leber. Helv. chim. acta **36**, 227 (1953).

Leuthardt, F., Wolf, H. P.: Über die Spezifität der Aldolasen. Helv. chim. acta **37**, 1734 (1954).

Levin, B., Oberholzer, V. G., Snodgrass, G. J. A. I., Stimmler, L., Wilmers, M. J.: Fructosemia: an inborn error of fructose metabolism. Arch. Dis. Childh. **38**, 220 (1963).

Levin, B., Snodgrass, G. J. A. I., Oberholzer, V. G., Burgess, E. A., Dobbs, R. H.: Fructosemia; observation on seven cases. Amer. J. Med. **45**, 826 (1968).

Levine, R., Huddleston, B.: The comparative action of insulin on the disposal of intravenous fructose and glucose. Fed. Proc. **6**, 151 (1947).

Mackler, B., Guest, G. M.: Effects of insulin and glucose on utilization of fructose by isolated rat diaphragm. Proc. Soc. exper. Biol. (N.Y.) **83**, 327 (1953).

Marble, A.: Diagnosis of less common glycosurias, including pentosuria and fructosuria. Med. Clin. N. Amer. **31**, 313 (1947).

Marthaler, T. M., Froesch, E. R.: Hereditary fructose intolerance. Dental status of eight patients. Brit. dent. J. **123**, 597 (1967).

Marthaler, T. M., Froesch, E. R.: Ist Weißbrot kariogen? Schweiz. Mschr. Zahnheilk. **77**, 630 (1967).

Mass, R. E., Smith, W. R., Walsh, J. R.: The association of hereditary fructose intolerance and renal tubular acidosis. Am. J. med. Sci. **251**, 516 (1966).

Mendeloff, A. J., Weichselbaum, T. E.: The role of the human liver in the assimilation of intravenously administered fructose. Metabolism **2**, 450 (1953).

Metz, R., Mako, M., Franklin, J.: The metabolism of fructose in diabetes mellitus. J. Lab. clin. Med. **69**, 494 (1967).

Milhaud, G.: Téchnique nouvelle de mise en évidence d'erreurs congénitales du métabolisme chez l'homme. Arq. Bras. Endocrin. **13**, 49 (1964).

Miller, M., Craig, J. W., Drucker, W. R., Woodward, H., Jr.: The metabolism of fructose in man. Yale, J. Biol. Med. **29**, 355 (1956).

Miller, M., Drucker, W. R., Owens, J. E., Craig, J. W., Woodward, H., Jr.: Metabolism of intravenous fructose and glucose in normal and diabetic subjects. J. clin. Invest. **31**, 115 (1952).

Morgan, H. E., Henderson, M. J., Regen, D. M., Park, C. R.: Regulation of glucose uptake in muscle. I. The effects of insulin and anoxia on glucose transport and phosphorylation in the isolated perfused heart of normal rats. J. biol. Chem. **236**, 253 (1961).

Morris, R. C., Jr.: An experimental renal acidification defect in patients with hereditary fructose intolerance. I. Its resemblance to renal tubular acidosis. J. clin. Invest. **47**, 1389 (1968).

Morris, R. C., Jr.: An experimental renal acidification defect in patients with hereditary fructose intolerance. II. Its distinction from classical renal tubular acidosis; its resemblance to the renal acidification defect associated with the Fanconi syndrome of children with cystinosis. J. clin. Invest. **47**, 1648 (1968).

Morris, R. C., Jr., Ueki, I., Loh, D., Eanes, R. Z., Melin, P.: Absence of renal fructose-1-phosphate aldolase activity in hereditary fructose intolerance. Nature (Lond.) **214**, 920 (1967).

Nikkilä, E. A., Somersalo, O., Pitkänen, E., Perheentupa, J.: Hereditary fructose intolerance, an inborn deficiency of liver aldolase complex. Metabolism **11**, 727 (1962).

Nivelon, J. L., Mathieu, M., Kissin, C., Collombel, C., Cotte, J., Bethenod, M.: Intolérance au fructose. Observation et mécanisme physiopathologique de l'hypoglucosémie. Ann. Pédiat. **43**, 817 (1967).

Nordmann, Y., Schapira, F., Dreyfus, J. C.: A structurally modified liver aldolase in fructose intolerance: immunological and kinetic evidence. Biochem. biophys. Res. Comm. **31**, 884 (1968).

Park, C. R., Johnson, L. H., Wright, J. H., Jr., Batsel, H.: Effect of insulin on transport of several hexoses and pentoses into cells of muscle and brain. Amer. J. Physiol. **191**, 13 (1957).

PEANASKY, R. J., LARDY, H. A.: Bovine liver aldolase. I. Isolation, crystallization and some general properties. II. Chemical and physical measurements on the crystalline enzymes. J. biol. Chem. **233**, 365, 371 (1958).

PEARSON, C. M., RIMER, D. G.: Evidence of direct utilization of fructose in working muscle. Proc. Soc. Exper. Biol. (N.Y.) **100**, 671 (1959).

PENHOET, E., RAJKUMAR, T., RUTTER, W. J.: Multiple forms of fructose diphosphate aldolase in mammalian tissues. Proc. nat. Acad. Sci. (Wash.) **56**, 1275 (1966).

PERHEENTUPA, J., PITKÄNEN, E., NIKKILÄ, E. A., SOMERSALO, O., HAKOSALO, J.: Hereditary fructose intolerance, a clinical study of 4 cases. Ann. paediat. fenn. **8**, 221 (1962).

PHILIPS, M. J., PATH, M. C., LITTLE, J. A., PTAK, T. W.: Subcellular pathology of hereditary fructose intolerance. Amer. J. Med. **44**, 910 (1968).

PITKANEN, E., PERHEENTUPA, J.: Eine biochemische Untersuchung über zwei Fälle von Fructoseintoleranz. Ann. paediat. fenn. 8, 236 (1962).

PLETSCHER, A., FAHRLAENDER, H., STRAUB, H.: Zum Kohlenhydratstoffwechsel. III. Fructoseumsatz bei Gesunden, Diabetikern und Leberkranken. Helv. physiol. pharmakol. acta **9**, 46 (1951).

RAIVIO, K., PERHEENTUPA, J., NIKKILÄ, E. A.: Aldolase activities in the liver in parents of patients with hereditary fructose intolerance. Clin. chim. Acta **17**, 275 (1967).

REINECKE, R. M.: The kidney as a locus of fructose metabolism. Amer. J. Physiol. **141**, 669 (1944).

RENOLD, A. E., THORN, G. W.: Clinical usefulness of fructose. Amer. J. Med. **19**, 163 (1955).

ROE, J. H., EPSTEIN, J. H., GOLDSTEIN, N. P.: A photometric method for the determination of inulin in plasma and urine. J. biol. Chem. **178**, 839 (1949).

ROYER, P., LESTRADET, H., HABIB, R., LARDINOIS, R., DESBUQUOIS, B.: L'intolérance héréditaire au fructose. Bull. soc. méd. Hôp. Paris **115**, 805 (1964).

RUTTER, J. W., RICHARDS, O. C., WOODFIN, B. M.: Comparative studies of liver and muscle aldolase. I. Effect of carboxpeptidase on catalytic activity. J. biol. Chem. **236**, 3193 (1961).

SACHS, B., STERNFELD, L., KRAUS, G.: Essential fructosuria: its pathophysiology. Amer. J. Dis. Child. **63**, 252 (1942).

SACREZ, R., JUIF, J.-G., METAIS, P., SOFATZIS, J., DOUROF, N.: Un cas mortel d'intolérance héréditaire au fructose. Etude biochimique et enzymatique. Pédiatrie **17**, 875 (1962).

SALOMON, L. L., JOHNSON, J. E.: Transfer of fructose and glucose across surviving guinea pig intestine. Arch. Biochem. **82**, 179 (1959).

SAMOLS, E., DORMANDY, T. L.: Insulin response to fructose and galactose. Lancet **1963 I**, 478.

SCHAMBYE, P., TARDING, F.: Changes induced by insulin and tolbutamide in the glucose output of the liver. Ann. N.Y. Acad. Sci. **74**, 557 (1959).

SCHAPIRA, F., DREYFUS, J. C.: L'aldolase hépatique dans l'intolérance au fructose. Rev. franç. Études clin. Biol. **12**, 486 (1967).

SCHAPIRA, F., NORDMANN, Y., DREYFUS, J. C.: La lésion biochimique de l'intolérance héréditaire au fructose. Détection immunologique d'une aldolase modifiée. Rev. franç. Étud. clin. Biol. **13**, 267 (1968).

SCHAPIRA, F., SCHAPIRA, G., DREYFUS, J. C.: La lésion enzymatique de la fructosurie bénigne. Enzymol. biol. clin. **1**, 170 (1961/1962).

SCHMIDT, E., SCHMIDT, F. W., WILDHIRT, E.: Vergleichende Aktivitäts-Bestimmungen von Enzymen des energieliefernden Stoffwechsels in der menschlichen und in der Rattenleber. Klin. Wschr. **36**, 172 (1958).

SCHMIDT, E., SCHMIDT, F. W., WILDHIRT, E.: Fermentaktivitäts-Bestimmungen in der menschlichen Leber. 6. Mitteilung. Klin. Wschr. **37**, 1221 (1959).

SCHWARTZ, R., GAMSU, H., MULLIGAN, P. B., REISNER, S. H., WYBREGT, S. H., CORNBLATH, M.: Transient intolerance toward fructose in the newborn. J. clin. Invest. **43**, 333 (1964).

SHOEMAKER, W. C., MAHLER, R., ASHMORE, J.: The effect of insulin on the hepatic glucose metabolism in the unanesthetized dog. Metabolism 8, 494 (1959).

SILVER, S., REINER, M.: Essential fructosuria: report of 3 cases with metabolic studies. A. M. A. Arch. Int. Med. **54**, 412 (1934).

SLEIN, M. W., CORI, G. T., CORI, C. F.: Comparative study of hexokinase from yeast and animal tissue. J. biol. Chem. **186**, 763 (1950).

SMITH, L. H., JR., ETTINGER, R. H., SELIGSON, D.: A comparison of the metabolism of fructose and glucose in hepatic disease and diabetes mellitus. J. clin. Invest. **32**, 273 (1953).

STEINITZ, H.: Untersuchungen zur Pathologie des Fructosestoffwechsels: reine Fructosurie bei Geschwistern: Diabetes und Fructose-Stoffwechsel. Gastroenterologia (Basel) **64**, 334 (1939).

STEINITZ, H., STEINITZ, K., MIZRACHI, O.: Essentielle Fructosurie: Untersuchungen des intermediären Stoffwechsels bei intravenöser Fructosebelastung. Schweiz. med. Wschr. **93**, 756 (1963).

SWALES, J. D., SMITH, A. D. M.: Adult fructose intolerance. Quart. J. Med. **35**, 455 (1966).
VILLAR-PALASI, C., SOLS, A.: Phosphorylation du fructose par la phosphofructokinase du muscle. Bull. Soc. Chim. Biol. (Paris) **39**, Suppl. **2**, 71 (1957).
WALLENFELS, K.: Über das Vorkommen freier Fructose im menschlichen Blut. Naturwissenschaften **38**, 238 (1951).
WOLF, H. P., FROESCH, E. R.: Über Aldolasen. IV. Mitteilung. Enzymaktivitäten in der Leber bei hereditärer Fructoseintoleranz. Biochem. Z. **337**, 328 (1963).
WOLF, H. P., LEUTHARDT, F.: Über die Glycerindehydrogenase der Leber. Helv. chim. Acta **36**, 1463 (1953).
WOLF, H. P., ZSCHOKKE, B., WEDENMEYER, F. W., HUEBNER, W.: Angeborene hereditäre Fructoseintoleranz. Klin. Wschr. **37**, 693 (1959).
ZÖLLNER, N., HEUCKENKAMP, P. U., NECHWATAL, W.: Über die Verwertung und renale Ausscheidung von Fructose während ihrer langdauernden intravenösen Zufuhr. Klin. Wschr. **46**, 1300 (1968).

Addendum

Seit der Niederschrift dieses Kapitels sind einige bedeutende Arbeiten erschienen, die erwähnt werden müssen.

BALLY (in Vorbereitung) hat gezeigt, daß die Kondensation von Triosen zu Fructose-1,6-Diphosphat durch Fructose-1-Phosphat an der Muskelaldolase, nicht aber an der Leberaldolase gehemmt wird. Auch die in der Leber von H.F.I.-Patienten vorhandene Rest-Aldolase wird wie die Muskelaldolase durch Fructose-1-Phosphat gehemmt. Damit läßt sich, wie schon früher postuliert wurde, die Blockierung der Gluconeogenese bei der H.F.I. nach Fructoseeinnahme eindeutig erklären.

KAUFMANN (in Vorbereitung) hat menschliche Leberphosphorylase gereinigt und die kompetitive Hemmung der Glykogenspaltung durch Fructose-1-Phosphat eindeutig gezeigt. Dabei hat sich eine unserer früheren Annahmen bestätigt, daß nämlich die Hemmung der Phosphorylase durch Fructose-1-Phosphat bei niedrigen Konzentrationen von anorganischem Phosphat ausgeprägter ist. Hohe F-I-P-Konzentrationen bei niedrigem intracellulärem anorganischem Phosphat sind folglich die Hauptfaktoren für die Fructose-induzierte Hypoglykämie bei der H.F.I.

Immer mehr findet Fructose (oft in Form von Saccharose) Eingang in die Säuglingsernährung. Dies wirkt sich bei Säuglingen mit H.F.I. katastrophal aus. Häufiger als früher wird heute die Diagnose H.F.I. zu spät gestellt, und die Säuglinge kommen ad exitum. Mehrfach sind Fälle von H.F.I. zuerst als akute Tyrosinosen diagnostiziert worden (LINDEMANN *et al.*, 1969; LINDEMANN *et al.*, 1970).

Nach der Erstbeschreibung des hereditären Fructose-1,6-Diphosphatase-Mangels durch BAKER u. WINEGRAD (1970) sind zwei weitere ähnliche Patienten beschrieben worden. Bei beiden stand die Milchsäure-Acidose im Vordergrund. Im übrigen wurden die Befunde von BAKER u. WINEGRAD (1970) bestätigt (BÄRLOCHER *et al.*, 1971; HÜLSMANN u. FERNANDES, 1971).

Literatur

BÄRLOCHER, K., GITZELMANN, R., NUESSLI, ROSMARIE, DUMERMUTH, G.: Infantile lactic acidosis due to hereditary fructose-1,6-diphosphatase deficiency. Helv. paediat. Acta **26**, 489 (1971).
BAKER, L., WINEGRAD, A. I.: Fasting hypoglycemia and metabolic acidosis associated with deficiency of hepatic fructose-1,6 diphosphatase activity. Lancet **1970 I**, 13.
HUELSMANN, W. C., FERNANDES, J.: A child with lactacidemia and fructose diphosphatase deficiency in the liver. Pediat. Res. **5**, 633 (1971).
LINDEMANN, R., GJESSING, L. R., MERTON, B., HALVORSEN, S.: Fructosemia / "Acute-Tyrosinosis". Lancet **1969 I**, 891.
LINDEMANN, R., LEIV, R., MERTON, B., LOEKEN, A. CHR., HALVORSEN, S.: Amino acid metabolism in hereditary fructosemia. Acta Paediat. Scand. **59**, 141 (1970).

Galaktosämie

(Hereditäre Galaktose-Intoleranz)

Von

A. Holzel

Mit 6 Abbildungen

Ein Zusammenhang von Galaktose-Ausscheidung im Harn, Milchnahrung und Lebercirrhose wurde ursprünglich bei einem Erwachsenen von R. Bauer im Jahre 1906 angenommen. Darauf beruhte der von ihm entwickelte Galaktose-Toleranz-Test.

Zwei Jahre später konnte von Reuss erstmalig bei einem 8 Monate alten Säugling eine Verknüpfung dieser Symptome beobachten (1908). Das Kind war geistig und körperlich zurückgeblieben. Es hatte Leber- und Milzvergrößerung und vertrug weder Frauen- noch Kuhmilch. Es starb nach dreiwöchigem Spitalaufenthalt. Die Autopsie ergab eine typische Laennecsche Lebercirrhose.

Im Laufe des folgenden Vierteljahrhunderts wurden nur ganz vereinzelte Beobachtungen berichtet (Göppert, 1917; Unshelm, 1934; Mason u. Turner, 1935). Erst in den Jahren nach dem Zweiten Weltkriege häuften sich die in der Literatur beschriebenen Fälle, die das klinische Bild der Erkrankung vervollständigten (Bruck u. Rappoport, 1945; Mellinkoff, Roth u. Maclagan, 1945; Goldbloom u. Brickman, 1946; Goldstein u. Ennis, 1948; Bell *et al.*, 1950; Townsend *et al.*, 1951; Donnell u. Lann, 1951; Gorter, 1951).

Eine Erweiterung des biochemischen Verständnisses erfolgte 1952, als Holzel *et al.* und unabhängig von ihnen Bickel u. Hickmans Studien über das Auftreten einer charakteristischen Aminoacidurie bei der Galaktoseintoleranz veröffentlichten. Dies wurde grundsätzlich durch die Untersuchungen von Schwarz *et al.* (1955) vertieft, die die Anhäufung von Galaktose-1-phosphat in den roten Blutkörperchen der Erkrankten, wenn sie eine galaktosehaltige Nahrung zu sich nahmen, nachwiesen. 1956 konnten Kalckar *et al.* überzeugend darstellen, daß es sich bei der Galaktosämie um den Mangel eines einzelnen Enzyms, der Galaktose-1-phosphat-Uridyltransferase handelt.

Definition. Galaktosämie ist eine hereditäre Stoffwechselanomalie, die durch hohe Blutgalaktosewerte und Ausscheidung von Galaktose im Harn gekennzeichnet ist. Der rezessive Erbgang betrifft den Mangel des Fermentes Galaktose-1-phosphat-Uridyltransferase. Ausfall der Aktivität dieses Enzyms führt zum Block in der Kette der Stoffwechselreaktionen, die zur Konversion von Galaktose in Glucose erforderlich sind. Das intermediäre Stoffwechselprodukt Galaktose-1-phosphat häuft sich in den Geweben und Erythrocyten an und bedingt in der Folge eine Unterbindung anderer Fermentreaktionen. Die meistgeschädigten Organe sind Leber, Hirn und Linsen. Klinisch äußert sich dies akut oder in einem charakteristischen Spätsyndrom von Oligophrenie, Katarakten und Lebercirrhose.

Häufigkeit. Die bisher vorliegenden Zahlenangaben sind nur als ungefähr anzusehen, da keine umfassenden Bevölkerungsstudien vorliegen.

Außerdem muß in Betracht gezogen werden, daß wahrscheinlich eine Anzahl von Säuglingen der Erkrankung erliegt, ohne daß ihre Natur erkannt wird und andererseits die Symptome so geringfügig sein können, daß die richtige Diagnose übersehen wird.

Im Jahre 1958 wurde die Häufigkeit der Galaktoseintoleranz in Großbritannien auf einen Fall unter 65000 Einwohnern geschätzt, nach neueren Berechnungen hingegen auf ungefähr 1:40000. Die korrespondierende Zahl für die Vereinigten Staaten von Nordamerika wird mit 1:19000 angegeben (Hansen *et al.*, 1964). In Dänemark wurden im Zeitabschnitt 1952—1964 12 Galaktosämiekranke diagnostiziert. Dies würde auf eine Krankheitshäufigkeit von 1:70000 hinweisen. Berechnungen der Anzahl der heterozygoten Genträger auf Grund von Laboratoriumsuntersuchungen der Transferase-Aktivität bei Gesunden ergibt eine Häufigkeit von 1 pro 50 (Brandt u. Tolstrup, 1967), ähnlich den in Amerika gefundenen Zahlen. Dies ließe auf eine größere Häufigkeit der Erkrankung schließen. Doch fanden Komrower u. Lee (1970) bei einem Versuch, alle lebenden Galaktosämiepatienten auf ihre geistige und körperliche Entwicklung hin nachzuprüfen, in Großbritannien nur 60 Patienten.

I. Pathophysiologie und Biochemie

Wenige Stoffwechselstörungen sind so weitgehend geklärt worden wie die Galaktosämie. Dies beruht wesentlich darauf, daß es Leloir und seiner Arbeitsgruppe gelang, die für die wechselweise Umwandlung von Galaktose und Glucose bei intakter Kohlenstoffkette erforderlichen Fermentreaktionen zu klären (Fisher u. Weinland, 1965).

Die erste Reaktion in der Konversion der Galaktose zur Glucose ist die Phosphorylierung der Galaktose an C-1 durch eine spezifische Kinase, die Galaktokinase, in der Anwesenheit von Adenosin-Triphosphat zu Galaktose-1-phosphat. Diese Reaktion ist nur bedingt reversibel. In der folgenden Reaktion wird Galaktose-1-phosphat in Glucose-1-phosphat umgewandelt. Im Beisein des Cofaktors Uridin-Diphosphoglucose katalysiert das Ferment Galaktose-1-phosphat-Uridyl-Transferase die Übertragung des Uridyls aus Uridin-Diphosphoglucose auf Galaktose-1-phosphat und führt so zur Bildung von Uridin-Diphosphogalaktose. Das Galaktosenucleotid bestreitet die Galaktosebedürfnisse jener Gewebe, die Galaktoseverbindungen enthalten wie z.B. die Mucopolysaccharide, Cerebroside und Ganglioside. Ein weiterer Schritt auf dem Leloir-Weg wird durch das Ferment UDP-Galaktose-4-Epimerase katalysiert. Die Umwandlung von Uridin-Diphosphogalaktose in Uridin-Diphosphoglucose ist reversibel. Daraus ergibt sich, daß Uridin-Diphosphogalaktose aus dem Glucosenucleotid gebildet werden kann, welches seinen Ursprung in Glucose-1-phosphat hat. Das Ferment, das die Synthese des Cofaktors Uridin-Diphosphoglucose katalysiert, ist die Pyrophosphat-Uridyltransferase. Eine wichtige Folge der Reaktionen des Leloir-Weges ist somit die Unabhängigkeit der galaktosehaltigen Gewebe von der exogenen Galaktosezufuhr.

Ursprünglich wurden die Krankheitserscheinungen bei der Galaktosämie der parallel mit dem hohen Galaktosespiegel im Blute sich entwickelnden Hypoglykämie zugeschrieben. Klinisch und experimentell jedoch konnte diese Ansicht nicht bestätigt werden.

Direkte Gewebstoxicität der Galaktose wie auch die Hypothese, daß ein Aminosäurenmangel den Symptomen zugrunde läge, konnte kritischer Prüfung nicht standhalten.

Die Beobachtung, daß Galaktose-1-phosphat in den Erythrocyten galaktosämischer Kinder in beträchtlichen Quantitäten anzutreffen war, solange ihre Nahrung Galaktose enthielt (SCHWARZ *et al.*, 1955), führte innerhalb kurzer Zeit zur Feststellung des Mangels von Galaktose-1-phosphat-Uridyltransferase als Basis der Erkrankung (KALCKAR *et al.*, 1956). Gewebsuntersuchungen von Patienten, die der Erkrankung erlagen, ergaben Ansammlungen von Galaktose-1-phosphat in Gehirn, Linsenkapseln, Leber, Nieren und Nebennieren. Es schien deshalb wahrscheinlich, daß Galaktose-1-phosphat in allen Geweben bei unbehandelter Erkrankung zu finden sei. Da weitere in vitro-Untersuchungen darauf hinweisen, daß das Galaktosephosphat die Aktivität einer Reihe von wichtigen Enzymen, besonders der Phosphoglucomutase und der Glucose-6-phosphat-Dehydrogenase beeinträchtigt, wurde allgemein angenommen, daß es für die Pathogenese der Galaktosämie verantwortlich sei.

Parallel mit der Anhäufung von Galaktosephosphat in den roten Blutkörperchen kam es zu einer teilweisen Reduzierung der Sauerstoffaufnahme (SCHWARZ *et al.*, 1956). Spätere Untersuchungen zeigten jedoch, daß die Akkumulierung von Galaktosephosphat nicht die Glykolyse in den Erythrocyten der Galaktosämiker behindert (ZIPURSKY *et al.*, 1965).

Die Phosphoglucomutase findet sich in allen Geweben. Sie katalysiert die Umwandlung von Glucose-1-phosphat in Glucose-6-phosphat, eine Reaktion, die für den Glucosestoffwechsel sehr wichtig ist, und zum weiteren Abbau im Embden-Meyerhofschen Weg führt.

Freie Galaktose scheint keinen hemmenden Effekt auf die Glucomutase, zumindest in vitro, auszuüben. Wenn Galaktosephosphat einen Wert von ungefähr dem 60fachen des Normalen erreicht, kann es möglicherweise auch die Aktivität der Galaktokinase herabsetzen. Diese Annahme würde zwanglos den hohen Galaktosespiegel im Blute und die Galaktosurie bei abwesender Uridyltransferase erklären. Galaktosephosphat hat sich als wachstumshemmend auf Gewebekulturen, die Zellen von Galaktosämiepatienten propagierten, und auf spezielle Stämme von Colibakterien, die keine Uridyltransferase in ihrem Enzymsystem enthalten, erwiesen (KROOTH u. WEINBERG, 1961; KURAHASHI u. WAHBA, 1958). Es ist aber wohl nicht das einzige intermediäre Stoffwechselprodukt, das eine schädliche Wirkung auf die Zellfunktion beim Galaktosämiker auslöst. Galaktitol, der Zuckeralkohol der Galaktose, wurde im Harn von Galaktosämiepatienten in beträchtlichen Mengen vorgefunden (WELLS *et al.*, 1964) und kurze Zeit später auch in anderen Geweben nachgewiesen. Hirn enthielt 2% des Trockengewichtes an diesem Zuckeralkohol (WELLS *et al.*, 1965).

Im tierischen Organismus wird die Bildung von Galaktitol (Dulcitol) aus D-Galaktose durch das Enzym Aldosereduktase katalysiert.

Ursprünglich in der Samenblase des Hammels, konnte das Ferment auch in der Placenta der Wiederkäuer sowie in der Augenlinse von Ratte, Katze, Kalb und Mensch gefunden werden. Das im fetalen Blut der Wiederkäuer vorkommende Galaktitol spielt wegen seiner kleinen Menge kaum eine Rolle in der Ernährung des Feten. Im allgemeinen kommt es zur Anreicherung von Galaktitol im tierischen Gewebe nur dann, wenn die exogen angebotene Galaktose auf dem Leloir-Weg nicht bewältigt werden kann. Die Membran der roten Blutkörperchen ist für Galaktitol impermeabel (FISCHER u. WEINLAND, 1965) Auch beim experimentellen Zuckerkatarakt der Ratte wurde nachgewiesen, daß es zu einer schnellen Ansammlung von Galaktitol in den Linsenfasern kommt, da dieser Zuckeralkohol nicht von einer Polyoldehydrogenase zu einem Ketozucker oxidiert wird (VAN HEYNINGEN, 1959; KINOSHITA *et al.*, 1963). Da die Zellmembranen in der Linse auch für den Zuckeralkohol undurchlässig sind, kommt es zur Wasseraufnahme, um die Osmolarität sicherzustellen. Die entstandene hydropische Schwellung ist wahrscheinlich eine weitere Ursache der Linsentrübung. Außerdem wird angenommen, daß andere biochemische Veränderungen beim Galaktosekatarakt, wie der Verlust von reduziertem Glutathion und ein Anstieg der Peroxide und Oxidation von Protein-SH-Gruppen eine Rolle spielen können. Ratten, die auf eine galaktosereiche Diät gesetzt wurden, zeigten den höchsten Galaktitolgehalt im peripheren Nervengewebe, wo die Schwannschen Zellen anscheinend der Sitz der Aldosereduktase sind (STEWART *et al.*, 1967; GABBAY u. O'SULLIVAN, 1968).

Obzwar dem Galaktitol zweifellos pathogenetische Bedeutung zugemessen werden kann, steht es jedoch in keiner Weise fest, wie weit sie sich erstreckt. Es gelang nicht, Katarakte bei Ratten mit einer Galaktitol-Diät hervorzurufen (WILSON, 1969).

II. Galaktokinase-Mangelkrankheit

1965 berichtete GITZELMANN einen bisher unbekannten Enzymmangel in den Erythrocyten eines Patienten, der im Jahre 1933 als Galaktosediabetes beschrieben worden war (FANCONI, 1933). Es handelte sich hier um die Abwesenheit der Galaktokinase-Aktivität, jenes Fermentes, das die Phosphorylierung der Galaktose katalysiert und die erste Reaktion im Leloir-Weg bildet. Zur Zeit war der Patient 43 Jahre alt. Schon seit früher Jugend hatte er an Linsentrübungen gelitten. Nach Milcheinnahme stieg der Galaktosegehalt im Blute des Patienten steil an. Galaktose fand sich im Harn in großen Mengen. Seine Intelligenz war normal. Die roten Blutkörperchen wurden mit Galaktose-^{14}C inkubiert und die Reaktionsprodukte mittels Papierchromatographie separiert. Galaktosephosphat wurde nicht gefunden. Nach Inkubation des Erythrocytenhämolysats mit Galaktose-1-^{14}C wurden nur minimale Quantitäten von $^{14}CO_2$ gebildet (GITZELMANN, 1967). THALHAMMER *et al.* (1968) fand die Enzymstörung bei einem Neugeborenen, LINNEWEH (1970) bei einem 5 Wochen alten Säugling, bei dem sich die Linsentrübungen bereits entwickelt hatten, sich aber nach galaktosefreier Diät in kurzer Zeit vollkommen zurückbildeten. Die bisher erwähnten Fälle stammen aus Zigeunerfamilien.

Aus Nordamerika berichten MONTELEONE (1971) die Erkrankung bei einem 9 Jahre alten Mädchen. In ihren Erythrocyten war die Galaktokinase-Aktivität fast vollkommen abwesend. Sie hatte Katarakte, Galaktosurie und Galaktosämie. Unter den heterozygoten Verwandten fanden sich mehrere mit Linsentrübungen, obzwar ungefähr 50% der Galaktokinase-Aktivität in ihren Erythrocyten nachweisbar war. PICKERING und HOWELL (1972) berichteten über einen weiteren Fall aus den Vereinigten Staaten. Es handelte sich hier um ein 19jähriges Mädchen, das außer den schon beschriebenen Krankheitserscheinungen auch schwere epileptische Anfälle und eine fortschreitende Gehirnschädigung aufwies. Wie weit der Enzymmangel dafür verantwortlich ist, muß vorläufig dahingestellt bleiben. Es gelang den Untersuchern, den Enzymmangel auch in den Fibroblasten einer Gewebekultur nachzuweisen, die von einer 4 mm-Hautbiopsie gewonnen wurde. Sollten diese Befunde auch weiterhin bestätigt werden, dann ergibt sich die Möglichkeit einer antenatalen Diagnose aus den durch Amniocentese gewonnenen Zellen, wenn sie im Kulturverfahren ausgewertet wurden.

Die von der Stoffwechselanomalie Betroffenen zeigen als einzigen bleibenden Defekt Katarakte der Augenlinsen. Intellektuelle Rückständigkeit gehört nicht zum Bilde der Erkrankung. Solange der Patient Milch zu sich nimmt, bleibt der Galaktosespiegel im Blute hoch. Zwei Drittel der aufgenommenen Galaktose werden im Harn ausgeschieden, 20% davon als Galaktitol. Diese hohe Ausscheidung des Zuckeralkohols bei Galaktokinasemangel bestärkt die Resultate der experimentellen Kataraktforschung, die ihm pathogenetische Bedeutung zuschreibt (GITZELMANN, 1969). Obzwar Galaktitol den Einbau von Myoinositol in das Phosphatidylinositol herabsetzt, scheint seine Anhäufung im Hirn keinen nachweisbaren Schaden zu verursachen. WELLS (1969) postuliert sogar eine günstige Funktion des Galaktitols beim Galaktosämiker insofern, als es bei hohem Galaktosespiegel eine relativ weniger schädliche Alternative zum toxischen Galaktosephosphat darstellt, die mit dem Harn aus dem Körper entfernt werden kann.

Es setzt jedoch eine starke Aldosereduktasen-Aktivität in den verschiedenen Geweben voraus. Der von ISSELBACHER vorgeschlagene sekundäre Galaktose-Stoffwechselweg, auf dem Galaktose-1-Phosphat mit Hilfe des Enzymes Pyrophosphorylase in Uridindiphosphogalaktose und Pyrophosphat umgewandelt wird, konnte bisher beim Menschen noch nicht zufriedenstellend nachgewiesen werden. Ausgedehnte Untersuchungen haben sein Bestehen bisher nur bei der Ratte und in der Rinderleber aufgezeigt. Die Kenntnis des biochemischen Geschehens läßt, wie schon ausgeführt, eine ausreichende Erklärung für die pathologischen Vorgänge im Auge zu. Das Verständnis der Veränderungen in den anderen Organen, die bei der Galaktosämie mitbetroffen sind, ist jedoch nicht ganz so befriedigend.

Der früh auftretende Leberschaden äußert sich oft in Ikterus, Hypoprothrombinämie, Verfettung der Leberzellen und nachfolgender Cirrhose. Abgesehen von den schon besprochenen Änderungen bestimmter Fermentwirkungen durch das angereicherte Galaktosephosphat haben Studien bei Versuchstieren auf eine verminderte Proteinsynthese, eine Verringerung der Uridindiphosphoglucose und eine Vermehrung der Uridindiphosphogalaktose hingewiesen (SIDBURY, 1969).

III. Pathologische Anatomie

Die makroskopisch-anatomischen Befunde hängen zum großen Teile vom Stadium der Erkrankung ab, in dem es zum letalen Ausgang kam. Obzwar die ophthalmoskopischen Untersuchungen in vivo charakteristisch sind, zeigen die vollausgebildeten Katarakta post mortem keine für die Galaktosämie spezifische Struktur.

Hingegen findet man in der Leber, dem Organ, das am aktivsten am Krankheitsprozeß teilnimmt, weitgehende Veränderungen. Schon an der Oberfläche ist die Granulierung deutlich sichtbar, doch ist die Leber eher etwas vergrößert und nicht wie bei der Laennecschen Cirrhose, mit der der Prozeß verglichen wird, geschrumpft. An der Schnittfläche weist die gelbliche Verfärbung auf die Fettinfiltration und die Körnelung auf die verstärkte Bindegewebswucherung hin. Im mikroskopischen Bilde sieht man deutlich die Felderung und unregelmäßige Läppchen, die durch mehr oder weniger ausgeprägte Bindegewebsstränge separiert sind. Häufig findet man Gruppen von Zellen in pseudo-acinärer Anordnung, die für die Galaktosämie typisch sein soll. Weiterhin kann es zu Gallengangswucherung und Gallenstauung kommen. Gallensteine, die zum vollständigen Verschluß des Ductus choledochus führten, wurden auch beobachtet (HOLZEL, 1959). Die Nierenschädigung ist völlig uncharakteristisch und besteht aus der Erweiterung der proximalen Tubuli und aus degenerativen Veränderungen des Kanälchenepithels. Obzwar bei unbehandelter Galaktoseintoleranz die Hirnfunktion in ausgedehntem Maße beeinträchtigt erscheint, ist dies histopathologisch nicht erfaßbar.

IV. Klinik

Aus bisher noch unbekannten Gründen variiert die Schwere des Krankheitsbildes von Fall zu Fall auch innerhalb der gleichen Familie. In seiner ausge-

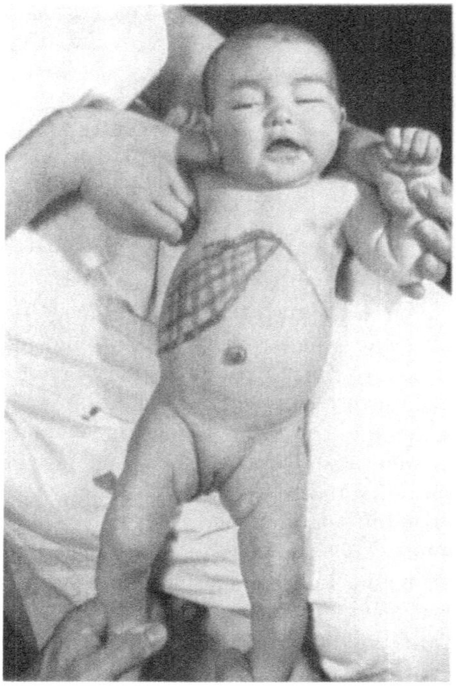

Abb. 1. Starke Lebervergrößerung bei einem 6 Wochen alten Säugling mit unbehandelter hereditärer Galaktoseintoleranz

prägtesten Form machen sich die Symptome bereits gegen Ende der ersten Lebenswoche geltend, wenn das Neugeborene schon ausreichend Milchnahrung zu sich nimmt.

Da die Brustmilch einen höheren Lactosegehalt enthält als die Kuhmilch, sind die Krankheitszeichen im allgemeinen beim natürlich ernährten Säugling viel stürmischer als beim Flaschenkinde, solange es nicht mit einer speziell an Lactose angereicherten Milch gefüttert wird. Nahrungsverweigerung kann oft das erste Zeichen sein, dem Erbrechen und Durchfall bald folgen. Ikterus tritt im allgemeinen erst im Laufe der zweiten Lebenswoche auf, kann sich aber unter Umständen direkt an den physiologischen Ikterus anschließen, so daß seine Erkennung Schwierigkeiten begegnet. Es kommt ausnahmslos zu einer rasch progredienten Vergrößerung der Leber, so daß ihre Ausdehnung einen Großteil des Abdomens einnimmt (Abb. 1). Die Auftreibung des Leibes wird durch die Ansammlung von Ascites noch weiter verstärkt. Die vorliegende Ernährungsstörung als auch die schwere Lebererkrankung führen zu einer starken Abmagerung, die in auffallendem Kontrast zu dem aufgetriebenen Leib steht. Störungen der Eiweißsynthese, Stauung im Pfortadergebiet und periphere Kreislaufschädigungen können ausgedehnte Ödembildung zur Folge haben, während der auftretende Prothrombinmangel schwere Blutungen nach sich zieht.

Diese dramatische Verlaufsform, die entweder durch Versagen der Leber oder durch interkurrente Infektionen letal ausgeht, ist auch im unbehandelten Falle nicht die alleinige Ausgangsmöglichkeit.

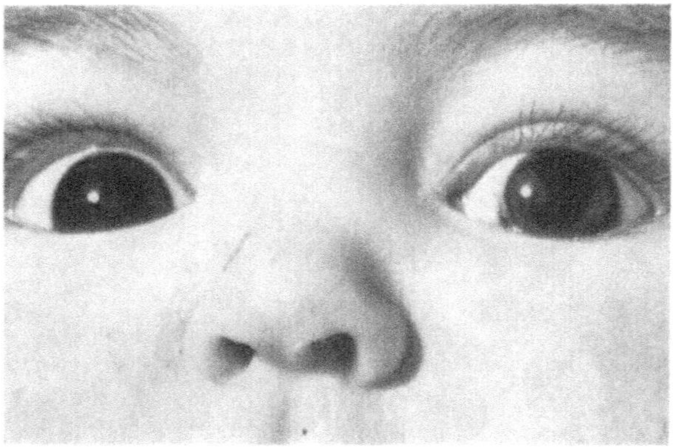

Abb. 2. Deutliche Kataraktformation bei dem gleichen Säugling wie in Abb. 1. Die rechte Augenlinse zeigt eine sternartige Trübung, die mit bloßem Auge wahrnehmbar ist

Es ist eine Reihe von Patienten beschrieben worden, deren Erkrankung sich langsam entwickelte und nach einiger Zeit, im allgemeinen nach 2—3 Jahren, spontan zum Stillstand kam. Die Ursachen hierfür sind nicht ganz klar, doch spielt die verringerte Milchaufnahme und damit Galaktosezufuhr in der Ernährung des Kleinkindes bestimmt eine wichtige Rolle. Die bis dahin entstandenen Organdefekte bleiben im allgemeinen stationär, obwohl große Galaktosegaben, wenn auch nur vereinzelt verabreicht, eine meßbare Verschlechterung der Leberfunktion hervorrufen können.

Katarakte wurden bereits gegen Ende des ersten Lebensmonats vorgefunden und bei der großen Mehrzahl der Patienten, die Linsentrübungen im Laufe der Erkrankung entwickeln, tritt dies innerhalb des ersten Lebenshalbjahres ein. Bei einer Überprüfung von Fällen mit Linsenveränderungen (CORDES, 1960) zeigte es sich, daß fast ausnahmslos die früheste sichtbare Manifestation eine Steigerung der Refraktion im fetalen Kern der Linse ist, die bei ophthalmoskopischer Untersuchung das Bild des „Öltropfens im Wasser" bietet. Dieses Stadium dauert nur relativ kurze Zeit und wird dann durch Kataraktbildung im Kern oder in der Substantia corticalis anterior ersetzt (Abb. 2). Die Linsentrübung kann auch zu diesem Zeitpunkt noch rückgängig gemacht werden, wenn eine galaktosefreie Nahrung eingeführt wird. Erstreckt sich das Bestehen der Katarakte über einige Monate, sind sie durch Diät nicht mehr beeinflußbar.

Bei einem Patienten, der bereits im Alter von 1 Monat einen Galaktosestar hatte, der auf Behandlung mit einer galaktosefreien Nahrung hin verschwand, stellte sich kein Rückfall ein, als er 1 Jahr lang eine normale, in bezug auf Galaktose unbeschränkte Nahrung zu sich nahm (NADLER *et al.*, 1969). Diese Widerstandsfähigkeit mit zunehmendem Alter gegen die Galaktoseschädlichkeit findet man in einer Reihe von Organsystemen, vielleicht mit Ausnahme der Leber. Daß dies mit Reifungsprozessen enzymatisch bedingter Vorgänge in Zusammenhang steht, kann mangels experimenteller Beweisführung nur auf Grund klinischer Beobachtung vermutet werden.

So lange der galaktosämische Säugling mit tierischer Milch ernährt wird und Erbrechen nicht im Vordergrund des klinischen Geschehens steht, scheidet er Galaktose im Harn aus. Die ausgeschiedene Tagesmenge kann bis zu 8 g ansteigen und fällt meistens in einen Bereich von 100—800 mg-%. Bei Schulkindern jedoch

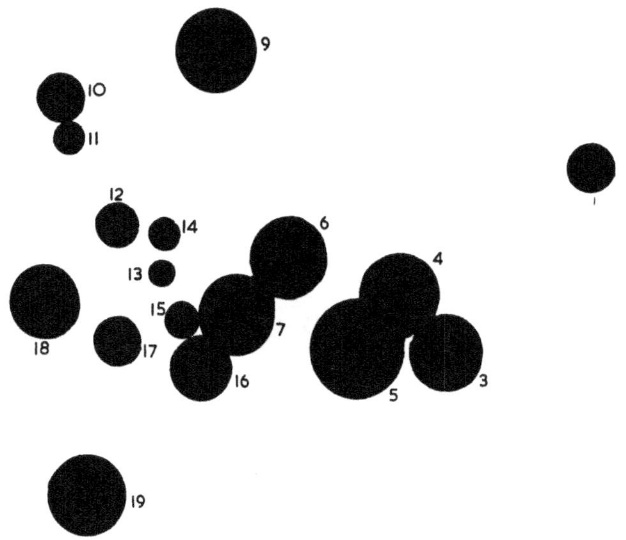

Abb. 3. Chromatogramm der im Harn ausgeschiedenen Aminosäuren. Unbehandelter Fall von hereditärer Galaktosämie. Identifizierung der einzelnen Aminosäuren: *1* Cysteinsäure, *3* Glutamin, *4* Serin, *5* Glycin, *6* Threonin, *7* Alanin, *9* Tyrosin, *10* Phenylalanin, *11* Leucin, *12* Valin, *13* Alpha-amino-n-buttersäure, *14* Methionin, *15* Histidin, *16* Citrullin, *17* Beta-amino-isobuttersäure, *18* Methylhistidin, *19* Lysin. Die Größe der Kreise soll einen Hinweis auf die Menge der einzelnen ausgeschiedenen Aminosäuren geben

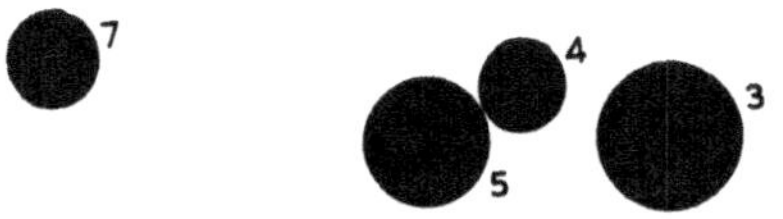

Abb. 4. Auf galaktosefreie Nahrung deutlicher Rückgang in der Zahl und der Quantität der im Harn ausgeschiedenen Aminosäuren. Identifizierung der im Chromatogramm verbleibenden Flecken. *3* Glutamin, *4* Serin, *5* Glycin, *7* Alanin. [Nach Komrower *et al.*, Arch. Dis. Childh **31**, 254 (1956)]

bleibt die Galaktosurie auch bei galaktosehaltiger Nahrung aus und mag nur bei heftiger Belastung mit dem Zucker auftreten, ein Faktum, das die Diagnose bei einem älteren Kind erschweren kann.

Gleichzeitig mit der Galaktosurie finden sich häufig auch Proteinurie und Aminoacidurie. Je jünger der Patient und je schwerer das Krankheitsbild, desto eher stellen sich Zeichen einer Funktionsstörung der Nierentubuli ein. Denn als solche müssen die anormalen Bestandteile des Harnes gewertet werden.

4—5 Tage nach Einführung einer galaktosefreien Nahrung verschwindet die Proteinurie, während die Hyperaminoacidurie etwas länger bestehen bleibt und ungefähr erst gegen Ende 1 Woche zum Normalniveau absinkt. Die Hyperaminoacidurie, erst von Holzel *et al.* beschrieben (1952), wurde von einer Reihe von Autoren bestätigt (Bickel u. Hickmans, 1952; Bickel u. Thursby-Pelham, 1954; Darling u. Mortensen, 1954; Hsia *et al.*, 1954; Cusworth *et al.*, 1955; Woolf, 1961; Kaloud *et al.*, 1970). Das Bild des Aminosäurenchromatogrammes ist bei den publizierten Fällen sehr ähnlich und besteht aus ungefähr 20 Aminosäuren, die der einfachen aliphatischen Reihe angehören. Man findet Serin, Glycin, Alanin, Threonin, Glutamin, Phenylalanin, Lysin, Cystin, Tyrosin,

Methylhistidin, Valin, Asparaginsäure, Citrullin, Leucin, Methionin, Histidin, Taurin, Alpha-amino-n-buttersäure, Betaamino-isobutter-säure und Cysteinsäure (Abb. 3 und 4).

Es hat sich ferner ergeben, daß die Einführung von Milch nach einer längeren galaktosefreien Pause erst 4—5 Tage später zu erhöhter Aminosäurenausscheidung führt, die das Maximum ungefähr nach 10 Tagen erreicht.

Bestimmungen des Aminostickstoffes im Plasma zeigen während der Hyperaminoacidurie keine Erhöhung (Abb. 4). Auch der tägliche Gesamtharnstickstoff bleibt unverändert, hingegen steigt der Harnaminostickstoff an. CUSWORTH *et al.* (1955) bewiesen, daß es sich um eine Hyperaminoacidurie renalen Ursprungs handelt. Vergleiche mit Aminoacidurien, die bei Erkrankungen der Nierentubuli auftreten, wie z.B. bei der Cystinose, unterstützen die bereits vertretene Anschauung.

Das Auftreten von hyperchlorämischer Acidose bei einer kleinen Anzahl von jungen Patienten weist auch auf eine renale Funktionsstörung hin. Erstmalig von BRUCK u. RAPPAPORT (1945) festgestellt, wurde sie auch von ARTHURTON u. MEADE (1954), BERGER (1955), KOMROWER *et al.* (1956) vorgefunden. Sie ist vorübergehend und bedarf keiner weiteren Therapie außer der Diätbehandlung. Untersuchungen des anorganischen Phosphatgehaltes und der Phosphatester in Erythrocyten in Phasen milchloser und milchhaltiger Ernährung zeigte einen deutlichen Abfall der Phosphate nach einer Periode, in der der Patient Galaktose zu sich nahm. Gleichzeitige Messungen des Galaktose-Phosphatgehaltes der roten Blutkörperchen registrierten einen deutlichen Anstieg (KOMROWER *et al.*, 1956).

Galaktosebelastungen bei Patienten, die einige Jahre mit einer entsprechenden Diät behandelt worden sind, verursachen wohl Galaktosurie, bringen aber nicht mehr die Proteinurie oder die Aminoacidurie in Erscheinung, auch bleibt die metabolische Acidose aus. Die Niere verhält sich somit ähnlich wie die Linse und zeigt sich beim älteren Kind gegen die durch Galaktose induzierten Veränderungen viel mehr resistent.

In etwas geringerem Maße bezieht sich dies auch auf das Verhalten des Blutzuckerspiegels.

Eine Reihe von Autoren (BRUCK u. RAPPOPORT, 1945; MASON u. TURNER, 1935; HOLZEL, 1954; HUDSON *et al.*, 1954; KOMROWER *et al.*, 1956; ISSELBACHER, 1966; NADLER *et al.*, 1969; wiesen auf die Hypoglykämie hin, die sich mit steigendem Galaktosespiegel (Abb. 5 u. Abb. 6) einstellt. Sie ist eher beim Säugling zu erwarten als beim älteren Kind und wenn chronische Leberschädigung vorhanden ist. Bei Patienten, die schon einige Jahre zufriedenstellend diätetisch behandelt worden waren, konnten sogar intravenöse Galaktosebelastungen keine Hypoglykämie hervorrufen (CORNBLATH u. SCHWARTZ, 1966). Die Vorgänge, die zum Abfall des Blutzuckerspiegels führen, sind keineswegs klar. Galaktose, per os eingenommen, bedingt keine Einschränkung der Glucoseresorption, noch kommt es zu einer Steigerung der Insulinsekretion. Eine Verringerung des hyperglykämischen Effekts des Glucagons konnten GENTIL *et al.* (1966) bei zwei Kindern beobachten. Als Erklärung sehen sie eine teilweise Hemmung der Phosphorylierung des Glykogens oder der Phosphoglucomutaseaktivität an. Eigene Beobachtungen betreffen drei Patienten mit hereditärer Galaktoseintoleranz, die im Alter von 5, 20 und 60 Monaten hypoglykämische Symptome im Anschluß an Galaktosebelastungen entwickelten. Intravenöse Glucoseinfusionen brachten eine rasche Besserung mit sich. Der 5jährige Knabe, dessen Galaktosämie bis zum Alter von $3^1/_2$ Jahren unbehandelt geblieben war und der Katarakte und einen Intelligenzrückstand aufwies, hatte, soweit Leberfunktionsprüfungen zeigen konnten, keinen besonders schweren Leberschaden erlitten.

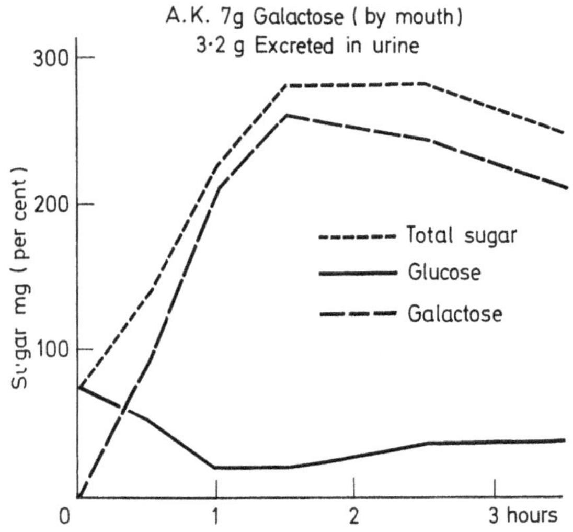

Abb. 5. Verhalten der Blutzuckerspiegel nach Galaktosebelastung bei einem Kinde mit hereditärer Galaktoseintoleranz. Mit Anstieg des Blutgalaktosegehaltes kam es gleichzeitig zu einem Absinken des Glucosespiegels. Der Tiefpunkt lag etwa bei 20 mg-%. Klinische Zeichen der Hypoglykämie wurden beobachtet. [Nach Komrower *et al.*, Arch. Dis. Childh. **31**, 254 (1956)]

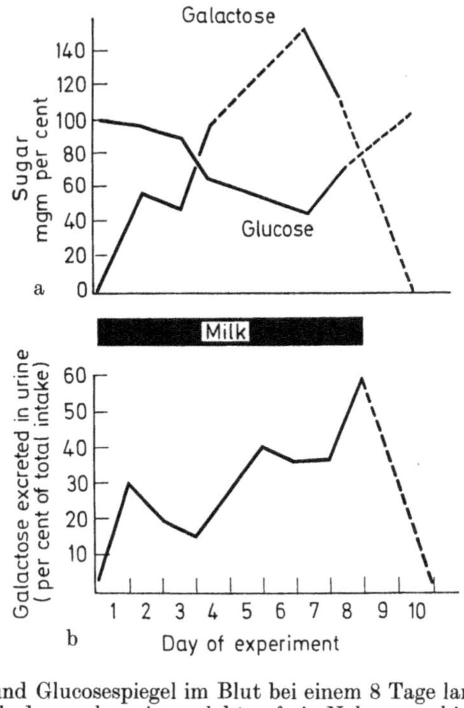

Abb. 6. a Galaktose- und Glucosespiegel im Blut bei einem 8 Tage lang mit Milch ernährten galaktosämischen Kind, das vorher eine galaktosefreie Nahrung erhielt. Anstieg der Galaktosewerte und korrespondierender Abfall des Glucosespiegels. Milchentzug führte zum Verschwinden der Galaktose aus dem Blut. b Verhalten der Galaktoseausscheidung im Harn während der Beobachtungszeit. [Nach Holzel *et al.*, Amer. J. Med. **22**, 706 (1957)]

Galaktosebelastung führte zu einer temporären Bewußtseinstrübung, penetrantem Foetor hepaticus und ausgeprägter Hypoglykämie. Die im Harn zu gleicher Zeit ausgeschiedenen, stark reduzierenden Substanzen wurden als Methylmerkaptan und Dimethyldisulfid identifiziert. Intravenöse Infusion einer 10% Glucoselösung erzielte eine schnelle Erholung des Kindes. Doch konnte ein knoblauchartiger Geruch noch monatelang in seiner Atemluft wahrgenommen werden (HOLZEL, 1959).

Glucose- und Fructosebelastungen verlaufen normal, ohne zu hyper- oder hypoglykämischen Reaktionen zu führen.

Abgesehen von einer geringgradigen hypochromen Anämie sind im allgemeinen keine wesentlichen Veränderungen im peripheren Blutbilde zu erwarten. Doch haben NADLER *et al.* (1969) Episoden von normochromer Anämie bei gleichzeitiger Hyperplasie des Knochenmarkes und kurzdauerndes Absinken des Hämoglobins, gefolgt von einem raschen Ansteigen der Reticulocyten, gesehen.

Besondere Anfälligkeit der Kinder gegenüber bakteriellen Infektionen ist nur bei schwerem Krankheitsverlauf zu erwarten und steht eher mit dem reduzierten Ernährungszustand als mit einer spezifisch verringerten Widerstandskraft in Beziehung. Schutzimpfungen werden gut vertragen und stimulieren die Produktion von Abwehrstoffen in der gleichen Weise wie beim Normalen.

Die geistige Entwicklung beim unbehandelten Patienten, dessen Stoffwechselanomalie erst nach dem zweiten oder dritten Lebensjahr erkannt wird, zeigt eine deutliche und irreversible Hemmung. Bei einer kleinen Gruppe solcher Patienten lag der Intelligenz-Quotient zwischen 30 und 70. Die Sprachentwicklung war ausnahmslos verzögert. Bei älteren Kindern zeigte sich der Zahlenbegriff besonders beeinträchtigt. Vereinzelte Fälle von normaler Intelligenz bei unbehandelten Galaktosämikern sind jedoch berichtet worden (DURAND und SEMACH, 1955; HSIA und WALKER, 1961; RITTER und CANNON, 1955). Strukturelle Veränderungen in der Gehirnsubstanz können zur Erklärung des Intelligenzrückstandes nicht herangezogen werden. Elektroencephalographische Untersuchungen bei sechs galaktosämischen Kindern und ihren Geschwistern waren ohne pathologischen Befund mit Ausnahme eines 9jährigen Knaben, der die ersten $3^1/_2$ Jahre ohne Behandlung geblieben war. Sein EEG zeigte oft Ausschläge, die durch Phasenumkehrung in Herden sowohl der rechten wie der linken temporoparietalen Zone entstanden waren, und wies somit auf multiple epileptogene corticale Herde hin (HOLZEL, 1959). BALLABRIGA *et al.* (1959) beschrieben bei drei Kindern Veränderungen im EEG, die durch Jahre, auch bei ausreichender Behandlung, nachweisbar blieben.

Da eine Anzahl von Patienten, obwohl sie schon seit den ersten Lebenswochen mit einer verläßlichen galaktosefreien Diät behandelt worden waren, geistig etwas zurückgeblieben waren, liegt der Gedanke nahe, daß Galaktose möglicherweise ihren Weg vom mütterlichen Kreislauf zum Feten findet und hier infolge Transferasemangels als Galaktosephosphat auch im Gehirn gespeichert wird und durch Hemmung von schon besprochenen Enzymvorgängen Schaden stiftet. Dies kann um so eher der Fall sein, wenn die Mutter des galaktosämischen Feten, die als Heterozygote nur die Hälfte der Transferase-Aktivität besitzt, große Mengen von Milch zu sich nimmt. Daß man mit einer derartigen Möglichkeit rechnen soll, ergibt sich aus den Untersuchungen von SCHWARZ *et al.* (1958), die Galaktosephosphat in den Erythrocyten des Nabelschnurblutes eines galaktosämischen Säuglings fanden. Doch war Galaktose auch nach Milcheinnahme nicht im Blute der Schwangeren nachweisbar. Studien dieser Art sind notwendig, um eine aussichtsreiche Präventivbehandlung einzuleiten, aber nur vereinzelt unternommen worden.

V. Laboratoriumsbefunde

Trotz der relativ großen Seltenheit der hereditären Galaktoseintoleranz ist das Auftreten der Erkrankung häufig genug, so daß jeder Arzt, der mit der Betreuung von Neugeborenen beauftragt ist, daran denken muß, wenn sich Verdauungsbeschwerden, Gelbsucht, Vergrößerung der Leber und reduzierende Substanzen im Harn finden. Das Vorhandensein von reduzierenden Zuckern sollte auch in Abwesenheit aller anderen Symptome den Verdacht auf Galaktosämie wachrufen, da diese Stoffwechselstörung in dieser Altersgruppe häufiger ist als der Diabetes mellitus. Es muß jedoch daran erinnert werden, daß das Fehlen einer positiven Reduktionsprobe die Anomalie nicht ausschließt und ihr Vorhandensein ohne Bedeutung sein kann. In Laboratorien, in denen Proben, die spezifisch für den Glucosenachweis benützt werden, wie Glucoseoxidase-Streifen (Clinistix, Ames Co.), kann Galaktose im Harn leicht übersehen werden, besonders dann, wenn Glucose, wie so oft bei der Galaktosämie, zur gleichen Zeit mit der Galaktose auftritt. Es ist deshalb notwendig, den Harn mit Benedict's oder Fehlings' Reagens zu untersuchen. Beim Neugeborenen kommt es aber häufig zu einer physiologischen Galaktoseausscheidung. In den ersten 10 Lebenstagen scheidet er auch noch andere Zucker aus, wie Lactose, Fructose und Glucose. Bickel (1959) gibt die maximalen Werte für den Reifgeborenen mit 120 mg Lactose, 70 mg Fructose und je 25 mg Glucose und Galaktose pro 100 ml Harn an. Beim Frühgeborenen ist die Ausscheidung noch viel höher. Gesunde Klein- und Schulkinder scheiden nur gelegentlich geringe Mengen von Glucose und Galaktose aus, die 10—20 mg/100 ml nicht übersteigen. Die physiologische Ausscheidung von Galaktose beim Reifgeborenen wurde auch von Dahlqvist u. Svenningsen (1969) studiert, die ihre Untersuchungen auch auf Säuglinge mit Icterus neonatorum und Frühgeborene ausdehnten. Drei verschiedene Methoden wurden angewandt: Die quantitative Bestimmung der Galaktose im Harn mit Galaktoseoxidase, weiterhin mit Galaktose-Dehydrogenase und schließlich mit einem mit Galaktoseoxidase imprägnierten spezifischen Testpapierstreifen. Die Galaktose-Oxidase-Methode ergab beim normalen Säugling Konzentrationen, die zwischen 4 und 243 mg-% lagen. Die untersuchten Säuglinge gliederten sich in zwei Gruppen mit verschiedenen Mittelwerten der Galaktoseausscheidung, die größere mit einem Mittelwert von 25 mg-% und die kleinere mit einem Mittelwert von 90 mg-%.

Mit Galaktose-Dehydrogenase gefundene Konzentrationen bei der gleichen Säuglingsgruppe ergaben Werte von 0,4—113 mg-%. Der Testpapierstreifen erfaßte nur Konzentrationen, die höher als 50 mg-% lagen. Die stärkste Galaktoseausscheidung trat am 3. und 4. Lebenstage auf. Befunde bei einer Anzahl von Neugeborenen mit physiologischem Ikterus zeigten keinen wesentlichen Unterschied. Bei Frühgeborenen hingegen trat die maximale Ausscheidung erst in der 2. Lebenswoche auf, doch verhielten sich die Galaktosekonzentrationen ähnlich wie bei den reifen Säuglingen und die Anwesenheit eines Ikterus hatte keinen merkbaren Einfluß darauf.

Das Auftreten eines reduzierenden Zuckers im Harn eines jungen Säuglings soll stets seine unmittelbare Identifizierung nach sich ziehen. Die chemischen Methoden sind umständlich und zeitraubend. Aus diesem Grunde hat die Papierchromatographie größten Anklang gefunden. Im allgemeinen ergibt sie nur einen qualitativen oder „semiquantitativen“ Nachweis, kann aber auch zur quantitativen Bestimmung benützt werden, wenn man neben der Urinprobe gleichzeitig verschiedene Testzucker in steigenden Konzentrationen chromatographiert (Bickel u. Souchon, 1955). Im Bedarfsfalle mag die Osazonmethode von Nutzen sein. Der Harn wird mit Phenylhydrazin, Essigsäure und Natriumacetat angewärmt. Die entstandenen Kristalle werden bei schwacher Vergrößerung mikroskopisch geprüft, der Schmelzpunkt und die optische Drehung bestimmt. Weiterhin steht auch die Gärprobe zur Verfügung. Frische Preßhefe vergärt Galaktose nicht oder in nur sehr geringem Maße. Reduziert ein Harn auch nach Inkubation mit Hefe das Benedict-Reagens, so ist der vorhandene Zucker Galaktose, Lactose oder eine Pentose.

Eine Kombination der erwähnten Methoden ist manchmal nötig, um zu einer Identifizierung des ausgeschiedenen Zuckers zu gelangen. Die Anwendung einer spezifischen Galaktoseoxidase, besonders wenn sie in Form eines Testpapiers, das eine Farbreaktion bei Anwesenheit von Galaktose zeigt, würde sich wegen der Schnelligkeit und der Verläßlichkeit der Probe allgemein durchsetzen.

Galaktosebestimmungen im Blute werden häufig mittels der Gärprobe vorgenommen, die Glucose, Fructose und Mannose entfernt. Die übriggebliebenen reduzierenden Substanzen werden dann nach HAGEDORN u. JENSEN quantitativ erfaßt. An Stelle der Gärprobe kann auch Glucoseoxidase zur Entfernung der Glucose benützt werden. Da neben der Glucose noch andere reduzierende Substanzen im Blute vorkommen, die weder vergärbar noch durch die Glucoseoxidase eliminiert werden, wie das Glutathion, Kreatinin und die Harnsäure, ist es wichtig, eine Methode anzuwenden, die nur den „wahren Zucker" bestimmt. Die anderen Stoffe können durch Präcipitation mit Zinksulfat oder Bariumhydroxid oder durch Verwendung von Ionen-Austausch-Resinen entfernt werden.

Wie schon betont, scheint dem Galaktitol eine bestimmte Rolle im Stoffwechsel des Galaktosämikers und dem an Galaktokinasemangel Leidenden zuzufallen. Dies läßt sich wohl aus der weiten Verbreitung des Zuckeralkohols in den Geweben des an Galaktoseintoleranz Erkrankten schließen. So konnten QUAN-MA *et al.* (1966) Galaktitol in 15 verschiedenen Geweben eines der Stoffwechselanomalie erlegenen Säuglings nachweisen.

Die größten Mengen fanden sich im Hirn (22,18 Mol/g Substanz), im Skeletmuskel, Zwerchfell, Herzen, Pankreas und in den Nieren. Der Nachweis des Galaktitols erfolgt mittels einer von BENTLEY *et al.* (1963) entwickelten gaschromatographischen Methode. Die von CORCORAN u. PAGE (1947) für die Bestimmung von Mannitol im Plasma angegebene Methode wurde von DAHLQVIST *et al.* (1969) verwendet. Die Ausscheidung von Galaktitol im Harn wurde fortlaufend untersucht, dabei bemerkten die Autoren, daß, wenn nach Einführung der galaktosefreien Diät die Galaktose nach wenigen Tagen aus dem Urin verschwand, der Zuckeralkohol noch eine längere Zeit nachweisbar war, eine Feststellung, die auch von WELLS *et al.* (1964) gemacht worden war. Daraus ergibt sich, daß dem Auftreten des Zuckeralkohols in Körperflüssigkeiten eine gewisse diagnostische Bedeutung zugesprochen werden kann. Es läßt den Schluß auf eine wesentliche Störung im Galaktosestoffwechsel zu.

Vor Einsatz einer gezielten Behandlung sind die Leberfunktionsproben deutlich verändert, doch wechselt das Ausmaß von Fall zu Fall. Es kommt zu einer Erhöhung der Transaminasen im Serum. Die alkalische Phosphatase und die Thymoltrübungsreaktion sind gesteigert, der Prothrombinspiegel reduziert, während der Bilirubingehalt des Blutes nicht selten hohe Werte erreicht.

VI. Biochemische Diagnose und Differentialdiagnose

Das frühzeitige Auftreten der Gelbsucht bei der hereditären Galaktoseintoleranz bringt es mit sich, daß eine Reihe von Erkrankungen, die mit Ikterus beim Neugeborenen verbunden sind, in die differentialdiagnostischen Erwägungen eingeschlossen werden müssen. Vor allem dürfen die isoimmunen hämolytischen Anämien, gleichgültig, ob sie nun durch Antikörper im Rh- oder im AB0-Blutgruppensystem hervorgerufen werden, nicht unbeachtet bleiben. Zur Klärung einer solchen Situation dienen die Vornahme eines direkten Coombs-Testes, von Blutbilduntersuchungen, inklusive des Hämatokritwertes, der Reticulocytenzählung und Bestimmung des direkten und indirekten Serumbilirubingehaltes. Neugeborenensepsis darf auch heutzutage, trotz der verbesserten hygienischen Verhältnisse, nicht in den Bereich des Unwahrscheinlichen relegiert werden. Deshalb erstrecken sich die weiteren Teste auch auf das Anstellen von Blutkulturen, Harnanalysen und die quantitative Bestimmung der Immunglobuline, besonders des IgM. Seine Anwesenheit weist auf eine aktive Mitbeteiligung des Säuglings in der Abwehr einer erlittenen Infektion hin. Dies kann von Wichtigkeit sein, wenn es sich um virale Infektionen handelt, deren Feststellung längere Zeit in Anspruch nimmt. Cytomegalie, Herpes simplex und konnatale Röteln können ähnliche klinische Bilder hervorrufen, bei denen die Lebervergrößerung viel mehr im Vordergrund steht als die Splenomegalie. Meistens findet man jedoch petechiale Blutungen und im Blutbild eine mehr oder weniger starke Verminderung der Thrombocyten. Die monosymptomatische konnatale Toxoplasmose kann sich als Hepatopathie äußern und muß von der z.Z. ebenfalls seltenen, angeborenen Lues differenziert werden.

Die Hepatitis neonatorum, durch das Auftreten von dunklem Harn und acholischen Stühlen gekennzeichnet, ist im Anfang kaum von der biliären Atresie zu unterscheiden. Bei beiden Erkrankungen sind manchmal geringe Mengen von Galaktose im Harn nachweisbar. Wenn gleichzeitig Aminoacidurien infolge eines Überlaufmechanismus chromatographisch darstellbar sind, mag die Abgrenzung gegenüber der Galaktosämie ziemlich erschwert sein. Eine weitere Komplikation kann sich durch den therapeutischen Versuch einer milchfreien Nahrung ergeben, da die Galaktosurie wie auch die Aminoacidurie daraufhin deutlich absinken.

Um die Diagnose einwandfrei sicher zu stellen, muß man jene Methoden heranziehen, die für die Galaktosämie spezifisch sind und den Enzymdefekt direkt oder indirekt charakterisieren. SCHWARZ *et al.* (1956) zeigten in ihren Untersuchungen, daß die roten Blutkörperchen von Patienten, die an Galaktosämie litten, in vitro ebenfalls wie in vivo Galaktosephosphat anhäuften, wenn sie Galaktose ausgesetzt waren. Darauf beruht der folgende diagnostische Test: Hepariniertes venöses Blut (ungefähr 2 ml), das auch einige Stunden im Kühlschrank aufgehoben werden kann, aber nicht gefrieren darf, wird mit einer 2% Galaktoselösung 2 Std lang bei 37°C inkubiert und zentrifugiert, um die Zellen zu separieren. Das Zellvolumen wird gemessen, die Zellen dreimal mit physiologischer Kochsalzlösung gewaschen (10 ml) und nachher mit dem doppelten Volumen Wasser, einigen Tropfen Saponin geschüttelt und durch Gefrieren und Wiederauftauen hämolysiert. Das Hämolysat wird mit der dreifachen Menge von eiskaltem Trichloressig angesetzt, 6 min lang im Eisbade weiter gekühlt, zentrifugiert und durch ein Glasfilter passiert. Während der Ausführung der Probe sind Schnelligkeit des Experimentierens und niedrige Temperaturen notwendig, da das Galaktosephosphat sehr leicht in saurer Lösung hydrolysiert wird. Bariumacetat und Äthanol werden hinzugefügt und das präcipitierte Bariumsalz des Galaktosephosphatesters mit 80%igem Äthanol gewaschen. Erhitzen mit verdünnter Salzsäure führt zur Hydrolyse des Bariumsalzes. Chromatographie eignet sich nach Entfernung der Säure mit Ionen-Austauschern zur Bestimmung der freien Galaktose. Die Verläßlichkeit der Methode kann durch Zusatz einer bekannten Menge von Galaktosephosphat, die bei der Untersuchung mitbestimmt wird, geprüft werden. Dieser Test eignet sich auch für das Nabelschnurblut, ist aber viel zu kompliziert, um für Reihenuntersuchungen an Neugeborenen gebraucht zu werden, ausgenommen Familien, in denen bereits ein Fall vorgekommen ist und die Eltern des Kindes als Genträger der Stoffwechselanomalie anzusehen sind.

Eine einfachere Methode, die sich auch beim Neugeborenen anwenden läßt, wurde von SCHWARZ (1960) angegeben. Sie beruht auf der Annahme, daß die Erythrocyten bei der erblichen Galaktoseintoleranz keine Uridyltransferase besitzen und daß das Hämolysat deshalb mit einem Galaktosephosphatsubstrat keine Atmung zeigt. Der Test kann mit einer kleinen Quantität Blut (0,2 ml) in wenigen Stunden durchgeführt werden. Gemessen wird die aufgenommene Menge von Sauerstoff.

Als Kontrollen werden zu gleicher Zeit die folgenden Proben angesetzt:

1. das Hämolysat ohne Substrat,
2. das Hämolysat + Glucosephosphat als Substrat,
3. ein normales Hämolysat + Galaktosephosphat,
4. das Hämolysat + Galaktosephosphat.

Aus dieser Versuchsanordnung ergibt sich bei positivem Ausfall, daß das Hämolysat des Patienten ohne Substrat keine Atmung zeigt, normale Sauerstoffaufnahme bei Glucosephosphat, keine Atmung bei Galaktosephosphat im Gegensatz zum Normalhämolysat, das O_2 verbraucht. Der für den Test notwendige Apparat ist einfach und relativ leicht herstellbar. Er besteht aus dickwandigen Capillarröhrchen mit einem inneren Durchmesser von 1 mm und einem bulbär aufgeblasenen Ende (6—7 mm Durchmesser). Die in 0,2 ml Blut enthaltenen Erythrocyten werden gründlich gewaschen und nachher hämolysiert. Das Hämolysat wird in drei Teile geteilt, mit Nikotinamid, Methylenblau, NADP und Magnesium-Sulfat in Kaliumphosphatpuffer inkubiert nach Zusatz von Wasser zum ersten Röhrchen (um Spontanrespiration zu entdecken), Galaktose-1-phosphat und UDPG zum zweiten und Glucose-1-phosphat zum dritten Röhrchen. Simultan wird auch das Blut eines Gesunden mit Galaktose-1-phosphat inkubiert. Ein Tropfen von 5 N Kaliumhydroxid wird dann den Capillaren zugefügt, die über Nacht bei 37°C im Brutschrank gehalten werden. Die Bewegung des Meniscus wird dann sorgfältig gemessen. Bei Galaktosämie bewegt sich der Flüssigkeitsmeniscus im Galaktosephosphatröhrchen $\pm 0{,}5$ mm, hingegen in der Glucosephosphatcapillare -5 bis -15 mm.

Beim Gesunden fällt der Meniscus im Galaktosephosphat- und Glucosephosphatröhrchen in gleichem Ausmaß. Eine weitere Änderung der Methodik erlaubt das Beschicken der Capillaren mit den Reagentien, die danach getrocknet und tiefgekühlt unbeschränkt lange aufbewahrt werden können. Im Bedarfsfalle fügt man nur die gewaschenen, hämolysierten Erythrocyten zu (SCHWARZ, 1969). Abgesehen von diesem manometrischen Test kann zur Diagnose des Enzymdefekts beim Neugeborenen auch der von ANDERSON *et al.* (1957) beschriebene UDPG-Verbrauchstest in Anwendung gebracht werden. Die roten Blutkörperchen aus 0,25 ml Patientenblut werden gewaschen, hämolysiert, mit Galaktose-1-phosphat und UDPG in Trispuffer von pH 8,1 bei 37°C eine halbe Stunde lang inkubiert. Ein Kontrolltest ohne Galaktosephosphat und ein zweiter mit anorganischem Pyrophosphat an Stelle von Galaktosephosphat werden zur gleichen Zeit angesetzt. Nach Beendigung der Inkubierung wird das Gemisch durch Zusatz von 1 ml destilliertem Wasser und Erhitzen auf 100°C deproteinisiert. Nach 2 min langem Umrühren wird zentrifugiert, der Überstand (0,3 ml) 30 min mit NAD und UDPG-Dehydrogenase unter Zugabe von Glycinpuffer (pH 8,7) und Cystein inkubiert. Die optische Dichte wird bei 34 cm abgelesen und mit der Kontrolle verglichen. Diese Probe erlaubt eine scharfe Abgrenzung der Galaktosämiker gegen Normale, und eine etwas weniger deutliche Separierung der Patienten von den heterozygoten Trägern des anormalen Gens, die aber unverläßlich ist, wenn es sich darum handelt, Heterozygote von Normalen zu unterscheiden. Die pränatale Diagnose aus Amnionzellen führte zuerst Nadler durch.

Soweit es den UDPG-Verbrauchstest beim Neugeborenen betrifft, ist die Situation etwas kompliziert. Ng *et al.* (1965) machten die Beobachtung, daß die Galaktokinaseaktivität in den roten Blutkörperchen des neugeborenen Kindes wesentlich höher und die Transferasewerte im Durchschnitt ein wenig niedriger sind als beim Erwachsenen. Hingegen wurde festgestellt, daß die Epimeraseaktivität der Erythrocyten kurze Zeit nach der Geburt beim Säugling deutlich erhöht ist (Ng *et al.*, 1967). Die Erklärung für die etwas aus dem Rahmen erhöhter Enzymaktivitäten beim Neugeborenen fallende relativ niedrige Transferaseaktivität fand sich darin, daß ein erheblicher Anteil der Epimeraseaktivität im Hämolysat des Neugeborenen ohne Zusatz von NAD zum Testsystem wirksam war. Wenn also im Laufe des UDP-Glucose-Verbrauchstestes ein Teil des Produktes der Transferasereaktion, nämlich UDP-Galaktose wieder in UDPG durch die Epimeraseaktivität zurückverwandelt wird, dann ergibt sich daraus, daß ein Teil der Uridindiphosphoglucose (UDPG), die durch die Transferasereaktion verbraucht wird, durch die Epimerasewirkung ersetzt wird. Somit erscheint der UDPG-Verbrauch, an dem die Transferaseaktivität gemessen wird, geringer als er tatsächlich ist. Eine Methode, bei der die Epimerase durch 10 min langes Erhitzen des Hämolysats auf 37°C inaktiviert wird, hilft über diese Schwierigkeit hinweg. Außerdem wird durch Zusatz von frisch zubereiteter NADase das endogene NAD eliminiert (Beutler u. Baluda, 1966; Beutler u. Mitchell, 1969). Ein weiteres Verfahren, das leicht durchzuführen ist und das die störende Epimerasereaktion vermeidet, wurde von Kraus u. Mönch (1970) angegeben.

Radioisotopenmethoden sind sehr empfindlich und erlauben einen höheren Grad der Genauigkeit bei Bestimmungen der Transferaseaktivität, sind aber für kleinere Laboratorien wegen der besonderen, kostspieligen Apparatur, die hierfür notwendig ist, ungeeignet. Sie wurden aber in ausgedehnter Weise in der Galaktosämieforschung angewandt. Anderson *et al.* (1957) gehörten zu den ersten, die Isotopen zum Nachweis des Enzymdefekts in der Leber bei galaktosämischen Patienten benutzten. Weinberg (1961) beschrieb ein in vitro-Verfahren zur Diagnose des Enzymmangels, in dem kein $C^{14}O_2$, wenn Galaktose-1-C^{14} einem galaktosämischen Hämolysat zugesetzt wurde, als Oxidationsprodukt nachweisbar war. Messungen des radioaktiven CO_2 in der Atemluft nach intravenöser Galaktose-1-C^{14}-Injektion ermöglichten es Segal *et al.* (1962), das Ausmaß der Galaktosestoffwechselstörung bei hereditärer Galaktoseintoleranz festzustellen. Die Anwendung dieses Testes ermöglichte auch das Studium einer Reihe von Faktoren, die einen Einfluß auf den Galaktosestoffwechsel beim Galaktosämiker ausüben können, wie z.B. Alter, Rasse, Hormone und gewisse chemische Substanzen. Der Test diente weiterhin dazu, eine Variante der Stoffwechselanomalie, die nur bei Negern vorzukommen scheint, biochemisch abzugrenzen (Segal, 1969). Aus theoretischen und experimentellen Gründen wurde angenommen, daß Orotsäure als Vorstufe des Uridins den Galaktosestoffwechsel günstig beeinflussen könnte (Schwarz-Tiene, 1959). Die radioaktiven Untersuchungen Segals (1969), die sich auch auf die Wirkung der Corticosteroide und des Progesterons erstreckten, fielen ergebnislos aus.

Ng *et al.* (1967—1969) haben ein zufriedenstellendes Verfahren ausgearbeitet, das auf folgendem Prinzip beruht: UDPGlucose + Gal-1-P-C^{14} Transferase UDPGal-C^{14} + G-1-P. Das Maß der in UDPGal nachweisbaren Radioaktivität zeigt quantitativ die Transferasewirkung, vorausgesetzt, daß die Epimeraseaktivität aus der Testanordnung ausgeschaltet worden war.

1. Das Hämolysat wird mit optimalen Konzentrationen UDPG und radioaktivem Galaktose-1-phosphat inkubiert unter Zusatz von ATP, $MgSO_4$ und Trispuffer pH 7,0.

2. Nach 10 min Inkubationszeit bei 37°C wird die Mischung im kochenden Wasserbad denaturiert.

3. Chromatographie auf Whatman-DEAE-Cellulose-Papierstreifen.

4. Die Streifen werden getrocknet und die Teile, die die UDPHexose und Gal-1-P enthalten, abgeschnitten und im Flüssigkeits-Scintillationsspektrometer gemessen.

Im Gegensatz zum UDPGlucose-Verbrauchstest ist die radioaktive Transferasebestimmung eine Methode, die das Produkt der Enzymaktivität direkt mißt. Sie eignet sich deshalb auch für sehr niedrige Transferasewerte.

Obwohl die besprochenen Laboratoriumsmethoden eine komplizierte klinische Situation, soweit es sich um die Diagnose der hereditären Galaktoseintoleranz handelt, einwandfrei klären können, sei nochmals darauf hingewiesen, daß Zweifel auftreten können, wenn es sich um Transferasewerte beim Neugeborenen handelt und ein unzweckmäßiger Test verwendet wurde.

In seltenen Fällen, bei denen aus irgendeinem Grund, sei es eine hämolytische Anämie des Neugeborenen oder eine kongenitale Mißbildung, die einen ausgedehnten chirurgischen Eingriff notwendig macht, eine Bluttransfusion durchgeführt wird, mag die Bestimmung der Transferaseaktivität diagnostisch irreführend sein, da sie auch den Enzymgehalt der transfundierten roten Blutkörperchen einbezieht. Das Vorhandensein von Katarakten und eines reduzierenden Zuckers, der nicht Glucose ist, im Harn bei einem Kind oder Jugendlichen, ruft den Verdacht hervor, daß es sich um eine Galaktosämie handeln könnte; seit der Beschreibung des hereditären Galaktokinasedefekts (GITZELMANN, 1965; GITZELMANN *et al.*, 1966; GITZELMANN, 1967) muß auch dieser differentialdiagnostisch gewertet werden. Abgesehen von der Schweizer Familie, ist die Stoffwechselstörung nur noch bei wenigen anderen Kindern erkannt worden (THALHAMMER *et al.*, 1968; LINNEWEH *et al.*, 1970; MONTELEONE *et al.*, 1971; KERR *et al.*, 1971). Es ist demnach eine recht seltene Erkrankung und das klinische Bild noch unvollständig. Mit dem Ausbau der „Screening"-Verfahren in den europäischen Ländern ist anzunehmen, daß weitere Fälle bald zu Tage gefördert werden.

Die Identifizierung des im Harn ausgeschiedenen Zuckers als Galaktose kann man durch die vorhandenen chemischen und chromatographischen Proben ohne Schwierigkeit erzielen. Zur Abgrenzung gegen den Transferasemangel müssen Enzymstudien vorgenommen werden. Die Methoden von NG u. Mitarb. (1965) und ROBINSON (1963) sind dafür geeignet. Beide Proben gestatten die direkte Messung der Produkte der untersuchten Enzymreaktion durch Verwendung eines radioaktiven Substrates, die Papierchromatographie und die Scintillationsspektrometrie. Es ist von Wichtigkeit, die Diagnose sobald als möglich nach der Geburt zu stellen, da Katarakte sich innerhalb weniger Wochen ausbilden können (LINNEWEH, 1970).

VII. Therapie

Das enge Zusammenspiel von erblich bedingten und reinen Umweltsfaktoren in der Pathogenese der hereditären Galaktoseintoleranz schuf die Möglichkeit, durch Beeinflussung der exogenen Elemente das Krankheitsbild weitgehend zu ändern und in vielen Fällen dem Patienten eine normale Entwicklung zu sichern. Da auf der Grundlage der bisherigen klinischen und experimentellen Erfahrungen die Noxe aus der in der Nahrung zugeführten Galaktose entsteht, ist es offensichtlich, daß eine aussichtsreiche Behandlung ihre Basis in der Ausschaltung oder zumindest strengen Reduzierung galaktosehaltiger Nahrungsmittel hat. Beim jungen Säugling handelt es sich darum, die Frauenmilch oder die jetzt fast ausschließlich benützte Kuhmilch durch lactosefreie Säuglingsnahrungen zu ersetzen. Dadurch, daß Galaktose in organischer Bindung in einer großen Anzahl von tierischen und pflanzlichen Geweben vorkommt, ist es praktisch unmöglich, eine vollkommen galaktosefreie Nahrung zu erzielen. Doch sind viele dieser Verbindungen nicht durch die im Verdauungsapparat vorhandenen Enzyme spaltbar und dienen nicht der toxischen Galaktosephosphatbildung.

Es ist wünschenswert, daß die Behandlung sobald als möglich nach der Geburt in die Wege geleitet wird und daß es nicht zur Galaktoseaufnahme kommt.

Dies ist erreichbar, wenn es sich um ein Neugeborenes in einer Familie handelt, in der schon ein Geschwister an erblichem Transferase-Mangel leidet. Der Verdacht eines weiteren Falles soll durch Untersuchung des Nabelschnurblutes, die innerhalb kurzer Zeit auszuführen ist, bestätigt oder beseitigt werden. Bis zu dem Zeitpunkt, an dem das Testresultat zur Hand ist, soll dem Säugling nur Glucose in Wasser oder bei etwas längerer Testdauer eine für die Galaktosämiebehandlung geeignete Nahrungsmischung verabreicht werden.

Wo „Screening"-Programme als Teil der lokalen Gesundheitsfürsorge laufen, wird die kleine, aber unvermeidliche Verzögerung es nicht mehr verhindern, daß klinische Zeichen der Erkrankung bemerkbar werden, doch sichern sie zumindest ihre richtige Interpretation und den Erfolg der Therapie, da der gestiftete Schaden zu dem Zeitpunkte noch reversibel ist.

Da die Muttermilch 7% Lactose, die Kuhmilch aber nur 4,8% des Zuckers enthält, kann das plötzliche Abstillen und die Einführung künstlicher Ernährung mit einem Kuhmilchpräparat trotz des natürlichen Lactosegehaltes eine temporäre, doch irreführende Besserung der Krankheitssymptome herbeiführen und so die richtige Einschätzung der Sachlage verzögern. Wir haben unter diesen Umständen das Sistieren des Erbrechens und das Verschwinden der Gelbsucht, aber nicht die Verkleinerung der Leber bemerkt. Nach ungefähr 1 Woche trat jedoch eine neuerliche Verschlechterung des Zustandes ein.

Die Hälfte der in der Milch vorhandenen Lactose ist Galaktose und die tägliche Einnahme beim gesunden, an der Brust gestillten Kinde bewegt sich zwischen 14 und 35 g pro die je nach Alter, beim künstlich ernährten zwischen 10 und 35 g, besonders wenn das Präparat mit Lactose angereichert und auf den Zuckerwert der humanen Milch gebracht wurde. DONNELL *et al.* (1963) studierten die Speicherung von Galaktosephosphat in den Erythrocyten galaktosämischer Patienten nach oraler Verabreichung von kleinen Mengen Galaktose, in Einzeldosen wie auch nach regelmäßig wiederholten Gaben. Sie fanden, daß 1 g Galaktose, ein einziges Mal eingenommen, zu einer nachweisbaren Steigerung des Galaktosephosphatspiegels in den Erythrocyten führt. Zwei Gramm Galaktose, einmalig an 7 Patienten mit Galaktoseintoleranz verabreicht, brachte innerhalb 1 Std eine 3—5fache Erhöhung des Galaktosephosphat-Ausgangswertes in den roten Blutkörperchen mit sich. Bei größeren Mengen blieb der Galaktosephosphatspiegel 3—5 Std lang erhöht. Somit konnte der Beweis geliefert werden, daß regelmäßige kleine Gaben von galaktosehaltiger Nahrung eine Anhäufung des schädlichen Galaktosephosphatesters verursacht. Daß dies nicht nur auf die roten Blutkörperchen beschränkt bleibt, kann mit Recht auch auf die meisten Gewebe des Körpers, und insbesondere die Leber ausgedehnt werden (SCHWARZ, 1960).

Eine galaktosearme Diät kann auf Kuhmilchprotein aufgebaut werden, dessen Lactosegehalt durch wiederholtes Waschen reduziert und das Casein durch enzymatische Hydrolyse in ein Gemisch von Aminosäuren, Oligopeptiden und Polypeptiden umgewandelt wird. Eine Reihe von kommerziellen Produkten wird aus hydrolysiertem Casein mit Zusatz von galaktosefreien Zuckern, Mineralsalzen, Pflanzenfetten und Vitaminen hergestellt. „Nutramigen" (Firma Mead Johnson), Galactomin (Firma Trufood), Low Lactose (Cow & Gate).

Obzwar der Galaktosegehalt dieser Präparate von Zeit zu Zeit etwas schwankt, ist er meistens unter 0,1% zu veranschlagen. Um das Problem des Milchzuckers in der Nahrung zu umgehen, wird vielerorts „Sojamilch" vorgezogen. Soja enthält aber die Oligosaccharide Stachyose und Raffinose, die beide zur Gruppe der α-Galaktoside gehören und wahrscheinlich im normalen Säuglingsdünndarm nicht hydrolysiert werden, da dort keine α-Galaktosidase nachgewiesen wurde. GITZELMANN u. AURICCHIO (1965) untersuchten die Frage, ob Sojamilch infolge der Verdauung als Quelle freier Galaktose zu betrachten sei. Bei in vitro-Versuchen mit Homogenaten normaler menschlicher Dünndarmschleimhaut, die im Laufe chirurgischer Eingriffe entfernt wurde und die man auf die Substrate Stachyose und Raffinose einwirken ließ, konnte keine Hydrolyse dieser Zucker gefunden werden. Orale Belastung eines gesunden $6^1/_2$jährigen Knabens mit Stachyose und Raffinose bewirkte keinen Anstieg der Blutglucose oder Galaktose und kein Auftreten von Galaktose-1-phosphat in den Erythrocyten. Im Laufe der Belastungen mit α-Galaktosiden bei einem galaktosämischen 5 Jahre alten Jungen kam es wohl zu keinem Anstieg des Galaktosephosphats in den roten Blutkörperchen, aber zu gelegentlichem Durchfall. Die dünnen Stühle enthielten die Spaltprodukte der Oligosaccharide, hatten ein niedriges pH und erhöhte Mengen von Milchsäure. Die chromatographische Analyse der darin gefundenen Zucker zeigte die Anwesenheit von Galaktose, Glucose und Fructose neben kleineren Mengen der α-Galaktoside und Sucrose.

Die Autoren nahmen an, daß es sich dabei um eine bakterielle Enzymspaltung handelte und die Resorption aus dem Dickdarm so langsam vor sich ging, daß es zu keiner Steigerung des Galaktosephosphates in den Erythrocyten reichte. Eine Verlängerung der Belastung mit Raffinose auf 6 Tage, indem die tägliche Menge einer Dosierung von 3mal 2 g Galaktose entsprach, brachte einen kleinen Anstieg des Galaktosephosphatesters in den roten Blutkörperchen mit sich. Er wurde als bedeutungslos angesehen, Sojapräparate wurden als gefahrlos bezeichnet. Ein „Caveat" bezog sich auf jene Patienten, die an Durchfall litten.

In unserem Krankengut hat sich bei Säuglingen Sojamilch nicht bewährt, und da es leicht zu Diarrhöen kommen kann, scheint es angezeigt, sie nur dann zu benutzen, wenn keine andere galaktosearme Nahrung zur Verfügung steht (SCHWARZ *et al.*, 1959). Eine leicht in jedem Hause herstellbare Nährmischung ist der von HOLZEL (1952) wiedereingeführte Moll-Stranskysche Pudding (1923), der für die Ernährung galaktosämischer Säuglinge adaptiert wurde. Er eignet sich nicht für den ersten Lebensmonat. Das folgende Rezept hat sich gut bewährt: 200 g Kindermehl, dem keine Trockenmilch beigemischt sein darf, 500 g Wasser, 100 g Zucker, 2 Eier, 30 g Pflanzenmargarine, eine Messerspitze Salz.

Zubereitung. Das Kindermehl wird nach Zusatz des Salzes mit dem Wasser verrührt. Die Eidotter mit dem Zucker flaumig umgerührt, das Eiweiß zu Schnee geschlagen, werden dann zusammen in die Mehl-Wasser-Mischung gegeben. Die ganze Masse wird in eine mit Pflanzenfett bestrichene und mit Kindermehl bestäubte Schüssel oder Puddingform gefüllt und 20 min lang in einem siedenden Wasserbad gekocht. Ein Teil der Mischung wird mit zwei Teilen gekochten Wassers verdünnt, kräftig gerührt und, wenn notwendig, mehrmals durch ein Haarsieb gegeben. 150 g dieser verdünnten Nahrung liefern ungefähr 100 Kalorien.

Abgesehen von den besprochenen Nahrungen, die nicht auf hydrolysiertem Kuhmilchcasein beruhen, gibt es galaktosearme Präparate, die aus Fleisch, Pflanzenölen und Glucose oder Aminosäurengemische, die durch Hydrolysierung von Rinderplasma gewonnen wurden, bestehen.

Bei der Verabreichung der mehr oder weniger synthetischen Milchersatznahrungen muß man stets im Auge behalten, daß die Bedürfnisse des wachsenden Organismus an Mineralsalzen, Vitaminen und lebenswichtigen Aminosäuren gedeckt sind. MANN *et al.* (1965) lenkten die Aufmerksamkeit auf einen Mangelzustand, der sich bei Kindern mit einer synthetischen Diät entwickeln und der, wenn er unbemerkt bleibt oder seine Genese verkannt wird, zu einem tödlichen Ausgang führen kann. Der plötzliche Exitus bei zwei galaktosämischen Säuglingen wurde auf diese Weise erklärt. Einige Jahre vorher schon hatten WILSON u. CLAYTON (1962) auf charakteristische Hautveränderungen bei Patienten mit Phenylketonurie hingewiesen.

Auf Grund experimenteller Studien glaubten sie, daß Cholin- und Riboflavin-Mangel ursächlich damit zusammenhingen. MANN *et al.* hatten die Dermatosen nach Fütterung einer Reihe verschiedener Ersatzmilchpräparate, gleichgültig, ob es sich um Caseinhydrolysate oder um Sojamilch handelte, gesehen. Die Haut des Gesäßes erschien rot und entzündet mit psoriasisähnlicher Schuppung. Eine intertriginöse Dermatitis fand sich in der Leistengegend, hinter den Ohren und in den Achselfalten. Die seborrhoische Entzündung erstreckte sich gelegentlich auch auf die Haut des Hinterkopfes. Cheilosis, begleitet von Rhagadenbildungen im Mundwinkel, wies auf einen Riboflavinmangel hin. Doch große Gaben des Vitamins erzielten keine Besserung. Abgesehen von den Hauterscheinungen fiel auch die Apathie, Müdigkeit und Anorexie der Kinder auf. Tierversuche wurden dahin ausgelegt, daß die wahrscheinliche Ursache in einen Mangel der ganzen Gruppe der Vitamin B-Substanzen zu suchen sei. Sie empfehlen deshalb neben gebräuchlichen Vitaminzulagen auch die Verabreichung von Cholinchlorid, Calciumpantothenat, Inositol, Biotin, α-Tocopherylacetat, Vitamin B_{12} und Folinsäure.

Unserer Erfahrung nach haben die Vitaminsupplemente nicht immer das Auftreten des Krankheitsbildes verhütet, das manchmal von erschreckender Schwere ist. Besonders hervorzuheben ist die ausgesprochene Muskelhypotonie. Säuglinge, die schon selbständig sitzen gelernt hatten, sind kaum in der Lage den Kopf hochzuheben. Infolge der Schwäche der abdominalen Muskeln stellt sich nach einiger Zeit ein Auftreiben des Leibes ein, die Blässe der Haut und ein trauriger Gesichtsausdruck vervollständigen ein Bild, das der Cöliakie ähnlich ist. Den Zustand kann man innerhalb von wenigen Wochen mittels Zufuhr von vollwertigem tierischen Protein korrigieren. Es handelt sich wahrscheinlich um den teilweisen Mangel einer oder gar mehrerer lebenswichtiger Aminosäuren, oder um eine Störung des Aminosäurengleichgewichtes infolge verstärkter Ausscheidung im Harn einer spezifischen Aminosäure, wie es bei der Verabreichung von Sojanahrungen der Fall sein kann.

Diese Erkenntnisse bewirkten es, daß die synthetische Kost frühestens mit einer dem Alter entsprechend zubereiteten Fleischzulage vervollständigt wird. Seit der Einführung dieser gemischten Diät bei ganz jungen Säuglingen hat sich die progressive Gewichtszunahme bei den Patienten sehr günstig geändert. Die Beobachtung (HOLZEL, 1959), daß unabhängig von der Zusammensetzung der galaktosearmen, synthetischen Milchersatznahrungen das Gewicht der galaktosämischen, nicht mit dem gesunder Säuglinge Schritt hielt, trifft nicht mehr zu. Es ergibt sich daraus, daß das verlangsamte Gedeihen eher der Ernährung zuzuschreiben war, als den Folgen der Erkrankung.

Lactose kann auf verschiedenen Wegen unbeabsichtigt in die Nahrung eingeführt werden. Sie wird oft in der pharmazeutischen Industrie bei der Herstellung von Tabletten als relativ inaktive Substanz verwendet. Außerdem findet man Trockenmilch als Proteinzusatz, in Ländern Westeuropas und des nordamerikanischen Kontinents bei vielen industriell erzeugten Nährpräparaten. Es ist daher ratsam, bevor eine Änderung der Diät in Erwägung gezogen wird, sicherzustellen, daß die neu einzuführende Speise weder Milch, Lactose noch Galaktose enthält.

Es bleibt aber trotzdem wünschenswert, auf objektive Weise die Verläßlichkeit einer einschlägigen Diät zu prüfen. Dazu eignet sich am besten die regelmäßige Bestimmung des Galaktosephosphatgehaltes der roten Blutkörperchen bei den unter Behandlung stehenden Patienten (SCHWARZ, 1960). Werte bei unbehandelten Kindern schwanken zwischen 140 und 400 μg Galaktosephosphat/ml Erythrocyten. Nach kurzer Behandlungszeit sinkt der Galaktosephosphatspiegel in den Erythrocyten auf unter 30 μg/ml ab. Bei richtiger Handhabung der Diät bleibt dieser Wert durch viele Monate hin nur mit kleinen Abweichungen konstant. Das Korrelat zwischen einem niedrigen Galaktosephosphatgehalt der roten Blutkörperchen und dem klinischen Fortschritt des Patienten ist sehr befriedigend. Der erwähnte Wert gibt demnach ein diätetisch erstrebenswertes Ziel an. Galaktosephosphatspiegel von 2—3 mg/100 ml Erythrocyten scheinen auch DONNELL *et al.* (1963) als verläßliches Maß einer richtigen Behandlung. Ihre Bestimmungen beruhen auf einer von KIRKMAN u. MAXWELL 1960 ausgearbeiteten enzymatischen Methode. Gemessen wird dabei der Verbrauch der Uridindiphosphoglucose.

Die Aufdeckung von auch den Eltern der Patienten unbekannten Diätfehlern zeigt sich an folgendem Beispiel: Bei einem $3^1/_2$ Wochen alten Säugling war zur Zeit der Diagnose der Galaktosephosphatgehalt der Erythrocyten auf 160 μg/ml gestiegen. Trotz der nach Angabe der Eltern streng eingehaltenen galaktosearmen Diät zeigten sich bei 14tägigen Galaktosephosphatbestimmungen unerwartet hohe Schwankungen, die sich in einer parallelen Vergrößerung der Leber reflektierten. Im Alter von $5^1/_2$ Monaten, zu einem Zeitpunkt, als der Galaktosephosphatspiegel der Erythrocyten sich auf 125 μg belief, wurde eine Biopsie der Leber unternommen. Mikroskopisch konnte eine Cirrhose festgestellt werden. Es fanden sich 416 μg/g ungetrockneten Gewebes. Die viel höhere Konzentration des intermediären Galaktosestoffwechselproduktes in der Leber als in den Erythrocyten ist, wenn man die aktive Rolle der Leber im Metabolismus des Zuckers betrachtet, nicht erstaunlich, demonstriert aber deutlich den Grund für die notwendig strenge Überwachung der Diät mittels Galaktosephosphatkontrollen in den roten Blutkörperchen der Patienten, um Organschädigungen zu verhüten. Die Quelle der Galaktose fand sich in diesem Falle in der Verabreichung eines Kindermehles, dem Trockenmilch zugesetzt war.

Das gelegentliche Zurückbleiben der intellektuellen Entwicklung bei Patienten mit hereditärer Galaktoseintoleranz, deren Leiden kurze Zeit nach ihrer Geburt entdeckt wurde und ausreichende Behandlung erhielten, rief den Verdacht wach, daß es sich in diesen Fällen möglicherweise um eine intrauterine Gehirnschädigung handle (CLAY u. POTTER, 1955). Dies ist durchaus vorstellbar. Die Mutter eines galaktosämischen Kindes als Heterozygote besitzt nur einen Teil der normalen Uridyl-Transferaseaktivität, kann also nur viel langsamer die phosphorylierte Galaktose in Glucosephosphat und Uridin-Diphosphogalaktose umsetzen. Bei hoher Milch- und somit auch Galaktoseuaufnahme in der zweiten Hälfte der Schwangerschaft ist es deshalb nicht unwahrscheinlich, daß kleine Mengen Galaktose-1-phosphat im mütterlichen Blut länger als normal zirkulieren, obzwar dies bisher nicht nachgewiesen wurde, und in den Fetus übergehen.

Infolge Fehlens der Transferase häuft sich der Ester in den verschiedenen Organen zu Konzentrationen mit schädlicher Wirkung an. SCHWARZ *et al.* (1958) konnten kleine Mengen von Galaktosephosphat im Nabelschnurblut eines galaktosämischen Neugeborenen nachweisen. DONNELL *et al.* (1960) fanden, daß die Mütter galaktosämischer Kinder nur ungefähr 15% der Transferaseaktivität in ihren Erythrocyten besaßen. Es ist auch schon seit längerer Zeit bekannt, daß bei fortgeschrittener Schwangerschaft Galaktose vom mütterlichen Organismus schlechter verwertet wird (JANKELSON *et al.*, 1937; ROWE, 1927). Eine Kombination der obenerwähnten Umstände kann nachteilige Folgen für das ungeborene galaktosämische Kind haben. Es erscheint daher nach Geburt eines galaktosämischen Kindes wünschenswert, die Milchaufnahme der werdenden Mutter im dritten Trimester der nächsten Schwangerschaft auf maximal einen halben Liter zu beschränken und diese Menge auf mehrere gleich große Portionen im Laufe des Tages zu verteilen.

Ein weiterer Faktor, der eine solche Maßnahme unterstützt, ist die Beobachtung (HSIA u. WALKER, 1961), daß das Geburtsgewicht der galaktosämischen Kinder signifikant niedriger war als das ihrer normalen Geschwister. Der Unterschied wurde noch deutlicher, wenn man das Gewicht nur derjenigen in Betracht zog, die noch im Säuglingsalter der Erkrankung erlagen. Auf experimentellem Gebiete war man imstande, durch hohe Galaktosefütterung an schwangere Ratten Katarakte bei den Feten hervorzurufen. DONELL *et al.* (1969) untersuchten den Galaktosephosphatgehalt des Nabelschnurblutes von 11 Neugeborenen, deren Mütter nach früheren Schwangerschaften galaktosämische Kinder geboren hatten. Der Galaktosephosphatgehalt war bei allen Säuglingen erhöht, obwohl alle Mütter, mit einer einzigen Ausnahme, während der ganzen Schwangerschaft ihre Milcheinnahme sehr eingeschränkt hatten. Nach diesen Studien scheint auch eine weitgehende Reduzierung der Milchzufuhr in der Ernährung der werdenden Mutter das Auftreten von Galaktosephosphat im Kreislauf des Feten nicht zu verhindern. Es muß weiteren Forschungen überlassen bleiben, den Wert und das Ausmaß dieser Diätprophylaxe zu beurteilen.

VIII. Prognose

Eine der wichtigsten Fragen, die man beantworten muß, wenn auf die baldigste Erkennung der Stoffwechselanomalie Wert gelegt wird, um jeden davon betroffenen Säugling kurz nach der Geburt einer zweckmäßigen Behandlung zuzuführen, ist der erzielbare Erfolg einer Diättherapie.

Die Letalität der Erkrankung ist schwer zu erfassen, da dies nur an Hand größerer Zahlen bestimmt werden kann. Infolge der Seltenheit der Stoffwechselstörung und der noch immer bestehenden diagnostischen Schwierigkeiten gibt es keine diesbezüglich verläßlichen Angaben, doch nach Übersicht ihres Krankengutes erwähnen NADLER *et al.* (1969) eine Sterblichkeit von 20%. Ein ähnlicher Prozentsatz dürfte wohl auch für andere Zentren zutreffen. Daraus folgt, daß die hereditäre Galaktoseintoleranz eine lebensbedrohende Erkrankung ist. Es unterliegt keinem Zweifel, daß eine rechtzeitig begonnene galaktosearme Diät das Leben eines galaktosämischen Säuglings retten kann. Mit allergrößer Wahrscheinlichkeit wird man auch Kataraktbildung und die Entwicklung einer Lebercirrhose durch die Diät verhindern. Nicht so zuverlässig ist die Sicherung einer normalen geistigen und körperlichen Entwicklung im Laufe der Kindheit.

Da die Möglichkeit einer intrauterinen Schädigung des Zentralnervensystems mit weitreichenden Folgen für den intellektuellen Fortschritt des Kindes auf Grund früherer Betrachtungen nicht von der Hand zu weisen ist, können nur langdauernde Beobachtungen unter strengen Kriterien in bezug auf die Diät Verläßliches über das heranwachsende Kind aussagen. Nur wenige einschlägige Studien sind zahlenmäßig groß genug, um Bedeutung zu haben.

DONNELL *et al.* (1969) berichteten über 41 Kinder, bei denen die Diagnose sowohl klinisch als auch biochemisch bestätigt worden war und die aus 31 Familien stammten. Die Beobachtungszeit erstreckte sich auf 4—19 Jahre. Eine Gruppe von 11 Kindern, deren hereditäre Galaktoseintoleranz unmittelbar nach der Geburt diagnostiziert und zweckmäßig behandelt worden war, somit in ihrer Nahrung keine Milch erhielten und deren Galaktosephosphatspiegel in akzeptablen Grenzen gelegen hatte, zeigten Intelligenzquotienten zwischen 90 und 147, also im Normalbereich, mit Ausnahme eines Patienten mit einem IQ von 64, dessen Diät nicht einwandfrei überwacht worden war. Diese Kinder scheinen in utero keinen Schaden erlitten zu haben und durch rechtzeitige Einführung der milchfreien Kost vor den üblen Folgen der Galaktosämie geschützt und einen normalen Entwicklungsgang eingeschlagen zu haben. Dieser Gruppe stehen 10 andere Kinder mit Behandlungsdauern von 10—19 Jahren gegenüber, die somit zu den ältesten Patienten gehören. Sie boten kein ganz so ermutigendes Bild. Nur 7 der Kinder hatten einen Intelligenzquotienten über 80. Sie waren ängstlich, übersensitiv, überspannt, hatten visuelle Perzeptionsstörungen und geringe Eignung für Arithmetik. Einige von ihnen mußten in Sonderschulen untergebracht werden.

Die Gesamtübersicht der intellektuellen Leistungsfähigkeit der 41 galaktosämischen Patienten ergab das folgende Resultat: 29 konnten als im normalen Bereiche angesehen werden (IQ 85 und höher), 7 befanden sich an der Grenze, ihr Intelligenzquotient lag zwischen 70 und 85. Die übrigen 5 Kinder waren in verschiedenem Grade rückständig. Berücksichtigt man auch den Intelligenzgrad der gesunden Geschwister und Eltern, dann sind die Ergebnisse der Behandlung als ermutigend anzusehen.

In einer etwas weniger gründlichen Nachuntersuchung konnten NADLER *et al.* (1969) ähnliche Ergebnisse mitteilen. Der Durchschnitts-IQ der galaktosämischen Patienten war 91 ± 13, während er bei den Geschwistern wesentlich höher lag, 110 ± 16. 20 Patienten hatten einen Intelligenzquotienten zwischen 90 und 109, 6 zwischen 110 und 129. 10 Kinder mit der hereditären Stoffwechselanomalie konnten noch als normal klassifiziert werden. Ihr IQ fiel in die Gruppe zwischen 70 und 90, nur 8 der 44 Patienten waren geistig zurückgeblieben. Auch bei den galaktosämischen Kindern mit normaler Intelligenz fand man oft Rechenschwierigkeiten und Einschränkung des geometrischen Vorstellungsvermögens. Infolge der verringerten Konzentrationsfähigkeit ließen ihre Schulleistungen zu wünschen übrig. Unterricht in kleinen Gruppen und genauere Aufsicht halfen vielen über derartige Hindernisse hinweg. In einer umfassenden Überprüfung der Behandlungserfolge bei 60 galaktosämischen Kindern konnten KOMROWER u. LEE (1970) die körperliche und geistige Entwicklung beurteilen. 22 Knaben und 38 Mädchen wurden von dem gleichen Psychologen mit dem gleichen, der Altersgruppe entsprechendem Testmaterial geprüft, während die physische Untersuchung von einer Reihe von Kinderärzten durchgeführt wurde. 29 Mädchen hatten einen Intelligenzquotienten über 70, die übrigen 9 einen niedrigeren. 3 Knaben mußten als geistig geschädigt angesehen werden, 19 gehörten zu den als normal eingeschätzten. Die jüngeren Kinder hatten sich besser entwickelt, und der IQ lag etwas höher bei den unter 5 Jahre alten als bei den 5—10jährigen und wesentlich höher als bei den 15jährigen.

Dies mag zum Teil seinen Grund darin haben, daß mit wachsender Erfahrung auf dem Gebiete der Behandlung und der Erkennung der Gefahren, die Galaktosegaben für die Patienten in den ersten formativen Monaten und Jahren mit sich bringen, die Diätüberwachung viel strenger und zweckmäßiger wurde, eine Annahme, die durch die Tatsache bekräftigt erscheint, daß Kinder, deren Diät verläßlich kontrolliert worden war, einen höheren Intelligenzgrad erreichten als die Patienten, bei denen es nicht der Fall war. Keines der untersuchten Kinder erreichte einen Intelligenzquotienten über 120, in der jüngsten Altersklasse lag das Mittel um 90, in der nächst höheren um 80 und bei den 10—15jährigen um 70.

Es gibt keine definitiven Anhaltspunkte, die es ermöglichen, einen Zeitpunkt festzusetzen, an dem die Diät etwas erleichtert werden kann. Die Beobachtung, daß Schulkinder, die sich weigerten, die galaktosearme Kost weiter einzuhalten, keine sichtbare Verschlechterung ihrer Intelligenz aufwiesen, läßt vermuten, daß gewisse Erleichterungen ohne Schaden gestattet werden können. Obwohl das Trinken von Milch zu keiner Zeit erlaubt sein sollte, darf man sich wohl damit einverstanden erklären, daß Butter, Margarine mit Butterzusatz und kleine Mengen Milch beim Kochen und Backen verwendet werden.

Die bisher gesammelten Erfahrungen, die sich über 3 Jahrzehnte erstrecken, sind noch unzureichend, um eine Beeinflussung der Lebensdauer durch die Stoffwechselstörung zu beurteilen.

IX. Genetik

Die klinischen Berichte über Galaktosämie in der medizinischen Literatur hatten bereits die Aufmerksamkeit auf das familiäre Auftreten und die wahrscheinlich erbliche Grundlage des Leidens gelenkt, bevor die biochemische Basis hierfür geschaffen werden konnte. Es lag deshalb nahe, die gleichen Teste, die zur Diagnose der Stoffwechselstörung Verwendung fanden, auch zur Erkennung der *heterozygoten Träger* in den Familien der Erkrankten in Anspruch zu nehmen, da diese klinisch normal erschienen. Abgesehen von geringfügigen Störungen des Allgemeinbefindens bei vereinzelten Elternteilen nach dem Trinken größerer Milchmengen waren keine merkbaren Hinweise auf das anormale Gen bei den Vätern und Müttern galaktosämischer Kinder zu finden. Ein einfacher autosomaler, rezessiver Erbgang, wie er schon bei einer Reihe verschiedener angeborener Stoffwechselstörungen gefunden worden war, drängte sich auch hier auf.

Die ersten dahin zielenden Untersuchungen an den Familien galaktosämischer Kinder mittels Galaktosebelastungen publizierten Holzel u. Komrower (1955). Sie fanden eine verringerte Galaktosetoleranz bei je einem Elternteil und auch bei einer Anzahl anderer Familienmitglieder. Sie schlugen deshalb vor, die verminderte Galaktosetoleranz ohne klinische Erscheinungen als heterozygote Manifestation des anormalen Gens und die klinische Erkrankung der Galaktosämie als homozygote Äußerung zu betrachten. Es bestand jedoch kein Zweifel, daß in der zur Studie verwendeten Form der Galaktosebelastungstest keine verläßliche Untersuchungsmethode darstellte, um die heterozygoten Träger des Galaktosämie-Gens zu entdecken. Auch die von Donnell *et al.* (1959) abgeänderte Belastungsmethode, die auch den 3 Std-Wert mit einbezog und statistisch gesicherte Unterschiede zwischen Patienten, ihren Eltern und Normalen ergab, blieb für die eugenische Beratung ungeeignet, da eine Reihe von Grenzwerten zu nahe aneinanderlagen, um eine strenge Trennung der drei erwähnten Gruppen zu gestatten.

Seit der Entdeckung durch Kalckar u. Mitarb., daß Galaktose-1-phosphat-Uridyltransferase, das bei der Galaktosämie betroffene Enzym ist, haben sich drei Methoden zur Bestimmung der Fermentaktivität eingebürgert. Da sie eine quantitative Messung der Enzymaktivität erlauben, ermöglichen sie mit Ausnahme von ganz seltenen Fällen eine klare Trennung der Heterozygoten von Gesunden. Sie sind:

1. der Uridindiphosphatglucose-Verbrauchstest,
2. die manometrische Analyse,
3. die radioaktive Methode.

HSIA *et al.* (1958) waren die ersten, die den von ANDERSON *et al.* (1957) angegebenen Uridinphosphatglucose-Verbrauchstest zur Erforschung der Heterozygoten in den Familien galaktosämischer Patienten benützten. Doch gelang es auch ihnen nicht, eine Überschneidung der Werte zwischen Eltern der Patienten und Gesunden zu vermeiden. Die folgenden Resultate zeigen dies deutlich:

Gal-1-P Uridyltransferase-Aktivität	Heterozygote	Gesunde
Mittelwerte ± mittleren Fehler	3,3 ± 1,2	4,5 ± 1,5

Ähnliche Schwierigkeiten boten sich auch GITZELMANN u. HADORN (1961), die die gleiche Methode gebrauchten. Bei der Kontrollgruppe von 38 Individuen war kein Wert unter 3,8 Einheiten aufgetreten, das Mittel der Werte lag bei 4,99 E. Bei den Eltern lagen die Werte intermediär, nämlich zwischen 1 und 3,5 E. 1 E ist diejenige Menge Galaktose-1-phosphat-Uridyltransferase, welche 1 Mikromol Uridindiphosphatglucose in 1 Std in Uridindiphosphatgalaktose pro gm Hämoglobin umwandelt. BRETTHAUER *et al.* (1959) verbesserten die Methode und erhöhten ihre Empfindlichkeit durch Verkürzung der Inkubationszeit und Änderung des Verhältnisses von Substrat zu Enzym. DONNELL *et al.* (1960) machten sich dies für ihre Familienstudien zunutze und erhielten eindeutigere Resultate, obwohl eine Überschneidung nicht ganz zu vermeiden war. Der Mittelwert für die Heterozygoten war 2,8 E, der für die Normalen 5,9 E, doch bezog sich die Einheit auf einen Milliliter Erythrocyten. TOLSTRUP modifizierte die ursprüngliche Methode von ANDERSON *et al.* (1957) durch Verwendung höherer Konzentrationen des Substrates und niedrigere Mengen des Hämolysats und erzielte damit eine fast komplette Trennung der Heterozygoten von normalen Individuen (1965). BRANDT (1969) bestätigte die von TOLSTRUP angegebenen Werte, die eine Enzymaktivität von 13,2 E für Heterozygote und 28,2 für Gesunde ergaben, während bei den Homozygoten i.e. bei den an Galaktosämie Leidenden das Enzym nicht nachgewiesen wurde.

Die manometrische Analyse, erst von KIRKMAN u. KALCKAR vorgeschlagen (1958) und nachher von KIRKMAN u. BYNUM (1959) zur Untersuchung der Enzymaktivität bei den Eltern galaktosämischer Kinder angewendet, ergaben nur bei 4 der 18 Probanden normale Werte.

Das Mittel der Enzymaktivität bei den Heterozygoten lag bei 64% der bei Gesunden bestimmten Menge. SCHWARZ *et al.* (1961) wählten diese Methode zur Prüfung des Enzymgehaltes bei 28 normalen Kontrollen, 22 Eltern und 23 galaktosämischen Kindern. Die Gal-1-P-Uridyltransferaseaktivität im Hämolysat wurde als Atmung auf einem Substrat von Galaktose-1-phosphat in Prozenten der Atmung auf Glucose-1-phosphat ausgedrückt. Das Mittel für die Kontrollpersonen war 100,63, für die Eltern (als heterozygot anzusehen) 64,73 und für die Patienten 3,92.

Trotz der viel klareren Differenzierung der drei Gruppen kann auch diese Probe eine Überschneidung der Resultate bei einer kleinen Anzahl der Probanden nicht vermeiden. Dies trifft bei den Individuen zu, deren Enzymaktivität um 80% liegt. Eine Studie mehrerer Familien konnte das anormale Gen durch drei Generationen verfolgen. Die Isotopenmethode (WEINBERG, 1961) wurde von

NG *et al.* (1967) in verbesserter Form zur quantitativen Bestimmung der Transferaseaktivität und der Feststellung des Genotypus bei Familienmitgliedern galaktosämischer Kinder angewandt. Die Fermentaktivität bei den Patienten war kaum nennenswert, während sie bei den heterozygoten Trägern des anormalen Gens um 50% des Normalwertes lag. Ein Überdecken der Grenzresultate konnte in allen untersuchten Fällen vermieden werden.

Die angeführten Teste lassen ohne Zweifel den Schluß zu, daß die Galaktosämie eine vererbbare Stoffwechselstörung ist und das anormale Gen autosomal rezessiv auftritt. Quantitativ findet es seinen Ausdruck in der Hälfte der beim Normalen vorkommenden Enzymaktivität. Diese Reduktion ist das wesentlichste Kennzeichen des Heterozygoten.

Es ist infolgedessen möglich, Familienmitgliedern galaktosämischer Patienten auf wissenschaftlicher Grundlage eugenischen Rat zu geben, so lange man die durch die neuere Forschung entdeckten Varianten der Transferaseaktivität im Auge behält. Bevölkerungsstudien haben die Häufigkeit der heterozygoten Träger des Galaktosämiegens verschiedentlich angegeben. Doch lagen ihnen nicht immer die gleichen Untersuchungsmethoden zu Grunde. HANSEN *et al.* (1964) errechneten sie auf 1:45 Personen in Amerika, hingegen BRANDT (1967) auf 1:50 in Dänemark. In den Erhebungen von BEUTLER *et al.* (1965) fand sich jedoch nur ein Heterozygoter unter 72 Normalen.

Von praktischem als auch theoretischem Interesse sind die kürzlich veröffentlichten Beobachtungen über den Verlauf der Schwangerschaft bei homozygoten galaktosämischen Frauen, den Gesundheitszustand ihrer Neugeborenen und die biochemischen Untersuchungen an Placenta und Liquor amnii. Bisher liegen zwei dahinzielende Berichte vor (ROE *et al.*, 1971; TEDESCO *et al.*, 1972). Wie erwartet ergaben die Transferasebestimmungen heterozygote Werte, während die Galaktokinase-Aktivität bei den Säuglingen normal gefunden wurde. Enzymstudien an der Placenta (TEDESCO *et al.*, 1972) der galaktosämischen Mütter ließen nur eine sehr geringe Transferase-Aktivität nachweisen. Lactation führte weder bei der Mutter noch beim Säugling zur Galaktose-Anhäufung. Erstaunlicherweise handelte es sich bei beiden Müttern um Negerinnen.

X. Die Duarte-Variante

Bei einem Versuch, die praktische Anwendbarkeit eines „Screening-Testes" für galaktosämische Neugeborene einzuschätzen, bemühten sich BEUTLER *et al.* (1965), die Häufigkeit der Heterozygoten, Träger des Gens, zu bestimmen, um eine Vorstellung über die Anzahl der zu erwartenden Fälle zu gewinnen. In einer weiteren Studie wurden die Familien jener Personen untersucht, deren Transferaseaktivität nur die Hälfte des normalen Erythrocytenwertes aufwies. Es zeigte sich, daß die Familienmitglieder zwei separate Gruppen bildeten (BEUTLER *et al.*, 1966; BEUTLER u. MATHAI, 1968). In der einen hatten Eltern und Kinder der Probanden weniger als 12,5 oder mehr als 18,5 E. In der zweiten Gruppe lag die Enzymkonzentration der Verwandten der Probanden ungefähr in der Mitte zwischen dem Normalwert und der für die heterozygoten Träger des Galaktosämiegens erwarteten Fermentaktivität. Da alle Kinder der Probanden verminderte Transferaseaktivität aufwiesen, wurde angenommen, daß es sich bei ihnen um einen Erbgang handle, der von dem der Galaktosämie verschieden ist.

Diese Ansicht wurde noch dadurch unterstützt, daß die Eltern der Probanden auch reduzierte Transferaseaktivitäten in ihren Erythrocyten aufzeigten. Es war somit klar, daß die betroffenen Individuen nicht ein einzelnes Gen von einem Elternteil ererbt hatten, sondern je ein Gen von beiden Eltern und sie nicht heterozygote Träger des Galaktosämiegens waren, sondern homozygote Vertreter einer Anomalie, die das gleiche Enzym betraf, dessen Mangel als die Ursache der Galaktosämie angesehen wird. Es handelte sich hier aber nur um eine quantitative Änderung der Enzymkonzentration ohne jedwede klinische Begleiterscheinungen. Die Entdecker dieser hereditären Transferasereduktion (BEUTLER *et al.*, 1965) bezeichneten sie als die „Duarte-Variante". Die Heterozygoten des partiellen Enzymdefektes besitzen ungefähr 75% der normalen Aktivität und die Homozygoten 50%, also gleichviel wie die Heterozygoten des Galaktosämiegens in ihren Erythrocyten. Nimmt man die Fermenttätigkeit als das einzige Kriterium, dann ist es unmöglich, die zwei verschiedenen Gene zu unterscheiden, und die Homozygoten der Duarte-Variante müssen in Reihenuntersuchungen oder Bevölkerungsstudien die Zahlen der heterozygoten Träger des Galaktosämiegens beträchtlich erhöhen. Dies kann von großer eugenischer Bedeutung sein, zumal die Duarte-Variante mit größerer Häufigkeit aufzutreten scheint. MELLMAN *et al.* (1968) fanden unter 100 jungen gesunden Leuten, die dem Test unterzogen wurden, 93 mit normaler Transferaseaktivität, 5 Heterozygote und 1 Homozygoten der Duarte-Form, 1 mit doppelter Heterozygotie als Träger des Duarte- und Galaktosämiegens.

Nach den Schätzungen BEUTLERs (1969) sind 10—15% der Bevölkerung Heterozygote der Duarte-Variante. Dies führte BRANDT (1969) dazu, die bisher angegebenen Zahlen der Heterozygotenhäufigkeit bei der Galaktosämie einer Revision zu unterziehen (s. Tabelle). Eine der Beweisführungen für die Existenzberechtigung des Duarte-Typus ist die Identifizierung der beiden Gene in einem Individuum. Darüber berichtete eine Reihe von Autoren (BEUTLER, 1969; GITZELMANN *et al.*, 1967; MELLMAN *et al.*, 1968; PHAM-HUU-TRUNG *et al.*, 1971; DAVID *et al.*, 1971). Bezeichnet man das normale Transferase-Gen als „Gt+", das Galaktosämie-Gen mit „gt" und das Duarte-Gen mit „Gt^D", dann ergeben sich die folgenden Kombinationen:

Gt+/Gt+	weisen	100%	der normalen Enzym-Aktivität
Gt^D/Gt+	weisen	75%	der normalen Enzym-Aktivität
Gt^D/Gt^D	weisen	50%	der normalen Enzym-Aktivität
Gt+/gt	weisen	50%	der normalen Enzym-Aktivität
Gt^D/gt	weisen	25%	der normalen Enzym Aktivität
gt/gt	weisen	0%	der normalen Enzym-Aktivität

auf. Tatsächlich tauchten unter den als Heterozygoten der Galaktosämie Angesehenen vereinzelte Familienmitglieder auf, deren Erythrocyten nur ungefähr ein Viertel der normalen Transferaseaktivität an Stelle der zu erwartenden 50% besaßen. Es drängte sich die Erklärung auf, daß ein Zusammenwirken der beiden die Transferaseaktivität beeinflussenden Gene vorlag, die die Verminderung potenzierten. MATHAI u. BEUTLER (1966) gelang es, eine Methode auszuarbeiten, die auf elektrophoretischem Wege den Beweis erbrachte, daß das Enzym bei der Duarte-Variante zumindest physikalisch verschieden war. Auf einem Stärkegel bewegt sich die Transferase eines Duarte-Homozygoten mit größerer Geschwindigkeit als die eines Normalen und kann im ultravioletten Licht als separates fluorescierendes Band erkannt werden. Der Versuch, die Gal-1-phosphat-Uridyl-Transferase in den Leukocyten der verschiedenen Genotypen zu bestimmen und eventuell zu diagnostischen Zwecken zu benützen, hat keine eindeutigen Resultate geliefert, obwohl eine quantitative Verminderung der Enzymaktivität auch in den Leukocyten nachweisbar war (MELLMAN u. TEDESCO, 1969).

Eine genotypisch separate Gruppe von galaktosämischen Patienten, deren klinische Erscheinungen vom klassischen Bilde nur gering abweichen, aber biochemisch weitgehende Unterschiede aufzeigt, ist von SEGAL u. Mitarb. (1965) erkannt worden. Es handelt sich dabei um Mitglieder von drei Negerfamilien. Die Neger-Variante wurde bis jetzt nur bei 5 Patienten gefunden. Vier hatten Katarakte und eine Vergrößerung der Leber und Milz, und zwei waren geistig rückständig. Alle besaßen jedoch die Fähigkeit, Galaktose zu CO_2 abzubauen. Ausgedehnte Untersuchungen (SEGAL, 1969) zeigten daß trotz abwesender Transferaseaktivität in den roten Blutzellen die Leber dieser Patienten einen großen Teil der angebotenen Galaktose auf dem Leloir-Weg in Glucose umwandeln konnte. Daß troztdem Krankheitserscheinungen der Galaktoseintoleranz während des Säuglingsalters auftraten, ließe sich wohl damit erklären, daß die Galaktosezufuhr zu diesem Zeitpunkt die vorhandene Stoffwechselkapazität überschritt.

Das Vorhandensein von neuen Laboratoriumsmethoden beeinflußt in nicht unbedeutendem Maße die Richtlinien der Forschung auf verschiedensten Gebieten, während ihre Entwicklung oft nur von einem einzelnen Zweck diktiert ist. So hat die quantitative Messung der Uridyl-Transferase-Aktivität auch dort Anwendung gefunden, wo keine diagnostisch verwertbaren Resultate zu erwarten waren. BRANDT *et al.* (1963) berichteten, daß Patienten mit mongoloider Oligophrenie (Down's Syndrom) 40% mehr Transferaseaktivität in ihren Erythrocyten aufwiesen als normale Individuen. In einer Reihe von Publikationen (KRONE *et al.*, 1964; SCHUPPISSER *et al.*, 1967; KELLY *et al.*, 1967) wurde dies bestätigt und die Hypothese weiterhin unterstützt, daß das Kontrollgen der Uridyl-Transferase am Chromosom 21 lokalisiert ist. Erhöhte Werte in den Erythrocyten wie auch in den Leukocyten geben andere Autoren an, sind aber der Meinung, daß keine Schlüsse auf die Lokalisierung des Gens gezogen werden dürfen (NG *et al.*, 1964; DONNELL *et al.*, 1965; HSIA *et al.*, 1964; ROSNER *et al.*, 1965). Die Situation wird noch etwas verwirrter durch die Feststellung, daß bei Kindern mit Oligophrenie und bestimmten dysplastischen Körperveränderungen, aber normalem Karyotypus auch ein Anstieg der Transferaseaktivität zu verzeichnen war, wie z.B. beim Cornelia de Lange-Syndrom (DAHLQVIST *et al.*, 1969).

Fortschritte in den Gewebekulturverfahren ermöglichen es, auch menschliche Zellen in vitro zu züchten und in ihnen genetisch bedingte Stoffwechselanomalien nachzuweisen, wenn sie von Patienten mit dem Enzymmangel stammen.

Dies gelang auch bei der Galaktosämie (KROOTH und DARLINGTON, 1969). Die mit der Methodik verbundenen Schwierigkeiten haben ihre Einführung in den meisten Laboratorien verhindert.

XI. Screening-Methoden

Die Aufgabe der hierfür in Verwendung stehenden Proben ist es so früh als möglich eine Diagnose zu stellen, so daß schon kurz nach der Geburt eine galaktosearme Diät dem vom Enzymmangel betroffenen Säugling gegeben werden kann und die Entwicklung der klinischen Zeichen der Galaktoseintoleranz vermieden wird. Abgesehen von der Erkennung der homozygoten Träger des Enzymdefektes im Rahmen einer Familienuntersuchung, zu der sich die bereits besprochenen quantitativen Transferasebestimmungen durchaus eignen, kommt es auch darauf an, Teste zu benützen, die das Screening großer Bevölkerungsteile auf verläßliche, billige und einfache Art gestatten. Vom administrativen Gesichtspunkte wird sich die Methode am leichtesten durchsetzen, die eine Reihe von Untersuchungen am gleichen Probenmaterial und mit der gleichen Apparatur erlaubt. Die von GUTHRIE angegebene bakteriologische Methode (1963), ursprünglich zur Aufdeckung von phenylketonurischer Oligophrenie verwendet, kann mit relativ geringen Modifikationen auch zur Suche nach galaktosämischen Säuglingen nutzbar gemacht werden. Während bei der Phenylketonurie die im Blute vermehrte Menge Phenylalanin das Wachstum des Bacillus subtilis auf einer Agarplatte, die mit einer seine Vermehrung inhibierenden Substanz behandelt wurde, wiederherstellt, wirkt bei der Galaktosämie die im Blute erhöhte Galaktosekonzentration hemmend auf das Wachstum des Escherichia coli-Stammes W-3101. Das Ausmaß der Hemmungszone um die mit dem zu untersuchenden Blute getränkte Filtrierpapierscheibe gibt ungefähr die Konzentration von Galaktosephosphat an. Der obenerwähnte Colistamm besitzt keine Transferase und kann deshalb wie der menschliche Körper das Galaktosephosphat nicht weiter abbauen. Der Guthrie-Test wird in ausgedehntem Maße in den Vereinigten Staaten von Amerika, in Österreich, Dänemark, Schweiz und neuerdings auch in Deutschland und Großbritannien verwendet. Mit dieser Methode entdeckt man nicht nur Galaktosämiekranke, sondern auch Patienten, die einen Galaktokinasedefekt aufweisen.

Ein mehr spezifisches Verfahren, das den Nachweis der Transferaseaktivität als Basis hat, wurde von BEUTLER *et al.* (1967) in der Weise ausgearbeitet, daß es auch zur Massenuntersuchung geeignet erscheint. Es kann als Ausgangsmaterial Nabelschnurblut, venöses flüssiges oder auf Filtrierpapier angesogenes Blut benützt werden. Die Methode beruht auf dem Prinzip, daß bei Vorhandensein der aktiven Galaktose-1-phosphat-Uridyl-Transferase das Produkt des von dem Enzym katalysierten Schrittes auf dem Leloir-Weg die Uridine Diphosphogalaktose und Glucose-1-phosphat sind. Bei Anwesenheit von Phosphoglucomutase wird Glucose-1-phosphat in Glucose-6-phosphat umgewandelt und tritt in den Pentosephosphat-Cyclus mit folgender Reduktion von Nikotinamid-Adenin-Dinucleotidphosphat (NADP) ein. Die Fluorescenz des NADPH, der reduzierten Form des NADP, dienst als Indikator der Transferaseaktivität. In einer Modifikation wird NADPH reoxidiert und die Transformation des zugesetzten Methylenblaus in seine Leukoform erlaubt die Messung der Enzymaktivität.

Die Entfärbungszeit ist nicht dem Einfluß von Geschlecht, Rasse, Geburtsgewicht oder Alter des Kindes unterworfen (WHO Scientific Group 1968). Faktoren, die auf das Endresultat ungünstig einwirken, sind niedrige Hämatokritwerte, zu langes Aufbewahren und Mangel an Glucose-6-phosphat-Dehydrogenase.

Die Methode kann nicht nur zur Entdeckung von Galaktosämikern, sondern auch der heterozygoten Träger des Gens in Anwendung gebracht werden. Daraus ergibt sich auch die Möglichkeit, Homozygote der Duarte-Variante zu finden.

Das von ROBINSON (1963) empfohlene Isotopenverfahren kann von entsprechend ausgerüsteten Laboratorien mit relativ geringem Aufwand für die gleichen Zwecke angewandt werden.

Literatur

ANDERSON, E. P., KALCKAR, H. M., ISSELBACHER, K. J.: Defect in uptake of galactose-1-phosphate into liver nucleotides in congenital galactosemia. Science **125**, 113—114 (1959).

ANDERSON, E. P., KALCKAR, H. M., KURAHASHI, K., ISSELBACHER, K. J.: A specific enzymatic assay for the diagnosis of congenital galactosemia. I. The comsumption test. J. Lab. clin. Med. **50**, 469—477 (1957).

ARTHURTON, M. W., MEADE, B. W.: Congenital galactosaemia. Report of a case. Brit. med. J. II, 618—620 (1954).

BALLABRIGA, A., SAMSO, J. M., CLARET, I.: EEG et galactosemie experimentale. In "Modern Problems of Pediatrics", Vol. 4, Basel and New York: S. Karger 1959.

BAUER, R.: Weitere Untersuchungen über alimentäre Galaktosurie. Wien. med. Wschr. **56**, 2538—2546 (1906).

BELL, L. S., BLAIR, W. C., LINDSAY, S., WATSON, S. J.: Lesions of galactose diabetes. Pathologic observations. A.M.A. Arch. Pathol. **49**, 393—403 (1950).

Bentley, R., Sheeley, C. C., Makita, M., Wells, W. W.: Gaschromatography of sugars and other polyhydroxy compounds. Biochem. biophys Res. Commun. **11**, 14—18 (1963).
Berger, H.: La pathogenese de la galactosemie. J. Genét. hum. **4**, 7—22 (1955).
Beutler, E.: Hered. Disorders of Erythrocyte Metabolism. New York: Grune u. Stratton 1968.
Beutler, E.: The Duarte Variant. In: Hsia, D. Y.-Y.: Galactosemia, p. 168—169. Springfield Illinois: Thomas 1969.
Beutler, E., Baluda, M. C.: Improved method for measuring galactose-1-phosphate uridyltransferase-activity. Clin. chim. Acta **13**, 369 (1966).
Beutler, E., Baluda, M. C.: Biochemical properties of human red cell-galactose-1-phosphate uridyl transferase from normal and mutant subjects. J. Lab. clin. Med. **67**, 947—954 (1966).
Beutler, E., Baluda, M. C., Sturgeon, P., Day, R. W.: A new genetic abnormality resulting in galactose-1-phosphate uridyltransferase deficiency. Lancet **1965 I**, 353—354.
Beutler, E., Baluda, M. C., Sturgeon, P., Day, R. W.: The genetics of galactose-1-phosphate uridyl transferase deficiency. J. Lab. clin. Med. **68**, 646—658 (1966).
Beutler, E., Mathai, C. K.: Genetic variation in red cell galactose-1-phosphate uridyl transferase. Genetically determined abnormalities of red cell metabolism (City of Hope Symposium Series), Vol. I, 66—68. New York: Grune 1968.
Beutler, E., Mitchell, M.: UDP. Glu. comsuption methods. In: Hsia, D. Y.-Y.: Galactosemia, p. 72—82. Springfield Illinois: Thomas 1969.
Bickel, H.: Zur Klinischen Bedeutung verschiedener Melliturien. Mod. Probl. Pädiat. **4**, 136—146, Basel/New York: Karger 1959.
Bickel, H., Hickmans, E. M.: Paper chromatographic investigations on the urine of patients R. T. and R. R. Arch. Dis. Childh. **27**, 348—350 (1952).
Bickel, H., Souchon, F.: Die Papierchromatographie in der Kinderheilkunde. Arch. Kinderheilk. **31**, Beiheft (1955).
Bickel, H., Thursby-Pelham, D. C.: Hyperaminoaciduria in Lignac-Fanconi Disease, in Galactosaemia and in an obscure syndrome. Arch. Dis. Childh. **29**, 224—231 (1954).
Brandt, N. J.: Genes on the mongol chromosome? Lancet **1962 II**, 837.
Brandt, N. J.: Genetics of Hereditary Galactosemia. In: Hsia, D. Y.-Y.: Galactosemia. Springfield Illinois: Thomas, 140—149, 1969.
Brandt, N. J., Froland, A., Mikkelsen, M., Nielsen, A., Tolstrup, N.: Galactosaemia Locus and the Down's Chromosome. Lancet **1963 II**, 700—703.
Brandt, N. J., Tolstrup, N.: Problems in the diagnosis of hereditary galactosaemia. A material of 14 patients with hereditary galactosaemia and 7 patients presenting particular problems of differential diagnosis. Acta paediat. Scand. **56**, 85—96 (1967).
Bretthauer, R. K., Hansen, R. G., Donnell, G., Bergren, W. R.: A procedure for detecting carriers of galactosemia. Proc. nat. Acad. Sci. (Wash.) **45**, 328—331 (1959).
Clay, P. R., Potter, C. T.: A case of galactosaemia with special reference to mental development. Arch. Dis. Childh. **30**, 147—149 (1955).
Corcoran, A. C., Page, J. H.: A method for the determination of mannitol in plasma and urine. J. biol. Chem. **170**, 165 (1947).
Cordes, F. C.: Galactosemia Cataract. A Review, Report of a case. Amer. J. Ophthal. **50**, 1151—1158 (1960).
Cornblath, M., Schwartz, R.: Hereditary galactose intolerance in disorders of carbohydrate metabolism in infancy. Philadelphia and London: Saunders, 1966.
Cox, P. J. N., Pugh, R. J. P.: Galactosaemia. Brit. med. J. II, 613—618 (1954).
Crome, L.: A case of galactosaemia with the pathological and neuropathological findings. Arch. Dis. Childh. **37**, 415—421 (1962).
Cusworth, D. C., Dent, C. E., Flynn, F. V.: The amino-aciduria in galactosaemia. Arch. Dis. Childh. **30**, 150—154 (1955).
Dahlqvist, A., Hall, B., Kallen, B.: Blood cell galactose-1-phosphate uridyl transferase activity in dysplastic patients, with and without chromosomal aberrations. Human Heredity **19**, 628—640 (1969).
Dahlqvist, A., Svenningsen, N. W.: Galactose in the urine of newborn infants. J. Pediat. **75**, 454—462 (1969).
Darling, S., Mortensen, O.: Amino-aciduria in galactosaemia. Acta paediat. **43**, 337—341 (1954).
David, M., Dorche, C., Kissin, C., Dessemond, M., Jeune, M.: Deus cas de dolible heterozygotisme duarte, galactosemique decouvert par depistage systematique. Pédiatrie **26**, 91—97 (1971).
Donnell, G. N., Bergren, W. R., Bretthauer, R. K., Hansen, R. G.: The enzymatic expression of heterozygosity in families of children with galactosemia. Pediatrics, **25**, 572—581 (1960).

DONNELL, G. N., NG, W. G., BERGREN, W. R., MELUYK, J., KOCH, R.: Enhancement of erythrocyte-galaktokinase activity in Langdon-Down Trisomy. Lancet **1965 I**, 553.

DONNELL, G. N., BERGREN, W. R., PERRY, G., KOCH, R.: Galactose-1-phosphate in galactosemia. Pediatrics, **31**, 802—810 (1963).

DONNELL, G. N., BERGREN, W. R., ROLDAN, M.: Genetic studies in galactosemia. I. The oral galactose tolerance test and the heterozygous state. Pediatrics **24**, 418—426 (1959).

DONNELL, G. N., KOCH, R., BERGREN, W. R.: Observations on results of management of galactosemic patients. In: HSIA, D. Y.-Y.: Galactosemia, 247—268, Springfield/Illinois: Thomas 1969.

DONNELL, G. N., LANN, S. H.: Galactosemia. Pediatrics, **7**, 503—515 (1951).

DURAND, P., SEMACH, F.: Formes tardives, atténuées de galactosémie chez deux frères. Interprétation clinique et classement génétique de la maladie. Arch. franc. Pédiat. **12**, 958—971 (1955).

FANCONI, G.: Hochgradige Galaktose-Intoleranz (Galaktose-Diabetes) bei einem Kinde mit Neurofibromatosis Recklinghausen. Jahrb. Kinderh. **138**, 1 (1933).

FISCHER, W., WEINLAND, H.: Stoffwechsel der Galaktose und ihrer Derivate. Stuttgart: Thieme 1965.

GABBAY, K. H., O'SULLIVAN, J. B.: Sorbetol pathway in diabetes and galactosaemic enzyme and substrate localization changes in the kidney. Diabetes, **17**, 300 (1968).

GENTIL, C., VALETTER, A. H., LEMONNIER, A., COLIN, J., ODIEVRE, M., LELUC, R., THUONG, C., TRIEU, C., ALAGILLE, D.: Etude du metabolisme glucidique au cours de la galactosémie congénitale. Arch. franç. Pediat. **23**, 509—532 (1966).

GITZELMANN, R.: Deficiency of erythrocyte galacto-kinase in a patient with galactose diabetes. Lancet **1965 II**, 670—671.

GITZELMANN, R.: Hereditary Galactokinase. Deficiency, a newly recognised cause of juvenile cataracts. Pediat. Res. **1**, 14—23 (1967).

GITZELMANN, R.: Hereditary galactokinase deficiency, a newly recognised cause of juvenile cataracts. Pediat. Res. **1**, 14—23 (1967).

GITZELMANN, R.: Galactokinase deficiency. In: HSIA, D. Y.-Y.: Galactosemia, 155—162, Springfield/Illinosis: Thomas 1969.

GITZELMANN, R., AURICCHIO, S.: The handling of soya alpha-galactosides by a normal and a galactosemic child. Pediatrics, **36**, 231—235 (1965).

GITZELMANN, R., CURTIUS, C. H., MULLER, M.: Galactitol excretion in the urine of a galactokinase-deficient man. Biochem. biophys. Res. Commun. **22**, 437—441 (1966).

GITZELMANN, R., HADORN, B.: Zur biochemischen Genetik der Galaktosämie. Helv. paediat. Acta, **16**, 1—16 (1961).

GITZELMANN, R., POLEY, J. R., PRADER, A.: Partial galactose-1-phosphate uridyltransferase deficiency due to a variant enzyme. Helv. paed. Acta, **22**, 252—257 (1967).

GOLDBLOOM, A., BRICKMAN, H. F.: Galactosemia. J. Pediat. **28**, 674—691 (1946).

GOLDSTEIN, E. O., ENNIS, J. M.: Galactosemia. J. Pediat. **33**, 147—154 (1948).

GOPPERT, F.: Galaktosurie nach Milchzuckergabe bei angeborenem, familiärem, chronischem Leberleiden. Berl. klin. Wschr., **54**, 473—477 (1917).

GORTER, E.: Familial galactosuria. Arch. Dis. Childh. **26**, 271—272 (1951).

HANSEN, R. G., BRETTHAUER, R. K., MAYES JARY., NORDIN, J. H.: Estimation of frequency of occurrence of galactosaemia in the population. Proc. Soc. exp. Biol. (N.Y.) **115**, 560—563 (1964).

HOLZEL, A.: Galactosaemia. Med. Ill. (London) **8**, 44—48 (1954).

HOLZEL, A.: Some aspects of galactosaemia. In: „Modern Problems of Pediatrics" (E. ROSSI, E. GAUTIER, and J. W. WEBER, eds.), Vol. 4, 388—401. S. Karger: Basel and New York 1959.

HOLZEL, A.: Galactosaemia. Brit. med. Bull. **17**, 213—216 (1961).

HOLZEL, A., KOMROWER, G. M.: A study of the genetics of galactosaemia. Arch. Dis. Childh. **30**, 155—159 (1955).

HOLZEL, A., KOMROWER, G. M., SCHWARZ, V.: Low lactose milk for congenital galactosaemia. Lancet **1955 II**, 92.

HOLZEL, A., KOMROWER, G. M., SCHWARZ, V.: Galactosemia. Amer. J. Med. **22**, 703—711 (1957).

HOLZEL, A., KOMROWER, G. M., WILSON, V. K.: Amino-aciduria in galactosaemia. Brit. med. J., I, 194—195 (1952).

HSIA, D., Y.-Y., HSIA, H., GREEN, S., KAY, M., GELLIS, S. S.: Aminoaciduria in Galactosemia. Amer. J. Dis. Child. **88**, 458—465 (1954).

HSIA, D. Y.-Y., HUANG, IRENE, DRISCOLL, SHIRLEY, G.: The heterozygous carriers in galactosemia. Nature (Lond.) **182**, 1389—1390 (1958).

HSIA, D. Y.-Y., WALKER, F. A.: Variability of the clinical manifestations of galactosemia. J. Pediat, **59**, 872—883 (1961).

HSIA, D. Y.-Y., YNDUE, T., WONG, P., SOUTH, A.: Studies on galactose oxidation in Down's Syndrome. New Engl. J. Med. **270**, 1085—1088 (1964).
ISSELBACHER, K. J.: Galactosemia. The metabolic basis of inherited disease, 2nd ed. 178—188, New York: McGraw 1966.
KALCKAR, H. M., ANDERSON, E. P., ISSELBACHER, K. J.: Galactosemia, a congenital defect in a nucleotide transferase. Biochim. biophys. Acta (Amst.) **20**, 262—268 (1956).
KELLY, S., COPELAND, W., ALMY, R.: Galactose-1-phosphate uridyl transferase in mongols. N. Y. J. Med. **76**, 2714—2719 (1967).
KERR, MARGARET M., LOGAN, R. W., CANT, J. S., HUTCHINSON, JAMES H.: Galactokinase Deficiency in a Newborn infant. Arch. Dis. Childh. **46**, 864 (1971).
KINOSHITA, J. H., FUTTERMAN, S., SATOH, K., MEROLA, L. O.: Factors affecting the formation of sugar alcohols in ocular lens. Biochim. biophys. (Amst.) Acta **74**, 340 (1963).
KINOSHITA, J. H.: Cataracts in galactosemia. The Jonas S. Friedenwald Memorial Lecture. Invest Ophthal, p. 786, 1965.
KIRKMAN, H. N., BYNUM, E.: Enzymic evidence of a galactosemic trait in parents of galactosemic children. Ann. hum. Genet. **23**, 117—126 (1958/59).
KIRKMAN, H. N., KALCKAR, H. M.: Enzymatic deficiency in congenital galactosemia and its heterozygous carriers, Ann. N.Y. Acad. Sci. **75**, 274—278 (1958).
KIRKMAN, H. N., MAXWELL, E. S.: Enzymatic estimation of erythrocytic galactose-1-phosphate. J. Lab. clin. Med. **56**, 161—166 (1960).
KOMROWER, G. M., LEE, D. H.: Long-term follow-up of galactosaemia. Arch. Dis. Childh. **45**, 367—373 (1970).
KOMROWER, G. M., SCHWARZ, V., HOLZEL, A., GOLBERG, L.: A clinical and biochemical study of galactosaemia. A possible explanation of the nature of the biochemical lesion. Arch. Dis. Childh., **31**, 254—264 (1956).
KRAUS, H., MÖNCH, E.: Eine einfache Methode zur Diagnose der Galaktosämie und ihrer heterozygoten Genträger. Mschr. Kinderheilk. **118**, 426—427 (1970).
KROOTH, R. S., DARLINGTON, GRETCHEN A.: Studies on the behaviour of diploid cell strains developed from tissues of galactosemics. In: HSIA, D. Y.-Y.: Galactosemia, 188—203, Springfield/Illinois: Thomas 1969.
KROOTH, R., WEINBERG, A. N.: Studies on cell lines developed from the tissues of patients with galactosemia. J. exp. Med. **113**, 1155—1171 (1961).
KRONE, W., WOLF, U., GOEDDE, H. W., BAITSCH, H.: Enhancement of erythrocyte-galactokinase activity in Langdon-Down trisomy. Lancet **1964 II**, 590.
KURAHASHI, K., WAHBA, A. J.: Interference with growth of certain escherichia coli mutants by galactose. Biochim. et Biophys. Acta **30**, 298—302 (1958).
LINNEWEH, F.: Isotopen-Anwendung bei der Erforschung erblicher Stoffwechselkrankheiten. Mschr. Kinderheilk. **118**, 191 (1970).
LINNEWEH, F.: SCHAUMLÖFFEL, E., VETRELLA, M.: Galaktokinase-Defekt bei einem Neugeborenen. Klin. Wschr. **48**, 31—34 (1970).
MANN, T. P., WILSON, K. MARGARET, CLAYTON, BARBARA, E.: A deficiency state arising in infants on synthetic foods. Arch. Dis. Childh. **40**, 364—375 (1965).
MASON, H. H., TURNER, M. E.: Chronic galactemia. Am. J. Dis. Childh. **50**, 359—374 (1935).
MATHAI, C. K., BEUTLER, E.: Electrophoretic variation of galactose-1-phosphate uridyl transferase. Science **154**, 1179—1180 (1966).
MELLINKOFF, S., ROTH, B., MCLAGGAN, J.: Galactosemia with hepatic damage. J. Pediat. **27**, 338 (1945).
MELLMAN, W. J., TEDESCO, T. A.: The Duarte variant of Gal-1-P uridyl transferase: Hemolysate and leucocyte activities of the transferase genotypes. In: HSIA, D. Y.-Y.: Galactosemia, 170—175, Springfield/Illinois: Thomas 1969.
MELLMAN, W. J., TEDESCO, T. A., FEIGL, P.: Estimation of the gene frequency of the Duarte variant of galactose-1-phosphate uridyl transferase. Ann. hum. Genet. **32**, 1 (1968).
MEEUWISSE, G., DAHLQUIST, A.: Glucose-galactose malabsorption. Lancet **1966 II**, 858.
MONTELEONE, J. A., BEUTLER, E., MONTELEONE, P. L., UTZ, C. L., CASEY, E. C.: Cataracts, Galactosuria and Hypergalactosemia due to Galactokinase deficiency in a child. Am. J. Med. **50**, 403 (1971).
NADLER, H. L.: Antenatal detection of hereditary disorders. Pediatrics **42**, 912 (1968).
NADLER, H. L., TOHRU INOUYE, HSIA, D. Y.-Y.: Classical galactosemia. A study of fifty five cases. In HSIA, D. Y.-Y.: Galactosemia, 127—139, Springfield/Illinois: Thomas 1969.
NG, W. G., BERGREN, W. C., DONNELL, G. N.: Galactose-1-phosphate uridyl transferase assay by use of radioactive galactose-1-phosphate. Clin. chim. Acta **10**, 337—343 (1964).
NG, W. G., BERGREN, W. R., DONNELL, G. N.: An improved procedure for the assay of hemolysate galactose-1-phosphate uridyl transferase activity by the use of ^{14}C labelled galactose-1-phosphate. Clin. chim. Acta. **15**, 489—492 (1967).

NG, W. G., BERGREN, W. R., DONNELL, G. N.: Assay of hemolysate Gal-1-P uridyl transferase activity by radioactivity; In: HSIA, D. Y.-Y.: Galactosemia, 98—104, Springfield/ Illinois, Thomas 1969.

NG, W. G., BERGREN, W. R., DONNELL, G. N., HODGMAN, J. E.: Galactose-1-phosphate uridyl transferase activity in hemolysates of newborn infants. Pediatrics **39**, 293—294 (1967).

NG, W. G., DONNELL, G. N., BERGREN, W. R.: Galactokinase activity in human erythrocytes of individuals at different ages. J. Lab. clin. Med. **66**, 115—121 (1965).

PAHM-HUU-TRUNG, GLAESNER, G., PINOT, C., JEROME, H., MOZZICONACCI, P.: Association de galactosemie "classique" et d'une variant du type "Duarte" dans une famille de galactosemiques. Arch. franç. Pédiat. **28**, 147—159 (1971).

PICKERING, W. R., HOWELL, R. R.: Galactokinase Deficiency: clinical and biochemical findings in a new kindred. J. Pediatr. **81**, 50 (1972).

QUAN-MA, R., WELLS, H. J., WELLS, W. W., SHERMAN, F. E., EGAN, T. J.: Galactitol in the tissues of a galactosemic child. Am. J. Dis. Child. **112**, 477—478 (1966).

RITTER, J. A., CANNON, E. J.: Galactosemia with cataracts. Report of a case, with notes on physiopathology. New Engl. J. Med. **252**, 747—752 (1955).

ROBINSON, A.: The assay of galactokinase and galactose-1-phosphate uridyl transferase activity in human erythrocytes. A presumed test for heterozygous carriers of the galactosemic defect. J. exp. Med. **118**, 359—370 (1963).

ROC, T. F., HALLAT, J. G., DONNELL, G. N., NG, W. G.: Childbearing by a galactosemic woman. J. Pediatr. **78**, 1026 (1971).

ROSNER, F., ONG, B. H., PAINE, R. S., MAHANANDM, D.: Biochemical differentiation of trisomic Down's syndrome (mongolism) from that due to translocation. New. Engl. J. Med. **273**, 1356—1361 (1965).

SCHUPPISSER, R., JOSS, E., RICHTERICH, R.: Enzyme bei Trisomie-21 (Mongolismus). Schweiz. med. Wschr. **97**, 1540—1542 (1967).

SCHWARZ, V.: Metabolic disturbances in galactosemia. In "Modern Problems of Pediatrics (E. ROSSI, E. GAUTIER, and J. W. WEBER, eds.), Vol. 4, 402—408, Basel and New York: Karger 1959.

SCHWARZ, V.: The value of galactose phosphate determinations in the treatment of galactosaemia. Arch. Dis. Childh. **35**, 428—432 (1960).

SCHWARZ, V.: A simplified diagnostic test for galactosemia. J. Lab. clin. Med. **56**, 483—485 (1960).

SCHWARZ, V.: Disorders of galactose metabolism. J. clin. Path. **22**, suppl. (Ass. Clin. Path.), 72—75 (1969).

SCHWARZ, V., GOLBERG, L.: Galactose-1-phosphate in galactose cataract. Biochim. biophys. Acta (Amst.) **18**, 310—311 (1955).

SCHWARZ, V., GOLBERG, L., KOMROWER, G. M., HOLZEL, A.: Some disturbances of erythrocyte metabolism in galactosaemia. Biochem. J. **62**, 34—40 (1956).

SCHWARZ, V., HOLZEL, A., KOMROWER, G. M.: Laboratory diagnosis of congenital galactosaemia at birth. Lancet **1958 I**, 24—25.

SCHWARZ, V., HOLZEL, A., STAPLETON, T., GOODELL, R. A.: Treatment of galactosaemia. Lancet **1959 II**, 1146.

SCHWARZ, V., WELLS, A. R., HOLZEL, A., KOMROWER, G. M., SIMPSON, I. M. N.: A study of the genetics of galactosaemia. Ann. hum. Genet. **25**, 179—188 (1961).

SCHWARZ-TIENE, E.: Rechercher sur le métabolisme des composés phosphorés à haut niveau énergétic dans la galactosémic expérimentale. Mod. Probl. Pädiat., Vol. IV, 426. Basel, New York: Karger 1959.

SEGAL, S., BLAIR, A.: Some observations on the metabolism of D-galactose in normal man. J. clin. Invest. **40**, 2016—2025 (1961).

SEGAL, S.: The Negro variant of congenital galactosemia. In: HSIA, D. Y.-Y.: Galactosemia, 176—185, Springfield/Illinois: Thomas 1969.

SEGAL, S., BLAIR, ALBERTA, TOPPER, Y. J.: Oxidation of carbon-14 labelled galactose by subjects with congenital galactosemia. Science **136**, 150—151 (1962).

SEGAL, S., BLAIR, A., ROTH, H.: The metabolism of galactose by patients with congenital galactosemia. Amer. J. Med. **38**, 62 (1965).

SIDBURY, J. B. JR.: Investigations and speculations on the pathogenesis of galactose. In: HSIA, D. Y.-Y.: Galactosemia, 13—29, Springfield/Illinois: Thomas 1969.

STEWART, M. A., SHERMAN, B. W. E., UREN, MARY M., MOONSAMMY, G. J., WISGERHOF, M.: Polyolaccumulations in nervous tissue of rats with experimental diabetes in galactosemia. J. Neurochem. **14**, 1057 (1967).

TEDESCO, TH. A., MORROW III G., MELIMAN, W. J.: Normal pregnancy and childbirth in a galactosemic woman. J. Pediatr. **81**, 1159—1161 (1972).

Thalhammer, O., Gitzelmann, R., Pantlitsco, M.: Hypergalactosemia and galactosuria due to galactokinase deficiency in a newborn. Pediat. (St. Louis) **42**, 441—445 (1968).
Townsend, E. H., Mason, H. H., Strong, P. S.: Galactosemia and its relation to Laennec's cirrhosis; review of the literature and presentation of six additional cases. Pediatrics **7**, 760—773 (1951).
Van Heyningen, R.: Formation of polyols by the lens of the rat with "sugar" cataracts. Nature (Lond.) **184**, 194—195 (1959).
Von Reuss, A.: Zuckerausscheidung im Säuglingsalter. Wien. med. Wschr. **58**, 799—803 (1908).
Weinberg, A. N., Segal, S.: Effect of galactose-1-phosphate on glucose oxidation by normal and galactosemic leukocytes. Science **132**, 1015—1016 (1960).
Wells, W. W.: Galactitol metabolism. In: Hsia, D. Y.-Y.: Galactosemia, 227—242, Springfield/Illinois: Thomas 1969.
Wells, W. W., Pittman, T. A., Egan, T. J.: The isolation and identification of galactitol from the urine of patients with galactosemia. J. biol. Chem. **239**, 3192—3195 (1964).
Wells, W. W., Pittman, T. A., Wells, H. J., Egan, T. J.: The isolation and identification of galactitol from the brains of galactosemia patients. J. biol. Chem. **240**, 1002—1004 (1965).
Wells, H. J., Wells, W. W.: Galactose toxicity and myoinositol metabolism in the developing rat brain Biochemistry **6**, 1168—1173 (1967).
W.H.O. Scientific Group: Galactosaemia in "Screening for inborn errors of metabolism". Wld. Hlth. Org. techn. Rep. Ser. **401**, 23 (1968).
Wilson, K. Margaret, Clayton, Barbara E.: Importance of choline during growth with particular reference to synthetic diets in Phenylketonuria. Arch. Dis. Childh. **37**, 565—575 (1962).
Wilson, W. A.: Failure to produce cataracts in rats with galactitol diet. Amer. J. Ophthal. **67**, 224—229 (Feb. 69).
Woolf, L. I.: Inherited Metabolic Disorders. Galactosemia. Advanc. clin. Chem. **5**, 1—68 (1962).
Zipursky, A., Rowland, M., Ford, J. D., Haworth, J. C., Israela, L. G.: Erythrocyte metabolism in galactosemia. Pediatrics, **35**, 126—127 (1965).

Mono- und Disaccharid-Malabsorption

Von

A. Holzel

Mit 10 Abbildungen

Bei vielen Völkern, einschließlich unseren europäischen, stellen die Kohlenhydrate einen großen Teil der Energiequellen dar. Ein Erwachsener nimmt etwa, je nach Eßgewohnheit und sozialer Situation, 350 g Kohlenhydrate täglich zu sich. Diese werden hauptsächlich in Form von Poly-, Oligo- und Disacchariden, bei sehr jungen Kindern möglicherweise nur als Disaccharide zugeführt. Die Zeitspanne der ausschließlichen Disaccharidzufuhr wird jedoch zunehmend kürzer. Der schnelle Rückgang des Stillens hat dazu geführt, daß schon frühzeitig Getreideprodukte in die Kuhmilchmischungen eingeführt wurden, so daß schon wenige Wochen alte Säuglinge Polysaccharide verdauen müssen.

Der aus Kohlenhydraten gewonnene Calorienanteil steigt von 40% beim Kind auf 50% im späteren Leben. Die Polysaccharide Stärke und Glykogen werden durch Speichel- und Pankreasamylase zu Maltose und geringe Mengen Isomaltose und Glucose hydrolysiert. Die in unserer Nahrung normalerweise vorkommenden Disaccharide sind Lactose und Saccharose. Die Lactose stammt hauptsächlich aus der Milch. Die menschliche Darmmucosa hat also die Aufgabe, große Mengen der Disaccharide Maltose, Saccharose und Lactose und kleine Mengen Oligosaccharide, die in Isomaltose umgewandelt werden, zu absorbieren. Erstaunlicherweise wurde diesen wichtigen Absorptionsvorgängen im Dünndarm lange Zeit wenig Beachtung geschenkt. Jedoch haben in den letzten Jahren Physiologen, Biochemiker und Pädiater großes Interesse daran gezeigt. Klinische Beobachtungen haben zur Erkennung einer Reihe von Störungen der Zucker-Absorption geführt.

I. Physiologie der Disaccharidabsorption

Bis vor wenigen Jahren herrschte die Ansicht, daß der Absorption und weiteren Metabolisierung die Hydrolyse der Disaccharide in die entsprechenden Monosaccharide vorangehen müsse, und daß die Disaccharidasen Lactase, Saccharase und Maltase von den Mucosazellen in das Darmlumen sezerniert werden, wo die Hydrolyse stattfinden sollte. Untersuchungen am Menschen haben in den letzten 20 Jahren jedoch gezeigt, daß die Disaccharidase-Aktivität im Darmlumen sehr beschränkt ist und nicht für die große Menge der absorbierten Kohlenhydrate verantwortlich sein kann (Borgström *et al.*, 1957; Dahlquist, u. Borgström, 1961). Außerdem ergab sich, daß die meisten Disaccharide unhydrolysiert absorbiert und intracellulär gespalten werden. Experimentelle Befunde stehen damit in Übereinstimmung (Cajori, 1933; Fridhandler u. Quastel, 1955).

Das Problem, die zuckerspaltenden Enzyme zu lokalisieren, wurde von Miller u. Crane (1961) näher aufgeklärt. Sie trennten beim Hamster den Bürstensaum von der übrigen Dünndarmmucosa und fanden, daß die gesamte Enzymaktivität der Mucosa im Bürstensaum enthalten ist. β-Galactosidase-(Lactase-)Aktivität wurde von Doell u. Kretchmer (1962) bei Ratten in den Mikrosomen der Dünndarmmucosa lokalisiert. Ihre Aktivität ist am höchsten in den Zotten, während sich in den Krypten kaum Aktivität findet. Disaccharidasen und Dipeptidasen zeigen eine ganz ähnliche Verteilung. Die Aktivität der alkalischen Phosphatase ist umschriebener in den Spitzen der Zotten lokalisiert (Nordström *et al.*, 1968). Bis jetzt gibt es noch keine ausreichende Information über Beziehungen zwischen der Feinstruktur der Mikrovilli und ihren absorptiven und digestiven Eigenschaften. Bei der Dichtegradienten-Zentrifugation von mit Tris behandelten Bürstensäumen der Dünndarmschleimhaut des Hamsters wurden jedoch zwei Fraktionen getrennt. Die eine entsprach dem Inneren, die andere den Membranen der Mikrovilli (Overton, Eichholz u. Crane, 1965; Eichholz u. Crane, 1965). In der membranhaltigen Fraktion befanden sich die gesamten Disaccharidasen des Bürstensaums. Der Ort der Hydrolyse befindet sich wahrscheinlich in dem äußeren Proteinmantel der Membran, dem System des aktiven Proteintransports benachbart. Die Membran der Epithelzelle des Bürstensaums muß als die Oberfläche der Digestion und Absorption angesehen werden (Crane, 1966).

Bezüglich der Spezifität der menschlichen intestinalen Disaccharidasen muß die Ansicht aufgegeben werden, daß jedes Enzym sein spezifisches Substrat hat. Denn Experimente haben gezeigt, daß synthetische Zucker mit der gleichen Glykosidbindung wie die natürlich vorkommenden Saccharide von dem gleichen Enzym gespalten werden können. Die folgenden Disaccharidasen des menschlichen Dünndarms wurden durch Hitze-Inaktivierung (Dahlquist, 1962; Dahlquist *et al.*, 1963), Gelfiltration und Chromatographie mit Sephadex (Auricchio *et al.*, 1965; Semenza *et al.*, 1965) identifiziert: Die Maltasen oder α-Glykosidasen hydrolysieren Maltose, Isomaltose, Saccharose und Palatinose. Trehalose, ein seltenes Disaccharid, das in bestimmten Pilzen und in der Hämolymphe von Insekten vorkommt, wird durch Trehalase umgesetzt. Die β-Glykosidase Lactase (β-Galaktosidase) greift außer Lactose Cellobiose an. Cellobiose ist ein Disaccharid, das bei der Celluloseverdauung entsteht. Es besteht aus zwei Molekülen Glucose mit einer 1,4-β-Bindung ähnlich der Bindung der Glucose- und Galaktose-Moleküle in der Lactose. Obgleich Cellobiose für die menschliche Ernährung keine Rolle spielt, da Cellulose im Dünndarm nicht hydrolysiert wird, kann der Zucker als zusätzliches Substrat zur Messung der Lactose-Aktivität benutzt werden. Der Nachweis zweier intestinaler Lactasen gelang Heilkov (1956) beim Kalb und Doell u. Kretchmer (1962) bei der Ratte und beim Kaninchen. Letztere fanden eine Lactase (Lactase I), die der Fraktion zugeordnet war, die zwei Substrate hydrolysiert, nämlich Lactose und O-Nitrophenyl-β-Galaktosid, während das lösliche Enzym (Lactase II) nur den zweiten Zucker spaltet. Auch für die menschliche Darmmucosa wurden zwei Lactasen postuliert (Semenza *et al.*, 1965). Diese Autoren zeigen, daß die beiden nachgewiesenen β-Galaktosidasen in der Mucosa des menschlichen Jejunums und Ileums kein Artefakt waren, und daß die Aktivität der Cellobiase in einem konstanten Verhältnis zu derjenigen der Lactasen steht, was anzeigt, daß die Aktivität der Cellobiase und der Lactase durch das gleiche Molekül hervorgerufen wird.

Die zweite Lactase in den Homogenaten menschlicher Darmmucosa ist spezifisch für Substrate wie 6-Brom-2-naphthyl-β-Galaktosid und das D-Nitrophenyl-β-Galaktosid. Alpers (1969) hielt sie für lysosomalen Ursprungs. Da die Hetero-β-Galaktoside künstliche Substanzen sind, kann über die natürliche Aufgabe des Enzyms keine endgültige Aussage gemacht werden. Man nimmt an, daß es eine Rolle im Stoffwechsel der Glykosphingolipide spielt. β-Galaktosidasen sind aus Hirngewebe isoliert worden (Jumgulwala u. Robins, 1968). Bei Versuchen, das pH-Optimum, die Substratspezifität und die Wirkung einiger Inhibitoren für die beiden menschlichen intestinalen β-Galaktosidasen zu bestimmen, wandten ASP u. Mitarb. (1969) die Gelfiltrationschromatographie an. Als Substrate wurden Lactose und vier Hetero-β-Galaktoside benutzt. Das eine Enzym war strukturgebunden und konnte teilweise mit Papain gelöst werden. Von den genannten Substraten hydrolysierte es die Lactose am schnellsten. Es handelt sich dabei um das oben mit Lactase I bezeichnete Enzym, das seine optimale Aktivität bei pH 5,5—6,0 entfaltet. Das zweite Enzym war zum größten Teil löslich und hydrolysierte die künstlichen Hetero-Galaktoside, aber nicht die Lactose. Es wird vorgeschlagen, dieses Enzym Hetero-β-Galaktosidase statt Lactase II zu nennen. p-Chlormercuribenzoat hemmte die Hetero-β-Galaktosidase, aber beeinflußte nicht die Aktivität der Lactase. Tris führte zur kompetitiven Hemmung beider Enzyme.

Im Hinblick auf die menschlichen Maltasen vertreten DAHLQUIST (1964) und AURICCHIO *et al.* (1965) etwas unterschiedliche Ansichten. AURICCHIO u. Mitarb. unterscheiden fünf Maltasen, während DAHLQUIST nur vier anerkennt (Tabelle 1).

Tabelle 1. Einteilung der Maltasen

Nach DAHLQUIST Enzym	Substrate	Nach AURICCHIO Enzym
Maltase Ia	Isomaltose	Maltase 5
(Isomaltase,	Palatinose	(Isomaltase,
Palatinase)	Maltose	Palatinase)
Maltase Ib	Saccharose	Maltase 3
(Saccharase, Invertase)	Maltose	(Saccharase)
Maltase II	Maltose	Maltase 2
Maltase III	Maltose	Maltase 1

Maltase 5 (nach Tabelle 1) hydrolysiert Maltose, Isomaltose und Palatinose, einen synthetischen Zucker, der aus einem Molekül Glucose und einem Molekül Fructose mit α-1,6-Bindung besteht. Da Palatinose und Isomaltose die gleiche Glykosidbindung haben, werden sie von der gleichen Disaccharidase gespalten. Palatinose kann daher zum Nachweis von Isomaltase-Aktivität benutzt werden, wenn Isomaltose nicht verfügbar ist (AURICCHIO *et al.*, 1961).

1. Lokalisation der Disaccharidasen im Dünndarm

Aus der Literatur geht hervor, daß die Verteilung der Disaccharidasen im Dünndarm speciesabhängig ist. Bei der Ratte ist die Lactase-Aktivität im mittleren Teil des Dünndarms stärker als proximal und distal, die Maltase-Aktivität dagegen gleichmäßig verteilt, und die Saccharase (Invertase) und Isomaltase entfalten ihre größte Aktivität im proximalen Dünndarmabschnitt. Beim ausgewachsenen Schwein zeigen Trehalase, Lactase und Cellobiase die größte Aktivität im proximalen und die Maltasen im distalen Dünndarmabschnitt (DAHLQUIST, 1964). Beim erwachsenen Menschen haben Enzymbestimmungen in durch Biopsie gewonnenen Schleimhautproben gezeigt, daß Saccharase, Isomaltase und Lactase im Anfangsteil weniger aktiv sind als im übrigen Duodenum; im oberen Jejunum und in den unteren Abschnitten des Ileums sind die Disaccharidase-Aktivitäten etwa gleich hoch (AURICCHIO *et al.*, 1965). Die Absorptionsrate der Disaccharide ergibt ein indirektes Maß für die Disaccharidase-Aktivitäten. Mit Hilfe von Infusionsexperimenten fanden GRAY u. INGELFINGER (1965), daß Saccharose im menschlichen Jejunum doppelt so schnell wie im Ileum absorbiert wird. Oral zugeführte Saccharose wird daher fast vollständig im Jejunum absorbiert. In einer Versuchsreihe mit sieben gesunden Erwachsenen (6 Männer und 1 Frau) führten Newcomer u. McGill (1966) 6—13 perorale Schleimhautbiopsien im Anfangsteil des Duodenums bis weit ins Ileum durch. Bei Untersuchung der Aktivitäten von Lactase, Saccharase und Maltase fanden sich maximale Disaccharidase-Aktivitäten in unterschiedlichen Abschnitten des Jejunums und proximalen Ileums, während im Duodenum und übrigen Ileum nur geringe Aktivitäten gemessen wurden.

2. Fetale und neonatale Entwicklung der intestinalen Disaccharidase-Aktivität

Die prä- und postnatale Entwicklung der Disaccharidase-Aktivitäten ist nicht nur von akademischem Interesse, sondern auch wichtig für das praktische Vorgehen bei unreifen Kindern. Als Ursache für die Lactosurie der unreifen Neugeborenen wurde schon vor einem halben Jahrhundert das Fehlen von Lactase-Aktivität angenommen (Langstein u. Meyer, 1914); die Enzymfunktion ist beim reifen Neugeborenen ungestört. Eine Studie an 32 menschlichen Embryonen, Feten und Neugeborenen (Auricchio *et al.*, 1965) zeigte, daß sich die Aktivität der einzelnen Enzyme im Dünndarm gleichmäßig verteilt. Im 3. Schwangerschaftsmonat sind alle Glykosidasen vorhanden. Die α-Disaccharidasen Maltase und Saccharase erreichen im 6. oder 7. Schwangerschaftsmonat das Maximum, während sich die β-Glykosidasen Lactase und Cellobiase vor der Geburt langsamer entwickeln und ihr Maximum zum Geburtstermin erreichen. Unreife Neugeborene haben eine niedrige Lactase-Aktivität, die jedoch im postnatalen Leben unabhängig von der Milchzufuhr schnell ansteigt. Dahlquist u. Lindberg (1966) untersuchten menschliche Feten zwischen der 11. und 23. Schwangerschaftswoche. Sie fanden die Aktivitäten der Invertase und Isomaltase vor der 11. Woche und die der Trehalase zwischen der 11. und 23. Woche voll entwickelt, konnten aber keine Maltase nachweisen.

Fetales Meconium hat eine hohe Enzymaktivität, die wahrscheinlich aus abgeschilferten Mucosazellen stammt. Aber das kurz nach der Geburt von reifen Neugeborenen gewonnene Meconium enthält keine Disaccharidasen. Die alkalische Phosphatase, die stabiler zu sein scheint, ist äußerst aktiv.

Bei einigen Säugetieren wie Ratten, Schweinen und Kühen ist die Lactase-Aktivität im Neugeborenenalter am höchsten, nimmt dann kontinuierlich ab und liegt beim Erwachsenen am niedrigsten. Bei anderen Tieren wie Mäusen, Kaninchen und Meerschweinchen kann die β-Galaktosidase-Aktivität im Jejunum und Ileum je nach dem pH-Wert in unterschiedlichem Ausmaß abnehmen (Koldovsky *et al.*, 1966). Bei Ratten und Schweinen ist bei der Geburt keine Saccharase-Aktivität nachweisbar; sie entwickelt sich erst später. Nach Hydrocortisoninjektionen in den Dünndarm junger Ratten konnte schon früher als gewöhnlich Saccharase-Aktivität nachgewiesen werden (Doell u. Kretchmer, 1964). Dieser Befund konnte durch immunochemische Untersuchungen mit Hilfe einer Fluorescenzantikörper-Technik erhärtet werden (Doell, Rosen u. Kretchmer, 1965). Beim Menschen bleibt die Lactase-Aktivität auf einem hohen Spiegel, wenn sie nicht durch äußere Faktoren oder rassische Einflüsse beeinflußt wird.

3. Zuckertransport

Nimmt man an, daß die disaccharidspaltenden Enzyme intracellulär liegen, so bleibt unklar, wie die Zucker in die Mucosazellen hineingelangen. Diffusion

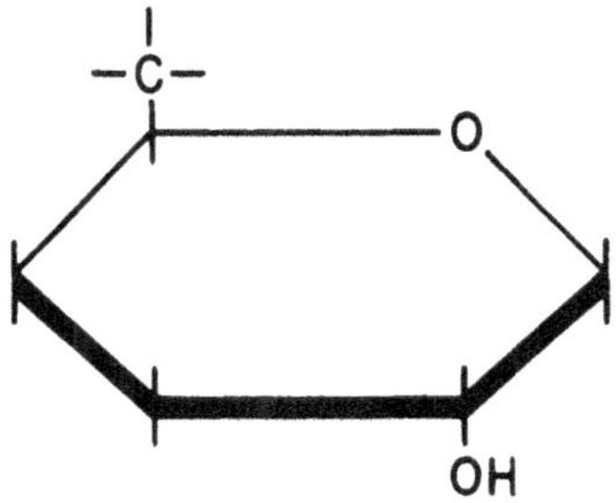

Abb. 1. Konfiguration des aktiv transportierbaren Zuckers

wäre denkbar, wenn durch rasche intracelluläre Hydrolyse ein Gradient zwischen Zellinnerem und Darmlumen aufrechterhalten würde. Für Glucose und Galaktose existiert auch ein aktives Carrier-System. Aktiv, d.h. gegen einen Konzentrationsgradienten transportierte Zucker, zeichnen sich durch einen Pyranose-Ring, eine Sauerstoffbrücke zwischen C_1 und C_5 und durch eine freie Hydroxylgruppe am C_2 aus (Abb. 1).

Eine weitere notwendige Voraussetzung besteht in der Anwesenheit von Natriumionen auf der Membranoberfläche der Mucosazellen. Ersetzt man das Natrium durch Lithium, Magnesium oder Cholin, so wird ein aktiver Transport verhindert. Eine biologische Pumpe, bei der Adenosintriphosphat (ATP) die unmittelbare Energiequelle darstellt, wird als die treibende Kraft angesehen. Phlorrhizin, g-Strophanthin (Ouabain) und 2,4-Dinitrophenol hemmen die Absorption von Glucose und Galaktose. DAVENPORT (1966) nimmt an, daß g-Strophantin den Elektrolythaushalt im Gewebe stört.

LITTMAN u. HAMMOND (1965) haben die Hypothese aufgestellt, daß die Zucker als Zucker-Natrium-Carrier-Komplex in die Darmzelle eindringen. Der Carrier soll zwei spezifische Bindungsorte haben, einen für das Substrat und einen für Na^+. Das Ausmaß des Zuckertransports scheint von der Differenz zwischen intra- und extracellulären Natriumkonzentrationen abhängig zu sein. Die treibende Kraft leitet sich vom Gradienten der Natriumkonzentration ab, der durch einen gegen g-Strophanthin empfindlichen Mechanismus aufrechterhalten wird. Andererseits besagt die Hypothese von CZAKY, daß gerade das energiespendende System intracelluläres Natrium für seine Aktivierung benötigt und durch Herzglykoside gehemmt wird. Der Pumpenteil wäre dann ein Adenosintriphosphat-Natrium-Komplex mit einem spezifischen Carrier für Zucker. Nach SEMENZA *et al.* (1964) wird menschliche intestinale Saccharase auch durch Na^+ aktiviert. Ein ähnlicher Vorgang wie bei der Glucose-Absorption könnte für den Saccharose-Transport verantwortlich sein.

Aktiv transportierte Zucker unterliegen viel schnellerem Transport als Zucker wie Fructose, die die Zellmembran mit Hilfe eines anderen Mechanismus durchdringen.

Für die Pathogenese schwerer kindlicher Stoffwechselkrankheiten wurden kürzlich Störungen im Transportmechanismus verantwortlich gemacht.

II. Glucose-Galaktose-Malabsorption

Vor etwa 10 Jahren erschienen fast simultan, aber unabhängig voneinander die ersten Veröffentlichungen über eine Monosaccharid-Malabsorption in Schweden (LINDQUIST *et al.*, 1962; LINDQUIST u. MEEUWISSE, 1962) und Frankreich (LAPLANE *et al.*, 1962). LINDQUIST u. Mitarb. nannten die Krankheit Glucose-Galaktose-Malabsorption.

Sie nahmen eine Störung im Absorptionsmechanismus an, die durch einen kongenitalen, wahrscheinlich erblichen Defekt des aktiven Transportmechanismus hervorgerufen wird. Auch die französischen Autoren sprachen sich für einen kongenitalen erblichen Defekt aus.

Seitdem sind 20 gut beobachtete Fälle veröffentlicht worden (MEUWISSE u. MELIN (1969) berichteten über 6 Patienten in Schweden. Andere Fälle wurden in Deutschland (LINNEWEH *et al.*, 1965), Australien (ANDERSON *et al.*, 1965), den USA (SCHNEIDER *et al.*, 1966; MARKS *et al.*, 1966; LIU *et al.*, 1967), Belgien (EGGERMONT u. LOEB, 1966; DUBOIS *et al.*, 1966), Großbritannien (ABRAHAM *et al.*, 1967) und Israel (LEBENTHAL *et al.*, 1971) diagnostiziert. Die weite Verbreitung dieses „inborn error of metabolism" deutet darauf hin, daß die Störung möglicherweise häufiger ist als gegenwärtig angenommen wird. Hat sich erst die Erkenntnis durchgesetzt, daß schwere Durchfälle nicht unbedingt auf die höhere Anfälligkeit des jungen Säuglings für gastrointestinale Infektionen zurückzuführen sind, wird eine schnellere Diagnose dieser Stoffwechselkrankheit möglich sein, die für den jungen Patienten schwerwiegende Folgen haben kann, falls sie nicht diagnostiziert wird. Ist das Krankheitsbild erst einmal allgemein bekannt, werden genauere Angaben über die Häufigkeit vorliegen.

a) Klinisches Bild

Die Krankheit beginnt mit schwerer wäßriger Diarrhoe während der ersten Lebenswoche, manchmal schon einen oder zwei Tage nach Beginn der Milchfütterung und führt zu lebensbedrohlicher Dehydration mit schweren Störungen des Elektrolyt- und Stickstoffhaushalts. Die Stühle sind sauer. Sie enthalten große Mengen Milchsäure und Zucker, besonders Glucose und Galaktose. Bei fast allen Patienten wurde Glucose auch im Urin gefunden, wenn auch in unterschiedlichen Mengen. Einige Kinder zeigen eine Nierenbeteiligung in Form von Albuminurie und Ausscheidung von Kristallen, weiterhin als Ausdruck der Dehydration gering erhöhte Leukocyten- und Erythrocyten-Zahlen im peripheren Blutbild. Diese Episoden sind gewöhnlich kurz und auf das frühe Kindesalter beschränkt. MEEUWISSE (1970) hat jedoch über 2 Patienten mit Nephrolithiasis nach längerer schwerer Dehydration berichtet. Bei einem 2 Monate alten Säugling wurde bei der Autopsie eine Nephrocalcinose gefunden. Normalerweise ist die Glucosurie nicht von anderen renalen Störungen begleitet. Sie kann als Teil des zugrundeliegenden Stoffwechseldefekts angesehen werden.

Die Schwere der Symptome wechselt. Unbehandelte Fälle können tödlich verlaufen oder eine Fehlernährung mit chronischer Diarrhoe erzeugen. Während der Diarrhoe werden Phasen mit Fieber ohne Infektzeichen beobachtet. Am aufschlußreichsten ist das fast sofortige Verschwinden der schweren Diarrhoe, wenn die orale Nahrungszufuhr gestoppt wird. Sie tritt sofort wieder auf, sobald Nahrungsmittel gegeben werden, die andere Monosaccharide als Fructose oder Disaccharide enthalten, die nach ihrer Hydrolyse Glucose oder Galaktose freigeben.

Solange die Diarrhoe anhält, wird Glucose im Stuhl gefunden. Bei Kindern, denen Disaccharide wie Lactose und Saccharose zugeführt werden, können auch kleine Mengen der unhydrolysierten Zucker im Stuhl chromatographisch nachgewiesen werden. Unter einer Diät, die Fructose als einziges Kohlenhydrat enthält, sistiert die Diarrhoe. MEEUWISSE u. MELIN (1969) berichten über 6 Patienten, von denen 2 frühzeitig starben, während die anderen 4 zwischen 6 und 42 Jahre alt waren und sich körperlich wie auch geistig normal entwickelt hatten.

Obgleich der Stoffwechselblock während des ganzen Lebens bestehen bleibt, scheinen die Patienten mit der Zeit kleine Mengen Glucose und Galaktose zu tolerieren. Führt man in der späteren Kindheit begrenzte Mengen Milch und Stärke in die Ernährung ein, so kommt es zu keinem dramatischen Rückfall der Diarrhoe. Eine Erklärung dafür ist schwierig. Es wurde die Vorstellung entwickelt, daß die Größenzunahme des Magen-Darm-Trakts die Passagezeit der Zucker verlängert, so daß ein größerer Anteil absorbiert wird und eine vermehrte Utilisation durch die Darmbakterien stattfindet. Außerdem hat sich bei älteren Patienten wahrscheinlich die saccharolytische Flora an die nicht absorbierten Zucker im Darminhalt adaptiert.

b) Laboratoriumsbefunde

Bakteriologische Untersuchungen zeigten bei den Patienten keine pathologischen Keime und keine anderen nachweisbaren Änderungen der Stuhlflora. Über eine leichte Steatorrhoe wurde nur in 2 Fällen berichtet. Durch perorale Biopsien gewonnene Gewebsproben waren licht- und elektronenmikroskopisch normal strukturiert (MEEUWISSE u. DAHLQUIST, 1968). Die Aktivität der Disaccharidasen und der alkalischen Phosphatase sind in der Dünndarmmucosa normal. Da die Fructose wegen ihrer andersartigen Absorption toleriert wird, wurde nach weiteren Beweisen für die Hypothese gesucht, daß das aktive Carrier-System in der Zellmembran nicht funktioniert. Zahlreiche Untersuchungsergebnisse bestätigen diese Hypothese. 3-O-Methylglucose, ein synthetischer Zucker, der aktiv transportiert wird, wurde bei Belastungstests nicht absorbiert (ANDERSON *et al.*, 1965). Die Absorptionsraten für Glucose, Galaktose und Natriumionen waren in Experimenten mit intestinaler Perfusion bei kranken Erwachsenen viel niedriger als bei gesunden. Nach Infusion glucosefreier Lösung wurden geringe Mengen Glucose in das Darmlumen ausgeschieden (MEEUWISSE u. DAHLQUIST, 1968). Autoradiographische Untersuchungen mit ^{14}C-markierter Glucose an frisch gewonnenem Biopsiematerial der Flexura duodenojejunalis erwiesen die Unfähigkeit der Schleimhautzellen, Glucose zu speichern, was bei Kontrollversuchen möglich war (SCHNEIDER *et al.*, 1966). Nach Inkubation von Biopsiematerial mit ^{14}C-markierter Glucose war die Konzentration des Zuckers im Gewebe nicht höher als im Medium, während sie bei den Kontrollen viermal so hoch war. Die Beobachtung, daß die Absorption von L-Leucin und L-Alanin in der Mucosa normal erfolgt, unterstreicht die strenge Spezifität des Defekts (EGGERMONT u. LOEB, 1966; MEEUWISSE u. DAHLQUIST, 1966, 1968). Die verbleibende Kapazität, Glucose und Galaktose zu absorbieren, wurde von LINNEWEH *et al.* (1966) mittels ^{14}C-markierten Zuckern mit 7,6 bzw. 4,6% bestimmt.

Die Nüchternblutzuckerspiegel liegen mit 50—80 mg-% verhältnismäßig niedrig, erreichen aber in der Regel keine gefährlichen hypoglykämischen Werte. Ein Glucose-Toleranztest ruft keinen signifikanten Anstieg des Blut-Glucosespiegels hervor, während eine Galaktose-Belastung einen noch geringeren Anstieg ergibt. Eine Untersuchung an 2 Kindern mit Glucose-Galaktose-Malabsorption zeigte, daß intravenös gegebene Glucose nur langsam metabolisiert wurde, wobei die Abbaurate von der Menge des absorbierbaren Kohlenhydrats in der Nahrung abhängig war. Ein ungewöhnlich steiler Anstieg der Blut-Glucose kann die Antwort auf Kohlenhydratentzug sein. Er kann durch reichliche Zufuhr von Fructose und Calorien verhindert werden (MEEUWISSE u. LINDQUIST, 1970). Ein schnelles Verschwinden der Glucose wurde gesehen, wenn große Mengen Kohlenhydrate vor dem intravenösen Glucose-Belastungstest gegeben wurden.

Die gleichzeitig bestehende Glucosurie erregte Interesse, weil im renalen Tubulus ein ähnlicher Defekt wie in der Darmmucosa bestehen könnte. Das tubuläre Transportmaximum für Glucose (Tm_G) wurde von Meeuwisse (1970) normal gefunden, während es bei den Patienten von Liu *et al.* (1967) vermindert war. Ob man nun eine normale oder verminderte tubuläre Reabsorption annimmt, es muß ein anderer Mechanismus beteiligt oder der Defekt auf die Epithelzellen der Darmmucosa beschränkt sein.

Die Glucose-Aufnahme durch die Erythrocyten der Patienten mit Glucose-Galaktose-Malabsorption unterscheidet sich nicht von derjenigen bei Gesunden, d.h. die Zellmembran der Erythrocyten ist von dem Transportdefekt nicht betroffen (Meeuwisse, 1970).

c) Differentialdiagnose

Die klinischen Manifestationen des kongenitalen Lactasemangels (Alactasie) können ebenfalls während der 1. Lebenswoche auftreten und denen der Glucose-Galaktose-Malabsorption sehr ähnlich sein. Die Diarrhoe ist das wichtigste Symptom. Die Stühle sind wäßrig, haben ein niedriges pH und können vermehrt Milchsäure und reduzierende Zucker enthalten. Es handelt sich um Lactose und gelegentlich geringe Mengen von Glucose und Galaktose, die als Folge bakterieller Hydrolyse auftreten. Über eine Glucosurie, die bei der Glucose-Galaktose-Malabsorption oft vorkommt, ist beim kongenitalen Lactasemangel nie berichtet worden. Ersetzt man eine lactosehaltige Säuglingsmilch durch eine Elektrolytlösung mit 5% Glucose, so bessert sich das Krankheitsbild der Alactasie schnell, während bei der Monosaccharid-Malabsorption die Diarrhoe nicht beeinflußt wird. Zucker-Toleranztests können zur weiteren Klärung der Diagnose beitragen.

Eine passagere Form der Monosaccharid-Malabsorption, die sicherlich nicht das Glucose-Galaktose-Carrier-System beeinflußt, wurde von Burke u. Danks (1966) bei sehr jungen Säuglingen gefunden. Die Diarrhoe hörte auf, nachdem Mono- und Disaccharide aus der Nahrung entfernt wurden. Fructose wurde ebenso schlecht absorbiert wie Glucose und Galaktose. Alle betroffenen Kinder wiesen ein deutliche hypochlorämische Acidose auf. Die Krankheit dauerte 3—20 Wochen. Da die Kinder Zucker nicht tolerierten, wurden sie mit einer Diät aus 2,5% Casein und 3—4% Butterfett unter Zusatz der notwendigen Vitamine und Elektrolyte ernährt. Das Butterfett wurde in 25 mg Desoxycholat auf 100 ml Nahrung emulgiert.

Eine Monosaccharid-Malabsorption wurde auch bei Kindern mit kongenitalen Mißbildungen des Magen-Darm-Traktes beobachtet, die zur Stase des Darminhalts führte. Das kann prä- oder postoperativ geschehen. Auch bei Säuglingen mit schwerer Dyspepsie durch Escherichia coli O 114 wurde eine Monosaccharid-Malabsorption beobachtet (Jacobs *et al.*, 1970). Es besteht Grund zu der Annahme, daß sie durch eine unphysiologische Darmflora im Dünndarm hervorgerufen wird (Gracey *et al.*, 1969).

d) Therapie

Während der akuten Phase mit schwerer, bedrohlicher Dehydration können gebräuchliche Infusionsflüssigkeiten, die neben Elektrolyten Glucose, Fructose oder Galaktose enthalten, ohne Risiko gegeben werden, da der Intermediärstoffwechsel ungestört ist und die Monosaccharide normal aus dem Blut entfernt werden. Dies unterstützt die Annahme, daß der aktive Transportmechanismus gestört ist. Von den Disacchariden scheint Saccharose geringere Störungen zu bewirken als Lactose oder Maltose. Saccharose wird zu Glucose und Fructose hydrolysiert, wobei die letztere leicht absorbiert wird.

Eine bei dieser Krankheit bewährte Säuglingsnahrung besteht aus 3,5% löslichem Casein, 4% Butterfett, 7,5% Fructose, 160 mg NaCl, 315 mg K_2HPO_4 und Wasser ad 100 ml. Alle Vitamine einschließlich Vitamin B-Komplex, Folsäure, Calciumpantothenat, Vitamin A und D müssen in übernormalen Dosen gegeben werden. Trotzdem kann es in relativ kurzer Zeit zu Komplikationen wie Dermatitis, Cheilitis und Stomatitis kommen. Schwere Muskelhypotonie tritt auf, wenn nicht tierisches Eiweiß in Form von Fleisch oder Fisch zusätzlich gegeben wird. Mit dem Älterwerden des Kindes wird die Durchführung einer angemessenen Diät entsprechend leichter, bietet aber noch Fehlermöglichkeiten.

Gewährt man unbeschränkte Mengen von Fisch, Fleisch, Sahne, Butter und einer Reihe von Gemüsen, so wird es schwierig, milch- und stärkehaltige Nahrungsmittel und Früchte aus der Ernährung auszuschließen. Nach geringen Exzessen der Nahrungszufuhr treten kurze Anfälle von Bauchschmerzen mit Diarrhoe auf. Diese führen aber nicht zu längerem Kranksein. Es ist eine Frage des Charakters, wie häufig der Patient diese Beschwerden aufgrund anfangs angenehmer Diätfehler auf sich nimmt.

e) Genetische Faktoren

Für die Glucose-Galaktose-Malabsorption wurde ein recessiver Erbgang postuliert. Der chinesische Vater des von ABRAHAM *et al.* (1967) untersuchten Patienten litt an Milchunverträglichkeit. Die Eltern der anderen Patienten waren gesund. Bei keinem der Eltern wurden Anzeichen für Zuckerunverträglichkeit gefunden. Fünf der Patienten von MELIN u. MEEUWISSE (1969) gehörten 3 Geschwisterreihen mit insgesamt 15 Kindern an. Die Eltern waren miteinander verwandt. Es gelang nicht, bei ihnen mit Hilfe von Glucose-Toleranz-Tests eine Heterozygotie nachzuweisen.

Blutsverwandtschaft bestand bei dreien der Patienten. Die Krankheit wurde beim männlichen und weiblichen Geschlecht gefunden. Unter den wenigen veröffentlichten Fällen zeigt sich eine Bevorzugung des weiblichen Geschlechts. Dies reicht allerdings nicht aus, die Ansicht über den Erbmodus zu ändern.

III. Lactose-Malabsorption

Die häufigste und wichtigste Form eines Disaccharidase-Defekts mit Zucker-Malabsorption ist eine Verminderung oder ein Fehlen der Lactase-Aktivität. Der kongenitale und wahrscheinlich auch erbliche Typ kommt gelegentlich bei Kindern vor, wogegen der erworbene Lactasemangel bei einer großen Anzahl verschiedener gastrointestinaler Störungen sowohl bei Kindern als auch bei Erwachsenen beobachtet wurde. Die Lactase scheint das empfindlichste unter den zuckerspaltenden Enzymen im Bürstensaum der Dünndarmmucosa zu sein. Es ist unklar, ob sie wegen ihrer Lokalisation oder Struktur leichter zerstört wird. Falls ihre Störung reversibel ist, wird die Aktivität erst nach längerer Zeit wieder ansteigen.

Folgende Formen der Lactose-Malabsorption lassen sich unterscheiden:

III. 1. (Kongenitale) Erbliche Lactose-Malabsorption im Säuglingsalter (Alactasie, Hypolactasie)
2. Primäre Lactose-Malabsorption im Erwachsenenalter
3. Sekundäre Lactose-Malabsorption im Kindesalter
   a) (Familiäre) Lactose-Intoleranz mit Lactosurie
   b) Kuhmilchallergie

c) Akute kindliche Gastroenteritis
d) Glutenabhängige Enteropathie (idiopathische Steatorrhoe, tropische Sprue)
e) Infektion mit Giardia lamblia
f) Cystische Fibrose (Mucoviscidose)
g) Protein- und calorienarme Fehlernährung (Kwashiorkor)

Sekundäre Lactose-Malabsorption im Erwachsenenalter
Colitis ulcerosa
Enteritis regionalis
„Irritables Colon"-Syndrom
Intestinale Lymphangiektasie
Morbus Whipple
Arzneimittelverabreichung (Neomycin, Conovid)
Acne rosacea und Dermatitis herpetiformis
Hepatitis infectiosa

1. Hereditärer Lactase-Mangel bei Kindern

HOLZEL *et al.* (1959), die zur Beurteilung der Lactase-Aktivität den Lactose Toleranztest einführten, beschrieben als erste 2 Geschwister mit erblicher kongenitaler Lactose-Malabsorption. Nach einer Lactose-Belastung ist der Anstieg der Blutglucose abwesend oder geringer als nach einer kombinierten Glucose-Galaktose-Belastung. In der Dünndarmschleimhaut ist die Lactase-Aktivität nicht nachweisbar. Bislang wurde über 20 Fälle berichtet, 16 Knaben und 4 Mädchen (WEIJERS *et al.*, 1961; HOLZEL, 1962, 1965, 1967; THORNTON *et al.*, 1962; DAVIDSON *et al.*, 1964; DURAND u. LAMEDICA, 1962; LIFSSHITS, 1966; LAUNIALA *et al.*, 1966; LAUNIALA, 1970).

a) Familiäres Vorkommen und genetische Faktoren

Bislang wurde familiäres Vorkommen der Lactose-Malabsorption bei 3 Geschwisterpaaren beobachtet. Es sind aber keine Patienten bekannt, deren Eltern nahe verwandt sind. Beide Geschlechter werden betroffen, wenn auch Knaben bei den wenigen berichteten Fällen den größeren Teil ausmachen. Man nimmt an, daß die Krankheit autosomal recessiv vererbt wird. Heterozygote können jedoch mit den zur Zeit verfügbaren Tests nicht ermittelt werden. Lactose-Belastungen bei den Eltern der Patienten zeigten keinen Anstieg der Blutglucose.

b) Klinisches Bild

Innerhalb weniger Tage nach der Geburt, sobald Milch in die Nahrung eingeführt wird, tritt wie bei allen Zucker-Malabsorptionsformen eine Diarrhoe auf. Da der Lactosegehalt der Nahrung die Schwere der Erscheinungen bestimmt, sind Brustkinder oder Säuglinge, die mit Lactose angereicherte Kuhmilch erhalten, stärker betroffen. Sie zeigen Gewichtsstillstand oder -abnahme, da die Lactose bis zu 40% der Calorienzufuhr ausmacht (Abb. 2 u. 3). Erbrechen tritt nur bei schweren Fällen auf. Der Appetit ist nicht vermindert. Bei entsprechendem Angebot würden die Kinder sogar mehr zu sich nehmen, als ihnen altersentsprechend zusteht. Sehr häufig bewirken kolikartige Schmerzen Unruhe und Schreien. Die Stühle sind oft wäßrig und schaumig, riechen sauer und zeigen pH-Werte unter 6. Sie können die Haut reizen und zu ausgedehnten Excoriationen am Gesäß führen. Das trägt zum Unwohlsein des Kindes bei. Wird die Krankheit

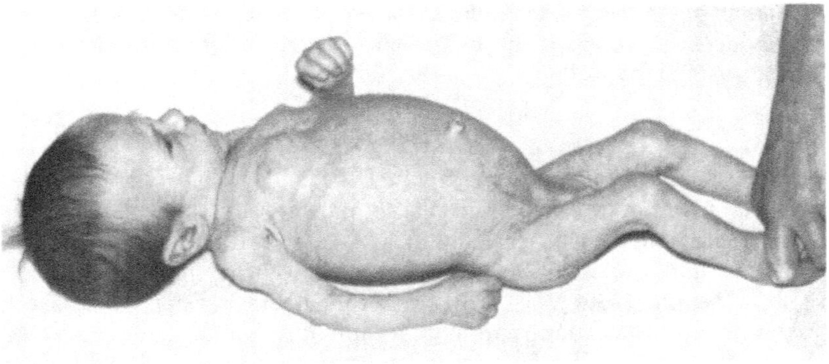

Abb. 2. Alactasie. Sechs Wochen alter Säugling. Lactosehaltige Nahrung (Mit Genehmigung der „Proceedings of the Royal Society of Medicine" London)

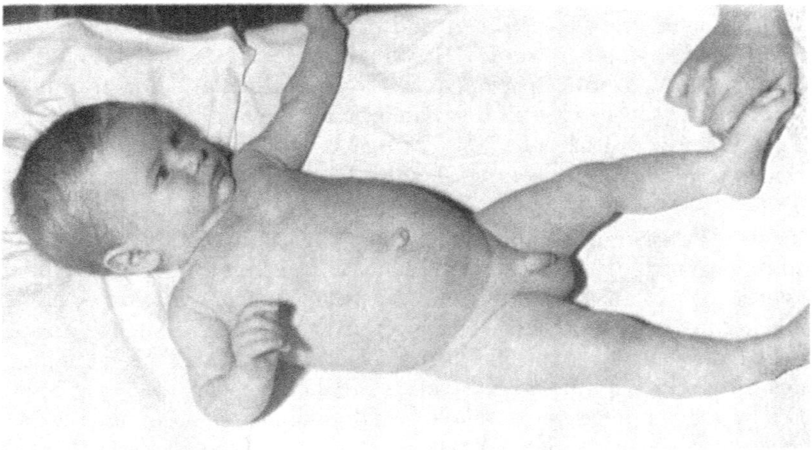

Abb. 3. Der gleiche Säugling unter lactosefreier Diät im Alter von 3 Monaten (Mit Genehmigung der „Proceedings of the Royal Society of Medicine" London)

nicht frühzeitig diagnostiziert, kommt es möglicherweise zu Marasmus mit Abnahme des subcutanen Fettgewebes und deutlicher Aufblähung des Bauches wie bei anderen Formen infantiler Malabsorption. Die Diarrhoe ist sicherlich Folge der gestörten Hydrolyse des Zuckers und dessen Anhäufung im Darm.

Der Mechanismus der Zuckerretention im Darm mit nachfolgendem Wassereinstrom ist nicht auf die Lactose beschränkt, sondern gilt auch bei anderen Formen unzureichender Disaccharidase-Aktivität. Sogar Glucose hat eine ähnliche Wirkung, wenn sie bei Kindern mit akuter Diarrhoe hochkonzentriert in den oberen Dünndarm infundiert wird. Die Volumenzunahme des Darminhalts stimuliert die Peristaltik und beschleunigt die Dünndarmpassage (Launiala, 1970). Zu dem gleichen Mechanismus kommt es beim Erwachsenen mit primärem oder erworbenem Lactase-Mangel (Kern u. Struthers, 1966; Christopher u. Bayless, 1968, 1969). Im Darm wirkt Mannitol genauso wie nicht resorbierte Disaccharide.

Wenn auch die Diarrhoe bei Zuckermalabsorption hauptsächlich durch Osmose erklärt werden muß, so spielt die bakteriell bedingte Bildung kurzkettiger Fettsäuren eine zusätzliche Rolle.

c) Diagnose

Eine Diarrhoe-Anamnese in den ersten Lebenstagen sollte den Verdacht auf Lactose-Malabsorption wecken. Das gilt besonders bei Ernährung mit Frauenmilch oder lactoseangereicherter Kuhmilch. Weitere Hinweise geben die Stuhlbeschaffenheit und die mit Clinitest erfaßbaren reduzierenden Substanzen im Stuhl (BURKE *et al.*, 1965). Dies trifft auch für andere Formen der Disaccharid-Malabsorption zu. Ein Zuckerchromatogramm des Stuhls kann zur Diagnose beitragen, wenn Lactose der hauptsächlich ausgeschiedene Zucker ist. Es ist zu beachten, daß eine Lactosurie kein Charakteristikum der hereditären kongenitalen Malabsorption darstellt.

Der Stuhl-pH-Wert kann als Suchtest verwendet werden. Er ist jedoch auch bei Gastroenteritis niedrig und kann trotz Lactasemangel normal sein. Reihenuntersuchungen an Erwachsenen mit Hypolactasie zeigten, daß der Stuhl-pH-Wert im Einzelfall verschieden war, und daß er sogar nach Zufuhr von Lactose nicht erniedrigt gefunden wurde (MCMICHAEL *et al.*, 1965). Die Werte waren ähnlich wie bei 14 Kontrollpersonen. Bei keinem der Patienten wurde ein pH-Wert unter 5,7 nachgewiesen. Bei Kindern mit Kuhmilchernährung liegt der Stuhl-pH-Wert jedoch normalerweise zwischen 6,5 und 7,5, während er im Falle von Disaccharid-Malabsorption meist unter 6, oft nahe bei 5 liegt.

Da der Abfall des pH-Wertes teilweise auf der vermehrten Bildung niedermolekularer Fettsäuren beruht, wurde die Milchsäure im Stuhl spezifisch bestimmt. Sie kann enzymatisch oder chemisch bestimmt werden. Ein einfacher Test wurde von CLARKE u. PODMORE (1966) entwickelt. Erhöhte Ausscheidung von Milchsäure kann zwar auch bei anderen Formen von Diarrhoe vorkommen und darf daher nicht als spezifisch angesehen werden, aber ein gesundes Kind scheidet unter einer normalen Kost in 24 Std kaum mehr als 55 mg Milchsäure aus. Bei Diarrhoe infolge Zucker-Malabsorption können dagegen mehrere Gramm täglich ausgeschieden werden (WEIJERS u. VAN DE KAMER, 1964). Findet man mehr als 50 mg Milchsäure in 100 g einer nicht ausgewählten Stuhlprobe, so ist das ein Hinweis auf übermäßige Gärung. Die Bestimmung der niedermolekularen flüchtigen Fettsäuren ergibt keine größere diagnostische Sicherheit als der erwähnte Test. MCMICHAEL *et al.* (1965) fanden keine Fettsäuren-Vermehrung bei Erwachsenen mit Lactasemangel.

Die Zucker-Belastungstests sollten in diarrhoefreien Intervallen durchgeführt werden. Es wird empfohlen, 2 g/kg Körpergewicht oder 50 g/m^2 Körperoberfläche zuzuführen. Bei der gewählten Dosierung sollte man dann bleiben. Die Absorption von Lactose kann durch mehrere Faktoren beeinflußt werden. Wichtig ist die Geschwindigkeit der Magenentleerung. Es empfiehlt sich, eine 10%ige Standard-Zuckerlösung zu benutzen (GIRARDET, 1965). Bei Erwachsenen kann langsame Magenentleerung zu flachen Lactose-Toleranzkurven führen. KERN u. STRUTHERS (1968) beobachteten, daß in diesen Fällen intraduodenale Zufuhr von 300 ml Wasser mit 30 g Lactose in 30 min zu einem normalen Anstieg der Blutglucose führte. PETERNEL (1965) fand bei der Bewertung des oralen Lactose-Toleranztestes, daß ein Anstieg der Blutglucose von mehr als 20 mg-% über den Nüchternwert mit normaler Lactase-Aktivität korreliert. GIRARDET u. RICHTERICH (1962) erreichten bei einigen gesunden Erwachsenen keinen Anstieg der Blutglucosespiegel nach Lactose-Belastung.

Um den Wert des Lactose-Toleranztestes zu erhöhen, empfahlen FISCHER u. ZAPF (1965), 10 min vor der Belastung 0,5 g/kg Körpergewicht Äthanol in Form von 45%igem Himbeergeist 1:1 mit Wasser verdünnt zuzuführen. Die geringe Alkoholmenge soll den Kindern nicht schaden. Mit dieser Maßnahme soll der Galaktose-Stoffwechsel gehemmt werden, um neben der Blutglucose auch die Blutgalaktose bestimmen zu können. Die Oxydation von Äthanol reduziert den DPN/DPNH-Quotienten auf die Hälfte. Die Uridin-Diphosphat-Galaktose-4-Epimerase ist der limitierende Faktor beim Abbau der Galaktose. Sie ist DPN-abhängig, während DPNH die Enzymaktivität bremst, so daß Galaktose viel länger im Blut bleibt. Wie bei einer großen Zahl biologischer Tests hat nur das positive Ergebnis Aussagekraft, während ein negativer Ausfall schwierig zu interpretieren ist.

Die Lactose-Belastung kann nur bewertet werden, wenn die Ergebnisse reproduzierbar sind. Mit Sicherheit kann angenommen werden, daß ein Anstieg der Blutglucose um mehr als 30 mg-% über den Nüchternwert normale Lactase-Aktivität anzeigt. Ein Anstieg zwischen 20 und 30 mg-% ist als Grenzwert anzusehen. Werte unter 20 mg-% weisen auf eine gestörte Absorption hin, sollten aber durch weitere Labor-Untersuchungen wie die direkte Messung der Enzymaktivität in *bioptisch* gewonnenen Darmschleimhautproben abgesichert werden. Kontrolluntersuchungen mit den entsprechenden Monosacchariden sollten zum unentbehrlichen Untersuchungsprogramm gehören, damit Störungen mit ähnlicher Symptomatologie, aber unterschiedlicher Pathophysiologie und Behandlung, wie z.B. die Glucose-Galaktose-Malabsorption, ausgeschlossen werden können. Möglicherweise muß eine ganze Reihe von Untersuchungen durchgeführt werden, um beurteilen zu können, ob die Zucker-Malabsorption auf einem primären Enzymdefekt beruht, oder ob sie eine Komplikation einer anderen Störung darstellt, die einer anderen Behandlung bedarf.

Eine Biopsie der Dünndarmschleimhaut wird bei primärem kongenitalem Lactase-Mangel selten durchgeführt, da es sich in der Regel um sehr junge Kinder handelt. In einigen Fällen wurde die Diagnose durch Messung der β-Galaktosidase von durch perorale Biopsie gewonnenen Proben von Dünndarmschleimhaut gestützt (DAVIDSON *et al.*, 1964; LIFSHITZ, 1966; LAUNIALA *et al.*, 1966). Für eine sichere Diagnose ist zu fordern, daß

1. die Darmschleimhaut histologisch normal ist,
2. der Defekt auf die Lactase-Aktivität beschränkt ist und
3. Hinweise auf konstantes Vorhandensein der Lactose-Malabsorption bestehen.

LAUNIALA (1970) berichtet über 3 Fälle: Zwei von ihnen waren Geschwister, die alle klinischen Kriterien erfüllten und bei denen der Lactasemangel in der histologisch normalen Dünndarmmucosa im Alter von $2^1/_2$ bzw. $3^1/_2$ Monaten nachgewiesen wurde. Der isolierte Enzymdefekt war mit 8 bzw. 20 Monaten unverändert vorhanden. Beim dritten Patienten wurde der Lactasemangel im Alter von $4^1/_2$ Monaten nachgewiesen; er war mit 26 Monaten noch vorhanden.

Kürzlich wurden röntgenologische Untersuchungen zur Diagnostik der Zuckermalabsorption herangezogen. Eine Suspension von Bariumsulfat (Micropaque) mit 25 g Lactose (bzw. einem anderen Zucker, je nachdem vermuteten Enzymdefekt) wird dem Patienten oral gegeben. Es folgt ein starker Wassereinstrom in das Darmlumen, der zur Erweiterung des Dünndarms und zu rascher Verdünnung des Kontrastmittels führt. Die Peristaltik wird beschleunigt, so daß das Kontrastmittel innerhalb von 1 Std das Colon transversum oder descendens erreicht, während die Haustren sehr ausgeprägt erscheinen (LAWS u. NEALE, 1966).

d) Differentialdiagnose

Bei der Differentialdiagnose sollte die primäre Glucose-Galaktose-Malabsorption aufgrund eines kongenitalen Defekts des Zuckertransportes in Erwägung gezogen werden. Bei jungen Kindern muß auch an eine sekundäre Monosaccharid-Malabsorption mit Stase im Dünndarm nach darmobstruierenden chirurgischen Erkrankungen oder infolge abnormer Keimbesiedlung des Dünndarms gedacht werden. Kuhmilchallergie, die in den ersten Lebenswochen auftreten kann, führt möglicherweise zu Disaccharid-Malabsorption, besonders der Lactose. Bei cystischer Pankreasfibrose und A-β-Lipoproteinämie wurde eine verminderte Lactaseaktivität gefunden, was die Diagnostik erschweren kann. Normalerweise erlauben aber die übrigen Befunde eine richtige Diagnose ohne große Schwierigkeiten.

e) Therapie und Prognose

Die diätetische Behandlung der kongenitalen Lactose-Malabsorption hat primär den Ausgleich des Caloriendefizits zum Ziel. Das könnte leicht durch Zusatz anderer Zucker geschehen. Aber die Diarrhoe, die Koliken und die Hautulcerationen machen es notwendig, die Lactose aus der Nahrung zu entfernen. Dies erfordert in der Regel Ersatz der Frauen- oder Kuhmilch durch eine synthetische Milch mit niedrigem Lactosegehalt oder durch eine Pflanzennahrung auf der Grundlage der Sojabohne. Das Problem verliert, zumindest in den angelsächsischen Ländern, zunehmend an Bedeutung, da breiige und feste Kost ohne Lactose schon frühzeitig, nämlich im 3. oder 4. Lebensmonat, gegeben wird. Die Industrie stellt mehrere lactosefreie Fertignahrungen her, die die diätetische Behandlung erleichtern. Man muß aber daran denken, daß die künstlichen Milchgemische, besonders im Hinblick auf die essentiellen Aminosäuren, keine voll ausgewogene Kost darstellen. Doch die Zugabe tierischen Eiweißes kann schwerwiegende iatrogene Schäden verhindern. Wo Fertignahrungen nicht verfügbar sind, ist eine diätetische Beratung über die Möglichkeiten milchfreier Ernährung notwendig (s. Galaktosämie). Mit zunehmendem Alter bildet die Milch nicht mehr das Hauptnahrungsmittel des Kindes, und die infolge des Enzymdefektes auftretenden Symptome werden nur noch nach Zufuhr großer Mengen Milchzucker gesehen. Über einen Zeitraum von 12 Jahren beobachtete Patienten haben sich sowohl körperlich als auch geistig normal entwickelt

2. Lactase-Mangel bei Erwachsenen

HÄMMERLI *et al.* (1963, 1965) und AURICCHIO *et al.* (1963) beschrieben als erste ein Syndrom bei Erwachsenen, das den Erscheinungen der mangelhaften Lactase-Aktivität bei jungen Kindern ähnelt. Sie erkannten, daß die Malabsorption der Lactose die Ursache für die klinischen Erscheinungen bei einer Reihe von Patienten mit Milchintoleranz darstellt. Es traten etwa 2 Std nach Milchzufuhr abdominelle Koliken, Flatulenz und wäßrige Diarrhoe auf. Wurde die Lactose aus der Nahrung entfernt, so kam es zu einer raschen Besserung. Untersuchungen der Enzyme im Darm-Biopsie-Material zeigten eine Herabsetzung der Lactaseaktivität in der morphologisch normalen Mucosa. Diese Beobachtungen wurden bestätigt von CUATRECASAS *et al.* (1965), DUNPHY *et al.* (1965), PETERNEL (1965) und MCMICHAEL *et al.* (1965).

Patienten mit peptischen Ulcera oder einem Zustand nach Magenresektion sind besonders anfällig für Lactose-Intoleranz und Lactase-Mangel. CONDON *et al.* (1969) fanden bei einer Reihenuntersuchung von Patienten nach Gastrektomie in 14% der Fälle eine Lactose-Malabsorption. Nach anderen Untersuchern lag bei Patienten mit Gastrektomie die Häufigkeit der Milchintoleranz dagegen nicht höher als in der Normalbevölkerung (SPENCER u. WELBOURNE, 1968; GUDMAND-HOYER *et al.*, 1969C).

Aber nicht alle Erwachsenen mit Lactase-Mangel zeigen nach Verabreichung von Lactose klinische Symptome. Andererseits führt die Vermeidung der Lactose in der Nahrung von Patienten mit normaler Lactaseaktivität, die Milch nicht ohne Unwohlsein trinken können, nicht immer zur Besserung der Erscheinungen. Für die Fälle, in denen die Milchunverträglichkeit nicht seit der frühen Kindheit zu Krankheitssymptomen führte, wurde postuliert, daß der Lactasemangel im späteren Leben erworben sei. Viele Krankheiten des Verdauungstraktes werden von einer Verminderung oder einem Fehlen der Disaccharidaseaktivität begleitet. Diese sind aber normalerweise mit entzündlichen oder trophischen Veränderungen der Dünndarmschleimhaut verbunden und nach Ausschaltung der ursächlichen Störung reversibel.

a) Primärer Lactase-Mangel beim Erwachsenen

Rassische Faktoren scheinen beim Auftreten der Lactose-Malabsorption eine Rolle zu spielen. CUATRECASAS *et al.* (1965) untersuchten 41 amerikanische Neger, von denen 30 Lactose nicht in normalem Ausmaß resorbierten. Die große Häufigkeit des Lactase-Mangels bei den amerikanischen Negern veranlaßten COOK u. KAJUBI (1966), Negerstämme in Uganda zu untersuchen. Sie fanden den Lactasemangel bei Baganda-Kindern und Erwachsenen sowie unter Mitgliedern anderer Bantu-Stämme. Angehörige von Rwandu und Aukole mit hamitischer Abstammung hatten jedoch viel höhere Aktivitäten. Es wurde behauptet, daß die Stammeskultur die Lactase-Spiegel beeinflußt haben könnte, zumal die Hamiten Viehherden besitzen und sich hauptsächlich von Milch ernähren, während die Baganda hauptsächlich von Gemüse leben.

Obgleich die Untersuchungen des Lactase-Mangels in afrikanischen Populationen noch weitergeführt wurden (COOK *et al.*, 1967; COOK u. HOWELLS, 1968), ist es wahrscheinlich verfrüht, aus diesen begrenzten Untersuchungen die erwähnten Schlüsse zu ziehen. BAYLESS u. ROSENZWEIG fanden in Amerika bei 70% der Neger und 5% der Weißen niedrige Lactasespiegel. MCMICHAEL *et al.* (1965, 1966) wiesen darauf hin, daß Lactase-Mangel unter den in London lebenden Cyprioten verbreitet ist. Eine Reihe von Forschern wies auf Lactase-Mangel der Thai-Bevölkerung hin (FLATZ *et al.*, 1969; KEUSCH *et al.*, 1969a, b). Er wurde auch bei erwachsenen Chinesen angetroffen (CHUNG u. MCGILL, 1968; HUANG u. BAYLESS, 1968). Bei Kindern australischer Ureinwohner (ELLIOT *et al.*, 1967) und bei Eingeborenen Neuguineas wurde er ebenfalls nicht selten gefunden. Über Lactose-Intoleranz südamerikanischer Indios wurde von ALZATE *et al.* (1969) berichtet. Ähnliche Beobachtungen wurden auch in Japan gemacht (YAMASHITA *et al.*, 1971). Die Autoren kamen aufgrund ihrer Untersuchungen zu dem Schluß, daß die Lactase-Aktivität nach dem Säuglingsalter langsam abnimmt. Um das Alter von 8 Jahren ist oft der Tiefpunkt erreicht. Trotz verringerter Lactoseabsorption bei vielen Jugendlichen und Erwachsenen verursacht das Trinken von kleinen Milchmengen keine wesentlichen gastro-intestinalen Störungen. SAHI *et al.* (1972) wiesen Lactose-Malabsorption bei 6% der finnischen Schulkinder nach.

Das Phänomen der weiten Verbreitung der Milch-Unverträglichkeit infolge isolierten Lactase-Mangels unter Erwachsenen verschiedener ethnischer Gruppen läßt ätiologisch einen genetischen Faktor vermuten. Da bei den untersuchten Rassen die Kinder im frühen Lebensalter fast ausschließlich gestillt werden und somit viel Lactose zu sich nehmen, scheint es nicht berechtigt, einen kongenitalen Defekt anzunehmen. Es ist auch unwahrscheinlich, daß der Verlust der Lactase-Aktivität durch eine epidemische Krankheit nach der Kindheit entsteht. Es ist bekannt, daß bei vielen Säugetieren die Lactase-Aktivität von der Geburt bis zum Erwachsenenalter abnimmt und dann auf einem niedrigen Spiegel bleibt.

Tabelle 2 zeigt die Lactase-Aktivität der intestinalen Mucosa bei einigen Tierarten.

Tabelle 2. Ungefähre Lactase-Aktivität der Darmmucosa im Verhältnis zum Entwicklungsalter (Lactase-Einheiten pro Gramm Untersuchungsmaterial). [Nach BLAXTER, K. L.: Lactation and the Growth of the Young. In: Milk: The Mammary Gland and its Secretion (Ed. KON and COWIE). New York u. London: Academic Press 1961]

Entwicklungsalter	Ratte	Schwein	Rind	Kaninchen	Meerschweinchen	Katze	Hund
Bei Geburt	18,0	18,0	50,0	14,0	5,0	4,0	6,0
Am Ende der Säuglingsperiode	2,0	2,0	11,0	5,0	4,0		
Erwachsene	2,0	1,0	0,2	0,3	4,0	0,5	0,7

Man kann annehmen, daß die meisten menschlichen Rassen ein ähnliches Verhalten der Lactase-Aktivität zeigen wie viele Tierspecies. Die weiße Bevölkerung mit einer hohen Lactase-Aktivität während des ganzen Lebens stellt eine Ausnahme dar. Es läßt sich nicht mit Sicherheit sagen, ob es sich dabei um einen Erbfaktor, der über viele tausend Jahre durch Selektion entstanden ist, oder um eine Adaptation an einen bestimmten Umweltfaktor handelt. BOLIN *et al.* (1970, 1971) fanden Hinweise, daß es sich bei der Ratte um einen Adaptationsprozeß handelt. BOLIN *et al.* (1969) nehmen aufgrund ihrer eigenen Untersuchungen und der Studien von GIRARDET *et al.* (1964), REDDY *et al.* (1968) und CAIN *et al.* (1969) an, daß der Lactase-Mangel beim Menschen durch lactosearme Nahrung hervorgerufen wird.

SIMOONS (1969, 1970) kommt in einer Übersicht zu dem Schluß, daß die Unterschiede der Völker hauptsächlich genetischen Ursprungs sind. Es wird angenommen, daß eine Lactose-Malabsorption in einer Bevölkerung mit reichlicher Milchversorgung und geringen Mengen anderer Nahrungsmittel selten vorkommt, während sie in Gegenden mit geringer Milchversorgung häufig angetroffen wird. In der alten Welt zeigte sich in Gegenden ohne traditionelle Milchwirtschaft ein vermehrtes Vorkommen der Lactose-Malabsorption. Expatriierte Gruppen wie die amerikanischen Neger, deren Vorfahren aus Gebieten ohne Milchwirtschaft kamen, weisen eine große Häufigkeit des Lactase-Mangels auf. Obgleich sich der schwarze Amerikaner ebenso ernährt wie der weiße, tritt der Lactase-Mangel beim schwarzen Amerikaner fast ebenso häufig auf wie beim schwarzen Afrikaner. ROSENZWEIG (1971) zieht diese Tatsache zur Unterstützung der Hypothese einer genetischen Ursache des Enzymmangels heran. Die obenerwähnten Bevölkerungsstudien sind nicht ohne sozial-politische Bedeutung. Es wird nun vielseits gefordert, daß sie in Betracht gezogen werden, wenn es sich um Hilfeleistungen für die sich im Entwicklungsstadium befindlichen Nationen handelt (MCCRACKEN, 1971).

Untersuchungen der Lactose-Malabsorption bei Patienten mit Galaktosämie im Alter von 7—17 Jahren, die seit dem Säuglingsalter lactosearm ernährt wurden, zeigen nur bei einem Negerkind eine stark erniedrigte Lactase-Aktivität, die wahrscheinlich erblich bedingt war. Dies ist ein wichtiger Hinweis, der gegen eine Adaptation an den Lactosegehalt in der Nahrung spricht. In Experimenten an Menschen gelang es nicht, durch hohe Lactosezufuhr die Lactase-Aktivität zu stimulieren. BOLIN u. DAVIS (1970) nehmen aber an, daß die Dauer des Experiments zu kurz war.

3. Sekundäre Lactose-Malabsorption

a) Infantile Lactose-Intoleranz mit Lactosurie

Die Literatur über kongenitalen Lactase-Mangel und Lactase-Malabsorption schließt oft ein Syndrom ein, daß zuerst von DURAND (1968) in einer Arbeit mit dem Titel ,,Lattosurie idiopathica in una paziente con diarrea cronica et acidosi“ beschrieben wurde. Ergänzend fügte er 1959 den Bericht über eine 13 Monate alte Tochter blutsverwandter Eltern hinzu, die seit den ersten Lebenstagen unter intermittierender Diarrhoe, schwerer Lactosurie, Proteinurie, renaler Acidose und Gedeihstörung litt und im Alter von 15 Monaten starb. Bei der Autopsie fanden sich eine atrophische Enteritis und degenerative Veränderungen der Nebennieren, Leber und Nieren. DARLING *et al.* (1960) berichten über 2 verwandte Kinder, die an Erbrechen, Diarrhoe, Gedeihstörung, Lactosurie und unspezifischer Aminoacidurie erkrankt waren. Beide Kinder starben im Alter von wenigen Wochen. Kurze Perioden lactosefreier Diät führten zum Verschwinden der Lactosurie, aber beeinflußten den Verlauf der Krankheit nicht zufriedenstellend. Weitere Einzelheiten über die Krankheit wurden von JEUNE *et al.* (1960), INALL u. BURKINSHAW (1960), FOIS *et al.* (1961), HOLZEL *et al.* (1962) ARAKAWA *et al.* (1964), BERG *et al.* (1969) und ARASHIMA *et al.* (1971) mitgeteilt.

Es wurde ursprünglich vermutet, daß diese Störung einer schweren Form des Lactase-Mangels und der Lactose-Malabsorption entspräche. Es besteht jedoch kein Zweifel, daß die Lactose-Intoleranz mit Lactosurie eine sekundäre Erscheinung eines krankhaften Prozesses ist, der eine Vielzahl von Organsystemen schädigt, so daß die Ausscheidung von Lactose im Urin nur ein Symptom darstellt. Seine Pathogenese, Pathophysiologie und Prognose unterscheiden sich grundsätzlich von der Lactose-Malabsorption infolge primären Lactase-Mangels. ARAKAWA *et al.* (1964) konnten normale Lactase-Aktivität in der Dünndarmschleimhaut eines an Lactose-Intoleranz erkrankten Säuglings nachweisen. Dieser Befund wurde von BERG *et al.* (1969) bestätigt. Aufgrund ihrer weiteren Beobachtung, daß lactosehaltige Nahrungsmittel, durch eine Duodenalsonde verabreicht, störungsfrei vertragen wurden, vertreten sie die Ansicht, daß es sich bei der Erkrankung um eine abnormale Durchlässigkeit der Magenschleimhaut handle. ARASHIMA *et al.* (1971) beschrieben Lactose-Intoleranz bei einem 34 Tage alten japanischen männlichen Säugling. Auf der Höhe der Erkrankung war die Aktivität der Lactase, Saccharase und Maltase in der durch Biopsie gewonnenen Dünndarmschleimhautprobe sogar etwas höher als bei den Kontrolluntersuchungen. Somit scheidet ätiologisch eine kongenitale Hypo- oder Alactasie vollkommen aus.

Klinisches Bild

Die Krankheit wird etwas später manifest als der Lactase-Mangel. Erbrechen steht mehr im Vordergrund als Diarrhoe. Es kommt sehr schnell zur Dehydration. Renale Acidose und Aminoacidurie zeigen eine Nierenbeteiligung an. Lactosurie ist ein konstantes Merkmal. Sie kann bei lactosehaltiger Nahrung sehr hochgradig sein. Gelegentlich treten auch Saccharose und Glucose im Urin auf. Es wurden auch Hämorrhagien und in 2 Fällen Pylorusstenose beobachtet. Bei einigen

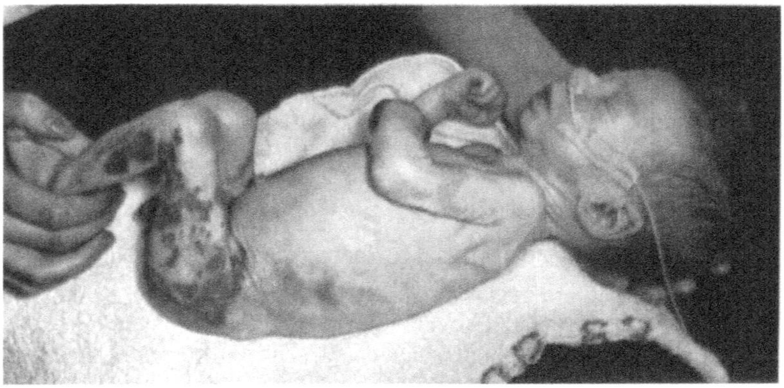

Abb. 4. Lactoseintoleranz mit Lactosurie unter lactosehaltiger Nahrung
Mit Genehmigung der „Proceedings of the Royal Society of Medicine" London)

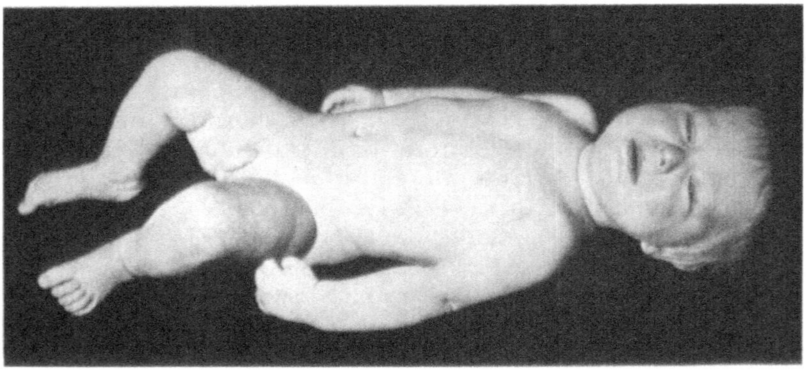

Abb. 5. Unter milchfreier Diät
(Mit Genehmigung der „Proceedings of the Royal Society of Medicine" London)

Patienten bestand eine geringe Steatorrhoe und eine deutliche Reduktion der Xylose-Ausscheidung (Abb. 4 u. 5).

Therapie

Entfernt man die Lactose aus der Nahrung, so kommt es zu einer prompten Besserung. Andererseits kann schon die Zufuhr kleiner Mengen von Lactose (weniger als 1% in der Nahrung) katastrophale Folgen haben und zum Tode führen.

Prognose

Die Krankheit bessert sich spontan. Nach einem Zeitraum von 6—18 Monaten wird Lactose möglicherweise wieder toleriert. Es besteht kein Hinweis, daß nach der Heilung eine Hemmung oder ein Fehlen der Lactase bestehen bleibt. Enzymuntersuchungen in Darmbiopsie-Material zeigten bei dem von HOLZEL (1962) beschriebenen Patienten 5 Jahre später normale Aktivität der Lactase und der anderen Disaccharidasen.

Tabelle 3. Disaccharidase-Aktivität. (Nach HOLZEL, 1967). (Einheiten/g Gewebefeuchtgewicht)

	Lactase	Saccharase	Maltase
Normalbereich	4,72—12,4	7,01—20,9	34,4—70
Patient	6,45	7,48	35,1

Eine über 10 Jahre laufende Studie zeigte keine bleibenden Wirkungen der infantilen Lactose-Intoleranz.

Die Ätiologie ist bislang noch nicht geklärt. Blutsverwandtschaft der Eltern bei einigen Patienten und familiäre Häufung lassen einen genetischen Faktor vermuten. Die schnelle Wiederherstellung der Lactose-Absorption nach Entziehung von Milch während der aktiven Krankheitsphase, die rasche Verschlechterung der Absorption nach Wiedereinführung von Milch, normale Lactase-Aktivität während der Krankheit und nach der Genesung lassen einen primären oder sekundären Lactase-Mangel als Ursache der Krankheit ausscheiden. Die genannten Erscheinungen weisen vielmehr darauf hin, daß die Lactose-Intoleranz eine indirekte Manifestation eines anderen krankhaften Prozesses darstellt, der bislang noch nicht identifiziert wurde. Er ist möglicherweise eine Folgeerscheinung einer schweren Überempfindlichkeit gegen ein Kuhmilchprotein.

b) Kuhmilchallergie

Wenn von Geburt an Kuhmilch gegeben wird, manifestiert sich die Kuhmilchallergie normalerweise im Laufe des 1. Lebensmonats, meist in der 3. oder 4. Lebenswoche. Erbrechen, Diarrhoe, stark schleimhaltige Stühle, kleine gastrointestinale Hämorrhagien nach dem Zeitpunkt, zu dem man noch Erscheinungen der Haemorrhagia neonatorum erwarten kann, Unruhe aufgrund kolikartiger Schmerzen und häufig auch deutlich sichtbare Magenperistaltik ergeben ein Bild, das trotz mangelnder Spezifität den Verdacht einer Überempfindlichkeit gegen Kuhmilch-Protein entstehen lassen sollte. Die Kombination der Symptome könnte leicht durch eine Lactose-Intoleranz erklärt werden. Untersuchungen der Lactose-Absorption können aber eine schwache Reaktion auf eine Lactose-Belastung zeigen (HOLZEL, 1965). Enzymuntersuchungen in Biopsiematerial der Darmmucosa können eine Verminderung der Aktivitäten aller Disaccharidasen, besonders der Lactase, zeigen (SILVER u. DOUGLAS, 1968). Gibt man eine milchfreie Diät, so entfernt man nicht nur die Lactose, sondern auch das Kuhmilch-Protein aus der Nahrung. Eine Verbesserung im Befinden des Kindes würde lediglich besagen, daß ein Bestandteil der Milch für die Ätiologie des Zustandes von Bedeutung ist.

c) Akute Gastroenteritis

Kuhmilchunverträglichkeit nach akuter infektiöser Gastroenteritis war den europäischen Pädiatern schon in den ersten Jahrzehnten dieses Jahrhunderts bekannt. LANGSTEIN u. MEYER (1914) sprachen sich in ihrer Abhandlung über Ernährung und Metabolismus im Kindesalter dafür aus, Lactose während der Heilungsphase aus der Nahrung zu entfernen, weil sie zu Gärung im Darm neigt und so die Störung verstärkt. SUNSHINE u. KRETCHMER (1964) und BURKE *et al.* (1965) zeigten, daß die Lactose bei den persistierenden Formen der Gastroenteritis, die sie beobachteten, als schädigender Faktor wirkte. Die Erfahrung hat die meisten Pädiater gelehrt, daß eine Diät mit geringem Lactosegehalt in der frühen Heilungsphase der akuten Krankheit Rückfälle verhindern kann. Dies ist besonders wichtig, wenn der Zustand des Kindes noch gefährlich ist, und ein Rezidiv der Diarrhoe den Elektrolyt- und Flüssigkeitshaushalt stark aus dem Gleichgewicht bringen kann (JACOBS *et al.*, 1970; LIFSHITZ *et al.*, 1971).

d) Glutenabhängige Enteropathie (Cöliakie)

Da bekannt ist, daß die Disaccharidasen an den exponierten Stellen des Bürstensaumes des Mucosaepithels lokalisiert sind, ist es zweckmäßig, ihre Aktivität bei allen Störungen mit strukturellen Veränderungen der absorbierenden Mucosa zu untersuchen. Daher wurde bei der kindlichen Cöliakie, bei der die Zotten weitgehend verändert sind, ihre Fähigkeit, Disaccharide zu absorbieren, einer genauen Prüfung unterzogen.

Während des floriden Krankheitsstadiums, bei dem die Oberflächenstruktur des Dünndarms in ausgedehntem Maße zerstört wird, ist die Disaccharidabsorption stark vermindert. Lactose wird viel schlechter toleriert als andere Disaccharide. Ihre Malabsorption bleibt viel länger bestehen als die der Saccharose und Maltose (HOLZEL, 1964; SHMERLING *et al.*, 1964; NORDIO *et al.*, 1965; ARTHUR *et al.*, 1966; LUBOS *et al.*, 1967). Die Disaccharidurie ist bei diesen Patienten wahrscheinlich eher ein Ausdruck des Schweregrades der Schleimhautzerstörung als ein Index für die Disaccharidintoleranz (PRADER *et al.*, 1966). Patienten mit unzureichender diätetischer Kontrolle, denen es außer einer Wachstumsretardierung gut geht, konnten Glucose in normaler Menge absorbieren, wiesen aber flache Disaccharid-Toleranzkurven auf. Bei einigen Patienten mit Cöliakie kam es nach Lactose-Zufuhr zu Krisen. Enzymuntersuchungen im Biopsiematerial der Darmschleimhaut zeigen bei einem Patienten ein völliges Fehlen der Lactase-Aktivität (Abb. 6 u. 7). Eine lactose- und glutenfreie Diät verminderte die Krisen und beschleunigte die Heilung (Abb. 8). Die Empfehlung von ARTHUR *et al.* (1966), daß jedes Kind mit Cöliakie eine sowohl disaccharid- als auch glutenfreie Kost erhalten sollte, würde das Krankenhaus, die Eltern und den Patienten unnötigerweise stark belasten. Obgleich bei den meisten Kindern mit glutenabhängiger Cöliakie eine geringe Disaccharid-Malabsorption besteht, ergeben sich daraus nur selten therapeutische Konsequenzen (ANDERSON *et al.*, 1966). MCNEISH u. SWEET (1968) untersuchten die Lactose-Intoleranz bei 24 Kindern, die eine subtotale Zottenatrophie in der proximalen Jejunalmucosa aufwiesen. Die Diagnose der Cöliakie wurde durch die Ergebnisse einer 5tägigen Fettbilanz, den Serumeisen- und Folsäurespiegel und durch Exkretionstests mit Figlu und Xylose gestützt. Die Disaccharidasen wurden im Biopsiematerial der Darmmucosa bestimmt. Zur Kontrolle wurden die Kinder Lactose-Belastungstests und einer röntgenologischen Untersuchung nach Lactose-Barium- und üblicher Bariumbreizufuhr unterzogen; die Röntgenbilder des Darmes und die Passagezeiten wurden verglichen. Von den 24 Kindern hatten 20 (83%) nur geringe Störungen durch die Zuckerzufuhr. Schwere Lactose-Intoleranz wurde nur bei 2 Kindern gefunden. Sie benötigten eine lactosefreie Diät. Beim Vergleich, inwieweit die verschiedenen Untersuchungsergebnisse mit den klinischen Erscheinungen der Lactose-Intoleranz korrelierten, erwies sich eine Modifikation der röntgenologischen Methode von LAWS u. NEALE (1966) als die nützlichste diagnostische Untersuchung. Bei jedem Kind wurde mit flüssigem Bariumbrei (Micropaque) eine Magen-Darm-Passage durchgeführt. Die Dosis variierte mit dem Alter des Patienten; unter 1 Jahr wurden 30 ml, mit 1—3 Jahren 60 ml, mit 4—7 Jahren 90 ml und über 7 Jahren 120 ml gegeben. Die Bariumsuspension wurde nach nächtlichem Fasten unverdünnt zugeführt. Nach $^1/_2$, 1 und 2 Std wurden a.p.-Aufnahmen in Rückenlage durchgeführt.

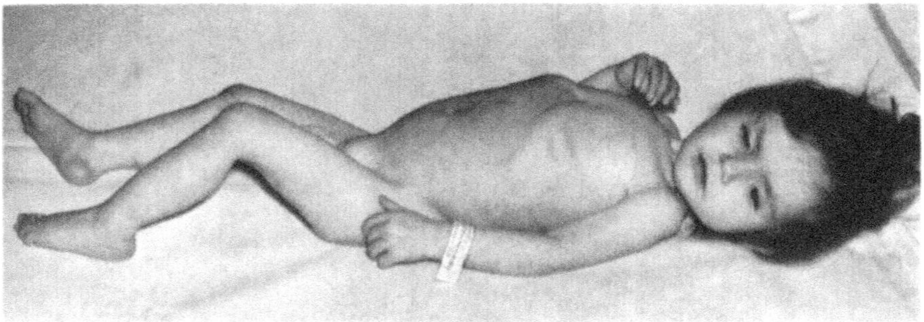

Abb. 6. Cöliakie
(Mit Genehmigung der „Proceedings of the Royal Society of Medicine" London)

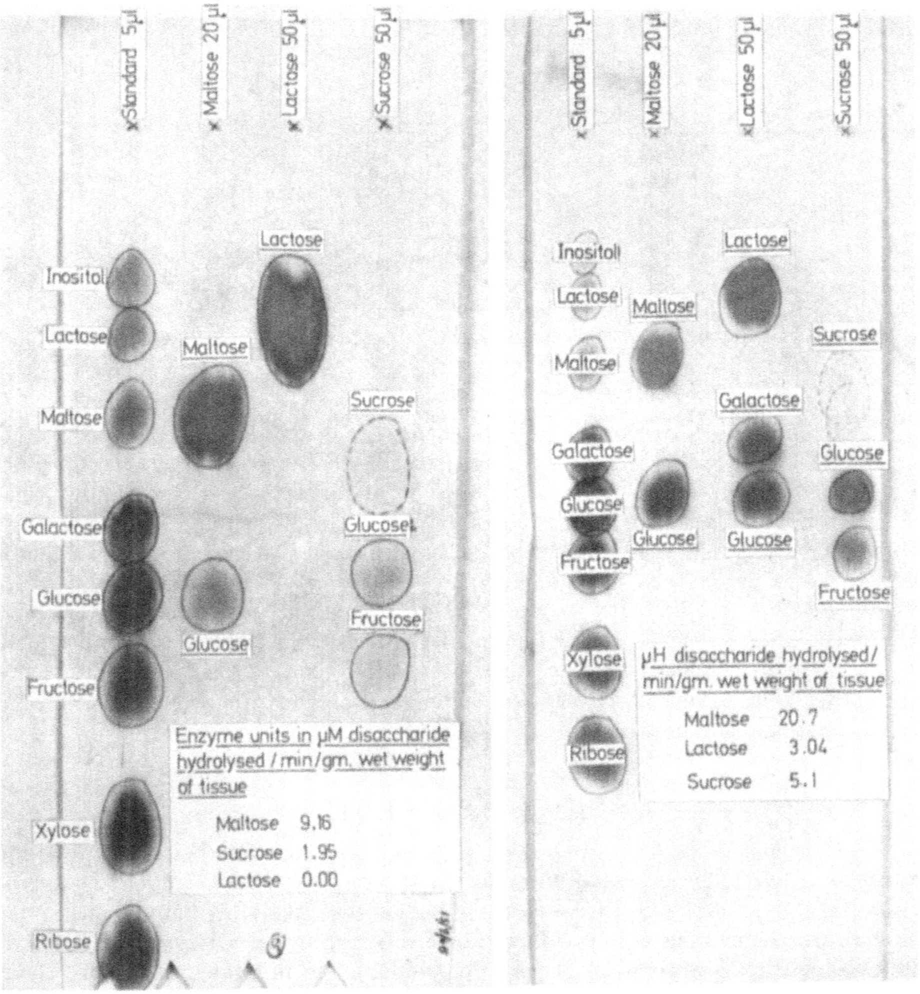

a b

Abb. 7. a Enzymaktivitäten in der jejunalen Schleimhaut bei einem Kinde mit Cöliakie. b Lactase-Aktivität in normaler Dünndarmschleimhaut. Lactose wird in Galaktose und Glucose gespalten. Perorale Biopsie

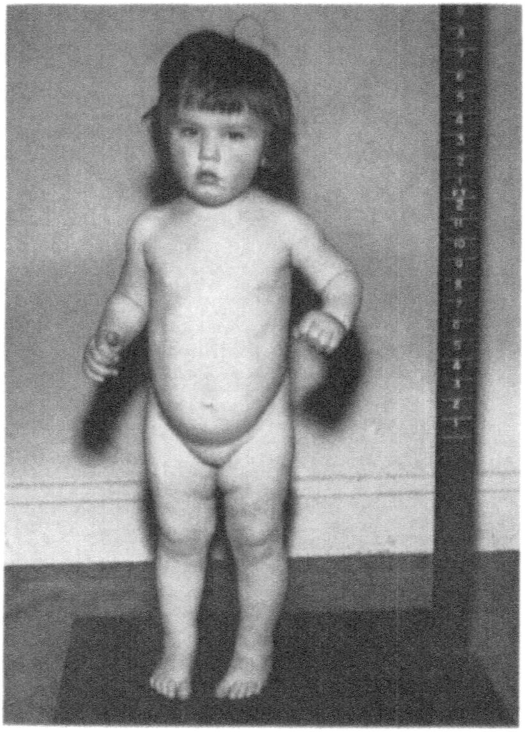

Abb. 8. Gluten- und Lactose-freie Diät
(Mit Genehmigung der „Proceedings of the Royal Society of Medicine" London)

Nach einigen Tagen wurde die Untersuchung mit der gleichen Menge Bariumbrei, dem 1 g/kg Körpergewicht pulverisierte Lactose zugesetzt war, wiederholt. Folgende Veränderungen wurden festgestellt: 1. Erweiterung des Dünndarms, 2. erhöhte Passagegeschwindigkeit des Bariumbreies, 3. Undeutlichwerden der Dünndarmschlingen, ein Zeichen für die Zunahme des Darminhaltes und schließlich 4. Vergröberung des Schleimhautreliefs im Dünndarm. Weder Enzymuntersuchungen im Biopsiematerial noch Lactose-Toleranztests ermöglichten eine Unterscheidung zwischen den Kindern, die Nutzen von einer lactosefreien Diät haben, und den Cöliakie-Patienten, die sie nicht benötigten. Nur eine kleine Minderheit der Patienten mit glutenabhängiger Enteropathie zeigte klinisch eine Unverträglichkeit gegen Lactose.

e) Giardia lamblia-Infektion

Von einigen Autoren wurde über Lactose-Malabsorption bei Patienten mit schwerer intestinaler Giardia-Infektion berichtet (NORDIO *et al.*, 1963; DURAND, 1964; HOLZEL, 1968). Die Verminderung der Lactase-Aktivität kann isoliert oder im Rahmen einer allgemeinen Aktivitätsverminderung der Disaccharidasen auftreten. Im Biopsiematerial zeigte die Schleimhaut ein normales Aussehen. Nach dem Ausheilen der Krankheit kam es erst im Verlaufe von Monaten langsam zur Aktivitätssteigerung. Die Verzögerung bei der Normalisierung der Disaccharidase-Aktivität gibt Anlaß, eine ursächliche Bedeutung der Giardia-Infektion für die

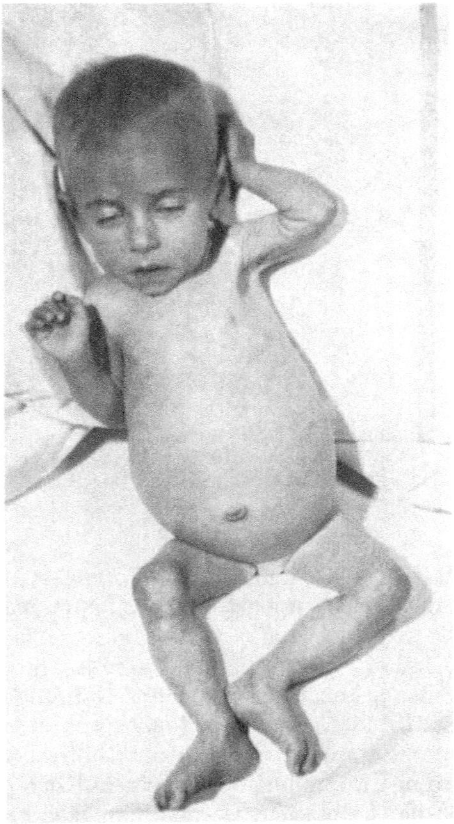

Abb. 9. Giardia lamblia-Infektion. Sekundärer Disaccharidasen-Mangel
(Mit Genehmigung der ,,Proceedings of the Royal Society of Medicine" London)

mangelhaften Disaccharidase-Aktivitäten zu bezweifeln. Die lange bestehende Diarrhoe, das charakteristische klinische Bild der Malabsorption während der Kindheit, und die in jedem Falle zustandekommende schrittweise Besserung nach der Behandlung mögen überzeugend für den Zusammenhang sprechen (Abb. 9 und 10).

Tabelle 4. Disaccharidaseaktivität in 3 Fällen von Giardiasis (Einheiten in Mol Disaccharid hydrolysiert/min/g Gewebefeuchtgewicht)

	Maltase	Lactase	Saccharase
Normalbereich	34—38	4,72—12,4	7,01—20,9
F.R.	16,49	0,87	4,22
L.B.	17,73	0,46	4,09
A.C.	25,0	1,64	2,80

f) Cystische Pankreasfibrose

Bei einigen Patienten mit Mucoviscidose wurde eine Disaccharid-Intoleranz beobachtet. Über eine verminderte Lactase-Aktivität in sonst normaler Mucosa

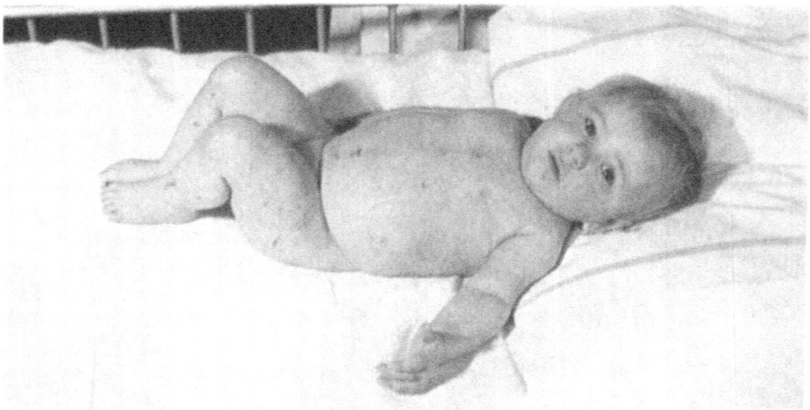

Abb. 10. Mepacrinbehandlung. Langsame Genesung
(Mit Genehmigung der „Proceedings of the Royal Society of Medicine" London)

wurde zuerst von COZZETTO (1963) und TREFOR-JONES (1964) berichtet. Anzeichen für Disaccharidase-Mangel im Biopsiematerial des Jejunums wurden von NORDIO *et al.*, SUNSHINE u. KRETCHMER (1964) und GIBBONS (1969) gefunden. GIBBONS untersuchte bei 17 Kindern mit cystischer Pankreasfibrose die Frage, ob die Intoleranz gegenüber den Disacchariden in ihrer Nahrung zu den gastrointestinalen Symptomen der Grundkrankheit beitrug. Sowohl normaler als auch hoher Kohlenhydratgehalt der Nahrung führte bei der Hälfte der Patienten zur Ausscheidung von Zuckern in Urin und Stuhl. Bei einem Kind, das wegen Meconiumileus einer Darmresektion unterzogen worden war, stellte sich nach einem Belastungstest eine Lactose-Intoleranz heraus. Bei einem Kind mit cystischer Fibrose mit Teilresektion des Dünndarms leiteten sich die schweren gastrointestinalen Symptome möglicherweise von der Disaccharid-Intoleranz ab, zumal diätetische Maßnahmen eine beträchtliche Besserung herbeiführten.

g) Protein- und calorienarme Fehlernährung

Zum Symptomenkomplex der protein- und calorienarmen Fehlernährung gehört oft eine hartnäckige Diarrhoe. BOWIE *et al.* (1965) wiesen nach, daß Kinder mit Kwashiorkor Monosaccharide zufriedenstellend absorbieren können, aber gegen Disaccharide intolerant sind. Die Entfernung der Disaccharide aus der Nahrung brachte die Diarrhoe zum Stillstand. COOK u. LEE (1966) untersuchten 20 Kinder, bei denen 4—10 Jahre vorher Kwashiorkor diagnostiziert worden war. Bei 17 Kindern wurde ein Lactase-Mangel gefunden. Es ist schwierig, die erworbenen von den genetischen Formen zu unterscheiden, zumal die übrigen Disaccharidasen in den Normgrenzen lagen. WHARTON *et al.* (1968) wiesen auf die große Häufigkeit der Lactose-Intoleranz hin. Sie könnte die Folge einer defekten Mucosa sein. Eine lactosefreie Diät auf der Basis eines Casein-Hydrolysates, von Saccharose und Baumwollsamenöl wurde in etwa der Hälfte erfolgreich angewandt. CHANDRA *et al.* (1968) fanden bei 100 indischen Kindern mit Fehlernährung einen deutlichen Lactase-Mangel. Nach 3monatiger Krankenhaus-Behandlung zeigte sich ein bemerkenswerter Anstieg der Lactase-Aktivität. Es wurde geschlossen, daß wahrscheinlich Eiweißmangel statt genetischer Faktoren die Lactase-Aktivität bei diesen Kindern vermindert hatte.

Eine Vielzahl intestinaler Störungen, teils unter Einschluß des Dickdarms, war bei Kindern und Erwachsenen mit Lactose-Malabsorption verbunden. Sie wurde bei Colitis ulcerosa (CHALFIN u. HOLT, 1967; BINDER *et al.*, 1966; CADY *et al.*, 1965), Enteritis regionalis, Morbus Whipple, kongenitaler enteraler Lymphangiektasie und A-β-Lipoproteinämie gefunden. Es ist jedoch keineswegs klar, welche Rolle der Enzymdefekt bei der Pathogenese bestimmter Symptome spielt. Sehr wahrscheinlich bewirken die unterschiedlichen Noxen eine unspezifische Inhibition. Denn die Lactase ist eines der empfindlichsten hydrolysierenden Enzyme im Bürstensaum der Dünndarmmucosa. WATSON u. MURRAY (1966) berichteten z.B. über Lactase-Mangel und Atrophie des Jejunums nach Verabreichung von Conovid. BAYLESS u. HUANG (1971) schrieben die Ursache rezidiverender Bauchschmerzen bei 5 Schulkindern einer Lactose-Intoleranz zu. Reduzierung lactosehaltiger Nahrungsmittel in ihrer Diät führte zur Heilung.

IV. Primärer Saccharase-Isomaltase-Mangel

Die Stärke kann in die Fraktionen der Amylose und des Amylopectins im Verhältnis 1:3 oder 1:4 aufgeteilt werden. Die beiden Polysaccharide unterscheiden sich deutlich in ihrer physikalischen und chemischen Eigenschaften, geben aber beide nach kompletter Hydrolyse mit Säuren Glucose frei. Die Glucosemoleküle im Amylopectin sind in Form einer langen Kette mit α-1,4-Bindung angeordnet, während die Seitenketten durch 1,6-Bindung angeschlossen sind. Die Amylasen der Speicheldrüsen und des Pankreas hydrolysieren nur die α-1,4-Glykosid-Bindungen, aber nicht die α-1,6-Bindungen an den Verzweigungsstellen und nicht die den Verzweigungsstellen benachbarten 1,4-Bindungen. α-Amylase hydrolysiert Amylopectin zu Maltose, Maltotriose und Dextrinen. Die letzteren sind verzweigte Oligosaccharide, die jeweils etwa 8 Glucosemoleküle in α-1,4- und α-1,6-Bindung enthalten. Die Amylase entfaltet ihre Wirksamkeit innerhalb des Darmlumens. UGOLEV u. KOOSHUCK (1966) behaupten jedoch, daß das Enzym an der Oberfläche der Darmmucosa absorbiert werden kann, um dort wie andere hydrolytische Enzyme zu wirken. Amylose besteht aus geraden Ketten von Glucosemolekülen in α-1,4-Bindung und wird zu Glucose abgebaut. Die Dextrine werden durch α-Dextrinase zu Maltose, Isomaltose und Glucose abgebaut.

Maltose	ist Glucose + Glucose	in α-1,4-Bindung
Isomaltose	ist Glucose + Glucose	in α-1,6-Bindung
Saccharose	ist Glucose + Fructose	in α,1-β,2-Bindung
Palatinose	ist Glucose-Fructose	in α-1,6-Bindung.

Die Maltasen sind, wie bereits erwähnt, am Bürstensaum des Epithels der Darmschleimhaut lokalisiert. Ihre Aktivität kann beim gesunden Menschen durch die Zufuhr entsprechender Zucker reguliert werden. Besonders die Saccharase- und Maltase-Aktivitäten, jedoch nicht die der Lactase, sind nach Einnahme von Saccharose und Fructose höher als nach Zufuhr von Glucose (ROSENZWEIG u. HERMAN, 1970). Diese Autoren kommen daher zu dem Schluß, daß die Fructose für die Aktivität dieser Disaccharidasen das kontrollierende Prinzip darstellt.

Fasten verringerte die Disaccharidaseaktivität wie die der alkalischen Phosphatase, führte aber nicht zu Veränderungen des histologischen Schleimhautbildes (KNUDSEN *et al.*, 1968). Die Ferment-Aktivitäten normalisierten sich nach oraler oder intravenöser Glucosegabe. Bei 2 adipösen Patienten zeigten die Saccharase- und Maltase-Aktivität im Anschluß an eine Fastenkur nach Glucosegabe einen Anstieg, der bei einer isocalorischen kohlenhydratfreien Diät ausblieb.

Dies erlaubt den Schluß, daß außer der Saccharose und Fructose auch die Glucose die Disaccharidase-Aktivität beeinflussen kann (Rosenzweig u. Herman, 1969). In einer Studie zur Beurteilung der Wirkung von isocalorischen Nahrungen mit hohem und niedrigem Kohlenhydratgehalt auf die Disaccharidase-Aktivitäten wurden 8 gesunden Freiwilligen Diäten gegeben, die 0—80% der Calorien in Form von Glucose oder Saccharose enthielten. Die Saccharase- und Maltase- sowie die Quotienten der Saccharase-/Lactase- und Maltase-/Lactase-Aktivitäten waren unter einer relativ kohlenhydratreichen Diät höher als bei niedrigem Kohlenhydratgehalt. Sowohl die Menge als auch die Art des zugeführten Kohlenhydrats scheint die Disaccharid-Aktivität zu beeinflussen (Rosenzweig u. Herman, 1970). Es wurde versucht, die physiologischen Eigenschaften der Saccharase nach Isolierung und Reinigung der aus der Mucosa des Jejunums des Kaninchens, der Ratte, des Schweins und des Menschen gewonnenen Enzyme zu ermitteln. Kolinska u. Semenza (1966) gelang es, einen Extrakt aus dem Rattendarm herzustellen. Seine Reinheit wurde durch folgende Kriterien überprüft: a) Ionenaustausch-Chromatographie auf DEAE-Cellulose mit einem flachen Cl-Gradienten, b) Stärkegel-Elektrophorese und c) Ultrazentrifugalanalyse. Eine immunochemische Bestimmung wurde von Cummins *et al.* (1968) durchgeführt. Sie präparierten Antikörper gegen die homogene Form des von Kolinska u. Semenza präparierten Saccharase-Isomaltase-Komplexes. Sie konnten durch Immunodiffusion und Röhrchenpräcipitation eine immunologische Kreuzreaktion zwischen dem menschlichen Saccharase-Isomaltase-Komplex und dem des Kaninchens feststellen. Es wurde keine Verminderung der Saccharase-Aktivität nach vorheriger Inkubation mit dem spezifischen oder dem gekreuzt reagierenden Antiserum gefunden. Es wurde angenommen, daß das Antigen, gegen das sich die Antikörper richteten, im Saccharase-Isomaltase-Komplex lokalisiert sein muß. Nach einer kompletten Immunopräcipitation wurde die gesamte Saccharase-Aktivität im Präcipitat wiedergefunden. Bei der Immunelektrophorese konnte in den Agarschichten, in denen die Immunopräcipitation stattgefunden hatte, eine Saccharase-Aktivität nachgewiesen werden. Die Dichtegradienten-Zentrifugation der gereinigten menschlichen Saccharase ergab ein geschätztes Molekulargewicht von 205000 (Cummins *et al.*, 1968).

Weijers *et al.* beschrieben 1960 und detaillierten 1961 3 Patienten, die wegen eines Disaccharidase-Mangels an Diarrhoe litten. Bei 2 Patienten bestand nur ein Saccharase-Mangel, während angenommen wurde, daß beim dritten die Symptome durch einen Maltase- und Saccharasemangel hervorgerufen wurden. Der pH-Wert im Stuhl lag nach Belastungstests bei 4. Die Stühle waren dünn, schaumig, massig und enthielten fein verteilten Schleim. Durch Gas-Chromatographie wurden in beträchtlichen Mengen Milchsäure und flüchtige niedrigkettige Fettsäuren wie Ameisensäure, Essigsäure, Propionsäure, (Iso-)Buttersäure, (Iso-)Valeriansäure und Capronsäure nachgewiesen. Die Beobachtungen von Weijers *et al.* wurden sehr bald durch andere bestätigt und ergänzt (Prader *et al.*, 1961; Delaitre *et al.*, 1961; Auricchio *et al.*, 1961, 1962, 1963, 1965). Bei ihren eigenen Patienten wiesen sie einen Isomaltase-Mangel bei gleichzeitiger Abwesenheit von Saccharase-Aktivität nach. Untersuchungen in verschiedenen Teilen der Welt bestätigten diese Ergebnisse.

Die Literatur über Disaccharidase-Mangel vermehrte sich rasch. Die Kombination der beiden Enzymstörungen bei denselben Patienten war für einige Untersucher aus biologischen Gründen besonders interessant (Anderson *et al.*, 1963; Rey *et al.*, 1963; Burgess *et al.*, 1964; Launiala *et al.*, 1964; Nordio u. La Medca, 1964; Sonntag *et al.*, 1964; Townley *et al.*, 1965 und Semenza *et al.*, 1965). Bislang wurde über 70 Fälle berichtet, von denen Prader u. Auricchio

(1965) in einer Übersicht 63 zusammenstellten. Es handelt sich um 58 Kinder und nur 5 Erwachsene, 34 männlichen und 29 weiblichen Geschlechtes. Der Enzymdefekt besteht bereits bei der Geburt. Erste Symptome treten allerdings erst einige Monate später auf, je nachdem, wann Saccharose in die Nahrung eingeführt wird. Wird der Säugling voll gestillt, was selten vorkommt, so macht sich die Störung erst bemerkbar, wenn die Nahrung auf ein Saccharose oder Stärke enthaltendes Milchgemisch umgestellt wird. Dextrine und Stärke werden wegen ihres Isomaltosegehaltes schlecht vertragen. Die Annahme, daß die Saccharose-Malabsorption immer mit Isomaltose-Malabsorption verbunden ist, beruht auf der Tatsache, daß alle Patienten, deren Disaccharidase-Aktivitäten in Biopsieproben untersucht wurde, auch einen schweren Isomaltase-Defekt aufwiesen (Auricchio *et al.*, 1964; Semenza *et al.*, 1965; Anderson *et al.*, 1963; Burgess *et al.*, 1964 und Launiala, 1970). Einige dieser Patienten hatten klinisch keine Zeichen von Stärke-Malabsorption, bei anderen fiel der Palatinose-Belastungstest pathologisch aus. Die Pankreasamylase war, soweit untersucht, normal. Eine Analyse von 22 Patienten mit Saccharose-Isomaltose-Malabsorption zeigte, daß die Symptome schon im jungen Säuglingsalter auftreten können (Bertrand, 1963). Bei sieben von ihnen lag der Beginn innerhalb der drei ersten Lebenswochen, die anderen waren jünger als 6 Monate. Einige Patienten zeigten neben einer verminderten Maltose-Malabsorption auch eine Verminderung der Xylose-Ausscheidung und eine leichte Steatorrhoe (Nordio *et al.*, 1961; Anderson *et al.*, 1963; Francois *et al.*, 1963; Burgess *et al.*, 1964). Diese Erscheinungen traten sekundär auf und verschwanden, wenn die unverträglichen Zucker aus der Nahrung eliminiert wurden.

Die Histologie der Darmmucosa wies normale Befunde auf. Nur bei einem Patienten zeigte sich eine Atrophie der Zotten. Eine saccharosefreie Diät normalisierte das Bild der Mucosa innerhalb relativ kurzer Zeit (Rey *et al.*, 1963).

a) Klinisches Bild

Die Diarrhoe ist bei Saccharase-Isomaltase-Mangel wie bei den anderen Formen des Disaccharidase-Mangels das Leitsymptom. Der Schweregrad hängt von der Menge der nicht absorbierten Saccharose und Isomaltose in der Nahrung und in geringerem Ausmaß vom Alter des Patienten ab. Wie bereits erwähnt, ist es nicht überraschend, daß die Krankheit schon in den ersten Lebensmonaten beginnt, da frühzeitig Saccharose und stärkehaltige Milchgemische verabreicht werden. Der Brauch, sogar gestillten Kindern während der Nacht wäßrige Saccharoselösung zu geben, kann zu einem frühzeitigen Auftreten der Diarrhoe führen. Die Stühle werden wäßrig und riechen ätzend, sind normal gefärbt, haben ein pH zwischen 4 und 6 und enthalten große Mengen flüchtiger niedermolekularer organischer Säuren. Außerdem können unterschiedliche Mengen reduzierender Zucker wie Glucose und Fructose, aber auch reichliche Mengen Saccharose im Stuhl auftreten. Ist die Diarrhoe schwer, so kann sie gelegentlich unterstützt durch Erbrechen zu Dehydration und Acidose führen. Hält dieser Zustand lange an, so kann es zu geblähtem Abdomen und Dystrophie kommen. Das junge Kind weist dann die charakteristischen Zeichen eines Malabsorptionssyndroms auf. Ältere Patienten können unter häufigem, wäßrigen Stuhlgang und Bauchschmerzen jedoch ohne sonstige wesentliche Störungen leiden. Vielleicht neigen sie dazu, Nahrungsmittel zu vermeiden, die sie für ihre Diarrhoe verantwortlich machen. Nicht selten tritt eine leichte Disaccharidurie mit größeren Mengen Saccharose im Urin auf, ohne daß die physiologischen Grenzen überschritten werden.

Klinisch ist die Saccharose-Intoleranz bedeutsamer als die Isomaltose-Intoleranz. Denn die Nahrung enthält nur geringe Mengen Isomaltose und Dextrine, während die Maltose den größten Anteil der abgebauten Stärke ausmacht. Bei der Bestimmung der Enzymaktivitäten wurde gefunden, daß die Isomaltase-Aktivität nicht so stark herabgesetzt ist wie die Saccharase-Aktivität. Daran mag es liegen, daß die Zeichen der Stärkeintoleranz nicht so sehr im Vordergrund stehen und beim älteren Kind oder Erwachsenen ganz fehlen können.

Die Untersuchungen der Darmmucosa im Biopsiematerial ergaben bei allen untersuchten Patienten ein völliges Fehlen der Saccharase-Aktivität und einen schweren Isomaltase-Mangel. Die Maltase-Aktivität war damit gleichzeitg stark vermindert. Die verbleibende Aktivität war durch die nicht betroffenen Maltasen 1 und 2 bedingt. Sie reichen aus, um die normalerweise aus der Nahrungs-Stärke anfallenden Mengen von Maltose zu hydrolysieren.

Die Diarrhoe wird bei der Saccharose-Isomaltose-Malabsorption hauptsächlich osmotisch hervorgerufen. Der Darminhalt neigt zu Isoosmose, so daß die Na^+- und Cl^--Konzentrationen etwa denen im Plasma entsprechen. Die nicht absorbierten Zucker bewirken, daß Wasser und Elektrolyte in das Darmlumen einströmen. Die plötzliche Zunahme des Darminhaltes erweitert den Darm und regt die Peristaltik an (Launiala, 1970). Trotz der starken Absorption von Wasser und Ionen im Dickdarm bleibt genügend Flüssigkeit zurück, um die Stühle flüssig zu machen.

b) Diagnose

Der wichtigste Hinweis auf die richtige Diagnose ist eine Anamnese mit Diarrhoe, die nach Genuß eines bestimmten Disaccharids in der Nahrung des Kindes auftritt. Zur weiteren Klärung kann eine Versuchsdiät gegeben werden, die den unverträglichen Zucker nicht enthält. Eine saccharosefreie Diät sollte zum Verschwinden der Diarrhoe führen, die jedoch nach erneuter Gabe von Saccharose wieder auftreten muß.

Es kommt bei allen Formen der Disaccharid-Malabsorption zur Ausscheidung von Zucker im Stuhl. Erhöhte Exkretion von Glucose, Fructose, Maltose und Lactose können qualitativ durch Reduktionsproben nachgewiesen werden. Die Saccharose, ein nicht reduzierender Zucker, muß vorher hydrolysiert werden. Chromatographische Untersuchungen sind daher verläßlicher und auf lange Sicht zeitsparender.

Zuverlässigere Befunde ergeben Vergleiche der Blutglucosespiegel nach oralen Belastungen mit 2 g/kg Körpergewicht Saccharose als 10%ige Lösung und zur Kontrolle mit je 1 g/kg Körpergewicht eines Gemisches der entsprechenden Monosaccharide Glucose und Fructose. Die Untersuchungen sollten nach nächtlichem Fasten während einer Phase ohne Diarrhoe durchgeführt werden.

Isomaltose-Belastungen sind wegen der Schwierigkeit, ausreichende Mengen für die Untersuchung zu beschaffen, selten vorgenommen worden. Auricchio *et al.* (1961, 1963) haben den synthetischen Zucker Palatinose mit α-1,6-Bindung (wie bei der Isomaltose), der durch Isomaltase hydrolysiert wird (wie das α-1,6-Oligosaccharidgemisch aus Dextran, das Isomaltose und Isomaltotriose enthält) angewandt.

Stärke-Malabsorption kann mit Hilfe gekochter Stärke untersucht werden (Althausen u. Uyeyama, 1954). Diese Krankheit kann als Folge einer verminderten Amylase-Aktivität oder einer Störung der Maltase- oder Isomaltase-Aktivität auftreten. Untersuchungen der Duodenalflüssigkeit und Belastungstests weisen auf eine Störung dieser Disaccharidasen hin. Belastungstests sind zur Sicherung der Diagnose nützlicher als die direkte Enzymbestimmung im Biopsiematerial, das aus dem proximalen Jejunum stammen sollte, da die Werte in der Mucosa des Duodenums niedriger liegen. Es ist wichtig, die Inkubation mit dem Substrat bei einem pH von 5,8 und nicht 6,5 durchzuführen (DAHLQUIST, 1962). Die Bestimmung der Disaccharid-Aktivität ist einfach. Jedoch können die absoluten Werte durch störende Faktoren beträchtlich vermindert werden. Zeitverlust beim Rückziehen der Crosby-Kapsel aus dem Darm nach der Biopsie oder irgendeine andere Verzögerung während der Untersuchung führt zur Verminderung der Enzym-Aktivität. Die gleichzeitige Untersuchung einer Gewebsprobe unter dem Mikroskop ist für die Diagnostik des primären Disaccharidase-Mangels notwendig. Die Gewebsprobe muß jedoch nicht unbedingt repräsentativ für die übrige Dünndarmschleimhaut sein. Daher wurde darauf hingewiesen, daß, außer bei sehr niedrigen Werten, das Verhältnis der einzelnen Aktivitäten zueinander diagnostisch verwertbarer ist als die absoluten Zahlen (PRADER u. AURICCHIO, 1965). Das mag zum Teil von der Art des Biopsiematerials abhängen. Eine Gewebsprobe, die hauptsächlich Epithelzellen enthält, ergibt wahrscheinlich höhere Werte als eine Probe mit relativ mehr inaktiver Submucosa. In einem gewissen Ausmaß hängt es von dem Zweck der Untersuchung ab, welches Enzymverhältnis die beste Aussage über die Störung gibt. Ist eine zerstörte Mucosa die Ursache und die Lactase das am stärksten betroffene Enzym, so kann es vorteilhaft sein, alle Enzymaktivitäten auf die Isomaltase-Aktivität zu beziehen.

Maltase ist 3—4mal so aktiv wie Saccharase oder Isomaltase. Die Saccharase- und Isomaltase-Aktivitäten sind etwa gleich hoch. Die Isomaltase-Aktivität liegt 1—4mal so hoch wie die der Lactase. Ist jedoch in einer normalen Mucosa nur ein Enzym verändert, etwa die Saccharase, so beurteilt man das Verhältnis Saccharase zu Lactase oder Maltase zu Lactase, da die Lactase einen konstanten Aktivitätsspiegel zu behalten scheint (ROSENZWEIG u. HERMAN, 1970).

Die Saccharase-Aktivität liegt bei den betroffenen Kindern unter 2% der Normalwerte. Von 5 Kindern mit dem kombinierten Enzymdefekt lag die Palatinase-Aktivität (Isomaltase-Aktivität) bei dreien zwischen 15 und 36% und bei einem unter 4%. Die Tabellen 5—8 zeigen die von verschiedenen Autoren angegebenen Disaccharidase-Aktivitäten in der Darmschleimhaut.

Von SEMENZA *et al.* (1970) wurde kürzlich eine einfache Methode beschrieben, die es erlaubt, die aktive Zuckeraufnahme an Dünndarm-Biopsiematerial zu messen. Sie baut auf tierexperimentelle Versuche von ALVARADO u. CRANE (1964) und ALVARADO (1965) auf. Sie untersuchten die Aufnahme von Arbutin, dem β-Glykosid des Hydrochinons, im Dünndarm des Hamsters, des Huhnes und der Ratte. Sie konnten nachweisen, daß Arbutin auf die gleiche Weise absorbiert wird wie die Na-abhängigen Zucker. SEMENZA *et al.* (1970) weisen darauf hin, daß nur

Tabelle 5. Disaccharidase-Aktivität in der Jejunumschleimhaut der Erwachsenen (PRADER u. AURICCHIO, 1965). Enzym-Aktivitäten (Mittelwert und Streubreite) in Einheiten pro g Protein. (Eine Einheit spaltet ein μMol Substrat/min bei pH 5,8 und 37° C)

Enzym	Aktivität	
	Untersuchte Personen	Biopsie-Material
Maltase (M)	246 (70—456)	593 (310—1120)
Saccharase (S)	75 (24—156)	173 (70—325)
Isomaltase (I)	74 (27—156)	159 (65—268)
Palatinase (P)	21 (5—33)	
Lactase (L)	30 (6—54)	107 (39—258)
Cellobiase (C)	6 (1—21)	14 (9—21)

Tabelle 6. Normale Verteilung der Disaccharidase-Aktivität. (Nach BURKE *et al.*, 1965.) Einheiten in μMol hydrolysiertes Disaccharid/min/g Protein

	Lactase	Saccharase	Isomaltase	Maltase
Zahl der untersuchten Kinder	17	18	14	21
Aktivität in Einheiten:				
Streubreite	14—132	32—228	31—177	83—165
Mittelwert	49	95	89	260

Tabelle 7. Disaccharidase-Spiegel in der Jejunalschleimhaut bei normalen Kindern. (Nach BURGESS *et al.*, 1964). Enzymspiegel (Einheiten); eine Einheit entspricht 1 μMol gespaltenen Substrats/g Mucosa/min

	Lactase	Maltase	Palatinase	Saccharase
Mittelwert	8,7	62,6	6,7	17,4
Streubreite	6,6—12,4	43,2—88,9		12,4—20,2

Tabelle 8. Normalwerte der intestinalen Disaccharidase-Aktivität. (Nach HOLZEL, 1968)

	Maltase	Lactase	Saccharase
Mittelwert	34—48	4,72—12,4	7,01—20,9

Perfusionsstudien eine genaue Messung der Zuckerabsorption ermöglichen. Ein Dünndarmsegment wird dafür durch eine mehrläufige Doppelballonsonde isoliert. Die Methode hat viele Fehlermöglichkeiten, ist für alle Beteiligten zeitraubend und für den Patienten unangenehm. Sie ist daher nur in wenigen gastroenterologischen Zentren angewandt worden, aber nicht als Routineuntersuchung. Die Messung der Zuckerabsorption an bioptisch gewonnenen Gewebsproben des menschlichen Dünndarms erfordert hochgradige Spezialisierung. Es werden radioaktive Zucker benutzt, was die Methode auf wenige Laboratorien beschränkt. Die Anwendung von Arbutin erlaubt die Bestimmung der Geschwindigkeit der Zuckeraufnahme in durch Biopsie gewonnener Darmschleimhaut. Die Schleimhaut muß unter dem Mikroskop eine normale Struktur aufweisen. Da Arbutin ein Phenolderivat ist, ergibt es mit dem Folin-Ciocalteau-Phenolreagenz eine Farbreaktion. Es wird die maximale Akkumulationsrate und/oder Aufnahmegeschwindigkeit innerhalb 10 min gemessen und entsprechend der Diffusion in den Extracellulärraum korrigiert. Die letztere wird mit Hilfe der Aufnahme von 2-Desoxy-d-Glucose, die normalerweise im Dünndarm nicht absorbiert wird, errechnet. In einigen Fälen nichttropischer Sprue war die Arbutin-Absorption deutlich vermindert. Nach der klinischen Genesung der Patienten normalisierte sich die Arbutin-Aufnahme. Da der Saccharose-Transport Na-abhängig ist, geben die Untersuchungen der Arbutin-Absorption an Biopsiematerial auch eine Information über die Saccharose-Absorption. Sie könnten auch hilfreich sein, wenn eine Glucose-Galaktose-Malabsorption differentialdiagnostisch erwogen wird. Glucose- und Galaktose-Belastungstests ohne entsprechenden Anstieg der Blutglucose-Spiegel weisen auf unterschiedliche Ätiologie hin.

Erhöhte Mengen von Milchsäure im Stuhl können zur Diagnose einer Zucker-Malabsorption beitragen, weisen aber nicht auf den spezifischen Zucker hin. Bei Patienten, die vor Auftreten der Symptome sowohl Lactose als auch Saccharose bekamen, muß eine Lactose-Malabsorption ausgeschlossen werden.

Überempfindlichkeit gegenüber Kuhmilch-Protein kann das Krankheitsbild einer Zucker-Malabsorption imitieren, sollte aber wie auch die sekundären Formen des Disaccharidasemangels im Verlaufe der Cöliakie oder einer Giardia-Infektion des Dünndarmes zu keinen großen differentialdiagnostischen Problemen führen.

c) Genetische Faktoren

Die Ansicht, daß die Saccharose-Isomaltose-Malabsorption eine erbliche Störung ist, wird durch Untersuchungen von PRADER u. AURICCHIO (1965) gestützt. Sie fanden die Krankheit in 10 Fällen bei Geschwistern und zweimal bei Kindern blutsverwandter Eltern. Es wurde bei einigen Patienten über Auftreten ungeklärter Episoden von Diarrhoe bei einem Elternteil berichtet. Bislang wurde jedoch in keinem Fall der Enzymdefekt gleichzeitig bei dem Kind und einem Elternteil nachgewiesen. Es läßt sich daher vermuten, daß — wie bei der großen Mehrheit bekannter Enzymdefekte — der Saccharase-Isomaltase-Mangel autosomal-recessiv vererbt wird. KERRY u. TOWNLEY (1965) führten bei den betroffenen Kindern und deren Eltern Dünndarmbiopsien durch. Die Werte für die Saccharase und Isomaltase lagen bei den Eltern zwischen denen gesunder und kranker Kinder. Der Enzymdefekt kommt bei beiden Geschlechtern gleich häufig vor.

Das Fehlen zweier eng verwandter, auf dieselbe Gruppe von Substraten wirkender Enzyme ist von großem genetischen Interesse und führte zu spekulativen Interpretationen. Es besteht kein Zweifel, daß zwei verschiedene Enzyme betroffen sind (DAHLQUIST, 1960), obgleich über die angemessene Nomenklatur eine Diskussion stattfand. Das Enzym Isomaltase ist streng genommen keine Disaccharidase, sondern eine Oligosaccharidase und sollte genauer Oligo-1,6-Glucosidase genannt werden. Während der Digestion der Stärke wird im Darmlumen nicht freie Isomaltose, sondern eher α-Dextrinose produziert (GRAY, 1967).

PRADER u. AURICCHIO (1965) haben 4 Hypothesen aufgestellt, die erklären sollen, warum die beiden Enzyme gleichzeitig betroffen sind:

1. Die Mutation betrifft ein Regulatorgen, das die Synthese mehrerer Enzyme kontrolliert.

2. Das Strukturgen einer Polypeptidkette, die in zahlreichen Enzymen vorkommt, ist verändert.

3. Das Enzymmolekül hat mehrere Zentren mit verschiedenen Aktivitäten und der Defekt betrifft mehr als eine Aktivität.

4. Es gibt einen gemeinsamen Inhibitor für mehrere Enzyme.

Die Untersuchungen von AURICCHIO *et al.* (1965), bei denen sich nach Trennung mit Sephadex G 200 für die Aktivitäten von Maltase, Saccharase, Isomaltase und Palatinase nur ein einziger Gipfel zeigte, weisen auf die Existenz eines einzigen Proteins hin. Die Werte der Aktivitäten liegen für den ganzen Gipfel etwa gleich hoch. Versuche, die Aktivitäten der 4 Enzyme zu trennen, sind gescheitert. Andere Beobachtungen jeoch weisen darauf hin, daß die 4 verschiedenen Enzymaktivitäten sich auf mindestens 2 Enzyme aufteilen lassen, wobei das eine die Saccharase- und Maltase-, das andere die Isomaltase-, Palatinase- und Maltase-Aktivität trägt. Es gibt aber keine Zeichen einer kompetitiven Hemmung. Weder hemmt die Isomaltose die Saccharase, noch hemmt die Saccharose die Isomaltase. Durch Palatinose wird die Isomaltase gehemmt. Es kann daher geschlossen werden, daß die Saccharose von einer anderen aktiven Gruppe hydrolysiert wird als die Isomaltose und Palatinose. Immunochemische Methoden zeigen, daß der Saccharase-Isomaltase-Komplex als homogenes Antigen angesehen werden muß (CUMMINS *et al.*, 1968). Über den genetischen Mechanismus gibt es z. Zt. noch keine ausreichenden Befunde. Eine Zusammenfassung der klinischen und biochemischen Daten läßt als wahrscheinlich annehmen, daß den Patienten mit Saccharose-Malabsorption aufgrund eines Saccharase-Isomaltase-Defektes ein einziges Protein mit mehr als einem aktiven Ort fehlt.

Literatur

ABRAHAM, J. M., LEVIN, B., OBERHOLZER, V. G., RUSSELL, A.: Glucose-Galactose-Malabsorption. Arch. Dis. Childh. **42**, 592—597 (1967).

ALPERS, D. H.: Separation and Isolation of Rat and human intestinal Beta-galactosidases. J. biol. Chem. **244**, 1238—1246 (1969).

ALTHAUSEN, T. L., UYEYAMA, K.: New Test of pancreatic Function based on Starch Intolerance. Ann. intern. Med. **41**, 563—575 (1954).

ALVARADO, F.: The Relationship between Na+ and the active Transport in the small Intestine. Biochim. biophys. Acta (Amst.) **109**, 478—494 (1965).

ALVARADO, F., CRANE, R. K.: Studies on the mechanism of the intestinal absorption of sugars. Phenylglycoside transport and its possible relationship to phlorizin inhibition of the active transport of sugars by the small intestine. Biochim. biophys. Acta (Amst.) **93**, 116—135 (1964).

ALZATE, H., GONZALEZ, H., GUZMAN, J.: Lactose Intolerance in South American Indians. Amer. J. clin. Nutr. **22**, 122 (1969).

ANDERSON, C. M., KERRY, K. R., TOWNLEY, R. R. W.: An inborn defect of intestinal absorption of certain monosaccharides. Arch. Dis. Childh. **40**, 1 (1965).

ANDERSON, C. M., MESSER, M., TOWNLEY, R. R. W., FREEMAN, M.: Intestinal Sucrase and Isomaltase Deficiency in two Siblings. Pediatrics **31**, 1003—1010 (1963).

ANDERSON, C. M.: Intestinal Malabsorption in childhood. Arch. Dis. Childh. **41**, 571—596 (1966).

ANDERSON, C. M., BURKE, V., MESSER, M., KERRY, K. R.: Sugar-intolerance and coeliac disease. Lancet **1966 I**, 1322.

ARAKAWA, T., AKABANE, J., AKABANE, M.: Lactose Intolerance with normal activity of lactase. Tohoku J. exp. Med. **83**, 365—374 (1964).

ARASHIMA, S., MATSUDA, I., SATO, N., YOSHIOKA, H.: Intestinal disaccharidase activity in an infant with lactose intolerance. Helv. paediat. Acta **26**, 215—219 (1971).

ARTHUR, A. B., CLAYTON, B., COTTOM, D. G., SEAKINS, J. W. T., PLATT, J. W.: Importance of disaccharide intolerance in the treatment of coeliac disease. Lancet **1966 I**, 172.

AURICCHIO, S., DAHLQVIST, A., MURSET, G., PRADER, A.: Intestinal isomaltase deficiency in patients with hereditary sucrose and starch intolerance. Lancet **1962 I**, 1303.

AURICCHIO, S., DAHLQVIST, A., MURSET, G., PRADER, A.: Isomaltose intolerance causing decreased ability to utilize dietary starch. J. Pediat. **62**, 165 (1963a).

AURICCHIO, S., PRADER, A., MURSET, G., WITT, G.: Saccharoseintoleranz. Durchfall infolge hereditären Mangels an intestinaler Saccharaseaktivität. Helv. paediat. Acta **16**, 483 (1961).

AURICCHIO, S., RUBINO, A., LANDOLT, M., SEMENZA, G., PRADER, A.: Isolated intestinal lactase deficiency in the adult. Lancet **1963 II**, 324.

AURICCHIO, S., Rubino, A., MURSET, G.: Intestinal glycosidase activities in the human embryo, foetus and newborn. Pediatrics **35**, 944 (1965a).

AURICCHIO, S., RUBINO, A., PRADER, A., REY, J., JOS, J., FREZAL, J., DAVIDSON, M.: Intestinal glycosidase activities in congenital malabsorption of disaccharides. J. Pediat. **66**, 555 (1965b).

AURICCHIO, S., SEMENZA, G., RUBINO, A.: Multiplicity of human intestinal disaccharidases. II. Characterization of the individual maltases. Biochim. biophys. Acta (Amst.) **96**, 498 (1965).

BAYLESS, TH. M. HUANG, S. H.: Recurrent abdominal pain due to milk and lactose intolerance in school-aged children. Pediatrics **47**, 1029—1032 (1971).

BAYLESS, TH. M., ROSENZWEIG, N. S.: Lactase deficiency in Uganda. Lancet **1966 II**, 225.

BERG, H. O., DAHLQVIST, A., LINDBERG, T., STUDNITZ, W. V.: Severe familial lactose intolerance. A gastrogen disorder. Acta paediat. (Uppsala) **58**, 525—527 (1969).

BERTRAND, M.: L'intolerance congénitale au Saccharose. These de Lyon, 1963; Lyon: Bosc Freres 1963.
BINDER, H. J., GRYBOSKI, J. D., THAYER, W. R., *et al.*: Intolerance to milk in ulcerative colitis; a preliminary report. Amer. J. dig. Dis. **11**, 858 (1966).
BOLIN, T. D., CRANE, G. G., DAVIS, A. E.: Lactose intolerance in various ethnic groups in South East Asia. Aust. Ann. Med. **17**, 300 (1968).
BOLIN, T. D., DAVIS, A. E.: Primary lactase deficiency genetic or acquired. Amer. J. dig. Dis. **15**, 679 (1970).
BOLIN, T. D., MCKERN, A., DAVIS, A. E.: The effect of diet on lactase activity in the rat. Gastroenterology **60**, 432 (1971).
BORGSTROM, B., DAHLQVIST, A., LUNDH, G., SJOVALL, J.: Studies of intestinal digestion and absorption in the human. J. clin. Invest. **36**, 1521 (1957).
BOWIE, M. D., BRINKMAN, G. L., HANSEN, J. D. L.: Acquired disaccharide intolerance in malnutrition. J. Pediat. **66**, 1083 (1965).
BURGESS, E. A., LEIN, B., MAHALANABIS, D., TONGE, R. E.: Hereditary sucrose intolerance; levels of sucrose activity in jejunal mucosa. Arch. Dis. Childh. **39**, 321 (1964).
BURKE, V., DANKS, D. M.: Monosaccharide malabsorption in young infants. Lancet **1966 I**, 1177.
BURKE, V., KERRY, K. R., ANDERSON, C. M.: The relationships of dietary lactose to refractory diarrhoea in infancy. Aust. paediat. J. **1**, 147 (1965).
CADY, A. B., RHODES, J. B., LITTMAN, A., *et al.*: Lactase deficit in ulcerative colitis and regional enteritis. Gastroenterology (Abstract) **48**, 808 (1965).
CAIN, G. D., MOORE, P., PATTERSON, M., MCELVEEN: Stimulation of lactase by feeding lactose. Scand. J. Gastroent. **4**, 545 (1969).
CAJORI, F. A.: The enzyme activity of dogs' intestinal juice and its relation to intestinal digestion. Amer. J. Physiol. **104**, 659 (1933).
CHALFIN, D., HOLT, P. R.: Lactase deficiency in ulcerative colitis, regional enteritis and viral hepatitis. Amer. J. dig. Dis. **12**, 81 (1967).
CHANDRA, R. K., PAWA, R. R., GHAI, O. P.: Sugar intolerance in malnourished infants and children. Brit med. J. **1968 II**, 611.
CHRISTOPHER, N. L., BAYLESS, T. M.: Diarrhea mechanism in lactase deficiency. Gastroenterology **54**, 1291 (1968).
CHRISTOPHER, N. L., BAYLESS, T. M.: Role of small bowel and colon in lactose-induced diarrhea. Gastroenterology **56**, 1250 (1969).
CHUNG, M. H., MCGILL, D. B.: Lactase deficiency in Orientals. Gastroenterology **54**, 225 (1968).
CLARKE, A. D., PODMORE, D. A.: The enzymatic determination of lactic acid in faeces in glycosidase deficiency. Clin. chim. Acta **13**, 725 (1966).
CONDON, J. R., WESTERHOLM, P., TANNER, N. C.: Lactose malabsorption and postgastrectomy milk intolerance, dumping and diarrhoea. Gut **10**, 311 (1969).
COOK, G. C., HOWELLS, G. R.: Lactosuria in the African with lactase deficiency. Amer. J. dig. Dis. **13**, 634 (1968).
COOK, G. C., KAJUBI, S. K.: Tribal incidence of lactase deficiency in Uganda. Lancet **1966 I**, 725.
COOK, G. C., LAKIN, A., WHITEHEAD, R. G.: Absorption of lactose and its digestion products in the normal and malnourished Uganda. Gut **8**, 622 (1967).
COOK, G. C., Lee, F. D.: The jejunum after kwashiorkor. Lancet **1966 I, II**, 1263.
COZZETTO, F. J.: Intestinal lactase deficiency in a patient with cystic fibrosis: report of a case with enzyme assay. Pediatrics **32**, 228 (1963).
CRANE, R. K.: Enzymes and malabsorption: A concept of brushborder membrane disease. Gastroenterology **50**, 254 (1966).
CUATRECASAS, P., LOCKWOOD, D. H., CALDWELL, J. R.: Lactase deficiency in the adult: a common occurrence. Lancet **1965 I**, 14.
CUMMINS, D. L., GITZELMANN, R., LINDENMANN, J., SEMENZA, G.: Immunochemical study of isolated human and rabbit intestinal sucrase. Biochim. biophys. Acta (Amst.) **160**, 396 (1968).
DAHLQVIST, A.: Specificity of the human intestinal disaccharidases and implications for dietary disaccharide intolerance. J. clin. Invest. **41**, 463 (1962).
DAHLQVIST, A.: Intestinal disaccharidases. In: Disorders due to intestinal defective carbohydrate digestion and absorption (Ed. P. DURAND). Rome: I. Pensiero Scientifico 1964.
DAHLQVIST, A.: Method for assay of intestinal disaccharidases. Analyt. Biochem. **7**, 18 (1964).
DAHLQVIST, A., AURICCHIO, S., SEMENZA, G., PRADER, A.: Human intestinal disaccharidases and hereditary disaccharide intolerance: The hydrolysis of sucrose isomaltose, palatinose (isomaltulose) and a 1,6-x-oligosaccharide (iso-malto-oligosaccharide) preparation. J. clin. Invest. **42**, 556 (1963).

DAHLQVIST, A., BORGSTROM, B.: Digestion and absorption of disaccharides in man. Biochem. J. **81**, 411 (1961).
DAHLQVIST, A., BRUN, A.: A method for the histochemical demonstration of disaccharidase activities: application to invertase and trehalase in some animal tissues. J. Histochem. Cytochem. **10**, 294 (1962).
DAHLQVIST, A., LINDBERG, T.: Development of the intestinal disaccharidase and alkaline phosphatase activities in the human foetus. Clin. Sci. **30**, 517 (1966).
DARLING, S., MORTENSEN, O., SØNDERGAARD, G.: Lactosuria and aminoaciduria in infancy. A new inborn error of metabolism? Acta paediat. (Uppsala) **49**, 281 (1960).
DAVENPORT, H. W.: Physiology of the digestive tract, 2nd. Ed. Chicago: Year Book Medical Publishers 1966.
DAVIDSON, M., SOBEL, E. H., KUGLER, M. M., PRADER, A.: Intestinal lactase deficiency of presumed congenital origin in two older children (Abstr.). Gastroenterology **46**, 737 (1964).
DELAITRE, R., FONTY, VARLET, FOURRIER: Diarrhée chronique chez un nourrisson par intolérance au saccharose. Arch. franç. Pédiat. **18**, 1202 (1961).
DOELL, R. G., KRETCHMER, N.: Studies of small intestine during development. I. Distribution and activity of B-galactosidase. Biochim. biophys. Acta (Amst.) **62**, 353 (1962).
DOELL, R. G., KRETCHMER, N.: Intestinal invertase: precocious development of activity after injection of hydrocortisone. Science **143**, 42 (1964).
DOELL, R. G., ROSEN, G., KRETCHMER, N.: Immunochemical studies of intestinal disaccharidases during normal and precocious development. Proc. nat. Acad. Sci. (Wash.) **54**, 1268 (1965).
DUBOIS, R., LOEB, H., EGGERMONT, E., MAINGUET, P.: Etude clinique et biochimique d'un cas de malabsorption congénital du glucose et du galactose. Helv. paediat. Acta **21**, 577 (1966).
DUNPHY, J. V., LITTMAN, A., HAMMOND, J. B., FORSTNER, A., DAHLQVIST, A., CRANE, R. K.: Intestinal lactase deficit in adults. Gastroenterology **49**, 12 (1965).
DURAND, P.: Lattosuria idiopatica in una paziente con diarrea cronica ed acidosi. Minerva pediat. **10**, 706 (1958).
DURAND, P.: Lactosurie et saccharosurie. Mod. Probl. Pädiat. **4**, 496 (1959).
DURAND, P.: Lactose intolerance. In: Disorders Due to Intestinal Defective Carbohydrate Digestion and Absorption (Ed. P. DURAND), p. 105. Rome: Il Pensiero Scientifico **1964**.
DURAND, P., LA MEDICA, J. M.: Disaccharide intolerance. Helv. paediat. Acta **17**, 395 (1962).
EGGERMONT, E., LOEB, H.: Glucose-galactose intolerance. Lancet **1966 II**, 343.
EICHHOLZ, A., CRANE, R. K.: Studies on the organization of the brush border in intestinal epithelial cells. I. Tris disruption of isolated hamster brush borders and density gradient separation of fractions. J. cell. Biol. **26**, 687 (1965).
FISCHER, W., ZAPF, J.: Zur erworbenen Laktoseintoleranz. Klin. Wschr. **43**, 1243—1246 (1965).
FLATZ, G., SAENGUDOM, C., SANGUANBHOKHAI, T.: Lactose intolerance in Thailand. Nature (Lond.) **221**, 758 (1969).
FOIS, A., VEDOVINI, F., MARINELLO, E.: Intoleranza convenita al lattoso. Minerva pediat. **13**, 297 (1960).
FRANCOIS, R., FREDERICH, A., VICENS-CALVET, E., BERTRAND, M., RUITTON-UGLIENGO, M.: Intolérance isolée au saccharose. Pédiatrie **18**, 563 (1963).
FRIDHANDLER, L., QUASTEL, J. H.: Absorption of sugars from isolated surviving intestine. Arch. Biochem. **56**, 412 (1955).
GIBBONS, I. S. E.: Disaccharides and cystic fibrosis of the pancreas. Arch. Dis. Childh. **44**, 63 (1969).
GIRARDET, P.: Absorption et malabsorption du lactose. Bern, Stuttgart: H. Huber 1965.
GIRARDET, P., RICHTERICH, R.: A propos de l'alactasie congenitale et des courbes de surcharge au lactose. Ann. paediat. (Basel) **198**, 127 (1962).
GIRARDET, P., RICHTERICH, R., ANTENER, I.: Adaptation de la lactase intestinale a l'administration de lactose chez le rat adults. Helv. Physiol. pharmacol. Acta **22**, 7 (1964).
GRACEY, M., BURKE, V., ANDERSON, CH. M.: Association of monosaccharide malabsorption with abnormal small intestinal flora. Lancet **1969 II**, 384.
GRAY, G. M.: Malabsorption of Carbohydrates. Fed. Proc. **26**, 1415 (1967).
GRAY, G. M., Ingelfinger, F. J.: Intestinal absorption of sucrose in man: the site of hydrolysis and absorption. J. clin. Invest. **44**, 390 (1965).
GUDMAND-HOYER, E., DAHLQVIST, A., JARNUM, S.: Specific small-intestinal lactase deficiency in adults. Scand J. Gastroent. **4**, 377 (1969).
GUDMAND-HOYER, S., JARNUM, S. WORNING, H.: Intestinal disaccharidase activity after billroth II resection for peptic ulcer. Gut **10**, 451 (1969).

HAEMMERLI, U. P., KISTLER, H. J., AMMAN, R., AURICCHIO, S., PRADER, A.: Lactasemangel der Dünndarmmucosa als Ursache gewisser Formen erworbener Milchintoleranz beim Erwachsenen. Helv. med. Acta **30**, 693 (1963).
HAEMMERLI, U. P., KISTLER, H. J., AMMANN, R., MARTHALER, R., SEMENZA, G., AURICCHIO, S., PRADER, A.: Acquired milk intolerance in the adult caused by lactose malabsorption due to a selective deficiency of intestinal lactase activity. Amer. J. Med. **38**, 7 (1965).
HEILKOV, N. S. C.: Studies on animal lactase. Dissertation Kopenhagen 1956.
HOLZEL, A.: Alactasia. In: Erbliche Stoffwechselkrankheiten; Genetic Defects of Biologically active Proteins (Hrsg. F. LINNEWEH), S. 219. München: Urban & Schwarzenberg 1962.
HOLZEL, A.: Nutritional consequences of altered carbohydrate absorption in infancy and childhood. Proc. Nutr. Soc. **23**, 123 (1964).
HOLZEL, A.: Development of intestinal enzyme systems and its relation to diarrhoea. Pediat. Clin. N. Amer. **12**, 635 (1965).
HOLZEL, A.: Disorders of carbohydrate metabolism. J. roy. Coll. Physns (Lond.) **1**, 177 (1967)
HOLZEL, A.: Disaccharide Intolerances. In: Some recent advances in inborn errors of Metabolism (Ed. HOLT u. COFFEY), p. 100. Edinburgh & London: Livingstone 1968.
HOLZEL, A., MEREU, T., THOMSON, M. L.: Severe lactose intolerance in infancy. Lancet **1962 II**, 1346.
HOLZEL, A., SCHWARZ, V., SUTCLIFFE, K. W.: Defective lactose absorption causing malnutrition in infancy. Lancet **1959 I**, 1126.
HUANG, S. S., BAYLESS, T. M.: Lactose intolerance in healthy children. New Engl. J. Med. **276**, 1283 (1967).
INALL, J. A., BURKINSHAW, J. H.: Lactosuria and sucrosuria with failure to thrive. Proc. roy. Soc. Med. **53**, 318 (1960).
JACOBS, S. I., HOLZEL, A., WOLMAN, B., KEEN, J. H., MILLER, V., TAYLOR, JOAN, GRASS, J. R.: Outbreak of Infantile Gastroenteritis caused by Escherichia Coli 0114. Arch. Dis. Childh. **45**, 656 (1970).
JAMES, W. P. T.: Jejunal Disaccharidase Activities in children with Marasmus and with Kwashkiorkor. Response to treatment. Arch. Dis. Childh. **46**, 218 (1971).
JEUNE, M., CHARRAT, A., COTTE, J., FOURNIER, P., HERMIER, M.: Sur un case de lactosurie congenitale. Pédiatrie **15**, 411 (1960).
KERN, J., jr., STRUTHERS, J. E., jr.: Intestinal lactase deficiency and lactose intolerance in adults. J. Amer. med. Ass. **195**, 927 (1966).
KERRY, K. R., TOWNLEY, R. R. W.: Genetic aspects of intestinal sucrase-isomaltase deficiency. Aust. paediat. J. **1**, 223 (1965).
KEUSCH, G. T., TRONCALE, F. J., MILLER, L. W., *et al.*: Acquired lactose malabsorption in Thai cildren. Pediatrics **43**, 540 (1969).
KEUSCH, G. T., TRONCALE, F. J., THAVARAMARA, B., *et al.*: Lactase deficiency in Thailand: effect of prolonged lactose feeding. Amer. J. clin. Nutr. **22**, 638 (1969).
KNUDSEN, K. B., WELSH, J. D., KRONENBERG, R. S., *et al.*: Effect of a non lactose diet in human intestinal disaccharidase activity. Amer. J. dig. Dis. **13**, 593 (1968).
KOLDOVSKÝ, O., HERINGOVÁ, A., JIRSOVÁ, V., CHYTIL, F., HOSKOVÁ, J.: Postnatal changes in B-galactosidase activity in the jejunum and ileum of mice, rabbits, and guinea pigs. Canad. J. Biochem. **44**, 523 (1966).
KOLINSKA, J., SEMENZA, G.: Isolation and properties of sucrase from rabbit intestine. Helv. physiol. pharmacol. Acta **24**, 30 (1966).
LANGSTEIN, L., MEYER, L. F.: Säuglingsernährung und Säuglingsstoffwechsel, 2. Aufl. Wiesbaden: Bergmann 1914.
LAPLANE, R., POLONOVSKY, C., ETIENNE, M., DEBRAY, P., LODS, J. C., PISSARRO, B.: L'intolerance aux sucres à transfert intestinal actif: ses rapports avec l'intolerance au lactose et le syndrome coeliaque. Arch. franç. Pédiat. **19**, 895 (1962).
LAUNIALA, K.: Congenital Disaccharide malabsorption, Studies on the enzyme defects and on the Diarrhoea. Thesis Helsinki 1970.
LAUNIALA, K., KUITUNEN, P., VISAKORPI, J. K.: Disaccharidases and histology of duodenal mucosa in congenital lactose malabsorption. Acta paediat. (Uppsala) **55**, 257 (1966).
LAUNIALA, K., PERHEENTUPA, J., VISAKORPI, J., HALLMAN, N.: Disaccharidases of intestinal mucosa in a patient with sucrose intolerance. Pediatrics **34**, 615 (1964).
LAWS, J. W., NEALE, G.: Radiological diagnosis of disaccharidase deficiency. Lancet **1966 II**, 139.
LEBENTHAL, E., GARTI, R., MATHOTH, Y., COHEN, B., KATZENELSON, D.: Glucose-Galactose malabsorption in an Oriental-Iraqui Jewish Family. J. Pediat. **78**, 844—850 (1971).
LIFSHITZ, F.: Congenital lactase deficiency. J. Pediat. **69**, 229 (1966).
LIFSHITZ, F., COELLO-RAMIREZ, P., GUTIEREZ-TOPETE, G., CORNADO-CORNET, M. C.: Carbohydrate Intolerance in Infants with Diarrhoea. J. Pediat. **79**, 760—767 (1971).

LIFSHITZ, F., HOLMAN, G. H.: Disaccharidase deficiencies with steatorrhea. J. Pediat. **64**, 34 (1964).

LINDQUIST, B., MEEUWISSE, G. W.: Chronic diarrhoea caused by monosaccharide malabsorption. Acta paediat. (Uppsala) **51**, 674 (1962).

LINDQUIST, B., MEEUWISSE, G. W., MELIN, K.: Glucose-galactose malabsorption. Lancet **1962 II**, 666.

LINNEWEH, F., SCHAUMLOFFEL, E., BARTHELMAI, W.: Angeborene Glucose- und Galaktose-Malabsorption. Klin. Wschr. **43**, 405 (1965).

LINNEWEH, F., SCHAUMLOFFEL, E., GRAUL, E. H., BODE, H. H.: Über die Restaktivität defekter Enzyme bei hereditärer Mono- und Disaccharid-Malabsorption. Schweiz. med. Wschr. **96**, 424 (1966).

LITTMAN, A., HAMMOND, J. B.: Diarrhea in adults caused by deficiency in intestinal disaccharidases. Gastroenterology **48**, 237 (1965).

LIU, H.-Y., ANDERSON, G. J., TSAO, M. U., MOORE, B. F., GIDAY, Z.: Tm Glucose in a case of congenital intestinal and renal malabsorption of monosaccharides. Pediat. Res. **1**, 386 (1967).

LUBOS, M. C., GERRARD, J. W., BUCHAN, D. J.: Disaccharidase activities in milksensitive and celiac patients. J. Pediat. **70**, 325 (1967).

MARKS, J. F., NORTON, J. B., FORDTRAN, J. S.: Glucose-galactose malabsorption. J. Pediat. **69**, 225 (1966).

MCCRACKEN, R. D.: Origins and implications of the distribution of adult lactase deficiency in human populations. J. trop. Pediat. **17**, 7—10. Mar 71 (1971).

MCMICHAEL, H. B., WEBB, J., DAWSON, A. M.: Lactase deficiency in adults: a cause of functional diarrhoea. Lancet **1965 I**, 717.

MCNEISH, S. A., SWEET, ELIZABETH M.: Lactose Intolerance in childhood coeliac disease. Assessment of its incidence and importance. Arch. Dis. Childh. **43**, 433 (1968).

MELIN, K., MEEUWISSE, G. W.: Glucose-Galactose malabsorption. A genetic study. Acta paediat. (Uppsala) Suppl. **188**, 19 (1969).

MEEUWISSE, G., DAHLQUIST, A.: Glucose-galactose malabsorption. Lancet **1966 II**, 858.

MEEUWISSE, G. W., LINDQUIST, B.: Glucose-Galactose malabsorption. Studies on the intermediate carbohydrate metabolism. Acta paediat. (Uppsala) **59**, 74 (1970).

MEEUWISSE, G. W.: Glucose-galactose malabsorption. Studies on renal glucosuria. Helv. paediat. Acta **25**, 13 (1970).

MILLER, D., CRANE, R. K.: The digestive function of the epithelium of the small intestine. I. An intracellular locus of disaccharide and sugar phosphate ester hydrolysis. Biochim. biophys. Acta (Amst.) **52**, 281 (1961).

NEWCOMER, A. D., MCGILL, D. B.: Distribution of disaccharidase activity in the small bowel of normal and lactase-deficient subjects. Gastroenterology **51**, 481 (1966).

NORDIO, S., LA MEDICA, G. M.: In: Disorders due to intestinal defective carbohydrate Digestion and Absorption (Ed. P. DURAND), p. 142. Rome: Il Pensiero Scientifico 1964.

NORDIO, S., LA MEDICA, G. M., VIGNOLO, L.: Un caso di diarrea cronica connatale da intolleranza a saccarosio ed alle destrine. Minerva pediat. **13**. 1766 (1961).

NORDIO, S., LA MEDICA, G. M., VIGNOLO, L.: Diarrea croniche da intolleranza alimentari. Intolleranze ai carboidrati e sindrome celiaca. Minerva pediat. **15**, 1425 (1963).

NORDIO, S., LA MEDICA, G. M., VIGNOLO, L., BERIO, A.: Six cases of lactose intolerance. Lactose intolerance and coeliac disease. Disaccharidases activity in the intestinal mucosa ascertained with the peroral biopsy. Ann. pediat. (Basel) **204**, 3 (1965).

NORDSTROM, C. H., DAHLQVIST, A., JOSEFSSON, L.: Quantitative determination of enzymes in different parts of the villi and crypts of rat small intestine. Comparison of alkaline phosphatase, disaccaridases and dipeptidases. J. Histochem. Cytochem. **15**, 713 (1968).

OVERTON, J., EICHHOLZ, A., CRANE, R. K.: Studies on the organization of the brush border in intestinal epithelial cells. II. Fine structure of fractions of Tis-disrupted hamster brush borders. J. cell. Biol. **26**, 693 (1965).

PETERNEL, W. W.: Lactose tolerance in relation to intestinal lactase activity. Gastroenterology **48**, 299 (1965).

PRADER, A., AURICCHIO, S.: Defects of intestinal disaccharide absorption. Ann. Rev. Med. **16**, 345 (1965).

PRADER, A., AURICCHIO, S., MURSET, G.: Durchfall infolge hereditären Mangels an intestinaler Saccharaseaktivität (Saccharoseintoleranz). Schweiz. med. Wschr. **91**, 465 (1961).

PRADER, A., SHMERLING, D. H., HADORN, B.: Disaccharides and coeliac disease. Lancet **1966 I**, 435.

REDDY, B. S., PLEASANTS, J. R., WOSTMANN, B. S.: Effect of dietary carbohydrates on intestinal disaccharidases in germfree and conventional animals. J. Nutr. **95**, 413 (1968).

REY, J., FREZAL, J., JOS, J., BAUCHE, P., LAMY, M.: Diarrhée par trouble de l'hydrolyse intestinale du saccharose, du maltose et de l'isomaltose. Arch. franç. Pédiat. **20**, 381 (1963).

ROSENZWEIG, N. S.: Adult lactase deficiency genetic control or adaptive response. Gastroenterology **60**, 464 (1971).

ROSENZWEIG, N. S., HERMAN, R. H.: Diet and disaccharidases. Amer. J. Clin. Nutr. **22**, 99 (1969).

ROSENZWEIG, N. S., HERMAN, R. H.: Dose response of jejunal sucrase and maltase activities to isocaloric high and low carbohydrate diets in man. Amer. J. clin. Nutr. **23**, 1373 (1970).

SAHI, T., ISOKOSKI, M., JUSSILA, J., LAUNIALA, K.: Lactose malabsorption in Finnish children of school age. Acta paediat. (Uppsala) **61**, 11—16 (1972).

SCHNEIDER, A. J., KINTER, W. B., STIRLING, C. E.: Glucose-galactose malabsorption New Engl. J. Med. **274**, 305 (1966).

SEMENZA, G., AURICCHIO, S., RUBINO, A.: Multiplicity of human intestinal disaccharidases. I. Chromatographic separation of maltases and of two lactases. Biochim, biophys. Acta (Amst.) **96**, 487 (1965a).

SEMENZA, G., AURICCHIO, S., RUBINO, A., PRADER, A., WELSH, J. D.: Lack of some intestinal maltases in a human disease transmitted by a single genetic factor. Biochim. biophys. Acta (Amst.) **105**, 386 (1965).

SEMENZA, G., BIRCHER, J., MÜHLHAUPT, E., KOIDE, T., PFENNIGER, E., GMUNDER, U., HAEMMERLI, U. P.: Arbutin absorption in human small intestine: a simple procedure for the determination of active sugar uptake in peroral biopsy specimens. Clin. chim. Acta **25**, 213 (1969).

SEMENZA, G., TOSI, R., VALLOTTON-DELACHAUX, M. C., MÜHLHAUPT, E.: Sodium activation of human intestinal sucrase and its possible significance in the enzymic organization of brush disorders. Biochim. biophys. Acta (Amst.) **89**, 109 (1964).

SHMERLING, D. H., AURICCHIO, S., RUBINO, A., HADORN, B., PRADER, A.: Der sekundäre Mangel an intestinaler Disaccharidaseaktivität bei der Cöliakie. Quantitative Bestimmung der Enzymaktivität und klinische Beurteilung. Helv. paediat. Acta **19**, 507 (1964).

SILVER, H., DOUGLAS, D. M.: Milk intolerance in infancy. Arch. Dis. Childh. **43**, 17 (1968).

SIMOONS, F. J.: Primary Adult lactose intolerance and the milking habit: A problem in biological and cultural interrelations. I. Review of the Medical Research. Amer. J. dig. Dis. **14**, 819 (1969).

SIMOONS, F. J.: Primary Adult Lactose: Intolerance and the milking habit. A problem in Biologic and cultural interrelations. II. A culture historial hypothesis. Amer. J. dig. Dis. **15**, 695 (1970).

SONNTAG, W., BRILL, M. L., TROYER, W. G., jr., WELSH, J. D., SEMENZA, G., PRADER, A.: Sucrose-isomaltose malabsorption in an adult woman. Gastroenterology **47**, 18 (1964).

SPENCER, J., WELBOURNE, R. B.: Milk intolerance following gastric operations with special reference to lactase deficiency. Brit. J. Surg. **55**, 261 (1968).

SUNSHINE, P., KRETCHMER, N.: Studies of small intestine during development. III. Infantile diarrhea associated with intolerance to disaccharides. Pediatrics **34**, 38 (1964).

THORNTON, A. A., BURKINSHAW, J. H., KAWERAU, E.: Chronic diarrhoea relieved by lactose-free diet. Proc. roy. Soc. Med. **55**, 979 (1962).

TOWNLEY, R. R. W.: Disaccharidase deficiency in infancy and childhood. Pediatrics **38**, 127—141 (1966).

TREFOR-JONES, R. H.: Disaccharide Intolerance and mucoviscidosis. Lancet **1964 II**, 120.

UGOLEV, A. M., KOOSHUCK, R. I.: Hydrolysis of Dipeptides in cells of the small intestine. Nature (Lond.) **212**, 859 (1966).

WATSON, W. C., MURRAY, D.: Lactase deficiency and jejunal atrophy associated with administration of conovid. Lancet **1966 I**, 65.

WEIJERS, H. A., VAN DE KAMER, J. H.: Fermentative diarrhoeas. In: Disorders due to intestinal defective carbohydrate digestion and absorption (Ed. P. DURAND). Rome: Il Pensiero Scientifico 1964.

WEIJERS, H. A., VAN DE KAMER, J. H., DICKE, W. K., IJSSELING, J.: Diarrhoea caused by deficiency of sugar splitting enzymes. I. Acta paediat. (Uppsala) **50**, 55 (1961).

WHARTON, B., HOWELLS, G., PHILLIPS, I.: Diarrhoea in Kwashiorkor. Brit. med. J. **1968 IV**, 608.

YAMASHITA, F., SHIBUYA, S., Funatsu, T.: Developmental activity of lactase in Japanese children. XIII. Internat. Kongreß für Pädiatrie, Sept. 1971.

Glykogenosen

Von

F. LINNEWEH

Mit 9 Abbildungen

I. Einleitung, Historisches

Als E. VON GIERKE 1929 den ersten Fall einer autoptisch diagnostizierten Glykogenspeicherkrankheit beschrieb, war noch nicht abzusehen, welche großen Fortschritte in der Folgezeit auf dem Gebiete der Glykogenosen bevorstanden. In vivo wurde die Diagnose 1932 erstmalig von LOESCHKE und SCHALL gestellt. Vorher hatten schon WAGNER und PARNAS sowie VAN CREVELD klinische Beschreibungen von Krankheitsbildern gegeben, die nachträglich als Glykogenosen einzuordnen waren.

Im gleichen Jahr fiel auf, daß andere Beobachtungen wegen einer enormen Herzvergrößerung von dem beschriebenen Krankheitsbilde abwichen (BISCHOFF, PUTSCHAR), so daß FABER schon zwischen Leber-Nieren-Beteiligung einerseits und Herzaffektion andererseits unterschied. KIMMELSTIEL äußerte damals schon den Verdacht auf eine abnorme Polymerisation des Glykogens, was sich erst später als möglich herausstellte und der Anlaß für den Beginn der Typisierung durch CORI war.

G. T. CORI stellte 1953 in ihrer Harvey-Lecture die Typen I—IV auf; von diesen war Typ II ätiologisch noch nicht abgeklärt, von den Typen III und IV nur je 1 Fall bekannt. Die Zahl der Typen stieg bis 1960 auf sechs. Enzymatische Studien erlaubten später, noch mindestens weitere 3 Enzymdefekte aufzudecken.

Abb. 1 (S. 160) zeigt, daß den meisten am Glykogenauf- und -abbau beteiligten Enzymen ein erblicher Defekt entspricht, ähnlich wie beim Harnstoffcyclus. Derartige Fortschritte waren nur möglich, weil in der biochemischen Diagnostik die anfänglich notwendige Leberbiopsie, zu der später die Muskelbiopsie hinzukam, durch schonendere, verfeinerte Untersuchungsmethoden wie die Analyse der Blutzellen, Darmmucosazellen und die Auffindung charakteristischer Toleranzteste weitgehend ersetzt werden konnte. Heute stehen wir vor der Tatsache, daß klinisch nur die Leber-, Herzmuskel- und Skeletmuskel-Beteiligung unterschieden werden können, die Typenzuordnung aber biochemisch erfolgen muß.

II. Glykogenauf- und -abbau

Glykogen ist bekanntlich das Reservekohlenhydrat des Menschen und der Tiere. Um das wechselnde Angebot und den ebenso wechselnden Verbrauch von Glucose zu regulieren, ist ein Enzymsystem wirksam, das bei Glucose-Überschuß den Glykogenaufbau, bei Glucosebedarf den Glykogenabbau überwiegen läßt. Das Glykogen ist ein Polymer aus Glucose-Molekülen mit verzweigten Ketten (Abb. 2), an denen 1-4- und 1-6-Verbindungen von Glucose-Molekülen beteiligt sind. Das Molekulargewicht des Muskelglykogens beträgt etwa 1 Million, das des Leberglykogens mehr als das Zehnfache.

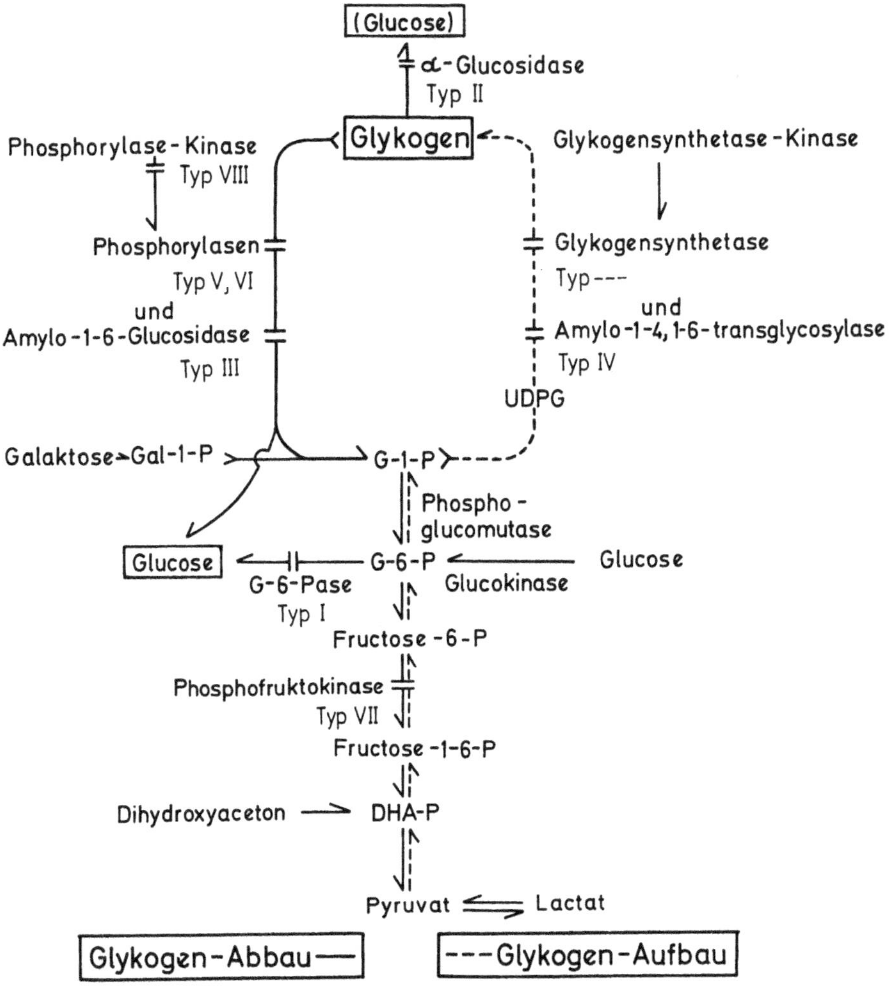

Abb. 1. Schema des Glykogenauf- und -abbaues mit den bisher bekannten Enzymdefekten

Wie Abb. 1 zeigt, beginnt die *Glykogensynthese* mit der Umwandlung von Glucose-6-Phosphat zu Glucose-1-Phosphat, einer Reaktion, die durch das Enzym Phosphoglucomutase katalysiert wird. Ein Defekt dieses Enzyms ist zwar beschrieben worden, aber noch nicht bestätigt. Der weitere Aufbau vollzieht sich dann auf dem von LELOIR *et al.* 1957 beschriebenen Stoffwechselweg über Uridindiphosphatglucose, indem die Glucosylgruppe des aktivierten Moleküls auf ein Startermolekül, hier das Glykogen, übertragen wird. Für die 1-4-Bindungen knüpfende Reaktion ist das Enzym Glykogen-Synthetase verantwortlich. Durch diese können jedoch keine 1-6-Bindungen hergestellt werden, die den Verzweigungspunkten des Glykogenmoleküls zugrunde liegen (Abb. 3). Hierzu ist ein besonderes, verzweigendes Enzym, die Amylo-1-4,1-6-Transglykosylase (branching enzyme) erforderlich. Dieses löst Kettenstücke von ca. 6 bis 7 Glykosylresten aus der 1-4-Bindung heraus und knüpft sie an ein 6-Hydroxyl an. Nur durch Zusammenwirken der beiden genannten Enzyme wird normales Glykogen gebildet.

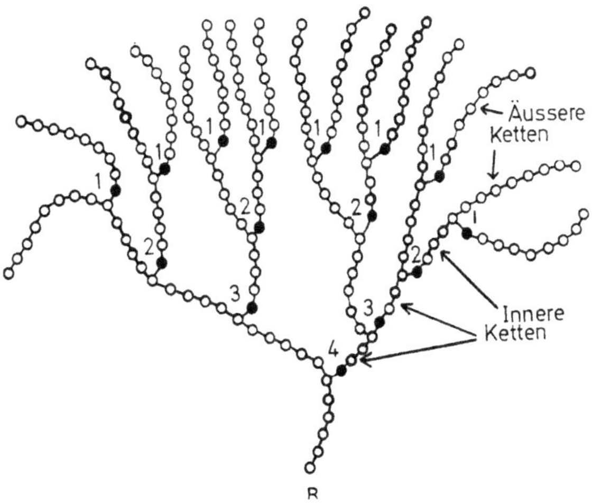

Abb. 2. Teil des Modells eines Glykogenmoleküls. (Aus CORI: Mod. Probl. Pädiat. III, 344. Basel-New York: Karger 1958)

Zwei der bisher bekannten Enzymdefekte, die zu pathologischer Glykogenspeicherung führen, liegt ein Defekt im Syntheseweg zugrunde: Wahrscheinlich durch Ausfall des verzweigenden Enzyms Amylo-1-4,1-6-Transglykosylase entsteht ein langkettiges, wenig verzweigtes Glykogen, das als Fremdkörper für die Leberzellen und als Ursache der Lebercirrhose bei dem daraus resultierenden Typ IV angesehen wird.

Das genetisch bedingte Fehlen der Glykogensynthetase, ein Enzymdefekt, der zu Glykogenmangel führt, manifestiert sich mit auffallend niedrigen Nüchternblutzuckerwerten, da das Reservekohlenhydrat zur Konstanterhaltung der Blutglucose nicht zur Verfügung steht. Dieser Glykogenose-Typ ist in der laufenden Numerierung noch nicht berücksichtigt (Typ --).

Der *Abbau des Glykogens* wird durch Phosphorylasen katalysiert, die vom Ende der Polysaccharidketten einen Glucoserest nach dem anderen abspalten und auf anorganisches Phosphat übertragen; unter Kettenverkürzung bis 5—6 Glucosemoleküle vor der Verzweigung werden Glucose-1-Phosphat-Moleküle gebildet. Die an den Verzweigungsstellen des Glykogens lokalisierten 1-6-Bindungen können jedoch von den Phosphorylasen nicht gespalten werden. Dies wird durch ein anderes Enzym, nämlich die Amylo-1-6-Glucosidase (debranching enzyme) unter Abspaltung freier Glucose bewirkt. Fehlt diese Enzymaktivität, findet sich ein Glykogen mit verkürzten äußeren Ketten (Typ III).

Nach Trennung der Verzweigungsstellen ist den Phosphorylasen die weitere Spaltung der 1-4-glykosidisch gebundenen Ketten möglich. Das aus dem Glykogenabbau stammende Glucose-1-Phosphat kann — energetisch günstig — direkt in den Glykolyseweg eingeschleust werden. Ähnlich dem Glykogenaufbau sind also auch beim Abbau zwei sich ergänzende Enzyme wirksam. Leber- und Muskelphosphorylasen haben jedoch verschiedene Molekulargewichte und werden von verschiedenen Genen codiert. So fehlt bei Typ VI der Glykogenose die Leberphosphorylase, während es bei Typ V an Muskelphosphorylase mangelt. Die Anomalien der Phosphorylaseaktivität führen in dem jeweiligen Organ zu partieller Blockierung des Glykogenabbaus und dadurch zu Glykogenvermehrung.

Neben dem oben beschriebenen Glykogenabbau durch Phosphorylasen und Amylo-1-6-Glucosidase existiert ein glykogenhydrolysierendes Enzymsystem, dessen genaue Funktion im Zellstoffwechsel noch unklar ist. Es hat insofern Bedeutung, als das Fehlen der lysosomalen α-1-4-Glucosidase die Glykogenose Typ II bedingt, die keine allgemeinen Kohlenhydratstoffwechselstörungen verursacht, aber durch Umwandlung der Lysosomen in glykogenhaltige Vacuolen die Struktur und Funktion der Muskelfibrillen schädigt.

Der letzte Schritt bei der Glykogenmobilisierung — besonders in Leber und Niere — ist die durch das Enzym Glucose-6-Phosphatase katalysierte Freisetzung der Glucose aus Glucose-6-Phosphat. Bei Ausfall des Enzyms kommt es zum Anstau phosphorylierter Intermediärprodukte. Die daraus resultierende, relativ erhöhte Glykogensyntheserate führt zur Glykogenose Typ I.

Entsprechend der zentralen Stellung des Glucose-6-Phosphates kommt es dabei nicht nur zu Glykogenspeicherung, sondern auch zu einer Rückwirkung auf die Glykolyse und den Fettstoffwechsel. Bei voll erhaltener Glucose-6-Phosphatdehydrogenaseaktivität kann der Enzymdefekt z.T. kompensiert werden, indem Glykogen über den Hexosemonophosphatshunt abgebaut wird (in Abb. 1 nicht dargestellt). Es ist verständlich, daß auch Enzymdefekte im Glykolyseweg den Glykogenhaushalt beeinträchtigen. Beim Typ VII der Glykogenose z.B. besteht ein Mangel an Phosphofructokinase, einem glykolytischen Schrittmacher-Enzym des Muskels.

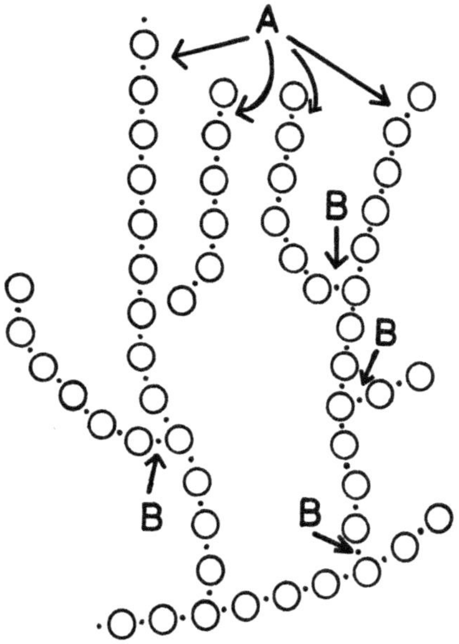

Abb. 3. A 1-4-Bindungen von Glucose-Molekülen, durch Phosphorylasen abtrennbar. B 1-6-Bindungen von Glucose-Molekülen, durch Amylo-1-6-Glucosidase abtrennbar

Auf- und Abbau des Glykogens unterliegen der *hormonellen Kontrolle* durch Glucagon und Adrenalin, die auch aus diagnostischen Gründen interessieren. Adrenalin setzt Glucose aus Glykogen frei, indem Phosphorylasen über Enzyminterkonversionen aktiviert werden. So wird die inaktive Phosphorylase b durch das Enzym Phosphorylase-Kinase in die aktive Phosphorylase a umgewandelt. Dieser Aktivierungsvorgang wird in der Leber durch Adrenalin und Glucagon, im Muskel dagegen nur durch Adrenalin in Gang gesetzt. Mangel an Phosphorylase-Kinase bedingt den Typ VIII der Glykogenosen.

Der hormonell induzierte Glykogenabbau ist gleichzeitig mit einer Hemmung des Glykogenaufbaus gekoppelt, indem durch eine Synthetasekinase das Enzym Glykogensynthetase in eine inaktive Enzymform umgewandelt wird. Dieser wechselseitige An-Abschaltmechanismus des Glykogenauf- und -abbaus ist Voraussetzung für die Stoffwechselregulation. Schlüsselsubstanz bei der Ingangsetzung der hormonellen Regelmechanismen im Glykogenauf- und -abbau ist das c3′5′-Adenosinmonophosphat.

III. Die genetischen Anomalien des Glykogen-Stoffwechsels

1. Typ I: Glykogenspeicherkrankheit (v. GIERKE) (Glucose-6-Phosphatase-Mangel)

Die von v. GIERKE autoptisch gefundene Glykogenspeicherkrankheit ist die häufigste unter den bisher bekannten Anomalien des Glykogen-Stoffwechsels. CORI u. CORI (1952) konnten einen Defekt der Glucose-6-Phosphatase in autoptisch gewonnenen Lebern aufdecken; die Glykogenstruktur war erwartungsgemäß normal. Mit Hilfe der β-Amylase kann gezeigt werden, daß 30—50% des Glykogens als Maltose abgespalten werden, entsprechend dem Anteil der 1,4-Bindungen der äußeren Ketten (vgl. Abb. 3). Wird der genannte Prozentsatz, der mit der Nahrungspause variiert, erreicht, sind diese also normal lang.

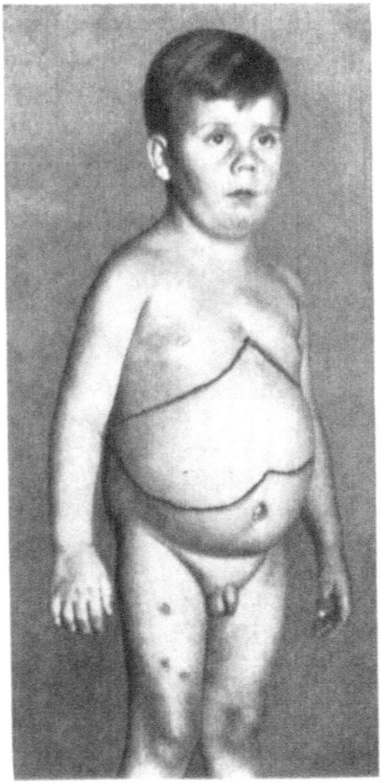

Abb. 4. 5 Jahre alter Knabe mit Glykogenose Typ I mit Markierung der Hepatomegalie. Jetzt in 5. Lebensdekade

Das Krankheitsbild ist durch ein stark vergrößertes Abdomen gekennzeichnet, das ausschließlich durch eine enorme Hepatomegalie bei normaler Milzgröße zustande kommt, die schon im jungen Säuglingsalter auffällt (Abb. 4). Bei nur wenig ausgeprägtem, proportionierten Minderwuchs besteht eine mäßige Adipositas. Die durch Glykogenspeicherung ebenfalls vergrößerten Nieren werden im Pyelogramm sichtbar.

Die im Stoffwechselschema (s. Abb. 1) ersichtliche Blockade der Glykogenolyse unmittelbar vor der Glucose hat eine von Fall zu Fall und mit dem jeweiligen Glucosebedarf wechselnd ausgeprägte Hypoglykämie zur Folge.

Demgegenüber ist der Lactatweg ungehindert, die Lactat- und Pyruvatspiegel sind erhöht. Es besteht eine Ketonämie und Ketonurie bei metabolischer Acidose. Wenn die Kinder erwachsen werden, pflegt sich die Hypoglykämie zurückzubilden, und die Lebervergrößerung wird ebenfalls geringer. Im jungen Kindesalter dagegen erreicht die Hypoglykämie oft höhere Grade (bis 10 mg-% Blutzucker oder darunter). Teils bleiben solche Kinder beschwerdefrei, doch kommen auch hypoglykämische Krämpfe vor. Es muß angenommen werden, daß für die Hirnfunktion auch andere Energiequellen, nämlich Endprodukte des Glykolyseweges, zur Verfügung stehen.

Die Nierenfunktion kann durch Glykogenablagerung im Bereich der Tubuli und durch Mangel an Glucose als Energiequelle, die wegen Fehlens der Glucose-6-Phosphatase im Tubulusbereich ausfällt, eingeschränkt sein. Tubuläre Partialfunktionsstörungen oder umfassendere Defekte, etwa in Form des Fanconi-Syndroms (vgl. Bd. VIII/3, S. 34 dieses Handbuches), sind möglich. Die Leberfunktionsteste (Transaminasen, Bromphaleintest) sind normal.

Begleitende Angiopathien sind Ursache häufigen Nasenblutens, operative Eingriffe bei solchen Fällen daher risikoreich. Ob die von Fine *et al.* (1968) beobachteten Fundusveränderungen in Form multipler, symmetrischer, diskret-gelblicher paramaculärer Flecken allgemeinen diagnostischen Wert besitzen, bleibt abzuwarten; den Visus beeinträchtigen sie nicht. Auffälliger und für die Diagnose hilfreicher sind Xanthome über den Extensoren der Extremitäten, die leicht mit ebenfalls bei Glykogenose Typ I vorkommenden Gichtknötchen verwechselt werden können.

a) Hyperlipidämie und Hyperuricämie

Wenn die Kohlenhydrat-Mobilisation gestört ist, wird Fett zur hauptsächlichen Energiequelle. Klinisch können daher Veränderungen des Lipidstoffwechsels auftreten, von der einfachen Ketose bis zur Lipidämie und manchmal Xanthomen. Auch die erwähnten Fundusläsionen sind vermutlich darauf zurückzuführen. Man findet eine Erhöhung der freien Fettsäuren, Triglyceride, Phospholipide und des Cholesterins im Serum; dieses Muster gibt es nur bei Typ I. Die Lipoproteinfraktionen ähneln denen der diabetischen Acidose (Kolb *et al.*); beim Diabetes mellitus und der Glykogenose Typ I ist bei gegensätzlichem Blutzuckerspiegel die Kohlenhydrat-Utilisation gestört. Die Hyperlipidämie und Ketonämie können ursächlich mit der Hypoglykämie in Zusammenhang gebracht werden. Die Leber enthält außer Glykogen manchmal auch große Mengen Fett (Hépatomegalie polycorique; Debré, 1934).

Die Hyperuricämie wurde 1955 erstmalig von Kolb *et al.* beschrieben, ebenso das Auftreten der Gicht. Diese kann schon mit 14 Jahren Symptome hervorrufen (Jeune *et al.*). Howell *et al.* erkannten die Hyperuricämie als Folge einer Erhöhung des Lactatspiegels im Blut. Es wird durch Interferenz der beiden Säuren bei der Ausscheidung durch die Niere die Harnsäure-Clearance vermindert. Später fand Howell (1965) mit Hilfe C^{14}-markierten Glycins eine Überproduktion an Harnsäure, obwohl er auch einen Einfluß der Ketonämie auf die Harnsäure-Exkretion für möglich hielt. Außer der Hyperlactacidämie scheint auch die oft extreme Hypoglykämie kausale Bedeutung zu haben; denn Fine *et al.* (1966) und Alepa *et al.* stellten fest, daß Glucose-Infusionen die Harnsäure-Clearance verbessern. Der distale Tubulus benötigt für die Harnsäureexkretion Glucose wahrscheinlich als Energiequelle. Die Überproduktion der Harnsäure ist nur schwer erklärbar. Es könnten die vermehrten Zuckerphosphate über Ribosephosphate einen Überschuß an Phosphoribosyl-Pyrophosphat verursachen, der die Purinbiosynthese fördert.

Die Hyperuricämie tritt schon im Kindesalter auf. Bei einem noch nicht ermittelten Prozentsatz der Glykogenosen Typ I führt sie im Erwachsenenalter zu Gichtbeschwerden. Sie wurde von Lamy *et al.* und Brombacher *et al.* auch bei Typ VI der Glykogenosen gefunden.

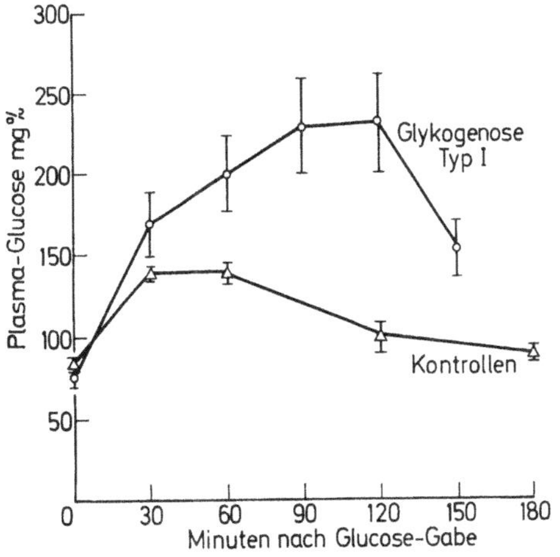

Abb. 5

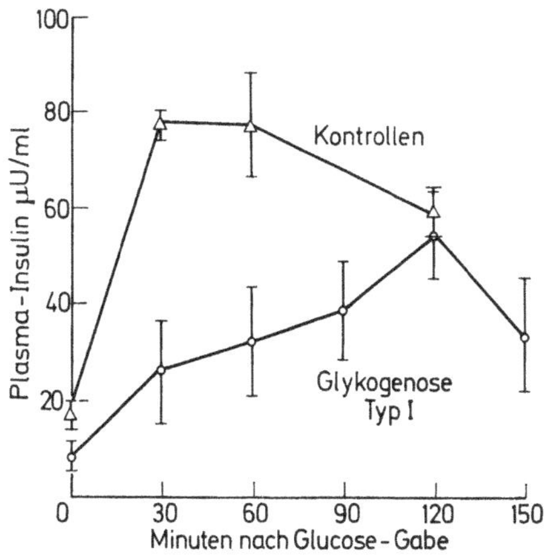

Abb. 6

Abb. 5. Glucosebelastung bei Glykogenose Typ I ($n=5$) im Vergleich zu Gesunden ($n=15$). [Aus Lockwood *et al.*: Diabetes **18**, 755 (1969)]

Abb. 6. Insulinkonzentration im Plasma nach Glucose-Belastung wie Abb. 5. [Aus Lockwood *et al.*: Diabetes **18**, 755 (1969)]

b) Toleranzteste

Der *Glucose-Toleranztest* ergibt eine bis zu 2 Std hoch ansteigende und ebenso nur langsam abfallende, d.h. diabetesähnliche Blutzuckerkurve (Abb. 5). Simultane Plasmainsulinbestimmungen zeigen nur 50—60% der normalen Insulinaktivität, die Glucosezufuhr löst eine unternormale Reaktion aus (Abb. 6) (Lockwood *et al.*). Mit steigendem Alter werden die Patienten normoglykämisch und verfügen dann über normale Plasmainsulin-Mengen. Sehr charakteristisch verläuft der *Galaktose-Toleranztest:* Nach intravenöser Applikation von 1 g/kg Körpergewicht steigt statt des Glucosespiegels der Lactatspiegel an. Diese Reaktion ist dem Normalverlauf entgegengesetzt (Abb. 7).

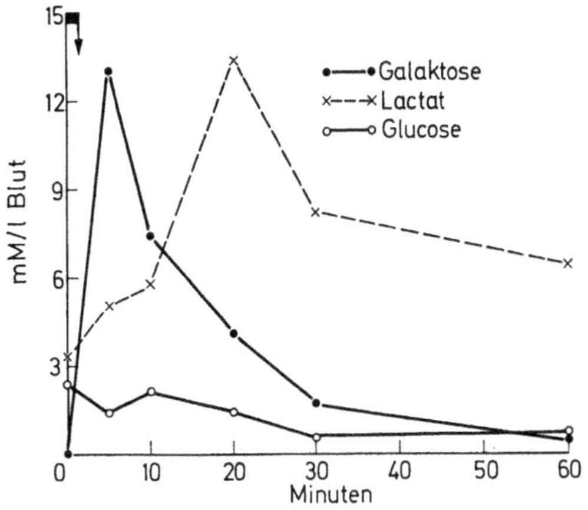

a

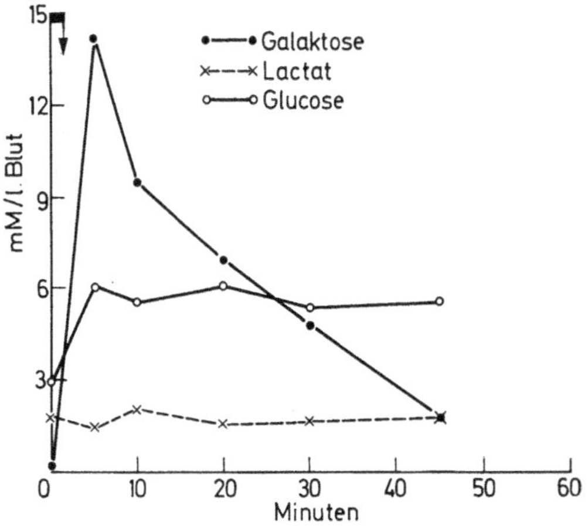

b

Abb. 7. a Intravenöse Galaktose-Belastung: 1 g/kg Körpergewicht. Anstieg der Milchsäure, nicht der Glucose. Typischer Verlauf bei Glykogenose Typ I. b Intravenöse Galaktose-Belastung: 1 g/kg Körpergewicht. Anstieg der Glucose, nicht der Milchsäure. Typischer Normalverlauf. [Aus SCHWARTZ *et al.*: Pediatrics **19**, 585 (1957)]

Das phosphorylase-aktivierende *Epinephrin* (Adrenalin) ergibt 30 min post inj. einen höchstens 10% betragenden Anstieg des Blutzuckers, aber einen um mehr als das Doppelte betragenden Anstieg des Blutlactat-Spiegels. Nach Glucagon-Injektion treten gegen die Erwartung geringe Glucoseerhöhungen im Blute auf. Dies wäre verständlich, wenn der Glucose-6-Phosphatase-Defekt inkomplett ist oder aber eine unspezifische Phosphatase zur Wirkung kommt. Wahrscheinlicher ist, daß dies ein debranching-Effekt der Amylo-1-6-Glucosidase ist, der bis zu 8% betragen kann.

Eindeutige Resultate werden mit dem *Dihydroxyaceton-Toleranztest* nach LINNEWEH (1936, 1959) erzielt. Während Dihydroxyaceton, eine im Handel befindliche Triose, nach oraler Zufuhr von 1,5 g/kg Körpergewicht bei Kontrollen gleichzeitig mit dem Blutzucker ansteigt, läßt es sich im Blut der Patienten mit Glykogenose Typ I nicht nachweisen, es wird ohne Glucosebildung metabolisiert (Abb. 8). Der Test läßt sich schon im Säuglingsalter anwenden, doch müssen hier die altersabhängigen Kontrollwerte beachtet werden (Abb. 9). Nach Bestätigungen durch GUEST *et al.* und STAVE *et al.* ist der Dihydroxyaceton-Test bei Glykogenose Typ I außerordentlich zuverlässig. Mit den weiteren Typen der Glykogenose, die mit einer Hepatomegalie und Hypoglykämie einhergehen, liegen nur wenige Erfahrungen vor. Die Dihydroxyaceton-Bestimmung ist für jedes Kliniklaboratorium recht einfach, weil sie auf der Hagedorn-Jensen-Reaktion bei Zimmertemperatur beruht.

Der direkte *Nachweis des Glucose-6-Phosphatase-Defektes* wird seit CORI und CORI im allgemeinen mit Hilfe von Leberbiopsie-Material vorgenommen. Die *Leberbiopsie* sollte „offen" durchgeführt werden, um eine evtl. Blutungsgefahr zu kontrollieren. HOWELL *et al.* fanden 10% Restaktivität der (von anderen Autoren publizierten) Kontrollwerte. Überwiegend muß jedoch angenommen werden, daß die Glucose-6-Phosphatase in Leberzellen bei der Glykogenose Typ I vollkommen fehlt.

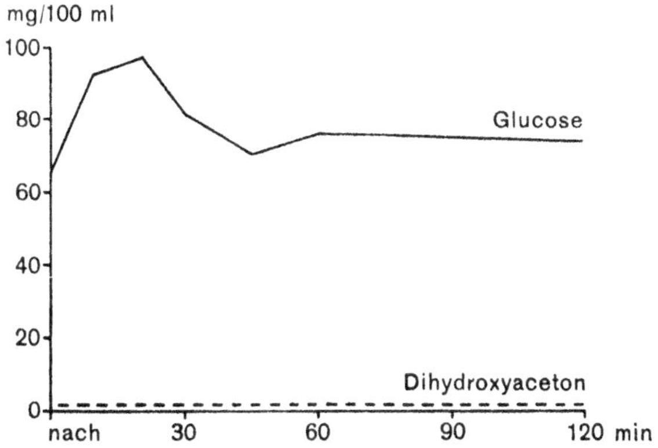

Abb. 8. Dihydroxyaceton-Test bei Glykogenose Typ I: DHA im Blut nicht nachweisbar. (Aus LINNEWEH: Mod. Probl. Pädiat. IV, 163. Basel-New York: Karger 1959)

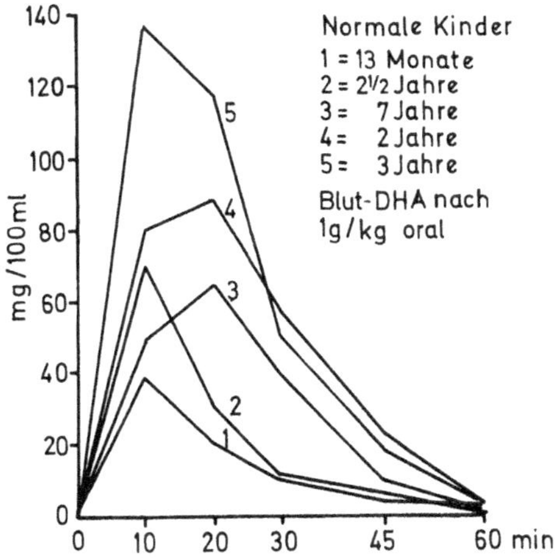

Abb. 9. Dihydroxyaceton-Test (nach LINNEWEH) bei gesunden Kindern verschiedenen Alters. (Aus GUEST *et al.*: Mod. Probl. Pädiat. IV, 169. Basel-New York: Karger 1959)

Da eine Leberbiopsie als operativer Eingriff nur selten beim gleichen Patienten wiederholt werden kann, bei den Kranken eine postoperative Acidose bewirkt, wegen Blutungsneigung manchmal kontraindiziert ist und auch nicht für genetische Familienuntersuchungen angewendet werden kann, ist oft versucht worden, den Defekt in andersartigen Zellen zu messen. Erythrocyten und Leukocyten (Granulocyten) enthalten schon normalerweise keine Glucose-6-Phosphatase. LINNEWEH *et al.* (1962, 1963) haben die Glucose-6-Phosphatase-Aktivität und das Glykogen in angereicherten *Thrombocyten* bestimmt. Die Enzymaktivität lag bei 6 Glykogenosen Typ I mit 0—0,6 IE gegenüber dem Normalwert von $2{,}1 \pm 1{,}2$ IE im pathologischen Bereich, das Glykogen war mit durchschnittlich 94 μMol/10^{11} Thrombocyten gegenüber dem Normalwert der Erwachsenen ($n=24$) bzw. Kinder unter 2 Jahren ($n=10$) mit 24,4 bzw. 36,9 μmol/10^{11} Thrombocyten auf etwa das 3fache erhöht. Wegen der Notwendigkeit, schonend angereicherte und hochkonzentrierte Plättchenlysate herzustellen, hat diese Methode wenig praktische Bedeutung erlangt.

Dagegen muß der Untersuchung der Jejunalmucosa größere Bedeutung zugesprochen werden. Die *Darmbiopsie* wurde von Williams *et al.* (1963) und später von Ökerman zum Nachweis des Glucose-6-Phosphatase-Defektes herangezogen. Letzterer ist der Meinung, daß die Darmbiopsie die risikovollere Leberbiopsie ersetzen kann, weil die in Leber und Dünndarmschleimhaut vorhandenen Enzyme identisch sind. Auch Field *et al.* (1965) glauben, daß es sich um die gleichen Enzyme handelt, weil beide im Gegensatz zur unspezifischen Phosphatase durch Glucose inhibiert werden. Genetische Familienuntersuchungen können mit Hilfe der Darmbiopsie durchgeführt werden, um Heterozygote zu erkennen.

Ein *Heterozygotentest* wurde von Linneweh *et al.* (1963) an isolierten Thrombocyten vorgenommen, in denen die Glykogenwerte der Eltern intermediär lagen. Aus dem einfachen δ-Streubereich $\pm$ 7,8 des Normalwertes von 26,4 μmol/10^{11} Thrombocyten ($n=14$) herausfallende Erhöhungen sind auf Heterozygotie verdächtig. Die Aktivitätsbestimmung der Glucose-6-Phosphatase in den Thrombocyten läßt sich hierfür nicht verwenden.

Kultivierte Zellen können nach dem bisherigen Schrifttum noch nicht zur Diagnose herangezogen werden.

Die *Vererbung* des mutierten Gens geschieht autosomal-recessiv. Das zeigen nicht nur die Heterozygoten-Untersuchungen von Field *et al.* (1965), sondern auch die zahlreichen Geschwisterfälle beiderlei Geschlechtes klinisch gesunder Eltern sowie die blutsverwandten Elternteile glykogenosekranker Kinder.

Die *Differentialdiagnose* gegenüber anderen Hepatomegalien ermöglichen die oben angeführten Teste. Hypoglykämien anderer Genese siehe Beitrag Rossi (S. 185). Die Abgrenzung gegenüber Typ III der Glykogenosen s. dort.

c) Therapie

Die fortlaufende Injektionsbehandlung mit Glucagon hat sich nicht bewährt. Diätetisch sind häufig kleine Mahlzeiten, darunter eine Nachtmahlzeit, zur Vermeidung hochgradiger Hypoglykämien von Vorteil. Eiweißreiche Mahlzeiten sind nutzlos, weil die Umwandlung von Aminosäuren in Glucose gestört ist. Rennert *et al.* gaben Diazoxid, um die Glykogenolyse zu steigern und die Insulinfreisetzung zu vermindern; weitere Erfahrungen können von Nutzen sein. Selbst eine chirurgische Behandlung durch Anlegung eines portocavalen Shunts oder einer Transposition kann erwogen werden, um Nahrungsglucose unter Umgehung der Leber den übrigen Geweben zuzuführen (Starzl *et al.*).

2. Typ II: Generalisierte Glykogenose (Pompe) (α-1-4-Glucosidase-Mangel)

Der Typ II der Glykogenose bietet ein völlig anderes Bild als die zuvor von v. Gierke beschriebene „Hepato-Nephromegalia glycogenica“. In Analogie hierzu nannte einer der Erstbeschreiber (Pompe, 1932) diese Variante „Cardiomegalia glycogenica“. Bischoff und Putschar hatten im gleichen Jahr wie Pompe die grundlegende Beobachtung gemacht, daß die Glykogenspeicherung auch im Herzmuskel erfolgen kann. Das Herzversagen steht bei solchen Fällen derart im Mittelpunkt, daß die Diagnose während des Lebens öfters wohl nicht gestellt wird.

Die Kinder fallen durch Muskelhypotonie mit schwachen oder fehlenden Sehnenreflexen, große, hervorstehende Zunge und starke Herzvergrößerung mit Dyspnoe- und Cyanoseanfällen auf. Herzgeräusche fehlen. Das Röntgenbild des

Thorax zeigt eine allseitig, aber besonders im Bereich des linken Ventrikels bestehende, kugelförmige Volumzunahme des Herzens, das Elektrokardiogramm ein verkürztes PR-Intervall bei verbreitertem QRS-Komplex. Die Lebenserwartung überschreitet selten das 1. Lebensjahr, die Manifestation des Leidens fällt meist in den 2. Lebensmonat. In einem Teil der Fälle bilden sich Endocardverdickungen aus, die einen der endocardialen Fibroelastose entsprechenden Symptomenkomplex hervorrufen (DINCSOY *et al.*; HERNANDEZ *et al.*).

Der Kohlenhydrat-Stoffwechsel zeigt ein normales Verhalten: Der Blutzucker ist nicht erniedrigt, der Adrenalin- und Glucagon-Test zeigen eine normale Kurve, Acidose, Ketose und Hyperlipidämie fehlen.

Das Krankheitsbild variiert, je nachdem, ob die Herz- oder Skeletmuskulatur bevorzugt betroffen ist. Die Glykogenablagerung findet sich zwar in allen Geweben, selbst in den Ganglienzellen, so daß CORI von einer generalisierten Glykogenose sprach, doch ist es nach klinischen Gesichtspunkten zweckmäßig, davon eine kardiale und eine muskuläre Variante abzutrennen (ZELLWEGER *et al*). Bei der muskulären Form, die relativ selten ist, steht die progressive Muskelschwäche ganz im Vordergrund. Die Kardiomegalie kann fehlen, die Veränderungen des Elektrokardiogramms sind minimal, die Serumtransaminasen jedoch erhöht. Das Elektromyogramm zeigt polyphasische und fibrillatorische Aktivität. Die Todesursachen sind bei den 3 genannten Varianten weitgehend identisch: Häufige respiratorische Infekte, oberflächliche Atmung und insuffiziente Durchblutung der Lungen haben Bronchopneumonien zur Folge, die bei variantenverschiedener Funktionseinschränkung des Herzens meist noch im Säuglingsalter zur Herzdekompensation mit tödlichem Ausgang führen. Das Glykogen wurde in allen untersuchten Organen normal strukturiert gefunden.

Die Leitsymptome Muskelhypotonie und/oder Kardiomegalie sind Folgen einer Glykogenablagerung in den Muskelfibrillen. Histologisch befindet sich das Glykogen in membranumgrenzten Vacuolen, die aus den Lysosomen hervorgegangen sind (BAUDHUIN *et al.*; KAHANA *et al.*). Die Vacuolen vergrößern sich stetig und beanspruchen schließlich den gesamten cytoplasmatischen Raum, bevor die Muskelfibrillen zerstört werden. Der cytoplasmatische Raum enthält ebenfalls Glykogen, sogar in vermehrter Menge.

Die Ursache der lysosomalen Glykogendeposition ist nach HERS der Mangel an α-1-4-Glucosidase, die normalerweise die Aufgabe hat, Glucose zu bilden, die nach Passage der Lysosomenmembran in den Kohlenhydratstoffwechsel eingeschleust wird.

Die Anwesenheit von Glykogen auch außerhalb der Lysosomen macht es möglich, daß durch phosphorolytisch und hydrolytisch wirkende Enzyme im Cytoplasma genügend Glucose zur Verfügung gestellt werden kann, so daß der Kohlenhydratstoffwechsel keine Störungen aufweist. Einige Autoren sind der Meinung, daß das pathogenetische Problem nicht allein auf den Defekt der lysosomalen α-1-4-Glucosidase beschränkt sein kann, weil elektronenmikroskopisch das Glykogen nicht allein in den Lysosomen vermehrt ist (CARDIFF).

Das Fehlen der α-1-4-Glucosidase in Leber, Herz und Skeletmuskel ist von anderen Autoren bestätigt worden. Die biochemische Diagnose macht eine Muskelbiopsie erforderlich, um Glykogen- und Enzymbestimmungen durchführen zu können. HUIJING *et al.* (1963) ist es gelungen, den Enzymdefekt in Homogenaten von angereicherten Leukocyten nachzuweisen. Es ist jedoch z.B. bei der muskulären Variante möglich, daß der Enzymdefekt in Muskel- (und auch Leber-) Biopsiematerial eindeutiger nachweisbar ist als in den Leukocyten (ROTH *et al.*). In Fällen normal aktiven Leukocyten-Enzyms ist nur die Muskelbiopsie beweiskräftig. Bei

Verdacht auf endocardiale Fibroelastose sollte immer in Muskelbiopsiematerial das Glykogen bestimmt werden.

Da normaler Urin eine deutliche α-1-4-Glucosidase-Aktivität aufweist, sollte versucht werden, die Abwesenheit dieses Enzyms im Urin diagnostisch zu ermitteln. Dies setzt allerdings voraus, daß die Enzyme in Muskel und Niere identisch sind. Es fehlen ausreichende Erfahrungen darüber, ob dem für Typ II der Glykogenose verantwortlichen Enzymdefekt immer auch ein Fehlen des Enzyms im Urin dieser Patienten parallel läuft.

Nach den Erfahrungen von DI SANT'AGNESE *et al.* ist der Erbgang dieser Anomalie autosomal-recessiv. Dies hat sich an Aktivitätsbestimmungen der α-1-4-Glucosidase in kultivierten Hautfibroblasten bestätigen lassen. Während die Aktivität im Zellmaterial der homozygoten Kranken fehlte, hatten Eltern und teilweise Geschwister im Vergleich zu Kontrollen herabgesetzte Werte (NITOWSKY *et al.*). Aber auch im Vergleich der Zellkulturen mit den Leukocyten der Probanden zeigten sich Divergenzen, ganz entsprechend denen zwischen Leukocyten und Muskelbiopsiematerial. Nach den Erfahrungen von NITOWSKY *et al.* lag eine Variabilität insofern vor, als Leukocyten eine Enzymaktivität aufwiesen, während diese in den kultivierten Hautfibroblasten fehlte. Die Verwendung von Zellkulturen als Heterozygotentest scheint bei Glykogenose Typ II trotzdem eine ähnliche Bedeutung zu haben wie bei der Galaktosämie, Leucinose, Akatalasämie und bei Glucose-6-Phosphat-Dehydrogenasemangel. Da die α-1-4-Glucosidase auch in Amnionzellen nachweisbar ist, besteht die Möglichkeit, eine pränatale Diagnostik zu betreiben, um gegebenenfalls eine Interruptio durchführen zu können (NADLER *et al.*, 1969; HUG *et al.*, 1970; COX *et al.*, 1970). Der Nachweis des Defektes in Nabelschnur und Placenta, der DINCSOY *et al.* gelungen ist, hat keine vergleichbaren praktischen Konsequenzen.

Die Therapieversuche haben zum Ziel, entweder die Lysosomenmembran für cytoplasmatische Enzyme, d.h. Phosphorylase und Amylo-1-6-Glucosidase, durchgängig zu machen oder aber die in den Lysosomen fehlende α-1-4-Glucosidase zu substituieren. ROTH *et al.* versuchten ersteres, d.h. dieses Ziel mit hohen Dosen Vitamin A zu erreichen, doch blieb jeder Erfolg aus. LAUER *et al.* versuchten wie vorher BAUDHUIN *et al.* und HUG *et al.* (1968) mit einer aus Aspergillus niger gewonnenen α-Glucosidase das lysosomale Glykogen abzubauen. Aber auch hier ermutigen die Resultate nicht zu weiterer Anwendung dieser Therapie, zumal die von HUG *et al.* beobachtete Sensibiliserung eine zusätzliche Immunsuppression erforderlich machen würde.

3. Typ III: Limit-Dextrinosis (CORI) (Amylo-1-6-Glucosidase-Mangel)

Das klinische Bild dieses Typs bietet so wenig Besonderheiten, daß eine Typ-Diagnose nur auf biochemischem Wege möglich ist. Das dominierende Symptom ist die Hepatomegalie, die in Kombination mit einem mäßigen Minderwuchs an den Typ I erinnert. Eine Hypoglykämie ist nicht die Regel, kommt aber im Nüchternzustand auch nicht selten vor, und Perioden schwerer hypoglykämischer Zustände werden ebenso beobachtet. Nach FERNANDES *et al.* (1968) kann in Einzelfällen geistige Retardation die Folge sein. Auch die Acetonämie und -urie sowie eine Hyperlipidämie sind nur selten vorhanden. Ebenso ist eine mäßige Muskelhypotonie oder geringe Herzmuskelschädigung infolge Glykogenablagerung eher die Ausnahme.

Von ILLINGWORTH und CORI wurde ein Mangel an Amylo-1-6-Glucosidase in Leber- und Muskelbiopsiematerial gefunden und von FORBES erstmalig ein Fall kasuistisch mitgeteilt. Die Glykogenakkumulation ist darauf zurückzuführen, daß beim Glykogenabbau (vgl. Abb. 1) die kettenverkürzenden Phosphorylasen in Leber und Muskel nur bis in die Nähe der Verzweigungsstellen wirken können, daß also nur 1-4-Bindungen der Glucosemoleküle gelöst werden, nicht aber die 1-6-Bindungen an den Verzweigungsstellen. Die Folge ist, daß das vermehrt abgelagerte Glykogen nur über verkürzte äußere Ketten verfügt, seine Struktur also vom Normalen abweicht. In vitro zu Biopsiematerial hinzugefügte Phosphorylase kann in Leber- und Muskelgewebe bei normaler Glykogenstruktur 33—44% des Glykogens aufspalten, in FORBES' Fall fand CORI in der Leber jedoch nur 12%, im Muskel 2,6%. Ebenso konnte umgekehrt bei Inkubation mit C^{14}-Glucose keine Aktivität in die Verzweigungsstellen eingebaut werden (HUG *et al.*, 1963). Für die Abspaltbarkeit von Glucose-1-Phosphat aus Glykogen ergab sich nach Erfahrungen an weiteren Fällen (ILLINGWORTH, 1961) für Leberglykogen ein Prozentsatz von 8—26%, für Muskelglykogen von 1—14%.

Bei den Toleranztesten hat sich eine schnelle Konversion von Galaktose zu Glucose ergeben; hier liegt ein wesentliches Unterscheidungsmerkmal gegenüber Typ I. Die Blutzuckerkurve nach Glucosebelastung kann einen verzögerten Abfall zeigen (BRANDT *et al.*). Nach Glucagon-Injektion pflegt der Blutzucker im Nüchternzustand nicht oder nur sehr gering anzusteigen, weil nur sehr beschränkte Mengen Glucose durch die aktivierten Phosphorylasen mobilisiert werden können. Wiederholt man die Glucagon-Injektion nach einer Mahlzeit, ist der Blutzuckeranstieg größer (HUG *et al.*, 1963). Der durch diese doppelte Glucagonbelastung erkennbare postprandiale Zuwachs an mobilisierbarem Glykogen ist für Typ III charakteristisch und ein weiteres Unterscheidungsmerkmal gegenüber Typ I.

In dem Bestreben, die Leber- und Muskelbiopsie durch häufiger wiederholbare Gewinnung von Zellmaterial zur biochemischen Untersuchung erfolgreich zu ersetzen, gelang SIDBURY *et al.* 1961 der Nachweis, daß bei Typ III der Glykogengehalt der Erythrocyten 10—500fach erhöht ist, im Gegensatz zu Typ I. Die von der Norm abweichende Glykogenstruktur konnte ebenfalls in Erythrocyten nachgewiesen werden. Bei der Bestimmung des Glykogengehaltes in Erythrocyten muß die Altersabhängigkeit der Werte berücksichtigt werden: Erwachsene hatten als Mittelwert 57,3, Säuglinge 77,8 und Neugeborene 150,4 µg/g Hb. WILLIAMS und FIELD (1968) und BRANDT *et al.* fanden bei Typ III allerdings auch normale Glykogenkonzentration in Erythrocyten.

In Leukocyten wurde der Mangel an Amylo-1-6-Glucosidase von einer Reihe von Autoren festgestellt, aber ebenso von mehreren Autoren bei Fällen von in Leber- und Muskelgewebe nachgewiesenem Enzymdefekt normal aktiv gefunden (z.B. WILLIAMS u. FIELD, 1968).

Die Variabilität der Enzymaktivität in den verschiedenen Zellverbänden hat HERS (1964) (vgl. auch VAN HOOF u. HERS, 1967) veranlaßt, 6 Subtypen aufzustellen. Bei Subtyp IIIA ist der Enzymdefekt in Leber und Muskel, bei IIIB nur in der Leber, bei IIIC nur im Muskel usw. nachzuweisen. Die Zahl der Subtypen vermehrte sich noch durch Anwendung von 2 verschiedenen Methoden, a) der Freisetzung von Glucose durch hinzugefügtes Enzym und b) der Inkorporation von C^{14}-Glucose in Glykogen. Nach den oben erwähnten Erfahrungen mit der Leukocyten-Untersuchung auf Enzymaktivität müßte die Aufteilung in Subtypen unter Berücksichtigung der Leukocyten-Werte erweitert werden. Da die Subtypen C—F ohnehin sehr selten sind, wird dadurch die Aufteilung immer problematischer.

Vor allem die genetischen Studien leiden unter der Variabilität der Enzymmuster in den verschiedenen Zellverbänden. Während WILLIAMS *et al.* (1963) noch glaubten, aus den Resultaten der Leukocyten-Amylo-1-6-Glucosidase einen autosomal-recessiven Erbgang ableiten zu können, sind FIELD und DRASH (1967) und WILLIAMS und FIELD (1968) zu dem Schluß gekommen, daß die Heterozygoten-Diagnose bei Eltern und Geschwistern von Glykogenose-Kranken Typ III nicht immer mit Hilfe von Leukocyten oder Muskel- und Lebergewebe gestellt werden kann. Die genetische Kontrolle der Enzymaktivität scheint in den verschiedenen Zellverbänden unterschiedlich zu sein, wie ein Fall von WILLIAMS und FIELD zeigt: In der Leber war das Enzym beim heterozygoten Vater normal aktiv, im Muskel sogar bei Vater und Mutter, und in den Leukocyten des Patienten hatte das Enzym ein Drittel der normalen Aktivität.

Die Prognose ist bei Typ III sehr günstig. Während die Hepatomegalie nach der Pubertät nicht mehr zunimmt, bilden sich die biochemischen Symptome deutlich zurück.

Entsprechend wenig problematisch ist die Therapie: Proteinreiche Mahlzeiten können die Hypoglykämie vermeiden. Die Hexosen sind diätetisch ohne Unterschied verwendbar (FERNANDES *et al.*, 1968), Stärke ist besonders geeignet. Die chirurgische Therapie in Form der portocavalen Anastomose oder Transposition (STARZL *et al.*) ist mit Rücksicht auf die günstige Prognose kaum indiziert.

4. Typ IV: Amylopectinosis (ANDERSEN) (Amylo-1-4,1-6-Transglycosylase-Mangel)

Unter den von ILLINGWORTH und CORI biochemisch untersuchten Fällen befand sich ein damals neuartiges Krankheitsbild, das ausführlich von ANDERSEN 1952 und seitdem in weiteren 10 Fällen — also selten, aber recht uniform — beschrieben wurde.

In den ersten Lebensmonaten sind die Kinder noch unauffällig, bis eine Gedeihstörung auftritt und sich mit etwa 6 Monaten eine Hepatomegalie und vor allem Splenomegalie zeigt, die in den folgenden Monaten weiter zunehmen. Es treten Untergewicht und Muskelhypotonie, meist keine manifesten Symptome von seiten des Herzens auf. Die Hepatosplenomegalie ist der Beginn einer progredienten Lebercirrhose: Die oberflächlichen Venen des vorgewölbten, vergrößerten Abdomens werden prominent, ein Ascites tritt hinzu, ebenso ein verschieden ausgeprägter, oft erst im fortgeschrittenen Stadium sichtbarer Icterus.

Das Krankheitsbild wird im weiteren Verlauf von der progredienten Lebercirrhose beherrscht. Massive Blutungen aus Oesophagusvaricen mit oder ohne erhöhte Prothrombinzeit und Leberinsuffizienz führen spätestens im 2. Lebensjahr zum Tode. Dieser Verlauf unterscheidet den Typ IV von anderen Glykogenose-Typen, die ebenfalls mit isolierter Hepatomegalie einhergehen (Typ I, II, VI).

Der Kohlenhydrat-Stoffwechsel ist — abgesehen von der Bildung des anormalen Glykogens — nicht gestört. Es fehlen die Hypoglykämie, Ketose und pathologische orale Toleranzteste. Erst im fortgeschrittenen Stadium der Lebercirrhose wird die Mobilisation von Glykogen aus der Leber vermindert. Die Serumtransaminasen sind erhöht.

Die Glykogenkonzentration in der Leber wurde von ILLINGWORTH und CORI und den meisten anderen Autoren normal gefunden, ebenso in der Muskulatur. Die Struktur des Glykogens ist jedoch von der Norm abweichend. Bei der Jodreaktion färbt es sich blau, und durch Phosphorylase b allein lassen sich überdurchschnittlich große Mengen Glucose aus dem Leberglykogen freisetzen. BROWN und BROWN geben 47% freigesetzter Glucose an, FERNANDES sogar 58% (normal 33—44%) Dies ließ darauf schließen, daß die durch 1-4-Bindungen gekoppelten

Glucosemoleküle besonders lange Ketten bilden, während die Verzweigungsstellen unter dem Normalwert von 8% lagen (Brown u. Brown). In anderen Zellverbänden wurde die Glykogenstruktur normal gefunden, von Reed *et al.* bzw. Brown und Brown in der Skeletmuskulatur, von Sidbury *et al.* in den Erythrocyten nur die Konzentration, jedoch nicht die Struktur. Das strukturell abnormale Glykogen wird als Ursache der Leberschädigung angesehen (Andersen).

Brown und Brown gelang es 1966, einen Enzymtest zur direkten Messung der Enzymaktivität anzuwenden, der auf dem vermehrten in vitro-Einbau von Glucose-1-Phosphat in Glykogen durch Phosphorylasen in Gegenwart des Enzyms, aber Abwesenheit eines Starters beruht. Diese Autoren und Fernandes und Huijing konnten sowohl in Leberbiopsiematerial als auch in isolierten Leukocyten einen Mangel an 1-4,1-6-Transglycosylase feststellen. Von Legum und Nitowsky wurde dieser ebenfalls in Leukocyten gefunden.

Unklar bleibt nach Hers die Frage, welches Enzym für die vorhandenen Verzweigungsstellen verantwortlich ist, wenn bei dem Enzymtest die Amylo-1-4,1-6-Transglycosylase fehlt. Brown und Brown (1966) halten es für möglich, daß es ein weiteres Enzym gibt, das die 1-6-Bindungen herstellt, aber im Enzymtest nicht gemessen wird. Levin *et al.* meinen, daß die Proteinstruktur des Enzymmoleküls durch das mutierte Gen modifiziert sein könne.

Genetische Untersuchungen wurden mit wechselndem Resultat durchgeführt. Während Geschwistererkrankungen und Konsanguinität schon auf einen autosomalrecessiven Erbgang hinwiesen, schien das deutliche Überwiegen des männlichen Geschlechtes nicht dafür zu sprechen. Mit Hilfe von Leukocyten-Untersuchungen konnte die Frage nicht geklärt werden, weil im Gegensatz zu Legum und Nitowsky von Levin *et al.* und von Howell *et al.* in Leukocyten der Eltern normale Enzymaktivitäten gefunden wurden. Die Entscheidung im Sinne eines autosomalrecessiven Erbganges brachten erst kultivierte Hautfibroblasten, in denen Howell *et al.* (1971) bei Vater und Mutter eines Patienten intermediäre Werte, d.h. 0,55 bzw. 0,68 μmol/min/mg bei einem Normalwert von $1{,}36 \pm 0{,}40$ μmol/min/mg fanden, die einwandfrei für Heterozygotie sprachen.

Da Howell *et al.* in normalen kultivierten Amnionzellen eine Aktivität von 0,83—1,6 μmol/min/mg ($n=3$) fanden, besteht in naher Zukunft die Möglichkeit, die pränatale Diagnose zu stellen.

Diese Möglichkeit öffnet die Indikation zur Schwangerschaftsunterbrechung, zumal die Prognose infolge der progredienten Cirrhose infaust ist. Die Kinder sterben an Leberinsuffizienz oder massiven Blutungen aus Oesophagusvaricen im 2. Lebensjahr; nur 1 Kind überlebte das 4. Lebensjahr.

Bei Therapieversuchen mit α-Glucosidase, die aus Aspergillus niger gewonnen und mehrere Tage intravenös appliziert wurde, konnten Fernandes und Huijing zwar eine Verminderung des Glykogengehaltes der Leber von 10,7 auf 1—2 g-% erreichen, aber den tödlichen Verlauf nicht vermeiden. Die Autoren hoffen, daß diese Therapie in anderen Fällen überzeugender wirkt, bei denen die Lebercirrhose noch nicht so weit fortgeschritten ist. Eine diätetische Therapie mit kohlenhydratarmer und eiweißreicher Kost hat keine Wirkung, die chirurgische Therapie in Form einer portocavalen Transposition (Starzl *et al.*) endete bei einem Fall tödlich.

5. Typ V: Muskelphosphorylase-Defekt (McArdle)

Von den Muskelglykogenosen ist diese Form bisher in etwa 30 Fällen berichtet und klinisch sowie biochemisch gut untersucht worden. Schon bei dem ersten von

McARDLE 1951 beschriebenen Fall wurde bekannt, daß eine hochgradige Störung im Abbau des Muskelglykogens zu Milchsäure besteht. Der 30jährige Patient litt schon nach geringen Anstrengungen an Muskelschmerzen, Muskelschwäche und -steifheit. Bei weiteren Fällen wurde leichte Muskelarbeit gut vertragen, aber mäßige und anhaltende von Muskelkrämpfen gefolgt, oft auch von vorübergehender Myoglobinurie. Der Anstieg des Lactatspiegels im Venenblut fehlt bei diesen Patienten im Ischämieversuch, d.h. Abdrosselung der Blutzufuhr zum Unterarm durch eine Blutdruckmanschette mit einem Druck von 200 mm Hg. Die Herzmuskulatur ist voll leistungsfähig, obwohl geringe Abweichungen des Elektrokardiogramms von der Norm vorkommen (PEARSON *et al.*).Die Toleranzteste mit Glucose, Epinephrin und Glucagon fallen normal aus, eine Hypoglykämie gehört nicht zum Krankheitsbild. Die Leberfunktion ist intakt, der Leberglykogengehalt normal (SCHMID u. MAHLER). Die nach Epinephrin-Injektion auftretende Hyperglykämie ist ausschließlich auf die Aktivierung der Leberphosphorylase zurückzuführen; hierbei kommt es erwartungsgemäß auch zum Anstieg des Blutlactatspiegels.

Die Muskelglykogen-Konzentration ist dagegen erhöht, sie beträgt nach DAWSON *et al.* 3,4—4,8 statt normal weniger als 1 g-%. Mikroskopisch ist der Hauptteil unmittelbar unter dem Sarkolemm vacuolig lokalisiert. In vivo wie in vitro fehlt als Zeichen der Phosphorylase-Inaktivität der Blutlactatanstieg. Die Mobilisierung des Muskelglykogens bleibt aus, die während der Muskeltätigkeit normalerweise zwecks Bildung des ATP und Phosphokreatins notwendig ist. Die Energie wird fast nur aus den in die Muskelzellen diffundierenden Nährstoffen und Sauerstoff, also auf aerobem Wege gewonnen, der für den Ruhezustand und für geringe Muskelarbeit ausreicht. Infolge Mangels der Muskelphosphorylase steht aber bei stärkerer Muskelarbeit ein zusätzlicher Energiebedarf nicht zur Verfügung, weil die Zuhilfenahme der anaeroben Energiegewinnung durch Muskelglykogenolyse infolge Phosphorylase-Mangels unmöglich ist (SCHMID u. MAHLER; MOMMAERTS *et al.*). Es resultieren Muskelkrämpfe und -nekrosen. Infolge der Membranschädigung der Muskelfibrillen werden die Muskelenzyme Lactatdehydrogenase, Aldolase und Kreatinphosphokinase nach anstrengender Muskeltätigkeit im Blut enorm erhöht gefunden. Gelingt es, die Muskelarbeit trotz der Beschwerden aufrechtzuerhalten, kann sich der Zustand bessern, indem die Muskeln die Arbeit beschwerdefrei und ohne Ermüdung fortzusetzen vermögen. Dieses „second wind"-Phänomen (PEARSON *et al.*) wird teils mit der Mobilisierung der freien Fettsäuren für die Energiegewinnung (PORTE *et al.*), teils zusätzlich mit einer Durchblutungssteigerung der beteiligten Muskelgruppen (PERNOW *et al.*) erklärt.

Der Mangel an Phosphorylase wurde dadurch verdeutlicht, daß in Muskelbiopsiematerial, das mit Glykogen überladen war, die Lactatbildung nach Zugabe von krystallisierter Phosphorylase und in Gegenwart von Epinephrin sofort einsetzte. Die Inkubation mit phosphorylierten Hexosen bewirkte das gleiche (SCHMID u. MAHLER). Ein Defekt der Phosphorylase-Kinase konnte ausgeschlossen werden. In Erythro- und Leukocyten ist die Phosphorylase-Aktivität wie in der Leber normal. Dies weist darauf hin, daß die verschiedenen Organphosphorylasen genetisch unterschiedlich kontrolliert werden.

Der Verlauf der Muskelglykogenose Typ V läßt sich nach SCHMID u. MAHLER in 3 Perioden einteilen: 1. Während der ersten beiden Lebensdekaden fällt die schnelle Ermüdbarkeit der Muskulatur auf; im Kindesalter werden nur selten weitere Beschwerden beobachtet. 2. In der 3.—4. Lebensdekade treten die Muskelschmerzen und -krämpfe mit Myoglobinurie auf. 3. In späteren Jahren tritt eine zunehmende Muskelschwäche mit deutlichem Muskelschwund, der zu vermehrter Kreatinausscheidung im Urin führt, in den Vordergrund.

Der Erbgang konnte an den bisher beobachteten Fällen weitgehend geklärt werden. DAWSON *et al.* haben einen Stammbaum über vier Generationen aufgestellt, nach dem ein autosomal-recessiver Erbgang sehr wahrscheinlich ist. Heterozygote sind auf biochemischem Wege zwar noch nicht ermittelt worden, doch manifestieren sie sich bei starker Muskelarbeit manchmal durch Krämpfe.

Therapeutische Möglichkeiten bestehen in der oralen oder intravenösen Gabe von Glucose und anderen Zuckern, da sie beim Glykogenabbau Metabolite jenseits des Phosphorylasedefektes sind und die Muskelleistung vorübergehend bessern. Eine evtl. Gewichtszunahme muß dabei in Kauf genommen werden. Medikamentös kann mit Isoproterenol über die Erhöhung der Zufuhr freier Fettsäuren eine Leistungsverbesserung erreicht werden (PERNOW *et al.*). Wichtiger ist jedoch, daß die Patienten lernen, durch Limitierung der Muskeltätigkeit Beschwerden zu vermeiden.

6. Typ VI: Leberphosphorylase-Mangel (HERS)

Dieser Typ ist auf Grund der bisherigen Kasuistik heterogen und daher umstritten. HERS beschrieb 1959 mehrere Fälle, bis 1962 insgesamt 20, die an Hepatomegalie, zunehmendem Leibesumfang, Wachstumsrückstand, häufigem Erbrechen und einer isolierten Glykogenspeicherung in der Leber, nicht aber in der Muskulatur erkrankt waren. Dieses klinische Bild ähnelt sehr dem Typ I, doch lag ein Mangel an Leberphosphorylase vor. Die Befunde wurden durch WILLIAMS und FIELD (1961) bestätigt.

Es findet sich eine geringe Hypoglykämie, ein unzureichender Blutzuckeranstieg nach Injektion von Glucagon oder Epinephrin, aber ein normaler Galaktose- und Dihydroxyaceton-Test. Eine Hyperlipidämie und selbst Hyperuricämie (LAMY *et al.*) kommen vor.

Im Krankengut von HERS hatte aber nur ein Teil der Fälle einen Phosphorylasedefekt der Leber. Auch war ihre Aktivität im Durchschnitt nur auf $^1/_4$ bis $^1/_2$ des Normalwertes herabgesetzt. Durch Zusatz von ATP, cyclischem 3′,5′-AMP und Mg^{++} konnte die Aktivität nicht stimuliert werden.

ILLINGWORTH und BROWN (1964) haben sich dieser Klassifizierung nicht angeschlossen und die Einordnung in diesen Typ nach klinischen Gesichtspunkten vorgenommen. Danach ist dieser Typ VI ohne Rücksicht auf den zugrunde liegenden Enzymdefekt durch Hepatomegalie, Wachstumsrückstand und erhöhte Leberglykogen-Konzentration gekennzeichnet.

Die Heranziehung der Leukocyten zur Identifikation des Enzymdefektes schien zunächst weiterzuführen. WILLIAMS und FIELD (1961) und HÜLSMAN *et al.* fanden eine gute Korrelation zu den Enzymaktivitäten der Leberphosphorylase und glaubten, genetische Studien darauf basieren zu können. Sie hielten einen X-chromosomalen Erbgang mit inkompletter Dominanz für wahrscheinlich. Auch nach LÖHRs Erfahrungen lassen sich an den Leukocyten die Intermediärwerte von denen der Gesunden und Kranken deutlich abgrenzen und sprechen für diesen Erbgang. ÖKERMAN *et al.* fanden bei einem Fall allerdings normale Phosphorylase-Aktivität in den Leukocyten.

Hieraus muß auf eine starke Variabilität der Befunde, nach HERS *et al.* (1968) selbst unter kranken Geschwistern, geschlossen und evtl. eine weitere Unterteilung in Subtypen vorgenommen werden. Es geht aber nicht an, daß von den Autoren verschiedene Parameter — von den einen biochemische, von den anderen klinische — für die Einordnung in diesen Typ zugrunde gelegt werden. Aus grundsätzlichen Erwägungen kann nur der Enzymdefekt dafür entscheidend sein. Die klinische Ähnlichkeit mit den Typen I und III machen die Bestimmung der Glucose-6-Phosphatase oder zumindest die Anwendung des Dihydroxyaceton-Testes erforderlich.

7. Typ VII: Muskel-Phosphofructokinase-Mangel (Tarui *et al.*)

In den letzten Jahren sind aus Japan und USA vier Fälle von Muskelglykogenose berichtet worden, die klinisch und teils biochemisch den Typ V nachahmen, jedoch einen davon abweichenden Enzymdefekt aufweisen. Tarui *et al.* sahen 1965 drei Geschwister im jungen Erwachsenenalter, die seit ihrer Kindheit auffallend leicht ermüdbar waren. Im Ischämieversuch wurde der Lactatanstieg im Blut vermißt; bei einem der Patienten wurde im Anschluß an diesen Test ein braungefärbter Urin entleert, vermutlich Myoglobin enthaltend.

Kurz darauf beschrieben Layzer *et al.* einen weiteren Fall mit deutlicheren Beschwerden, d.h. Muskelkrämpfen, Kontrakturen und Muskelschwäche nach körperlicher Anstrengung, oft gefolgt von Myoglobinurie. Im Ruhezustand verschwanden die Symptome, der Patient war dann klinisch unauffällig.

Muskelbiopsiematerial zeigte einen stark erhöhten Glykogengehalt, ebenso waren die Konzentrationen des Glucose-6-Phosphates und Fructose-6-Phosphates erhöht, die des Fructose-1-6-Phosphates dagegen erniedrigt. Die begründete Vermutung, daß es sich um einen Mangel an Phosphofructokinase handelt, bestätigte sich in allen 4 Fällen. Die erhöhte Glykogenkonzentration des Muskels fand ihre Erklärung in einer Aktivitätssteigerung von glykogenaufbauenden Enzymen (Okuno *et al.*), wobei die Glykogensynthestase durch Glucose-Phosphat stimuliert wird und gleichzeitig eine Hemmung der Phosphorylase b erfolgt. Außer auf enzymologischem wurde der Mangel an Muskelphosphofructokinase auch auf immunologischem Wege nachgewiesen (Layzer *et al.*).

In den Erythrocyten war die Enzymaktivität bei Patienten und ihren Eltern auf die Hälfte herabgesetzt. Es gelang Tarui *et al.* (1969) immunologisch nachzuweisen, daß die Phosphofructokinase-Aktivität in den Erythrocyten zur Hälfte mit der des Muskels verwandt ist, also von dem Defekt mitbetroffen wird. Daraus resultiert eine herabgesetzte Erythrocyten-Lebensdauer und Reticulocytose. In den Leukocyten hatte die Phosphofructokinase volle Aktivität. Die Patienten mit Phosphofructokinase-Mangel können trotz des Enzymdefektes in der Muskulatur leichte Muskelarbeit leisten, ohne daß die Glykolyse als Energiequelle zur Verfügung steht. Vermutlich können die freien Fettsäuren diese Aufgabe teilweise übernehmen.

Das Vorkommen des Enzymdefektes bei Geschwistern beiderlei Geschlechtes, Konsanguinität bei einem Elternpaar und die herabgesetzte Aktivität bei den Eltern sprechen für einen autosomal-recessiven Erbgang.

Therapeutisch kann versucht werden, wie bei Typ V die Durchblutung und den Fettsäurespiegel im Blut zu steigern.

8. Typ VIII: Leberphosphorylase-Kinase-Mangel (Hug *et al.*)

Hug *et al.* (1966) konnten zeigen, daß Muskelphosphorylase-Kinase von Kaninchen die Leberphosphorylase eines Kranken mit herabgesetzter Phosphorylase-Aktivität stimulieren konnte, also in Wirklichkeit ein Kinasemangel vorlag. Da klinisch und biochemisch die Störungen bei Phosphorylase-Mangel als solchem und Phosphorylase-Kinase-Mangel identisch sind, kann angenommen werden, daß ein beachtlicher Teil der früher beschriebenen Fälle von Leberphosphorylase-Mangel in Wirklichkeit Kinase-Defekte waren.

In Leukocyten von Kranken mit angeblichem Leberphosphorylase-Mangel kann das Enzym durch AMP auffallend stärker als in normalen Leukocyten stimuliert werden (HUIJING, 1967). Auch dies weist darauf hin, daß die geringe Phosphorylase-Aktivität durch Mangel der Phosphorylase-Kinase bedingt ist.

Für entsprechende Untersuchungen ist es nicht notwendig, eine Leberbiopsie durchzuführen. Leukocyten haben sich sogar insofern besser bewährt, als es Fälle gibt, die den Enzymdefekt in den Leukocyten, nicht aber in der Leber aufweisen, obwohl diese abnorme Glykogenmengen speichert (HÜLSMAN *et al.*, WAGNER u. HUIJING). HUIJING und FERNANDES berichteten über 32 Fälle mit Phosphorylase-Kinase-Mangel, die meist sehr milde verliefen. Die Lebervergrößerung war nicht oder nur von geringer Hypoglykämie begleitet und besserte sich mit fortschreitendem Alter. Ob die Aktivitäten der Leberphosphorylase-Kinase immer denen entsprechen, die in den Leukocyten gemessen werden, d.h. immer beide erniedrigt sind (HUIJING u. SANDBERG), müssen weitere Vergleichsuntersuchungen zeigen. Die Enzymuntersuchungen bei Sippenangehörigen mit vergrößerter Leber erlaubten auch die Erkennung heterozygoter Merkmalsträger. Der Erbgang ist X-chromosomal.

Die hier erwähnten Fälle sind in der Literatur teils noch als Subtypen des Leber-Phosphorylase-Mangels Typ VI dargestellt. Da es sich aber um einen selbständigen Enzymdefekt handelt, wird das Krankheitsbild nunmehr als Typ VIII bezeichnet.

9. Weitere Enzymdefekte des Glykogen-Stoffwechsels

Ein bisher noch nicht bestätigter Enzymdefekt wurde 1963 von LEWIS *et al.* beschrieben. Eineiigen Zwillingen fehlte die Fähigkeit, Glykogen in der Leber zu speichern, so daß ein wesentlicher Faktor der Blutzucker-Regulation fehlte: Es traten frühmorgens schwere Hypoglykämien mit Krampfanfällen auf. Der Nüchternblutzucker erreichte Werte bis 10 mg-%. Die Blutzuckerbelastung zeigte einen diabetesähnlichen Kurvenverlauf, der Adrenalintest war normal, der Glucagontest ergab im Nüchternzustand keinen Blutglucose-Anstieg, nach Mahlzeiten war dieser jedoch normal.

Leberbiopsiematerial ergab eine Glykogenkonzentration von nur 0,45 g-% (normal 4—6 g-%). Glykogensynthetase konnte nicht nachgewiesen werden; in Kontrollen ($n=3$) lag ihre Aktivität bei 1,40—3,10 μmol/g/min. Muskelgewebe wurde nicht untersucht. Die Synthetase wurde mit Hilfe der Freisetzung von Uridindiphosphat bestimmt. Das in der Leber vorhandene Glykogen ist wahrscheinlich durch Mitwirkung der Leberphosphorylase gebildet worden.

Das Krankheitsbild zeigt Parallelen zur ketotischen Hypoglykämie (S. 200). In der Familie hatten der Vater und 2 ältere Geschwister eine verringerte Glucose-Toleranz. Proteinreiche Nahrung nebst einer nächtlichen Mahlzeit konnte die Hypoglykämien vermeiden.

Da außer diesen Zwillingen seit 10 Jahren kein weiterer Fall beobachtet wurde, ist diese Anomalie bei der Numerierung der Glykogenosetypen noch nicht berücksichtigt worden.

Phosphoglucomutase-Mangel in Leber und/oder Muskel (ILLINGWORTH u. BROWN, 1964; THOMSEN *et al.*) bedarf ebenfalls noch der Bestätigung und weiteren Aufklärung.

Tabelle 1. Biochemische Befunde

Typ	Autoren	Enzymdefekt	Klinisch-chemisch
I	v. GIERKE, 1929 CORI u. CORI, 1952	Glucose-6-Phosphatase	Glucose-Toleranz: diabetesähnlich Galaktose-Toleranz i.v.: Blutlactat steigt stark Dihydroxyaceton-Test: Fehlt im Blut Adrenalin-Test: Blutlactat steigt Hypoglykämie, Ketonurie Hyperlactacidämie, Hyperuricämie Hyperlipidämie
II	POMPE, 1932 HERS, 1963	Lysosomale α-1-4-Glucosidase	
III	FORBES, 1953 ILLINGWORTH u. CORI, 1952	Amylo-1-6-Glucosidase	Galaktose-Toleranz: Schnelle Konversion Kein Blutlactatanstieg[a] Glucagon-Doppeltest (nüchtern und postprandial)[a]
IV	ANDERSEN, 1952 ILLINGWORTH u. CORI, 1952	Amylo-1-4, 1-6-Transglykosylase	
V	MCARDLE, 1951 SCHMID *et al.*, 1959 MOMMAERTS *et al.*, 1959	Muskel-Phosphorylase	Ischämie-Versuch: Blutlactatanstieg fehlt Muskelenzyme steigen im Serum nach Muskelarbeit stark an
VI	HERS, 1959	Leber-Phosphorylase	
VII	TARUI *et al.*, 1965	Muskel-Phosphofructokinase	Ischämie-Versuch: Blutlactatanstieg fehlt evtl. Myoglobinurie
VIII	HUG *et al.*, 1966	Leber-Phosphorylase-Kinase	
—	LEWIS *et al.*, 1963	Glykogensynthetase (UDPG-Glykogen-transglykosylase	Hypoglykämie Glucagon-Doppeltest (s. oben) Glucose-Toleranz: diabetesähnlich

Der 1. Autor ist Erstbeschreiber, die folgenden sind Entdecker des Enzymdefektes.
[a] Differentialdiagnose gegenüber Typ I

10. Multiple Enzymdefekte

Dominierend ist die Kombination des Glucose-6-Phosphatase-Mangels mit einem Defekt der Amylo-1-6-Glucosidase, sowohl unter Geschwistern als auch beim gleichen Patienten (AUERBACH u. DI GEORGE). Die gleichen Autoren sahen Glucose-6-Phosphatase-Mangel bei gleichzeitigem Glucose-6-Phosphatdehydrogenase-Defekt. In einem anderen Falle waren Leberphosphorylase- und Amylo-1-6-Glucosidase-Mangel kombiniert. Auch über gemeinsames Vorkommen von Typ III und Typ VI ist mehrfach berichtet worden. Aus theoretischen Gründen,

bei Glykogenosen

Untersuchungs-material	Glykogenkonzentration und -struktur	Enzymaktivität
Leberbiopsie	erhöht	fehlt
Isolierte Thrombocyten	erhöht	fehlt
Darmbiopsie		fehlt
Muskelbiopsie	erhöht (Vacuolenbildung)	fehlt
(Isolierte Leukocyten)		fehlt
(Kultivierte Hautfibroblasten)		fehlt
Amnionzellen		?
Leberbiopsie[b]	erhöht und anormal	fehlt
Muskelbiopsie[b]	(kurzkettig)	
Erythrocyten	erhöht und anormal	
(Isolierte Leukocyten)		fehlt
Leberbiopsie	anormal (langkettig) Cirrhotischer Umbau	fehlt
Erythrocyten	anormal	
Isolierte Leukocyten		fehlt
Kultivierte Hautfibroblasten		fehlt
Amnionzellen		?
Muskelbiopsie	erhöht (Vacuolenbildung)	
(Leberbiopsie)	erhöht	vermindert
(Isolierte Leukocyten)		vermindert
Muskelbiopsie	erhöht	fehlt
Erythrocyten		vermindert
Isolierte Leukocyten		ohne cAMP vermindert, mit cAMP normal
Leberbiopsie	erniedrigt	fehlt

[b] Beides notwendig wegen Subtyp-Klassif. Klammern bedeuten: nicht in allen Fällen.

vor allem in Hinblick auf die „Ein Gen-ein Enzym-Theorie", ist es wichtig, doppelte Enzymdefekte sehr exakt zu untersuchen, damit Artefakte vermieden werden.

Literatur

ALEPA, F. P., HOWELL, R. R., KLINENBERG, J. R., SEEGMILLER, J. E.: Relationship between Glycogen Storage Disease and Tophaceous Gout. Amer. J. Med. **42**, 58 (1967).

ANDERSEN, D. H.: Familial cirrhosis of the liver with storage of abnormal glycogen. Lab. Invest. **5**, 11 (1956).

Auerbach, V. H., Di George, A. M.: Genetic Mechanism Producing Multiple Enzyme Defects. A Review of Unexplained Cases and a New Hypothesis. Amer. J. Med. Sci. **249**, 718 (1965).

Baudhuin, P., Hers, H. G., Loeb, H.: An electron microscopic and biochemical study of type II glycogenosis. Lab. Invest. **13**, 1139 (1964).

Bischoff, G.: Zum klinischen Bild der Glykogen-Speicherkrankheit (Glykogenose). Z. Kinderheilk. **52**, 722 (1932).

Brandt, I. K., DeLuca, V. A.: Type III Glycogenosis. A Family with an Unusual Tissue Distribution of the Enzyme Lesion. Amer. J. Med. **40**, 779 (1966).

Brombacher, P. J., van Creveld, S., Damme, J. P., Huijing, F., Ploem, J. E.: A report of two adult patients with glycogen storage disease. Acta med. scand. **176**, 269 (1964).

Brown, B. I., Brown, D. H.: Lack of an α-1,4-glucan: α-1,4-glucan-6-glycosyl transferase in a case of type IV glycogenosis. Proc. nat. Acad. Sci. USA **56**, 725 (1966).

Brown, B. I., Brown, D. H.: The glycogen storage diseases, types I, III, IV, V and VII and unclassified glycogenosis. In carbohydrate metabolism and its disorders. Edit. by W. J. Whelan, II, 123. New York: Academic 1968.

Cardiff, R. D.: A Histochemical and Electron Microscopic Study of Sceletal Muscle in a Case of Pompe's Disease (Glycogenosis II). Pediatrics **37**, 249 (1966).

Cori, G. T.: Glycogen Structure and Enzyme Deficiencies in Glycogen Storage Disease. Harvey Lectures **48**, 145. New York: Academic Press 1954.

Cori, G. T., Cori, C. F.: Glucose-6-Phosphatase of the Liver in Glycogen Storage Diesease. J. biol. Chem. **199**, 661 (1952).

Cox, R. P., Douglas, Gordon, Hutzler, J., Lynfield, J., Dancis. J.: In-Utero Detection of Pompe's Disease. Lancet **1970 I**, 893.

Creveld, S. van: Untersuchungen über die Glykogenkrankheit. Nederl. Tijdschr. Geneesk. 1963, 4659.

Creveld, S. van, Huijing, F.: Glycogen Storage Disease. Biochemical and Clinical Data in Sixteen Cases. Amer. J. Med. **38**, 554 (1965).

Dawson, D. M., Spong, F. L., Harrington, J. F.: McArdle's disease. Lack of muscle phosphorylase. Ann. Intern. Med. **69**, 229 (1968).

Debré, R.: zit. nach Koch, R.: Die gleichzeitige Speicherung von Fett und Glykogen in der Leber (Hépatomegalie polycorique Debré). Mschr. Kinderheilk. **102**, 9 (1954).

Dincsoy, M. Y., Dincsoy, H. P., Kessler, A. D., Jackson, M. A., Sidbury, J. B.: Generalized glycogenosis and associated endocardial fibroelastosis. J. Pediat. **67**, 728 (1965).

Faber, V.: Über die Glykogenkrankheit (Hepatonephromegalia glykogenica). Frankf. Z. Path. **47**, 443 (1935).

Fernandes, J., Huijing, F.: Branching Enzyme-deficiency Glycogenosis: Studies in Therapy. Arch. Dis. Childh. **43**, 347 (1968).

Fernandes, J., van de Kamer, H.: Hexose and Protein Tolerance Tests in Children with Liver Glycogenosis caused by a Deficiency of the Debranching Enzyme System. Pediatrics **41**, 935 (1968).

Field, J. B., Drash, A. L.: Studies in Glycogen Storage Disease. II. Heterogeneity in the Inheritance of Glycogen Storage Disease. Trans. Ass. Amer. Phycns **80**, 284 (1967).

Field, J. B., Epstein, Sh, Egan, Th.: Studies in Glycogen Storage Disease. I. Intestinal Glucose-6-Phosphatase Activity in Patients with von Gierke's Disease and their Parents. J. Clin. Invest. **44**, 1240 (1965).

Fine, R. N., Strauss, J., Donnell, G. N.: Hyperuricemia in Glycogen-Storage Disease Type I. Amer. J. Dis. Child. **112**, 572 (1966).

Fine, R. N., Wilson, W. A., Donnell, G. N.: Retinal Changes in Glycogen Storage Disease Type I. Amer. J. Dis. Child. **115**, 328 (1968).

Forbes, G. B.: Glycogen Storage Disease. Report of a case with abnormal glycogen structure in liver and skeletal muscle. J. Pediat. **42**, 645 (1953).

Gierke, E. von: Hepato-Nephromegalia glykogenica. Beitr. Path. Anat. **82**, 497 (1929).

Guest, G. M., Cochrane, W., Wittgenstein, E.: Dihydroxyacetone Tolerance Test for Glycogen Storage Disease. Mod. Probl. Paediat. IV. Basel: Karger 1959.

Hernandez, jr., A., Marchesi, V., Goldring, D., Kissane, J., Hartmann, A. F., Jr.: Cardiac glycogenosis. Hemodynamic, angiocardiographic and electron microscopic findings—report of a case. J. Pediat. **68**, 400 (1966).

Hers, H. G.: Études enzymatiques sur fragments hépatiques. Rev. Int. Hepat. **9**, 35 (1959).

Hers, H. G.: α-Glucosidase deficiency in generalized glycogen storage disease (Pompe's disease). Biochem. J. **86**, 11 (1963).

Hers, H. G.: The mechanism of action of amylo-1,6-glucosidase. In Whelan, W. J. and Cameron, M. P.: Control of glycogen metabolism. Ciba Foundation Symposium, London: J. a. A. Churchill Ltd. 1964.

HERS, H. G., VAN HOOF, F.: Glycogen storage diseases: type II and VI glycogenosis. In: Carbohydrate Metabolism and its Disorders, edited by F. DICKENS, P. J. RANDLE and W. J. WHELAN, 151. New York: Academic 1968.
VAN HOOF, F., HERS, G. G.: The subgroups of type III glycogenosis. Europ. J. Biochem. **2**, 265 (1967).
HOWELL, R. R.: The interrelationship of glycogen storage disease and gout. Arthr. Rheum. **8**, 780 (1965).
HOWELL, R. R., ASHTON, D. M., WYNGAARDEN, J. B.: Glucose-6-Phosphatase Deficiency Glycogen Storage Disease. Pediatrics **29**, 553 (1962).
HOWELL, R. R., KABACK, M. M., BROWN, B. I.: Type IV glycogen storage disease: Branching enzyme deficiency in skin fibroblasts and possible heterozygote detection. J. Pediat. **78**, 638 (1971).
HUG, G., KRILL, JR., C. E., PERRIN, E. V., GUEST, G. M.: Cori's Disease (Amylo-1,6-Glucosidase Deficiency). Report of a Case in a Negro Child. New Engl. J. Med. **268**, 114 (1963).
HUG, G., SCHUBERT, W. K., CHUCK, G.: Phosphorylase Kinase of the Liver: Deficiency in a Girl with Increased Hepatic Glycogen. Science **153**, 1534 (1966).
HUG, G., SCHUBERT, W. K., CHUCK, G.: Type II glycogenosis: Treatment with extract of Aspergillus niger. Clin. Research **16**, 345 (1968).
HUG, G., SCHUBERT, W. K., SOUKUP, S.: Prenatal Diagnosis of Type II Glycogenosis. Lancet **1970 II**, 1002.
HUIJING, F.: Phosphorylase kinase in leukocytes of normal subjects and of patients with glycogen storage disease. Biochim. Biophys. Acta **148**, 601 (1967).
HUIJING, F., VAN CREVELD, LOSEKOOT, G.: Diagnosis of generalized glycogen storage disease (Pompe's Disease). J. Pediat. **63**, 984 (1963).
HUIJING, F., FERNANDES, J.: X-Chromosomal Inheritance of Liver Glycogenosis with Phosphorylase Kinase Deficiency. Amer. J. hum. Genet. **21**, 275 (1969).
HUIJING, F., SANDBERG, D. H.: Phosphorylase kinase defect: A generalized disorder. Southern Med. J. **63**, 1482 (1970).
HÜLSMAN, W. C., OEI, T. L., VAN CREVELD, S.: Phosphorylase Activity in Leucocytes from Patients with Glycogen Storage Disease. Lancet **1961 I**, 581.
ILLINGWORTH, B.: Glycogen storage disease. Amer. J. clin. Nutr. **9**, 683 (1961).
ILLINGWORTH, B., BROWN, D. H.: Glycogen storage disease, Types III, IV and VI, in Control of Glycogen Metabolism, edit. by W. J. WHELAN, 336. Boston: Little, Brown 1964.
ILLINGWORTH, B., BROWN, D. H.: Lack of an α-1,4-Glucan: α-1,4-Glucan 6-Glycosyl Transferase in a Case of Type IV Glycogenosis. Proc. nat. Acad. Sci. (USA) **56**, 725 (1966).
ILLINGWORTH, B., CORI, G. T.: Structure of glycogens and amylopectins. III. Normal and abnormal human glycogen. J. biol. Chem. **199**, 653 (1952).
JEUNE, M., CHARRAT, A., BERTRAND, J.: Polycorie hépatique hyperuricémie et goutte. Arch. franç. pédiat. **14**, 897 (1957).
KAHANA, D., TELEM, CH., STEINITZ, K., SOLOMON, M.: Generalized Glycogenosis. Report of a case with deficiency of alpha-glucosidase. J. Pediat. **65**, 243 (1964).
KELLEY, W. N., ROSENBLOOM, F. M., SEEGMILLER, J. E., HOWELL, R. R.: Excessive production of uric acid in type I glycogen storage disease. J. Pediat. **72**, 488 (1968).
KIMMELSTIEL, P.: Über Glykogenose. Beitr. path. Anat. **91**, 1 (1933).
KOLB, F. O., DE LALLA, F., GOFMAN, J. W.: The Hyperlipemias in Disorders of Carbohydrate Metabolism: Serial Lipoprotein Studies in Diabetic Acidosis with Xanthomatosis and in Glycogen Storage Disease. Metabolism **4**, 310 (1955).
LAMY, M., DUBOIS, R., ROSSIER, A., FREZAL, J., LOEB, H., BLANCHER, G.: La glycogénose par deficience en phosphorylase hépatique. Arch. franç. Pédiat. **17**, 14 (1960).
LAUER, R. M., MASCARINAS, TH., RACELA, A. S., DIEHL, A. M., ILLINGWORTH, B., BROWN, B.: Administration of a Mixture of Fungal Glucosidases to a Patient with Type II Glycogenosis (Pompe's Disease). Pediatrics **42**, 672 (1968).
LAYZER, R. B., ROWLAND, L. P., RANNEY, H. M.: Muscle Phosphofructokinase Deficiency. Arch. Neurol. **17**, 512 (1967).
LEGUM, P., NITOWSKY, M.: Studies on leukocyte brancher enzyme activity in a family with type IV glycogenosis. J. Pediat. **74**, 84 (1969).
LEVIN, B., BURGESS, E. A., MORTIMER, P. E.: Glycogen Storage Disease Type IV, Amylopectinosis. Arch. Dis. Childh. **43**, 548 (1968).
LEWIS, G. M., SPENCER-PEET, J., STEWART, K. M.: Infantile Hypoglycaemia due to Inherited Deficiency of Glycogen Synthetase in Liver. Arch. Dis. Childh. **38**, 40 (1963).
LINNEWEH, F.: Zur Differentialdiagnose kindlicher Lebertumoren. Mschr. Kinderheilk. **67**, 422 (1936).
LINNEWEH, F.: Dihydroxyaceton-Test bei Glykogenspeicherkrankheit. Mod. Probl. Paediat. IV, 163 Basel-New York: Karger 1959.

LINNEWEH, F., LÖHR, G. W., WALLER, H. D., GROSS, R.: Über die Diagnose von Glykogenosen aus der Glucose-6-Phosphatase-Aktivität und dem Glykogen-Gehalt der Thrombocyten. Enzymol. biol. clin. **2**, 188 (1962/63).
LINNEWEH, F., LÖHR, G. W., WALLER, H. D., GROSS, R.: Heterozygoten-Test für Glykogenose (v. Gierke's Krankheit). Klin. Wschr. **41**, 352 (1963).
LOCKWOOD, D. H., MERIMEE, TH. J., EDGAR, P. J., GREENE, M. L., FUJIMOTO, W. Y., SEEGMILLER, J. E., HOWELL, R. R.: Insulin Secretion in Type I Glycogen Storage Disease. Diabetes **18**, 755 (1969).
LÖHR, G. W.: Pathogenese und Differentialdiagnose der Glykogenosen. Dtsch. med. Wschr. 90, 1549 (1965).
LOESCHKE, A.: Zur Klinik der Glykogenspeicherkrankheit (v. Gierkesche Krankheit). Z. Kinderheilk. **53**, 553 (1932).
LOWE, C. U., SOKAL, J. E., MOSOVICH, L. L., SARCIONE, E. J., DORAY, B. H.: Studies in Liver Glycogen Disease. Effects of Glucagon and Other Agents on Metabolic Pattern and Clinical Status. Amer J. Med. **33**, 4 (1962).
MCARDLE, B.: Myopathy due to a defect in muscle glycogen breakdown. Clin. Cci. **10**, 13 (1951).
MOMMAERTS, W. F. H. M., ILLINGWORTH, B., PEARSON, C. M., GUILLORY, P. J., SERAYDARIAN, K.: A functional disorder of muscle associated with the absence of phorphorylase. Proc. nat. Acad. Sci. USA **45**, 791 (1951).
MOSES, S. W., LEVIN, ST., CHAYOTH, R., STEINITZ, K.: Enzyme Induction in a Case of Glycogen Storage Disease. Pediatrics **38**, 111 (1966).
NADLER, H. L., MESSINA, A. M.: In-utero Detection of Type II Glycogenosis (Pompe's Disease). Lancet **1969 II**, 1277.
NITOWSKY, H. M., GRUNFELD, A.: Lysosomal α-glucosidase in type II glycogenosis; activity in leukocytes and cell cultures in relation to genotype. J. Lab. clin. Med. **69**, 472 (1967).
ÖKERMAN, P. A.: Glucose-6-Phosphatase in Human Jejunal Mucosa Lack of Activity in Glycogenosis of Cori's Type I. Clin. Chim. Acta **9**, 151 (1964).
ÖKERMAN, P. A., JELKE, H., KAIJSER, K.: Glycogenosis Type VI—A case followed for ten years with normal activity of phosphorylase in white blood cells and jejunal mucosa. Zit nach ROTH, J. C., WILLIAMS, H. E.
OKUNA, G., HIZUKURI, S., NISHIKAWA, M.: Activities of glycogen synthetase and UDGP-pyrophosphorylase in muscle of a patient with a new type of muscle glycogenosis caused by phosphofructokinase deficiency. Nature (London) **212**, 1490 (1966).
PEARSON, C. M., RIMER, D. G., MOMMAERTS, W. F. H. M.: A Metabolic Myopathy due to Absence of Muscle Phosphorylase. Amer. J. Med. **30**, 502 (1961).
PERNOW, B. B., HAVEL, R. J., JENNINGS, D. B.: The Second Wind Phenomenon in McArdle's Syndrome. Acta Med. Scand. Supp. **470**, 294 (1967).
POMPE, J. C.: Over idiopathische hypertrophie van het hart. Nederl. Tijdschr. Geneesk. **76**, 304 (1932).
PORTE, D., CRAWFORD, D., JENNINGS, D. B., ABER, C., MCILROY, M.: Cardiovascular and metabolic responses to exercise in McArdle's syndrome. New Engl. J. Med. **275**, 406 (1966).
PUTSCHAR, W.: Über angeborene Glykogenspeicherkrankheit des Herzens — ,,Thesaurismosis glycogenica" (v. Gierke). Beitr. path. Anat. **90**, 222 (1932).
REED, G. B., DIXON, J. F. P., NEUSTEIN, H. B., DONNELL, H. N., LANDING, B. H.: Type IV Glycogenosis. Patient with Absence of a Branching Enzyme α-1,4-Glucan 6-Glycosyl Transferase. Lab. Invest. **19**. 546 (1968).
RENNERT, O. M., Mukhopadhyay, D.: Diazoxide in Von Gierke's Disease. Arch. Dis. Childh. **43**, 358 (1968).
ROTH, J. C., WILLIAMS, H. E.: The muscular variant of Pompe's disease. J. Pediat. **71**, 567 (1967).
SALTER, R. H.: The Muscle Glycogenosis. Lancet **1968 I**, 1301.
DI SANT'AGNESE, P. A., ANDERSEN, D. H., MASON, H. H., BAUMAN, W. A.: Glycogen storage of the heart. II. Critical review of the literature. Pediatrics **6**, 607 (1950).
SCHALL, L.: Drei Fälle von Glykogenspeicherkrankheit (Hepatomegalia glycogenica v. Gierke). Münch. Med. Wschr. **2**, 2078 (1932).
SCHMID, R., MAHLER, R.: Chronic Progressive Myopathy with Myoglobinuria: Demonstration of a Glycogenolytic Defect in the Muscle. J. clin. Invest. **38**, 2044 (1959).
SCHWARTZ, R., ASHMORE, J., RENOLD, A. E.: Galactose Tolerance in Glycogen Storage Disease. Pediatrics **19**, 585 (1957).
SIDBURY, JR., J. B., CORNBLATH, M., FISHER, J., HOUSE, E.: Glycogen in Erythrocytes of Patients with Glycogen Storage Disease. Pediatrics **27**, 103 (1961).
SMITH, H. L., AMICK, L. D., SIDBURY, J. B., Jr.: Type II Glycogenosis. Amer. J. Dis. Child. **111**, 475 (1966).
STARZL, TH. E., BROWN, B. I., BLANCHARD, H., BRETTSCHNEIDER, L.: Portal diversion in glycogen storage disease. Surgery **65**, 504 (1959).

STAVE, U., JARAUSCH, K.-H., WILLENBOCKEL, U.: Über die Glykogenspeicherkrankheit bei Säuglingen. Z. Kinderheilk. **84**, 469 (1960).

TARUI, S., KONO, N., NASU, T., NISHIKAWA, M.: Enzymatic basis for the coexistence of myopathy and hemolytic disease in inherited muscle phosphofructokinase deficiency. Biochem. Biophys. Res. Comm. **34**, 77 (1969).

TARUI, S., OKUNO, G., IKURA, Y., TANAKA, T., SUDA, M., NISHIKAWA, M.: Phosphofructokinase Deficiency in Skeletal Muscle. A new type of Glycogenosis. Biochem. Biophys. Res. Comm. **19**, 517 (1965).

THOMSON, W. H. S., MACLAURIN, J. C., PRINEAS, J. W.: Skeletal muscle glycogenosis of two dissimilar cases. J. Neurol. Neurosurg. Psychiat. **26**, 60 (1963).

WAGNER, R., HUIJING, F.: Hepatic Glycogenosis due to Phosphorylase Deficiency. Limitations of Enzyme Studies on Liver Biopsy Specimens. Amer. J. Med. **51**, 685 (1971).

WAGNER, R., PARNAS, J. K.: Über eine eigenartige Störung des Kohlenhydratstoffwechsels und ihre Beziehung zum Diabetes mellitus. Z. ges. exp. Med. **25**, 361 (1921).

WILLIAMS, CH., FIELD, J. B.: Studies in Glycogen Storage Disease. III. Limit dextrinosis: A genetic Study. J. Pediat. **72**, 214 (1968).

WILLIAMS, H. E., FIELD, J. B.: Low Leukocyte Phosphorylase in Hepatic Phosphorylase deficient Glycogen Storage Disease. J. clin. Invest. **40**, 1841 (1961).

WILLIAMS, H. E., JOHNSON, PH. L., FENSTER, F., LASTER, L., FIELD, J. B.: Intestinal Glucose-6-Phosphatase in Control Subjects and Relatives of a Patient with Glycogen Storage Disease. Metabolism **12**, 235 (1963).

WILLIAMS, H. E., KENDIG, E. M., FIELD, J. B.: Leukocyte debranching enzyme in glycogen storage disease. J. clin. Invest. **42**, 656 (1963).

ZELLWEGER, H., BROWN, B., MCCORMICK, W. F., JUN-BI TU.: A mild form of muscular glycogenosis in two brothers with α-1-4-glycosidase deficiency. Ann. Paediat. **205**, 413 (1965).

Hypoglykämien

Von

E. Rossi

Mit 14 Abbildungen

Die Hypoglykämien bilden in ätiopathogenetischer, diagnostischer und prognostischer Hinsicht ein immer interessanter werdendes Kapitel der Medizin. Eine rechtzeitige Diagnosestellung und eine dementsprechende frühe Behandlung kann für die Zukunft des Patienten von entscheidender Bedeutung sein. Seitdem die Aufmerksamkeit der Ärzte in stärkerem Maße auf die Möglichkeit einer Hypoglykämie gelenkt wurde, sind die Hypoglykämie-Diagnosen zahlreicher geworden. So ist zu hoffen, daß die Zahl der durch unerkannte Hypoglykämien cerebral geschädigten Kinder ebenfalls abnimmt.

Es gibt bekannte Enzymstörungen des Kohlenhydratstoffwechsels, die regelmäßig zu einer Hypoglykämie führen. Unter den Glykogenosen (S. 159) gehen gewisse Formen typischerweise mit einer Hypoglykämie einher, die auf bestimmten, hauptsächlich die Glykogenolyse betreffenden Enzymdefekten beruht. Bei anderen Enzymopathien, wie der Fructose-Intoleranz (S. 57) und Galaktosämie (S. 87), kommt es dagegen nur zur Hypoglykämie, wenn sich gewisse Metabolite der Fructose oder der Galaktose im Blut anstauen. Es handelt sich dabei um eine hemmende Wirkung des Fructose-1-Phosphat bzw. des Galaktose-1-Phosphat auf glykogenolytische Enzyme.

Es gibt ferner eine Reihe von Hypoglykämien, deren Ätiologie und Pathogenese nur wenig bekannt sind. Hauptsächlich fehlen genaue Kenntnisse über eventuelle spezifische Enzymdefekte, die wohl postuliert werden müssen, aber bis jetzt noch unbekannt sind.

Da Hypoglykämien in jedem Alter auftreten können, ist in diesem Rahmen eine kurze Besprechung, hauptsächlich in differentialdiagnostischer Hinsicht, gerechtfertigt. Die *Häufigkeit* der Hypoglykämien ist aus verschiedenen Gründen unbekannt. Sicherlich bleiben Hypoglykämien auch heute noch häufig unerkannt. Bei Reihenuntersuchungen stellte man fest, daß in etwa $17^0/_{00}$ der Neugeborenen hypoglykämische Werte gefunden wurden. Schaltet man die asymptomatischen Formen aus, so sinkt diese Zahl auf $10{,}1^0/_{00}$ (Griffiths, 1968). Betrachtet man nur die symptomatischen Formen, die auf intravenöse Glucose-Zufuhr prompt reagieren, so sinkt die Zahl auf nunmehr $1{,}3^0/_{00}$ (Zetterström, 1963) oder auf $2{,}9^0/_{00}$ (Cornblath, 1963). Grund der höheren Inzidenz beim jungen Organismus sind die ungenügenden Glykogenreserven, der stärkere Lebermetabolismus sowie die größere Gehirnatmung, die zweimal höher liegt als beim Erwachsenen (Fazekas *et al.*, 1961). Vor dem 5. Lebensjahr tritt die Hypoglykämie häufiger als der Diabetes mellitus auf.

Definition. Bei größeren Kindern und bei Erwachsenen werden als „Hypoglykämien“ Blutglucose-Werte betrachtet, die unterhalb 40 mg/100 ml liegen. Bei am Termin geborenen Neugeborenen nimmt man Werte unter 30 mg/100 ml in den ersten 72 Lebensstunden bzw. unter 40 mg/100 ml nach den ersten 72 Lebensstunden als hypoglykämisch an. Bei Untergewichtigen, hauptsächlich bei den sog. „small for date babies", d.h. Neugeborene, die für das Alter bei der Geburt zu leicht sind, liegen die Werte unterhalb 20 mg/100 ml. Dasselbe gilt für Frühgeborene (Cornblath u. Schwartz, 1966). Solche Zahlen sind empirisch gewählt. In der Nabelvene liegt der Glucose-Spiegel 10—15 mg/100 ml tiefer als bei der Mutter, in der Nabelarterie 10 mg/100 ml tiefer als in der Vene. Die in der Literatur angegebenen Minimalwerte der Normoglykämie sind allerdings nicht einheitlich. Dies ist einerseits auf die verschiedenen, oft wechselnden Bedingungen, andererseits auf methodische Schwierigkeiten zurückzuführen.

Bei der Bestimmungsmethode nach Somogyi-Nelson werden Werte unter 25 mg/100 ml bei Säuglingen und kleinen Kindern, unter 40 mg/100 ml bei älteren Kindern und Erwachsenen als hypoglykämisch betrachtet. Der mit dieser oder ähnlichen Methoden bestimmte „Blutzucker" besteht zwar hauptsächlich aus Glucose, doch ist dabei eine um 8—12 mg/100 ml schwankende Fraktion durch nicht glucosehaltige, reduzierende Stoffe bedingt. Somit können bei bestimmten Erkrankungen, wie bei der Galaktosämie, grobe Fehler entstehen. Seit der Einführung der enzymatischen Methoden, wie der *Glucose-Oxidase-* oder der *Hexokinase-Methode*, ist die direkte Bestimmung der reinen Glucose möglich. Sie sind aus diesem Grund entscheidend zu bevorzugen. Bei der Verwendung der Glucose-Oxidase-Methode ist zu beachten, daß das in den Erythrocyten vorhandene Glutathion als Wasserstoff-Donator wirkt und dadurch zu tiefe Glucosewerte vortäuscht. Dieser Fehler kann weitgehend umgangen werden, wenn anstelle von Vollblut sofort abgehobenes Plasma verwendet wird. Die Hexokinase-Methode gibt zuverlässigere und besser reproduzierbare Werte.

Die Anwendung der Dextrostix-Methode ermöglicht es, innerhalb 60 sec den Blutzucker in seiner Größenordnung abzuschätzen und erlaubt bei der Anwendung der Modifikation nach Swiatek (1969) auch Werte unter 40 mg/100 ml zu erfassen. Zur Bestätigung der Vermutungsdiagnose einer Hypoglykämie kann zur quantitativen Zuckerbestimmung auch in der Praxis Fingerblut mittels einer heparinisierten Capillare (Caraway-Capillare) entnommen werden. Voraussetzung für zuverlässige Werte ist eine Abtrennung der Erythrocyten durch Zentrifugation innerhalb 1 Std. Die Glucose kann ohne Eiweißfällung direkt im Plasma bestimmt werden.

Pathogenese. Die wichtigsten klinischen Erscheinungen der Hypoglykämie sind neurologischer Natur. Glucose ist für den Gehirn-Metabolismus unentbehrlich. Die Nervenzellen sind fähig Glykogen zu synthetisieren, zu mobilisieren und zu Pyruvat abzubauen, das in den Krebscyclus eingeschleust werden kann. Auch der Phosphogluconat-Shunt soll für den Glucoseabbau im Gehirn zur Verfügung stehen (McIllwain, 1966). Zu starke Schwankungen des Blutzuckers führen unmittelbar zu Änderungen der Nervenzellen-Atmung, und wenn das Defizit zu lange dauert, können Dauerschäden auftreten. Solche Störungen treten hauptsächlich beim plötzlichen Sinken des Blutzuckers auf.

Die Regulation des Blutzuckerspiegels wird durch eine Kette von neurohormonellen Faktoren gewährleistet.

Beim ansteigenden Blutzucker wird automatisch Insulin freigesetzt, das eine Normalisierung des Blutzuckers bewirkt. Bei hypoglykämischen Werten nimmt normalerweise die Insulinkonzentration im Blute ab. Andererseits werden gleichzeitig die Gegenregulationsmechanismen stimuliert: Wachstumshormon, Cortisol, Adrenalin, Glucagon. Die zeitliche Korrelation des Anstieges des Wachstumshormonspiegels und des Abfalles des Blutzuckerspiegels ist nicht absolut. Die Gegenregulationshormone werden üblicherweise während einer durch exogenes Insulin künstlich erzeugten Hypoglykämie geprüft. Während im Plasma Wachs-

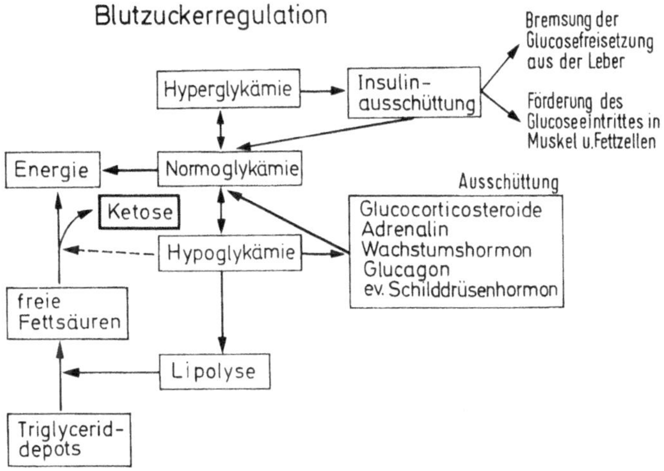

Abb. 1. Blutzuckerregulationsmechanismen

tumshormon mit radioimmunologischen Methoden und Cortisol fluorometrisch oder mit der Eiweißbindungsmethode, sowie Adrenalin im Urin mit chromatographischen Methoden zuverlässig bestimmt werden können, bleibt die Glucagon-Bestimmung auch heute noch problematisch, da einerseits die Gewinnung von spezifischen Antikörpern äußerst schwierig ist und andererseits die im peripheren Blut erscheinenden Konzentrationen äußerst gering sind. Die Normoglykämie ist als homöostatische Resultante zu betrachten aus Glucoseverbrauch und Glucosenachlieferung aus den verschiedenen Reserven, bei denen die Leber eine Hauptrolle spielt. Bei ungenügendem Glucosenachschub sinkt physiologischerweise die Insulinkonzentration im Blut, wobei auch die hemmende Wirkung des Insulins auf die Lipolyse abnimmt. Dadurch kommt es zur Freisetzung von anderen Energielieferanten, den freien Fettsäuren und des Glycerins und zum Anstieg der Ketokörper. Die Steuerung der Lipolyse und der Ketogenese geschieht ebenfalls durch hormonelle Faktoren, indem z.B. Adrenalin und Wachstumshormon die Lipolyse fördern (Abb. 1).

Die klinischen Erscheinungen der Hypoglykämie sind ganz allgemein auf den Energiemangel der Nervenzellen zurückzuführen. Bis vor kurzem herrschte die Auffassung, daß als Energiequelle ausschließlich Glucose zur Verfügung steht. Das Gehirn des Erwachsenen verbraucht normalerweise 110—145 g Glucose/Tag. Die Kohlenhydratreserven in der Leber betragen 150—300 g. Beim totalen Fasten würden demnach die Reserven an Glucose schon nach 2 Tagen allein durch das Gehirn erschöpft. Deswegen ist der Körper auf die Gluconeogenese aus Aminosäuren und Fetten angewiesen. Es ist allerdings noch keineswegs bewiesen, ob auch das kindliche oder sogar neugeborene Gehirn im Stadium der Hypoglykämie andere Substrate zur Energiegewinnung verwenden kann. Die Gluconeogenese ist im Neugeborenenalter ungenügend. Owen *et al.* (1967) konnten zeigen, daß bei fastenden adipösen Erwachsenen täglich nur etwa 33 g Glucose, entstehend aus Eiweißen und Fetten, dem Körper zur Verfügung gestellt werden. Deshalb müssen andere Substrate zur Deckung der Energiebedürfnisse des Gehirns einspringen. Vor allem handelt es sich um die β-OH-Buttersäure.

Ätiologie. Die Ursachen, welche zu einer Hypoglykämie führen können, sind zahlreich und können, wie in Tabelle 1, versuchsweise in einer Einteilung zusammengefaßt werden:

Tabelle 1. Einteilung der Hypoglykämien im Kindesalter

Normoinsulinämische Formen:
1. *Verminderte Glucoseresorption*
Fasten
Erbrechen
Durchfälle
Malabsorption bei Coeliakie-Syndrom
Hypothyreose
Enzymdefekte:
Stärkeintoleranz
Lactoseintoleranz
Saccharose-Isomaltose-Intoleranz
Glucose- und Galaktose-Resorptionsstörung
große abdominelle Tumoren
2. *Verminderte Glykolyse, verminderte Glykogenreserve, verminderte Glykoneogenese*
Hypophyseninsuffizienz, Nebennierenrindeninsuffizienz
Verminderte Ausschüttung von Catecholaminen
Idiopathische infantile Hypoglykämie (McQuarrie)
Neugeborenenhypoglykämie
Alkoholhypoglykämie
Galaktosämie
Glykogenose
Fructoseintoleranz
Lebercirrhose
Ketotische Hypoglykämie
große abdominelle Tumoren
3. *Vermehrter Verbrauch*
Lactation (nur bei Tieren)
Fieber, Anstrengung
große abdominelle Tumoren
Hyperinsulinämische Formen:
Praediabetes
Leucin-sensible Hypoglykämie
Kinder diabetischer Mütter
Riesensäuglinge
Inselzelladenome und Betazellhyperplasie
Alphazellmangel-Syndrom (relativer Hyperinsulinismus)
Unklare Formen:
Salicylatvergiftung
Zentralnervöse Störungen

Man kann normoinsulinämische und hyperinsulinämische Formen unterscheiden. Zur ersten Gruppe gehören die Hypoglykämien, die infolge einer verminderten Glucoseresorption, eines vermehrten Verbrauches, einer verminderten Gluconeogenese oder als Resultante einer zentralnervösen Dysregulation zustande kommen.

a) Verminderte Glucose-Resorption. Hierher gehören die Hypoglykämien infolge von Magen-Darm-Störungen, die grundsätzlich alle zu einer ungenügenden Glucoseresorption führen können, sowie die Enzymdefekte der Darmschleimhaut und die abdominellen Tumoren. Die letztgenannte Pathogenese spielt im Kindesalter kaum eine Rolle.

b) Vermehrter Verbrauch. Eine Ursache der Hypoglykämie ist in dieser Gruppe möglicherweise die übertriebene Muskeltätigkeit sowie das Fieber. Die mit der Lactation verlorenen Kohlenhydrate bewirken nur bei Tieren zu tiefe Glucosewerte.

c) Verminderte Glykogenreserven, verminderte Glykolyse, verminderte Gluconeogenese. In dieser Gruppe sind die häufigsten Ursachen der Hypoglykämien zu verzeichnen. Bei den meisten Formen ist die Pathogenese allerdings nur hypothetisch. Es sind dazu zu zählen: die idiopathische infantile Hypoglykämie McQuarrie (1954), die Nebennierenmark-Insuffizienz vom Typ Broberger, Jungner, Zetterström (1959), die *ketotische Hypoglykämie* und ganz besonders die *idiopathische Neugeborenen-Hypoglykämie* und *kongenitale enzymopathischen Formen* wie die Glykogenosen, die Galaktosämie und die Fructose-Intoleranz.

d) Die zentrale Dysregulation kann sowohl bei funktionellen wie auch bei organischen Störungen des Zentralnervensystems auftreten. Der zur Hypoglykämie führende Mechanismus ist allerdings noch unbekannt.

Zur Gruppe der *hyperinsulinämischen Formen* gehören sowohl die *Inselzelladenome* sowie andere Tumoren, die auf verschiedenen Wegen ebenfalls zu einer pathologischen Insulinsekretion führen können. Die Inselzelladenome sind im Kleinkindesalter sehr selten. Sie sind in der Säuglingszeit sehr schwer zu diagnostizieren, da sie atypisch verlaufen und uncharakteristische Resultate mit üblichen Untersuchungsmethoden ergeben. Im Erwachsenenalter sind sie dagegen die häufigste Ursache der Hypoglykämien. Sie werden aber nicht im Rahmen der hier besprochenen Formen, die als Resultate von kongenitalen Enzymopathien zu betrachten sind, berücksichtigt. Interessant sind die *leucinsensiblen Hypoglykämien* (Cochrane u. Payne, 1956), bei welchen die klinischen Erscheinungen nach Zufuhr von leucinhaltigen Stoffen auftreten. Die *diabetische Fetopathie* stellt in mancher Hinsicht ein großes Problem dar. Die Hypoglykämien, die bei solchen Kindern beobachtet werden, sind schwer zu bekämpfen. Bei gewissen Neugeborenen, die als „*infants giants*" bezeichnet werden, ist das Bild ähnlich wie bei Kindern diabetischer Mütter; sie sind aber therapieresistent. *β-Zell-Hyperplasien* oder *α-Zell-Mangel* können wegen einem absoluten oder relativen Hyperinsulinismus ebenfalls zu schweren, unbeeinflußbaren Hypoglykämien führen.

Andere Formen von Hypoglykämien sind ätiologisch schwer zu klassifizieren. So können unterkühlte Neugeborene sehr häufig schwere Hypoglykämien zeigen. Alkohol- sowie Salicylat-, Phosphor-, Calcium Tetrachlorid- und Hydrazin-Intoxikationen können typischerweise durch hypoglykämische Zustände charakterisiert sein. Auch intrakranielle Traumata führen zu ähnlichen metabolischen Störungen. Sowohl beim transitorischen Diabetes mellitus des Neugeborenen wie auch beim Diabetes mellitus können der Hyperglykämie hypoglykämische Zustände vorausgehen. Schwere Lebererkrankungen wie die Cirrhose, aber auch besonders ernsthaft verlaufende Hepatitiden, entwickeln gelegentlich Hypoglykämien, die paradoxerweise von Glucosurien begleitet sein können. Die bei solchen Fällen üblicherweise angewandte Glucosetherapie kann infolge der Leberschädigung zu einem sog. „Strohfeuerdiabetes" führen und eine Insulinsekretion stimulieren, die weiter wirkt und erneut zur Hypoglykämie führt.

Klinik. Die klinischen Symptome der Hypoglykämie sind außerordentlich mannigfaltig und individuell verschieden. Die zeitliche Abstufung der verschiedenen klinischen Manifestationen entspricht nach den Beobachtungen von Himwich (1951) der phylogenetischen Entwicklung des Gehirns. Somnolenz, Hypotonie und Tremor drücken die Beteiligung des Telencephalons aus, während Aufregung, Krämpfe, Bewußtseinsverlust und Sympathicotonie schon tiefer, nämlich im Diencephalon ihren Ursprung nehmen. Tonische Spasmen, Deviation der Augen und Babinski weisen auf Beteiligung des Mesencephalons, Extensorspasmus und Opisthotonus auf diejenige des Metencephalons und endlich das schwere Koma auf diejenige des Myelencephalons hin.

In der Regel treten die klinischen Symptome der Hypoglykämie plötzlich und dramatisch auf. Nur selten zeigt sich eine auffallende Müdigkeit als Vorbote der schweren klinischen Manifestation. Während beim Neugeborenen die Symptome häufig uncharakteristisch sind, treten beim älteren Kind Schweißausbrüche und häufig tonisch-klonische Krämpfe auf. Gelegentlich sind solche Krämpfe nur fokaler Art. Manchmal besteht jedoch nur Stupor, Somnolenz oder Koma, ohne daß es zu Krämpfen kommt. Diese Symptomatologie führt leicht zu Fehldiagnosen, hauptsächlich zur Annahme einer Epilepsie und man verliert dabei kostbare Zeit mit einer antiepileptischen Therapie anstelle der in der Regel sofort wirkenden einfachen Glucosezufuhr. Während der Attacken kann das Elektroencephalogramm deutlich pathologisch werden, während das Elektrokardiogramm normal bleibt (Gooch *et al.*, 1967). Die meisten Hypoglykämieformen zeigen einen schubweisen Verlauf. Häufig bleibt es sogar bei einem einmaligen Anfall. Im Intervall sind die Patienten meistens unauffällig, falls durch die Hypoglykämie noch keine irreversiblen Schäden aufgetreten sind. Bei der leucinempfindlichen Hypoglykämie entsteht unter Umständen eine Mikrocephalie, die sich nach unseren Erfahrungen unter leucinarmer Kost wieder bessern kann. Bleibt die Hypoglykämie lange bestehen, so sind Dauerschäden des Nervensystems zu verzeichnen, die zu sekundärer Epilepsie und zu psychoorganischem Syndrom führen können. Sehr wichtig ist bei den Hypoglykämien die genaue Aufnahme der Anamnese. Entscheidend für die erste Orientierung der Diagnose ist es, zu erfahren, ob die hypoglykämischen Anfälle nüchtern oder in zeitlicher Relation zu den Mahlzeiten aufgetreten sind.

Diagnose. Die Diagnose einer Hypoglykämie ist an und für sich leicht. Wichtig ist aber die genaue Erfassung ihrer Pathogenese. Dazu steht uns eine Reihe von Untersuchungsmethoden zur Verfügung, die uns ermöglichen, die verschiedenen Formen auseinanderzuhalten. Die Differentialdiagnose verlangt deswegen viel Zeit, da zwischen den verschiedenen Untersuchungen ein Intervall einzuschalten ist, damit der Körper mit seinen Kohlenhydraten wieder ins Gleichgewicht kommt. Eine weitere Schwierigkeit ist geboten durch die Tatsache, daß bei gewissen Formen die Störung nur kurzfristig, eventuell einmalig, auftritt und in der Zwischenzeit unerkennbar bleibt.

I. Transitorische neonatale Hypoglykämie

Die bekannten Hypoglykämie-Formen im Sinne von McQuarrie, Broberger oder von Cochrane können sich schon in der Neugeborenenzeit manifestieren. Es gibt aber einige Hypoglykämie-Formen, die für dieses Alter spezifisch sind. Darunter spielt die transitorische neonatale Hypoglykämie die Hauptrolle. Über ihre Incidenz wurde schon berichtet.

Pathogenese. Die Tatsache, daß die transitorische Form der Hypoglykämie hauptsächlich bei Neugeborenen auftritt, die für das Schwangerschaftsalter zu leicht sind (small for date babies), hat gewisse pathogenetische Hinweise gegeben. Ein großer Teil der Mütter zeigt während der Schwangerschaft eine Toxikose mit Proteinurie und Hypertension. Außerdem tritt sie fast regelmäßig beim kleineren von Zwillingskindern auf. Nach Cornblath (1966) zeigt die Hälfte dieser Neugeborenen eine Länge unterhalb der 10. %ile und zwei Drittel ein Gewicht unterhalb der 10. %ile für das entsprechende Schwangerschaftsalter. Es handelt sich immer um unterernährte Kinder, die wahrscheinlich einen höheren Sauerstoffverbrauch pro Einheit des Körpergewichtes aufweisen. Die Glykogen- und Fettreserven sind ungenügend und das Verhältnis der Leber als Hauptglykogenspeicher zur Gehirngröße (höherer Sauerstoffverbrauch) ist zugunsten des Ge-

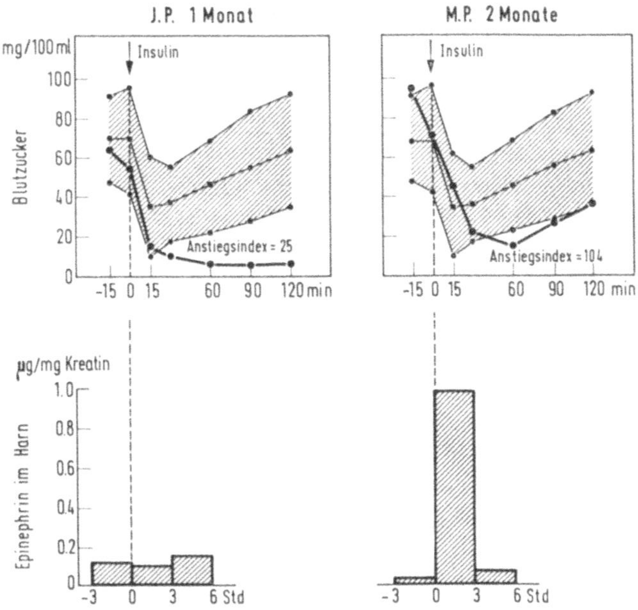

Abb. 2. Insulinbelastung bei Säuglingshypoglykämie. Links: Hypoglykämie Typ Zetterström mit fehlendem Adrenalinanstieg. Rechts: idiopathische infantile Hypoglykämie mit normalem Adrenalinanstieg

hirns verschoben. Die stark gestörte Homöostase, bedingt hauptsächlich durch die ungenügenden Glykogenreserven und die nur schwach ausgebildete Gluconeogenese (McCance u. Strangeways, 1954) sowie den vermehrten peripheren Glucoseverbrauch infolge plötzlichen Erwachens vitaler Lebensfunktionen, sind ebenfalls Faktoren, die für die Entstehung der transitorischen Hypoglykämie verantwortlich gemacht werden können.

Die frühere vereinfachende Auffassung, daß die neonatale Hypoglykämie durch einen Hyperinsulinismus bedingt sei, ist widerlegt durch die verminderte Glucosetoleranz und die allerdings nur selten durchgeführten, in der Regel normal ausfallenden Insulinbestimmungen.

Die physiologische Acidose der Neugeborenenzeit hemmt ferner die Insulinwirkung, welche in dieser Zeit ohnehin schon vermindert ist. Auch die Leucin- und Tolbutamid-Belastung sind nicht in der Lage, eine normale Insulinsekretion hervorzurufen (Cornblath u. Schwartz, 1966). Adrenalin wird normal sezerniert und steigt nach Insulin-induzierter Hypoglykämie an. Bei zwei eigenen Patienten, einer davon an einer Broberger-Zetterström-Form leidend und einer an einer idiopathischen infantilen Form McQuarrie, konnten wir ein Fehlen bzw. eine normale Adrenalinausscheidung feststellen (Abb. 2).

Der Wachstumshormon- und Cortisol-Spiegel im Plasma ist in den ersten Lebenstagen sogar erhöht und die Cortisol-Sekretionsrate ist beim Neugeborenen größer als später (Kenny u. Preeyasombat, 1967).

Milner u. Wright (1967) konnten feststellen, daß nach Glucagon auch beim Neugeborenen die Blutglucose deutlich ansteigt; gleichzeitig kommt es zu einem Abfall der freien Fettsäuren, einem kurzen, wahrscheinlich durch direkte Stimulation bedingten Insulinanstieg, sowie zu einem Anstieg des Wachstumshormons.

Die Bedeutung dieses gleichzeitigen Anstieges von Insulin- und Wachstumshormon mag in der synergischen Stimulation des Eiweißaufbaues liegen, der im Neugeborenenalter unvergleichlich größer ist als später.

Die Tatsache, daß sich sowohl bei der Tolbutamid- wie bei der Leucin-Belastung eine ausgeprägte Hypoglykämie nachweisen läßt, unterstützt die Hypothese der ungenügenden Glykogenreserven.

Klinik. Die Neugeborenen mit Hypoglykämie zeigen oft keine klinischen Manifestationen. In etwa 10‰ aller Neugeborenen treten aber klinische Zeichen auf (Griffiths, 1968). Bei „low birth weight babies" fanden Pildes *et al.* (1967) in den ersten 5 Lebenstagen eine viel höhere Incidenz einer symptomatischen Hypoglykämie als bei Normalen und zwar bis zu 5,7%, die durch intravenöse Glucosezufuhr behoben werden konnte. Griffiths (1968) hat eine kritische Note hinzugefügt, indem er bei 1000 Neugeborenen mit und ohne neonatale Hypoglykämie, die mit genauen Parametern kontrolliert wurden, erstaunlicherweise keinen klinischen Unterschied fand. Wenn man die Schwierigkeiten solcher Untersuchungen berücksichtigt, versteht man, daß diese bemerkenswerte Beobachtung einer Kontrolle bedarf.

Die klinischen Zeichen der neonatalen Hypoglykämie sind unspezifisch. Charakteristisch sind rezidivierende Anfälle von Tremor, Cyanose-Attacken, generalisierte oder an den Extremitäten lokalisierte, unter Umständen asymmetrische tonisch-klonische Krämpfe, Apnoe, Dyspnoe, Apathie, Muskelhypotonie (Abb. 3). Systematische Untersuchungen haben gezeigt, daß auch sehr tiefe Glucose-Werte ohne klinische Manifestationen bleiben können. Die Betrachtung einer solchen Symptomatologie erlaubt sofort die Schlußfolgerung, daß viele andere Erkrankungen des Neugeborenen ein ähnliches Bild zeigen können. Es handelt sich besonders um Erkrankungen des Zentralnervensystems, septische Zustände, kongenitale oder erworbene Herzfehler sowie viele metabolische Erkrankungen. Manchmal sind solche Affektionen von einer Hypoglykämie begleitet.

Prognose. Bei den asymptomatischen Formen der transitorischen Hypoglykämie des Neugeborenen ist die Prognose wahrscheinlich relativ gut. Das Fehlen von systematischen longitudinalen Kontrollen ermöglicht keine einwandfreie Schlußfolgerung. Bei den symptomatischen Formen hingegen sollen bei 30—50% der Patienten Zeichen einer Schädigung des Zentralnervensystems, gestörte geistige Entwicklung oder andere neurologische Befunde nachweisbar sein (Haworth u. McRae, 1967). In neuerer Zeit wurde auf die Häufigkeit der Kombination Katarakt-Hypoglykämie hingewiesen. Bis zu 20% der Hypoglykämien, hauptsächlich beim Typ Broberger-Zetterström, sollen nach Monaten oder Jahren eine Katarakt aufweisen (Gabilain u. Chaussain, 1969). Bei 8 unserer Patienten mit Hypoglykämie Typ Broberger-Zetterström fand sich zweimal eine doppelseitige Katarakt.

Diagnose und Differentialdiagnose. Die Diagnose wird gestellt, wenn der Blutzucker bei symptomatischen Neugeborenen unterhalb der schon erwähnten Werte sinkt, und wenn die Symptome nach Glucose-Zufuhr verschwinden. Bleibt die Symptomatologie unverändert, muß man an andere Ätiologien denken. Eine persistierende Polycythämie sowie eine Erythroblastosis foetalis können ebenfalls ausgesprochene Hypoglykämien zeigen. Die Anamnese, hauptsächlich das Vorliegen einer Makrosomie, soll an die Möglichkeit einer Hypoglykämie bei Kindern von diabetischen Müttern in differentialdiagnostischer Hinsicht erinnern. Die Differentialdiagnose muß aber noch viele andere Affektionen des Neugeborenen einbeziehen. Hirnblutungen und Kernikterus sowie eine kongenitale Herzaffektion sind in der Regel durch andere klinische Zeichen zu unterscheiden. Schwerer

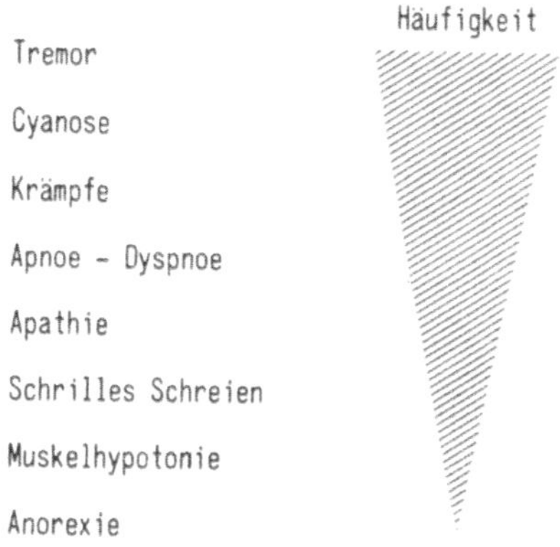

Abb. 3. Klinik der neonatalen Hypoglykämien

ist die Differentialdiagnose mit den Krampfkrankheiten. Die hypocalcämische Tetanie kann genau die gleichen Symptome aufweisen. Eine schwere Geburt ist bei beiden Affektionen beobachtet worden. Die pyridoxinabhängigen Krämpfe und die Hypomagnesiämie sind selten zu beobachten. Die Gruppe der durch Enzymdefekte bedingten Hypoglykämien kann beträchtliche Schwierigkeiten bieten, die zum Teil nur durch die blutchemischen Untersuchungen mit Sicherheit zu diagnostizieren sind. Es sei besonders auf die Kombination einer therapieresistenten schweren Hypoglykämie mit einer ebenso therapieresistenten Acidose hingewiesen, die typischerweise beim Typ I der Glykogenose anzutreffen ist.

Therapie. Als Notfalltherapie wird eine Dauerinfusion mit 100 ml/kg/die einer 10—20% Glucoselösung verabreicht. Nach 24 Std wird die Glucoselösung auf 10% festgelegt in einer Verdünnung $^1/_5$—$^1/_4$ physiologische NaCl-Lösung und $^4/_5$—$^3/_4$ Glucoselösung 10% (später 5%). Bei Ausbleiben des Erfolges werden Prednison oder ACTH empfohlen. Glucagon wird neuerdings weniger angewandt.

II. Hypoglykämie bei Kindern diabetischer Mütter (Embryopathia diabetica)

Die Bezeichnung „*Embryopathia diabetica*" ist eigentlich irreführend, denn abgesehen von der umstrittenen Häufung von Mißbildungen bestehen keine stichhaltigen Anhaltspunkte für eine echte Störung in der Embryonalzeit. Kinder diabetischer Mütter zeigen eine Makrosomie und häufig eine schwere, bereits in den ersten Lebensstunden beginnende Hypoglykämie, die während Tagen fortbestehen kann. Die Pathogenese der Hyperplasie der Langerhansschen Inseln ist noch nicht vollständig geklärt. Die durch den hohen Insulinspiegel bedingte Hypoglykämie ist oft ziemlich therapieresistent und verlangt während Tagen große Glucosemengen, die intravenös zu applizieren sind. Während der Schwangerschaft ist die evtl. orale antidiabetische Therapie durch Insulin zu ersetzen.

Ein ähnliches Bild kann auch bei Kindern nicht-diabetischer Mütter mit den gleichen klinischen Manifestationen beobachtet werden. Auch hier steht die hartnäckige, fast immer vollständig therapieresistente Hypoglykämie im Vordergrund. Hansson u. Redin (1963) haben diese Formen als „*infants giants*“, d.h. Riesenkinder wegen der Makrosomie oder „*Pseudofetopathia diabetica*“ bezeichnet. Sowohl das klinische wie das pathologisch-anatomische Bild unterscheiden sich nicht von der sog. *Embryopathia diabetica*. Nur die Prognose ist viel schlechter und die Anamnese ist bezüglich des Diabetes stumm. Ob es sich um eine selbständige Krankheit handelt, ist nicht sicher.

III. Hypoglykämie bei Erythroblastosis fetalis

Auch Kinder mit Erythroblastosis fetalis zeigen ein pathologisch-anatomisches Bild, das sich nicht von demjenigen der Kinder einer diabetischen Mutter unterscheidet, d.h.: Hyperplasie der Langerhansschen Inseln, Herzglykogenose, extramedulläre erythropoietische Herde, hauptsächlich in der Leber. In einem Drittel von 16 Fällen konnten Barrett u. Oliver (1968) eine Hypoglykämie nachweisen. Bei 4 dieser Kinder wurde die Insulinämie bestimmt, und es wurden erhöhte Werte gefunden. Ähnlich wie bei den Kindern diabetischer Mütter ist die Hyperinsulinämie wahrscheinlich auf die β-Zell-Hyperplasie zurückzuführen (Potter *et al.*), deren Pathogenese hingegen unklar ist. Jedenfalls konnte ein vermehrter Insulingehalt im Pancreas festgestellt werden (Driscoll u. Steinke, 1967).

IV. Hypoglykämie bei Polyglobulie

Das Auftreten einer neonatalen Hypoglykämie bei Polyglobulie ist bis vor kurzem ungenügend untersucht worden. Wood (1959) konnte zum ersten Mal die Kombination der Polyglobulie mit Cyanose und Krampfanfällen beim Neugeborenen beobachten. Auch Cornblath (1966) hat bei 7 Patienten mit Hypoglykämie eine Polyglobulie mit Hämoglobinwerten über 25 g-% gefunden, die während der ersten Lebenswochen anhielt. Erst nach der Normalisierung der Polyglobulie konnte die therapierefraktäre Hypoglykämie beseitigt werden. Auch bei einem unserer Patienten konnten wir dieselbe Kombination feststellen. Bei allen persistierenden Polyglobulien des Neugeborenen ist eine Überwachung der Blutglucosewerte gerechtfertigt (Abb. 4).

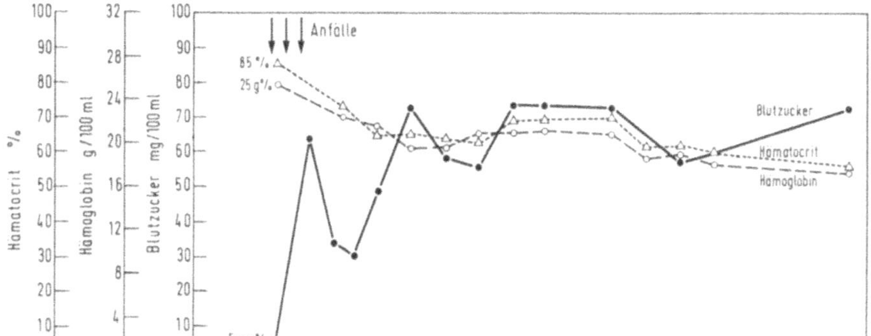

Abb. 4. Neonatale Hypoglykämie bei Polyglobulie

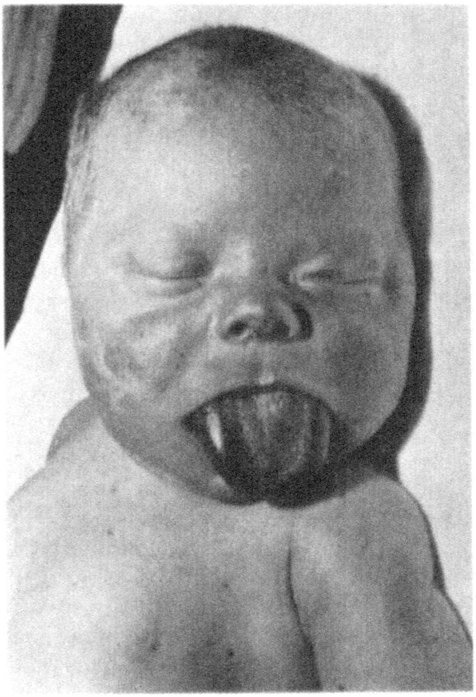

Abb. 5. Makroglossie bei Beckwith-Combs-Wiedemann-Syndrom

V. Hypoglykämie beim Beckwith-Combs-Wiedemann-Syndrom

Es handelt sich um ein Syndrom, das durch folgende Symptome gekennzeichnet ist: ausgeprägte Makroglossie, Mikrocephalie, Hepatomegalie, Gigantismus, renale Hyperplasie, Omphalocele, oft Polycythämie (Abb. 5). Beckwith *et al.* (1964) haben zum ersten Mal das eigenartige Zusammentreffen dieser Symptome beschrieben. Combs *et al.* (1966) fanden die gleichen klinischen Manifestationen in Kombination mit einer schweren Hypoglykämie.

Wiedemann *et al.* (1968) haben dem Problem eine eingehende Studie gewidmet. Beckwith *et al.* konnten eine Hyperplasie der Langerhansschen Inseln feststellen und in einem von den drei von Combs beobachteten Fällen fanden sich eine Hyperinsulinämie. Bei einem von uns beobachteten Patienten fand sich neben der Makroglossie die typische Kardiomegalie und deutlich vergrößerte Nieren. Die Plasma-Glucose betrug nur 4,4 mg/100 ml und das radio-immunologisch bestimmte Serum-Insulin war auf 108 μE/ml erhöht. Es fehlte die Polycythämie. Die nach dem plötzlichen Exitus am zweiten Lebenstag durchgeführte Autopsie bestätigte die klinische Diagnose und histologisch konnte eine Hyperplasie der Langerhansschen Inseln festgestellt werden, wie dies auch von anderen Autoren beobachtet wurde (Sotelo-Avila u. Singer, 1970).

VI. Hypoglykämie bei Kälte („cold injury")

1957 haben Mann u. Elliot erstmals auf die komplexe Symptomatologie kälteexponierter Neugeborener aufmerksam gemacht. Unter anderem zeigen sie

Ödeme, Hauterytheme an Händen und Füßen sowie schwaches Schreien. Da erfahrungsgemäß vor allem bei rascher Erwärmung Hypoglykämien auftreten, ist auf eine langsame Korrektur der Temperatur zu achten. In der Regel ist auch intravenöse Verabreichung von Glucose sowie Gabe von Antibiotica zur Abschirmung wegen der dabei häufig beobachteten pulmonalen Komplikationen angezeigt.

VII. Seltenere Hypoglykämien des Neugeborenen

Hypoglykämien in der Neugeborenenzeit können auch als Frühmanifestation der idiopathischen Formen oder als angeborene Stoffwechselstörungen auftreten. Inselzelladenome sind beschrieben worden, gehören aber zu den größten Seltenheiten. Bei hartnäckigen, mit schlechtem Gedeihen einhergehenden Hypoglykämien, die auf die üblichen therapeutischen Maßnahmen nicht ansprechen, ist jedoch eine explorative Laparatomie indiziert.

VIII. Idiopathische infantile Hypoglykämie McQuarrie

1954 faßte McQuarrie eine Gruppe von kindlichen Hypoglykämien unter dem Begriff der „idiopathischen, spontan auftretenden Hypoglykämie des Säuglings" zusammen. Schon die vage Bezeichnung weist auf die vielen unklaren Punkte des Syndroms hin. Auch die Entwicklung neuerer Untersuchungsmethoden, einschließlich hormoneller Bestimmungsmethoden, führte nicht zu präziserer Definition. Ungefähr 30% der idiopathischen Formen erwiesen sich als „leucinempfindlich" und bilden somit ein eigenes Kapitel (vgl. S. 201). Als gemeinsames Kriterium dieser als „idiopathische Hypoglykämie" zu bezeichnenden Form sei die gesteigerte Insulinsensibilität hervorgehoben, ohne Nachweis eines Mangels der bisher erfaßbaren Gegenregulationshormone, sowie das therapeutische Ansprechen auf Cortison oder ACTH. Wenn auch noch viele Unklarheiten herrschen, besteht doch die Tatsache, daß durch die Früherfassung der Hypoglykämie schwere Dauerschäden zu vermeiden sind. Zwei Drittel der Fälle manifestieren sich in den ersten 6 Lebensmonaten, nicht selten auch in der Neugeborenenzeit, häufig mit uncharakteristischer Symptomatik. Es steht auch fest, daß zwei Drittel davon bei zu spät einsetzender Behandlung eine bleibende Schädigung des Gehirns aufweisen.

Frühere Arbeiten haben gezeigt, daß derartige neurologische Schädigungen fast ausschließlich bei untergewichtigen Kindern zu beobachten waren (Etheridge u. Millichap, 1964). Andererseits konnten Cornblath u. Schwartz (1966) zeigen, daß neurologische Folgen unabhängig vom Geburtsgewicht auftreten. Auch die Beobachtungen von Kogut *et al.* (1969) weisen darauf hin, daß das Wesentliche in der Entstehung der neurologischen Störungen gar nicht im Alter oder Gewicht, sondern vielmehr in der Schwere und Dauer der Hypoglykämie liegt. Die Häufigkeit der geistigen Entwicklungsstörungen und der neurologischen Folgen war bei Auftreten der Hypoglykämie während oder nach dem 1. Lebensjahr identisch. Da die „idiopathische Hypoglykämie" schon in der Neugeborenenzeit auftreten kann, neigt man dazu, sie zunächst als „transitorische, neonatale Hypoglykämie" zu bezeichnen. Patienten, die ein Wiederauftreten von Hypoglykämie nach der Neugeborenenzeit gezeigt haben, sind wiederholt beschrieben worden (Cornblath u. Reisner, 1965; Haworth u. McRae, 1967).

Die Pathogenese der „idiopathischen infantilen Hypoglykämien" ist völlig unbekannt. Die Tatsache, daß ACTH und Cortison in vielen Fällen wirken, hat zur Erklärung des Entstehungsmechanismus keinen Beitrag geleistet.

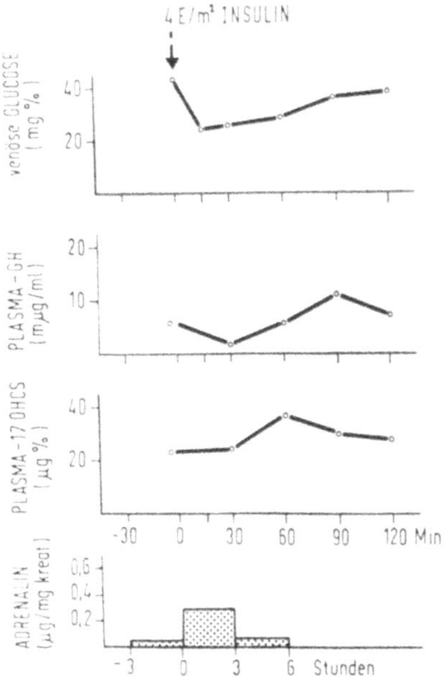

Abb. 6. Idiopathische infantile Hypoglykämie; Insulin-Belastung. K. F., ♀, $1^1/_2$ Jahre

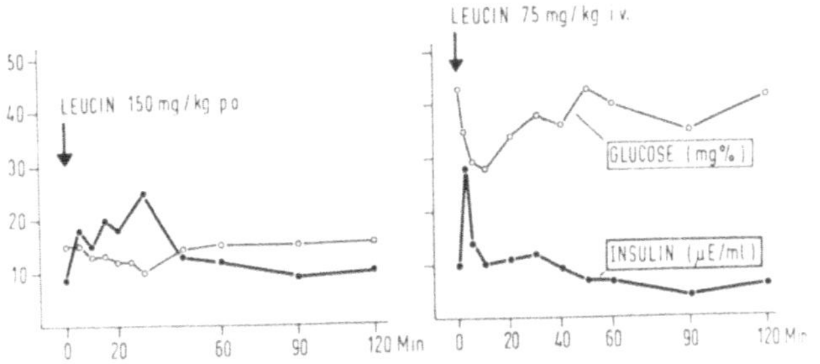

Abb. 7. Idiopathische infantile Hypoglykämie; Leucinbelastung K. F., ♀, $1^1/_2$ Jahre

Die Symptomatik deckt sich mit derjenigen der allgemeinen Manifestationen der Hypoglykämien (S. 187). Von Bedeutung ist, daß die Anfälle charakteristischerweise im nüchternen Zustand auftreten, daß die Krankheit meistens einen schubweisen, nicht progredienten Verlauf nimmt und daß sie in der Regel nach einigen Jahren zur spontanen Heilung führt.

Diagnose. Obwohl es sich um ein heterogenes Kapitel handelt, sind einige einheitliche Befunde bei Belastungsuntersuchungen ziemlich charakteristisch. Die Insulinbelastung zeigt typischerweise eine Glucosekurve mit fehlendem Wiederanstieg, obschon von den Gegenregulationsfaktoren das Wachstumshormon und Cortisol im Plasma sowie das Adrenalin im Urin einen normalen Anstieg aufweisen. Über das Verhalten des Glucagons liegen noch keine Daten vor (Abb. 6).

Die Leucinbelastung per os und intravenös führt nur zu einem geringen und kurzdauernden Anstieg der Insulinämie mit entsprechend leichter und vorübergehender Hypoglykämie (Abb. 7).

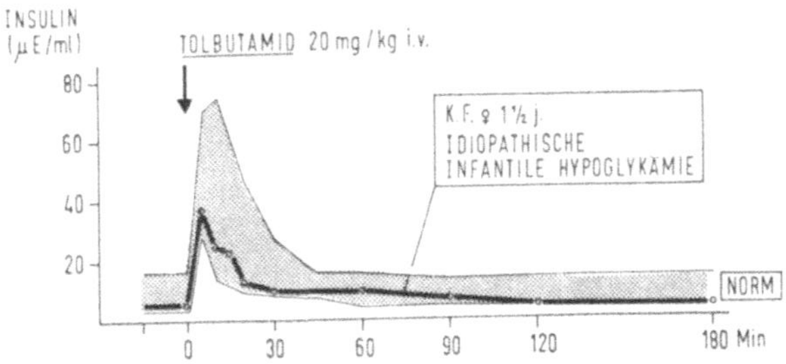

Abb. 8. Venöse Blutzuckerwerte: nüchtern 30 mg-%, 10 min 19 mg-%, 20 min 21 mg-%, 30 min 22 mg-%, 60 min 24 mg-%, 120 min 25 mg-%, 180 min 28 mg-%

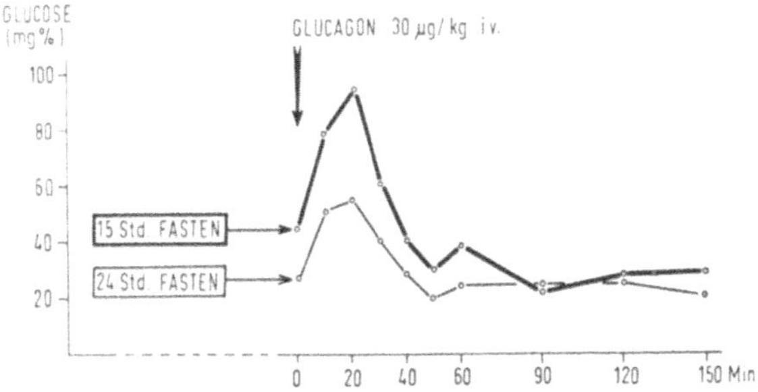

Abb. 9. Idiopathische infantile Hypoglykämie. Beeinflussung der Glucagonbelastung durch Fasten

Die von anderen Autoren beobachtete Steigerung der Insulinsekretion nach Tolbutamidverabreichung ist nach unseren Erfahrungen kein konstanter Befund (Abb. 8).

Auch nach 24stündigem Fasten kann mittels Glucagon Glucose mobilisiert werden, so daß die von Loeb (1964) postulierte Hypothese einer verminderten Leberglykogenreserve in Frage gestellt ist (Abb. 9).

Die Therapie besteht in häufigen, eiweißreichen Mahlzeiten, auch ein- bis zweimal in der Nacht. Als Medikamente sind Steroide oder ACTH zwar sehr erfolgreich, doch führen sie zwangsläufig zu einem Cushing-Syndrom. Deshalb ist heute Diazoxid eventuell in Kombination mit Trichlormethiazid eindeutig der Vorzug zu geben. Auch ein Glucagon-Depot oder humanes Wachstumshormon kommen in Frage. Bei schweren Fällen, die sich gegenüber allen erwähnten therapeutischen Maßnahmen als resistent erweisen, ist die subtotale Pankreatektomie als „ultima ratio“ zu empfehlen.

IX. Hypoglykämie bei Nebennierenmark-Insuffizienz (Broberger, Jungner, Zetterström)

Beim Studium einer Gruppe von spontanen, idiopathischen Hypoglykämien beim Kinde konnten 1959 Broberger, Jungner, Zetterström die interessante Beobachtung machen, daß ein Teil davon keine physiologische Steigerung der Adrenalinausscheidung im Urin nach einer durch Insulin künstlich erzeugten Hypoglykämie aufwies. Diese Beobachtung wurde in der Folge bestätigt, und

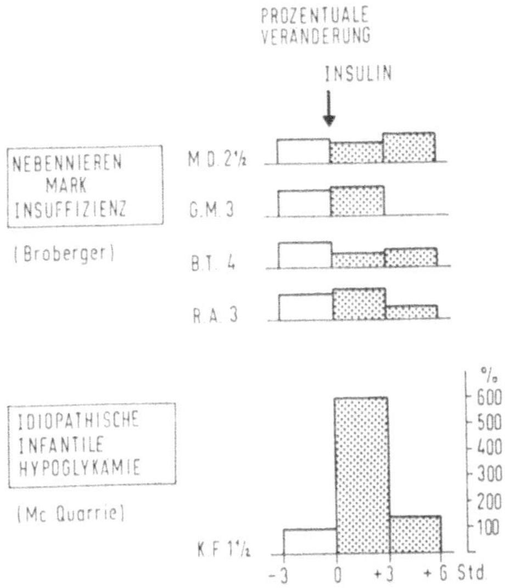

Abb. 10. Hypoglykämie bei Nebennieren-Markinsuffizienz, Katecholamin-Ausscheidung bei Insulinbelastung

obwohl auch in dieser Gruppe noch viele unklare Aspekte vorliegen, ist man berechtigt, auch aus therapeutischen Gründen, sie als eigene Gruppe zu betrachten. Sicherlich gibt es auch transitorische Formen, bei welchen die mangelnde Adrenalinausschüttung nur während einigen Monaten feststellbar ist. Zurbrügg u. Sidiropoulos (1970) haben bei einigen Neugeborenen mit Hirnblutungen die auffallende Beobachtung machen können, daß die normale Steigerung der Adrenalinurie in der Insulin-induzierten Hypoglykämie zunächst während einigen Monaten ausblieb, um sich erst später z. T. allmählich zu normalisieren. Es handelt sich um „transitorische Formen" der Broberger-, Jungner- und Zetterström-Hypoglykämie, die einer weiteren Kontrolle bedürfen.

Die Pathogenese ist auch hier unbekannt. Von pathogenetischem Interesse ist die Beobachtung von Tietze *et al.* (1970) betreffend einer gleichzeitigen Dysfunktion der „Hypothalamus-Hypophysen-Nebennierenrindenachse". Die simultane, aber voneinander nicht abhängige Störung der beiden Regulationssysteme weist auf eine gemeinsame Ursache hin, die am ehesten im Hypothalamus lokalisiert werden muß, der den beiden Achsen übergeordnet ist. Auch diese Form, wie diejenige von McQuarrie, ist wahrscheinlich normoinsulinämisch.

Die Symptomatik unterscheidet sich charakteristischerweise von den gewöhnlichen Hypoglykämien durch das Fehlen der sympathicotonen Zeichen wie Schweißausbrüche, Blässe, Tachykardie etc. Sie tritt vorwiegend bei Knaben und in der Regel nach Mangelgeburten auf.

Die Diagnose wird hauptsächlich durch die Adrenalin-Bestimmung im Urin während der Insulin-Hypoglykämie bestätigt. Der Wachstumshormon-Spiegel im Plasma steigt normal an (Abb. 10).

Therapie. Die Anfälle bei dieser Form treten meistens nur selten auf. Deswegen erübrigt sich eine Dauertherapie. Wenn nötig, wird Ephedrinsulfat 5 bis 10 mg zweimal/Tag per os empfohlen. Beim Notfall wird eine Glucagon-Injektion à 1 mg i.m. oder i.v. verabreicht.

X. Ketotische Hypoglykämie

Seit vielen Jahren ist bekannt, daß Kinder mit sog. cyclischem acetonämischen Erbrechen in der Frühphase eine Hypoglykämie mit Vermehrung der Ketonkörper im Blut und Acetonurie aufweisen (Ross u. Josephs, 1924; Rector u. Jennings, 1937). Erst später wurde das Syndrom klarer umschrieben. Colle u. Ulstrom (1964) haben die Kriterien zur Diagnosestellung einer ketotischen Hypoglykämie folgendermaßen festgelegt:

a) Auftreten einer starken Acetonurie 8—12 Std nach Beginn einer hypokalorischen, fettreichen und kohlenhydratarmen Diät.

b) Manifestwerden einer symptomatischen Hypoglykämie.

c) Fehlen der Hyperglykämie nach Glucagonbelastung in der hypoglykämischen Phase.

Dieses Syndrom tritt in der Regel überwiegend bei Knaben nach dem ersten Lebensjahr und bei untergewichtigen Kindern auf. Es sind aber auch Ausnahmen bekannt, und Kogut *et al.* (1969) konnten ein solches Bild schon im Neugeborenenalter beobachten. Es soll sich um die *häufigste Form der Hypoglykämie im Kindesalter* handeln. Offen bleibt noch, ob es sich um eine spezifische Entität handelt oder nicht. Sie bildet z.B. eine typische Erscheinung beim Reye-Syndrom (Reye *et al.*, 1963). Die Kombination Hypoglykämie-Ketose wurde auch familiär und bei Zwillingen beobachtet, ohne daß man von einer Erblichkeit sprechen darf. Sehr häufig handelt es sich um Kinder von Eltern, welche selber, hauptsächlich in der Jugend, eine ausgesprochene, klinisch faßbare, neurovegetative Labilität zeigten.

Die Pathogenese ist auch bei dieser Gruppe unklar. Man ist geneigt anzunehmen, daß es sich primär um eine Regulationsstörung des neurovegetativen Systems handelt, die zur Hypoglykämie mit sekundärer Ketose führt. Kogut *et al.* konnten bei den eigenen Patienten ein Ausbleiben des Insulinanstieges während der ketogenen Diät feststellen, während die Plasma-FFA stets erhöht waren. Biopsien der Leber während des hypoglykämischen Anfalles haben eine Verminderung des Glykogengehaltes ergeben (Sauls, 1966). Auch unter Tolbutamid steigt das Insulin ungenügend an, so daß eine Unterfunktion der β-Zellen im weitesten Sinne anzunehmen ist. Madison *et al.* (1964) haben postuliert und zum Teil bewiesen, daß bei normalen Menschen mit Hypoglykämie und Hyperketonämie die Ketonkörper die Insulinsekretion stimulieren, die ihrerseits die hepatische Ketonbildung regelt. Man kann annehmen, daß bei der ketotischen Hypoglykämie dieser Mechanismus schlecht funktioniert.

Symptomatik. Die Patienten mit ketotischer Hypoglykämie sind in der Regel deutlich neurovegetativ stigmatisiert. Sie zeigen eine große psychische Labilität, sind sehr empfindlich und oft eigenwillig. Eine banale psychische Aufregung sowie ein Infekt können das auslösende Moment darstellen. Nach einer Periode von unspezifischen Zeichen wie Unwohlsein, Anorexie und Müdigkeit kann das Bild plötzlich dramatisch auftreten, mit tonisch-klonischen Krämpfen frühmorgens und darauffolgendem unstillbaren Erbrechen, das zum Coma, ja sogar ad exitum führen kann. Beim Reye-Syndrom, bei welchem oft eine Ketose und eine Hypoglykämie gefunden werden, zeigt die Autopsie eine schwere Encephalomalacie, eine fettige Degeneration der Leber und Vermehrung der Zahl der Langerhansschen Inseln. Die Attacken können sich wiederholen und hören in der Regel im Schulalter spontan auf. Die Intelligenz kann infolge der sich wiederholenden anoxämischen Zustände beeinträchtigt werden. Von 13 Kindern fanden Kogut *et al.* 6 mit einem IQ unterhalb 90; in 5 Fällen konnten elektroencephalographische Veränderungen außerhalb der konvulsiven Phase erfaßt werden.

Augenanomalien wie Cataracta, Visusstörungen sowie kongenitale Colobomata sind im Schrifttum erwähnt.

Die Diagnose wird hauptsächlich durch die pathologisch verlaufende Glucose-Kurve und durch das Frühauftreten der Ketonurie nach ketogener kalorienarmer Diät charakterisiert. Die Acetonurie tritt bei der ketogenen Hypoglykämie in der Regel 8—12 Std nach Beginn der ketogenen Diät auf. Die typischen Zeichen der Hypoglykämie erscheinen 6—12 Std nach dem Auftreten der Acetonurie. In dieser Phase konnten KOGUT *et al.* keinen Anstieg des Insulins feststellen, während die FFA zwei- bis viermal höher als die Initialwerte waren. Ebenfalls typisch ist das Fehlen der physiologischen Hyperglykämie nach einer Glucagonbelastung. Die intravenöse Verabreichung von Glucose zeigt eine rasche Normalisierung aller pathologischen Werte. Die Leucinbelastung weist kein Sinken des Blutzuckers auf, während die intravenöse Tolbutamid-Belastung erstaunlicherweise fast regelmäßig ein abnormes Sinken des Blutzuckers hervorruft, allerdings mit rascher Normalisierung nach 60—90 min. Der Insulinspiegel bleibt dabei unverändert. Die Glucagonbelastung fällt außerhalb der Anfälle nach 12stündigem Fasten normal aus.

Therapie. Im akuten Anfall ist die Glucose-Verabreichung, womöglich intravenös, oft lebensrettend. Zu vermeiden ist eine fettreiche Kost, dagegen sollen Kohlenhydrate, in kleinen Mahlzeiten verteilt, während des Tages bis spät am Abend reichlich gegeben werden. Bei Auftreten einer Acetonurie am Morgen empfiehlt sich eine sofortige höhere Kohlenhydratzufuhr.

XI. Leucin-sensible Hypoglykämie

Bei der Analyse einer Gruppe von „idiopathischen Hypoglykämien" fiel 1956 COCHRANE u. PAYNE auf, daß gewisse Kinder, welche mit einer proteinreichen, kohlenhydratarmen Diät behandelt wurden, eine auffallende Vermehrung der Zahl und der Schwere der Krampfzustände zeigten, während die Hypoglykämie immer deutlicher wurde. Die genaue Anamnese ermöglichte die Feststellung, daß solche Attacken überwiegend postprandial auftraten. Weitere Untersuchungen zeigten, daß die perorale Verabreichung von L-Leucin einen plötzlichen Abfall des Blutzuckers zur Folge hatte. Bei solchen Kindern führte die Verabreichung von Caseinhydrolysat sowie L-Leucin zu einer starken Erregung, die von Blässe und Störung des Sensoriums begleitet war. Die gleiche Symptomatologie wird auch mit Iso-Leucin und ihrem Ketosäure-Derivat, der α-Keto-Isocapron-Säure, beobachtet. Auch Kinder mit Insel-Zell-Tumoren und β Zell-Hyperplasien können gelegentlich ähnlich reagieren. Die gleiche Wirkung wurde auch bei einigen normalen Kindern beobachtet.

Pathogenese. Die leucinsensible Hypoglykämie gehört zur Gruppe der hyperinsulinämischen Formen. Obwohl eine biochemische Erklärung des Mechanismus, der zu einer Hypoglykämie führt, noch aussteht, muß man annehmen, daß Leucin einen β-Zell-stimulierenden Effekt entfaltet. Die Leucinbelastung führt meistens zu einer deutlichen Erhöhung der Insulinämie, welche ihrerseits die Hypoglykämie bewirkt (GRUMBACH u. KAPLAN, 1960; MABRY *et al.*, 1960; FLOYD *et al.*, 1964). Eine vorhergehende Sulfonylurea-Verabreichung verstärkt die Hyperinsulinämie. Auch die günstige Wirkung der Diazoxid-Therapie bei Patienten mit leucinsensibler Hypoglykämie kann im gleichen Sinne erklärt werden, indem das Medikament die Insulinsekretion hemmt. Die Tatsache, daß zwei Patienten von KOGUT *et al.* mit leucinempfindlicher Hypoglykämie weiter pathologisch reagieren, auch nach subtotaler Pankreatektomie, läßt aber auch andere Hypothesen offen. Experimente in vitro mit Rattenleber haben ferner

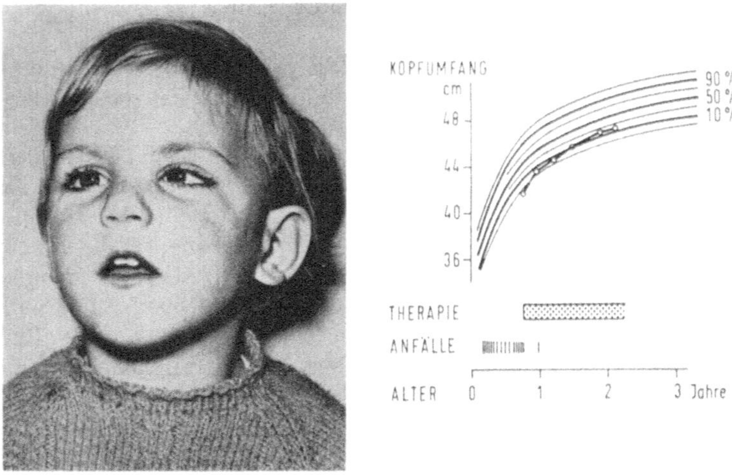

Abb. 11. Leucin-sensible Hypoglykämie. S. M., $2^2/_{12}$ Jahre alt, ♀

gezeigt, daß sich Leucin bei der Glykogenolyse in hemmendem Sinne einschaltet, was ebenfalls zur Entstehung der Hypoglykämie beiträgt. Außerdem haben Tierexperimente gezeigt, daß Leucin die Gluconeogenese sowie die Glucose-Lieferung seitens der Leber beeinträchtigen kann (Cornblath u. Reisner, 1965; Rosenthal *et al.*, 1964). Nach anderen Autoren ist Glucagon imstande, die durch Leucin hervorgerufene Hypoglykämie zu normalisieren. Sie nehmen deswegen an, daß Leucin nicht direkt mit der Glykogenolyse interferiert und daß die Glykogenreserven genügend sind (Javier u. Gershberg, 1966; Rosenthal *et al.*, 1964). Die Tatsache, daß die Krämpfe vor dem Auftreten einer echten Hypoglykämie zum Vorschein kommen können, läßt zudem eine direkte toxische Wirkung des Leucins auf das Zentralnervensystem vermuten.

Die Symptomatik ist charakterisiert durch das Auftreten der hypoglykämischen Anfälle nach den Mahlzeiten. Sie können aber auch beim nüchternen Kind vorkommen. Im Gegensatz zum Inselzelladenom ist der Verlauf nicht progredient. Diese Hypoglykämie-Form zeigt im Gegensatz zu den anderen keine Bevorzugung untergewichtiger Kinder. Obwohl die Krankheit auch bei anderen Familienmitgliedern beobachtet wurde, fehlen genaue Anhaltspunkte für die Annahme einer erblichen Komponente. Geiegentlich wird ein Wachstumsrückstand beobachtet und bei unbehandelten Fällen wird das Auftreten einer Hirnatrophie mit Mikrocephalie wiederholt erwähnt, was die Prognose bei dieser Form sehr ernst werden läßt. Bei einer eigenen Beobachtung führte die Einführung einer leucinarmen Kost zum schlagartigen Verschwinden der Anfälle und interessanterweise auch zum Aufholen des Kopfwachstums (Abb. 11).

Diagnose. Definitionsgemäß ist die pathologische Reaktion auf eine L-Leucin-Verabreichung ausschlaggebend für die Diagnose. Allerdings zeigen auch andere Formen, wie die Inselzelladenome, ebenfalls gelegentlich einen pathologischen Verlauf der Glucose-Kurve. Bei normalen Kindern entsteht nach einer Leucin-Belastung nur eine geringe Insulin-Ausschüttung mit dem entsprechend geringen Blutzucker-Abfall (Abb. 13). Bei Leucin-empfindlichen Hypoglykämien tritt dagegen eine starke Hypoglykämie (mindestens 50% des Nüchternwertes), meistens eine Hyperinsulinämie sowie eine normale Vermehrung des Wachstumshormons, des Plasma-Cortisols und der Adrenalinurie auf (Abb. 12 und 13). Auch die orale

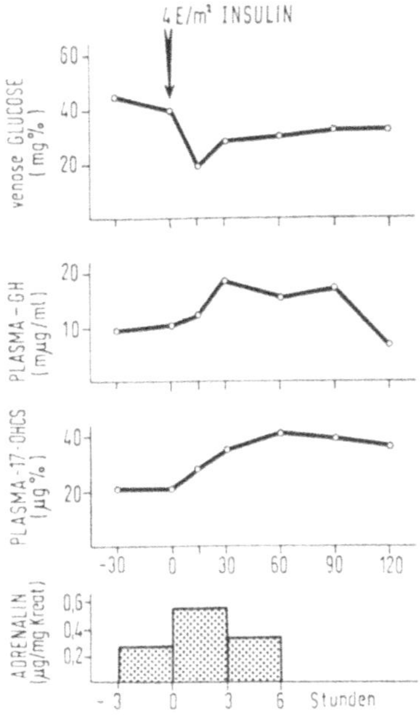

Abb. 12. Leucinsensible Hypoglykämie. Insulin-Belastung. S. M., ♀, 1 Jahr

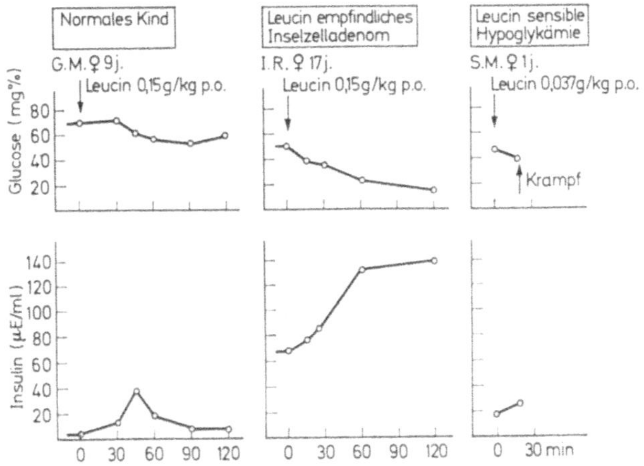

Abb. 13. Leucinbelastung beim normalen Kind, bei einem leucinempfindlichen Inselzelladenom und bei einer leucinsensiblen Hypoglykämie

Glucose-Belastung zeigt ein rasches Sinken der Glykämie, ebenfalls als Ausdruck des Hyperinsulinismus. Die intravenöse Tolbutamid-Belastung zeigt in der Regel ebenfalls ein pathologisches Sinken des Blutzuckers sowie eine Hyperinsulinämie (Abb. 14). Die Glucagonbelastung ist normal.

In der Regel verschwindet die Empfindlichkeit auf Leucin spontan mit 3 bis 6 Jahren (Cochrane, 1960). Bei 2 von 5 Patienten konnte Kogut jedoch eine weiterbestehende Leucin-Empfindlichkeit feststellen.

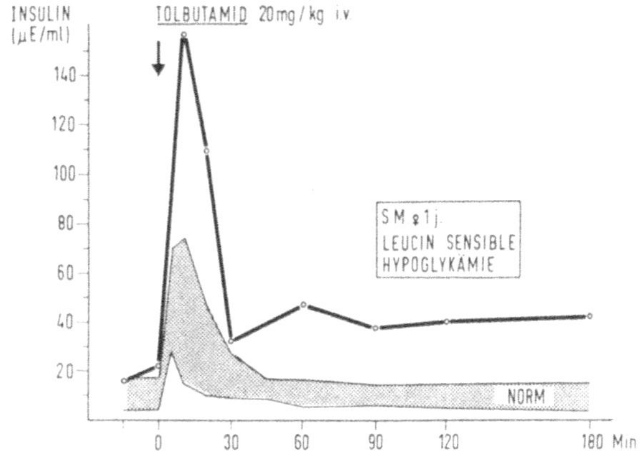

Abb. 14. Venöse Blutzuckerwerte: nüchtern 39 und 36 mg-%, 10 min 18 mg-%, 20 min 20 mg-%, 60 min 22 mg-%, 90 min 24 mg-%, 120 min 26 mg-%, 180 min 28 mg-%

Therapie. Im Gegensatz zu anderen Formen der kindlichen Hypoglykämie verlangt die leucinsensible Hypoglykämie nicht nur häufige Mahlzeiten (ein- bis zweimal nachts), sondern auch eine Kohlenhydratzufuhr eine halbe Stunde nach den Mahlzeiten. Als entscheidend für die psychomotorische Entwicklung hat sich auch eine leucinarme Kost erwiesen (Roth u. Segal, 1964).

XII. Seltenere Formen der kindlichen Hypoglykämien jenseits des Neugeborenenalters

Außer den erwähnten Formen von kindlichen Hypoglykämien seien noch einige seltenere aufgeführt. Das Inselzell-Adenom kann bei älteren Kindern gelegentlich auftreten, bei sehr jungen Kindern gehört es jedoch zu den Seltenheiten (Boley *et al.*, 1960; Crigler, 1962; Francois *et al.*, 1962). Die Symptomatologie kann wegen des Alters des Patienten äußerst dramatisch sein. Bei einer unserer Beobachtungen drückte sie sich in einer massiven Polyphagie aus, die innerhalb $2^1/_2$ Jahren zu einem Gewichtsanstieg von 30 kg führte. Die Anfälle treten beim Fasten und nach körperlicher Tätigkeit auf und werden immer häufiger. Die Insulinämie ist bei klassischen Fällen dauernd erhöht und sinkt auch beim Fasten nicht ab. Die Tolbutamid-Belastung fällt oft pathologisch aus wie auch die Leucin-Belastung. Eine weitere charakteristische Erscheinung ist die Progredienz. Die Therapie der Wahl ist die chirurgische Entfernung.

Auch *extrapankreatische Tumoren* in den Nebennieren, intraperitoneal oder intrathorakal, können zu Hypoglykämien führen. Verschiedene Faktoren können Hypoglykämie bewirken, eine postulierte Insulin-like-Aktivität, ein sekundärer Hyperinsulinismus infolge pankreatischer Stimulation, eine Verminderung der Gluconeogenese oder ein vermehrter Glucoseverbrauch durch die Tumormasse (Unger, 1966; Eymontt *et al.*, 1965; Nissan *et al.*, 1968; Silverstein *et al.*, 1966; Scholz *et al.*, 1967; Nissan *et al.*, 1968). Die durch Tumoren bedingten Hypoglykämien spielen im Erwachsenenalter eine unvergleichlich größere Rolle als im Kindesalter.

Ebenfalls sekundärer Natur sind die Hypoglykämien nach *Medikamenten-Intoxikationen* oder *-Überempfindlichkeit.* Salicylate (Limbeck *et al.*, 1965),

Acetohexamide (LAMPE, 1967), Amphetamine sowie selbstverständlich auch eine Überdosierung an Insulin können Hypoglykämien hervorrufen. Auch *Alkohol-Intoxikationen* führen vor allem beim fastenden Kind häufig zu Hypoglykämien (CUMMINS, 1961). Möglicherweise entsteht die Hypoglykämie infolge einer Hemmung der Gluconeogenese durch den Alkohol. In diesem Sinne sprechen auch die schweren Hypoglykämien, die bei Kindern mit Glykogenose Typ III nach Alkoholgenuß auftreten, da bei dieser Stoffwechselanomalie die Aufrechterhaltung des Glucosespiegels weitgehend von der Gluconeogenese abhängig ist (ZUPPINGER *et al.*, 1970).

Bei der *Ahornsirup-Krankheit* wurde von GRUMBACH und KAPLAN (1960) eine Hypoglykämie beschrieben (in Kombination mit der kongenitalen Stoffwechselstörung der Aminosäuren Valin, Leucin und Isoleucin). Der Mechanismus der Entstehung der Hypoglykämie ist unklar. Es scheint, daß es sich um eine Störung der Glucose-Resorption handelt, bedingt durch die inhibitorische Wirkung der Hyperleucinämie (DONNELL *et al.*, 1967). Andere Autoren glauben, daß es sich um einen Hyperinsulinismus, um eine Hemmung der Leber-Gluconeogenese (GREENBERG und REAVEN, 1966) oder der Glykogenolyse (PENSUVAN *et al.*, 1963) handle.

Bei *hypophysärem Zwergwuchs* kann es auch ohne nachweisbaren Ausfall von Cortisol zu Hypoglykämien kommen, die nach Substitution von humanem Wachstumshormon verschwinden. Diese Beobachtung weist darauf hin, daß im Kindesalter das Wachstumshormon in der Kohlenhydrat-Homeostase eine wichtigere Rolle spielt als beim Erwachsenen.

Eine letal verlaufende Hypoglykämie-Form wird bei Eingeborenen in JAMAICA nach Genuß von unreifen Ackee-Früchten beobachtet. Es scheint, daß die Hypoglykämie durch das Vorhandensein von zwei Ninhydrin-positiven Stoffen bedingt ist. Die Krankheit ist klinisch charakterisiert durch das plötzliche Auftreten von Erbrechen ohne Diarrhoe, gefolgt von Krämpfen und Exitus. Leider führt die intravenöse Glucose-Applikation nicht zum erhofften Ziel (JELLIFFE *et al.*, 1954; DE ROPP *et al.*, 1958).

Beim *Kwashiorkor* (WHARTON, 1970) wird eine Hypoglykämie häufig beobachtet. Eine hochgradige Leberverfettung kann ihre Entstehung erklären.

Literatur

BARRETT, C. T., OLIVER, T. K., JR.: Hypoglycemia and hyperinsulinism in infants with erythroblastosis fetalis. New Engl. J. Med. **278**, 1260—1262 (1968).

BECKWITH, J. B., WANG, C. I., DONNELL, G. N., GWINN, J. L.: Hyperplastic fetal visceromegaly with macroglossia, omphalocele, cytomegaly of adrenal cortex, postnatal somatic gigantism and other abnormalities: newly recognized syndrome. (Abst. No. 41.)Proc. Amer. Pediat. Soc., Seattle, Washington, June 16—18 (1964).

BOLEY, S. J., LIN, J., SCHIFFMANN, A.: Functioning pancreatic adenomas in infants and children. Surgery **48**, 592—605 (1960).

BROBERGER, O., JUNGNER, I., ZETTERSTRÖM, R.: Studies on spontaneous hypoglycemia in childhood. Failure to increase the epinephrine secretion in insulin-induced hypoglycemia. J. Pediat. **55**, 713—719 (1959).

COCHRANE, W. A.: Studies in the relationship of amino acids to infantile hypoglycemia. Amer. J. Dis. Child. **99**, 476—488 (1960).

COCHRANE, W. A., PAYNE, W. W., SIMPKISS, M. J., WOOLF, L. J.: Familial hypoglycemia precipitated by amino acids. J. clin. Invest. **35**, 411—422 (1956).

COLLE, E., ULSTROM, R. A.: Ketotic hypoglycemia. J. Pediat. **64**, 632—651 (1964).

COMBS, J. T., GRUNT, J. A., BRANDT, I. K.: New syndrome of neonatal hypoglycemia. Association with visceromegaly, macroglossia, microcephaly and abnormal umbilicus. New Engl. J. Med. **275**, 236—243 (1966).

Cornblath, M.: Hypoglycemia in the newborn. XII. International Congress of Pediatrics, Mexico, 1968, official reports, vol. II, p. 125.

Cornblath, M., Reisner, S. H.: Blood glucose in the neonate and its clinical significance. New Engl. J. Med. **273**, 378—381 (1965).

Cornblath, M., Schwartz, R.: Disorders of carbohydrate metabolism in infancy. Philadelphia: Saunders 1966.

Crigler, J. F., Jr.: Clinicopathological exercises of Massachusetts General Hospital. New Engl. J. Med. **266**, 1269—1275 (1962).

Cummins, L. H.: Hypoglycemia and convulsions in children following alcohol ingestion. J. Pediat. **58**, 23—26 (1961).

De Ropp, R. S., van Meter, J. C., De Renzo, E. C.: The structure and biological activities of hypoglycin. Amer. J. chem. Soc. **80**, 1004—1005 (1958).

Donnell, G. N., Lieberman, E., Shaw, K. N. F., Koch, R.: Hypoglycemia in maple syrup urine disease. Amer. J. Dis. Child. **113**, 60—63 (1967).

Driscoll, S. G., Steinke, J.: Pancreatic insulin content in severe erythroblastosis fetalis. Pediatrics **39**, 448—450 (1967).

Etheridge, J. E., Jr., Millichap, J. G.: Hypoglycemia and seizures in childhood: the etiologic significance of primary cerebral lesions. Neurology **14**, 397—404 (1964).

Eymontt, M. J., Gwinup, G., Kruger, F. A., Maynard, D. E., Hamwi, G. J.: Cushing's syndrome with hypoglycemia caused by adrenocortical carcinoma. J. clin. Endocr. **25**, 46—52 (1965).

Fazekas, J. F., Alman, R. W., Parrish, A. E.: Irreversible post hypoglycemia coma. Amer. J. Med. Sci. **222**, 640—643 (1961).

Floyd, J. C., Jr., Fajans, S. S., Knopf, R. F., Conn, J. W.: Plasma insulin in organic hyperinsulinism: comparative effects of tolbutamide, leucine and glucose. J. clin. Endocr. **24**, 747—760 (1964).

François, R., Pradon, M., Sherrer, M., Uglienco, A. R.: Hypoglycemia due to pancreatic islet cell adenoma. J. Pediat. **60**, 721—729 (1962).

Gabilain, J.-C., Chaussain, J.-L.: L'association hypoglycémie idiopathique et cataracte chez l'enfant. Arch. franç. Pédiat. **26**, 633—640 (1969).

Gooch, W. M., Mintz, A. A., Nora, J. J.: The lack of effect of glucose ingestion upon electrocardiograms in children. J. Pediat. **71**, 410—413 (1967).

Greenberg, R. E., Reaven, F.: The effect of L-leucine on hepatic glucose formation. Pediatrics **37**, 934—941 (1966).

Griffiths, A. D.: Association of hypoglycaemia with symptoms in the newborn. Arch. Dis. Childh. **43**, 688—694 (1968).

Grumbach, M. M., Kaplan, S. L.: Amino acid and alpha-keto acid-induced hypoinsulinism in the leucine-sensitive type of infantile and childhood hypoglycemia. J. Pediat. **57**, 346—362 (1960).

Hansson, G., Redin, B.: Familial neonatal hypoglycemia. A syndrome resembling foetopathia diabetica. Acta paediat. scand. **52**, 145—152 (1963).

Haworth, J. C., McRae, K. N.: Neonatal hypoglycemia. A 6-year experience. Lancet **87**, 41—45 (1967).

Himwich, H. E.: Brain metabolism and cerebral disorders. Baltimore: Williamson and Wilkins 1951.

Javier, Z., Gershberg, H.: Leucine-sensitive hypoglycemia. Amer. J. Med. **41**, 638—644 (1966).

Jelliffe, D. B., Stuart, K. L.: Acute toxic hypoglycaemia in the vomiting sickness of Jamaica. Brit. med. J. **1**, 75—77 (1954).

Kenny, F. M., Preeyasombat, C.: Cortisol production rate. VI. Hypoglycemia in the neonatal and postneonatal period, and in association with dwarfism. J. Pediat. **70**, 65—75 (1967).

Kogut, M. D., Blaskovics, M., Donnell, G. N.: Idiopathic hypoglycemia: study of twenty-six children. J. Pediat. **74**, 853—871 (1969).

Lampe, W. T., II: Hypoglycemia due to acetohexamide. Arch. intern. Med. **120**, 239—241 (1967).

Limbeck, G. A., Ruvalcaba, R. H. A., Samols, E., Kelley, V. C.: Salicylates and hypoglycemia. Amer. J. Dis. Child. **109**, 165—167 (1965).

Loeb, H., Grégoire, P. E., Rasio, E., Cornil, A.: L'hypoglycémie idiopathique infantile de McQuarrie. II. Physiopathologie de l'accès hypoglycémique. Helv. paediat. Acta **19**, 304—317 (1964).

Mabry, C. C., Di George, A. M., Auerbach, V. H.: Leucine-induced hypoglycemia. I. Clinical observations and diagnostic considerations. J. Pediat. **57**, 526—538 (1960a).

Mabry, C. C., Di George, A. M., Auerbach, V. H.: Leucine-induced hypoglycemia. II. Studies concerning other amino acids and leucinemetabolites. J. Pediat. **57**, 539—547 (1960b).

MADISON, L. L., MEBANE, D., UNGER, R. H., LOCHNER, A.: The hypoglycemic action of ketones. II. Evidence for a stimulatory feedback of ketones on the pancreatic beta cells. J. clin. Invest. **43**, 408—415 (1964).

MANN, T. P., ELLIOTT, R. I. K.: Neonatal cold injury due to accidental exposure to cold. Lancet **1957 I**, 229—234.

MCCANCE, R. A., STRANGEWAYS, W. M. B.: Protein katabolism and oxygen consumption during starvation in infants, young adults and old men. Brit. J. Nutr. **8**, 21—32 (1954).

MCILLWAIN, F.: Biochemistry and the central nervous system. London: Churchill 1966.

MCQUARRIE, I.: Idiopathic spontaneously occurring hypoglycemia in infants. Amer. J. Dis. Child. **87**, 399—428 (1954).

MILNER, R. D. G., WRIGHT, A. D.: Plasma glucose, non-esterified fatty acid, insulin and growth hormone response to glucagon in the newborn. Clin. Sci. **32**, 249—255 (1967).

NISSAN, S., BAR-MAOR, A., SHAFRIR, E.: Hypoglycemia associated with extrapancreatic tumors. New Engl. J. Med. **278**, 177—183 (1968).

OWEN, O. E., MORGAN, A. P., KEMP, H. G., SULLIVAN, J. M., HERRERA, M. G., CAHILL, G. F., JR.: Brain metabolism during fasting. J. clin. Invest. **46**, 1589—1595 (1967).

PENSUWAN, S., ZACHAREWICZ, F., YERRY, R., FRAWLEY, F. T.: Studies on the mechanism of leucine-induced hypoglycemia. Metabolism **12**, 773—782 (1963).

PILDES, R., FORBES, A. E., O'CONNOR, S. M., CORNBLATH, M.: The incidence of neonatal hypoglycemia — a completed survey. J. Pediat. **70**, 76—80 (1967).

POTTER, E. L.: Pathology of the fetus and infant. 2nd edition., Chicago: Yearbook Medical Publishers 1961.

RECTOR, J. M., JENNINGS, R. E.: Functional hypoglycemia of childhood. Amer. J. Dis. Child. **53**, 1012—1021 (1937).

REYE, R. D. K., MORGAN, G., BARAL, J.: Encephalopathy and fatty degeneration of the viscera. Lancet **1963 II**, 749—752.

ROSENTHAL, I. M., METZ, R., PIRANI, C.: Congenital leucine-sensitive hypoglycemia. Amer. J. Dis. Child. **107**, 343—349 (1964).

ROSS, S. G., JOSEPHS, H. W.: Observations on the metabolism of recurrent vomiting. Amer. J. Dis. Child. **28**, 447—457 (1924).

ROTH, H., SEGAL, S.: The dietary management of leucine-sensitive hypoglycemia, with report of a case. Pediatrics **34**, 831—838 (1964).

SCHOLZ, D. A., HORTON, E. S., LEBOVITZ, H. E., FERRIS, D. O.: Spontaneous hypoglycemia associated with an adrenocortical carcinoma. J. clin. Endocr. **27**, 991—996 (1967).

SILVERSTEIN, M. N., WAKIM, K. G., BAHN, R. C., DECKER, R. H.: Role of tryptophan metabolites in the hypoglycemia associated with neoplasia. Cancer **19**, 127—133 (1966).

SOTELO-AVILA, C., SINGER, D. B.: Syndrome of hyperplastic fetal visceromegaly and neonatal hypoglycemia (Beckwith's syndrome). A report of seven cases. Pediatrics **46**, 240—251 (1970).

SWIATEK, K. R., LUEBBEN, G., CORNBLATH, M.: Screening method for determining glucose in blood and cerebrospinal fluid. Amer. J. Dis. Child. **117**, 672—677 (1969).

TIETZE, H. U., ZURBRÜGG, R. P., ZUPPINGER, K. A., JOSS, E. E., KÄSER, H.: Kindliche Hypoglykämie Typ „Zetterström". I. Hormonelle Befunde. Symp. Dtsch. Ges. Endokr. **16**, 354—355 (1970a).

TIETZE, H. U., ZURBRÜGG, R., ZUPPINGER, K., JOSS, E., KÄSER, H.: Die Kortisolregulation bei kindlichen Hypoglykämien mit Nebennierenmarkdysregulation. Schweiz. med. Wschr. **100**, 545—547 (1970b).

UNGER, R. H.: Riddle of tumor hypoglycemia. Amer. J. Med. **40**, 325—330 (1966).

WHARTON, B.: Hypoglycaemia in children with kwashiorkor. Lancet **1970 I**, 171—173.

WIEDEMANN, H.-R., SPRANGER, J., MOGHAREI, M., KÜBLER, W., TOLKSDORF, M., BONTEMPS, M., DRESCHER, J., GUNSCHERA, H.: Über das Syndrom Exomphalos-Makroglossie-Gigantismus, über generalisierte Muskelhypertrophie, progressive Lipodystrophie und Miescher-Syndrom im Sinne diencephaler Syndrome. Z. Kinderheilk. **102**, 1—36 (1968).

WOOD, J. L.: Plethora in the newborn infant associated with cyanosis and convulsions. J. Pediat. **54**, 143—151 (1959).

ZETTERSTRÖM, R., EEG-OLOFSON, O., NILSSON, L.: Neonatal chemistry. (Discussion workshop.) Ann. N.Y. Acad. Sci. **111**, 537—544 (1963).

ZUPPINGER, K., ROSSI, E.: Metabolic studies in liver glycogen disease with special reference to lactate metabolism. Helv. med. Acta **35**, 406—422 (1969/70).

ZURBRÜGG, R. P., SIDIROPOULOS, D.: Persönliche Mitteilung (1970b).

ZURBRÜGG, R. P., TIETZE, H. U., ZUPPINGER, K. A., JOSS, E. E., KÄSER, H.: Kindliche Hypoglykämie Typ „Zetterström". II. Hinweise für eine hypothalamische Dysregulation. Symp. Dtsch. Ges. Endokr. **16**, 356—357 (1970a).

Mucopolysaccharidosen

Von

J. SPRANGER

Mit 15 Abbildungen

I. Einleitung

Bei den Mucopolysaccharidosen resultiert die fehlerhafte genetische Information in der Produktion inaktiver lysosomaler Enzyme. Dies führt zur Speicherung saurer Mucopolysaccharide in Zellen mesenchymaler Gewebe, des Nervensystems und der inneren Organe.

Die Häufigkeit der Mucopolysaccharidosen ist schwierig zu bestimmen. Nach einer Zählung des Genetikregisters Münster liegt die Häufigkeit der kombinierten Mucopolysaccharidosen I und II bei etwa 1,5:100000 (nach eigenen Untersuchungen bei O. v. VERSCHUER, 1963). LOWRY und RENWICK (1971) geben aus einer Übersicht der Bevölkerung von British Columbia folgende Häufigkeiten: Mucopolysaccharidose I 1:100000, Mucopolysaccharidose II 0,66:100000, Mucopolysaccharidose IV 0,33:100000. Nach den Erfahrungen des Knochendysplasie-Registers der Universitäts-Kinderklinik Kiel ist die Häufigkeit der anderen Mucopolysaccharidosen zumindest ebenso groß. Die häufigste Mucopolysaccharidose ist vermutlich die Mucopolysaccharidose III. Zusammen genommen ergibt sich für alle Mucopolysaccharidosen eine Schätzziffer von 4:100000.

Übersichten und größere Untersuchungsserien wurden u.a. veröffentlicht von ELLIS *et al.* (1936), HENDERSON *et al.* (1940), JERVIS (1950), MAROTEAUX und LAMY (1965), MCKUSICK *et al.* (1965), MCKUSICK (1966, 1969), MACGILLIVRAY (1952), v. PELT (1961), REILLY und LINDSAY (1948), SPRANGER (1972), ULLRICH (1943) und WIEDEMANN (1951).

II. Klassifikation und Nomenklatur

Der Begriff „Mucopolysaccharidosis" wurde 1952 von BRANTE vorgeschlagen. Da er der grundlegenden Stoffwechselstörung Rechnung trägt, wurde er weitgehend akzeptiert und wird auch hier verwandt werden. Der Begriff „systemhaft" wird in diesem Kapitel verwendet, um mehr generalisierte Mucopolysaccharid-Thesaurismosen von „partiellen" oder „fokalen" Störungen zu unterscheiden. Solche umschriebenen Störungen des Mucopolysaccharid-Stoffwechsels existieren anscheinend (s. Kap. XI. C u. MCKUSICK, 1972).

Mucopolysaccharidosen sind keine „Syndrome" im eigentlichen Sinn des Wortes. Es handelt sich vielmehr um progressive Störungen. Die Patienten sind phänotypisch (und wahrscheinlich auch geistig) bei der Geburt normal, und die äußeren Fehlbildungen, sowie die bei manchen Formen anzutreffende cerebrale Degeneration sind Folgen eines abnormen Stoffwechselprozesses.

Früher gebrauchte Bezeichnungen für Mucopolysaccharidosen sind „Lipochondrodystrophie" (WASHINGTON, 1937), „dysostotische Idiotie" (HÄSSLER, 1941) und „Hurlersche Polydystrophie" (BINDSCHEDLER, 1938).

Tabelle 1. Klassifikation der Mucopolysaccharidosen

Mucopolysaccharidose Typ	Synonym	Enzymdefekt
I—H	Pfaundler-Hurler	α-Iduronidase
I—S	Scheie	α-Iduronidase
II	Hunter	Sulfoiduronat-Sulfatase
III—A III—B	Sanfilippo	A. Heparansulfat-Sulfatase B. α-Glucosaminidase
IV	Morquio	
VI	Maroteaux-Lamy	
„Neue Mucopolysaccharidosen“		

Der Begriff „Gargoylismus“ (ELLIS *et al.*, 1936) hat als Krankheitsbezeichnung keine Berechtigung. Das klinische Erscheinungsbild wird mit dem Ausdruck „Hurler-Hunter-Phänotyp“ umrissen.

Mit „Dysostosis multiplex“ läßt sich das Muster der radiologisch faßbaren Skeletveränderungen bezeichnen. Der Begriff wurde 1931 von HUSLER als Bezeichnung für Mucopolysaccharidosen vorgeschlagen, ist aber zu eng hierfür.

Die Klassifikation von MCKUSICK (1965, 1972) ordnet jeder Mucopolysaccharidose eine Ziffer und ein Eponym zu. Diese Klassifikation wird hier benutzt werden (Tabelle 1), obgleich die Abklärung der molekularbiologischen Defekte und „neue“ Mucopolysaccharidosen ihre Änderung und Erweiterung in naher Zukunft voraussehen lassen.

III. Geschichtlicher Überblick

Der erste Literaturbericht über einen Patienten mit einer wahrscheinlichen Mucopolysaccharidose stammt von BERKHAN (1907). Das volle Krankheitsbild wurde erstmals von dem Kanadier HUNTER bei zwei 8- bzw. 10jährigen Brüdern beschrieben (1917). Aus seiner Beschreibung und den zusätzlich von MCKUSICK (1972) gemachten Angaben ist zu schließen, daß die Patienten an der X-chromosomalen Form der Mucopolysaccharidosen litten, die jetzt mit HUNTERs Namen verknüpft ist.

M. v. PFAUNDLER stellte 1919 der Münchener kinderärztlichen Gesellschaft zwei Patienten mit Zwergwuchs, einer lumbodorsalen Kyphose, Dyscephalie, cutis laxa, Hypertrichose, Splenomegalie, Hornhauttrübungen, Hörstörungen und geistiger Retardierung vor. Sie wurden im selben Jahr ausführlich von GERTRUD HURLER beschrieben. Ein Patient starb im Alter von 7 Jahren und wurde von TUTHILL (1934) publiziert. Diese Form der Mucopolysaccharidosen wird heute als Mucopolysaccharidose I—H (Pfaundler-Hurlersche Krankheit) bezeichnet.

1929 beschrieben MORQUIO und, unabhängig von ihm, BRAILSFORD die nach ihnen benannte Krankheit — die Mucopolysaccharidose IV. Ihre Beziehung zur Pfaundler-Hurlerschen Krankheit wurde bereits von ULLRICH (1943) erwogen, der sie jedoch mit dem von SCHINZ und FURTWÄNGLER (1928) beschriebenen Krankheitsbild zum Bild des sog. „Spät-Hurlers“ zusammenfaßte und damit der Sprachverwirrung der folgenden Jahrzehnte Vorschub leistete. Die endgültige Identifikation der Morquio-Brailsfordschen Krankheit als Mucopolysaccharidose erfolgte durch ZELLWEGER *et al.* (1961). Der Begriff „Morquiosche Krankheit" wird auch heute noch vielfach für alle möglichen Zwergwuchsformen verwandt. Es handelt sich jedoch um ein eng umschriebenes Krankheitsbild, das in den letzten Jahren klar definiert wurde (MAROTEAUX *et al.*, 1963a; LANGER und CAREY, 1966).

Die Mucopolysaccharidose III wurde in größerem Umfang von SANFILIPPO *et al.* (1963) beschrieben. Ältere Publikationen zu diesem Krankheitsbild stammen u.a. von HALPERIN und CURTIS (1942) und von JERVIS (1950).

SCHEIE *et al.* publizierten 1962 Erwachsene mit einer relativ gutartigen Form der Mucopolysaccharidosen. Sie wird heute als Mucopolysaccharidose I—S oder Scheiesche Krankheit bezeichnet. Ob die 1928 von SCHINZ und FURTWÄNGLER [später von STEENS (1938) und SCHMIDT (1938)] beschriebenen Geschwister diese Form der Mucopolysaccharidosen hatten, sei dahingestellt.

Die jüngste der klassischen Mucopolysaccharidosen wurde von MAROTEAUX *et al.* (1963) als eigenständige Krankheit erkannt. Vorher wurde diese Form der Mucopolysaccharidose u.a. von NONNE (1925) beschrieben.

Genetische Ursachen wurden von ELLIS *et al.* (1936) erwogen. Die Möglichkeit, daß es sich um „angeborene Entwicklungsstörungen" handelt, erwähnten schon PFAUNDLER (1919, 1920) und HURLER (1919). Die genetische Natur der Mucopolysaccharidosen wurde in den 40er Jahren klar erkannt (HALPERIN und CURTIS, 1942; DERUDDER, 1942). Eine autosomal rezessive und eine X-chromosomal rezessive Form wurden differenziert (HERNDON *et al.*, 1955; LAMY *et al.*, 1958).

Die Existenz abnormer leukocytärer Plasmaeinschlüsse bei Patienten mit Mucopolysaccharidosen wurde von REILLY (1941) erkannt. Ähnliche Granulationen waren 1938 von ALDER bei Geschwistern beschrieben worden, die keine äußeren Merkmale einer Mucopolysaccharidose aufwiesen. Sie hatten jedoch Skeletanomalien (ALDER, 1944). Der Bruder wurde 1967 von UNDRITZ nachuntersucht. Die sMPS[1]-Ausscheidung im Harn dieses Patienten war normal (SPRANGER, unveröffentlicht). Der Patient war 161 cm groß, und sein Gesichtsausdruck ähnelte dem „eines gütigen Märchenprinzen" (UNDRITZ, 1967). Möglicherweise hatte der Patient eine Mucopolysaccharidose mit einer im Erwachsenenalter zur Norm zurückgekehrten Mucopolysaccharidausscheidung. Abnorme Granulationen in verschiedenen Knochenmarkszellen wurden von ALDER (1938), REILLY (1941) und später von GASSER (1950) beobachtet.

Die ersten pathologischen Untersuchungen stammen von TUTHILL (1934), der einen von HURLERs Patienten untersuchte. Ebenso wie spätere Pathologen (ASHBY *et al.*, 1937; KRESSLER und AEGERTER, 1938) konzentrierte er sich auf die histochemischen Veränderungen im Gehirn, fand vermehrt Lipide und publizierte seine Beobachtung als „Juvenile amaurotische Idiotie". Der Nachweis, daß es sich bei den Speichersubstanzen vorwiegend um saure Mucopolysaccharide handelt, wurde erstmals von BRANTE (1952) erbracht. Eine erhöhte Ausscheidung saurer Mucopolysaccharide im Harn wurde zuerst von DORFMAN und LORINCZ (1957) und dann von MEYER *et al.* (1958) berichtet.

1965 entdeckten DANES und BEARN, daß in Gewebekulturen gezüchtete Fibroblasten aus Hautbiopsien von Patienten mit Mucopolysaccharidosen erhöhte Mengen saurer Mucopolysaccharide enthalten. Diese — durch histochemische, biochemische und stoffwechselkinetische Untersuchungen später bestätigte — Beobachtung zeigte, daß gezüchtete Fibroblasten den genetischen Defekt behalten und experimentell wie diagnostisch genutzt werden können. Insbesondere die Untersuchung der Stoffwechselkinetik ergab wertvolle Hinweise zur Patho-

[1] sMPS = saure Mucopolysaccharide.

genese der Mucopolysaccharidosen und eröffnen möglicherweise Wege zu ihrer Therapie (FRATANTONI *et al.*, 1968, 1969; NEUFELD und FRATANTONI, 1970).

Seit den Untersuchungen von HERS und v. HOOF (1964, 1967) ist die lysosomale Natur der Speicherphänomene bekannt. Die einzelnen Mucopolysaccharidosen zugrundeliegenden Enzymdefekte wurden 1972 beschrieben (s. Kap. VIII.2).

IV. Klinisches Bild

1. Mucopolysaccharidose I—H (Pfaundler-Hurlersche Krankheit)

Obwohl die Diagnose einer Mucopolysaccharidose selten vor dem 6. Lebensmonat gestellt wird, sind feine klinische Veränderungen schon in den ersten Lebenswochen vorhanden. Frühe Zeichen sind Nabel- und Leistenhernien, Makrocephalie, verlegte Nasenatmung, Neigung zu Infekten der Atemwege und eingeschränkte Gelenkbeweglichkeit, vor allem in den Hüftgelenken. Die Gesichtszüge können gelegentlich etwas aufgedunsen wirken, mit betonten Lidfalten, doch sind alle klinischen Symptome so unspezifisch, daß eine frühe Diagnose nur zufällig (aufgrund von leicht verbreiterten Rippen und grober Bälkchenstruktur auf Routine-Thoraxaufnahmen) gestellt wird. Eine Diagnose ist jedoch schon in der ersten Lebenswoche durch Nachweis einer erhöhten Mucopolysaccharidausscheidung im Harn möglich (KOCH und DE SOUZA, 1970). Sie kommt vor allem in Frage, wenn ältere Geschwister betroffen sind und damit den Verdacht einer Mucopolysaccharidose bei den nachgeborenen Geschwistern nahelegen.

Nach dem 6. Lebensmonat werden häufige Luftwegsinfektionen, Hernien und verzögerte geistige Entwicklung auffällig. Die Diagnose läßt sich eindeutig gegen Ende des 1. Lebensjahres stellen, wenn die psychomotorische Entwicklungsverzögerung deutlicher wird und weitere Symptome hinzukommen wie Makrocephalie, grobe Gesichtszüge, dorsolumbale Kyphose, Gelenkkontrakturen und Hepatomegalie.

Das volle Krankheitsbild ist im 2.—3. Lebensjahr manifest (Abb. 1).

Der Schädel ist groß und skaphocephal. Die Schädelnähte sind prominent. Das Kopfhaar ist üppig, fein bei jüngeren Kindern und grob bei älteren. Die Augenbrauen sind dicht. Die Nasenwurzel ist flach, die Nase ist breit, aufgeworfen. Der Augenabstand ist vergrößert. Hornhauttrübungen sind klinisch als feiner Hauch sichtbar. Dieser Eindruck sollte stets durch eine Spaltlampenuntersuchung objektiviert werden. Spaltlampenmikroskopisch klare Hornhäute schließen die Diagnose einer Mucopolysaccharidose I—H aus. Die Ohrläppchen sind fleischig. Luftwegsinfekte sind häufig von Otitiden begleitet. Betonte Unterlider, dicke Wangen und schwere Nasolabialfalten erinnern an ein „Katzenjammer-Gesicht". Die Lippen sind wulstig. Die Nasenwege sind durch eine chronische eitrig-schleimige Rhinitis und adenoide Vegetationen verlegt, die Kinder atmen mit offenem Mund. Die Zunge ist groß und gefurcht. Häufig sind die Alveolarfortsätze verdickt und das Zahnfleisch geschwollen. Die Zähne sind weit gestellt, klein und spitz. Bei älteren Kindern können sie im hyperplastischen, chronisch entzündeten Zahnfleisch fast verschwinden. Die Beweglichkeit im Kiefergelenk ist eingeschränkt.

Der Hals ist kurz, der Kopf scheint direkt auf dem Thorax zu sitzen. Der Thorax selbst ist deformiert, in seinen unteren Anteilen aufgeworfen. Sowohl pectus carinatum als auch pectus excavatum kommen vor. Die Schulterblätter stehen hoch. Bei älteren Kindern sind regelmäßig abnorme Herzgeräusche zu hören. Sie kommen durch Klappenfehler zustande, die aus Infiltrationen in den Herzklappen entstehen (s. Kap. V.4).

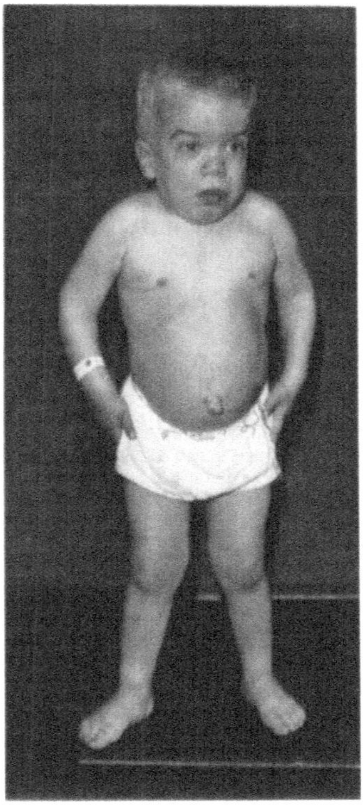

Abb. 1. 5 Jahre alter Patient mit Mucopolysaccharidose I—H (Pfaundler-Hurlersche Krankheit). (Patient von Dr. J. OPITZ, Madison)

Thoraxdeformität, Hepatosplenomegalie und schlaffe Bauchdecken erklären das vorgewölbte Abdomen der Kinder, in dessen Mitte sich meist eine große Nabelhernie findet. Leistenhernien können eine erhebliche Größe erreichen. Werden sie mit herkömmlichen Operationstechniken versorgt, so rezidivieren sie häufig (CORAN und ERAKLIS, 1967).

Die Beweglichkeit aller Gelenke ist eingeschränkt. Leichte Beugung in Hüft- und Kniegelenken und Unfähigkeit, die vorgebeugte Haltung durch eine vermehrte Lordosierung auszugleichen, führen zu der charakteristischen pithekoiden Haltung der Kinder. Die Fingerkontrakturen führen zum Bild der sog. „Klauenhände". Weitere, weniger auffällige orthopädische Deformitäten sind genua valga und Knick-Senkfüße.

Die Haut der Patienten ist blaß, verdickt, myxödematös. Sie ist von einer Fülle feiner, lanugo-artiger Haare bedeckt. Auf dem Handrücken ist sie häufig fest, sulzig, wie infiltriert.

Die Kinder sind geistig retardiert. Das Ausmaß der Demenz wird mit fortschreitendem Alter deutlicher. Im allgemeinen lernen die Kinder sitzen und laufen, wenn auch sehr spät. Manche Kinder lernen einige Worte, manche werden sauber, spielen mit einfachen Dingen. Andere Kinder lernen niemals auch nur zu sitzen oder zu stehen. Nach dem 4.—5. Lebensjahr hört jegliche Entwicklung auf. Die erworbenen Fähigkeiten bleiben meist über lange Jahre erhalten; eine Regression, wie etwa bei der Mucopolysaccharidose III, findet sich im allgemeinen nicht.

Mit Fortschreiten des Prozesses nimmt der Schädelumfang zu. Akute Attacken erhöhten Schädelinnendrucks sind wahrscheinlich durch plötzliche Verlegung der Liquorpassagen bedingt. Sie können unter dem Bild einer akuten Encephalopathie zum Tode führen. Chronische Hirndruckerhöhungen sind regelmäßig vorhanden, bedingt durch Passagehindernisse der ableitenden Liquorwege (durch verdickte Hirnhäute und Mucopolysaccharidcysten) und möglicherweise durch Resorptionsstörungen im Bereich der Pacchionischen Granulationen (s. Kap. V.1).

Muskelhypotrophie und mäßige Hyperreflexie sind meist die einzigen neurologischen Befunde. Die Mucopolysaccharidose I—H ist kein neurologisch-degenerativer Prozeß im Sinne einer peripheren Neuropathie oder einer Demyelinisation. Sind Symptome einer peripheren Neuropathie vorhanden, so sind sie möglicherweise durch eine Rückenmarkskompression im Bereich des thorakolumbalen Gibbus bedingt. Cerebrale Anfälle sind beschrieben (HENDERSON, 1940; v. PELT, 1961, Fall 9; SEARS und MADDOX, 1945), jedoch selten.

Die Leber-Milz-Vergrößerung kann ungewöhnlich große Ausmaße annehmen. Milztorsion kommt vor (OPITZ, 1970). Andere abdominale Komplikationen sind Magen-Ruptur (McCORMICK, 1959), Ulceration der manchmal riesenhaften Nabelhernien und eingeklemmte Inguinalhernien.

Rezidivierende Pneumonien und zunehmende Herz-Kreislauf-Insuffizienz mit Symptomen von Lungenstauung und Rechtsversagen sind die häufigsten und prognostisch entscheidenden Komplikationen. Sie führen allgemein zum Tod vor dem 14. Lebensjahr.

Trotz des ungewöhnlich häßlichen Aussehens und der schweren Demenz entwickeln die Kinder häufig eine eigenartig geschlossene, anhängliche und manchmal geradezu liebenswerte Persönlichkeit, die das Los der pflegenden Familie erleichtert.

2. Mucopolysaccharidose I—S (Scheiesche Krankheit)*

Das Krankheitsbild wird häufig erst in oder nach der Pubertät diagnostiziert. Frühe Symptome, die schon in der Kindheit auftreten, sind eingeschränkte Gelenkbeweglichkeit, Klauenfinger, Hernien und, sofern danach gesucht wird, Hornhauttrübungen (EMERIT *et al.*, 1966; GLOBER, 1968; HORSCH, 1934; HORTON und SCHIMKE, 1970; KENNEALY, 1953, Fälle 2, 3; McKUSICK *et al.*, 1965; Fälle V-1, V-2; NÖLLER, 1943; SCHEIE *et al.*, 1962, Fälle 1, 2). Eine Übersicht über bislang publizierte Patienten mit Mucopolysaccharidose I—S findet sich bei RAMPINI (1969a).

Erwachsene mit Mucopolysaccharidose I—S sind normal groß oder mäßig kleinwüchsig, mit Körpergrößen über 145 cm. Ihr Gesicht ist breit, rund (Abb. 2), die untere Gesichtshälfte ist relativ lang, das Kinn markant. Die Wangen sind voll und die Mundwinkel herabgezogen. Die Zunge ist manchmal vergrößert. Die Nase ist gelegentlich breiter als normal, und die Nasenflügel sind weit. Das Gesicht ist als grob zu bezeichnen, eindeutig jedoch nicht Hurler-artig. Dies unterscheidet Patienten mit Mucopolysaccharidose I—S von Erwachsenen mit Mucopolysaccharidose II oder VI. Die Patienten sind untersetzt, muskulös. Der Hals ist kurz, und gelegentlich fällt eine gewisse Dysproportionierung zwischen Rumpf und relativ langen Extremitäten auf. Hände und Füße sind kurz und breit, und Finger und Zehen sind in Klauenstellung fixiert. Die Beweglichkeit

* Die Mucopolysaccharidose I—S wurde früher als Mucopolysaccharidose V eingeordnet. Da ihr und der Pfaundler-Hurlerschen Krankheit ein Defekt ein- und desselben Enzyms, der α-Iduronidase, zugrunde liegt, wurden die beiden Krankheitsbilder als Typen I—H und I—S reklassifiziert. Postition V bleibt frei (s. Tabelle 1, S. 210).

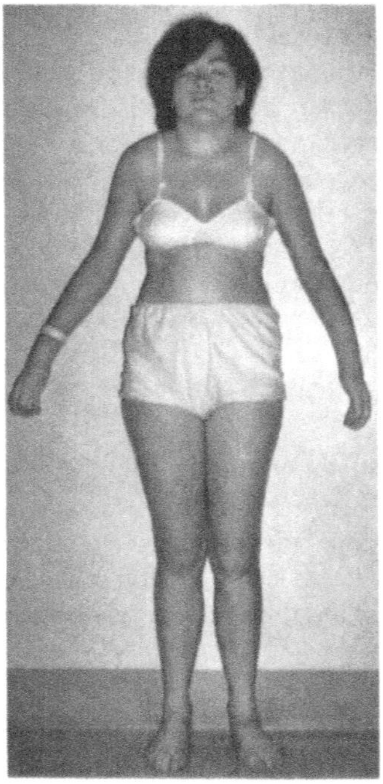

Abb. 2. 15 Jahre alte Patientin mit Mucopolysaccharidose I—S (Scheiesche Krankheit). (Patient von Dr. R. SUMMIT, Memphis)

der großen Gelenke ist ebenfalls eingeschränkt. Hypotrophie und Schwäche der Daumenballen-Muskulatur kommen möglicherweise durch ein Karpaltunnel-Syndrom zustande (McKUSICK, 1972). X-Beine werden häufig gefunden.

Die Leber ist bei etwa der Hälfte der Fälle vergrößert, die Milz dagegen normal groß. Leisten- und Nabelhernien werden beobachtet. Bei den meisten Patienten finden sich Symptome einer Aortenklappeninsuffizienz, die jedoch bis ins höhere Alter kompensiert bleibt. Der von GLOBER (1968) beobachtete Patient starb im Alter von 44 Jahren unerwartet, möglicherweise infolge eines Linksversagens bei Aorteninsuffizienz.

Ophthalmologisch finden sich Hornhauttrübungen, Retinitis pigmentosa, Glaukome und Myopien (s. Kap. V.2). Das Hörvermögen ist häufig eingeschränkt. Die Intelligenz der Patienten ist normal. Zwei Patienten hatten gesunde Kinder (EMERIT *et al.*, 1966; NÖLLER, 1943).

3. Mucopolysaccharidose II (Huntersche Krankheit)

Die klinischen Veränderungen bei der Mucopolysaccharidose II ähneln denen der Mucopolysaccharidose I—H, sind jedoch allgemein leichter und treten später auf. Nur das männliche Geschlecht ist betroffen. Die Hornhäute sind spaltlampenmikroskopisch klar. Kleinwuchs wird erst nach etwa dem 4. Lebensjahr bemerkt. Im Vordergrund der frühen Veränderungen stehen Hörstörungen. Noduläre Hautveränderungen wurden nur bei der Mucopolysaccharidose II beobachtet.

Das Krankheitsbild wird selten vor Ende des 1. Lebensjahres diagnostiziert. Die klinische Untersuchung zeigt einen großen Schädelumfang, eingeschränkte

Gelenkbeweglichkeit und — zumindest beim juvenilen Typ — eine etwas verzögerte psychomotorische Entwicklung.

Mit 2—3 Jahren werden Makrocephalie, zunehmend grobe Gesichtszüge, Hörstörungen, Leber- und Milzvergrößerung, Hernien und — seltener — lumbodorsale Kyphose und Hirsutismus auffällig. Schon zu diesem Zeitpunkt können eigenartige Hautveränderungen vorhanden sein. Sie bestehen aus unregelmäßigen, blassen, papulären, indolenten Erhebungen mit einem Durchmesser von wenigen Millimetern bis zu einem Zentimeter. Sie sind vorwiegend seitlich an Oberarm und Oberschenkel, über den Schulterblättern und in der Pektoralisgegend lokalisiert. Sie können im Laufe der Entwicklung verschwinden (COLE *et al.*, 1952; HUNTER, 1917; LEVIN, 1960).

Nach dem 4.—6. Lebensjahr schälen sich zwei Entwicklungstypen heraus:

a) Die juvenile Form der Mucopolysaccharidose II[1]

Nach einer nur leicht gestörten frühen Entwicklung setzt im 3.—5. Lebensjahr ein rascher geistiger und körperlicher Verfall ein. Gewonnene Fertigkeiten gehen verloren. Die Kinder sprechen nicht mehr, beginnen wieder einzunässen und einzukoten, werden unruhig, erethisch, aggressiv. Phänotypisch beginnen sie Patienten mit einer Pfaundler-Hurlerschen Krankheit zu ähneln, obgleich sie nicht so schwer deformiert und größer sind. Die Hornhäute bleiben klar. Im Unterschied zum Verlauf bei der Mucopolysaccharidose I—H kann sich das Bild eines neurologisch degenerativen Prozesses herausbilden mit zunehmender Muskelhypertonie, Hyperreflexie und Auftreten pathologischer Reflexe. In wenigen Jahren sind die Kinder tetraspastisch, idiotisch und bettlägrig. Sie sterben, meist an interkurrenten Infektionen, allgemein vor der Pubertät. Petit mal-Anfälle wurden beobachtet (COLE, 1952), sind jedoch selten und kommen auch bei der Spätform vor (MCKUSICK, 1972). Autoptisch findet sich eine symmetrische Erweiterung der Hirnkammern, und pathohistologisch läßt sich eine neuronale Speicherung von Glykolipiden nachweisen (HOUBER, 1967; KITAGAWA *et al.*, 1962; NJÅ, 1946; v. PELT, 1961, Fälle VI und VII).

b) Die Spätform der Mucopolysaccharidose II[2]

Bei manchen Patienten mit der X-chromosomal rezessiven Form der Mucopolysaccharidosen schreitet die Krankheit langsamer fort, die intellektuellen Funktionen bleiben normal oder werden nur allmählich abgebaut und die Patienten überleben bis zum Erwachsenenalter.

Kinder mit dieser Form sind geistig meist normal und Schwerhörigkeit ist eines der frühesten klinischen Symptome (die angesichts der normalen Intelligenz natürlich auch leichter zu diagnostizieren ist). Im Alter von etwa 7 Jahren sind nur leichte Deformitäten sichtbar (Abb. 3). Erst dann bildet sich allmählich ein Hurler-ähnlicher Phänotyp heraus. Der Schädelumfang ist bei älteren Kindern und Erwachsenen vergrößert; Brachycephalie wird häufiger gesehen als Skaphocephalie. Die Augen wirken gedunsen, die Nasenwurzel ist eingezogen, die Lippen sind wulstig, die Zunge ist groß. Der Thorax ist breit und mäßig deformiert, Leber und Milz sind vergrößert, Nabel- und Leistenhernien liegen vor. Die Gelenkbeweglichkeit ist eingeschränkt, und die Finger sind in Klauenstellung

---

[1] Diese Verlaufsform wurde u. a. beobachtet in den Familien von BAMATTER (1957), CAMPBELL (1961), CUNNINGHAM (1954), FOURNIER (1951), LUNDSTRÖM (1947), NJÅ (1946), MACGILLIVRAY (1952), v. PELT (1961), Pat. I—VIII.

[2] Diese Verlaufsform wurde u.a. beobachtet in den Familien von BEEBE und FORMEL (1954), DE LANGE *et al.* (1937, 1944), HUNTER (1917), LEROY und CROCKER (1966), MCKUSICK (1972), SMITH *et al.* (1952) = WOLFF (1942).

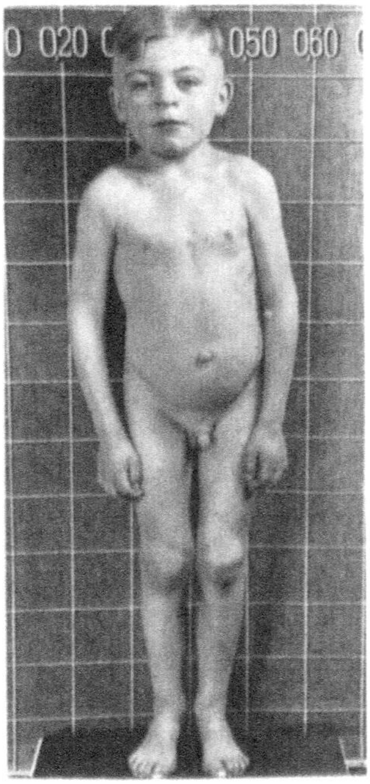

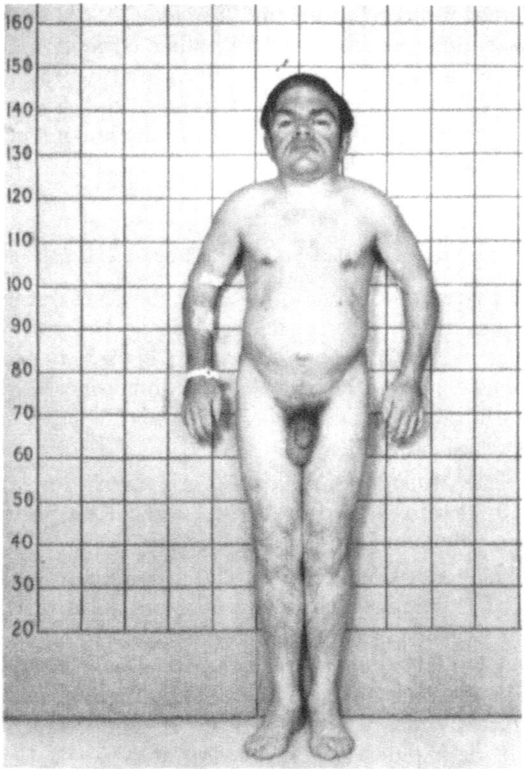

Abb. 3 Abb. 4

Abb. 3. 7 Jahre alter Patient mit der Spätform der Mucopolysaccharidose II (Huntersche Krankheit)

Abb. 4. Erwachsener mit der Spätform der Mucopolysaccharidose II. Der Patient ist normal intelligent. (Patient von Dr. V. A. McKusick, Baltimore)

kontrakt. Die Haltung der Patienten ist pithekoid, der Gang ist schwerfällig, die Wirbelsäule ist gestreckt und rigide. Papulöse Hautveränderungen werden beobachtet (s. oben).

Erwachsene können bis zu 150 cm groß werden (Cole *et al.*, 1952), sind jedoch meist kleiner. Ihre Gesichtszüge sind grob, Hurler-ähnlich. Die übrigen klinischen Veränderungen entsprechen denen bei älteren Kindern mit dieser Form der Mucopolysaccharidose II. Herzgeräusche sind meist vorhanden und weisen auf „erworbene" Klappenfehler. Die Stimme der Patienten ist heiser, die Sprache kloßig-guttural. Die intellektuelle Leistungsfähigkeit ist mäßig eingeschränkt, kann jedoch normal sein. Ein Patient einer von McKusick (persönliche Mitteilung) beobachteten Familie war Rechtsanwalt. Die Hornhäute sind spaltlampenmikroskopisch klar. Stauungspapillen weisen auf chronisch erhöhten Hirndruck. Der in Abb. 3 gezeigte Patient hatte im Alter von 12 Jahren eine Stauungspapille von 3 Dptr; eine Entlastungsoperation wurde von den Eltern verweigert. Die Stauungspapille war im Alter von 19 Jahren unverändert vorhanden. Eine Pneumencephalographie im Alter von 13 Jahren zeigte eine symmetrische Erweiterung der Ventrikel. Mit 18 Jahren arbeitete der Patient als Aushilfskraft in einer Autoreparatur-Werkstatt.

Histologische Hirngewebs-Untersuchungen wurden von verschiedener Seite durchgeführt (BEEBE und FORMEL, 1954; DELANGE *et al.*, 1944; SMITH *et al.*, 1952) und zeigten keine neuronale Speicherung. Dies steht im Gegensatz zu den Berichten bei der juvenilen Form und deutet auf Unterschiede des basalen Stoffwechsels bei der juvenilen und der Spätform. Die Patienten sterben häufig im jungen Erwachsenenalter nach zunehmender kardialer Insuffizienz infolge der progredienten Klappenfehler.

4. Mucopolysaccharidose III (Sanfilipposche Krankheit)

Das Krankheitsbild ist charakterisiert durch geistigen — und zuweilen neurologischen — Verfall, leichte klinische Deformitäten und minimale Skeletveränderungen. Bis 1970 wurden mehr als 68 Patienten beschrieben, und nach Ansicht mancher Experten ist die Sanfilipposche Krankheit die häufigste Mucopolysaccharidose (Übersichten bei MAROTEAUX und LAMY, 1964; RAMPINI, 1969; SPRANGER *et al.*, 1967).

Die Mucopolysaccharidose III kann durch zwei verschiedene Enzymdefekte bedingt sein (s. Tabelle 1, S. 210 und Kap. VIII.2). Die beiden Krankheitsformen unterscheiden sich klinisch nicht.

Die Entwicklung während der ersten Lebensjahre ist häufig normal. Die Kinder sind gewöhnlich größer und kräftiger als ihre Altersgenossen — ihre Körpergröße liegt nicht selten über der 97. Perzentile. Erste Krankheitssymptome sind Schlafstörungen und rezidivierende Luftwegsinfekte. Zwischen dem 3. und 4. Lebensjahr machen sich Verhaltensstörungen bemerkbar. Unruhezustände, Aggressivität, Unkonzentriertheit sind Klagen der Eltern. Bald wird deutlich, daß die Kinder sich nicht ordnungsgemäß weiterentwickeln. Sie machen keine geistigen Fortschritte, und Fertigkeiten und Kenntnisse gehen verloren. Die Kinder fallen vermehrt, der Gang wird unsicher. Die Sprache wird holprig, undeutlich. Diese Regression hält an, und mit 6—8 Jahren haben die Kinder häufig jeglichen Umweltkontakt verloren. Der geistige Abbau geht meist mit erheblichen motorischen Unruhezuständen, Schlaflosigkeit, „Zappeligkeit" einher. Dieser Zustand einer „erethischen Idiotie" kann über Jahre anhalten, ohne augenfällige weitere Degeneration. In anderen Fällen schreitet die Krankheit fort, und in wenigen Jahren ist ein vegetativer Endzustand mit schwerer Tetraspastik erreicht. Schluckstörungen treten auf, erfordern Sondenernährung, führen zu Aspirationen. Die Kinder sterben allgemein zwischen dem 10. und 20. Lebensjahr an Pneumonien. In selteneren Fällen manifestiert sich das Krankheitsbild schon in der späten Säuglingszeit oder erst im frühen Schulalter. Der Verlauf ist gleich.

Die klinische Untersuchung zeigt bei Säuglingen gelegentlich eine mäßige Lebervergrößerung. Die Kinder sind größer und schwerer als normal. Zwischen dem 3. und 6. Lebensjahr werden die Gesichtszüge gröber, und ältere Kinder erinnern deutlich an eine Hurlersche Krankheit (Abb. 5). Reichliches Kopfhaar und dichte Augenbrauen, debiler Gesichtsausdruck, leicht eingesunkene Nasenwurzel können zur Verdachtsdiagnose führen. Die Leber ist bei 80% der Patienten vergrößert, eine Splenomegalie findet sich bei etwa 25%. Gelegentlich finden sich Nabel- und Inguinalhernien und leichte Einschränkungen der Gelenkbeweglichkeit. Sie erreichen jedoch nicht das Ausmaß anderer Mucopolysaccharidosen, und die schweren Extremitäten- und Wirbelsäulen-Deformitäten der Hurlerschen Krankheit liegen niemals vor. Schwerhörigkeit wird häufig vermutet, läßt sich jedoch nur mit Schwierigkeiten objektivieren. Spaltlampenuntersuchungen zeigen klare Hornhäute.

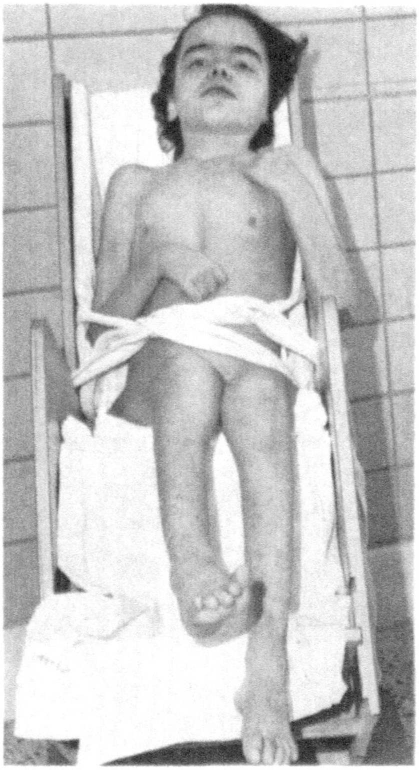

Abb. 5. 19 Jahre alte Patientin mit Mucopolysaccharidose III (Sanfilipposche Krankheit). (Patient von Dr. J. OPITZ, Madison)

5. Mucopolysaccharidose IV (Morquiosche Krankheit)

Seit der Mitteilung von MORQUIO (1929) und BRAILSFORD (1929) sind etwa 150 Patienten mit Mucopolysaccharidose IV publiziert worden (Übersichten bei MAROTEAUX und LAMY, 1963a; LANGER und CAREY, 1966; SPRANGER, 1971). Die Bezeichnung „Morquiosche Krankheit" wird jedoch vielfach kritiklos für alle Arten von kurzrumpfigem Zwergwuchs verwandt. Verglichen mit anderen spondylo-epiphysären Knochendysplasien ist die Morquiosche Krankheit selten. Anlaß zur Verwechslung geben vor allem die Dysplasia spondyloepiphysaria congenita (SPRANGER und LANGER, 1970), der diastrophische Zwergwuchs (LAMY und MAROTEAUX, 1960) und der metatropische Zwergwuchs (MAROTEAUX *et al.*, 1966).

Kinder mit Morquioscher Krankheit sind bei der Geburt und im 1. Lebensjahr klinisch wenig auffällig. Klumpfüße und eingeschränkte Beweglichkeit der Hüftgelenke werden gelegentlich beschrieben. Die ersten Verdachtssymptome treten im allgemeinen zwischen dem 18. Lebensmonat und Ende des 2. Lebensjahres in Erscheinung. Gefunden werden Hühnerbrust, Hutkrempenthorax, Skoliosen, lumbodorsale oder dorsale Kyphosen und verstärkte genua valga. Manchmal lassen sich diese Symptome bis ins 1. Lebensjahr zurückverfolgen.

Schon im 1. Lebensjahr bleibt das Wachstum der Säuglinge hinter der Altersnorm zurück. Etwa im 4. Lebensjahr liegt die Körpergröße unter der 2-Sigma-

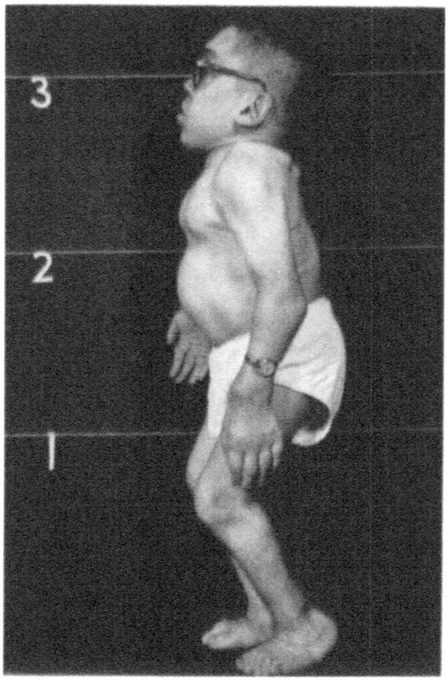

Abb. 6. 17 Jahre alter Patient mit Mucopolysaccharidose IV. (Patient von Dr. L. O. LANGER, Minneapolis)

Grenze. Im Alter von 4—6 Jahren hat sich das Krankheitsbild voll entwickelt (Abb. 6).

Der Schädel ist von normaler Form und Größe. Makrocephalie wurde gelegentlich jedoch beschrieben (EINHORN *et al.*, 1941; KRATTER, 1964; ROBINS *et al.*, 1963). Die Gesichtsform ist auffällig durch eine Betonung der unteren Gesichtshälfte und ein relativ stark entwickeltes Kinn. Im Profil ist das Gesicht flach. Die Nase ist relativ kurz, die Nasenwurzel leicht eingezogen, die Nasenspitze aufgeworfen. Die Zähne sind grau-bläulich verfärbt. Dies rührt von einer charakteristischen Zahnschmelzhypoplasie (GARN und HURME, 1952). Die Zahnhöcker sind klein und spitz. Klinisch sind die Augen unauffällig, aber eine Spaltlampenuntersuchung zeigt unweigerlich feine Hornhauttrübungen.

Die Kinder und Erwachsenen sind extrem klein. Der Rumpf ist relativ kürzer als die Extremitäten (Abb. 6). Die Haltung der Patienten ist pithekoid mit leicht nach vorne gebeugtem Rumpf und gebeugten Knien. Die Lendenlordose ist verstärkt. Der Hals ist so kurz, daß der Kopf zwischen den Schultern sitzt und das stark ausgebildete Kinn dem vorspringenden manubrium sterni aufliegt. Der Kopf wird nach hinten gebeugt gehalten.

Die Wirbelsäule ist kyphotisch oder kyphoskoliotisch verformt. Der Thorax ist breit, die Rippen stehen horizontal. Atemexkursionen und Vitalkapazität sind eingeschränkt. Über dem Herzen sind regelmäßig Geräusche zu hören, bedingt durch Insuffizienz der verdickten, infiltrierten Klappen. Besonders häufig scheint eine Aorteninsuffizienz vorzuliegen (MCKUSICK *et al.*, 1965).

Das Abdomen ist vorgewölbt, die Leber vergrößert, die Milz allgemein nicht palpabel. Kleinere Nabel- und Leistenhernien können vorliegen. Die Extremitäten sind verkürzt, die Gelenke knöchern aufgetrieben, die Unterschenkel in starker, manchmal grotesker Valgus-Stellung. Die Beweglichkeit der großen Gelenke ist eingeschränkt. Die Fingergelenke dagegen sind überstreckbar. Die Hände sind kurz und breit. Klinisch und röntgenologisch normale Hände machen die Diagnose einer Morquioschen Krankheit sehr unwahrscheinlich und lassen eher an die — ungleich häufigere — kongenitale Form der spondyloepiphysären Dysplasie (SPRANGER und LANGER, 1970) denken.

Die Intelligenz der Patienten ist normal, wenn auch geistige Retardierung und Morquiosche Krankheit einander nicht ausschließen (CAMPAILLA *et al.*, 1967; KRATTER, 1964; RUGGLES, 1931).

Bei jedem Patienten mit Morquioscher Krankheit sind sorgfältige und wiederholte neurologische Untersuchungen erforderlich. Häufig finden sich Symptome einer Rückenmarkskompression wie Hyperreflexie, Kloni, Muskelhypertonie, pathologische Reflexe oder Störungen der Oberflächen- und Tiefensensibilität (BARTMAN *et al.*, 1963; DODION *et al.*, 1969; EINHORN *et al.*, 1941).

Anatomische Ursache der Rückenmarkskompression ist eine starke Einengung des Spinalkanals im Bereich des thorakolumbalen oder thorakalen Gibbus oder — häufiger — eine atlanto-axiale Dislokation. Sie kommt zustande durch eine Hypoplasie des Proc. odontoides des Epistropheus in Kombination mit einer abnormen Überdehnbarkeit der spinalen Längsbänder und einer dysplastischen Enge des Rückenmarkskanals. Komplette Querschnittslähmungen sind beschrieben. Der von BARTMAN *et al.* (1963) publizierte Patient wurde nach kompletter Atemlähmung künstlich beatmet. Atlanto-axiale Subluxationen und Luxationen können — bei leisestem Verdacht — durch entsprechende orthopädische Maßnahmen, z.B. ein Milwaukee-Mieder, verhindert werden. Bei einmal eingetretener Kompression sind neurochirurgische Eingriffe zu erwägen und häufig indiziert (BLAW und LANGER, 1969).

Der Verlauf der Morquioschen Krankheit ist durch die Schwere des Kleinwuchses und durch schwere Arthrosen im Gefolge der epiphysären Dysplasie bestimmt. Die Patienten sind schwer behindert. Als Erwachsene sind sie zwischen 82 cm und 106 cm groß. Eine Körpergröße über 115 cm (GREBE, 1955, Familien 84 und 86; HOBAEK, 1961, Familie 8; HOCHHEIM, 1955; SCHARF, 1941) erweckt Zweifel an der Diagnose einer Morquioschen Krankheit (s. Kap. IX.3). Herzklappenfehler, kardiale und respiratorische Insuffizienz sind lebensbedrohliche Komplikationen. Die Patienten können jedoch über 60 Jahre alt werden (LANGER und CAREY, 1966).

6. Mucopolysaccharidose VI (Maroteaux-Lamysche Krankheit)

Die Erkrankung ist zuweilen schon bei der Geburt manifest: verschiedentlich wurde über einen auffällig großen Schädel und Thoraxdeformierungen berichtet. In der späteren Säuglingszeit werden rezidivierende Infektionen der Luftwege auffällig, und nicht selten wird über eine besondere Neigung zu Durchfällen geklagt. Nabel- und Leistenhernien treten auf, und Einschränkungen der Gelenkbeweglichkeit werden bemerkt. Die Finger können nicht voll gestreckt werden, und im Laufe der nächsten Jahre entwickelt sich eine Klauenhand. Die Kinder lernen zur normalen Zeit laufen, doch bleibt der Gang über längere Zeit recht schwerfällig und ungeschickt.

Nach dem 2. Lebensjahr schälen sich zwei Verlaufsformen heraus. Die Krankheit schreitet in einigen Familien schneller fort als in anderen, und die Deformitäten sind ungleich schwerer. Es ist schwer zu entscheiden, ob diese Unterschiede durch Expressivitätsschwankungen ein und desselben genetischen Defekts bedingt sind, oder ob sie auf Heterogenität (vielleicht durch allele Mutationen) hinweisen (s. Kap. IX.3).

a) Langsamer Verlauf

Die Patienten entwickeln sich relativ normal bis etwa zum 6. Lebensjahr (MAROTEAUX *et al.*, 1963; McKUSICK, 1965, 1972; POULET, 1968; SPRANGER *et al.*, 1970, Pat. 1, 2). Dann machen sich Kleinwuchs, verstärkte Lumbal-Lordose und leichte Skoliosen bemerkbar. Hüftschmerzen treten auf und sind durch Dysplasien der proximalen Femurepiphysen bedingt.

Die klinische Untersuchung zeigt einen großen Schädel, Hypertelorismus, eingesunkene Nasenwurzel, volle Wangen und relativ breite Gesichtszüge. Der Gesichtsausdruck erinnert jedoch nur vage an eine Pfaundler-Hurlersche Erkrankung. Die Zunge kann leicht vergrößert sein. Die Zähne sind häufig klein und durch größere Abstände getrennt. Die bleibenden Zähne brechen verspätet durch.

Der Thorax ist deformiert. Hals und Rumpf sind kurz, und der Bauch wölbt sich vermehrt vor. Nach dem 6. Lebensjahr ist die Leber vergrößert. Eine Splenomegalie findet sich bei etwa der Hälfte der Kinder. Regelmäßig finden sich kardiale Veränderungen, und eine zunehmende Herzinsuffizienz infolge von progredienten Deformierungen der Herzklappen führt nicht selten zum Tode der Kinder in oder nach der Pubertät. Die Haut ist verdickt und fest. Eine mäßige Hypertrichose ist gewöhnlich vorhanden. Ausnahmslos finden sich klinisch oder spaltlampenmikroskopisch nachweisbare Hornhauttrübungen. Die Cornea wird als zu dick beschrieben, und ihr Durchmesser ist vergrößert. Hochgradige Weitsichtigkeit, Stauungspapillen und Opticusatrophien wurden gefunden (DAVIS und CURRIER, 1934; LIEBENAM, 1938; SPRANGER *et al.*, 1970; YOUNG *et al.*, 1966). Audiometrische Untersuchungen decken Schalleitungs- und Innenohrschwerhörigkeit auf (MAROTEAUX *et al.*, 1964; FALLIS *et al.*, 1968).

Eines der auffälligsten Merkmale der Mucopolysaccharidose VI ist die normale geistige Entwicklung. Die Patienten besuchen im allgemeinen normale Schulen und haben keine Lernschwierigkeiten. Sehbehinderung, Schwerhörigkeit und die körperlichen Deformitäten — die ihrerseits wieder zu psychologischen Schwierigkeiten, zur Vereinzelungstendenz und Scheu der Kinder führen — beeinträchtigen schließlich die Schulleistungen. Bei der einzigen bisher bekannten Untersuchung von Hirngewebe wurde keine neuronale Thesaurismose gefunden (YOUNG *et al.*, 1966). Wie eine von JACKSON (1951) veröffentlichte Familie mit wahrscheinlicher Mucopolysaccharidose VI zeigt, kann eine gewisse geistige Retardierung jedoch zumindest bei einzelnen befallenen Geschwistern vorkommen.

b) Schneller Verlauf

Die Krankheit kann nach ihrer Manifestation in den ersten Lebensjahren schneller voranschreiten und zu ungleich schwereren klinischen und röntgenologisch faßbaren Deformitäten führen (RAMPINI und MAROTEAUX, 1966; SARROUY *et al.*, 1965; SPRANGER *et al.*, 1970, Pat. 3—9). Im Alter von 10 Jahren weisen die Kinder die unter a) aufgeführten Veränderungen auf, jedoch schwerer (Abb. 7). Sie sind kleiner, die Gesichtszüge sind Hurler-ähnlich, die Extremitäten sind, wie aus Röntgenaufnahmen hervorgeht, sehr viel stärker deformiert. Im Alter von 18—20 Jahren sind die Patienten sehr klein, häufig blind, taub, haben jedoch noch unverändert Kontakt zu ihrer Umwelt, sprechen und können ihre einfachen Bedürfnisse selbst befriedigen.

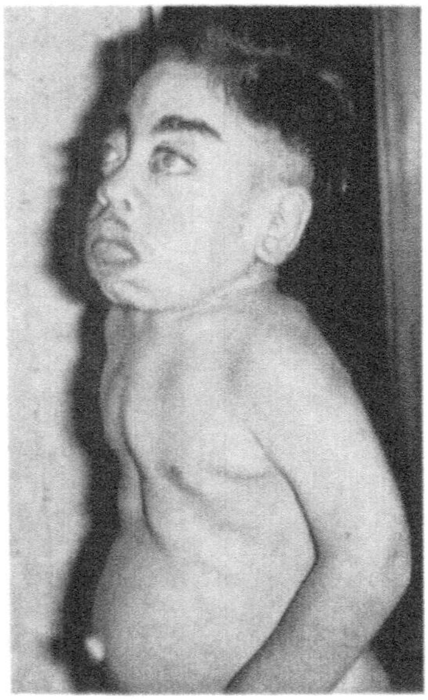

Abb. 7. 19 Jahre alter Patient mit der schweren Form der Mucopolysaccharidose VI (Maroteaux-Lamysche Krankheit)

V. Spezialuntersuchungen

1. Neurologie

Neurologische Veränderungen kommen durch drei Prozesse zustande: 1. Abnorme Speicherung und Degeneration der Ganglienzellen, 2. Verdickung der Hirnhäute und Bildung von Mucopolysaccharidcysten, 3. Rückenmarkskompression.

1. Die neuronale Speicherung äußert sich in geistiger Retardierung und geistigem Verfall. Neurologisch-degenerative Prozesse können sich in späten Verlaufsstadien ausbilden, gehören jedoch nicht zum primären Bild der Mucopolysaccharidosen. Cerebrale Anfälle werden gelegentlich beobachtet (Cole *et al.*, 1952; McKusick, 1972; Henderson, 1940; v. Pelt, 1961; Sears and Maddox, 1945). Sie sind vom grand mal- und petit mal-Typus. EEG-Veränderungen bei verschiedenen Mucopolysaccharidosen wurden von Pavoni *et al.* (1963) und von Rampini (1969) gesichtet. Die Kurven sind in frühen Stadien normal. Später stellen sich meist unspezifische Veränderungen ein, und nur in wenigen Fällen finden sich Krampfherde oder zentrencephale Veränderungen.

2. Verdickung und Cystenbildung innerhalb der Hirnhäute, möglicherweise im Verein mit einem Resorptionsdefekt der Pacchionischen Granulationen, beeinträchtigen die Liquorzirkulation und führen zum akuten oder chronischen Occlusionshydrocephalus. Die Ausbildung von juxtasellären Mucopolysaccharidcysten bei der Mucopolysaccharidose I—H wurde von Neuhauser *et al.* (1968) für Erosion und einen Teil der Ausweitung der Sella verantwortlich gemacht, die sich röntgenologisch nachweisen lassen (Abb. 8A). Bei akutem Occlusionshydrocephalus sind Shunt-Operationen angezeigt.

3. Muskelhypotrophie, Muskelhypertonie, Hyperreflexie und Auftreten pathologischer Reflexe in frühen Stadien der Mucopolysaccharidosen, insbesondere bei

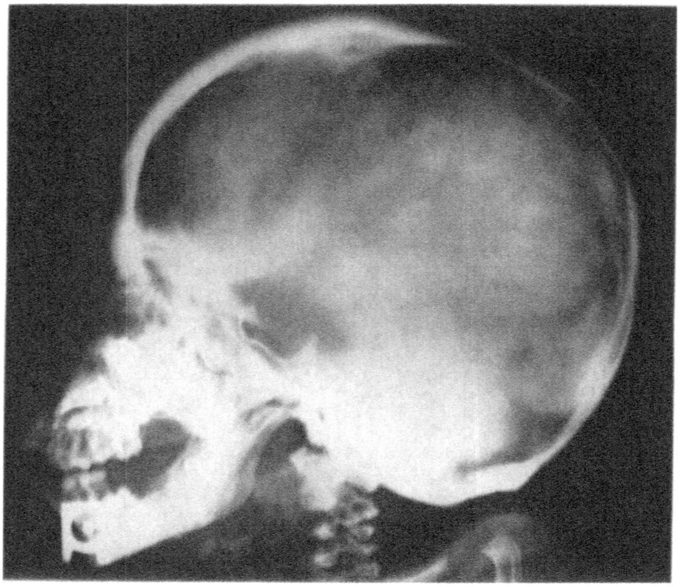

Abb. 8A

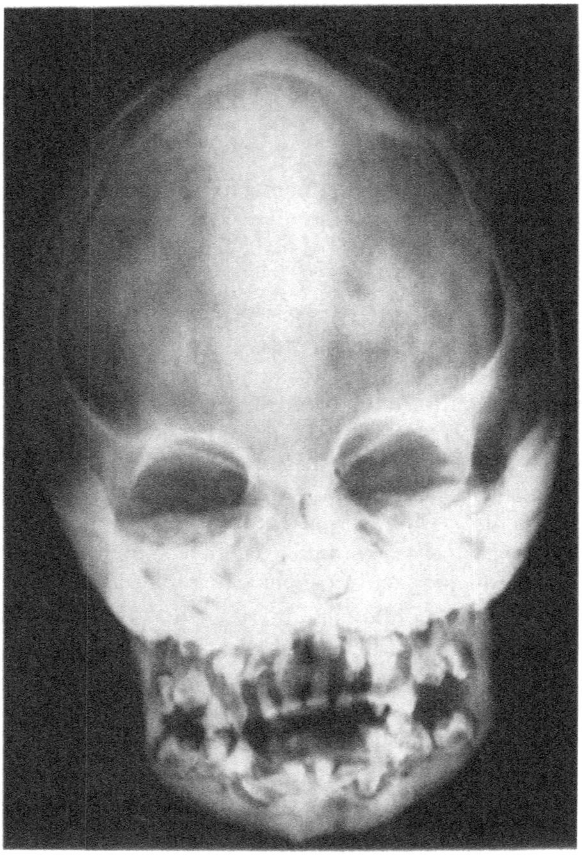

Abb. 8B

Mucopolysaccharidose IV, sind häufig durch Rückenmarkskompression im Bereich der lumbodorsalen Kyphose oder des instabilen atlanto-axialen Gelenks bedingt. Entmarkungsprozesse gehören dagegen nicht zum Bild der Mucopolysaccharidosen. Elektromyographische Veränderungen (CANANI *et al.*, 1967) sind wahrscheinlich mit einer Degeneration der Vorderhornzellen (im Rahmen des allgemeinen neuronalen Speicherprozesses) zu erklären. Bei zwei Patienten mit Mucopolysaccharidose II und III war der N. suralis intakt (eigene Beobachtung).

2. Ophthalmologie

Klinisch finden sich Ptosis, Strabismus und Exophthalmus. Der Hornhautdurchmesser wird häufig als vergrößert beschrieben (AWWAAD, 1961; BERLINER, 1939; KENNEALY, 1953 u.a.). Der Augeninnendruck ist gelegentlich erhöht (AWWAAD, 1961; MORO *et al.*, 1968 u.a.). Die Pupillen reagieren nur träge auf Atropin.

Hornhauttrübungen finden sich bei den Mucopolysaccharidosen I, IV, und VI. Sie sind dicht und in späteren Stadien klinisch sichtbar bei Mucopolysaccharidosen I und VI, fein und nur mit der Spaltlampe zu sehen bei Mucopolysaccharidose IV. Die Einlagerungen sind allgemein dichter in den lateralen und tieferen Partien des Stromas. Epithel und Endothel sind intakt. Die Bowmansche Membran ist (durch Infiltration von Speicherzellen) teilweise zerstört.

Die Hornhäute bei den Mucopolysaccharidosen II und III sind spaltlampenmikroskopisch klar, doch wurden feine Mucopolysaccharideinlagerungen in Endothelzellen eines Patienten mit Mucopolysaccharidose II gefunden (GOLDBERG und DUKE, 1967).

Patienten mit Mucopolysaccharidosen I, II, und VI können im späteren Verlauf der Erkrankung erblinden. Dies ist nur teilweise durch Hornhauttrübungen bedingt, und Hornhauttransplantate — selbst wenn sie klar bleiben — können die Sehstörung nicht immer beheben (ROSEN *et al.*, 1968). Andere Ursachen für die Erblindung sind Opticusatrophie (GILLS *et al.*, 1965) und — fundoskopisch wie elektroretinographisch nachweisbare — Retinitis pigmentosa (GILLS *et al.*, 1965; GOLDBERG und DUKE, 1967).

Stauungspapillen finden sich als Symptom eines akut oder chronisch erhöhten Hirndrucks. Sie können über Jahre unverändert bestehen (McKUSICK, 1972).

3. Otologie

Die Patienten sind meist schwerhörig. Audiometrisch finden sich sowohl Zeichen einer Schalleitungs- wie auch einer Innenohrschädigung. Die Störungen der Schalleitung sind wahrscheinlich durch chronische Otitiden und daraus resultierende polypöse Verdickungen der Schleimhaut und Verlegung des ovalen und runden Fensters bedingt (KELEMENEN, 1966). Otosklerotische Herde treten auf (ZECHNER und ALTMANN, 1968). Ankylosen der Gehörknöchelchen wurden

Abb. 8A u. B. Schädelveränderungen bei Dysostosis multiplex. 6 Jahre alter Patient mit Mucopolysaccharidose I: Skaphocephalie, Makrocephalie, Verdichtung der Schädelbasis und des Gesichtsschädels, Sklerose und Hyperostose der Sutura metopica und der oberen Anteile der Coronar- und Sagittalnaht, Schuh-Sella, breite Unterkiefer, irreguläre Zahnstellung. Schädelveränderungen dieser Art finden sich bei den Mucopolysaccharidosen I—H, II und schweren Fällen der Mucopolysaccharidose VI.

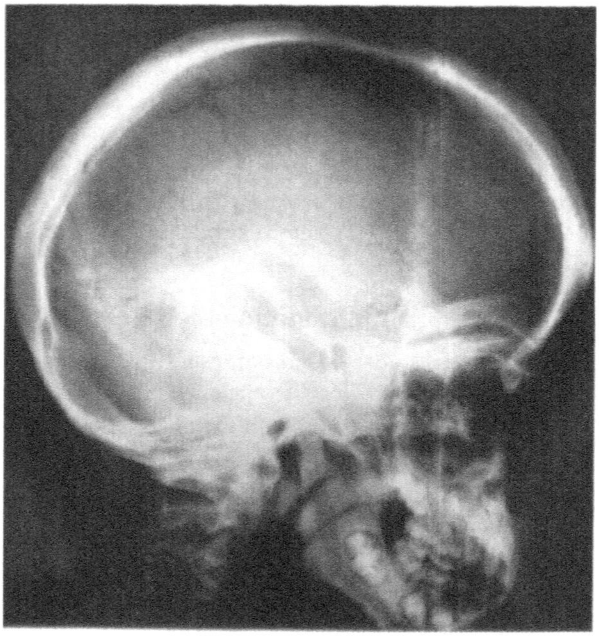

Abb. 8C

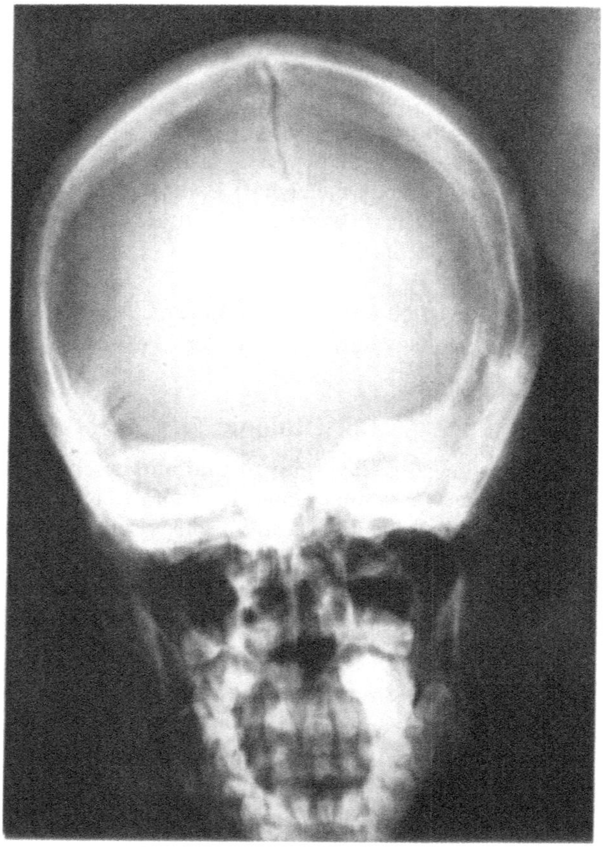

Abb. 8D

u.a. von WOLFF (1942) beobachtet. Kochleäre Schädigungen (KITTEL, 1963) sind entweder durch abnorme Knochenbildung (WOLFF, 1942) oder durch Degeneration der cochleären Ganglienzellen bedingt (RICCI und ANCETTI, 1955). Die Reisnersche Membran ist abnorm verdickt, was ebenfalls die Innenohrschwerhörigkeit erklären kann (RICCI und ANCETTI, 1955). Vestibuläre Störungen wurden von KITTEL (1963) beschrieben.

4. Kardiovasculäres System

Störungen der Hämodynamik liegen bei allen Mucopolysaccharidosen vor, treten aber vor allem bei Formen mit langer Überlebensdauer in Erscheinung. Sie sind verursacht durch Herzklappenfehler, Intima-Verdickung der Arterien, Endokard-Verdickung und Myokard-Infiltration (Tabelle 2).

Pathologisch-anatomisch liegt den Klappenfehlern eine noduläre Verdickung der freien Klappenränder zugrunde. Die Chordae tendineae sind nicht selten verdickt und verkürzt. Das Lumen der Koronararterien ist eingeengt, und in der Aorta werden gelegentlich atheromatöse plaques gefunden. Klinisch finden sich jedoch nur selten Symptome und Zeichen einer Koronarinsuffizienz. Das Myokard ist von mesenchymalen Speicherzellen infiltriert.

Tabelle 2. Herz-Kreislaufbefunde bei 68 obduzierten Patienten mit verschiedenen Mucopolysaccharidosen. (Nach KROVETZ *et al.*, 1968)

Herzklappenfehler	48
Mitralklappen	47
Trikuspidalklappen	22
Aortenklappen	19
Pulmonalklappen	8
Veränderungen an Arterien	43
Coronarstenose	24
Aortale plaques, Atherome	18
Fibrose der Pulmonalarterien	1
Veränderungen anderer Arterien	5
„Endokard-Fibroelastose“	14
Veränderungen des Myokards	9
Epikard-Verdickung	2
Keine deutlichen Veränderungen	4

Funktionell finden sich sowohl Stenosen als auch Insuffizienz. Am häufigsten sind die Mitralklappen betroffen, weniger häufig die Aortenklappen, seltener die Tricuspidalklappen und am seltensten die Pulmonalklappen (MCKUSICK, 1972).

Der Blutdruck im großen Kreislauf ist erhöht. Dies ist auf eine Erhöhung des peripheren Widerstandes zurückzuführen (KROVETZ *et al.*, 1965, 1968), die möglicherweise durch Infiltration und Starre des arteriellen Gefäßsystems be-

Abb. 8C u. D. 6 Jahre alter Patient mit Mucopolysaccharidose III. Mäßige Vergrößerung des Hirnschädels, massive Hyperostose des Schädeldachs, fehlende Pneumatisation des Mastoids bds. Eine deutliche Hyperostose des Schädeldachs bei geringer oder fehlender Vergrößerung und Verformung des Hirnschädels findet sich bei der Mucopolysaccharidose III und bei einigen Mucolipidosen, nicht jedoch bei anderen Mucopolysaccharidosen.

dingt ist. Die totale und arterielle pulmonale Resistenz ist ebenfalls erhöht. Die Erhöhung des Atemwiderstandes durch den starren Thorax und die Verlegung der oberen Luftwege erklärt den pathologisch erhöhten pulsus paradoxus.

Art und Intensität der pathologischen Herzgeräusche hängen von den pathologisch-anatomischen Gegebenheiten ab. Das gleiche gilt für die Art der EKG-Veränderungen. Das QT-Intervall ist gewöhnlich verbreitert.

Herz-Kreislauf-Komplikationen sind die häufigste Todesursache bei Mucopolysaccharidosen mit längerem Verlauf. Der wichtigste Einzelfaktor in der Genese des finalen Herzversagens ist wahrscheinlich die Infiltration des Herzmuskelgewebes durch mesenchymale Speicherzellen (BEEBE und FORMEL, 1954).

5. Röntgenologie

Die auffälligsten röntgenologischen Veränderungen finden sich am Skeletsystem. Die Knochenveränderungen sind bei allen Mucopolysaccharidosen ähnlich, unterscheiden sich jedoch quantitativ. Das radiologische Muster der Skeletanomalien wird als „Dysostosis multiplex" bezeichnet.

Eine Dysostosis multiplex ist spezifisch insofern, als sie auf eine systemhafte, mit cellulärer Speicherung verbundene Anomalie des Mucopolysaccharid-Stoffwechsels hinweist. Sie ist unspezifisch insoweit, als sie bei allen Formen von systemhaften Mucopolysaccharid-Stoffwechselstörungen vorkommt. Eine radiologische Differenzierung verschiedener Mucopolysaccharidosen ist möglich auf Grund der Schwere der Veränderungen und in Kenntnis einiger mehr spezifischer Deformitäten bei der Mucopolysaccharidose IV (und wahrscheinlich bei einigen der „neueren" Mucopolysaccharidosen).

Die Skeletveränderungen bei Mucopolysaccharidosen wurden detailliert beschrieben (DITTRICH und TELLER, 1968; LANGER und CAREY, 1966; NEUHAUSER *et al.*, 1968; SPRANGER und SCHUSTER, 1969; SPRANGER, 1969). Einige der wesentlichen Veränderungen sind in den Abb. 9—12 dargestellt und in Tabelle 3 zusammengefaßt.

Die Veränderungen sind schwer bei der Mucopolysaccharidose I—H, leichter bei der Mucopolysaccharidose II und minimal bei der Mucopolysaccharidose III. Eine diffuse Hyperostose des Schädeldachs findet sich vor allem bei älteren Patienten mit Mucopolysaccharidose III. Deformierung des Hirnschädels mit prämaturem Nahtschluß und einer wulstigen Sklerose und Hyperostose im Nahtbereich findet sich vorwiegend bei der Mucopolysaccharidose I—H. Einige der spezifischeren Veränderungen bei der Morquioschen Krankheit sind der normale Schädel, die Hypoplasie des proc. odontoides des Atlas, die generalisierte Platyspondylie mit der zungenförmigen Verbildung der Wirbelkörper und Hypoplasie von D-12, L-1 oder L-2 und die normale diaphysäre Konstriktion der Mittelhandknochen und Phalangen bei sonst ähnlichen Deformitäten wie bei anderen Mucopolysaccharidosen. Rückenmarkskompression durch eine scharfe Kyphosierung im thorakalen oder thorakolumbalen Segment der Wirbelsäule oder durch atlanto-axiale Luxation kommt vor allem bei der Morquioschen Krankheit vor und läßt sich myelographisch objektivieren (BLAW und LANGER, 1969).

Patienten mit Mucopolysaccharidose I—S haben allgemein nur leichte Skeletveränderungen. Sie sind am deutlichsten an den Händen. Die Mittelhandknochen sind klein, deformiert. Osteolyse der Karpalknochen und starke Verschmälerung der proximalen Metacarpal-Abschnitte kommen vor. Die normal modellierten, in Klauenstellung fixierten Röhrenknochen der Hand strahlen speichenartig von dem verkleinerten Handwurzelraum aus. Ähnliche Bilder kommen bei anderen

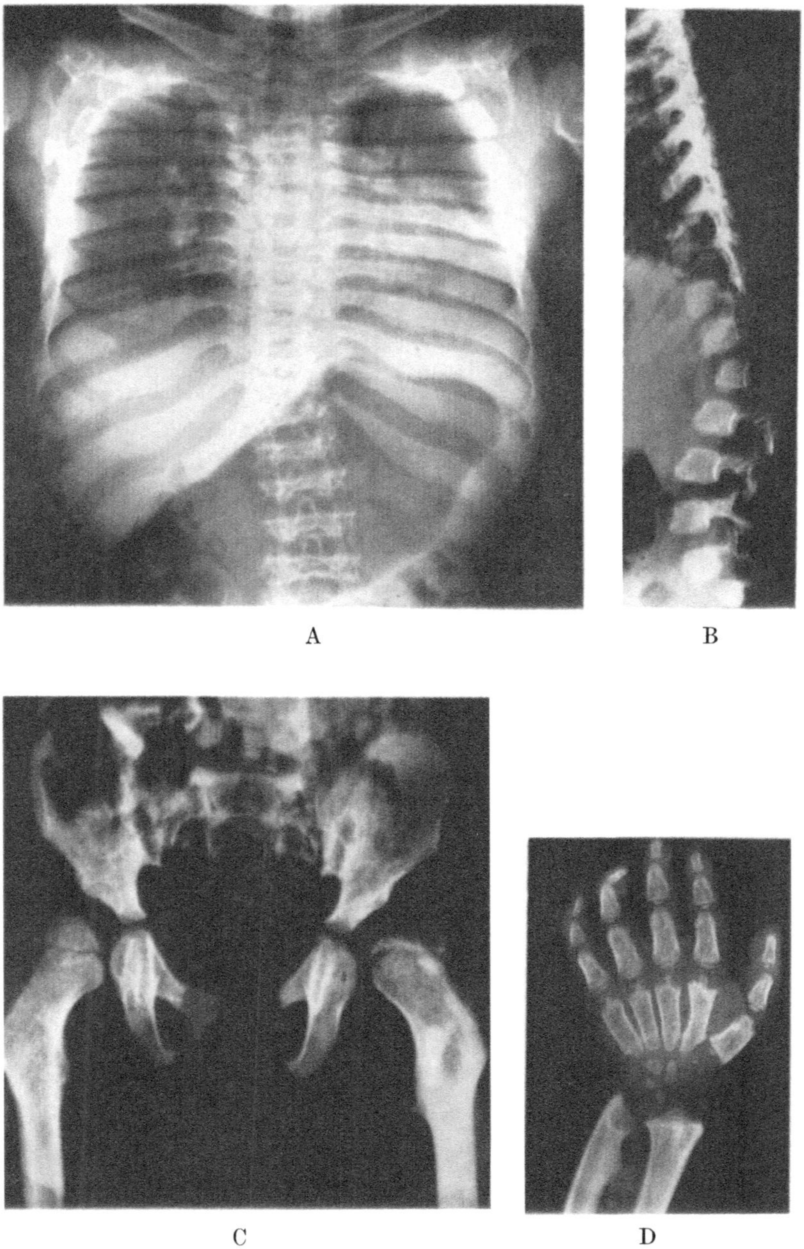

Abb. 9 A—D. Schwere Veränderungen der Dysostosis multiplex. A 14 Jahre alter Patient mit Mucopolysaccharidose IV: Ruderblattrippen, plumper Thorax, Auftreibung der medialen Klavikel-Enden, Platyspondylie. Die Platyspondylie findet sich bei der Mucopolysaccharidose IV, nicht jedoch bei den anderen Mucopolysaccharidosen. B 4 Jahre alter Patient mit Mucopolysaccharidose I—H: Ei-Form von D-12 bis L-4, Hakenwirbel von L-2 bis L-4. C 4 Jahre alter Patient mit Mucopolysaccharidose I—H: Hypoplasie des Corpus ossis ilei, ausladende Beckenschaufeln, flache, steilgestellte Acetabulardächer, Dysplasie der proximalen Femur- epiphysen, Coxae valgae, grobe Bälkchenstruktur. D 8 Jahre alte Patientin mit Mucopolysaccharidose I—H: Zuckerhutphalangen, proximale Zuspitzung und distale Auftreibung der Mittelhandknochen, V-förmige Dysplasie der distalen Unterarm-Enden, kleine, unregelmäßig geformte Epiphysen und Handwurzelkerne. Klauenhände

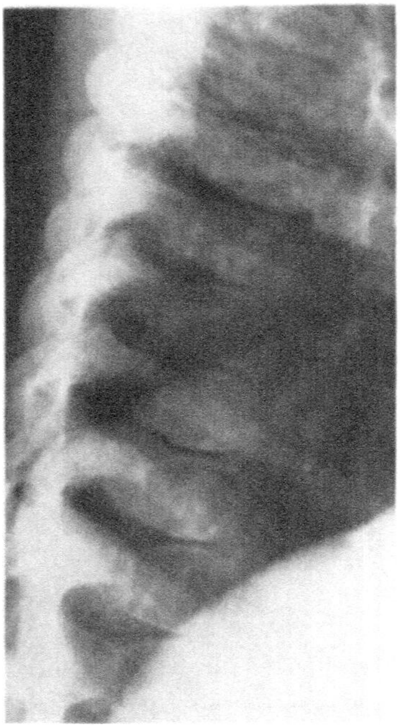

A

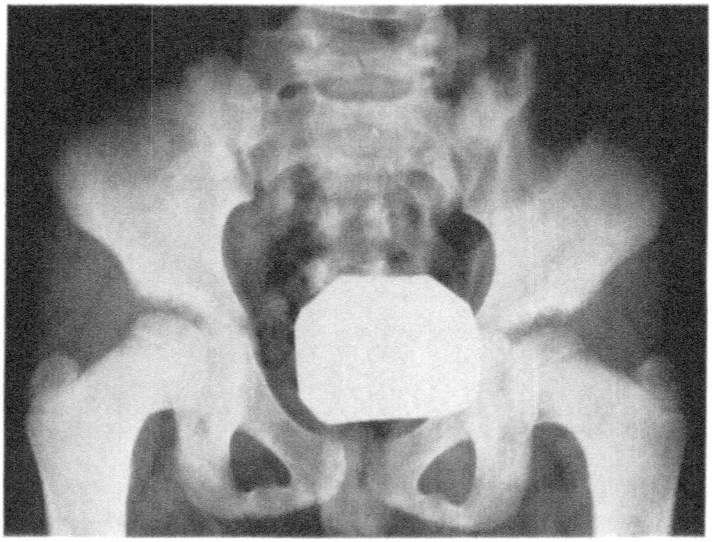

B

Abb. 10A—C. Leichte Veränderungen der Dysostosis multiplex. A 7 Jahre alte Patientin mit Mucopolysaccharidose III: Ovoide Deformierung (Unreife) der Wirbelkörper. B 7 Jahre alte Patientin mit Mucopolysaccharidose III: Leichte Hypoplasie der lateralen Acetabularregion mit erweitertem Iliacalwinkel und etwas ausladenden Beckenschaufeln. Kleine Femurepiphysen. C 10 Jahre alter Patient mit Mucopolysaccharidose III: Grobe Bälkchenstruktur, dünne Corticalis (Osteoporose), leichte V-förmige Dysplasie der distalen Unterarm-Enden

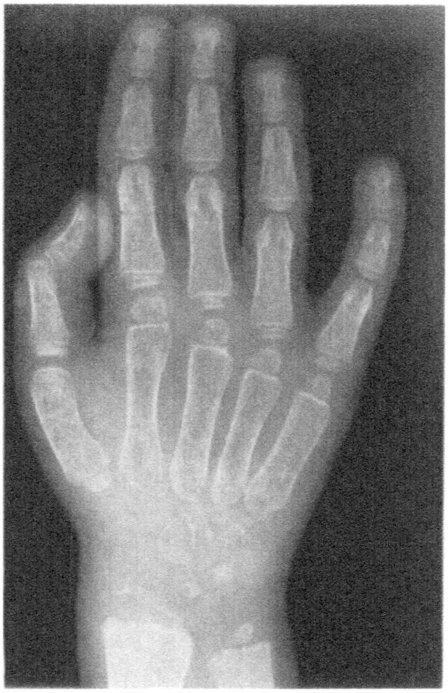

Abb. 10C

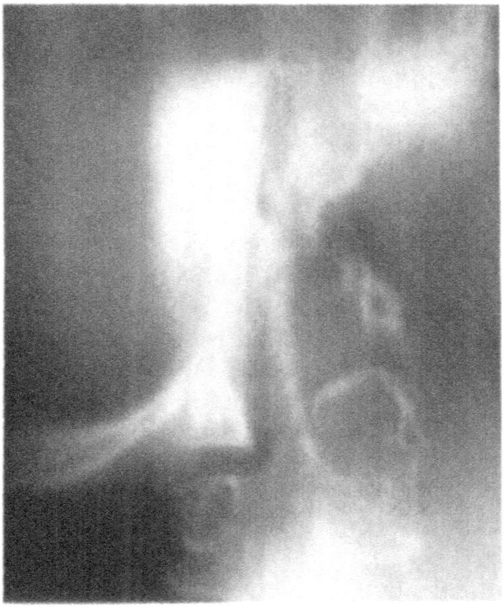

A

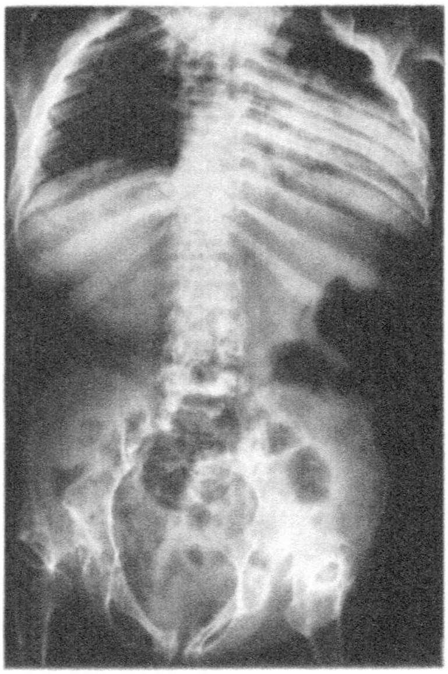

B

Abb. 11A—D. Einige spezifische Veränderungen bei Mucopolysaccharidose IV. A Erwachsener: Tomogramm der oberen Halswirbelsäule und Schädelbasis: Hypoplasie des Dornfortsatzes von C-2. B Erwachsener: Platyspondylie, Ruderblattrippen, schwere Hüftkopfdysplasie mit bilateraler Luxation, Hyperlordosierung der Lendenwirbelsäule

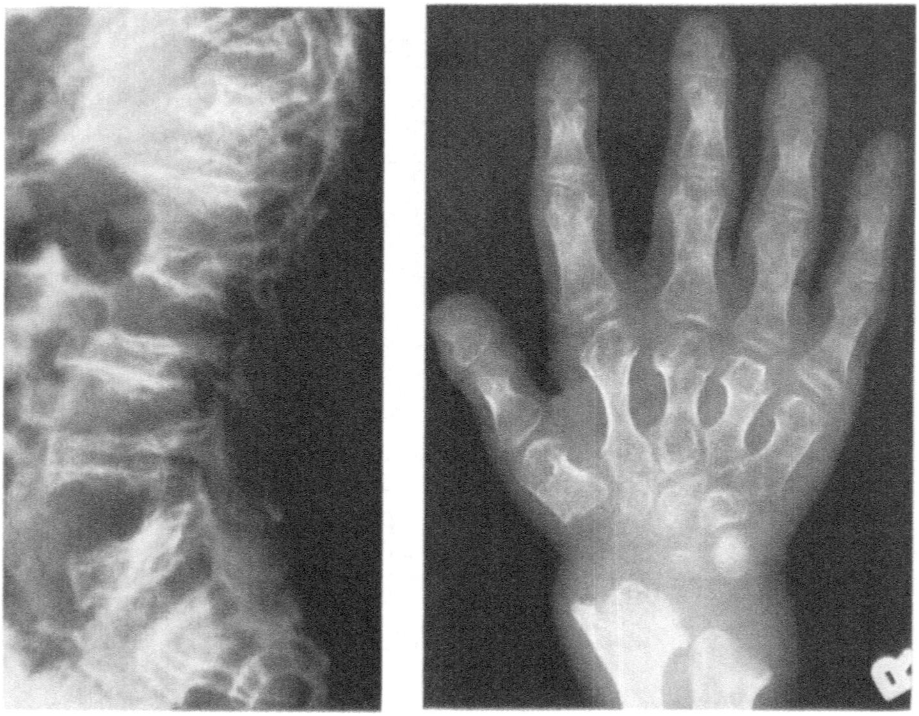

C D

Abb. 11 C u. D. Erwachsener: Schwere Platyspondylie, zungenförmige Zuspitzung der vorderen Wirbelkörper-Abschnitte. D 14 Jahre: Schwere Verkürzung, Verformung und epiphysäre Dysplasie der kurzen Röhrenknochen. Im Gegensatz zu den schweren Veränderungen bei Mucopolysaccharidosen I—H und VI sind die Schäfte der Röhrenknochen tailliert. Deformierte, kleine Handwurzelkerne

Mucopolysaccharidosen im Erwachsenenalter vor (Spätform der Mucopolysaccharidose II, leichte Form der Mucopolysaccharidose VI). Patienten mit Mucopolysaccharidose VI können sehr leichte Veränderungen oder schwerste, Hurler-artige Deformitäten aufweisen (Spranger *et al.*, 1970). Es ist nicht sicher, ob Patienten mit der leichten Form dieselbe Krankheit wie Patienten mit der schweren Form haben — die Krankheitsbilder lassen sich nach dem Phänotyp nicht trennen, da erhebliche intrafamiliäre Variabilität existiert.

6. Cytologische Befunde

a) Periphere Leukocyten

Mit sorgfältiger Technik, unter Verwendung dünner, sauberer Ausstriche und bei Färbung nach Pappenheim zeigen Leukocyten von Patienten mit Mucopolysaccharidosen fast regelmäßig abnorme cytoplasmatische Einschlüsse (Mittwoch, 1961; Muir *et al.*, 1963; Rampini und Adank, 1964). Die von Mittwoch (1959, 1961) angegebene Färbung mit Toluidinblau empfiehlt sich, wenn Zweifel an der Natur der lymphocytären Einschlüsse bestehen. Nur pathologische (Alder-Reilly-

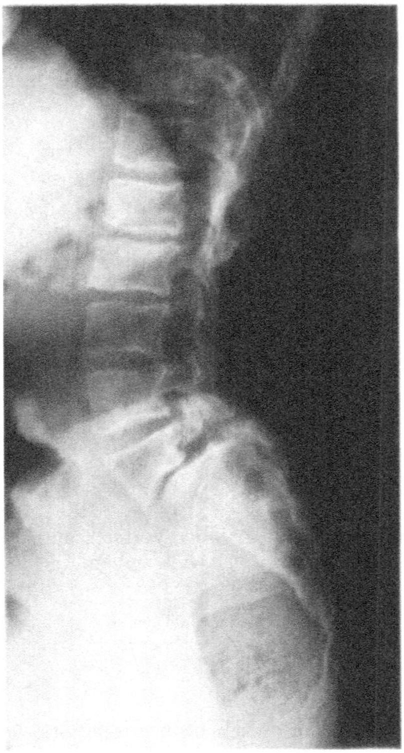

A

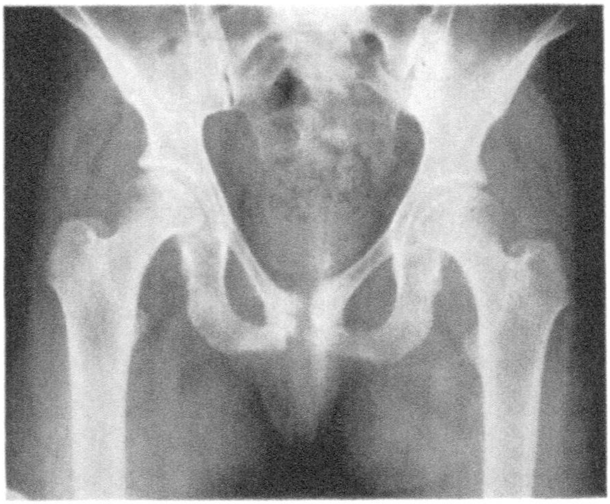

B

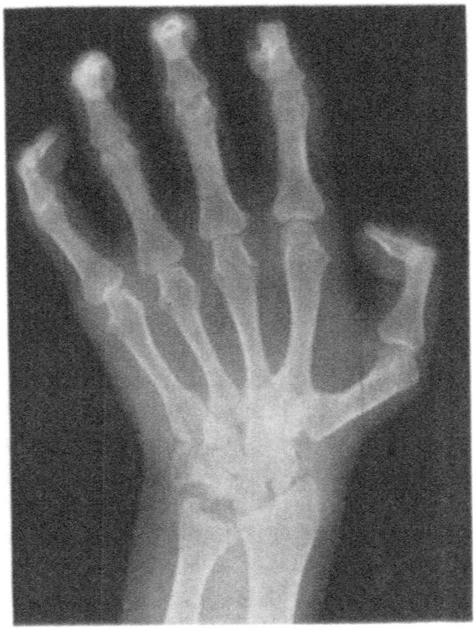

C

Abb. 12 A—C. Leichte Veränderungen im Sinne der Dysostosis multiplex bei Erwachsenen mit Mucopolysaccharidose I—S (31 Jahre alte Patientin Dr. MAROTEAUX', Paris). A Leichte Abflachung und „Fischli-Form" der Lendenwirbelkörper. B Schmale Iliacalkörper, ausladende Beckenschaufeln, walzenförmige Abflachung der Femurköpfe, Coxae valgae. C Kleine Handwurzelkerne, radiäre Ausstrahlung der Röhrenknochen vom verkleinerten Handwurzelraum, Klauenhände, Dysplasie der distalen Unterarm-Enden

Tabelle 3. Zusammenfassung der wichtigsten

	Mucopolysaccharidose		
	I—H	I—S	II
Schädel	Makrocephalie, Dyscephalie, weite Sella, Nahtsklerose und -Hyperostose, Hydrocephalus	normaler Schädel	Makrocephalie, Dyscephalie, weite Sella, Hydrocephalus
Wirbelsäule	schwere Veränderungen, Hakenwirbel D-12 bis L-3	minimale Veränderungen	mäßig ausgeprägte Veränderungen
Becken	schwere Dysplasie	deutliche Dysplasie	mäßige Dysplasie
Lange Röhrenknochen	schwere diaphysäre Verformung, Erweiterung, Verkürzung	leichte Veränderungen	mäßige Veränderungen
Kurze Röhrenknochen	Zuckerhutphalangen, Klauenhände	kleine Handwurzelkerne, Klauenhände	mäßige Veränderungen, Klauenhände
Rippen und Klavikel	breit	breit	breit

sche) lymphocytäre Granulationen färben sich orthochromatisch-blau oder metachromatisch-rotviolett mit Toluidinblau.

Nach histochemischen (Kosenow und Wiedemann, 1955; Mauri und Soldati, 1958) und elektronenmikroskopischen (Usui *et al.*, 1961) Befunden bestehen die abnormen leukocytären Einschlüsse aus sauren Mucopolysacchariden. Normale Leukocyten und ihre Stammzellen sind, wie biochemische Untersuchungen zeigen, in der Lage, saure Mucopolysaccharide zu synthetisieren und zu speichern (Clausen und Anderson, 1963; Lau *et al.*, 1970; Olsson *et al.*, 1968).

Sämtliche Leukocytenformen können pathologische Granulationen enthalten: „komplette Form" der Granulationsanomalie. Es sind Fälle beschrieben, in denen nur Lymphocyten (Gasser, 1950), Neutrophile (Brugsch, 1949; Eichenberger, 1954) oder Monocyten (Grgič und Kalafatič, 1958) abnorme Einschlüsse enthielten. Die pathophysiologische Bedeutung dieser kompletten und inkompletten Granulationsformen ist nicht bekannt und ihre Differenzierung als selbständige „Typen" wenig sinnvoll.

Lymphocytäre Einschlüsse sind am häufigsten vorhanden, relativ leicht zu erkennen und diagnostisch daher besonders wertvoll (Abb. 13B). Bei Färbung nach Pappenheim stellen sie sich als rundliche, dicht basophile Einschlüsse dar, die einen Durchmesser bis zu 1,5 μ erreichen können. Sie sind häufig von hellen Zonen oder einer Vakuole umgeben. Sie sind größer, schärfer begrenzt als die normale Azurgranulation der Lymphocyten. Die Zahl der speichernden Lymphocyten schwankt zwischen 2 und 90%.

Granulocytäre und monocytäre Einschlüsse sind grob, rötlich oder dunkelviolett bis schwarz. In Eosinophilen können sie so dicht und dunkel sein, daß die Differenzierung von Basophilen schwierig wird. Feinere neutrophile Einschlüsse (ohne gleichzeitige lymphocytäre Veränderungen) finden sich bei der Mucopolysaccharidose IV (Eichenberger, 1954; Zellweger *et al.*, 1961).

Systematische Untersuchungen über Art und Häufigkeit von Alder-Reillyschen Granulationen bei verschiedenen Mucopolysaccharidosen, d.h. über ihre

Skeletveränderungen bei Mucopolysaccharidosen I—VI

III	IV	VI
meist normale Schädelform, Hyperostose des Schädeldachs	normale Schädelform, Hypoplasie des proc. odontoides, des Epistropheus, Zahnschmelz-Hypoplasie	Makrocephalie, Dyscephalie, weite Sella
minimale Veränderungen („Eiform" der Wirbelkörper)	Platyspondylie, anteriore Ossifikationszungen, Hypoplasie von D-12, L-1 oder L-2	leichte bis schwere, an Mucopolysaccharidose I erinnernde Veränderungen
minimale Dysplasie	schwere Dysplasie, „schwere epiphysäre Dysplasie des proximalen Femurs	deutliche bis schwere Dysplasie und epiphysäre Dysplasie des Femurs
leichte Veränderungen	schwere diaphysäre Verformung, Verkürzung, epiphysäre Dysplasie	leichte bis schwere Verformung, Verkürzung, epiphysäre Dysplasie
leichte Veränderungen, Osteoporose	schwere Deformierung, doch normale diaphysäre Verjüngung	leichte bis schwere Verformung und Verkürzung
breit	breit, schwere Hühnerbrust	breit

diagnostische Wertigkeit bei der Differenzierung verschiedener Mucopolysaccharidosen, wurden nicht publiziert. Nach unveröffentlichten Beobachtungen von Hansen und Graucob (Lübeck) sind die granulocytären Einschlüsse relativ fein und die lymphocytären, gröberen Einschlüsse diffus über das Cytoplasma verstreut bei den Mucopolysaccharidosen I—H und II. Bei der Mucopolysaccharidose III überwiegen die lymphocytären Veränderungen, und die groben Granulationen sind auf umschriebene Plasma-Areale begrenzt. Bei der Morquioschen Krankheit scheinen sich feine abnorme Granulationen nur in Granulocyten und Monocyten, nicht dagegen in Lymphocyten zu finden. Erwachsene mit Mucopolysaccharidose I—S haben, soweit aus den spärlichen Beobachtungen abzuleiten, nur wenige und schlecht abgrenzbare lymphocytäre Einschlüsse. Bei der Mucopolysaccharidose VI finden sich besonders grobe, dichte, kaum zu übersehende Granulationen in Granulocyten, Monocyten und Lymphocyten (Abb. 13A, Ullrich und Wiedemann, 1953; Spranger *et al.*, 1970).

b) Knochenmark

In Knochenmarkszellen finden sich, soweit aus größeren Untersuchungsserien zu entnehmen (Pearson und Lorincz, 1964; Rampini und Adank, 1964), regelmäßig pathologische Einschlüsse. Sie liegen in Granulocyten und ihren Vorstufen, Lymphocyten, Osteoblasten, Endothelzellen und in Zellen des retikuloendothelialen Systems. Der charakteristischste Befund sind jedoch große Speicherzellen. Man findet zwei Speicherzellformen:

a) Retikulohistiocytäre Zellelemente, deren Plasma zahlreiche dunkelrotviolette oder basophile Einschlüsse enthalten (Abb. 13C). Sie können rundlich sein und in einem kaum veränderten Plasma liegen (Gasser, 1950). Sie können jedoch auch von einem hellen Hof oder einer regelrechten Vakuole umgeben und sehr unregelmäßig geformt sein, ähnlich den Einschlüssen bei Buhot-Zellen (Abb. 13D). Sie finden sich bei den Mucopolysaccharidosen II, III und VI.

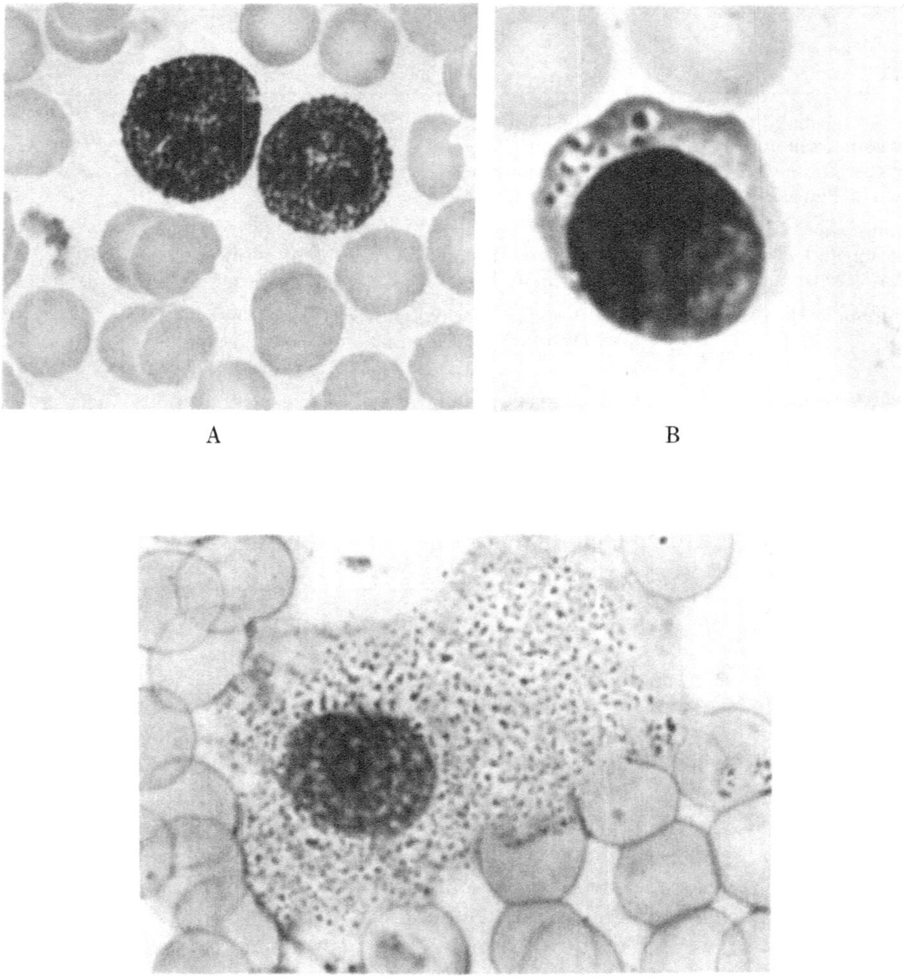

A B C

Abb. 13A—C. Blut- und Knochenmarkzell-Veränderungen bei Mucopolysaccharidosen (Präparate von Prof. H. G. Hansen u. E. Graucob, Lübeck). A Dicht gelagerte, grobe, granulocytäre Einschlüsse bei Mucopolysaccharidose VI. Pappenheim. B Grobe, von hellen Höfen umgebene, auf umschriebene Plasma-Areale begrenzte lymphocytäre Einschlüsse bei Mucopolysaccharidose III. Pappenheim. C Reticulohistiocytäre Speicherzelle im Knochenmark („Gasser-Zelle"). Pappenheim

b) Buhot-Zellen sind etwas vergrößerte plasmacelluläre Elemente, deren Plasma unregelmäßig verformte, dichte, komma-, stäbchen-, ringförmige Einschlüsse enthält, die von hellen Höfen oder Vakuolen umgeben sind (Abb. 13E). Sie wurden erstmals von Griffiths und Findlay (1958) beschrieben, jedoch anscheinend schon vorher von dem französischen Hämatologen Buhot beobachtet (Royer, 1959). Sie wurden bei den Mucopolysaccharidosen I—H und III, nicht jedoch bei Mucopolysaccharidosen I—S, IV und VI gesehen.

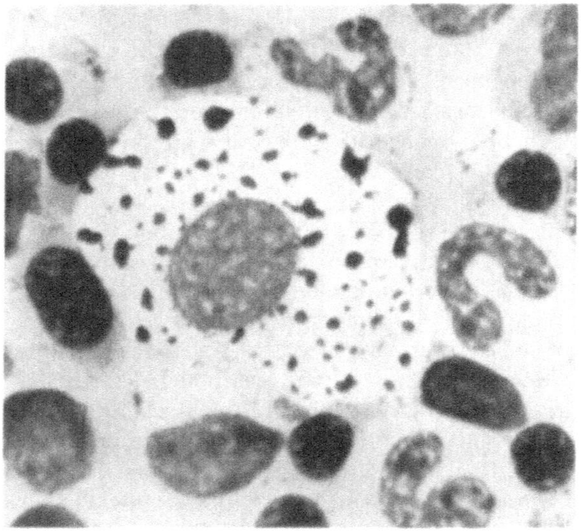

D

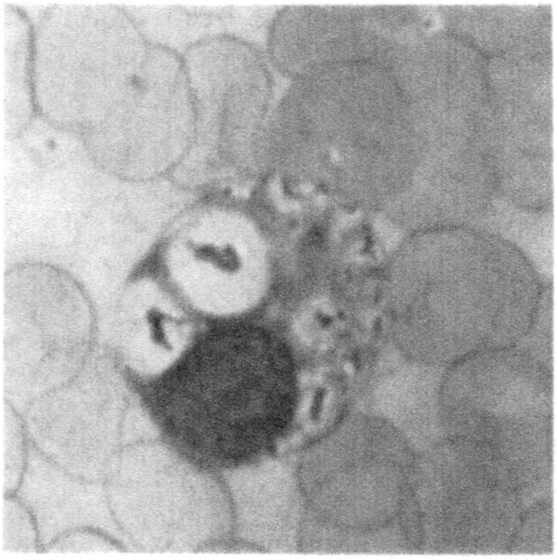

E

Abb. 13 D u. E. D Reticulohistiocytäre Speicherzelle im Knochenmark mit dichten, von Vacuolen umgebenen Einschlüssen. Pappenheim. E Plasmacelluläres Element im Knochenmark mit groben, bizarr geformten, von Vacuolen umgebenen Einschlüssen („Buhot-Zelle"). Pappenheim

c) Fibroblastenkultur

Seit der Mitteilung von DANES und BEARN (1965, 1966), daß Fibroblasten von Patienten mit Mucopolysaccharidosen metachromatische Einschlüsse nach Toluidinblau-Färbung zeigen, ist der Nachweis der Toluidinblau-Metachromasie als diagnostische Methode und zum Nachweis von heterozygoten Anlageträgern empfohlen worden.

Es hat sich jedoch mittlerweile herausgestellt, daß die Methode technisch unzuverlässig ist und die Metachromasie u.a. von Alter und Herkunft des

Toluidinblaus, Alter der Kultur, Fixierungsmethode, Proteingehalt der Kultur etc. abhängt (MILUNSKY und LITTLEFIELD, 1969). Die von DANES und BEARN (1965, 1966) beschriebene rötliche Metachromasie findet sich häufiger diffus im Plasma als in wohlumschriebenen granulären Einschlüssen. Sie ist unspezifisch und durch saure Mucopolysaccharide, aber auch durch Lipoide, Nukleinsäuren, Polypeptide und Metaphosphate auszulösen (MILUNSKY und LITTLEFIELD, 1969). Sie findet sich bei einer großen Zahl verschiedener Erkrankungen, u.a. bei der Pankreasfibrose, insgesamt bei 25% aller in einer Kinderklinik vorkommenden Krankheitsbilder (TAYSI *et al.*, 1969) und bei 6—7% gesunder Vergleichspersonen (DANES *et al.*, 1970; MATALON und DORFMAN, 1969; NADLER *et al.*, 1969). Der diagnostische Wert der Toluidinblau-Metachromasie ist daher höchst zweifelhaft.

Färbung mit 0,05% Alcianblau in 0,3 m $MgCl_2$ scheint spezifischer zu sein (DANES *et al.*, 1970). Mit dieser Methode lassen sich jedoch die pathologischen Einschlüsse bei der Mucopolysaccharidose III nicht nachweisen.

Eine verläßliche diagnostische Methode scheint der chemische Nachweis einzelner Mucopolysaccharide in gezüchteten Fibroblasten zu sein (MATALON und DORFMAN, 1969). Die bei zahlreichen Erkrankungen nachweisbare Erhöhung des Gehalts an sauren Mucopolysacchariden beruht vorwiegend auf einer Vermehrung von Hyaluronsäure (die in kleineren Mengen auch in normalen Fibroblasten nachzuweisen ist). Eine Anhäufung von Dermatansulfat findet sich dagegen nur bei Mucopolysaccharidosen (MATALON und DORFMAN, 1969).

Die quantitative Bestimmung individueller saurer Mucopolysaccharide und die Messung der Einbaugeschwindigkeit radioaktiven Sulfats in intracelluläre saure Mucopolysaccharide (s. Kap. VIII.2) sind moderne Methoden, die histochemische Techniken weitgehend ersetzen.

7. Saure Mucopolysaccharide im Harn

a) Normalbefunde und unspezifische Veränderungen

Kleinere Mengen von Harn-Mucopolysacchariden — zwischen 5 und 25 mg/die — finden sich im Harn von Normalpersonen jeden Alters (DELBRÜCK *et al.*, 1967; DIFERRANTE und RICH, 1956; LAGUNOFF *et al.*, 1967; MAYES und HANSEN, 1966; SPRANGER und WIEDEMANN, 1967; TELLER *et al.*, 1962; TELLER und KRÜGER, 1970). Etwa 90% der ausgeschiedenen sauren Mucopolysaccharide (sMPS) bestehen aus Chondroitin-4-sulfat, Chondroitin-6-sulfat und Chondroitin, der Rest aus Heparansulfat und Spuren von Dermatansulfat, Keratansulfat und Hyaluronsäure (BERENSON und DALFERES, 1965; LINKER und TERRY, 1963; MURATA *et al.*, 1970; SAITO *et al.*, 1968; VARADI *et al.*, 1967). Molekulargewicht, Sulfatierungsgrad und Zusammensetzung der ausgeschiedenen sMPS schwanken je nach Ausmaß des vorhergehenden intracellulären Abbaus der Muttersubstanzen.

Eine leichte bis mäßige Vermehrung der Harn-Mucopolysaccharide wurde bei verschiedenen mesenchymalen Erkrankungen beobachtet, z.B. bei der rheumatoiden Arthritis, der diffusen Sklerodermie, bei Lupus erythematodes und Dermatomyositis (DELBRÜCK *et al.*, 1967a; MURATA *et al.*, 1970). Vermehrte Mengen von Hyaluronsäure wurden bei der Marfanschen Krankheit gefunden (BERENSON und DALFERES, 1965). Die Verwendung relativ unspezifischer Nachweismethoden macht die Beurteilung von Berichten schwierig, nach denen erhöhte Mengen sMPS bei Arteriosklerose, Fieberzuständen („Unspezifische Mesenchymreaktion"), bei Coeliakie, idiopathischer Hyperkalzämie vorliegen sollten (HAUSS *et al.*, 1962, 1963; PENNOCK *et al.*, 1970).

b) Erhöhte Ausscheidung von Harn-sMPS bei Mucopolysaccharidosen

Die Ausscheidung von sMPS ist bei Kindern mit Mucopolysaccharidosen auf das 3—10fache der Norm erhöht.

Von zahlreichen Schnelltesten zum Nachweis einer erhöhten sMPS-Ausscheidung haben sich vor allem der Toluidinblau-Filterpapiertest (BERRY und SPINANGER, 1960; SPRANGER und GERMAR, 1967), der Cetylpyridiniumchlorid-Trübungstest (MANLEY und HAWKSWORTH, 1966) und der Albumin-Trübungstest (CARTER *et al.*, 1968) eingeführt. Bei kritischer Interpretation, Vergleich mit Normalurinen und Überprüfung zweifelhafter Resultate („schwach positive" Tests oder Diskrepanz zwischen klinischem Befund und Ausfall des Schnelltests) durch chemisch-quantitative Methoden sind die Suchtests praktisch brauchbar.

Chemisch-analytische Methoden beruhen auf der Fällung der Harn-sMPS mit quaternären Ammoniumsalzen wie Cetyltrimethylammoniumbromid, ihrer Reinigung und der Bestimmung des Hexuronsäure-Anteils mittels der Carbazol-Reaktion (DIFERRANTE und RICH, 1956). Etwas aufwendigere, doch spezifischere Methoden wurden u.a. von DELBRÜCK *et al.* (1967) und DORFMAN und MATALON (1969) angegeben. Normalwerte der sMPS-Ausscheidung im Urin von Kindern und Erwachsenen wurden verschiedentlich publiziert (DELBRÜCK *et al.*, 1967; SPRANGER und WIEDEMANN, 1967; TELLER *et al.*, 1962).

Die höchsten Ausscheidungswerte finden sich bei jungen Kindern mit Mucopolysaccharidosen I—H und II. Die sMPS-Mengen sind allgemein geringer bei Patienten mit anderen Mucopolysaccharidosen. Bei Mucopolysaccharidose I—H läßt sich die excessive Mucopolysaccharidurie schon bei Neugeborenen nachweisen (KOCH und DESOUSA, 1970). Von Neugeborenen mit anderen Mucopolysaccharidosen liegen keine diesbezüglichen Befunde vor.

Die Mucopolysaccharidausscheidung sinkt mit zunehmendem Alter ab und kann bei Patienten mit Mucopolysaccharidosen II und IV nach der Pubertät normale Werte erreichen (CAMPAILLA und MARTINELLI, 1969; eigene Beobachtungen). Auch bei Erwachsenen mit Mucopolysaccharidose VI geht die Ausscheidung auf relativ niedere, wenn auch noch immer pathologische Werte zurück (SPRANGER, 1970). Eine quantitativ normale Ausscheidung von sMPS bei Erwachsenen schließt die Diagnose einer Mucopolysaccharidose nicht aus. Fraktionierung der ausgeschiedenen sMPS kann bei diesen Patienten noch abnorme Muster (z.B. mit erhöhten Mengen von Dermatansulfat) zeigen.

c) Ausscheidungsmuster der Harn-sMPS bei Mucopolysaccharidosen

Patienten mit Mucopolysaccharidosen scheiden vermehrt Dermatansulfat, Heparansulfat und Keratansulfat aus. Diese sMPS finden sich im Normalurin nur in relativ kleinen Mengen oder Spuren. (Eine besondere Mucopolysaccharidose mit erhöhten Mengen von Chondroitinsulfat wird in Kap. XI.A erwähnt.) Die ausgeschiedenen sMPS sind kleinmolekulare Abbauprodukte größerer Muttersubstanzen und variieren erheblich in Molekulargewicht, Zusammensetzung und Struktur. Das Ausscheidungsmuster, d.h. die quantitative Relation der Urin-sMPS, ändert sich im Laufe der Entwicklung der Krankheitsbilder nicht (KAPLAN, 1969). Sie gleichen sich bei Geschwistern (SPRANGER, 1970). Ausscheidungsmuster und Mucopolysaccharidose-Typ sind miteinander verbunden. Die quantitative Relation der vermehrt ausgeschiedenen sMPS ist damit diagnostisch verwertbar.

Als Methode zur Auftrennung der Harn-sMPS hat sich die säulenchromatographische Fraktionierung mittels Dowex 1X2 und Elution der adsorbierten sMPS mit steigenden Kochsalzgradienten bewährt (MAROTEAUX und LAMY,

1964a; Schiller *et al.*, 1961; Spranger und Wiedemann, 1967; Teller und Ziemann, 1966). Die mit einzelnen Fraktionen eluierten sMPS sind chemisch-analytisch, elektrophoretisch (Manley und Hawksworth, 1966; Wessler, 1968), papierchromatographisch (Castor und Dostewitz, 1964; Spolter und Marx, 1960), dünnschicht-chromatographisch (Teller und Ziemann, 1969; Wustemann *et al.*, 1966) zu charakterisieren. Nach den Ergebnissen neuerer Untersuchungen (Gordon und Haust, 1970; Kaplan, 1969; Murata *et al.*, 1970; Manley und Williams, 1969; Onisawa und Lee, 1970; Spranger, 1970; Terry und Linker, 1964) läßt sich das in Tabelle 4 wiedergegebene diagnostische Schema aufstellen. Danach scheiden Patienten mit Mucopolysaccharidosen I—H und II große Mengen von Abbauprodukten von Dermatansulfat und Heparansulfat aus. Der relative Anteil an Dermatansulfat ist größer als bei der Mucopolysaccharidose II, und mehr Produkte des Heparansulfat-Kerns finden sich in Fraktion 1,0 m NaCl als bei der Mucopolysaccharidose II. Umgekehrt scheiden Patienten mit Mucopolysaccharidose II relativ weniger Dermatansulfat aus, und ein größerer Anteil des Heparansulfates scheint von Zweigen des Gewebemoleküls zu stammen (eluiert in NaCl Fraktion 1,25 m der Dowex 1X2-Methode). Patienten mit Mucopolysaccharidose III scheiden große Mengen Heparansulfat, dagegen keine oder minimale Mengen von Dermatansulfat aus.

Im Urin von Patienten mit Mucopolysaccharidose IV finden sich erhöhte Mengen von Keratansulfat und Chondroitin-4-sulfat (Brovelli *et al.*, 1968; Linker *et al.*, 1970; Maroteaux und Lamy, 1964; Pedrini *et al.*, 1962). Die beiden Substanzen sind anscheinend durch ein Peptid fest miteinander verbunden (Kaplan *et al.*, 1968).

Patienten mit Mucopolysaccharidose I—S scheiden größere Mengen von Dermatansulfat aus, das anscheinend homogener als bei der Mucopolysaccharidose I—H ist (Terry und Linker, 1964; Onisawa und Lee, 1970). Kleinere Mengen von Heparansulfat finden sich ebenfalls (Horton und Schimke, 1970; Lagunoff *et al.*, 1967; Terry und Linker, 1964). Das Ausscheidungsmuster ist von dem einer Mucopolysaccharidose I—H oder VI nicht sicher abzugrenzen.

Große Mengen von Dermatansulfat finden sich bei Patienten mit Mucopolysaccharidose VI. Kleinere Mengen von Heparansulfat werden ebenfalls gefunden, jedoch niemals so viel, daß eine Verwechslung mit dem Ausscheidungsmuster bei Mucopolysaccharidose I—H möglich wäre. Die absoluten Dermatansulfat-Mengen sinken, wie unter Punkt 7b) erwähnt, nach der Pubertät ab.

Tabelle 4. Ausscheidungsmuster saurer Mucopolysaccharide im Harn von Patienten mit verschiedenen Mucopolysaccharidosen

Mucopoly-saccharidose	Elution von Dowex 1 × 2 Säulen mit NaCl				
	Heparansulfat		Dermatan-sulfat	Chondroitin-6-sulfat	Keratan-sulfat
	Kernstruktur NaCl 1,0 m	Zweigstruktur NaCl 1,25 m	NaCl 1,5—2,0 m	NaCl 1,5 m	NaCl 3,0 m
I—H	++	+	+++		
I—S	+	+	++		
II	+	++	++		
III	+++	+++			
IV				+	+
VI	+	+	+++		

+ leicht erhöht; ++ deutlich erhöht; +++ stark erhöht.

Die pathophysiologische Bedeutung der Ausscheidungsmuster ist nicht bekannt. Als Faustregel (und mit Ausnahmen) läßt sich festhalten, daß die Ausscheidung von Dermatansulfat mit dem Grad der körperlichen Deformierung und die Ausscheidung von Heparansulfat mit dem Grad der geistigen Retardierung zunimmt (KAPLAN, 1969). Möglicherweise hängt dies mit dem Einfluß von Dermatansulfat auf die Kollagenbildung in mesenchymalen Geweben zusammen. Über Beziehungen von Heparansulfat und Gehirnstoffwechsel ist nichts bekannt.

VI. Pathologische Anatomie

1. Lichtmikroskopie

Einer der konstantesten Befunde bei allen Mucopolysaccharidosen sind mesenchymale Zellen, deren Protoplasma mit hellem Speichermaterial gefüllt ist. Sie finden sich in Haut, Fascien, Sehnen, Periost, Blutgefäßwänden, Herzklappen, Meningen, Hornhaut, Knorpel etc. Andere Zelltypen wie Hepatocyten, Ganglienzellen, Reticulumzellen von Milz und Lymphknoten, Epithelzellen der Glomerula oder endokrinen Organe enthalten ähnliches Speichermaterial.

Die Darstellung dieses Speichermaterials mit histochemischen Methoden ist schwierig, da es in den üblichen Fixierlösungen wie Formalin oder verdünntem Alkohol löslich ist. Zur Fixierung sind spezielle Lösungen erforderlich, wie Tetrahydrofuran-Azeton 1:1 (HAUST und LANDING, 1961), 10% Cetyltrimethylammoniumbromid in 10% Formalin (WOLFE *et al.*, 1964) oder Fixierung in Formaldehyd-Dampf (LAGUNOFF und GRITZKA, 1966).

Die Ergebnisse der zahlreichen[1], teilweise widersprüchlichen und — vor allem in der älteren Literatur — schwer bestimmten klinischen Typen zuzuordnenden pathohistologischen Befunde lassen sich wie folgt zusammenfassen:

1. Nach adäquater Fixierung finden sich in einem Großteil der visceralen und mesenchymalen Organe Substanzen mit färberischen Charakteristika von sauren Mucopolysacchariden. Methoden zur Identifizierung einzelner sMPS sind bei ZUGIBE (1970) angegeben.

2. Inkonstant finden sich neben sauren Mucopolysacchariden größere Mengen von Glykogen und — seltener und wahrscheinlich sekundär bedingt — von Lipoiden (LAGUNOFF und GRITZKA, 1966; MATTYUS und JOOST, 1959; UZMAN, 1955).

3. Hirngewebsuntersuchungen zeigen Glykolipidspeicherung (vornehmlich Ganglioside) in Ganglienzellen und saure Mucopolysaccharide in Adventitia-Zellen.

Detaillierte Angaben über die pathologisch-histologischen Veränderungen in einzelnen Organen finden sich in neueren Übersichten (HIENZ, 1960; SPRANGER, 1971).

2. Elektronenmikroskopie

Die Ultrastruktur der pathologischen Veränderungen bei Mucopolysaccharidosen wird seit etwa 10 Jahren untersucht (ALEU *et al.*, 1965; BERARD-BADIER *et al.*, 1970; DECLOUX und FRIEDERICI, 1969; DODION *et al.*, 1966; ESCOUROLLE *et al.*, 1966; GRENET *et al.*, 1966; HAUST *et al.*, 1969; HERS, 1965; v. HOOF und HERS, 1967; LAGUNOFF *et al.*, 1962; LOEB *et al.*, 1968; ORIZAGA *et al.*, 1963; UCHIMURA *et al.*, 1965; WALLACE *et al.*, 1966). Die Ergebnisse dieser Untersuchungen lassen sich wie folgt zusammenfassen:

[1] ARONSON *et al.* (1969), DIEZEL (1957), HOUBER (1967), LINDSAY *et al.* (1948) OGASAWA (1967), RABL (1960), SEITELBERGER (1957), WOLFE *et al.* (1964) — Übersicht bei HIENZ (1960).

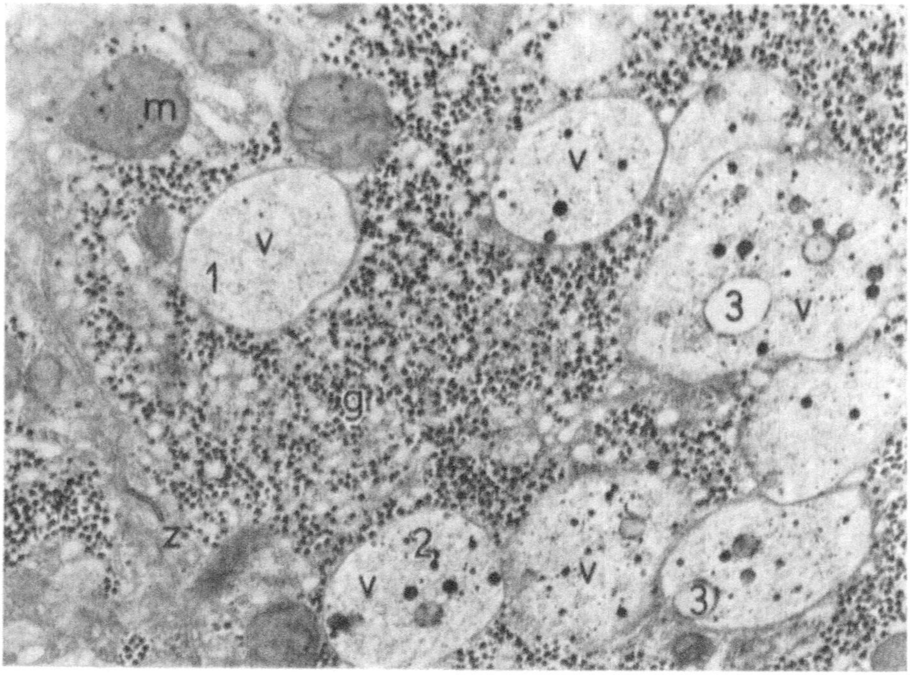

Abb. 14. Ultrastrukturelle Veränderungen der Leberzellen bei Mucopolysaccharidosen. Glutaraldehyd × 19200 (Dr. R. CAESAR, Kiel). *v* Vacuole; *g* Glykogen; *m* Mitochondrien; *1* feines, reticulogranuläres Speichermaterial; *2* dichte, homogene Einschlüsse; *3* opake, weniger dichte, homogene rundliche Einschlüsse. Das vorliegende Bild stammt von einem 4 Jahre alten Kind mit Mucolipidose I. Die Veränderungen entsprechen in ihrer Struktur und Form denen bei Mucopolysacchariden

1. Das intracelluläre Speichermaterial liegt in Vacuolen. „Vacuolen" sind definiert als runde oder ovale Gebilde mit einem Durchmesser von etwa 0,5 bis 10,0 μ, die vom umgebenden Zellmaterial durch eine Membran abgegrenzt sind (Abb. 14).

2. Diese Vacuolen enthalten drei Arten von Einschlüssen:

a) ein schwach osmiophiles, reticulogranuläres Material, das wahrscheinlich sauren Mucopolysacchariden oder sMPS-Peptid-Komplexen entspricht.

b) verschiedene Arten von runden, homogenen, opaken, relativ dichten Gebilden, denen wahrscheinlich Lipide zugrunde liegen,

c) lamellär geschichtete Strukturen, die vermutlich Ganglioside darstellen.

Die Vacuolen gehen wahrscheinlich aus Lysosomen hervor. Lysosomen sind bekanntlich Cytoplasma-Partikel, die von einer Membran umschlossen sind und zahlreiche saure hydrolytische Enzyme enthalten. Zur Anhäufung von Speichersubstanzen in Lysosomen kommt es, wenn die von den Lysosomen normal aufgenommenen Stoffwechselprodukte (wie saure Mucopolysaccharide) nicht ordnungsgemäß abgebaut werden können und „unverdaut" liegen bleiben. Die Pathophysiologie dieses Prozesses wird in Kap. VIII diskutiert.

Unter den Veränderungen anderer Zell-Organellen verdienen Anomalien der Mitochondrien (wie „krystalloide Alterationen" oder „Knospenbildung") Aufmerksamkeit (HAUST, 1968, 1968a; HAUST *et al.*, 1969).

Im einzelnen finden sich folgende Organveränderungen:

Gehirn. Der auffälligste Befund in Ganglienzellen sind sog. „Zebra-Körper", quergebänderte, von einer Membran umgebene Strukturen, deren osmiophile Bänder aus zahlreichen parallelen Linien zusammengesetzt sind. Konzentrisch geschichtete Körper werden seltener gesehen. Eine zweite Art von Einschlußgebilden hat einen mehr granulären Inhalt. Übergangsformen zwischen den beiden Einschlußkörpern existieren. In den perithelialen Zellen finden sich Vacuolen mit schwach osmiophilem, reticulogranulären Inhalt. Die weiße Substanz ist nicht verändert — in Einzelfällen kann die Myelinstruktur verworfen oder an einigen Stellen aufgelöst sein (LOEB *et al.*, 1968).

Leber. Das Protoplasma der Leberzellen ist mit Vacuolen angefüllt, die einen Durchmesser zwischen 0,3 und 10,0 μ haben. Sie enthalten meist ein feines, reticulogranuläres Material (Abb. 14), seltener homogene, rundliche Einschlüsse. Myelinfiguren werden nur in Ausnahmefällen gesehen. Peribiliäre dichte Körper, die wahrscheinlich unveränderte Lysosomen darstellen, sind nicht oder nur in geringer Zahl vorhanden. Kupffer-Zellen enthalten ähnliche, wenn auch kleinere Vacuolen, die fast ausschließlich mit feinflockigem Material angefüllt sind. Bei der Morquioschen Krankheit sind die Kupffer-Zellen ungleich schwerer betroffen als die Hepatocyten (TONDEUR und LOEB, 1969).

In anderen Organen wie *Herzklappen, Haut* und *Hornhäuten* finden sich zahlreiche mesenchymale Speicherzellen, die den lichtmikroskopisch „hellen" Zellen entsprechen dürften. Sie enthalten eine Fülle vacuolärer Gebilde mit vorwiegend feinflockigem Material und nur vereinzelte dicht-homogene Einschlüsse. Ähnliche vacuoläre Gebilde finden sich in kulturell gezüchteten *Fibroblasten* und dürften dort den histochemisch nachweisbaren alcianophilen Granulationen und biochemisch bestimmbaren sauren Mucopolysacchariden entsprechen (BARTMAN *et al.*, 1970).

VII. Biochemie

1. Saure Mucopolysaccharide (sMPS)

Saure Mucopolysaccharide sind die quantitativ bedeutendste Speichersubstanz bei den Mucopolysaccharidosen. Ihre Verteilung auf einige Organe ist in Tabelle 7 zusammengefaßt.

Saure Mucopolysaccharide („Glycosaminoglycane" nach der neueren Nomenklatur von JEANLOZ, 1960; s. Tabelle 5) sind unverzweigte Heteropolysaccharide aus hintereinandergeschalteten Disaccharid-Einheiten (Abb. 15). Ein Zucker ist immer ein Hexosamin und der andere eine Hexuronsäure oder — im Falle von Keratansulfat — Galaktose. Mit Ausnahme von Hyaluronsäure enthalten die sMPS Sulfatgruppen.

Tabelle 5. Neue Nomenklatur der Mucopolysaccharide (JEANLOZ, 1960)

Alte Bezeichnung	Neue Bezeichnung
Saure Mucopolysaccharide	Glykosaminoglykane
Chondroitinsulfat A	Chondroitin-4-sulfat
Chondroitinsulfat B	Dermatansulfat
Chondroitinsulfat C	Chondroitin-6-sulfat
Heparitinsulfat	Heparansulfat
Keratosulfat	Keratansulfat
Hyaluronsäure	Hyaluronsäure
Heparin	Heparin

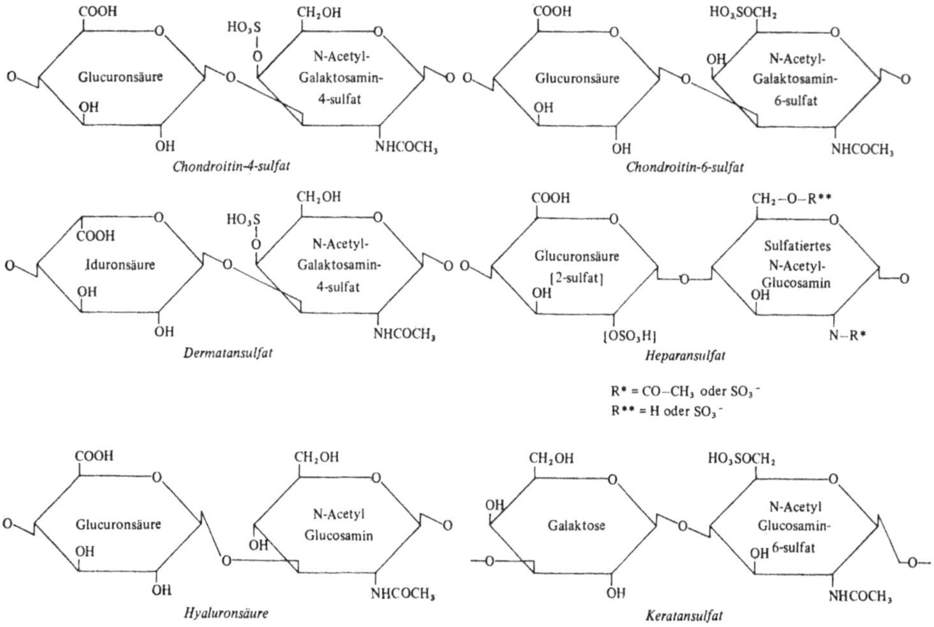

Abb. 15. Vereinfachte chemische Struktur der bei Mucopolysaccharidosen betroffenen sauren Mucopolysaccharide

Mucopolysaccharide werden in zahlreichen Geweben synthetisiert, jedoch nicht in Leber und Milz (DORFMAN und MATALON, 1969). Einzelne sMPS finden sich in bestimmten Organen, nicht jedoch in anderen (Tabelle 6). Die Mucopolysaccharidmuster ändern sich mit Wachstum und Alter. Sie sind wesentliche Bestandteile der Grundsubstanz, möglicherweise an Kollagenbildung und Calcifikation beteiligt und in Geweben an Proteine gebunden (MEYER, 1969).

Chemische Charakteristika, Synthese, Abbaumechanismen und biologische Bedeutung der sauren Mucopolysaccharide sind in jüngerer Zeit ausführlich dargestellt worden (BALAZS und JEANLOZ, 1965; BRIMACOMBE und WEBBER, 1964; DODGSON und LLOYD, 1968; MEYER, 1969; MUIR, 1969).

Die bei Mucopolysaccharidosen gespeicherten sMPS sind normal strukturiert, soweit sich dies mit den verfügbaren analytischen Methoden feststellen läßt. Sie sind in den Speicherzellen teilweise abgebaut mit geringerem Molekulargewicht als die Muttersubstanzen. Ein Überblick über die wichtigsten sMPS zeigt folgendes Bild:

Chondroitinsulfate. Chondroitin-4-sulfat und Chondroitin-6-sulfat finden sich normalerweise in zahlreichen Geweben, nicht jedoch in Leber oder Glaskörper. Sie sind über eine Glucuronsäure-Galaktose-Galaktose-Xylose-Serin-Brücke an Peptide gebunden (HELTING und RODÉN, 1968; LINDAHL und RODÉN, 1966; RODÉN *et al.*, 1966). Sie werden durch Endoglykosidasen abgebaut, die in ihrer Aktivität der testiculären Hyaluronidase ähneln und in Lysosomen vorhanden sind (ARONSON und DAVIDSON, 1967; HUTTERER, 1966). Die resultierenden Oligosaccharide werden durch β-Glucuronidase, eine Sulfatase und β-N-Hexosaminidase weiter gespalten (TUDBALL *et al.*, 1967).

Chondroitin-4-sulfat wird möglicherweise bei der neuen Chondroitinsulfat-Mucopolysaccharidose gespeichert und vermehrt ausgeschieden (s. Kap. XI.1.).

Tabelle 6. Vorkommen saurer Mucopolysaccharide in normalen Geweben. (Nach BALAZS und JEANLOZ, 1965, 1966; MATALON und DORFMAN, 1969)

	Chondroitinsulfate		Dermatan-sulfat	Heparan-sulfat	Keratan-sulfat	Hyaluron-säure	Heparin
	Chondroitin-4-sulfat	Chondroitin-6-sulfat					
Leber				+			+
Haut		+	+	+			+
Knorpel	+	+			+	(+)	
Knochen	+	+			+ ?	+	
Blutgefäße und Herzklappen	+ ?	+	+	+			+
Gehirngewebe	+						
Glaskörper						+	
Hornhaut	+				+		
Leukocyten	+						
Gezüchtete Fibroblasten	+		(+)			+	
Urin	+	+	(+)	+	(+)		

+ vorhanden, (+) in kleinen Mengen vorhanden, + ? fraglich vorhanden

Kinder mit Mucopolysaccharidose IV scheiden vermehrt Chondroitin-6-sulfat aus, das anscheinend mit Keratansulfat und einem Peptid fest zu einem sMPS-Peptid-Komplex verbunden ist.

Dermatansulfat findet sich in größeren Mengen in Haut, Gefäßwänden, Herzklappen, in geringen Mengen in Fibroblasten, nicht jedoch in Leber, Milz, Nieren und Hornhaut (Tabelle 6). Es wird vermehrt bei Mucopolysaccharidosen I—H, I—S, II und VI gespeichert und ausgeschieden (Tabelle 7). Wie Dermatansulfat in Organe kommt, in denen es normalerweise weder synthetisiert noch abgebaut werden kann, ist nicht bekannt. Möglicherweise fließt es aus Speicherzellen aus und wird mittels Pinocytose von Leber- oder Hornhautzellen aus Blut und Gewebeflüssigkeit aufgenommen, gelangt in Lysosomen und bleibt dort, in Ermangelung geeigneter hydrolytischer Enzyme, liegen (ARONSON und DAVIDSON, 1968). Ob Dermatansulfat bei der Kollagenbildung eine Rolle spielt, ist umstritten (TOOLE und LOWTHER, 1968; FERNANDEZ-MADRID, 1970). Es ist jedoch bemerkenswert, daß bei den Mucopolysaccharidosen I—H, I—S, II und VI excessive Mengen von Dermatansulfat ausgeschieden werden und ausgedehnte Veränderungen des Bindegewebsapparats (mit Kontrakturen und histologisch nachweisbaren Veränderungen der Kollagenfasern) vorliegen.

Chemisch ist Dermatansulfat durch den Gehalt an Iduronsäure bemerkenswert. Teile des Moleküls enthalten Glucuronsäure, und diese Abschnitte können durch testiculäre Hyaluronidase verdaut werden. Dies erklärt den partiellen Abbau von Dermatansulfat in Zellen von Mucopolysaccharidose-Patienten. Das Molekulargewicht des im Urin ausgeschiedenen Dermatansulfats ist bedeutend kleiner als das der in normalen Zellen vorkommenden Substanz. Das Urin-Dermatansulfat verhält sich chemisch wie normales Dermatansulfat, das mit testiculärer Hyaluronidase behandelt wurde (DORFMAN, 1964; MATALON und DORFMAN, 1968). Aus Molekulargewicht, Aminosäurengehalt und aus der Tatsache, daß die Produktion von Dermatansulfat in Hurler-Fibroblasten durch Puromycin unterdrückt wird, d.h. von der vorhergehenden Synthese von Peptiden abhängt, wurde geschlossen, daß die Struktur des bei Mucopolysaccharidosen gespeicherten Dermatansulfat-Peptid-Komplexes normal ist (MATALON und DORFMAN, 1966, 1968).

Heparansulfat findet sich normalerweise in Blutgefäßwänden und in kleineren Mengen in Leber, Haut, Lungengewebe und im Urin. Excessive Mengen von Heparansulfat finden sich in inneren Organen und Gehirn von Patienten mit verschiedenen Mucopolysaccharidosen (Tabelle 7), merkwürdigerweise jedoch nicht in Fibroblasten, selbst nicht bei Mucopolysaccharidose III, bei der ausschließlich Heparansulfat im Urin vermehrt ausgeschieden wird.

Die chemische Struktur von Heparansulfat ist schwer zu definieren. Der Anteil des Moleküls, der nahe an der Protein-Bindungsstelle liegt, enthält mehr N-Acetyl-Glucosamin und weniger Sulfat. Spaltprodukte (aus teilweisem Abbau bei Mucopolysaccharidosen) dieser Kernregion enthalten zusätzlich Serin und werden von Dowex-1X2 mit 1,0 m NaCl eluiert. Spaltprodukte aus den peripheren Heparansulfat-Zweigen enthalten mehr Sulfat, kaum Serin und Neutralzucker. Sie werden von Dowex 1X2-Säulen mit 1,3 m NaCl eluiert (KNECHT *et al.*, 1967; STONE *et al.*, 1970). Die in Abb. 16 gegebene Struktur von Heparansulfat wird von MEYER (1969) vertreten. Die Bindungsregion zwischen Heparansulfat und Peptid ist ähnlich zusammengesetzt wie die von Chondroitinsulfat und Dermatansulfat (JACOBS und MUIR, 1963; KNECHT *et al.*, 1967).

Keratansulfat findet sich normalerweise in Knorpel und Cornea. Die erhöhte Ausscheidung von Keratansulfat bei Mucopolysaccharidose IV macht wahrscheinlich, daß der Stoffwechsel dieser Substanz bzw. der in Knorpel vorliegenden Keratansulfat-Chondroitin-6-sulfat-Proteinkomplex bei der Morquioschen Krankheit gestört ist. Es liegen keine chemischen Untersuchungen der Speichersubstanz bei Mucopolysaccharidose IV vor. Aus Hornhauttrübung (Wiedemann, 1949), leukocytären Einschlüssen (ZELLWEGER *et al.*, 1961), dem Nachweis histiocytärer Schaumzellen in Knorpel (SCHENK und HAGGERTY, 1964) und Vakuolisierung der Kupffer-Zellen der Leber (TONDEUR und LOEB, 1969) ist jedoch zu schließen, daß Mucopolysaccharide bei der Morquioschen Krankheit gespeichert werden. In Fibroblasten von Patienten mit Mucopolysaccharidose IV finden sich vermehrt neutralzuckerhaltige Substanzen, die Keratansulfat, ebenso jedoch auch Glykoproteine darstellen können (DANES und GROSSMAN, 1969).

Chemisch unterscheidet sich Keratansulfat aus Knorpel von Keratansulfat aus Cornea. Keratansulfat I (aus Cornea) ist an Peptide über die Amidobindungen von Asparagin und Glutamin an das C-1-Atom des N-Acetylglucosamins gebunden und locker mit anderen sMPS verbunden (MATTHEWS und CIFONELLI, 1965; MEYER, 1969; SENO *et al.*, 1965). Keratansulfat II (aus Knorpel) ist an Peptide über Threonin und Serin gebunden. Es ist fest mit anderen sMPS, besonders Chondroitin-6-sulfat verbunden. Das Verbindungsmolekül zum Peptid ist Galaktosamin, nicht, wie beim Keratansulfat I, N-Acetylglucosamin.

Hyaluronsäure findet sich normalerweise im Glaskörper des Auges und ist das quantitativ wichtigste sMPS in Fibroblasten (MATALON und DORFMAN, 1969). Fibroblasten von Patienten mit verschiedenen Mucopolysaccharidosen enthalten vermehrt Hyaluronsäure, doch ist dies wahrscheinlich ein sekundäres Phänomen (MATALON und DORFMAN, 1969; SCHAFER *et al.*, 1968). Eine leicht vermehrte Urinausscheidung von Substanzen mit einigen Charakteristika von Hyaluronsäure wurde bei der Dyggve-Melchior-Clausenschen Krankheit angenommen (CLAUSEN *et al.*, 1970). Dies wurde jedoch in anderen Untersuchungen nicht bestätigt (LINKER *et al.*, 1970), und somit ist keine Hyaluronsäure-Thesaurismose bekannt.

2. Glykolipide

Histochemische und elektronenmikroskopische Untersuchungen des Hirngewebes zeigen eine neuronale Speicherung von Sphingolipiden (s. Kap. VI). Biochemische Untersuchungen von Hirngewebe deuten auf eine mäßige Speicherung von Gangliosiden G_{M2} und G_{M3} (BOOTH *et al.*, 1966; BORRI *et al.*, 1966; CLAUSEN *et al.*, 1967; LOEB *et al.*, 1968; TAKETOMI und YAMAKAWA, 1967; WHERRET, 1968; s. Tabelle 7). Vereinzelt wurden zusätzlich G_{M1}, Ceramid-Laktosid (TAKETOMI, 1967) und G_{D1a} (CLAUSEN *et al.*, 1967) gefunden. Die nachgewiesenen

Tabelle 7. In verschiedenen Organen und bei verschiedenen Mucopolysaccharidosen nachgewiesene Speichersubstanzen. (Die Ziffer hinter dem Publikationsjahr bezieht sich auf die Form der untersuchten Mucopolysaccharidose)

Organ	Speichersubstanz	Autor und Mucopolysaccharidose-Typ
Gehirn		
graue Substanz	saure Mucopolysaccharide	BORRI *et al.* (1966) (?); CLAUSEN *et al.* (1967) (I—H, III)
	Heparansulfat	GEORGE und BACHHAWAT (1970) (III); MEYER *et al.* (1959) (?)
	Dermatansulfat	GEORGE und BACHHAWAT (1970) (III); MEYER *et al.* (1959) (?)
	„Chondroitinsulfat"	GONATAS und GONATAS (1965) (I—H)
	G_{M1} Gangliosid	TAKETOMI und YAMAKAWA (1967) (I—H ?)
	G_{M2} Gangliosid	BORRI *et al.* (1966) (?); GONATAS und GONATAS (1965) (I—H); LOEB *et al.* (1968) (?); TAKETOMI und YAMAKAWA (1967) (I—H ?); WHERRETT (1968) (I—H, III ?)
	G_{M3} Gangliosid	BOOTH *et al.* (1966 (?); BORRI *et al.* (1966) (?); LOEB *et al.* (1968) (?); TAKETOMI und YAMAKAWA (1967) (I—H ?); WHERRETT (1968) (I—H, III ?)
	G_M Gangliosid	CLAUSEN *et al.* (1967) (I—H, III)
	G_D Gangliosid	CLAUSEN *et al.* (1967) (I—H, III)
weiße Substanz	Ganglioside	LOEB *et al.* (1968) (?)
Leber	saure Mucopolysaccharide	CLAUSEN *et al.* (1967) (I—H)
	Heparansulfat	BROWN (1957) (?); KNECHT *et al.* (1967) (I—H, II); LINKER *et al.* (1958) (?); MEYER *et al.* (1958) (III), (1959) (?); GORDON u. HAUST 1971 (I—H, II, III)
	Dermatansulfat	MEYER *et al.* (1959) (?); GORDON u. HAUST 1971 (I—H, II)
	Triglyceride	LOEB *et al.* (1968) (?)
	Abnormes Glykolipid	CLAUSEN *et al.* (1967) (I—H)
	Ceramid-Di- und Tri-Hexosid	WHERRETT (1968) (I—H, III ?)
	Gangliosid	WHERRETT (1968) (I—H_4 III ?)
Milz	saure Mucopolysaccharide	CLAUSEN *et al.* (1967) (I—H, III)
	Heparansulfat	BROWN (1957) (?); CALATRONI und DIFERRANTE (1968) (I—H); MEYER *et al.* (1958) (III)
	Dermatansulfat	CALATRONI und DIFERRANTE (1968) (I—H); MEYER *et al.* (1959) (?)
	Gangliosid	WHERRETT (1968) (I—H, III ?)
	Ceramid-Di- und Tri-Hexosid	WHERRETT (1968) (I—H, III ?)
	Abnormes Glykolipid	CLAUSEN *et al.* (1967) (III)
Niere	saure Mucopolysaccharide	CLAUSEN *et al.* (1967) (III)

Tabelle 7 (Fortsetzung)

Organ	Speichersubstanz	Autor und Mucopolysaccharidose-Typ
	Dermatansulfat	MEYER *et al.* (1959) (?)
	Ceramid-Di- und Tri-Hexosid	WHERRETT (1968) (I—H, III?)
	abnormes Glykolipid	CLAUSEN *et al.* (1967) (III)
Fibroblasten	Dermatansulfat (Hyaluronsäure)	MATALON und DORFMAN (1969) (I—H, II, III);

Mengen an abnormen Speichersubstanzen sind jedoch erstaunlich gering im Vergleich mit den elektronenmikroskopisch ausgedehnten Veränderungen. Leicht vermehrte Mengen von Phosphatiden (CLAUSEN *et al.*, 1967) und Gangliosiden (LOEB *et al.*, 1968) wurden in der weißen Hirnsubstanz gefunden.

Die Befunde in inneren Organen sind nicht eindeutig. LOEB *et al.* (1968) fanden in der Leber vermehrt Triglyceride. CLAUSEN *et al.* (1967) berichteten über ein abnormes Glykolipid, WHERRETT (1968) über eine Speicherung von Ceramid-Dihexosid (vorwiegend Ceramid-Digalaktosid) in Milz und Niere von Patienten mit Mucopolysaccharidose I—H und fraglicher Mucopolysaccharidose III.

Zusammenfassend werden in der grauen Hirnsubstanz mehrere Ganglioside vermehrt gefunden. Die Vermehrung ist bemerkenswert gering im Vergleich mit ausgedehnten ultrastrukturellen Speicherphänomenen. In anderen Organen wurde bislang eine Speicherung eines individuellen Lipids nicht überzeugend nachgewiesen — die Anhäufung von Ceramid-Dihexosiden bedarf der Bestätigung und Erklärung.

VIII. Pathogenese

1. Fibroblastenkulturen

Hautfibroblasten von Patienten mit Mucopolysaccharidosen enthalten metachromatisch reagierende Substanzen (HAMBRICK und SCHEIE, 1962). 1965 und 1966 berichteten DANES und BEARN, daß sich diese Metachromasie auch in kulturell gezüchteten Fibroblasten nachweisen läßt. Dies bedeutet, daß Fibroblasten von Patienten mit Mucopolysaccharidosen erwartungsgemäß den genetisch bedingten Defekt in Kulturen bewahren und wie bei anderen erblichen Stoffwechselkrankheiten zu pathogenetischen wie diagnostischen Untersuchungen genutzt werden können. Es zeigte sich, daß die intracelluläre Metachromasie durch gespeicherte saure Mucopolysaccharide bedingt ist (MAGRINI *et al.*, 1967; MATALON und DORFMAN, 1966, 1969; SCHAFER *et al.*, 1966, 1968).

2. sMPS-Speicherung durch Abbaustörung, Enzymdefekte

Die in Hurler-Fibroblasten gebildeten sMPS sind in Größe und Aminosäurengehalt sMPS aus normalen Geweben vergleichbar (MATALON und DORFMAN, 1968). In Geweben und Urin von Patienten mit Mucopolysaccharidosen finden sich sMPS-Bruchstücke, die aus einem teilweisen Abbau von normalen Muttersubstanzen hervorzugehen scheinen (DORFMAN und MATALON, 1969). Soweit mit den gegenwärtig verfügbaren Methoden erfaßbar, ist die Synthese sMPS sowohl quantitativ wie auch qualitativ normal (MATALON und DORFMAN, 1966, 1968; FRATANTONI *et al.*, 1968). Die intracelluläre Speicherung sMPS kann nur durch eine Störung des Abbaus normaler sMPS-Peptid-Komplexe erklärt werden.

Eine wesentliche Stütze für die Erklärung der sMPS-Speicherung durch gestörte Abbaumechanismen liefern Untersuchungen der Stoffwechselkinetik saurer Mucopolysaccharide in Fibroblasten.

Nach Berichten von NEUFELD und ihren Mitarbeitern (FRATANTONI *et al.*, 1968; NEUFELD und FRATANTONI, 1970) nehmen Fibroblasten aus dem Kulturmedium markiertes Sulfat auf und bauen es in intracelluläre sMPS ein. Die intracelluläre Radioaktivität steigt zunächst linear an und erreicht nach etwa einem Tag ein konstantes Niveau: in einem Fließgleichgewicht werden ebenso viele saure Mucopolysaccharide neu gebildet wie durch Sekretion (ca. 75%) oder intracellulären Abbau (ca. 25%) die Zelle verlassen.

Die Einbaurate markierten Sulfates ist bei Mucopolysaccharidose-Fibroblasten in den ersten Stunden normal. Dies zeigt, daß die Synthesegeschwindigkeit nicht gestört ist. Im Gegensatz zu normalen Fibroblasten stellt sich bei Mucopolysaccharidose-Fibroblasten jedoch kein Fließgleichgewicht ein: die kranken Fibroblasten häufen linear Sulfat (d.h. intracelluläre sMPS) an, bis sie an der Speicherung zugrunde gehen. Die Sekretion intracellulärer sMPS in das Kulturmedium ist dabei normal. Gestört ist jedoch, wie sich aus „chasing experiments" mit unmarkiertem Sulfat zeigt (FRATANTONI *et al.*, 1968), der intracelluläre Abbau im Speicherpool (der normalerweise etwa 25% der intracellulären sMPS umfaßt).

Nach diesen Experimenten erklären sich die Mucopolysaccharid-Thesaurismosen wie folgt: saure Mucopolysaccharide werden intracellulär normal gebildet und — zumindest von Fibroblasten — normal sezerniert. Die intracellulären sMPS, die normalerweise von der Zelle (aus ungeklärten Gründen) wieder abgebaut werden, häufen sich in Lysosomen an, in denen der Abbau normalerweise stattfindet. Die excessive sMPS-Speicherung führt zu Funktionsstörungen und schließlich zum Tod der Zelle. Das Speichermaterial gelangt in den Blutstrom und von dort aus in den Urin oder in andere Zellen.

Bei einigen Mucopolysaccharidosen ist die Ursache des Abbaudefektes bekannt. Es handelt sich um Defekte von *lysosomalen Enzymen.*

Die Mucopolysaccharidose I—H ist bedingt durch einen Mangel an α-L-Iduronidase (MATALON und DORFMAN, 1972; BACH *et al.*, 1972). Der Mucopolysaccharidose I—S liegt gleichermaßen ein Defekt der α-L-Iduronidase zugrunde (BACH *et al.*, 1972). Der Enzymdefekt wurde in Fibroblasten, Lebergewebe und Urin nachgewiesen. Die unterschiedliche Schwere der beiden Krankheitsbilder erklärt sich am ehesten durch allele Mutationen ein- und desselben Gens mit höherer Restaktivität der α-L-Iduronidase bei der Mucopolysaccharidose I—S. Da sowohl Dermatansulfat als auch wahrscheinlich Heparansulfat Iduronsäure enthalten, erklärt sich die Speicherung dieser beiden Substanzen durch eine Blockierung ihres Abbaues auf der Stufe der Iduronsäure-Abspaltung.

Die Mucopolysaccharidose II beruht auf einer mangelnden Aktivität der Sulfoiduronat-Sulfatase (BACH *et al.*, 1973). Diese Sulfatase bewirkt normalerweise die Abspaltung von Sulfat aus sulfatiertem Iduronat. Ihr Fehlen führt zu einem Stillstand des Abbaus von Dermatansulfat bzw. Heparansulfat auf der Stufe der Sulfoiduronat-Abspaltung.

Die Mucopolysaccharidose III — Mb. Sanfilippo — ist genetisch heterogen. Typ A ist bedingt durch Mangel an einer Heparansulfat-N-Sulfatase. Dem Typ B liegt ein Mangel an N-Acetyl-α-D-Glucosaminidase zugrunde (v. FIGURA und KRESSE, 1972; O'BRIEN, 1972). Die Enzymdefekte wurden in Fibroblasten und beim Typ B auch in Leber- und Nierengewebe und im Serum nachgewiesen. Beide Enzyme sind beim Abbau des Heparansulfates beteiligt. Ihr Mangel führt zur Anhäufung ein- und derselben Substanz, Heparansulfat, und damit zu klinisch nicht unterscheidbaren Phänotypen.

Die Enzymdefekte bei den Mucopolysaccharidosen IV und VI sind noch nicht bekannt.

Die von zahlreichen Autoren gefundene Verminderung anderer lysosomaler Enzyme (Übersicht bei SPRANGER, 1972), insbesondere der β-Galactosidase, ist unspezifisch und wahrscheinlich sekundärer Natur.

3. Korrektur des Mucopolysaccharid-Stoffwechseldefekts in Fibroblasten

Werden Fibroblasten von Hurler-Patienten mit Fibroblasten von Hunter-Patienten zusammen inkubiert, so normalisiert sich ihr Stoffwechsel. Die Fibroblasten bauen intracelluläre Mucopolysaccharide mit normaler Geschwindigkeit ab, und Mucopolysaccharide werden nicht mehr in abnormen Mengen gespeichert (FRATANTONI *et al.*, 1968a, 1969; NEUFELD *et al.*, 1970; WIESMANN *et al.*, 1970). Inkubation von Fibroblasten verschiedener Patienten mit der gleichen Mucopolysaccharidose ist ohne Wirkung auf die Stoffwechselanomalie. Fibroblasten von Normalpersonen korrigieren den Stoffwechseldefekt aller Mucopolysaccharidose-Formen.

Diese Beobachtung hat eine erhebliche diagnostische Bedeutung. Werden Fibroblasten von Patienten mit einer nicht klassifizierten Mucopolysaccharidose mit Fibroblasten von Patienten mit einer bekannten Mucopolysaccharidose inkubiert, so bedeutet eine wechselseitige Korrektur des Stoffwechseldefekts, daß verschiedene Krankheitsbilder vorliegen.

Erfolgt keine Korrektur, so liegt der gleiche Stoffwechseldefekt vor. Aus zahlreichen Kreuz-Inkubationen hat sich das in Tabelle 8 wiedergegebene diagnostische Schema ableiten lassen. Beispielsweise korrigieren Fibroblasten von Patienten mit Mucopolysaccharidose I—H den Stoffwechseldefekt bei Fibroblasten sämtlicher anderer Mucopolysaccharidosen mit Ausnahme der Mucopolysaccharidosen I—H und I—S.

Die Stoffwechselkorrektur bei abnormen Fibroblasten hat größtes theoretisches und auch praktisches Interesse. Sie beweist, daß die „Korrekturfaktoren", d.h. die den mutierten Fibroblasten fehlenden lysosomalen Enzyme von gesunden Zellen sezerniert werden. Sie zeigt darüber hinaus, daß diese (auch aus Gewebe und menschlichem Urin darstellbaren) Enzyme von mutierten Fibroblasten — vermutlich durch Pinocytose — aufgenommen werden können, in Lysosomen gelangen und dort ihre hydrolytische Aktivität entfalten (NEUFELD und CANTZ, 1971). Die Bedeutung dieser Beobachtung für eine zukünftige Therapie der Mucopolysaccharidosen liegt auf der Hand.

Tabelle 8. Korrekturschema bei Kreuzinkubation von Fibroblasten verschiedener Mucopolysaccharidosen. + Korrektur erfolgt, — keine Korrektur.

Züchtung von Fibroblasten eines Patienten mit einer unbekannten Mucopolysaccharidose zusammen mit Fibroblasten bekannter Provenienz führt zu Korrektur, wenn die Enzymdefekte verschieden sind. Falls keine Korrektur stattfindet, liegen gleichartige Defekte vor. Statt Fibroblasten kann den Indikator-Fibroblasten auch Medium zugesetzt werden, in denen unbekannte Fibroblasten wuchsen.

Fibroblasten von	Fibroblasten von				
	MPS I—H; I—S	MPS II	MPS III A	MPS III B	MPS VI
MPS I—H; I—S	—	+	+	+	+
MPS II	+	—	+	+	+
MPS III A	+	+	—	+	+
MPS III B	+	+	+	—	+
MPS VI	+	+	+	+	—

IX. Genetik

Wie von HALPERIN und CURTIS (1942) und von ULLRICH (1943) erstmals herausgestellt, sind die Mucopolysaccharidosen hereditäre Stoffwechselleiden.

1. Erbgang

Die Mucopolysaccharidosen I—H, I—S, III, IV und VI sind durch Homozygotie mutierter autosomaler Gene bedingt. Die autosomal-recessive Vererbung wurde besonders sorgfältig bei der *Mucopolysaccharidose I—H* dokumentiert (LAMY *et al.*, 1958; LEROY und CROCKER, 1966a). Die Eltern sind immer klinisch gesund, in ihrem Stoffwechselverhalten intermediär (MATALON und DORFMAN, 1969); die Krankheit befällt beide Geschlechter, und elterliche Blutsverwandtschaft ist relativ häufig. In den von LAMY *et al.* (1958) errechneten Aufspaltungsziffern findet sich ein leichtes Überwiegen erkrankter Geschwister (0,31 gegenüber 0,25 erwarteten), doch ist die Interpretation von Daten, die vorwiegend aus Literaturberichten stammen, schwierig. Die genetische Beratung von Eltern mit einem oder mehreren betroffenen Kindern wird davon ausgehen, daß jedes nachfolgende Kind mit einem Risiko von 25% ebenfalls an einer Pfaundler-Hurlerschen Krankheit leiden wird.

Die Erbdaten sind weniger vollständig bei *Mucopolysaccharidosen I—S, III, IV* und *VI*. Auch hier sind jedoch beide Geschlechter mit einer Relation von etwa 1:1 betroffen, die Eltern sind klinisch gesund, nicht selten miteinander blutsverwandt, und mehr als ein Kind gesunder Eltern kann befallen sein. Diese Daten sind mit einem autosomal-recessiven Erbgang vereinbar und die genetische Beratung wird ein Erkrankungsrisiko von 25% für jedes nachfolgende Kind angeben.

Die *Mucopolysaccharidose II* manifestiert sich fast nur bei Knaben[1]. Wie aus zahlreichen Stammbäumen ersichtlich (SPRANGER, 1971), kann die Krankheit über klinisch gesunde Mütter durch mehrere Generationen übertragen werden. Die Fibroblasten dieser Mütter lassen sich in 2 Klone aufspalten — solche mit normalem Mucopolysaccharidgehalt und solche mit erhöhtem Mucopolysaccharidgehalt (DANES und BEARN, 1967, 1970). Dies entspricht der Lyon-Hypothese, nach der eines der beiden X-Chromosome inaktiviert ist. Ist das X-Chromosom mit dem mutierten Gen ausgeschaltet, so gewährleistet das normale Gen auf dem anderen X-Chromosom eine normale Stoffwechselfunktion — die Fibroblasten sind unauffällig. Ist das X-Chromosom mit dem normalen Gen ausgeschaltet, so kann das mutierte Gen auf dem aktiven Chromosom den sMPS-Stoffwechsel nicht normal aufrechterhalten — der Fibroblast ist abnorm. Die Fibroblasten von Vätern erkrankter Kinder sind unauffällig. Koppelung des Hunter-Gens mit der Xm-Blutgruppe wurde von BERG *et al.* (1968) wahrscheinlich gemacht. Alle diese Daten sind mit einem X-chromosomal-recessiven Erbgang zu vereinbaren. Die genetische Beratung wird für Knaben eine Erkrankungswahrscheinlichkeit von 50% angeben — sofern sich nachweisen läßt, daß die Mutter Anlageträgerin ist. Läßt sich dies nicht nachweisen, so kann die Erkrankung des Knaben auf einer Neu-Mutation des X-chromosomalen Gens beruhen und weitere Kinder werden nicht befallen sein. Die Differenzierung erfolgt aus Fibroblasten- oder Lymphocytenkulturen der Mütter.

[1] Im Jahre 1973 wurde über eine Frau mit Mucopolysaccharidose II berichtet (MILUNSKY und NEUFELD, 1973). Diese seltene Beobachtung widerspricht nicht einem X-chromosomal-recessiven Erbgang bei der Hunterschen Krankheit. Sie läßt sich mit der Lyon-Hypothese oder dadurch erklären, daß die Mutter der Patientin Anlageträgerin war und beim Vater eine germinale Mutation auf dem X-Chromosom erfolgte. Die Kombination der beiden mutierten Gene führte zum klinischen Bild der Hunterschen Krankheit bei der Tochter.

2. Erkennung von heterozygoten Anlageträgern

Die Eltern von Patienten mit Mucopolysaccharidosen sind — bis auf verschwindende Ausnahmen (WIEDEMANN, 1951; MAROTEAUX *et al.*, 1963) klinisch gesund, d.h. sie zeigen keine klinischen Abortivsymptome der Mucopolysaccharidosen.

Zum Nachweis der Heterozygotie wurden verschiedene Methoden vorgeschlagen. Die Bestimmung der Ausscheidungsmuster saurer Mucopolysaccharide im Urin (TELLER *et al.*, 1961, 1969) ist unzuverlässig und Verschiebungen der Mucopolysaccharidmuster konnten bei vielen Heterozygoten nicht nachgewiesen werden (BERGGARD und BEARN, 1965; CAMPBELL und FRIED, 1961; KAPLAN, 1969; LINKER und TERRY, 1963; MAYES und HANSEN, 1966; u. a.).

Gelegentlich finden sich bei heterozygoten Anlageträgern abnorme Granulationen in Leukocyten oder Knochenmarkszellen, ähnlich den Alder-Reillyschen Granulationen bei Homozygoten (RAMPINI und ADANK, 1964). Diese Befunde sind jedoch nur sporadisch nachzuweisen, in ihrer Interpretation nicht einfach und als Grundlage einer genetischen Beratung unzureichend.

Der Nachweis von Toluidinblau-Metachromasie in Fibroblasten ist zur Heterozygoten-Diagnostik nicht geeignet (MILUNSKY und LITTLEFIELD, 1969, 1970). Geeignet ist möglicherweise der quantitative Nachweis einzelner Mucopolysaccharide in Fibroblastenkulturen mit chemischer Methodik (MATALON und DORFMAN, 1969). Bei Mucopolysaccharidose II kommt als Methode zum Heterozygoten-Nachweis der Versuch einer Klonierung mütterlicher Fibroblasten in Frage.

FOLEY *et al.* (1969) empfehlen eine Züchtung von Lymphocyten als Heterozygoten-Test. Lymphocyten von Heterozygoten zeigten konstant vom 3. bis ca. 10. Kulturtag Toluidinblau-Metachromasie. Kontroll-Lymphocyten zeigten keine Metachromasie und Lymphocyten von Homozygoten behielten die Metachromasie über den 14. Tag der Kultur hinaus. Da die Färbung mit Toluidinblau unspezifisch ist, werden diese Befunde der Nachprüfung bedürfen, bevor sie verläßlich zur Bestimmung von heterozygoten Anlageträgern herangezogen werden können.

Die beste Methode zum Nachweis einer Heterozygotie ist die Bestimmung der Aktivität des defekten Enzyms in biologischen Flüssigkeiten oder Zellen. Anlageträger haben eine Enzymaktivität, die zwischen der von Normalpersonen und Homozygoten liegt. Überlappen die Aktivitätsbereiche nicht, so ist ein verläßlicher Heterozygotennachweis möglich. Dies ist bislang bei der Mucopolysaccharidose III B durch Bestimmung der α-Glucosaminidase im Serum (v. FIGURA *et al.*, 1973; GEHLER *et al.*, 1973) und beim β-Glucuronidasemangel durch Bestimmung der β-Glucuronidaseaktivität in Leukocyten (SLY *et al.*, 1973) und Serum (GEHLER *et al.*, 1973) gelungen.

3. Pränatale Diagnostik

Transabdominale Amniocentese im frühen zweiten Trimester der Schwangerschaft und anschließende Untersuchung der Amnionflüssigkeit oder kulturell gezüchteter Amnionzellen ermöglichen die intrauterine Diagnose zahlreicher chromosomaler und hereditärer Stoffwechselanomalien (BRADY, 1970; NADLER und GERBIE, 1970; MILUNSKY *et al.*, 1970). Durch Messung der Einbaugeschwindigkeit von radioaktiv markiertem S^{35} in gezüchtete Amnionzellen zweier schwangerer Frauen, die Träger des Hurler- bzw. Hunter-Gens waren, diagnostizierten FRATANTONI *et al.* (1969a) eine Mucopolysaccharidose I—H bzw. II bei den Feten.

Die Patientin mit dem an Mucopolysaccharidose I—H erkrankten Feten trug die Schwangerschaft aus. Die intrauterine Diagnose wurde nach der Geburt bestätigt. Die zweite Patientin entschloß sich zur Beendigung der Schwangerschaft. Die von FRATANTONI *et al.* (1969a) angewandte Technik hat sich mittlerweile in zahlreichen Fällen als zuverlässig und praktikabel erwiesen.

X. Behandlung

1. Eine kausale Therapie?

G. HURLER behandelte 1919 einen ihrer Patienten mit Schilddrüsenhormon. Seither sind immer wieder Behandlungsversuche gemacht und publiziert worden. Die Liste der vorgeschlagenen Medikamente und Kuren umfaßt Schilddrüsenhormon, Wachstumshormon, Corticoide, Salicylate, Hydroxychloroquin, Vitamin A, eine Vitamin C-freie Kost und eine ketogene Diät (DE JONG *et al.*, 1968; RENNERT und DEKABAN, 1966, RENUART, 1967).

Das Beispiel des jüngst propagierten *Vitamins A* zeigt die Irrwege und Gefahren einer vorschnell und mit überstürzten Hoffnungen aus ungenügenden theoretischen Grundlagen abgeleiteten Therapie. Vitamin A lockert und sprengt biologische Membranen, wenn es in toxischen Dosen verabreicht wird (ROELS *et. al.*, 1969). Da die sMPS bei Mucopolysaccharidosen in Membranen gespeichert vorkommen, lag der Versuch nahe, diese Membranen mit hohen Dosen von Vitamin A durchlässig zu machen, um so mehr, als DANES und BEARN (1966a) berichteten, daß Vitamin A-behandelte Fibroblastenkulturen weniger saure Mucopolysaccharide enthielten als unbehandelte. Daraufhin wurden therapeutische Versuche eingeleitet, und Kinder erhielten über Wochen und Monate bis zu 100000 Einheiten Vitamin A pro die. Häufig stieg die Ausscheidung von Urin-Mucopolysacchariden an, doch in mehreren Berichten (DANES und BEARN, 1967a; ONISAWA und LEE, 1970b; RENUART, 1967; WALKER, 1967) wurden klinische Daten nicht einmal erwähnt. Erst 1969 berichteten MADSEN und LINKER über ihre klinischen Erfahrungen mit der Vitamin A-Behandlung. Das klinische Zustandsbild nach mehrmonatiger Verabreichung von hohen Dosen Vitamin A verschlechterte sich bei 5 ihrer 7 Patienten. Zunehmende Hepatosplenomegalie und rascher neurologischer Abbau wurden verzeichnet, Effekte, die sich nach Absetzen der Behandlung zurückbildeten. Bei keinem Patienten trat eine Besserung ein. Vitamin A, an das hohe therapeutische Erwartungen geknüpft waren, erscheint im Augenblick kontraindiziert.

Corticoide erfreuten sich ebenfalls einiger Aufmerksamkeit, obwohl ihre Rolle im Mucopolysaccharidstoffwechsel nicht geklärt ist (RENNERT und DEKABAN, 1966; RENUART, 1967; USUI *et al.*, 1961, 1968; WOLFSON *et al.*, 1961, 1963). WOLFSON *et al.* (1963) behandelten einen Patienten mit Mucopolysaccharidose I mit Corticoiden und berichteten über klinische Besserung „bis zu seinem Tod im Alter von 38 Monaten durch Herzversagen". Weitere klinische Berichte wurden nicht bekannt.

Nach neueren Berichten (ONISAWA und LEE, 1970c; RENNERT und DEKABAN, 1966; USUI *et al.*, 1968) scheint sich unter Corticoiden die Zusammensetzung der sauren Urin-Mucopolysaccharide zu ändern. Es wird relativ mehr Dermatansulfat und weniger Heparansulfat ausgeschieden, und die sMPS enthalten weniger Aminosäuren. Die biologische Bedeutung dieser Veränderungen ist nicht bekannt.

Vitamin C stimuliert die intracelluläre Produktion von Dermatansulfat (SCHAFER *et al.*, 1966, 1968). Da Dermatansulfat zumindest in Fibroblasten die bedeutendste Speichersubstanz bei Mucopolysaccharidosen ist, behandelten

DE JONG *et al.* (1968) einen Säugling mit einer nicht spezifizierten Mucopolysaccharidose über ein Jahr mit einer Vitamin C-freien Diät. Mucopolysaccharidausscheidung und Skeletveränderungen blieben unbeeinflußt, aber das Kind schien sich klinisch etwas besser als erwartet zu entwickeln. Die Therapie wurde mittlerweile von der Mutter des Kindes abgesetzt (SCHAFER, 1968, persönliche Mitteilung). Das interessanteste Ergebnis des Versuchs war, daß sich bei dem Patienten trotz nachgewiesenen intracellulären Vitamin C-Defizits kein Skorbut entwickelte.

Zusammenfassend zeigen die 3 Beispiele, wie vorsichtig therapeutische Versuche zu werten sind, und wie wichtig die kritische Beurteilung scheinbarer oder anscheinender Behandlungserfolge ist (CROCKER, 1968). Nichtsdestoweniger weckt die Beobachtung von NEUFELD und FRATANTONI (1970), daß Proteine in der Lage sind, den Stoffwechseldefekt in Fibroblasten von Mucopolysaccharidose-Patienten zu korrigieren, einige Hoffnung auf eine kausale Behandlung in absehbarer Zukunft. Wenn die „Korrekturfaktoren" unter Kulturbedingungen in Zellen eindringen, so erscheint es denkbar, daß dies *in vivo* ebenfalls möglich ist und daß sich eine Dauerbehandlung — etwa ähnlich der Therapie des Diabetes mellitus — abzeichnet. Tägliche Injektionen von größeren Plasmamengen — in denen der oder die Korrekturfaktoren möglicherweise enthalten sind — wurden versucht und als klinisch ergebnislos erkannt.

2. Symptomatische Behandlung

Symptomatische Maßnahmen wie antibiotische, antikonvulsive Therapie und die operative Korrektur von Hernien sind im Augenblick die einzigen sinnvollen ärztlichen Verordnungen. Patienten mit Mucopolysaccharidose III sind häufig erethisch, aggressiv, leiden unter Schlafstörungen und müssen sediert werden. Barbiturate und Promazine sind häufig wirkungslos. Antihistaminica und Akineton-Haloperidol sind zuweilen von Erfolg. Bei Auftreten eines akuten Okklusions-Hydrocephalus sind Shunt-Operationen zu erwägen.

Hornhautübertragungen sind bei Patienten mit normaler Intelligenz und starker Hornhauttrübung zu diskutieren. Die Transplantate scheinen klar zu bleiben (GOLLANCE und D'AMICO, 1967; ROSEN *et al.*, 1968), werden aber eine Sehstörung natürlich nicht beheben, die durch Netzhautdegeneration oder Opticusatrophie bedingt ist.

Bei jedem operativen Eingriff, der unter Vollnarkose erfolgt, ist mit *Narkosezwischenfällen* zu rechnen. Die Intubation ist durch die anatomischen Gegebenheiten häufig schwierig, die Atemwege sind durch zähe Sekrete, hyperplastisches Lymphgewebe, durch die große Zunge, verengte Nasenwege und den kurzen Hals eng und verlegt. Es empfehlen sich erhöhte präoperative Atropindosen. Barbiturate und Opiate sind präoperativ zu vermeiden (CORAN und ERAKLIS, 1967). Wir beobachteten mehrfach eine ungewöhnliche Empfindlichkeit gegen Succinylcholin und Curare. Die Wundheilung ist normal, eine besondere Blutungsneigung wurde nicht beobachtet.

Die psychische und soziale Führung von Eltern und Kind stellt den Arzt nicht selten vor erhebliche Probleme — besonders bei Patienten mit Mucopolysaccharidose III, wenn die Kinder erethisch-aggressiv sind. Es sei jedoch vermerkt, daß die besondere Anhänglichkeit, die hilflose Zuneigung dieser Kinder das Los der Eltern nicht selten erleichtert. Wann immer die häuslichen und familiären Verhältnisse es erlauben, sind die Kinder — zumindest die mit Mucopolysaccharidosen I—H und II, und selbstverständlich die geistig normalen Patienten mit Mucopolysaccharidosen — zu Hause bedeutend besser aufgehoben als in

Institutionen, wo sie häufigen Infektionen ausgesetzt, emotional sehr viel stärker vereinzelt sind. Es ist bemerkenswert, daß selbst bei schwer betroffenen Patienten mit Mucopolysaccharidose I—H der emotionale Kontakt zu Eltern und Pflegepersonen bis in die späten Stadien der Krankheit erhalten bleibt.

XI. „Neuere" Mucopolysaccharidosen

Neben den schon beschriebenen 6 wohl definierten Mucopolysaccharidosen existiert eine Reihe von Krankheitsbildern, die sich nicht in das bisherige Klassifikationssystem einordnen lassen. Von einigen dieser „neuen" Krankheitsbilder liegen genügend Daten vor, um sie näher zu umreißen.

1. β-Glucuronidase-Mangel

Sly *et al.* grenzten 1973 eine neue Mucopolysaccharidose ab, die durch Mangel an β-Glucuronidase bedingt ist. Sie wird im neuen Katalog von McKusick (1972) als Mucopolysaccharidose VII geführt. Klinisch finden sich Kleinwuchs, Hepatosplenomegalie und Hurler-ähnliche Deformitäten. Eine geistige Retardierung wird erst nach der Säuglingszeit deutlich. Röntgenologisch liegt eine Dysostosis multiplex vor. In peripheren Leukocyten lassen sich grobe granuläre Einschlüsse nachweisen, die denen bei der Mucopolysaccharidose VI ähneln. Im Urin werden vermehrt saure Mucopolysaccharide ausgeschieden, die noch nicht endgültig charakterisiert sind. Der Enzymdefekt wurde in Leukocyten und Fibroblasten, neuerdings auch im Serum, nachgewiesen (Gehler *et al.*, 1973).

2. Chondroitinsulfat-Mucopolysaccharidose?

Thompson *et al.* berichteten 1968 über eine abnorm hohe Ausscheidung von Chondroitin-4-sulfat bei einer 48jährigen dementen, kleinwüchsigen Patientin, die Skeletveränderungen im Sinne der Dysostosis multiplex und Hornhauttrübungen aufwies.

Nach den vorhandenen Unterlagen entwickeln sich die Patienten zunächst geistig und körperlich unauffällig. Im 2.—3. Lebensjahr klagen die Kinder über Gelenkschmerzen, die als rheumatoide Arthritis gedeutet werden können. Die Gelenkbeweglichkeit nimmt ab, und bis etwa zum 6. Lebensjahr haben sich multiple Gelenkkontrakturen ausgebildet. Die Finger sind in Beugung fixiert („Klauenhände").

Die klinische Untersuchung zeigt ein kleinwüchsiges Kind mit einem eher lustigen, koboldhaften Gesichtsausdruck als Hurler-ähnlichen Zügen. Leber und Milz sind vergrößert, Hernien liegen vor, die Haut ist verdickt und mit Lanugoartigem feinen Haar bedeckt. Spaltlampenmikroskopisch finden sich feine Hornhauttrübungen. Die erwachsene Patientin von Thompson *et al.* (1968) war dement.

Röntgenaufnahmen des Skelets zeigen mäßig ausgeprägte Veränderungen im Sinne einer Dysostosis multiplex, die sich besonders deutlich an Becken, Händen und Füßen zeigen, Schädel, Rippen und Wirbelsäule jedoch kaum betreffen. Nach Säulenchromatographie, Verdaubarkeit mit testiculärer Hyaluronidase, Infrarotspektrum und Papierchromatographie bestehen die excessiv im Urin ausgeschiedenen sauren Mucopolysaccharide vorwiegend aus Chondroitin-4-sulfat. In peripheren Leukocyten und Knochenmarkszellen finden sich metachromatisch reagierende Einschlüsse.

3. Mucopolysaccharidose Typ Winchester?

In mehreren Publikationen wurden 2 Geschwister mit einem ungewöhnlichen Phänotyp beschrieben (BROWN und KUWABA, 1970; WINCHESTER, 1969; WINCHESTER *et al.*, 1969).

Die Patienten weisen klinisch Hurler-ähnliche Gesichtszüge auf. Das Zahnfleisch ist verdickt, die Zunge groß. Die Patienten sind kleinwüchsig. Anamnestisch werden Gelenkschmerzen und eingeschränkte Gelenkbeweglichkeit angegeben, und in beiden Fällen war zunächst an eine rheumatoide Arthritis gedacht worden. Spaltlampenmikroskopisch finden sich periphere, ringförmige Hornhauttrübungen, die nach zentral fortschreiten. Die Intelligenz ist normal, im Urin finden sich normale Mengen und Arten von sauren Mucopolysacchariden.

Röntgenologisch finden sich charakteristische Veränderungen, die eher der Osteolyse-Gruppe als der Dysostosis multiplex zuzuordnen sind. Zunächst zeigt sich eine generalisierte, schwere Osteoporose. Die Röhrenknochen sind dünn. Dann erscheinen unregelmäßig geformte Handwurzelkerne, die im Laufe der nächsten Lebensjahre wieder verschwinden. Die osteolytischen Prozesse schreiten fort, und bei der älteren Patientin waren im Alter von 12 Jahren die proximalen Abschnitte der Mittelhandknochen, Ulna, Radius, Femur und distale Teile der Oberarme zerstört. Die Patientin war bettlägerig.

Die Klassifikation dieses zunächst mehr an eine der Osteolysen, wie die Francoissche Acroosteolyse mit Cornealdystrophie, die Torgsche oder Shurtleffsche Form der Osteolysen erinnernden Krankheitsbildes als Mucopolysaccharidose beruht auf dem Nachweis einer vermehrten Mucopolysaccharidspeicherung in Fibroblasten, in Stromazellen der Cornea und dem Hurler-ähnlichen klinischen Phänotyp.

4. „Fokale Mucopolysaccharidose"?

Unter dieser Bezeichnung teilen SPRANGER *et al.* (1971) ein Krankheitsbild mit, das sie bei 3 Kindern beobachteten und das wahrscheinlich mit dem von VANACE *et al.* (1960) beschriebenen „atypical case of gargoylism" identisch ist.

Von der Geburt an fallen kleine Hände und Füße auf, und die Akromikrie bleibt ein auffälliges Symptom in der weiteren Entwicklung. Die Kinder leiden an häufigen, gelegentlich lebensbedrohlichen Infektionen der Luftwege. Der Gesichtsausdruck ist koboldhaft und erinnert etwas an die Physiognomie bei der Chondroitinsulfat-Mucopolysaccharidose. Die Wangen sind voll, das Gesicht ist rund, das Kinn wirkt klein, die Nase kurz, aufgestülpt, das Philtrum ist lang. Die Leber ist mäßig vergrößert. Multiple Gelenkkontrakturen liegen vor. Hände und Füße können breiter als lang sein. Herzbeteiligung durch Verdickung und Insuffizienz der Herzklappen wurde von VANACE *et al.* (1960) beobachtet, und ihr Patient starb an kardialer Insuffizienz bei Mitralstenose. Die Patienten sind sehr klein. Die geistige Entwicklung ist nicht oder nur mäßig verlangsamt. Die Hornhäute sind spaltlampenmikroskopisch klar.

Röntgenologisch finden sich leichte Veränderungen im Sinne der Dysostosis multiplex mit Erweiterung der Sella, ovoider Verformung (Unreife) der Wirbelkörper, mäßiger Verkürzung der langen Röhrenknochen und starker Verkürzung der Röhrenknochen von Händen und Füßen. Besonders stark sind die Metacarpalia I und V verkürzt. Metacarpalia II—V sind proximal zugespitzt.

Im Harn werden normale Mengen saurer Mucopolysaccharide ausgeschieden. Fibroblasten enthalten normale Mengen dieser Substanzen. In der Leber finden sich Zellnester, die stark erhöhte Mengen von sauren Mucopolysacchariden, anscheinend Dermatansulfat, enthalten. Andere Bezirke des Lebergewebes sind histologisch unauffällig. Elektronenmikroskopisch findet sich in den fokalen Speicherbezirken ein fein-reticulogranuläres, von Membranen umschlossenes Material. Ähnliche fokale Veränderungen fanden sich in den von VANACE *et al.* (1960) post mortem untersuchten Herzklappen mit umschriebenen Nestern mononuclearer Zellen und verdickten Kollagenfasern.

Die Zuordnung dieses Krankheitsbildes zu den Mucopolysaccharidosen beruht auf der fokalen Mucopolysaccharidspeicherung und den Skeletveränderungen im Sinne der Dysostosis multiplex.

5. Nicht-klassifizierbare Einzelfälle

Neben den wohl definierten Mucopolysaccharidosen und den in der Abklärung befindlichen „neuen Mucopolysaccharidosen" gibt es — vor allem in der älteren Literatur — eine Reihe von Krankheitsbildern, die nicht ohne weiteres in die bisherigen diagnostischen Schemata einzuordnen sind (BINDSCHEDLER *et al.*, 1938; CHANNAROND, 1950; DURAND *et al.*, 1967; ENGEL, 1939; FONTAN *et al.*, 1950; GOLLANCE und D'AMICO, 1967; LANGER *et al.*, 1966; SHY *et al.*, 1967; SZABO *et al.*, 1967; u.a.m.). Möglicherweise würden sich manche dieser Fälle mit modernen diagnostischen Maßnahmen klassifizieren lassen. Es scheint jedoch, als ob es neben den bekannten Mucopolysaccharidosen noch eine Reihe weiterer, noch nicht definierter Störungen des Mucopolysaccharidstoffwechsels gibt, die in Zukunft abzuklären sind.

XII. Diagnose und Differentialdiagnose der Mucopolysaccharidosen

Die klinische Diagnose einer Mucopolysaccharidose beruht auf einem Befund-*Muster*, nicht auf der Bewertung einzelner Symptome. Die für die Diagnose wesentlichen Befundgruppen sind der Hurler-ähnliche (gargoylhafte) *klinische Phänotyp*, die *Skeletveränderungen* der Dysostosis multiplex und die excessive Ausscheidung *saurer Mucopolysaccharide* mit dem Harn. Liegen diese 3 Befundgruppen zusammen vor, so handelt es sich um eine Mucopolysaccharidose.

Bei manchen Mucopolysaccharidosen ist die *Trias* nicht vollständig. Patienten mit Mucopolysaccharidosen I—S und IV haben Skeletveränderungen und — zumindest bei Kindern — Hypermucopolysaccharidurie; der klinische Phänotyp ist jedoch insofern nicht typisch Hurler-artig, als die gargoylhaften Gesichtsveränderungen und, bei der Mucopolysaccharidose I—S, auch der Kleinwuchs fehlen. Andere Teile des Hurler-Phänotyps, wie Kontrakturen, Vergrößerung der inneren Organe, besonders von Leber und Milz, Hernien, Hornhauttrübungen, sind dagegen auch bei diesen beiden Mucopolysaccharidosen vorhanden.

Die Hypermucopolysaccharidurie ist relativ spezifisch. Bei Erwachsenen mit Mucopolysaccharidosen kann die Ausscheidung von Harn-Mucopolysacchariden normal sein. Stoffwechselmäßig scheinen diese Mucopolysaccharidosen „ausgebrannt".

Der klinische — und teilweise auch radiologische — Phänotyp der Mucopolysaccharidosen findet sich bei einer Reihe von Krankheitsbildern, die zur Verwechslung Anlaß geben.

Neugeborene mit *Exomphalus-Makroglossie-Gigantismus* (Wiedemann-Beckwith)-Syndrom können in ihrem Gesichtsausdruck, durch die große Zunge und die große Nabelhernie durchaus an eine Mucopolysaccharidose erinnern (FILIPPI und MCKUSICK, 1970). Patienten mit Mucopolysaccharidosen sind be der Geburt jedoch nicht Hurler-ähnlich. Die Ausscheidung saurer Mucopolysaccharide ist beim Wiedemann-Beckwith-Syndrom normal. Die Kinder haben häufig einen relativ auffälligen Naevus flammeus im Mittelgesicht, eine besondere, Y-artige Kerbe in den Ohrläppchen und klinisch wie metabolisch eine Hypoglykämie in der Neugeborenenperiode.

Neugeborene mit *Glykogenose II* (Pompesche Krankheit) haben Gesichtszüge wie ältere Kinder mit Mucopolysaccharidosen. Muskelhypotonie und rasch zunehmende Kardiomegalie charakterisieren die Klinik dieses Krankheitsbildes, während eine Hypermucopolysaccharidurie fehlt.

Die *Hypothyreose* kann klinisch mit dem Hurler-Phänotyp verwechselt werden. Grobe Gesichtszüge, Makroglossie, Nabelhernien, geistige Verlangsamung und Kleinwuchs sind bei Hypothyreose wie bei Mucopolysaccharidosen vorhanden. Die klinisch und mit Labormethoden erfaßbaren Symptome der Stoffwechselverlangsamung (wie Obstipation, Kälteempfindlichkeit, Anorexie, erniedrigter Grundumsatz) finden sich jedoch nur bei der Hypothyreose, ebenso wie die Stoffwechselbefunde aufgrund der gestörten Schilddrüsenfunktion. Die Parameter des Jodstoffwechsels sind bei Mucopolysaccharidosen normal. Die Urinausscheidung saurer Mucopolysaccharide ist bei der Hypothyreose nicht exzessiv vermehrt. Die bei der Hypothyreose vorliegenden Skeletveränderungen sind — bis auf die Hakenwirbel — von denen bei der Dysostosis multiplex verschieden.

Mucolipidosen sind Krankheiten, bei denen sich neben Störungen des Mucopolysaccharid-Stoffwechsels auch primär solche des Lipidstoffwechsels in visceralen Organen und mesenchymalen Strukturen finden. Patienten mit Mucolipidosen haben klinische Veränderungen, die an eine Hurlersche Krankheit erinnern, und sie haben Skeletveränderungen im Sinne der Dysostosis multiplex. Bis auf eine Ausnahme — die Austin-Variante der metachromatischen Leukodystrophie (Mucosulfatidose) — ist die Ausscheidung der Uronsäure-haltigen sauren Mucopolysaccharide (Heparansulfat, Dermatansulfat, Chondroitinsulfate, Hyaluronsäure) bei den Mucolipidosen normal. Zu den Mucolipidosen zählen die G_{M1}-Gangliosidose, Typ I und II, Mannosidose, Fucosidose, Austin-Variante der metachromatischen Leukodystrophie und die als Mucolipidosen I, II und III bezeichneten Krankheitsbilder. An eine Mucolipidose ist immer dann zu denken, wenn trotz Vorliegens der klinischen und röntgenologischen Symptomatik einer Mucopolysaccharidose die Urinausscheidung saurer Mucopolysaccharide normal ist. Übersichten zu den Mucolipidosen wurden von SPRANGER und WIEDEMANN (1970, 1970a) publiziert.

Ausgedehnte Skeletveränderungen finden sich bei zahlreichen *konstitutionellen Skeletdysplasien*. Sie werden besonders häufig mit der Mucopolysaccharidose IV, der Morquioschen Krankheit verwechselt. Die Skeletveränderungen sind jedoch nicht die der Dysostosis multiplex. Abgesehen davon, daß die Patienten keine Symptome einer exzessiven Mucopolysaccharidspeicherung wie Hurler-Phänotyp und Hypermucopolysaccharidurie aufweisen, ist die Differentialdiagnose allein aus der Analyse der röntgenologisch nachweisbaren Skeletveränderungen möglich.

Es ist durchaus möglich, daß manche generalisierten Skeletdysplasien auf lokalen oder partiellen Störungen des Mucopolysaccharidstoffwechsels beruhen, Störungen, die nicht zu einer abnormen Speicherung wie bei den Mucopolysaccharidosen führen, sondern zur Produktion und Sekretion einer fehlerhaften Substanz. Es ist denkbar, daß abnorme Zellprodukte Zusammensetzung und Funktion anderer Strukturen, wie die der kollagenen Fasern, der Knorpelgrundsubstanz usw. beeinträchtigen. Über solche Störungen ist jedoch bislang kaum etwas bekannt. Da sie nicht mit einer Thesaurismose einhergehen, sind sie — obwohl Störungen des Mucopolysaccharidstoffwechsels — nosologisch nicht den Mucopolysaccharidosen zuzuordnen.

XIII. Zusammenfassung

Mucopolysaccharidosen sind generalisierte, mit einer abnormen intracellulären Mucopolysaccharidspeicherung einhergehende, angeborene Störungen des Stoffwechsels saurer Mucopolysaccharide. Sie äußern sich in einer diagnostischen Trias von „Hurler-Phänotyp", Skeletveränderungen der „Dysostosis multiplex" und einer abnormen Ausscheidung saurer Mucopolysaccharide im Harn.

Sechs „klassische" Formen sind ausreichend definiert und wohl umgrenzt. Darüberhinaus gibt es eine Reihe von „neuen" Mucopolysaccharidosen. Weitere Beschreibungen sind in Zukunft zu erwarten.

Pathogenetisch liegen den Mucopolysaccharidosen Defekte des Mucopolysaccharidabbaus zugrunde. Die Ursache des gestörten Abbaus sind bei den Mucopolysaccharidosen I—H und I—S Defekte der α-L-Iduronidase, bei der Mucopolysaccharidose II der Sulfoiduronatsulfatase, bei der Mucopolysaccharidose III Defekte einer Heparansulfat-N-Sulfatase oder der N-Acetyl-α-D-Glucosaminidase Die den übrigen Mucopolysaccharidosen zugrunde liegenden Enzymdefekte sind noch nicht bekannt.

Literatur

ALDER, A.: Über konstitutionell bedingte Granulationsveränderungen der Leukozyten. Deutsch. Arch. Klin. Med. **183**, 372 (1938).

ALDER, A.: Über konstitutionell bedingte Granulationsveränderungen der Leukozyten. Demonstration. Helv. Paediat. Acta **11**, 161 (1944).

ALEU, F. P., TERRY, R. D., ZELLWEGER, H.: Electron microscopy of two cerebral biopsies in gargoylism. J. Neuropath. Exp. Neurol. **24**, 304 (1965).

ANDERSON, C. E., CRANE, J. T., HARPER, H. A., HUNTER, T. W.: Morquio's disease and dysplasia epiphysealis multiplex. J. Bone Joint Surg. (Amer.) **44**, 295 (1962).

ARONSON, N. N., DAVIDSON, E. A.: Lysosomal hyaluronidase from rat liver. I. Preparation. J. Biol. Chem. **242**, 437 (1967).

ARONSON, N. N., DAVIDSON, E. A.: Catabolism of mucopolysaccharides by rat liver lysosomes in vivo. J. Biol. Chem. **243**, 4494 (1968).

ARONSON, S. M., ARONSON, B. E., DIAMOND, H., PERL, D. P.: Clinical neuropathologic conference. Dis. Nerv. Syst. **30**, 848 (1969).

ASHBY, W. R., STEWART, R. M., WATKIN, J. H.: Chondro-osteodystrophy of the Hurler type (Gargoylism). A pathologic study. Brain **60**, 149 (1937).

AWWAAD, S.: Dysostosis multiplex — review of the literature and report of two cases with unusual manifestations. Arch. Pediat. **78**, 184 (1961).

BACH, G., EISENBERG, F., CANTZ, M., NEUFELD, E. F.: The enzymatic defect in the Hunter syndrome: Deficiency of sulfoiduronate sulfatase. Proc. Nat. Acad. Sci. (im Druck) 1973.

BACH, G., FRIEDMAN, R., WEISSMAN, B., NEUFELD, E. F.: The defect in the Hurler and Scheie syndromes: deficiency of α-L-iduronidase. Proc. Nat. Acad. Sci. **69**, 2048 (1972).

BALAZS, E. A., JEANLOZ, R. W.: The Amino Sugars. New York: Academic Press 1965, 1966.

BAMATTER, F., LAMY, M.: Etude génétique d'une famille avec six cas de gargoylisme dans trois générations successives. Probl. Actuel. Ophthal. **1**, 597 (1957).

BARTMAN, J., MANDELBAUM, I. M., GREGOIRE, P. E.: Mucopolysaccharides of serum and urine in case of Morquio's disease. Rev. Franç. Etud. Clin. Biol. **8**, 250 (1963).

BARTMAN, J., WIESMANN, U., BLANC, W. A.: Fibroblast cultures in Hurler's and Hunter's syndromes. An ultrastructural study. Arch. Path. (Chicago) **89**, 279 (1970).

BEEBE, R. T., FORMEL, P. F.: Gargoylism: sex-linked transmission in nine males. Trans. Amer. Clin. Climat. Ass. **66**, 199 (1954).

BERARD-BADIER, M., ADECHY-BENKOEL, L., CHAMLIAN, A., DUBOIS' GAMBARELLI, D., CASANOVA, P., MARIANI, A.: Etude ultrastructurale du parenchyme hépatique dans les mucopolysaccharidoses. Path. Biol. (Paris) **18**, 117 (1970).

BERENSON, G. S., DALFERES, E. R.: Urinary excretion of mucopolysaccharides in normal individuals and in the Marfan syndrome. Biochem. Biophys. Acta **101**, 183 (1965).

BERG, K., DANES, B. S., BEARN, A. G.: The linkage relation of the loci for the Xm serum system and the X-linked form of Hurler's syndrome (Hunter's syndrome). Amer. J. Hum. Genet. **20**, 398 (1968).

BERGGÅRD, J., BEARN, A. G.: The Hurler syndrome. Amer. J. Med. **39**, 221 (1965).

BERKHAN, O.: Zwei Fälle von Scaphokephalie. Arch. Anthropol. N.F. **6**, 8 (1907).

Berliner, M. L.: Lipid keratitis of Hurler's syndrome. Arch. Ophthal. (Chicago) **22**, 97 (1939).
Berry, A. K., Spinanger, J.: A paper spot test useful in study of Hurler's syndrome. J. Lab. Clin. Med. **55**, 136 (1960).
Bindschedler, J. J.: Polydystrophie du type Hurler chez un frère et une soeur. Bull. Soc. Pédiat. Paris **36**, 571 (1938).
Bitter, T., Muir, H., Mittwoch, U., Scott, J. D.: A contribution to the differential diagnosis of Hurler's disease and forms of Morquio's syndrome. J. Bone Joint Surg. (Brit.) **48**, 637 (1966).
Blaw, M. E., Langer, L. O.: Spinal cord compression in Morquio-Brailsford's disease. J. Pediat. **74**, 593 (1969).
Booth, D. A., Goodwin, H., Cumings, J. N.: Abnormal gangliosides in Tay-Sachs disease, Nieman-Pick disease and gargoylism. J. Lipid. Res. **7**, 337 (1966).
Borri, P. F., Hooghwinkel, G. J. M., Edgar, G. W. F.: Brain ganglioside pattern in three forms of amaurotic idiocy and in gargoylism. J. Neurochem. **13**, 1249 (1966).
Brady, R. O.: Prenatal diagnosis of lipid storage diseases. Clin. Chem. **16**, 811 (1970).
Brailsford, J. F.: Chondro-osteo-dystrophy: roentgenographic and clinical features of child with dislocation of vertebrae. Amer. J. Surg. **7**, 404 (1929).
Brante, G.: Gargoylism — a mucopolysaccharidosis. Scand. J. Clin. Lab. Invest. **4**, 43 (1952).
Brimacombe, J. S., Webber, J. M.: Mucopolysaccharides. Chemical structure, distribution and isolation. Amsterdam: Elsevier, 1964.
Brovelli, A., Laterza, L., Lenzi, Castellani, A. A.: Characterization of urinary peptoglycans in Morquio's disease. Calcif. Tissue Res. **1**, 324 (1968).
Brown, D. H.: Tissue storage of mucopolysaccharides in Hurler-Pfaundler's disease. Proc. Nat. Acad. Sci. USA **43**, 783 (1957).
Brown, S. I., Kuwabara, T.: Peripheral corneal opacifications and skeletal deformities. Arch. Ophthal. (Chicago) **83**, 667 (1970).
Brugsch, H.: Reillysche Granulationsanomalie der Leukozyten bei familiär-dysostotischem Zwergwuchs, Typ Pfaundler-Hurler (Gargoylismus). Z. Ges. Inn. Med. **4**, 1 (1949).
Caffey, J.: Gargoylism (Hunter-Hurler Disease, Dysostosis multiplex, Lipochondrodystrophy). Amer. J. Roentgen. **67**, 715 (1952).
Calatroni, A., Diferrante, N.: Oversulfated dermatan sulfate extracted from Hurler spleen. Anal. Biochem. **25**, 370 (1968).
Campailla, E., Martinelli, B., Bovi, A.: Malattia di Morquio-Ullrich con oligofrenia. Giorn. Psichiat. Neuropath. **95**, 987 (1967).
Campailla, E., Martinelli, B.: Morquio's disease: modification of mucopolysacchariduria with advancing age: report of three cases. Birth defects Original Article Series **5**, part IV, 712, (1969).
Campbell, T. N., Fried, M.: Urinary mucopolysaccharide excretion in the sex-linked form of the Hurler syndrome. Proc. Soc. Exp. Biol. Med. **108**, 529 (1961).
Canani, B. M., Pinto, L., Tripodi, V.: Indagni d'ettromiografiche nel gargoilismo. Pediatria (Napoli) **75**, 260 (1967).
Cantz, M., Chrambach, A., Neufeld, E. F.: Characterization of the factor deficient in the Hunter syndrome by polyacryl amide gel electrophoresis. Biochem. Biophys. Res. Commun. **39**, 936 (1970).
Carter, C. H., Wan, A. T., Carpenter, D. G.: Commonly used tests in the detection of Hurler's syndrome. J. Pediat. **73**, 217 (1968).
Castor, C. W., Dorstewitz, E. L.: Identification of acid mucopolysaccharides by paper chromatography. J. Chromatogr. **13**, 157 (1964).
Channarond, M.: Polydystrophie de Hurler. Arch. Franç. Pédiat. **7**, 544 (1950).
Clausen, J., Anderson: Acid mucopolysaccharides in human leucocytes. Clin. Chem. Acta **8**, 505 (1963).
Cole, H. N., Irving, R. C., Lund, H. Z., Mercer, R. D., Schneider, R. W.: Gargoylism with cutaneous manifestation. Arch. Derm. **66**, 371 (1952).
Coran, A. G., Fraklis, A. J.: Inguinal hernia in the Hurler-Hunter syndrome. Surgery **61**, 302 (1967).
Crocker, A. C.: Therapeutic trials in the inborn errors. An attempt to modify Hurler's syndrome. Pediatrics **42**, 887 (1968).
Cunningham, R. C.: A contribution to the genetics of gargoylism. J. Neurol. Neurosurg. Psychiat. **17**, 191 (1954).
Dale, T.: Unusual form of familial osteochondrodystrophy. Acta Radiol. (Diagn.) (Stockholm) **12**, 337 (1931).
Danes, B. S., Bearn, A. G.: Hurler's syndrome: Demonstration of an inherited disorder of connective tissue in cell culture. Science **149**, 987 (1965).

DANES, B. S., BEARN, A. G.: Hurler's syndrome: A genetic study in cell culture. J. Exp. Med. **123**, 1 (1966).
DANES, B. S., BEARN, A. G.: Hurler's syndrome: effect of retinol (Vitamin A alcohol) on cellular mucopolysaccharides in cultured human skin fibroblasts. J. Exp. Med. **124**, 1181 (1966a).
DANES, B. S., BEARN, A. G.: Cellular metachromasia, a genetic marker for studying the mucopolysaccharidoses. Lancet **1967 I**, 241.
DANES, B. S., BEARN, A. G.: The effect of retinol (Vitamin A alcohol) on urinary excretion of mucopolysaccharides in the Hurler syndrome. Lancet **1967 a I**, 1029.
DANES, B. S., BEARN, A. G.: Correction of cellular metachromasia in cultured fibroblasts in several inherited mucopolysaccharidoses. Proc. Nat. Acad. Sci. USA **67**, 357 (1970).
DANES, B. S., GROSSMAN, H.: Bone dysplasias, including Morquio's syndrome, studied in skin fibroblast cultures. Amer. J. Med. **47**, 708 (1969).
DANES, B. S., SCOTT, J. E., BEARN, A. G.: Further studies on metachromasia in cultured human fibroblasts. J. Exp. Med. **132**, 765 (1970).
DAVIS, D. B., CURRIER, F. P.: Morquio's disease. J. Amer. Med. Ass. **102**, 2173 (1934).
DECLOUX, R. J., FRIEDERICI, H. H. R.: Ultrastructural studies of the skin in Hurler's syndrome. Arch. Path. (Chicago) **88**, 350 (1969).
DEJONG, B. P., VAN ROBERTSON, B., SCHAFER, I. A.: Failure to induce scurvy by ascorbic acid depletion in a patient with Hurler's syndrome. Pediatrics **42**, 889 (1968).
DELANGE, C., WOLTRING, L.: Der Typus E. Multiple Skelettabartungen, Hepatosplenomegalie, geistige Rückständigkeit. Acta Paediat. Scand. **19**, 71 (1937).
DELANGE, C., GERLINGS, P. G., DEKLEYN, A., LETTINGA, T. W.: Some remarks on gargoylism. Acta Paediat. Scand. **31**, 398 (1944).
DELBRÜCK, A., GRIMM, H., WETTE, K.: Zur Ausscheidung saurer Mucopolysaccharide im Harn. I. Methodik und Normalwerte. Z. Klin. Chem. **5**, 10 (1967).
DELBRÜCK, A., GRIMM, P. G., DEKLEYN, A.: Zur Ausscheidung saurer Mucopolysaccharide im Harn. II. Ausscheidungsraten bei pathologischen Zuständen der Bindegewebe verschiedener Genese. Z. Klin. Chem. **5** (1967a).
DIEZEL, P. B.: Histochemical study of primary lipidoses. In: Cerebral Lipidoses, ed. CUMINGS, J. N. Oxford: Blackwell (1957).
DIFERRANTE, N., RICH, C.: The determination of acid aminopolysaccharide in urine. J. Lab. Clin. Med. **48**, 491 (1956).
DITTRICH, J. K., TELLER, W.: Zur röntgenologischen Differenzierung kindlicher Mucopolysaccharidosen. Ann. Radiol. (Paris) **11**, 395 (1968).
DODGSON, K. S., LLOYD, A. G.: Metabolism of acidic glycosaminoglycans (mucopolysaccharides). In: Carbohydrate Metabolism and its Disorders, ed. DICKENS, F., RANDLE, P. J., und WHELEN, W. J., Vol. 1, p. 169, 1968. New York: Acad. Press.
DODION, J., RESIBOIS, A., LOEB, H., CREMER, N.: Etude d'un cas d'oligophrénie polydystrophique (mucopolysaccharidose H. S.). Path. Europ. **1**, 50 (1966).
DODION, J., BOLLAERT, A., TOPPET, M., CREMER, N., VIART, R., DEMARNEFFE, R., LOEB, H.: Maladie de Morquio ou mucopolysaccharidose type IV. Acta Paediat. Belg. **23**, 35 (1969).
DORFMAN, A.: Metabolism of acid mucopolysaccharides. Biophys. J. **4**, 155 (1964).
DORFMAN, A., LORINCZ, A. E.: Occurrence of acid mucopolysaccharides in the Hurler syndrome. Proc. Nat. Acad. Sci. USA **43**, 443 (1957).
DORFMAN, A., MATALON, R.: The Hurler and Hunter syndromes. Amer. J. Med. **47**, 691 (1969).
DURAND, P., BORRONE, C., DELLA CELLA, G.: Studying the mucopolysaccharidoses. Lancet **1967 I**, 1278.
DYGGVE, H. V., MELCHIOR, J. C., CLAUSEN, J.: Morquio-Ullrich's disease. Arch. Dis. Childh. **37**, 525 (1962).
DYGGVE, H. V., MELCHIOR, J. C., LOUD, H. O. C.: Chemical studies in gargoylism. Arch. Dis. Childh. **42**, 62 (1967).
DYGGVE, H. V., MELCHIOR, J. C., LOUD, H. O. C.: Chemical and enzymic studies of a family with skeletal abnormalities associated with mental retardation. Clin. Chem. Acta **29**, 197 (1970).
EICHENBERGER, K.: Kann die Dysostosis Morquio als selbständiges Krankheitsbild vom Gargoylismus abgetrennt werden? Ann. Paediat. (Basel) **182**, 107 (1954).
EINHORN, N. H., MOORE, J. R., OSTRUM, H. W., ROWNTREET, L. G.: Osteochondrodystrophia deformans (Morquio's disease). Amer. J. Dis. Child. **61**, 776 (1941).
ELLIS, R. W. B., SHELDON, W., CAPON, N. B.: Gargoylism (Chondroosteo-dystrophy, corneal opacities, hepatosplenomegaly and mental deficiency. Quart. J. Med. N. S. **5**, 119 (1936).
EMERIT, I., MAROTEAUX, P., VERNANT, P.: Deux observations de mucopolysaccharidose avec atteinte cardiovasculaire. Arch. Franç. Pédiat. **23**, 1075 (1966).

ENGEL, D.: Dysostosis multiplex (Pfaundler-Hurler syndrome). Arch. Dis. Childh. **14**, 217 (1939).
ESCOUROLLE, R., BERGER, B., POIRIER, J. L.: Biopsie cérébrale d'un cas de mucopolysaccharidose HS (oligophrénie polydystrophique ou maladie de Sanfilippo). Etude histochimique et ultrastructurelle. Presse Méd. **74**, 2869 (1966).
FALLIS, N., BARNES, F. L., DIFERRANTE, N.: A case of polydystrophic dwarfism with urinary excretion of dermatan sulfate and heparan sulfate. J. Clin. Endocr. **28**, 26 (1968).
FERNANDEZ-MADRID, F., Collagen biosynthesis. A review. Clin. Orthop. **68**, 163 (1970).
FIGURA, K. v., KRESSE, H.: The Sanfilippo B corrective factor: A N-acetyl-D-Glucosaminidase. Biochem. Biophys. Res. Comm. **48**, 262 (1972).
FIGURA, K. V., LÖGERING, M., MERSMANN, G., KRESSE, H.: Sanfilippo B disease: Serum assays for detection of homozygotes and heterozygotes in three families. J. Pediat. (im Druck) 1973.
FILIPPI, G., MCKUSICK, V. A.: The Beckwith-Wiedemann syndrome. Medicine (Balt.) **49**, 279 (1970).
FOLEY, K. M., DANES, B. S., BEARN, A. G.: White blood cell cultures in genetic studies on the human mucopolysaccharidoses. Science **164**, 424 (1969).
FONTAN, VERGER, MARCHAND, COUTEAU: Polydystrophie de Hurler, resultats de l'encephalographie. Arch. Franç. Pédiat. **7**, 543 (1950).
FOURNIER, A., DUBUISSON, G.: Polydystrophie de Hurler. A propos de deux observations. J. Sci. Med. Lille **69**, 431 (1951).
FRATANTONI, J. C., HALL, C. W., NEUFELD, E. F.: The defect in Hurler's and Hunter's syndromes: faulty degradation of mucopolysaccharide. Proc. Nat. Acad. Sci. USA **60**, 699 (1968).
FRATANTONI, J. C., HALL, C. W., NEUFELD, E. F.: Hurler and Hunter syndromes: mutual correction of the defect in cultured fibroblasts. Science **162**, 570 (1968a).
FRATANTONI, J. C., HALL, C. W., NEUFELD, E. F.: The defect in Hurler and Hunter syndromes. II. Deficiency of specific factors involved in mucopolysaccharide degradation. Proc. Nat. Acad. Sci. USA **64**, 360 (1969).
FRATANTONI, J. C., NEUFELD, E. F., UHLENDORF, B. W., JACOBSON, C. B.: Intrauterine diagnosis of the Hurler and Hunter syndromes. New Engl. J. Med. **280**, 686 (1969a).
FREITAG, F., KÜCHEMANN, K., SCHUSTER, W., SPRANGER, J.: Hepatic ultrastructure in chondroitin-4-sulfate mucopolysaccharidosis. Virchows Arch. (Path. Anat.) B 8, 1 (1971).
GARN, S. M., HURME, V. O.: Dental defects in siblings afflicated with Morquio's disease. Brit. Dent. J. **93**, 210 (1952).
GASSER, C.: Diskussionsbemerkung. Schweiz. Med. Wschr. **80**, 1097 (1950).
GEHLER, J., CANTZ, M., TOLKSDORF, M., SPRANGER, J.: Unveröffentlichte Daten, 1973.
GEORGE, E., BACHHAWAT, B. K.: Brain glycosaminoglycans and glycosamino-glycansulphotransferase in Sanfilippo syndrome. Clin. Chem. Acta **30**, 317 (1970).
GILLS, J. P., HOBSON, R., HANLEU, W. B., MCKUSICK, V. A.: Electroretinography and fundus oculi findings in Hurler's disease and allied mucopolysaccharidoses. Arch. Ophthal. (Chicago) **74**, 596 (1965).
GLOBER, G. A.: Mucopolysaccharidosis, and unusual cause of cardiac valvular disease. Amer. J. Cardiol. **22**, 133 (1968).
GOLDBERG, M. F., DUKE, J. R.: Ocular histopathology in Hunter's syndrome. Arch. Ophthal. (Chicago) **77**, 503 (1967).
GOLLANCE, R. B., D'AMICO, R. A.: Atypical mucopolysaccharidosis and successful keratoplasty. Amer. J. Ophthal. **64**, 707 (1967).
GONATAS, N. K., GONATAS, J.: Ultrastructural and biochemical observation on a case of systemic late infantile lipidosis and its relation to Tay-Sachs disease and gargoylism. J. Neuropath. Exp. Neurol. **24**, 318 (1965).
GORDON, B. A., HAUST, M. D.: The mucopolysaccharidoses types I, II, and III: Urinary findings in 23 cases. Clin. Biochem. **3**, 203 (1970).
GORDON, B. A., HAUST, M. D.: Hepatic acid mucopolysaccharides in the mucopolysaccharidoses type I, II and III. Clin. Biochem. **4**, 147 (1971).
GREBE, H.: Chondrodysplasie. Analecta Genetica. Roma, Istituto G. Mendel (1955).
GRENET, P., LESTRADET, H., DUGAS, M., SARRUT, S., BADOUAL, J., ALIBERT, L.: Biopsie cérebrale d'un cas de mucopolysaccharidose H. S. (oligophrénie polydystrophique ou maladie de Sanfilippo). Etude histochimique et ultrastructurale. Presse Méd. **74**, 2863 (1966).
GRGIČ, Z., KALAFATIČ, Z.: Drei Fälle von inkompletter Alder Anomalie. Schweiz. Med. Wschr. **88**, 994 (1958).
GRIFFITHS, S. B., FINDLAY, M.: Gargoylism: clinical, radiological and haematological features in two siblings. Arch. Dis. Childh. **33**, 229 (1958).
HÄSSLER, E.: Die Beziehungen der Hurlerschen Krankheit (Dysostosis multiplex-dysostotische Idiotie — Gargoylismus) zum Kretinismus. Mschr. Kinderheilk. **86**, 96 (1941).

HALPERIN, S. L., CURTIS, G. M.: The genetics of gargoylism. Amer. J. Ment. Defic. **46**, 298 (1942).

HAMBRICK, G., SCHEIE, H. G.: Studies of the skin in Hurler's syndrome. Arch. Derm. (Chicago) **85**, 455 (1962).

HAUSS, W. H., JUNGE-HÜLSING, G., KÖNIG, F.: Über das Vorkommen von Veränderungen des Mucopolysaccharidstoffwechsels in der Klinik. I. Klinische Beobachtungen zur unspezifischen Mesenchymreaktion. Med. Welt **45**, 2371 (1962).

HAUSS, W. H., JUNGE-HÜLSING, G., KÖNIG, F.: Über das Vorkommen von Veränderungen des Mucopolysaccharidstoffwechsels in der Klinik. II. Klinische Beobachtungen zur unspezifischen Mesenchymreaktion bei Arteriosklerose, insbesondere bei Herzinfarkt. Med. Welt **3**, 125 (1963).

HAUST, M. D.: Crystalloid structures of hepatic mitochondria in children with heparitin sulfate mucopolysaccharidosis (Sanfilippo type). Exp. Molec. Path. 8, 123 (1968).

HAUST, M. D.: Mitochondrial budding and morphogenesis of children with the Hurler and Sanfilippo disease (mucopolysaccharidoses type I and III). Exp. Molec. Path. **9**, 242 (1968a).

HAUST, M. D., LANDING, B. H.: Histochemical studies in Hurler's disease: a new method for localization of acid mucopolysaccharide, and an analysis of lead acetate "fixation". J. Histochem. Cytochem. **9**, 79 (1961).

HAUST, M. D., ORIZAGA, M., BRYANS, A. M., FRANK, H. F.: The fine structure of liver in children with Hurler's syndrome. Exp. Molec. Path. **10**, 141 (1969).

HELTIN, T., RODÉN, L.: The carbohydrate protein linkage region of chondroitin-6-sulfate. Biochem. Biophys. Acta **170**, 301 (1968).

HENDERSON, J. L.: Gargoylism: review of principal features with report of five cases. Arch. Dis. Childh. **15**, 201 (1940).

HERNDON, C. N., GOODMAN, H. O., DAVID, P. R.: Tables. In: NEEL, J. V.: On some pitfalls in developing an adequate genetic hypothesis. Amer. J. Hum. Genet. **1**, 1 (1955).

HERS, H. G.: Inborn lysosomal diseases. Gastroenterology **48**, 625 (1965).

HIENZ, H.: Die Pfaundler-Hurlersche Krankheit. Ergebn. Allg. Path. **40**, 1 (1960).

HOBAEK, A.: Problems of hereditary chondrodysplasias. Oslo: University Press (1961).

HOCHHEIM, W., KÖRNER, H., LIEBE, S.: Beitrag zu den polytopen erblichen Dysostosen. Arch. Orthop. Unfallchir. **47**, 463 (1955).

HOOF, F. V., HERS, H. G.: Ultrastructure of hepatic cells in Hurler's disease (Gargoylism). C. R. Acad. Sci. (D) (Paris) **259**, 1281 (1964).

HOOF, F. V., HERS, H. G.: L'ultrastructure du foie dans certaines thesaurismose. Rev. Int. Hépat. **17**, 815 (1967).

HORSCH, K.: Über hereditäre, degenerative Osteoarthritis. Arch. Orthop. Unfallchir. **34**, 536 (1934).

HORTON, W. A., SCHIMKE, R. N.: A new mucopolysaccharidosis. J. Pediat. **77**, 252 (1970).

HOUBER, J. P.: Contribution à l'étude clinique, neuropathologique et nosologique du gargoylisme. Minerva Neurol. **11**, 1 (1967).

HUNTER, C.: A rare disease in two brothers. Proc. Roy. Soc. Med. **10** pt. 1, 104 (1917).

HURLER, G.: Über einen Typus multipler Abartungen, vorwiegend am Skelettsystem. Z. Kinderheilk. **24**, 220 (1919).

HUSLER, J.: Dysostosis multiplex. In: Handbuch der Kinderheilk. ed. v. PFAUNDLER, M. und SCHLOSSMANN, Vol. 1, p. 694 (1931).

HUTTERER, F.: Degradation of mucopolysaccharides by hepatic lysosomes. Biochem. Biophys. Acta **115**, 312 (1966).

JACKSON, W. P. U.: The clinical features, diagnosis, and osseous lesions of gargoylism exemplified in three siblings. Arch. Dis. Childh. **26**, 549 (1951).

JACOB, S., MUIR, H.: A heparin sulphate peptide from aorta. Biochem. J. **87**, 38 (1963).

JEANLOZ, R. W.: The nomenclature of mucopolysaccharides. Arthritis Rheum. **3**, 233 (1960).

JERVIS, G. A.: Gargoylism (Lipochondrodystrophy). Arch. Neurol. Psychiat. **63**, 681 (1950).

KAPLAN, D.: Classification of the mucopolysaccharidoses based on the pattern of mucopolysacchariduria. Amer. J. Med. **47**, 721 (1969).

KAPLAN, D., MCKUSICK, V. A., TREBACH, S., LAZARUS, R.: Keratosulfate-chondroitin sulfate peptide from normal urine and from urine of patients with Morquio syndrome (mucopolysaccharidosis IV). J. Lab. Clin. Med. **71**, 48 (1968).

KELEMENEN, G.: Hurler's syndrome and the hearing organ. J. Laryng. **80**, 791 (1966).

KENNEALY, E. V.: The ocular manifestations of gargoylism. Amer. J. Ophthal. **36**, 663 (1953).

KITAGAWA, M., NISHIMURA, H., MAKITA, A.: Gargoylism and amaurotic familial idiocy. Case report with histochemical and chemical survey. Acta Path. Jap. **12**, 129 (1962).

KITTEL, G.: Pfaundler-Hurlersche Krankheit oder Gargoylismus unter HNO-ärztlicher Sicht. Z. Laryng. Rhinol. Otol. **42**, 206 (1963).

KNECHT, J., CIFONELLI, J. A., DORFMAN, A.: Structural studies on heparitin sulfate of normal and Hurler tissues. J. Biol. Chem. **242**, 4652 (1967).
KOCH, F., DESOUSA, F.: Zur Frühdiagnose der Mucopolysaccharidosen. Med. Welt **1**, 362 (1970).
KOSENOW, W., WIEDEMANN, H. R.: Cytologische Untersuchungen über die Alder Anomalie. Z. Kinderheilk. **76**, 4 (1955).
KRATTER, F. E.: A case of Morquio-Brailsford syndrome. Brit. J. Psychiat. **110**, 257 (1964).
KRESSE, H., NEUFELD, E. F.: The Sanfilippo A corrective factor. J. Biol. Chem. **247**, 2164 (1972).
KRESSLER, R. J., AEGERTER, E. E.: Hurler's syndrome (Gargoylism). J. Pediat. **12**, 579 (1938).
KROVETZ, L. J., LORINCZ, A. E., SCHIEBLER, G. L.: Cardiovascular manifestations of the Hurler syndrome: Hemodynamic and angiographic observations in 15 patients. Circulation **31**, 132 (1965).
KROVETZ, L. J., LORINCZ, A. E., SCHIEBLER, G. L.: Cardiovascular manifestations of the Hurler-Hunter syndrome. In: Moss, A., and ADAMS, F. H.: Heart disease in infants, children and adolescents. Baltimore: Williams and Williams 1968.
LAGUNOFF, D., ROSS, R., BENDITT, E. P.: Histochemical and electron microscopic study in a case of Hurler's disease. Amer. J. Path. **41**, 273 (1962).
LAGUNOFF, D., GRITZKA, T. L.: The site of mucopolysaccharide accumulation in Hurler's syndrome. Lab. Invest. **15**, 1578 (1966).
LAGUNOFF, D., PRITZL, P., SCOTT, C. R.: Urinary N-sulfate glycosaminoglycan excretion in children: normal and abnormel values. Proc. Soc. Exp. Biol. Med. **126**, 34 (1967).
LAMY, M., BADER, J. P., MAROTEAUX, P.: La maladie de Hurler. Sem. Hôp. Paris **34**, 407 (1958).
LAMY, M., MAROTEAUX, P.: Le nanisme diastrophique. Presse Méd. **52**, 1977 (1960).
LANGER, L. O.: The radiographic manifestations of the HS-mucopolysaccharidosis of Sanfilippo. Ann. Radiol. (Paris) **7**, 315 (1963).
LANGER, L. O., CAREY, L. S.: The roentgenographic features of the KS mucopolysaccharidosis of Morquio (Morquio-Brailsford's disease). Amer. J. Roentgen. **97**, 1 (1966).
LANGER, L. O., KRONENBERG, R. S., GORLIN, R. J.: A case simulating Hurler syndrome of unusual longevity, without abnormal mucopolysacchariduria. Amer. J. Med. **40**, 448 (1966).
LAU, P., CORNWELL, G. C., WILLIAM, W. J.: Mucopolysaccharide synthesis by human bone marrow in short term suspension cultures. J. Lab. Clin. Med. **76**, 739 (1970).
LEROY, J. G., CROCKER, H. C.: Clinical definition of the Hurler-Hunter phenotype. Amer. J. Dis. Child. **112**, 518 (1966).
LEROY, J. G., CROCKER, H. C.: Studies on the genetics of the Hurler-Hunter syndrome. In: Inborn errors of sphingolipid metabolism. Ed. VOLK, B. and SCHNECK, L. Oxford and New York: Pergamon (1966a).
LEVIN, S.: A specific skin lesion in gargoylism. Amer. J. Dis. Child. **99**, 444 (1960).
LIEBENAM, L.: Beitrag zur Dysostosis multiplex. Z. Kinderheilk. **59**, 91 (1938).
LINDAHL, U., RODÉN, L.: The chondroitin-4-sulfate protein linkage. J. Biol. Chem. **241**, 2113 (1966).
LINDSAY, S., REILLY, W. A., GOTHAM, T. J., SKAHEN, R.: Gargoylism. II. Study of pathological lesions and clinical review of twelve cases. Amer. J. Dis. Child. **76**, 239 (1948).
LINKER, A., HOFFMAN, P., SAMPSON, P., MEYER, K.: Heparitin sulfate. Biochem. Biophys. Acta **29**, 443 (1958).
LINKER, A., TERRY, K. D.: Urinary acid mucopolysaccharide in normal man and in Hurler's syndrome. Proc. Soc. Exp. Biol. Med. **113**, 743 (1963).
LINKER, A., EVANS, L. R., LANGER, L. O.: Morquio's disease and mucopolysaccharide excretion. J. Pediat. **77**, 1039 (1970).
LOEB, H., JONNIAUX, G., RESIBOIS, A., CREMER, N., DODION, J., TONDEUR, M., GREGOIRE, P. E., RICHARD, J., CRETER, P., VOET, W.: Biochemical and ultrastructural studies in Hurler's syndrome. J. Pediat. **73**, 860 (1968).
LOWRY, R. B., RENWICK, D. H. G.: Relative frequency of the Hurler and Hunter syndromes. New Engl. J. Med. **284**, 221 (1971).
LUNDSTROM, R.: Gargoylism, three cases. Nord. Med. **33**, 41 (1947).
MACGILLIVRAY, R. C.: Gargoylism (Hurler's disease). J. Ment. Sci. **98**, 687 (1952).
MADSEN, J. A., LINKER, A.: Vitamin A and mucopolysaccharidosis: a clinical and biochemical evaluation. J. Pediat. **75**, 843 (1969).
MAGRINI, U., FRACCARD, M., TIEPOLO, L., SCAPPATICCI, S., LENZI, L., PERONA, G. P.: Mucopolysaccharidoses: autoradiographic study of sulphate ^{35}S uptake by cultured fibroblasts. Ann. Hum. Genet. **31**, 231 (1967).
MANCHANDA, S. S., GREWAL, K. S., WAHI, P. L., GIRGLA, G. S.: Morquio-Brailsford type of osteochondrodystrophy: analysis of thirteen cases. Indian Pediat. **2**, 149 (1965).

MANLEY, G., HAWKSWORTH, J.: Diagnosis of Hurler's syndrome in the hospital laboratory and the determination of its genetic type. Arch. Dis. Childh. **41**, 91 (1966).
MANLEY, G., WILLIAMS, U.: Urinary excretion of glycosaminoglycans in the various forms of gargoylism. J. Clin. Path. **22**, 67 (1969).
MAPES, C. A., ANDERSON, R. L., SWEELEY, C. C., DESNIK, R. J., KRIVIT, W.: Enzyme replacement in Fabry's disease, an inborn error of metabolism. Science **169**, 987 (1970).
MAROTEAUX, B., LEVEQUE, B., MARIE, J., LAMY, M.: Une nouvelle dysostose avec élimination urinaire de chondroitine sulfate B. Presse Méd. **71**, 1849 (1963).
MAROTEAUX, B., LAMY, M., FOUCHER, M.: La maladie de Morquio. Etude clinique, radiologique et biologique. Presse Méd. **71**, 2091 (1963a).
MAROTEAUX, B., LAMY, M.: L'oligophrénie polydystrophique. Presse Méd. **72**, 2991 (1964).
MAROTEAUX, B., LAMY, M.: Fractionnement des mucopolysaccharides urinaires dans la maladie de Morquio. C. R. Acad. Sci. (D) (Paris) **256**, 5644 (1964a).
MAROTEAUX, B., LAMY, M.: Hurler's disease, Morquio's disease and related mucopolysaccharidoses. J. Pediat. **67**, 312 (1965).
MAROTEAUX, B., LAMY, M.: Studying the mucopolysaccharidoses. Lancet II: 510 (1967).
MAROTEAUX, B., WIEDEMANN, H. R., SPRANGER, J., KOZLOWSKI, K., LENZI, L.: Essai de classification des dysplasies spondyloepiphysaires. Lyon, Simep. 1968.
MAROTEAUX, B.: Différentiation biochemique des maladies de Hurler et de Hunter par fractionnement de l'héparitine sulfate. Rev. Europ. Etud. Clin. Biol. **15**, 203 (1970).
MATALON, R., DORFMAN, A.: Hurler's syndrome: Biosynthesis of acid mucopolysaccharides in tissue culture. Proc. Nat. Acad. Sci. USA **56**, 1310 (1966).
MATALON, R., DORFMAN, A.: The structure of acid mucopolysaccharides produced by Hurler fibroblasts in tissue culture. Proc. Nat. Acad. Sci. USA **60**, 179 (1968).
MATALON, R., DORFMAN, A.: Acid mucopolysaccharides in cultured human fibroblasts. Lancet **1969 II**, 838.
MATALON, R., DORFMAN, A.: Hurler's syndrome, an α-L-iduronidase deficiency. Biochem. Biophys. Res. Comm. **47**, 959 (1972).
MATTHEWS, M. B., CIFONELLI, J. A.: Comparative biochemistry of keratosulfate. J. Biol. Chem. **240**, 4140 (1965).
MATTYUS, A., JOBST, C.: Zur Histopathologie und Histochemie der Pfaundler-Hurlerschen Krankheit (Gargoylismus). Arch. Psychiat. Nervenkr. **198**, 317 (1959).
MAURI, C., SOLDATA, M.: Les characteristiques cytochimiques des granulations cellulaires de Alder. Définition de la dysostose enchondrale multiple en tant que polysaccharidose. Schweiz. Med. Wschr. **88**, 992 (1958).
MAYES, J. S., HANSEN, R. C.: Mucopolysaccharide excretion in patients with Hurler's syndrome, their families and normal man. Proc. Soc. Exp. Biol. Med. **122**, 927 (1966).
MCCORMICK, W. F.: Rupture of the stomach in children. Review of the literature and a report of seven cases. Arch. Path. (Chicago) **67**, 416 (1959).
MCKUSICK, V. A., KAPLAN, D., WISE, D., HANLEY, W. B., SUDDARTH, S. B., SEVICK, M. E., MAUMANEE, A. E.: The genetic mucopolysaccharidoses. Medicine (Balt.) **44**, 445 (1965).
MCKUSICK, V. A.: Heritable disorders of connective tissue, 5th edit. St. Louis: Mosby (1972).
MCKUSICK, V. A.: The nosology of the mucopolysaccharidoses. Amer. J. Med. **47**, 730 (1969).
MEYER, K., GRUMBACH, M. M., LINKER, A., HOFFMAN, P.: Excretion of sulfated mucopolysaccharides in gargoylism (Hurler's syndrome). Proc. Soc. Exp. Biol. Med. **97**, 275 (1958).
MEYER, K., HOFFMAN, P., LINKER, A., GRUMBACH, M. M., SAMSON, P.: Sulfated mucopolysaccharides of urine and organs in gargoylism. Proc. Soc. Exp. Biol. Med. **102**, 587 (1959).
MEYER, K.: Biochemistry and Biology of Mucopolysaccharidoses. Amer. J. Med. **47**, 664 (1969).
MILLMAN, C. G., WHITTIK, J. W.: A sex-linked variant of gargoylism. J. Neurol. Neurosurg. Psychiat. **15**, 253 (1952).
MILUNSKY, A., LITTLEFIELD, J. W.: Diagnosis limitations of metachromasia. New Engl. J. Med. **281**, 1128 (1969).
MILUNSKY, A., LITTLEFIELD, J. W., KANFER, J. N., KOLODNU, E. H., SHIH, V. E., ATKINS, L.: Prenatal genetic diagnosis. New Engl. J. Med. **283**, 1370 (1970).
MILUNSKY, A., NEUFELD, E. F.: The Hunter syndrome in a 46 XX girl. New Engl. J. Med. **288**, 106 (1973).
MITTWOCH, U.: Abnormal lymphocytes in gargoylism. Brit. J. Haemat. **5**, 365 (1959).
MITTWOCH, U.: Inclusions of mucopolysaccharide in the lymphocytes of patients with gargoylism. Nature (London) **191**, 1315 (1961).
MITTWOCH, U.: The demonstration of mucopolysaccharide inclusions in the lymphocytes of patients with gargoylism. Acta Haemat. (Basel) **29**, 202 (1963).
MORO, F., DIBELLO, C., BOLOGNA, G.: Chromatographic research on the aqueous humor in a case of gargoylism with corneal dystrophy. Acta Ophthal. (Kobenhavn) **46**, 1263 (1968).
MORQUIO, L.: Sur une forme de dystrophie osseuse familiale. Arch. Méd. Enfants **22**, 130 (1929).

MUIR, H., MITTWOCH, U., BITTER, T.: The diagnostic value of isolated urinary mucopolysaccharides and of lymphocyte inclusions in gargoylism. Arch. Dis. Childh. **38**, 358 (1963).
MUIR, H.: The structure and metabolism of mucopolysaccharides (glycosaminoglycans) and the problem of the mucopolysaccharidoses. Amer. J. Med. **47**, 673 (1969).
MURATA, K., ISHIKAWA, T., OSHIMA, Z.: Enzymatic studies of urinary chondroitin sulfates in normal and systemic connective tissue disease states. Clin. Chem. Acta **28**, 213 (1970).
NADLER, H. L., SWAE, M. A., WODNIK, J. M., O'FLYNN, M. E.: Cultivated amniotic fluid cells and fibroblasts derived from families with cystic fibrosis. Lancet **1969 II**, 84.
NADLER, H. L., GERBIE, A. B.: Role of amniocentesis in the intrauterine detection of genetic disorders. New Eng. J. Med. **282**, 596 (1970).
NEUFELD, E. F., CANTZ, M. J.: Corrective factors for inborn errors of mucopolysaccharide metabolism. Ann. N.Y. Acad. Sci. **179**, 580 (1971).
NEUFELD, E. F., FRATANTONI, J. C.: Inborn errors of mucopolysaccharide metabolism. Science **169**, 141 (1970).
NEUHAUSER, E. B. D., GRISCOM, N. T., GILLES, F. H., CROCKER, A. C.: Arachnoid cysts in the Hurler-Hunter syndrome. Ann. Radiol. (Paris) **11**, 453 (1968).
NJÅ, A.: A sex-linked type of gargoylism. Acta Paediat. Scand. **33**, 267 (1946).
NÖLLER, F.: Dysostosis multiplex (Hurler) und verwandte Krankheitsbilder. Deutsch. Z. Chir. **258**, 259 (1943).
NONNE, M.: Familiäres Vorkommen (3 Geschwister) einer Kombination von imperfekter Chondrodystrophie mit imperfektem Myxoedema infantilis. Deutsch. Z. Nervenheil. **83**, 263 (1925).
O'BRIEN, J. S.: Sanfilippo syndrome: Profound deficiency of alpha-acetylglucosaminidase activity in organs and skin fibroblasts from type B patients. Proc. Nat. Acad. Sci. **69**, 1720 (1972).
OGASAWARA, H.: Histopathologie und Histochemie des Gargoylismus. Wien. Z. Nervenheilk. **25**, 297 (1967).
OLSSON, T., GARDELL, S., THUNELL, S.: Biosynthesis of glycosaminoglycans (mucopolysaccharides) in human leucocytes. Biochem. Biophys. Acta **165**, 309 (1968).
ONISAWA, J., LEE, T. Y.: Biochemical studies of urinary acid mucopolysaccharide-peptide complexes in Hurler's syndrome. Biochem. Med. **3**, 404 (1970).
ONISAWA, J., LEE, T. Y.: Increased urinary excretion of chondroitin sulfate A and C in Hunter's syndrome. Biochem. Biophys. Acta **208**, 144 (1970a).
ONISAWA, J., LEE, T. Y.: Effects of vitamins A and C on urinary excretion of acid mucopolysaccharides in the Hurler syndromes. Pediat. Univ. Tokyo, No. **17**, 23 (1970b).
ONISAWA, J., LEE, T. Y.: Effect of prednisolone on urinary acid mucopolysaccharide excretion in genetic mucopolysaccharidoses. Pediat. Univ. Tokyo, No. **17**, 15 (1970c).
ORIZAGA, M., HAUST, M. D., BRYANS, A. M., FRANKH, P.: Electron microscopic study of liver in Hurler's syndrome. Fed. Proc. **22**, 484 (1963).
PATEL, V., TAPPEL, A. L., O'BRIEN, J. S.: Hyaluronidase and sulfatase deficiency in Hurler's syndrome. Biochem. Med. **3**, 447 (1970).
PAVONI, M., CURRO-DOSSI, B., DERITIS, L.: Osservazioni cliniche ed elettroencefalografiche sul gargoilismo. Riv. Clin. Pediat. **72**, 145 (1963).
PEARSON, H. A., LORINCZ, A. E.: A characteristic bone marrow finding in the Hurler syndrome. Pediatrics **34**, 280 (1964).
PEDRINI, V., LENZI, L., ZAMBOTTI, V.: Isolation and identification of keratosulfate in urine of patients affected by Morquio-Ullrich disease. Proc. Soc. Exp. Biol. Med. **110**, 847 (1962).
PELT, J. F. VAN: Gargoylism. Sittard, Alberts, 1961.
PENNOCK, C. A., MOTTI, M. G., BATSTONE, G. H.: Screening for mucopolysaccharidoses. Clin. Chem. Acta **27**, 93 (1970).
PFAUNDLER, M. D.: Demonstration über einen Typus kindlicher Dysostose. Münchener Med. Wschr. **66**, 1011 (1919).
PFAUNDLER, M. D.: Demonstrationen über einen Typus kindlicher Dysostose. Jahrb. Kinderheilk. **92**, 420 (1920).
PHILIPPART, M., SUGARMAN, G. I.: Chondroitin-4-sulfate mucopolysaccharidosis — a new variant of Hurler's syndrome. Lancet **1969 II**, 854.
PLATT, D., KOCH, F.: Erhöhung der Hyaluronidase, beta-Glucuronidase und beta-Acetyl-Glucosaminidase-Aktivität im Serum bei Mucopolysaccharidosen. Klin. Wschr. **47**, 888 (1969).
POULET, J.: Maladie de Hurler authentique avec intelligence normale chez une adulte et ses deux germains. Bull. Soc. Méd. Hôp. Paris **119**, 457 (1968).
RABL, R.: Die pathocytologischen Veränderungen des Zentralnervensystems bei der Pfaundler-Hurlerschen Krankheit (Gargoylismus). J. Hirnforsch. **4**, 455 (1960).
RAMPINI, S., ADANK, W.: Hämatologische Befunde bei Patienten mit Gargoylismus und heterozygoten Genträgern. Helv. Paediat. Acta **19**, 101 (1964).

RAMPINI, S., MAROTEAUX, P.: Ein ungewöhnlicher Phänotyp des Hurler-Syndroms. Helv. Paediat. Acta **21**, 376 (1966).
RAMPINI, S.: Das Sanfilippo-Syndrom (Polydystrophe Oligophrenie, HS-Mucopolysaccharidose). Helv. Paediat. Acta **24**, 55 (1969).
RAMPINI, S.: Der Spät-Hurler (Ullrich-Scheie-Syndrom, Mucopolysaccharidose V). Schweiz. Med. Wschr. **99**, 1769 (1969a).
REILLY, W. A.: The granules in the leucocytes in gargoylism. Amer. J. Dis. Child. **62**, 489 (1941).
REILLY, W. A., LINDSAY, S.: Gargoylism (Lipochondrodystrophy). Amer. J. Dis. Child. **75**, 595 (1948).
RENNERT, O. M., DEKABAN, A. S.: Modification of urinary mucopolysaccharide excretion in patients with Hurler's syndrome. Clin. Pharmakol. Ther. **7**, 783 (1966).
RENUART, A. W.: Mucopolysaccharides in Hurler's syndrome. Lancet **1967 II**, 152.
RICCI, V., ANCETTI, A.: Considerzioni sulle anomalie dell' osso temporale in un caso di gargoilismo. Arch. Ital. Otol. **66**, 734 (1955).
ROBINS, M. M., STEVENS, H. F., LINKER, A.: Morquio's disease: an abnormality of mucopolysaccharide metabolism. J. Pediat. **62**, 881 (1963).
RODÉN, L., ARMAND, G.: Structure of chondroitin-4-sulfate protein linkage region: isolation and characterization of the disaccharide. J. Biol. Chem. **241**, 65 (1966).
ROELS, O. A., ANDERSON, N. S., LUI, N. S. T., SHAH, D. O., TROUT, M. E.: Vitamin A and membranes. J. Clin. Nutr. **22**, 1020 (1969).
ROSEN, D. A., HAUST, M. D., YAMASHITA, T., BRYANS, A. M.: Keratoplasty and electron microscopy of the cornea in systemic mucopolysaccharidosis (Hurler's disease). Canad. J. Ophthal. **3**, 218 (1968).
ROYER, P.: La cellule de Buhot et le diagnostic du gargoylisme. Sang. **30**, 37 (1959).
RUBIN, P.: Dynamic classification of bone dysplasias. Chicago: Year Book Medical Publishers (1964).
RUDDER, B. DE: Über „Phosphatdiathese" und ihr Verhältnis zur Dysostosis multiplex und Dysostosis Morquio. Z. Kinderheilk. **63**, 407 (1942).
RUGGLES, H. E.: Dwarfism due to disordered epiphyseal development. Amer. J. Roentgen. **25**, 91 (1931).
SAITO, H., YAMAGATA, T., SUZUKI, S.: Enzymatic method for the determination of small quantities of isomeric chondroitin sulfates. J. Biol. Chem. **243**, 1536 (1968).
SANFILIPPO, S. J., GOOD, R. A.: Urinary acid mucopolysaccharides (AMP) in the Hurler syndrome and Morquio's disease. J. Pediat. **61**, 296 (1962).
SANFILIPPO, S. J., PODOSIN, R., LANGER, L. O., GOOD, R. A.: Mental retardation associated with acid mucopolysacchariduria (Heparitin sulfate type). J. Pediat. **63**, 837 (1963).
SARROUY, C., FARROUZ, S., ROCHE, M. T., SARATINI, R., VAILLAUD, J. D., REVOT, A.: A propos d'une nouvelle observation de maladie de Hurler. Presse Méd. **73**, 3219 (1965).
SCHAFER, I. A., SULLIVAN, J. C., SVEJCAR, J., KOFOED, J., VAN ROBERTSON, W. B.: Vitamin C induced increase of dermatan sulfate in cultured Hurler's fibroblasts. Science **153**, 1008 (1966).
SCHAFER, I. A., SULLIVAN, J. C., SVEJCAR, J., KOFOED, J., VAN ROBERTSON, W. B.: Study of the Hurler syndrome using cell culture: definition of the biochemical phenotype and the effect of ascorbic acid on the mutant cell. J. Clin. Invest. **47**, 321 (1968).
SCHARF, J.: Ein Beitrag zur Kenntnis der Dysostosis multiplex (Hurler) unter besonderer Berücksichtigung der Erbverhältnisse. Graefe Arch. Klin. Exp. Ophthal. **143**, 477 (1941).
SCHEIE, H. G., HAMBRICK, G. W., BARNESS, L. A.: A newly recognized forme fruste of Hurler's disease (Gargoylism). Amer. J. Ophthal. **53**, 753 (1962).
SCHENK, E. A., HAGGERTY, J.: Morquio's disease. A radiologic and morphologic study. Pediatrics **34**, 839 (1964).
SCHILLER, S., SLOVER, G. A., DORFMAN, A.: A method for the separation of acid mucopolysaccharides: its application to isolation of heparin from the skin of rats. J. Biol. Chem. **236**, 983 (1961).
SCHINZ, H. R., FURTWÄNGLER, A.: Zur Kenntnis einer hereditären Osteo-Arthropathie mit rezessivem Erbgang. Deutsch. Z. Chir. **207**, 398 (1928).
SCHMIDT, R.: Eine bisher nicht beschriebene Form familiärer Hornhautentartung in Verbindung mit Osteoarthropathie. Klin. Mbl. Augenheilk. **100**, 616 (1938).
SCHRAMM, G., WÜRBACH, G., FIEHRING, C.: Zur Mucopolysaccharidausscheidung beim Morbus Hunter. Helv. Paediat. Acta **24**, 404 (1969).
SCHUSTER, W., SPRANGER, J.: Chondroitin-4-sulfate Mucopolysaccharidose. Mschr. Kinderheilk. **119**, 335 (1971).
SEARS, H. R., MADDOX, J. K.: A case of Hurler's disease (Lipochondrodystrophy). Med. J. Aust. **1**, 488 (1945).

SEITELBERGER, F.: The position of gargoylism among the sphingolipidoses on the basis of the histochemistry of cellular storage substances. In: Cerebral Lipidoses. Ed. CUMINGS, J. N.: Oxford: Blackwell 1957.
SENO, N., MEYER, K., ANDERSON, B., HOFFMAN, P.: Variations in keratosulfates. J. Biol. Chem. **240**, 1005 (1965).
SHY, G. M., SILBERBERG, D. H., APPEL, S. H., MISHKIN, M. M., GODFREY, E. H.: A generalized disorder of nervous system, skeletal muscle and heart resembling Refsum's disease and Hurler's syndrome. Amer. J. Med. **42**, 163 (1967).
SINGER, H. S., SCHAFER, J.: White cell-beta-galactosidase activity. New Engl. J. Med. **282**, 571 (1970).
SINGH, S., PETRIE, G., PIROZYNSKI, W. J.: Clinicopathological review of ten cases of Morquio's disease. Canad. J. Surg. **5**, 404 (1962).
SLY, W. S., QUINTON, B. A., MCALISTER, W. H., RIMOIN, D. L.: Beta glucuronidase deficiency: report of clinical, radiologic, and biochemical features of a new mucopolysaccharidosis. J. Pediat. **82**, 249 (1973).
SMITH, E. B., HEMPELMANN, T. C., MOORE, S., BARR, D. P.: Gargoylism (dysostosis multiplex): two adult cases with one autopsy. Ann. Intern. Med. **36**, 652 (1952).
SPOLTER, L., MARX, W.: Paper chromatography of mucopolysaccharides. Biochem. Biophys. Acta **38**, 123 (1960).
SPRANGER, J.: Mucopolysaccharidoses and Mucolipidoses. Ann. Radiol. (Paris) **12**, 981 (1969).
SPRANGER, J.: Biochemical definition of the mucopolysaccharidoses. Z. Kinderheilk. **108**, 17 (1970).
SPRANGER, J.: The systemic mucopolysaccharidoses. Ergebn. Inn. Med. Kinderheilk. N.F., Bd. **32**, 165 (1972). Berlin-Heidelberg-New York: Springer.
SPRANGER, J., v. GERMAR, R.: Mucopolysaccharid-Suchtest. Paediat. Praxis **6**, 659 (1967).
SPRANGER, J. W., GILBERT, E. F., TUFFLI, G. A., ROSSITER, F. R., OPITZ, J. M.: Geleophysic dwarfism — a "focal" mucopolysaccharidosis? Lancet **1971 II**, 97.
SPRANGER, J., KOCH, F., MCKUSICK, V. A., NATZSCHKA, J., WIEDEMANN, H. R., ZELLWEGER, H.: Mucopolysaccharidosis VI (Maroteaux-Lamy's disease). Helv. Paediat. Acta **25**, 337 (1970).
SPRANGER, J., LANGER, L. O.: Spondyloepiphyseal dysplasia congenita. Radiology **94**, 313 (1970).
SPRANGER, J., SCHUSTER, W.: Classifiable and non-classifiable mucopolysaccharidoses. Ann. Radiol.(Paris) **12**, 365 (1969).
SPRANGER, J., SCHUSTER, W.: Diagnose und Differentialdiagnose der Morquioschen Krankheit. Mschr. Kinderheilk. **117**, 272 (1969).
SPRANGER, J., SCHUSTER, W.: Chondroitin-4-sulfate mucopolysaccharidosis. Helv. paediat. Acta **26**, 387 (1971).
SPRANGER, J., TELLER, W., KOSENOW, W. MURKEN, J., HUSEMANN-ECKART, E.: Die HS-Mucopolysaccharidose von Sanfilippo (Polydystrophe Oligophrenie). Z. Kinderheilk. **101**, 71 (1967).
SPRANGER, J., WIEDEMANN, H. R.: Untersuchungen zur Zusammensetzung der Urin-Mucopolysaccharide bei Kindern und Erwachsenen. Clin. Chem. Acta **17**, 142 (1967).
SPRANGER, J., WIEDEMANN, H. R.: The genetic mucolipidoses. Humangenetik **9**, 113 (1970).
SPRANGER, J., WIEDEMANN, H. R.: Diagnosis and differential diagnosis of the mucolipidoses. Neuropädiatrie **2**, 3 (1970a).
STEENS, E.: Über eine familiäre diffuse Hornhautdystrophie in Verbindung mit einer Osteoarthropathie rezessiven Erbgangs, beobachtet bei 2 Geschwistern. Inauguraldissertation Freiburg, 1938.
STONE, A. L., CONSTANTOPOULOS, SOTSKY, S. M., DEKABAN, A.: Optical rotatory dispersion of mucopolysaccharides. IV. Optical rotatory dispersion and circular dichroism of glycosaminoglycans and heparan sulfate fractions from the urine of patients with mucopolysaccharidosis (Hurler syndrome). Biochem. Biophys. Acta **222**, 79 (1970).
SZABÓ, L., POLGAR, J., VASS, Z., JÓZSA, L.: A Hurler syndrome variant. Lancet **1967 II** 1314.
TAKETOMI, T., YAMAKAWA, T.: Glycolipids of the brain in gargoylism. Jap. J. Exp. Med. **37**, 11 (1967).
TAYSI, K., KISTENMACHER, M. L., PUNNETT, H. H., MELLMAN, W. J.: Limitations of metachromasia as a diagnostic aid in pediatrics. New Eng. J. Med. **281**, 1108 (1969).
TELLER, W., BURKE, E. C., ROSEVEAR, J. W., MCKENZIE, B. F.: Urinary excretion of acid mucopolysaccharides in normal children and patients with gargoylism. J. Clin. Lab. Med. **59**, 95 (1962).
TELLER, W., BUSCH, C., BODE, H. H.: Re-evaluation of heterozygous carriers of mucopolysaccharidoses. Horm. Metab. Res. **1**, 78 (1969).

TELLER, W., KRÜGER, C.: Fraktionierung der sauren Glycosaminoglycane im Harn von Versuchspersonen verschiedenen Alters. Klin. Wschr. **48**, 688 (1970).
TELLER, W., ROSEVEAR, J. W., BURKE, E. C.: Identification of heterozygous carriers of gargoylism. Proc. Soc. Exp. Biol. Med. **108**, 276 (1961).
TELLER, W., ZIEMANN, A.: Die säulenchromatographische Fraktionierung der sauren Mucopolysaccharide im Harn. Klin. Wschr. **44**, 1141 (1966).
TELLER, W., ZIEMANN, A.: Thin layer chromatography of urinary glycosaminoglycans as screening procedure for mucopolysaccharidoses. Horm. Metab. Res. **1**, 32 (1969).
TERRY, K., LINKER, A.: Distinction among four forms of Hurler's syndrome. Proc. Soc. Exp. Biol. Med. **115**, 394 (1964).
THOMPSON, G. R., NELSON, N. A. A., GROBELMY, S. L.: A new mucopolysaccharidosis with increased urinary excretion of chondroitin sulfate A. Arthritis Rheum. **11**, 516 (1968).
TONDEUR, M., LOEB, H.: Etude ultrastructurale du foie dans la maladie de Morquio. Pediat. Res. **3**, 19 (1969).
TOOLE, B. P., LOWTHER, D.: Dermatan sulphate protein: isolation from and interaction with collagen. Arch. Biochem. **128**, 567 (1968).
TUDBALL, N., ARONSON, N., DAVIDSON, E. A.: Degradation of complex polysaccharides. Fed. Proc. **26**, 856 (1967).
TUTHILL, C. R.: Juvenile amaurotic idiocy. Arch. Neurol. Psychiat. **32**, 198 (1934).
UCHIMURA, Y., TOSHIMA, Y., SEKIYA, T.: Zur elektronenmikroskopischen Pathomorphologie der Hirnrinde bei Gargoylismus. Acta Neuropath. (Berlin) **4**, 476 (1965).
ULLRICH, O.: Die Pfaundler-Hurlersche Krankheit. Ergebn. Inn. Med. Kinderheilk. **63**, 929 (1943).
ULLRICH, O., WIEDEMANN, H. R.: Zur Frage der konstitutionellen Granulationsanomalie der Leukocyten in ihrer Beziehung zu den enchondralen Dysostosen. Klin. Wschr. **31**, 107 (1953).
UNDRITZ, E.: Persönliche Mitteilung (1967).
USUI, T., AKAISHI, K., FUKAHARA, F., KURODA, T., KUROSE, T., TABATA, K.: Polysaccharide changes in 2 cases of gargoylism treated with dexamethasone — referred to electron microscopic findings of Reilly's body. Ann. Paediat. Jap. **7**, 285 (1961).
USUI, T., SANO, T., MATSUURA, A.: Effect of prednisolone on serum and urinary mucopolysaccharides in Hurler's disease. Ann. Paediat. Jap. **14**, 43 (1968).
UZMAN, L. L.: Chemical nature of the storage substance in Gargoylism. Arch. Path. (Chicago) **60**, 308 (1955).
VANACE, P. W., FRIEDMAN, S., WAGNER, B. M.: Mitral stenosis in an atypical case of gargoylism: a case report with pathologic and histochemical studies of cardiac tissues. Circulation **21**, 80 (1960).
VARADI, D. P., CIFONELLI, J. A., DORFMAN, A.: The acid mucopolysaccharides in normal urine. Biochem. Biophys. Acta **141**, 103 (1967).
WALKER, F. A.: Mucopolysaccharides in Hurler's syndrome. Lancet **1967 I**, 1383.
WALLACE, B. J., KAPLAN, D., MASAZUMI, A., SCHNECK, L., VOLK, B. W.: Mucopolysaccharidosis type III. Morphologic and biochemical studies of two siblings with Sanfilippo's syndrome. Arch. Path. (Chicago) **82**, 462 (1962).
WASHINGTON, J. A.: Lipochondrodystrophy. In: Brennemann's Practice of Pediatrics. Vol. 4, Chapter 30. Hagerstown: W. F. Prior 1937.
WESSLER, E.: Analytical and preparative separation of acidic glycosaminoglycans by electrophoresis in barium acetate. Anal. Biochem. **26**, 439 (1968).
WHERRETT, J. R.: Analysis of the glycolipids in the Hurler syndrome. Path. Europ. **3**, 431 (1968).
WIEDEMANN, H. R.: Zur Spätform der Pfaundler-Hurlerschen Krankheit. Helv. Paediat. Acta **4**, 77 (1949).
WIEDEMANN, H. R.: Beiträge zur Pfaundler-Hurlerschen Krankheit. Z. Kinderheilk. **70**, 81 (1951).
WIESMANN, U., NEUFELD, E. F.: Scheie and Hurler syndromes: apparent identity of the biochemical defect. Science **169**, 72 (1970).
WINCHESTER, P.: Discussion to I-Cell-disease. Birth Defects: Original Article Series Vol. V, No. 4, 185 (1969).
WINCHESTER, P., GROSSMAN, H., LIM, W. G., DANES, S. B.: A new acid mucopolysaccharidosis with skeletal deformities simulating rheumatoid arthritis. Amer. J. Roentgen. **106**, 121 (1969).
WOLFE, H. J., BLENNERHASSET, J. B., YOUNG, G. F., COHEN, R. B.: Hurler's syndrome. A histochemical study. New techniques for localization of very water soluble acid mucopolysaccharides. Amer. J. Path. **45**, 1007 (1964).
WOLFF, D.: Microscopic study of temporal bones in dysostosis multiplex (gargoylism). Laryngoscope **52**, 218 (1942).

WOLFSON, S. L., KAHANA, L., HARRIS, J. S., LORINCZ, A. E.: Biochemical and roentgenographic response to long-term corticosteroid therapy in the Hurler syndrome. Amer. J. Dis. Child. **102**, 250 (1961).
WOLFSON, S. L., DAVIDSON, E., HARRIS, J., KAHANA, L., LORINCZ, A. E.: Long-term corticosteroid therapy in Hurler's syndrome. Amer. J. Dis. Child. **106**, 2 (1963).
WUSTEMAN, F. S., LLOYD, A. G., DODGSON, K. S.: Thin-layer chromatography and the rapid identification of common acidic glycosaminoglycans. J. Chromatogr. **21**, 32 (1966).
YOUNG, G. F., WOLFE, H. J., BLENNERHASSET, J. B., DODGE, P. R.: Mental subnormality in Hunter-Hurler syndrome (gargoylism): A suggested biochemical cause. Develop. Med. Child. Neurol. **8**, 37 (1966).
ZECHNER, G., ALTMANN, F.: The temporal bone in Hunter's syndrome (gargoylism). Arch. Klin. Exp. Ohr. Nas. Kehlkopfheilk. **192**, 137 (1968).
ZELLWEGER, H., PONSETI, I., PEDRINI, V., STAMLER, F. S., v. NOORDEN, G. K.: Morquio-Ullrich's disease. J. Pediat. **59**, 549 (1961).
ZUGIBE, F. T.: Diagnostic histochemistry. St. Louis: Mosby 1970.

Oxalosis

By

Paolo Durand

With 11 Figures

Oxalosis is an inborn error of metabolism leading to excessive production and urinary excretion of oxalate and characterized by nephrocalcinosis, nephrolithiasis, and extrarenal deposits of calcium oxalate especially in the bone marrow, liver, spleen, myocardium and skeletal muscles. The disease usually presents itself as calcium oxalate lithiasis in early childhood and runs a progressive course culminating in to death from renal failure with oxalosis before adult life.

Rare milder cases presenting in late adolescence can also occur. There are two variants of the disease, both of which are transmitted by an autosomal recessive gene.

The classic form, termed L-glycolic aciduria, with excessive urinary excretion of oxalic, glycolic and glyoxylic acids, is due to a specific enzyme deficiency, α-ketoglutarate-glyoxylate carboligase. A second type, L-glyceric aciduria, is clinically similar to the classic form but with oxalic and glyceric acids excreted in excess in the urine. The cause of L-glyceric primary hyperoxaluria is a deficiency of D-glyceric dehydrogenase.

I. History

Oxalate lithiasis was reported by Wollaston in 1810; Donné in 1838 was the first to identify calcium oxalate crystals in urine. After these reports a voluminous amount of uncritical literature appeared on oxalate metabolism and the role of the presence of oxalate crystals and the excessive excretion of oxalic acid in the production of different clinical signs and symptoms referred to a so-called "oxalate diathesis".

However, the methods used for estimating oxalic acid content in urine were questionable and it was pointed out that calcium oxalate crystals are normal constituents of urine and their formation is dependent upon the pH of the urine and the concentration of other solutes.

The first description of a child with bilateral nephrocalcinosis and nephrolithiasis due to oxalosis was given by Lepoutre (1925). A renal biopsy made in this patient showed extensive crystalline deposits of calcium oxalate.

Subsequently Laas (1941) and Visher (1947) reported the pathologic features of two cases of oxalate nephrocalcinosis.

In 1950, Davis *et al.* reported the case of a 12-year-old boy in whom renal calculus formation, nephrocalcinosis and deposition of calcium oxalate in extrarenal tissues had been demonstrated. They suggested the possibility of an underlying metabolic defect.

In 1952, Chou and Donohue published the case of a 7-year-old boy in whom a diagnosis of oxalosis was made from a bone marrow specimen during life and confirmed post mortem.

The first recorded observation of hyperoxaluria in a patient with probable oxalosis is that of NEWNS and BLACK (1953).

In 1954, APONTE and FETTER described three cases of oxalate nephrocalcinosis occurring in one family, two of whom were identical twins, and suggested the familial nature of the disease. The twins had urinary oxalate excretion of 200 and 180 mg per 24 h and both showed oxalate deposits in vertebral marrow at autopsy. Oxalosis has been reported with increasing frequency since these early cases.

In addition to excess oxalate, patients with classic oxalosis also excrete excess glycolic and glyoxylic acid (HOCKADAY *et al.*, 1965).

In 1967, KOCH *et al.* showed that the deficient enzyme was α-ketoglutarate: glyoxylate carboligase. FISHER and WATTS (1968) realized the biochemical basis of oxalosis.

In 1968, WILLIAMS and SMITH described the genetic variant, clinically indistinguishable from the main form, which is associated with L-glyceric aciduria instead of glycolic aciduria.

II. Clinical Features

The initial symptoms of the disease usually occur before the age of five and only exceptionally before the age of one or, as in the case of ROYER *et al.* (1958), during the first few weeks of life. There appears to be no significant sex difference in the incidence of reported cases. Nearly all subjects of whom race was recorded have been white.

The initial symptoms are generally related to calcium oxalate nephrolithiasis. Typical renal colic or asymptomatic gross hematuria are the most common. Urinary tract infections are common and may precede symptoms of renal colic.

Less commonly, patients may pass large numbers of small oxalate calculi with little discomfort. In a few male patients the more common symptoms are tenderness in the renal region, attacks of renal colic with pain radiating to the lower part of the abdomen, the external genitalia and thighs, and a frequent desire to urinate. Vomiting may occur with the renal colic. Persistent renal stones should be removed surgically.

In infancy, symptoms may be indefinite and the pain of renal colic may be misinterpreted as intestinal in origin.

In a minority of patients, symptoms due to chronic renal failure may be the main features of the disease. Onset of the illness is followed by growth failure, anemia and general debility and weakness associated with features suggestive of renal tubular acidosis. As the disease progresses, symptoms referable to uremia develop. Azotemia is combined with the chemical changes in the serum and urine resulting from tubular acidosis, and the concentration of alkaline phosphatase may be increased. Polyuria and isosthenuria are often present. Chronic glomerular and tubular insufficiency may cause bone lesions. Palpation does not reveal enlargement of the kidneys unless hydronephrosis is present.

Other clinical features of oxalosis include acute arthritis and symptoms referable to cardiac involvement.

Attacks of joint pain have been diagnosed as gout, partly because hyperuricemia is quite common in this disease as well. Oxalate deposits have been reported in the synovium and the rare joint manifestation may be an inflammatory reaction to these crystals.

Cardiac arrhythmias have occurred in three patients and complete atrioventricular block in two: cardiac involvement is thought to be due to oxalate

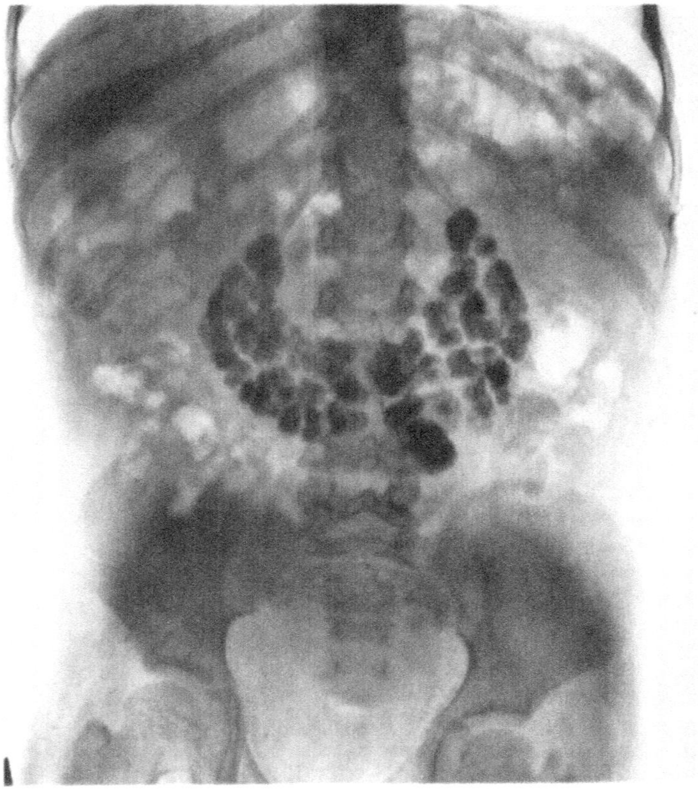

Fig. 1. Abdominal roentgenographic appearance of patient with oxalosis and horseshoe kidney

deposits in the conduction system of the myocardium. These pathologic features have been confirmed.

In rare cases the disease has been found in patients with congenital malformations such as Klippel-Feil syndrome (ZOLLINGER and ROSEMUND, 1952) or horseshoe kidney (DE TONI *et al.*, 1957).

In some instances the disease has not shown a typical pattern of onset and progression and has not been recognized until adult life. Another group of suspected oxalosis patients have died before the age of one with renal insufficiency, nephrocalcinosis and in some cases extrarenal oxalate deposition.

The diagnosis of oxalosis is not always firmly established because of the paucity of data on urinary oxalate excretion.

The second distinct type of oxalosis, termed L-glyceric aciduria, differs from the classic form in metabolic and biochemical criteria but is similar in clinical manifestations. Calcium oxalate nephrolithiasis develops before the age of two; in one case the first symptoms of the disease did not develop until the age of twenty-four. In this case, diabetes mellitus necessitating insulin therapy was also present. Renal insufficiency did not develop in any of these cases, although the symptoms persisted for many years. *Roentgenographic* evidence of nephrocalcinosis and urolithiasis are the most common abnormalities encountered.

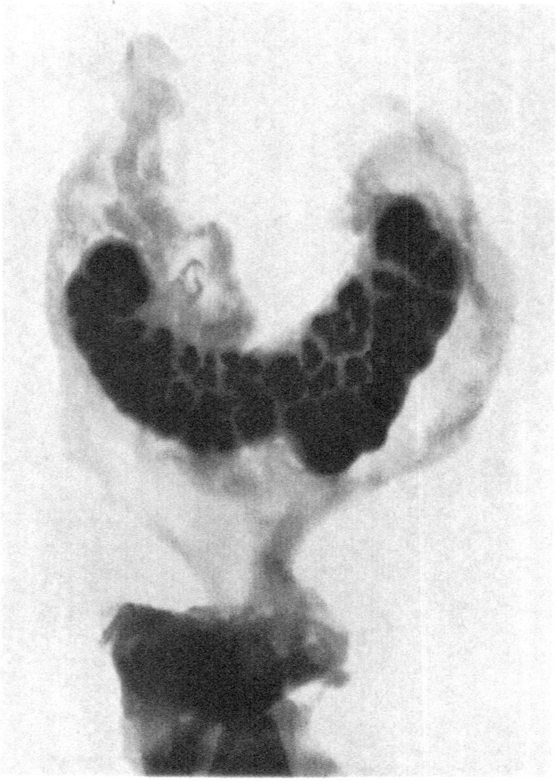

Fig. 2. Nephrocalcinosis in oxalosis. Roentgenographic appearance of horseshoe kidney in the same case after removal at necropsy

Nephrocalcinosis is sometimes bilateral and extensive but is frequently more prominent in the medullary areas, and radially striated stones are often demonstrable in the calyces. There is no a typical pattern and nephrocalcinosis may range from small focal calcifications in the renal parenchyma to extensive calcification of medullary regions or even diffuse calcification of the entire kidney. Calcification of ureters and renal pelvis may be present. The calculi are dense and sometimes have a characteristic crystalline structure. They are usually triangular or jackstone in shape but staghorn calculi have also been observed.

Roentgenographic bone lesions may result from secondary hyperparathyroidism due to chronic glomerular and tubular insufficiency.

III. Pathology

Oxalosis is characterized by the deposition of calcium oxalate crystals throughout the body tissues. The kidney is the only organ invariably involved in this process, and massive deposition of calcium oxalate in the kidney may result in a concentration as high as 5 percent of the dry weight of the organ.

The characteristic post-mortem findings are a moderate reduction in size of kidneys, with cortical surfaces frequently granular, and loss of the cortical pattern. Fibrosis of the parenchyma may be detected macroscopically and calcium

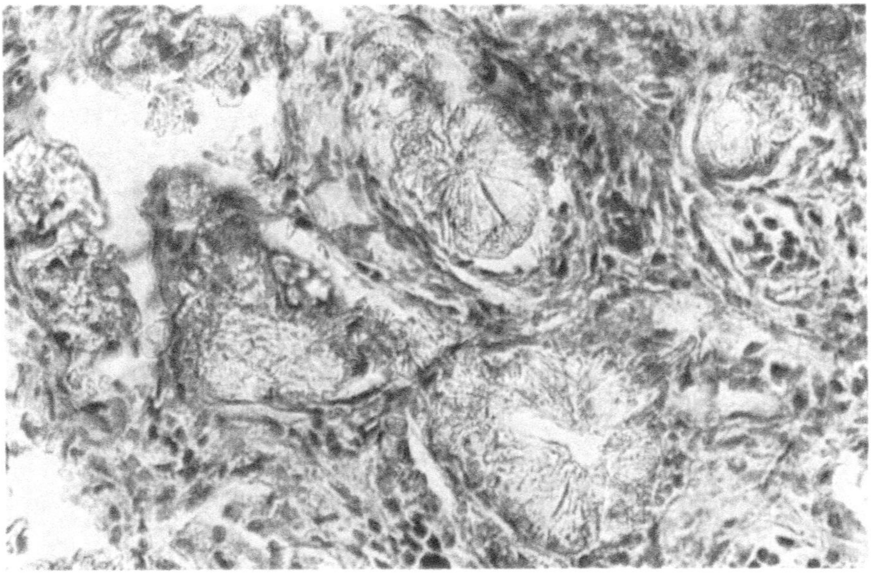

Fig. 3. Histologic appearance of kidney in oxalosis. Oxalate crystals in renal tubules

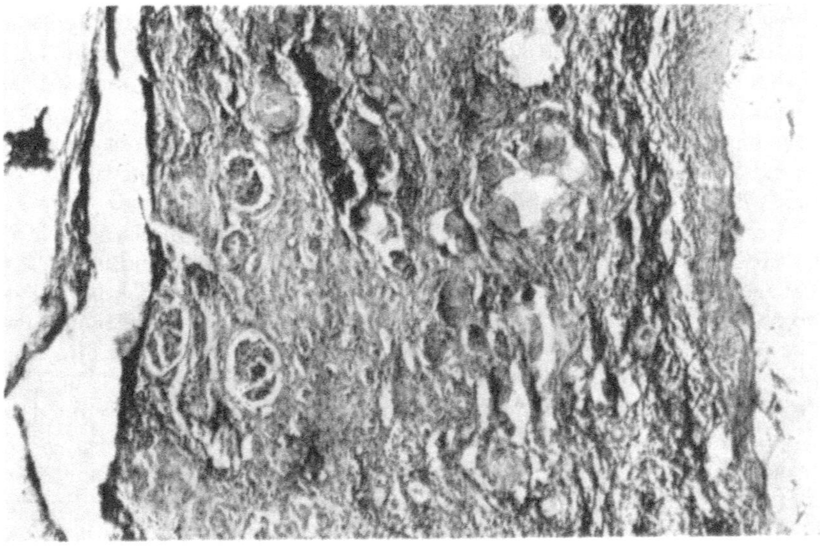

Fig. 4. Histologic appearance of kidney in oxalosis. Considerable reduction with fibrosis of renal parenchyma

oxalate crystals are present in tubules and may impinge on the tubular epithelium, resulting in its destruction and the penetration of the crystals into the interstitial tissue. Crystals have occasionally been found within the glomerular tufts; glomeruli show varying degrees of fibrosis. Changes characteristic of pyelonephritis, including interstitial inflammation, have also been described in most cases.

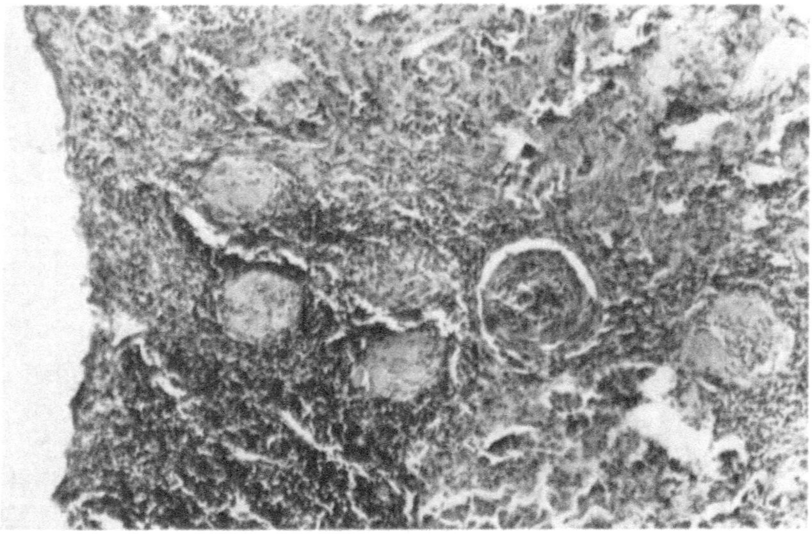

Fig. 5. Histologic appearance of kidney in oxalosis. Interstitial inflammatory infiltration with fibrosis of some glomerulus

Calcium oxalate deposits have been found in a number of extrarenal tissues, including the heart, bone, male genital tract, central nervous system, and the media of large, medium and small arteries. Deposits in bone occur in both the Haversian systems and in the marrow on the surface of bone spicules. Microscopic examination reveals disorders of enchondral ossification, irregularity of the zone of provisional calcification and serial cartilage and also of the proliferative activity of conjugation cartilage. Normal bone marrow is replaced by oxalate crystals, giant cells and fibrous tissue.

In the heart, calcium oxalate crystals have been found in the muscle fibers, in the media of small arteries and near the fibers of the conducting system. Central nervous system deposits of calcium oxalate have been reported in the cerebrum, cerebellum, hypothalamus and meninges. The concentration of oxalate may be elevated in the spinal fluid. The testis is a common site of extrarenal deposits. Deposits have also been described in the thyroid, spleen, liver, thymus, pituitary, adrenals, pancreas and parathyroids. These are often confined to the arterial and arteriolar walls within these organs.

On microscopic examination the crystals appear round or rhomboid in shape and have a radial rosette-like pattern. They are slightly yellow, semitransparent and doubly refractile under polarized light. They do not stain with hematoxilin-eosin, and special staining techniques such as that of v. KOSSA are only usually successful if calcium carbonate or phosphate has coprecipitated with oxalate.

The crystals may be identified in histologic sections by various chemical techniques. They are soluble when unstained deparaffinized sections are tested with concentrated hydrochloric or sulfuric acid and are insoluble in glacial acetic acid, concentrated ammonium hydroxide, concentrated potassium hydroxide, lithium carbonate, alcohol and ether. Small needle-like crystals of calcium sulfate may appear when the crystals are dissolved in concentrated sulfuric acid.

Analyses by X-ray diffraction revealed calcium oxalate dihydrate, except in two cases where in addition the anhydride form was found. The average width of single-needle crystals is 0.005 mm and the average length 0.05 mm. They have a birefringence of about 0.15 and a extinction angle of approximately 30°, depending on the length of the crystal.

The α and γ indices of refraction are 1.49 and 1.65 by the immersion method. Comparison of a solution of crystals present in tissues with a progressively increasing oxalate test solution by polarographic analysis may be useful not only for estimation of the oxalate content but also for semiquantitative determination of this substance in tissues (MARCHAL *et al.*, 1967).

IV. Diagnosis

The diagnosis of oxalosis is based on the demonstration of an increased amount of urinary oxalate in the absence of pyridoxine deficiency.

Routine urineanalysis is rarely instrumental in the initial diagnosis. Calcium oxalate crystalluria is present in patients with oxalosis but similar crystals occur in the urine of normal subjects and patients with other diseases. ROBERTSON *et al.* (1968) found that the difference between the calcium oxalate crystalluria in subjects with recurrent stone formation and healthy subjects lies mainly in a difference in crystal size rather than numbers. In fact the calcium oxalate crystalluria in the recurrent stone-formers is mainly of octahedral crystals of calcium oxalate dihydrate, often in aggregates up to 200 microns in diameter, whereas in the controls the calcium is in the form of very small particles with little or no aggregation.

Other abnormalities revealed by routine urineanalysis in patients with primary hyperoxaluria are nonspecific and include microscopic hematuria, evidence of urinary tract infection and, when chronic renal failure supervenes, proteinuria and hyposthenuria.

Some cases of oxalosis also involve incomplete renal tubular acidosis, as seen from defective urinary acidulation after an ammonium chloride load.

Urinary oxalate excretion in normal man varies between 5 and 55 mg per 24 h. Urinary oxalate was measured in many cases by DICK's (1967) modification of the method of ARCHER *et al.* (1957). Results obtained by this method agree closely with those recorded by that of HODGKINSON and ZAREMBSKI (1961) which has been used by many other authors. HOCKADAY *et al.* (1965), using an isotope dilution technique, have shown that normal values in children are similar to those in adults when corrected for body surface area.

In patients with oxalosis, urinary oxalate excretion averages 240 mg per 24 h and may exceed 400 mg per 24 h in some patients. It is unusual to find urinary levels of less than 100 mg per 24 h in the absence of renal failure. The level of oxalate excretion does not appear to be related to the clinical course of the disease. Moreover it fluctuates widely during follow-up, and two fold or even threefold changes have been found in consecutive specimens. As chronic renal insufficiency develops, urinary oxalate excretion diminishes, and, in the late stage of the disease, it may fall within the normal range. For this reason the diagnosis of oxalosis may be difficult in the uremic stage of the disease.

Hyperoxaluria has been found in several acquired disorders. It occurs in experimental pyridoxine deficiency in cats and rats. In experimental pyridoxine deficiency in man, values of urinary oxalate may reach 160 mg per 24 h. On the other hand, two reported cases of hyperoxaluria with renal calculi may have represented spontaneous pyridoxine deficiency. Moderate hyperoxaluria of 60 to 115 mg per 24 h has been reported in two of six patients with Klinefelter's syn-

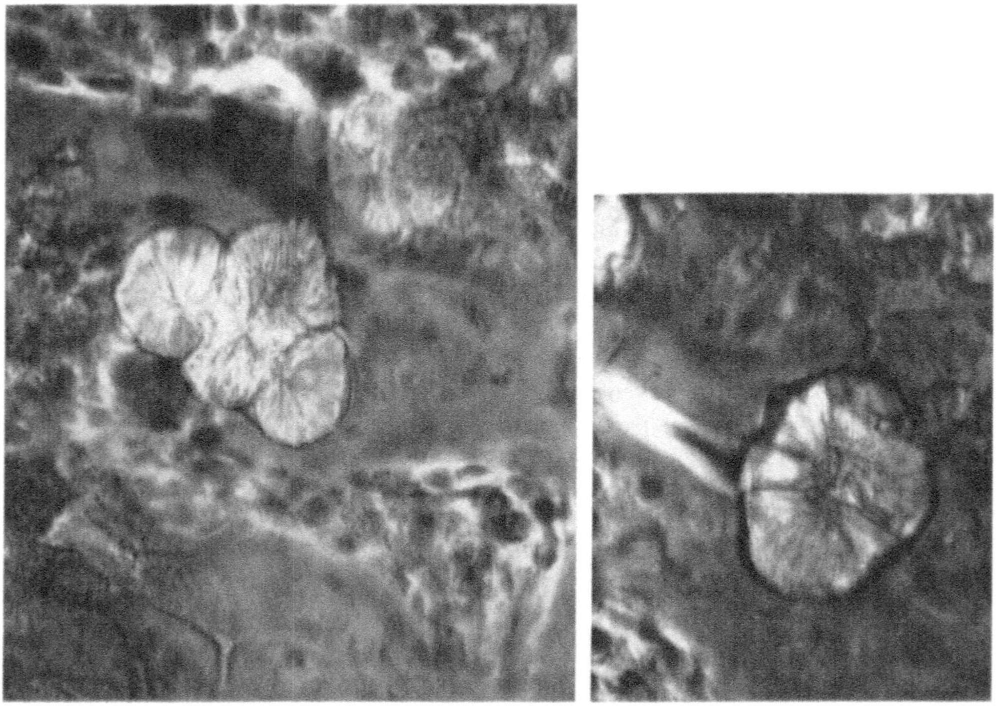

a b

Fig. 6a and b. Oxalate crystals in bone marrow

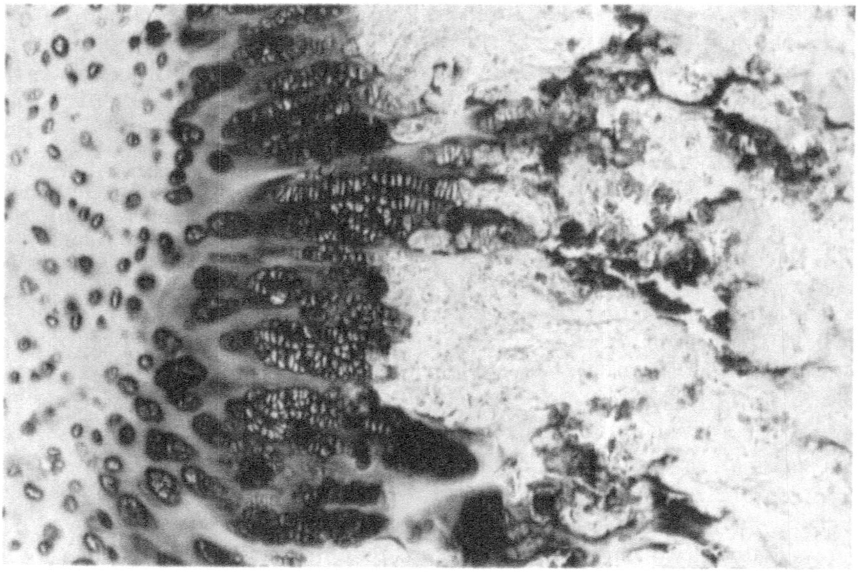

Fig. 7. Normal bone marrow is replaced by oxalate crystals and fibrous tissue

Fig. 8. X-ray diffraction analysis of the calcium oxalate monohydrate

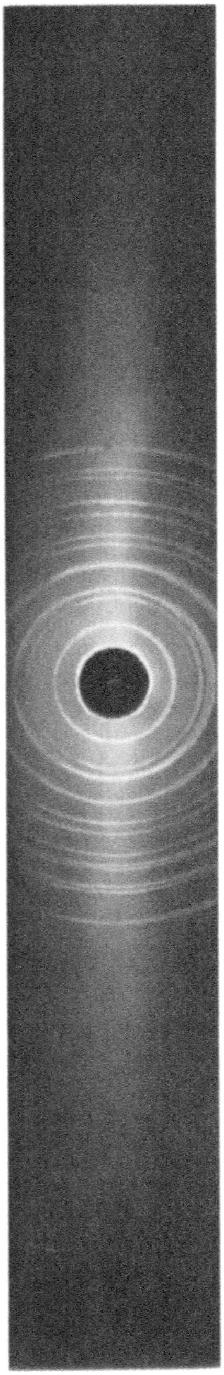

drome who had renal calculi, in five of six patients with cirrhosis and also in patients with renal tubular acidosis and in patients with sarcoidosis.

The determination of other urinary organic acids may be useful in confirming a diagnosis of oxalosis. Urinary glycolic acid excretion has been found to be elevated in nonuremic patients with oxalosis who did not have L-glyceric aciduria. Excretion of glycolic acid in normal subjects is comparable to that of oxalic acid, varying between 15 and 60 mg per 24 h. In oxalosis the range of daily glycolic acid exceeds 100 mg per 24 h. In the form of oxalosis characterized by L-glyceric aciduria, glycolic acid excretion is within the normal range.

In classic oxalosis, glyoxylic acid excretion in the urine may be increased. The lability and extreme reactivity of this compound with other urinary constituents may be responsible for the normal glyoxylate excretion noted in some patients with classic oxalosis.

Oxalate content of deproteinized serum may be determined by isolation of the calcium salt, reduction to glyoxylate and development of a fluorescent complex with ascorbic acid (Zarembski and Hodgkinson, 1963). In nine normal subjects studied by Zarembski and Hodgkinson (1963) oxalic acid clearance ranged from 12.4 to 51.3 ml per min and apparent reabsorption of oxalate ranged from 6 to 77 percent of the filtered load.

In the genetic variant associated with L-glyceric aciduria, urinary oxalate excretion varies between 140 and 230 mg per 24 h and large amounts of L-glyceric acid are found in the urine instead of glycolic acid.

The identification of L-glyceric acid in the urine of these patients is based on a number of data including results of paper and column chromatography, chromatography to constant-specific activity after the addition of glycerate-C^{14}, color reaction with chromotropic acid, quantitative conversion to glyoxylate with periodate oxidation, substrate specificity with D-glyceric dehydrogenase and lactic dehydrogenase, and optical rotatory dispersion curves (Williams and Smith, 1968).

According to an isotope dilution method similar to that used for the assay of urinary glycolate, L-glycerate excretion in L-glyceric aciduria varied between 225 and 638 mg per 24 h per 1.73 M^2. Extrarenal deposits of calcium oxalate are quite variable in location and extent; the uremic phase associated with a fall in urinary oxalate levels leads to the deposition of oxalate crystals throughout the body. However this pathologic feature cannot be considered a specific diagnostic criterion for the disease because these crystals have been found in a variety of renal disorders. The incidence of calcium oxalate crystals was 6.4 and 6.2 percent in post-mortem kidney specimens (Benningtol *et al.*, 1961; Fanger and Esparza, 1964), and these crystals have also been found in other extrarenal tissues.

The recent elucidation of the specific enzyme defect in patients with oxalosis may be useful for more specific diagnosis of the two forms of oxalosis.

Differential diagnosis of oxalosis must be made against several acquired disorders in which hyperoxaluria or tissue deposits of calcium oxalate, or both, occur.

Acquired oxalosis and hyperoxaluria in man and animals may be due to the administration of oxalate or glycolate, ethylene glycol or glyossilate, which are indirect sources of oxalic acid. The intoxicating effect of oxalic acid on animals is known from toxicological studies. Oxalic acid can be toxic in two ways: It may combine with calcium to form insoluble calcium oxalate which is not absorbed and may thus lead to calcium deficiency causing osteomalacia, nephrolithiasis and other disturbances. Accumulation of oxalic acid in the body results in stomach pain, vomiting, asphyxia, tetany, coma and death.

The lethal dose of oxalic acid cannot be accurately determined, partly because the solubility varies with the presence of magnesium and other substances present in the interstitial tract. The adverse effects of oxalic acid are not due to the absolute quantity present in the food, but to the calcium: oxalate ratio.

Instances of oxalate poisoning in man have been attributed to rhubarb gluttony but they are not well documented.

The clinical manifestations and pathologic changes associated with suicide or attempted suicide by poisoning with oxalic acid or ethylene glycol have been described.

The occurrence of tetany in oxalic acid poisoning is well recognized and this has been attributed to the complexing of ionic calcium with oxalic acid. In fact, elevated concentrations of oxalic acid observed in the plasma, stomach contents and a number of tissues were associated with reduced total and ultrafilterable calcium levels. Microscopic examination of various tissues indicated that oxalic acid is deposited in the tissues in two forms: crystalline calcium oxalate dihydrate in the kidney and a non-crystalline complex of calcium oxalate and lipid in liver and other tissues.

Glycolic acid is a major source of glyoxylate and therefore of oxalate in man. The dietary content of glycolate and its absorption have not been studied in man but excessive ingestion of glycolic acid has been shown to lead to oxalosis, uremia and death in rat.

Ethylene glycol is metabolized to oxalate, presumably by way of glycoaldehyde, glycolic acid, and glyoxylic acid. Studies in laboratory animals indicate that excessive ingestion of ethylene glycol leads to extensive crystallization of calcium oxalate in the renal tubules and within the renal parenchyma. The predominance of this deficiency in male as against female rats is unexplained, although it has been noted that glycolic acid oxidase activity is 30 to 40 percent lower in female than in male rats.

Ethylene glycol is the major constituent of the most commonly used brands of permanent antifreeze for motor vehicles.

Oxalic acid is only a minor product of ethylene glycol metabolism in mammals but this end-product accounts for an appreciable part of the toxicity of ethylene glycol.

Extensive deposits of calcium oxalate have been observed in the renal tubules following ethylene glycol poisoning, suggesting that relatively high concentrations of oxalic acid occur in the tissues despite the low rate of conversion.

			COOH
COOH	COOH	COOH	HCOH
CH_2OH	CHO	COOH	CH_2OH
Glycolic acid	Glyoxylic acid	Oxalic acid	L-Glyceric acid

Fig. 9. Chemical structures of urinary metabolites excreted in two types of disorders of oxalate metabolism

The observation of a high concentration of oxalic acid in liver tissue appears to confirm this conclusion.

Thiamine pyrophosphate is a cofactor in the synergistic decarboxylation of glyoxylate by α-keto-glutarate : glyoxylate carboligase. Since a deficiency of this enzyme leads to the clinical syndrome of oxalosis, deficiency of the cofactor for this reaction might be expected to result in a similar picture.

LIANG (1962) has reported the accumulation of glyoxylate in the blood and tissues of thiamine-deficient rats.

No reports have been published describing hyperoxaluria in thiamine-deficient human subjects; indeed, raised glyoxylate levels have been reported in the blood of two patients with presumed vitamin deficiencies.

Pyridoxine, as pyridoxal phosphate, is a cofactor in the transamination of glyoxylate to glycine. Hyperoxaluria and also oxalosis occur in experimental pyridoxine deficiency in animals and man, probably due to the reduced transamination of glyoxylate to glycine. In studies with isotopically-labeled substrates, pyridoxine-deficient rats excreted more labeled oxalic acid from glycolate, ethanolamine and ethylene glycol than control animals (RUNYAN and GERSHOFF, 1965).

In experimental pyridoxine deficiency in man values of urinary oxalate may reach 160 mg per 24 h (FABER *et al.*, 1963). Pyridoxine deficiency has been emphasized in three patients with calcium oxalate nephrolithiasis of 58 to 84 mg per 24 h, in whom administration of pyridoxine resulted in a decline of oxalate excretion to less than 22 mg per 24 h (ELDER and WYNGAARDEN, 1960; LUDWIG, 1963). However, no abnormality of oxalate metabolism has been found in the pyridoxine-responsive seizure syndrome in children (SCRIVER and HUTCHINSON, 1963). In institutionalized, mentally-deficient subjects with normal urinary oxalate excretion, administration of pyridoxine leads to a decrease in urinary oxalate excretion (GERSHOFF, 1964).

Recurrent calcium oxalate nephrolitiasis is a frequent and serious complication in patients with disease or resection of the distal ileum. The clinical recognition of hyperoxaluria in patients with bowel disease is extremely important, since it can be effectively treated and the serious complication of recurrent calcium oxalate renal calculi can be prevented by cholestyramine and taurine (HOFMANN *et al.*, 1970; DOWLING *et al.*, 1971; SMITH *et al.*, 1972).

V. Pathogenesis

Oxalic acid is a dibasic acid which occurs widely in plants in the form of its salts. Its insoluble calcium salt is found in cell walls and in the interior of the cells.

The presence of large amounts of dietary oxalate, particularly in spinach, rhubarb and parsley, has been known for many years. Comparison of the quantity of soluble oxalate absorbed from vegetable meals with the possible toxic effect on human health has led to the conclusion that in normal diets containing enough calcium soluble oxalate has no detectable toxic effect in children or adults.

There is still no agreement on the amount of oxalate in the average diet and the quantity absorbed from the gastrointestinal tract. ARCHER *et al.* (1957) found in studies on oxalate absorption from the gut that 2.3 to 4.5 percent of soluble oxalate ingested (800 to 3200 mg as sodium salt) was absorbed, judging from the increase in urinary excretion. In two patients with oxalosis 1.2 to 5.4 percent of sodium oxalate ingested was absorbed by the gastrointestinal tract.

Thus it appears that absorption of oxalate from the gut is not increased in patients with oxalosis.

In man, oxalate is a metabolic end-product excreted in the urine. It appears to be excreted by the human kidney and the canine kidney with a clearance greater than the glomerular filtration rate.

CATTELL *et al.* (1962) used oxalate-C^{14} in tests in the dog and demonstrated three mechanisms for the renal excretion of oxalate: glomerular filtration, secretion in the proximal part of the nephron and tubular reabsorption by passive reflux diffusion. Net tubular secretion of oxalate was demonstrated with an average oxalate to inulin clearance of 1.28. The clearance ratio was greatly reduced by caronamide, probenecid and paraaminohippurate. WILLIAMS *et al.* (1968) studied the renal clearance of oxalate in normal adults using an isotopic oxalate method similar to that used in the dog by CATTELL *et al.* With this technique the calculated clearance of oxalate in man averaged 158 ml per min with an oxalate to inulin clearance ratio of 1.4. The results with isotopic oxalate in man are consistent with previous results in the dog.

This information is in contrast to earlier studies in nine normal subjects, which indicated tubular reabsorption rather than tubular secretion (ZAREMBSKI and HODGKINSON, 1963). Using a fluorimetric method for the determination of serum and urine oxalate, these authors found an oxalate clearance of 3.4 to 5.7 ml per min in normal adults. In seven patients with hyperoxaluria, oxalic acid ranged from 12.4 to 51.3 ml per min with oxalate to creatinine clearance ratios varying between 0.23 and 0.94, and apparent tubular reabsorption ranged from 6 to 77 percent of the filtered load. These differences appear to be related to substantial variations in methods of study.

However some of the methods used for determination of oxalate in human plasma over the past thirty-five years gave results now recognized as unreliable. When a permanganate-titration method was used, many authors gave levels of 2 to 4 mg per 100 ml. BARBER and GALLIMORE (1940) reported serum oxalate levels of 0.4 to 0.6 mg per 100 ml. More recently CRAWHALL and WATTS (1961) determined oxalate in plasma by means of oxalic acid decarboxylase of Collybia velutipes and concluded that the normal level is less than 0.8 mg per 100 ml.

ZAREMBSKI and HODGKINSON (1963) determined the oxalate levels of deproteinized serum in seventeen normal adults by isolation of the calcium salt, reduction to glyoxylate, and development of a fluorescent complex with ascorbic acid. With this method they reported mean serum oxalate levels of 459 μg per 100 ml (range from 344 to 687 μg). In only one of six subjects with oxalosis was the serum oxalate level higher than normal range. A more recent report by the same investigators lists the concentration of serum oxalate in fifteen normal adults as 135 to 280 μg per 100 ml (ZAREMBSKI and HODGKINSON, 1965).

The concentration of serum oxalate in normal subjects studied with infusions of oxalate-C^{14} can be calculated to range between 3 and 5 μg per 100 ml.

The excretion studies therefore exclude the possibility of a defect in the reabsorption of oxalate in oxalosis.

However there is no evidence of a defect in oxalate catabolism as a cause of excessive oxalate excretion in oxalosis.

ELDER and WYNGAARDEN (1960) gave isotopic oxalate intravenously and found 89 to 99 percent in the urine within thirty-six hours; none of the radioactive label was detected in respiratory carbon dioxide.

In this study the miscible pool of oxalic acid ranged from 3.4 ± 0.5 to 6.2 ± 0.8 mg and the biologic half-life was 2.2 to 2.8 hours. The turnover of the pool calculated from the miscible pool and biologic half-life ranged from 24.4 ± 4.8 to 49.4 ± 8.1 mg.

VI. Biosynthesis of Oxalate

The two most important sources of oxalate in mammalian systems are glyoxylate and ascorbic acid.

Ascorbic acid is a precursor of urinary oxalate in animals and in man. In fact ascorbic acid and its oxidation products, dehydroascorbic and 2,3-diketoglutonic acid, are known to give oxalic acid and threonic acid in approximately equal proportions by chemical oxidation. CURTIN and KING (1955), using labeled ascorbic-1-^{14}C acid, dehydroascorbic-1-^{14}C acid and diketoglutonic-1-^{14}C acid in rats, found that the rates of conversion to labeled urinary oxalic-^{14}C acid were approximately 2.9 and 12 percent respectively of the ingested radioactivity in 24 hours.

These studies in rats have been confirmed in guinea pigs, rhesus monkeys and other animals. The pathways of ascorbic acid in man are not completely understood. Although some controversy exists, it seems likely from recent studies that ascorbic acid is not metabolized significantly to respiratory carbon dioxide in man. The details of the oxidative cleavage of 2,3-diketo-L-glutonic acid to oxalic acid and L-threonic acids are not yet known. The question of whether glyoxylate is an intermediate in ascorbate metabolism is unresolved, but the absence of $C^{14}O_2$ after administration of ascorbate-C^{14} to man makes this possibility unlikely. On the other hand, the urinary excretion of oxalic acid fails to increase significantly after ingestion of large amounts of ascorbic acid in normal subjects or in patients with oxalosis.

Studies by ATKINS and co-workers (1965), using ascorbic acid-1-C^{13} in a hyperoxaluric patient, suggests that free glyoxylic acid may not be an intermediate. The initial products of cleavage may be oxalic acid and L-threonaldehyde. Ascorbic acid metabolic pool size, turnover rate and fractional turnover of the ascorbate metabolic pool to urinary ascorbate and oxalate were similar in a normal subject and in patients with oxalosis. These studies indicate therefore that the increased amount of urinary oxalate in patients with oxalosis does not derive from the ascorbic acid.

Oxalate and glycolate may be synthesized from their common precursor glyoxylate.

Glyoxylate has been found in urine of normal subjects in average quantities of 3.9 mg per 24 h (HOCKADAY and co-workers, 1965). Hyperglyoxylic aciduria has been reported in some patients with oxalosis. However this finding has not been confirmed in all patients with oxalosis because of the extreme reactivity of this acid with urea, cysteine and certain alpha-keto acids. There are no reliable figures on glyoxylate levels in plasma.

The sources of glyoxylate in man are not well known. Glycine is probably major source. The conversion of glycine to glyoxylate may occur by glycine oxidase (RATNER and co-workers, 1944) or by transamination with α-ketogluta-

Table 1. Enzymatic reactions in glyoxylate metabolism[a]

1.	Glyoxylate + [0] → oxalate
2.	Glyoxylate + L-glutamate $\overset{B_6}{\rightleftarrows}$ glycine + α-ketoglutarate
3.	Glyoxylate + L-ornithine $\overset{B_6}{\rightleftarrows}$ glycine + glutamic-γ-semialdehyde
4.	Glyoxylate + other amino acids $\overset{B_6}{\rightleftarrows}$ glycine + keto acid
5.	Glyoxylate $\underset{-H}{\overset{+H}{\rightleftarrows}}$ glycolate
6.	Glyoxylate + α-ketoglutarate $\xrightarrow{TPP}$ α-hydroxy-β-ketoadipate
7.	Glyoxylate + pyruvate ⇄ 2-keto-4-hydroxyglutarate
8.	Glyoxylate + CoA $\xrightarrow{FMN}$ formyl-S-CoA + CO_2
9.	Glyoxylate + acetyl-CoA → malate + CoA
10.	Glyoxylate + glyoxylate $\xrightarrow{TPP}$ tartronic semialdehyde + CO_2
11.	Glyoxylate + urea → glyoxylurea
12.	Glyoxylate + glycine → β-hydroxyaspartate
13.	Glyoxylate + propionyl-CoA → α-hydroxyglutarate + CoA
14.	Glyoxylate + butyryl-CoA → β-ethylmalate + CoA
15.	Glyoxylate + valeryl-CoA → β-η-propylmalate + CoA
16.	Glyoxylate + succinate ⇄ isocitrate
17.	Glyoxylate + pyruvate → lactaldehyde

[a] The first eight reactions have been found in mammalian systems. The remaining reactions have so far been described only in microorganisms or plants.
From WILLIAMS, H. E., SMITH, L. H., JR.: Disorders of oxalate metabolism. Amer. J. Med. 45, 715 (1968).
With the permission of the publishers.

rate. Glyoxylate may also be produced by the oxidation of glycolate, a reaction catalyzed by glycolic acid oxidase (CLAGETT and co-workers, 1949; KUN and co-workers, 1954). This enzyme also catalyzes the further oxidation of glyoxylate to oxalate (RICHARDSON and co-workers, 1961).

Another possible source of glyoxylate is hydroxyproline but the quantitative importance of this pathway in man is unknown. However no increase in urinary oxalate excretion has been observed in the situation associated with increased protein turnover and hydroxyprolinuria.

Data have been presented to indicate that the conversion of glyoxylate to oxalate may be catalyzed by three enzymes: glycolic acid oxidase, xanthine oxidase and lactic dehydrogenase and that the synthesis of oxalate in both erythrocytes and leukocytes is catalyzed mostly, if not exclusively, by lactic dehydrogenase, or rather by the total activity of the individual isoenzymes. This enzyme can bring about the reversible conversion of glyoxylate and glycolate.

Lactic dehydrogenase plays as important role in oxalate biosynthesis in man. The simultaneous oxidation and reduction of glyoxylate catalyzed by lactic dehydrogenase represents a coupled system, with the hydrated form of glyoxylate presumably serving as the substrate for oxalate synthesis. This coupling offers an explanation for the parallel increases in glycolate and oxalate synthesis observed in conditions of glyoxylate excess, pyridoxine deficiency and oxalosis type I. Other compounds that may be coupled competitively with lactic dehydrogenase may produce paradoxic excessive oxalate synthesis without stimulating glycolate synthesis. This has been demonstrated recently as the likely cause of hyperoxaluria in L-glyceric aciduria in which hydroxypyruvate, blocked in its normal reduction to D-glycerate, is reduced to L-glycerate by lactic dehydrogenase with a simultaneous "pull" of the coupled oxalate synthesis (WILLIAMS and SMITH, 1971). A number of other pathways exist for the metabolism of glyoxylate, not all of which have been demonstrated in mammalian systems (Table 1).

VII. The Metabolic Defect in Oxalosis

A series of experimental studies has been performed to determine whether the excessive synthesis of oxalate in oxalosis is attributable to a defect in glyoxylate metabolism. FREDERICK and co-workers (1963) have studied the in-vivo metabolism of glyoxylate-C^{14} in normal subjects and in patients with oxalosis. After intravenous administration of glyoxylate-1-C^{14} in four normal subjects, 13 to 16 percent of the isotope administered appeared in respiratory carbon dioxide within two hours. Furthermore 11.7 percent of the isotope appeared in urinary oxalate and 3.7 percent in urinary glycolate over the subsequent 24 h. In contrast, only 3 to 6 percent of the isotope administered was recovered in respiratory carbon dioxide in four patients with hyperoxaluria and oxalosis; in addition 25 and 15 percent of the isotope were recovered in oxalate and glycolate respectively.

Three out of four parents of patients with oxalosis demonstrated intermediate rates of carbon dioxide production from glyoxylate-C^{14}. These values indicate a partial defect in presumed heterozygous subjects.

The results of these studies were confirmed by HOCKADAY and co-workers (1964), in a continuous infusion experiment with a thirteen-year-old patient and her mother. By the sixth hour the yield of respiratory carbon dioxide had become constant at 5 percent of the infused glyoxylate in the patient and 17 percent in the mother. Approximately one-third of glyoxylate appeared as urinary oxalate in both subjects.

In contrast to these findings the patient demonstrated marked impairment of glycine synthesis from glyoxylate, as estimated from isotope incorporation into urinary glycine. 76 percent of the isotope present in the urine of the hyperoxaluric patient during the sixth hour was accounted for by glyoxylate, glycolate, oxalate, hippurate and glycine.

These studies indicate therefore the presence of an in-vivo defect in glyoxylate metabolism in oxalosis.

Experiments by CRAWHALL and co-workers (1959) and by ELDER and WYNGAARDEN (1960) indicate a possible glycine contribution to urinary oxalate in patients with oxalosis.

CRAWHALL and co-workers administered glycine-1-C^{13} to two patients with oxalosis every six hours for four days, and found that the fractions of urinary oxalate derived from glycine were comparable to those obtained in a control subject.

ELDER and WYNGAARDEN found a fourfold greater incorporation of isotopic label into urinary oxalate in a patient with oxalosis than in five control subjects following a single oral tracer dose of glycine-C^{14}.

This increased incorporation is in proportion to the degree of hyperoxaluria and therefore these results support the findings of CRAWHALL and co-workers that the fractional contribution of glycine to oxalate synthesis is unchanged in oxalosis.

Other in-vitro experiments on glyoxylate metabolism in tissues from patients with oxalosis have given some indication of the metabolic defect in this disorder.

The metabolism of glyoxylate by mitochondria from liver biopsy specimens from three patients with oxalosis and two control subjects was normal in its conversion to glycine, oxalate and carbon dioxide (CRAWHALL and WATTS, 1962).

HOCKADAY and co-workers (1965), studying the metabolic error of oxalosis, gave the detailed results of the recovery of ^{14}C as expired carbon dioxide and urinary oxalate, glyoxylate, glycolate, glycine, and hippurate after intravenous injection of carboxyl-labeled glycolate or glyoxylate. Less ^{14}C was detected in carbon dioxide, glycine, and hippurate in the patients than in normal subjects or parents of patients.

These results suggest defective transamination of glyoxylate to glycine but in one study the activity of the cytoplasmic glyoxylate-glutamate transaminase in liver obtained post mortem from a patient was found to be normal.

DEAN and co-workers (1966—1967) studied the in-vitro metabolism of glyoxylate-1-C^{14} to carbon dioxide, glycine, oxalate, serine, formate and glycolate in kidney and liver homogenates from two patients with oxalosis and three control subjects. No difference was found between the two groups in the conversion of glyoxylate to glycine, carbon dioxide or oxalate in liver homogenates. However, the conversion of glyoxylate to glycine and carbon dioxide was considerably reduced in kidney homogenates of two patients with oxalosis compared with control kidney preparations. No conversion of glycine-1-C^{14} or glycine-2-C^{14} to serine, oxalate, formate, glycolate or carbon dioxide was detected in kidney and liver tissue of the two groups. Glycolate-1-C^{14} was metabolized to glyoxylate and carbon dioxide in liver tissue from patients affected by oxalosis and normal control subjects.

The results of these experiments were interpreted as indicative of a kidney-specific defect in glyoxylate metabolism in oxalosis.

WILLIAMS and co-workers (1967) did not find glyoxylate transamination defective in different human tissue preparations from patients with oxalosis and concluded that the enzymatic defect in oxalosis is not that of transamination to glycine.

FISHER and WATTS (1968) studied the metabolism of glyoxylate in blood from normal subjects and patients with oxalosis. These studies and the recent work by SMITH and co-workers (1971) demonstrate that whole erythrocytes and leukocytes and erythrocyte hemolysates can synthesize oxalate and glycolate from their common precursor, glyoxylate. The data of SMITH and co-workers differ from those published by FISHER and WATTS in that they failed to find glycolate synthesis by erythrocytes or leukocytes or oxalate synthesis by leukocytes.

KOCH and co-workers (1967) have studied the activity of α-keto-glutarate: glyoxylate carboligase in cytoplasmic and mitochondrial preparations from liver, kidney and spleen of five patients with oxalosis and control subjects. These studies showed a marked reduction in the activity of this enzyme in the cytoplasmic fraction of liver, kidney and spleen of patients with oxalosis, showing that this specific defect is the cause of the metabolic block leading to oxalate overproduction.

No inhibition of enzyme activity was found; moreover, enzyme activity in the mitochondrial fractions of different tissues was within the control range. This shows that the cytoplasmic enzyme is of major importance in the metabolism of intracellular glyoxylate.

Recently a case of primary hyperoxaluria with high urinary oxalate and glycolate excretion and normal α-ketoglutarate: glyoxylate carboligase activity has been observed (BOURKE *et al.*, 1972).

VIII. L-Glyceric Aciduria (Oxalosis Type II)

L-glyceric aciduria was recently described by WILLIAMS and SMITH (1968). It is a genetic variant, clinically indistinguishable from the main form, which is associated with L-glyceric aciduria instead of glycolic aciduria.

In patients affected by this second type of oxalosis, the urinary oxalate excretion varies between 140 and 230 mg per 24 h, while glycolate excretion varies between 30 and 69 mg per 24 h.

L-glycerate excretion in this genetic variant was 225 to 638 mg per 24 h.

Some investigators (DAWKINS and DICKENS, 1965; FALLON *et al.*, 1966; WILLIS and SALLACH, 1962), studying serine biosynthesis, have indicated that glyceric acid is an intermediate in the gluconeogenesis pathway of serine metabolism.

The direct cause of excessive oxalate synthesis in oxalosis type II is not fully understood, but the pathogenesis of L-glyceric aciduria has been elucidated by recent in-vivo and in-vitro investigations.

Since hydroxypyruvate is the most likely precursor of urinary glycerate in man, in-vivo studies were performed on one patient with L-glyceric aciduria, using a single intravenous injection of hydroxypyruvate-1-C^{14}. The recovery of 15 percent of the isotope in urinary glycerate in this patient shows that hydroxypyruvate is a precursor of urinary glycerate.

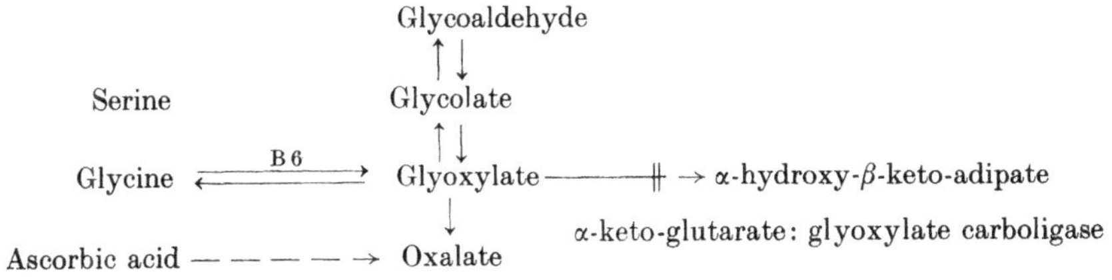

Fig. 10. Schematic representation of the site of the metabolic block in oxalosis type I, with hyperoxaluria and hyperglycollic aciduria

Glyoxylate-1-C^{14} was administered intravenously to a patient with L-glyceric aciduria to determine whether any precursor-product relationship existed between glyoxylate and hydroxypyruvate.

The results of this investigation were compared with similar results obtained in studies performed with normal subjects and patients with oxalosis type I. The patient with L-glyceric aciduria incorporated excessive amounts of glyoxylate-C^{14} into urinary oxalate a similar finding to that obtained in patients with oxalosis type I.

In contrast, smaller amounts of the isotope were recovered in urinary glycolate than in normal subjects and patients with oxalosis type I.

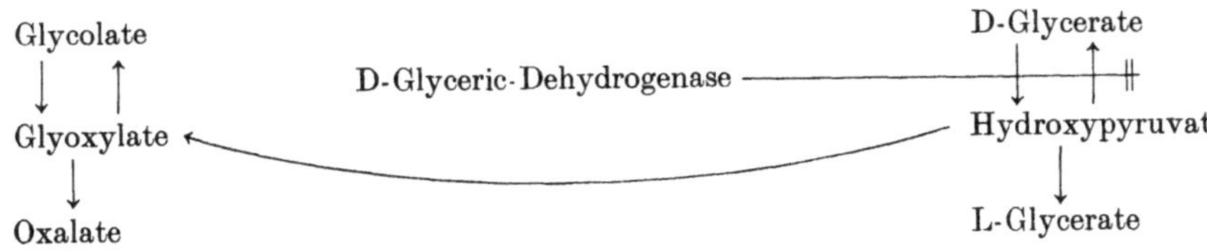

Fig. 11. Schematic representation of the site of the metabolic block in oxalosis type II, with hyperoxaluria and hyperglyceric aciduria

This finding indicates a defect in the conversion of glyoxylate to glycolate in hyperoxaluric patients type II, with L-glyceric aciduria. Isotope incorporation from glyoxylate-C^{14} into urinary glycerate was absent in the patient with L-glyceric aciduria. This latter finding, together with the absence of incorporation from hydroxypyruvate-1-C^{14} into urinary oxalate, suggested the lack of a close precursor-product relationship between glyoxylate and hydroxypyruvate in L-glyceric aciduria.

These in-vivo investigations suggest a defect in hydroxypyruvate metabolism in L-glyceric aciduria. In a study by WILLIAMS and SMITH (1968), using a spectrophotofluorimetric method for the determination of D-glyceric dehydrogenase activity in the presence of NADP, this enzyme was measured in leukocytes from fourteen normal subjects, four patients with L-glyceric aciduria and the parents of three of the patients. Enzyme activity was absent in the leukocytes from the four patients with glyceric aciduria. It was low in the leukocytes from the mother and normal in the leukocytes of the father of the three siblings with L-glyceric aciduria and in one patient with oxalosis type I.

This enzyme defect in L-glyceric aciduria explains the excessive synthesis and excretion of L-glyceric acid, but not the hyperoxaluria.

WILLIAMS and SMITH (1971) have shown that hydroxypyruvate is capable of stimulating the oxidation of glyoxylate to oxalate in a coupled reaction catalyzed by lactate dehydrogenase in the presence of reduced nicotamide adenine dinucleotide. These findings may explain the increased synthesis and excretion of oxalate in L-glyceric aciduria, in which the defect in D-glyceric dehydrogenase presumably leads to the intracellular accumulation of hydroxypyruvate.

In summary, neither increased alimentary absorption nor decreased destruction of oxalate is likely to be the cause of oxalosis type I. These patients absorb oxalate normally. ^{14}C-labeled oxalate given in injection can be almost completely recovered from urine and does not contribute to expired carbon dioxide, which indicates that oxalate is metabolically inert in humans. The disease is caused by increased formation of oxalate within the body, the result of α-ketoglutarate: glyoxylate carboligase enzyme defect.

Type II oxalosis, in which oxalic acid and L-glyceric acid are excreted in excess in the urine, is caused by a deficiency of D-glyceric dehydrogenase.

IX. Inheritance

Familial factors have been recognized as primary determinants of oxalosis by APONTE and FETTER (1954).

The role of heredity in the common type of oxalosis is based on a number of previous family studies. The data of these investigations show that the incidence of consanguineous marriage is ten to twenty times as high as in the general population and that in thirteen families thirty siblings had hyperoxaluria and twenty-nine were free of the disease. This incidence among the relatives of propositi is significantly high even if a proportion of the difference may be due to differences in selection of propositi.

Significantly higher frequency of hyperoxaluria has been documented in two or more siblings in at least sixteen families, where there was no evidence of the disease in the parents (HOCKADAY *et al.*, 1964).

These findings show that autosomal recessive character is the most likely mode of inheritance of oxalosis type I.

However, the same reports have suggested an autosomal dominant mode of inheritance, basing this suggestion either on the noted 1:1 ratio of sibling involvement, or on the occasional modest increases in oxalate excretion in parents of patients with oxalosis type I. However the heterozygote state cannot be determined in oxalosis type I. In almost all instances in which it has been studied, urinary oxalate excretion has been found to be normal in parents of patients with this disorder.

Autosomal recessive character is the most likely mode of inheritance for oxalosis with glyceric aciduria. The disease was present in both sexes in three siblings whose parents did not show increased excretion of either oxalic or glyceric acids. Leukocyte D-glyceric dehydrogenase studies in two parents demonstrated a definitive reduction in enzyme in the mother's leukocytes, whereas the father's enzyme activity was in the lower range of normal (WILLIAMS and SMITH, 1968a).

X. Treatment

Attempts at treatment of oxalosis have been directed either at reducing oxalate synthesis and therefore excretion by some action on its intermediary metabolism, or at altering the urine in such a way as to enhance calcium excretion.

The former approach has proved disappointing. There have been attempts to reduce the availability of glycine, a major precursor of oxalate, either by protein restriction to reduce the availability of this amino acid or by benzoate administration to trap glycine as hippurate (DANIELS *et al.*, 1960; ARCHER *et al.*, 1958).

Neither has met with long-term success.

The feeding of D-amino acids to compete with glycine for D-amino acid oxidase (glycine oxidase) has also been attempted without success (SMITH and WILLIAMS, 1967).

Pyridoxine administration to normal subjects and to mentally deficient patients without hyperoxaluria has led to reductions in urinary oxalate excretion (GERSHOFF, 1964). The administration of this vitamin has also been shown to reduce oxalate excretion in some patients with hyperoxaluria (SMITH and WILLIAMS, 1967), but this has not been a consistent finding (GIBBS and WATTS, 1967c; DENT and STAMP, 1970). Pyridoxine administration may increase transaminase levels, presumably inducing apoenzyme synthesis or inhibiting its catabolism (GREENGARD and GORDON, 1963).

The aldehyde dehydrogenase inhibitor, calcium carbimide, was found to lower oxalate excretion in one patient who received a kidney transplant, local irradiation and corticosteroid therapy (SOLOMONS *et al.*, 1967). The authors postulated that the drug reduced oxalate synthesis by inhibition of the conversion of glycoaldehyde to glycolate.

ZAREMBSKI *et al.* (1967) reported that calcium carbimide may be a toxic compound whose use is contraindicated in the treatment of patients with oxaluria and that it had no consistent effect during a study in three patients. In this study calcium carbimide was found to inhibit the activity of microbiologic oxalic acid decarboxylase in vitro. It was thought that this observation would invalidate the usefulness of this enzymatic method for the determination of urinary oxalate in patients receiving the drug.

Other workers (DENT and STAMP, 1970) have failed to confirm the effectiveness of calcium carbimide in reducing oxalate excretion in hyperoxaluria.

Another aldehyde dehydrogenase inhibitor, tetraethylthiuram disulphide, disulfiram, was employed, either alone or in combination with allopurinol, without effect (GIBBS and WATTS, 1967; DENT and STAMP, 1970). Similarly, disulfiram did not inhibit the oxidation of glyoxylate to oxalate in the supernatant fraction of human liver (GIBBS and WATTS, 1967), human erythrocytes (FISHER and WATTS, 1968) or the supernatant and particulate fractions of liver obtained from a patient with primary hyperoxaluria in in-vitro studies (GIBBS and WATTS, 1967).

On a purely empirical basis, DENT and STAMP (1970) wondered whether the administration of an intermediate, or derivative of the tricarboxylic acid cycle would divert glyoxylate from oxalate synthesis. Malonate and valine, which are converted to methyl malonate, were administered to a patient with oxalosis without effect.

Attempts have been made to inhibit the oxidation of glyoxylate to oxalate. As previously noted, this reaction is catalyzed by three enzymes: glycolic acid oxidase, xanthine oxidase and lactic dehydrogenase. As already pointed out, glycolic acid oxidase appears to be the most important enzyme in controlling this oxidative step. Inhibition of this step would be analogous to the use of allopurinol in the inhibition of uric acid synthesis from hypoxanthine und xanthine in the treatment of gout. Although allopurinol is a potent inhibitor of xanthine oxidase, oxalate excretion increased in patients with hereditary xanthinuria (GIBBS and WATTS, 1966). Some compounds have been found to inhibit in-vitro oxidation of glyoxylate to oxalate by glycolic acid oxidase; the most active are hydroxymethanesulfonic acid and hydroxymethane sulfinic acid (FREDERICK *et al.*, 1962). These compounds have been studied only in vitro (GIBBS and WATTS, 1967).

The enzyme that catalyzes the oxidation of 2-amino ethanol to glycoaldehyde may be a monoamine oxidase. This reaction is blocked by hydrazine, a monoamine oxidase inhibitor in microrganisms. BOURKE *et al.* have treated a case of primary hyperoxaluria with isocarboaxid. A 40% reduction in urinary oxalate excretion was produced by this therapy. However further studies are necessary to elucidate the role of monoamineoxidase inhibitor in the treatment of primary hyperoxaluria.

The alternative line of treatment is reduction of the tendency to calcium oxalate formation. As with other causes of recurrent nephrolithiasis, dietary restriction of calcium and maintenance of large urine volumes are important.

There have been attempts to decrease the tendency to crystallization of calcium oxalate in urine in various ways.

Firstly, the presence of magnesium has been known to inhibit the quantitative precipitation of calcium salts in vitro. LYON *et al.* (1966) and BORDEN and LYON (1968, 1969) reported inhibition of calcium oxalate stone formation by magnesium administration in rats made hyperoxaluric both by pyridoxine deficiency and by ethylene glycol poisoning. Combined pyridoxine and magnesium therapy has successfully prevented recurrent stone formation in patients not suffering from oxalosis but with recurrent calcium oxalate kidney stones (GERSHOFF and PRIEN, 1967).

Dent and Stamp (1970) treated 8 patients with oral magnesium hydroxide in varying dosages for $1^1/_2$ to $7^1/_2$ years. The over-all progress of the whole group is felt to have been better than could be expected from the known natural history of primary hyperoxaluria. These successful results have raised the possibility of promoting urinary excretion by treatment with oral magnesium compounds. Many more years of follow-up are needed before a final opinion is possible.

Secondly a high phosphate intake may also be a useful form of therapy in the prevention of urinary stone formation. This may be related partly to a decrease in urinary calcium excretion, and partly to an increase in urinary levels of pyrophosphate and certain protective polypeptides (Howard and Thomas, 1968).

The use of phosphate in two groups of patients with oxalosis (Williams and Smith, 1968; Dent and Stamp, 1970) was followed by apparent efficacy.

Thirdly, urinary calcium excretion can be decreased by the reduction of intestinal calcium absorption by disodium hydrogen phosphate combined with a low calcium diet and cellulose phosphate.

Renal transplantation in patients with oxalosis has had no effect. In each of the transplanted kidneys, nephrocalcinosis and oxalate crystal deposition developed at a remarkably rapid rate, with progressive deterioration of renal function and eventual failure of the homograft.

XI. Prognosis

The earlier the age of onset, the worse the prognosis is. Occasional atypical cases may not present until early adult life and may run a relatively benign course.

The possible benefit of any therapeutic regimen is difficult to assess, since comparison with published series is restricted by the need to relate results not only to the age of onset but also to the length of follow-up.

However, with magnesium and probably phosphate treatment, the previous gloomy prognosis for this condition may be improved.

References

Andrus, S. B., Gershoff, S. N., Faragalla, F. F.: Calcium oxalate renal calculi induced in rats by vitamin B_6 deficiency. Amer. J. Path. **35**, 671 (1959).

Aponte, G. E., Fetter, T. R.: Familial idiopathic oxalate nephrocalcinosis. Am. J. Clin. Path. **24**, 1363 (1954).

Archer, H. E., Dormer, A. E., Scowen, E. F., Watts, R. W. E.: Studies on the urinary excretion of oxalate by normal subjects. Clinical Science **16**, 405 (1957).

Archer, H. E., Dormer, A. E., Scowen, E. F., Watts, R. W. E.: Observations on the possible genetic basis of primary hyperoxaluria. Ann. Hum. Genet. **22**, 373 (1958).

Atkins, G. L., Dean, B. M., Griffin, W. J., Scowen, E. F., Watts, R. W. E.: Quantitative aspects of ascorbic acid metabolism in patients with primary hyperoxaluria. Clin. Sc. **29**, 305 (1965).

Barber, H. H., Gallimore, E. J.: The metabolism of oxalic acid in the animal body. Biochem. J. **34**, 144 (1940).

Bennington, J. L., Haber, S. L., Smith, J. V., Warner, N. E.: Crystals of calcium oxalate in the human kidney. Studies by means of electronmicroscope and X-ray diffraction. Am. J. Clin. Path. **41**, 8 (1964).

Bonifaz, F., Muller, P.: Mikro-Bestimmung der Oxalsäure in Harn und Blut. Hoppe-Seylers Z. physiol. Chem. **251**, 52 (1938).

Borden, T. A., Lyon, E. S.: The effects of magnesium and pH on experimental calcium oxalate stone disease. Investigative Urol. **6**, 412 (1969).

Bourke, E., Frindt, G., Flynn, P., Schreiner, G. E.: Primary hyperoxaluria with normal alpha-ketoglutarate: glyoxylate carboligase activity. Ann. Int. Med. **76**, 279 (1972).

BURI, J. F.: L'oxalose. Helvet. Paediat. Acta **17**, (Supplementum 11), 1 (1962).
BURROWS, S.: A colorimetric method for determination of oxalate. Analyst **75**, 80 (1950).
CATTELL, W. R., SPENCER, A. G., TAYLOR, G. W., WATTS, R. W. E.: The mechanism of the renal excretion of oxalate in the dog. Clin. Sc. **22**, 43 (1962).
CHOU, Y., DONOHUE, W. L.: Oxalosis. Possible inborn error of metabolism with nephrolithiasis due to calcium oxalate. Pediatrics **10**, 660 (1952).
CLAGETT, C. O., TOLBERT, N. E., BURRIS, R. H.: Oxidation of α-hidroxy acids by enzymes from plants. J. Biol. Chem. **178**, 977 (1949).
CRAWHALL, J. C., SCOWEN, E. F., WATTS, R. E. W.: Conversion of glycine to oxalate in primary hyperoxaluria. Lancet, **1959 II**, 806.
CRAWHALL, J. C., WATTS, R. W. E.: The oxalate content of human plasma. Clin. Sc. **20**, 357 (1961).
CRAWHALL, J. C., WATTS, R. W. E.: The metabolism of glyoxylate by human and rat liver mitochondria. Biochem. J. **85**, 163 (1962).
CURTIN, C. O., KING, C. G.: The metabolism of ascorbic acid-1-^{14}C and oxalic acid-^{14}C in the rat. J. Biol. Chem. **216**, 539 (1955).
DANIELS, R. A., MICHELS, R., AISEN, P., GOLDSTEIN, G.: Familial hyperoxaluria. Am. J. Med. **29**, 820 (1960).
DAVIS, J. S., KLINBERG, W. G., STOWELL, R. E.: Nephrolithiasis and nephrocalcinosis with calcium oxalate crystals in kidneys and bones. J. Pediat. **36**, 323 (1950).
DAWKINS, P. D., DIKENS, F.: Oxidation of D- and L-glicerate by rat liver. Biochem. J. **94**, 353 (1965).
DEAN, B. M., GRIFFIN, W. J., WATTS, R. W. E.: Primary hyperoxaluria. Lancet **1966 I**, 406.
DEAN, B. M., WATTS, R. W. E., WESTWICK, W. J.: Metabolism of (1-^{14}C) glyoxylate, (1-^{14}C) glycollate, (1-^{14}C) glycine and (2-^{14}C) glycine by homogenates of kidney and liver tissue from hyperoxaluric and control subjects. Biochem. J. **105**, 701 (1967).
DENT, C. E., STAMP, T. C. P.: Treatment of Primary hyperoxaluria. Arch. Dis. Childh. **45**, 735 (1970).
DE TONI, G., DURAND, P., ROSSO, C.: L'ossalosi: una nuova malattia a carattere tesaurismotico. Min. Pediat. **9**, 623 (1957).
DE TONI, P., DURAND, P.: Observations on two opposite clinical situations: renal acidosis and alkalosis. Ann. Paediat. **193**, 257 (1959).
DEKKER, E. E., MAITRA, U.: Conversion of γ-hydroxyglutamate to glyoxylate and alanine; purification and properties of the enzyme system. J. Biol. Chem. **237**, 2218 (1962).
DICK, M.: A simplified urinary oxalate method. Proc. Ass. Clin. Biochem. **12**, 186 (1967).
DONNE', M. A.: Tableau de différents dépôts de matières salines présentant les caractères propres à les distinguer entre eux et à reconnaître leur nature. Compt. Rend. Acad. Sc. **1**, 233 (1838).
DOWLING, R. H., ROSE, G. A., SUTOR, D. J.: Hyperoxaluria and renal calculi in ileal disease. Lancet **1971 I**, 1103.
ELDER, T. D., WYNGAARDEN, J. B.: The biosynthesis and turnover of oxalate in normal and hyperoxaluric subjects. J. Clin. Invest. **39**, 1337 (1960).
FABER, S. R., FEITLER, W. W., BLEILER, R. E., OHLSON, M. A., HODGES, R. E.: The effects of an induced pyridoxine and panthotenic acid deficiency on excretion of oxalic and xanthurenic acids in the urine. Am. J. Clin. Nutrit. **12**, 406 (1963).
FALLON, H. J., HACKNEY, E. J., BYRNE, W. L.: Serine biosynthesis in rat liver: regulation of enzyme concentration by dietary factors. J. Biol. Chem. **241**, 4157 (1966).
FANGER, H., ESPARZA, A.: Crystals of calcium oxalate in the kidney in uremia. Am. J. Clin. Path. **41**, 597 (1964).
FISHER, V., WATTS, R. W. E.: The metabolism of glyoxylate in blood from normal subjects and patients with primary hyperoxaluria. Clin. Sc. **34**, 97 (1968).
FREDERICK, E. W., RABKIN, M. T., SMITH, L. H., JR.: Primary hyperoxaluria: a defect in glyoxylate metabolism. J. Clin. Invest. **41**, 1358 (1962).
FREDERICK, E. W., RABKIN, M. T., RITCHIE, R. H., JR., SMITH, L. H., JR.: Studies on primary hyperoxaluria. I. In vivo demonstration of a defect in glyoxylate metabolism. New Engl. J. Med. **269**, 821 (1963).
GERSHOFF, S. N.: Vitamin B_6 and oxalate metabolism. Vitamins and Hormones (N.Y.) **22**, 581 (1964).
GERSHOFF, S. N., FARAGALLA, F. F., NELSON, D. A., ANDRUS, S. B.: Vitamin B_6 deficiency and oxalate nephrocalcinosis in the cat. Am. J. Med. **27**, 72 (1959a).
GERSHOFF, S. N., MAYER, A. L., KULZYKI, L. L.: Effect of pyridoxine administration on the urinary excretion of oxalic acid, pyridoxine and related compounds in Mongoloids and non-Mongoloids. Am. J. Clin. Nutrit. **7**, 76 (1959b).
GERSHOFF, S. N.. PRIEN, E. L.: Effect of daily MgO and vitamin B_6 administration to patients with recurrent oxalate kidney stones. Am. J. Clin. Nutrit. **20**, 393 (1967).

GIBBS, D. A., WATTS, R. W. E.: An investigation of the possible role of xanthine-oxidase in the oxidation of glyoxylate to oxalate. Clin. Sc. **31**, 285 (1966).
GIBBS, D. A., THOMPSON, C. J., WATTS, R. W. E.: Plasma and urinary amino acids in children with primary hyperoxaluria and in normal children. Arch. Dis. Childh. **42**, 1619 (1967a).
GIBBS, D. A., WATTS, R. W. E.: Oxalate formation from glyoxylate in primary hyperoxaluria: studies on liver tissue. Clin. Sc. **32**, 351 (1967b).
GIBBS, D. A., WATTS, R. W. E.: Biochemical studies on the treatment of primary hyperoxaluria. Arch. Dis. Childh. **42**, 505 (1967c).
GIBBS, D. A., WATTS, R. W. E.: Investigation of possible effect of Calcium carbimide on urinary oxalate excretion in primary hyperoxaluria. Arch. Dis. Childh. **43**, 313 (1968).
GREENGAARD, O., GORDON, M.: The cofactor-mediated regulation of apoenzyme levels in animal tissues. I. The pyridoxine induces rise of rat liver tyrosine transaminase level in vivo. J. Biol. Chem. **238**, 3708 (1963).
HAUSMAN, E. R., JR., MCANALLY, J. S., LEWIS, G. T.: Determination of oxalate in urine. Clin. Chem. **2**, 439 (1956).
HOCKADAY, T. D. R., CLAYTON, J. E., FREDERICK, E. W., SMITH, L. H., JR.: Primary hyperoxaluria. Medicine **43**, 315 (1964).
HOCKADAY, T. D. R., CLAYTON, J. E., SMITH, L. H., JR.: The metabolic error in primary hyperoxaluria. Arch. Dis. Childh. **40**, 485 (1965).
HOCKADAY, T. D. R., FREDERICK, E. W., CLAYTON, J. E., SMITH, L. H., JR.: Studies on primary hyperoxaluria. II. Urinary oxalate, glycolate and glyoxylate measurement by isotope dilution method. J. Lab. Clin. Med. **65**, 677 (1965).
HODGKINSON, A., ZAREMBSKI, P. M.: The determination of oxalic acid urine. Analyst **86**, 16 (1961).
HOFMANN, A. F., THOMAS, P. J., SMITH, L. H.: Pathogenesis of secondary hyperoxaluria in patients with ileal resection and diarrhea. Gastroenterology **58**, 960 (1970).
HOWARD, J. E., THOMAS, W. C., JR.: Control of crystallization in urine. Am. J. Med. **45**, 693 (1968).
KAWASAKI, H., OKUYAMA, M., KIKUCHI, G.: α-ketoglutarate-dependent oxidation of glyoxylic acid in rat mitochondria. J. Biochem. **59**, 419 (1966).
KOCH, J., STOKSTAD, E. L. R,, WILLIAMS, H. E., SMITH, L. H. Jr.: Deficiency of 2-oxoglutarate: glyoxylate carboligase activity in primary hyperoxaluria. Proc. Nat. Acad. Sc. **57**, 1123 (1967).
KUN, E., DECHARY, J. M., PITOT, H. C.: The oxidation of glycolic acid by a liver enzyme. J. Biol. Chem. **210**, 269 (1954).
LAAS, E.: Oxalat-Ablagerungen und Sammel-Röhrhennekrosen in den Nieren. Frankfurt. Z. Path. **55**, 265 (1941).
LEPOUTRE, C.: Calculs multiples chez un enfant. Infiltration du parenchyme rénal par des cristaux. J. Urol. **20**, 424 (1925).
LIANG, C.: Studies on experimental thiamine deficiency. 2. Tissue breakdown and gylcolic acid formation. Biochem. J. **83**, 101 (1962).
LUDWIG, G. D.: Renal calculi associated with hyperoxaluria. Ann. New York Acad. Sc. **104**, 621 (1963).
LYON, E. S., BORDEN, T. A., ELLIS, J. E., VERMEULEN, C. W.: Calcium oxalate lithiasis produced by pyridoxine deficiency and inhibition with high magnesium diets. Invest. Urol. **4**, 133 (1966).
MARCHAL, J. G., NEIMAN, N., PIERSON, M., BÉNÉ, R.: Polarographie. Son intérèt pour la caractérisation de l'acide oxalique dans le tissu rénal d'un malade atteinte d'oxalose. Sem. Hôp. Paris (Path. Biol.) **33**, 789 (1967).
NEWNS, G. H., BLACK, J. A.: A case of calcium oxalate nephrocalcinosis. Great Ormond St. J. **5**, 40 (1953).
ÖIGARD, H., SÓDERHJELM, L., HÓGLUND, N. J., WERNER, I.: Familial oxalosis. II. Acta Soc. Med. Upsalien **68**, **55** (1963).
POWERS, H. H., LEVATIN, P.: A method for the determination of oxalic acid in urine. J. Biol. Chem. **154**, 207 (1944).
RATNER, S., NOCITO, V., GREEN, D. E.: Glycine oxidase. J. Biol. Chem. **152**, 119 (1944).
RICHARDSON, K. E., TOLBERT, N. E.: Oxidation of glyoxylic acid to oxalic acid by glycolic acid oxidase. J. Biol. Chem. **236**, 1280 (1961).
ROBERTSON, W. G., PEACOCK, M., NORDIN, B. E. C.: Calcium cristalluria in recurrent renal-acid stones formers. Lancet **1969 II**, 21.
ROYER, P., LHIRONDEL, J., HABIB, R., LESTRADET, H., CORBIN, J. L.: Acidose rénale hyperchloremique du nourrisson due à une oxalose. Arch. Franç. Pédiat. **15**, 1371 (1958).
RUNYAN, T. J., GERSHOFF, S. N.: The effect of vitamin B_6 deficiency in rats on the metabolism of oxalic acid precursors. J. Biol. Chem. **240**, 1889 (1965).

SCRIVER, C. R., HUTCHINSON, J. H.: The vitamin B_6 deficiency syndrome in human infancy: biochemical and clinical observations. Pediatrics **31**, 240 (1963).
SHEPARD, T. H., GREIGHTON, S. A., KREBS, E. G.: Primary hyperoxaluria. Genetic studies in a family. Pediatrics **25**, 869 (1960).
SMITH, L. H., BAUER, R. L., WILLIAMS, H. E.: Oxalate and glycolate synthesis by hemic cells. J. Lab. Clin. Med. **78**, 245 (1971).
SMITH, L. H., FROMM, H., HOFMANN, A. F.: Acquired hyperoxaluria, nephrolithiasis and intestinal disease. New Eng. J. Med. **286**, 1371 (1972).
SMITH, L. H., JR., WILLIAMS, H. E.: Treatment of primary hyperoxaluria. Mod. Treat. **4**, 522 (1967).
STEWART, P. R., QUAYLE, J. R.: The synergistic decarboxylation of glyoxylate and 2-oxo-glutarate by an enzyme from mammalian liver. Biochem. J. **98**, 43 p (1966).
SOLOMONS, C. C., GOODMAN, S. I., RILEY, C. M.: Calcium carbimide in the treatment of primary hyperoxaluria. New Engl. J. Med. **276**, 207 (1967).
THOMAS, W. C. JR., MILLER, G. H., JR.: Inorganic phosphates in the treatment of renal calculi. Mod. Treat. **4**, 494 (1967).
VISCHER, M.: Calciumoxalatschrumpfniere mit Urämie. Schweiz. Z. Allg. Path. **10**, 286 (1947).
WILLIAMS, H. E., SMITH, L. H., JR.: Glyceric aciduria: a new genetic variant of primary oxaluria. New Engl. J. Med. **278**, 233 (1968a).
WILLIAMS, H. E., SMITH, L. H., JR.: Disorders of oxalate metabolism. Am. J. Med. **45**, 715 (1968b).
WILLIAMS, H. E., SMITH, L. H., Jr.: Hyperoxaluria in L-glyceric aciduria: Possible pathogenetic mechanism. Science **171**, 390 (1971).
WILLIAMS, H. E., SMITH, L. H., JR.: Primary hyperoxaluria. In: The metabolic basis of inherited disease. 3rd ed., 196. Edited by STANBURY, J. B., WYNGAARDEN and D. S. FREDRICKSON. New York: McGraw Hill Book Company, 1972.
WILLIS, J. E., SALLACH, H. J.: Evidence for mammalian D-gliceric dehydrogenase. J. Biol. Chem. **237**, 910 (1962).
WOLLASTON, W. H.: On cystic oxide, a new species of urinary calculus. Proc. Roy. Soc. Med. **100**, 223 (1810).
WYNGAARDEN, J. B., ELDER, T. D.: Primary hyperoxaluria and oxalosis. In: The Metabolic Basis of Inherited Disease, 2nd ed., 189. Edited by STANBURY, J. B., J. B. WYNGAARDEN, and D. S. FREDRICKSON. New York: McGraw Hill Book Co. (1966).
ZAREMBSKI, P. M., HODGKINSON, A.: The renal clearance of oxalic acid in normal subjects and in patients with primary hyperoxaluria. Invest. Urol. **1**, 87 (1963).
ZAREMBSKI, P. M., HODGKINSON, A.: Fluorimetric determination of oxalic acid in blood and other biological material. Biochem. J. **96**, 717 (1965).
ZAREMBSKI, P. M., HODGKINSON, A., COCHRAN, M.: Treatment of primary hyperoxaluria with calcium carbimide. New Engl. J. Med. **277**, 1000 (1967).
ZOLLINGER, H. U., ROSENMUND, H.: Urämie bei endogen bedingter subakuter und chronischer Calciumoxalatniere. Schweiz. med. Wschr. **82**, 1261 (1952).

III. Enzymatische Defekte des Aminosäuren-Stoffwechsels

Anomalien des Phenylalanin-Stoffwechsels

Von

R. Grüttner

Mit 10 Abbildungen

A. Der Stoffwechsel des Phenylalanins

L-Phenylalanin gehört zu den essentiellen Aminosäuren im menschlichen Stoffwechsel. In Abhängigkeit von der Intensität des Wachstums wird ein Teil des mit der Nahrung zugeführten L-Phenylalanins in körpereigene Proteine eingebaut. Der größere Teil der zugeführten Aminosäure ist Ausgangssubstanz für verschiedene Stoffwechselabläufe, vor allem durch Oxydation zu Tyrosin. Besteht für diesen Stoffwechselschritt ein Block durch Ausfall der Aktivität der Phenylalanin-4-hydroxylase (Jervis, 1953) in der Leber, so werden die auch bei Gesunden vorhandenen alternativen Abbauwege für Phenylalanin erheblich intensiviert. Es handelt sich also bei den im Blut und Urin nachweisbaren Stoffwechselprodukten des Phenylalanins nicht um abnorme Substanzen, sondern nur um stark vermehrte, jedoch auch bei Gesunden im Lebergewebe vorkommende Produkte (Knox, 1972).

Der wichtigste Schritt im Stoffwechsel des L-Phenylalanins ist die p-Hydroxylierung im Lebergewebe zur Bildung des Tyrosins, eine Reaktion, die nicht reversibel ist (Neubauer, 1909; Embden u. Baldes, 1913; Moss u. Schoenheimer, 1940; Grau u. Steele, 1954). Von Udenfriend u. Cooper (1952) wurde nachgewiesen, daß diese Reaktion im Leberparenchym verschiedener Säugetiere, jedoch nicht in anderen Geweben, wie z.B. der Hirnsubstanz, Muskulatur und Niere ablaufen kann. Eingehende Studien über Reaktionsablauf und Struktur des Cofaktors erfolgten von Kaufman (1957, 1958, 1959, 1962, 1963, s. S. 324). Der Cofaktor ist nur in reduzierter Form aktiv. Das für die Reduktion erforderliche Enzymsystem ist die Dihydrofolatreductase.

Weiterhin finden sich im Lebergewebe Stoffwechselwege von geringerer Bedeutung für den gesunden Organismus. Hier ist vor allem auf die Desaminierung des Phenylalanins zu Phenylbrenztraubensäure hinzuweisen. Es scheint sich bei der Aminotransferase um ein in der Neugeborenenperiode adaptatives Enzym zu handeln (Lin *et al.*, 1959; Armstrong u. Low, 1957). Eine gestörte Adaptation hat eine verzögerte Bildung von Phenylbrenztraubensäure zur Folge. Von der Phenylbrenztraubensäure führt der weitere Abbau zu Phenylessigsäure und Phenylmilchsäure. Die Phenylessigsäure kann beim Menschen mit L-Glutamin zu Phenylacetylglutamin konjugiert werden, das durch tubuläre Sekretion mit dem Urin ausgeschieden wird. Durch eine Oxydase kann Phenylbrenztraubensäure in o-Hydroxyphenylbrenztraubensäure umgewandelt werden.

Ein weiterer, ebenfalls bei Gesunden nicht besonders intensiver Abbauweg beginnt mit einer Decarboxylierung des Phenylalanins. Es entsteht Phenyläthylamin, ein pharmakologisch wirksames Amin. Durch eine Aminooxydase kann Phenyläthylamin in Phenylessigsäure umgewandelt werden.

B. Der Stoffwechsel des Tyrosins

Der Abbau des L-Tyrosins zu Acetoacetat ist ein in allen Schritten gut bekannter Reaktionsablauf (KRETCHMER u. ETZWILER, 1958). Zunächst wird L-Tyrosin durch die Tyrosin-α-ketoglutarataminotransferase, eine Transaminase mit Pyridoxalphosphat als Coenzym, in den verschiedensten Säugetiergeweben in p-Hydroxyphenylbrenztraubensäure übergeführt. Von diesem Enzym gibt es 2 Isoenzyme, eines in der löslichen Zellfraktion und ein zweites in den Mitochondrien. Diese Transaminase scheint auch auf andere Aminosäuren, wie Phenylalanin, Tryptophan sowie verschiedene Phenylalanin- und Tyrosinanaloge zu wirken. Im Organismus wird der größte Teil der p-Hydroxyphenylbrenztraubensäure oxydiert zu Homogentisinsäure durch die p-Hydroxyphenylbrenztraubensäureoxydase, ein Enzym, das vor allem in der Leber und in geringerer Menge auch im Nierengewebe vorkommt. Das Ferment, von dem es möglicherweise ebenfalls Isoenzyme gibt, enthält wahrscheinlich Kupfer und benötigt eine reduzierende Substanz zur Aufrechterhaltung seiner Aktivität, eine Funktion, für die Ascorbinsäure erforderlich ist. Ist keine reduzierende Substanz vorhanden, so wird das Enzym durch sein eigenes Substrat gehemmt (ZANNONI u. LA DU, 1960). Unter oxydativer Aufspaltung des Ringes entsteht aus Homogentisinsäure Maleylacetoacetat, das in Fumarylacetoacetat umgewandelt werden kann. Hieraus entsteht Fumarsäure und Acetessigsäure.

Der gesamte hier kurz skizzierte Tyrosinstoffwechsel ist in seinen enzymatischen Reaktionsabläufen gekennzeichnet durch mehrere hereditär- oder adaptativ bedingte Störungen, deren Ansatzpunkte der Abb. 1 zu entnehmen sind.

I. Störungen im Tyrosinstoffwechsel

1. Tyrosinose

Im Jahre 1932 wurde von MEDES ein 49 Jahre alter Mann mit den Symptomen einer Myasthenia gravis beschrieben, der im Urin größere Mengen einer reduzierenden Substanz ausschied, die später als p-Hydroxyphenylbrenztraubensäure identifiziert werden konnte. Vermutlich hat hier ein Block in Höhe der Transaminase (s. Abb. 1) vorgelegen, weil neben den beträchtlichen Mengen an p-Hydroxyphenylbrenztraubensäure und 3,4-Hydroxyphenylalanin nur wenig p-Hydroxyphenylmilchsäure im Urin des Patienten nachweisbar war. Möglicherweise ist Tyrosin im Nierengewebe über den Umweg der Deaminierung in p-Hydroxyphenylbrenztraubensäure umgewandelt und dann direkt mit dem Urin ausgeschieden worden. Auch bei der von CAMPBELL *et al.* (1967) beschriebenen Hypertyrosinämie scheint eine durch einen Enzymdefekt definierbare primäre Tyrosinstoffwechselstörung vorzuliegen. Es könnte sich hier um eine vom klinischen Bild her gegen die hereditäre Tyrosinämie (= Typ I) gut abgrenzbare Sonderform der Tyrosinstoffwechselstörungen handeln, für die daher von BUIST *et al.* (1973) die Bezeichnung Tyrosinämie Typ II vorgeschlagen wird. So ist die Funktion von Leber und Niere bei dieser Krankheit (Typ II) nicht gestört. Dagegen werden Veränderungen an der Haut und an den Augen beschrieben, z.B. bilaterale Cornealgeschwüre. Bei anderen Patienten finden sich Keratitiden oder es sind Katarakte zu beobachten. An den Fingern der Hand- und Fußsohle können zirkuläre Blasen mit einem Durchmesser von 0,5—1 cm entstehen. Weiterhin werden ichthyosiforme und hyperkeratotische Veränderungen an den Händen und Füßen beschrieben. Die Patienten sind schwachsinnig.

Die Patienten haben erhöhte Tyrosinkonzentrationen in Blut und Liquor cerebrospinalis sowie eine vermehrte Tyrosinausscheidung in den Urin. Ferner

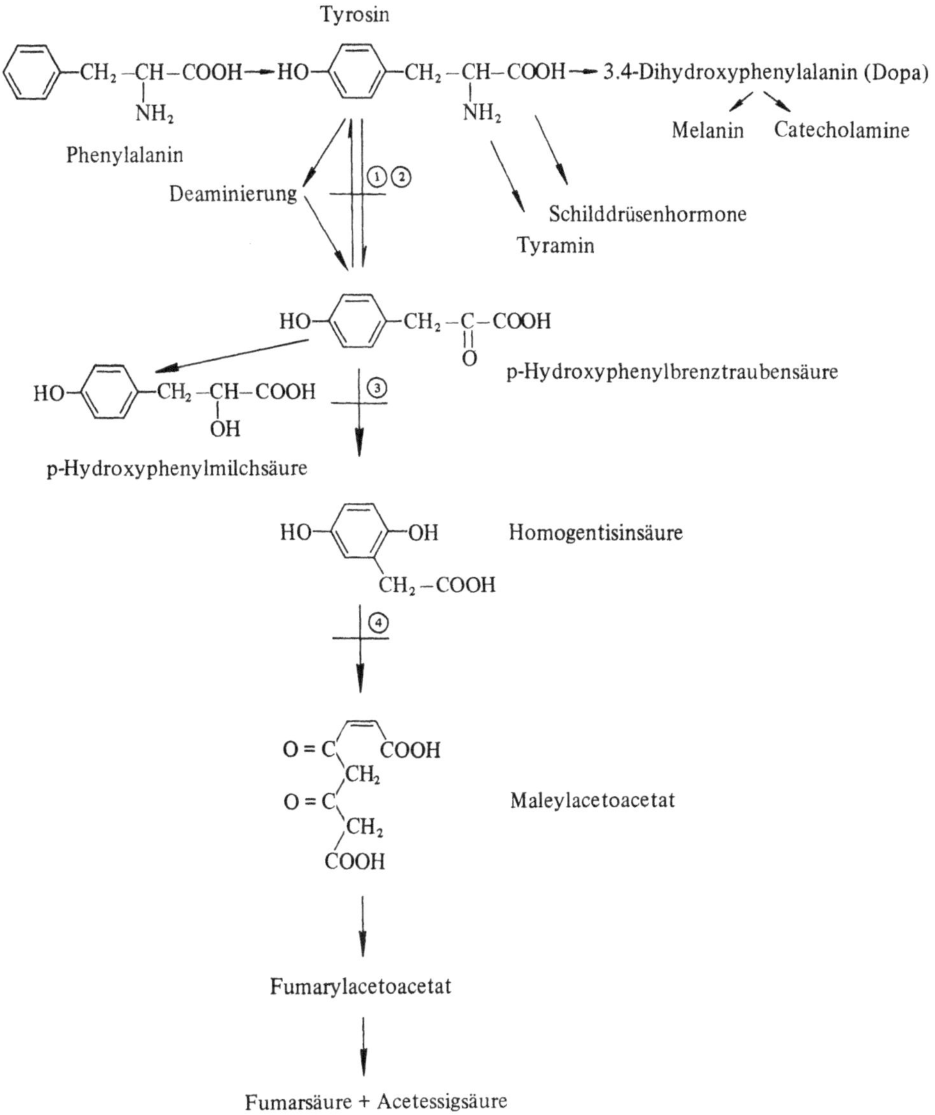

Abb. 1. Oxydativer Tyrosinstoffwechsel. *1* Vermuteter Block bei der Tyrosinose und nachgewiesener Block bei der Hypertyrosinämie. *2* (= Transaminasedefekt). *3* Block bei neonataler, transitorischer Tyrosinämie und möglicherweise der hereditären Tyrosinämie (= Defekt der p-Hydroxyphenylbrenztraubensäureoxydase). *4* Block bei der Alkaptonurie (= Defekt der Homogentisinsäureoxydase)

ist p-Hydroxyphenylbrenztraubensäure in großer Menge im Urin nachweisbar. Fellman *et al.* (1968, 1969) haben im Leberparenchym der Patienten alle Fermente einschließlich der Phenylalaninhydroxylase in normaler Aktivität nachgewiesen, lediglich die lösliche Form der Tyrosin-α-ketoglutarataminotransferase (= Transaminase) fehlte vollständig. Ungeklärt ist jedoch, wieso es zur Ausscheidung so beträchtlicher Mengen an p-Hydroxyphenylbrenztraubensäure kommen kann, wenn die p-Hydroxyphenylbrenztraubensäureoxydase in normaler Aktivität vorhanden ist. Es ist möglich, daß auch in diesem Fall die erhöhte Ausscheidung von p-Hydroxyphenylbrenztraubensäure durch Deaminierung des Tyrosins im Nierengewebe erklärt werden kann. Zugabe von Ascorbinsäure, Pyridoxin und Steroiden besserten die Tyrosinämie nicht, lediglich eine phenylalanin- und tyrosinarme Kost hatte einen günstigen Effekt auf klinische und biochemische Erscheinungen. Vermutlich hat es sich bei dem 1968 von Wadman *et al.* beschriebenen Patienten ebenfalls um eine primäre Störung im Tyrosinstoffwechsel gehandelt.

2. Transitorische Tyrosinämie des Neugeborenen

Erhöhte Tyrosinkonzentrationen des Blutes mit Tyrosinurie werden häufig bei Frühgeborenen (Levine *et al.*, 1941), aber auch bei reifen Neugeborenen (Bloxam *et al.*, 1960) gefunden. Neben Tyrosin ist auch p-Hydroxyphenylbrenztraubensäure, p-Hydroxyphenylmilchsäure und p-Hydroxyphenylessigsäure im Urin nachweisbar. Kretchmer *et al.* (1956) sowie Kretchmer und McNamara (1956) haben nachweisen können, daß ein Block auf der Stufe der p-Hydroxyphenylbrenztraubensäureoxydase anzunehmen ist. Bereits von Levine *et al* (1941) ist auf den relativen Mangel an Vitamin C in der Ätiologie der transitorischen Tyrosinämie bei Frühgeborenen und Neugeborenen hingewiesen worden. Durch die Arbeiten von Kretchmer (1959), Goswami u. Knox (1961) sowie Avery *et al.* (1967) ist das Verhältnis zwischen vorhandener Enzymaktivität in der Zelle und Reduktionswirkung durch Ascorbinsäure aufgeklärt worden. Während in der 32. Schwangerschaftswoche nur eine geringe Aktivität der p-Hydroxyphenylbrenztraubensäureoxydase vorhanden ist, kommt es bereits in der 36. Schwangerschaftswoche zu einem beträchtlichen Anstieg des Enzymproteins, dessen größter Anteil jedoch inaktiv ist, weil infolge eines relativen Mangels von Ascorbinsäure eine Substrathemmung des Enzyms auftritt. Bei unreifen Frühgeborenen kann es also auch bei ausreichender Vitamin C-Zufuhr zur Tyrosinämie kommen, vor allem dann, wenn der Proteingehalt der Nahrung größer als 5 g/kg Körpergewicht ist. Bei reifen Neugeborenen wird die Tyrosinämie bei proteinreicher Nahrung durch Vitamin C-Gaben im allgemeinen rasch zu bessern sein, sofern nicht der höhere Fermentgehalt für sich schon ausreicht, auch bei sehr eiweißreichen Säuglingsnahrungen eine Tyrosinämie überhaupt zu vermeiden (Mathews u. Partington, 1964; Wong *et al.*, 1967).

Die *transitorische Hypertyrosinämie des Frühgeborenen* kann beträchtliche Ausmaße annehmen. So beschreiben Shear *et al.* (1967) Tyrosinkonzentrationen bei Frühgeborenen von mehr als 80 mg/100 ml Blut. Dennoch scheint sie in den meisten Fällen harmlos zu sein, zumal sie sich — im allgemeinen ohne bleibende Schäden — je nach Höhe der Protein- und Vitamin C-Zufuhr mit der Nahrung innerhalb von Tagen oder Wochen wieder normalisiert (Partington u. Mathews, 1966). Dennoch können während der Phase excessiver Tyrosinerhöhung des Plasmas akute Symptome, wie Trinkunlust und Apathie bei den Kindern auftreten, die mit großer Wahrscheinlichkeit auf die Tyrosinämie zurückzuführen sind (Scriver *et al.*, 1965; Partington u. Mathews, 1966). Menkes u. Jervis (1961) und Auerbach *et al.* (1963) haben darüber hinaus Kinder beobachtet, die bei erheblicher Tyrosinämie deutliche Gedeihstörungen aufwiesen, die sich erst nach Verminderung der Proteinzufuhr und Verabfolgung von Vitamin C besserten. In neuerer Zeit haben Menkes *et al.* (1972) bei ehemals Frühgeborenen mit Hypertyrosinämie nach einigen Jahren eine deutliche Herabsetzung des IQ gefunden, für die sie die passagere Hypertyrosinämie verantwortlich machen. Die transitorische Hypertyrosinämie der Frühgeborenen ist ein Hinweis dafür, daß eine Proteinzufuhr von mehr als 4—5 g/kg in dieser Altersperiode schädlich sein kann. Sie hat darüber hinaus zur Feststellung geführt, daß der Vitamin C-Bedarf bei

Frühgeborenen und Neugeborenen mit etwa 60 mg/Tag anzunehmen ist gegenüber einem Bedarf von 30—50 mg/Tag während des ganzen übrigen Lebens.

3. Hereditäre Tyrosinämie (Typ I)

Sie wird auch als atypische Tyrosinose und kongenitale hepatorenale Dysfunktion bezeichnet. Die erste eingehende klinische und biochemische Beschreibung erfolgte von Sakai u. Kitagawa (1957a, b), nachdem sie früher in Einzelabhandlungen breits mehrfach dargestellt worden war (Lit. s. bei Scriver, 1967b).

Klinisch kann man eine akute von einer chronischen Verlaufsform unterscheiden. Die akuten Krankheitserscheinungen treten in den ersten 6—8 Lebensmonaten auf. Sie bestehen in schweren, uncharakteristischen Gedeihstörungen mit Erbrechen, Durchfällen, Fieber und Hämorrhagien. Durch die Hepatosplenomegalie und den Ascites entwickelt sich ein großes Abdomen, schließlich entsteht eine Rachitis. In 90% der erkrankten und nichtbehandelten Kinder tritt der Tod am Leberversagen in den ersten Lebensmonaten auf. Häufig wird ein charakteristischer Körpergeruch festgestellt, der möglicherweise durch eine Substanz des Methioninstoffwechsels bedingt ist (Larochelle *et al.*, 1967; Perry *et al.*, 1965). Bei einem mehr protrahierten Verlauf treten die Symptome in leichterer Form und meist erst im späteren Säuglingsalter auf. Auch hier steht die Gedeihstörung mit Trinkunlust, Erbrechen, Durchfällen und vergrößertem Abdomen im Vordergrund. Gelegentlich ist der Verlauf so ausgesprochen chronisch, daß zunächst lediglich die Verzögerung im Längenwachstum auffällig ist, verursacht durch rachitische Skeletveränderungen. Es kommt zur Hepatosplenomegalie und schließlich zur nodulären Lebercirrhose, häufig mit Bildung von Hepatomen. Außerdem besteht eine renale Tubulopathie, ähnlich dem Debré-de Toni-Fanconi-Syndrom (vgl. Bd. VIII, 3). Die Folge der tubulären Schädigung ist die Entwicklung der hypophosphatämischen Osteopathie. Nach der 1956 erfolgten Fallbeschreibung wird die chronische Verlaufsform der hereditären Tyrosinämie gelegentlich auch als Bakers-Syndrom bezeichnet. Akute und chronische Verlaufsformen kommen gemischt in einer Familie vor (Gentz *et al.*, 1965; Halvorsen *et al.*, 1966). *Histopathologisch* findet sich eine postnekrotische Lebercirrhose mit fortschreitender fibröser Umwandlung und unregelmäßiger Leberzellregeneration. Die vergrößerten Tubulusepithelien weisen degenerative Veränderungen, die Langerhansschen Inseln eine Hyperplasie auf.

Biochemisch wird hauptsächlich eine erhebliche Tyrosinurie und eine ebenfalls erhöhte Ausscheidung von p-Hydroxyphenylbrenztraubensäure, p-Hydroxyphenylmilchsäure und p-Hydroxyphenylessigsäure gefunden (Gentz *et al.*, 1965; Scriver *et al.*, 1967). Auch im Nüchternzustand ist eine Tyrosinerhöhung des Blutes nachweisbar, die sich durch Ascorbinsäure nicht bessert. Besonders im akuten Stadium der Erkrankung ist mit großer Regelmäßigkeit auch eine Hypermethioninämie und ferner eine Erhöhung der Prolin- und Alaninkonzentration des Blutes nachweisbar. Der Tyrosinanstieg zeigt gegenüber der transitorischen Tyrosinämie des Neugeborenen bei der hereditären Tyrosinämie einen mehr protrahierten Verlauf. Bei der chronischen Form der Krankheit findet sich meist nur die Tyrosinerhöhung und gelegentlich die Methioninerhöhung des Blutes. Im Urin ist eine generalisierte Hyperaminoacidurie nachweisbar, die mit Ausnahme von Tyrosin und evtl. Methionin durch Störung der tubulären Rückresorption verursacht wird. Enzymatische Untersuchungen im Lebergewebe aller Patienten weisen auf eine Aktivitätsverminderung der p-Hydroxyphenylbrenztraubensäureoxydase hin (Taniguchi u. Gjessing, 1965; Gentz *et al.*, 1965; La Du, 1967b). Gaull *et al.* (1968) haben enzymatische Untersuchungen über den Methioninstoffwechsel bei der hereditären Tyrosinämie durchgeführt und ebenfalls verminderte Enzymaktivitäten nachweisen können.

In der akuten Phase ist meist eine mäßig ausgeprägte Anämie und im weißen Blutbild gelegentlich eine Leukocytose festzustellen. Bei der chronischen Verlaufsform weisen die Kinder dagegen meist eine Leukopenie und Thrombocytopenie auf. Die leberabhängigen Gerinnungsfaktoren sind reduziert. Im Blut ist ferner eine Hypoproteinämie und eine mäßig ausgeprägte Vermehrung der Serumtransaminaseaktivitäten sowie eine leichte Hyperbilirubinämie nachweisbar. Kurz vor dem Tode ist meist noch eine rasche Verschlechterung der Ergebnisse aller Leberfunktionsproben zu beobachten. Dagegen ist eine allmähliche Verbesserung bei den Fällen festzustellen, die in das chronische Stadium übergehen. Auf dem Gebiet des Kohlenhydratstoffwechsels ist eine Neigung zu Hypoglykämien sowie nach Glucagon- und Adrenalinbelastung eine gringere Erhöhung der Blutglucosekonzentration zu beobachten (HALVORSEN *et al.*, 1966; KOGUT *et al.*, 1967). Infolge der herabgesetzten tubulären Rückresorption für Phosphat kann eine Hyperphosphaturie und eine Hypophosphatämie nachgewiesen werden. Neben der erwähnten Hyperaminoacidurie ist als Zeichen der tubulären Störung eine Glucosurie vorhanden. Ferner findet man eine Proteinurie und eine vermehrte Ausscheidung von Leukocyten und Epithelzellen mit dem Harn.

Über die *Ätiologie* und die *Pathogenese* der hereditären Tyrosinämie besteht keine einheitliche Meinung. Gesichert ist, daß ein autosomal recessiver Erbgang vorliegt. Während HALVORSEN u. GJESSING (1971) die Meinung vertreten, daß der primäre metabolische Defekt der Krankheit nicht bekannt ist, glauben ROSENBERG u. SCRIVER (1969), daß ein Block des Enzyms p-Hydroxyphenylbrenztraubensäureoxydase vorliegt und daß die weiteren Störungen sekundär durch die schwere Leberparenchymschädigung bzw. die Tubulopathie verursacht werden. ROSENBERG u. SCRIVER (1969) diskutieren auch die Möglichkeit, daß die mehrfach nachgewiesene Aktivitätsverminderung dieses Enzyms das Ergebnis einer Hemmung durch andere Faktoren sein könnte. Sie halten es jedoch für wahrscheinlich, daß der Mangel an p-Hydroxyphenylbrenztraubensäureoxydase-Aktivität dem primären Defekt der Krankheit zugeordnet ist, wenn z.B. nachzuweisen ist, daß auch bei den heterozygoten Eltern eine mäßig ausgeprägte Störung der Tyrosinoxydation besteht (GENTZ *et al.*, 1967) und wenn weiterhin keine Normalisierung des Stoffwechselblocks auftritt, auch wenn es über eine Zeit von Wochen oder Monaten gelingt, durch eine Behandlung die Anhäufung der Substrate zu vermeiden (SCRIVER *et al.*, 1967). Demgegenüber wenden HALVORSEN u. GJESSING (1971) sowie LA DU u. GJESSING (1972) ein, daß alle z.B. im Tierversuch induzierten Zustände eines Mangels an p-Hydroxyphenylbrenztraubensäureoxydase (LA DU u. ZANNONI, 1958) mit erheblich vermehrter Ausscheidung von p-Hydroxyphenylmilchsäure einhergehen, ein Befund, der bei der hereditären Tyrosinämie in diesem Ausmaß nicht gesehen wird. Außerdem ist nach Ansicht von LA DU u. GJESSING (1972) nicht zu erklären, auf welche Weise bei dem von ROSENBERG u. SCRIVER (1969) postulierten Enzymdefekt eine 3,4-Dihydroxyphenylalaninausscheidung (= Dopa) nach Verabfolgung von Tyrosin zustande kommen kann.

Die *Diagnose* kann vor allem im akuten Stadium der Krankheit schwierig sein. Hier ist differentialdiagnostisch eine Abgrenzung besonders gegen alle Krankheiten im Säuglingsalter vorzunehmen, die mit einer Leberparenchymschädigung einhergehen können, z.B. die Galaktosämie und die Fructosämie (LINDEMANN *et al.*, 1969). Während HALVORSEN u. GJESSING (1971) die Ansicht vertreten, daß bei der akuten Verlaufsform im Säuglingsalter nur durch sorgfältige Verarbeitung der klinischen, biochemischen und histopathologischen Daten und nach Ausschluß der erwähnten Stoffwechselkrankheiten eine Diagnose gestellt werden kann, schlagen ROSENBERG u. SCRIVER (1969) eine Diagnose durch Nachweis des Enzymblocks in der Leber vor.

Das chronische Stadium bietet ein so charakteristisches Bild — Lebercirrhose, Rachitis, Tyrosinämie, Aminoacidurie und vermehrte Ausscheidung der erwähnten organischen Säuren —, daß nur Schwierigkeiten in der Diagnose zu erwarten sind, wenn die chronische und manchmal leichtverlaufende Lebererkrankung nicht bemerkt wird.

Für die *Behandlung* der hereditären Tyrosinämie ist entscheidend eine Diät mit Restriktion sowohl für Phenylalanin als auch für Tyrosin in ähnlicher Weise, wie sie als phenylalaninarme Kost bei der Phenylketonurie Verwendung findet (HALVORSEN u. GJESSING, 1964; ARONSSON *et al.*, 1968; TARDA *et al.*, 1968). Die diätetische Behandlung des akuten Krankheitsbildes hat in mehreren Fällen zumindest initial eine deutliche Besserung des schweren Krankheitsverlaufes besonders hinsichtlich Ascites, Acidose und Tubulusfunktion ergeben (GAULL *et al.*, 1968), wenngleich die Krankheit gerade in der akuten Verlaufsform vielfach schließlich doch letal geendet hat.

Günstiger ist der Effekt der Therapie auf den chronischen Krankheitsverlauf. Die Rachitis wird mit gleichzeitiger Verabfolgung von Vitamin D durch die Diät im Verlaufe von Monaten günstig beeinflußt, so daß es zu einem Schub des Längenwachstums kommt. Die zusätzlich indizierte Vitamin D-Behandlung in zum Teil hohen Dosen muß aufgrund biochemischer Kriterien sorgfältig kontrolliert werden, um eine Vitamin D-Intoxikation zu vermeiden (GENTZ *et al.*, 1965). Mehrjährige Behandlung eines Patienten mit chronischem Krankheitsverlauf, jedoch mit schwersten Symptomen in der Säuglingszeit, hat einen sehr günstigen Effekt ergeben (HALVORSEN u. GJESSING, 1971). Die Glucosurie, Hyperphosphaturie und die Aminoacidurie waren nicht mehr nachweisbar. Eine erhöhte Aufnahme von Phenylalanin und Tyrosin mit der Nahrung führte schnell zu einer Senkung des Serumphosphats (infolge der Hyperphosphaturie), so daß eine gute Korrelation zwischen Serumphosphat und exakter Diäteinstellung festzustellen war. Die diätetische Behandlung dieses Falles (HALVORSEN u. GJESSING, 1971) wurde mit 25—35 mg L-Tyrosin und L-Phenylalanin/kg Körpergewicht durchgeführt.

Mit der Normalisierung der Tyrosinkonzentration und des anorganischen Phosphates im Serum trat auch eine Normalisierung der Leukocyten- und Thrombocytenzahl im Blut des von HALVORSEN u. GJESSING (1971) behandelten Patienten auf, so daß ein Effekt der Behandlung auch im Knochenmark vermutet werden kann. Nicht erwiesen ist jedoch bis jetzt, inwieweit durch die diätetische Behandlung auch eine Besserung der Leberfunktion erzielt werden kann. Es wird zwar immer wieder eine günstige Beeinflussung der Leberfunktionsproben gesehen, doch fehlen die histologischen Untersuchungen des Lebergewebes nach bzw. unter der Therapie im Vergleich zum histologischen Bild vor Beginn der Behandlung. Auch ist nicht bekannt, ob die Entstehung von Hepatomen verhindert werden kann. HALVORSEN u. GJESSING (1971) kamen zu dem Schluß, daß bis jetzt durch die Behandlung eine ausgezeichnete Wirkung auf die Nierenfunktion, aber nur ein begrenzter Effekt auf den Leberstoffwechsel erzielt werden kann.

4. Alkaptonurie

Der erste Patient mit gesicherter Diagnose dieser Krankheit wurde von BOEDEKER (1859) beschrieben. BOEDEKER beobachtete die Dunkelfärbung des Urins nach Zugabe von Alkali unter gleichzeitiger Aufnahme von Sauerstoff.

Aus dem arabischen Wort Alkali und der griechischen Bezeichnung κάπτειν (= begierig verschlucken), mit der die Aufnahme von Sauerstoff gekennzeichnet werden soll, entstand der Name Alkaptonurie. Von WOLKOW u. BAUMANN wurde 1891 nachgewiesen, daß es sich bei der unter dem Einfluß von Sauerstoff aus der Luft dunkelfärbenden Substanz chemisch um 2,5-Dihydroxyphenylessigsäure handelt. Wegen ihrer strukturellen Ähnlichkeit mit der Gentisinsäure (2,5-Dihydroxybenzoesäure) wurde sie von WOLKOW u. BAUMANN als Homogentisinsäure bezeichnet. Es konnte gleichzeitig auch nachgewiesen werden, daß eine tyrosin- oder eiweißreiche Ernährung bei einem Alkaptonurie-Patienten zur vermehrten Ausscheidung von Homogentisinsäure führte. Hierdurch wurden Untersuchungen zur Aufklärung des Phenylalanin-Tyrosinstoffwechsels stimuliert, weil nach Zugabe der vermuteten Zwischenprodukte bei Alkaptonurie-Patienten geprüft werden konnte, ob eine vermehrte Ausscheidung von Homogentisinsäure auftrat. Auf diese Weise gelang es NEUBAUER (1909, 1928), das erste Schema für den Tyrosinstoffwechsel zu erarbeiten, das mit kleinen Veränderungen bis heute Gültigkeit hat.

Das Studium der Alkaptonurie ist aber nicht nur für die Aufklärung des Aminosäurenstoffwechsels von Bedeutung geworden, sondern die Krankheit gehörte für Sir ARCHIBALD GARROD zu den klassischen Beispielen hereditärer Krankheiten des Stoffwechsels. Aus ihnen entwickelte GARROD ein Konzept der Ätiologie und Pathogenese dieser Gruppe von Krankheiten, das er in seinem Buch "Inborn Errors of Metabolism" 1909 zusammenfaßte (vgl. S. 1 u. 310). GARROD glaubte, daß es sich bei Patienten mit hereditären Krankheiten des Stoffwechsels um Normvarianten handelte, bei denen die Aktivitäten von Enzymen z.B. des Leberparenchyms teilweise oder vollständig gehemmt wären.

Zu den *Kardinalsymptomen* der Alkaptonurie gehören die Zeichen der vermehrten Homogentisinsäureausscheidung im Urin mit der dunklen Verfärbung von Knorpelgewebe und anderen Gewebsarten sowie bei älteren Patienten die Zeichen der Arthritis.

Die Dunkelfärbung des Urins ist in den meisten Fällen das erste Symptom, das zur Verdachtsdiagnose der Krankheit führt. Es wird häufig schon in der Säuglingszeit bemerkt, wenn die urinfeuchte Windel nach längerem Liegen oder nach Auswaschen mit alkalisch reagierenden Seifen eine grau-schwarze Verfärbung aufweist. Nicht in allen Fällen wird jedoch diese Verfärbung beobachtet. Sie tritt z.B. nicht auf, solange der Harn noch einen sauren pH-Wert aufweist. Eine besonders rasche Dunkelfärbung wird dann beobachtet, wenn der frisch gelassene Harn bereits alkalisch ist oder einen niedrigen Vitamin C-Gehalt aufweist. Die Dunkelfärbung des Urins der Alkaptonurie-Patienten ist auf die Homogentisinsäureausscheidung zurückzuführen. Sie ist neben kleinen Mengen an Gentisinsäure, die in der Leber der Patienten durch enzymatische Umwandlung entstanden ist, das einzige abnorme Stoffwechselprodukt (NEUBERGER *et al.*, 1947; SAKAMOTO *et al.*, 1957). Die verschiedenen diagnostischen Tests beruhen auf dem unspezifischen oder spezifischen Nachweis von Homogentisinsäure im Harn der Patienten.

Die Bezeichnung Ochronosis für die Pigmentierung von Knorpeln und anderen Geweben stammt von VIRCHOW (1866) aufgrund der mikroskopisch sichtbaren Eigenfarbe. Wenn auch keine klinischen Daten über den von VIRCHOW beschriebenen Patienten vorliegen, so besteht doch kaum ein Zweifel, daß es sich um eine Alkaptonurie gehandelt haben muß. Erst 1902 wurde von ALBRECHT die Beziehung der Ochronosis des Knorpels und knorpelähnlichen Gewebe mit der Alkaptonurie bewiesen und OSLER (1904) beschrieb etwas später die Ochronosis in Form von Dunkelpigmentierung an der Sclera der Augen und als durchschimmernde Knorpelauflagerung an den Ohren bei 2 Brüdern mit dieser Krankheit. Die Pigmentveränderungen an den Augen treten an der Stelle der Skleren auf, an der die geraden Augenmuskeln inserieren. Außerdem sind mehr diffuse Pigmentveränderungen an der Cornea und der Conjunctiva zu sehen. Sie zeigen sich, ebenso wie die Dunkelpigmentierung an den Ohren, meist nicht vor dem 4. Lebensjahrzehnt. Neben der blau-grauen Verfärbung der Ohrknorpel kommt es auch zu einer unregelmäßigen Verdickung des Gewebes. Bei einigen Patienten wird eine bräunliche Verfärbung im Verlaufe der Sehnen an der Hand beobachtet, ferner finden sich bräunliche Pigmentierungen in den Achselhöhlen und am Genitale.

Pathologisch-anatomisch findet man die Pigmentablagerungen sowohl intra- als auch intercellular gelegen, meist in Form kleiner granulomatöser Ablagerungen, die in alkalischem Milieu löslich sind. Durch Zusatz von H_2O_2 tritt eine Entfärbung auf. Chemisch handelt es sich um ein Polymerisationsprodukt der Homogentisinsäure, obwohl eine exakte Strukturaufklärung noch nicht gelungen ist.

Der Knorpel älterer Patienten kann durch dieses Pigment schwarz gefärbt sein, insbesondere an den Gelenkköpfen, z.B. des Oberschenkelkopfes. Erhebliche Pigmenteinlagerungen finden sich im Knorpelgewebe der Rippen, des Kehlkopfskelets und der Trachea. Ferner findet sich das Pigment in verschiedenen Bindegeweben, z.B. Sehnen und Bändern. In geringerer Ausprägung ist es nachweisbar in der Intima größerer Gefäße, im Endokard, in der Haut und in parenchymatösen Organen.

Über den biochemischen Synthesemechanismus, der von der Homogentisinsäure in bestimmten Geweben zur Ablagerung von dunkelpigmentierten Polymerisationsprodukten führt, können nur Vermutungen angestellt werden. Nach ZANNONI *et al.* (1969) ist bei Säugetieren in der Haut und im Knorpelgewebe die Homogentisinsäurepolyphenoloxydase nachweisbar, die für den enzymatischen Aufbau des Polymerisationsprodukts verantwortlich gemacht wird.

Als ein weiteres Kardinalsymptom ist die Arthritis aufzuführen. Sie kann in Schüben verlaufen, ähnlich der rheumatoiden Arthritis und ist bei der Alkaptonurie beim männlichen Geschlecht schwerer ausgeprägt als bei weiblichen Patienten. Als Frühsymptome treten Schmerzen und Bewegungseinschränkungen in größeren Gelenken, z.B. den Kniegelenken, Hüftgelenken und in den Schultern auf. Ähnlich wie bei der primär-chronischen Poylarthritis wird mit längerdauernder Erkrankung die Bewegungsbeeinträchtigung der befallenen Gelenke deutlicher, bis schließlich eine Ankylose vor allem der Lumbosacralregion die Regel ist. Nach POMERANZ *et al.* (1941) sind verschiedene röntgenologische Befunde pathognomonisch für die Alkaptonurie, z.B. hinsichtlich der Veränderungen an der Wirbelsäule. Hier finden sich verschmälerte Intervertebralspalten und kalkdichte Einlagerungen in das zwischen den Wirbeln gelegene Gewebe. Man gewinnt den Eindruck einer mehr oder weniger ausgeprägten Verschmelzung der Wirbel vor allem im Lumbalbereich. Die großen Gelenke lassen meist degenerative, arthrotische Veränderungen erkennen. In ihrer Peripherie finden sich Kalkeinlagerungen in den Sehnen der Muskulatur. Je älter die Patienten mit einer Alkaptonurie werden, desto schwerer sind die arthrotischen Veränderungen nahezu bei allen Erkrankten, so daß häufig eine erhebliche Beeinträchtigung der Motorik resultiert.

Vermutlich werden die degenerativen Veränderungen an den Gelenken durch einen toxischen Effekt des Pigments hervorgerufen. Nach MORAN u. YUNIS (1962) gelingt es, ähnliche Erscheinungen durch intraartikuläre Applikation von Homogentisinsäure in die Kniegelenke von Kaninchen hervorzurufen, wie sie am Gelenkknorpel und im Bindegewebe der Gelenkkapsel auch bei den Alkaptonurie-Patienten auftreten. DIHLMANN *et al.* (1970) haben nachweisen können, daß das Polymerisationsprodukt, entstanden durch Oxydation der Homogentisinsäure, als Inhibitor auf die Aktivität verschiedener Enzyme wirkt, so daß angenommen werden kann, daß durch die Homogentinsäure bzw. ihr Polymerisationsprodukt eine erhebliche Beeinträchtigung des Gewebsstoffwechsels z.B. des Knorpels und des Bindegewebes hervorgerufen wird.

An weiteren Krankheitszeichen scheinen besonders kardio-vasculäre Komplikationen vorzukommen. So wurde bereits von BEDDARD (1910) berichtet, daß von 11 Patienten mit Ochronosis bei Alkaptonurie 8 chronisch-entzündliche Veränderungen an der Mitral- und Aortenklappe aufwiesen. Ferner fanden sich Aneurysmen am Herzen und an der Aorta. COODLEY u. GRECO (1950) sowie GALDSTON *et al.* (1952) weisen auf ausgedehnte arteriosklerotische Gefäßveränderungen und Kalkeinlagerungen im fibrösen Gewebe des Herzens hin.

Biochemisch steht ein enzymatischer Block durch Ausfall der Homogentisinsäureoxydase (LA DU *et al.*, 1958) mit Anhäufung von Homogentisinsäure im Mittelpunkt der Krankheit. Homogentisinsäure kann nicht zu Maleylacetoacetat oxydiert werden. Es handelt sich bei der Homogentisinsäure um ein physiologisches Stoffwechselzwischenprodukt beim oxydativen Abbau von Tyrosin zu Fumarat und Acetoacetat.

Die Homogentisinsäureoxydase ist ein Enzym, das für den oxydativen Abbau der Homogentisinsäure spezifisch ist. So werden ähnliche Substanzen, wie o-Hydroxyphenylessigsäure und Gentisinsäure durch dieses Enzym nicht oxydiert. Von LA DU *et al.* (1958) konnte nachgewiesen werden, daß bei der Alkaptonurie weder ein Inhibitor vorhanden ist, noch der Mangel eines Cofaktors für das Fehlen der Enzymaktivität verantwortlich zu machen ist. ZANNONI *et al.* (1962) konnten feststellen, daß das Enzym nicht nur im Leberparenchym, sondern auch im Nierengewebe der Patienten fehlt. Wird Carboxyl-C^{14}-markierte Homogentisinsäure den Patienten intravenös appliziert, so werden mehr als 90% hiervon unverändert im Urin wieder ausgeschieden. Bei Gesunden werden dagegen 95% oxydiert zu $^{14}CO_2$ innerhalb von 12 Std und nur 3,2% als Homogentisinsäure im Urin ausgeschieden. Es scheint sicher zu sein, daß bei der Alkaptonurie die Homogentisinsäureoxydase in allen Geweben fehlt, in denen sie beim Gesunden vorkommt.

Bei Gesunden kann Homogentisinsäure im Plasma und im Urin nicht nachgewiesen werden. Bei der Alkaptonurie besteht ebenfalls nur eine ganz geringe Konzentration der Homogentisinsäure im Plasma. So wurde von NEUBERGER *et al.* (1947) bei einem 7jährigen Mädchen mit dieser Krankheit nur eine Homogentisinsäurekonzentration von 3 mg/100 ml Plasma gemessen. Auch nach oraler Applikation von 3 g L-Phenylalanin kam es nicht zu wesentlicher Steigerung des Plasmaspiegels. Neben der glomerulären Filtration muß nach den Clearanceberechnungen von NEUBERGER *et al.* (1947) auch eine aktive Sekretion in den Tubuli angenommen werden. Als Schutz vor dem offenbar toxischen Gewebseffekt der Homogentisinsäure ist die hohe Kapazität von Leber- und Nierengewebe anzusehen, die im Stoffwechsel anfallende Substanz rasch metabolisieren bzw. einen kleinen Rest sofort in der Niere ausscheiden zu können. Die hohe Clearance für Homogentisinsäure ist vermutlich auch die Ursache dafür, daß die Ochronose und die Symptome von Seiten der großen Gelenke sowie die kardiovasculäre Symptomatik erst im höheren Lebensalter auftreten.

Es liegt eine größere Zahl tierexperimenteller Untersuchungen vor mit dem Ziel, bei den Versuchstieren zumindest biochemisch eine Alkaptonurie hervorzurufen. An Mäusen, Ratten und Meerschweinchen wurde eine Kost verfüttert, die entweder einen erheblichen Überschuß an L-Phenylalanin (LANYAR, 1943; SEAOLCK u. SILBERSTEIN, 1940) oder L-Tyrosin (SEALOCK u. SILBERSTEIN, 1939; LIN u. KNOX, 1957) aufwies. Von ABDERHALDEN wurde bereits 1912 auf die Ausscheidung von Homogentisinsäure nach oraler Gabe von L-Tyrosin beim Menschen aufmerksam gemacht. BLIVAISS *et al.* (1966) haben 4 Wochen alte Ratten bis zu einer Zeit von 28 Monaten mit einer Kost gefüttert, die zusätzlich 8% L-Tyrosin enthielt. Es gelang ihnen bei diesen Tieren, eine mäßig ausgeprägte Ochronosis an Gelenkknorpeln und Gelenkkapseln zu erzielen. Die histochemischen Resultate ihrer Untersuchungen ähnelten denen, die an Patienten mit Alkaptonurie zu erheben sind.

Der *Erbgang* der Alkaptonurie ist, wie auch schon von GARROD angenommen war, einfach autosomal recessiv (KNOX, 1958; O'BRIEN *et al.*, 1963; LA DU,

1972). Über die *Häufigkeit* der Krankheit kann bis heute keine Aussage gemacht werden, weil in vielen Fällen erst im späteren Lebensalter der Verdacht auf das Vorliegen einer Alkaptonurie durch die Pigmentveränderungen und die Symptome der chronischen Polyarthritis auftaucht, ohne daß in allen Fällen eine exakte Diagnostik angeschlossen wird. Erschwert werden die Untersuchungen zur Genhäufigkeit vor allem dadurch, daß die heterozygoten Merkmalsträger weder nach Tyrosinbelastung (ROTH u. FELGENHAUER, 1968) noch im Homogentisinsäuretoleranztest Abweichungen von der Norm aufweisen (LA DU, 1972). Man muß also annehmen, daß bereits die auf die Hälfte reduzierte Aktivität der Homogentisinsäureoxydase völlig ausreicht, um auch in Belastungstests vermehrt angebotenes Substrat vollständig metabolisieren zu können.

Therapeutisch gibt es bisher keine Möglichkeit, den Stoffwechseldefekt zu korrigieren. Weder eine diätetische Behandlung mit einer Kost, deren Gehalt an L-Phenylalanin und L-Tyrosin erheblich herabgesetzt ist, noch die Zufuhr von Vitamin C verminderten bei einem Patienten mit Alkaptonurie die Ausscheidung von Homogentisinsäure. Auch die Zugabe verschiedener anderer Vitamine, ferner Verabfolgung von Insulin oder Cortison bewirkten keine Besserung der Stoffwechselstörung (Lit. s. LA DU, 1972).

5. Albinismus

Es handelt sich hierbei um eine Störung des Melaninstoffwechsels, die nicht nur beim Menschen vorkommt, sondern auch bei Tieren weit verbreitet ist, z.B. bei Fischen, Amphibien, Reptilien, Vögeln und Säugetieren. Die Bezeichnung Albinismus für diese Gruppe von Krankheiten des Melaninstoffwechsels stammt von BALTHAZAR TELLEZ (FITZPATRICK u. QUEVEDO, 1972) aus einer Beschreibung von hellhäutigen Negern an der Westküste Afrikas. Bereits 1909 wurde von GARROD vermutet, daß bei dem Albinismus eine intracelluläre Synthesestörung für Melanin vorliegen müsse.

Während der Embryogenese wandern die Melanoblasten, Vorstufen der Melanocyten, aus dem Neuralrohr an verschiedene Stellen des Säugetierorganismus, so beim Menschen in die Haut mit den Hautanhangsgebilden (Haarwurzeln), die Schleimhäute, das Pigmentepithel der Retina und das Nervensystem. In diesen pigmentbildenden Zellen erfolgt die Melaninsynthese in cytoplasmatischen Einschlußkörperchen, die als Melanosomen bezeichnet werden. Elektronenoptisch bestehen Unterschiede in der Struktur der Melanocyten. In ihrem Aufbau ähneln die Melanocyten des Pigmentepithels der Retina denen der Haarwurzeln. Für strukturelle Unterschiede spricht auch die Beobachtung, daß aus allen Melanocyten maligne Melanome werden können mit Ausnahme von Melanocyten der Haarwurzeln.

a) Oculocutaner Albinismus

Es liegt bei den Kranken eine beträchtliche Hypomelanose von Haut, Haar und Augen (FROGATT, 1960; FITZPATRICK u. QUEVEDO, 1972) vor. Erst in neuerer Zeit ist es gelungen, zwei genetisch differente Formen dadurch zu unterscheiden, daß die Melanocyten der Haarwurzeln bei der einen Form die Fähigkeit besitzen, in tyrosinhaltigen Lösungen Melanin zu bilden, so daß es zur Dunkelfärbung der Zellelemente kommt. Da die enzymatische Umwandlung von Tyrosin zu Melanin durch die aerobe Oxydase Tyrosinase katalysiert wird, spricht man bei dieser Form des oculocutanen Albinismus von der *tyrosinase-positiven Form.* Die Haut der Kranken weist Pigmentnaevi und außerdem an den lichtexponierten Hautpartien dunkelpigmentierte Flecken auf. Der Pigmentgehalt von Haut und Haar ist je nach Rasse und Abhängigkeit vom Alter unterschiedlich stark ausgeprägt. Mit zunehmendem Alter tritt eine deutlicher werdende Pigmentierung auf. Auch die Pigmenteinlagerungen der Retina nehmen im Laufe des Lebens bei den

Kranken allmählich zu, besonders bei den Patienten dunkelhäutiger Rassen. Symptome wie Nystagmus und Photophobie werden bei der tyrosinase-positiven Form des oculocutanen Albinismus in geringerer Ausprägung beobachtet oder können fehlen (FROGATT, 1960).

Sind die Melanocyten der Haarwurzeln nicht in der Lage, in einer tyrosinhaltigen Lösung Melanin zu bilden, so spricht man von der *tyrosinase-negativen Form des oculocutanen Albinismus*. Hier sind Haut und Haar der Kranken unabhängig von ihrer rassischen Herkunft weiß. Es kommt nicht zur Pigmentierung mit zunehmendem Alter der Patienten. Eine fundoskopische Untersuchung ergibt völliges Fehlen jeder Pigmentbildung in der Retina. Die Farbe der Iris ist infolge des Pigmentmangels rot oder bläulich-grau und durchsichtig. Infolge der konstanten Lichtüberflutung der Retina, insbesondere der Macula, finden sich bei den Kranken zentrale Skotome. Die Sehkraft ist stark herabgesetzt und beträgt im Durchschnitt nur 1/10 der Norm. Möglicherweise beruht der häufige horizontale Nystagmus der Patienten auf der funktionellen Beeinträchtigung der Macula lutea. Stets ist eine ausgeprägte Photophobie bei den Kranken anzutreffen und als Zeichen der Gewebsreizung eine Hyperämie der Lider und Bindehäute. Gehäuft finden sich bei den Patienten weitere Anomalien der Augen, so z. B. Astigmatismus, Aplasie der Sphinctermuskulatur, Atrophie der Linse und Kolobome (WALLNER u. RUDENS, 1950). Die Intelligenzentwicklung scheint zumindest bei der Mehrzahl der Kranken nicht gestört zu sein (BECKMAN, 1949). Nach wiederholter Sonnenbestrahlung wird die Haut der Kranken faltig. In hoher Frequenz treten keratotische Veränderungen und Carcinome der Haut auf. Besonders gehäuft sind maligne Melanome (BHENDE, 1952; YOUNG, 1958).

b) Oculärer Albinismus

Die Kranken haben normal pigmentierte Haut und Haare, jedoch eine mangelhafte Pigmentbildung in den Augen. Wie aus Tabelle 1 zu entnehmen ist, liegt hier im Gegensatz zu den beiden Formen des oculocutanen Albinismus ein geschlechtsgebunden recessiver Erbgang vor. Bei den hemizygoten Patienten männlichen Geschlechts und den homozygot kranken Frauen besteht eine verminderte Pigmentierung von Iris und Retina, so daß die Aderhautgefäße sichtbar werden. Auch die Patienten mit oculärem Albinismus weisen Nystagmus, Brechungsanomalien und Photophobie auf.

Bei heterozygoten weiblichen Individuen besteht ein mosaikartiges Pigmentmuster in der Retina, weil in einem Teil der Melanocyten eine verminderte Melaninsynthese stattfindet (FALLS, 1951).

Die Häufigkeit der oculocutanen Form des Albinismus wird von FROGATT (1960) für Nordirland mit 1:10000 angegeben. Die tyrosinase-positive Form des oculoutanen Albinismus ist bei afrikanischen Rassen häufiger (1:14000) als in der weißen Bevölkerung (1:60000). Der tyrosinase-negative oculocutane Albinis-

Tabelle 1. Zur Klassifikation und zum Erbgang der verschiedenen Formen des Albinismus, (In Anlehnung an FITZPATRICK u. QUEVEDO, 1972)

Klassifikation nach FITZPATRICK u. QUEVEDO (1972)	Ältere Klassifikation	Erbmodus
Oculocutaner Albinismus 1. Tyrosinase-positive Form 2. Tyrosinase-negative Form	oculocutaner Albinismus	autosomal-recessiv
Oculärer Albinismus	oculärer Albinismus	x-chromosomal-recessiv

mus tritt in einer Häufigkeit von 1:34000 bis 1:36000 auf. Besonders gehäuft findet sich der oculocutane Albinismus bei nordamerikanischen Indianern.

c) Andere erbliche Störungen des Melaninstoffwechsels

Mehrere weitere erblich bedingte Melaninstoffwechselstörungen sind früher z.B. unter der Bezeichnung Albinismus circumscriptus dem Albinismus zugerechnet worden. Bei der autosomal dominant erblichen Weißscheckung („piebaldism" der angelsächsischen Literatur) findet sich eine weiße Haarsträhne in der Mittellinie und Depigmentierung der Haut in dieser Region. Außerdem treten umschriebene depigmentierte Hautbezirke am Körper auf, in denen sich Pigmentinseln befinden können (BREATHNACK *et al.*, 1965). In diesen depigmentierten Hautpartien finden sich entweder keine oder abnorm strukturierte Melanocyten.

Beim Waardenburg-Syndrom (1951) bestehen eine Innenohrschwerhörigkeit, ein partieller Albinismus, häufig eine weiße Haarsträhne, eine Heterochromie der Iris und weitere dysplastische Stigmata.

Bei dem Chediak-Higashi-Syndrom handelt es sich um ein selten auftretendes recessiv autosomal vererbbares Leiden, bei dem abnorm große Melanosomen in der Haut nachweisbar sind. Die Hautfarbe differiert von weiß bis grau, letztere vor allem in den Hautpartien, die der Sonneneinstrahlung ausgesetzt sind. Das Blutbild ist charakterisiert durch große peroxydase-positive Einschlüsse in Granulocyten und in den Zellen der myeloischen Reihe des Knochenmarks. Weiterhin finden sich eine Hepatosplenomegalie und Lymphknotenvergrößerungen. Histologisch ist eine celluläre Infiltration vieler Organe mit unreifen lymphoiden Zellen und Histiocyten nachweisbar (DENT *et al.*, 1966; WINDHORST *et al.*, 1968).

d) Die Melaninbiosynthese und ihre Störungen

Die Melanosomen stellen die Strukturelemente der Melaninsynthese in der Epidermis dar. Die Pigmentierung der Haut ist abhängig von Zahl und Dichte der Melanosomen in der Haut. Die Melanosomen sind Produkte der Melanocyten in den basalen Schichten der Epidermis. Die Melanogenese läuft im Rahmen einer stufenweisen Oxydation und Polymerisation von Tyrosin ab. Durch die Tyrosinase wird Tyrosin zu 3,4-Dihydroxyphenylalanin (Dopa) und in einem zweiten Schritt rasch weiter zu Dopa-Chinon oxydiert. Aus dem Dopa-Chinon wird über eine Cyclisierung und anschließende Oxydation das Dopa-Chrom gebildet. Der Aufbau zu Melanin geschieht dann über weitere Oxydationsvorgänge sowie mittels Kondensierungsreaktion. Das Endprodukt wird schließlich über Amino- bzw. Sulfhydrylgruppen an Eiweiße gebunden. Die Störung der Melaninsynthese kann dadurch bedingt sein, daß die Tyrosinaseaktivität nicht vorhanden ist, wie z.B. bei der tyrosinase-negativen Form des oculocutanen Albinismus. Bei Patienten mit tyrosinase-positiver Form des Albinismus fehlt wahrscheinlich das Substrat Tyrosin in den Melanosomen. Die pathogenetischen Vorgänge sind jedoch noch weitgehend unbekannt. Diskutiert wird eine Einbaustörung für das Tyrosin in die Melanosomen.

Außer Lichtschutzalben gibt es keine Behandlungsmöglichkeit für Patienten mit Albinismus.

II. Phenylketonurie

Synonyma: Oligophrenia phenylpyruvica, Phenylbrenztraubensäure-Schwachsinn, Föllingsche Krankheit.

Die Bezeichnung *Phenylketonurie* wurde von PENROSE u. QUASTEL (1937) vorgeschlagen, weil die Ausscheidung von Phenylbrenztraubensäure ein charakteristisches Symptom ist. Sie wird heute allgemein verwendet.

1. Historische Daten

Viele Jahre vor der Entwicklung der modernen Fermentchemie wurde von dem englischen Arzt Sir ARCHIBALD E. GARROD (1909) für eine Gruppe von Krankheiten des Stoffwechsels, für die er die Bezeichnung „Inborn errors of metabolism" einführte, ein Zusammenhang von Genfunktion, Ferment und Krankheitsbild angenommen (vgl. S. 1 u. 304). Mit der 1934 erfolgten Erstbeschreibung der Phenylketonurie durch den norwegischen Arzt A. FÖLLING wurde die Hypothese von GARROD in eindrucksvoller Weise bestätigt.

Bei 2 Geschwistern im Alter von 4 und 7 Jahren mit geistiger Retardierung war der Mutter ein besonderer Geruch aufgefallen. Die üblichen Urinuntersuchungen ergaben Normalbefunde, jedoch nach Hinzufügen von Eisenchloridlösung trat eine grüne Verfärbung des Urins auf, die nach kurzer Zeit wieder verschwand. Es gelang FÖLLING weiterhin, Phenylbrenztraubensäure als die Substanz nachzuweisen, die im Urin der Kinder nach Zugabe von Eisenchloridlösung die grüne Farbreaktion ergab. Da ein Zusammenhang zwischen dem Schwachsinn und der Ausscheidung von Phenylbrenztraubensäure anzunehmen war, untersuchte FÖLLING insgesamt 430 Kinder einer Anstalt für Schwachsinnige und fand weitere 8 Patienten mit einer positiven Eisenchloridprobe des Urins. Unter den insgesamt 10 Patienten befanden sich 4 Geschwisterpaare.

Wenig später erfolgten weitere Fallbeschreibungen aus England von PENROSE (1935), Frankreich von RHEIN u. STOCKER (1936) sowie von JERVIS aus USA (1937). Von FÖLLING u. CLOSS (1938) und FÖLLING *et al.* (1938) konnte bereits ein Zusammenhang zwischen Phenylbrenztraubensäureausscheidung und Phenylalaninstoffwechsel nachgewiesen werden. Sie zeigten, daß die Phenylalaninkonzentration im Blut bei den Patienten erhöht war und daß diese Aminosäure ebenfalls im Urin vermehrt zur Ausscheidung gelangte. JERVIS wies 1939 nach, daß die Krankheit autosomal-recessiv vererbt wird. Ferner konnte er 1947 zeigen, daß bei der Phenylketonurie eine Störung des Aminosäurenstoffwechsels beim oxydativen Übergang von Phenylalanin zu Tyrosin vorliegen muß. Im Jahre 1953 gelang JERVIS der Nachweis, daß keine Aktivität der Phenylalanin-4-hydroxylase im Leberparenchym der Patienten vorhanden ist. Von größter Bedeutung für die Behandlung nicht nur von Patienten mit einer Phenylketonurie, sondern auch für weitere Krankheiten des Stoffwechsels war die Einführung einer Diät mit einem sehr niedrigen Gehalt der Aminosäure, deren Stoffwechsel durch das Fehlen eines Ferments gestört ist. Von BICKEL, GERRARD u. HICKMANS (1953, 1954) wurde bei der Phenylketonurie die phenylalaninarme Diät angewendet. Nach Einführung einer effektiven Behandlungsmöglichkeit wurde es notwendig, relativ einfach durchzuführende Suchmethoden zu entwickeln, mit denen eine Frühdiagnose bei Neugeborenen möglich ist. Hier hat vor allem der 1963 von GUTHRIE u. SUSI eingeführte Bakterienhemmtest eine weite Verbreitung gefunden.

2. Definition verschiedener Formen der Hyperphenylalaninämie

Vor Einführung des Suchprogramms zur Aufdeckung hereditärer Krankheiten in der Neugeborenenperiode wurden ganz überwiegend nur Fälle von klassischer Phenylketonurie bei Vorliegen der klinischen Symptomatik diagnostiziert. Erst durch die Verbreitung des Suchtests von GUTHRIE u. SUSI im Jahre 1963 wurde man auf weitere Formen von Hyperphenylalaninämie aufmerksam, die im folgenden Kapitel kurz beschrieben werden.

a) Klassische Phenylketonurie

Wir sprechen von *klassischer Phenylketonurie*, wenn es bei einem Neugeborenen zu einem Anstieg der Plasmaphenylalaninkonzentration — normale Eiweißzufuhr mit der Nahrung vorausgesetzt — von 2 mg/100 ml bei der Geburt innerhalb der 1. Lebenswoche auf mehr als 20 mg/100 ml kommt. Unbehandelt bleiben hohe Phenylalaninkonzentrationen des Blutes bestehen. Die Tyrosinkonzentration des Serums liegt im Normbereich oder ist erniedrigt (JERVIS, 1947). Im Urin wird Phenylessigsäure ausgeschieden, eine Substanz, die den mäusekotartigen Geruch der Patienten verursacht. Außerdem können Phenylbrenztraubensäure und andere Metaboliten des Phenylalanins im Urin nachgewiesen werden. Sowohl für die Patienten mit klassischer Phenylketonurie als auch für die heterozygoten Eltern ergeben sich charakteristische Phenylalanin- und Tyrosinkonzentrationen im Blut nach einer oralen Belastung mit 100 mg L-Phenylalanin/kg Körpergewicht. Nach einer Leberbiopsie ist im Leberparenchym keine oder eine stark erniedrigte Aktivität der Phenylalaninhydroxylase nachzuweisen (JERVIS, 1953; MITOMA *et al.*, 1957). Deshalb ist die Phenylalanintoleranz bei Kindern mit klassischer Phenylketonurie herabgesetzt.

Sie ist allerdings nicht bei allen Patienten mit den klinischen Zeichen einer Phenylketonurie in gleicher Weise erniedrigt. KENNEDY *et al.* (1965) beobachteten Kinder mit den typischen Symptomen dieser Krankheit, die mehr als 500 mg Phenylalanin/Tag benötigten, ohne daß es zu einer Erhöhung der Plasmaphenylalaninkonzentration kam. CLOW u. SCRIVER (1968) beschrieben 3 Kinder einer Familie mit einem Phenylalaninbedarf von 1000—2500 mg pro Tag. Zwei dieser Kinder waren schwachsinnig, während eines nach der Geburt diagnostiziert und anschließend behandelt wurde. Eine Aktivität der Phenylalaninhydroxylase war bei diesen Patienten mit relativ hoher Phenylalanintoleranz nicht nachweisbar (LA DU u. ZANNONI, 1967; LA DU, 1967; ZANNONI *et al.*, 1967). Die Ursache der erhöhten Phenylalanintoleranz bei fehlender Enzymaktivität ist unklar. Während HSIA (1967) diese Fälle zur klassischen Phenylketonurie zählt, nehmen ROSENBERG u. SCRIVER eine milder verlaufende Variante der Phenylketonurie an.

b) Hyperphenylalaninämie-Varianten

Nicht alle Kinder, bei denen in der Neugeborenenperiode oder später eine erhöhte Phenylalaninkonzentration im Serum nachweisbar ist, erfüllen die Kriterien einer klassischen Phenylketonurie. In diesen Fällen besteht im allgemeinen eine gegenüber Phenylketonurie-Patienten erhöhte Phenylalanintoleranz. Je nach Art und Verlauf der Hyperphenylalaninämie gibt es für diese Varianten die verschiedensten Bezeichnungen (HSIA, 1970): Hyperphenylalaninämie ohne Phenylketonurie (O'FLYNN *et al.*, 1967), persistierende Hyperphenylalaninämie (SCHNEIDER u. GARRARD, 1966), atypische Phenylketonurie (ANDERSON *et al.*, 1966), Phenylalaninämie (AUERBACH *et al.*, 1967), passagere Hyperphenylalaninämie (CASTELLS *et al.*, 1968). Es besteht keine Übereinstimmung in der Definition der Hyperphenylalaninämien und ihrer Abgrenzung untereinander sowie zur Phenylketonurie (HSIA, 1970).

3. Transitorische Hyperphenylalaninämien

a) Hyperphenylalaninämie mit oder ohne Hypertyrosinämie (neonatale Hyperphenylalaninämie)

Nach CAHALANE (1968) ist in Irland auf 1000 Neugeborene mit einem Kind zu rechnen, daß in der 1. Lebenswoche eine Phenylalaninkonzentration im Serum von mehr als 0,25 mMol/l (= 4 mg/100 ml) aufweist bei gleichzeitiger Erhöhung der Tyrosinkonzentration. Wird bei diesen Kindern ein Guthrie-Test später noch einmal wiederholt, so ist in mehr als 70% der Fälle keine erhöhte Konzentration dieser Aminosäuren mehr nachweisbar. Je geringer das Geburtsgewicht ist, desto häufiger werden erhöhte Phenylalanin- und Tyrosinkonzentrationen nachgewiesen, so daß Frühgeborene häufiger betroffen sind als reife Neugeborene (BREMER *et al.*, 1966; HSIA, 1967). Nach BREMER (1971) besteht bei den Frühgeborenen eine deutliche Beziehung zwischen der Höhe der Proteinzufuhr mit der Nahrung und der Phenylalaninkonzentration. Betrug die Eiweißzufuhr bei den Kindern 3—4 g/kg/Tag, so hatten 4% der untersuchten Frühgeborenen Phenylalaninkonzentrationen von mehr als 4 mg/100 ml Blut. Erhielten die Kinder dagegen 4—5 g Protein/kg/Tag, so wiesen 29,6% von ihnen am 8.Lebenstag Phenylalaninkonzentrationen von mehr als 4 mg/100 ml im Blut auf. Es bestand statistisch keine positive Korrelation zwischen der Tyrosin- und der Phenylalaninkonzentration im Blut der untersuchten Frühgeborenen.

Die Hyperphenylalaninämie kombiniert mit Hypertyrosinämie der ersten Lebenstage scheint die am häufigsten vorkommende Form der Phenylalaninerhöhung zu sein (HSIA *et al.*, 1962; LA DU, 1963; MENKES u. AVERY, 1963; LIGHT *et al.*, 1966). Ihre Ursache ist in einer funktionellen Unreife des Phenylalaninhydroxylase-Systems bzw. der Tyrosintransaminase und der p-Hydroxyphenylbrenztraubensäureoxydase zu suchen. Die Phenylalaninkonzentrationen sind nur selten höher als 0,6 mMol/l (= 10 mg/100 ml). LIGHT *et al.* (1966) wiesen darauf hin, daß die Hypertyrosinämie und die Hyperphenylalaninämie durch eine Einzeldosis von 100 mg Ascorbinsäure in vielen Fällen verhindert werden können (s. S. 300).

b) Passagere Hyperphenylalaninämie

Es handelt sich hierbei um Kinder, bei denen es mehr oder weniger rasch nach der Geburt zu erhöhten Phenylalaninkonzentrationen des Blutes kommt, so daß in einigen Fällen kein Zweifel an der Diagnose einer klassischen Phenylketonurie zu bestehen scheint (O'FLYNN *et al.*, 1967; CASTELLS *et al.*, 1968). Nach einigen Wochen oder Monaten zeigt sich eine allmähliche Normalisierung der Phenylalaninkonzentration. Sind die Kinder diätetisch auf eine phenylalaninarme Kost eingestellt, besteht bei ihnen die Gefahr einer zu geringen Zufuhr von Phenylalanin mit der Nahrung, wenn die Phenylalaninzufuhr nicht der erhöhten Phenylalanintoleranz angeglichen wird. Bei der passageren Hyperphenylalaninämie wird ursächlich entweder eine verzögerte Enzymreifung in der Leber angenommen (HSIA, 1967), oder die Patienten werden als Phenylketonurievarianten eingestuft (ROSENBLATT u. SCRIVER, 1968; CLOW u. SCRIVER, 1968; ROSENBERG u. SCRIVER, 1969), weil die Eltern solcher Kinder sich wie heterozygote Genträger der klassischen Phenylketonurie verhalten können. Neugeborene von Müttern mit einer Phenylketonurie weisen ebenfalls für Tage oder Wochen eine Hyperphenylalaninämie auf (WOOLF *et al.*, 1961; COFFELT, 1964; FRANKENBURG *et al.*, 1964).

4. Permanente Hyperphenylalaninämie (atypische Phenylketonurie, WOOLF et al., 1961)

Seit der Einführung und breiten Anwendung der Suchteste zur Aufdeckung von hereditären Krankheiten des Stoffwechsels bei Neugeborenen ist bekannt geworden, daß bei Kindern eine erhöhte Phenylalaninkonzentration und verminderte Phenylalanintoleranz vorliegen kann, ohne daß eine klassische Phenylketonurie besteht (BERLOW u. ARENDS, 1966; SCHNEIDER u. GARRARD, 1966; SCRIVER, 1967; JUSTICE *et al.*, 1967; WOOLF *et al.*, 1967; AUERBACH *et al.*, 1968; WOOLF u. GOODWIN, 1968; BERMAN, 1969; SZEINBERG *et al.*, 1969; LEVY *et al.*, 1970; YU *et al.*, 1970; YU u. O'HALLORAN, 1970; LEVY *et al.*, 1971). Der postnatale Anstieg der Phenylalaninkonzentration des Blutes erfolgt langsamer als bei der klassischen Phenylketonurie und bei einem Teil der Patienten ist er erst bei einer Blutuntersuchung im 2. oder 3. Lebensmonat feststellbar (CLOW *et al.*, 1969). Viele Patienten mit einer mäßig ausgeprägten Hyperphenylalaninämie sind nicht behandlungsbedürftig, weil sich keine Hinweise für eine cerebrale Schädigung dieser Kinder ergeben haben. Uneinigkeit besteht allerdings noch über die kritische Grenze, bei deren Überschreitung eine diätetische Therapie erfolgen sollte (GRÜTTNER *et al*,. 1971).

Bei der mäßig ausgeprägten Hyperphenylalaninämie treten nur selten die für eine klassische Phenylketonurie charakteristischen Stoffwechselzwischenprodukte auf. Die Aktivität der Phenylalaninhydroxylase ist stark erniedrigt, im Gegensatz zur klassischen Phenylketonurie aber durchaus nachweisbar (KAUFMAN u. MAX, 1971). Bei einer Belastung mit 100 mg L-Phenylalanin/kg wird der Ausgangswert der Phenylalaninkonzentration des Blutes schneller erreicht als bei der Phenylketonurie, aber später als bei den heterozygoten Merkmalsträgern der Krankheit. Besonders häufig scheint die mäßig ausgeprägte Hyperphenylalaninämie bei Abkömmlingen der Mittelmeervölker vorzukommen (ROSENBERG u. SCRIVER, 1969).

5. Hyperphenylalaninämie mit Phenylalanintransaminasemangel

ANDERSON *et al.* (1966) u. AUERBACH *et al.* (1967) beobachteten 3 Fälle mit einer Hyperphenylalaninämie von 5—10 mg/100 ml Blut, bei denen es weder unter einer Normalkost noch nach oraler Belastung mit 100 mg L-Phenylalanin/kg zu einer Bildung der typischen Abbauprodukte des Phenylalanins kam. Auch 5-Hydroxyindolessigsäure und Indolessigsäure konnten im Urin nicht vermehrt nachgewiesen werden. Der Verlauf der Phenylalanin- und Tyrosinkonzentration des Blutes nach oraler Phenylalaninbelastung entsprach dem bei Patienten mit klassischer Phenylketonurie. Es wird vermutet, daß sowohl eine verminderte Aktivität der Phenylalaninhydroxylase als auch der Phenylalanintransaminase vorliegen muß. Möglicherweise handelt es sich bei einem der Kinder um einen transitorischen Enzymdefekt, da bei ihm im Alter von 9 Monaten nach einer Phenylalaninbelastung normale Ergebnisse erhalten wurden (AUERBACH u. DI GEORGE, 1971).

6. Biochemische Nachweismethoden

a) Eisenchloridtest (Föllingsche Probe) zum Nachweis der Phenylbrenztraubensäure im Urin (Abb. 2)

Einige Tropfen einer 10%igen Ferrichloridlösung zu 3—5 ml frisch gelassenem Urin geben im positiven Fall nach 1—3 min eine dunkel-olivgrüne Verfärbung. Ein Tropfen dieser Lösung auf die urinfeuchte Windel eines Säuglings ergibt den positiven Windeltest bei Kindern mit Phenylketonurie. Von Ames Comp. ist ein stabilisierter Papierstreifentest entwickelt worden (Phenistix).

Es handelt sich um eine Methode, die dann einen positiven Ausfall ergibt, wenn die Phenylbrenztraubensäurekonzentration mehr als 0,2 mg/ml Urin beträgt. Ein negativer Ausfall bei einem Kind mit einer Phenylalaninvermehrung des Blutes kann auftreten, wenn infolge verminderter Proteinzufuhr oder durch gehäuftes Erbrechen nur wenig Phenylbrenztraubensäure in den Urin ausgeschieden wird, oder weil der Urin stärker verdünnt worden ist. Abgesehen davon, daß in den ersten Lebenstagen und Wochen noch nicht mit einer Phenylbrenztraubensäureausscheidung gerechnet werden kann, wird geschätzt, daß der Eisenchloridtest in 5—10% der Untersuchungen bei Phenylketonurie-Patienten negativ ausfallen kann. Außerdem ist zu sagen, daß der Test unspezifisch ist und bei anderen Krankheiten ebenfalls eine Farbreaktion (z.B. bei der kongenitalen Histidinämie) ergeben kann, desgleichen bei Ausscheidung von Medikamenten oder ihren Abbauprodukten mit dem Urin.

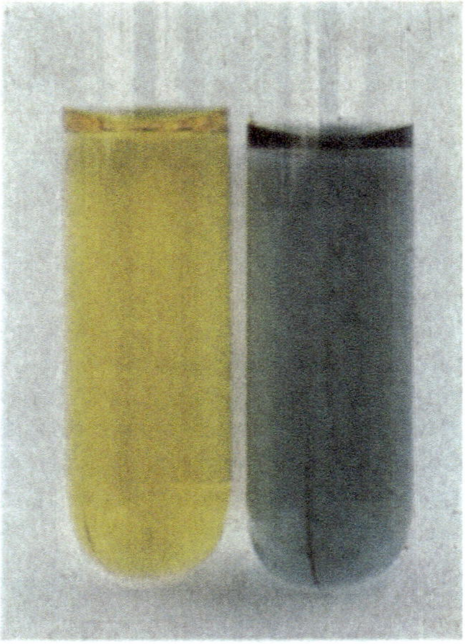

Abb. 2. Positiver Ausfall der Föllingschen Probe im Urin eines Kindes mit Phenylketonurie. Negative Kontrolle li.

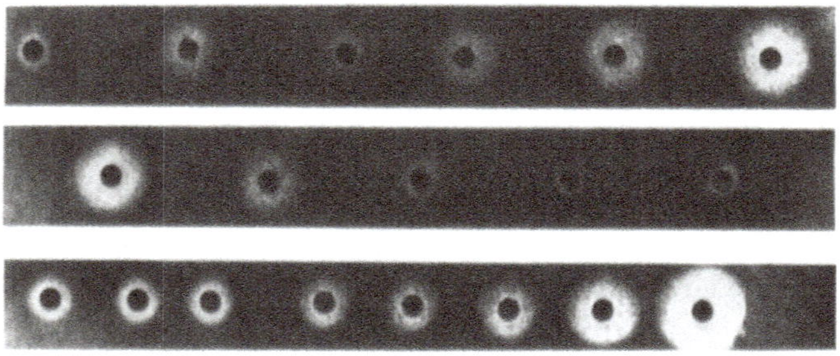

Abb. 3a—c. Bakteriologischer Hemmtest nach Guthrie. a Eine im Säuglingsalter sich entwickelnde Phenylalaninvermehrung im Blut bei Phenylketonurie. b Eine sich innerhalb 1 Woche durch phenylalaninarme Diät zurückbildende Vermehrung des Phenylalaninspiegels im Blut. c Test mit Blutproben bekannter Phenylalaninkonzentrationen von 2—20 mg pro 100 ml Blut (2-4-4-6-6-8-12-20 mg/100 ml)

b) Bakteriologischer Hemmtest (Guthrie und Susi, 1963) (Abb. 3)

Der Test beruht darauf, daß durch Phenylalanin die durch β-2-Thienylalanin hervorgerufene Wachstumshemmung für Bact. subtilis auf einem Agarnährboden aufgehoben wird. Werden blutgetränkte Filterpapierscheiben — in bestimmter Größe aus einem dem Labor eingesandten Kärtchen ausgestanzt — auf die mit Sporen beimpfte Agarplatte gelegt, so tritt nach ca. 15stündiger Erwärmung bei 37° um die Papierscheibchen ein Wachstumshof von Bact. subtilis auf, der sich deutlich von seiner Umgebung abhebt. Durch Vergleich mit den Wachstumshöfen um Filterpapierscheibchen mit bestimmtem Phenylalaningehalt kann die Phenylalaninkonzentration des Blutes in den Papierscheibchen bestimmt werden. Die Konzentration von β-2-Thienylalanin wird so eingestellt, daß die Wachstumsintensität der Keime bei einer Phenylalaninkonzentration von 1—6 mg/100 ml am stärksten ist. Schon bei einer Phenylalaninkonzentration von 4 mg/100 ml wird von einem positiven Testergebnis gesprochen.

c) Quantitative Verfahren zur Phenylalaninbestimmung

Wird bei einem Patienten aufgrund der Föllingschen Probe oder eines positiven Ausfalls im Hemmtest nach GUTHRIE u. SUSI eine Phenylketonurie vermutet, so müssen quantitative Verfahren zur exakten Phenylalaninbestimmung eingesetzt werden. Hierfür eignet sich die fluorimetrische Bestimmung des Phenylalaningehaltes im Blut nach McCAMAN u. ROBINS (1962). Apparativ aufwendiger sind säulenchromatographische Verfahren zur quantitativen Bestimmung des Phenylalanins, evtl. gleichzeitig mit anderen Aminosäuren, z.B. Tyrosin.

7. Häufigkeit der Phenylketonurie und ihrer Varianten

Bei der Häufigkeitsschätzung dieser Krankheit ging man aus von Untersuchungen in Anstalten für Schwachsinnige, wie sie von JERVIS (1954) veröffentlicht worden sind. Bei der Erfassung von insgesamt 48536 Kranken in 12 verschiedenen Ländern wurden 312 Patienten mit einer Phenylketonurie gefunden. Damit ergab sich eine durchschnittliche Häufigkeit der Phenylketonurie von 0,64% in Anstalten für geistig behinderte Kranke mit einer Streuung von 0% im französisch-sprachigen Teil Kanadas bis zu 2,7% in England. Unter Berücksichtigung einer Frequenz der Schwachsinnshäufigkeit von etwas unter 1% gelangte JERVIS zu der Ansicht, daß die Phenylketonuriehäufigkeit der Bevölkerung im Durchschnitt etwa 4—6 auf 100000 betragen müßte. Andere (MUNRO, 1947; LARSON, 1954) kamen für England und Südschweden zu ähnlichen Ergebnissen.

Weitere Ergebnisse über die Häufigkeit der Phenylketonurie und ihrer Varianten sind durch die Suchprogramme mit der Methode von GUTHRIE u. SUSI ermöglicht worden. Unter 215000 Neugeborenen fanden GIBBS u. WOOLF (1959), BERRY (1961) und BOYD (1961) 21 Kinder mit erhöhten Phenylalaninkonzentrationen, unter denen sich jedoch noch Patienten mit Hyperphenylalaninämievarianten befanden. BERMAN *et al.* (1969) berichteten über 55 Kinder mit Phenylketonurie unter 1014024 Neugeborenen, getestet 1965 und 1966 in den USA. Säuglinge mit einer Hyperphenylalaninämie (vgl. S. 311) sind in diesen Zahlen nicht mehr enthalten, so daß sich eine Häufigkeit von 1:18500 errechnen läßt. Von besonderer Bedeutung ist hierbei, daß die aus der Zahl der Anstaltsinsassen errechnete Häufigkeit für Phenylketonurie so mit den durch die Suchprogramme nachgewiesenen Zahlen übereinstimmen, daß Personen mit unbehandelter Phenylketonurie, aber normaler Intelligenz, nur sehr selten erwartet werden können (KNOX, 1972). BERMAN *et al.* fanden in den Jahren 1965 und 1966 unter 1014024 Neugeborenen außer den Kindern mit Phenylketonurie auch 23 Neugeborene mit einer Hyperphenylalaninämie (unbehandelt unter 20 mg/100 ml Phenylalaninkonzentration des Blutes) und errechneten damit eine Häufigkeit von 1:50000 für das Auftreten der permanenten Hyperphenylalaninämie ihrer Definition. Zu ganz ähnlichen Ergebnissen in Bezug auf die Hyperphenylalaninämievarianten kam PARTINGTON (1954) für Ontario. In diesem Bezirk Kanadas errechnete er eine Frequenz von 1:54000 für die permanente Hyperphenylalaninämie.

Nach den Erhebungen von JERVIS ist die Phenylketonurie in nordeuropäischen Ländern besonders häufig. Hierfür könnten auch die Zahlen von SCHMID-RÜTER (1971) sprechen, nach denen sich 1970 in der Bundesrepublik unter 675520 getesteten Neugeborenen 93 Fälle von Phenylketonurie (Häufigkeit von 1:7264) fanden. Von THALHAMMER *et al.* (1971) wird für Österreich eine Frequenz der Phenylketonurie von 1:10000 unter 182000 getesteten Neugeborenen angegeben. LUND u. BAMBERG berichteten 1970 über die Ergebnisse des Screening-Programms für Phenylketonurie in Dänemark. Bei 60000 Neugeborenen wurden durch den Guthrie-Test 6 Kinder mit einer Phenylketonurie diagnostiziert (Frequenz 1:10000). Bemerkenswert ist, daß in den Jahren 1963 bis 1968 bei 320000 Neugeborenen und Säuglingen mit dem Phenistix-Test im Urin nur

9 Kinder mit einer Phenylketonurie gefunden worden sind (LUND u. BAMBERG, 1970).

Eine besondere Häufung der Krankheit (1 :4000) wird von CAHALANE für Irland berichtet. Wie groß der Einfluß rassischer Gegebenheiten auf die Häufigkeit der Phenylketonurie ist, wurde bereits 1937 von JERVIS beobachtet. Er fand, daß unter den getesteten Anstaltsinsassen mit Phenylketonurie kaum Neger und Juden vertreten waren. Untersuchungen in Israel (COHEN *et al.*, 1961; SZEINBERG *et al.*, 1969) bestätigen diese Ergebnisse für die *aschkenasischen* Juden. Unter 201 808 in den Jahren 1964—1969 mit dem Screening-Programm erfaßten Neugeborenen wurden 9 Kinder mit klassischer Phenylketonurie entdeckt. Hiervon waren 2 Kinder arabischer Herkunft, die übrigen waren *orientalisch*-jüdischer Abstammung (SZEINBERG u. COHEN, 1971). Die Hyperphenylalaninämie scheint aber sowohl bei Juden aschkenasischer als auch orientalischer Herkunft vorzukommen (SZEINBERG *et al.*, 1969). Bemerkenswert ist ferner das seltene Vorkommen der Phenylketonurie in Finnland (VISAKORPI *et al.*, 1971). Unter 71 135 getesteten Neugeborenen wurde keine Phenylketonurie entdeckt. Bei der Untersuchung von 3 685 Schwachsinnigen wurde in 2 Fällen die Phenylketonurie nachgewiesen. Für Finnland wird von den Autoren eine Häufigkeit der Phenylketonurie von weniger als 1 :100 000 angenommen.

8. Altersverteilung und Todesursache

In Arbeiten über die Altersverteilung der Phenylketonurie-Patienten fällt auf' daß eine erhebliche Abnahme der Fallzahlen jenseits des 30. Lebensjahres festgestellt werden kann (LANG, 1955; BLEHOVA, 1960; PARTINGTON, 1961). Nach PARTINGTON besteht kein Unterschied in der Altersverteilung zwischen Patienten mit Phenylketonurie und solchen anderer Schwachsinnsursachen. Da die Publikationen über die Altersverteilung aus Anstalten für schwachsinnige Patienten stammen, liegt es nahe, Infektionskrankheiten verschiedener Art als Ursache für das frühe Absterben der Phenylketonurie-Patienten verantwortlich zu machen, eine Annahme, die von PARTINGTON eindrucksvoll bestätigt worden ist.

9. Geschlechtsverteilung der Phenylketonurie

In älteren Publikationen ist keine signifikante Differenz über einen unterschiedlich hohen Befall beider Geschlechter festzustellen. JERVIS berichtete 1954 über 237 Mädchen und 228 Knaben mit einer Phenylketonurie. Um so überraschender war das Ergebnis einer Gemeinschaftsstudie, über die 1970 erstmalig berichtet wird (DOBSON u. WILLIAMSON, 1970; HSIA u. DOBSON, 1970; KOCH *et al.*, 1971; WILSON *et al.*, 1971). In dieser Untersuchungsserie aus verschiedenen Zentren der USA finden sich 60 Knaben und 30 Mädchen. Die Ursache für den signifikanten Unterschied in dieser Gemeinschaftsstudie ist unklar. Diskutiert wird u.a. eine in beiden Geschlechtern unterschiedliche Beeinflussung des Phenylalaninstoffwechsels, besonders in der Neugeborenenperiode. MACHILL u. KNAPP (1971) sahen in ihrem Bereich unter 350 000 getesteten Neugeborenen 29 Kinder mit den Kriterien einer klassischen Phenylketonurie; 18 hiervon waren Knaben und 11 Mädchen. WILSON *et al.* berichteten 1971 über die transitorische Hyperphenylalaninämie Frühgeborener und Neugeborener. Von 55 Kindern mit einer durch Unreife bedingten Hyperphenylalaninämie waren 26 Knaben und 49 Mädchen.

III. Klinik der klassischen Phenylketonurie

1. Allgemeine klinische Symptomatologie

Bei der meist nach normalem Schwangerschaftsverlauf erfolgenden Geburt der Phenylketonurie-Kinder ist keinerlei abnorme Reaktion und kein pathologischer Organbefund feststellbar. Auch gibt es für diese Krankheit kein charakteristisches klinisches Symptom, durch das eine Diagnose allein aus klinischer Sicht möglich wäre. Nur bei genauer Beobachtung — im allgemeinen aber erst retrospektiv — sind bei einem Teil der Patienten bereits in den ersten Lebensmonaten Hinweise für das Vorliegen der Krankheit vorhanden. Bei fast der Hälfte von 36 Phenylketonurie-Kindern bestand nach PARTINGTON (1961b) gehäuftes Spucken und Erbrechen. Von diesen waren 3 wegen spastisch hypertropher Pylorusstenose operiert worden. Von sehr exakt beobachtenden Eltern wurde eine besondere Reizbarkeit und Erregbarkeit bei einem Teil dieser Kinder angegeben. Schon in den ersten Lebensmonaten bemerkten einige Mütter den unangenehmen Körpergeruch ihrer Kinder nach Mäusekot oder Pferdestall. Bereits im 1. Lebensquartal wiesen einige Säuglinge in den von PARTINGTON zusammengestellten Krankheitsverläufen Hautveränderungen vor allem am Rumpf auf, die als Dermatitiden oder Ekzeme angesehen werden konnten, obwohl ein Ekzem in dieser Altersperiode im allgemeinen noch nicht aufzutreten pflegt. Bei einigen Kindern traten Krampfanfälle auf, bevor eine Verzögerung der geistigen Entwicklung erkennbar war. Immerhin war mindestens die Hälfte der von PARTINGTON untersuchten Patienten in den ersten Lebensmonaten symptomfrei (PARTINGTON, 1971b).

Bei etwa 90% der Patienten besteht eine allgemeine Pigmentarmut mit heller Haut, blauen Augen und heller Farbe der Haare (SCHREIER, 1965). Nach COWIE u. PENROSE (1951) hängt die Haarfarbe der nichtbehandelten Phenylketonurie-Patienten von ihrer rassischen Herkunft ab. So haben Japaner (SHIZUME u. NARUSE, 1958) und nordamerikanische Indianer (PARTINGTON, 1961a) mit einer Phenylketonurie braunes statt schwarzes Haar. Ähnlich verhält es sich mit der Pigmentierung der Iris (BERG u. STERN, 1968). Die Zugabe von Tyrosin zur Nahrung führte zu stärkerer Pigmentierung des Haares (SNYDERMAN *et al.*, 1955; PARTINGTON, 1963). Auch die Behandlung mit einer phenylalaninarmen Kost normalisierte die Pigmenteinlagerungen in das Haar (PARTINGTON, 1963). Die Haut der kranken Kinder fällt nicht nur durch die Pigmentarmut, sondern auch durch die samtartige, weiche Beschaffenheit mit einer besonderen Empfindlichkeit für kleinere Traumen auf. Ekzematöse Veränderungen wurden bereits von JERVIS (1937) beobachtet. Angaben über die Häufigkeit von Ekzemen, Dermatitiden und seborrhoischen Veränderungen an der Haut von Phenylketonurie-Patienten schwanken erheblich (PAINE, 1957; KNOX, 1972; FLEISHER u. ZELIGMAN, 1960).

Bei einigen Kindern wurden papulöse Efflorescenzen im Gesicht und an den Extremitäten beobachtet (SCHREIER, 1965). Eine besondere Photosensibilität besteht jedoch bei dieser Krankheit nicht (HASSEL u. BRUNSTING, 1959). Bei den nichtbehandelten Patienten bleiben die gelegentlich schweren ekzematösen Hautveränderungen bis in das Erwachsenenalter bestehen. Wird eine Behandlung begonnen, so stellt sich eine Besserung oder Heilung ein (PARTINGTON, 1971). Bei 3 Kindern mit einer Phenylketonurie bestand gleichzeitig eine Sklerodermie (DRUMMOND *et al.*, 1966; JABLONSKA *et al.*, 1967; KORNREICH *et al.*, 1968). Weitere Veränderungen sind an den Zähnen und am Skeletsystem zu beobachten. Abgesehen von der Mikrocephalie (PAINE, 1957) die bei etwa der Hälfte der unbehandelten Phenylketonurie-Patienten zu finden sein dürfte und sicherlich eine Folge mangelnden Hirnwachstums ist, wird eine Prominenz des Oberkiefers mit erweiterten Interdentalspalten beschrieben (WOOLF u. VULLIAMY, 1951; LANG, 1954; WRIGHT u. TARJAN, 1957).

Bei den diätetisch behandelten Patienten ist — wahrscheinlich in Korrelation zur erniedrigten Phenylalaninkonzentration — eine Spiculabildung der Epiphysenfugen langer Röhrenknochen beobachtet worden. Sie sind als Symptom eines Phenylalaninmangels anzusehen (FISCH *et al.*, 1966; v. BRENNDORF u. HAGGE, 1970). BLAINEY u. GULLIFORD (1956) sind der Ansicht, daß Schmelzhypoplasien bei der Phenylketonurie gehäuft auftreten. Sie sollen hier häufiger vorkommen als bei anderen mit Schwachsinn einhergehenden Krankheiten (MYERS *et al.*, 1968).

Die Körperlänge entspricht meist der Norm. Insgesamt ist jedoch eine leichte Tendenz zur Unterlänge zu erkennen (PAINE, 1950).

2. Neurologische Symptomatik

Auch die neurologischen Symptome bei der Phenylketonurie sind unspezifisch. Sie werden auch bei Hirnschäden anderer Ursachen in ähnlicher Ausprägung gefunden. Wichtig ist der Hinweis von FRENCH *et al.* (1961), daß sich bereits in den ersten Lebensmonaten Abweichungen vom normalen Reflexverhalten der Säuglinge ergeben können. Neben persistierenden tonischen Reflexen sind z.B. eine herabgesetzte placing-Reaktion (Steigreaktion) sowie andere Abweichungen vom altersentsprechenden Reflexmuster zu beobachten. Bereits JERVIS (1937) hat beobachten können, daß sich unter 50 Patienten nur bei etwa einem Drittel keine neurologischen Ausfallserscheinungen nachweisen ließen, bei etwa einem weiteren Drittel waren die neurologischen Symptome leichter und in den restlichen Fällen schwerer Art. Nach COWIE (1971) scheint eine Korrelation zu bestehen zwischen der Ausprägung der neurologischen Symptomatik und dem Grad des dementiven Abbaues der Patienten. CROME u. PARE waren schon 1960 zu der Ansicht gelangt, daß bei ihren Patienten mit höherer Intelligenz kaum oder gar keine neurologischen Ausfälle nachweisbar waren. Unter 106 Patienten fand PAINE (1957) ebenfalls schwere neurologische Ausfallserscheinungen bei den höhergradig schwachsinnigen Kranken. Nach GRÜTER (1963) ist bei Kindern vom 2. Lebenshalbjahr an in einem hohen Prozentsatz mit extrapyramidal-motorischen Phänomenen zu rechnen. Sogar einer seiner Patienten mit normalem Intelligenzquotienten wies diskrete Hinweise für eine cerebralbedingte Bewegungsstörung auf.

Zu den häufigsten neurologischen Auffälligkeiten bei der Phenylketonurie gehören gesteigerte Muskeldehnungsreflexe, Fuß- und Patellarklonien, Tremor der ausgestreckten Hand und Hypertonus der Muskulatur. Nicht selten treten jedoch auch ausgeprägte Hypotonien oder ein wechselnder Muskeltonus auf (SCHRAPPE, 1952).

Zu den schweren neurologischen Krankheitszeichen, wie sie von JERVIS (1954) bei seinen Patienten beobachtet worden sind, gehören spastische Lähmungen und Diplegien, eindeutige Pyramidenbahnsymptome und als Spätzeichen Kontrakturen. In 6% der von PAINE (1957) beobachteten 106 Patienten fanden sich spastische Para- und Tetraplegien.

Selten pflegen extrapyramidale Bewegungsstörungen zu fehlen. Es werden choreoathetoide Hyperkinesen der Hände und Finger beobachtet. Myoklonien können auftreten. Sowohl pyramidale Funktionsausfälle als auch extrapyramidale Störungen können Haltung und Willkürmotorik der Patienten beeinflussen (GRÜTER, 1963). Charakteristisch ist für viele Kranke der Sitz mit angezogenen Beinen und einer Beugung der großen Gelenke, der sog. Schneidersitz. Nach

DELAY *et al.* (1948) können Stereotypien und Manierismen bei Phenylketonurie-Patienten besonders häufig auftreten. Es werden rhythmische Bewegungen der Arme, Hände und Finger beschrieben, z.B. wie beim Pillendrehen, ferner nestelnde, manchmal ticartige Bewegungsabläufe der Hände und Finger.

3. Epilepsie bei Phenylketonurie

Unter den 418 Fällen von JERVIS (1954) und PAINE (1957) traten in 26% Krampfanfälle auf. Nach HACKNEY *et al.* (1968) pflegen die Anfälle meist zwischen dem 6. und dem 18. Lebensmonat erstmalig in Erscheinung zu treten und nur selten über das 10. Lebensjahr hinaus anzudauern. Neben grand-mal-Zuständen treten vor allem auch altersabhängige Anfallsformen auf, z.B. Blick-Nick-Salaam-Krämpfe in der Säuglingszeit und myoklonisch-astatische Anfälle im Kleinkindesalter. LÜTCKE (1971a) fand unter 84 Patienten in 24 Fällen (= 28,6%) im EEG eine Hypsarrhythmie als Hinweis auf eine Krampfaktivität im Rahmen der BNS-Krämpfe.

Veränderungen im EEG scheinen viel häufiger aufzutreten als Krampfanfälle. PAINE beschrieb 1957 in 79% seiner Patienten pathologische Veränderungen im EEG. In nur 26% seiner Fälle waren Krampfanfälle aufgetreten. Bei 19 Kranken, die FOIS *et al.* (1955) beobachteten, haben 9 Krämpfe gehabt, bei 18 konnte jedoch eine Erregbarkeitssteigerung im EEG nachgewiesen werden. Die umfangreichste Zusammenstellung von EEG-Auswertungen bei der Phenylketonurie stammt von LÜTCKE (1968, 1971a). Es wurde eine deutliche Abhängigkeit gefunden zwischen Alter der Kinder bei Behandlungsbeginn und der Häufigkeit von BNS-Krämpfen bzw. EEG-Veränderungen im Sinne einer Hypsarrhythmie. Setzte die Behandlung nach dem 3. Lebensmonat ein, so kam es in bis zu 50% der Kinder zum Auftreten dieser besonders bösartigen Anfallsform, allerdings nicht immer mit entsprechendem Korrelat im EEG. Irreguläre spike-wave-Aktivität wurde in 49 von 84 Patienten gesehen und Foci bzw. eine focale Akzentuierung in 25 von 84 Fällen mit Phenylketonurie. Bemerkenswert ist die Beobachtung von LÜTCKE (1971b), daß auch bei Kindern mit Behandlungsbeginn im 1. Lebensmonat EEG-Veränderungen unter diätetischer Therapie im 1. Lebensjahr nicht völlig ausgeschlossen sind. Bei einem Kind dieser Gruppe wurde wiederholt eine irreguläre spike-wave-Aktivität gefunden. Setzte die Behandlung erst im 2. Lebensmonat ein, so konnte in mehreren Fällen ein pathologisch verändertes EEG bereits im Laufe des 1. Lebensjahres beobachtet werden. Konnte erst zwischen dem 3. und 6. Lebensmonat mit einer diätetischen Therapie begonnen werden, so zeigten sich bei 3 von 8 Kindern im EEG Veränderungen im Sinne einer Hypsarrhythmie und bei einem dieser Fälle auch BNS-Krämpfe. Zu ganz ähnlichen Ergebnissen gelangten auch BLASKOWICS u. PODOSIN (1971) bei ihren 21 Kindern, deren Behandlung innerhalb der ersten 3 Lebensmonate einsetzte. Auch unter ganz exakter Einstellung der diätetischen Therapie traten später bei einigen Kindern abnorme Hirnstromkurven auf. Bei Beginn der diätetischen Behandlung in den ersten 3 Lebensmonaten sind EEG-Untersuchungen nach Ansicht von BLASKOWICS u. PODOSIN eine gute Methode für die Beurteilung des Therapieregimes bei Phenylketonurie. Nach STADLER (1961) besteht eine Beziehung zwischen dem Grad der EEG-Veränderungen und der Schwere der Intelligenzstörung sowie dem Ausmaß pneumencephalographischer Befunde bei seinen 9 Phenylketonurie-Kindern. Es lag jedoch keine Korrelation der EEG-Befunde zur Höhe der Phenylalaninkonzentration in Serum und Liquor cerebro-spinalis vor. Bei Beginn der Therapie mit phenylalaninarmer Diät und exakter Einstellung der Phenylalaninkonzentration des Blutes wird über eine Besserung der Krampfanfälle und der EEG-Befunde berichtet (LOW *et al.*, 1966; WOOLF *et al.*, 1961).

4. Störungen der Intelligenzentwicklung und Verhaltensauffälligkeiten

Schwachsinn ist das führende Symptom der unbehandelten Patienten mit Phenylketonurie. Nach JERVIS (1937, 1954) ist bei der Phenylketonurie in etwa 70% der Patienten mit einem IQ von weniger als 20 zu rechnen, wenn keine diätetische Behandlung erfolgt. PENROSE (1946) kommt zu dem Schluß, daß etwa 60% der Phenylketonurie-Patienten einen IQ von weniger als 20 aufweisen, und PAINE (1957) errechnete, daß der IQ bei 84% der unbehandelten Fälle unter 30 liegt und in 98% der Kranken unter 50%. Immer wieder ist aber auch über Fälle von ganz oder annähernd normaler Intelligenz berichtet worden, bei denen biochemisch alle Befunde einer klassischen Phenylketonurie nachweisbar waren (HSIA *et al.*, 1968; MABRY, 1971). Bis 1968 wurden 43 ältere Patienten mit normaler Intelligenzentwicklung beschrieben. Sie wurden von HSIA *et al.* (1968) zusammengestellt. MABRY (1971) bezeichnete diese Fälle als *atypische Phenylketonurie*, weist aber darauf hin, daß es sich um eine heterogene Gruppe von Patienten handelt, z. B. um Kinder, deren Geschwister eine klassische Phenylketonurie mit Intelligenzdefekt aufweisen. Darüberhinaus befinden sich Patienten in dieser Gruppe, die nach den biochemischen Kriterien in die Gruppe der permanenten oder transitorischen Hyperphenylalaninämie (s. S. 312) eingestuft werden müssen (STEPHENSON u. MCBEAN, 1967; CASTELLS *et al.*, 1968). Von HSIA *et al.* (1968) wird die Zahl der Fälle mit atypischer Phenylketonurie auf etwa 1% aller Phenylketonurie-Patienten geschätzt. Es ist nicht bekannt, welche Faktoren eine so unterschiedliche Ausprägung der Intelligenzentwicklung bedingen, zumal alle biochemisch faßbaren Merkmale bei Patienten mit atypischer Phenylketonurie sich nicht von denjenigen bei der klassischen Form der Krankheit unterscheiden.

JERVIS (1937, 1954) vertrat aufgrund seiner eingehenden Untersuchungen von Phenylketonurie-Patienten zunächst die Ansicht, daß Stoffwechseldefekt und Schwachsinn genetisch bedingt wären, beide aber unabhängig voneinander auftreten würden. Spätere Untersuchungen deckten regelmäßig wiederkehrende Symptome hirnorganischer Veränderungen bei der Analyse des Schwachsinns im Rahmen der Phenylketonurie auf (Lit. s. GRÜTER, 1963). Damit lag die Annahme nahe, daß der Schwachsinn eine Folge des Stoffwechseldefektes sein müßte und somit vermutlich ein über Monate oder Jahre ablaufender Prozeß zur Schädigung des Zentralnervensystems führt (BLAINEY u. GUILLIFORD, 1956; BICKEL u. GRÜTER, 1957; WOOLF *et al.*, 1958; GRÜTER, 1963). Weitgehende Übereinstimmung besteht ferner darüber, daß Phenylketonurie-Patienten bei der Geburt noch keine Störung der Hirnfunktion aufweisen, sondern daß die Schädigung erst allmählich im Laufe der ersten Monate einsetzt (BRIMBLECOMBE u. STONEMAN, 1958; WOOLF, 1958).

MURPHY berichtete 1958 von der Beobachtung einer Mutter, die bereits 3 Kinder mit Phenylketonurie hatte, daß sie bei einem weiteren 6 Wochen alten Säugling die gleiche Unruhe und Erregbarkeit bemerkt hatte wie bei den kranken Geschwistern. Eine ähnliche Beobachtung wird von ARMSTRONG (1957) geschildert. Ein bis dahin unauffällig entwickelter Säugling von 5 Monaten war der Mutter als besonders unruhig, übererregbar und schreckhaft aufgefallen. GRÜTER (1963) erwähnt einen selbst beobachteten Fall, bei dem im Alter von knapp 6 Monaten bereits ein IQ von nur 40 festgestellt worden war. In seiner Aufstellung über insgesamt 23 Säuglinge mit einem Alter bis zu 6 Monaten findet sich sonst nur noch ein Patient von WOOLF *et al.* (1958) mit einem IQ von 50—60 im Alter von 4 Monaten. Bei allen weiteren Säuglingen dieser Altersperiode wurde eine normale Entwicklung festgestellt. Erst bei Kindern jenseits des 6. Lebensmonats wird — in Abhängigkeit vom Lebensalter — über schwere Störungen der Entwicklung berichtet. Bei 11 Kindern im Alter von 6—13 Monaten, die von GRÜTER (1963) entweder selbst beobachtet oder deren Krankheitsverläufe aus Literaturhinweisen entnommen worden sind, besteht eine deutlich fallende Tendenz des EQ in Abhängigkeit vom Lebensalter von 100 bis etwa 21 (WOOLF *et al.*, 1958). GRÜTER (1963) kommt aufgrund seiner Literaturstudien und eigenen Untersuchungen zu dem Schluß, daß die schweren Entwicklungsstörungen bei Patienten mit Phenylketonurie wahrscheinlich nicht vor dem 4. Lebensmonat einsetzen, jedoch bei allen Säuglingen jenseits des 6. Lebensmonats deutlich werden, eine Annahme, die mit den schon früher nachweisbaren Veränderungen im EEG nicht in Einklang zu bringen ist (s. S. 319).

LANG (1955) hat 155 Patienten mit Phenylketonurie aus der Literatur zusammengestellt, bei denen in verschiedenen Lebensaltern eine Intelligenzuntersuchung vorgenommen worden war. Bei allem Vorbehalt, der sich aus der Anwendung differenter Testmethoden ergibt, zeigte sich doch, daß bis zum 10. Lebensjahr eine fortschreitende Verminderung des durchschnittlichen Intelligenzquotienten auftrat. Es wird für dieses Lebensalter ein Durchschnittswert von etwas weniger als 20 errechnet. Anschließend ist ein allmählicher Anstieg des IQ zu verzeichnen, der auf das Absterben der am schwersten betroffenen Kranken zurückgeführt werden kann. LANG zieht aus diesen Befunden den Schluß, daß bis zum 10. Lebensjahr eine nachwirkende Schädigung der zentralnervösen Substanz besteht. GRÜTER (1963) ist besonders der Frage nachgegangen, ob eine über Jahre nachwirkende Noxe wirksam wird, und zwar anhand von Längsschnittuntersuchungen seiner eigenen unbehandelten Patienten und entsprechender Literaturhinweise. Er fand bei 12 eigenen Patienten eine Leistungsminderung mit Verlust von bereits erlernten Fähigkeiten, wie Sitzen, Laufen und Sprechen. Auch die von GRÜTER zusammengestellten Verlaufsuntersuchungen zeigen, daß sich der IQ oder EQ ausnahmslos noch bis zum 8. Lebensjahr verschlechtert. Nach dem 14. Lebensjahr wurde ein Absinken des IQ dagegen nicht mehr beobachtet.

Bemerkenswert vielfältig ist auch das psychische Verhalten der unbehandelten Phenylketonurie-Patienten. So soll die überwiegende Zahl der Kinder apathisch und vollkommen uninteressiert an ihrer Umwelt sein. Bereits JERVIS (1954) beschrieb aber auch Zustände von Unruhe, die sich bis zur Erethie verstärkten. GRÜTER fand bei 10 Kindern ebenfalls eine Überaktivität und bei einer gleichen Zahl eine Verminderung des Antriebs. Auch sah er eine Neigung zum Autismus bei den Patienten, die er nicht nur mit der niedrigen Intelligenz der Kinder erklären konnte. Bei 2 seiner Patienten kam es im Laufe der Kindheit zu einem Wandel ihrer Verhaltensweisen. Es wechselten Antriebslosigkeit mit überschießender und unfixierbarer Aktivität. WRIGHT u. TARJAN (1957) gaben eine ausführliche Analyse des Verhaltens ihrer unbehandelten Patienten. Keines der Kinder konnte als freundlich, sanft oder fröhlich bezeichnet werden, vielmehr handelt es sich meist um unruhige Patienten mit sprunghafter oder scheuer und ängstlicher Wesensart. Ihre Hyperaktivität bis hin zur Erethie, die unkontrollierbaren Stimmungsausbrüche und die Reizbarkeit der Kinder sind Gründe, die zur Asylierung der Patienten zwingen. Diese Auffälligkeiten im Verhalten der Patienten, die ein längeres Verbleiben innerhalb ihrer Familien sehr erschweren, können die Indikation zur Einführung einer kontrollierten diätetischen Behandlung verstärken (s. S. 351), auch dann, wenn die Intelligenzentwicklung wenig oder gar nicht beeinträchtigt ist (SUTHERLAND *et al.*, 1960).

Untersuchungen mit dem Ziel, ein Profil der Intelligenzleistungen der Patienten aufzustellen, sind von GRÜTER (1963) durchgeführt worden. Hierfür war besonders geeignet ein Kind mit nur geringer Hirnschädigung, das im Alter von 6,9 Jahren einen IQ von 90 aufwies. Die spezielle Strukturanalyse ergab einen Rückstand in einzelnen Bereichen, so daß ein dissoziiertes psychisches Entwicklungsbild zu erkennen war. Neben einer begrenzten Formauffassung ergab sich speziell ein Mangel in der Integration von Form und Bewegung. Bei den imbezillen Patienten waren in den Bereichen Lernen und Materialbeherrschung nur geringere Leistungen zu erhalten als sie dem jeweiligen Entwicklungsalter entsprechen würden. Aufgaben jedoch, die die Körperbeherrschung betreffen, lagen in ihren Ergebnissen dagegen regelmäßig in der vom Entwicklungsalter gesetzten Erwartung.

Bei Auswertung seiner eigenen Patienten und der publizierten Fälle kommt Grüter zu dem Schluß, daß Art und Ablauf psychischer Symptomatik bei der Phenylketonurie sichere Merkmale organischer Genese aufweisen, darüber hinaus aber auch einem bestimmten Schema folgen, das bei anderen Krankheiten bisher nicht bekannt war. Außerdem gelangt Grüter zur Ansicht, daß es sich bei der Phenylketonurie nicht um eine einmal abgelaufene Hirnschädigung handelt, sondern um eine über Jahre wirksam bleibende Noxe, deren Effekt am Zentralnervensystem bis zum 8. Lebensjahr deutlich, dann noch bis zur Pubertät in minimaler Form nachweisbar ist. In diesem Zusammenhang unterscheidet Grüter in dem psychischen Gesamterscheinungsbild der Kranken zwischen einer irreversiblen „defektuösen" Grundstruktur und einem reversiblen, toxisch bedingten Anteil der Hirnfunktionsstörung. Seiner Meinung nach sind die außerintellektuellen Symptome der Krankheit in ihrer Ausprägung in erheblichem Maße abhängig von der Konzentration der pathologischen Stoffwechselprodukte im Blut und im Gehirn der Kinder. Auf diesen wichtigen Punkt wird im Therapiekapitel noch einmal einzugehen sein (s. S. 351).

5. Psychische Erkrankungen und EEG-Veränderungen bei Heterozygoten in Familien mit Phenylketonurie

Penrose (1935b) beschrieb eine Familie, in der sich ein schwer cerebralgeschädigter Patient mit einer Phenylketonurie befand. Sechs Mitglieder dieser Familie, möglicherweise heterozygot für das Phenylketonurie-Gen, wiesen Symptome einer Psychose auf, die im Alter von etwa 50 Jahren einsetzten. Drei weitere Angehörige dieser Familie waren schwachsinnig. Munro (1947) fand in 47 Familien von Phenylketonurie-Patienten zweimal so häufig Psychosen wie in 653 Familien, in denen sich Schwachsinnige anderer Ursache als Phenylketonurie befanden. In sehr eingehenden Untersuchungen von Perry *et al.* (1966) und Blumenthal (1967) konnten diese älteren Resultate bei den Untersuchungen von Familienangehörigen jedoch nicht bestätigt werden. In der Arbeit von Blumenthal waren 108 heterozygote Genträger (Eltern von Kindern mit Phenylketonurie) bezüglich des Auftretens psychischer Erkrankungen verglichen worden mit 102 Müttern und Vätern von Kindern mit Schwachsinn anderer Genese und 121 Müttern und Vätern von Kindern mit cystischer Pankreasfibrose. Es muß heute als unwahrscheinlich angesehen werden, daß heterozygote Familienangehörige aus Phenylketonurie-Familien signifikant gehäuft an Psychosen aller Art, z.B. an Schizophrenie erkranken sollen.

Bemerkenswert sind dagegen die Resultate bei EEG-Untersuchungen in Familien mit Phenylketonuriekranken. Cowie (1951) fand unter 22 Personen aus solchen Familien in 3 Fällen im EEG Hinweise für eine epileptische Funktionsstörung. Fisch *et al.* (1965) fanden 3 abnorme EEG bei 34 heterozygoten Erwachsenen (Eltern) und 9 von 21 Geschwistern von Phenylketonurie-Kindern. Krampfanfälle waren in keinem der Fälle aufgetreten. Damit ergibt sich die Frage, ob bei den heterozygoten Genträgern eine Beziehung besteht zwischen einer Störung im Intermediärstoffwechsel und den abnormen Befunden im EEG. Eine Klärung dieser Frage ist bisher nicht erfolgt.

6. Pathologische Anatomie des Zentralnervensystems bei Phenylketonurie

Es wurde bereits bei Erörterung der klinischen Symptomatik auf die Häufigkeit der Mikrocephalie hingewiesen, die schon von JERVIS (1937) festgestellt worden war. Pathologisch-anatomisch beruht der Mikrocephalus der Patienten auf einem stark herabgesetzten Gewicht der Hirnsubstanz. Aus einer Zusammenstellung von insgesamt 24 Fällen (CROME u. PARE, 1960; CROME, 1971) ergibt sich, daß bei 16 Patienten das Hirngewicht auf weniger als 90% der Norm vermindert war und nur in 2 Fällen mehr als 90% der Norm betrug. Bei den übrigen Patienten fehlten entsprechende Angaben in den Publikationen. Es handelte sich in allen Fällen um unbehandelte oder zu spät behandelte Patienten. Gelegentlich wurden sogar erheblich reduzierte Hirngewichte angegeben (BECHAR *et al.*, 1965; FORSSMAN *et al.*, 1967). Die Untersuchung des Gehirns eines im Alter von 14 Monaten an Pneumonie und Meningitis verstorbenen Kindes, welches von der 5. Lebenswoche an diätetisch behandelt worden war, wies ein normales Gewicht auf und zeigte auch neurochemisch keine Abweichungen von der Norm (CROME, 1971).

Die Gesamtmenge der weißen Hirnsubstanz ist im Verhältnis zur grauen Substanz deutlich reduziert. Es wurden Vacuolisierungen der weißen Substanz in von Fall zu Fall sehr unterschiedlichem Ausmaße beschrieben (BECHAR *et al.*, 1965; MALAMUD, 1966). CROME (1971) sah eine fibröse Gliose der weißen Substanz auch im Gehirn des erfolgreich diätetisch behandelten 14 Monate alten Kleinkindes. Neben diesen diffusen Veränderungen, vor allem der weißen Substanz, fielen diskrete, narbig veränderte Herde auf, die möglicherweise eine Folge der Krampfanfälle bei den Patienten sein könnten.

Es sei bereits hier hingewiesen auf die Untersuchungen von AGRAWAL *et al.* (1971). Mit steigenden Dosen von Phenylalanin (0,5—2,0 mg/g Körpergewicht) wurde der Einbau von ^{35}S-Methionin sowohl in die Proteolipidkomponente des Hirneiweißes als auch in die unlösliche Eiweißfraktion bei 18 Tagen alten Ratten signifikant vermindert (AGRAWAL, 1969).

Den histologischen Veränderungen liegen erhebliche neurochemische Abweichungen zugrunde, auf die in zahlreichen Untersuchungen von Hirnsubstanz der Phenylketonurie-Patienten hingewiesen worden ist (CROME *et al.*, 1962; GERSTL *et al.*, 1967; PRENSKY *et al.*, 1968; CUMINGS *et al.*, 1968; MENKES, 1968). Bei erhöhtem Wassergehalt des Gehirns war eine Abnahme der Cerebrosidfraktion und des Cholesteringehalts nachweisbar. Auch sind Verschiebungen innerhalb der Proteolipidfraktion bei der säulenchromatographischen Fraktionierung über Kieselgel beobachtet worden. Die chemischen Veränderungen der Hirnsubstanz sind nicht spezifisch für die Phenylketonurie, sondern sind in ähnlicher Ausprägung auch bei anderen hereditären Krankheiten des Aminosäurenstoffwechsels gesehen worden, so z. B. bei der Ahornsirupkrankheit (vgl. S. 387).

7. Biochemische Besonderheiten bei der Phenylketonurie

Fast alle dem Organismus mit der Nahrung zugeführten Eiweiße enthalten zwischen 4 und 6% Phenylalanin. Nach Resorption durch den Darm und Verteilung im Organismus findet Phenylalanin Verwendung erstens zur Synthese körpereigenen Eiweißes, zweitens als wichtiges Ausgangsprodukt im Intermediärstoffwechsel und drittens kann es im Pool der freien Aminosäuren der Körperflüssigkeiten und in den verschiedenen Geweben verbleiben. Wie bei allen Aminosäuren kann nur die physiologische L-Form des Phenalalanins verwertet werden. Wird dem Organismus D-Phenylalanin zugeführt, so wird es oxydativ desaminiert durch die D-Aminosäurenoxydase. Durch diese Reaktion entsteht Phenylbrenztraubensäure, die mit dem charakteristischen Stoffwechselprodukt bei Phenylketonurie identisch ist (KOTAKE *et al.*, 1922). Wird daher z.B. DL-Phenylalanin zur oralen Belastungsprobe benutzt, kann durch den besonderen Stoffwechsel der D-Form eine abnorme Stoffwechsellage vorgetäuscht werden.

Bereits in seiner ersten Mitteilung über die Phenylketonurie konnte FÖLLING (1934) über den Nachweis von Phenylbrenztraubensäure als Stoffwechselprodukt im Urin seiner Patienten berichten. Wenige Jahre später (1938a) gelang ihm der Nachweis von erhöhter Konzentration an Phenylalanin im Blut der Kranken. JERVIS (1947) wies auf den Stoffwechselblock hin, da nach oraler Gabe von Phenylalanin keine Erhöhung der Tyrosin-Konzentration festzustellen war. Eine Aufklärung der biochemischen Reaktionen erfolgte durch KAUFMAN (1958, 1959, 1963, 1967).

An der Reaktion sind zunächst 2 Enzyme beteiligt, die Phenylalaninhydroxylase und die Dihydropteridinreductase. Außerdem wird von KAUFMAN das 7,8-Dihydrobiopterin als essentieller Cofaktor angenommen. Im in vitro-Versuch muß diesem Ansatz Dihydrofolatreductase zugesetzt werden, um eine initiale Katalyse von 7,8-Dihydrobiopterin zu Tetrahydrobiopterin zu erhalten. Von WALLACE *et al.* (1957) und von MITOMA *et al.* (1957) war bereits vermutet worden, daß nur ein Enzym im Lebergewebe von Phenylketonurie-Patienten nicht in ausreichender Aktivität nachweisbar ist. Diese Ergebnisse wurden 1958 von KAUFMAN bestätigt und gleichzeitig dahingehend vervollständigt, daß bei Phenylketonurie-Patienten im Lebergewebe ein normaler Gehalt an Cofaktor vorhanden ist. Auch die Aktivität von Dihydropteridinreductase war im Lebergewebe der Patienten in normaler Intensität nachweisbar. Über den Stoffwechsel von L-Phenylalanin und L-Tyrosin s. Abb. 1 u. 7.

Eine ausführliche Studie über das Phenylalanin-hydroxylierende System von Säugetierlebergewebe und von menschlicher Leber wurde von KAUFMAN (1971) sowie FRIEDMAN u. KAUFMAN (1973) vorgelegt. Hier wird auf Enzymkinetik, Isoenzyme, Substratspezifität und verschiedene Bestimmungsmethoden für die Phenylalaninhydroxylaseaktivität eingegangen.

Nach UDENFRIEND (1966) kann Phenylalanin auch bei der klassischen Phenylketonurie zu etwa 3—6% zu Tyrosin hydroxyliert werden. Es ist möglich, daß dieser Umsatz durch die Aktivität der Tyrosinhydroxylase bedingt ist, ein Enzym, das der Phenylalaninhydroxylase hinsichtlich seiner physikalischen Eigenschaften sehr ähnlich ist. Nach KAUFMAN u. MAX (1971) ist bei der klassischen Phenylketonurie keine Aktivität der Phenylalaninhydroxylase im Lebergewebe der Patienten nachweisbar. Bei Patienten mit permanenter Hyperphenylalaninämie konnte dagegen eine Aktivität von etwa 5% der Norm gemessen werden ($3{,}7 \pm 0{,}7$ µmol Tyrosin/g Protein/60 min; bei Kontrollen 74 ± 15 µmol Tyrosin/g Protein/60 min).

Infolge der fehlenden (klassischen Phenylketonurie) oder stark herabgesetzten (Hyperphenylalaninämie-Varianten) Enzymaktivität im Lebergewebe kommt es zu erheblicher Erhöhung der Phenylalaninkonzentration im Plasma. Der Phenylalaninspiegel ist abhängig von verschiedenen Faktoren, vor allem aber von der Höhe der Proteinzufuhr. Nach PARTINGTON u. LEWIS (1963) besteht im 1. Lebenshalbjahr eine Plasmaphenylalaninkonzentration von 40—100 mg/100 ml (gegenüber maximal 0,1 µmol/ml = 1,65 mg/100 ml Blut bei Gesunden), gemessen mit der fluorimetrischen Methode von MCCAMAN u. ROBINS (1962). Später sinkt die Phenylalaninkonzentration auf durchschnittliche Werte von 20—30 mg/100 ml Blut ab. Deutliche Erhöhungen des Phenylalaninspiegels sind auch im Liquor cerebrospinalis und im Schweiß nachweisbar. Auch die Phenylalaninausscheidung mit dem Urin ist bei den Patienten stark erhöht. Ein Teil des zugeführten Phenylalanins wird auch in gebundener Form als Acetat oder an Hippursäure gekoppelt ausgeschieden (GRÜMER, 1961; BERRY *et al.*, 1963; GOLDSTEIN, 1963). Im Vergleich mit Gesunden wurde außerdem im Stuhl und in den Darmsekreten eine stark erhöhte Konzentration von Phenylalanin gefunden. Es ist nicht bekannt,

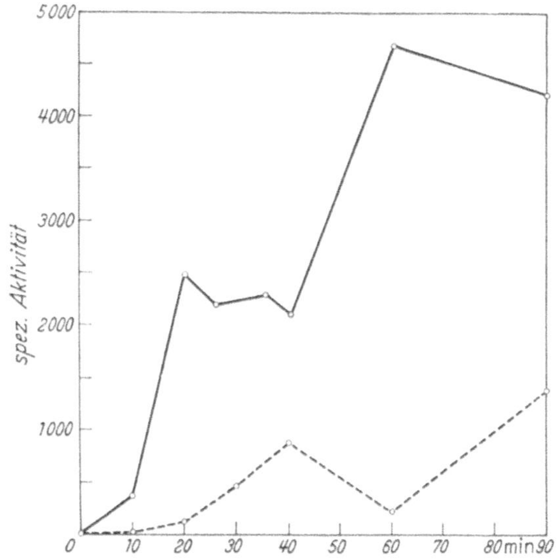

Abb. 4. Spezifische Aktivität (Imp./min/ml) im Serum nach oraler Applikation von ^{3}H-L-Arginin (33 μ C/kg). ------ Phenylketonurie $5^3/_4$ Jahre, Kontrolle, —— $5^1/_4$ Jahre. Nach LINNEWEH *et al.*: Klin. Wschr. **41**, 253 (1963)

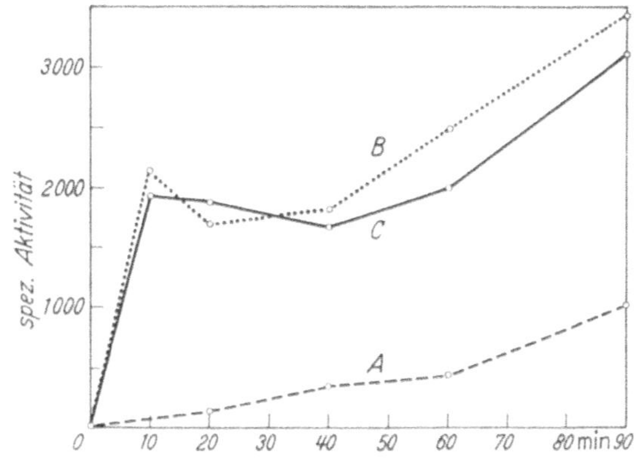

Abb. 5. Spezifische Aktivität (Imp./min/ml) im Serum nach oraler Applikation von ^{3}H-L-Leucin (23 μ C/kg). ---- Phenylketonurie, 7 Jahre, normale Ernährung; ······ Phenylketonurie, der gleiche Fall, phenylalaninarme Diät; ——— Kontrolle, 3 Jahre. Nach LINNEWEH *et al.*: Klin. Wschr. **41**, 253 (1963)

ob hier eine verminderte Resorption oder eine erhöhte Ausscheidung vorliegt (YARBO u. ANDERSON, 1966).

Auch normalerweise entstehen aus L-Phenylalanin durch eine Transaminase aromatische Säuren, die in geringer Menge im Urin nachweisbar sind. Dieser Abbauweg des Phenylalanins ist jedoch — geschlossen aus der Menge der Substanzen im Urin — nur von untergeordneter Bedeutung. Bei Patienten mit Phenylketonurie ist Phenylbrenztraubensäure auch im Blut nachweisbar und, zwar in einer Konzentration bis zu 1,78 mg/100 ml Blut. In hoher Konzentration erfolgt die Ausscheidung von Phenylbrenztraubensäure mit dem Schweiß. Nach

ARMSTRONG u. LOW (1957) besteht eine gewisse Korrelation zwischen dem Serumphenylalaninspiegel und der Phenylbrenztraubensäureausscheidung mit dem Urin. Erst bei Phenylalaninkonzentrationen von etwa 15 mg/100 ml Blut erscheint Phenylbrenztraubensäure in deutlich nachweisbarer Menge im Urin. Doch besteht eine erhebliche individuelle Schwankung bezüglich des Auftretens von Phenylbrenztraubensäure im Urin bei bestimmten Phenylalaninkonzentrationen des Blutes. Ein entscheidender Faktor scheint durch eine unterschiedliche Aktivität der Transaminasen gegeben zu sein. Fehlt die Transaminaseaktivität vollständig (ANDERSON *et al.*, 1966; AUERBACH *et al.*, 1967), so unterbleibt die Bildung aromatischer Säuren aus Phenylalanin.

An weiteren Abbauprodukten des Phenylalanins sind Phenylmilchsäure, Phenylessigsäure, letztere in konjugierter Form als Phenylacetylglutamin und o-Hydroxyphenylessigsäure im Urin der Patienten nachweisbar. Durch die Ausscheidung der Phenylessigsäure mit dem Urin und dem Schweiß entsteht der eigentümliche Körpergeruch der Patienten. Auf eine verminderte Resorption von Phenylalanin durch die Dünndarmschleimhaut weist die stark vermehrte Ausscheidung von Phenylessigsäure und Benzoesäure im Urin einer erwachsenen Patientin hin. Beide Substanzen entstehen durch bakterielle Zersetzung des Phenylalanins durch Dickdarmbakterien (WADMAN u. VAN DER HEIDEN, 1969). Im Urin dieser Patientin konnte außerdem Hydroxyphenylpropionsäure nachgewiesen werden, die durch bakterielle Zersetzung des Tyrosins im Dickdarm entstanden sein muß (VAN DER HEIDEN u. WADMAN, 1969). Von WADMAN *et al.* (1971) wurde die Urinausscheidung von Phenylbrenztraubensäure und Phenylmilchsäure mit abnehmender Phenylalaninzufuhr (bei diätetischer Einstellung des Patienten) verfolgt. Bei einer Serumphenylalaninkonzentration von 20 mg pro 100 ml ist die Ausscheidung dieser aromatischen Säuren bereits sehr gering. Sie sind praktisch nicht mehr nachweisbar bei einem Phenylalaninspiegel von 12 mg/100 ml.

Die Wirkung einer erhöhten Phenylalaninkonzentration des Blutes auf den *Aminosäurenstoffwechsel* wurde besonders von LINNEWEH u. EHRLICH (1962) untersucht. Ein Vergleich der Plasmaaminosäurenkonzentrationen von 14 Patienten mit Phenylketonurie und 10 Normalpersonen ergab, daß bei einer etwa 30fach erhöhten Phenylalaninkonzentration alle essentiellen Aminosäuren um 20—50% gegenüber dem Normbereich erniedrigt waren. EFRON *et al.* (1969) fanden ebenfalls signifikant erniedrigte Konzentrationen verschiedener Aminosäuren bei älteren Patienten mit Phenylketonurie und erhöhter Konzentration von Phenylalanin. Es handelte sich vor allem um die Blutspiegel der Aminosäuren δ-Aminobuttersäure, Alanin, Threonin, Prolin, Cystein, Valin, Methionin, Isoleucin und Leucin. Es wurde hier auch der Nachweis geführt, daß die tubuläre Rückresorption der Aminosäuren in den Nieren bei einer erhöhten Phenylalaninkonzentration des Blutes nicht gestört ist, so daß eine renale Ursache für die Aminosäurenimbalanz im Blut der Phenylketonurie-Patienten ausgeschlossen werden kann. LINNEWEH *et al.* (1963) gelang es, die Ursache dieser Aminosäurenimbalanz bei Phenylketonurie-Patienten aufzuklären. Nach oraler Applikation von ^{3}H L-Arginin sowie ^{3}H L-Leucin wurde eine verminderte Resorption dieser Aminosäuren bei Patienten mit Phenylketonurie nachgewiesen, solange eine erhöhte Phenylalaninkonzentration des Blutes bestand. Wurde diese durch eine diätetische Behandlung normalisiert, so lag auch die intestinale Resorption der ^{3}H-markierten Aminosäuren im Vergleich zu gleichaltrigen Kontrollkindern im Normbereich (Abb. 5). Auf die mögliche Bedeutung dieser Befunde für die Pathogenese des Schwachsinns bei der unbehandelten Phenylketonurie wird später einzugehen sein (s. S. 331).

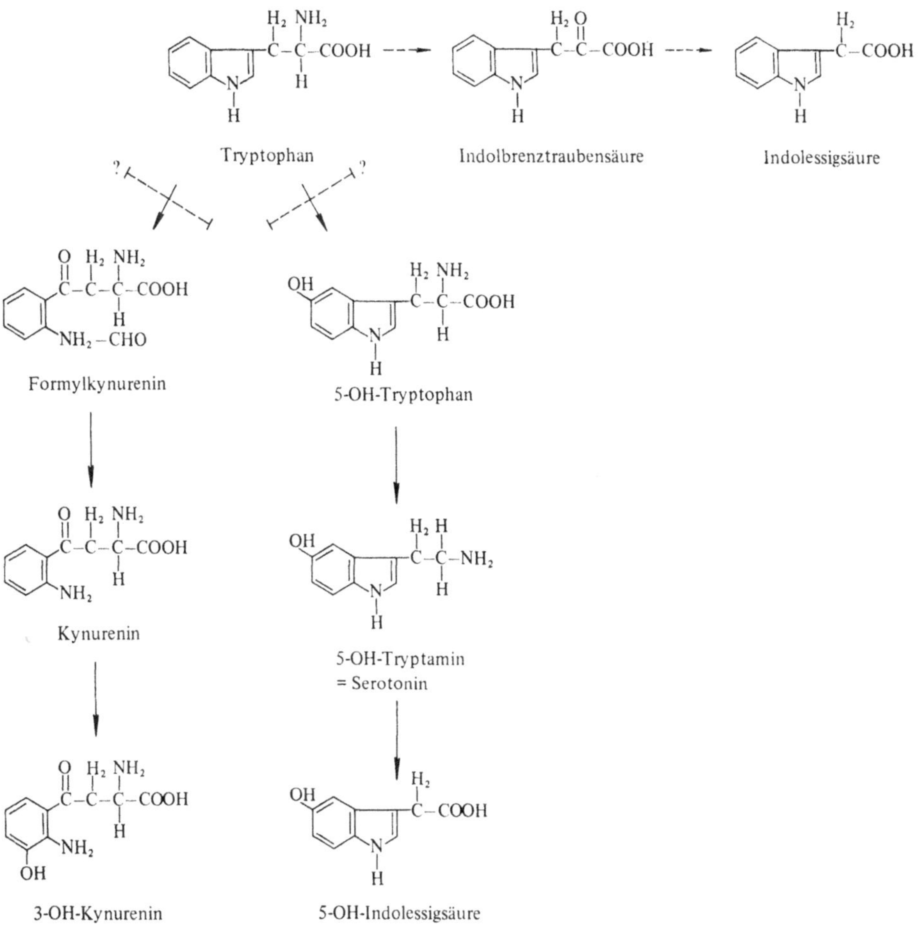

Abb. 6. Tryptophanstoffwechsel. ⊢------⊣ Wahrscheinlicher Stoffwechselblock; ——→ physiologischer Stoffwechselablauf; ------→ alternativ ablaufende Reaktion

ANDERSON *et al.* (1967) und VASELLA *et al.* (1968) stellten fest, daß auch die intestinale Resorption von L-Tryptophan durch eine erhöhte Konzentration von Phenylalanin gehemmt wird. Erste Hinweise auf einen gestörten Tryptophanabbau (Abb. 6) gaben ARMSTRONG u. ROBINSON (1954). Sie fanden eine hohe Ausscheidung von Indolmilchsäure, Indolessigsäure und Indikan mit dem Urin der unbehandelten Phenylketonurie-Patienten. Diese Befunde wurden 1960 von BESSMAN u. TADA bestätigt. Die hohe Indikanausscheidung im Urin der Patienten deutet auf eine herabgesetzte Tryptophanresorption und einen bakteriellen Abbau des Moleküls im Dickdarm hin. Nach BESSMAN (1960) sollen außerdem sowohl der Indolabbau als auch die Indolausscheidung bei unbehandelten Phenylketonurie-Patienten gestört sein.

Die vermehrte Ausscheidung von Indolbrenztraubensäure, Indolessigsäure und Indolmilchsäure könnte auf einer unspezifischen Wirkung der Transaminasen beruhen, die — ähnlich wie bei der Bildung der Phenylbrenztraubensäure aus Phenylalanin — einen Tryptophanabbau herbeiführen, weil der normale Abbau dieser Aminosäure zumindest partiell gehemmt sein könnte (Abb. 6) (PARE *et al.*, 1958; GRAHAME-SMITH u. MAHONEY, 1965).

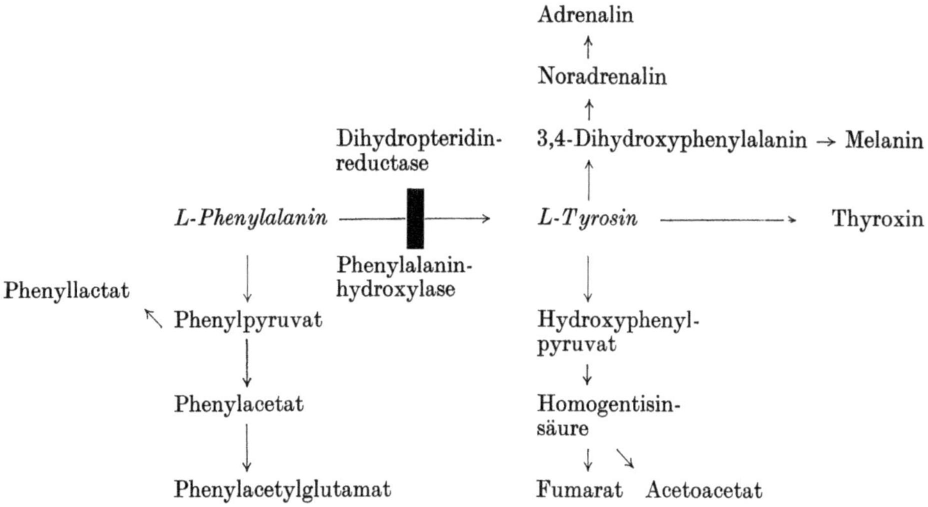

Abb. 7. Der Stoffwechsel von L-Phenylalanin und L-Tyrosin

$$\text{L-Phenylalanin} + O_2 + \text{NADPH} + H^+ \rightarrow \text{L-Tyrosin} + \text{NADP} + H_2O$$

Abb. 8. Der stöchiometrische Ablauf der durch die Phenylalaninhydroxylase katalysierten Reaktion

Der Abbauweg des Tryptophans über Kynurenin, 3-Oxykynurenin oder Xanthurensäure scheint nach den Untersuchungen von VASELLA *et al.* (1968) bei Phenylketonurie-Kranken deutlich erschwert zu sein, wie vor allem aus den oralen Belastungsversuchen mit Tryptophan hervorzugehen scheint. Daß der Resorptionsfaktor für Tryptophan an der Dünndarmschleimhaut eine Rolle spielt, ist daran zu erkennen, daß dieser Abbauweg sich nach intravenöser Tryptophanzufuhr zumindest teilweise normalisiert. Eine Normalisierung tritt dann ein, wenn durch Behandlung der Patienten mit phenylalaninarmer Kost eine im Normbereich befindliche Phenylalaninkonzentration erreicht wird.

Möglicherweise von größerer Bedeutung für das Verständnis pathogenetischer Zusammenhänge bei der Phenylketonurie ist der Stoffwechselweg des Tryptophans über 5-Hydroxytryptophan zu 5-Hydroxytryptamin (= Serotonin). ARMSTRONG u. ROBINSON (1954) sowie später PARE *et al.* (1957), BERENDES *et al.* (1958) und BALDRIDGE *et al.* (1959) konnten zeigen, daß bei Patienten mit Phenylketonurie eine verminderte Konzentration von 5-Hydroxytryptophan im Urin nachweisbar ist und daß ebenfalls bei erhöhter Phenylalaninkonzentration des Plasmas ein geringerer Spiegel an 5-Hydroxytryptamin (Serotonin) vorhanden ist. Nicht in allen Fällen kam es zur Normalisierung der 5-Hydroxytryptaminkonzentration des Plasmas unter einer exakt eingestellten diätetischen Behandlung der Patienten (PARE *et al.*, 1958). Alle Befunde deuten auf eine Störung im Tryptophanstoffwechsel bei Patienten mit unbehandelter Phenylketonurie. Der Beweis, daß dieser gestörte Metabolismus eine Ursache für die reversible oder die irreversible Komponente der Hirnschädigung ist, steht jedoch vollkommen aus. Experimentelle Untersuchungen von CREMATA u. KOE (1966) mit p-Chlorphenylalanin, einer Substanz, welche die 5-Hydroxytryptaminproduktion hemmt, sprechen gegen eine solche Annahme.

Auf einem ähnlichen Mechanismus beruht vermutlich auch die Störung im Reaktionsablauf von L-Tyrosin zu *Noradrenalin* und *Adrenalin* (Abb. 7). WEIL-MALHERBE hat schon 1955 auf die herabgesetzte Fähigkeit von Phenylketonurie-Patienten, Adrenalin zu bilden, hingewiesen. Nach UDENFRIEND (1967) handelt es sich auch hierbei um eine direkte Hemmwirkung der erhöhten Phenylalaninkonzentration auf die beteiligten Enzyme.

Durch eine kompetitive Hemmwirkung des Phenylalanins auf die Tyrosinase im Melaninstoffwechsel der nichtbehandelten Phenylketonurie-Patienten kann die *Störung der Melaninsynthese* erklärt werden (DANCIS u. BALIS, 1955). Damit steht in guter Übereinstimmung die Beobachtung, daß eine normale Pigmentierung erreicht werden kann, entweder durch Erhöhung der Tyrosinmenge der Nahrung (SNYDERMAN *et al.*, 1955) oder durch diätetische Behandlung mit phenylalaninarmer Kost und Senkung der Phenylalaninkonzentration des Blutes (ARMSTRONG u. TYLER, 1955).

8. Zur Pathogenese der Hirnfunktionsstörung

Das Grundmodell unserer Vorstellungen zur Pathogenese der Hirnfunktionsstörung ist in den Abb. 9 und 10 dargestellt. Eine aus der Nahrung, dem Intermediärstoffwechsel oder dem Pool freier Aminosäuren der Körperflüssigkeiten stammende Aminosäure (A) kann entweder zum Aufbau körpereigenen Eiweißes Verwendung finden oder durch eine enzymatisch katalysierte Reaktion in eine andere chemische Substanz (B) übergeführt werden. Ist durch ein mutiertes Gen (AB) ein Funktionsaufall eines Enzyms gegeben, z.B. der Phenylalaninhydroxylase bei der Phenylketonurie, so entsteht einerseits eine Anhäufung der Aminosäure (A), bzw. seiner jetzt auftretenden Abbauprodukte (a_1, a_2, a_3) oder ein Mangel an nicht in ausreichendem Maße gebildeten Zwischenprodukten [B (b_1, b_2), C (c_1, c_2)]. Da die eigentliche Stoffwechselstörung bei der Phenylketonurie — wie bei den meisten hereditären Krankheiten des Stoffwechsels — nicht in der Hirnsubstanz direkt lokalisiert ist, kommt es wahrscheinlich infolge der krankhaft veränderten Substratkonzentration auf indirektem Wege zur Hirnfunktionsstörung. Nimmt man eine genaue Analyse des Hirnschadens vor (S. 322), so kann man bei der Phenylketonurie eine reversible von einer irreversiblen Störung der Hirnfunktion unterscheiden, wobei die reversible Komponente um so kleiner wird, je älter das Kind bei Behandlungsbeginn ist (Abb. 10).

Vergleicht man die Höhe der Konzentration einzelner Stoffwechselprodukte im Blut mit der Intelligenz der unbehandelten Patienten, so ergibt sich keine Korrelation zwischen diesen Parametern. Hierbei ist allerdings zu berücksichtigen, daß die schwerste Schädigung der Hirnfunktion nur während einer bestimmten Lebenszeit stattfindet (s. S. 321). Selbst zwischen der Höhe des Phenylalaninspiegels im Plasma und dem IQ scheint keine Beziehung zu bestehen (BOREK *et al.*, 1950; ARMSTRONG u. TYLER, 1955; BROWN *et al.*, 1955). In gewisser Weise als Ausnahme können hier Kinder mit einer permanenten Hyperphenylalaninämie und mit Phenylalaninkonzentrationen unter 20 mg/100 ml Blut angeführt werden, denn bei einem hohen Prozentsatz dieser Kinder ist eine normale Intelligenz zu finden (s. S. 313). Nach BOREK *et al.* (1950) gibt auch die Phenylalaninkonzentration des Liquor cerebrospinalis keinen Hinweis auf die Schwere der Hirnfunktionsstörung. JERVIS (1950) wies nach, daß schwerer geschädigte Phenylketonurie-Patienten weniger Phenylbrenztraubensäure mit dem Urin ausscheiden als Kinder mit geringerer Hirnschädigung. Die weniger geschädigten

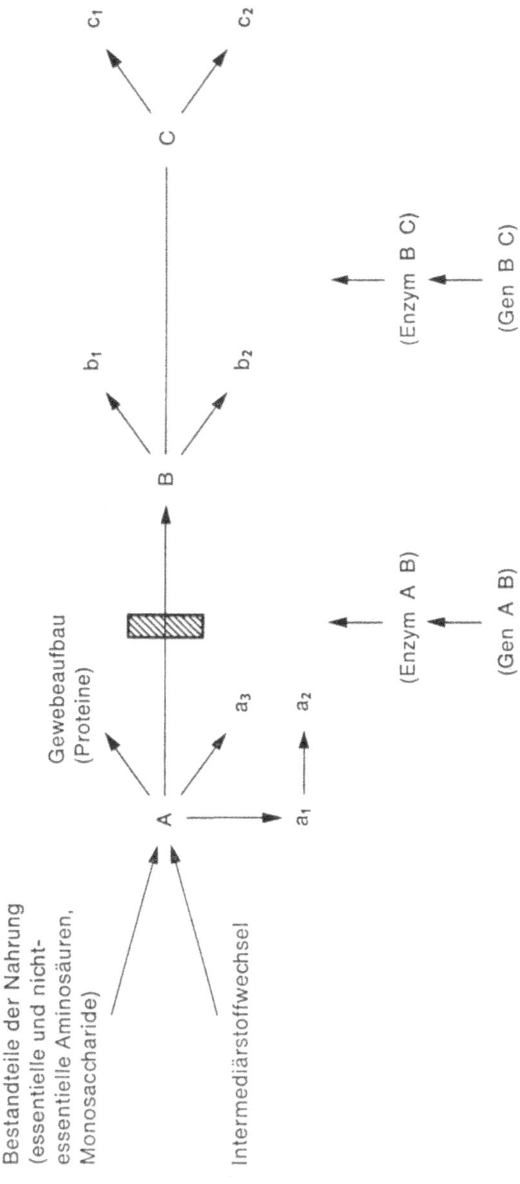

Abb. 9. Störungsmechanismus bei hereditären Enzymopathien

Phenylketonurie-Kinder befanden sich jedoch in besserem Ernährungszustand, so daß eine höhere Protein- und damit auch höhere Phenylalaninaufnahme mit der Nahrung angenommen werden konnte. Auch die Höhe der 5-Hydroxytryptaminkonzentration des Blutes korreliert nicht mit dem Intelligenzquotienten der unbehandelten Kinder (PARE *et al.*, 1958). Zahlreiche Untersuchungen über die Höhe der Ausscheidung von Stoffwechselmetaboliten mit dem Urin bestätigten, daß auch bei diesen Substanzen keine Beziehung zur Schwere der Hirnfunktion bestand (JERVIS, 1950; SCHÖNENBERG, 1955; PARE *et al.*, 1958).

Wichtige Untersuchungen zur Beantwortung der Frage, welcher Substanz im gestörten Stoffwechsel des Phenylketonurie-Patienten am ehesten die Schädigung

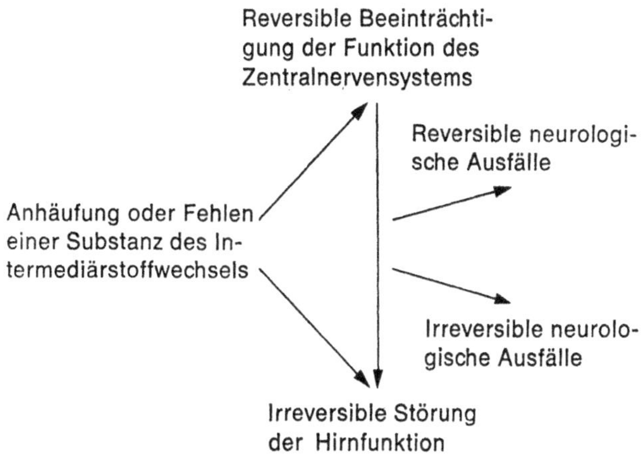

Abb. 10. Hypothetischer Beziehungsmechanismus zwischen Enzymopathie und Hirnschaden

des ZNS zuzuschreiben ist, haben AGRAWAL *et al.* (1971) unternommen (s. S. 323). Ausgehend von dem an allen Tierspecies zu beobachtenden phasenhaften Verlauf der Hirnreifung wurden die Experimente an 18 Tage alten Ratten durchgeführt. Die Phase der Myelinisierung (DAVISON u. DOBBING, 1968) liegt bei Ratten in der Postnatalperiode, während beim Menschen die höchste Syntheseaktivität des Myelins bereits in der Perinatalzeit liegt. Bezüglich der Hirnreifung ist die Perinatalperiode beim Menschen mit etwa 15—20 Tage alten Ratten zu vergleichen. Während das Myelin im ausgereiften Nervensystem der meisten Species nur einen geringen Stoffwechselumsatz aufweist (SMITH, 1968) und z.B. unter Mangelernährung im Gegensatz zu anderen Organen kaum einen Gewichtsverlust erleidet, gibt es während der in Phasen ablaufenden Reifung des ZNS eine kritische Periode, in der das Gehirn besonders empfindlich auf Mangelzustände reagiert (DOBBING, 1964; DOBBING u. WIDDOWSON, 1965; DOBBING, 1965; CHASE *et al.*, 1967). So kann es bei Ratten durch Mangelernährung in der kritischen Phase der Myelinisierung zu irreversiblen Schädigungen der Hirnsubstanz kommen. DAVISON u. DOBBING (1966) glauben daher, daß die Hirnsubstanz während der Phase der Myelinisierung eine besondere Empfindlichkeit für Störungen aller Art aufweist. Als Hypothese muß daher vorläufig angenommen werden, daß Störungen der Myelinsynthese, z.B. aufgetreten während der kritischen Phase der Myelinisierung, zu einer Beeinträchtigung der normalen Intelligenzentwicklung führen kann.

Wurde den 18 Tage alten Ratten eine steigende Dosis L-Phenylalanin (0,5 bis 2 mg/g Körpergewicht) intraperitoneal verabfolgt und 1 Std nach der Injektion ^{14}C-Leucin, ^{35}S-Methionin oder ^{14}C-Acetat parenteral verabfolgt, so ergab sich gegenüber Kontrolltieren eine Hemmung des Einbaus der markierten Aminosäuren in die Chloroform-Methanol-lösliche Proteinkomponente um 50% und in die in Chloroform-Methanol unlösliche Proteinkomponente zu 70%. AGRAWAL *et al.* (1969, 1971) ziehen aus ihren Untersuchungsergebnissen den Schluß, daß in vivo durch eine hohe Plasmaphenylalaninkonzentration der Transport einiger Aminosäuren in die Hirnsubstanz blockiert ist und eine Störung der Myelinisierung durch eine Synthesehemmung seines Proteinanteils erklärt werden kann.

Ausgangspunkt der Vorstellungen zur Pathogenese der Hirnfunktionsstörung bei der Phenylketonurie war der Nachweis einer Imbalanz der Plasmaaminosäuren als Folge einer erheblichen Konzentrationserhöhung des Phenylalanins (LINNEWEH u. EHRLICH, 1962; LINNEWEH *et al.*, 1963; EFRON *et al.*, 1969)

(s. S. 326). Der direkte Beweis einer Resorptionsstörung für ^{3}H-markiertes Leucin und Arginin bei Patienten mit unbehandelter Phenylketonurie (vgl. S. 326), ferner der Nachweis der nichtresorbierten Aminosäuren bzw. deren Abbauprodukte im Stuhl oder im Urin (ANDERSON *et al.*, 1967; VASELLA *et al.*, 1968; WADMAN u. VAN DER HEIDEN, 1969; VAN DER HEIDEN u. WADMAN, 1969) deuten auf eine Störung der Transportfunktion mit primärem Ansatzpunkt an der Dünndarmschleimhaut, zumal der Beweis geführt wurde, daß eine erhöhte renale Ausscheidung der Aminosäuren nicht besteht (EFRON *et al.*, 1969). Zu ähnlichen Ergebnissen bezüglich der Aminosäurenclearances und der Kapazität tubulärer Rückresorption bei unbehandelten Säuglingen und Kleinkindern mit Phenylketonurie kamen BRODEHL *et al.* (1970). BRODEHL *et al.* stellten bei ihren Kindern mit hoher Phenylalaninkonzentration des Blutes eine Senkung der Konzentration anderer Aminosäuren fest. Bei einem Vergleich der Befunde mit dem anderer Autoren (LINNEWEH u. EHRLICH, 1962; COLOMBO u. VASELLA, 1968; EFRON *et al.*, 1969) kamen sie jedoch zu dem Schluß, daß in Fällen unbehandelter Phenylketonurie keine einheitliche Verminderung bestimmter Aminosäuren vorzuliegen scheint, mit Ausnahme einer signifikanten Senkung der Alaninkonzentration des Blutes ($p < 0{,}05$). Nach Ansicht von BRODEHL *et al.* (1970) ist die Senkung der Konzentration der Blutaminosäuren bei Phenylketonurie nur ein Symptom, nicht aber ein kardinaler pathogenetischer Faktor. Kaum ein Zweifel besteht aber darüber, daß die unterschiedlichen Konzentrationen der Blutaminosäuren aufgrund einer Beeinflussung der Transportmechanismen für Aminosäuren in der Dünndarmschleimhaut durch den erhöhten Phenylalaninspiegel des Blutes hervorgerufen werden, wenn auch von BRODEHL *et al.* (1970) darauf hingewiesen wird, daß eine Verminderung der Aminosäurenkonzentration des Blutes unspezifisch durch verschiedene Faktoren, wie endokrine Mechanismen, Störungen der Ernährung und Vitaminversorgung hervorgerufen werden kann. Wenn aber eine Beeinflussung der intestinalen Resorption von Aminosäuren durch eine Imbalanz der Plasmaaminosäuren induziert werden kann, so liegt eine ähnliche Beeinflussung des Transports von Aminosäuren an anderen Zellsystemen des Körpers, z.B. an Hirn- oder Gliazellen im Bereich der Möglichkeit. NEAME (1961) inkubierte Rattenhirnschnitte mit den Aminosäuren Arginin, Histidin, Ornithin, Prolin und Tyrosin sowie mit und ohne Zusatz einer 10fach äquimolaren Menge von L-Phenylalanin. Durch Zusatz von L-Phenylalanin wurde eine Hemmung des Transports der anderen Aminosäuren durch die Zellmembranen zwischen 9—70% beobachtet, verglichen mit den Kontrollexperimenten ohne Phenylalaninzusatz.

LINNEWEH *et al.* (1963) fütterten Ratten im Alter von 3 Wochen mit normaler bzw. phenylalaninangereicherter Kost (bis zum positiven Ausfall der Föllingschen Probe) und injizierten den Tieren beider Gruppen ^{3}H-markiertes Leucin intraperitoneal. Nach Tötung der Tiere wurde mit Hilfe des autoradiographischen Nachweisverfahrens die Einlagerung von Aktivität in die Großhirnzellen der Tiere untersucht. Die Ergebnisse dieser Untersuchungen zeigten, daß das ^{3}H-markierte Leucin bei den 3 Wochen alten Ratten mit Hyperphenylalaninämie — die sich also in einer bezüglich der Myelinsynthese empfindlichen Phase befanden — weniger als bei den normal ernährten Tieren assimiliert werden kann. LINNEWEH *et al.* (1963) schließen weiter, daß die Proteinsyntheserate der Hirnzellen bei Phenylalaninüberladung infolge Transportstörung an den Zellmembranen herabgesetzt ist. Bei in vitro-Versuchen konnten APPEL u. DURHAM (1965) nachweisen, daß bei einem Phenylalanin-Tyrosinverhältnis von 100:1, wie es in Annäherung bei der Phenylketonurie beobachtet werden kann, eine Synthesehemmung von Tyrosin-Acyl-sRNS auftritt. In dieser Form wird Tyrosin bekanntlich an die Ribosomen zur Proteinsynthese transportiert.

Der Einfluß einer erhöhten Phenylalaninkonzentration des Blutes auf die freien Aminosäuren im Rattenhirn wurde untersucht von CARVER (1965), CARVER *et al.* (1965), MCKEAN *et al.* (1968), LOWDEN u. LA RAMÉE (1960). Nach Verabfolgung von L-Phenylalanin an Ratten verschiedenen Alters wurden Veränderungen im Pool der freien Aminosäuren des Rattenhirnes gefunden. Fast stets kam es zur Konzentrationsverminderung der Aminosäuren mit einem bestimmten Muster, das eine deutliche Altersabhängigkeit aufwies. Es scheint, daß bei sehr jungen Ratten vor allem eine Senkung der nicht-essentiellen Aminosäuren auftritt.

Wenn auch die Funktion der freien Aminosäuren z.B. bei der Regulation der Proteinsynthese für die Hirnsubstanz im einzelnen nicht genau bekannt ist, so spricht doch vieles für eine Beeinträchtigung des Eiweißaufbaues durch Veränderungen im Pool der freien Aminosäuren und für eine gewisse Sonderstellung des Phenylalanins bezüglich der Intensität seiner Hemmwirkung im Vergleich mit anderen Aminosäuren (PETERSON u. MCKEAN, 1969).

Von AOKI u. SIEGEL (1970) und SIEGEL *et al.* (1971) wurde die Wirkung einer intraperitonealen Verabfolgung von L-Phenylalanin auf Polyribosomen von Hirnsubstanz und Leber bei Ratten verschiedenen Alters geprüft. Nach Verabfolgung von 1 g L-Phenylalanin/kg Körpergewicht wurde eine Desaggregation der Polyribosomen der Hirnsubstanz von 7 Tage alten Ratten beobachtet. Leberpolyribosomen wurden bei diesen Tieren nicht beeinträchtigt. Bei 4 Wochen alten Ratten konnte nach Injektion von 1 g L-Phenylalanin/kg keine Desaggregation der Polyribosomen aus Hirnsubstanz festgestellt werden. Bemerkenswert war in diesen Versuchen der zeitliche Ablauf der Veränderungen. Die Aminosäuren Tyrosin und Tryptophan erreichten in der Hirnsubstanz ihre niedrigste Konzentration 30 min nach der Injektion von L-Phenylalanin. Nach der gleichen Zeit erreichte die Phenylalaninkonzentration des Blutes ihren höchsten Wert, während in der Hirnsubstanz die höchsten Phenylalaninkonzentrationen erst nach 2 Std nachweisbar waren. Da das Maximum der Desaggregation der Hirnpolyribosomen ebenfalls 30 min nach der Injektion festzustellen war, wird von SIEGEL *et al.* (1971) angenommen, daß die niedrigste Tryptophankonzentration als Folge kompetitiver Hemmung in der Membran der Hirnzellen durch Phenylalanin induziert worden ist. Da Phenylalanin erst nach 2 Std in den Hirnzellen seine höchste Konzentration erreicht und somit erst lange nach dem Zeitpunkt maximaler Desaggregation der Polyribosomen aus Hirnzellen auftritt, scheint diese wichtige Veränderung in den Polyribosomen unabhängig von der Phenylalaninkonzentration in den Hirnzellen zu sein.

In den desaggregierten Ribosomen findet kein Einbau von ^{3}H-L-Lysin mehr statt, so daß hier eine Störung der Proteinsynthese angenommen werden muß. Bemerkenswerterweise ist diese Desaggregation nach Verabfolgung von Phenylalanin in den Polyribosomen aus dem Hirn von 4 Wochen alten Ratten nicht festzustellen. SIEGEL *et al.* (1971) untersuchten ferner die Wirkung des ^{3}H-L-Lysineinbaues in das Eiweiß von Mikrosomen aus zellfreien Systemen von Hirn- oder Lebergewebe junger Ratten, die Phenylalanin oder seine Stoffwechselabbauprodukte erhalten hatten, wie sie bei Phenylketonurie-Patienten im Blut und Urin nachweisbar sind. Bei Konzentrationen von 1 mMol oder weniger wurde kein Hemmeffekt der Proteinsynthese festgestellt. Lediglich bei hoher Konzentration von Phenylmilchsäure (10 mMol) wurde eine Hemmwirkung auf die Eiweißsynthese gesehen, die in dem System aus Lebergewebe größer war als in dem aus Hirngewebe.

WINKLER *et al.* (1972) untersuchten in Leukocyten den Einfluß hoher Konzentrationen von L-Phenylalanin auf die ^{3}H-Leucininkorporation in Zelleiweiß und verglichen sie mit dem Einfluß auf die Proteinsyntheserate in einem zellfreien System. Eine Hemmung durch L-Phenylalanin fand sich nur in der intakten Zelle. Sie konnten ferner nachweisen, daß auch die Synthese von Aminoacyl-tRNA, die mRNA abhängige Bindung von Aminoacyl-tRNA an Ribosomen und der Peptidyltransfer durch Phenylalanin nicht beeinträchtigt werden. WINKLER *et al.* (1972) halten es daher für bewiesen, daß Phenylalanin primär nicht zu einer Hemmung der Proteinsynthese führt, sondern daß die verminderte Einbaurate markierter Aminosäuren durch eine kompetitive Hemmung des Membrantransports zu erklären ist.

LONGENECKER *et al.* (1970) haben an neugeborenen Ratten, bei denen nur eine sehr geringe Aktivität der Phenylalaninhydroxylase der Leber besteht, die gleichen biochemischen Veränderungen nachweisen können wie bei Patienten mit Phenylketonurie. Bei einer Phenylalanin-Tyrosinimbalanz, wie sie bei Phenylketonurie-Patienten vorliegt, und erhöhten Konzentrationen von Ketosäuren war die Aufnahme von markierten Aminosäuren (Valin, Tryptophan und Threonin) in die Zellen der Hirnsubstanz und in Hirneiweiße um 40—50% gegenüber den Kontrolltieren reduziert bzw. die Aufnahme und der Einbau von ^{14}C-Lysin herabgesetzt (LO *et al.*, 1970). Diese Untersuchungen an 3 Tage alten Ratten ergaben weiter eine erhebliche Imbalanz der freien Aminosäuren in den Hirnzellen mit Erhöhung der Phenylalaninkonzentration und einer deutlichen Verminderung fast aller anderen Aminosäuren gegenüber den Kontrolltieren. Der Einbau der markierten Aminosäuren in Hirneiweiße korrelierte mit ihrer Aufnahme in die Hirnsubstanz. Lediglich der Einbau des markierten Lysins war stärker gehemmt als nach der Aufnahmerate in die Hirnsubstanz zu vermuten wäre.

Der Einbau der Aminosäuren in Proteine der Hirnsubstanz vollzieht sich in 4 Phasen (LAYNE, 1957; GUROFF *et al.*, 1961; TAKADA u. TADA, 1970). In der ersten Phase geschieht der Durchtritt der Aminosäuren durch die Blut-Hirnschranke. Als zweite Phase ist der aktive Transportmechanismus der extracellulären Aminosäuren in die Hirnzellen anzusehen. Drittens ist die Bildung des energiereichen Aminoacyl-Adenylats und seine Reaktion mit der spezifischen Transfer-RNS zu erwähnen, und in der vierten Phase vollzieht sich die Bildung der Polypeptide durch die messenger-RNS an der Oberfläche der Ribosomen.

Während NEAME (1961), LINNEWEH *et al.* (1963) und WINKLER *et al.* (1972) aufgrund ihrer Untersuchungsbefunde eine Transportstörung infolge einer kompetitiven Hemmung des Eintritts einzelner Aminosäuren in die Hirnzellen als Ursache der verminderten Proteinsynthese annehmen, kommen ROSCOE *et al.* (1968) sowie MACINNES u. SCHLESINGER (1971) und LO *et al.* (1970) zu dem Schluß, daß eine Hemmung der Proteinsynthese als Folge einer Aminosäurenimbalanz auch im zellfreien Medium nachzuweisen ist bzw. der Einbau markierter Aminosäuren stärker herabgesetzt ist als dies aufgrund des Membrantransports zu erwarten wäre. Zweifellos ist ein Gleichgewicht freier Aminosäuren in den Zellen der Hirnsubstanz zum Aufbau der Proteine von Bedeutung, weil die Proteinsynthese naturgemäß durch die Aminosäuren limitiert werden kann, die aufgrund einer Membrantransportstörung in geringster Konzentration nachweisbar sind (MEISTER, 1965). PETERSON *et al.* (1968), DANIEL u. WAISMAN (1969), MACINNES u. SCHLESINGER (1970) sowie TAKADA u. TADA (1970) nehmen an, daß die Störung im Transportmechanismus für Aminosäuren ein allgemeines pathogenetisches Prinzip für die Hirnschädigung der angeborenen Krankheiten des Aminosäurenstoffwechsels darstellt. Unbekannt ist, in welcher Phase die Hemmung der Proteinsynthese im zellfreien System einsetzen könnte, z.B. der Synthese von Tyrosin-Acyl-sRNS wie APPEL u. DURHAM (1965) annehmen, oder bei dem spezifischen Aminosäuren-aktivierenden Enzymsystem (MILNE, 1964).

Bei 3—6 Tage alten Ratten mit einer experimentellen Hyperphenylalaninämie und Phenylalanin-Tyrosinimbalanz, ähnlich wie bei Phenylketonurie stellten

Reed *et al.* (1970) eine um 20% verminderte DNA-Synthese mit entsprechend herabgesetztem Hirnwachstum und eine reduzierte Proteinsynthese im Hirngewebe fest. Zu ähnlichen Ergebnissen kamen Geison u. Waisman (1970) bei Versuchen an mehrere Wochen alten Ratten. Nach zusätzlicher Gabe von L-Phenylalanin kam es nicht zu signifikanten Veränderungen der Lipidfraktionen, wohl aber zur Verminderung der Gesamthirnmasse. Waren die Ratten jedoch 5 Tage alt, so führte eine Hyperphenylalaninämie zu einem geringeren Einbau von ^{14}C-Glucose und ^{14}C-Galaktose in Glykolipide der Hirnsubstanz (Shah u. McKean, 1968). Die Abhängigkeit vom Alter der hyperphenylalaninämischen Tiere wird demonstriert durch die Ergebnisse von Chase u. O'Brien (1970). Eine deutliche Hemmung der Myelinisierung mit Verminderung von Lipidfraktionen durch Injektion von L-Phenylalanin fand sich nur bis zum 18. Lebenstag. Auch der Einfluß auf die DNA-Bildung ist nach diesem Zeitpunkt kaum noch nachweisbar.

Von Barbato u. Maggiolo Barbato (1969) wurde der O_2-Verbrauch, die $^{14}CO_2$-Produktion und der Einbau von $^{14}CO_2$ in Lipide und Aminosäuren in Hirn von jungen Ratten in Gegenwart von ^{14}C-markierten Substanzen (Glucose und Acetat) untersucht. Bei Zugabe von Phenylalanin und Tryptophan kam es in vitro durch Phenylalanin und mehr noch durch Tryptophan im Vergleich zu unbehandelten Kontrolltieren zur Hemmung oxydativer Stoffwechselvorgänge und der Glykolyse. Allerdings war die Konzentration von Phenylalanin und Tryptophan bei diesen in vitro-Versuchen höher als bei vergleichbaren tierexperimentellen Untersuchungen. Die Ergebnisse zeigen jedoch, daß eine Aminosäurenimbalanz im Rattenhirn über die Hemmung des Glucosestoffwechsels zu einer signifikanten Beeinträchtigung der Lipidsynthese zwischen dem 9. und 21. Lebenstag bei den Tieren führt. Versuche, den Mechanismus weiter aufzuklären und den Ort der Hemmung am Energiestoffwechsel der Glucose näher zu lokalisieren, führten zu dem Ergebnis, daß L-Phenylalanin ein kompetitiver Inhibitor der Pyruvatkinase im menschlichen Hirn und im Rattenhirn ist (Weber, 1969a, b). L-Phenylalanin und Phenylbrenztraubensäure beeinträchtigen die Phosphorylierungsvorgänge im Glucosestoffwechsel in Rattenhirnschnitten in der Phase der Differenzierung (Weber *et al.*, 1970). Phenylbrenztraubensäure hemmt die Pyruvatoxydation (Gallagher, 1969). In allen Experimenten wird die besondere Anfälligkeit der Hirnsubstanz in den ersten Lebenstagen hervorgehoben (Glazer u. Weber, 1971). Als Resultat dieser zahlreichen Hemmwirkungen des L-Phenylalanins und seiner Metaboliten kann die Beeinträchtigung der Lipidsynthese der Hirnzellen in ihrer besonders sensiblen Phase angesehen werden (Shah *et al.*, 1968; Barbato *et al.*, 1968; Glazer u. Weber, 1970; Shah *et al.*, 1970; Weber *et al.*, 1970).

Alle tierexperimentellen Untersuchungen sind insofern nicht vollständig mit der abnormen Stoffwechselsituation bei unbehandelten Phenylketonurie-Patienten vergleichbar, als es nur zu einer zeitlich begrenzten und meist darüber hinaus unvollständigen Verschiebung im extra- und intracellulären Gleichgewicht der Aminosäuren kommen kann (Grümer *et al.*, 1971). Die Vermehrung einer Aminosäure beeinflußt den Transport anderer Aminosäuren durch die Zellmembran. Die Imbalanz in den Hirnzellen führt zur Hemmung der Protein-, DNS- und Lipidsynthese, wahrscheinlich verstärkt durch spezifische Einwirkung auf Phosphorylierung und durch kompetitive Beeinflussung verschiedener Enzyme der Glykolyse und des Krebscyclus. Überträgt man die Ergebnisse tierexperimenteller Studien auf die Phenylketonurie, so steht hier die Erhöhung der Phenylalaninkonzentration des Blutes im Mittelpunkt biochemischer Abweichungen. Es kommt zur Hemmung des Transports anderer Aminosäuren in die Zellen des Hirngewebes, hier ebenfalls zur Imbalanz der Aminosäurenkonzentrationen und zur Hemmung der Protein- und Lipidsynthese in den Zellen des Gehirns, vor allem in der Phase besonders aktiver Myelinisierung. In Tierversuchen — getestet wurden Ratten und Affen — können solche Störungen im Aminosäurengleichgewicht zur Beeinträchtigung der Lernfähigkeit bei den Tieren führen (WAISMAN *et al.*, 1960; POLIDORA *et al.*, 1966; KERR *et al.*, 1968). Diese Störungen sind jedoch im Gegensatz zur Phenylketonurie reversibel. Erst wenn es gelingt, auch im Tierversuch einen vollständigen Block der Phenylalaninhydroxylase zu erzeugen, müßte es möglich sein, zu ähnlichen und irreversiblen Veränderungen der Hirnfunktion und Hirnstruktur zu kommen, wie bei unbehandelten Phenylketonurie-Patienten. Über die Phenylketonurie hinaus könnte der dementive Abbau auch bei anderen hereditären Krankheiten des Aminosäurenstoffwechsels durch ähnlich gelagerte Imbalanzen der extra- und intracellulären Aminosäurenkonzentrationen eine Erklärung finden (vgl. dazu FEKETE, 1974).

Mit dem Ziel, im Tierversuch ein Modell der Phenylketonurie des Menschen zu erhalten, wurden halogenierte Phenylalaninderivate — vor allem das p-Chlorphenylalanin — den Ratten verabfolgt (WOOLEY u. VAN DER HOEVEN, 1965; KOE u. WEISSMAN, 1966; CREMATA u. KOE, 1966; LIPTON *et al*, 1967; SISKEN u. IWASAKI, 1969; VOLICER, 1969; COUNSELL *et al.*, 1970; PRYOR u. MITOMA, 1970). Obwohl es bei den Tieren über Wochen zu einer deutlichen Verminderung der Serotoninkonzentration in der Hirnsubstanz kam, konnten keine schwereren Veränderungen und keine irreversiblen Schäden festgestellt werden. Aus den Ergebnissen dieser Experimente ist eher der Schluß zu ziehen, daß die bei Phenylketonurie-Patienten beobachtete Beeinträchtigung des Serotoninstoffwechsels sekundärer Natur ist und nicht als pathogenetischer Faktor für die Hirnfunktionsstörung angesehen werden kann (PRYOR u. MITOMA, 1970).

Im Rahmen der Aminosäurenimbalanz bei Patienten mit Phenylketonurie haben PERRY *et al.* (1970) besonders auf die Plasmakonzentration von Glutamin hingewiesen. In Fällen unbehandelter Patienten mit ausgeprägten Zeichen einer Hirnschädigung wurde eine signifikante Verminderung der Glutaminkonzentration des Plasmas gefunden. Auffallend war eine normale Konzentration von Glutamin bei zwei unbehandelten Patienten ohne Intelligenzdefekt. Es wurde aus diesen Ergebnissen der Schluß gezogen, daß einer herabgesetzten Glutaminkonzentration des Plasmas auch einem verminderten Glutamingehalt der Hirnsubstanz entspricht und — zum Unterschied bei den unbehandelten Kranken mit normaler Intelligenz — dieses als pathogenetisch wichtiger Faktor für die Schädigung der Hirnsubstanz angenommen werden kann. WONG *et al.* (1971) sowie MCKEAN u. PETERSON (1970) bestätigten die verminderte Glutaminkonzentration bei Patienten mit unbehandelter Phenylketonurie, jedoch sahen sie keinen Unterschied zwischen den Kranken mit ausgeprägtem Schwachsinn und solchen mit normaler Intelligenz. Im Liquor cerebrospinalis war die Glutaminkonzentration bei 31 unbehandelten Phenylketonurie-Patienten jedoch deutlich erhöht auf durchschnittlich 131% der Befunde bei Gesunden (MCKEAN u. PETERSON, 1970). Auch in der weißen Hirnsubstanz wurden eindeutig erhöhte Glutaminmengen im Vergleich mit Gesunden gefunden (155%). MCKEAN u. PETERSON (1970) haben die Plasma- und Liquoraminosäurenkonzentrationen bei 3 Phenylketonurie-Kindern einer Familie untersuchen können. Sie fanden bei dem jüngsten Kind mit einer niedrig normalen Intelligenz (IQ = 80) im Vergleich mit den hochgradig schwachsinnigen Geschwistern im Liquor cerebrospinalis niedrigere Phenylalanin- und Glutaminkonzentrationen bei etwa gleichen Plasmaphenylalaninwerten.

Die hohen Glutaminkonzentrationen der weißen Hirnsubstanz sprechen nach Ansicht von MCKEAN u. PETERSON gegen ein vermindertes Angebot von Glutamin.

Nach Untersuchungen von LORENZO u. CUTLER (1969) handelt es sich bei dem Übertritt von Aminosäuren aus dem Liquor in die resorbierenden Gewebe um einen aktiven energieabhängigen Mechanismus, der durch andere L-Aminosäuren gehemmt werden kann, sofern sie das gleiche Transportsystem aufweisen. Nach Ansicht von McKEAN und PETERSON kann ein kompetitiver Hemmeffekt an der Gewebsmembran die erhöhte Konzentration von Glutamin, Serin, Tyrosin, Histidin und Tryptophan im Liquor cerebrospinalis bei unbehandelten Phenylketonurie-Patienten erklären. McKEAN u. PETERSON folgern aufgrund ihrer Untersuchungen, daß bei normal intelligenten Phenylketonurie-Kindern ein ungestörter Abfluß der Aminosäuren aus Hirnsubstanz und Liquor bestehen könnte. Somit wäre hypothetisch eine Erklärung für die unterschiedliche Ausprägung der Cerebralschädigung bei Patienten mit Phenylketonurie gegeben.

Während alle Resultate experimenteller Untersuchungen — durchgeführt im Tierversuch oder in Gewebekulturen — übereinstimmend auf eine gestörte Myelinbildung als pathogenetischen Faktor der Hirnschädigung bei hereditären Enzymopathien hinweisen, muß man zusammenfassend feststellen, daß diese sicherlich nur ein Teilfaktor möglicher Angriffspunkte bei der Hirnentwicklung des Menschen darstellt. Nach SCHULTE (1968) sind die nach dem 8. Schwangerschaftsmonat einsetzenden Aussprossungen der Dendriten und die dadurch bedingten synaptischen Verknüpfungen der Nervenzellen untereinander mehr als die Ausbildung der Markscheiden das anatomische Substrat für psychomotorische Funktionen. Über Störungen dieser axodendritischen Verknüpfungen durch toxisch wirkende Substanzen und Stoffwechselprodukte ist jedoch kaum etwas bekannt.

9. Genetik der Phenylketonurie und ihrer Varianten

Bereits FÖLLING (1934) berichtete über das familiäre Auftreten der Phenylketonurie. Der recessiv autosomale Charakter des Erbmodus wurde durch die Arbeiten von PENROSE (1935b), JERVIS (1939) und MUNRO (1941) bestätigt. In seiner Übersicht der bis 1954 publizierten Fälle von Phenylketonurie erwähnt JERVIS (1954) 266 Familien mit 1094 Kindern, von denen 433 (= 39,6%) eine Phenylketonurie aufwiesen. Unter Berücksichtigung jener Familien mit ausschließlich gesunden Kindern läßt sich hieraus ein Vorkommen der Krankheit im Falle heterozygoter Eltern von $27{,}37 \pm 2{,}57\%$ errechnen (KNOX, 1972). Der autosomal recessive Erbgang der Phenylketonurie wird außerdem noch dadurch wahrscheinlich gemacht, daß unter 206 betroffenen Familien aus den USA, England und Norwegen eine Konsanguinitätsrate der Eltern von 8,33% nachweisbar war.

Wie bereits erwähnt, können ältere Befunde von PENROSE (1935), MUNRO (1947) und THOMPSON (1957) nicht bestätigt werden, nach denen sich unter heterozygoten Merkmalsträgern des Phenylketonuriegens eine signifikante Häufung von Kranken mit Psychosen, von Alkoholikern oder Patienten mit psychopathologisch abnormer Entwicklung befinden sollen. Bezüglich Besonderheiten im EEG bei Heterozygoten s. S. 322.

Es kann heute als gesichert angenommen werden, daß bei den Homozygoten für das Phenylketonurie-Gen keine oder nur eine ganz geringe Aktivität der Phenylalaninhydroxylase nachweisbar ist (JERVIS, 1947 u. 1953; WALLACE *et al.*, 1957; JUSTICE *et al.*, 1967). Bei den Heterozygoten ist nur ein aktives Gen für die Phenylalaninhydroxylase vorhanden. Man hat daher bei ihnen eine geringere Enzymaktivität zu erwarten als normalerweise. HSIA u. DRISCOLL (1956), KNOX u. MESSINGER (1958) sowie WOOLF (1971) fanden entsprechend eine signifikante Erhöhung der Nüchternphenylalaninkonzentration im Blut von Heterozygoten im Vergleich zu Normalpersonen. Diese Untersuchungen wurden vor allem zur genetischen Beratung von möglicherweise heterozygoten Geschwistern der Phenylketonurie-Patienten durchgeführt, doch ist das Ausmaß der Überlappung der Resultate so beträchtlich, daß sich hieraus keine sichere Aussagemöglichkeit für den Einzelfall ergibt.

Phenylalaninbelastungsteste geben eine bessere Differenzierungsmöglichkeit zwischen Normalpersonen und Heterozygoten für Phenylketonurie, obwohl auch hier infolge einer geringfügigen Überlappung durch breite Streuung der Kurvenverläufe im Einzelfall eine exakte Aussage schwierig sein kann. Orale Belastungsteste mit L-Phenylalanin wurden durchgeführt von HSIA *et al.* (1956), RENWICK *et al.* (1960), WANG *et al.* (1961), RAMPINI *et al.* (1969), RAMPINI u. GITZELMANN (1971). Bei einer intravenösen Verabfolgung dieser Aminosäure, wie sie von LIPPMAN *et al.* (1960), WOOLF (1966), BREMER u. NEUMANN (1966), WOOLF *et al.* (1967) und WOOLF *et al.* (1968) vorgeschlagen wurde, wird die Verzögerung durch die Verweildauer der Aminosäure im Magen und ihre Resorption von der Dünndarmschleimhaut vermieden.

Nach Ablauf einer gewissen Zeit zur Einstellung eines Gleichgewichts der Phenylalaninkonzentration im Blut und Gewebe ist die Abnahme des Phenylalanins kinetisch eine Reaktion erster Ordnung. Als Resultat dieser Belastung ergibt sich, daß Normalpersonen das zugeführte L-Phenylalanin etwa zweimal so schnell zu metabolisieren vermögen wie Heterozygote, also eine etwa zweifach höhere Phenylalaninhydroxylaseaktivität im Lebergewebe besitzen müssen. Die verabfolgte L-Phenylalanindosis schwankt zwischen 100 und 330 mg/kg, liegt jetzt meist bei 100 mg/kg.

RAMPINI *et al.* (1969) sowie RAMPINI u. GITZELMANN (1971) sind der Ansicht, daß durch eine orale Belastung mit 100 mg/kg L-Phenylalanin dann eine Differenzierung zwischen Normalpersonen und Heterozygoten möglich ist, wenn die Summe der Plasmaphenylalaninkonzentrationen bzw. die Summe des Phenylalanin/Tyrosin-Verhältnisses 1, 2, 3 und 4 Std nach Verabfolgung aufgetragen und die Resultate beider Gruppen miteinander verglichen werden. Sie nehmen aufgrund der erhaltenen Ergebnisse an, daß zwei ihrer 26 Kontrollpersonen heterozygote Merkmalsträger für das Phenylketonurie-Gen sein müßten.

Es lag nahe, solche Belastungsteste auch bei den verschiedenen Hyperphenylalaninamie-Varianten durchzuführen (GRÜTTNER *et al.*, 1971; WOOLF, 1971). Bei der permanenten Hyperphenylalaninämie wird eine deutlich langsamere Phenylalaninabnahme nach Belastung mit 100 mg L-Phenylalanin/kg beobachtet als bei den Heterozygoten. Interessanterweise ist es nicht möglich, Heterozygote für die klassische Phenylketonurie und Heterozygote für die permanente Hyperphenylalaninämie durch Belatungsteste voneinander zu unterscheiden.

Besonders eingehend haben sich BLASKOWICS u. SHAW (1968, 1970) mit der *Differenzierung der Hyperphenylalaninämien durch Belastungsteste* befaßt. Sie benutzen nicht nur den üblichen oralen Belastungstest mit 100 mg L-Phenylalanin/kg, sondern geben eine bestimmte Menge Kondensmilch über eine Zeit von 72 Std zusätzlich zur phenylalaninarmen Diät (bei klassischer Phenylketonurie). Während es bei der klassischen Phenylketonurie zum zunehmenden Anstieg der Serumphenylalaninkonzentration kommt, bleibt die Konzentration des Phenylalanins im Blut der Kinder mit permanenter Hyperphenylalaninämie auf niedrigeren Werten und unterscheidet sich deutlich von denen der klassischen Phenylketonurie. Auch die Höhe der Ausscheidung von Stoffwechselprodukten im Urin, z.B. Phenylbrenztraubensäure und Hydroxyphenylessigsäure ergibt deutliche Unterschiede. BLASKOWICZ u. SHAW (1970) kommen aufgrund ihrer Untersuchungen an Kindern mit klassischer Phenylketonurie und Hyperphenylalaninämievarianten zu dem Schluß, daß mindestens zwei genetisch voneinander unabhängige Formen bestehen müssen.

Eine *genetisch determinierte Sonderform der Hyperphenylalaninämie* soll hier noch kurz erwähnt werden. WOOLF *et al.* (1968) beschrieben Kinder, bei denen kurz nach der Geburt Phenylalaninkonzentrationen von 10—50 mg/100 ml

Plasma nachgewiesen wurden. Nach einigen Monaten trat ein spontaner Abfall der Blutphenylalaninkonzentration auf Werte zwischen 3—12 mg/100 ml auf. Bei unbehandelten älteren Geschwistern (mit gleicher Phenylalaninkonzentration des Plasmas) bestand entweder eine normale, gelegentlich jedoch auch eine leicht verzögerte Intelligenzentwicklung. Diese in Massachusetts gefundenen Familien waren meist italienischer oder portugiesischer Herkunft. Von besonderem Interesse ist der Ausfall der Belastungsteste bei den heterozygoten Eltern dieser Patienten. Die Geschwindigkeit des Phenylalaninabbaues nahm zu bei abnehmender Phenylalaninkonzentration des Plasmas, so daß gefolgert werden muß, daß bei den Patienten und ihren Eltern ein chemisch abnorm zusammengesetztes Enzym vorliegt, dessen Aktivität durch Phenylalanin gehemmt wird. Woolf *et al.* (1968) diskutieren, daß möglicherweise nahe der aktiven Position des Enzyms eine Aminosäure durch eine andere substituiert worden ist.

Für die klassische Phenylketonurie wurde eine sehr unterschiedliche *Häufigkeit* in den Bevölkerungsgruppen verschiedener ethnischer Herkunft gefunden (s. S. 315). Nach Cahalane (1968) beträgt die Häufigkeit der klassischen Phenylketonurie in Irland etwa 1:4000 Lebendgeborenen. Für Mittel-Europa scheint eine klassische Phenylketonurie auf etwa 6000—7000 Neugeborene vorzuliegen. In anderen Ländern, z.B. Finnland, ist die Zahl der Phenylketonurie-Patienten so gering, daß die Genhäufigkeit außerordentlich niedrig sein muß (Carter u. Woolf, 1961; Cohen *et al.*, 1963; Woolf u. Goodwin, 1967). Nach Woolf (1971) können diese Unterschiede nur dadurch erklärt werden, daß die heterozygoten Genträger genetische Vorteile im geographischen oder ethnischen Bereich haben oder gehabt haben. Die Art eines solchen Vorteils ist nicht bekannt, kann aber z.B. bestanden haben in einer geringeren Empfindlichkeit für nachteilige Faktoren der Umwelt. Mit Veränderungen dieser Umweltfaktoren, z. B. Verbesserung der Hygiene oder der Ernährung, kann der Heterozygotenvorteil verloren gehen, so daß die Zahl der Generationen, die zur Genverdoppelung führt, erheblich ansteigt.

Es scheint so, daß demgegenüber die *geographische Verteilung* der verschiedenen Formen der Hyperphenylalaninämievarianten gleichmäßiger ist als bei der klassischen Phenylketonurie. Cohen *et al.* (1963) sowie Cohen u. Szeinberg (1969) fanden z.B. besonders häufig Fälle mit klassischer Phenylketonurie unter den jemenitischen Juden, weniger häufig unter orientalischen Juden und Arabern und gar nicht unter aschkenasischen Juden. Die leichte persistierende Hyperphenylalaninämie wurde dagegen in allen ethnischen Gruppen Israels in etwa gleichem Verhältnis zur Bevölkerungszahl gefunden. Woolf (1971) zieht hieraus den Schluß, daß daher zwischen der klassischen Phenylketonurie und den verschiedenen Formen der Hyperphenylalaninämien genetisch keine Beziehung zu bestehen scheint und meint weiter, daß die Heterozygoten für die Hyperphenylalaninämien offensichtlich keine genetischen Vorteile gehabt haben können oder haben.

Nach Woolf (1970) ergeben die erwähnten Untersuchungen zur Fermentkinetik und die Ergebnisse der Phenylalaninbelastungsteste genügend Hinweise auf mindestens 4 verschiedene Allele am Locus der Phenylalaninhydroxylase, entsprechend 10 unterschiedlichen Genotypen, von denen 6 eine Hyperphenylalaninämie aufweisen. Es kann jedoch kaum ein Zweifel darüber bestehen, daß noch zahlreiche weitere Allele am Phenylalaninhydroxylase-Locus vermutet werden müssen. Hjalmarsson *et al.* (1971) sowie Güttler u. Wamberg (1972) weisen deshalb darauf hin, daß nur eingehende Studien mit Bestimmung der Phenylalaninhydroxylaseaktivität sowie evtl. von weiteren am Stoffwechsel des Phenylalanins beteiligten Enzymen Aufschluß über genetische Differenzierung der Hyperphenylalaninämievarianten geben können. Solange derartige Untersuchungen noch nicht in ausreichendem Umfang vorliegen, kann die von der WHO (1968) vorgeschlagene *Einteilung der Hyperphenylalaninämien* nur als vorläufige Richtschnur angesehen werden:

1. Klassische Phenylketonurie,
2. klassische Phenylketonurie mit 2—3mal größerer Toleranz für Phenylalanin,
3. passagere Hyperphenylalaninämie,
4. persistierende Hyperphenylalaninämie.

Es ist unklar, ob es sich bei den beiden ersten Formen der klassischen Phenylketonurie, die sich lediglich durch die unterschiedliche Toleranz für Phenylalanin unterscheiden, um genetisch differente Krankheiten handelt oder nur um einen Teil im Streubereich der klassischen Phenylketonurie (KENNEDY *et al.*, 1967; ROSENBERG u. SCRIVER, 1969). Auch in den Fällen hoher Phenylalanintoleranz — Typ 2 der WOH-Einteilung — ist keine Aktivität der Phenylalaninhydroxylase im Lebergewebe nachweisbar, gemessen mit der von ZANNONI und LA DU (LA DU u. ZANNONI, 1967; LA DU, 1967; ZANNONI *et al*, 1967) angegebenen Technik (HSIA, 1967; JUSTICE *et al.*, 1967). Heterozygote beider Formen sind nicht zu unterscheiden, z.B. im Verlauf der Phenylalaninkonzentrationen nach oraler Belastung (ROSENBERG u. SCRIVER, 1968). Ungeklärt ist die Ursache der besseren Toleranz für Phenylalanin, zumal keine Unterschiede in der Resorption oder in der Ausscheidung mit Stuhl oder Urin nachweisbar sind.

Von besonderem Interesse bezüglich der Frage, ob zwischen der klassischen Phenylketonurie und der permanenten Hyperphenylalaninämie genetisch eine eindeutige Trennung besteht, ist die Gemeinschaftsstudie veröffentlicht von BERMAN *et al.* (1969). Nach den hier vorgelegten Ergebnissen gilt der autosomal recessive Erbgang sowohl für die klassische Phenylketonurie als auch für die permanente Hyperphenylalaninämie als besondere Variante. Die Trennung zwischen diesen beiden Gruppen wird bei einem Phenylalaninnüchternspiegel von 20 mg-% gezogen. Werden die befallenen und die nichterkrankten Geschwister mit in die Untersuchung einbezogen, so läßt sich der Schluß ziehen, daß die Gruppe der Hyperphenylalaninämien eine genetisch stärker heterogene Zusammensetzung aufweist, als dies bei der klassischen Phenylketonurie der Fall ist. In der Gruppe von Kindern mit einer Hyperphenylalaninämie waren 6 Familien mit einem weiteren erkrankten Kind. Es handelte sich in allen 6 Fällen ebenfalls nach den biochemischen Daten um eine Hyperphenylalaninämie mit Nüchternphenylalaninkonzentrationen unter 20 mg-%. In 33 Familien dagegen mit einem an klassischer Phenylketonurie erkrankten Kind befanden sich 4 mit einem weiteren Kind, das die biochemischen Kriterien einer Hyperphenylalaninämie aufwies; in 29 Fällen handelte es sich um ein Geschwisterkind mit den Symptomen der klassischen Phenylketonurie. BERMAN *et al.* (1960) schließen aus den Ergebnissen, daß eine genetische Abgrenzung zwischen den beiden Gruppen zur Zeit nicht möglich ist, wenngleich die Möglichkeit besteht, daß weitere Untersuchungen mit eingehenderen enzymatischen Studien Hinweise für verschiedene Allele ergeben könnten.

SCHNEIDER u. GARRARD (1966) beschrieben ein Kind, das nach den biochemischen Befunden als permanente Form der Hyperphenylalaninämie einzustufen wäre. Die Plasmaphenylalaninkonzentrationen lagen meist unter 20 mg/100 ml. Belastungstests bei den Eltern ergaben jedoch Kurvenverläufe der Phenylalaninspiegel, die darauf hindeuten, daß nur die Mutter heterozygot für Phenylketonurie war, der Vater aber eher homozygot gesund sein mußte. Es wird der Schluß gezogen, daß das Kind ebenfalls als heterozygoter Genträger anzusehen ist, und daß bei Heterozygoten alle biochemischen Merkmale einer permanenten Hyperphenylalaninämie auftreten können. Auch der Fall von ANDERSON *et al.* (1966) wird in ähnlicher Weise interpretiert. Im 2. Lebensjahr wurden bei dem Kind Phenylalaninkonzentrationen von 5—10 mg/100 ml Blut gefunden. Belastungsteste ließen vermuten, daß nur der Vater heterozygot sein mußte, die Mutter wurde dagegen als homozygot gesund eingestuft. Bei dem Kind wurden unter Phenylalaninbelastung keine Stoffwechselmetaboliten des Phenylalanins im Urin ausgeschieden, so daß hier zusätzlich noch ein Phenylalanintransaminasedefekt diskutiert wird. Auch in der Arbeit von LUND u. OVNBØL (1966) wird ein einjähriges Kind einer Phenylketonuriefamilie beschrieben, das Serumphenylalaninkonzentrationen von 2—3,5 mg/100 ml aufwies und als heterozygoter Genträger angesehen werden mußte.

Für die meisten Kinder mit einer Hyperphenylalaninämie scheint unter einer Phenylalaninbelastung bezüglich des Tyrosins ein ähnliches Verhalten wie bei klassischer Phenylketonurie typisch zu sein. Es kommt nicht zu einer Erhöhung der Tyrosinkonzentration unter Zufuhr von Phenylalanin. Nach GÜTTLER u. WAMBERG (1972) ist es möglich, daß hier zwei zumindest im biochemischen Verhalten unterschiedliche Gruppen bestehen könnten: eine Hyperphenylalaninämievariante, bei der es nach Phenylalaninbelastung nicht zu einem Tyrosinanstieg, sondern sogar zu einer weiteren Senkung des Tyrosinblutspiegels kommt und eine permanente Hyperphenylalaninämie mit deutlich nachweisbarem Tyrosinanstieg unter oraler Gabe von L-Phenylalanin. Von den aufgeführten 10 Patienten mit unterschiedlich hoher Serumphenylalaninkonzentration und differenter Phenylpyruvat- und Oxyphenylacetatausscheidung im Urin, aber erhöhter Tyrosinkonzentration nach Phenylalaninbelastung hatten 4 einen IQ unter 85, 6 wiesen eine normale Intelligenz auf (HUDSON *et al.*, 1963; STEPHENSON u. MCBEAN, 1967; CASTELLS *et al.*, 1968; TADA *et al.*, 1969; KANG *et al.*, 1970). Systematische Untersuchungen müssen ergeben, ob diese Patienten mit Hyperphenylalaninämie und Tyrosinanstieg unter Belastung eine Restaktivität der Phenylalaninhydroxylase im Leberparenchym aufweisen wie sie von JUSTICE *et al.* (1967), KAUFMAN (1967b) sowie KAUFMAN u. MAX (1972) festgestellt worden ist. Es wäre auch möglich, daß bei vorhandener Restaktivität des Enzyms bei allen Hyperphenylalaninämien eine unterschiedliche Geschwindigkeit im Abbau des gebildeten Tyrosins besteht.

Von 20 Patienten mit permanenter Hyperphenylalaninämie ohne Tyrosinanstieg nach L-Phenylalaninbelastung wiesen 4 eine Intelligenzverminderung auf (WOOLF *et al.*, 1961; ANDERSON *et al.*, 1966; SCHNEIDER u. GARRARD, 1966; SZEINBERG *et al.*, 1969; YU *et al*, 1970; HJALMARSSON *et al.*, 1971; GÜTTLER u. WAMBERG, 1972). In einem der Fälle (GÜTTLER u. WAMBERG, 1972) ist diese vermutlich nicht durch die Störung im Phenylalaninstoffwechsel bedingt, da noch ein Zwillingsgeschwisterkind ebenfalls schwachsinnig war, auch ohne daß bei ihm eine Hyperphenylalaninämie vorlag. Unbekannt ist, wie in diesen Fällen die niedrige Phenylalaninkonzentration erklärt werden kann. Offenbleiben muß vorläufig auch, ob es sich bei den beiden Hyperphenylalaninämievarianten mit bzw. ohne Tyrosinanstieg um genetisch zu unterscheidende Störungen handelt oder nicht. Ebenfalls vorläufig unbeantwortbar ist die Frage, ob dieser unterschiedliche Phenylalaninstoffwechsel Konsequenzen bezüglich der Behandlung mit phenylalaninarmer Kost nach sich zieht. Auffallend ist, daß in der Gruppe der Hyperphenylalaninämie mit Tyrosinanstieg immerhin 4 von 10 Patienten eine verminderte Intelligenzentwicklung gezeigt haben.

Die eingehenden biochemischen Untersuchungen von KAUFMAN (1957, 1958, 1959, 1962, 1963b, 1964, 1967a, 1968) sowie KAUFMAN u. LEVENBERG (1959) lassen aufgrund der bisherigen Resultate den vorsichtigen Schluß zu, daß sich die Phenylalaninhydroxylase bei Patienten mit klassischer Phenylketonurie und den Fällen von Hyperphenylalaninämie hinsichtlich ihrer kinetischen Eigenschaften nicht zu unterscheiden scheint.

Auf die Tatsache, daß die permanente Hyperphenylalaninämie unter der Mittelmeerbevölkerung besonders häufig auftritt, ist bereits hingewiesen worden (ROSENBERG u. SCRIVER, 1969) (s. S. 313).

10. Atypische Phenylketonurie

Die Diagnose atypische Phenylketonurie wird bei den Patienten gestellt, die sich unter den üblichen Belastungstests wie Kranke mit klassischer Phenylketonurie verhalten, die aber im Gegensatz zu diesen eine normale oder zumindest annähernd normale Intelligenzentwicklung aufweisen. JERVIS berichtet 1954, daß 3 von 330 Phenylketonurie-Patienten einen IQ von mehr als 70 gehabt hätten und KNOX stellte 1960 in der Literatur 20 Fälle von unbehandelter Phenylketonurie mit einer annähernd normalen Intelligenzentwicklung fest. HSIA *et al.* haben 1968 alle bis dahin publizierten Fälle einschließlich ihrer eigenen Patienten ausgewertet und zusammengestellt. Die Diagnose dieser 43 Fälle als atypische Phenylketonurie erfolgte, nachdem Familienuntersuchungen angestellt worden waren anläßlich der Diagnose Phenylketonurie bei einem Familienmitglied oder weil Mütter mit atypischer Phenylketonurie von einem Kind mit klassischer Phenylketonurie entbunden worden waren. Bei 19 von 43 atypischen Phenylketonuriefällen wurde die Diagnose gestellt, weil Symptome auf eine leichte Hirnschädigung hinwiesen, oder weil anläßlich einer anderen Erkrankung routinemäßig während eines Krankenhausaufenthaltes Suchteste auf hereditäre Krankheiten des Stoffwechsels vorgenommen worden waren (BICKEL u. GRÜTER, 1957; CANDLE, 1960; DIEDRICH u. POSER, 1960; SUTHERLAND *et al.*, 1960; ALLEN u. GIBSON, 1961; TAPIA, 1961; McLEAN, 1961; WOOLF *et al.*, 1961; PARTINGTON, 1962; MABRY u. PODOLL, 1963; MABRY *et al.*, 1963; COFFELT, 1964; PERRY u. TISCHLER, 1966a; MABRY *et al.*, 1966; FISCH *et al.*, 1966; GOSTOMZYK u. DRESSLER, 1967; POSER, 1967; SCHWENKE *et al.*, 1969; MABRY, 1971; FISCH u. ANDERSON, 1971).

Von WOOLF *et al.* (1961), MABRY *et al.* (1962) sowie LUND u. OVNBØL (1966) wird für solche Fälle der Terminus „occulte Phenylketonurie" gebraucht, bei denen erhöhte Phenylalaninwerte im Blut — unter 20 mg/100 ml gelegen —, aber keine Ausscheidung von Stoffwechselmetaboliten im Urin zu erkennen sind. In allen Fällen lag eine normale Intelligenz vor. Nach heutiger Anschauung würde man solche Fälle jedoch eher als permanente Hyperphenylalaninämie ansprechen. Es kann sich hierbei auch um heterozygote Genträger mit erhöhter Phenylalaninkonzentration handeln. Da es sich ganz überwiegend um spätentdeckte Fälle handelt, meist im Rahmen von Familienuntersuchungen erkannt, ist es durchaus möglich, daß die Phenylalanintoleranz eines Kindes inzwischen größer geworden ist und somit die Serumphenylalaninkonzentration im Nüchternblut bei einem älteren Kind sich anders verhält als z.B. in der Neugeborenen- und Säuglingszeit (PARTINGTON *et al.*, 1963). Dennoch haben HSIA *et al.* (1968) den Versuch unternommen, bei den bis 1968 bekanntgewordenen 43 Fällen von atypischer Phenylketonurie die Plasmaphenylalaninkonzentration zum Intelligenzquotienten in Relation zu setzen. Sie fanden tatsächlich eine negative Korrelation zwischen diesen Parametern. Wenn weiterhin aufgrund der Phenylalaninkonzentration eine Aufteilung vorgenommen wurde, einmal in eine Gruppe von Patienten mit Phenylalaninspiegeln bis zu 20 mg/100 ml Plasma und zweitens in eine Gruppe mit höheren Konzentrationen, so betrug der durchschnittliche IQ der ersten Gruppe 98,4 und der der zweiten Gruppe 88,8. 7 von 9 Fällen mit einem IQ von mehr als 100 gehörten der ersten Gruppe an. Diese Befunde deuten darauf hin, daß es sich vermutlich bei einem Teil der Patienten mit atypischer Phenylketonurie um eine permanente Hyperphenylalaninämie gehandelt hat. Bei einem Teil der Patienten bestehen ohne Zweifel alle biochemischen Kriterien einer klassischen Phenylketonurie, ohne daß eine Erklärung in allen Fällen dafür möglich ist, daß eine cerebrale Schädigung ausgeblieben oder nur in einem minimalen Grade aufgetreten ist. SCHWENKE *et al.* (1969) diskutieren für ihren Patienten eine verminderte Proteinzufuhr während der Phase der Myelinisierung. Die Familie dieses Patienten lebte in schlechten sozialen Verhältnissen. HSIA *et al.* (1968) sind im übrigen aufgrund ihrer sehr eingehenden Untersuchungen an Patienten mit atypischer Phenylketonurie zur Ansicht gelangt, daß die Gruppe ihrer Fälle mit Phenylalaninkonzentrationen von mehr als 20 mg/100 ml und normaler bzw. annähernd normaler Intelligenz den oberen Anteil eines Spektrums der Intelligenzentwicklung aller Phenylketonurie-Patienten repräsentiert. Eine genetische Differenzierung dieser Fälle von atypischer Phenylketonurie zur klassischen Phenylketonurie wird nicht für möglich gehalten.

11. Die transitorische Hyperphenylalaninämie

Hierunter sollen die bereits auf S. 311 definierten Verlaufsformen kurzdauernder (= Neugeborenenhyperphenylalaninämie = Hyperphenylalaninämie mit oder ohne Tyrosinämie) und länger anhaltender Hyperphenylalaninämie (= passagere Hyperphenylalaninämie) dargestellt werden (HSIA *et al.*, 1962; MENKES u. AVERY, 1963; ALLEN *et al.*, 1964; COFFELT, 1964; HSIA *et al.*, 1964; BREMER u. NEUMANN, 1966b; KLEINMAN *et al.*, 1966; LIGHT *et al.*, 1966; BREMER, 1971).

Bei reifen Neugeborenen werden im Vergleich zu älteren Säuglingen und Kindern höhere Phenylalaninkonzentrationen gefunden. Nach HSIA *et al.* (1964) und KLEINMAN *et al.* (1966) steigt die Phenylalaninkonzentration bis zum Ende der 1. Lebenswoche allmählich an und erreicht hier ihren höchsten Durchschnittswert. Mehr als 4 mg Phenylalanin/100 ml Blut muß als abnorm erhöht angesehen werden.

a) Kurzdauernde Hyperphenylalaninämie

Hier sind ursächlich 2 Gründe anzuführen: Erstens, wenn eine mütterliche Phenylketonurie oder Hyperphenylalaninämie besteht, und zweitens wenn eine verzögerte Reifung des Phenylalaninstoffwechsels vorliegt.

Bei Neugeborenen von Müttern mit erhöhter Phenylalaninkonzentration des Blutes kann für einige Tage oder Wochen ebenfalls eine erhöhte Konzentration dieser Aminosäure auftreten (WOOLF *et al.*, 1961; COFFELT, 1964; BERLOW u. ARENDS, 1966; FRANKENBURG *et al.*, 1968).

Die neonatale Hyperphenylalaninämie des Frühgeborenen und — seltener — des reifen Neugeborenen ist ganz offensichtlich eine Folge verzögerter Reifung des für den Phenylalaninstoffwechsel notwendigen Enzymsystems. Hierfür spricht die Häufigkeit dieser Störung bei Frühgeborenen und die Abhängigkeit von der Höhe der Proteinzufuhr mit der Nahrung (s. S. 312). HSIA *et al.* (1962) sowie MENKES u. AVERY (1963) wiesen darauf hin, daß die Hyperphenylalaninämie häufig mit einer Hypertyrosinämie gekoppelt ist, jedoch tritt eine Hyperphenylalaninämie auch ohne Hypertyrosinämie und eine Hypertyrosinämie ohne Hyperphenylalaninämie auf (BREMER, 1971). Die höchsten Phenylalaninkonzentrationen zeigen sich gegen Ende der 1. Lebenswoche. BREMER (1971) konnte bei Frühgeborenen die Abhängigkeit der Blutphenylalaninkonzentration von der Höhe der Eiweißzufuhr mit der Nahrung belegen.

Mit intravenöser Phenylalaninbelastung untersuchte BREMER (1971) bei Frühgeborenen und bei Neugeborenen die Phenylalanintoleranz und fand bei einigen Frühgeborenen und Neugeborenen innerhalb der ersten 17 Lebenstage eine deutlich herabgesetzte Eliminationsrate für Phenylalanin. In den ersten 2—3 Lebenstagen weisen die untersuchten Neugeborenen dagegen eine normale Phenylalanintoleranz auf (MENKES u. AVERY, 1963; ALLEN *et al.*, 1964; BREMER u. NEUMANN, 1966b), so daß diskutiert wird, ob eine Hemmung der Phenylalaninhydroxylase oder, wahrscheinlicher, ein Cofaktordefizit für dieses Enzym auftreten könnte.

b) Passagere Hyperphenylalaninämie

Sie kann Wochen, Monate und Jahre andauern und betrifft auch solche Varianten der Hyperphenylalaninämien, bei denen ein Transaminasedefekt (AUERBACH *et al.*, 1968) oder wie die von STEPHENSON u. McBEAN (1967) sowie von WOOLF *et al.* (1968) beschriebene Form, bei der eine Substrathemmung der Phenylalaninhydroxylase vermutet wird (s. S. 338). Nach Normalisierung der Serumphenylalaninkonzentration kann der Phenylalanintoleranztest weiterhin pathologische Ergebnisse aufweisen (BREMER, 1971) oder sich ebenfalls normalisieren (CASTELLS *et al.*, 1968). Die Ursache für eine allmähliche Normalisierung der Phenylalaninkonzentration nach passagerer Hyperphenylalaninämie ist unbekannt. BREMER (1971) diskutiert, ob eine ähnliche Situation vorliegen könnte wie bei der Phenylketonurie oder der permanenten Hyperphenylalaninämie, wo in vielen Fällen auch nach Ablauf des 1. Lebensjahres eine Besserung der Phenylalanintoleranz und damit eine Senkung der Phenylalaninnüchternkonzentration nachweisbar ist.

12. Phenylketonurie und Schwangerschaft

Die ersten Mitteilungen über Kinder von Müttern mit einer Phenylketonurie erfolgten durch JERVIS (1937, 1933, 1954). Vier Mütter mit wahrscheinlich klassischer Phenylketonurie hatten insgesamt 8 Kinder ohne Phenylketonurie, von denen 3 eine Entwicklungsverzögerung und 5 eine unauffällige geistige Entwicklung erkennen ließen. DENT (1956) wies auf den Zusammenhang zwischen der Hirnschädigung bei nicht an Phenylketonurie erkrankten Kindern und dem erhöhten mütterlichen Phenylalaninspiegel hin. Er beschrieb selbst 3 Kinder einer Mutter mit klassischer Phenylketonurie, bei denen eine Entwicklungsverzögerung als Folge der intrauterinen Hirnschädigung aufgetreten war.

Hier soll noch einmal darauf hingewiesen werden, daß bei gesichertem autosomal recessiven Erbgang nur dann bei den Kindern eine Phenylketonurie auftreten kann, wenn das Gen bei beiden Elternteilen vorhanden ist. Kinder einer phenylketonurischen Mutter können also nur dann eine Phenylketonurie aufweisen, wenn auch der Vater eine Phenylketonurie hat oder heterozygot für das Phenylketonuriegen ist.

Die Phenylalaninkonzentration ist im fetalen Blut höher als bei der homozygot kranken Mutter und zwar auch dann, wenn das Kind heterozygoter Genträger also nicht ebenfalls an einer Phenylketonurie erkrankt ist (KERR *et al.*, 1968). WAISMAN (1967, 1971) wies nach, daß ein aktiver Transport von Phenylalanin in der Placenta vom mütterlichen zum kindlichen Blutkreislauf bestehen muß. Wurden tragenden Affen große Mengen an Phenylalanin verfüttert, so stieg die Konzentration der Aminosäure im fetalen Blut auf einen zweifach höheren Spiegel an im Vergleich zum Phenylalaningehalt des mütterlichen Blutes. Nach EMERY *et al.* (1971) ist die Phenylalaninkonzentration in der Amnionflüssigkeit bei unbehandelten schwangeren Müttern erhöht, während alle anderen Aminosäuren einschließlich Tyrosin eine normale Konzentration aufweisen. Wird die Mutter behandelt, so kann eine normale oder nur leicht erhöhte Phenylalaninkonzentration in der Amnionflüssigkeit nachgewiesen werden. EMERY *et al.* (1971) diskutieren aufgrund ihrer Befunde, daß die Ursache für die erhöhte Phenylalaninkonzentration in der Amnionflüssigkeit eine vermehrte Ausscheidung dieser Aminosäure durch den Urin des Feten jenseits der 12. Schwangerschaftswoche sein könnte. Nach Verfütterung hoher Dosen von Phenylalanin an tragende Affen (KERR *et al.*, 1968) kam es zur Geburt von Tieren mit niedrigem Geburtsgewicht. Die Tiere wiesen gegenüber Kontrolltieren ein unterschiedliches Verhalten und eine herabgesetzte Lernfähigkeit auf.

Es besteht kein Zweifel mehr darüber, daß die Schwangerschaft bei einer Mutter mit klassischer Phenylketonurie in einem hohen Prozentsatz zu cerebraler Schädigung ihres Kindes führt (DENNISTON, 1963; MABRY *et al.*, 1963; MABRY et al., 1966; STEVENSON u. HUNTLEY, 1967; DE MÉNIBUS *et al.*, 1967; WILLIAMS, 1968; FISCH *et al.*, 1968; HUNTLEY u. STEVENSON, 1969; HOWELL u. STEVENSON, 1971; MCCREADY u. LEVY, 1972; SCHEIBENREITER, 1972). Von SCHEIBENREITER wurden 1972 — einschließlich der selbst beobachteten Mutter — die Daten von 33 Müttern mit einer Phenylketonurie zusammengestellt. Von diesen Frauen wiesen 23 einen IQ von 27—88 auf, die übrigen hatten eine normale Intelligenz. Von den 33 Müttern mit einer Phenylketonurie wurden 108 Kinder geboren, davon 8 ebenfalls mit klassischer Phenylketonurie. Nur 17 der 100 nicht an einer Phenylketonurie erkrankten Kinder wiesen eine unauffällige Entwicklung auf. Bei den verbleibenden 83 Kindern muß eine pränatale Schädigung angenommen werden. In zahlreichen Fällen war die psychomotorische Entwicklungsverzögerung so hochgradig, daß die cerebrale Schädigung schwerer zu sein schien als bei der an Phenylketonurie erkrankten Mutter. Neben der häufig zu beobachtenden intrauterinen Dystrophie steht die Mikrocephalie im Vordergrund. Außerdem treten weitere Mißbildungen so gehäuft auf, daß ebenfalls ein Zusammenhang zur mütterlichen Krankheit angenommen werden muß, z.B. angeborene Herzfehler, wie Ventrikelseptumdefekt, Agenesie der Pulmonalarterie, Aortenisthmusstenose oder persistierender Ductus Botalli. Nach SCHEIBENREITER (1972) scheint hier eine gewisse Häufung bei den Kindern bestimmter Frauen zu bestehen. Beschrieben werden weiterhin Störungen der Augenentwicklung, wie z. B. Amblyopie, Ptose, Strabismus, Nystagmus und Linsentrübungen. Ferner werden Skeletanomalien erwähnt, so z.B. an der Wirbelsäule und an den Hüftgelenken.

Gelegentlich kann die Schädigung des Embryos so schwer sein, daß es bei Müttern mit einer Phenylketonurie zur Häufung von Spontanaborten kommt. Aus einer Zusammenstellung von HOWELL u. STEVENSON von 1971 (s. Tabelle 2)

Tabelle 2. Übersicht über Intelligenzgrad der Mütter mit Phenylketonurie und Zahl ihrer Kinder bzw. der Spontanaborte. (Nach HOWELL u. STEVENSON, 1971)

IQ der Mütter	Zahl der Mütter	Zahl der Mütter in Krankenanstalten	Kinder	Spontanaborte
„Hochgradig schwachsinnig"	1	1	1	—
20—39	2	1	3	—
40—59	8	6	26	2
60—79	9	0	40	14
80 und höher	13	1	51	9
Insgesamt	33	9	121	25

geht hervor, daß 33 Mütter mit einer Phenylketonurie 121 Kinder und 25 Spontanaborte hatten. STEVENSON u. HUNTLEY (1967) beobachteten 2 Schwestern mit einer Phenylketonurie, bei denen zusammen 16 Spontanaborte auftraten. Von den lebendgeborenen Kindern dieser Mütter starben 6 in der Säuglingszeit, nur 4 überlebten, waren aber schwer hirngeschädigt. HUNTLEY u. STEVENSØN (1969) stellten bei 2 Kindern der beiden Mütter fest, daß die Phenylalaninkonzentration im Nabelvenenblut höher war als im mütterlichen Blut.

Auch bei den Kindern, die ebenso wie die Mütter eine klassische Phenylketonurie aufwiesen, war die psychomotorische Entwicklung erheblich gestört. Die von Howell u. Stevenson beschriebenen 7 Fälle wiesen alle Intelligenzquotienten von weniger als 50 auf. Es ist bei diesen Kindern jedoch möglich, daß zumindest ein Teil der Hirnschädigung durch die eigene Krankheit zu erklären ist.

Die ersten Berichte über Kinder mit normaler Intelligenz von einer Mutter mit Phenylketonurie stammen von Jervis (1939, 1954). Bei einem Teil der Fälle, in denen die Kinder bei der Geburt nicht geschädigt erschienen und auch die weitere Entwicklung unauffällig verlief, hat vermutlich bei der Mutter keine klassische Phenylketonurie vorgelegen, sondern eine Hyperphenylalaninämievariante. Partington beschrieb 1961 eine Familie, in der die Mutter bei einer Phenylalaninkonzentration von 20,6 mg/100 ml einen IQ von 102 aufwies. Da es jedoch nur zu einer geringen Ausscheidung von Phenylalaninmetaboliten kam, wurde eine permanente Hyperphenylalaninämie diskutiert. Das Kind dieser Mutter wies eine unauffällige Entwicklung auf. Die Verlaufsbeobachtung ließ jedoch erkennen, daß es sich bei der Mutter um eine klassische Phenylketonurie gehandelt hatte, deren Kind trotz erhöhter Phenylalaninkonzentration während der Schwangerschaft keinerlei Zeichen einer Schädigung aufwies. Die von Woolf *et al.* (1961) beschriebene Familie mit unauffällig entwickelten Kindern ist insofern bemerkenswert, als die Mutter bei einer Phenylalaninkonzentration von weniger als 10 mg pro 100 ml als Hyperphenylalaninämievariante einzustufen ist.

Menkes u. Aeberhard (1969) haben an der Hirnsubstanz einer 50jährigen Frau chemische Analysen der Hirnlipide und der Fettsäuren durchgeführt. Es handelte sich um eine cerebral-geschädigte Patientin mit einem IQ von 30, heterozygot für das Phenylketonuriegen. Die Mutter der Patientin hatte eine klassische Phenylketonurie.

Die Veränderungen im Lipidgehalt entsprachen Ergebnissen, wie sie bei Patienten mit einer Phenylketonurie gefunden worden sind. Vor allem fanden sich gleiche Abweichungen im Fettsäuremuster der Sulfatide aus der weißen Substanz des Frontalhirns. Menkes u. Aeberhard vermuten, daß die pathologische Lipidzusammensetzung bei dieser Patientin — wie in Fällen unbehandelter Phenylketonurie — Ausdruck einer gestörten Myelinsynthese während der Schwangerschaft ist, verursacht durch die zu vermutende erhöhte Phenylalaninkonzentration im Blut des Kindes.

Im Gegensatz zu einem Neugeborenen mit klassischer Phenylketonurie bei heterozygoter Mutter kommt es bei dem Kind einer Mutter mit unbehandelter Phenylketonurie bereits in der Schwangerschaft zu einer Erhöhung der Phenylalaninkonzentration. Durch aktiven Transport in der Placenta ist — wie die erwähnten Tierversuche bei Affen gezeigt haben — mit einer — im Vergleich zum mütterlichen Blut — stärkeren Vermehrung dieser Aminosäure beim Fetus zu rechnen. Wenn angenommen werden kann, daß eine Phenylalaninerhöhung des Blutes in den ersten Monaten und Jahren nach der Geburt zu einer Störung der Myelinsynthese beim Phenylketonurie-Kind führen kann (s. S. 331), so müßte diese theoretisch in viel stärkerem Maße durch die vielleicht besonders hohe Phenylalaninkonzentration des Fetalblutes möglich sein. Tatsächlich ist der Cerebralschaden des heterozygoten Kindes in vielen Fällen sehr viel ausgeprägter als bei der homozygot kranken Mutter (Anderson, 1971).

a) Diätetische Behandlung während der Schwangerschaft

Allen u. Brown (1968) berichteten über eine Behandlung mit phenylalaninarmer Diät bei einer Mutter mit Phenylketonurie. Es waren 3 Geburten vorausgegangen. Alle 3 Kinder waren cerebral geschädigt, ohne selbst eine Phenylketonurie zu haben. Während der 4. Schwangerschaft erhielt die Mutter während der letzten 6 Schwangerschaftsmonate eine Diät, so daß die Serumphenylalaninkonzentration auf 2—3 mg/100 ml eingestellt blieb. Das Neugeborene war bei der Geburt unauffällig bis auf eine geringfügig erhöhte Phenylalaninkonzentration, die sich innerhalb von 24 Std normalisierte. Im Alter von 9 Monaten wies der Säugling eine normale Entwicklung auf. Während einer späteren Schwangerschaft der Mutter erfolgte keine diätetische Behandlung. Die Zwillinge hatten beide eine verzögerte Entwicklung, so daß auch während dieser Schwangerschaft eine cerebrale Schädigung durch die erhöhte Phenylalaninkonzentration vermutet werden kann. ARTHUR u. HULME (1970) begannen eine phenylalaninarme Diät bei einer Patientin mit Phenylketonurie (IQ 65) in der 22. Schwangerschaftswoche. Das Kind war intrauterin dystroph und mikrocephal. Dennoch blieb die Intelligenzentwicklung bis zum Alter von 2 Jahren unauffällig. Die möglicherweise vorhandene leichte cerebrale Schädigung dieses Kindes beruht vielleicht auf dem relativ späten Beginn der diätetischen Behandlung während der Schwangerschaft.

Bemerkenswert ist, daß die von ARTHUR u. HULME (1970) beschriebene Mutter lediglich eine Phenylalaninkonzentration von 10—12 mg/100 ml aufwies und daß trotz einer diätetischen Behandlung mit einer Einstellung der Blutphenylalaninkonzentration auf 2—6 mg/100 ml Hinweise für eine Schädigung des Kindes — intrauterine Dystrophie und Mikrocephalus — vorhanden waren.

Die Behandlung einer Schwangeren mit einer phenylalaninarmen Diät ist deswegen sicher nicht unproblematisch, weil eine zu geringe Phenylalaninzufuhr — auch wenn diese nur vorübergehend besteht — wahrscheinlich ebenfalls zur Schädigung des Fetus führt (FISCH *et al.*, 1969). Andererseits spricht die hohe Rate der schweren cerebralen Schädigung der Kinder eindeutig für einen Zusammenhang mit dem Stoffwechseldefekt bei der Mutter. Hinzu kommt, daß das Problem immer größere Bedeutung erlangen wird, wenn die nicht mehr behandelten Frauen nach jahrelanger und erfolgreicher diätetischer Therapie das gebärfähige Alter erreichen. Aufgrund der jetzt vorliegenden sicher noch nicht ausreichenden Ergebnisse wird man sich zur *diätetischen Behandlung solcher Mütter in einem möglichst frühen Stadium der Gravidität entschließen.*

ALLEN u. BROWN (1968) haben bei der diätetischen Behandlung einer Mutter mit Phenylketonurie eine Phenylalaninkonzentration von 2—3 mg/100 ml Blut angestrebt. In der eingehenden Diskussion über Art und Durchführung der Behandlung kommen sie zu dem Schluß, daß eine Phenylalaninkonzentration von weniger als 10 mg/100 ml einerseits ausreichend und andererseits nicht mit einem zu großen Risiko behaftet ist. Nach ALLEN u. BROWN sollte also mit einer phenylalaninarmen Diät eine Senkung der Phenylalaninkonzentration im mütterlichen Blut auf Werte von 4—10 mg-% erreicht werden. Gleichzeitig muß auf eine ausreichende Konzentration anderer Aminosäuren des mütterlichen Blutes geachtet werden, z.B. auf eine im Normbereich liegende Tyrosinkonzentration. Häufige Kontrollen nicht nur des Phenylalanins im Blut der Mutter sind erforderlich, und zu Beginn der Behandlung wird sich eine stationäre Aufnahme der Schwangeren nicht umgehen lassen.

Mit Angabe der wünschenswerten Phenylalaninkonzentration ist auch die Frage beantwortet, von welcher Höhe des mütterlichen Phenylalaninspiegels an eine diätetische Behandlung erforderlich ist. Solange noch nicht genügend sichere Hinweise über die Beziehung zwischen mütterlichem und fetalem Phenylalaninspiegel vorliegen, sondern der Verdacht besteht, daß die fetale Phenylalaninkonzentration höher ist als der mütterliche Spiegel dieser Aminosäure, sollte immer dann eine diätetische Behandlung einsetzen, wenn die Phenylalaninkonzentration bei der Mutter mehr als 8 mg/100 ml beträgt.

b) Diagnose der klassischen Phenylketonurie

Vor der Behandlung eines Kindes mit stark erhöhtem Phenylalaninspiegel des Blutes solltes stets versucht werden, die Diagnose zu sichern. Es soll daher an dieser Stelle — unabhängig von der Frage, ob eine Behandlung aufgrund einer erhöhten Phenylalaninkonzentration des Blutes indiziert ist oder nicht — noch einmal zusammengefaßt werden, unter welchen Voraussetzungen es berechtigt erscheint, von einer klassischen Phenylketonurie zu sprechen. Diese Krankheit liegt dann vor, wenn bei ausreichender Eiweißzufuhr mit der Nahrung ein Anstieg der Phenylalaninkonzentration des Blutes (mindestens 6 Std nach der letzten Nahrungsaufnahme abgenommen) innerhalb der 1. Lebenswoche auf mehr als 20 mg/100 ml auftritt. Unbehandelt bleiben hohe Phenylalaninkonzentrationen des Blutes bestehen. Die Tyrosinkonzentration liegt im Normbereich oder ist erniedrigt. Im Urin werden Stoffwechselabbauprodukte des Phenylalanins, z.B. Phenylbrenztraubensäure, ausgeschieden. Nach oraler Belastung mit 100 mg L-Phenylalanin/kg Körpergewicht entsteht bei den Patienten eine charakteristische Phenylalaninblutkurve mit erhöhten Werten und einem nur langsamen Abfall (s. S. 338). Die Eltern verhalten sich wie heterozygote Genträger (s. S. 337) (BERRY u. WRIGHT, 1967). Eine Aktivität der Phenylalaninhydroxylase ist in der Leber nicht nachweisbar.

c) Die Behandlung der Phenylketonurie

Fast 20 Jahre nach der Erstbeschreibung der Krankheit durch A. FÖLLING (1933) erfolgten die ersten Mitteilungen über den Einfluß bzw. die Beschränkung der Phenylalaninaufnahme auf das Verhalten eines Kindes mit einer Phenylketonurie (BICKEL *et al.*, 1953, 1954). Seit dieser Zeit hat sich eine Fülle von Publikationen mit den Vor- und Nachteilen dieser Behandlung befaßt, und noch sind lange nicht alle Probleme dieser Therapie als gelöst anzusehen. So besteht z. B. keine Einigkeit darüber, von welcher Phenylalaninkonzentration an eine diätetische Behandlung als notwendig angesehen wird und auch nicht über die bei diätetischer Behandlung wünschenswerte Höhe der Phenylalaninkonzentration des Blutes.

Das Ziel der Therapie bei einem Kind mit einer Phenylketonurie muß sein, Serumphenylalaninkonzentrationen zu erzielen, die eine vollkommen normale psychomotorische Entwicklung zur Folge haben. Die Diät muß gleichzeitig einen ausreichenden Protein- und Caloriengehalt für das Wachstum enthalten und so beschaffen sein, daß kein Hungergefühl bei dem Kind auftritt (ACOSTA u. WENZ, 1971).

Sobald bei einem Neugeborenen oder auch bei einem älteren Kind mit Hilfe des Screening-Tests von GUTHRIE u. SUSI (1963) eine Erhöhung der Phenylalaninkonzentration des Blutes festgestellt wird, sollte unter klinischen Bedingungen versucht werden zu entscheiden, ob eine klassische Phenylketonurie vorliegt oder eine der beschriebenen Hyperphenylalaninämievarianten. Unabhängig hiervon aber ist die Frage zu entscheiden, ob bei diesem Kind eine diätetische Behandlung erforderlich ist oder nicht. Zur Beantwortung der Frage nach der Diagnose sind wiederholte Bestimmungen der Phenylalaninnüchternkonzentration und die Durchführung von Phenylalaninbelastungstesten mit anschließender Bestimmung der Phenylalaninkonzentration des Blutes erforderlich (s. S. 338). Nicht immer ist bereits in der Säuglingszeit die Entscheidung möglich, ob eine klassische Phenylketonurie oder eine der Varianten der Hyperphenylalaninämie vorliegt. In diesen Fällen müssen die diagnostischen Untersuchungen in regelmäßigen Abständen in der Säuglingszeit und — wenn erforderlich — auch später wiederholt werden.

Uneinigkeit besteht darüber, von welcher Phenylalaninkonzentration an eine diätetische Behandlung einsetzen muß (BERRY u. WRIGHT, 1967). Während AUERBACH *et al.* (1967), KENNEDY *et al.* (1967) sowie BERMAN u. FORD (1970) die Meinung vertreten, daß nur bei der klassischen Phenylketonurie mit Phenylalaninkonzentrationen von mehr als 20 mg/100 ml eine Behandlung erforderlich ist, sind BICKEL u. BREMER (1967) der Ansicht, daß lediglich bei Phenylalaninspiegeln von weniger als 8 mg/100 ml eine diätetische Behandlung unterbleiben darf. Im Gegensatz zu den erstgenannten Autoren sind BICKEL u. BREMER der Meinung, daß bei Kindern eine Hirnschädigung durch Phenylalaninkonzentrationen zwischen 8 und 20 mg/100 ml nicht völlig ausgeschlossen ist. Sie weisen darauf hin, daß immer wieder über Fälle berichtet wird, bei denen eine cerebrale Schädigung auch durch Phenylalaninkonzentrationen von weniger als 20 mg/100 ml zumindest möglich, wenn nicht wahrscheinlich ist (COHEN *et al.*, 1969; GRÜTTNER *et al.*, 1971).

Keine volle Übereinstimmung besteht ferner darüber, welche Phenylalaninkonzentration bei der Durchführung der diätetischen Behandlung als optimal angesehen werden muß. Von ANDERSON *et al.* (1962), PERRY *et al.* (1967), BICKEL u. BREMER (1967) sowie von SCHMIDT (1971) wird die Meinung vertreten, daß Phenylalaninspiegel wie bei Gesunden unter der diätetischen Behandlung anzustreben seien. Mit einer so streng durchgeführten Diät sollen einerseits die besten Ergebnisse bezüglich der psychomotorischen Entwicklung der Kinder erreicht werden und andererseits bei guter Betreuung der Patienten und sorgfältiger Unterrichtung der Eltern durch ein Team von Ärzten, Psychologen und Ernährungsberatern keine Komplikationen hinsichtlich einer zu geringen Phenylalaninzufuhr gesehen werden. Von anderen wird gerade auf die Gefahren eines — wenn auch nur vorübergehenden — Mangels an Phenylalanin und dadurch entstandene Schädigungen der Hirnsubstanz, am Skeletsystem und an den blutbildenden Organen hingewiesen. Es wird daher gefordert, die Zufuhr an Phenylalanin so zu gestalten, daß Konzentrationen oberhalb der Norm entstehen, also z.B. 3—7 mg/100 ml (SUTHERLAND *et al.*, 1966), 4—8 mg/100 ml (CLAYTON *et al.*, 1967), 2—8 bzw. 10 mg/100 ml (SCRIVER *et al.*, 1968) oder 5—9 mg/100 ml (KENNEDY *et al.*, 1967; COHEN *et al.*, 1969), vor allem in den ersten 18 Lebensmonaten (FULLER u. SHERMAN, 1971). Es bleibt abzuwarten, welche auf einwandfreien statistischen Berechnungen beruhenden Ergebnisse durch eine Gemeinschaftsuntersuchung von 16 Zentren der USA erzielt werden (DOBSON *et al.*, 1971). Hier wird der Behandlungseffekt einer Gruppe von Phenylketonurie-Patienten mit einer diätetischen Einstellung auf Phenylalaninwerte von 1—5,4 mg/100 ml verglichen mit einer Gruppe, deren Phenylalaninkonzentrationen zwischen 5,5 bis 10 mg/100 ml liegen.

Je nach Ziel der Behandlung schwankt die tägliche Phenylalaninzufuhr und liegt z.B. in dem Behandlungszentrum von Los Angeles zwischen 90 mg/kg Körpergewicht bei Neugeborenen und jungen Säuglingen und 11 mg/kg bei 8—9jährigen Kindern (ACOSTA u. WENZ, 1971). An anderen Behandlungszentren wird zwischen 60 mg bei jungen Säuglingen und 15 mg Phenylalanin bei 8—9jährigen Kindern verabfolgt (SCHMIDT, 1971). Damit wird der von HOLT u. SNYDERMAN (1967) bestimmte minimale Phenylalaninbedarf bei Säuglingen etwa erreicht.

Nach UMBARGER *et al.* (1965) soll der Gesamtcaloriengehalt der Nahrung für Phenylketonurie-Patienten etwa 12—15% höher sein als es dem altersüblichen Bedarf entspricht. Bei der Zufuhr von proteinhaltigen Nahrungsmitteln wird der errechnete Phenylalaninbedarf gedeckt, doch gelingt es damit nur zu einem Drittel bis zur Hälfte der erforderlichen Menge, die übrigen essentiellen Aminosäuren zuzuführen, so daß dieser Anteil mit Hilfe eines phenylalaninfreien oder phenylalaninarmen Aminosäurengemisches oder Eiweißhydrolysats supplementiert werden muß.

Zur Deckung des Bedarfs aller Aminosäuren mit Ausnahme des Phenylalanins stehen erprobte Industriepräparate zur Verfügung. Albumaid XP (Scientific Hospital Supplies Ltd., Liverpool; Deutsche Vertretung Maizena-Werke, Hamburg 1). Es handelt sich um ein phenylalaninfreies Hydrolysat aus Rinderserumprotein, das etwa zur Hälfte aus Stärke als Geschmackskorrigens besteht. Mit Ausnahme von Vitamin C und D enthält das Präparat ausreichende Mengen an Vitaminen und Mineralien. Aponti-PKU-Diät (Aponti GmbH, Köln) ist ein phenylalaninfreies Casein-Hydrolysat mit einem Kohlenhydratanteil von 50%. Bis auf die Vitamine C und D enthält das Präparat alle Vitamine, ferner eine ausgewogene Menge an Mineralien und Spurenelementen. Cymogran (Glaxo Allenburys Ltd., Londen; Deutsche Vertretung Glaxo-Pharmazeutika, Düsseldorf) ist nahezu frei an Phenylalanin. Zu 42% besteht es aus Kohlenhydraten und zu 9% aus Fetten. Es enthält ferner alle Mineralstoffe. Vitamine müssen jedoch zugesetzt werden. Lofenalac (Mead Johnson Comp., Evansville, J.N.; Deutsche Vertretung P. Lappe, Bensberg) ist ein vor allem in Amerika übliches Caseinhydrolysat mit einem relativ hohen Phenylalaningehalt. Es besteht zu 57% aus Kohlenhydraten und einem ausreichenden Gehalt an Vitaminen und Mineralien. Der Gehalt an Phenylalanin ist in diesem Präparat zu berücksichtigen, wenn der notwendige Phenylalanin- und Eiweißbedarf des Patienten errechnet wird. Neben diesen Eiweißhydrolysaten stehen Gemische aus reinen Aminosäuren zur Verfügung, die einen etwas geringeren Beigeschmack haben als die Hydrolysate. Aminogran (Glaxo-Pharmazeutika, Düsseldorf) und P-AM (Maizena-Werke, Hamburg 1) enthalten keinerlei Zusätze an Kohlenhydraten, Fetten und Vitaminen.

Zur rascheren Senkung der Blutphenylalaninkonzentration hat es sich als vorteilhaft erwiesen, bei Beginn der Behandlung einige Tage eine phenylalaninfreie Nahrung zu verabfolgen. Die Zahl der Tage einer solchen phenylalaninfreien Kost kann — in Abhängigkeit vom Körpergewicht und von der Blutphenylalaninkonzentration — vorausberechnet werden. Diese Zeit darf keineswegs überschritten werden, damit es nicht schon in den ersten Lebenstagen zu einem, wenn auch nur vorübergehenden, Phenylalanindefizit kommt.

Unter der Annahme, daß die Phenylalaninkonzentration im extracellulären Raum ($\sim$0,3 $\times$ Körpergewicht) überall gleich hoch ist, kann aus dem Plasmaspiegel die dem Organismus mindestens zur Verfügung stehende überschüssige Phenylalaninmenge errechnet werden. Diese (vom Stoffwechsel des Kindes im Augenblick nicht verwertbare) Phenylalaninmenge, geteilt durch den zugrunde gelegten täglichen Bedarf, gibt die Zahl an Tagen, für die eine phenylalaninfreie Ernährung statthaft ist.

Nach Feststellung der individuellen Phenylalanintoleranz muß in der Klinik ein genauer Diätplan aufgestellt werden. Während der Säuglingszeit ist der Calorienbedarf bei den diätetisch behandelten Phenylketonurie-Kindern mit 130 kcal/kg und Tag in den ersten 6 Lebensmonaten und mit 120 kcal/kg und Tag in der zweiten Hälfte der Säuglingszeit anzusetzen. Zwar muß bei der ersten Einstellung der Diät z.B. bei einem Neugeborenen bei Berechnung des Phenylalaninbedarfs vom Gewicht des Kindes ausgegangen werden, jedoch stellt diese Rechnung lediglich eine Basis für den ungefähren Bedarf dar. Die genaue Phenylalaninzufuhr muß sich nach der Toleranz des Kindes für diese Aminosäure richten. Es müssen also anfänglich möglichst tägliche Messungen des Blutphenylalaningehaltes erfolgen (mindestens 3 in der Woche), damit sowohl ein Mangel als auch ein Überangebot an Phenylalanin rasch erkannt und die Nahrungszusammensetzung entsprechend korrigiert werden kann.

Da die schlechtschmeckenden Eiweißhydrolysate gelegentlich von den Kindern abgelehnt werden, muß die Ernährung möglichst abwechslungsreich gestaltet und — soweit irgend möglich — der altersentsprechenden Normalkost angepaßt sein. Um eine möglichst große Menge natürlichen Eiweißes geben zu können, sollten die phenylalanin*freien* Hydrolysate oder die ebenfalls phenylalaninfreien Aminosäurengemische bevorzugt werden. Der Phenylalaninbedarf wird dann am günstigsten durch Zugabe von Milch und Kartoffeln sowie zum kleineren Teil in Form von Gemüse und Obst gedeckt. Austauschtabellen gestatten es, für jede Obst- und Gemüsesorte die zuzuführende Menge in Abhängigkeit vom Phenylalaningehalt zu berechnen (SCHMIDT, 1972). Da der Phenylalaningehalt im Eiweißanteil der handelsüblichen Mehle relativ hoch ist, sollten Back- und Teigwaren aus eiweißarmen Mehlen bzw. aus reiner Stärke hergestellt werden.

d) Indikation zur diätetischen Behandlung bei älteren Kindern mit bisher unbehandelter Phenylketonurie

Solange noch nicht in allen Erdteilen ein Suchprogramm mit Erfassung aller Neugeborenen zum Ausschluß hereditärer Krankheiten des Stoffwechsels durchgeführt wird, kann es immer wieder einmal zur Aufdeckung älterer, meist cerebralgeschädigter Kinder mit einer Phenylketonurie kommen. Hier muß dann — wenn durch den Guthrie-Test eine Phenylalaninerhöhung festgestellt worden ist, oder durch den positiven Ausfall der Föllingschen Probe im Urin ebenfalls der Verdacht auf eine Phenylketonurie besteht — zunächst eine weitere Diagnostik vorgenommen werden (s. S. 348). Handelt es sich um eine klassische Phenylketonurie oder um eine Hyperphenylalaninämievariante mit einem hohen Phenylalaninspiegel, so stellt sich die Frage, ob durch Einleitung einer phenylalaninarmen Kost noch ein positiver Behandlungseffekt erwartet werden kann. Es gibt keine völlige Übereinstimmung darüber, bis zu welchem Alter die Einleitung einer solchen Behandlung noch sinnvoll ist. KNOX (1960) hielt eine generelle Einleitung nur bis zum vollendeten 3. Lebensjahr für sinnvoll. CENTERWALL *et al.* (1961) glaubten, daß alle Kinder bis zu 3 Jahren einer Behandlung zu unterziehen seien, daß aber auch bei älteren Kindern gelegentlich eine Therapieeinleitung noch sinnvoll sein könnte. Nach BICKEL u. BREMER (1967) kann auch nach dem 6. Lebensjahr eine Behandlung indiziert sein, wenn nur ein mäßig ausgeprägter Schwachsinn besteht und die Eltern auf eine Behandlung drängen.

Zahlreiche Hinweise über gute Behandlungsergebnisse bei älteren Kindern jenseits des 3. und in einigen Fällen auch noch nach dem 5. Lebensjahr gestatten den Schluß, daß bei jedem bis zum 6. Lebensjahr diagnostizierten Phenylketonurie-Patienten überlegt werden muß, ob nicht zumindest ein Behandlungsversuch für 1 Jahr vorgenommen werden sollte (BICKEL *et al.*, 1955; HORNER *et al.*, 1957; CLADER, 1957; COWIE, 1968). GRÜTER (1963) und BRUHL *et al.* (1964) weisen darauf hin, daß bei einigen älteren Patienten mit einer Phenylketonurie ein günstiger Effekt der diätetischen Behandlung auf das Verhalten der Kinder erzielt werden kann. In diesen Fällen scheint die Therapie in Richtung auf die Normalisierung von Verhaltensstörungen zu wirken: erethische Patienten werden ruhiger, apathische Kinder werden aktiver. GRÜTTNER *et al.* (1971) beobachteten unter ihren spätdiagnostizierten Phenylketonurie-Patienten 3 Kinder, bei denen die Diagnose erst im Alter von 8 bzw. 9 Jahren gestellt worden war. Durch eine diätetische Behandlung über mehrere Jahre gelang es, das Sozialalter so erheblich zu bessern und die in 2 der Fälle vorhandenen und vorher therapieresistenten Krampfanfälle zu beseitigen, daß alle 3 Patienten eine Schule besuchen und das Schreiben erlernen konnten. Aus den Mitteilungen der Literatur und den eigenen Beobachtungen ziehen GRÜTTNER *et al.* (1971) den Schluß, daß auch bei älteren Patienten ein Behandlungsversuch indiziert ist,

a) wenn besonders auffällige Störungen im Verhalten, wie Erethie, Aggressivität oder Apathie vorhanden sind, deren Besserung eine günstigere soziale Einordnung erlauben würde,

b) wenn Krampfanfälle das Befinden des Patienten ungünstig beeinflussen und

c) wenn ein nur mäßig ausgeprägter Schwachsinn vorliegt oder die Möglichkeit zum Besuch einer Spezialschule von einer weiteren geringfügigen Besserung im sozialen Verhalten abhängt.

e) Überwachung der diätetischen Behandlung und Betreuung der Patienten

Zur quantitativen Bestimmung des Phenylalaninspiegels im Blut kann der mikrobiologische Test nach GUTHRIE u. SUSI (1963) Anwendung finden, doch sind immer wieder Kontrollen mit einer quantitativen Methode, z.B. der säulenchromatographischen Aminosäurenbestimmung erforderlich (ANDERS, 1968). In regelmäßigen Abständen müssen ferner Untersuchungen des Blutbildes, der Serumeiweißkonzentration und — vor allem bei sehr niedrigen Phenylalaninkonzentrationen des Blutes — der Aminosäurenausscheidung des Urins vorgenommen werden. Ferner ist zu denken an allgemeine Urinuntersuchungen, Bestimmung der Blutelektrolytkonzentrationen, Durchführung von Immunelektrophoresen und Leberfunktionsproben.

Zur diätetischen Überwachung sind während der Einstellungsphase in der Klinik Phenylalaninbestimmungen des Blutes in einer Frequenz von 3 pro Woche erforderlich. Ist die gewünschte Phenylalaninkonzentration des Blutes erreicht, genügen 2 Bestimmungen in der Woche. Während der Säuglingszeit und im 2. Lebensjahr ist regelmäßig eine Blutuntersuchung des Phenylalaninspeigels pro Woche zu empfehlen und im 3. Lebensjahr 2 Bestimmungen im Monat. Anschließend genügt eine Untersuchung pro Monat.

Pädiatrische und pädiatrisch-neurologische Untersuchungen des Säuglings und älteren Kindes mit einer Phenylketonurie sind mit gleichzeitiger Messung von Gewicht, Größe und Kopfumfang um so häufiger notwendig, je jünger das Kind ist, z.B. im Säuglingsalter alle 6—8 Wochen. Hierbei ist eine weitere Beratung und Information der Eltern über Diätplan, Nahrungsmittelaustauschtabellen und Koch- sowie Backrezepte erforderlich. EEG-Ableitungen sollten im Säuglingsalter vierteljährlich, später halbjährlich vorgenommen werden. Röntgenaufnahmen, speziell des Handskelets, müssen zum Ausschluß spezifischer Skeletveränderungen zur Erkennung eines Phenylalaninmangels jährlich durchgeführt werden (s. S. 354). Vom Ende des 2. Lebensjahres an sind regelmäßige psychopathologische Untersuchungen in Abständen von einem Jahr erforderlich, um Verzögerungen in der psychischen Entwicklung rechtzeitig erkennen zu können. Diese Aufzählung von notwendigen Untersuchungen bei Kindern mit einer Phenylketonurie lassen erkennen, daß eine solche Behandlung in größerem Rahmen nur von einem Team speziell erfahrener Ärzte aller beteiligten Disziplinen durchführbar ist.

Es wurde bereits darauf hingewiesen, daß eine Häufung von psychischen Erkrankungen oder genetisch bedingten Krankheiten anderer Art bei den heterozygoten Merkmalsträgern für die Phenylketonurie nicht festzustellen ist (s. S. 322). Dennoch sind die psychologischen Probleme bei den Eltern von Phenylketonurie-Kindern besonders schwerwiegend und erfordern Berücksichtigung durch wiederholte und eingehende Gespräche im Rahmen der Betreuung in der Sprechstunde für die Phenylketonurie-Patienten. MCBEAN (1971) hat Ergebnisse über Untersuchungen an 59 Familien mit insgesamt 204 Kindern vorgelegt. 79 dieser Kinder hatten eine Phenylketonurie. Die Eltern der Phenylketonurie-Kinder müssen in wiederholten Gesprächen in geeigneter Weise über Ursache und Verlauf der Krankheit ihres Kindes sowie über den Erbgang und das genetische Risiko der Krankheit bei weiteren Kindern hingewiesen werden. In besonderem Maße hat es sich nach diesen Untersuchungen als notwendig erwiesen, über die Behandlung zu sprechen sowie über den zu erwartenden Effekt, aber auch über das evtl. Risiko einer Lockerung der diätetischen Therapie und die Gefahren einer zu geringen

Zufuhr von Phenylalanin. Dennoch sind mit solchen Gesprächen nicht alle Schwierigkeiten zu beseitigen, was schon daraus zu erklären ist, daß die Mitteilung der Diagnose an die Eltern vielfach ein schweres Trauma ist, von dem viele sich nur sehr langsam zu erholen vermögen. Hier ist eine behutsame Führung der Eltern über die ersten Jahre nach Erkennung der Krankheit erforderlich, die eine enge Zusammenarbeit zwischen Medizinern und Psychologen erforderlich macht.

f) Gefahren und Komplikationen der diätetischen Behandlung

Wie notwendig eine regelmäßige und sorgfältige Betreuung der Patienten und ihrer Eltern ist, zeigt die Tatsache, daß im Zusammenhang mit der diätetischen Behandlung von Phenylketonurie-Patienten — nicht notwendigerweise durch die diätetische Behandlung — auch über *Todesfälle* berichtet worden ist (Dodge *et al.*, 1959; Bessman, 1966; Farber u. Vawter, 1963; Farquhar *et al.*, 1963; Holt, 1963; Partington u. Anderson, 1964; Royston u. Parry, 1962). Von besonderer Bedeutung ist es für die Patienten, daß — soweit irgend möglich — vor Beginn einer Behandlung eine exakte Diagnostik durchgeführt wird (s. S. 348) und aufgrund der Diagnose die Indikation zur Behandlung mit einer phenylalaninarmen Diät gestellt wird. Entschließt man sich bei einem Neugeborenen oder jungen Säugling zur diätetischen Behandlung ohne endgültige Sicherung der Diagnose, so muß man sich unbedingt der Gefahr bewußt sein, evtl. ein Kind mit transitorischer Hyperphenylalaninämie (s. S. 343) zu behandeln, das nach Wochen oder Monaten eine bessere oder sogar normale Phenylalanintoleranz aufweisen kann. Um dieses rechtzeitig zu erkennen, müssen bei zweifelhafter Diagnose in Abständen von 2—4 Monaten Phenylalaninbelastungen oder Auslaßversuche (Bickel u. Bremer, 1967) bei der Behandlung durchgeführt werden. Außerdem muß in solchen Fällen besonders häufig eine Kontrolle der Blutphenylalaninkonzentration erfolgen, um ein Absinken des Wertes auf weniger als 2 mg/100 ml rechtzeitig feststellen zu können. Roux (1966) beschrieb den Krankheitsverlauf bei 2 Säuglingen, die auf der Basis von falsch positiv bewerteten Suchtesten mit einer phenylalaninarmen Kost behandelt worden sind. Es entstand bei beiden Kindern ein Phenylalaninmangel-Syndrom. Trotz Normalisierung des reduzierten Ernährungszustandes blieb bei beiden Kindern eine psychische Entwicklungsstörung bestehen, die auf eine zu geringe Phenylalaninzufuhr in einer entscheidenden Phase der Hirnentwicklung zurückgeführt werden muß. Aus vielen Gründen kann es vorübergehend zu einer zu geringen Phenylalanin- oder Nahrungszufuhr überhaupt kommen, wenn die Kinder die Diät z.B. wegen des schlechten Geschmacks verweigern. Schon nach einem Mangel an Phenylalanin über eine Zeit von 48 Std treten erste reversible Veränderungen im Knochenmark auf, erkennbar als Vacuolisierung der Vorstufen der roten Reihe, zunächst noch ohne ersichtliche Änderungen im peripheren Blut (Ingall *et al.*, 1964; Sherman *et al.*, 1964). Dauert die zu geringe Phenylalaninzufuhr über einen längeren Zeitraum an, so entwickelt sich das *Phenylalanin-Mangel-Syndrom* (Umbarger *et al.*, 1965; Roux, 1966), dessen Verlauf in mehrere Stadien unterteilbar ist. Zunächst kommt es bei zu niedriger Phenylalaninkonzentration zu klinischen Symptomen, wie Appetitlosigkeit, Erbrechen und Apathie. Häufig treten erste flüchtige Hautveränderungen auf (Moncrieff *et al.*, 1963; Wilson u. Clayton, 1965). In einer zweiten Phase kommt es zur Erhöhung der Blutphenylalaninkonzentration, gelegentlich auf mehr als 10 mg/100 ml infolge Abbaues körpereigenen Eiweißes bei zu geringer Phenylalaninzufuhr. Die Folge des erhöhten Eiweißkatabolismus ist eine generalisierte Hyperaminoacidurie. Die mehr flüchtigen Hautveränderungen des Anfangsstadiums gehen häufig in chronisch ekzematöse, gelegentlich dermatitische Zustandsbilder über. Das dritte Stadium ist schließlich durch eine chronische Gedeihstörung gekennzeichnet mit Verlangsamung der Längen- und Gewichtszunahme, Anämie — gelegentlich eine megaloblastäre Form der Anämie (ROYSTON u. PARRY 1962) — Hypoproteinämie (HSIA, 1966) und den biochemischen Veränderungen, wie sie bei schwerem, langdauernden Proteinmangel hervorgerufen werden. Bei erhöhtem Proteinkatabolismus ist über Störungen der humoralen Abwehr berichtet worden (TERR *et al.*, 1966). DODGE *et al.* sahen 1959 2 Kinder mit einer Phenylketonurie, bei denen die Behandlung mit einer phenylalaninarmen Diät durch Hypoglykämien kompliziert war. Am Skeletsystem wird über charakteristische Veränderungen bei längerdauerndem Phenylalaninmangelzustand berichtet (FEINBERG u. FISCH, 1962; MURDOCH u. HOLMAN, 1964; DITTRICH, 1965). Zunächst werden rönrgenologische Zeichen der Osteoporose sichtbar. Als spezifische Veränderung beim Phenylalaninmangel wird die Spornbildung angesehen, die sich aus der Zone der distalen Metaphyse, z.B. von Radius und Ulna in die Wachstumsknorpel der Epiphysen erstreckt. Die Abschlußplatten von Radius und Ulna sind verdichtet (v. BRENNDORF u. HAGGE, 1970).

Besonders schwerwiegend sind Beobachtungen, nach denen es infolge einer Mangelernährung in den ersten 6 Lebensmonaten zur Hemmung der Hirnzellproliferation kommt und eine verzögerte geistige Entwicklung resultiert, sofern die Mangelernährung nicht korrigiert wird, bevor die Phase der Zellteilung im Gehirn zu einem gewissen Abschluß gekommen ist (WINICK, 1968). Dieses gilt nicht nur für eine insgesamt verminderte Proteinzufuhr (WINICK u. ROSSO, 1969; WINICK, 1969), sondern auch für eine zu niedrige Phenylalaninzufuhr in dieser Altersperiode (HANLEY *et al.*, 1970; FULLER *et al.*, 1971; SMITH u. WAISMAN, 1971). SMITH u. WAISMAN (1971) beantworten mit ihren Untersuchungsergebnissen bei Phenylketonurie-Patienten gleichzeitig die Frage, ob der Bedarf dieser Kinder höher liegen könnte als bei gesunden Kindern. Sie kommen wie auch HOLT u. SNYDERMAN (1967) zur Ansicht, daß kein erhöhter Phenylalaninbedarf bei Phenylketonurie-Patienten besteht, verglichen mit dem Minimalbedarf gesunder Kinder gleichen Alters. Um Mangelzustände in Phasen eines erhöhten Eiweißumsatzes im Organismus zu vermeiden, wie sie z.B. bei akuten fieberhaften Infektionen im Säuglingsalter und Kleinkindesalter häufiger auftreten, wird den Eltern vielfach mitgeteilt, daß die Kinder in den Erkrankungstagen eine höhere Dosis an Phenylalanin benötigen. Man kann ihnen z.B. dann täglich 50—100 mg Phenylalanin zusätzlich in Form von 30—60 ml Milch verabfolgen. Kontraindikationen für Medikamente aller Art gibt es im übrigen bei anderen Erkrankungen für Phenylketonurie-Patienten nicht. Allerdings muß die Blutabnahme für Guthrie-Teste während einer Phase der Antibiotica-Behandlung unterbleiben, da die Auswertung des mikrobiologischen Tests nur bedingt möglich ist, wenn ein Blutspiegel von Antibiotica besteht.

g) Klinischer Effekt der Therapie mit phenylalaninarmer Diät

Es kann heute keinen Zweifel darüber geben, daß es berechtigt ist, die Indikation zur Behandlung mit einer phenylalaninarmen Diät zu stellen, wenn eine klassische Phenylketonurie bewiesen ist, oder die Höhe der Phenylalaninkonzentration des Blutes auch bei Zweifel an dieser Diagnose eine Behandlung unter bestimmten Vorsichtsmaßnahmen geraten erscheinen läßt (s. S. 349). Der Einwand von BESSMAN (1966), daß bei einem solchen Vorgehen auch eine unbekannte Zahl von Phenylketonurie-Patienten über viele Jahre einer risikoreichen Behandlung ausgesetzt sein würde, die keiner Behandlung bedurft hätten, weil sie sich völlig unauffällig entwickelt hätten, ist weitgehend zu entkräften. Abgesehen davon, daß viele der nichtbehandelten „Phenylketonurie-Patienten" — meist zufällig entdeckt, z.B. bei einer Untersuchung während der Schwangerschaft oder durch eine transitorische Hyperphenylalaninämie des Kindes — relativ niedrige Phenylalaninkonzentrationen aufweisen und somit eher in die Gruppe der Varianten (s. S. 311) einzustufen sind (Hsia *et al.*, 1968), ist es darüber hinaus durch die Berechnung von Williamson *et al.* (1968, 1971) sehr unwahrscheinlich, daß der Prozentsatz der Phenylketonurie-Patienten mit normaler Intelligenz sehr groß ist. Berechtigt hingegen ist die Kritik bei der zunächst geübten Beweisführung am Effekt der diätetischen Behandlung insofern, als es nicht möglich ist, die Intelligenzentwicklung der frühdiagnostizierten und behandelten Kinder mit der Intelligenz nichtbehandelter älterer Phenylketonurie-Kinder zu vergleichen, weil es sich hier um zwei völlig verschieden ausgewählte Patientengruppen handelt.

Es besteht heute Einigkeit darüber, daß bei einem Behandlungsbeginn in den ersten 6—12 Lebenswochen und sachgemäß durchgeführter diätetischer Therapie eine — verglichen mit gesunden Geschwistern — unauffällige motorische und psychische Entwicklung erwartet werden kann (Sutherland *et al.*, 1966; Koch *et al.*, 1967; Sutherland *et al.*, 1970; Hudson, 1970; Lonsdale u. Foust, 1970; O'Grady *et al.*, 1971; Williamson *et al.*, 1971; Kaiser u. Bickel, 1971; Fuller u. Shuman, 1971; Smith u. Waisman, 1971). Umstritten ist lediglich die Frage, was unter einer sachgemäßen Behandlung verstanden wird. Kaiser u. Bickel (1971) meinen von „sehr guter" Diäteinstellung sprechen zu können, wenn 75% der monatlichen Phenylalaninbestimmungen Werte von 1—3 mg/100 ml Blut ergeben, also etwa dem Normalwert des Phenylalanins bei gesunden Kindern entsprechen. Sie weisen dabei ausdrücklich darauf hin, daß auch bei sorgfältiger Beobachtung sowie laufenden körperlichen und psychologischen Untersuchungen keine Hinweise für Phenylalaninmangelerscheinungen zu finden waren. Von anderen Autoren wird eine Phenylalaninkonzentration des Blutes zwischen 2—5 bis 10 mg als erwünscht angesehen und ausdrücklich darauf hingewiesen, daß bei zu strenger Phenylalaninrestriktion mit Einstellung der Blutphenylalaninkonzentrationen auf weniger als 3 mg/100 ml ein geringeres Längenwachstum, niedrigere Gewichtszunahme und auch eine schlechtere intellektuelle Entwicklung infolge passager zu niedriger Phenylalaninzufuhr resultieren kann (s. S. 353).

Je älter die Kinder bei Behandlungsbeginn sind, desto ungünstiger ist der Effekt der Behandlung auf die geistige Entwicklung. Als Beispiel hierfür sei auf die Untersuchung von Kaiser u. Bickel (1971) verwiesen. Bereits bei nur wenige Monate verzögert einsetzender Diätbehandlung, nämlich zwischen dem 4. und dem 11. Lebensmonat, ist in der Gruppe von 11 Kindern zwar noch ein erheblicher Anstieg des IQ festzustellen, aber doch nur auf einen Durchschnittswert von 68 nach einer mittleren Behandlungsdauer von 3 Jahren und 3 Monaten. Setzt die Behandlung erst im 2. oder 3. Lebensjahr ein, so wird nach 4jähriger Dauer nur noch ein mittlerer IQ von 55 erreicht. Schließlich wird in der Gruppe von 7 Patienten dieser Autoren bei einem Beginn der Therapie im 4.—6. Lebensjahr nach fast 3jähriger Behandlung nur noch ein Anstieg des IQ von 32 auf 42 festgestellt.

h) Beendigung der diätetischen Behandlung

Wenn einerseits der hohe Phenylalaningehalt des Blutes und der Gewebe u.a. zu einer Störung des Myelinaufbaus führt, wie aufgrund von neurochemischen und neuropathologischen Untersuchungen zu vermuten ist, müßte es möglich sein, mit Abschluß der Myelinisierung die diätetische Behandlung der Phenylketonurie-Patienten zu lockern oder aufzugeben. Andererseits ist bisher nicht geklärt, inwieweit auch noch später Schädigungen des Zentralnervensystems möglich sind.

Die bei älteren Patienten von MALAMUD (1966) beobachteten neurologischen Ausfallserscheinungen waren erst im späteren Lebensalter aufgetreten. Auch die erwähnten Untersuchungen von LANG (1955) und von GRÜTER (1963) legen den Schluß nahe, daß eine langsam nachwirkende Noxe noch bis zum 8.—14. Lebensjahr, zumindest bei einem Teil der Patienten, bestehen kann. Die noch herrschende Ungewißheit über die patho-physiologischen Zusammenhänge zwischen dem biochemischen Defekt und der Hirnschädigung war sicherlich der Grund dafür, daß KOCH *et al.* (1967) die Meinung vertraten, die phenylalaninarme Diät müsse zeitlebens fortgeführt werden.

Die ersten Berichte einer abgeschlossenen diätetischen Behandlung stammen von HORNER *et al.* (1962), MURPHY (1963), HSIA (1966) und HUDSON (1967). In den beschriebenen Fällen wird über günstige Ergebnisse berichtet; insbesondere ist ein günstiger Einfluß auf die soziale Anpassung der Kinder festzustellen. Sie fühlen sich freier und haben gesteigertes Selbstvertrauen. Besonders günstig wirkt sich das Absetzen der Diät und die Normalisierung der Nahrungsaufnahme auf die Familiensituation aus, so daß Schwierigkeiten und Spannungen in den Familien mit Phenylketonurie-Kindern gebessert werden. Einschränkend ist aber festzustellen, daß die Nachbeobachtungszeiten zu gering sind, um schon bindende Schlüsse aus diesen Ergebnissen ziehen zu können. HACKNEY *et al.* (1968) haben 14 Patienten bis zu einer Zeit von 4 Jahren nach Beendigung der Diät beobachtet. Die Krankheit war im Alter von 16 Tagen bis zu 3 Jahren diagnostiziert worden. Bei einem Kind wurden Störungen im Verhalten sowie eine besondere Unruhe und Reizbarkeit 6 Monate nach Beendigung der Behandlung beobachtet. Bei allen übrigen Patienten traten keine Störungen in der Entwicklung auf. Von einem besonders interessanten Untersuchungsergebnis berichtet BENTOVIM (1968). Eine Gruppe von 68 Kindern mit Phenylketonurie, die zwischen der Neugeborenenperiode und dem 3. Lebensjahr diagnostiziert worden waren, wurden in einer Klinik von Pflegepersonal, Beschäftigungstherapeuten, Lehrern und Psychologen betreut und beobachtet. Ohne Wissen der Betreuer erhielten die Kinder eine Normalkost. Es wurden vorübergehende Änderungen in ihrem Verhalten beobachtet, aber keine bleibenden Störungen oder psychopathologischen Auffälligkeiten. Auch EEG-Ableitungen ließen keine Normabweichungen nach Beendigung der diätetischen Behandlung bei diesen Kindern erkennen. MURPHY (1969) beschreibt 2 Kinder, deren Störungen im Verhalten, wie Unruhe, mangelnde Konzentrationsfähigkeit und besondere Erregbarkeit, von ihm auf die Beendigung der diätetischen Behandlung zurückgeführt werden. Bei einem der Kinder trat auch eine vorübergehende Verschlechterung der Intelligenzentwicklung auf, so daß erneut eine diätetische Behandlung eingeleitet wurde, die innerhalb kurzer Zeit eine Besserung der Symptomatik erkennen ließ. JOHNSON (1972) berichtet über das Verhalten einer Gruppe von Kindern, deren Phenylketonurie in einem Durchschnittsalter von 4 Jahren diagnostiziert wurde und die anschließend behandelt wurden und bei denen im Alter von 6—9,5 Jahren die Diät aufgegeben wurde. In keinem Fall zeigten sich Störungen im Verhalten oder Verschlechterungen der Intelligenzentwicklung. Auch in einer weiteren Gruppe von 7 Kindern, deren diätetische Behandlung vor dem 11. Lebensmonat begonnen worden war und die im 6. Lebensjahr auf eine normale Ernährung umgesetzt wurden, konnte kein ungünstiger Einfluß durch die Beendigung der Diät festgestellt werden. HUDSON (1971) kommt zu dem Schluß, daß er nach 4- oder 5jähriger Behandlung mit einer phenylalaninarmen Kost in folgenden Fällen eine Beendigung dieser Therapie und damit eine normale Ernährung empfehlen würde:

a) wenn das Kind unter der diätetischen Behandlung soviel zusätzliche Nahrungsmittel zu sich genommen hat, daß der Phenylalaninspiegel des Blutes mehr als 20 mg/100 ml betragen hat, im Urin Phenylbrenztraubensäure ausgeschieden wird und eine Verbesserung der diätetischen Einstellung nicht mehr erreicht werden kann,

b) wenn das Kind nicht in der Lage ist, die erforderliche Menge an Proteinhydrolysat oder Aminosäurengemisch zu sich zu nehmen und

c) wenn die familiären Spannungen und Schwierigkeiten durch die diätetische Behandlung des Phenylketonurie-Kindes so groß sind, daß die Gefahr einer Trennung der Eltern durch diese Therapie gegeben ist.

GRUBEL-KAISER u. BICKEL (1972) sind mit der Beendigung der diätetischen Behandlung von Phenylketonurie-Patienten sehr zurückhaltend. Eine solche kommt ihrer Ansicht nach nicht vor dem 8.—10. Lebensjahr in Frage und dann auch nur mit Umstellung auf eine eiweißarme Kost (1 g/kg Körpergewicht/Tag), evtl. unter Zugabe einer kleinen Menge eines phenylalaninfreien Hydrolysats. Hierdurch entsteht eine Phenylalaninkonzentration des Blutes von 12—20 mg/100 ml. Eingehende Nachbeobachtungen mit regelmäßigen psychometrischen Untersuchungen und EEG-Ableitungen sowie pädiatrisch-neurologischen Durchuntersuchungen der Kinder im Anschluß an die Lockerung bzw. Beendigung der diätetischen Behandlung sind erforderlich. Bis jetzt ist es nicht möglich, aufgrund der vorliegenden Daten eine verbindliche Empfehlung für den Zeitpunkt und die Art der Beendigung der phenylalaninarmen Therapie zu geben.

Literatur

ABDERHALDEN, E.: Bildung von Homogentisinsäure nach Aufnahme großer Mengen von L-Tyrosin per os. Z. physiol. Chem. **77**, 454 (1912).

ACOSTA, P. B., WENZ, E.: Nutrition in phenylketonuria. In: Phenylketonuria (Eds. H. BICKEL, F. P. HUDSON, L. J. WOOLF), p. 181. Stuttgart: Thieme 1971.

AGRAWAL, H. C., BONE, A. H., DAVISON, A. H.: Inhibition of brain protein synthesis by phenylalanine. Biochem. J. **112**, 27 (1969).

AGRAWAL, H. C., BONE, A. H., DAVISON, A. N.: Hyperphenylalaninemia and the developing brain. In: Phenylketonuria (Eds. H. BICKEL, F. P. HUDSON, L. J. WOOLF), p. 212. Stuttgart: Thieme 1971.

ALBRECHT, H.: Über Ochronose. Z. Heilk. **23**, 366 (1902).

ALLAN, J. D., BROWN, J. K.: Maternal phenylketonuria and foetal brain damage. In: Some Recent Advances in Inborn Errors of Metabolism (Eds. K. S. HOLT, V. P. COFFELT). Edinburgh: Livingstone 1968.

ALLEN, R. J., GIBSON, R. M.: Phenylketonuria with normal intelligence. Amer. J. Dis. Child. **102**, 145 (1961).

ALLEN, R. J., HEFFELFINGER, C., MASOTTI, R. E., TSAN, M. U.: Phenylalanine hydroxylase activity in newborn infants. I. Relation to the appearance of metabolites in blood and urine in normal and enzyme deficient states. Pediatrics **33**, 512 (1964).

ANDERS, P. W.: Handbuch für den automat. Aminosäureanalysator BC 200. München: Biocal Instruments 1968.

ANDERSON, J. A.: Diskussion in Maternal PKU. In: Proc. International Symposium on Phenylketonuria and Allied Disorders (Eds. B. E. COHEN, M. J. RUBIN, A. SZEINBERG), p. 273. Tel-Aviv: Translaters' Pool 1971.

ANDERSON, J. A., BRUHL, H., MICHAELIS, A. J., DOEDEN, D.: Tryptophan oxydation in phenylketonuria. Pediat. Res. **1**, 372 (1967).

ANDERSON, J. A., FISCH, R., MILLER, E., DOEDEN, D.: Atypical phenylketonuric heterozygote. J. Pediat. **68**, 351 (1966).

ANDERSON, J. A., GRAVEM, H., ERTEL, R., FISCH, R.: Identification of heterozygotes on basis of blood tyrosine responses. J. Pediat. **61**, 603 (1962).

AOKI, K., SIEGEL, F. L.: Hyperphenylalaninemia: Disaggregation of brain polyribosomes in young rats. Science **168**, 129 (1970).

APPEL, S. H., DURHAM, N. C.: In vitro inhibition of brain protein synthesis. An approach to the molecular pathology of maple syrup urine disease and phenylketonuria. J. clin. Invest. **44**, 1026 (1965).

ARMSTRONG, M. D.: The relation of the biochemical abnormality of the development of the mental defect in phenylketonuria. In: Rep. of 23. Ross Pediatric Res. Conf. Ross Laborat., Columbus, Ohio 1957, p. 28.

ARMSTRONG, M. D., LOW, N. L.: Phenylketonuria. VIII. Relation between age, serum phenylalanine level and phenylpyruvic acid excretion. Proc. Soc. exp. Biol. (N.Y.) **94**, 142 (1957).
ARMSTRONG, M. D., ROBINSON, K. S.: On the excretion of indole derivatives in PKU. Arch. Biochem. **52**, 287 (1954).
ARMSTRONG, M. D., TYLER, F. H.: Studies on phenylketonuria. I. Restricted phenylalanine intake in phenylketonuria. J. clin. Invest. **34**, 565 (1955).
ARONSSON, S., ENGLESON, G., JAGENBURG, R., PALMGREN, B.: Long term dietary treatment of tyrosinosis. J. Pediat. **72**, 620 (1968).
ARTHUR, L. J. H., HULME, J. D.: Intelligent, small for dates baby born to oligophrenic phenylketonuric mother after low phenylalanine diet during pregnancy. Pediatrics **46**, 235 (1970).
AUERBACH, V. H., DI GEORGE, A. M.: Defective phenylalanine transaminase as a cause of phenylalaninemia. In: Phenylketonuria (Eds. H. BICKEL, F. P. HUDSON, L. J. WOOLF), p. 87. Stuttgart: Thieme 1971.
AUERBACH, V. H., DI GEORGE, A. M., BRIGHAM, M. P., DOBBS, J. M.: Delayed maturation of tyrosine metabolism in a full-term sibling of a child with phenylketonuria. J. Pediat. **62**, 938 (1963).
AUERBACH, V. H., DI GEORGE, A. M., CARPENTER, G. G.: Phenylalaninemia. In: Amino Acid Metabolism and Genetic Variation (Ed. W. L. NYHAN), p. 11—68. New York: McGraw-Hill 1967.
AVERY, M. E., CLOW, C. L., MENKES, J. H., RAMOS, A., SCRIVER, C. R., STERN, L., WASSERMAN, B. P.: Transient tyrosinemia of the newborn: Dietary and clinical aspects. Pediatrics **39**, 378 (1967).
BABER, M. D.: Case of congenital cirrhosis of liver with renal tubular defects akin to Fanconi syndrome. Arch. Dis. Childh. **31**, 335 (1965).
BALDRIDGE, R. C., BOROFSKY, L., BAIRD, H., REICHLE, F., BULLOCK, D.: Relationship of serum phenylalanine levels and ability of phenylketonurics to hydroxylate tryptophan. Proc. Soc. exp. Biol. (N.Y.) **100**, 529 (1959).
BARBATO, L. M., MAGGIOLO BARBATO, J.: In vitro inhibition of brain metabolism during postnatal development by high levels of phenylalanine and tryptophan. Brain Res. **13**, 569 (1969).
BARBATO, L., MAGGIOLO BARBATO, J. W., HAMANAKA, A.: The in vivo effect of high levels of phenylalanine on lipids and RNA of the developing rabbit brain. Brain Res. **7**, 399 (1968).
BECHAR, M., BORNSTEIN, B., ELIAN, M., SANDBANK, U.: Phenylketonuria presenting on intermittent progressive course. J. Neurol. Neurosurg. Psychiat. **28**, 165 (1965).
BECKMAN, A. S.: Albinism in negro children. J. genet. Psychol. **69**, 199 (1949).
BEDDARD, A. P.: Ochronosis associated with carboluria. Quart. J. Med. **3**, 329 (1910).
BENTOVIM, A.: Withdrawel from low phenylalanine diet. Arch. Dis. Childh. **43**, 745 (1968).
BERENDES, H., ANDERSON, J. A., ZIEGLER, N. R., RUTTENBERG, D.: Disturbance in tryptophan metabolism in phenylketonuria. Amer. J. Dis. Child. **96**, 430 (1958).
BERG, J. M., STERN, J.: Iris colour in phenylketonuria. Ann. hum. Genet. **22**, 370 (1968).
BERLOW, S., ARENDS, R. L.: Neonatal phenylalaninemia in heterozygotes for phenylketonuria. J. Pediat. **68**, 835 (1966).
BERMAN, J. L., CUNNINGHAM, G. C., DAY, R. W., FORD, R., HSIA, D. D. D.: Causes for high phenylalanine with normal tyrosine. Amer. J. Dis. Child. **117**, 54 (1969).
BERMAN, J. L., FORD, R.: Intelligence quotients and intelligence loss in patients with phenylketonuria and some variant states. J. Pediat. **77**, 764 (1970).
BERRY, H. K.: Detection of phenylketonuria. Report of a large scale case finding program in Cincinnati. Ohio St. med. J. **57**, 1001 (1961).
BERRY, H. K., UMBARGER, B., LIVINGSTONE, B.: Excretion of phenylalanine by normal children and by patients with phenylketonuria. J. Pediat. **63**, 954 (1963).
BERRY, H. K., WRIGHT, S.: Conference on treatment of phenylketonuria. J. Pediat. **70**, 142 (1967).
BESSMAN, S. P.: Legislation and advances in medical knowledge—acceleration or inhibition? J. Pediat. **69**, 334 (1966).
BESSMAN, S. P., TADA, K.: Indicanuria in PKU. Metabolism **9**, 377 (1960).
BHENDE, Y. M.: Malignant amelanotic melanoma of the skin in an albino. Indian J. med. Sci. **6**, 755 (1952).
BICKEL, H., BOSKOTT, R. J., GERRARD, J.: Observations on the biochemical error in phenylketonuria and its dietary control. In: Biochemistry of the developing nervous system. New York: Academic Press 1955.
BICKEL, H., BREMER, H. J.: Über die Phenylketonurie. Die Durchführung der phenylalaninarmen Diät. Dtsch. med. Wschr. **92**, 700 (1967).

BICKEL, H., GERRARD. J., HICKMANS, E. M.: Influence of phenylalanine intake on phenylketonuria. Lancet **1953 II**, 812.
BICKEL, H., GERRARD, J., HICKMANS, E. M.: Influence of phenylalanine intake on the chemistry and behavior of a phenylketonuria child. Acta paediat. (Uppsala) **43**, 64 (1954).
BICKEL, H., GRÜTER, W.: Phenylketonurie mit normalem Intelligenzquotienten. Vergleichende biochemische und psychodiagnostische Untersuchungen von zwei etwa gleichaltrigen Mädchen. Z. Kinderheilk. **79**, 509 (1957).
BLAINEY, J. D., GUILLIFORD, R.: Phenylalanine-restricted diets in the treatment of phenylketonuria. Arch. Dis. Childh. **31**, 452 (1956).
BLASKOWICS, M. E., PODOSIN, R.: Changes in electroencephalograms with treatment of phenylketonuria. In: Phenylketonuria (Eds. H. BICKEL, F. P. HUDSON, L. J. WOOLF), p. 207. Stuttgart: Thieme 1971.
BLASKOWICS, M., SHAW, K. N. F.: Hyperphenylalaninemia: Methods for differential diagnosis. In: Phenylketonuria (Eds. H. BICKEL, F. P. HUDSON, L. J. WOOLF). Stuttgart: Thieme 1971.
BLASKOWICS, M., SHAW, K. N. F., DONNELL, G. N., KOCH, R.: Phenylketonuria: extended phenylalanine loading studies. In: 38th Ann. Meetg. Soc. Ped. Res. Atlantic City, N.Y. May 3—4, 1968 Abstracts, p. 158.
BLECHOVÁ, B.: Phenylketonuria in Czechoslovakia. J. ment. Defic. Res. **4**, 116 (1960).
BLIVAISS, B. B., ROSENBERG, E. F., KUTUZOV, H., STONER, R.: Experimental ochronosis: Induction in rats by long-term feeding with L-tyrosine. Arch. Path. **82**, 45 (1966).
BLOXAM, H. R., DAY, M. G., GIBBS, N. K., WOOLF, J. L.: An inborn defect in the metabolism of tyrosine in infants on a normal diet. Biochem. J. **77**, 320 (1960).
BLUMENTHAL, M. D.: Mental illness in parents of phenylketonuric children. J. psychiat. Res. **5**, 59 (1967).
BOEDEKER, C.: Über das Alcapton: ein neuer Beitrag zur Frage: welche Stoffe des Harns können Kupferreduktion bewirken? Z. Rat. Med. **7**, 130 (1859).
BOREK, E., BRECHER, A., JERVIS, G. A., WAELSCH, H.: Oligophrenia phenylpyruvica: constancy of the metabolic error. Proc. Soc. exp. Biol. (N.Y.) **75**, 86 (1950).
BOYD, M. M.: Phenylketonuria city of Birmingham screening survey. Brit. Med. J. **1961 I**, 771.
BREATNACH, A. S., FITZPATRICK, T. B., WYLLIE, L. M.: Electron microscopy of melanocytes in human piebaldism. J. invest. Derm. **45**, 28 (1965).
BREMER, H. J.: Transitory hyperphenylalaninemia. In: Phenylketonuria (Eds. H. BICKEL, F. P. HUDSON, L. J. WOOLF), p. 93. Stuttgart: Thieme 1971.
BREMER, H. J., NEUMANN, W.: Tolerance of phenylalanine after intravenous administration in phenylketonurics, heterozygous carriers and normal adults. Nature (Lond.) **209**, 1148 (1966a).
BREMER, H. J., NEUMANN, W.: Phenylalanin-Toleranz bei Frühgeborenen, reifen Neugeborenen, Säuglingen und Erwachsenen. Klin. Wschr. **18**, 1078 (1966b).
BREMER, H. J., TOSBERG, P., HÖNSCHER, H.: Untersuchungen über die Tyrosin-Stoffwechselstörung Frühgeborener. Ann. Paediat. **206**, 12 (1966).
BRENNDORFF, A. J. VON, HAGGE, W.: Spiculabildung der Radiusmetaphyse als Ausdruck eines Phenylalaninmangels. Mschr. Kinderheilk. **118**, 433 (1970).
BRIMBLECOMBE, F. S. W., STONEMAN, M. E. R.: The treatment of phenylketonuria. Proc. roy. Soc. Med. **51**, 1019 (1958).
BRODEHL, J., GELLISSEN, K., KAAS, W. P.: The renal transport of amino acids in untreated infants with phenylketonuria. Acta paediat. scand. **59**, 241 (1970).
BROWN, D. M., ARMSTRONG, M. D., SMITH, E. D.: Studies on phenylketonuria. IV. Serum proteins in phenylketonuria. Proc. Soc. exp. Biol. (N.Y.) **89**, 367 (1955).
BRUHL, H. H., ARNESEN, J. F., BRUHL, M. G.: Effect of a low-phenylalanine diet on older phenylketonuric patients. Amer. J. ment. Defic. **69**, 225 (1964).
BUIST, N. R. M., KENNAWAY, N. G., BURNS, R. T.: Eye and skin lesions in tyrosinemia. Lancet **1973 I**, 620.
CAHALANE, S. F.: Phenylketonuria mass screening of newborns in Ireland. Arch. Dis. Childh. **43**, 141 (1968).
CAMPBELL, R. A., BUIST, N. R. M., JACINTO, E. Y., KOLER, R. D., HECHT, F., JONES, R. T.: Supertyrosinemia (tyrosine transaminase deficiency), congenital anomalies and mental retardation. In: Proc. Soc. Ped. Res., Atlantic City N.J., 1967, p. 80.
CANDLE, H. V.: Phenylketonuria without mental retardation. Pediatrics **26**, 502 (1960).
CARVER, M. J.: Influence of phenylalanine administration on the free amino acids of brain and liver in the rat. J. Neurochem. **12**, 45 (1965).
CARVER, M. J., COPENHAVER, J. H., SERPAN, R. A.: Free amino acids in foetal rat brain. J. Neurochem. **12**, 857 (1965).
CARTER, C. O., WOOLF, L. J.: The birthplans of parents and grandparents of a series of patients with phenylketonuria in Southeast England. Ann. hum. Genet. **25**, 57 (1961).

CASTELLS, S., LA CAMERA, R. G., WESSEL, M. A., BRANDT, J. K.: Transient hyperphenylalaninemia. J. Pediat. **72**, 530 (1968).
CENTERWALL, W. R., CENTERWALL, S. A., ARMON, V., MANN, L. B.: Phenylketonuria. Results of treatment of infants and young children. J. Pediat. **59**, 102 (1961).
CHASE, H. P., O'BRIEN, D.: Effect of excess phenylalanine and other amino acids on brain development in the infant rat. Pediat. Res. **4**, 96 (1970).
CHASE, H. P., DORSEY, J., MCKHANN, G. M.: The effect of malnutrition on the synthesis of a myelin lipid. Pediatrics **40**, 551 (1967).
CLADER, D. E.: An elevated intellectuel growth and personality development as seen in phenylketonuric subjects during medical treatment. Amer. J. ment. Defic. **62**, 538 (1957).
CLAYTON, B., MONCRIEFF, A., ROBERTS, G. E.: Dietetic treatment of phenylketonuria: A follow-up study. Brit. med. J. **1967 III**, 133.
CLOW, C. J., SCRIVER, C. R., DAVIES, E.: Results of mass screening for hyperaminoacidemias in the newborn infant. Amer. J. Dis. Child. **117**, 48 (1969).
CLOW, C. L., SCRIVER, C. R.: Zitiert nach ROSENBERG, L. E., SCRIVER, C. R.: The hyperphenylalaninemias. In: Duncan's Disease of Metabolism (Ed. P. K. BONDY), p. 476. Philadelphia: W. Saunders 1969.
COFFELT, R. W.: Unexpected finding from a PKU newborn screening program. Pediatrics **34**, 889 (1964).
COHEN, B., BODONYI, E., SZEINBERG, A.: Phenylketonuria in Jews. Lancet **1961 I**, 344.
COHEN, B. E., SZEINBERG, A.: Proceedings of international symposium on phenylketonuria and allied disorders, Tel-Aviv: Translaters'Pool 1971.
COHEN, B. E., SZEINBERG, A., AVIAD, Y., COSTEFF, H.: Evaluation of dietary treatment in phenylketonuria: A proposed methodology. Devel. Med. Child. Neurol. **11**, 96 (1969).
COHEN, B. E., SZEINBERG, A., BERMAN, W., AVIAD, Y., CRISPIN, M., HIRSHORN, N., GOLAN, R.: Mental retardation in a family with phenylketonuria and mild hyperphenylalaninemia. Pediatrics **44**, 655 (1969).
COHEN, B. E., SZEINBERG, A., BOICHIS, H., BODONYI, E.: Phenylketonuria in Yemenite Jews. Pediatrics **32**, 1069 (1963).
COLOMBO, J. B., VASELLA, F.: Das Aminosäurenspektrum im Plasma bei der Phenylketonurie. Beeinflussung durch L-Phenylalanin- und L-Tyrosinbelastung. Klin. Wschr. **46**, 1215 (1968).
COODLEY, E. L., GRECO, A. J.: Clinical aspects of ochronosis with report of a case. Amer. J. Med. **8**, 816 (1950).
COUNSELL, R. E., DESAI, P., SMITH, T. D., CHAN, S., WEINHOLD, P. A., RETHY, V. B., BURKE, D.: Aromatic amino acid hydroxylase inhibitors. Halogenated phenylalanines. J. med. Chem. **13**, 1040 (1970).
COWIE, J.: Psychological consideration in the treatment of inborn errors of metabolism. In: Brain damage by inborn errors of metabolism. N.V. Haarlem: De Erven F. Bohn 1968.
COWIE, V. A.: Phenylpyruvic oligophrenia. J. ment. Sci. **97**, 505 (1951).
COWIE, V. A.: Neurological and psychiatric aspects of phenylketonuria. In: Phenylketonuria (Eds. H. BICKEL, F. P. HUDSON, L. J. WOOLF), p. 29. Stuttgart: Thieme **1971**.
COWIE, V., PENROSE, L. S.: Dilution of hair colour in phenylketonuria. Ann. Eugen. (Lond.) **15**, 297 (1951).
CREMATA, V. Y., KOE, B. K.: Clinical-pharmacological evaluation of p-chlorphenylalanine: a new serotonin-depleting agent. Clin. Pharmacol. Ther. **7**, 768 (1966).
CROME, L.: The association of phenylketonuria with leukodystrophia. J. Neurol. Neurosurg. Psychiat. **25**, 149 (1962).
CROME, L.: The morbid anatomy of phenylketonuria. In: Phenylketonuria (Eds. H. BICKEL, F. P. HUDSON, L. J. WOOLF), p. 126. Stuttgart: Thieme 1971.
CROME, L., PARE, C. M. B.: Phenylketonuria. A review and report of the pathological findings in 4 cases. J. ment. Sci. **106**, 862 (1960).
CUMINGS, J. N., GRUNDT, J. K., YANAGIBARA, T.: Lipid changes in the brain in phenylketonuria. J. Neurol. Neurosurg. Psychiat. **31**, 334 (1968).
DANCIS, J., BALIS, M. E.: A possible mechanism for disturbance in tyrosine metabolism in phenylpyruvic oligophrenia. Pediatrics **15**, 63 (1955).
DANIEL, R. G., WAISMAN, H. A.: The influence of excess methionine on the free amino acids of brain and liver of the weanling rat. J. Neurochem. **16**, 787 (1969).
DAVISON, A. N., DOBBING, J.: Myelination as vulnerable period in brain development. Brit. med. Bull. **22**, 40 (1966).
DAVISON, A. N., DOBBING, J.: The developing brain. In: Applied Neurochemistry. Oxford: Blackwell 1968.
DELAY, J., PICHOT, P., DELBARRE, F., TASSEL, J.: L'oligophrénie phénylpyruvique; nouvelles observations. Bull. Soc. Méd. Paris **64**, 669 (1948).

De Ménibus, C. H., Craie, F., Lemonnier, A., Fleury, J.: Les enfants nés de mères phenylketonuriques. Ann. Pédiat. (Paris) **14**, 478 (1967).

Denniston, J. C.: Children of mothers with phenylketonuria. J. Pediat. **63**, 461 (1963).

Dent, C. E.: Discussion of paper by Armstrong, M. D.: Relation of biochemical abnormality to development of mental defect in phenylketonuria. In: Etiologic Factors in Mental Retardation. Report of twenty-third cases. Ross conference, 1956. Columbus (Ohio): Ross Laboratories, p. 32—33, 1957.

Dent, P. B., Fish, L. A., White, J. G., Good, R. A.: Chédiak-Higashi syndrome: Observations on the nature of the associated malignancy. Lab. Invest. **15**, 1634 (1966).

Diedrich, W. M., Poser, C. M.: Language and mentation of two phenylketonuric children. J. Speech Dis. **25**, 124 (1960).

Dihlmann, W., Greiling, H., Kisters, R., Stuhlsatz, H. W.: Biochemische und radiologische Untersuchungen zur Pathogenese der Alkaptonurie. Deutsch. med. Wschr. **95**, 839 (1970).

Dittrich, J. K.: Zur Osteodystrophie infolge phenylalaninarmer Ernährung. Z. Kinderheilk. **93**, 1 (1965).

Dobbing, J.: The influence of early malnutrition on the development and myelinisation of the brain. Proc. roy. Soc. Biol. **159**, 503 (1964).

Dobbing, J.: The effect of undernutrition on myelination in the central nervous system. Biol. Neonat. (Basel) **9**, 132 (1965).

Dobbing, J., Widdowson, E. M.: The effect of undernutrition and subsequent rehabilitation on myelination of rat brain as measured by its composition. Brain **88**, 357 (1965).

Dobson, J. C., Williamson, M.: Provocative observation in the PKU collaborative study. New Engl. J. Med. **282**, 1104 (1970).

Dobson, J. C., Williamson, M., Newberg, P.: Collaborative study of children treated for phenylketonuria-the first eighteen months. In: Phenylketonuria (Eds. H. Bickel, F. P. Hudson, L. J. Woolf), p. 219. Stuttgart: Thieme 1971.

Dodge, P. R., Mangall, E. L., Crawford, J. D., Knapp, J., Paine, R. S.: Hyoglycemia complicating treatment of phenylketonuria with a phenylalanine-deficient diet. New Engl. J. Med. **260**, 1104 (1959).

Drummond, K. H., Michail, A. F., Good, R. A.: Tryptophan metabolism in a patient with phenylketonuria and scleroderma. Canad. med. Ass. J. **94**, 83 (1966).

Efron, M. L., Kang, E. S., Visakorpi, J., Fellers, F. X.: Effect of elevated plasma phenylalanine on other amino acids in phenylketonuric and normal subjects. J. Pediat. **74**, 399 (1969).

Embden, G., Baldes, K.: Über den Abbau des Phenylalanins im tierischen Organismus. Biochem. Z. **55**, 301 (1913).

Emery, A. E. H., Farquhar, J. W., Timson, J.: Amniotic fluid amino acids in maternal phenylketonuria. Clin. chim. Acta **37**, 544 (1972).

Falls, H. F.: Sex-linked ocular albinism displaying typical fundus changes in the female heterozygote. Amer. J. Ophthal. **34**, 41 (1951).

Farber, S., Vawter, G. F.: Clinical pathological conference. J. Pediat. **63**, 667 (1963).

Farquhar, J. W., Richmond, J., Tait, H. P.: Phenylketonuria in paediatric practice — A review. Clin. pediat. (Phila.) **2**, 504 (1963).

Feinberg, S. B., Fisch, R. O.: Roentgenologic findings in growing long bones in phenylketonuria. Radiology **78**, 394 (1962).

Fekete, G.: Aminosäuren-Imbalance als pathogenetischer Faktor bei Mentalretardierung. Klin. Wschr. **53**, 274 (1974).

Fellman, J. H., Koler, R. D., van Bellinghen, P. J.: Tyrosinemia associated with a defect in a form of transaminase. Fed. Proc. **27**, 146 (1968).

Fellman, J. H., van Bellinghen, P. J., Jones, R. T., Koler, R. D.: Soluble and mitochondrial forms of tyrosine aminotransferase. Relationship to human tyrosinemia. Biochemistry **8**, 615 (1969).

Fisch, R. O., Anderson, J. A.: Maternal phenylketonuria. In: Phenylketonuria (Eds. H. Bickel, F. P. Hudson, L. J. Woolf). Stuttgart: Thieme 1971.

Fisch, R. O., Doeden, D., Lansky, L. L., Anderson, J. A.: Maternal phenylketonuria: implications for growth and development. J. Pediat. **73**, 560 (1968).

Fisch, R. O., Doeden, D., Lansky, L., Anderson, J. A.: Maternal phenylketonuria. Detrimental effects on embryogenesis and fetal development. Amer. J. Dis. Child. **118**, 847 (1969).

Fisch, R. O., Graven, H. J., Feiberg, S. B.: Growth and bone characteristics of phenylketonurics. Amer. J. Dis. Child. **112**, 3 (1966).

Fisch, R. O., Sines, L. K., Torres, F., Anderson, J. A.: Studies on families of phenylketonurics. Amer. J. Dis. Child. **109**, 427 (1965).

Fisch, R. O., Walker, W. A., Anderson, J. A.: Prenatal and postnatal developmental consequences of maternal phenylketonuria. Pediatrics **37**, 979 (1966).

Fitzpatrick, T. B., Quevedo, W. C.: Albinism. In: The Metabolic Basis of Inherited Disease (Eds. J. Stanbury, J. B. Wyngaarden, D. S. Fredrickson), p. 326. New York: McGraw-Hill 1972.
Fleisher, T. J., Zeligman, J.: Cutaneous findings in phenylketonuria. Arch. Derm. **81**, 898 (1960).
Fois, A., Rosenberg, C., Gibbs, F. A.: The EEG in phenylpyruvic oligophrenia. Electroenceph. clin. Neurophysiol. **7**, 569 (1955).
Fölling, A.: Über Ausscheidung von Phenylbrenztraubensäure in den Harn als Stoffwechselanomalie in Verbindung mit Imbezillität. Hoppe-Seylers Z. physiol. Chem. **227**, 169 (1934).
Fölling, A., Closs, K.: Über das Vorkommen von L-Phenylalanin im Harn und Blut bei Imbecillitas phenylpyruvica. Hoppe-Seylers Z. physiol. Chem. **254**, 115 (1938).
Fölling, A., Closs, K., Gamnes, T.: Vorläufige Schlußfolgerungen aus Belastungsversuchen mit Phenylalanin an Menschen und Tieren. Hoppe-Seylers Z. physiol. Chem. **256**, 1 (1938).
Forssman, H., Kristensson, K., Sourander, P., Svennerholm, L.: Histological and chemical studies of a case of phenylketonuria with long survival. J. ment. Defic. Res. **11**, 194 (1967).
Frankenburg, W. K., Duncan, B. R., Coffelt, R. W., Koch, R., Coldwell, J. G., Son, C. D.: Maternal phenylketonuria: implications for growth and development. J. Pediat. **73**, 560 (1968).
French, J. H., Clark, D. B., Butler, H. G., Teasdale, R. D.: Phenylketonuria; some observations on reflex activity. J. Pediat. **58**, 17 (1961).
Friedman, P. A., Kaufman, S.: Some characteristics of partially purified human liver phenylalanine hydroxylase. Biochim. biophys. Acta (Amst.) **293**, 56 (1973).
Frogatt, P.: Albinism in northern Ireland. Ann. hum. Genet. **24**, 213 (1960).
Fuller, R., Shuman, J.: Treated phenylketonuria: Intelligence and blood phenylalanine levels. Amer. J. ment. Defic. **75**, 539 (1971).
Galdston, M., Steele, J. M., Dobriner, K.: Alcaptonuria and ochronosis with a report of three patients and metabolic studies in two. Amer. J. Med. **13**, 46 (1957).
Gallagher, B. B.: The effect of phenylpyruvate on oxydative phosphorylation in brain mitochondria. J. Neurochem. **16**, 1071 (1969).
Garrod, A. E.: Inborn Errors of Metabolism. London: Oxford University Press 1909.
Gaull, G. E., Rossin, D. K., Sturman, J. A.: Significance of hypermethioninemia in acute tyrosinosis. Lancet **1968 I**, 1318.
Geison, R. L., Waisman, H. A.: Effects of excess dietary phenylalanine on composition of cerebral lipids. J. Neurochem. **17**, 469 (1970).
Gentz, J., Jagenburg, R., Zetterström, R.: Tyrosinemia: An inborn error of tyrosine metabolism with cirrhosis of the liver and multiple renal tubular defects (de Toni-Debré-Fanconi-syndrome). J. Pediat. **66**, 670 (1965).
Gentz, J., Lindblad, B., Lindstedt, S., Levy, L., Skasteen, W., Zetterström, R.: Dietary treatment in tyrosinemia. Amer. J. Dis. Child. **113**, 31 (1967).
Gerstl, B., Malamud, N., Eng, L. F., Hayman, R. B.: Lipid alteration in human brains in phenylketonuria. Neurology (Minneap.) **17**, 51 (1967).
Gibbs, N. K., Woolf, L. J.: Tests of phenylketonuria. Results of a one-year programme for its detection in infancy and among mental defectives. Brit. med. J. **1959 II**, 532.
Glazer, R. J., Weber, G.: Effects of L-phenylalanine and phenylpyruvate on glycolysis and glucose-6-^{3}H incorporation in rat brain in vitro. Fed. Proc. **29**, 479 (1970).
Glazer, R. J., Weber, G.: The effect of L-phenylalanine and phenylpyruvate in glycolysis in rat cerebral cortex. Brain Res. **33**, 439 (1971).
Goldstein, F. B.: Studies on phenylketonuria. II. The excretion of N-acetyl-L-phenylalanine in phenylketonuria. Biochem. Biophys. Acta (Amst.) **71**, 204 (1963).
Gostomzyk, J. G., Dressler, F.: Phenylketonurie mit normalem I.Q. Klin. Wschr. **45**, 793 (1967).
Goswami, M. N. D., Knox, W. E.: Developmental changes of p-hydroxyphenylpyruvate oxidase activity in mammalian liver. Biochem. biophys. Acta (Amst.) **50**, 35 (1961).
Grahame-Smith, D. G., Mahoney, L.: The subcellular localization, purification and properties of tryptophan-5-hydroxylase in brain. Biochem. J. **96**, 66 (1965).
Grau, C. R., Steele, R.: Phenylalanine and tyrosine utilization in normal and phenylalanine-deficient young mice. J. Nutr. **53**, 59 (1954).
Grubel-Kaiser, S., Bickel, H.: Persönl. Mitteilung, 1973.
Grümer, H. D.: Formation of hippuric acid from phenylalanine labelled with carbon-14 in phenylketonuric subjects. Nature (Lond.), **189**, 63 (1961).
Grümer, H. D., Grannis, G. F., Hetland, L. B., Constantini, M. L.: Amino acid transport and mental retardation. Clin. Chem. **17**, 1129 (1971).

GRÜTER, W.: Angeborene Stoffwechselstörungen und Schwachsinn am Beispiel der Phenylketonurie. Stuttgart: F. Enke 1963.

GRÜTTNER, R., MAISCH, H., BARTELHEIMER, H. K.: Evaluation of late initiation of therapy. In: Phenylketonuria (Eds. H. BICKEL, F. P. HUDSON, L. J. WOOLF), p. 277. Stuttgart: Thieme 1971.

GRÜTTNER, R., STERNOWSKY, H. J., RYBAK, CH.: Klinische Probleme der genetischen Heterogenität der Hyperphenylalaninämien. Mschr. Kinderheilk. **119**, 600 (1971).

GÜTTLER, F., WAMBERG, E.: Persistent hyperphenylalaninemia. Acta paediat. scand. **61**, 321 (1972).

GUROFF, G., KING, W., UDENFRIEND, S.: The uptake of tyrosine by rat brain in vitro. J. biol. Chem. **236**, 1773 (1961).

GUTHRIE, R., SUSI, A.: A simple phenylalanine method for detection of phenylketonuria in large populations of newborn infants. Pediatrics **32**, 338 (1963).

HACKNEY, J. M., HANLEY, W. B., DAVIDSON, W., LINSAO, L.: Phenylketonuria: mental development, behaviour and termination of low phenylalanine diet. J. Pediat. **72**, 646 (1968).

HALVORSEN, S., GJESSING, L. R.: Studies on tyrosinosis: 1. Effect of low-tyrosine and low-phenylalanine diet. Brit. med. J. **1964 II**, 1171.

HALVORSEN, S., GJESSING, L. R.: Tyrosinosis. In: Phenylketonuria (Eds. H. BICKEL, F. P. HUDSON, L. J. WOOLF), p. 30. Stuttgart: Thieme 1971.

HALVORSEN, S., PANDE, H., LÖTZEN, A. CH., GJESSING, L. R.: Tyrosinosis. Arch. Dis. Childh. **41**, 238 (1966).

HANLEY, W. B., LINSAO, L., DAVIDSON, W., MOES, C. A. F.: Malnutrition with early treatment of phenylketonuria. Pediat. Res. **4**, 318 (1970).

HASSEL, C. W., BRUNSTING, L. A.: Phenylpyruvic oligophrenia. An evaluation of the light-sensitive and pigmentary characteristics of seventeen patients. Arch. Derm. **79**, 458 (1959).

HEIDEN, VAN DER C., WADMAN, S. K.: Urinary excretion of tyrosine metabolites in a patient with a defective intestinal absorption. In: Abstracts of communications 6th meeting of the Federation of Europ. Biochemical Soc., Madrid 7th April, 1969, 1086, p. 334.

HJALMARSSON, O., JAGENBURG, R., RÖDJER, S.: Mild and severe phenylketonuria. Acta paediat. scand. **60**, 11 (1971).

HOLT, K. S.: Difficulties and dangers in the management of phenylketonuria. Acta paediat. scand. **52**, 417 (1963).

HOLT, L. E., SNYDERMAN, S. N.: The aminoacid requirements of children. In: Aminoacid metabolism and genetic variations (Ed. W. L. NYHAN). New York: McGraw-Hill 1967.

HORNER, F. A., STREAMER, C. W., ALEJANDRINO, L. L., REED, L. H., IBBOTT, F.: Termination of dietary treatment in phenylketonuria. New Engl. J. Med. **226**, 79 (1962).

HORNER, F. H., STREAMER, C. W., CLADER, D. E., HASSEL, L. L., BRINKLEY, E. L., DUMAR, K. W.: Effect of phenylalanine-restricted diet in phenylketonuria. Amer. J. Dis. Child. **93**, 615 (1957).

HOWELL, R. R., STEVENSON, R. E.: The offspring of phenylketonuric women. Social Biology **18**, 19 (1971).

HSIA, D. Y. Y.: Phenylketonuria: A study of human biochemical genetics. Pediatrics **38**, 173 (1966).

HSIA, D. Y. Y.: Phenylketonuria. Develop. Med. Child Neurol. **9**, 531 (1967a).

HSIA, D. Y. Y.: Screening tests for the detection of phenylketonuria: homozygotes and heterozygotes. In: Phenylketonuria and allied metabolic diseases (Eds. J. A. ANDERSON, K. F. SWAIMAN). Washington: Children's Bureau 1967b.

HSIA, D. Y. Y.: Phenylketonuria and its variants. In: Medical Genetics, vol. VII (Ed. STEINBERG, A. G.). New York: Grune and Stratton 1970.

HSIA, D. Y. Y., BERMAN, J. L., SLATIS, H. M.: Screening newborn infants for phenylketonuria. J. Amer. med. Ass. **188**, 203 (1964).

HSIA, D. U. Y., DOBSON, J.: Altered sex ratio among phenylketonuric infants ascertained by screening the newborns. Lancet **1970 I**, 905.

HSIA, D. Y. Y., GRISCOLL, K. W.: Detection of the heterozygous carriers of phenylketonuria. Lancet **1956 II**, 1337.

HSIA, D. D. Y., DRISCOLL, K. W., TROLL, W., KNOX, W. E.: Detection by phenylalanine tolerance tests of heterozygous carriers of phenylketonuria. Nature (Lond.) **178**, 1239 (1956).

HSIA, D. Y. Y., LITWACK, M., O'FLYNN, M., JAKOVIC, S.: Serum phenylalanine and tyrosine levels in the newborn infant. New Engl. J. Med. **267**, 1067 (1962).

HSIA, D. Y. Y., O'FLYNN, M. E., BERMAN, J. L.: Atypical phenylketonuria with borderline or normal intelligence. Amer. J. Dis. Child. **116**, 143 (1968).

HUDSON, F. P.: Termination of dietary treatment in phenylketonuria. Arch. Dis. Childh. **42**, 198 (1967).

HUDSON, F. P.: The termination of dietary treatment. In: Phenylketonuria (Eds. H. BICKEL, F. P. HUDSON, L. J. WOOLF), p. 273. Stuttgart: Thieme 1971.
HUDSON, F. P., DICKINSON, R. A., IRELAND, J. T.: Experiences in the detection and treatment of phenylketonuria. Pediatrics **31**, 47 (1963).
HUDSON, F. P., MORDAUNT, F. L., LEAHY, J.: Evaluation of treatment begun in the first three months of life in 184 cases of phenylketonuria. Arch. Dis. Childh. **45**, 5 (1970).
HUNT, M. M., SUTHERLAND, B. S., BERRY, H. K.: Nutritional management in phenylketonuria. Amer. J. Dis. Child. **122**, 1 (1971).
HUNTLEY, C. C., STEVENSON, R. E.: Maternal phenylketonuria: Course of 2 pregnancies. Obstet. Gynec. **34**, 694 (1969).
INGALL, D., SHERMAN, J. D., COCKBURN, F., KLEIN, R.: Immediate effects of phenylalanine deficient diet in young infants. 34th Annual Meeting of the Society for Pediatric Research, Seattle. J. Pediat. **65**, 1073 (1964).
JABLONSKA, S., STACKOW, A., SUFFCZYNSKA, M.: Skin. and muscle indurations in phenylketonuria. Arch. Derm. Syph. (Chicago) **95**, **443** (1967).
JERVIS, G. A.: Phenylpyruvic oligophrenia, introductory study of 50 cases of mental deficients associated with excretion of phenylpyruvic acid. Arch. Neurol. Psychiat. (Chicago) **38**, 944-(1937).
JERVIS, G. A.: The genetics of phenylpyruvic oligophrenia. J. ment. Sci. **85**, 719 (1939).
JERVIS, G. A.: Studies on phenylpyruvic oligophrenia: the position of the metabolic error. J. biol. Chem. **169**, 651 (1947).
JERVIS, G. A.: Excretion of phenylalanine and derivatives in phenylpyruvic oligophrenia. Proc. Soc. exp. Biol. (N.Y.) **75**, 83 (1950).
JERVIS, G. A.: Phenylpyruvic oligophrenia: deficiency of phenylalanine oxydizing system. Proc. Soc. exp. Biol. (N.Y.) **82**, 514 (1953).
JERVIS, G. A.: Phenylpyruvic oligophrenia (phenylketonuria). Res. Publ. Ass. nerv. ment. Dis. **33**, 259 (1954).
JERVIS, G. A.: Detection of heterozygotes for phenylketonuria. Clin. chim. Acta **5**, 471 (1969).
JOHNSON, C. F.: What is the best age to discontinue the low phenylalanine diet in phenylketonuria? Clin. Pediat. **11**, 148 (1972).
JUSTICE, P., O'FLYNN, M. E., HSIA, D. D. Y.: Phenylalanine-hydroxylase activity in hyperphenylalaninemia. Lancet **1967 I**, 928.
KAISER, S., BICKEL, H.: Psychological and development evaluation of phenylketonuric patients treated with a phenylalanine-restricted diet. In: Phenylketonuria (Eds. H. BICKEL, F. P. HUDSON, L. J. WOOLF), p. 263. Stuttgart: Thieme 1971.
KANG, E. S., KAUFMAN, S., GERALD, P. S.: Clinical and biochemical observations of patients with atypical phenylketonuria. Pediatrics **45**, 83 (1970).
KAUFMAN, S.: The enzymatic conversion of phenylalanine to tyrosine. J. biol. Chem. **226**, 511 (1957).
KAUFMAN, S.: Phenylalanine hydroxylation cofactor in PKU. Science **128**, 1506 (1958).
KAUFMAN, S.: Studies on the mechanism of the enzymatic conversion of phenylalanine to tyrosine. J. biol. Chem. **234**, 2677 (1959).
KAUFMAN, S.: Aromatic hydroxylation. In: Oxygenases (Ed. O. HAYAISHI). New York, London: Academic Press 1962.
KAUFMAN, S.: Phenylalanine hydroxylation. In: Enzymes (Eds. P. D. BOYER, H. LARDY, K. MYRBACH). New York, London: Academic Press 1963.
KAUFMAN, S.: The structure of the phenylalanine-hydroxylation cofactor. Proc. nat. Acad. Sci. (Wash.) **50**, 1085 (1963b).
KAUFMAN, S.: Studies on the structure of the primary oxidation product formed from tetrahydropteridines during phenylalanine hydroxylation. J. biol. Chem. **239**, 332 (1964).
KAUFMAN, S.: Metabolism of the phenylalanine hydroxylating cofactor. J. biol. Chem. **242**, 3934 (1967).
KAUFMAN, S.: Unanswered questions in the primary metabolic block in phenylketonuria. In: Phenylketonuria and Allied Metabolic Diseases (Eds. J. A. ANDERSON, K. F. SWAIMAN). Washington: US Government Printing Office 1967b.
KAUFMAN, S.: The phenylalanine hydroxylating system from mammalian liver. In: Advances in Enzymology, Vol. 35 (Eds. A. MEISTER). New York: Interscience Publ. **1971**.
KAUFMAN, S., LEVENBERG, B.: Further studies on the phenylalanine hydroxylation cofactor. J. biol. Chem. **234**, 2683 (1959).
KAUFMAN, S., MAX, E. E.: Studies on the phenylalanine hydroxylating system in human liver and their relationship to pathogenesis of PKU und hyperphenylalaninemia. In: Phenylketonuria (Eds. H. BICKEL, F. P. HUDSON, L. J. WOOLF), p. 13. Stuttgart: Thieme 1971.

KENNEDY, J. L., WERTELECKI, W., GATES, L., SPERRY, B. P., CASS, V. M.: The early treatment of phenylketonuria. J. Amer. med. Ass. **193**, 784 (1965).

KENNEDY, J. L., WERTELECKI, W., GATES, L., SPERRY, B. P., CASS, V. M.: The early treatment of phenylketonuria. Amer. J. Dis. Child. **113**, 16 (1967).

KERR, G. R., CHAMOVE, A. S., HARLOW, H. F., WAISMAN, H. A.: „Fetal PKU": The effect of maternal hyperphenylalaninemia during pregnancy in the rhesus monkey (Macaca mulatta) Pediatrics **42**, 27 (1968).

KLEINMAN, D. S., TWISS, S., DAY, R. W.: Some factors affecting McCaman-Robins test results in screening newborns for phenylketonuria. Pediatrics **38**, 619 (1966).

KNOX, W. E.: Sir Archibald Garrod's "Inborn errors of metabolism", II. Alkaptonuria. Amer. J. hum. Genet. **10**, 95 (1958).

KNOX, W. E.: An evaluation of the treatment of phenylketonuria with diets low in phenylalanine. Pediatrics **26**, 1 (1960).

KNOX, W. E.: Phenylketonuria. In: The Metabolic Basis of Inherited Disease (Eds. J. B. STANBURY, J. B. WYNGAARDEN, D. S. FREDRICHSON), Third Edition, p. 266—295. New York: McGraw-Hill 1972.

KNOX, W. E., MESSINGER, E. C.: The detection in the heterozygote of the metabolic effect of the recessive gene for phenylketonuria. Amer. J. hum. Genet. **10**, 53 (1958).

KOCH, R., ACOSTA, P., FISHLER, K., SCHAEFFLER, G., WOHLERS, A.: Clinical observations on phenylketonuria. Amer. J. Dis. Child. **113**, 6 (1967).

KOCH, R., HSIA, D. Y. Y., WOOLF, L. J.: Conference on sex ratio in phenylketonuria. J. Pediat. **78**, 157 (1971).

KOE, B. K., WEISSMAN, A.: P-chlorphenylalanine: A specific depleter of brain serotonin. J. Pharmacol. exp. Ther. **154**, 499 (1966).

KOGUT, M. D., SHAW, K. N., DONNEL, G. N.: Tyrosinosis. Amer. J. Dis. Child. **113**, 47 (1967).

KORNREICH, H. K., SHAW, K. N. F., KOCH, R., HANSON, V.: Phenylketonuria and scleroderma. J. Pediat. **73**, 571 (1968).

KOTAKE, Y., MASAI, Y., MORI, Y.: Über das Verhalten des Phenylalanins im tierischen Organismus. Hoppe Seylers Z. physiol. Chem. **122**, 195 (1922).

KRETCHMER, N.: Enzymatic patterns during development. Pediatrics **23**, 606 (1959).

KRETCHMER, N., ETZWILER, D. D.: Disorders associated with the metabolism of phenylalanine and tyrosine. Pediatrics **21**, 445 (1958).

KRETCHMER, N., LEVINE, S. Z., MCNAMARA, H., BARNETT, H. L.: Certain aspects of tyrosine metabolism in the young. I. The development of the tyrosine oxidizing system in human liver. J. clin. Invest. **35**, 236 (1956).

KRETCHMER, N., MCNAMARA, H.: Certain aspects of tyrosine metabolism in the young. II. The tyrosine oxidizing system of fetal rat liver. J. clin. Invest. **35**, 1089 (1956).

LA DU, B. N.: Genetic variation in metabolic disorders. In: Amino Acid Metabolism and Genetic Variation (Ed. W. L. NYHAN), p. 121. New York: McGraw-Hill 1967.

LA DU, B. N.: The enzymatic deficiency in tyrosinemia. Amer. J. Dis. Child. **112**, 54 (1967b).

LA DU, B. N.: Alcaptonuria. In: The Metabolic Basis of Inherited Disease (Eds. J. B. STANBURY, J. B. WYNGAARDEN, D. S. FREDRICKSON), p. 308. New York: McGraw-Hill 1972.

LA DU, B. N., GJESSING, L. R.: Tyrosinosis and tyrosinemia. In: The Metabolic Basis of Inherited Disease (Eds. J. B. STANBURY, J. B. WYNGAARDEN, D. S. FREDRICKSON), p. 296. New York: McGraw-Hill 1972.

LA DU, B. N., HOWELL, R. R., MICHAIL, P. J., SABER, E. K.: A quantitative micromethod for the determination of phenylalanine and tyrosine in blood and its application in the diagnosis of phenylketonuria in infants. Pediatrics **31**, 39 (1963).

LA DU, B. N., ZANNONI, V. G.: Tyrosinosis in guinea pigs induced by diethyldithiocarbamate. Fed. Proc. **17**, 260 (1958).

LA DU, B. N., ZANNONI, V. G.: Inhibition of phenylalanine hydroxylase in liver. In: Phenylketonuria and Allied Metabolic Diseases. (Eds. J. A. ANDERSON, K. F. SWAIMAN), p. 193. Washington: U. S. Dept. of Health, Education and Welfare, Children's Buerau, 1967.

LA DU, B. N., ZANNONI, V. G., LASTER, L., SEEGMILLER, J. E.: The nature of the defect in tyrosine metabolism in alcaptonuria. J. biol. Chem. **230**, 251 (1958).

LANG, K.: Über phenylpyruvische Oligophrenie. Z. Kinderheilk. **75**, 132 (1954).

LANG, K.: Die phenylpyruvische Oligophrenie. Ergebn. inn. Med. Kinderheilk. N.F. **6**, 78 (1955).

LANYAR, F.: Über experimentelle Alkaptonurie bei der weißen Ratte. Hoppe-Seylers Z. physiol. Chem. **278**, 155 (1943).

LAROCHELLE, J., MORTEZAI, A., BELANGER, M., TREMBLAY, M., CLAVEAU, J. C., AUBIN, G.: Experience with 37 infants with tyrosinemia. In: Conference on Hereditary Tyrosinemia (Eds. M. PARTINGTON, C. R. SCRIVER, A. SASS-KORTSAK). Canad. med. Ass. J. **97**, 1051 (1967).

LARSON, C. A.: An estimate of the frequency of phenylketonuria in South-Sweden. Folia hered. path. (Milano) **4**, 40 (1954).

LAYNE, E.: Methods in Enzymatology, Vol. III, p. 450. New York: Academic Press 1957.

LEVINE, S. Z., MARPLES, E., GORDON, H. H.: A defect in the metabolism of tyrosine and phenylalanine in premature infants. I. Identification and assay of intermediary products. J. clin. Invest. **20**, 199 (1941).

LEVY, H. L., KAROLKIEWICZ, V., HOUGHTON, S., MACCREADY, R. A.: Screening the „normal" population in Massachusetts for phenylketonuria. New Engl. J. Med. **282**, 1455 (1970).

LEVY, H. L., SHIH, V. E., KAROLKIEWICZ, V., FRENCH, W. A., CARR, J. R., CASS, V., KENNEDY, J. L., MACCREADY, R. A.: Persistent mild hyperphenylalaninemia in the untreated state. New Engl. J. Med. **285**, 424 (1971).

LIGHT, I. J., BERRY, H. K., SUTHERLAND, J. M.: Aminoaciduria of prematurity; its response to ascorbic acid. Amer. J. Dis. Child. **112**, 229 (1966).

LIN, E. C. C., KNOX, W. E.: Role of enzymatic adaptation in production of experimental alkaptonuria. Proc. Soc. exp. Biol. (N.Y.) **96**, 501 (1957).

LIN, E. C. C., RIVLIN, R. S., KNOX, W. E.: Effect of body weight and sex on activity of enzymes involved in amino acid metabolism. Amer. J. Physiol. **196**, 303 (1959).

LINDEMANN, R., GJESSING, L. R., MERTON, B., HALVORSEN, S.: Fructosemia, — „acute tyrosinosis". Lancet **1969 I**, 891.

LINNEWEH, F., EHRLICH, M.: Zur Pathogenese des Schwachsinns bei Phenylketonurie. Klin. Wschr. **40**, 225 (1962).

LINNEWEH, F., EHRLICH, M., GRAUL, E. H., HUNDESHAGEN, H.: Über den Aminosäuren-Transport bei phenylketonurischer Oligophrenie. Klin. Wschr. **41**, 253 (1963).

LIPPMANN, R. W., SHAW, K. N. F., PERRY, T. L., GUTENSTEIN, M., REDLICH, D., MOORE, P., WALKER, D.: Identification of phenylketonuria heterozygotes by an intravenous tolerance test. Clin. Res. **8**, 142 (1960).

LIPTON, M. A., GORDON, R., GUROFF, G., UDENFRIEND, S.: p-Chlorphenylalanine-induced chemical manifestations of phenylketonuria in rats. Science **156**, 248 (1967).

LO, G. S., LEE, S., CRUZ, N. L., LONGENECKER, J. B.: Temporary induction of phenylketonuria-like characteristics in infant rats. Effect on brain protein synthesis. Nutrition Report International **2**, 59 (1970).

LONGENECKER, J. B., REED, P. B., LO, G. S., CHANG, D. L., NASBY, M. W., IDE, S.: Temporary induction of experimental phenylketonuria in infant rats. Nutrition Report International **1**, 105 (1970).

LONSDALE, D., FOUST, M.: Normal mental development in treated phenylketonuria. Amer. J. Dis. Child. **119**, 440 (1970).

LORENZO, A. V., CUTLER, R. W. P.: Aminoacid transport by choroid plexus in vitro. J. Neurochem. **16**, 577 (1969).

LOW, N. L., BOSMA, J. F., ARMSTRONG, M. D.: Studies on Phenylketonuria. VI. EEG studies in phenylketonuria. J. Neuropath. exp. Neurol. **25**, 254 (1966).

LOWDEN, J. A., LA RAMÉE, M. A.: Hyperphenylalaninemia: the effect on cerebral aminoacid levels during development. Canad. J. Biochem. **47**, 883 (1969).

LÜTCKE, A.: Clinical picture of phenylketonuria. Elektroencephalographic findings. In: Phenylketonuria (Eds H. BICKEL, F. P. HUDSON, L. J. WOOLF), p. 40. Stuttgart: Thieme 1971a.

LÜTCKE, A.: EEG-changes during treatment of phenylketonuria. In: Phenylketonuria (Eds: H. BICKEL, F. P. HUDSON, L. J. WOOLF), p. 269. Stuttgart: Thieme 1971b.

LÜTCKE, A., BICKEL, H.: Hirnelektrische Untersuchungen bei der Phenylketonurie. Mschr. Kinderheilk. **116**, 301 (1968).

LUND, E., OVNBØL, O.: Occult phenylketonuria. Experience with the Guthrie-Test. Acta pathol. microbiol. scand. **67**, 9 (1966).

LUND, E., WAMBERG, E.: Phenylketonuria in Denmark. Dan. med. Bull. **17**, 13 (1970).

MABRY, C. C.: Atypical Phenylketonuria. In: Phenylketonuria (Eds. H. BICKEL, F. P. HUDSON, L. J. WOOLF,) p. 81. Stuttgart: Thieme 1971.

MABRY, C. C., DENNISTON, J. C., COLDWELL, J. G.: Mental retardation in children of phenylketonuric mothers. New Engl. J. Med. **275**, 1331 (1966).

MABRY, C. C., DENNISTON, J. C., NELSON, T. L., SON, C. D.: Maternal phenylketonuria: a cause of mental retardation in children without metabolic defect. New Engl. J. Med. **269**, 1404 (1963).

MABRY, C. C., NELSON, T. L., HORNER, F. A.: Occult phenylketonuria. Clin. Pediatrics **1**, 82 (1962).

MABRY, C. C., PODOLL, E.: Above average intelligence in untreated phenylketonuria. J. Pediat. **63**, 1038 (1963).

MACHILL, G., KNAPP, A.: Sex ratio in hyperphenylalaninemia. Lancet **1971 II**, 1327.

MacCready, R. A., Levy, H. L.: The problem of maternal phenylketonuria. Am. J. Obstet. Gynec. **113**, 121 (1972).
MacInnes, J. W., Schlesinger, K.: Effects of excess phenylalanine on in vitro and in vivo RNA and protein synthesis and polyribosome levels in brains of mice. Brain Res. **29**, 101 (1971).
Malamud, N.: Neuropathology of phenylketonuria. J. Neuropath. exp. Neurol. **25**, 254 (1966).
Mathews, J., Partington, M. W.: The plasma tyrosine levels of premature babies. Arch. Dis. Childh. **39**, 371 (1964).
McBean, M. S.: The problem of parents of children with phenylketonuria. In: Phenylketonuria (Eds. H. Bickel, F. P. Hudson, L. J. Woolf), p. 280. Stuttgart: Thieme 1971.
McCaman, M. W., Robins, E.: Fluorimetric method for the determination of phenylalanine in serum. J. Lab. clin. Med. **59**, 885 (1962).
McKean, C. M., Boggs, D. E., Peterson, N. A.: The influence of high phenylalanine and tyrosine on the concentrations of essential amino acids in brain. J. Neurochem. **15**, 235 (1968).
McKean, C. M., Peterson, N. A.: Glutamine in the phenylketonuric central nervous system. New Engl. J. Med. **283**, 1364 (1970).
McLean, W. T.: Phenylketonuria with borderline and normal intelligence. N. C. med. J. **22**, 528 (1961).
Medes, G.: A new error of tyrosine metabolism: tyrosinosis. The intermediary metabolism of tyrosine and phenylalanine. Biochem. J. **26**, 917 (1932).
Meister, A.: Biochemistry of the amino acids. Vol. I, p. 201. New York, London: Academic Press 1965.
Menkes, J. H.: Cerebral proteolipids in phenylketonuria. Neurology (Minneap.) **18**, 1003 (1968).
Menkes, J. H., Aeberhard, E.: Maternal phenylketonuria. The composition of cerebral lipids in an affected offspring. J. Pediat. **74**, 924 (1969).
Menkes, J. H., Avery, M. E.: The metabolism of phenylalanine and tyrosine in the premature infant. Bull. Johns Hopk. Hosp. **113**, 301 (1963).
Menkes, J. H., Jervis, G. A.: Developmental retardation associated with an abnormality in tyrosine metabolism. Pediatrics **28**, 399 (1961).
Menkes, J. H., Welcher, D. W., Levi, H. S., Dallas, J., Gretsky, N. E.: Relationship of elevated blood tyrosine to the ultimate intellectual development of premature infants. Pediatrics **49**, 218 (1972).
Milne, M. D.: Disorders of amino-acid transport. Brit. med. J. **1964** I, 327.
Mitoma, C., Auld, R. M., Udenfriend, S.: On the nature of the enzymic defect in phenylpyruvic oligophrenia. Proc. Soc. exp. Biol. (N.Y.) **94**, 634 (1957).
Moncrieff, A. A., Blainey, J. D., Brimblecombe, F. S. W., Burn, M., Cowie, V., Davies, J. G., Dent, C. E., Gaisford, W. F., Griffiths, R., Hood, W. D., Horne, J. N., Mahon, D. F., McIlwain, H., Penrose, L. S., Roberts, J. A., Slater, E. T. O., Squire, J. R., Taylor, D. M., Woolf, L. J.: Treatment of phenylketonuria. Report to the Medical Research Council. Brit. med. J. **1963 I**, 1691.
Moran, T. J., Yunis, E. J.: Studies on ochronosis. 2. Effects of injection of homogentisic acid and ochronotic pigment in experimental animals. Amer. J. Path. **40**, 359 (1962).
Moss, A. R., Schoenheimer, R.: Conversion of phenylalanine to tyrosine in normal rats. J. biol. Chem. **135**, 415 (1940).
Munro, J. A.: Genetics of phenylketonuria. In: Proc. 7th. Intern. Genetics Congr., Edinburgh 1939, p. 223 (1941).
Munro, J. A.: Phenylketonuria data on 47 British families. Ann. Eugen. (London) **14**, 60 (1947).
Murdoch, M. M., Holman, G. H.: Roentgenologic bone changes in phenylketonuria. Amer. J. Dis. Child. **107**, 523 (1964).
Murphy, D.: The dietetic treatment of phenylketonuria. Irish J. med. Sci. **391**, 335 (1958).
Murphy, D.: Termination of dietary treatment of phenylketonuria. Irish J. med. Sci. **6**, 355 (1963).
Murphy, D.: Termination of dietary treatment of phenylketonuria. Irish J. med. Sci. **2**, 177 (1969).
Myers, H. M., Duman, M., Ballhorn, H. B.: Dental manifestations of phenylketonuria. J. Amer. dent. Ass. **77**, 586 (1968).
Neame, K. D.: Phenylalanine as inhibitor of transport of amino acids in brain. Nature (Lond.) **192**, 173 (1961).
Neubauer, O.: Über den Abbau der Aminosäuren im gesunden und kranken Organismus. Dtsch. Arch. klin. Med. **95**, 211 (1909).
Neubauer, O.: Intermediärer Eiweißstoffwechsel. Handb. Norm. Path. Physiol. **5**, 671 (1928).

NEUBERGER, A., RIMINGTON, C., WILSON, J. M. G.: Studies on alcaptonuria. Investigations on a case of human alcaptonuria. Biochem. J. **41**, 438 (1947).
O'BRIEN, W. M., LA DU, B. N., BUNIN, J. J.: Biochemical pathologic and clinical aspects of alcaptonuria, ochronosis and ochronotic arthropathy. Amer. J. Med. **34**, 813 (1963).
O'FLYNN, M. E., TILLMAN, P., HSIA, D. Y. Y.: Hyperphenylalaninemia without phenylketonuria. Amer. J. Dis. Child. **113**, 22 (1967).
O'GRADY, D. J., BERRY, H. K., SUTHERLAND, B. S.: Cognitive development in early treated phenylketonuria. Amer. J. Dis. Child. **121**, 20 (1971).
PAINE, R. S.: The variability in manifestations of untreated patients with phenylketonuria (phenylpyruvic aciduria). Pediatrics **20**, 290 (1957).
PARE, C. M. B., SANDLER, M., STACEY, R. S.: 5-Hydroxytryptamine deficiency in phenylketonuria. Lancet **1957 I**, 551.
PARE, C. M. B., SANDLER, M., STACEY, R. S.: Decreased 5-hydroxy-tryptophan-decarboxylase activity in phenylketonuria. Lancet **1958 II**, 1099.
PARTINGTON, M. W.: Observations on phenylketonuria in Ontario. Canad. med. Ass. J. **84**, 985 (1961a).
PARTINGTON, M. W.: The early symptoms of phenylketonuria. Pediatrics **27**, 465 (1961b).
PARTINGTON, M. W.: Variations in intelligence in phenylketonuria. Canad. med. Ass. J. **86**, 736 (1962).
PARTINGTON, M. W.: Tyrosine metabolism in phenylketonuria. Canad. med. Ass. J. **88**, 266 (1963).
PARTINGTON, M. W.: Experience of screening for phenylketonuria in Ontario. In: Phenylketonuria (Eds. H. BICKEL, F. P. HUDSON, L. J. WOOLF), p. 137. Stuttgart: Thieme 1971a.
PARTINGTON, M. W.: The changing clinical picture of phenylketonuria. In: Phenylketonuria (Eds. H. BICKEL, F. P. HUDSON, L. J. WOOLF), p. 26. Stuttgart: Thieme **1971b**.
PARTINGTON, M. W., ANDERSON, R. M.: Case finding in phenylketonuria. Report of a survey by the college of General Practice of Canada. Canad. med. Ass. J. **90**, 1312 (1964).
PARTINGTON, M. W., LEWIS, E. J. M.: Variations with age in plasma phenylalanine and tyrosine levels in phenylketonuria. J. Pediat. **62**, 348 (1963).
PARTINGTON, M. W., MATHEWS, J.: The relation of plasma tyrosine level to weight gain of premature infants. J. Pediat. **68**, 749 (1966).
PENROSE, L. S.: Two cases of phenylpyruvic amentia. Lancet **1935a I**, 23.
PENROSE, L. S.: The inheritance of phenylpyruvic amentia (phenylketonuria). Lancet **1935b II**, 192.
PENROSE, L. S.: Phenylketonuria: a problem in eugenics. Lancet **1946 I**, 949.
PENROSE, L., QUASTEL, J. H.: Metabolic studies in phenylketonuria. Biochem. J. **31**, 266 (1937).
PERRY, T. L., HANSEN, S., TISCHLER, B., BUNTING. R., DIAMOND, S.: Glutamin depletion in phenylketonuria. New Engl. J. Med. **282**, 761 (1970).
PERRY, T. L., HARDWICK, D. F., DIXON, G. H., DOLMAN, C. L., HANSEN, S.: Hypermethioninemia: A new metabolic disease producing cirrhosis, isle cell hyperplasia and renal tubular degeneration. Pediatrics **36**, 236 (1965).
PERRY, T. L., TISCHLER, B.: Phenylketonuria in a woman of normal intelligence and her child. New Engl. J. Med. **274**, 1018 (1966).
PERRY, T. L., TISCHLER, B., CHAPPLE, J. A.: The incidence of mental illness in the relatives of individuals suffering from phenylketonuria or mongolism. J. psychiat. Res. **4**, 51 (1966).
PERRY, T. L., TISCHLER, B., HANSEN, S., MACDOUGALL, L.: A simple test for heterozygosity for phenylketonuria. Clin. chim. Acta **15**, 47 (1967).
PETERSON, N. A., MCKEAN, C. M.: The effects of individual amino acids on the incorporation of labelled amino acids into proteins by brain homogenates. J. Neurochem. **16**, 1211 (1969).
PETERSON, N. A., RAGHUPATHY, E., MCKEAN, C. M., SHAH, S. N., TERRES, G.: Effects of amino acids on in vitro cerebral protein synthesis. Fed. Proc. **27**, 333 (1968).
POLIDORA, V. J., CUNNINGHAM, R. F., WAISMAN, H. A.: Phenylketonuria in rats: Reversibility of behavioral deficit. Science **151**, 219 (1966).
POMERANZ, M. M., FRIEDMAN, L. J., TUNICK, J. S.: Roentgen findings in alkaptonuric ochronosis. Radiology **37**, 295 (1941).
POSER, C. M.: Ten-year follow up of treatment of two phenylketonuric brothers. Arch. Neurol. (Chic.) **16**, 658 (1967).
PRENSKY, A. L., CARR, S., MOSER, H. W.: Development of myelin in inherited disorders of aminoacid metabolism. A biochemical investigation. Arch. Neurol. (Chic.) **19**, 552 (1968).
PRYOR, G. T., MITOMA, C.: Use of p-chlorphenylalanine to induce a phenylketonuric-like condition in rats. Neuropharmacology **9**, 269 (1970).

RAMPINI, S., ANDERS, P. W., CURTIUS, H. CH., MARTHALER, TH.: Detection on heterozygotes for phenylketonuria by column chromatography and discriminatory analysis.Pediat. Res. **3**, 287 (1969).
RAMPINI, S., GITZELMANN, R.: Detection of heterozygotes for phenylketonuria by oral phenylalanine loading. In: Phenylketonuria (Eds. H. BICKEL, F. P. HUDSON, L. J. WOOLF), p. 109. Stuttgart: Thieme 1971.
REED, P. B., WHITE, M. N., LONGENECKER, J. B.: Temporary induction of phenylketonuria-like characteristics in infant rats: effect on brain DNA synthesis. Nutrition Report International **2**, 73 (1970).
RENWICK, J. H., LAWLER, S. D., COWIE, V. A.: Phenylketonuria: a linkage study using phenylalanine tolerance tests. Amer. J. hum. Genet. **12**, 287 (1960).
RHEIN, M., STOEBER, B.: Conservation des urines contenant de l'acide phenylpyruvique. C. R. Soc. Biol. (Paris) **3**, 867 (1936).
ROSCOE, J. P., EATON, M. D., CHOY, G. C.: Inhibition of protein synthesis in Krebs ascites cells and cell-free systems by phenylalanine and its effect on leucine and lysine in the amino acid pool. J. Biochem. **109**, 507 (1968).
ROSENBERG, L. E., SCRIVER, CH. R.: Disorders of amino acid metabolism. In: Duncan's Disease of Metabolism (Ed. P. K. BONDY), p. 366. Philadelphia: Saunders 1969.
ROSENBLATT, D., SCRIVER, C. R.: Heterogeneity in genetic control of phenylalanine metabolism in man. Nature (Lond.) **218**, 677 (1968).
ROUSE, B. M.: Phenylalanine deficiency syndrome. J. Pediat. **69**, 246 (1966).
ROTH, M., FELGENHAUER, W. R.: Recherche de l'excrétion d'acide homogentisique urinaire chez. des hétérozygotes pour l'alcaptonurie. Enzym. biol. clin. **9**, 53 (1968).
ROYSTON, N. J. W., PARRY, T. E.: Megaloblastic anaemia complicating dietary treatment of phenylketonuria in infancy. Arch. Dis. Childh. **37**, 430 (1962).
SAKAI, K., KITAGAWA, T.: An atypical case of tyrosinosis. 1. Clinical and laboratory findings. Jikeikai med. J. **4**, 1 (1957a).
SAKAI, K., KITAGAWA, T.: A atypical case of tyrosinosis. 2. A research on the metabolic block. Jikeikay med. J. **4**, 11 (1957b).
SAKAMOTO, Y., NAKAMURA, K., INAMORI, K., IKEDA, S., ICHIHARA, K.: On the formation of gentisic acid. J. Biochem. (Tokyo) **44**, 849 (1957).
SCHEIBENREITER, S.: Kinder einer phenylketonurischen Frau. Pränatale Phenylalanin-Vergiftung. Mschr. Kinderheilk. **120**, 189 (1972).
SCHMID-RÜTER, E.: Früherkennung und Diagnose der Phenylketonurie. Dtsch. Ärztebl. **68**, 2377 (1971).
SCHMIDT, H.: Clinical aspects of the treatment of phenylketonuria. In: Phenylketonuria (Eds. H. BICKEL, F. P. HUDSON, L. J. WOOLF), p. 232. Stuttgart: Thieme 1971.
SCHMIDT, H.: Therapie der Phenylketonurie. Dtsch. Ärztebl. **69**, 953 (1972).
SCHNEIDER, A. J., GARRARD, S. D.: Diagnostic and therapeutic implications of persistent hyperphenylalaninemia in an infant heterozygous for the gene of phenylketonuria. J. Pediat. **68**, 704 (1966).
SCHÖNENBERG, H., SCHMIDT, D., WÖNCKHAUS, J.: Der Phenylbrenztraubensäure-Schwachsinn. Z. Kinderheilk. **77**, 363 (1955).
SCHRAPPE, O.: Zur pathologischen Physiologie des Brenztraubensäure-Schwachsinns. Nervenarzt **23**, 175 (1952).
SCHREIER, K.: Phenylketonurie. In: Handbuch der Kinderheilkunde, Bd. IV (Hsg. H. OPITZ, F. SCHMID), S. 74. Berlin-Heidelberg-New York: Springer 1965.
SCHULTE, F.: Gestation, Wachstum und Hirnentwicklung. In: Fortschritte Pädol., Bd. II, 46 (1968). Ed. F. LINNEWEH. Berlin-Heidelberg-New York: Springer 1968.
SCHWENKE, W., ANKE, A., KNAPP, A.: Über einen Fall von „klassischer" Phenylketonurie mit durchschnittlicher Intelligenz. Klin. Wschr. **47**, 1051 (1969).
SCRIVER, C. R.: Diagnosis and treatment: Interpreting the positive screening test in the newborn infant. Pediatrics **39**, 764 (1967).
SCRIVER, C. R.: The phenotypic manifestations of hereditary tyrosinemia and tyrosyluria: A hypothesis. In: Conference on Hereditary Tyrosinemia (Eds. M. PARTINGTON, C. R. SCRIVER, A. SASS-KORTSAK). Canad. med. Ass. J. **97**, 1073 (1967b).
SCRIVER, C. R., CLOW, C., DAVIES, E., RAMOS, A., STERN, L.: A commentary on multiple screening for aminoacidopathies in the newborn infant. Canad. med. Ass. J. **92**, 1331 (1965).
SCRIVER, C. R., KATZ, L., CLOW, C.: Phenylketonuria and diet. Canad. med. Ass. J. **98**, 124 (1968).
SCRIVER, C. R., LAROCHELLE, J., SILVERBERG, M.: Hereditary tyrosinemia and tyrosyluria in a French-Canadian geographic isolate. Amer. J. Dis. Child. **113**, 41 (1967).
SEALOCK, R. R., SILBERSTEIN, H. E.: The control of experimental alcaptonuria by means of vitamin C. Science **90**, 571 (1939).

SEALOCK, R. R., SILBERSTEIN, H. E.: The excretion of homogentisic acid and other tyrosine metabolites by the vitamin C-deficient guinea pig. J. biol. Chem. **135**, 251 (1940).
SHAH, S. N., MCKEAN, C. M.: Effect of chronic and acute phenylalanine injections on the biosynthesis of glycolipids in the developing rat brain. Fed. Proc. **27**, 488 (1968).
SHAH, S. N., PETERSON, N. A., MCKEAN, C. M.: Inhibition of in vitro sterol biosynthesis by phenylalanine. Biochim. biophys. Acta (Amst.) **164**, 604 (1968).
SHAH, S. N., PETERSON, N. A., MCKEAN, C. M.: Cerebral lipid metabolism in experimental hyperphenylalaninemia: Incorporation of ^{14}C-labelled glucose into total lipids. J. Neurochem. **17**, 279 (1970).
SHEAR, C. S., NYHAN, W. L., TONI, P. M.: Tyrosinosis and tyrosinemia: In: Amino Acid Metabolism and Genetic Variation (Ed. W. L. NYHAN), p. 97. New York: McGraw-Hill 1967.
SHERMAN, J. D., GREENFIELD, J. B., INGALL, D.: Reversible bone-marrow vacuolisations in phenylketonuria. New Engl. J. Med. **270**, 810 (1964).
SHIZUME, K., NARUSE, H.: Dilution of hair colour in Japanese children with phenylketonuria. J. ment. Defic. Res. **2**, 53 (1958).
SIEGEL, F. L., AOKI, K., COLWELL, R. E.: Polyribosome disaggregation and cell-free protein synthesis in preparations from cerebral cortex of hyperphenalalaninemic rats. J. Neurochem. **18**, 537 (1957).
SISKEN, J. E., IWASAKI, T.: The effects of some amino acid analogs on mitosis and the cell cycle. Expt. Cell Res. **55**, 161 (1969).
SMITH, M. E.: The turnover of myelin in the adult rat. Biochim. biophys. Acta (Amst.) **164**, 285 (1968).
SMITH, B. A., WAISMAN, H. A.: Adequate phenylalanine intake for optimum growth and development in the treatment of phenylketonuria. Amer. J. clin. Nutr. **24**, 423 (1971).
SNYDERMAN, S. E., NORTON, P., HOLT, L. E.: Effect of tyrosine administration in phenylketonuria. Fed. Proc. **14**, 450 (1955).
STADLER, V. H.: The EEG in phenylketonuria. Ann. paediat. (Basel) **197**, 429 (1961).
STEPHENSON, J. B. P., MCBEAN, M. S.: Diagnosis of phenylketonuria (phenylalanine hydroxylase deficiency, temporary and permanent). Brit. med. J. **1967 II**, 579.
STEVENSON, R. E., HUNTLEY, C. C.: Congenital malformation in offspring of phenylketonuric mothers. Pediatrics **40**, 33 (1967).
SUTHERLAND, B. S., BERRY, H. K., SHIRKEY, H. C.: A syndrome of phenylketonuria with normal intelligence and behaviour disturbances. J. Pediat. **57**, 521 (1960).
SUTHERLAND, B. S., BERRY, H. K., UMBARGER, B.: Growth and nutrition in treated phenylketonuria patients. J. Amer. med. Ass. **211**, 270 (1970).
SUTHERLAND, B. S., UMBARGER, B., BERRY, H. K.: The treatment of phenylketonuria: A decade of results. Amer. J. Dis. Child. **111**, 505 (1966).
SZEINBERG, A., COHEN, B. E.: Screening program for detection of phenylketonuria in the newborn in Israel. In: Phenylketonuria (Eds. H. BICKEL, F. P. HUDSON, L. J. WOOLF), p. 140. Stuttgart: Thieme 1971.
SZEINBERG, A., COHEN, B. E., GOLAN, R., PELED, J., LAVI, U., CRISPIN, M.: Persistent mild hyperphenylalaninemia in various ethnic groups in Israel. Amer. J. Dis. Child. **118**, 559 (1969).
TADA, K., WADA, Y., YAZAKI, N., YOKOYAMA, Y., NAKAGAWA, H., YOSHIDA, T., SATO, T., ARAKAWA, T.: Dietary treatment of infantile tyrosinemia. Tohoku J. exp. Med. **95**, 337 (1968).
TADA, K., YOSHIDA, T., MOCHIZUKI, K., KONNO, T., NAGAKAWA, H., YOKOHAMA, Y., TAKADA, G., ARAKAWA, T.: Two siblings of hyperphenylalaninemia. Tohoko J. exp. Med. **100**, 249 (1969).
TAKADA, G., TADA, K.: Incorporation of ^{14}C-leucine into brain protein in rats with hyperaminoacidemia. Tohoku J. exp. Med. **102**, 103 (1970).
TANIGUCHI, K., GJESSING, L. R.: Studies on tyrosinosis: 2. Activity of the transaminase, p-hydroxyphenylpyruvate oxidase and homogentisic acid oxidase. Brit. med. J. **1965 I**, 968.
TERR, A. J., ALLEN, R., VANSELOW, N. A.: Immunologic responsiveness in phenylketonuria. J. Amer. med. Ass. **198**, 1185 (1966).
THALHAMMER, O., SCHEIBENREITER, S., BIEDL, E.: Report on Austria's screening program for inborn errors of metabolism. In: Phenylketonuria (Eds. H. BICKEL, F. P. HUDSON, L. J. WOOLF), p. 143. Stuttgart: Thieme 1971.
THOMPSON, J. M.: Relatives of phenylketonuric patients. J. ment. Defic. Res. **1**, 67 (1957).
UDENFRIEND, S.: Tyrosine hydroxylase. Pharmacol. Rev. **18**, 43 (1966).
UDENFRIEND, S.: The primary enzymatic defect in phenylketonuria and how it may influence the central nervous system. In: Phenylketonuria and allied metabolic diseases (Eds.

J. A. ANDERSON, K. F. SWAIMAN). U. S. Dept. of Health, Education and Welfare. Children's Bureau, 1967.

UDENFRIEND, S., COOPER, J. R.: The enzymatic conversion of phenylalanine to tyrosine. J. biol. Chem. **194**, 503 (1952).

UMBARGER, B., BERRY, H. K., SUTHERLAND, B. S.: Advances in the management of patients with phenylketonuria. J. Amer. med. Ass. **193**, 784 (1965).

VASELLA, F., COLOMBO, J. P., HUMBEL, R., ROSSI, E.: L-Tryptophan metabolism in phenylketonuria. Helv. paediat. Acta **23**, 22 (1968).

VIRCHOW, R.: Ein Fall von allgemeiner Ochronose der Knorpel und knorpelähnlichen Teile. Virchows Arch. path. Anat. **37**, 212 (1866).

VISAKORPI, J. K., PALO, J., RENKONEN, O. V.: The incidence of PKU in Finland. Acta paediat. scand. **60**, 666 (1971).

VOLICER, L.: Correlation between behavioral and biochemical effects of p-chlorphenylalanine in mice and rats. Int. J. Neuropharmacol. **8**, 361 (1969).

WAARDENBURG, P. J.: New syndrome combining developmental anomalies of eyelids, eyebrowns and nose root with pigmentary defects of iris and head hairs and with congenital deafness. Amer. J. hum. Genet. **3**, 195 (1951).

WADMAN, S. K., VAN DER HEIDEN, C.: Urinary excretion of phenylalanine metabolites in a patient with defective intestinal absorption. Abstracts of communications 6th meeting of the Federation of European Biochemical Soc. Madrid 7th April 1969, 1087, p. 335.

WADMAN, S. K., VAN SPRANG, F. J., VAN DER HEIDEN, C., KETTING, G.: Quantitation of urinary phenylalanine metabolites in phenylketonuria. In: Phenylketonuria (Eds. H. BICKEL, F. P. HUDSON, L. J. WOOLF), p. 65. Stuttgart: Thieme 1971.

WADMAN, S. K., VAN SPRANG, F. J., MAAS, J. W., KETTING, D.: An exceptional case of tyrosinosis. J. ment. Defic. Res. **12**, 269 (1968).

WAISMAN, H. A.: Role of hyperphenylalaninaemia in pregnant women as a cause of mental retardation in offspring. Amer. J. Obstet. Gynec. **99**, 431 (1967).

WAISMAN, H. A.: Maternal PKU. International symposium on phenylketonuria and allied disorders (Eds. B. E. COHEN, M. J. RUBIN, A. SZEINBERG), p. 267. Tel-Aviv: Translater's Pool 1971.

WAISMAN, H. A., WANG, H. J., PALMER, G., HARLOW, H. F.: Phenylketonuria in infant monkeys. Nature (Lond.) **188**, 1124 (1960).

WALLACE, H. W., MOLDAVE, K., MEISTER, A.: Studies on conversion of phenylalanine to tyrosine in phenylpyruvic oligophrenia. Proc. Soc. exp. Biol. (N.Y.) **94**, 255 (1957).

WALLNER, A., RUDENS, M.: Report on an unusual family. Amer. J. Ophthal. **33**, 785 (1950).

WANG, H. L., MORTON, N. E., WAISMAN, H. A.: Increased reliability for the determination of the carrier state in phenylketonuria. Amer. J. hum. Genet. **13**, 255 (1961).

WEBER, G.: Regulation of pyruvatekinase. Advanc. Enzyme Regulat. **7**, 15 (1969a).

WEBER, G.: Inhibition of human brain pyruvate kinase and hexokinase by phenylalanine and phenylpyruvate. Possible relevance to phenylketonuric brain damage. Proc. nat. Acad. Sci. (Wash.) **63**, 1365 (1969b).

WEBER, G., GLAZER, R. J., ROSS, R. A.: Regulation of human and rat brain metabolism: inhibitory action of phenylalanine and phenylpyruvate on glycolysis, protein, lipid, DNA and RNA metabolism. Advanc. Enzyme Regulat. **8**, 13 (1970).

WEIL-MALHERBE, H.: Blood adrenaline and intelligence. In: Biochemistry of the developing nervous system (Ed. H. WAELSCH). New York: Academic Press 1955.

WHO Techn. Rep. Ser. No. 401: Screening for inborn errors of metabolism. Geneva 1968, p. 12.

WILLIAMS, R.: Maternal phenylketonuria. Med. J. Aust. **2**, 216 (1968).

WILLIAMSON, M. L., KOCH, R., CLAIR, T., DOBSON, J., LEE, Y.: Treatment effects on physical growth and intelligence among phenylketonuric children. In: Phenylketonuria (Eds. H. BICKEL, F. P. HUDSON, L. J. WOOLF). Stuttgart: Thieme 1971.

WILLIAMSON, M. L., KOCH, R., HENDERSON, R.: Phenylketonuria in school age retarded children. Amer. J. ment. Defic. **72**, 740 (1968).

WILSON, M. G., WU, P. Y. K., WARE, A. G.: Sex ratio in hyperphenylalaninemia of newborn infants. J. Pediat. **78**, 117 (1971).

WILSON, M. K., CLAYTON, B. E.: Special diets in the treatment of biochemical disorders of mental handicap. In: Biochemical approaches to mental handicap in childhood (Eds. J. D. ALLEN, K. S. HOLT). Edinburgh, London, 1965.

WINDHORST, D. B., ZELIGSON, A. S., GOOD, R. A.: A human pigmentary dilution based on a heritable subcellular structural defect — the Chediak-Higashi syndrome. J. invest. Derm. **50**, 9 (1968).

WINICK, M.: Changes in nucleic acid and protein content of the human brain during growth. Pediat. Res. **2**, 352 (1968).

WINICK, M.: Malnutrition and brain development. J. Pediat. **74**, 667 (1969).

Winick, M., Rosso, P.: The effect of severe early malnutrition on cellular growth of the human brain. Pediat. Res. **3**, 181 (1969).
Winkler, K., Heller-Schöch, G., Neth, R.: Protein synthesis in human leukozytes. IV. Mutual inhibition of amino acids incorporation by amino acids in cell suspensions and cell free systems. Hoppe-Seylers Z. physiol. Chem. **353**, 787 (1972).
Wolkow, M., Baumann, E.: Über das Wesen der Alcaptonurie. Z. physiol. Chem. **15**, 228 (1891).
Wong, P. W. K., Berman, I. L., Partington, M. W., Vickers, S. K., O'Flynn, M. E., Hsia, D. D. Y.: Glutamin in PKU. New Engl. J. Med. **285**, 580 (1971).
Wong, P. W. K., Lambert, A. M., Komrower, G. M.: Tyrosinemia and tyrosyluria in infancy. Develop. Med. Child. Neurol. **9**, 551 (1967).
Woolf, L. J.: Phenylketonuria: The relation of phenotype to genotype. In: Molecular basis of some aspects of mental activity, Vol. I (Ed. O. Walaas). London: Academic Press 1966.
Woolf, L. J.: Phenylketonuria and phenylalaninemia. In: Mental retardation (Ed. J. Wortis), Vol. II, p. 29. New York, London: Grune and Stratton 1970.
Woolf, L. J.: Genetics of phenylalaninemia. In: Phenylketonuria (Eds. H. Bickel, F. P. Hudson, L. J. Woolf). Stuttgart: Thieme 1971.
Woolf, L. J., Cranston, W. J., Goodwin, B. L.: Genetics of phenylketonuria. Nature (Lond.) **213**, 882 (1967).
Woolf, L. J., Goodwin, B. L.: Effect of dietary treatment on frequency of phenylketonuria. Lancet **1967 I**, 216.
Woolf, L. J., Goodwin, B. L., Cranston, W. J., Wade, D. N., Woolf, F., Hudson, F. P., McBean, M. S.: A third allele at the phenylalaninehydroxylase locus in mild phenylketonuria (hyperphenylalaninemia). Lancet **1968 I**, 114.
Woolf, L. J., Griffiths, R., Moncrieff, A., Coates, S., Dillistone, F.: The dietary treatment of phenylketonuria. Arch. Dis. Childh. **33**, 31 (1958).
Woolf, L. J., Ounsted, C., Lee, D., Humphrey, H., Cheshire, N. M., Steed, G. R.: Atypical phenylketonuria in sisters with normal offspring. Lancet **1961 II**, 464.
Woolf, L. J., Vulliamy, D. G.: Phenylketonuria with a study of the effect upon it of glutamic acid. Arch. Dis. Childh. **26**, 487 (1951).
Woolley, D. W., van der Hoeven, T.: Serotonin deficiency in infancy as a cause of a mental defect in experimental phenylketonuria. Int. J. Neuropsychiat. **1**, 529 (1965).
Wright, S. W., Tarjan, G.: Phenylketonuria. Amer. J. Dis. Child. **93**, 405 (1957).
Yarbo, M. T., Anderson, J. A.: L-Tryptophan metabolism in PKU. J. Pediat. **68**, 895 (1966).
Young, T. E.: Malignant melanoma in an albino. Arch. Path. **64**, 186 (1958).
Yu, J. S., O'Halloran, M. T.: Atypical phenylketonuria in a family with a phenylketonuric mother. Pediatrics **46**, 707 (1970).
Yu, J. S., Stuckey, S. J., O'Halloran, M. T.: Atypical phenylketonuria. Arch. Dis. Childh. **45**, 561 (1970).
Zannoni, V. G., La Du, B. N.: Tyrosyluria resulting from inhibition of p-hydroxyphenylpyruvic acid oxidase in vitamin C-deficient guinea pigs. J. biol. Chem. **235**, 2667 (1960).
Zannoni, V. G., Lomtevas, N., Goldfinger, S.: Oxidation of homogentisic acid to ochronotic pigment in connective tissue. Biochim. biophys. Acta (Amst.) **177**, 94 (1969).
Zannoni, V. G., Rivkin, J., La Du, B. N.: Phenylalanine hydroxylase activity in mammalian liver. Fed. Proc. **26**, 840 (1967).
Zannoni, V. G., Seegmiller, J. E., La Du, B. N.: Nature of the defect in alcaptonuria. Nature (Lond.) **193**, 952 (1962).

Histidinemia

By

H. GHADIMI

With 1 Figure

I. Introduction

Histidinemia is a relatively rare metabolic anomaly generally associated with speech defects, various degress of mental retardation and emotional and behavioral problems. The genetically-determined biochemical aberration consists of a block in the first step of the major catabolic pathway of histidine, preventing its conversion to urocanic acid. A host of metabolic abnormalities ensues.

II. History and Nomenclature

The disease was originally recognized in 1961 by GHADIMI *et al.* The index case, a three-year old girl with a speech defect was introduced to us while on a low phenylalanine diet. Her persistently positive urine tests with ferric chloride and reagent strips (Phenistix) had suggested the diagnosis of phenylketonuria. Our further investigation showed an abnormally high histidine concentration in her blood and urine, caused by a block in the major catabolic pathway of histidine. The patient's sister was found to have the same metabolic anomaly. The disease was introduced in the literature as "Inborn Error of Histidine Metabolism Mimicking Phenylketonuria" (GHADIMI *et al.*, 1961). AUERBACH *et al.* (1962), describing another patient with the same disease, suggested the name of "Histidinemia" which, for reasons of expediency, was readily accepted.

This nomenclature is poor in that it fails to describe the salient features of the disease. Calling an inborn error of histidine metabolism "histidinemia" has all the shortcomings of choosing the term "glycemia" for "diabetus mellitus". Both terms (histidinemia and glycemia) reflect physiological states in blood. While "glycemia" still retains its proper meaning, "histidinemia" has been taken to mean a specific disease due to lack of a specific enzyme, namely histidase. Obviously, increased blood concentrations of histidine could be the effect of metabolic anomalies different from the one described by us. Preferably, the terminology in all aminoacidopathies should be based on the enzymic block when this is known. In that case, histidinemia would be called "histidase deficiency".

III. Biochemical Aberration

To put the biochemical aspects of the disease in their proper perspective, a terse review of histidine metabolism is in order. A brief reference to our initial investigation with regard to each metabolic route will add to the relevance of

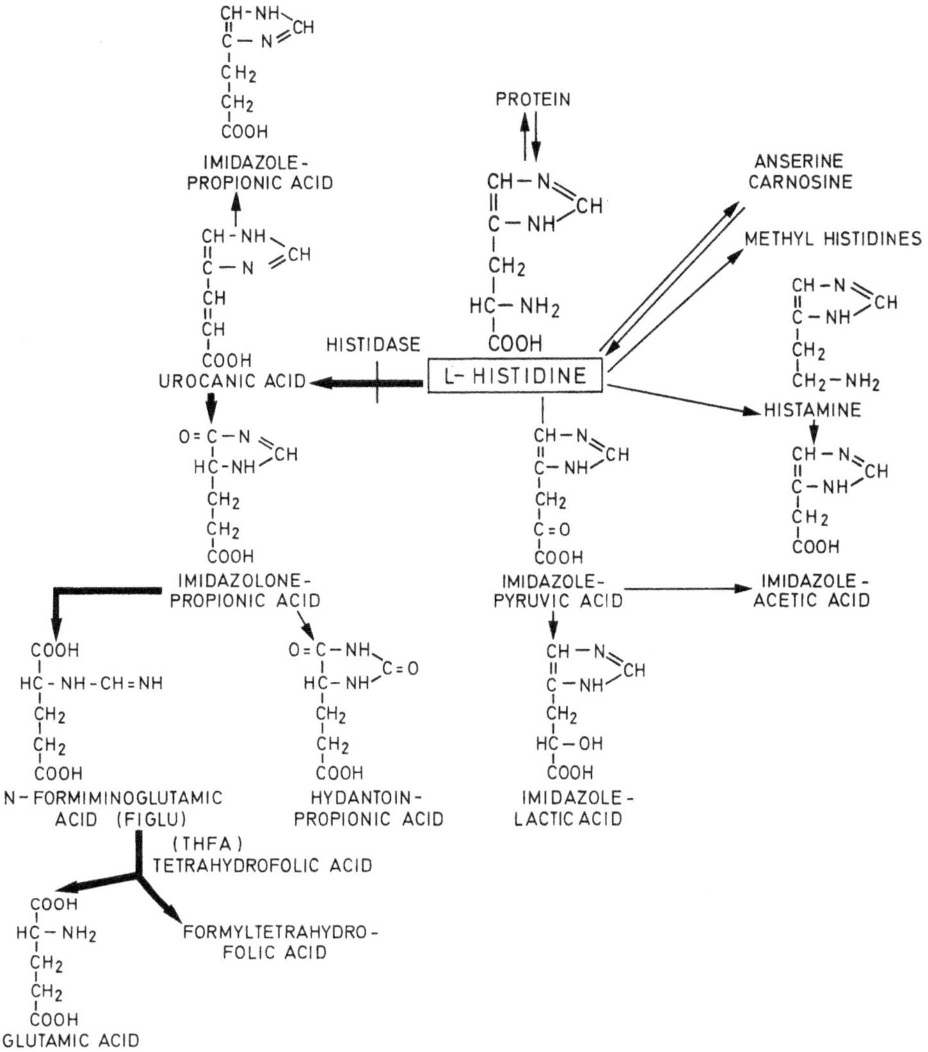

Fig. 1. Catabolic pathways of histidine

the discussion. The metabolism of histidine (α-amino-β-imidazolyl-propionic acid) is presented in Fig. 1. Histidine is not an essential amino acid in adults, but SNYDERMAN *et al.* (1963) consider it to be so in infancy.

Histidine, like other amino acids, participates in protein synthesis. We had no evidence of any interference with protein synthesis in our patients. Hemoglobin, for example, is particularly rich in histidine, but our patients have not shown any evidence of anemia and starch block electrophoresis of the hemoglobin of our index case showed no abnormality.

Blood levels of histidine may be increased temporarily by excessive protein intake or by endogenous release of histidine from protein breakdown. The blood levels in our patients persistently remained high, even in comparison with normal individuals on high protein intake.

Histidine unites with β-alanine to form carnosine. Anserine, the 1-methyl derivative of carnosine, is a product of a similar biosynthetic pathway. These pathways, similar to methylation and decarboxylation, play a minor role in the economy of the substance; therefore, a block in any of these pathways could not cause excessive blood concentration of histidine. Since carnosine and anserine are found in muscle, an abnormality in their production might produce a defect in muscle function. Clinically our original patient did not show any evidence of muscle anomaly.

Histidine can be methylated on positions 1 or 3 to form 1- or 3-methylhistidine. Both metabolites were found in the urine and blood of our original patients, indicating that these pathways were open.

Less than 1% of histidine ingested by animals undergoes enzymic decarboxylation for formation of histamine (VAN ARSDEL and BAELL, 1960). In a test with intradermal injection of histamine liberator, a wheal and flare typical of normal reaction demonstrated the presence of histamine in the skin of an index patient.

The subsidiary pathway of histidine catabolism proceeds through deamination or transamination to imidazole-pyruvic acid, which can then form imidazole-lactic and imidazole-acetic acids. The latter three substances were abundantly found in the biological fluids of the two patients, indicating that this pathway was not only open but operating at an exaggerated rate.

The major catabolic pathway of histidine begins with enzymic deamination to urocanic acid. The enzyme responsible for this first step is histidine α-deaminase, or histidase. Urocanic acid is then hydrolyzed by the enzyme urocanase to imidazolone-propionic acid. The latter proceeds to form L-formimino-glutamic acid (FIGLU), which can then split into glutamic acid and (through addition of tetrahydrofolic acid) formyltetrahydrofolic acid.

In histidinemia, histidase activity is absent. By ruling out the possibility of an enzymic block in the other metabolic paths and by considering the magnitude of the blood histidine concentration, our suspicion from the beginning was in the direction of the major catabolic pathway leading to glutamic acid. Persistently low glutamic acid levels in the biological fluids of the patients was further evidence for the validity of this assumption.

The inability of histidinemic patients to convert histidine to glutamic acid was further confirmed by the response to loading doses of histidine. Administration of 3.7 g of histidine to two patients was not followed by the increased glutamic acid blood levels, whereas increased blood glutamic acid was observed in two normal controls following the ingestion of a similar loading dose. The other intermediary metabolites of the major catabolic pathway of histidine, i.e., urocanic acid, imidazolone-propionic acid and FIGLU, were not detected in blood or urine samples from these patients, even following administrations of a histidine load.

The specific effect of a histidine load on the concentration of FIGLU was first studied by AUERBACH *et al.* (1962). They observed that histidinemics failed to excrete FIGLU following oral administration of histidine, in sharp contrast to controls. LADU *et al.* (1963) confirmed this finding.

Furthermore, AUERBACH *et al.* reported the presence of urocanic acid, imidazolone-propionic acid and FIGLU in the urine of their patients following intravenous administration of 1 g of urocanic acid. This finding was in sharp contrast to the results of loading tests with *histidine*. Similar studies were carried out by LADU *et al.* (1963) and HOLTON *et al.* (1964).

Finally, LADU's direct assay of the stratum corneum of histidinemic patients proved the absence of histidase activity (ZANNONI and LADU, 1963). Normal stratum corneum, while containing histidase, does not have urocanase. Enzymic assay is based on the rate of urocanic acid formation from histidine. The material to be tested is obtained from the cuticles and from the dead skin at the heel of the foot. Approximately 20 mg of stratum corneum is required for LaDu's enzymic test. Recently, a modification of this test has been introduced (Levy *et al.*, 1969) which requires a smaller amount of tissue.

Histidase activity was studied in twenty-three out of forty-four reported patients (see Table 1). In eighteen it was absent, in two it was markedly decreased. The three patients described by Woody *et al.* (1965) had a comparatively lower blood histidine level and showed a less pronounced response to a histidine load. Their skin histidase activity was higher than that of their respective controls. If the absence of histidase in other tissues (e.g., liver) were demonstrated, these patients would represent a genetic variant of histidinemia.

The host of biochemical aberrations reported in histidinemia includes:

1. persistently increased blood concentration of histidine;
2. excessive urinary output of histidine;
3. increased cerebrospinal fluid concentration of histidine;
4. excretion of large amounts of imidazole-pyruvic, imidazole-acetic and imidazole-lactic acids;
5. decreased blood concentration of glutamic acid;
6. increased blood and urine concentrations of alanine; and, perhaps
7. low-blood serotonin due to interference with tryptophan metabolism.

Most of these findings are a direct result of histidase deficiency. As in phenylketonuria, a block in the major catabolic pathway results in high concentrations of substrate in blood, urine and cerebrospinal fluid. The subsidiary pathway, triggered by high histidine levels, results in the presence of imidazole-pyruvic, imidazole-lactic and imidazole-acetic acids in the blood and urine of the patients. Imidazole-pyruvic acid reacts with ferric chloride to produce a muddy, green color. This explains the persistently positive ferric chloride test of our patient's urine.

The increased urinary output of alanine reported in our original paper was later confirmed by Auerbach *et al.* (1966). In order to examine the relation of the increased blood alanine concentration to that of histidine, a loading dose of 6 g of histidine monohydrochloride was administered to our two patients. The fasting blood histidine levels were 11.8 and 14.2 mg/100 ml (1.4–1.8mg/100 ml for 6 controls); the corresponding alanine values were 9. 1. and 8. 8. mg/100 ml (1.4–3.8 mg/100 ml for 6 controls). The blood histidine levels at 2 hours were 35 and 27 mg/100 ml respectively, with no significant change in the alanine levels (9.4 and 9.1 mg/ 100 ml). It was therefore concluded that the concomitant hyperalanemia was not caused by the release of the alanine side chain from the imidazole ring of histidine. Auerbach *et al.* (1966) confirmed that loading doses of histidine and alanine did not reciprocally affect the level of the other. They concluded that transamination concomitant with conversion of histidine to imidazole-pyruvic acid was responsible for elevated blood alanine.

IV. Clinical Manifestations

Like most aminoacidopathies, histidinemia is relatively rare. To date, approximately sixty patients have been reported in the literature. With the increasing reluctance of pediatric journals to publish case reports, the number of reported cases should not be taken as a true reflection of the incidence of the disease. Recent studies in Massachusetts (Lott, 1970) and in New Zealand (Veale, 1971) suggest that the incidence of histidinemia is approximately 1 in 14000. Thus,

Table 1. Summary of initially reported cases of histidinemia

Reference	Case No.	Sex	Age	Clinical findings			Laboratory findings		
				I. Q.	Speech defect	Other	Plasma histidine mg/100 ml	Urine histidine mg/24 h	Histidase activity skin
GHADIMI *et al.* (1961), GHADIMI *et al.* (1962), MACMILLAN (1970)	1	♀	13 y	93	+	Frequent infection, temper tantrums, behavior problem, failed one year in school, had 5 years speech therapy and still does not speak clearly, hearing defect	9.0	616	Absent
	2	♀	14 y	Normal	−	Sister of 1	7.1	819	Absent
AUERBACH *et al.* (1962, 1966)	3	♀	4 y, 4 mo	83	+	Small stature, history of seizures	15.8	506	Absent
LADU *et al.* (1963)	4	♀	6 y	Normal	+	Mirror writing	17.3	378	Absent
	5	♂	5 y	Normal	+	Brother of 4	13.4	850	Absent
ANDREWS *et al.* (1962)	6	♀	5 y, 6 mo	85	+	Small stature	elevated	NR	NS
	7	♀	7 y	Normal	−	Sister of 6	elevated	NR	NS
HUDSON *et al.* (1963)	8	♂	8 y	Retarded	+	Seizures	NS	elevated	NS
	9	NR	1 mo	?	?		NS	elevated	NS
DAVIES and ROBINSON (1963)	10	♂	5 y	Retarded	−	Physical development below 3rd percentile, episode of anemia treated by transfusion, febrile convulsions, frequent infection	9	312, 578	NS
SNYDER *et al.* (1963), BERLOW *et al.* (1965)	11	♀	11 y	65	+	Precocious puberty, hemivertebrate, dislocated patella and genu valgum, scoliosis, delayed developmental milestones, internal strabismus, poor muscular coordination, poor comprehension, minimal perceptual efficiency, distractable, frequent infection	15	709	NS

Table 1 (continued)

Reference	Case No.	Sex	Age	Clinical findings			Laboratory findings		
				I. Q.	Speech defect	Other	Plasma histidine mg/100 ml	Urine histidine mg/24 h	Histidase activity skin
SHAW *et al.* (1963)	12	♀	13 y	50	+	Intention tremor, mild progressive ataxia	4.5–5.5	340 to 680[c]	NS
GERRITSEN (1964)	13	♀	17 y	76	+	Severe emotional problems	11	NR	Absent
WAISMAN (1967), GERRITSEN (1970)	14	♂	3 y 9 mo[a]	Severely retarded	+	Very obese, dull expression, hyperreflexia, failure to stand, failure to cry on painful stimuli, brain degeneration	7.8–9.5	600	Absent
	15	♀	1 y[a]	Severely retarded	?	Delayed developmental milestones, dull expression, sister of 14	9.0–11.0	570–617	Absent
	16	♀	3 y	84	NR	Small stature, retarded growth, sister of 14	5.3–15.0	elevated	$^1/_4$ of normal
HOLTON *et al.* (1964 A), CAIN and HOLTON (1968), CORNER *et al.* (1968)	17	♂	4 y[a]	86	—	Seizures, frequent infection, cerebral maldevelopment, post-epileptic encephalopathy	5–14	218	Absent
CLARANCE and BOWMAN (1966)	18	♀	13 y	54	+	Height and weight below 3rd percentile, encopresis	11.2	599	Absent
GALAMON and SZULC-KUBERSKA (1966)	19–24	5 ♂, 1 ♀	9 y, 16 y, 35 y, 37 y, 43 y, 65 y	NR	All +		approx. 14	approx. 238[b]	NS
WADMAN *et al.* (1967)	25	♀	8 y	Retarded	+	Delayed developmental milestones	8.1–10.3	495[c] 590[c]	NS
	26	♀	10 y	Retarded	NR	Presence of pubic hair	7.4	771[c]	NS
	27	♀	1 y	Mildly retarded	?	Jaundice in early life, did not cry or react to sounds in early life, weight below 3rd percentile, mild anemia	12.6–18	1409[c] 2627[c]	NS
GILMAN and HOWELL (1969)	28	♀	12 y	Normal	—	Small stature, congenital hypoplastic anemia	8.2	824	Absent

GATFIELD *et al.* (1969)	29	♀	5 y	23	+	Severe behavior problem in earlier years, self-destructive, height 10th percentile, delayed motor development, hyperreflexia, seizures, E. E. G. dysrhythmic	13.8–17.1	elevated	Absent
	30	♀	11 y	107	—	Bad temper, short attention span, failed one year in school, sister of 29	8.5–12.6	elevated	Absent
	31	♂	6 y	88	—	Bad temper, short attention span, failed one year in school, encopresis, brother of 29	17.4–18.0	elevated	Absent
	32	♀	19 mo	97	—	Sister of 29	11.6–14.9	elevated	Absent
BRUCKMAN *et al.* (1970)	33	♂	6 y 9 mo	92	+	Short stature, left esotropia, short attention span, abnormal E. E. G., dysarthria, dyslalia	19.5	510[b]	Absent
	34	♀	8 y 6 mo	74	+	Abnormal E. E. G., visual-motor co-ordination impaired, sister of 33	10.1	685[b]	Absent
	35	♀	12 y 9 mo	85	—	Abnormal E. E. G., sister of 33	8.0	1320[b]	Markedly decreased
	36	♀	37	83	+	Diabetic, multinodular goiter, enlarged liver, iron deficiency anemia, reduced auditory retention span, mother of 33	12.3	890[b]	Absent
	37	♀	40	Normal	—	Stuttering during childhood, aunt of 33	4.2	1000[b]	NS
	38	♀	44	NR	—	Progressive deafness, optic atrophy, abnormal E. E. G., aunt of 33	7.1	725[b]	Absent
	39–41	1 ♂, 2 ♀	NR	NR	NR	2 aunts, 1 cousin of 33	2.0–4.4	350 to 575[b]	NS
WOODY *et al.* (1965)	42	♂	11 y	52	+	Abnormal E. E. G.	1.8–4.3	500 to 2200[c]	Present
	43	♂	10 y	47	+	Abnormal E. E. G., depigmented area of skin suggesting tuberous sclerosis, brother of 42, seizures	1.5–6.4	500[c] to 2000[c]	Present
	44	♀	6 y	53	+	Abnormal E. E. G., sister of 42, seizures	1.4–3.4	250 to 800[c]	Present

[a] Died. Ages given are those at date of latest publication. [b] μg/ml. [c] mg/g creatinine.

in this respect, too, histidinemia mimics phenylketonuria. Table 1 summarizes the clinical and salient biochemical findings in forty-four initial cases reported in the literature. The biochemical anomaly is both persistent and well-defined, but there is a great diversity in the clinical manifestations. The prevalence of speech defects, various degrees of mental retardation, and the emotional, intellectual and psychological aspects of the clinical picture merit further discussion.

It remains to be seen whether the speech retardation observed in two-thirds of the patients is characteristic of the biochemical anomaly. WITKOP and HENRY (1963) examined the speech pathology in cases No. 4 and No. 5 of Table 1. They stated "... patients with histidinemia demonstrated two problems, one in articulation, and the other in language. The articulatory difficulty demonstrated the inability of the tongue to perform movements independent of the mandible, particularly during mandibular descent... Articulatory problems were imposed on mild problems of language organization. These difficulties in language were errors in both syntax and noun usage". At this stage it is not known whether the pattern and pathology of the speech defect in all cases are similar to that described above.

The degree of mental retardation seen in histidinemia varies from grossly retarded patients with IQ's of about 50 to healthy-looking patients with definite biochemical evidence of the disease. Routine medical examination, even conventional IQ testing, may fail to differentiate the latter group from healthy individuals.

A more refined approach, such as neuropsychological tests, may distinguish histidinemics from unaffected individuals. The neuropsychological Deficit Index (KNIGHTS and WATSON, 1968) is based on performance on tests which assess various aspects of learning ability or deficit. The information obtained is converted into standard scores by a computer and then compared with mean scores for that age. The percentage of scores falling below two standard deviations below the mean is the Deficit Index. The Deficit Index, therefore, is a measure of the degree of brain damage. Scores between 0 and 9 are considered normal, between 10 and 18 are indicative of mild brain damage, and those between 19 and 27 suggest a moderate degree of brain damage.

This elaborate test has been used by GATFIELD *et al.* (1969) in the study of four histidinemic patients among six siblings. After discovery of the index case, who was severely retarded, the entire family was screened for histidinemia. Three more siblings were found affected. The index case and a 19-month-old sibling (No. 29 and No. 32 in Table 1) could not be tested because of the profound degree of retardation of the first and young age of the second. The tests on the four remaining siblings showed scores of 6 for each of the two normal siblings, and scores of 23 and 17 for the two histidinemics (No. 30 and No. 31) who scored 107 and 88 respectively on the WISC scale. The conventional IQ test, therefore, failed to reveal the neuropsychological deficits of the two cases (No. 30 and No. 31).

On informing the mother that some of her other children were also affected, she "spontaneously and correctly" identified patients No. 30 and No. 31 as the histidinemics. She based this judgment on the fact that they had 'flighty attitudes', very bad tempers, didn't do well in school and, in subtle ways, were different from the others (GATFIELD *et al.*, 1969).

The most recent evaluation of our index case, M. M., showed an intellectual and behavioral disturbance in many ways similar to the pattern described by GATFIELD *et al.* (1969). At age $13^1/_2$ years, she was in the 50th percentile for height and between the 3rd and 10th percentile for weight. There was no major complaint, except for thumb-sucking, temper tantrums and the speech defect. She failed in school one year and stopped speech therapy in Grade 5. The patient's mother complains that there is some difficulty in understanding M. M.'s speech unless she speaks fairly slowly. The mother also thinks that M. M. may have some hearing defect, but a recent hearing test performed by her physician showed that her hearing loss in the speech frequencies is not sufficient to cause the speech defect (MACMILLAN, 1970).

On the basis of these experiences, one would wonder how other healthy-looking histidinemic patients would score on the similar battery of neuropsychological tests such as those that provide the basis for the Deficit Index.

Behavior problems, IQ's in the lower range of normal and failure in school seem to be rather common among histidinemics, and should be included as part of the clinical manifestations of the disease. Delayed development and physical retardation are also common.

Association with other specific anomalies, such as erythrogenic anemia (Blackfan-Diamond Disease) (GILMAN and HOWELL, 1969), precocious puberty (SNYDER *et al.*, 1963), obesity and profound retardation (GERRITSEN, 1970) and skeletal anomalies (SNYDER *et al.*, 1963) seem to be fortuitous. Considering the small number of reported cases, association with other congenital abnormalities is rather frequent. WAISMAN (1967) and GERRITSEN (1970) have reported two families with histidinemia. The findings in the second family with histidinemia reported by WAISMAN and GERRITSEN are of special interest in that they indicate the presence of two abnormal genes, one responsible for histidinemia and the other responsible for profound retardation and obesity. Three siblings were exceedingly obese, profoundly retarded, had a peculiar, dull expression and died at an early age. They all had extensive brain degeneration characterized by diffuse astrogliosis, severe sclerosis and spongy degeneration of the subcortical white matter, as evidenced in the autopsy (case No. 14.) Two of the three (No. 14 and No. 15) had histidinemia, judged by absence of histidase activity and high blood histidine. The third retarded child, however, defied all criteria for the diagnosis of histidinemia. Another sibling (No. 6) with intelligence near the lower limit of normal (IQ 84) has histidinemia without the cerebral degeneration and obesity seen in the others. This family well demonstrates the variety of effects which can result from the fortuitous association of two defective genes.

In any case, the salient features of the emerging clinical picture seem to be a mild degree of retardation, prevalence of speech defects, behavioral disturbances resulting in poor school performance and difficulties in getting along with peers.

Unfortunately, many cases of histidinemia have not been investigated from a behavioral point of view. In practice, temper tantrums or failure in school have been tactily taken as an acceptable variation of normal. In the author's opinion, whenever a definite biochemical aberration exists in an apparently healthy individual, extensive neuropsychiatric evaluation is warranted. Such an approach may ultimately contribute to the biochemical understanding of behavior. Histidinemia may provide a good model for exploring the subtle interplay between biochemistry and neuropsychology.

V. Relation of Biochemical Anomaly to Clinical Manifestations

At present, our understanding of the relation between clinical symptoms and biochemical anomaly is conjectural and is objectively expressed in terms of association. Once cause-and-effect connections are understood, rational methods for preventing and treating clinical manifestations will be developed.

Since the incidence of speech defects is high in histidinemia, it is likely that histidine or one of its metabolites is closely connected with the biochemistry of speech. This relationship, when proven, would provide the first evidence of the interrelation of a specific chemical substance to speech competency. Some of the mysteries of the biochemical aspects of speech could be unravelled. At the present, however, all we can say is that patients with speech retardation should be screened for histidinemia.

The degree of mental retardation may be related to the histidine content of the diet in infancy and early childhood, when the brain undergoes its most rapid development. Since histidinemic patients show a milder degree of retardation than phenylketonurics, and since their histidine level is lower than the phenylalanine level in phenylketonuria, a low protein diet in early infancy may be beneficial. Our older patient has a definite metabolic anomaly, but shows no sign of mental or speech retardation. Her sister has a speech defect, comparatively lower IQ and emotional instability. Scrutiny of their diet showed that the latter was put on a high protein-low fat diet in early infancy because of recurrent diarrhea. She consumed an average of 5 g protein/kg body weight/day. This high protein intake may have inadvertently aggravated her metabolic insufficiency.

By analogy with phenylketonuria, it was postulated that high histidine concentration would affect tryptophan metabolism. The low serotonin levels in patients with phenylketonuria were incriminated as a cause of the mental retardation in that disease (DAVIDSON and SANDLER, 1958; and PARE *et al.*, 1958).

AUERBACH *et al.* (1962) determined serotonin in the platelet-rich plasma of one patient. The histidinemic child's serotonin level was 0.55 mg/ml; this was approximately half the control values. HOLTON (1964B) reported "the platelet 5-hydroxytryptamine level, which was negligible on the uncontrolled diet became normal on the reduced histidine intake". Serum and platelet serotonin levels of our patients and their parents determined some five years ago did not differ significantly from control values. Assuming that low serotonin shares the responsibility for the mental retardation, a meaningful correlation between the two should be sought in early life when the brain is in its period of most rapid development.

Although comparatively low levels of glutamic acid were observed in the blood and urine of histidinemic patients, even following administration of a histidine load, it is not known whether a similar deficiency exists intracellularly. In any case, here too, there is striking similarity between histidinemia and phenylketonuria. In PKU, glutamine conjugates with phenylacetic acid and is eliminated in excessive amounts via urine. Phenylacetic acid is a metabolite of the subsidiary pathway of phenylalanine which operates when the plasma phenylalanine concentration reaches about 15 mg/100 ml. Thus, in phenylketonuria, among the host of biochemical aberrations there is hyperphenylalaninemia concomitant with a drain of glutamine from the body. The daily urinary output of the latter is 5–10 times the normal (STEIN *et al.*, 1954; WOOLF, L. I., 1951).

In two other inborn errors of amino acid metabolism—maple sugar urine disease and Lesch-Nyhan Disease—the economy of glutamate seem to be disturbed. In maple sugar urine disease, glutamine, glutamate and GABA are markedly decreased (PRENSKY, 1966). In Lesch-Nyhan Disease, with exaggerated de novo purine synthesis, there is a heavy demand for glutamine, because the formation of each molecule of uric acid requires two molecules of glutamate. Patients with this condition, especially if malnourished, may benefit from judicious administration of monosodium glutamate (GHADIMI, 1970).

Glutamic acid is a non-essential amino acid. This is probably the reason why disturbance in its metabolism has generally not received the attention it deserves.

The normal plasma concentrations of histidine and phenylalanine are 1–3 mg/100 ml. In histidinemia, the plasma histidine level is usually 6–12 mg/100 ml, while in phenylketonuria the corresponding phenylalanine level is generally above 20 mg/100 ml and usually 30–40 mg/100 ml. This may explain the milder degree and lower incidence of mental retardation in histidinemia. Probably the greater efficiency of the subsidiary pathway of histidine than that of phenylalanine is responsible for the lower concentration of the substrate in plasma.

VI. Diagnosis

Traditionally, laboratory work-up of a patient follows the clinical suspicion of the disease. In inborn errors of metabolism, this order is generally reversed. Biochemical diagnosis precedes clinical findings. There are many reasons for this trend. Clinical manifestations of most inborn errors of metabolism are nonspecific (GHADIMI, 1967). The most dreaded symptom is mental retardation, which is irreversible. Prevention of the biochemical assault on the growing brain is, therefore, mendatory if acceptable management of inborn errors is expected.

During pregnancy—except in the case of albumin—the chemical anomaly is compensated for by the mother. After birth, the host of biochemical anomalies develop, leading to clinical manifestations of the disease. Biochemical diagnosis is often possible considerably before the appearance of clinical symptoms, and ideally treatment should be instituted during this symptom-free interval.

For all these reasons, emphasis is placed on biochemical screening and diagnosis. At approximately one week of age, the urine of each newborn should be tested with 10% ferric chloride for detection of both phenylketonuria and histidinemia. The urine of older patients with speech or mental retardation should be similarly tested. It is important, however, to remember that a histidinemic patient on a low-protein diet may present a negative urinary ferric chloride test. In addition, the color produced with ferric chloride is lighter in histidinemia than in phenylketonuria. Should screening tests show positive results, the diagnosis should be confirmed by:

1. Quantitative estimations of free amino acids in blood and urine, which also rule out the presence of phenylketonuria. Persistent plasma histidine levels above 4 mg/100 ml are consistent with a diagnosis of histidinemia.

2. Administration of a loading dose (100 mg L-histidine/kg body weight) with juice. The patient should be fasting and blood samples taken at 0, 1, 2, 4 and 6 hours after administration of the dose. High values above 20 mg/100 ml at two hours and delayed return to the baseline are characteristic of histidinemic patients.

3. Estimation of 24-hour histidine urinary excretion following a loading dose is also of diagnostic significance. The patient's baseline excretion of histidine subtracted from the values obtained for the 24 hours following the loading test will generally represent the percent of the load which escaped utilization and was wasted in the urine.

4. Determination of L-formiminoglutamic acid (FIGLU) for the 24-hour urine collected following administration of the load is also helpful.

5. Confirmation of the diagnosis by LADU's direct enzymic assay of the cuticles is both desirable and convenient.

Generally, persistently increased concentrations of plasma histidine in combination with absence of histidase activity in the skin are sufficient to establish the diagnosis.

VII. Genetics

In seven families, the familial incidence of the disease is documented by the occurrence of histidinemia in more than one member. Except for the patients reported by BRUCKMAN *et al.* (1970), a recessive mode of inheritance is congruous with all the reported cases. Biochemically expression of heterozygosity is explicit in some instances. For instance, histidase activity of the skin of both parents of our cases was one-fourth normal. The parents of the cases described by LADU *et al.* (1963), HOLTON *et al.* (1964 A) and GATFIELD *et al.* (1969) showed histidase activity about or below the lower limit of normal.

Other modalities can be applied to ascertain heterozygosity. These are: blood histidine levels, urinary output of histidine, and concentration of histidine metabolites in urine (FIGLU and imidazole compounds) in response to a histidine loading test, and percent of the administered dose appearing in the urine during the twenty-four hours following administration of the load. Applying the last criterion to the parents of our patient, 8–13% of the administered dose was found in their twenty-four hour urines, in contrast to corresponding control figures of 1.2, 2 and 5.7%.

Besides biochemical criteria, history of speech defects, mental retardation and emotional instability provide clinical suggestions of involvement in the family.

In general, biochemical expression of heterozygosity overlaps values obtained from normal individuals. In BRUCKMAN'S report (1970), the contrast between the two obligatory heterozygotes was so obvious that the authors suggested a dominant mode of inheritance for their cases of histidinemia.

Scrutiny of the available data suggests a high incidence of association with other abnormalities, such as Blackfan-Diamond syndrome, bone deformities, precocious puperty, obesity and mental retardation. Case reports featuring such associations are medically more interesting and in general are more apt to be accepted for publication than reports of relatively uncomplicated cases. A statistical bias is therefore introduced with tends to give an exaggerated impression of the incidence of defective genes in histidinemia.

VIII. Prognosis

The prognosis in histidinemia is generally better than in phenylketonuria. The degree of mental retardation is generally milder; the incidence of mental retardation is lower. Speech defects are common and probably require special treatment. It is not possible to predict the severity or incidence of retardation for a given histidinemic newborn.

IX. Treatment

BICKEL (1954) introduced a low phenylalanine diet for the management of phenylketonuria, an inborn error similar in many respects to histidinemia. Our limited experience suggests that restriction of the diet to such an extent that the blood phenylalanine becomes normal (1–3 mg/100 ml) is not necessary. Acceptable results can be obtained by monitoring the blood phenylalanine level at about 10 mg/100 ml. Since, in histidinemia the plasma histidine concentration is generally below 10 mg/100 ml, it is doubtful that *strict* adherence to a low histidine diet is necessary or beneficial. On the other hand, a high protein diet should certainly be avoided. Probably the plasma histidine level can be lowered to an acceptable 5 mg/100 ml by institution of a moderately low protein diet (1 g protein/kg body weight/day).

Dietary treatment of inborn errors of amino acid metabolism was first introduced by BICKEL (1954). Since then, a low phenylalanine diet has been widely employed for management of phenylketonuria when the disease is diagnosed in early life. The similarity between PKU and histidinemia made it tempting to institute a low-histidine diet in histidinemic patients in early infancy. Such attempts were made by SNYDER (1963), GERRITSEN (1970), HOLTON (1964B), WADMAN (1967) and GATFIELD (1969). The duration of treatment varied from one month to more than two years. The youngest patient treated was seven months old and the oldest was eleven years old. HOLTON (1964B) stated that a deficiency of platelet serotonin noted before treatment disappeared while the patient was on the low histidine diet. In any case, the clinical results are at present inconclusive. However, in early life it is probably advisable to monitor the blood histidine levels of these patients by the institution of a moderately low protein diet.

X. Summary

Histidinemia is a relatively rare metabolic anomaly with a recessive mode of inheritance. The biochemical abnormality is well-defined. Histidine α-deaminase, the enzyme involved in the first step of the major catabolic pathway of histidine, is inactive. This can be shown by examination of biopsy samples of stratum corneum. Absence of the enzyme activity results in increased concentrations of histidine in biological fluids and overproduction of the metabolites of the subsidiary pathway, i.e., imidazole-acetic acid, imidazole-lactic acid and imidazole-pyruvic acid. The presence of the latter is responsible for the positive urinary $FeCl_3$ tests of patients.

The incidence of the disease is similar to that of PKU (Approximately 1 in 14000). The clinical manifestations vary greatly. Most of the patients have some speech defect. Emotional instability, failure in school and some degree of retardation are also common among histidinemics.

References

ANDREWS, B. F., CROSBY, P. F., ANGEL, C. R.: Histidinemia. Southern M. J. **55**, 1326 (1962).

AUERBACH, V., DI GEORGE, A. M., BALDRIDGE, R. C., TOURTELOTTE, C. D., BRIGHAM, M. B.: Histidinemia. J. Pediat. **60**, 487 (1962).

AUERBACH, V. H., DI GEORGE, A. M., CARPENTER, G. C., BALDRIDGE, R. C.: Histidinemia, further observations with direct demonstration of absent histidase activity in liver. Abstract presented at 36th Annual meeting, Soc. for Pediat. Res., 1966.

BERLOW, S., ARENDS, R., HARRIES, C.: Studies in histidinemia. J.-Lancet **85**, 241 (1965).

BICKEL, H., GERRARD, J., HICKMANS, E. M.: Influence of phenylalanine intake on the chemistry and behavior of a phenylketonuric child. Acta. paediat. scand. **43**, 64 (1954).

BRUCKMAN, C., BERRY, H. K., DASENBROCK, R. J.: Histidinemia in two successive generations. Amer. J. Dis. Child. **119**, 221 (1970).

CAIN, A. R. R., HOLTON, J. B.: Histidinemia: A child and his family. Arch. Dis. Childh. **43**, 62 (1968).

CLARANCE, G. A., BOWMAN, J. K.: Further case of histidinemia. Brit. med. J. **I**, 1019 (1966).

CORNER, B. D., HOLTON, J. B., NORMAN, R. M., WILLIAMS, P. M.: A case of histidinemia controlled with a low histidine diet. Pediatrics **41**, 1074 (1968).

DAVIES, H. E., ROBINSON, M. J.: A case of histidinemia. Arch. Dis. Childh. **38**, 80 (1963).

DAVISON, A. N., SANDLER, M.: Inhibition of 5-hydroxytryptophan decarboxylase by phenylalanine metabolites. Nature (Lond.) **181**, 186 (1958).

Galamon, T., Szulc-Kuberska, J.: Hereditary abnormality of histidine in stuttering. Abstract presented at 3rd Annual meeting, Fed. of Eur. Biochem. Soc. (Free Papers), April 1966, Warsaw.
Gatfield, P. D., Knights, R. M., Devereuz, M., Pozsonyi, J. P.: Histidinemia: Report of 4 new cases in one family and the effect of low histidine diets. Canad. med. Ass. J. **101**, 465 (1969).
Gerritsen, T.: Histidinemia and mental retardation. Abstract presented at International Copenhagen Congress on the Scientific Study of Mental Retardation, 1964.
Gerritsen, T.: Personal communication, 1970.
Ghadimi, H.: Diagnosis of inborn errors of amino acid metabolism. Amer. J. Dis. Child. **114**, 433 (1967).
Ghadimi, H., Bhalla, C. K., Kirchenbaum, D. M.: The significance of the deficiency state in Lesch-Nyhan Disease. Acta paediat. scand. **59**, 233 (1970).
Ghadimi, H., Partington, M. W., Hunter, A., Bailey, J. D.: An inborn error of histidine metabolism mimicking phenylketonuria. Abstract presented at Plenary Session, Soc. for Ped. Res. **1961**, Atlantic City, N.J.
Gilman, P. A., Howell, R. R.: The simultaneous occurrence of histidinemia and congenital hypoplastic anemia. J. Pediat.**75**, 878 (1969).
Holton, J. B.: Histidinemia. Abstract presented at 1st meeting Fed. of Europ. Biochem. Soc., 1964B.
Holton, J. B., Lewis, F. J. W., Moore, G. R.: Biochemical investigation of histidinemia. J. clin. Path. **17**, 671 (1964A).
Hudson, F. P., Dickinson, R. A., Ireland, J. T.: Experiences in the detection and treatment of phenylketonuria. Pediatrics **31**, 47 (1963).
Knights, R. M., Watson, P.: The use of computerized test profiles in neuropsychological assessment. J. Learning Disabilities **1**, 696 (1968).
LaDu, B. N., Howell, R. R., Jacoby, G. A., Seegmiller, J. E., Sober, E. K., Zannoni, V. G., Canby, J. B., Ziegler, L. K.: Clinical and biochemical studies on two cases of histidinemia. Pediatrics **32**, 216 (1963).
Latt, I. T., Wheelden, J. A., Levy, H. L.: Speech and histidinemia: Methodology and evaluation of four cases. Develop. Med. Child. Neurol. **12**, 596 (1970).
Levy, H., Baden, H., Shih, V.: A simple indirect method of detecting the enzyme defect in histidinemia. J. Pediat. **75**, 1056 (1969).
MacMillan, A.: Personal communication, 1970.
Pare, C. M. B., Sandler, M., Stacey, R. S.: Decreased 5-hydroxytryptophan decarboxylase activity in phenylketonuria. Lancet **1958 II**, 1099.
Prensky, A. L., Moser, H. W.: Brain lipids, proteolipids and free amino acids in Maple Sugar Urine Disease. J. Neurochem. **13**, 863 (1966).
Shaw, K. N. F., Boder, E., Gutenstein, M., Jacobs, E. E.: Histidinemia. J. Pediat. **63**, 720 (1963).
Snyder, S. H., Myron, P., Kies, M. W., Berlow, S.: Metabolism of 2-C^{14}-labelled L-histidine in histidinemia. J. clin. Endocrin. **23**, 595 (1963).
Snyderman, S. E., Boyer, A., Roitman, E., Holt, L. E., Jr., Prose, P. H.: The histidine requirement of the infant. Pediatrics **31**, 786 (1963).
Stein, W. H., Paladini, A. C., Hirs, C. H. W., Moore, S.: Phenylacetyl glutamine as a constituent of normal human urine. J. Amer. chem. Soc. **76**, 2848 (1954).
Van Arsdel, P. P., Jr., Beall, G. N.: The metabolism and functions of histamine. Arch. int. Med. **106**, 714 (1960).
Veale, A. M. O.: Personal communication, 1971. Also: Lyon, I. C. T. and A. M. O. Veale. Histidinaemia. Proc. University Otago Med. School **48**, 68 (1970).
Wadman, S. K., Van Spring, F. J., Van Stekelenburg, G. J., De Bree, P. K.: Three new cases of histidinemia. Acta paediat. scand. **56**, 485 (1967).
Waisman, H. A.: Variations in clinical and laboratory findings in histidinemia. Am. J. Dis. Child. **113**, 83 (1967).
Witkop, C. J., Jr., Henry, F. V.: Sjogren-Larsson syndrome and histidinemia: Hereditary biochemical diseases with defects of speech and oral functions. J. Speech Dis. **28**, 109 (1963).
Woody, N. C., Snyder, C. H., Harris, J. A.: Histidinemia. Amer. J. Dis. Child. **110**, 606 (1965).
Woolf, L. I.: Excretion of conjugated phenylacetic acid in phenylketonuria. Biochem. J. **49**, IX (1951).
Zannoni, V. G., LaDu, B. N.: Determination of histidine α-deaminase in human stratum corneum and its absence in histidinemia. Biochem. J. **88**, 160 (1963).

Ahorn-Sirup-Krankheit (Leucinose)

Von

H. J. Bremer

Mit 3 Abbildungen

I. Synonyma

Maple-syrup disease (Menkes, 1959a), Maple sugar urine disease (Westall *et al.*, 1957), Maple syrup urine disease (Dancis *et al.*, 1960a), Branched-chain ketoaciduria (Dancis *et al.*, 1960b), Carboxylase deficiencies disease (Mackenzie u. Woolf, 1959), Leucinose (Salt, 1962), Valin-Leucin-Urie (Schmidt *et al.* 1965).

II. Geschichtlicher Überblick

1954 wurde durch Menkes *et al.* ein neues Krankheitsbild beschrieben, die Ahorn-Sirup-Krankheit, das klinisch dadurch charakterisiert ist, daß die betroffenen Kinder einen charakteristischen Körper- und Uringeruch aufweisen und bald nach der Geburt ein schweres neurologisches Krankheitsbild entwickeln. Der Körper- und Uringeruch erinnerte die Erstbeschreiber an den Geruch von Ahornsirup. Diese Ähnlichkeit gab den Anlaß, diese Krankheit als „maple-syrup disease" zu bezeichnen.

1957 fanden Westall *et al.* bei einem Patienten eine stark vermehrte Ausscheidung von Leucin, Isoleucin und Valin im Urin und eine erhöhte Konzentration dieser Aminosäuren im Plasma. Menkes isolierte dann 1959 α-Ketoisocapronsäure, α-Keto-β-methylvaleriansäure und α-Ketoisovaleriansäure, die drei den Aminosäuren Leucin, Isoleucin und Valin entsprechenden Ketosäuren, aus dem Urin. Aufgrund dieser Befunde war es wahrscheinlich, daß ursächlich für diese Krankheit ein Defekt der oxidativen Decarboxylierung dieser Ketosäuren vorlag.

Seit 1962 weiß man, daß neben Leucin, Isoleucin und Valin eine vierte Aminosäure in erhöhter Konzentration in Körperflüssigkeiten gefunden wird: das Alloisoleucin (Norton *et al.*, 1962a, b).

Die ersten Erfolge bei der diätetischen Behandlung mit einer Leucin-, Isoleucin- und Valin-armen Kost wurden 1963 mitgeteilt (Westall, 1963).

Zwei Varianten der Ahorn-Sirup-Krankheit wurden in den letzten Jahren entdeckt: die intermittierende Form der Ahorn-Sirup-Krankheit (Morris *et al.*, 1961) und die intermediäre Form der Ahorn-Sirup-Krankheit (Schulman *et al.*, 1970). Diese Varianten sind jedoch mit großer Wahrscheinlichkeit in sich heterogen, so daß die Zahl der biochemisch definierbaren Varianten in einigen Jahren sicher größer sein wird.

III. Pathogenese

1. Biochemische Grundlagen

Leucin, Isoleucin und Valin sind essentielle Aminosäuren. Sie werden im menschlichen Organismus entsprechend dem in Abb. 1 dargestellten Schema abgebaut. Jede dieser Aminosäuren wird wahrscheinlich durch eine spezifische Transaminase zur entsprechenden α-Ketosäure umgewandelt. Diese α-Ketosäuren,

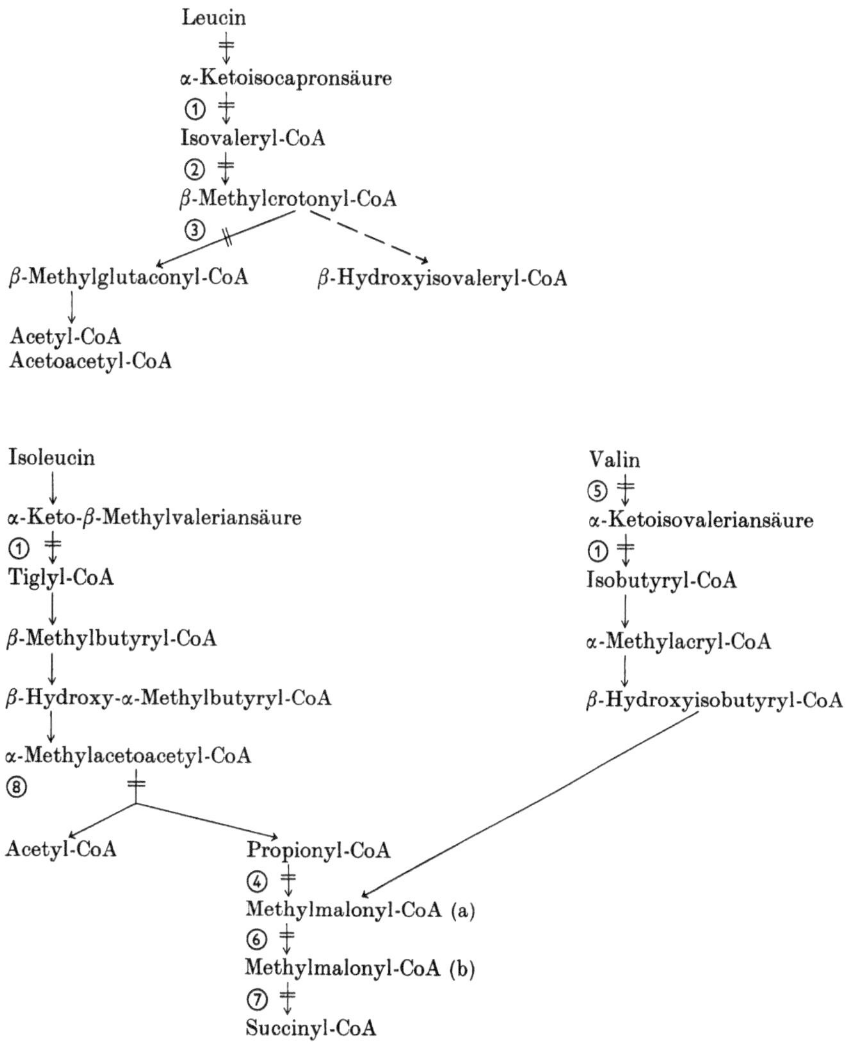

① = Defekt der oxidativen Dekarboxylierung (Ahorn-Sirup-Krankheit).
② = Defekt der Isovaleryl-CoA-Dehydrogenase (Isovalerianacidämie) (vgl. S. 389).
③ = Defekt der β-Methylcrotonyl-CoA-Carboxylase (β-Methylcrotonylglycinurie) (vgl. S. 389).
④ = Defekt der Propionyl-CoA-Carboxylase (Propionacidämie) (vgl. S. 389).
⑤ = Defekt einer Valintransaminase (Hypervalinämie) (vgl. S. 389).
⑥ = Defekt der Methylmalonyl-CoA-Racemase (Methylmalonacidurie) (vgl. S. 389).
⑦ = Defekt der Methylmalonyl-CoA-Mutase (Methylmalonacidurie).
⑧ = Defekt bei der α-Methylacetoacetylacidurie.

Abb. 1. Leucin-, Isoleucin- und Valinabbau

die α-Ketoisocapronsäure, die α-Keto-β-methylvaleriansäure und die α-Ketoisovaleriansäure, werden auf dem Wege der oxidativen Decarboxylierung durch spezifische α-Ketosäure-Oxidasen zu Isovaleryl-CoA, β-Methylbutyryl-CoA und Isobutyryl-CoA umgewandelt (Goedde *et al.*, 1967).

Nach Bowden u. Connelly (1968) sollen das α-Ketoisocapronsäure- und das α-Keto-β-methylvaleriansäure-Oxidasesystem identisch sein. Wahrscheinlich handelt es sich wie bei der Pyruvat-Oxidase und bei der α-Ketoglutarat-Oxidase um

Enzymsysteme, die aus einer spezifischen Decarboxylase, aus einer α-Lipoatreduktase-Transacylase und einer Lipoamidoxidoreduktase bestehen.

Bei der Ahorn-Sirup-Krankheit ist die oxidative Decarboxylierung der verzweigtkettigen α-Ketosäuren vollständig gestört (DANCIS *et al.*, 1960a). Es fällt auf, daß trotz der Spezifität der α-Ketosäure-Oxidasen für die einzelnen verzweigtkettigen α-Ketosäuren eine Aktivität aller drei Enzyme fehlt. Ein Defekt der spezifischen Decarboxylase für die α-Ketoisocapronsäure konnte bei der Ahorn-Sirup-Krankheit nachgewiesen werden (RÜDIGER *et al.*, 1971). Untersuchungen über die Decarboxylasen für die α-Keto-β-methylvaleriansäure und die α-Ketoisovaleriansäure liegen bisher nicht vor. Die weiteren Abbauschritte sind insofern interessant, als für mehrere dieser Abbauschritte angeborene Defekte bekannt sind, die angeborene Stoffwechselanomalien verursachen. So beruht die Isovalerianacidämie (TANAKA *et al.*, 1966) auf einer gestörten Umwandlung von Isovaleryl-CoA in β-Methylcrotonyl-CoA, wobei wahrscheinlich ein Defekt einer spezifischen Isovaleryl-CoA-Dehydrogenase vorliegt, und die β-Methylcrotonylglycinurie (ELDJARN *et al.*, 1970) mit vermehrter Ausscheidung von β-Methylcrotonylglycin, β-Hydroxyisovaleriansäure und Tiglylglycin (GOMPERTZ u. DRAFFAN, 1972) auf einem Defekt der β-Methylcrotonyl-CoA-Carboxylase. Ein angeborener Defekt des Isoleucinabbaus ist die Propionacidurie (HOMMES *et al.*, 1968), der ein Propionyl-CoA-Carboxylase-Defekt (GOMPERTZ *et al.*, 1970) zugrunde liegt.

Für das Valin sind zwei Stoffwechselkrankheiten bekannt. Eine betrifft den ersten Schritt des Valinabbaus durch einen Defekt einer Valin-spezifischen Transaminase (WADA *et al.*, 1963; DANCIS *et al.*, 1967a), ein zweiter den Endabbau, die Umwandlung von Methylmalonyl-CoA in Succinyl-CoA (STOKKE *et al.*, 1967). Die erste dieser Krankheiten wird als Hypervalinämie, die zweite als Methylmalonacidurie bezeichnet.

Als Folge der Abbaustörung der verzweigtkettigen α-Ketosäuren können nach der Geburt die mit der Nahrung aufgenommenen Aminosäuren Leucin, Isoleucin und Valin nicht normal abgebaut werden. Es kommt zu einer Konzentrationserhöhung von Leucin, Isoleucin, Valin, Alloisoleucin, α-Ketosiocapronsäure, α-Keto-β-methylvaleriansäure und α-Ketoisovaleriansäure in den Körperflüssigkeiten (WESTALL *et al.*, 1957; MENKES, 1959a). Die Anhäufung der genannten Aminosäuren und α-Ketosäuren ist bis auf die Konzentrationserhöhung von Alloisoleucin aufgrund des primären Stoffwechselblocks verständlich. Unverständlich ist auf den ersten Blick die erhöhte Konzentration von Alloisoleucin, eine normalerweise nicht in den Körperflüssigkeiten nachweisbare Aminosäure, die 1962 von NORTON *et al.* (a) bei der Ahorn-Sirup-Krankheit gefunden wurde. Nach Untersuchungen dieser Arbeitsgruppe (NORTON *et al.*, 1962b) und von MEISTER u. WHITE (1951) entsteht L-Alloisoleucin aus L-Isoleucin durch Razemisierung der entsprechenden α-Ketosäuren über folgenden Mechanismus:

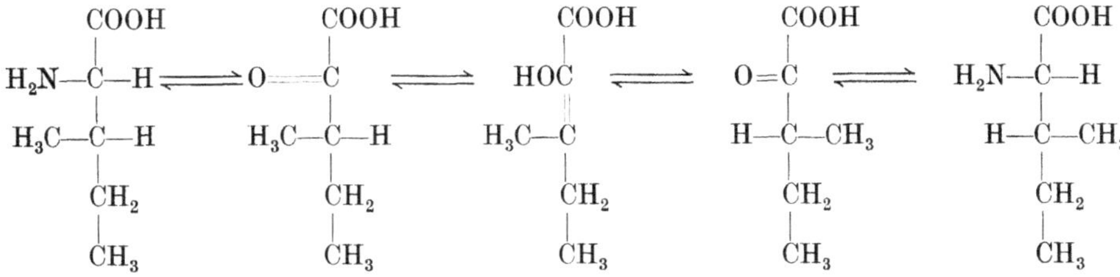

L-Isoleucin — D-α-Keto-β-methylvaleriansäure — L-α-Keto-β-methylvaleriansäure — L-Alloisoleucin

Neben den α-Ketosäuren wurden α-Hydroxyisocapronsäure und α-Hydroxyisovaleriansäure bei der Ahorn-Sirup-Krankheit im Urin nachgewiesen (Patrick, 1961).

Zusätzlich zu den Metaboliten der verzweigtkettigen Aminosäuren wurden außerdem Indolessigsäure und Indolmilchsäure (Mackenzie u. Woolf, 1959) vermehrt im Urin gefunden.

Die den spezifischen Geruch der Ahorn-Sirup-Krankheit verursachende Substanz konnte bisher nicht isoliert und identifiziert werden. Menkes (1959b) glaubt, daß es sich um ein Polymer der α-Hydroxybuttersäure handelt. Der ahornsirup-ähnliche Geruch verstärkt sich nach einer Isoleucinbelastung (Snyderman *et al*, 1964).

2. Sekundäre Veränderungen

Die biochemischen Veränderungen, die mit der Ahorn-Sirup-Krankheit einhergehen, verursachen eine Gehirnschädigung, die die Ursache der für diese Krankheit charakteristischen neurologischen Symptome ist. Eine wesentliche Störung ist die der Myelinisierung des Großhirns (Crome *et al.*, 1961; Silberman *et al.*, 1961). Damit in Beziehung zu setzen ist offenbar ein deutlich erniedrigter Gehalt an Cerebrosiden und Sulfatiden (Woolf, 1962; Menkes u. Solcher, 1967) im Gehirn. Das schädigende Agens in bezug auf die Myelinisierung des Gehirns ist wahrscheinlich die α-Ketoisocapronsäure: In einer myelinisierenden Gewebekultur (Cerebellumkultur) zeigte nur die α-Ketoisocapronsäure, nicht aber die verzweigtkettigen Ketosäuren α-Ketoisovaleriansäure oder α-Keto-β-methylvaleriansäure eine Hemmung der Myelinisierung der Axone (Silberberg, 1969).

Der Wassergehalt des Gehirns ist bei der Ahorn-Sirup-Krankheit erhöht (Prensky u. Moser, 1966). Der Gehalt an Proteolipid-Protein ist erniedrigt. Die Konzentration der verzweigtkettigen Aminosäuren im Gehirn entspricht etwa der Konzentration dieser Aminosäuren im Blut. Dagegen sind die Konzentrationen von Glutamin, Glutaminsäure und γ-Aminobuttersäure erniedrigt (Prensky u. Moser, 1966).

Tierexperimentell fand sich, daß nach Fütterung einer Leucin-angereicherten Kost ein starker Abfall des Dopamin- und des Serotonin-Gehaltes im Gehirn eintrat (Geller u. Yuwiler, 1967; Ramanamurthy u. Srikantia, 1970). Konsekutiv dazu war der Gehalt an 5-Hydroxyindolessigsäure erhöht.

Patrick (1961) berichtete über eine Hemmung der Utilisierung von Pyruvat und α-Ketoglutarsäure durch Gewebe eines Patienten mit Ahorn-Sirup-Krankheit. Kanzaki *et al.* (1969) und Bowden *et al.* (1971) fanden eine Hemmung des Pyruvat-Oxidase-Komplexes und eine Hemmung des α-Ketoglutarat-Oxidase-Komplexes durch die α-Ketoisocapronsäure.

Die Hemmung konnte von Bowden *et al.* (1970) auch an Leberschnitten gefunden werden. Damit erscheint es möglich, daß die α-Ketoisocapronsäure die Energieproduktion via Zitronensäurecyclus beeinflussen kann. Ob dieses die molekulare Ursache der Veränderungen im Zentralnervensystem darstellt, ist noch nicht geklärt.

Eine Hemmung der Gluconeogenese durch Leucinbelastung wurde von Greenberg u. Reaven (1966) beobachtet. Dieser Mechanismus könnte die Ursache der manchmal in Zusammenhang mit der Ahorn-Sirup-Krankheit zu beobachtenden Hypoglykämie sein (Donnell *et al.*, 1967).

IV. Klinik

Kinder mit Ahorn-Sirup-Krankheit erscheinen nach der Geburt normal. Im Alter von 3—18 Tagen (gelegentlich aber auch später) treten bei ihnen Symptome auf (Fütterungsschwierigkeiten, unregelmäßige Atmung oder Apnoe, Lethargie, Krämpfe, Muskelhypertonie, Opisthotonus), die im allgemeinen schnell lebensbedrohlich werden. Der typisch aromatische Urin- und Körpergeruch, der je nach Untersucher als Geruch nach Ahornsirup, gebranntem Zucker oder Maggi-Würze bezeichnet wird, wird entweder sofort oder erst Tage nach dem Auftreten der anderen Symptome bemerkt. In einigen Fällen — darunter einem eigenen — ließ er sich nicht wahrnehmen. Es kann jedoch auch sehr intensiv sein (MÜLLER u. SCHREIER, 1962). In den meisten Fällen ist der Urin- und Körpergeruch das pathognomonische Symptom, das die zur Diagnose führenden Untersuchungen veranlaßt.

In Zusammenhang mit der Ahorn-Sirup-Krankheit kommt häufig eine hyperchlorämische metabolische Acidose (GAULL, 1969) und eine Hypoglykämie (DONNELL *et al.*, 1967) vor.

Der Schweregrad der Krankheit wechselt. Es gibt Fälle, die wenige Tage nach dem Beginn der ersten Symptome sterben, während andere einen Krankheitsverlauf von mehreren Monaten zeigen. Unbehandelt starben jedoch alle Patienten, bei denen Symptome vor der 16. Lebenswoche auftraten, innerhalb der ersten 20 Monate nach der Geburt. Wegen der schnell eintretenden Gehirnschädigung führt ein nur um wenige Tage verzögerter Therapiebeginn zu bleibenden Schäden, wobei es neben der psychomotorischen Retardierung zu einer spastischen Cerebralparese kommt. In wenigen Fällen war der Verlauf nicht so foudroyant (MORRIS *et al.*, 1961; KIIL u. ROKKONES, 1964). Es ist jedoch inzwischen sicher, daß diese Fälle genetisch differente Varianten der Ahorn-Sirup-Krankheit darstellten.

Das Elektroencephalogramm kann in den ersten Lebenswochen einen normalen Befund zeigen (GAULL, 1969). Später fanden sich jedoch fast immer unspezifische Veränderungen. Deutliche Low-voltage mit 1 w/s-Aktivität und eingestreuten Spikes oder Hochvoltage mit 2—3 w/s-Aktivität (TADE *et al.*, 1963; GAULL, 1969) wurden gesehen.

Unter einer diätetischen Behandlung verschwinden gewöhnlich die allgemeinen und die neurologischen Symptome bis auf die Residuen einer bereits bestehenden Gehirnschädigung. Es kann jedoch immer wieder in Zusammenhang mit Infektionen der oberen Luftwege oder mit bakteriellen Erkrankungen zu akuten Krankheitserscheinungen wie Körper- und Uringeruch, Ataxie, Benommenheit, Koma, metabolischer Acidose und Krämpfen kommen. Diese Stoffwechselentgleisungen, die wahrscheinlich durch einen erhöhten endogenen Eiweißabbau verursacht werden, sind eine häufige Todesursache bei diätetisch behandelten Patienten. In manchen Fällen kann man Patienten mit diesen Stoffwechselkrisen durch eine Infusionstherapie retten. In einem Fall erwies sich eine mehrmalige Peritonealdialyse als erfolgreich (GAULL, 1969).

V. Klinisch-chemische Befunde

Die klinisch-chemischen Veränderungen sind bei der Ahorn-Sirup-Krankheit so typisch, daß sie die Diagnose gestatten.

1. Aminosäuren

In allen behandelten Fällen findet sich eine signifikante Erhöhung der Konzentration folgender Aminosäuren im Plasma, Urin und Liquor: Leucin, Isoleucin,

Valin (WESTALL *et al.*, 1957; DANCIS *et al.*, 1960a) und Alloisoleucin (NORTON *et al.*, 1962a).

Die im Plasma gefundenen Konzentrationen lagen beim Leucin zwischen 14,5 und 57,5 mg-% (normal 1,5—3,5 mg-%), beim Isoleucin zwischen 2,2 und 17,9 mg-% (normal 0,8—1,5 mg-%), beim Alloisoleucin bei 4 mg-% (normal 0) und beim Valin zwischen 8,8 und 30 mg-% (normal 2,0—3,0 mg-%). Die Konzentrationen von Alanin, Prolin und Threonin waren meistens erniedrigt (DANCIS *et al.*, 1960a; DENT u. WESTALL, 1961; WOODY *et al.*, 1963a, b; HOOFT *et al.*, 1966; DANCIS u. LEVITZ, 1966; SCHWARTZ u. KOLENDRIANOS, 1969). Im Urin fand sich immer eine sehr stark vermehrte Ausscheidung der genannten Aminosäuren (DANCIS *et al.*, 1960a; HOOFT *et al.*, 1966).

Die Konzentration der betroffenen Aminosäuren ist unmittelbar nach der Geburt mit großer Wahrscheinlichkeit normal, da der mütterliche Organismus während der Fetalperiode die Elimination dieser Aminosäuren vornimmt. Nach den ersten Nahrungsaufnahmen steigt jedoch der Blutspiegel sehr stark an. So wurde bereits am 4. Lebenstag eine hohe Konzentration der verzweigtkettigen Aminosäuren im Serum beobachtet (WESTALL, 1963). Eine Diagnose aufgrund der Konzentration von Leucin im Plasma dürfte mit einiger Sicherheit vom 4. Lebenstag ab möglich sein. Die erhöhte Konzentration der verzweigtkettigen Aminosäuren im Plasma kann qualitativ durch eindimensionale Dünnschichtchromatographie (BREMER *et al.*, 1969) und durch eindimensionale Papierchromatographie (SCRIVER *et al.*, 1964) nachgewiesen werden. Ein mikrobiologischer Hemmtest, der eine semiquantitative Bestimmung der Leucinkonzentration im Blut gestattet und der sich als Suchtest für die Ahorn-Sirup-Krankheit bei Neugeborenen bewährt hat, wurde von GUTHRIE (1971) beschrieben. Die säulenchromatographische Analyse gestattet eine quantitative Bestimmung der Aminosäuren in biologischen Flüssigkeiten. Sie kann nach verschiedenen Methoden vorgenommen werden.

1. Zweisäulenmethode von SPACKMAN *et al.* (1958). Mit dieser Methode werden Methionin und Alloisoleucin nicht getrennt. Aus diesem Grunde können beide Aminosäuren mit dieser Methode nicht bestimmt werden.

2. Die Gradientenmethode von PIEZ u. MORRIS (1960) trennt alle betroffenen Aminosäuren.

3. Die Kurzmethode von BENSON *et al.* (1967). Sie gestattet eine quantitative Bestimmung der verzweigtkettigen, aber nicht die der meisten anderen Aminosäuren. Diese Kurzmethode hat sich sehr bei den häufigen Blutspiegelkontrollen während der diätetischen Behandlung bewährt.

2. α-Ketosäuren

Als Folge der Abbaustörung ist bei unbehandelten Patienten die Konzentration folgender α-Ketonsäuren; α-Ketoisocapronsäure, α-Keto-β-methylvaleriansäure und α-Ketoisovaleriansäure im Blut und Urin erhöht.

2,4-Dinitrophenylhydrazin bildet mit diesen und anderen Ketosäuren in wäßrigen Lösungen unlösliche 2,4-Dinitrophenylhydrazone. Der Dinitrophenylhydrazintest ist deshalb ein wertvoller Suchtest zum Nachweis einer vermehrten Ausscheidung von α-Ketosäuren im Urin.

Durchführung. Zu 1 ml Urin werden 4 ml 0,1%iges 2,4-Dinitrophenylhydrazin in 2 N HCl gegeben. Im positiven Fall fällt ein gelber Niederschlag aus. Dieser Test ist allerdings unspezifisch und auch bei anderen Krankheiten (z.B. Phenylketonurie, Histidinämie) positiv. Eine Trennung der α-Ketosäuren und eine quantitative Bestimmung kann nach verschiedenen Methoden erfolgen (Übersicht bei NEISH, 1957). Bewährt hat sich die dünnschichtchromatographische Methode von DANCIS *et al.* (1963a).

Die Normalwerte für die α-Ketoisocapronsäure und die α-Ketoisovaleriansäure im Blut sind 0,38 bzw. 0,13 mg-% (DANCIS u. LEVITZ, 1966); im Urin sind diese α-Ketosäuren normalerweise nicht vorhanden. Nach HOOFT *et al.* (1966) wurden im 24-Std-Urin in einem Fall unbehandelter Ahorn-Sirup-Krankheit 27,4 mg α-Ketoisovaleriansäure und 88,7 mg α-Ketoisocapronsäure plus α-Keto-β-methylvaleriansäure (nicht getrennt) ausgeschieden. Das Verhältnis von α-Ketoisocapronsäure zur α-Keto-β-methylvaleriansäure und α-Ketoisovaleriansäure im Urin beträgt nach FISCHER u. GERRITSEN (1971) 3,5:3:1 und 10:7:1.

3. Leukocyten

DANCIS *et al.* (1960b) zeigten, daß der Defekt der oxidativen Decarboxylierung verzweigtkettiger α-Ketosäuren auch in den Leukocyten nachweisbar ist. Dieselben Autoren (1963b) und gleichzeitig und später mehrere andere Arbeitsgruppen (LINNEWEH *et al.*, 1963; GOEDDE *et al.*, 1964, 1968a und 1970) verwendeten die Bestimmung des Umsatzes von ^{14}C-markierten Aminosäuren und -α-Ketosäuren zu $^{14}CO_2$ durch die Leukocyten zur Diagnose der Ahorn-Sirup-Krankheit, zur Erkennung von Heterozygoten (LINNEWEH *et al.*, 1963; DANCIS *et al.*, 1965; GOEDDE *et al.*, 1968a und 1970) und zur Diagnose von Varianten dieser Krankheit (DANCIS *et al.*, 1967; GOEDDE *et al.*, 1970; SCHULMAN *et al.*, 1970). Nach den Untersuchungen von GOEDDE *et al.* (1968b) werden die α-Ketoisocapronsäure fast ausschließlich in Lymphocyten, die beiden anderen α-Ketosäuren jedoch auch in anderen Leukocyten abgebaut.

Leukocyten von Homozygoten mit der Ahorn-Sirup-Krankheit zeigen keinen wesentlichen Abbau von ^{14}C-markierten verzweigtkettigen α-Ketosäuren zu $^{14}CO_2$, Heterozygote dagegen etwa die Hälfte des normalen Umsatzes.

VI. Pathologisch-anatomische Veränderungen

Pathologisch-anatomische Befunde liegen von mehreren Fällen vor (MENKES *et al.*, 1954; DANCIS *et al.*, 1960a; DIETZEL u. MARTIN, 1964; SCHMIDT *et al.*, 1965; CROME *et al.*, 1961; SILBERMAN *et al.*, 1961; HOOFT *et al.*, 1966; VOYCE *et al.*, 1967). Die wesentlichen Veränderungen finden sich im Gehirn. Es sind ein Gehirnödem mit Status spongiosus der weißen Substanz, eine herabgesetzte Oligodendroglia-Menge, eine Astrocytose und eine defekte Myelinisierung. Je nach Alter der Kinder und vorher durchgeführter Therapie sind diese Befunde unterschiedlich schwer. Oligodendroglia ist eine Zellart, die wahrscheinlich mit der Bildung von Myelin in Beziehung steht. Die Oligodendroglia-Veränderungen machen es wahrscheinlich, daß der herabgesetzte Myelingehalt primär eine Störung der Myelinbildung und nicht durch einen frühzeitigen Myelinabbau bedingt ist (SILBERMAN *et al.*, 1961; MENKES *et al.*, 1965; SANDER *et al.*, 1968).

Die Myelogenese kann durch diätetische Behandlung beeinflußt werden (LINNEWEH u. SOLCHER, 1965). Unter einer Leucin-, Isoleucin- und Valin-armen Kost findet eine normale Myelinisierung statt (Abb. 2).

Der Tod wird gewöhnlich durch Sekundärinfektionen verursacht, wobei als häufigster Befund eine Bronchopneumonie gefunden wird (MENKES *et al.*, 1954; CROME *et al.*, 1961; WOODY *et al.*, 1963a; SANDER *et al.*, 1968). Ein Teil der Kinder zeigte eine fokale Leberverfettung und eine Ablagerung von granulärem eosinophilen Material in den Leberzellen.

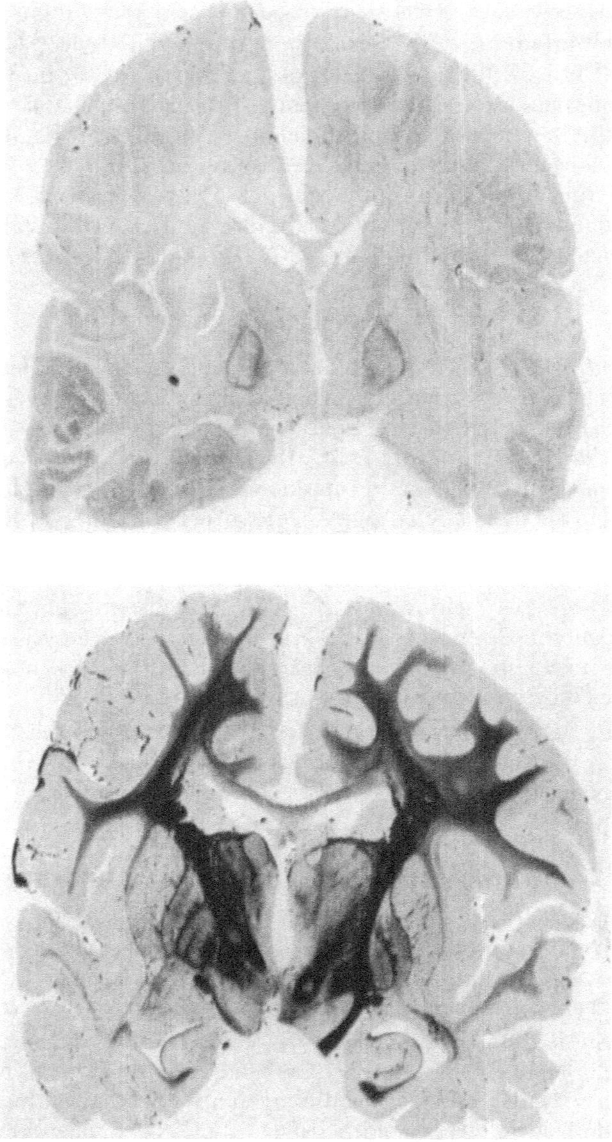

Abb. 2. Abhängigkeit der Myelinisierung des Großhirns von der diätetischen Behandlung. Myelinfärbung. Oben: Schnitt durch das Großhirn eines 4 Monate alten unbehandelten Patienten mit Ahorn-Sirup-Krankheit. Unten: Normale Myelinisierung bei einem 4 Monate alten Patienten, der diätetisch behandelt wurde. [F. Linneweh *et al.*: Klin. Wschr. **43**, 928 (1965)]

VII. Häufigkeit

Die Ahorn-Sirup-Krankheit ist eine seltene Krankheit. Die meisten Fälle wurden bei der Untersuchung kranker Säuglinge und durch Testung neugeborener Geschwister von bekannten Fällen gefunden. Bis 1968 (World Health Organization Technical Report Nr. 401, 1968) wurden mit dem Guthrie-Test für Leucin 883000

Neugeborene getestet und 3 Fälle von Ahorn-Sirup-Krankheit gefunden. Im österreichischen Programm zur Früherfassung angeborener Stoffwechselanomalien (THALHAMMER *et al.*, 1970) wurde unter 164714 getesteten Neugeborenen ein Fall entdeckt.Wenn auch die Zahl der getesteten Neugeborenen noch zu gering ist, um echte Angaben über die Häufigkeit zuzulassen, so dürfte doch die Frequenz geringer als 1:100000 sein.

VIII. Vererbung

Der Erbgang der Ahorn-Sirup-Krankheit ist autosomal-recessiv. Diese Tatsache wird durch Heterozygotentests (u.a. GOEDDE u. KELLER, 1967) und durch Familienuntersuchungen bewiesen.

Unklar ist dagegen, ob es sich um die Mutation eines Strukturgens handelt, das einen gemeinsamen Enzymanteil aller drei betroffenen Oxidasen reguliert, oder ob eine Mutation eines Operatorgens vorliegt, das die Strukturgene der drei Oxidasen reguliert (GOEDDE, 1967).

IX. Vorkommen

Da Fälle von Ahorn-Sirup-Krankheit bei weißen (MENKES *et al.*, 1954) und schwarzen Amerikanern (WOODY *et al.*, 1963a), Iren (DENT u. WESTALL, 1961), Engländern (VOYCE *et al.*, 1966), Deutschen (MÜLLER u. SCHREIER, 1962), Spaniern (LINNEWEH u. WILLENBOCKEL, 1965), Griechen (SNYDERMAN *et al.*, 1964), Japanern (TADA *et al.*, 1963) und Indern (IRELAND, 1965) gefunden wurden, ergibt sich keine ethnische Beschränkung auf bestimmte Volksgruppen.

X. Pränatale Diagnose

Eine pränatale Diagnose der Ahorn-Sirup-Krankheit durch Bestimmung der Enzymaktivität in Amnionzellkultur ist möglich. In einem Fall konnte die Diagnose in der 17. Schwangerschaftswoche gestellt werden (WENDEL *et al.*, 1973).

XI. Diätetische Behandlung

Das Ziel der Behandlung der Ahorn-Sirup-Krankheit ist die Verhinderung neurologischer Schäden und das Erreichen einer normalen Entwicklung. Es hat sich gezeigt, daß neurologisch relevante Schäden nur dann verhindert werden können, wenn der Blutspiegel von Leucin, Isoleucin und Valin auf nahezu normale Werte gesenkt wird. Das erreicht man durch eine Leucin-, Isoleucin- und Valinarme Kost.

Es gibt kein Eiweiß, das Leucin-, Isoleucin- und Valin-frei ist. Von den praktisch erhältlichen Eiweißen ist nur die Gelatine arm an diesen Substanzen. Andererseits ist die Befreiung eines Eiweißhydrolysats von verzweigtkettigen Aminosäuren technisch sehr aufwendig. Aus diesen Gründen muß man als Basis einer solchen Diät in jedem Fall von einem Aminosäure-Gemisch ausgehen, das kein Leucin, Isoleucin und Valin enthält. Gelatinezusatz zu dem Aminosäuregemisch ist ein häufig verwendeter Weg, um die Menge dieses recht teuren Gemisches so niedrig wie möglich zu halten.

Das Aminosäure-Gemisch wurde in vielen Fällen der Aminosäurezusammensetzung der Muttermilch angeglichen, aus dem Leucin, Isoleucin und Valin herausgelassen wurden (SNYDERMAN *et al.*, 1964; WESTALL, 1963; LINNEWEH u. WILLENBOCKEL, 1965; GOODMAN *et al.*, 1969; GAULL, 1969). Daneben wurde in manchen Fällen von vornherein Gelatine als Eiweißbasis benutzt, der die in der Gelatine fehlenden essentiellen Aminosäuren zugesetzt wurden. Der Vorschlag für eine solche Therapie ging von DENT u. WESTALL (1961) aus. Über sie wurde besonders von IRELAND (1965) berichtet. Als Kohlenhydrate wurden Dextrin-Maltose-Gemische, Maisstärke, Saccharose oder Glucose benutzt. Der Anteil dieser Kohlenhydrate an der Kost entsprach einem Calorienanteil von etwa 60%. Fette wurden entweder als Arachisöl, Maisöl oder Butter bei der Zubereitung der Nahrung mit einem Calorienanteil von 30—40% zugesetzt. Der Mineral- und Vitamin-Anteil des Diätgemisches ist bei der Behandlung der Ahorn-Sirup-Krankheit nicht weniger wichtig als das Aminosäuregemisch, da möglicherweise während der Therapie auftretende Defizienzerscheinungen auf einer ungenügenden Zufuhr dieser Substanzen beruhen.

Leucin-, Isoleucin- und Valinbedarf

Der Leucin-, Isoleucin- und Valinbedarf bei gesunden Säuglingen und Schulkindern wurde in den Arbeitsgruppen von SNYDERMAN u. HOLT (New York) und NAKAGAWA *et al.* (1961) bestimmt.

Bei der Verwendung eines Aminosäuregemisches, das in der Zusammensetzung der Muttermilch entsprach und in der jeweils der Gehalt einer Aminosäure variiert wurde, und bei einer Calorienzufuhr von 125—140 Cal/kg/Tag wurde ein minimaler Leucinbedarf von 100—150 mg/kg/Tag (SNYDERMAN *et al.*, 1961), ein Isoleucinbedarf von 102—119 mg/kg/Tag (HOLT u. SNYDERMAN, 1961) und ein Valinbedarf von 85—105 mg/kg/Tag (SNYDERMAN *et al.*, 1959) ermittelt.

Für Schulkinder wurde von NAKAGAWA *et al.* (1961) ein Minimalbedarf für Isoleucin von 30 mg/kg/Tag und für Leucin von 45 mg/kg/Tag festgestellt.

Die von verschiedenen Arbeitsgruppen bei Patienten mit Ahorn-Sirup-Krankheit ermittelten Bedarfsmengen variieren sehr stark. Die Angaben sind aber in den meisten Fällen nicht miteinander vergleichbar, da die Zusammensetzung der Nahrung wechselte, die Kinder oft klinisch nicht gesund waren, Konzentrationserhöhungen infolge zu geringer Leucin-, Isoleucin- oder Valinzufuhr, die analog auch bei der Phenylketonurie vorkommen, und Konzentrationserhöhungen infolge kataboler Stoffwechselsituationen nicht immer von Konzentrationserhöhungen bei zu großer Eiweißzufuhr abgegrenzt wurden und weil Eiweiße unterschiedlicher Wertigkeit substituiert wurden. In der Tabelle 1 sind die Bedarfsgrößen verschiedener Patienten zusammengestellt. Es fällt auf, daß der Leucin-, Isoleucin- und Valinbedarf bei Kindern, die bei ausgeglichener Stoffwechsellage befriedigend gut gediehen, relativ hoch war, während der Bedarf der Aminosäuren bei denjenigen Kindern, deren Gedeihen und klinischer Zustand bald schlecht war, recht niedrig lag. Ob die Schwierigkeit bei diesen Kindern durch begleitende Krankheiten, Defizienzzustände oder durch einen primär sehr niedrigen Bedarf zu erklären sind, bleibe dahingestellt.

Es scheint, ähnlich wie beim Phenylalanin, eine altersabhängige Abnahme des Bedarfs dieser Aminosäuren aufzutreten. So sah WESTALL (1963 u. 1967) bei einem Patienten kurz nach der Geburt einen Leucinbedarf von 133 mg/kg/Tag, einen Isoleucinbedarf von 92 mg/kg/Tag und einen Valinbedarf von 92 mg/kg/Tag. Fünf Jahre später betrug der Leucinbedarf bei demselben Patienten 65 mg/kg/Tag, der Isoleucinbedarf 45 mg/kg/Tag und der Valinbedarf 50 mg/kg/Tag.

Bei fast allen diätetisch behandelten Patienten (DENT u. WESTALL, 1961; WESTALL, 1963; SNYDERMAN *et al.*, 1964; LINNEWEH u. WILLENBOCKEL, 1965; IRELAND, 1965; WESTALL, 1967; SNYDERMAN, 1967; SCHMIDT, 1967; SANDER *et al.*, 1968; GOODMAN *et al.*, 1969; GAULL, 1969; SCHWARTZ u. KOLENDRIANOS,

Tabelle 1. Leucin-, Isoleucin- und Valinbedarf bei diätetisch behandelten Patienten mit Ahorn-Sirup-Krankheit (mg/kg/Tag)

Autoren	Leucin	Isoleucin	Valin
WESTALL (1963)	133	92	92
WESTALL (1967)	65	45	50
SNYDERMAN *et al.* (1964) (4 Patienten)	60—140 40—70 50—110 58—95	45—55 30—65 20—50 50—120	50—100 30—50 50—70 30—80
LINNEWEH u. WILLENBOCKEL (1965) (2 Patienten)	22—43 20—34	17—30 21—33	17—27 19—30
SCHMIDT (1967)	90	40	90
GOODMAN *et al.* (1969) (3 Kinder)			
2—3. Monat	bis 306		
ab 4. Monat	100—150		
GAULL (1969)	133	92	92
SCHWARTZ u. KOLENDRIANOS (1969)	42	20	36

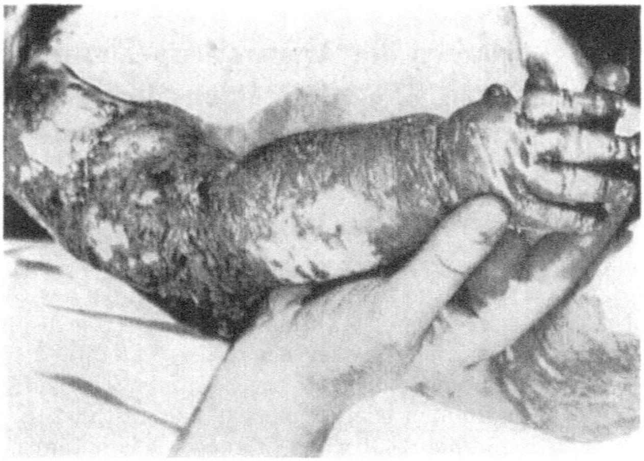

Abb. 3. Hautexkoriationen bei einem diätetisch behandelten Patienten mit Ahorn-Sirup-Krankheit. (F. LINNEWEH: In: Klinische Ernährungslehre, Bd. II. Steinkopff, Darmstadt)

1969) traten nach einer Latenzzeit von 2—7 Monaten Defizienzerscheinungen auf, die jedoch keine einheitlichen Symptome zeigten. Im wesentlichen handelte es sich dabei um Wachstumsstillstand, schwere Haut- und Schleimhautveränderungen sowie Osteoporosen mit Spontanfrakturen. Entsprechende Hautveränderungen zeigt die Abb. 3. Es ist bisher unklar, welcher für das Gedeihen benötigte Faktor fehlt (vgl. Galaktosämie S. 106). Einige dieser Defizienzerscheinungen waren bereits vor dem ersten Versuch einer diätetischen Behandlung der Ahorn-Sirup-Krankheit mit synthetisch zusammengesetzter Nahrung bekannt: SNYDERMAN *et al.* (1950) fütterten Säuglingen eine halbsynthetische Kost, die aus vitaminfreiem Casein, Dextrinmaltose, Fett, einem Mineral- und einem Vitamingemisch bestand, die die bekannten Faktoren enthielten. Bei allen Kindern trat etwa nach 6 Monaten ein Wachstumsstillstand ein, der durch Umsetzen auf eine normale altersentsprechende Nahrung sofort zu beheben war, während bei Zusatz von 15 g Bäckerhefe pro Tag ein entsprechender Effekt sich erst nach einer Latenzzeit von 10—28 Tagen zeigte.

Bei einem Kind, das entsprechend dem diätetischen Regime von SNYDERMAN *et al.* (1964) ernährt wurde, entwickelte sich eine megaloblastäre Anämie und ein Gewichtsstillstand. Als Ursache konnte ein Folsäure-Mangel ermittelt werden (LEVY *et al.*, 1970).

Der sicherste Weg, um Defizienzerscheinungen zu vermeiden, ist die frühzeitige Substitution von Kuhmilch. Es kann soviel davon gegeben werden, daß der Leucin-, Isoleucin- und Valin-Bedarf damit gedeckt wird. Schwierig wird die Situation, wenn der Bedarf für die verzweigtkettigen Aminosäuren so niedrig ist, daß nur so geringe Mengen Kuhmilch gegeben werden können, daß sie zur Verhinderung von Defizienzerscheinungen nicht ausreichen.

Es läßt sich zur Zeit noch nicht angeben, ob man analog der Phenylketonurie das diätetische Regime nach Abschluß der Myelinisierung des Gehirns lockern kann.

Die ältesten behandelten Kinder sind jetzt 8—9 Jahre alt (WESTALL, 1967). Sie zeigen, daß es zumindest in gewissen Fällen möglich ist, Kinder mit dieser Krankheit ohne wesentliche Schäden aufzuziehen.

XII. Varianten der Ahorn-Sirup-Krankheit

1. Intermittierende Form der Ahorn-Sirup-Krankheit

(MORRIS *et al.*, 1961; KIIL u. ROKKONES, 1964; MORRIS *et al.*, 1966; MOZZICONACCI *et al.*, 1968; GOEDDE *et al.*, 1970)

a) Klinik

Die Krankheit wird während des Säuglings-, Kleinkindes- oder Schulalters manifest. Gewöhnlich geht ihr eine bakterielle Infektion des Mittelohres, ein Infekt der oberen Luftwege oder die Zufuhr großer Eiweißmengen voraus.

Nach normaler Entwicklung treten bei dieser Variante der Ahorn-Sirup-Krankheit meist in Zusammenhang mit den erwähnten Zuständen Ataxien auf, an die sich Bewußtseinstrübung oder Komazustände anschließen. Dabei können außerdem folgende Symptome beobachtet werden: Opisthotonus, choreatiforme Bewegungen und generalisierte Krampfanfälle. Die tiefen Sehnenreflexe sind meistens abgeschwächt, und der Cornealreflex reagiert nur langsam auf Lichteinfall. Das EEG weist eine allgemeine Verlangsamung oder Dysrhythmie ohne Fokalzeichen auf. Während dieser Attacken besteht gewöhnlich der typische Körpergeruch der Ahorn-Sirup-Krankheit sowie eine leichte bis schwere metabolische Acidose. Die krisenartigen Attacken können tödlich sein; gewöhnlich setzt dann die Atmung aus. In weniger schweren Fällen bessern sich die klinischen Veränderungen unter der Infusion mit Elektrolyt- und Zuckerlösungen mit oder ohne Gabe eines Leucin-, Isoleucin- und Valin-armen Aminosäuregemisches. Ein von HAMBRAEUS *et al.* (1972) beobachteter Fall zeigte eine der ketotischen Hypoglykämie ähnelnde Symptomatik. Die Patienten entwickelten sich geistig und statomotorisch normal.

b) Pathologische Anatomie

Zwei Fälle wurden pathologisch-anatomisch untersucht (KIIL u. ROKKONES, 1964; MORRIS *et al.*, 1966): Es fanden sich ein Gehirnödem, eine beträchtliche spongiöse Degeneration der tiefen Cortexschichten, ein beträchtlicher Nervenzelluntergang in den Brückenkernen und in der Substantia nigra sowie eine totale Nekrose des Stratum granulosum des Kleinhirns.

c) Klinische Chemie

Die Konzentration der einzelnen Aminosäuren und Ketosäuren im Plasma und Urin ist während der symptomfreien Phasen normal. Während der Phasen mit klinischer Symptomatik finden sich eine stark erhöhte Konzentration von Leucin, Isoleucin und Valin im Plasma und im Urin (keine quantitativen Angaben) und eine stark vermehrte Ausscheidung von α-Ketoisocapronsäure, α-Keto-β-methylvaleriansäure und α-Ketoisovaleriansäure im Urin. Bei der Untersuchung der oxidativen Decarboxylierung der verzweigtkettigen Ketosäuren in Leukocyten (DANCIS *et al.*, 1967b; GOEDDE *et al.*, 1970) und Fibroblasten (DANCIS *et al.*, 1969) zeigte sich wohl eine starke Abnahme des Abbaus der verzweigtkettigen Ketosäuren durch die Leukocyten, aber nicht wie bei den Patienten mit klassischer Ahorn-Sirup-Krankheit eine fast völlig fehlende Aktivität.

d) Vererbung

Der Erbgang der intermittierenden Form der Ahorn-Sirup-Krankheit ist unbekannt. Jeweils einer der Elternteile wies in den bisher untersuchten Fällen in den Leukocyten eine Herabsetzung der Oxidase-Aktivität auf etwa 50% der Normalaktivität auf, während der andere Elternteil eine normale Aktivität zeigte.

e) Häufigkeit

Bisher wurden mindestens 8 Fälle mitgeteilt (MORRIS *et al.*, 1961; KIIL u. ROKKONES, 1964; MORRIS *et al.*, 1966; MOZZICONACCI *et al.*, 1968; GOEDDE *et al.*, 1970; MÜLLER *et al.*, 1971; HAMBRAEUS *et al.*, 1972). Da aber typische Krankheitserscheinungen nur gelegentlich bei Infektionen oder übermäßiger Eiweißzufuhr eintreten, muß damit gerechnet werden, daß diese Krankheitsform wesentlich häufiger ist als sie erscheint und diagnostiziert wird.

f) Therapie

Um Krankheitsphasen mit klinisch manifester Symptomatik zu vermeiden, müssen die Patienten eiweißarm ernährt werden. Während der symptomatischen Krankheitsphasen empfiehlt sich eine Infusionstherapie mit Elektrolyt- und Zuckerlösungen, eventuell kombiniert mit oraler Zufuhr eines Leucin-, Isoleucin- und Valin-freien Aminosäuregemisches.

2. Intermediäre Form der Ahorn-Sirup-Krankheit

(SCHULMAN *et al.*, 1970; SCRIVER *et al.*, 1971; FISCHER u. GERRITSEN, 1971; VAN DER HORST u. WADMAN, 1971)

a) Klinik

Bisher wurden erst 4 Fälle beobachtet. Diese Patienten zeigen neben einer statomotorisch retardierten Entwicklung und dem typischen Uringeruch entweder keine weiteren Symptome oder gelegentliche Ataxien.

b) Klinische Chemie

Unter einer altersentsprechenden Ernährung waren die Plasma-Spiegel der verzweigtkettigen Aminosäuren um etwa das 4—20fache erhöht. Es bestand eine stärkere Ausscheidung dieser Aminosäuren im Urin. Die Ausscheidung von α-Ketoisocapronsäure, α-Keto-β-methylvaleriansäure und α-Ketoisovaleriansäure im Urin war vermehrt. Bei dem Fall von FISCHER u. GERRITSEN (1971) überwog dabei stark die Ausscheidung von α-Keto-β-methylvaleriansäure, so daß dieser Fall wahrscheinlich eine weitere biochemische Variante darstellt. Der 2,4-Dinitrophenylhydrazin-Test im Urin war folglich positiv. Unter einer eiweißreduzierten Kost kam es zu einer eindeutigen Reduktion der Aminosäuren- und Ketosäuren-Konzentration im Blut und Urin, jedoch zu keiner Normalisierung. Bei einem Fall von SCRIVER *et al.* (1971) führte die orale Zufuhr einer größeren Menge Thiamin zu einem eindeutigen Abfall der Plasma-Konzentration der verzweigtkettigen Aminosäuren.

Auffällig waren außerdem das Auftreten von mäßiger normochromer Anämie, Hyperurikämie und gelegentlicher leichter metabolischer Acidose.

Die Bestimmung der relativen Aktivität der verzweigtkettigen Ketosäure-Decarboxylasen in Leukocyten und Fibroblasten ergab eine auf 15—25% der Norm reduzierte Aktivität für die Decarboxylasen aller drei Ketosäuren. Die Eltern wiesen keine erniedrigte Aktivität auf.

c) Vererbung

Der Erbgang ist unklar.

d) Häufigkeit

Bisher wurden nur 4 Fälle publiziert. Die Wahrscheinlichkeit ist jedoch groß, daß weitere Fälle unter der Diagnose „Ahorn-Sirup-Krankheit" laufen. Möglicherweise gehört der von DURAND *et al.* (1965) publizierte Fall zu dieser Variante der Ahorn-Sirup-Krankheit.

e) Therapie

Durch Reduzierung der mit der Nahrung zugeführten Leucin-, Isoleucin- und Valinmenge lassen sich die Konzentrationen der betroffenen Aminosäuren in den Körperflüssigkeiten reduzieren aber nicht ganz normalisieren. Dieses läßt sich bei dieser Variante wegen der noch relativ hohen Toleranz der verzweigtkettigen Aminosäuren dadurch erreichen, indem man eine sehr eiweißarme Kost verabreicht, der man als Eiweißäquivalent ein Leucin-, Isoleucin- und Valin-freies Aminosäuregemisch beigibt. Es ist in jedem Einzelfall zu versuchen, ob sich durch Zufuhr größerer Mengen Thiamin die Toleranz der verzweigtkettigen Aminosäuren bessern läßt.

Literatur

BENSON, J. V., CORMICK, J., PATTERSON, J. A.: Accelerated chromatography of amino acids associated with phenylketonuria, leucinosis (maple syrup urine disease), and other inborn errors of metabolism. Analyt. Biochem. **18**, 481—492 (1967).

BOWDEN, J. A., BRESTEL, E. P., COPE, W. T., MCARTHUR III, C. L., WESTALL, D. N., FRIED, M.: α-Ketoisocaproic acid inhibition of pyruvate and α-ketoglutarate oxidative decarboxylation in rat liver slices. Biochem. Med. **4**, 69—76 (1970).

BOWDEN, J. A., MCARTHUR III, C. L., FRIED, M.: The inhibition of pyruvate decarboxylation in rat brain by α-ketoisocaproic acid. Biochem. Med. **5**, 101—108 (1971).

BOWDEN, J. A., CONNELLY, J. L.: Branched chain α-keto acid metabolism. II. J. Biol. Chem. **243**, 3526—3531 (1968).

BREMER, H. J., NÜTZENADEL, W., BICKEL, H.: Dünnschichtchromatographische Methoden zur Erkennung von Aminoacidurien, Aminoacidämien sowie der Galaktosämie. Mschr. Kinderhk. **117**, 32—37 (1969).

CROME, L., DUTTON, G., ROSS, C. R.: Maple syrup urine disease. J. Path. Bact. **81**, 379—384 (1961).

DANCIS, J., HUTZLER, J., LEVITZ, M.: Metabolism of the white blood cells in maple-syrup-urine disease. Biochim. Biophys. Acta **43**, 342—343 (1960b).

DANCIS, J., HUTZLER, J., LEVITZ, M.: Thin-layer chromatography and spectrophotometry of α-keto acid hydrazones. Biochim. Biophys. Acta **78**, 85—90 (1963a).

DANCIS, J., HUTZLER, J., LEVITZ, M.: The diagnosis of maple syrup urine disease (branched-chain ketoaciduria) by the in vitro study of the peripheral leukocyte. Pediatrics **32**, 234—238 (1963b).

DANCIS, J., HUTZLER, J., LEVITZ, M.: Detection of the heterozygote in maple syrup urine disease. J. Pediat. **66**, 595—603 (1965).

DANCIS, J., HUTZLER, J., COX, R. P.: Enzyme defect in skin fibroblasts in intermittent branched-chain ketonuria and in maple syrup urine disease. Biochem. Med. **2**, 407—411 (1969).

DANCIS, J., HUTZLER, J., ROKKONES, T.: Intermittent branched-chain ketonuria. Variant of maple-syrup-urine disease. New Engl. J. Med. **276**, 84—89 (1967b).

DANCIS, J., HUTZLER, J., TADA, K., WADA, Y., MORIKAWA, T., ARAKAWA, T.: Hypervalinemia. A defect in valine transamination. Pediatrics **39**, 813—817 (1967a).

DANCIS, J., LEVITZ, M.: Mape syrup urine disease (branched chain ketonuria). In: "The Metabolic Basis of Inherited Disease". Ed. J. B. STANBURY, J. B. WYNGAARDEN, and D. S. FREDRICKSON. New York: McGraw-Hill 1966.

DANCIS, J., LEVITZ, M., WESTALL, R. G.: Maple syrup urine disease: branched-chain ketoaciduria. Pediatrics **25**, 72—79 (1960a).

DENT, C. E., WESTALL, R. G.: Studies in maple syrup urine disease. Arch. Dis. Childh. **36**, 259—268 (1961).

DIETZEL, P. B., MARTIN, K.: Die Ahornsirupkrankheit mit familiärem Befall. Virchows Arch. path. Anat. **337**, 425—445 (1964).

DONNELL, G. N., LIEBERMAN, E., SHAW, K. N. F., KOCH, R.: Hypoglycemia in maple syrup urine disease. Amer. J. Dis. Child. **113**, 60—63 (1967).

DURAND, P., LAMEDICA, G.-M., MARTINO, A.-M.: La leucinose: Une variante de la cétoacidurie a chaine ramifée. Pédiatrie **20**, 147—152 (1965).

ELDJARN, L., JELLUM, E., STOKKE, O., PANDE, H., WAALER, P. E.: β-Hydroxyisovaleric aciduria and β-methylcrotonylglycinuria: a new inborn error of metabolism. Lancet **1970 II**, 521—522.

FISCHER, M. H., GERRITSEN, T.: Biochemical studies on a variant of branched chain ketoaciduria in a 19-year-old female. Pediatrics **48**, 795—801 (1971).

GAULL, G. E.: Pathogenesis of maple-syrup-urine disease: observations during dietary management and treatment of coma by peritoneal dialysis. Biochem. Med. **3**, 130—149 (1969).

GELLER, E., YUWILER, A.: Brain amine decrease in leucine-fed rats. J. Neurochem. **14**, 725—731 (1967).

GOEDDE, H. W.: Metabolic Pathways in Maple Syrup Urine Disease. Commentary. In: "Amino Acid Metabolism and Genetic Variation". S. 215. Ed. W. L. NYHAN. New York: McGraw-Hill 1967.

GOEDDE, H. W., HÜFNER, M., MÖHLENBECK, F., BLUME, K. G.: Biochemical studies on branched-chain oxoacid oxidases. Biochim. Biophys. Acta **132**, 524—525 (1967).

GOEDDE, H. W., KELLER, W.: Metabolic Pathways in Maple Syrup Urine Disease. In: "Amino Acid Metabolism and Genetic Variation". S. 207. New York: McGraw-Hill 1967.

GOEDDE, H. W., KELLER, W., BLUME, K.-G., HENSE, W., BRACKERTZ, D.: Zur Genetik und Biochemie der Ahornsirupkrankheit (branched chain ketonaciduria). Bericht über zwei Fälle. Dtsch. med. Wschr. **93**, 903—908 (1968a).

GOEDDE, H. W., LANGENBECK, U., BRACKERTZ, D.: Detection of heterozygotes in maple syrup urine disease: role of lymphocyte count. Humangenetik **6**, 189—190 (1968b).

GOEDDE, H. W., LANGENBECK, U., BRACKERTZ, D., KELLER, W., ROKKONES, T., HALVORSEN, S., KIIL, R., BERTON, B.: Clinical and biochemical-genetic aspects of intermittent branched chain ketoaciduria. Acta Paediat. Scand. **59**, 83—87 (1970).

GOEDDE, H. W., RICHTER, E., HÜFNER, M., SIXEL, B.: Arbeitsvorschrift eines vereinfachten Heterozygotentests für die Ahornsirup-Krankheit. Klin. Wschr. **42**, 818—819 (1964).

GOMPERTZ, D., DRAFFAN, G. H.: The identification of tiglylglycine in the urine of a child with β-methylcrotonylglycinuria. Clin. Chim. Acta **37**, 405—410 (1972).

GOMPERTZ, D., STORRS, C. N., BAU, D. C. K., PETERS, T. J., HUGHES, E. A.: Localisation of enzymic defect in propionicacidaemia. Lancet **1970 I**, 1140—1143.

GOODMAN, S. I., POLLAK, S., MILES, B., O'BRIEN, D.: The treatment of maple syrup urine disease. J. Pediat. 75, 485—488 (1969).
GREENBERG, R., REAVEN, G.: The effect of 1-leucine on hepatic glucose formation. Pediatrics 37, 934—941 (1966).
GUTHRIE, R.: Microbiologic Screening Procedures for Detection of Inborn Errors of Metabolism in the Newborn Infant. In: H. BICKEL, L. I. WOOLF und K. N. F. SHAW (Edit.). „Phenylketonuria". S. 132. Stuttgart: Georg Thieme 1971.
HAMBRAEUS, L., WESTPHAL, O., HAGBERG, B.: Ketotic hypoglycaemia associated with transient branched-chain aminoacidemia. Acta Paediat. Scand. 61, 81—89 (1972).
HOLT, L. E., JR., SNYDERMAN, S. E.: The amino acid requirements of infants. J. Amer. Med. Ass. 175, 100—103 (1961).
HOMMES, F. A., KUIPERS, F. R. G., ELEMA, J. D., JANSEN, J. F., JONXIS, J. H. P.: Propionicacidemia, a new inborn error of metabolism. Pediat. Res. 2, 519—524 (1968).
HOOFT, C., TIMMERMANS, J., VAN WERVEKE, S., DE HAUWERE, R., ROELS, H., VAN DER EECKEN, H.: La maladie du sirop d'érables. Étude biochimique et morphologique. Ann. Pédiat. (Paris) 42, 329—339 (1966).
HORST, J. L., VAN DER, WADMAN, S. K.: A variant form of branched-chain ketoaciduria. Acta Paediat. Scand. 60, 594—599 (1971).
IRELAND, J. T.: Progress in the treatment of maple syrup urine disease. A report on the treatment of two cases. Aus: "Biochemical approaches to mental handicap in childhood", pp. 71—83. Ed. J. D. ALLAN, and K. S. HOLT. Edinburgh: Livingstone 1965.
KANAZAKI, T., HAYAKAWA, T., HAMADA, M., FUKUYOSHI, Y., KOIKE, H.: Mammalian α-keto acid dehydrogenase complexes. J. Biol. Chem. 244, 1183—1187 (1969).
KIIL, R., ROKKONES. T.: Late manifesting variant of branched-chain ketoaciduria (maple syrup urine disease). Acta Paediat. 53, 356—364 (1964).
LEVY, H. L., TRUMAN, J. T., GANZ, R. N., LITTLEFIELD, J. W.: Folic acid deficiency secondary to a diet for maple syrup urine disease. J. Pediat. 77, 294—296 (1970).
LINNEWEH, F., EHRLICH, M., GRAUL, E. H., HUNDESHAGEN, H.: Ein weiterer Heterozygoten-Test für die Ahornsirupkrankheit (maple syrup urine disease). Klin. Wschr. 41, 941—943 (1963).
LINNEWEH, F., SOLCHER, H.: Über den Einfluß diätetischer Prophylaxe auf die Myelogenese bei der Leucinose (maple syrup urine disease). Klin. Wschr. 43, 926—930 (1965).
LINNEWEH, F., WILLENBOCKEL, U.: Zur diätetischen Therapie der Ahornsirupkrankheit (Leucinose). Mschr. Kinderhk. 113, 420—428 (1965).
MACKENZIE, D. Y., WOOLF, L. I.: "Maple syrup urine disease". An inborn error of the metabolism of valine, leucine, and isoleucine associated with gross mental deficiency. Brit. med. J. 1959 I, 90—91.
MEISTER, A., WHITE, J.: Growth response of the rat to the keto analogues of leucine and isoleucine. J. Biol. Chem. 191, 269 (1951).
MENKES, J. H.: Maple syrup disease. Isolation and identification of organic acids in the urine. Pediatrics 23, 348—353 (1959a).
MENKES, J. H.: Maple syrup disease. Investigations into the metabolic defect. Neurology 9, 826—835 (1959b).
MENKES, J. H., HURST, P. L., CRAIG, J. M.: A new syndrome: progressive familial infantile cerebral dysfunction associated with an unusual urinary substance. Pediatrics 14, 462—466 (1954).
MENKES, J. H., PHILIPPART, M., FIOL, R. E.: Cerebral lipids in maple syrup disease. J. Pediat. 66, 584—594 (1965).
MENKES, J. H., SOLCHER, H.: Maple syrup disease. Effects of dietary therapy on cerebral lipids. Arch. Neurol. 16, 486—491 (1967).
MORRIS, M. D., FISHER, D. A., FISER, R.: Late-onset branched-chain ketoaciduria (maple syrup urine disease). J. Lancet, 86, 149—152 (1966).
MORRIS, M. D., LEWIS, B. D., DOOLAN, P. D., HARPER, H. A.: Clinical and biochemical observations on an apparently nonfatal variant of branched-chain ketoaciduria (maple syrup urine disease). Pediatrics 28, 918—923 (1961).
MOZZICONACCI, P., TRUNG, P. H., BOISSE, J., ATTAL, C., JÉROME, A., AYMARD, P., CHARPENTIER, C., LEMONNIER, A.: Leucinose d'évolution prolongée avec acido-cétose intermittente. Arch. Franç. Pédiat. 25, 601 (1968).
MÜLLER, H., BICKEL, H., FEIST, D., LUTZ, P.: Ahornsirupkrankheit mit intermittierendem, relativ gutartigem Verlauf. Dtsch. med. Wschr. 96, 1552—1557 (1971).
MÜLLER, W., SCHREIER, K.: Die Ahorn-Sirup-Krankheit. Dtsch. med. Wschr. 87, 2479—2481 (1962).
NAKAGAWA, I., TAKAHASHI, T., SUZUKI, T.: Amino acid requirements of children: isoleucine and leucine. J. Nutrition 73, 186—190 (1961).

NEISH, W. J. P.: In: "Methods of Biochemical Analysis", S. 154. Ed. D. GLICK, Bd. 5. Interscience, New York, 1957.

NORTON, P. M., ROITMAN, E., SNYDERMAN, S. E., HOLT, L. E., JR.: A new finding in maple-syrup-urine disease. Lancet **1962**a **I**, 26—27.

NORTON, P. M., ROITMAN, E., SNYDERMAN, S. E., HOLT, L. E., JR.: Further studies on alloisoleucine in maple syrup urine disease. Fed. Proc. **22**, 549 (1962b).

PATRICK, A. D.: Maple syrup urine disease. Arch. Dis. Childh. **36**, 269—272 (1961).

PIEZ, K. A., MORRIS, L.: A modified procedure for the automatic analysis of amino acids. Analyt. Biochem. **1**, 187—201 (1960).

PRENSKY, A. L., MOSER, H. W.: Brain lipids, proteolipids, and free amino acids in maple syrup urine disease. J. Neurochem. **13**, 863—874 (1966).

RAMANAMURTHY, P. S. V., SRIKANTIA, S. G.: Effects of leucine on brain serotonin. J. Neurochem. **17**, 27—32 (1970). SALT: Zitiert nach ,,Erbliche Stoffwechselkrankheiten". Edit.: F. LINNEWEH. Urban u. Schwarzenberg 1962.

SANDER, C., CLOTTEN, R., NOETZEL, H., WEHINGER, H.: Zur Klinik und pathologischen Anatomie der Ahornsirupkrankheit ("branched chain ketoaciduria"). Dtsch. med. Wschr. **93**, 895—903 (1968).

SCHMIDT, G. W.: Diätetische Langzeitbehandlung der Valin-Leucin-Urie (Ahornsirupurin-Krankheit). Z. Kinderheilk. **99**, 273—288 (1967).

SCHMIDT, G.-W., BENECKE, G., PEIFFER, J.: Über einen diätetisch langfristig behandelten Säugling mit Valin-Leucin-Urie und Debilität (Ahornsirupurin-Krankheit). Helv. Peadiat. Acta **20**, 147—168 (1965).

SCHULMAN, J. D., LUSTBERG, T. J., KENNEDY, J. L., MUSELES, M., SEEGMILLER, J. E.: A new variant of maple syrup urine disease (branched chain ketoacidurie). Clinical and biochemical evaluation. Amer. J. Med. **49**, 118—124 (1970).

SCHWARTZ, J. F., KOLENDRIANOS, E. T.: Maple syrup urine disease. A review with a report of an additional case. Develop. Med. Child. Neurol. **11**, 460—470 (1969).

SCRIVER, C. R., DAVIES, E., CULLEN, A. M.: Application of a simple micromethod to the screening of plasma for a variety of aminoacidopathies. Lancet **1964 II**, 230—232.

SCRIVER, C. R., MACKENZIE, S., CLOW, C. L., DELVIN, E.: Thiamine-responsive maple-syrup-urine disease. Lancet **1971 I**, 310—312.

SILBERBERG, D. H.: Maple syrup urine disease metabolites studied in cerebellum cultures. J. Neurochem. **16**, 1141—1146 (1969).

SILBERMAN, J., DANCIS, J., FEIGIN, I.: Neuropathological observations in maple syrup urine disease. Arch. Neurol. **5**, 351—363 (1961).

SNYDERMAN, S. E.: The treatment of maple syrup urine disease. Amer. J. Dis. Child. **113**, 68—73 (1967).

SNYDERMAN, S. E., HOLT, L. E., JR., NEMIR, R. L., GUY, L. P., CARRETERO, R., KETRON, K. C.: Observations on an unknown dietary factor essential for human growth. J. Nutrition **42**, 31—44 (1950).

SNYDERMAN, S. E., HOLT, L. E., JR., SMELLIE, F., BOYER, A., WESTALL, R. G.: The essential amino acid requirements of infants: valine. Amer. J. Dis. Child., **97**, 186—191 (1959).

SNYDERMAN, S. E., NORTON, P. M., ROITMAN, E., HOLT, L. E., JR.: Maple syrup urine disease, with particular reference to dietotherapy. Pediatrics **34**, 454—472 (1964).

SNYDERMAN, S. E., ROITMAN, E., BOYER, A., HOLT, L. E., JR.: Essential amino acid requirements of infants: leucine. Amer. J. Dis. Child. **102**, 157—162 (1961).

SPACKMAN, D. H., STEIN, W. H., MOORE, S.: Automatic recording apparatus for use in the chromatography of amino acids. Analyt. Chem. **30**, 1190—1206 (1958).

STOKKE, O., ELDJARN, L., NORUM, K. R., STEEN-JOHNSEN, J., HALVORSEN, S.: Methylmalonic acidemia. A new inborn error of metabolism which may cause fatal acidosis in the neonatal period. Scand. J. clin. Lab. Invest. **20**, 313—328 (1967).

TADA, K., WADA, Y., OKAMURA, T.: A case of maple sugar urine disease. Tohoku J. Exp. Med. **79**, 142—147 (1963).

TANAKA, K., BUDD, M. A., EFRON, M. L., ISSELBACHER, K. J.: Isovaleric acidemia: a new genetic defect of leucine metabolism. Proc. Nat. Acad. Sci. **56**, 236—242 (1966).

THALHAMMER, O., SCHEIBENREITER, S., BIEDL, E.: Über das österreichische Programm zur Früherfassung angeborener Stoffwechselanomalien. Wiener klin. Wschr. **82**, 1—6 (1970).

VOYCE, M. A., MONTGOMERY, J. N., CROME, L., BOWMAN. J., IRELAND, J. T.: Maple syrup urine disease. J. Mental Defic. Res. **11**, 231—238 (1967).

WADA, Y., TADA, K., MINAGAWA, A., YOSHIDA, T., MORIKAWA, T., OKAMURA, T.: Idiopathic hypervalinemia. Probably a new entity of inborn error of valine metabolism. Tohoku J. exp. Med. **81**, 46—55 (1963).

WENDEL, U., RÜDIGER, H. W., PASSARGE, E., MIKKELSEN, M.: Maple syrup urine disease: rapid prenatal diagnosis by enzyme assay. Humangenetik **19**, 127—128 (1973).

Westall, R. G.: Dietary treatment of a child with maple syrup urine disease (branched-chain ketoaciduria). Arch. Dis. Childh. **38**, 485—491 (1963).
Westall, R. G.: Dietary treatment of maple syrup urine disease. Amer. J. Dis. Child. **113**, 58—59 (1967).
Westall, R. G., Dancis, J., Miller, S.: Maple sugar urine disease. Amer. J. Dis. Child. **94**, 571—572 (1957).
Woody, N. C., Hancock, C. D., Jr.: Maple syrup urine disease, further observations. Amer. J. Dis. Child. **106**, 578—585 (1963b).
Woody, N. C., Woody, H. B., Tilden, T. D.: Maple syrup urine disease in negro infant. Amer. J. Dis. Child. **105**, 381—386 (1963a).
Woolf, L. I.: Recent work on phenylktonuria and maple syrup urine disease (leucinosis). Proc. Royal Soc. Med. **55**, 824—826 (1962).
World Health Organization Technical Report Series No 401: Screening for inborn errors of metabolism. W.H.O., Geneva 1968.

Cystinose

Von

F. Linneweh

Mit 6 Abbildungen

I. Einleitung, Historisches

Zu den erblichen Stoffwechselkrankheiten, die seit Jahrzehnten bekannt, aber noch heute in wesentlichen Punkten unaufgeklärt sind und die moderne Biochemie vor augenblicklich schwer lösbare Probleme stellt, gehört die Cystinose (Cystinspeicherkrankheit). Abderhalden u. Kaufmann sahen schon 1903 bei einem fast 2jährigen Kinde, das an „Inanition" verstorben war, kristalline Ablagerungen in verschiedenen Organen. Aus Milzgewebe konnte Abderhalden die Kristalle mit Ammoniak extrahieren und nach Einwirkung von β-Naphthalinsulfochlorid in der entsprechenden Verbindung analytisch den für Cystin errechneten Schwefelgehalt nachweisen.

Mit dem Nachweis der gleichen Verbindung im Urin des gesunden Vaters und des Großvaters stand zwar die Frage der Vererbung dieser als „Familiäre Cystindiathese" bezeichneten Stoffwechselkrankheit zur Diskussion, doch war damit gleichzeitig der Reigen der Spekulationen eröffnet, mit denen die Diskussion dieses Leidens länger als ein halbes Jahrhundert in der medizinischen Literatur behaftet war. Wenn nach der Feststellung Abderhaldens, daß diese Krankheit durch eine spezifische Anomalie des Eiweiß-*Abbaues* bedingt sei, später, und zwar bis in die 60er Jahre, von manchen Autoren eine Störung der Eiweiß-*Synthese* für möglich gehalten wurde, so ist hiermit nur ein Beispiel der Irrungen gegeben, die die Aufklärung der Cystinose begleiten.

Zwei Jahrzehnte blieb diese neu erkannte Krankheit unbeachtet, bis sie — wiederum von pathologisch-anatomischer Seite — in erweiterter Form erneut beschrieben wurde. Lignac (1924) berichtete über 3 weitere Fälle, sah histologisch verschiedene Kristallformen sowohl innerhalb wie außerhalb der Zellen, fand sie u.a. auch in Niere, Lymphknoten und selbst im Plexus choreoideus, hat aber vor allem das Verdienst, erstmalig auf die Rachitis und die entzündlichen Nierenveränderungen hingewiesen zu haben. Lignacs Hypothese, daß der oxidative Abbau des Cystins zum Taurin blockiert sein könne, so daß Cystin abgelagert werden müsse, wurde später von Seegmiller u. Howell (1961) erneut erwogen.

Weitere 12 Jahre vergingen, bis von Russell u. Barrie (1936) 2 Fälle pathologisch-anatomisch aus England beschrieben wurden. Nachdem weitere Fälle von Beumer u. Pache post mortem mitgeteilt worden waren, kam es mit dem Falle von Hottinger (1941) zu einem entscheidenden Fortschritt, indem mit dem Nachweis von Cystinkristallen in der Cornea und Conjunctiva (Bürki) und im Knochenmark (Esser) nunmehr die *Diagnose intra vitam* gestellt werden konnte. In den Vereinigten Staaten wurden die ersten Fälle im Jahre 1950 von Jackson u. Clarke diagnostiziert.

Als Krankheitsbezeichnung wurde seit ABDERHALDEN von vielen Autoren die „Cystindiathese“ gewählt, andere sprachen von Cystinkrankheit, von renaler Rachitis mit Cystinurie oder Fanconi-Syndrom mit Cystinurie. In neuerer Zeit wird der Ausdruck „Cystinose“ (FREUDENBERG, 1949) bevorzugt.

Sowohl in der Krankheitsbezeichnung „Cystindiathese“ wie auch „Cystinkrankheit“ kommt die Auffassung zum Ausdruck, daß eine Verwandtschaft zu der seit WOLLASTON (1810) bekannten sog. Cystinurie bestehen müsse, einer erblichen tubulären Partialfunktionsstörung (vgl. Bd. VIII, 3, S. 3). Schon ABDERHALDEN hatte bei Geschwistern, Vater und Großvater des ersten, pathologisch-anatomisch diagnostizierten Cystinosefalles durch kolorimetrischen Nachweis Cystin im Harn nachgewiesen. LIGNAC fand sogar in seinem dritten, 1926 veröffentlichten Fall außer der Cystindeposition in den Geweben einen Cystin-Harnstein. BEUMER u. WEPLER (1937) glaubten, ebenso wie HOTTINGER (1941), daß es vom *Grad* der Cystin-Stoffwechselstörung abhänge, ob die harmlosere Cystinurie oder eine Cystinose mit geringer Lebenserwartung auftrete. Obwohl FANCONI (1946) Differenzen im Muster der ausgeschiedenen Aminosäuren sah, warf FREUDENBERG (1949) die Frage auf, ob das *Alter* der Patienten, in dem sich die Stoffwechselanomalie manifestiere, für die Art der Krankheitsprägung eine Rolle spiele: Je jünger der Patient sei, um so eher entwickle sich eine Cystinose. DENT u. HARRIS trafen 1951 die eindeutige Feststellung, daß die Cystinurie mit einer Aminoacidurie einhergeht, die sich auf die Aminosäuren Cystin, Lysin, Arginin und Ornithin beschränkt, während die Cystinose eine generalisierte Aminoacidurie zeigt. Nicht nur biochemisch, sondern auch nosologisch und genetisch handelt es sich um zwei voneinander unabhängige Stoffwechselanomalien. Jedoch PFÄNDLER u. BERGER (1956) widersprachen dieser Meinung, indem sie, durch die Beobachtungen von ABDERHALDEN und LIGNAC angeregt, zwei weitere Sippen von cystinosekranken Kindern untersuchten und Vater und Mutter des einen und 2 Brüder der Mutter des anderen wegen der bei ihnen nachgewiesenen Hyperaminoacidurie als Merkmalsträger der Cystinose bezeichneten, die klassische Cystinurie mit Neigung zur Steinbildung und die Cystinose also nicht nur als Variationen der gleichen Krankheit betrachteten, sondern in der Cystinurie die einfache Dosis des mutierten Gens, in der Cystinose die doppelte sahen. Dabei wurde aber offensichtlich übersehen, daß sog. Merkmalsträger der Cystinose-Kranken einer Sippe in keinem Falle an klassischer Cystinurie mit Steinbildung erkrankten. Ebenso muß betont werden, daß es kein „Hyperaminoacidurie-Gen“ geben kann, weil die Aminosäuren-Ausscheidung keinem einheitlichen Mechanismus unterliegt.

Erst mit FREUDENBERGs Darstellung (1958) setzte sich die Meinung endgültig durch, daß die klassische Cystinurie und die Cystinose, wie DENT u. HARRIS es 1951 begründet hatten, völlig verschiedene Krankheiten sind. Seitdem besteht kein Zweifel mehr daran, daß die klassische Cystinurie eine erbliche, renale Rückresorptionsstörung für 4 Aminosäuren, die Cystinose dagegen eine alle Körperzellen betreffende, d.h. prärenale Abbaustörung überschüssig aufgenommenen, nicht für die Proteinsynthese benötigten Cyst(e)ins, d.h. einer einzigen Aminosäure, ist.

II. Definition, kurze Krankheitscharakteristik

Die Cystinose ist *klinisch* eine im 2. Lebenshalbjahr sich manifestierende, mit Anorexie, Gewichtsstillstand, Erbrechen, Dehydration, Obstipation, Fieber sowie Polydipsie und Polyurie einhergehende Erkrankung, deren Symptome durch eine konsekutive Nierenschädigung bedingt sind und die im Verlaufe weniger Jahre zu Elektrolytkrisen, Urämie und interkurrenten Infektionen führt. Zwergwuchs, Rachitis und Photophobie sind die charakteristischen Symptome. Die Lebenserwartung beträgt nur wenige Jahre. Die seltenen Fälle bei Erwachsenen haben eine gute Prognose, weil die Nierenschädigung fehlt.

Die Cystinose wird autosomal recessiv vererbt, ihre Häufigkeit beträgt 1:50000.

Pathologisch-anatomisch kommt es zu ausgedehnten kristallinen Ablagerungen von Cystin in den meisten Organen, vor allem aber zu einer chronisch-interstitiellen Nephritis und zu rachitisähnlichen Knochenwachstumsstörungen. Die Tubulusnoxe ist noch unbekannt.

Biochemisch liegt ein Defekt eines desulfurierenden Enzyms vor, möglicherweise mit einer transportbehindernden Zellmembranstörung kombiniert. Im Plasma fehlen nennenswerte Aminosäurenveränderungen, im Urin findet sich eine generalisierte, sekundäre Hyperaminoacidurie.

Die *Diagnose* kann durch den Kristallnachweis in Cornea (Spaltlampe), Knochenmark oder Lymphknoten gestellt werden. In kultivierten Hautfibroblasten wie in den Leukocyten läßt sich ein erhöhter Cystingehalt nachweisen, auch bei heterozygoten Merkmalsträgern.

Die biochemische *Frühdiagnose* innerhalb des 1. Lebensmonats durch Bestimmung des intracellulären Cystingehaltes (Leukocyten, kultivierte Fibroblasten, evtl. Amnionzellen), die nur in belasteten Familien praktizierbar ist, hat lebensverlängernde Bedeutung. Eine auf alle Neugeborenen anwendbare Suchmethode (screening) ist nicht bekannt.

Therapie-Versuche mit einer cystinarmen und methioninbeschränkten Nahrung vermindern die Progredienz des Leidens, indem die deletäre Wirkung der intermediären Tubulusnoxe abgeschwächt wird.

III. Ätiopathogenese, biochemische Befunde

1. Genetik

Die *Erblichkeit* der Cystinose, ihre Zugehörigkeit zu den inborn errors of metabolism im Sinne GARRODs resultierte zunächst aus der klinischen Erfahrung, daß häufig mehrere *Geschwister* daran erkranken. Zwar hat schon ABDERHALDEN in der von ihm untersuchten Sippe von Vererbung gesprochen, weil Vater und Großvater sowie 2 Brüder seines postmortal biochemisch eindeutig als Cystinose erkannten Falles Cystin im Urin ausschieden und außerdem 2 Kinder der gleichen Familie unter ähnlichen Erscheinungen verstorben waren, doch wurde bereits oben ausgeführt, daß Cystinausscheidung im Harn kein hinreichender Beweis für das Vorliegen einer Anomalie des Cystinstoffwechsels ist, auch nicht für Heterozygotie. Daß aber Geschwister-Erkrankungen häufig sind, ist auch in der neueren Literatur immer wieder erwähnt worden. Wir selbst kennen mehrere Familien, in denen 2—3 Geschwisterfälle vorkamen.

Das gleiche gilt für die *Konsanguinität* der Eltern, die allein zwischen 1940 bis 1960 von BOEHNCKE *et al.*, BROWN, ULLRICH, FANCONI u. BICKEL, LINNEWEH u.a. erwähnt wurde. Selbst von den gutartigen Erwachsenenfällen hatte der von LIETMAN *et al.* (1966) berichtete Fall blutsverwandte Eltern.

Obwohl die Erblichkeit der Cystinose außer Zweifel steht, sind über den *Erbmodus* verschiedene Meinungen geäußert worden. *Dominanz* wurde nicht nur von ABDERHALDEN u. BERGER behauptet. Die Argumente sind verschieden, aber alle nicht von ausreichender Beweiskraft. So beruft sich ULLRICH nicht nur auf die von ABDERHALDEN in 3 Generationen beobachtete ansteigende Expressivität (in 2 Generationen Cystinurie ohne Krankheitssymptome, in der 3. Generation die tödlich endende Cystinose), sondern auch auf die von ihm selbst beobachtete Tatsache, daß bei einem eigenen gesicherten Cystinosefall 6 Geschwister vorher unter gleichen Erscheinungen verstorben waren. PFÄNDLER u. BERGER halten eine unregelmäßig dominante Vererbung wegen der häufigen Hyperaminoacidurie in den Sippen zweier Cystinosekranken für wahrscheinlich und verweisen außerdem auf eine Beobachtung von LINNEWEH (1955), der Cystinosefälle aus den Ehen einer Frau mit 2 verschiedenen Männern beobachtete, bei denen eine Verwandtschaft ausgeschlossen war.

Die überwiegende Zahl der Cystinosefälle trat isoliert auf, in der vorhergegangenen wie der nachfolgenden Generation wurden keine weiteren Fälle registriert. SEEGMILLER *et al.* (1968) z.B. sahen in einer Gruppe von 30 Geschwister-Konstellationen 13 Cystinosekranke, was im Sinne der *Rezessivität* spricht, an der schon HANHART (1940) keinen Zweifel hatte. Der überzeugendste Beweis war die Erhöhung der Cystinkonzentration in den Leukocyten der obligat Heterozygoten (Eltern), der mit $0{,}490 \pm 0{,}28$ μMol/l/2 Cystin/g Protein zwischen den Normalwerten ($0{,}081 \pm 0{,}064$ μMol/l/2 Cystin/g Protein) und den Werten bei Cystinose ($6{,}44 \pm 2{,}76$ μMol/l/2 Cystin/g Protein) lag. Die Differenz war mit $P < 0{,}001$ hoch signifikant. Ähnliches ergab sich für die Cystinwerte in kultivierten Hautfibroblasten.

2. Identifikation der Cystindeposition

In fast allen Organen, besonders reichlich in der Milz, finden sich Nester oder eine mehr diffuse Verteilung von hexagonalen, prismatischen und/oder nadelförmigen Kristallen, die vorwiegend intracellulär liegen. Die Frage, ob die Kristalle ausschließlich aus Cystin bestehen, ist wiederholt gestellt und mit verschiedenen Methoden untersucht worden. BAAR u. BICKEL (1952) fanden in den kristalldurchsetzten Geweben *papierchromatographisch* eine Cystin- und eine Argininvermehrung. Der Arginingehalt und die gute Löslichkeit dieser Aminosäure machten es jedoch wahrscheinlich, daß an der Kristallbildung nur das Cystin beteiligt war. STAVE (1955) konnte in getrocknetem Milzpulver und COGAN *et al.* (1957) in Conjunctiva-Formaldehyd-Extrakt eines Erwachsenenfalles ebenfalls chromatographisch eine Cystinvermehrung feststellen.

Mit monochromatischen Röntgenstrahlen erhaltene *Beugungsspektren* wurden erstmalig 1953 von LINNEWEH u. HELLNER zur quantitativen Analyse der Kristallablagerungen herangezogen. Sie fanden durch photometrische Auswertung der Interferenzdiagramme 8% Cystin, jedoch keine anderweitigen Linien, insbesondere keine auf Tyrosin hinweisende. STAVE wiederholte diese Untersuchungen bei weiteren Cystinosefällen und konnte die Befunde bestätigen, indem er zwischen 6—18% Cystin nachwies. Parallel dazu wurde der oben erwähnte papierchromatographische Befund erhoben.

Die Röntgenstrahlen-Diffraktion wurde in der Folgezeit wiederholt angewendet, so von COGAN (1958) in Conjunctiva-Biopsiematerial (der gleiche Fall wie der papierchromatographisch untersuchte), FRAZIER, LIETMAN u. SEEGMILLER in Knochenmark, LIETMAN *et al.* und WONG u. LIETMAN ebenfalls in Knochenmark und FRAZIER u. WONG wiederum in Conjunctiva.

Auf *enzymatischem* Wege glaubte FREUDENBERG (1954) im Knochenmark aufgrund verschiedener Kristallformen auch Tyrosin nachgewiesen zu haben, weil sich diese durch Inkubation mit Pilztyrosinase schwarz färbten. BAAR u. BAAR benutzten gereinigte Tyrosinase aus Kartoffelsaft, fanden jedoch keine Schwarzfärbung der untersuchten Kristalle. Auch die Bestimmung des Schmelzpunktes und des Brechungsindex ebenso wie das UV-Spektrum sprachen für das Vorhandensein von ausschließlich Cystin.

Diese mit den verschiedensten Methoden gewonnenen Resultate gaben demnach keinen Anhalt dafür, daß die nadelförmigen Kristalle aus Tyrosin bestanden. Vielmehr führen die stark variierenden physikalischen und chemischen Bedingungen der Gewebsflüssigkeiten zu verschiedenen Kristallisationsformen des Cystins. Die Identifikation der Kristalle als Cystin war von grundlegender Bedeutung für die Art des erblichen Enzymdefektes.

3. Der Stoffwechsel der schwefelhaltigen Aminosäuren

Cystin, Cystein und vor allem Methionin sind Aminosäuren, die mit den Nahrungsstoffen vorwiegend als Eiweißbestandteile, zu einem nur geringen Teil in freier Form, zugeführt werden. Nach der Verdauung des Nahrungseiweißes werden sie alle als freie Aminosäuren resorbiert und für grundsätzlich zweierlei Zwecke verwendet:

a) *für die Proteinsynthese.* Hierfür ist der Bedarf des Kindes wegen des Wachstums (Zellvermehrung und -vergrößerung) im Vergleich zum Erwachsenen und bezogen auf das Körpergewicht größer. Die Proteinsynthese ist bei der Cystinose entgegen anderen Meinungen (Bickel *et al.*, 1952; Weber u. Hagge, 1962) intakt.

b) Wie bei allen anderen Defekten des Aminosäuren-Stoffwechsels ist es der *überschüssig* zugeführte, nicht für die Proteinsynthese benötigte Anteil der Aminosäuren, der infolge eines Enzymmangels eine *Abbaustörung* in Erscheinung treten läßt, d.h. die Stoffwechselkrankheit manifestiert. Diätetische Maßnahmen bei erblichen Stoffwechselkrankheiten, die durch überschüssig zugeführte Aminosäuren entstehen, beruhen immer auf dem Prinzip, die Zufuhr auf den essentiellen Anteil für die Proteinsynthese zu beschränken.

Da der Abbau des Methionins über das Cystein läuft, ist letzteres nicht essentiell und darf, soweit praktisch durchführbar, ebenso wie das Cystin, aus der Nahrung eliminiert werden. Der essentielle Anteil des Methionins erhöht sich, falls es auch als Cyst(e)inquelle dienen muß.

Die Endprodukte des Cyst(e)inabbaues (s. Stoffwechselschema Abb. 1) sind Taurin und Sulfate. Das *Taurin* entsteht durch Decarboxylation (Cysteamin) und anschließende Oxidation des Cysteins, weniger durch primäre Oxidation (Cystindisulfoxid) und nachfolgende Decarboxylation des Cystins. Die *Sulfat*bildung läuft vorwiegend über die Cysteinsulfinsäure, aus der unter Bildung von Brenztraubensäure oder Alanin der Schwefel in oxidierter Form abgespalten wird. Unter Einwirkung einer Desulfhydrase kann allerdings auch (wahrscheinlich zu einem geringen Teil) vom Cystein Schwefelwasserstoff abgespalten werden.

Bei der *Cystinose* besteht keine übereinstimmende Meinung darüber, ob der Abbauweg des Cyst(e)ins zum Taurin oder zum Sulfat blockiert ist. Für beide Wege bestehen normalerweise mehrere Möglichkeiten. Diese zu untersuchen, sind Substratbestimmungen, Aktivitätsmessungen einiger der beteiligten Enzyme und Bilanzen von Zufuhr und Urinausscheidung ^{35}S-markierten Cystins durchgeführt worden.

Im *Plasma* haben Substratanalysen nur geringen Aussagewert. Die Cystinkonzentration wurde leicht erhöht gefunden (Brigham *et al.*, 1960; Linneweh 1962: normal 0,95 mg-%, Cystinosen 1,61 mg-%), das Cystein zeigte keine Unterschiede: normal 0,14—0,54 mg-%, Cystinosen 0,31 und 0,32 mg-% (Brigham *et al.*, 1960) bzw. normal 0,24 mg-%, Cystinosen 0,26 und 0,26 mg-% (Linneweh, 1962). Das Taurin im Plasma betrug normal 0,74 mg-%, bei Cystinosen 0,92 mg-%, die Clearance war jedoch auf fast die Hälfte vermindert (Linneweh, 1962); die

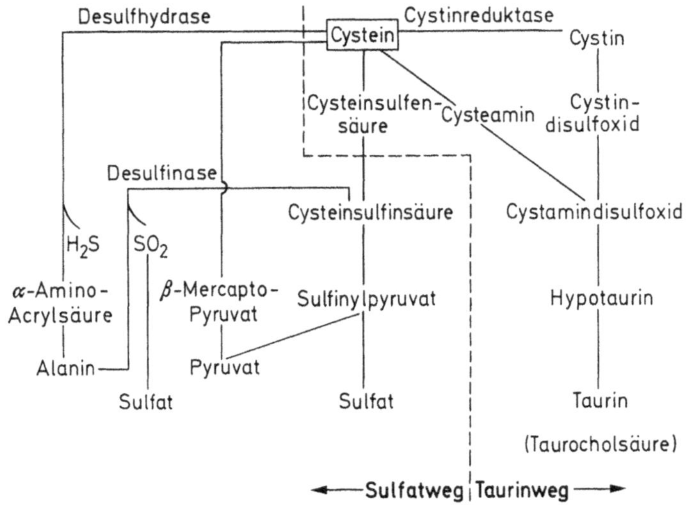

Abb. 1. Vereinfachtes Schema des Cystin-Abbaues, zusammengestellt nach Original-Publikationen der Jahre 1935—1964

Cysteinsulfinsäure war mit 0,05 mg-% etwa 5fach erhöht. Im *Urin* der Cystinosekranken konnten WORTHEN u. GOOD (1958) und SEEGMILLER u. HOWELL kein Taurin nachweisen, doch wurde es von LINNEWEH (1962) im Urin von 5 Fällen auf nur die Hälfte des Normalwertes herabgesetzt gefunden.

Etwas aufschlußreicher sind die Substratanalysen in der *Leber*. LINNEWEH *et al.* (1964) fanden im Biopsiematerial von 2 Cystinosekranken in mg/100 g Frischgewebe:

	Normal	Cystinose
Cystin	7,5 und 8,1	108 und 302
Methionin	0,4 und 0,6	1,8 und 3,0
Taurin	5,5 und 6,6	6,8 und 8,6

Die *Taurin*werte waren demnach in der Leber der Cystinosekranken nicht erhöht. PATRICK (1962) fand CO_2-Bildung nach Inkubation mit *nicht* markierter Cysteinsulfin- und -sulfonsäure und wollte damit beweisen, daß die entsprechenden taurinbildenden Decarboxylasen intakt seien. Doch konnten JACOBSON u. SMITH und LINNEWEH *et al.* (1964) nachweisen, daß menschliche Leber über diese Decarboxylasen gar nicht verfügt. ELDJARN hatte schon 1954 gezeigt, daß menschliche Leber das Taurin aus Cysteamin bildet (vgl. Abb. 1). Während PATRICK (1962) fand, daß die *Sulfat*bildung in Lebergewebe von Kontrollen und Cystinosekranken nach Cystinzusatz und die Sulfatausscheidung im Urin keine Unterschiede ergab, konnten LINNEWEH *et al.* (1964) zeigen, daß die Cysteinsulfinsäure normalerweise in Mengen von 12—30 mg/100 g Feuchtgewebe vorkommt, bei 3 Leberbiopsien von Cystinosekranken jedoch mit 45—55 mg/100 g Feuchtgewebe erhöht war. Da aus Cysteinsulfinsäure nur Sulfat gebildet werden kann, war hiermit ein evtl. Hinweis auf eine Störung der Sulfatbildung in der Leber gegeben.

4. Enzymaktivitäts-Bestimmungen

In *Blutzellen* sind nur wenige Untersuchungen über Cystinmetabolite durchgeführt. Der Tauringehalt der Thrombocyten war gering erniedrigt. Bei 3 Cystinosen fanden LINNEWEH *et al.* (1964) 18—28, normal 28—36 μM Taurin/10^{11} Thrombocyten. Die Cysteinsulfinsäure stieg in den Zellen nach Cystein-Inkubation (0,025 μM, 18 Std, 37°) auf etwa das Doppelte an. Auch dieser Befund steht im Einklang mit der Vermutung, daß die Sulfatbildungsrate bei Cystinose vermindert ist.

WORTHEN u. GOOD (1961) fanden im Gesamtblut eine Aktivitätsverminderung der Cystinreduktase. Sie bestimmten normal $1,43 \pm 0,30$ μM/ml, bei 2 Cystinosefällen dagegen nur 0,62 und 0,7 μM/ml und verwiesen auf BRIGHAM *et al.*, die im Plasma zweier Fälle etwas erhöhte Cystinkonzentrationen gefunden hatten (s. o.). MAHONEY u. TRUMP bestätigten den Befund, indem sie in Erythrocyten normal $5,2 \pm 1,1$, bei Cystinose $2,2 \pm 0,8$ Micromol SH/ml Erythrocytenbrei bestimmten. Doch wies HOWELL darauf hin, daß sich dieses Defizit nur wenig auswirke.

Andererseits glaubten SEEGMILLER u. HOWELL, daß die Transhydrogenase, die den Wasserstoff des reduzierten Glutathions auf Cystin überträgt, vermindert sei, ohne jedoch Zahlen zu nennen. PATRICK (1962) konnte keinen der bisher genannten Enzymdefekte bestätigen und gab darüber hinaus an, auch die Glutathionreductase einschließlich der Konzentration des reduzierten Glutathions, weiterhin die Cystein-Desulfinase und -Desulfhydrase hätten normale Resultate ergeben. Die zitierten Befunde zeigen, daß die Cystinoseforschung noch weit davon entfernt ist, dem kausalen hereditären Enzymdefekt auf die Spur zu kommen. Unter diesen Umständen gewinnt die Frage steigende Bedeutung, ob der Enzymdefekt vielleicht mit einer gestörten Zellmembranfunktion eng gekoppelt ist (s. Kap. 5 und S. 419).

5. Bilanzuntersuchungen und Zellumsatzraten

Es ist das Verdienst FREUDENBERGs (1949), auf die bei Cystinosekranken im Urin erhöhte Neutralschwefel-Fraktion hingewiesen zu haben. Es handelt sich dabei um schwefelhaltige Verbindungen, die weder primär noch nach Hydrolyse als Sulfat vorliegen, d.h. also, daß sie mit Bariumchlorid nicht ausgefällt werden können. Dieses war das erste Anzeichen dafür, daß sich intermediäre Abbauprodukte, die nicht die Endstufe Sulfat erreicht haben, im Plasma ansammeln und von der Niere ausgeschieden werden. Das gleiche geschieht, wenn Cystin an Kaninchen verfüttert wird: LEWIS fand darunter einen Anstieg des Neutralschwefels von 0,020 g auf 0,10—0,16 g tgl. SEEGMILLER u. HOWELL stellten fest, daß nach Infusion von ^{35}S-Cystin bei Cystinosekranken radioaktives SO_4 im Urin ausgeschieden wird. LINNEWEH *et al.* (1964) führten diesen Versuch quantitativ durch und fanden nach Applikation einer Menge von 30 μg/kg Körpergewicht innerhalb 60 Std bei Gesunden 61%, bei Cystinosekranken nur 38% der Aktivität im Urin. Dem Einwand BERLOWs, daß die beiden untersuchten Cystinosefälle eine Ausscheidungsinsuffizienz der Niere gehabt haben könnten, sind wir dadurch zuvorgekommen, daß wir Fälle mit den günstigsten Clearancewerten ausgewählt (keine Einschränkung der Glomerulumfiltration), vor allem aber die Versuchsdauer auf 60 Std ausgedehnt haben. Offensichtlich wurde ein Teil des markierten Cystins stark verzögert metabolisiert, teils vielleicht auch abgelagert. Wichtiger aber ist ein anderer Befund, nämlich der Vergleich der ausgeschiedenen $^{35}SO_4$-Mengen. Während bei 2 Kontrollfällen dieser Anteil 75% betrug, lag er bei den beiden Cystinosekranken um 52%. Dies ist aber der bisher klarste Hinweis, daß die *Sulfatbildung im Cystinose-Metabolismus gestört ist.* Die Erhöhung der Cysteinsulfinsäure, eines Metaboliten ausschließlich des Sulfatweges, hatte uns zu diesen Untersuchungen veranlaßt. SCHÄRER u. ANTENER konnten ebenfalls in einer Stichprobe feststellen, daß bei Cystinose im Urin die Ausscheidung des Sulfatschwefels erniedrigt, die des Neutralschwefels erhöht war.

Mit einem Befund von SCHNEIDER *et al.* (1968) wird eine neue Frage aufgeworfen, nämlich die des Membrantransportes bei Cystinose. Sie fanden, daß Cystinose-Zellen (Leukocyten) doppelt so viel ^{35}S-Cystein aufnehmen als normale. 40% lagen danach intracellulär als Cystin vor, in normalen Leukocyten nur 2%. Außer einem Transportdefekt (auch in umgekehrter Richtung?) diskutieren die Autoren noch einen Mechanismus zur Aufrechterhaltung einer normalen intracellulären Cysteinkonzentration. Die Frage eines gestörten Membrantransportes wird in naher Zukunft näher untersucht werden müssen (vgl. S. 419).

6. Toxische Wirkung schwefelhaltiger Metabolite auf Enzymaktivitäten

Schon von WALDSCHMIDT-LEITZ u. SCHÄFFNER war nachgewiesen worden, daß die alkalische Phosphatase in Gewebshomogenaten durch Cystin und Cystein gehemmt wird. ALBERS nahm als Wirkungsmechanismus dieser Hemmung eine Reduktion des Phosphatasemoleküls an. Bei der *Cystinose* wurde eine enzyminhibitorische Wirkung auf die alkalische Phosphatase im Nierengewebe erstmals von STOWERS u. DENT (1947) beobachtet (1951 durch BAAR bestätigt). STAVE u. WILLENBOCKEL wiesen nach, daß Cystein im Tierversuch stärker hemmte als Cystin. Nach WILLENBOCKEL u. LINNEWEH hatte Cystein in einer Konzentration von 0,02—0,0025 M eine 80%ige Hemmwirkung, sowohl im Nierenhomogenat wie bei gereinigter Darmphosphatase.

Mit diesen Hinweisen soll nicht gesagt werden, daß die alkalische Phosphatase eine besondere pathogenetische Bedeutung, etwa für die Nierenfunktion, habe. Wahrscheinlich darf man sie der Nierentubulusschädigung gleichordnen, aber nicht überordnen. Eine Reihe anderer Enzyme wird in der Niere und Leber ebenfalls durch Cystein und Cystin gehemmt. WEBER versuchte 1953 den renalen Kaliumverlust durch Carbanhydrasehemmung zu erklären. SCHWARZ-TIENE *et al.* zeigten, daß auch die ATP-ase wie die Asparagin- und Bernsteinsäure-Dehydrogenase durch Cystein im Tierversuch gehemmt werden. Nachdem BONTING auch die Milchsäuredehydrogenase erniedrigt gefunden hatte, stellten CLAYTON u. PATRICK die Regel auf, daß der Cystinüberschuß in den Zellen der Cystinosekranken die SH-abhängigen Dehydrogenase-Systeme unfähig mache, die Oxidation in dem notwendigen Umfange zu katalysieren. Sie machten darauf aufmerksam, daß die Erhöhung der Brenztrauben- und α-Ketoglutarsäure im Serum diese Interpretation bestätige. Bei systematischen Untersuchungen PATRICKs (1965) konnte die Reihe der gehemmten SH-abhängigen Enzyme auf die Glucose-6-Phosphat-Dehydrogenase, Hexokinase, Aminolävulinsäure-Dehydratase, Alkohol-Dehydrogenase und das Coenzym A ausgedehnt werden. Dabei scheint es wichtig zu betonen, daß eine Reaktivierung durch Cysteinzusatz nur teilweise gelang. So bleibt die Frage offen, ob außer den Thiolen auch die Disulfide einen, wenn auch geringen, Hemmeffekt, vielleicht durch einen anderen Mechanismus, ausüben können. Das Cystin ist dafür kein überzeugendes Beispiel, weil es in biologischem Milieu zu Cystein reduziert werden kann. Aber SKREDE *et al.* haben darauf hingewiesen, daß auch Tetrathionat, das nicht reduziert wird, einen hemmenden Einfluß hat. Sie wiesen ferner darauf hin, daß der Verlust der Nicotinamid-Nucleotide in den Mitochondrien ein Grund für die Inaktivierung sei, denn NAD-*un*abhängige Enzyme würden in ihrer Wirkung nicht beeinträchtigt. Eine weitere Inaktivierung, nämlich die der α-Oxyglutamatdehydrogenase durch Cysteamin beruhe auf der Bildung eines gemischten Disulfides mit Coenzym A. SCHÄRER u. ANTENER äußern sich in der Weise, daß die Hemmung der SH-abhängigen Dehydrogenase-Systeme eine allgemeine DPNH-Verarmung unterhalten könnte. Der von LINNEWEH (1962) erhobene Befund, daß die Relation DPN : DPNH bei Kontrollen 5,1, bei Cystinosen 6,5 betragen habe, ist in diesem Sinne kaum zu deuten.

Seltener wird über *Aktivitätssteigerungen von Enzymen* bei Cystinose berichtet. Nur LINNEWEH (1962) weist darauf hin, daß die Glutaminsäure-Dehydrogenase und die Glutamat-Oxalacetat-Transaminase in Leberbiopsiematerial um etwa 100% gesteigert waren. Aus dem gleichen Arbeitskreis wurde von VETRELLA u. BARTHELMAI über eine Aktivitätssteigerung der Glucose-6-Phosphat-Dehydrogenase in den isolierten Leukocyten, und zwar bei homozygoten Kranken auf das 3,7—8fache berichtet. Beide Befunde bedürfen der Bestätigung, bevor Deutungen versucht werden.

7. Toxische Wirkung schwefelhaltiger Metabolite auf subcelluläre Strukturen

In den letzten Jahren ist die Forschung vorwiegend auf die Frage gerichtet, in welchen Zellkompartimenten das Cystin, welches außer in lichtmikroskopisch sichtbaren Kristallen intracellulär auch in amorphem Zustand vorhanden sein muß, abgelagert ist und welche mikrostrukturellen Veränderungen sich aus der toxischen Wirkung von Thiol- bzw. Disulfidgruppen ergeben.

Durch NEUBERT u. LEHNINGER ist bekannt geworden, daß Thiol- bzw. Disulfidgruppen *mitochondriale* Noxen sind und daß sie sich deshalb auch am Nierentubulus deletär auswirken müssen. MORECKI *et al.* haben elektronenmikroskopisch gezeigt, daß ein Teil des Cystins von Darmbiopsiematerial in veränderten Mitochondrien abgelagert ist, teils unter Verlust ihrer Cristae, und zwar amorph. In vitro verursachen nach SKREDE *et al.* Disulfide Schwellungen der Mitochondrien und eine Hemmung der oxidativen Phosphorylierung; sie sollen den Sauerstoffverbrauch der Mitochondrien herabsetzen. Diese Befunde machen es wahrscheinlich, daß eine größere Zahl mitochondrialer Enzyme bei Cystinose Hemmeffekte zeigt. Als Beispiel sei an die schon frühzeitig herbgesetzte Aktivität des typischen mitochondrialen Enzyms Succinodehydrogenase (s.o.) erinnert.

In andere Richtung weisen neuere Befunde von SEEGMILLER *et al.* (1968). Wenn Leukocyten subcellulär mit 0,25 M Sucrose fraktioniert werden, gehen 75% des Cystins in die granuläre Fraktion. Cystin war dort stärker konzentriert als das lysosomale Enzym der saueren Phosphatase, während sich die Cystin-reduzierenden Enzyme in der löslichen Fraktion befanden.

Die in Lymphknoten abgelagerten Kristalle sind im elektronenoptischen Bilde von einer Membran umgeben (PATRICK u. LAKE). Da in ihrer Peripherie saure Phosphatase nachweisbar ist, wird angenommen, daß das Cystin *lysosomal* abgelagert wird. Das würde bedeuten, daß es dort wahrscheinlich auch entsteht. Aus diesen Feststellungen leitet sich die Folgerung ab, daß die Cystinose ätiologisch auf dem Defekt eines lysosomalen Enzyms oder der Lysosomen-Membran beruht. Extralysosomale Enzyme, die auch den Cystinmetabolismus katalysieren, können aber das abgelagerte Cystin nicht erreichen.

Im Mittelpunkt des nosologischen Interesses steht die Schädigung der Nierentubuli mit der konsekutiv fortschreitenden interstitiellen Nephritis. Die hier erörterten Resultate haben unmittelbaren Zusammenhang mit den nephrotoxischen Vorgängen, in deren Beginn die für die Tubulusfunktion wichtigen Enzymaktivitäten geschädigt werden (vgl. S. 412).

8. Lichtmikroskopische und elektronenoptische Manifestationen des pathologischen Cystinstoffwechsels

Die in diesem Kapitel erwähnten Befunde sollen sich darauf beschränken, einerseits die kristallinen Ablagerungen zu besprechen, soweit sie für die klinische und histologische Diagnostik Bedeutung haben (Auge, Lymphknoten, Knochenmark), andererseits aber auch pathogenetisch wichtige strukturelle Veränderungen zu berücksichtigen, die das Krankheitsbild prägen (Zwergwuchs, Rachitis) und seine Prognose bestimmen (Nierenschäden).

Die kristalline Cystinablagerung findet sich in Reticulum- und phagocytierenden Zellen. Haut, Muskeln, Nerven und die epithelialen Zellen des Verdauungstraktes sind davon frei. In den mesenchymalen Anteilen des *Plexus choreoideus* wurden von LIGNAC (1924) Kristalle nachgewiesen; er führte den gleichzeitig bestehenden Hydrocephalus auf Hypersekretion infolge chronischer Reizung zurück. Vermutlich ist dieser positive histologische Befund aber sehr viel häufiger als bisher bekannt, ohne daß ein Hydrocephalus besteht; nur einmal wird von WOLF darauf verwiesen, ohne daß ein Hydrocephalus bestand. Von diesem wird auch erwähnt, daß die Cystinkristalle in völlig reizloser Umgebung lagen.

Die Befunde an den *Augen* sind eingehend von BÜRKI (1941) beschrieben worden. Der Grad der Cystindeposition ist in ansteigender Reihenfolge angegeben: Corpus ciliare (Zotten und Grundplatte), Uvea, Episclera, Conjunctiva und Cornea. In letzterer treten die Kristalle zuerst in der Peripherie auf, die oberflächlichen Schichten sind dabei am stärksten betroffen. Die Kristalle liegen intracellulär; nadelförmige Kristalle in der Conjunctiva sollen auch extracellulär angetroffen werden, bevorzugt in den Gefäßwänden (COGAN, 1956). Ob die von WONG *et al.* beschriebenen Pigmentdefekte des Augenhintergrundes einen pathologischen Charakter haben und gar für die Cystinose spezifisch sind, scheint uns fraglich, da wir sie bei 6 daraufhin untersuchten Fällen nicht bestätigen können.

Die schon von LIGNAC in den Reticulumzellen der *Lymphknoten* beschriebenen Cystindepositionen werden seit der Anregung von BICKEL und BAAR (1952) bioptisch-diagnostisch genützt.

Häufiger wird das *Knochenmark* für den Nachweis der Cystinkristalle herangezogen. Sie liegen dort in Nestern, doch ist es notwendig, genügend Material zu gewinnen, um sicher zu sein, ob im Knochenmark Kristalle vorhanden sind oder nicht. Die Methode wurde erstmalig von ESSER (1941) empfohlen. Diese Autorin beschreibt sie als 6- oder 4eckige Plättchen, teils Geldrollen bildend, im Reticuloendothel gelegen. Von der speichernden Zelle sei oft nur noch die Zellmembran erhalten. Die Reticulumzellen selbst sind, wie etwa bei gewissen Lipoidosen, nicht vermehrt.

Die Veränderungen am *Skelet* betreffen in erster Linie die Wachstumszonen. Im Frühstadium handelt es sich um die typischen rachitischen, im Spätstadium um postnephritische osteodystrophische Veränderungen. ROULET beschrieb osteosklerotische Umbaustörungen mit lacunärer Resorption, Markfibrose und zusammengesetzten Bälkchen. Das Spongiosagerüst war insgesamt verdichtet. Die Osteodysplasie kommt klinisch in der Auftreibung der Metaphysen und Eindellung der normal verkalkten Epiphysenlinie zum Ausdruck. Röntgenologisch ist die Honigwabenzeichnung der Metaphysenregion charakteristisch; Deformierungen, Infraktionen, Looserzonen und teils Frakturen sind die Folgen.

Im Mittelpunkt der durch den gestörten Cystinmetabolismus geschädigten Organe stehen die *Nieren*. BEUMER u. WEPLER fanden eine chronisch-interstitielle Nephritis mit teils atrophischen, teils erweiterten Tubulusabschnitten. Hauptsitz der Kristallablagerungen war auch hier das gefäßbegleitende Bindegewebe. ROULET sah teils Nephrose (wie auch LIGNAC, 1924; FANCONI, 1936), teils interstitielle entzündliche Rundzelleninfiltrate. Parenchymschrumpfung unter Beteiligung der Glomerula sah er erst terminal. Grundsätzlich scheinen sowohl lichtmikroskopisch (FREUDENBERG, 1958) wie elektronenoptisch (JACKSON *et al.*) die ersten Veränderungen an den Tubuluszellen aufzutreten. Dilatation, Abflachung der Epithelzellen, Verlust des Bürstensaumes, dann Verdickung der Basalmembran. Die Mitochondrien waren geschwollen und hatten eine ovale Form angenommen. Die Tubuluskerne waren vermindert. In fortgeschrittenen Fällen Hyalinisation der Glomerula.

Der Beginn der histologischen Veränderungen liegt im 1. Lebensjahr. Während BEUMER bei einem älteren Säugling schon die interstitielle Nephritis sah, waren bei dem gleichaltrigen Säugling HOTTINGERS (1947) noch keine Nierenveränderungen nachweisbar.

Die Ansicht von DARMADY u. STRANACK, daß die Verschmälerung und Verlängerung der Tubuli in Glomerulum-Nähe (swan neck) eine angeborene Mißbildung von kausaler Bedeutung für die Cystinose sei, ist in der Folgezeit abgelehnt worden (FREUDENBERG, 1958; WORTHEN u. GOOD, 1958). Der „Schwanenhals" ist ein sekundäres Phänomen und nicht auf Cystinosefälle beschränkt.

Die Cystinablagerungen in *Leber und Milz* haben geringe pathogenetische Bedeutung. In der Milz ist der Cystingehalt unter allen Organen am größten (LINNEWEH, 1953; STAVE, 1956: 8—16% der Trockensubstanz!)

In den letzten Jahren hat die Cystindeposition in den polymorphkernigen *Leukocyten* wachsendes Interesse gefunden. Nachdem LIGNAC und KORN Cystinkristalle in Leukocyten gesehen hatten, untersuchten SCHULMAN *et al.* (1970) die polymorphkernigen Leukocyten elektronenmikroskopisch. Sie beschrieben große Vacuolen im Cytoplasma, die von einer Membran umgeben waren. Teils lag darin homogenes Material, teils waren sie leer. Die Zahl der Lysosomen war vermindert. Die Autoren nehmen an, daß das Cystin lysosomal (vgl. S. 413) amorph abgelagert wird, was sie für die polymorphkernigen Leukocyten, die zur Phagocytose und Pinocytose fähig sind, gezeigt zu haben glauben (vgl. dagegen WENSKE und LINNEWEH, 1972; S. 419).

9. Nephrotoxische Cystinwirkungen

Es galt lange Zeit als ungeklärt, ob die das Krankheitsbild der Cystinose prägende Nierenschädigung primär, etwa angeboren (vgl. im vorhergehenden Kapitel S. 414), oder eine Folge des gestörten Cystinstoffwechsels sei. Die kausalen Beziehungen der Nierenläsionen mit dem gestörten Cystinstoffwechsel wurden abgelehnt, solange die Cystinose als Variante der klassischen Cystinurie galt. Erst als die genetischen, nosologischen und biochemischen Argumente (DENT u. HARRIS, 1951) eindeutig dafür sprachen, daß es sich um völlig verschiedene Krankheiten handelt, wurden die schon seit Jahrzehnten bekannten *Tierversuche* richtig gewertet. BEUMER u. WEPLER und vor ihnen eine Reihe anderer Autoren (vgl. COX *et al.*) zeigten, daß Cystinverfütterung schwere Nierenschädigungen bewirkt; aus der experimentell erzeugten Hyperacotämie folgerten sie, daß die „Cystinkrankheit“ das Resultat einer durch Cystin geschädigten Niere sei. Auch die Ossifikationsstörungen wurden als renal bedingt erkannt (HOTTINGER, 1941). STAVE zeigte 1956, daß das im Tierversuch erzeugte Syndrom: generalisierte Hyperaminoacidurie, Proteinurie, Hyperacotämie und Glucosurie ebenso wie die Phenolrotsekretion, das Urin-pH und schließlich die Inulin-Clearance eine der Cystinose sehr ähnliche Entwicklung bot. FREUDENBERG betonte 1958, daß diese typischen Veränderungen nur bei jungen Tieren zu erreichen sind und weiterhin, daß Cystinverfütterung zwar die typischen Tubulusschäden verursache, aber nicht zu kristalliner Ablagerung führe. Nachdem FREUDENBERG (1949) noch gemeint hatte, die Nierenschädigung sei Folge der Cystin-„Ablagerung“ und auch WORTHEN u. GOOD (1961) und SCHÄRER u. ANTENER noch von den Auswirkungen der Cystin-„Anhäufung“ sprachen, hatte sich FREUDENBERG schon 1958 dahingehend korrigiert, daß unlöslich abgelagertes Cystin keine toxische Wirkung mehr haben könne.

Die Tubulusnoxe(n) können auf die enzymatischen transtubulären Transportsysteme anscheinend in zweierlei, und zwar entgegengesetzter Art, wirken (vgl. Kapitel 6, S. 412). Wie oben ausgeführt wurde, gibt es einerseits SH-abhängige Enzyme, die bei Cystinose geschädigt sind, aber durch Cystein-Zusatz teilweise reaktiviert werden können, andererseits solche, die durch eine allerdings unphysiologisch hohe Konzentration von Cystein inhibiert werden. Diese Wirkung kommt auch der Maleinsäure zu, die mit SH-Gruppen Thioäther bildet (HARRISON *et al.*, 1954), so daß die SH-abhängigen Tubulusfunktionen geschädigt werden. Die gleiche Inhibition erfährt die alkalische Nierenphosphatase, ohne daß deren Folgen bekannt sind.

Das *klinische Bild der Cystinose* wird zunächst immer durch *proximal-tubuläre* Störungen beherrscht. Die Glucosurie, Hyperaminoacidurie, Hyperphosphaturie und „Bicarbonaturie“ sind so zu erklären. Die Tm_G und Tm_{PAH} deuten darauf hin, daß die Tubuli diffus geschädigt sind (WORTHEN u. GOOD, 1958). Die glomeruläre Funktion wird zu einem späteren Zeitpunkt in Mitleidenschaft gezogen (vgl. histologische Befunde S. 415).

FREUDENBERG (1958) weist darauf hin, daß die Partialfunktionen der Tubuli voneinander unabhängig und in unterschiedlichem Grade gestört sein können. So überrascht es nicht, daß mit der Zeit prinzipiell auch *distal-tubuläre* Störungen bei Cystinose auftreten. Dazu einige neuere Literatur-Angaben: LINDER beobachtete beim Fanconi-Syndrom (s. u.) eine verminderte Ammoniak-Ausscheidung bei kompensatorischer Hypercalciurie. Auch STAVE (1956) berichtet von herabgesetzter Ammoniogenese in Tierversuchen und folgert daraus auf eine Inhibition desaminierender Enzyme. Wenn WORTHEN u. GOOD (1958) bei Cystinosekranken die Ammonium-Sekretion wie die Konzentrationsfähigkeit der Nieren intakt fanden, so daß distaltubuläre Störungen ausgeschlossen werden konnten, so liegt hier kein Widerspruch vor, weil im Tierversuch Maximalveränderungen angestrebt wurden, bei den Erkrankungen des Menschen aber Stadien verschiedener Krankheitsgrade beobachtet werden. Weitere Hinweise stammen von WEBER auf den Befund einer renalen Anacidogenese mit Acidose und Hyperchlorämie (renale tubuläre Acidose). Der dabei bestehende Kaliummangel wurde durch Hemmung der Carbanhydrase im distalen Tubulus erklärt. Schließlich führt auch HARRISON (1968) aus, daß die Bicarbonat-Resorption teilweise im distalen Tubulus erfolgt, ihre Störung bei der Cystinose aber keine Nephrocalcinose nach sich zieht, weil dabei Citrat in den Urin übergeht, bei dem Krankheitsbilde der renalen Acidose dieses dagegen quantitativ rückresorbiert wird.

10. Aminosäuren- und Elektrolytkonzentrationen im Plasma und Urin einschließlich Clearances

Eine vermehrte Aminosäuren-Ausscheidung im Urin wurde erstmalig von McCune *et al.* (1943) beschrieben. Doch konnte von Fanconi u. Bickel (1949) ein für die Cystinose typisches Aminosäuren-Muster festgestellt werden. Da damals die Papierchromatographie benutzt wurde und die Aminosäurenkonzentrationen im Plasma und Urin nur schätzungsweise („semiquantitativ") ermittelt werden konnten, zogen Bickel *et al.* (1952) den irrtümlichen Schluß, daß erhöhte Plasmakonzentrationen die Ursache der Hyperaminoacidurie seien, diese also auf einem overflow-Mechanismus beruhe. Dent widersprach dieser Ansicht und bezeichnete die *Hyperaminoacidurie* als rein renal. Evered (1956) und Cusworth u. Dent (1960) führten die ersten säulenchromatographischen Plasma- und Urinuntersuchungen durch und wiesen erhöhte Aminosäuren-Clearances bei meist normalen Plasmakonzentrationen nach. Die gestörte tubuläre Rückresorption für Aminosäuren, die Fanconi bereits 1936 vermutet hatte, war durch diese exakteren Analysen der Diskussion und Spekulation entzogen. Cusworth u. Dent betonen, daß die Plasma- und Urinkonzentrationen und damit auch die Clearancewerte vom veränderlichen Nierenfunktionszustand abhängig sind. Bei fortschreitender Niereninsuffizienz sinkt die glomeruläre Filtration schneller ab als die tubuläre Rückresorption, so daß immer auch die glomeruläre Filtration mittels Inulinclearance ermittelt werden muß, wenn Aminosäurenclearances bestimmt werden. Dies wurde von Kretchmer u. Worthen und Good (1958) wie weiteren Autoren auch berücksichtigt. Die ersten in der Literatur bekanntgewordenen säulenchromatographisch ermittelten Aminosäurenwerte des Plasmas und Urins (s. o) wurden 1962 von Linneweh für die Errechnung durchschnittlicher *Clearancewerte* herangezogen ($n = 5$), wobei sich gesteigerte Clearances bei leicht gesenkten Plasmawerten ergaben. Eine vergleichsweise gesteigerte Cystinclearance bei leicht erhöhtem Plasmawert (1,68 $\pm$ 0,13 mg-% bei $n = 7$ und 1,03 $\pm$ 0,12 mg-% bei $n = 10$) und gleichfalls erhöhtem Taurinspiegel im Plasma (0,92 mg-% gegenüber normal 0,72), aber herabgesetzter Clearance wurden dabei erwähnt, ohne damit eine von Hagge u. Brodehl unterstellte „spezielle Störung des renalen Cystinstoffwechsels" zu postulieren. Es ist wohl nicht angängig, 3 Fälle der einen Autorengruppe 7 Fällen anderer Autoren gegenüberzustellen und daraus gegensätzliche Auffassungen abzuleiten. Die Variabilität der Stoffwechselsituation in den verschiedenen Stadien der progredient verlaufenden Cystinose wurde von Linneweh *et al.* (1964) wie vorher von Cusworth u. Dent ausdrücklich hervorgehoben.

Die geringe, chromatographisch oft nachweisbare *Glucosurie* hat keine diagnostische Bedeutung. Sie ist ein mit gestörter Aminosäuren- und Phosphatrückresorption gekoppeltes Symptom proximaltubulärer Schädigung.

Die Angaben über die Ursachen der *Acidose* sind nicht einheitlich. Die Herabsetzung der „Alkalireserve" im Blut wurde von Fanconi (1946) erwähnt, der seinerseits auf van Creveld *et al.* verweist. Worthen u. Good (1958) führen die Acidose auf eine Kombination einer vermehrten Ausscheidung organischer Säuren, die Kationenverlust zur Folge hat, und der herabgesetzten Fähigkeit der Niere zur Bicarbonatkonservierung zurück. Beides wird auch von Bickel *et al.* (1952) erwähnt. Auf die hyperchlorämische Form der Acidose verweisen auch Weber u. Harrison *et al.* (1968); letzterer hält ebenso wie Worthen u. Good und Brown den Bicarbonatverlust für die wichtigste Acidose-Ursache. Weber neigt dagegen mehr zur Annahme einer Anacidogenese.

Freudenberg (1958) meint dagegen, der Urin sei meist sauer, die Ursache der Acidose nicht geklärt; eine Hyperchlorämie sei selten. Während die Bicarbonatresorption vorwiegend proximal vor sich geht, könnte bei gleichzeitiger Funktionsstörung des distalen Tubulus die Acidogenese (s.o.) und Ammoniogenese in Mitleidenschaft gezogen werden. Worthen u. Good und Freudenberg (1958) fanden jedoch eine hohe NH_4-Ausscheidung im Harn. Erst Clayton u. Patrick (1961) sowie Schärer u. Antener äußerten sich über die Art und Herkunft der organischen Säuren. Die Hemmung des SH-abhängigen Dehydrogenase-Systems im Krebscyclus bedingt eine Pyruvatvermehrung im Blut. Während die normale Konzentration 0,82—1,40 mg-% beträgt, wurden bei Cystinose 1,46—2,24 mg-% gefunden. Die Blutacidose hat demnach teils metabolischen, teils hyperchlorämischen, renalen Charakter.

Von den Elektrolyten verdienen zwei weitere eine besondere Erwähnung, das Kalium und die Phosphate, weil beide im Blutionogramm häufig verändert sind und den Krankheitsverlauf mitbestimmen. Auf die häufige *Hypokaliämie* wiesen Bickel *et al.* (1952) und Weber hin. Sie ist renal bedingt: Freudenberg (1954) fand eine tägliche Ausscheidung von 0,9—1,3 g, d.h. 48—65% der Gesamtbasen. Nach Harrison (1968) führt dies auch zu einer Beeinträchtigung des distalen Natriumtransportes, die für die Polyurie und Isosthenurie mitverantwortlich ist. Eine kaliumverbrauchende Glucosebelastung ist in der hypokaliämischen Phase gefährlich. Mit fortschreitender Verminderung der Glomerulumfiltration kommt es mehr und mehr zu hyperkaliämischen Symptomen.

Auf die *Hypophosphatämie* im Frühstadium der Cystinose wiesen Fanconi (1936), Russel u. Barrie, van Creveld *et al.* und McCune *et al.* (1943) hin; letztere erwähnen ihr schlechtes Ansprechen auf Vitamin D. Die tubuläre Phosphatrückresorption ist vermindert (McCune *et al.*). Ein Hyperparathyreoidismus kann daran beteiligt sein, wenn die intestinale Calciumresorption vermindert ist. Calcium-Infusionen (Fellers) können den renalen PO_4-Verlust vorübergehend mindern. Bickel *et al.* (1952) haben die Hypophosphatämie auf eine verminderte intestinale Ca- und PO_4-Resorption zurückgeführt, letztere zumindest teilweise. Bei Verminderung des Glomerulumfiltrates sinkt das PO_4-Angebot an die Tubuli ab, so daß die C_{PO_4} absinkt. Es resultiert eine Hyperphosphatämie (Bickel *et al.*, 1952; Brodehl, Hagge u. Gellissen). In diesem Stadium sprechen die Tubuli auch nicht mehr auf das Parathormon an.

Eine kombinierte *Inulin-PAH-Clearance* wurde 1955 von Bickel bei einem Säugling mit Cystinose durchgeführt, 1958 von Worthen u. Good bei einem Kleinkind mit Cystinose. Nach Brodehl, Hagge u. Gellissen (1965) war die tubuläre PAH-Sekretion schon bei einem $4^1/_2$ Monate alten Säugling herabgesetzt, die Glomerulumfiltration noch intakt. Im weiteren Krankheitsverlauf, der mit einer progredienten Verschlechterung der Nierenfunktion identisch ist, steigt die Filtratfraktion auf über 100% an. In den Spätstadien kommt die PAH-Sekretion fast völlig zum Erliegen, während die C_{In} wesentlich langsamer abfällt.

Wir selbst bevorzugen zur Verlaufskontrolle der Cystinose den *Phenolrot-Test.* Der 15-min-Wert der Phenolrotsekretion ist meist schon auf ein Drittel abgesunken, bevor die Diagnose gestellt wird und die Kranken in klinische Betreuung gegeben werden. Dies bestätigt die Erfahrung, daß der proximale Tubulus am frühesten geschädigt wird. Es ist interessant, daß Kranke mit 15-min-Werten zwischen 1—3% gegenüber dem Normalwert von 25—30% Ausscheidung des injizierten Phenolrotes sich subjektiv noch so wenig krank fühlen, daß eine ambulante Betreuung möglich ist.

Die bei Cystinose regelmäßig beobachtete *Hyperacotämie* tritt nicht erst auf, wenn das Glomerulumfiltrat absinkt. Sie ist auch als Phänomen einer tubulären

Schädigung insofern bekannt, als dann eine Rückdiffusion harnpflichtiger N-Substanzen erfolgen kann, bei der trotz hochgradiger Hyperacotämie noch subjektives Wohlbefinden herrschen kann. Eine herabgesetzte Harnstoffclearance ist in solchen Fällen meist ein glomerulär *und* tubulär bedingtes Phänomen. Die retinierten N-Substanzen sind die gleichen wie bei anderen Nierenkrankheiten; Harnstoff dominiert mit etwa 90%, Aminosäuren sind daran nicht beteiligt, weil diese keine von der Norm nennenswert abweichenden Plasmakonzentrationen zeigen.

11. Intracelluläre Cystinbefunde

Mit der Analyse der Aminosäuren im Ultra-Mikro-(Nanomol)-Bereich, der subcellulären Fraktionierung durch Dichtegradienten-Zentrifugation und der Elektronenmikroskopie haben sich Möglichkeiten ergeben, die Cystinstoffwechselforschung von Plasma-, Urin- und entsprechenden Bilanzuntersuchungen auf den Intracellularbereich zu verlagern. Hierfür boten sich isolierte Leukocyten und kultivierte Hautfibroblasten an. SCHNEIDER *et al.* fanden 1967 in Leukocyten, die sie zunächst nicht weiter in polymorphkernige Leukocyten und Lymphocyten aufgetrennt hatten, bei Cystinosekranken Cystinkonzentrationen von $6{,}44 \pm 2{,}76$ μM/l/2 Cystin/g Protein gegenüber einem Normwert von $0{,}081 \pm 0{,}064$. Sowohl in den Leukocyten als auch in kultivierten Hautfibroblasten waren Cystin*kristalle* nicht vorhanden (vgl. aber LIGNAC u. COGAN, S. 405, 408). In Fibroblasten ermittelten SCHNEIDER *et al.* (1967) entsprechend erhöhte Cystinwerte: $8{,}40 \pm 1{,}33$ μM/$^1/_2$ Cystin/g Protein gegenüber einem Normwert von $0{,}34 \pm 0{,}26$. Das Cystin war nach SCHULMAN *et al.* (1969) und HUMMELER *et al.* (1970) vorwiegend in der lysosomalen Fraktion angereichert, was mit elektronenmikroskopischen Befunden von PATRICK u. LAKE in Einklang stand. MORECKI *et al.* fanden in Darmbiopsiematerial dagegen das Cystin in veränderten Mitochondrien abgelagert, die ihre Cristae eingebüßt hatten, und homogenes Material, das wahrscheinlich aus Cystin bestand (vgl. auch S. 413). Sowohl bei lysosomaler wie mitochondrialer Ablagerung war das Cystin von einer Doppelmembran umgeben.

SCHULMAN *et al.* argumentierten, daß sie nur in phagocytierenden polymorphkernigen Leukocyten das Cystin vermehrt gefunden hätten, nicht aber in Lymphocyten, die auch über Lysosomen verfügen. Ihre Vermutung, daß die Empfindlichkeit ihrer Aminosäuren-Bestimmungsmethode vielleicht nicht ausreiche, dies mit Sicherheit festzustellen, trifft in der Tat zu, denn WENSKE u. LINNEWEH (1972) fanden mit einer Nanomolmethode (LINNEWEH, BARTHELMAI u. WENSKE, 1969) um etwa den Faktor 6 erhöhte Cystinwerte in isolierten Lymphocyten (vgl. S. 422).

Nach der Feststellung der 80fach erhöhten Cystinkonzentration in Leukocyten gegenüber einem Cystin-Plasmawert, der nach BRIGHAM *et al.* (1960) bei 2 Cystinosekranken mit 1,82 und 2,05 mg-%, nach LINNEWEH (1962) mit 1,51 und 1,71 mg-% nur leicht erhöht gefunden wurde (normal 1,08 mg-% nach BRIGHAM *et al.*, $1{,}03 \pm 0{,}12$ mg-% ($n = 10$) nach LINNEWEH), bestand kein Zweifel daran, daß diese erhebliche Konzentrationsdifferenz durch eine Barriere in Form der Leukocytenmembran bedingt ist. Dies wurde noch deutlicher durch die Erfahrungen von MAHONEY *et al.* (1966), die mittels Hämodialyse nur Plasmacystin entfernen konnten, nicht aber intracellulär abgelagertes Cystin. Eine weitere wichtige Tatsache spielt hier eine Rolle: Die Cystin-Cystein-Relation ist in normalen Zellen umgekehrt wie im Plasma. Während in letzterem die oxidierte Form dominiert, ist es intracellulär die reduzierte. Demnach wird bei der Cystinose das Cystein daran gehindert, aus der Zelle auszutreten. SEEGMILLER *et al.* (1968) wiesen nach, daß der Eintritt des Cysteins in die Leukocyten bei Cystinose doppelt so schnell abläuft wie normal, hingegen aber auch die Konversion zu Cystin mit 40% höher liegt als die normaler Leukocyten mit nur 2% (SCHNEIDER *et al.*, 1968). Diese Autoren sehen in der starken Konversion die pathogenetisch bedeutsamere Tatsache und wahrscheinlich die primäre Störung.

IV. Symptomatik, Diagnose, Differentialdiagnose

Die Symptomatik der Cystinose wird von der progredienten Nierenschädigung bestimmt, die zunächst nur den Tubulus, nach Jahren in klinisch manifester Form auch die Glomerula betrifft. Meist treten nach unauffälliger Entwicklung der ersten Lebensmonate im 2. Lebenshalbjahr die ersten Allgemeinsymptome auf: Anorexie, Erbrechen, Dehydration, Gewichtsstillstand, aber auch schon Poly-

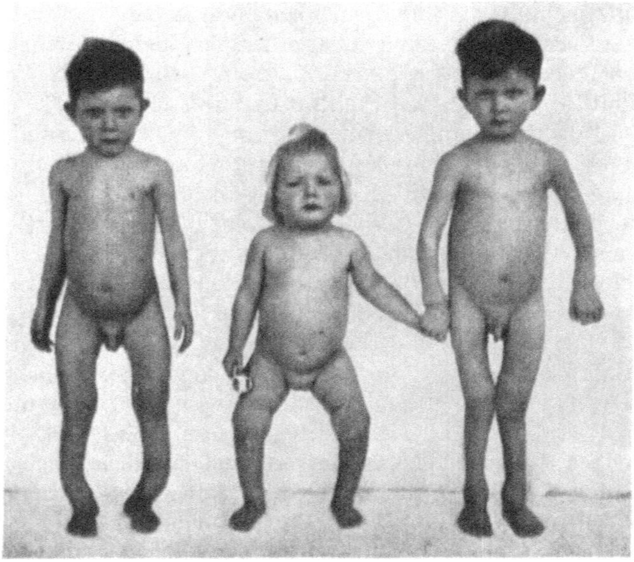

Abb. 2. Drei Geschwister mit Cystinose, die infolge D-refraktärer Rachitis starke Knochendeformierungen haben. (Aus Lehrbuch der Kinderheilkunde, FEER/JOPPICH, Fischer-Verlag, Stuttgart 1971)

dipsie und Polyurie, die als erste Hinweise auf eine Funktionseinschränkung der Niere erkennbar sind. Trotzdem vergehen meist noch Monate, bis mit zunehmender Dystrophie, Adynamie und Zurückbleiben des Längenwachstums meist eine *Rachitis* in Erscheinung tritt, die bei Manifestation nach dem 1. Lebensjahr auf einer renal bedingten Hypophosphatämie beruht und sich bei Vitamin-D-Zufuhr in Dosen, die eine Vitamin-D-mangelbedingte Rachitis heilen würden, zunächst noch etwas ansprechbar ist, sich später aber als refraktär erweist. So erklärt es sich, daß bisher die meisten Fälle erst zu Beginn des 2. Lebensjahres oder später einer klinischen Untersuchung zur Aufklärung der Diagnose zugeführt wurden. Erfolgt dies nicht, so verstärken sich die Symptome der Rachitis, indem die Kinder immobil werden und die Dystrophie weiter zunimmt. Gerade in der Zeit zwischen dem 2.—5. Lebensjahr sind die Kinder durch hypokaliämische Krisen und Acidose bedroht, weil die Glomerula noch genügend Harn filtrieren, die Tubuli aber schon so insuffizient sind, daß sie ihrer Aufgabe der Elektrolytregulation durch gesteuerte Rückresorption nicht mehr nachkommen und die Kinder durch

Elektrolytkrisen ad exitum kommen können. Diese Gefahr ist bei interkurrenten Infekten besonders groß. Überleben die Patienten die ersten Jahre, so verringert sich die glomeruläre Fraktion, so daß in den sog. Schuljahren die Symptome der *globalen Niereninsuffizienz* auftreten, die sich von Urämien anderer Genese nicht unterscheiden. Die irreversible renale Dekompensation tritt meist zwischen dem 7.—10. Lebensjahr auf; ältere Patienten, d.h. solche, die das 14. Lebensjahr erreichen oder überschreiten, sind selten.

So bestimmend die nephrotoxischen Vorgänge auch sind — zu ihnen gehört auch die renale Osteopathie —, gibt es doch weitere Symptome, die auf den ungewöhnlichen Vorgang der *Cystindeposition* hinweisen. Schon bei älteren Säuglingen, deutlicher bei Kleinkindern, fällt auf, daß sie von Sonnenlicht oder starkem künstlichen Licht geblendet werden und sich schützend die Hände oder einen Arm vor die Augen halten, um den direkten Lichteinfall zu verhüten. Diese *Photophobie* ist ein deutliches Symptom, das die Eltern zum Arzt führen sollte, damit dieser das ungewöhnliche Symptom deuten kann. Es wird durch Cystinablagerungen in der Cornea hervorgerufen, feinste Hornhautdefekte sind eine Folge.

Die Urinuntersuchung zeigt meist schwach positive Reduktionsproben, Formelemente sind nur wenige vorhanden. Kolorimetrischer Cystinnachweis ist zwar nicht bedeutungslos, doch ist er weniger beweisend als die in den Geweben nachweisbaren Cystinkristalle. Diese werden nicht wie bei der Cystinurie im Harn ausgeschieden.

Die Tatsache, daß tubuläre Funktionsstörungen das Krankheitsbild zunächst beherrschen, hat die Aufmerksamkeit auf ähnliche Syndrome gelenkt, die unter der Bezeichnung „*Fanconi-Syndrom*" oder „idiopathisches de Toni-Debré-Fanconi-Syndrom" bekanntgeworden sind. Wegen mehr oder weniger regelmäßiger Kombination tubulärer Ausfälle ist hier eine symptomatologische Betrachtungsweise naheliegender als eine ätiologische. Beim Fanconi-Syndrom hat sich die Ätiologie nämlich als außerordentlich heterogen erwiesen. Als die Cystinose als eine der Ursachen des Fanconi-Syndroms bekannt wurde, neigte FANCONI selbst dazu, die Krankheitsbilder für identisch zu halten. Aber einerseits sind bei den beiden genannten Krankheiten Ätiologie, Pathogenese, Heredität, Symptomatik und Prognose recht unterschiedlich, andererseits fehlt nach neueren Kenntnissen selbst bei den *nicht* als Cystinose identifizierten Fällen die Homogenität. Die Zahl der Fälle idiopathischen Fanconi-Syndroms liegt bei etwa 60—70 Fällen; die Erwachsenenfälle betragen Zweidrittel der Gesamtzahl. Sie haben eine gute Prognose, sind im Vergleich zur Cystinose wenig progredient und zeigen symptomatologisch von der Cystinose abweichende Befunde: Zwar bieten sie viel Gemeinsames, wie den Kleinwuchs, die Rachitis — besser Osteomalacie mit Hypophosphatämie — die vermehrte Aminosäuren — und Zuckerausscheidung im Harn. Auch die Acidose läuft im Prinzip auf die gleichen Ursachen wie bei der Cystinose hinaus: Verminderte Acido- und Ammoniogenese und vermehrte Ausscheidung organischer Säuren, doch sind beim Fanconi-Syndrom Fälle von Nephrocalcinose bekannt geworden, wie sie bei renaler Acidose häufig vorkommen, aber nicht bei der Cystinose. Die Heredität zeigt einen weiteren Unterschied, indem sie bei der Cystinose als autosomal recessiv bewiesen ist, beim Fanconi-Syndrom aber noch nicht geklärt werden konnte. Da auch in anderen Fragen der Ätiopathogenese widersprechende, zumindest inkonstante Befunde erhoben wurden, etwa im Calcium- und Phosphatstoffwechsel, muß vermutet werden, daß auch nach Abtrennung der Cystinose ein inhomogenes Krankengut übrigbleibt, welches eine große differentialdiagnostische Bedeutung gegenüber der Cystinose hat (Näheres über das Fanconi-Syndrom in Bd. VIII, Teil 3, dieses Handbuches).

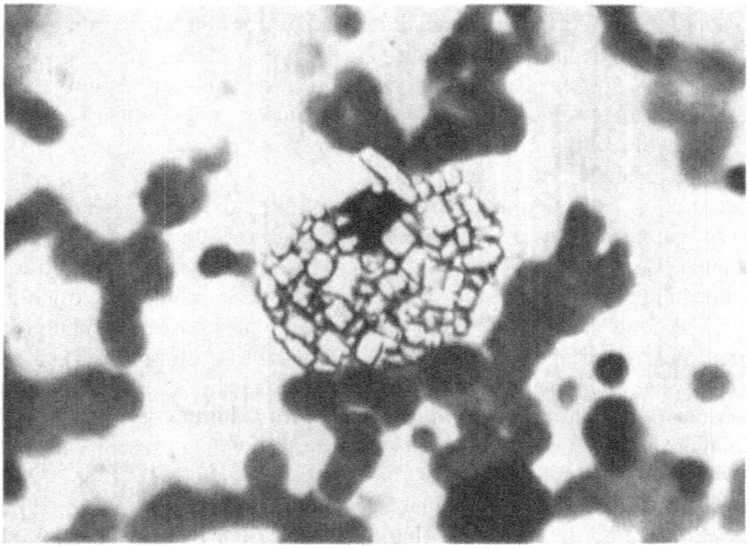

Abb. 3. Cystinkristalle im Knochenmark

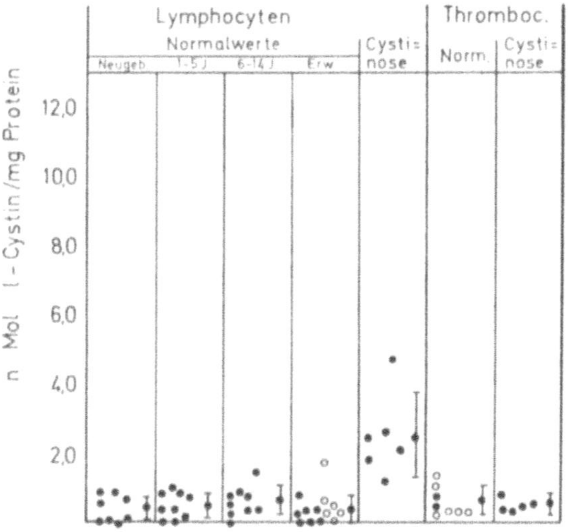

Abb. 4. Cystingehalt in Lympho- und Thrombocyten (○ heterozygote Eltern)

Im *Urin* der Cystinosekranken ist oft eine geringe Proteinurie nachweisbar, bei ausgeprägter interstitieller Nephritis eine mäßige Leukocyturie, die aber infolge der Polyurie nur mit quantitativen Methoden (Leukocytenkonzentration) nachweisbar ist. Die Hyperaminoacidurie wurde papierchromatographisch spezifiziert, wird heute aber meist durch Dünnschichtchromatographie nachgewiesen. Sie ist in den meisten Fällen nachweisbar und dann unter Beteiligung fast aller im Plasma vorkommenden Aminosäuren. Unter massiver Vitamin-D-Therapie (s. S. 425) kann sie sich vorübergehend zurückbilden.

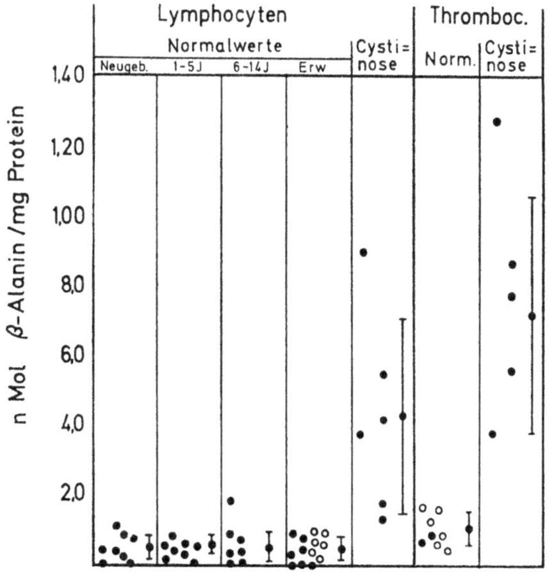

Abb. 5. β-Alaningehalt in Lympho- und Thrombocyten (○ heterozygote Eltern)

Im *Plasma* finden sich außer einer geringen Cystinvermehrung keine weiteren Veränderungen der Aminosäuren von diagnostischer Bedeutung. Wichtige andere Veränderungen, die mit dem Tubulusdefekt in kausalem Zusammenhang stehen, sind die Hypokaliämie und die Hypophosphatämie. Sobald die Glomerulumfiltration absinkt, bildet sich langsam eine Hyperphosphatämie heraus. Ausgeprägt ist meist die Acidose, die teils renal, teils metabolisch bedingt ist ((s. S. 417).

Von ausschlaggebender diagnostischer Bedeutung ist die *Cystindeposition* in der Cornea, die mit der Spaltlampe gut darstellbar ist (Bürki, 1941). Histologisch findet sie sich auch in der Conjunctiva, Uvea, Episclera. Cogan *et al.* (1956) betonen die Anreicherung in den Gefäßwänden der Conjunctiva. Ein noch nicht bestätigter Befund sind die von Wong *et al.* (1967) beschriebenen Pigmentdefekte in der Peripherie des Fundus, die den Kristalldepositionen vorausgehen sollen.

Andere Möglichkeiten des Nachweises der Cystinkristallablagerung sind die Knochenmarkspunktion (Esser) und die Lymphknotenbiopsie (Bickel u. Baar, s. S. 414).

Die Hyperaminoacidurie als zu wenig pathognomonisches Symptom der Cystinose ist durch den einfachen Nachweis der Cystindeposition in der Cornea ersetzt worden. Die beiden übrigen genannten Möglichkeiten des Kristallnachweises setzen diagnostische Eingriffe voraus.

Der Nachweis der Vermehrung des Cystins im Milzgewebe hat sich als *postmortale* Methode zur Beurteilung des Grades der Cystinspeicherung bewährt. Hottinger (1947) hat auf präparativem Wege aus Milztrockenpulver eines 7jährigen, an Cystinose Verstorbenen 3,90% Cystin, in einem 2. Fall 2,2% Cystin isoliert; normal fand er 0,02—0,05%. Linneweh u. Hellner haben mittels röntgenographischer Interferenzdiagramme und deren photometrischer Auswertung in 2 Fällen, ebenfalls in Milztrockenpulver, etwa 8% ermittelt, Stave (1955) sogar 9—18%.

Für die klinische Diagnostik läßt sich die säulenchromatographische Bestimmung der Cystinkonzentration in kultivierten Hautfibroblasten oder in isolierten

Leukocyten durchführen. SCHNEIDER *et al.* (1967) fanden 8,40 $\pm$ 1,33, in Kontrollen 0,07 $\mu M/^1/_2$ Cystin/g Protein in Fibroblasten, SCHULMAN *et al.* (1970) in den polymorphkernigen Leukocyten 8,3 $\mu M/^1/_2$ Cystin/10^7 Zellen. Mit empfindlicherer Methodik konnten WENSKE u. LINNEWEH (1972) auch in Lymphocyten Cystinosekranker erhöhte Cystinwerte feststellen (Abb. 4). Bemerkenswerter und für die biochemische Diagnose von praktischer Bedeutung ist die in den Lymphocyten erhöhte β-Alanin-Konzentration. Sie liegt im Vergleich zu Kontrollen um etwa das Siebenfache über dem Normalwert (Abb. 5).

Die Erkenntnis, daß die nephrotoxische Tubulusschädigung schon nach den ersten Lebensmonaten nachweisbar ist, hat seit der Diskussion einer diätetischen Prophylaxe zu Bemühungen geführt, die *Frühdiagnose* zu stellen. BICKEL hat 1955 die ersten Kristallablagerungen in der Cornea mit 6 Monaten in den Lymphknoten und im Knochenmark zur gleichen Zeit beobachtet. Auch die Hyperaminoacidurie tritt im Alter von 4—6 Monaten auf. Zu einem sehr viel früheren Zeitpunkt gelang SCHNEIDER *et al.* (1969) die Diagnose. Mit 5 Wochen sahen sie die Pigmentdegeneration der Retina, mit 10 Wochen Kristalldepositionen im Knochenmark. Es gelang sogar, in Leukocyten des Nabelschnurblutes, einen erhöhten Cystingehalt nachzuweisen, der sich später als intermediärer Wert eines für Cystinose Heterozygoten herausstellte. LINNEWEH u. FURUKAWA wenden die Fibroblastenkultivation zur Frühdiagnose an und konnten damit bei einem 3 Monate alten Säugling aus belasteter Familie mit Sicherheit eine Cystinose ausschließen. In neuester Zeit wird die Frühdiagnose aus kultivierten Amnionzellen betrieben. SCHULMAN *et al.* (1970) ist es gelungen, mit der Inkorporation von ^{35}S-Cystin einen für Cystinose heterozygoten Feten zu diagnostizieren. Die *Differentialdiagnose* der Cystinose geht aus dem bisher Gesagten im wesentlichen hervor. Das Fanconi-Syndrom ist dabei zu beachten, das bis in die 60er Jahre des amerikanischen Schrifttums (LEAF, 1966) nicht klar von der Cystinose abgegrenzt wurde (s. S. 421). Die Polydipsie und Polyurie lassen an einen Diabetes insipidus denken, die oft vorhandene Pitressinresistenz mehr noch an den Diabetes insipidus renalis (vgl. Bd. VIII, Teil 3, S. 50). Die fast regelmäßig vorhandene Acidose erinnert weiterhin an das Krankheitsbild der renalen tubulären Acidose (vgl. Bd. VIII, Teil 3, S. 44). Bei ausgeprägter Dystrophie muß in Zusammenhang mit Durchfällen auch an die Coeliakie gedacht werden. Das zuverlässigste differentialdiagnostische Kriterium ist demnach die Cystindeposition, die am leichtesten mit der Spaltlampe nachgewiesen wird.

V. Verlauf und Prognose

Der Krankheitsverlauf und die Prognose werden von dem Grade und der immer vorhandenen Progredienz der chronischen interstitiellen Nephritis bestimmt. Einige Cystinosefälle hatten schon im 2. Lebens*halb*jahr eine so hochgradige Tubulusschädigung, daß sie schon mit 10 Monaten gestorben sind (HOTTINGER, 1947). Dieser subakuten Verlaufsform erliegt etwa die Hälfte der Kranken bis zu 3 oder 4 Jahren. Die meisten sterben in der ersten Lebensdekade. Unter den 14 von BICKEL *et al.* (1952) berichteten Fällen war kein älteres Kind. Die mehr chronisch verlaufenden Fälle können diese Zeit überleben, sterben dann aber spätestens mit 14—16 Jahren (RUSSELL u. BARRIE).

Der Zeitpunkt und die Progredienz der Nierenschädigung beschränkt sich auf das Kindesalter. Demgegenüber sind 4 Fälle von Cystinose bekanntgeworden, die erst im *Erwachsenenalter* erkannt und wahrscheinlich auch entstanden sind. Der erste von COGAN (1957) beschriebene Fall eines 23jährigen Studenten stieß auf allgemeine Zweifel, obwohl Kristalle in Cornea und Conjunctiva entdeckt und mittels des Rf-Wertes im zweidimensionalen Papierchromatogramm als Cystin identifiziert wurden. Ein Jahr später ergänzten COGAN *et al.* ihre Befunde, indem sie auch im Sternalmark Kristalle nachwiesen und die Röntgenstrahlen-Diffraktion zum Cystinnachweis heranzogen. Einige Jahre später machten LIETMAN *et al.* auf 3 erwachsene Geschwister im Alter zwischen 40—53 Jahren mit Cystinose aufmerksam. Die 50jährige Frau hatte mit 38 Jahren eine Photophobie gezeigt, mit 46 Jahren wurden Kristalle im Knochenmark gefunden, die durch Röntgenstrahlendiffraktion als Cystin identifiziert wurden (s. weiterhin BRUBAKER *et al.*, 1970). Die vorher von WONG *et al.* beschriebenen Pigmentanomalien der Retina konnten nicht gefunden werden, auch nicht bei den beiden Brüdern, die Kristalle in der Cornea aufwiesen. Seitdem wird der Möglichkeit des Auftretens der Cystinose bei Erwachsenen mehr Glauben geschenkt, jedoch angenommen, daß es sich dabei um eine *genetische Variante* handeln muß, weil in keinem dieser Fälle toxische Nierenschäden nachweisbar waren, die das Krankheitsbild beim Kinde beherrschen. Die Glomerulum-Filtrationsrate, Phenolrotsekretion, Konzentrationsfähigkeit, Zucker- und Aminosäuren-Rückresorption, PO_4-Clearance und die Acidogenese wurden normal gefunden, und das bei mehr als nachweislich 10 Jahren Krankheitsdauer. Diese Fälle erfuhren noch eine weitere diagnostische Bearbeitung mit den modernsten Methoden des Cystinose-Nachweises durch SCHNEIDER *et al.* (1968), indem die intracelluläre Cystinkonzentration in isolierten Leukocyten und kultivierten Fibroblasten bestimmt und gegenüber der Norm um das 30—50fache erhöht gefunden wurde. Dies sind Werte, die zwischen den Normalwerten und denen cystinosekranker Kinder intermediär lagen. Niemand weiß bis heute zu erklären, warum bei den Erwachsenen die Cystindeposition nicht mit einer nephrotoxischen Wirkung gekoppelt ist. Als Erklärung könnte sich vielleicht anbieten, daß die subcelluläre Kompartimentalisation verschiedengradig ist.

Als *Todesursachen* der malignen, ausschließlich bei Kindern beobachteten Form der Cystinose sind in diesen Ausführungen schon die Elektrolytkrisen und interkurrenten Infekte bei der subakuten Form der Säuglinge und Kleinkinder genannt, als überwiegende Todesursache der Schulkinder die Urämie. Keiner der Fälle hat das Erwachsenenalter erreicht.

VI. Therapie

Nach den pathogenetischen Kenntnissen über die Cystinose bewirkt der gestörte enzymatische Abbau des mit der Nahrung überschüssig zugeführten, *nicht* für die Proteinsynthese essentiellen Anteils des Cyst(e)ins außer einer intracellulären Cystindeposition in kristalliner und amorpher Form auch eine Inhibition SH-abhängiger Enzyme. Diese scheinen für die Tubulusfunktion eine entscheidende Bedeutung zu haben, denn etwa gleichzeitig mit der Cystindeposition kommt es zu einer Tubulusfunktionsstörung, die zur Manifestation der Krankheit in der Weise führt, daß eine Hypophosphatämie mit Rachitis, weiterhin eine Acidose und Hyperaminoacidurie auftritt.

Diese Symptome sind der Angriffspunkt einer Behandlung, die bei der Cystinose schon seit Jahrzehnten mit gutem Erfolg angewendet wird. Sie wirkt nur auf krankmachende Folgeerscheinungen des Cystinstoffwechselblockes, die *Rachitis* und die Acidose. Eine antirachitische Wirkung läßt sich bei der renalen hypophosphatämischen Osteodysplasie nur mit hohen Vitamin-D_3-Dosen erreichen. Schon FANCONI (1946) empfahl mehrere Einmaldosen von je 600000 IE. FREUDENBERG (1949) äußerte sich dahingehend, daß eine einzige Dosis von 600000 IE nicht immer zuverlässig wirke, so daß man sie in Abständen von 4 Wochen wiederholt geben müsse. Bei täglicher Zufuhr gaben verschiedene Autoren Dosen von 5000—50000 IE mehrere Monate lang. Darunter kann die Rachitis vollkommen ausheilen, ohne daß sich der Phosphatspiegel im Serum immer normalisiert. BICKEL *et al.* (1952) sahen die pathognomonische Hyperaminoacidurie nach hohen Vitamin-D-Dosen verschwinden, doch tritt sie nach Absetzen der Therapie evtl. erneut auf. Eine pathogenetische Bedeutung kann man dem renalen Aminosäurenverlust nicht zusprechen.

SCHÄRER u. ANTENER stellten unter der Therapie auch einen prompten Abfall der Pyruvat-Ausscheidung im Harn fest, der durch Normalisierung des Pyruvatspiegels im Serum bedingt ist und zur Besserung der Acidose beiträgt.

Zur Behandlung der *Acidose* empfahl FANCONI (1936) eine basenreiche Nahrung, ebenso FREUDENBERG (1949), der zusätzliche Alkalisierung mit Natriumbicarbonat durchführte. BICKEL sah auch einen günstigen Einfluß auf die Rachitis und die Hyperaminoacidurie. In neuerer Zeit wird die Shohl-Albright-Lösung angewendet:

140 g Citronensäure
100 g Natriumcitrat
Aqua dest ad 1000 ml.

Von dieser Lösung müssen je nach Alter und Grad der Acidose etwa 3—5mal 30—50 ml täglich verabreicht werden, bis sich die Alkalireserve auf 25—27 mM/L normalisiert hat. Besteht gleichzeitig eine Hypokaliämie, muß in der Lösung ein Teil (bis zur Hälfte) des Natriumcitrates durch Kaliumcitrat ersetzt werden.

Seit den Vorstellungen über die Inhibition SH-abhängiger Enzyme (vgl. S. 412) ist wiederholt versucht worden, durch Zufuhr von *Dimethylcystein (Penicillamin)* die gehemmten Enzyme zu reaktivieren. Erstmalig von CLAYTON u. PATRICK angewendet, scheint Penicillamin nicht nur eine eindrucksvolle Wirkung auf das Allgemeinbefinden und den Appetit zu haben, sondern auch die Pyruvatkonzentration im Blut zu senken. Es muß jedoch darauf hingewiesen werden, daß neben dem Penicillamin auch Alkali und Vitamin D gegeben wurden. SCHÄRER u. ANTENER gaben 300 mg täglich oral, sahen auch eine klinische Besserung sogar der Rachitis und Abfall der Pyruvatausscheidung im Harn, konnten aber die metabolische Acidose nicht wesentlich beeinflussen. Eine Reihe von Nebenwirkungen: Fieber, Exantheme, Brechreiz, Kopfschmerzen, Agranulocytose, Thrombopenie und Hypercalcämie treten zwar selten und nicht so störend auf, daß man es absetzen muß, aber BAUER u. ANTENER konnten es 1965 bei einem Fall wegen zu starker Nebenwirkungen nicht anwenden. Es sei noch auf die von SCHÄRER u. ANTENER beobachtete Polyurie und Polydipsie hingewiesen, die vermutlich durch Hemmung des Adiuretins zustande kommen.

In den letzten Jahren sind die Erfahrungen mit Penicillamin bei Cystinose ungünstiger gewesen. Sowohl HAMBRAEUS u. BROBERGER wie vor allem CRAWHALL *et al.* und SEEGMILLER *et al.* (1968) haben berichtet, daß wohl das Plasmacystin durch massive Dosen (400 mg täglich über $1^1/_2$—$3^1/_2$ Jahre!) gesenkt werden könne und die Cystinausscheidung im Urin ansteige, aber nur unwesentlich. Vor allem würde keinerlei Änderung der intracellulären Cystinkonzentration erreicht, die ja der ausschlaggebende Parameter sei.

Unter nicht vertretbaren pathogenetischen Vorstellungen wurde 1964 von WEBER u. HAGGE das *Anabolicum* Primobolan (1-Methyl-Androstenolonacetat) bei einem Säugling mit Cystinose therapeutisch getestet. Es wird von einer klinischen Besserung, Verminderung der Hyperaminoacidurie und der Phosphat-Clearance berichtet. Selbst die Rachitis habe auf Primobolan-Zufuhr günstig reagiert.

Die Verfasser stellen sich in Gegensatz zu anderen Autoren, indem sie meinen, die Cystinose beruhe auf einer Störung der Eiweiß-*Synthese*, die durch Primobolan stimuliert würde: „Die Wirkung der anabolen Substanz kann als eine Beseitigung bestehender Enzymdefekte erklärt werden."

Bauer u. Antener haben zur „Stimulierung der verminderten Proteinsynthese" täglich 0,15 mg/kg Körpergewicht Primobolan angewendet, aber daneben Vitamin D, Elektrolyte, Cholinchlorid, Vitamin-B-Komplex und eine prophylaktische Linsendiät (s.u.) verabreicht. Unter 6 gleichzeitig durchgeführten Maßnahmen ist eine einzelne schwer zu beurteilen. Ein weiterer therapeutischer Bericht stammt von Berger *et al.* Sie gaben intramuskulär alle 2 Wochen je 25 mg Deca-Durabolin (Norandrostenoldecanoat) und erreichten damit einen günstigen Einfluß auf Appetit, Gewichts- und Größenzunahme, als Nebenwirkung bei dem 4jährigen Jungen Erektionen. Zusammenfassend muß man den Eindruck haben, daß Anabolica bei Cystinose nicht indiziert sind, weil die Pathogenese dieser Krankheit nicht mit einer Störung der Proteinsynthese erklärbar ist.

Weitere Therapievorschläge für die Cystinose sollen hier nur summarisch berichtet werden. Neben dem Penicillamin ist von Clayton und Patrick auch das Dimercaprol (BAL) erprobt worden. Es vermochte den Pyruvatspiegel im Blut zu senken und das Wachstum zu beschleunigen. Pache und van Creveld *et al.* empfahlen Hefe (täglich $^1/_2$ Teelöffel) und führten eine Gewichtszunahme auf diese Medikation zurück. Van Creveld *et al.* glauben sagen zu können, daß bei einer Cysteinbelastung das ausgeschiedene „Extracystin" nach Hefegaben geringer war.

Offenbar in Anlehnung an die Hefenucleotid-Therapie injizierte Freudenberg (1954) Adenosintriphosphat (täglich 50 mg i.m.), heilte damit die Rachitis und beobachtete ein Absinken der Aminosäuren-Ausscheidung im Harn. Parker *et al.* (1955) konnten diese Erfolge nicht reproduzieren und Linneweh (1962) wies nach, daß die Verminderung der Hyperaminoacidurie auf einem Absinken des Glomerulumfiltrates infolge Gefäßkontraktion beruht. Im Blut gibt dieser bei Cystinose einen normalen ATP-Spiegel von 2,0 μM/ml Erythrocyten an, in Leberbiopsiematerial war er sogar erhöht.

Eine andere Richtung verfolgte Dimson mit Tocopherolgaben (100 mg täglich für 6 Monate). Er glaubt eine Verminderung der Cystinkristalle in der Cornea festgestellt zu haben. Berger *et al.* haben 30 mg über 16 Monate verabreicht, konnten aber keinerlei Erfolge feststellen. Das Reduktionsvermögen des Tocopherols, das das Cystein stabilisieren soll, führte nicht zu einer Remobilisierung des abgelagerten Cystins. Worthen u. Good (1958) fanden die Konzeption Dimsons für genügend begründet, um mit weiteren reduzierenden Substanzen diese Versuche zu wiederholen.

Steendijk wollte durch Dauertropfinfusion von Phosphatlösung den herabgesetzten PO_4-Spiegel im Serum auf 3,5 mg-% konstant halten, bewirkte dabei aber eine Hypocalcämie und keinen Erfolg auf die Rachitis.

Aufschlußreicher, wenn auch ohne Erfolg ist der Versuch von Mahoney *et al.* (1966), mittels *Hämodialyse* Cystin zu eliminieren. Ein 10jähriger Patient wurde für insgesamt 170 Std innerhalb 3 Wochen hämodialysiert. Es gelang auch nicht auf diesem Wege, abgelagertes Cystin zu remobilisieren.

Neuerdings im Gange befindliche Versuche gehen dahin, durch *Nierentransplantation* die progrediente Niereninsuffizienz zu verhindern. Dies kann sich nur unter der Voraussetzung bewähren, daß die transplantierte Niere vor nephrotoxischen Schäden, die das Kernstück der Cystinosekrankheit darstellen, bewahrt bleibt. Ob eine methioninbeschränkte und extrem cystinarme Kost dies zu vermeiden vermag, ist noch nicht bekannt, wird aber mit den Erfahrungen der Nierentransplantation beantwortet werden können (vgl. S. 430).

VII. Diätetische Prophylaxe

Im Jahre 1962 konnte LINNEWEH noch feststellen, daß „Versuche mit einer Diät, die nur den Minimalbedarf an schwefelhaltigen Aminosäuren enthält, noch nicht unternommen sind. Eine solche Diät könnte vielleicht die Nierenschädigung herabmindern". Die Entwicklung der folgenden Jahre hat gezeigt, daß die Erwartungen in eine solche Diät weit höher waren und mehrere Jahre lang ein Optimismus herrschte, der sich nicht einmal in der obigen vorsichtigen Formulierung bestätigte, sondern heute nur noch hoffen läßt, daß die *Progredienz* der Nierenschädigung verzögert werden kann. Dies ist auch nur unter der Voraussetzung möglich, daß eine Frühdiagnose in den ersten Lebensmonaten gestellt und eine Diät verabreicht wird, die vorwiegend synthetisch zusammengesetzt ist und alle Nachteile bietet, die synthetische Nahrungen häufig noch haben. Bei der Cystinose müssen dabei vermutlich iatrogene Diätschäden bis zu einem gewissen Grade in Kauf genommen werden (Wachstum ?), um zunächst einmal zu erreichen, daß die Lebenserwartung der Cystinosekranken erhöht wird. Die theoretische Forderung, daß eine solche Diät nach Möglichkeit cystin*frei* und auf den essentiellen Teil methioninbeschränkt sein müsse (LINNEWEH, 1964), wurde auf verschiedenen Wegen zu verwirklichen versucht.

SCHÄRER u. ANTENER und BERGER *et al.* setzten sich zum Ziele, lediglich methioninarm zu ernähren. Sie versuchten es mit *Linsenprotein*, das 0,7% Methionin, aber auch 0,8% Cystin enthielt. Die Resultate beruhten entweder auf zu kurzen Versuchsperioden oder waren durch gleichzeitige Anwendung von anabolen Steroiden beeinflußt, im ganzen jedoch ohne erkennbare Erfolge.

BAUER u. ANTENER strebten erstmalig auch eine cystinarme Diät an. Mit einem verbesserten Linsenproteinpulver führten sie 20 mg Methionin und 10 mg Cystin/kg Körpergewicht zu. Cholinchlorid wurde als Methyldonator in Mengen von 500—670 mg täglich verabreicht. Die von diesen Autoren berichteten Erfolge übertreffen alle späteren, sogar mit weiter verbesserter Diät erzielten Ergebnisse. Außer Gewichts- und Längenzunahme glaubten sie eine verbesserte glomeruläre und tubuläre Funktion, Anstieg der Kreatinin-Clearance von 20 auf 34 ml, Rückgang der Polydipsie von 3 auf 1,2 Liter täglich und eine Remobilisierung der Cystinablagerungen in der Cornea gesehen zu haben. Diese Resultate konnten von LINNEWEH (1968) und SEIP *et al.* nicht bestätigt werden. SEIP *et al.* geben zu bedenken, daß der Rückgang der Polydipsie und Polyurie, der Abfall des Harnstoff-N im Serum und der Anstieg des spezifischen Gewichtes des Harnes auch vom Proteinangebot beeinflußt worden sein könnte.

Von anderen Autoren wurde *Gelatine* als Proteinquelle bevorzugt. CRAWHALL *et al.* gaben 3,3 g Protein/kg Körpergewicht täglich und boten damit 44 mg Methionin und angeblich nur 3 mg Cystin an. Aus Abb. 6 geht hervor, daß die Relation von Methionin/Cystin bei Linsenprotein 2:1 beträgt, in der Gelatine hingegen mit 6:1 weit günstiger liegt. Das Plasmacystin nahm auf die Hälfte ab, nach 6 Monate lang durchgeführter Diät sahen die Autoren keine erkennbare Verminderung der in Knochenmark und Cornea abgelagerten Cystinkristalle. LINNEWEH (1968) kombinierte die biologisch unterwertige Gelatine mit geringen Mengen Milch, Gemüse und Aminosäurenzusatz und erreichte damit zwar eine Gewichtszunahme, aber keinerlei Besserung der Nierenfunktion, für deren Beurteilung die proximal-tubuläre Phenolrot-Sekretion ein zuverlässiger Test ist.

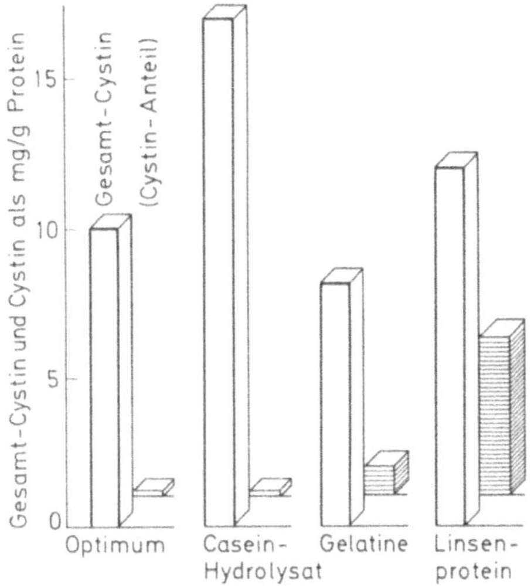

Abb. 6. Gesamtcystin-(Cystin + Methionin-)Gehalt verschiedener Proteine

Die Cystinablagerung, im Abstand von etwa 1 Jahr durch Lymphknotenbiopsie und Spaltlampen-Untersuchungen der Cornea beurteilt, zeigte keinerlei Unterschiede.

Linneweh versuchte als erster, auf natürliche Proteine weitgehend zu verzichten, um günstigere Möglichkeiten für das Angebot an Methionin/Cystin zu gewinnen. Er ging von einem *Caseinhydrolysat* des Handels (Allen & Hanburys Ltd., London) aus, in dem das Cystin durch die Säurehydrolyse meist schon beseitigt ist, und oxidierte die Thiolgruppe des Methionins durch Perameisensäure. Das entstandene Methioninsulfon ist indifferent und kann nicht mehr metabolisiert werden. Der Methioningehalt des im übrigen unveränderten Caseinhydrolysates könnte durch Zusätze beliebig variiert werden. Die klinische Anwendung eines so gewonnenen, für die Cystinosediät außerordentlich günstig zusammengesetzten Aminosäurengemisches konnte noch nicht realisiert werden, weil die industrielle Herstellung bisher nicht aufgenommen wurde. Die Oxidation der Thiolgruppen mit Perameisensäure ist auch am intakten, nicht hydrolysierten Casein möglich.

Kostspieliger, aber in bezug auf das Angebot schwefelhaltiger Aminosäuren ebenso variabel, ist die diätetische Anwendung eines aus *Einzelaminosäuren* zusammengesetzten Aminosäurengemisches. Schneider *et al.* haben diese Versuche 1967 begonnen und nach mehr als einjähriger Dauer der diätetischen Anwendung bei 5 Patienten im Alter von 3—21 Monaten ein enttäuschendes Resultat festgestellt: In den Leukocyten sowohl wie im Knochenmark war der Cystingehalt unverändert. Mit der Diät waren 44 mg Methionin bei einer Gesamtmenge von 3,3 g Aminosäuren/kg Körpergewicht zugeführt worden. Ebenso besserte sich die tubuläre und glomeruläre Funktion nicht. Dies zeigt am deutlichsten, daß die Resultate von Bauer u. Antener unter verschärften Bedingungen selbst bei relativ jungen Patienten nicht reproduzierbar waren.

Schneider *et al.* aus dem Arbeitskreis von Seegmiller erhoffen sich einen Erfolg von diätetischen Maßnahmen nur noch in der Weise, daß bei konsequenter, langfristiger diätetischer Behandlung, die im ersten Lebenshalbjahr begonnen werden muß, die Progredienz der Nierenschädigung verringert bzw.

behoben wird. In vitro-Beobachtungen (SCHULMAN u. BRADLEY, 1971) an Fibroblasten-Kulturen zeigten den günstigen Effekt verminderten Cystin-Angebotes.

Es wäre nach den Erfahrungen mit den geschilderten Maßnahmen unbegründet, von einer *Therapie* der Cystinose zu sprechen. Seit Jahrzehnten sind die symptomatischen Maßnahmen, nämlich die Behandlung der Rachitis und der Acidose, bekannt und anerkannt. Auf keinerlei Wegen ist es jedoch gelungen, mit diätetischen Mitteln die Nierenfunktion zu bessern oder gar das abgelagerte Cystin zu remobilisieren. Letzteres wäre vielleicht nicht einmal erwünscht, weil das Cystin in ungelöstem Zustand wahrscheinlich unwirksam ist.

Aussichtsreicher erscheint die *Prophylaxe*, d.h. der Beginn einer strengen Diät im frühen Säuglingsalter. Die Voraussetzungen dafür sind geschaffen, indem sowohl die biochemische Frühdiagnose möglich ist, wie auch genügend Erfahrungen vorliegen, welche Diätformeln am besten geeignet sind, den Cystin- und Methioninüberschuß in der Nahrung zu vermeiden.

Nach unseren bisherigen Erfahrungen haben methioninarme Aminosäuren-Gemische, die mehrere Jahre verabfolgt wurden, die kontinuierliche Verschlechterung der Nierenleistung aber nicht aufhalten können. SCHMIDT *et al.* (1973) sind nach ebenfalls jahrelangen Versuchen zu den gleichen enttäuschenden Resultaten gekommen.

Neue Wege werden beschritten, indem durch Nierentransplantation (s.o.) (MAHONEY *et al.*, 1970; HAMBRIDGE *et al.*, 1969; LUCAS *et al.*, 1969) versucht wird, genetisch nicht mit dem Enzymdefekt der Cystinose behaftetes und voll funktionierendes Nierenparenchym zu verwenden, um die Lebenserwartung der Cystinosekranken zu verlängern. Diese Versuche gehen von der Vorstellung aus, daß das intracellulär kristallin und amorph abgelagerte Cystin in der jeweiligen Zelle gebildet wird und dort verbleibt. Die alten Vorstellungen, daß auf dem Blutwege durch erhöhten Plasmacystinspiegel das Speichermaterial antranspotiert werde, die noch von WORTHEN u. GOOD (1961) vertreten, aber bereits von BAAR u. BICKEL (1952) angezweifelt wurden, würden bei einem Dauererfolg der Nierentransplantation nicht mehr vertretbar sein. Es wäre der erste Erfolg unter den seit Jahrzehnten anhaltenden Bemühungen, die Lebenserwartung der Cystinosekranken nennenswert zu erhöhen. Die zentrale Bedeutung der am Stoffwechselblock beteiligten Niere im Krankheitsverlauf der Cystinose könnte durch Erfolge mit der Nierentransplantation nicht besser demonstriert werden.

Bisher ist über insgesamt 7 Fälle von Nierentransplantation berichtet worden, die erst wenige Jahre zurückliegen. Gegen alle Erwartung ist es zu einer Cystinvermehrung im Nierengewebe gekommen (HAMBRIDGE *et al.*), ja sogar zu Kristalldepositionen (MAHONEY *et al.*; LUCAS *et al.*), wenn auch nur in interstitiellen Zellen. MAHONEY *et al.* sehen in der Nierentransplantation einen Erfolg für die weitere Entwicklung der Kinder. Ebenso wichtig scheint aber, daß mit der Beobachtung von Cystindepositionen in den transplantierten Nieren extracelluläre Faktoren der Cystindeposition wieder in den Vordergrund rücken.

Literatur

ABDERHALDEN, E.: Familiäre Cystindiathese. Z. physiol. Chemie **38**, 557 (1903).

BAAR, H. S.: Pathologie des Aminosäuren-Diabetes. Mschr. Kinderheilk. **99**, 35 (1951).

BAAR, H. S., BAAR, ST.: The Nature of Crystalline Material in Tissues of Lignac-Fanconi's Disease. Acta Paediat. **45**, 551 (1956).

BAUER, B.: Zur diätetischen Cystinosebehandlung. Dtsch. med. Wschr. **91**, 1124 (1966).

BAUER, B., ANTENER, I.: Eine wirksame diätetische und medikamentöse Cystinosebehandlung. Helv. paediat. Acta **21**, 19 (1966).

BERGER, H., ANTENER, I., BRECHBÜHLER, T., STALDER, G.: Zum Problem der Cystinose: Beobachtungen über den Cystinnachweis im Serum und therapeutische Erfahrungen mit Penicillamin und anabolem Hormon. Ann. paediat. **202**, 465 (1964).
BEUMER, H.: Über die Cystinkrankheit. Mschr. Kinderheilk. **68**, 251 (1937).
BEUMER, H., HÜCKEL, R.: Über die nephropathische Wirkung von Cystin und Cystein. Klin. Wschr. **16**, 78 (1937).
BEUMER, H., WEPLER, W.: Über die Cystinkrankheit der ersten Lebenszeit. Klin. Wschr. **16**, 8 (1937).
BICKEL, H.: Papierchromatographische Untersuchungen an Urin und Plasma bei Cystinkrankheit (Kind M.L.). Z. Kinderheilk. **72**, 15 (1952).
BICKEL, H.: Die Entwicklung der biochemischen Läsion bei der Lignac-Fanconischen Krankheit. Helv. paediat. Acta **10**, 259 (1955).
BICKEL, H., SMALLWOOD, W. C., SMELLIE, J. M., BAAR, H. S., HICKMANS, E. M.: Cystine Storage Disease with Aminoaciduria and Dwarfism. Acta Paediat. **42**, 90 (1953).
BICKEL, H., SOUCHON, F.: Die Papierchromatographie in der Kinderheilkunde. Beiheft zum Arch. Kinderheilk. 31. Heft (1955).
BOEHNCKE, H., WEYERS, H., TEPE, H. J.: Beobachtungen bei Cystinspeicherkrankheit. Z. Kinderheilk. **72**, 1 (1952).
BRIGHAM, M. P., STEIN, W. H., MOORE, ST.: The Concentrations of Cysteine and Cystine in Human Blood Plasma. J. clin. Invest. **39**, 1633 (1960).
BRODEHL, J., HAGGE, W., GELLISSEN, K.: Die Veränderungen der Nierenfunktion bei der Cystinose. Ann. paediat. **205**, 131 (1965).
BROWN, R. J. K.: Clinico-Pathological Study of Cystinosis in Two Siblings. Arch. Dis. Childh. **27**, 428 (1952).
BRUBAKER, R. F., WONG, V. G., SCHULMAN, J. D., SEEGMILLER, J. E., KUWABARA, T.: Benign cystinosis: the clinical, biochemical and morphologic findings in a family with two affected siblings. Amer. J. Med. **49**, 546 (1970).
BÜRKI, E.: Über Augenveränderungen bei der Cystinkrankheit. Ann. Paediat. **156**, 324 (1941).
BÜRKI, E.: Die diagnostische Bedeutung der Spaltlampenuntersuchung der Hornhaut und Bindehaut bei Cystinosis des Kleinkindesalters. In: Mod. Probl. Paed. I, 268. Basel-New York: Karger 1954.
CLAYTON, B. E., PATRICK, A. D.: Use of Dimercaprol or Penicillamine in the Treatment of Cystinosis. Lancet **1961 II**, 909.
COGAN, D. G., KUWABARA, T., HURLBUT, C. S., JR., MCMURRAY, V.: Further Observations on Cystinosis in the Adult. JAMA **166**, 1725 (1958).
COGAN, D. G., KUWABARA, T., KINOSHITA, J., SHEEHAN, L., MEROLA, L.: Cystinosis in an Adult. JAMA **164**, 394 (1957).
COGAN, D. G., KUWABARA, T., KINOSHITA, J., SUDARSKY, D., RING, H.: Ocular Manifestations of Systemic Cystinosis. Arch. Ophthalm. **55**, 36 (1956).
COX, G. J., SMYTHE, C. V., FISHBACK, C. F.: The Nephropathogenic Action of Cystine. J. Biol. Chem. **82**, 95 (1929).
CRAWHALL, J. C., LIETMANN, P. S., SCHNEIDER, J. A., SEEGMILLER, J. E.: Cystinosis: Plasma Cystine and Cysteine Concentrations and the Effect of D-Penicillamine and Dietary Treatment. Amer. J. Med. **44**, 330 (1968).
CREVELD, S. VAN, GRÜNBAUM, A.: Renal rickets and cystinuria. Acta paediat. (Stockholm) **29**, 183 (1942).
CUSWORTH, D. C., DENT, C. E.: Renal Clearances of Amino Acids in Normal Adults and in Patients with Aminoaciduria. Biochem. J. **74**, 550 (1960).
DARMADY, E. M., STRANACK, F.: Microdissection of the Nephron in Disease. Brit. med. Bull. **13**, 21 (1957).
DENT, C. E.: Bei BICKEL 1955 (Diskussion).
DENT, C. E., HARRIS, H.: The genetics of "cystinuria". Ann. Eugenics **16**, 60 (1951).
DIMSON, S. B., Fanconi-Syndrome in Two Siblings. Proc. Roy. Soc. Med. **45**, 454 (1952).
ESSER, M.: Zur Diagnose der Cystinkrankheit. Ann. Paed. **156**, 344 (1941).
EVERED, D. F.: The Excretion of Amino Acids by the Human. Biochem. J. **62**, 420 (1956).
FANCONI, G.: Der nephrotisch-glykosurische Zwergwuchs mit hypophosphatämischer Rachitis. Dtsch. med. Wschr. **29**, 1169 (1936).
FANCONI, G.: Der frühinfantile nephrotisch-glykosurische Zwergwuchs mit hypophosphatämischer Rachitis. Jahrb. Kinderheilkunde **147**, 299 (1936).
FANCONI, G.: Weitere Beiträge zur Cystinkrankheit. (Der Amindiabetes.) Helv. paed. Acta **1**, 183 (1946).
FANCONI, G., BICKEL, H.: Die chronische Aminoacidurie bei Glykogenose und Cystinkrankheit. Helv. paediat. Acta **4**, 359 (1949).

FELLERS, F. X., KO, K., W. NICOLAIDOU, M.: A Defect of Tubular Secretory Function in the de Toni-Fanconi-Syndrome. Amer. J. Dis. Child. **100**, 558 (1960).
FRAZIER, P. D., LIETMAN, P. S., SEEGMILLER, J. E.: Identification of L-cystine crystals in bone marrow by x-ray diffraction. J. Lab. Clin. Med. **65**, 108 (1964).
FRAZIER, P. D., WONG, V. G.: Cystinosis. Histologic and Crystallographic Examination of Crystals in Eye Tissues. Arch. Ophthalm. **80**, 87 (1968).
FREUDENBERG, E.: Cystinosis: Cystine Disease (Lignac's Disease) in Children. Adv. in Ped. IV, 265 (1949).
FREUDENBERG, E.: Weitere Beobachtungen zur Frage der Cystinosis. Ann. paediat. **182**, 85 (1954).
FREUDENBERG, E.: Cystinosis. Ergeb. inn. Med. **10**, 481 (1958).
HAGGE, W., BRODEHL, J.: Die Veränderungen der Nierenfunktion bei der Cystinose. Teil II: Die Aminosäuren-Clearance. Ann. paediat. **205**, 442 (1965).
HAMBRIDGE, K. M., GOODMAN, S. I., WALRAVENS, P. A., MAUER, S. M., BRETTSCHNEIDER, L., PENN, I., STARZL, T. E.: Accumulation of cystine following renal homotransplantation for cystinosis. Ped. Res. **3**, 364 (1969).
HARRISON, H. E.: In SEEGMILLER, Staff conference 1968.
HARRISON, H. E., HARRISON, H. C.: Experimental Production of Renal Glycosuria, Phosphaturia and Aminoaciduria by Injection of Maleic Acid. Science **120**, 606 (1954).
HOTTINGER, A.: Über Cystin-Diathese. Ann. Paediat. **156**, 17 (1941).
HOTTINGER, A.: Zur Cystindiathese. Ann. Paediat. **169**, 272 (1947).
HUMMELER, K., ZAJAC, B. A., GENEL, M., HOLTZAPPLE, P. G., SEGAL, S.: Human cystinosis: Intracellular deposition of cystine. Science **168**, 859 (1970).
JACKSON, H. F., CLARKE, B. E.: Cystinosis. Report of two cases with postmortem examination. Amer. J. Dis. Child. **85**, 531 (1953).
JACKSON, J. D., SMITH, F. G., LITMAN, N. N., YUILE, C. L., LATTA, H.: The Fanconi Syndrome with Cystinosis: Electron Microscopy of Renal Biopsy Specimens from Five Patients. Amer. J. Med. **33**, 893 (1962).
JACOBSEN, J. G., SMITH, L. H.: Comparison of Decarboxylation of Cysteine Sulphinic Acid-1-^{14}C and Cysteic Acid-1-^{14}C by Human, Dog, and Rat Liver and Brain. Nature **200**, 575 (1963).
KORN, D.: Demonstration of Cystine Crystals in Peripheral White Blood Cells in a Patient with Cystinosis. New Engl. J. Med. **262**, 545 (1960).
KRETCHMER, N.: Cystinosis. Pediatrics **19**, 962 (1957).
LEAF, A.: The Syndrome of Osteomalacia, Renal Glycosuria, Aminoaciduria and Increased Phosphorus Clearance. (The Fanconi Syndrome.) In: The Metabolic Basis of Inherited Disease. 2. Edit. 1205—1220. New York, Toronto, Sidney, London: McGraw-Hill 1966 (Ed.: Stanbury).
LEWIS, H. B., The Metabolism of Sulfur. IX. The Effect of repeated administration of small amounts of cystine. J. Biol. Chem. **65**, 187 (1925).
LIETMAN, P. S., FRAZIER, P. D., WONG, V. G., SHOTTON, D., SEEGMILLER, J. E.: Adult Cystinosis.—A benign disorder. Amer. J. Med. **40**, 511 (1966).
LIGNAC, G. O. E.: Über Störung des Cystinstoffwechsels bei Kindern. Dtsch. Arch. klin. Med. **145**, 139 (1924).
LINNEWEH, F.: Nierenerkrankungen im Kindesalter. Dtsch. med. Wschr. **80**, 448 (1955).
LINNEWEH, F.: Zystinose. In: Erbliche Stoffwechselkrankheiten. München-Berlin: Urban & Schwarzenberg 1962.
LINNEWEH, F.: Über die diätetische Prophylaxe der Cystinose. Klin. Wschr. **42**, 409 (1964).
LINNEWEH, F.: Möglichkeiten einer diätetischen Beeinflussung der Cystinose. Klin. Wschr. **42**, 663 (1964).
LINNEWEH, F.: Diätetik erblicher Stoffwechselkrankheiten. In: Ernährungswissenschaften. V. Symposion 28./29. 4. 1967. Stuttgart: Georg Thieme 1968.
LINNEWEH, F., BARTHELMAI, W., WENSKE, G.: Über Erfahrungen mit der vollautomatischen Aminosäuren-Analyse im Ultra-Mikrobereich. Klin. Wschr. **47**, 971 (1969).
LINNEWEH, F., BICKEL, H.: Erbliche tubuläre Partialfunktionsstörungen. In: Handbuch der Inneren Medizin, Bd. VIII, Teil 3. Berlin-Heidelberg-New York: Springer 1968.
LINNEWEH, F., FURUKAWA, T.: Die biochemische Frühdiagnose der Cystinose aus kultivierten Fibroblasten. Klin. Wschr. **48**, 366 (1970).
LINNEWEH, F., HELLNER, E.: Röntgenographische Untersuchungen bei Cystinspeicherkrankheit. Klin. Wschr. **31**, 249 (1953).
LINNEWEH, F., SCHAUMLÖFFEL, E., GRAUL, E. H., HUNDESHAGEN, H., KIRSTEN, E. und R., BARTHELMAI, W.: Über den Cystin-Metabolismus bei der Cystinose. Klin. Wschr. **42**, 999 (1964).

LUCAS, Z. J., KEMPSON, R. L., PALMER, J., KORN, D., COHN, R. B.: Renal Allotransplantation in Man. II. Transplantation in Cystinosis, a Metabolic Disease. The Am. J. Surg. **118**, 158 (1969).
MAHONEY, C. P., MANNING, G. B., HICKMAN, R. O.: Hemodialysis in a Patient with Cystinosis. Amer. J. Dis. Child. **112**, 65 (1966).
MAHONEY, C. P., STRIKER, G. E., HICKMAN, R. O., MANNING, G. B., MARCHIORI, T. L.: Renal Transplantation for Childhood Cystinosis. New Engl. J. Med. **283**, 397 (1970).
MAHONEY, C. P., TRUMP, B. F.: Studies in Cystinosis. Amer. J. Dis. Child. **104**, 563 (1962).
MCCUNE, D. J., MASON, H. H., CLARKE, H. T.: Intractable hypophosphatemic Rickets with renal glykosuria and acidosis (The Fanconi Syndrome). Amer. J. Dis. Child. **66**, 81 (1943).
MORECKI, R., PAUNIER, L., HAMILTON, J. R.: Intestinal Mucosa in Cystinosis. Arch. Path. **86**, 297 (1968).
NEUBERT, D., LEHNINGER, A. L.: The effect of thiols and disulfides on water uptake and extrusion by rat liver mitochondria. J. biol. Chem. **237**, 952 (1962).
PACHE, H. D.: Über die Cystein-Cystinstoffwechselstörung der ersten Lebenszeit und ihre Beziehung zu Zwergwuchs und renaler Rachitis. Z. Kinderheilk. **62**, 1 (1941).
PARKER, W. S., PRADER, A., FANCONI, G.: Further observations on cystine storage disease. Pediatrics **16**, 228 (1955).
PATRICK, A. D.: The Degradative Metabolism of L-Cysteine and L-Cystine in vitro by Liver in Cystinosis. Biochem. J. **83**, 248 (1962).
PATRICK, A. D.: Deficiencies of SH-Dependent Enzymes in Cystinosis. Clin. Sci. **28**, 427 (1965).
PATRICK, A. D., LAKE, B. D.: Cystinosis: Electron microscopic evidence of lysosomal storage of cystine in lymph node. J. clin. Path. **21**, 571 (1968).
PFÄNDLER, U., BERGER, H.: Zur Genetik der Cystinose (Cystinspeicherkrankheit) und ihre Beziehungen zur Cystinurie und Hyperaminoacidurie. Ann. paediat. **187**, 1 (1956).
ROSSIER, A., CALDERA, R., ODIÈVRE, M.: Notions récentes sur la cystinose. (Neuere Vorstellungen über die Cystinose.) Bull. Mém. Soc. méd. Hop. **114**, 1215 (1963).
ROULET, F.: Das anatomische Bild der Cystinkrankheit mit Zwergwuchs. Ann. Paediat. **156**, 284 (1941).
RUSSELL, D. S., BARRIE, H. J.: Storage of Cystine in the Reticulo-Endothelial System and its Association with Chronic Nephritis and Renal Rickets. Lancet **1936 II**, 899.
SCHÄRER, K., ANTENER, I.: Zur Biochemie und Therapie der Cystinose. Ann. Paediat. **203**, Suppl. I (1964).
SCHMIDT, H., LUTZ, P., BICKEL, H.: Wertbeurteilung der diätetischen Behandlung der Cystinose. Mschr. Kinderheilk. **121**, 171 (1973).
SCHNEIDER, J. A., BRADLEY, K., SEEGMILLER, J. E.: Increased Cystine in Leukocytes from Individuals Homozygous and Heterozygous for Cystinosis. Science **157**, 1321 (1967).
SCHNEIDER, J. A., BRADLEY, K. H., SEEGMILLER, J. E.: Transport and Intracellular Fate of Cysteine-^{35}S in Leukocytes from Normal Subjects and Patients with Cystinosis. Pediat. Res. **2**, 441 (1968).
SCHNEIDER, J. A., CRAWHALL, J. C., LIETMAN, P. S., BRADLEY, K. H., SEEGMILLER, J. E.: Cystinosis: Therapeutic Trials with D-Penicillamine and Dietary Regulation. Amer. J. Med. **44**, 330 (1968).
SCHNEIDER, J. A., ROSENBLOOM, F. M., BRADLEY, K. H., SEEGMILLER, J. E.: Increased Free-Cystine of Fibroblasts cultured from Patients with Cystinosis. Biochem. Biophys. Res. Comm. **29**, 527 (1967).
SCHNEIDER, J. A., WONG, V., BRADLEY, K., SEEGMILLER, J. E.: Biochemical Comparisons of the Adult and Childhood forms of Cystinosis. New Engl. J. Med. **279**, 1253 (1968).
SCHNEIDER, J. A., WONG, V., SEEGMILLER, J. E.: The early diagnosis of cystinosis. J. Pediat. **74**, 114 (1969).
SCHULMAN, J. D., BRADLEY, K. H., SEEGMILLER, J. E.: Cystine: Compartmentalization within Lysosomes in Cystinotic Leukocytes. Science **166**, 1152 (1969).
SCHULMAN, J. D., BRADLEY, K. H.,: Cystinosis: Therapeutic implications of in vitro-studies of cultured fibroblasts. J. Pediat. **78**, 833 (1971).
SCHULMAN, J. D., WONG, V. G., BRADLEY, K. H., OLSON, W. H., SEEGMILLER, J. E.: Cystinosis: Biochemical, Morphological and Clinical Studies. Pediat. Res. **4**, 379 (1970).
SCHULMAN, J. D., WONG, V. G., KUWABARA, T., BRADLEY, K. H., SEEGMILLER, J. E.: Intracellular Cystine content of leukocyte populations in cystinosis. Arch. Intern. Med. **125**, 660 (1970).
SEEGMILLER, J. E.: Cystinosis. Combined Clinical Staff Conference at the National Institutes of Health. Ann. Int. Med. **68**, 883 (1968).
SEEGMILLER, J. E., HOWELL, R.: Cystine Metabolism in de Toni-Fanconi Syndrome with Cystinosis. Clin. Res. **9**, 189 (1961).
SEGAL, ST.: Disorders of Amino Acid Transport. Ann. Int. Med. **62**, 847 (1965).

Seip, M., Steen-Johnsen, J., Vellan, J. E., Gjessing, L. R.: Dietary Treatment of Cystinosis. Acta Paediat. Scand. **57**, 409 (1968).

Skrede, S., Bremer, J., Eldjarn, L.: The Effect of Disulphides on Mitochondrial Oxidations. Biochem. J. **95**, 838 (1960).

Smith, F. G., Jr., Jackson, J. R., Latta, H., Yuile, C., Litman, N.: Cystinosis (Debré-de Toni-Fanconi Syndrome): A Clinico-pathological Study with Electronmicroscopy of the Renal Biopsies of Five Patients. Amer. J. Dis. Child. **102**, 494 (1961).

Stave, U.: Vergleichende Aminosäuren-Untersuchungen mittels Röntgenographie und Papierchromatographie in der Milz bei Cystinspeicherkrankheit. Klin. Wschr. **33**, 580 (1955).

Stave, U.: Aminosäuren-Verfütterung und Tubulusschäden. II. Mitteilung. Die tubuläre Funktion nach Cystinverfütterung bei Kaninchen. Z. Kinderheilk. **78**, 275 (1956).

Stave, U.: Über den Einfluß von Cystinfütterung auf Gewebs-Aminosäuren und α-Aminostickstoff im Nierenblut. Z. Kinderheilk. **81**, 26 (1958).

Stave, U., Schlaak, E.: Aminosäuren-Verfütterung und Tubulusschaden. I. Mitteilung. Aminoacidurie nach Cystin-Verfütterung bei Kaninchen. Z. Kinderheilk. **78**, 261 (1956).

Stave, U., Willenbockel, U.: Aminosäuren-Verfütterung und Tubulusschaden. III. Mitteilung. Die Aktivität der alkalischen Nierenphosphatase nach Cystin-Verfütterung. Z. Kinderheilk. **78**, 563 (1956).

Steendijk, R.: The effect of a continous intravenous infusion of inorganic phosphate on the rachitic lesions in cystinosis. Arch. Dis. Childh. **36**, 321 (1961).

Stowers, J. M., Dent, C. E.: Studies on the mechanism of the Fanconi Syndrome. Quart. J. Med. **16**, 275 (1947).

Ullrich, O.: Zur Klinik und Erbbiologie der Cystin-Diathese als übergeordneter Störung bei renalem Zwergwuchs und renaler Rachitis. Z. Kinderheilk. **66**, 154 (1948).

Vetrella, M., Barthelmai, W.: Enzymbestimmungen in Leukocyten von Cystinose-Patienten und deren Verwandten. I. Erhöhung der Glucose-6-Phosphatdehydrogenase-Aktivität. 67. Tag. dtsch. Ges. Kinderheilk. Saarbrücken 1969.

Weber, H.: Beitrag zur Frage der Nierenfunktionsstörung bei Cystinosis. Helvet. Paed. Acta **8**, 348 (1953).

Weber, H., Hagge, W.: Über die erfolgreiche Behandlung der Zystinose mit einem Anabolicum. Arch. Kinderheilk. **168**, 110 (1962).

Wenske, G., Linneweh, F.: β-Alanin-Vermehrung in Lympho- und Thrombocyten zur biochemischen Diagnose der Cystinose. Klin. Wschr. **50**, 1082 (1972).

Willenbockel, U., Linneweh, F.: Über die Toxizität der S-haltigen Aminosäuren und einiger ihrer Metaboliten. Ann. paediat. **202**, 453 (1964).

Wolf, N.: Histologische Untersuchungsbefunde des Gehirns bei einem Fall von Cystinspeicherkrankheit. Arch. Psych. Z. Neurol. **188**, 456 (1952).

Wong, V. G., Lietman, P. S., Seegmiller, J. E.: Alterations of Pigment Epithelium in Cystinosis. Arch. Ophthalm. **77**, 361 (1967).

Worthen, H. G., Good, R. A.: The de Toni-Fanconi-Syndrome with Cystinosis. Amer. J. Dis. Child. **95**, 653 (1958).

Worthen, H. G., Good, R. A.: The Pathogenesis of Cystinosis. Amer. J. Dis. Child. **102**, 494 (1961).

Homocystinurie

Von

W. von Petrykowski

Mit 6 Abbildungen

I. Einleitung

Die Bezeichnung Homocystinurie hat sich für ein gut charakterisiertes klinisches Syndrom eingeführt, dem ein autosomal recessiv vererbter Defekt der Cystathionin-Synthetase zugrunde liegt. Dieses Enzym hat eine wichtige Funktion in der Transsulfurierung der essentiellen Aminosäure Methionin zu Cystein.

Homocystin — obwohl zuerst als abnormer Metabolit erkannt — hat allerdings nur einen geringen Anteil an der resultierenden Ausscheidung von meist unidentifizierten, schwefelhaltigen Substanzen.

Eine pathologische Homocystinausscheidung ist auch bei intakter Cystathionin-Synthetase beschrieben worden. Diese „Homocystinurie" ist durch eine Vitamin B_{12}-Stoffwechselstörung oder durch Vitamin B_{12}-Mangel verschiedener Genese bedingt und von Hypomethioninämie, Cystathioninurie und Methylmalonacidurie begleitet (Rosenberg *et al.*, 1968; Shipman *et al.*, 1969; Hollowell *et al.*, 1969; Mudd *et al.*, 1969, 1970; Levy *et al.*, 1970; Goodman *et al.*, 1970: Mahoney *et al.*, 1971). Eine verminderte Aktivität der Methylentetrahydrofolat-Reduktase ist ein weiterer, jüngst bekannt gewordener Enzymdefekt, der zu Homocystinämie und -urie führt (Mudd *et al.*, 1972).

Schließlich sind noch ungeklärte „Homocystinurien" unter einer Psoriasisbehandlung mit 6-Azauridin (Hyánek *et al.*, 1969) und in einer Vitamin B_6-abhängigen Form bei einem Neuroblastom Typ Pepper beobachtet worden (Mönch *et al.*, 1970).

Trotz dieser — und denkbarer zukünftiger — Einschränkungen, hat sich der Begriff Homocystinurie für die zuerst beschriebenen Fälle dieser Stoffwechselstörung der schwefelhaltigen Aminosäuren praktisch durchgesetzt.

II. Geschichtliches

Die ersten Patienten mit dieser viel diskutierten Krankheit wurden erst 1960 in Nordirland bei Massenuntersuchungen von Harnmetaboliten geistig retardierter Kinder erfaßt (Field *et al.*, 1962). Gleichzeitig und unabhängig davon identifizierten Gerritsen *et al.* (1962) in den USA Homocystin im Urin eines schlecht gedeihenden Säuglings.

Die positive Cyanid-Nitroprussid-Reaktion (Brand *et al.*, 1930) hatte zunächst an eine Cystinurie denken lassen. Die Aminosäuren-Papierchromatographie ergab jedoch nur eine geringe „Cystin"-Ausscheidung ohne die begleitenden basischen Aminosäuren Lysin, Arginin und Ornithin (vgl. Bd. VIII/3, S. 13). Bald wurde gesichert, daß es sich um eine Überlauf-Aminoacidurie und statt Cystin um dessen höheres Homologes Homocystin handelte (Carson *et al.*, 1963). Eine gewisse Erklärung für die „späte" Entdeckung dieser Aminoacidurie trotz vorangegangener Reihenuntersuchungen bei geistig Retardierten wurde darin erkannt, daß sich Homocystin bei Phenol-Lutidin-Chromatographie zersetzt; es erscheint nur nach

Oxydation mit Peroxid als Homocysteinsäure. Die Einführung und weitere Verbreitung von automatischen Aminosäuren-Analysatoren förderten die nun einsetzenden Stoffwechseluntersuchungen wesentlich.

Methioninbelastungen und Clearance-Berechnungen bestätigten bei Patienten einen abnorm langsamen Methioninumsatz und ließen einen zunächst angenommenen Methionin-Transportdefekt ausschließen (Brenton *et al.*, 1965b). Cystathionin konnte im Gehirn von Patienten im Gegensatz zu normalem Gehirn nicht nachgewiesen werden (Gerritsen u. Waisman, 1964b; Brenton *et al.*, 1965a). Als sich Cystin dann bei Stickstoffbilanzen als essentiell gewordene Aminosäure verhielt (Brenton *et al.*, 1966a), konnte der Enzymdefekt unmittelbar vor der Cystathioninbildung postuliert und bald an Leberbiopsiematerial (Mudd *et al.*, 1964) und im Gehirn (Mudd *et al.*, 1966) von Patienten auch bewiesen werden.

Sobald sich die Pathophysiologie der schwefelhaltigen Aminosäuren bei der Homocystinurie abzeichnete, wurden erste diätetische Behandlungsversuche unternommen (Carson *et al.*, 1963; Perry *et al.*, 1966; Komrower *et al.*, 1966). Geschwister von bereits bekannten Patienten wurden noch in der Neugeborenenperiode diagnostiziert und haben sich unter dieser Behandlung inzwischen über längere Beobachtungszeiträume körperlich und geistig normal entwickelt (Perry *et al.*, 1968; Komrower, 1967).

In wenigen Jahren wurden in vielen Ländern zahlreiche neue Patienten erkannt (Schimke *et al.*, 1965; Kennedy *et al.*, 1965; White *et al.*, 1965; Thomas *et al.*, 1966; Werder *et al.*, 1966; Spaeth u. Barber, 1966; Lieberman *et al.*, 1966; Dunn u. Miller, 1966; Critchley, 1966; Gaudier *et al.*, 1966; Tada *et al.*, 1967; Morreels *et al.*, 1967; Chase *et al.*, 1967; Turner *et al.*, 1967; Badetti u. Laurent, 1967; Smith, 1967; Carton, 1967; Greer u. Williams, 1967; Hooft u. Carton, 1967b; Presley u. Sidbury, 1967; v. Petrykowski, 1968; Hagberg u. Hambraeus, 1968; Telegaonkar, 1968; Sardharwalla *et al.*, 1968; Lutz, 1969; Hopkins *et al.*, 1969). Das klinische Bild und die pathologisch-anatomischen Befunde stellten sich als bemerkenswert vielfältig für den homozygoten Phänotyp einer angeborenen Stoffwechselstörung heraus.

Alle länger überlebenden Patienten hatten Linsenektopien entwickelt; viele wiesen typische Züge des Marfan-Syndroms auf; thromboembolische Komplikationen an großen Gefäßen bestimmten die Morbidität und Mortalität der Stoffwechselstörung oft schon bei Kindern und Jugendlichen. Am ergiebigsten war sogar die breit angelegte Suche unter Patienten mit bekannten Linsendislokationen (Schimke *et al.*, 1965). Sie führte zur Auffindung eines großen Prozentsatzes geistig *nicht* behinderter Individuen mit Homocystinurie und zeigte gleichzeitig die Problematik einer Selektion von Patienten für Massensuchtests auf. Familienuntersuchungen legten auch für die Homocystinurie einen autosomal rezessiven Erbgang nahe (Carson *et al.*, 1965; Schimke *et al.*, 1965).

Trotz intensiver Bemühungen muß jedoch die Pathogenese der so verschiedenartigen Befunde als ebensowenig gesichert bezeichnet werden, wie bei den meisten anderen inborn errors of metabolism im Garrodschen Sinne.

III. Intermediärer Stoffwechsel des Homocysteins

Die schwefelhaltigen Aminosäuren Methionin und Cystin sind in der Nahrung von Säugern reichlich vorhanden und können deren Bedarf an S-haltigen Substanzen — mit Ausnahme der schwefelhaltigen Vitamine Thiamin und Biotin — voll decken. Die ersten Konzepte des Stoffwechsels dieser Aminosäuren erwuchsen aus ernährungsphysiologischen Tierexperimenten sowie Arbeiten über die Cystinurie

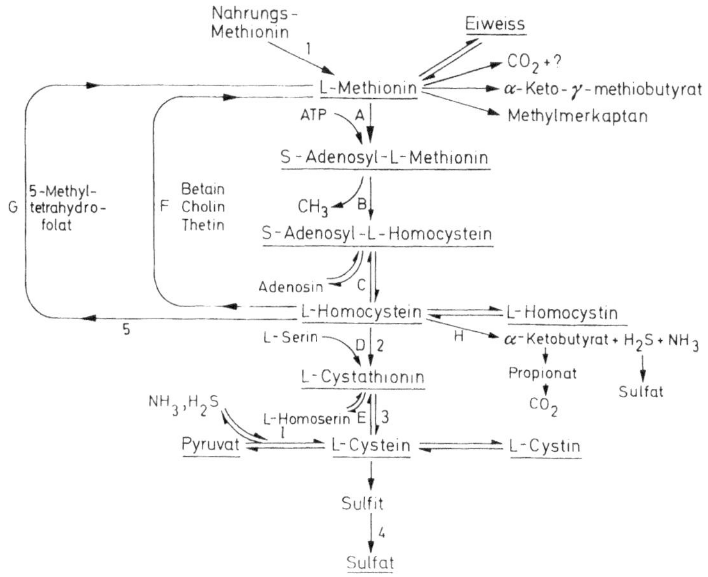

Abb. 1. Der Stoffwechsel der schwefelhaltigen Aminosäuren und einige seiner Störungen. *1—6* Stoffwechselstörungen: *1* Methioninmalabsorption, *2* Homocystinurie, *3* Cystathioninurie, *4* Sulfitoxidasemangel, *5* Vitamin B_{12}-Mangel oder Stoffwechselstörungen. *A—I* wichtige Enzyme: *A* ATP: L-Methionin S-Adenosyltransferase (2.4.2.13), *B* S-Adenosylmethionin: L-Homocystein S-Methyltransferase (2.1.1.10), *C* S-Adenosyl: L-Homocystein Hydrolyase (3.3.1.1.), *D* Cystathionin Synthetase (L-Serin Hydrolyase) (4.2.1.13), *E* Cystathionase (L-Homoserin Hydrolyase) (4.2.1.15), *F* Betain: L-Homocystein Methyltransferase (2.1.1.5), *G* 5-Methyl-Tetrahydrofolsäure Methyltransferase (2.1.1.), *H* L-Homocystein Desulfhydrase (4.4.1.2.), *I* L-Cystein Desulfhydrase (4.4.1.1.)

in den dreißiger Jahren. Bis dahin war Cystin als essentielle Aminosäure angesehen worden. Als dann gezeigt wurde, daß sowohl Methionin als auch Homocystin das Cystin in der Diät ersetzen konnten und die Cystinausscheidung bei Cystinuriepatienten zu steigern vermochten, durfte ihre Überführung in Cystin angenommen werden. Methionin dagegen konnte nur durch Angebot von Homocystin zusammen mit präformierten Methylgruppen — etwa des Betains oder Cholins — ersetzt werden und gilt daher als bedingt essentiell. Wenige Jahre später wurde dann auch der Schwefel radioaktiv markierten Methionins und Cystathionins im Cystin wiedergefunden (zit. bei LASTER *et al.*, 1965a).

Eine Fülle enzymologischer Arbeiten in vitro klärte schließlich die intermediären Schritte bis zum derzeitigen Konzept der Transsulfurierung, wie es in Abb. 1 skizziert ist.

Methionin kann zur Eiweißsynthese benutzt oder in sein Ketoderivat α-Keto-γ-Methiobutyrat übergeführt werden; seine Methylgruppe kann zu Kohlendioxid oxydiert oder mit dem Schwefelatom als Methylmerkaptan abgespalten werden. Diese Reaktionen werden jedoch als unbedeutend gegenüber der Aktivierung zu S-Adenosyl-L-Methionin angesehen. Dieser Schritt wird unter Verbrauch von Adenosintriphosphat durch die ATP : L-Methionin S-Adenosyltransferase (2.4.2.13) katalysiert und liefert die wohl wichtigste Substanz für die meisten biologischen Transmethylierungen. Nach Übertragung der Methylgruppe auf entsprechende Acceptoren unter Einwirkung der S-Adenosylmethionin: L-Homocystein S-Methyltransferase (2.1.1.10) verbleibt S-Adenosylhomocystein, welches nach neuesten Ergebnissen (DEGUCHI u. BARCHAS, 1971) über eine potente

Produktinhibition verschiedener Transmethylasen eine wichtige regulierende Funktion z.B. im Gehirnstoffwechsel der biogenen Amine zu haben scheint. Während diese Reaktionen irreversibel sind, steht S-Adenosylhomocystein mit Hilfe einer S-Adenosyl : L-Homocysteinhydrolyase (3.3.1.1) in einer Gleichgewichtsreaktion mit L-Homocystein. Von dieser Substanz ausgehend, kann 1. eine Remethylierung zu Methionin, 2. eine Kondensation mit L-Serin zu Cystathionin (Cystathionin-Synthetase 4.2.1.13), 3. eine Desulfurierung zu Schwefelwasserstoff und α-Ketobutyrat und 4. in einer reversiblen Reaktion, enzymatisch oder nichtenzymatisch eine Oxydation zu Homocystin erfolgen. Die Remethylierung des Homocysteins zu Methionin kann zwei verschiedene enzymatische Wege nehmen: eine Betain : L-Homocysteinmethyltransferase führt ebenso wie die 5-Methyl-Tetrahydrofolsäure-Methyltransferase wieder zu Methionin. Dieses letztere Enzym benötigt Derivate des Vitamins B_{12} als Coenzym (wie außerdem nur noch die Methylmalonyl-Coenzym A-Isomerase) und ist — neben der Methylentetrahydrofolat-Reduktase — wesentlich für das Verständnis der einleitend erwähnten „Homocystinurie" bei intakter Cystathionin-Synthetase.

Der Hauptweg der Transsulfurierung des Methionin-Schwefels zu Cystein-Schwefel führt jedenfalls über die Kondensation von Homocystein und Serin zu Cystathionin und ist beim Menschen für Leber- und Gehirngewebe sowie für die Linse (Gaull u. Gaitonde, 1966b) nachgewiesen. Cystathionin wiederum wird in Gegenwart von Pyridoxin und Cystathionase (L-Homoserinhydrolyase) (4.2.1.15) hydrolytisch in Cystein und Homoserin gespalten, welches als α-Ketobutyrat erscheint. Diese Reaktion scheint nach neuesten Ergebnissen auch in umgekehrter Richtung zur Cystathioninsynthese möglich zu sein, wie an normaler menschlicher und Rattenleber und auch an Leber von Patienten mit Homocystinurie wahrscheinlich gemacht wurde (Wong *et al.*, 1968). Das aus der Cystathioninspaltung hervorgehende Cystein steht für synthetische Zwecke zur Verfügung oder kann auf komplexen Wegen zum größten Teil seinen Schwefel an das Endprodukt Sulfat und zum kleineren Teil für die Taurinbildung liefern.

Die aus Abb. 1 offensichtliche zentrale Stellung des Homocysteins im Transsulfurierungsweg erklärt auch seine Abwesenheit in Plasma und Urin unter normalen Verhältnissen. Es gehört zu den *intra*cellulären Metaboliten, für die ein aktiver, renaler Rückresorptionsmechanismus nicht besteht, und deren Clearance im Falle ihres Erscheinens im Extracellulärraum der des Inulins nahekommt („no-threshold aminoaciduria").

Wenn die physiologische Bedeutung des Cystathionins über seine Rolle als Zwischenprodukt der Transsulfurierung hinaus auch keineswegs geklärt ist, so deutet doch seine Synthese und hohe Konzentration im Gehirn des Menschen von der späten Fetalperiode an (Hope, 1958; Tallan *et al.*, 1958; Shimizu *et al.*, 1966) auf eine wichtige Rolle in der Entwicklung und Funktion des Zentralnervensystems hin (s. auch unter Pathogenese, S. 457). Andere Primaten und erst recht niedere Säuger und Vögel (Mudd *et al.*, 1965) weisen erheblich geringere Konzentrationen dieser Aminosäure im Zentralnervensystem auf. Andererseits scheint nach neuesten Untersuchungen die Cystathionaseaktivität in fetaler menschlicher Leber ganz zu fehlen (Sturman *et al.*, 1970). Da die Placenta keine Transsulfurationsfunktion besitzt, müßte für Leber und Gehirn des Feten Cystin eine essentielle Aminosäure sein.

IV. Der Enzymdefekt

Schon die ersten Patienten mit Homocystinurie hatten neben der charakteristischen Ausscheidung von Homocystin im Urin erhöhte Plasmaspiegel von

Homocystin *und* Methionin gezeigt. Damit lag ein Stoffwechselblock in der Umwandlung von Methionin zu Cystein nahe. Ein einzelner hypothetischer Enzymdefekt mußte also die Homocystinämie und Hypermethioninämie gleichermaßen erklären können.

Erste Ergebnisse von kurzfristigen Methioninbelastungen mit nur wenigen Plasmabestimmungen waren schwierig zu interpretieren (CARSON *et al.*, 1963). Nicht in jedem Fall kam es darunter zu einer deutlich verstärkten Homocystinausscheidung; die Mutter und ein Geschwister einer Probandin wiesen eine erhöhte Methioninclearance auf; die Ausscheidung von nur 50—100 mg Homocystin in 24 Std schließlich schien der täglichen Aufnahme von 1—2 g Methionin bei weitem nicht zu entsprechen. Folglich wurde zuerst ein cellulärer Transportdefekt für Methionin oder ein nur inkompletter Block des Methioninumsatzes zu Cystein erwogen (CARSON *et al.*, 1963).

Die Hypermethioninämie und erhöhte Methioninclearance bei Belastung konnte jedoch außer durch einen Transportdefekt auch durch Überschreitung eines *normalen* Transportmaximums erklärt werden. Bei weiteren oralen und intravenösen Belastungen wurden dann auch tagelang anhaltende Hypermethioninämien und normale Methioninclearances gefunden (BRENTON *et al.*, 1965b). Der Stoffwechselblock mußte also eher tiefgreifend sein, wofür auch Stickstoffbilanzen bei einem Patienten sprachen, die eindrucksvoll demonstrierten, daß Cystein eine essentielle Aminosäure geworden war (BRENTON *et al.*, 1966a). Die vergleichbaren Plasma-Methioninspiegel nach oraler und intravenöser Methioninbelastung und die Clearancebefunde schlossen einen intestinalen und renalen Transportdefekt aus (BRENTON *et al.*, 1965b).

Die scheinbare Diskrepanz zwischen Methioninaufnahme und Homocystinausscheidung wiederum war nicht unvereinbar mit dem Vorliegen eines kompletten Blocks. Um das Ausmaß eines derartigen Blocks zu beurteilen, hätte man die Bilanz des aufgenommenen Methionins zu *allen* seinen Metaboliten — und zwar über die Cystathionin-Synthetase-Reaktion *und* andere Wege hinweg — kennen müssen. Die dazu unternommenen Bilanzuntersuchungen unter Methioninzulage zur Diät („Methionin-Sulfat-Test") ergaben dann bei Patienten im Vergleich zu gesunden Kontrollen eine nur minimale Zunahme der Ausscheidung von anorganischem Sulfat. L-Cysteinzulage dagegen war von vermehrter Ausscheidung anorganischen Sulfats gefolgt (LASTER *et al.*, 1965a u. b). Zum gleichen Ergebnis führten auch Bilanzen mit ^{35}S-Methionin, bei denen außerdem nur wenig spezifische Aktivität im Cystin der Plasmaproteine aufgefunden wurde (BRENTON u. CUSWORTH, 1966b).

Gleichzeitig fanden verschiedene Arbeitsgruppen jedoch, neben der Ausscheidung bekannter schwefelhaltiger Verbindungen, große Mengen unbekannter Schwefelverbindungen im Urin von Homocystinuriekranken, die bei Gesunden nicht erscheinen (PERRY, 1966c u. d, 1967a u. b; LASTER *et al.*, 1965a; LEMONNIER *et al.*, 1971; OHMORI *et al.*, 1972). Der Gesamturinschwefel wurde als ätherisches Sulfat, anorganisches und „neutrales" Sulfat bestimmt. Die neutrale Fraktion enthält dann unter anderem Cysteinsäure, Taurin, Methioninsulfoxid, Cystin, Cystathionin, Methionin, das gemischte Disulfid aus Homocystein und Cystein und Glutathion. Hinzu kommt aber unidentifizierter neutraler Schwefel, der zum Teil in gebundener Form erscheint, der vor und nach Säurehydrolyse bestimmt werden muß. Dieser nichtidentifizierte bzw. gebundene Schwefel stieg z.B. unter dem Methionin-Sulfat-Test bei einer Patientin um 0,5 mmol an; zum Vergleich betrug die gleichzeitige Homocystinausscheidung im Durchschnitt nur 0,1 mmol (LASTER *et al.*, 1965a). Nur wenige der isolierten und gereinigten, ungewöhnlichen Schwefelverbindungen wurden bislang in ihrer Struktur aufgeklärt (PERRY, 1967;

Lemonnier *et al.*, 1971; Ohmori *et al.*, 1972). Es sind S-Adenosylhomocystein, 5-Amino-4-Imidazol-Carboxamid-5'-S-Homocysteinylribosid (AICHR) und Homolanthionin sowie Homocystinsulfon und Homocysteinsäure, Homocysteinsulfinsäure, S-(Carboxymethylthio-)Homocystein und S-(Hydroxy-3-Carboxy-n-Propyl-)Homocystein. Während das Auftreten des dem Homocystein unmittelbar vorangehenden Zwischenprodukts anhand der Abb. 1 verständlich und die Reversibilität der entsprechenden Enzymreaktion auch bewiesen ist, so handelt es sich beim AICHR um eine in der Natur noch nie angetroffene Substanz unbekannter metabolischer Herkunft. Homolanthionin kann man sich durch Kondensation von Homocystein mit Homoserin entstanden denken. Hypothetisch könnte dann sein Erscheinen durch eine Modifikation der Cystathionin-Synthetase derart erklärt werden, daß deren Affinität zu Homoserin größer wäre als zu ihrem normalen Substrat Serin (Perry, 1967). Der Verlust von Adenin in Form von im Urin ausgeschiedenem S-Adenosylmethionin und -homocystein ist nicht groß genug, um pathogenetisch bedeutsam sein zu können (Applegarth *et al.*, 1971).

Daß Homocystin nicht im Verhältnis zum aufgenommenen Methionin im Harn von Patienten erschien, wurde nun eher als Ausdruck eines fast kompletten Enzymblocks im Methioninstoffwechsel verstanden. Dieser komplette Block führte zum Anfall von Umwandlungsprodukten des Homocysteins und zu deren Ausscheidung im Urin.

Während diese indirekte Evidenz für die Lokalisation des Enzymdefekts in zeitraubenden Bilanzstudien zusammengetragen wurde, hatten theoretische Erwägungen über die Kinetik der in Abb. 1 angedeuteten Reaktionen zusammen mit den Befunden einer Hypermethioninämie, Homocystinämie und -urie und dem Fehlen des Cystathionins in Leber und Gehirn bereits früh zur Postulierung eines Defektes der Cystathionin-Synthetase geführt. Zwei Jahre nach der Erstbeschreibung des Syndroms gelang dann auch bereits der direkte Nachweis erheblich herabgesetzter hepatischer Cystathionin-Synthetaseaktivität aus Biopsiematerial (Mudd *et al.*, 1964). Die Aktivität des Enzyms in Kontrolleber lag zwischen 133 und 610 mμmol/mg Protein/135 min. Patientenleber hatte keine nachweisbare Aktivität bzw. maximal 10% des niedrigsten Kontrollwertes. Ein Fehlen des entsprechenden Cofaktors Pyridoxalphosphat und die Anwesenheit von Inhibitoren der Cystathionin-Synthetase wurden durch Inkubation mit hohen Konzentrationen des Cofaktors bzw. durch gemeinsamen Ansatz von Extrakten gesunder und kranker Leber unwahrscheinlich gemacht. Das Fehlen von Cystathionin-Synthetaseaktivität wurde später auch im Gehirn von Patienten bestätigt. In leichter zugänglichem Material, wie Erythrocytenhämolysat und Extrakten von Leukocyten, Thrombocyten, von Haut oder Duodenal- und Rectalschleimhaut fand sich keine Aktivität der Cystathionin-Synthetase (Laster *et al.*, 1965). Andere Autoren fanden später, daß 80% diploider menschlicher Zellkulturen Cystathionin aus ^{35}S-Homocystin und Serin bilden konnten (Eagle *et al.*, 1966). Trotz fehlender Aktivität in Extrakten der gesamten Haut konnte Cystathionin-Synthetaseaktivität leicht in Fibroblastenkulturen von dieser Haut nachgewiesen werden und fehlte bei Homocystinurie. Auch kultivierte *Amnionzellen* zeigen den Cystathionin-Synthetasedefekt, so daß die *pränatale Diagnose* möglich ist (Uhlendorf u. Mudd, 1968; Gerbie *et al.*, 1972; Ritchie u. Carson, 1973; Bittles u. Carson, 1973).

Fibroblasten mit der für Homocystinurie typischen, starken Verminderung ihrer Cystathionin-Synthetaseaktivität waren jedoch in der Lage, mit ähnlicher Geschwindigkeit wie Fibroblasten Gesunder ^{35}S-Methionin als ^{35}S-Cystein und ^{35}S-Methionin in Eiweiß zu inkorporieren. Deshalb wurde ein alternativer Transsulfurierungsweg genauer untersucht (Benson *et al.*, 1969). Dabei scheint nach

Überführung des Methionin-Schwefels in H_2S (Homocystein-Desulfhydrase 4.4.1.2) dieser mit Ammoniak und Pyruvat unter Umkehrung der Cystein-Desulfhydrase-Reaktion (4.4.1.1) zu Cystein synthetisiert zu werden. Die Aktivität der Cystein-Desulfhydrase wurde in der Tat bei Homocystinurie-Fibroblasten erhöht gefunden, während die der Homocystein-Desulfhydrase vergleichbar mit Kontrollfibroblasten war. In vivo ist dieser Weg bei der Homocystinurie aber sicher nicht aktiv genug.

Die übrigen Enzyme aller Hauptreaktionen in Abb. 1 wurden bei Homocystinurie direkt bestimmt und normal gefunden (MUDD *et al.*, 1965; BRENTON *et al.*, 1965; GAULL *et al.*, 1969).

Die einzigen Ausnahmen stellen bislang die 1969 bzw. 1972 nachgewiesenen Defekte der Vitamin B_{12}-abhängigen 5-Methyl-Tetrahydrofolsäure-Methyltransferase und der Methylentetrahydrofolat-Reduktase (EC 1.1.1.68) dar, die auch zu „Homocystinurie" führen. Gleich, ob durch die Unfähigkeit coenzymatisch aktive Vitamin B_{12}-Derivate zu bilden (Deoxyadenosyl-B_{12}), oder aufgrund eines Vitamin B_{12}-Mangels in Anwesenheit (Imerslund-Syndrom) oder Abwesenheit von intrinsic factor, kommt es hier außer der Homocystinausscheidung zu einer Cystathioninurie und Methylmalonacidurie mit Hypomethioninämie bzw. beim Reduktasedefekt nur zu Homocystinämie und -urie (MUDD *et al.*, 1972). Diese Befunde sind Ausdruck einer Remethylierungsstörung des Homocysteins zu Methionin bei zusätzlicher Insuffizienz der ebenfalls Vitamin B_{12}-abhängigen Methylmalonyl-Coenzym A-Isomerase (ROSENBERG *et al.*, 1968; SHIPMAN *et al.*, 1969; HOLLOWELL *et al.*, 1969; MUDD *et al.*, 1969, 1970; LEVY *et al.*, 1970; GOODMAN *et al.*, 1970; MAHONEY *et al.*, 1971).

Dem gesteigerten Verbrauch seines Metaboliten 5-Methyltetrahydrofolsäure entsprechend ist bei Patienten mit Homocystinurie auch bei normaler Folsäurezufuhr und sicher ausgeschlossener Folsäuremalabsorption der Serum-Folatspiegel erniedrigt und die Folatclearance erhöht (CAREY *et al.*, 1968). Auf diese Beobachtung stützt sich auch der Vorschlag, zusätzlich zur diätetischen Behandlung Folsäure zu substituieren, um die Remethylierung des möglicherweise schädlichen Homocysteins maximal aufrechtzuerhalten.

Schwierig zu erklären sind bis heute die zwischen Geschwistern — und Patienten überhaupt — beobachteten Unterschiede im biochemischen Profil der Erkrankung. Das gilt auch für das sehr verschiedene Ansprechen der biochemischen Befunde auf eine massive Vitamin B_6-Therapie (GAULL *et al.*, 1969; MUDD *et al.*, 1970, 2), ganz abgesehen von dessen schwieriger Korrelation mit klinischen Besserungen oder Verschlechterungen (s. auch unter Therapie). Eine unterschiedliche Homocystinclearance von Patient zu Patient wäre eine mögliche Erklärung (HAMBRAEUS *et al.*, 1968). Aufgrund der in den letzten Jahren erarbeiteten Definitionen der erworbenen Vitaminmängel im Gegensatz zu den genetisch fixierten Formen von Vitamin-Abhängigkeit könnte zumindest ein Teil der Fälle von Homocystinurie den vier anderen Störungen mit Vitamin B_6-Abhängigkeit (infantile Krämpfe, pyridoxinabhängige Anämie, Cystathioninurie und Xanthurenacidurie) zugeordnet werden. Trotz verschiedener Hypothesen ist jedoch zur Zeit noch keines der Syndrome mit Vitamin-Abhängigkeit auf molekularer Ebene ausreichend geklärt (s. auch Kap. Therapie, S. 469, und ROSENBERG, 1969).

Allerdings legen die sehr eingehenden Untersuchungen von GAULL *et al.* (1969, 1971) über die *chemischen* und *nicht* enzymatischen Effekte höchster Pyridoxinkonzentrationen in Untersuchungen mit wenig gereinigten Leberextrakten, Vorsicht bei der Deutung von Befunden im Sinne einer Pyridoxin-Abhängigkeit nahe. So katalysiert Pyridoxalphosphat in Anwesenheit von Metallionen chemische Reaktionen ähnlich denen, die seiner als Coenzym bedürfen. Es können chemische Artefakte zwischen Pyridoxalphosphat und Homocystein oder Cystein entstehen oder Transaminierungsprodukte wie Pyridoxaminphosphat, welches auf bestimmten Säulen wie Cystathionin chromatographiert. Dementsprechend ist bei solchen Enzymassays eine verläßliche Identifizierung des Endproduktes unbedingt zu fordern.

Diese Autoren kommen im Gegensatz zu MUDD *et al.* (1970, 1972) zu dem Schluß, daß bei biochemisch erfolgreicher Pyridoxintherapie, d.h. Normalisierung der Hypermethioninämie und Homocystinämie, Pyridoxin *keinen* Effekt auf das spezifisch mangelnde Enzym Cystathionin-Synthetase hat. MUDD *et al.* dagegen glauben, daß die von ihnen unter Pyridoxin beobachteten Zunahmen der spezifischen Aktivität um 3—4% ausreichen, um die Methioninbelastung mit normaler Diät zu metabolisieren, weil die Reservekapazität der Cystathionin-Synthetase normalerweise sehr groß ist. Kleine Verbesserungen der Restaktivität hätten dann bereits große physiologische Bedeutung.

Wenn das biochemische Ansprechen auf Vitamin B_6-Therapie nicht auf eine Aktivitätssteigerung der Cystathionin-Synthetase zurückgeführt werden kann, darf jedenfalls eine Einteilung in genetische Varianten nicht auf dem B_6-Effekt basieren. Sowohl in vivo (TURNER

1967, 1) als auch in vitro (Seashore *et al.* 1970) ist dann auch ein unterschiedliches Ansprechen auf Vitamin B_6 innerhalb ein und derselben Familie beobachtet worden, was für einen genetischen Polymorphismus spricht.

Auch bei empfindlichster und präzisester Methodik entstehen Interpretationsschwierigkeiten durch die biologische Variation von Probe zu Probe. So ergaben zwei gleichzeitig entnommene Lebernadelbiopsien bei paralleler Bestimmung und einer Übereinstimmung der Doppelbestimmungen innerhalb 2% Aktivitätsdifferenzen der Cystathionin-Synthetase von 5% gegenüber mittleren Kontrollwerten (Gaull u. Sturman, 1971). Die Signifikanz einer Aktivitätsänderung von wenigen Prozent in bestimmten Methoden wird damit zweifelhaft. Unter Pyridoxintherapie ist die Aktivität der Cystathionase erhöht, gleichgültig, ob sich die Aminosäurekonzentrationen im Plasma verändert haben oder nicht (Gaull *et al.*, 1969).

Ungeklärt in ihrer Bedeutung für den Stoffwechsel bei Homocystinurie sind auch noch die bei Tieren demonstrierten günstigen Einflüsse von Aminosäuren wie Glycin und Serin auf „toxischen" experimentellen Methionin- und Homocystinexzeß (Klavins u. Johanson, 1965; Tamimie u. Pscheidt, 1966, 1967). Die noch problematischen pathophysiologischen Vorstellungen dazu wurden zuletzt von Benevenga (1967) diskutiert.

Schließlich scheint die Aktivität der Cystathionin-Synthetase zumindest bei der Ratte auch von nicht genetischen Faktoren beeinflußt zu werden. Eiweißreiche Diät oder Gabe von Cortisol, Glucagon und Alloxan führten zu vermehrter, Hypophysektomie und Adrenalektomie zu verminderter Aktivität des Enzyms (zit. bei Laster *et al.*, 1965a). Diese Einwirkungen sind für den Menschen mit Bestimmung der Cystathionin-Synthetaseaktivität nicht nachgewiesen und können meist auch klinisch ausgeschlossen werden.

V. Genetik

Bis Ende 1966 war es Schimke, McKusick u. Mitarb. in Baltimore gelungen, 68 Fälle von Homocystinurie aus 36 Familien zu erfassen (Schimke *et al.*, 1967). Diese Serie ist bis heute die größte geblieben. Die Information zum Vererbungsmodus stützt sich daher im wesentlichen auf die genetischen Untersuchungen dieser Autoren. Zahlreiche einzelne Stammbäume anderer Autoren haben jedoch — trotz problematischer Einzelfälle — zu gleichartiger Beurteilung geführt.

Das Auftreten von je 2 Fällen von Homocystinurie in 3 Familien wies schon bei den zuerst beschriebenen Patienten von Carson *et al.* (1965) auf eine familiäre Erkrankung hin. Bei 3 als Säuglinge verstorbenen Geschwistern und 2 Fehlgeburten waren von 22 lebenden Geschwistern aus 7 Familien 10 erkrankt und 12 nicht. Von den 10 Homocystinuriekranken waren 6 Jungen und 4 Mädchen. Da die Eltern in keinem Fall betroffen waren und bei einer Familie Konsanguinität vorlag, konnte bereits anhand dieser 7 Familien ein autosomal recessiver Erbgang wie für die meisten anderen inborn errors of metabolism angenommen werden. Die Analyse der veröffentlichten Stammbäume ergab auch weiterhin oft mehrere betroffene Geschwister bei etwa gleicher Geschlechtsverteilung und ohne Geschlechtsunterschiede im Schweregrad der Störung. Konsanguinität wurde von Schimke *et al.* (1967) bei 4 von 36 Familien gesichert und konnte bei 5 weiteren vermutet werden. Acht der erwachsenen Patienten dieser Autoren waren mit nichtverwandten, gesunden Partnern verheiratet und hatten 14 normale Kinder. Ein Auftreten der Erkrankung in aufeinanderfolgenden Generationen wurde nicht beobachtet.

Alle diese Befunde stimmen mit autosomal recessivem Erbgang überein. Die Segregationsanalyse nach Lenz-Hogben (zit. bei Schimke *et al.*, 1965), welche annimmt, daß die Erfassung von Familien nicht in Beziehung zur Anzahl der betroffenen Familienmitglieder steht, zeigte einen Überschuß kranker Geschwister im Vergleich mit der nach der recessiven Hypothese vorausgesagten Anzahl (beobachtet 38 — erwartet $31{,}65 \pm 3{,}14$). Da die Diagnose aber in allen Fällen, einschließlich der bereits Verstorbenen, gut gesichert erschien, wurde geschlossen, daß die 20 Familien eine Auswahl aller Familien mit Homocystinurie — voreingenommen zugunsten derjenigen mit einer größeren Zahl Kranker —

darstellten. Diese Schlußfolgerung wurde ferner unterstützt durch die Ergebnisse einer anderen Art von Berechnung, die einzelne Erfassung annimmt, d.h. die Wahrscheinlichkeit, Familien proportional zur Anzahl ihrer befallenen Familienmitglieder zu erfassen. Wenn der Proband aus jeder Verwandtschaft entfernt wurde, war das Verhältnis der verbleibenden, kranken Geschwister ziemlich genau 25% (SCHIMKE *et al.*, 1965).

Ethnologisch gesehen waren die 68 Patienten SCHIMKEs englischer, schottischer, irischer, französischer, deutscher, holländischer, schwedischer, norwegischer, russischer, polnischer, jüdischer und süditalienischer Abstammung. Die Erkrankung ist aber auch bei nordamerikanischen Schwarzen, Spanisch-Amerikanern, Japanern, Südafrikanern, Indern, Dänen, Belgiern, Spaniern, Jugoslawen und Syrisch-Ägyptern beschrieben worden.

Der autosomal recessive Erbgang ist auch biochemisch untermauert. Methionin- und Homocystinbelastungstests führten zwar bei manchen Eltern zu pathologisch hohem und anhaltendem Anstieg dieser Aminosäuren im Plasma wie bei homozygoten Patienten. Da bei anderen Eltern aber keine abnorme Methionintoleranz nachgewiesen werden konnte, sind die Ergebnisse der Belastungsteste insgesamt zu uneinheitlich für die sichere Erfassung des heterozygoten Zustandes. FOWLER *et al.* (1971) stellten als verläßlichsten biochemischen Parameter zur Heterozygotensuche die Bestimmung des Cystein-Homocystein-Disulfids 12 Std nach oraler Methioninbelastung fest, wobei die Signifikanz des Unterschieds zu Gesunden bei $p < 0{,}001$ lag (Methionindifferenz nach 4 Std: $p = 0{,}01$). Es ist auch allein von den zahlreichen, intermediären Stoffwechselschritten zwischen Enzymdefekt und Homocystinausscheidung her unwahrscheinlich, daß die Homocystinexkretionsrate ein brauchbares Maß für die Heterozygosität sein könnte (GERRITSEN u. WAISMAN, 1964a; FINKELSTEIN *et al.*, 1964).

Der Aufwand für die direkte Bestimmung der Cystathionin-Synthetaseaktivität ist so groß, daß er nur an wenigen Institutionen unternommen wurde. Das Enzym kommt darüber hinaus in leicht zugänglichen Zellen (s.o.) nicht vor. Dennoch ist der autosomal recessive Erbgang bei 2 Elternpaaren von 3 Patienten an Leberbiopsiematerial sehr wahrscheinlich gemacht worden. Die Aktivität der Cystathionin-Synthetase lag bei ihnen zwischen 33 und 43% des durchschnittlichen Wertes gesunder Kontrollpersonen (FINKELSTEIN *et al.*, 1964). Damit dürften sie heterozygot für das abnorme Allel sein. GAULL und STURMAN fanden beim Bruder eines Patienten 60% der mittleren Aktivität gesunder Kontrollen (GAULL u. STURMAN, 1971).

Wenn die Cystathionin-Synthetase nun auch in Fibroblastenkulturen normaler Individuen nachweisbar geworden ist und bei Homocystinurie fehlt (UHLENDORF u. MUDD, 1968), so sind Aktivitäten des Enzyms bei Heterozygoten mit dieser Technik noch nicht mitgeteilt worden. Allerdings wäre man auch dann der wichtigen Schätzung des Vorkommens des defekten Gens über die Heterozygotenerfassung kaum näher gekommen als mit der Leberbiopsie. Einen großen Fortschritt bedeutet in dieser Hinsicht die Beobachtung von GOLDSTEIN *et al.* (1972), daß in kurzfristigen Lymphocytenkulturen mit Phytohämagglutinin eine signifikante Induktion der Cystathionin-Synthetaseaktivität (45fach; Maximum nach 144 Std) erzielt werden kann!

Der genetische Status einer klinisch gesunden Frau — der väterlichen Cousine einer Patientin —, die Homocystin ausscheidet, eine pathognomonische Methioninbelastung aufweist und eine hepatische Cystathionin-Synthetaseaktivität von von 12% der Kontrollwerte hat, ist nicht geklärt. Dieser partielle Defekt läßt an die Möglichkeit multipler abnormer Allele oder mehrerer beteiligter Genloci denken (FINKELSTEIN *et al.*, 1964).

Patienten mit derartigen *partiellen Enzymdefekten* könnten bei durchschnittlicher Methioninzufuhr in ihrer Nahrung und mit etwa 20% der normalen minimalen Methionintoleranz sogar frei von Homocystinausscheidung und Akkumulation potentiell schädigender Metaboliten sowie ohne Cysteindefizit sein (Laster *et al.*, 1965a).

Mehrere Allele des Homocystin-Gens könnten das sehr variable klinische Bild auf attraktive Weise erklären, wenn nicht auch bei Geschwistern der biochemische *und* klinische Befund erheblich verschieden gefunden worden wäre (s. unter Enzymdefekt, S. 441). Da diese aber wahrscheinlich die gleichen abnormen Allele besitzen, kommen unterschiedliche Umweltseinflüsse — wie etwa verschiedene Eiweißzufuhr durch Kuh- oder Muttermilch — wohl eher als Erklärung in Frage (Cusworth u. Dent, 1969; Sardharwalla *et al.*, 1968).

Eine interessante Beobachtung zur Lokalisation des abnormen Gens wurde jüngst aus Melbourne mitgeteilt (Shipman *et al.*, 1969). Ein 15jähriges Mädchen mit perniziöser Anämie seit dem 6. Lebensjahr, das Homocystin ausschied, wies im Karyogramm eine partielle Deletion eines G-Gruppen-Chromosoms auf. Aufgrund des gemeinsamen Vorkommens dreier seltener Störungen bei einem Patienten nahmen die Autoren eine kausale, genetische Verknüpfung derselben an. Die Gene für Homocystinurie und für intrinsic factor-Mangel schienen in dieser Familie in hemizygotem Zustand vererbt worden zu sein, wobei beide Gene auf dem ungepaarten Teil eines G-Gruppen-Chromosoms lokalisiert gewesen wären. Über eine Methylmalonacidurie wurde bei dieser Patientin nichts berichtet. Inzwischen war jedoch erkannt worden, daß Homocystin auch bei anderen Formen der perniziösen Anämie im Urin erscheinen und somit sekundäre Folge eines Vitamin B_{12}-Mangels sein konnte (s.o.). Weitere diesbezügliche Untersuchungen sind jedoch noch im Fluß.

VI. Vorkommen und Häufigkeit

Seltene recessiv vererbte Gene sind meist nicht homogen verteilt. Die in wenigen Jahren mögliche Mitteilung von derzeit mehreren hundert Fällen von Homocystinurie aus zahlreichen Ländern der Erde und bei Patienten verschiedenster ethnischer Extraktion legte nahe, daß das Homocystinurie-Gen (oder die H-Gene) relativ häufig vorkommen könnte. Die oben erwähnte Unmöglichkeit, Heterozygote leicht zu erfassen, hat trotz vorhandener und einfacher Suchteste für Homozygote nicht erlaubt, aus der Häufigkeit beider in einer großen Population die tatsächliche Genfrequenz zu schätzen. Die vorliegenden Angaben zur Häufigkeit des homozygoten Zustandes weichen nämlich auch erheblich voneinander ab, je nachdem welche Parameter zur Entdeckung von Patienten gewählt worden waren. Die Erstbeschreiber gingen von geistig retardierten Kindern in Heimen Nordirlands aus und fanden unter 2920 dieser Kinder 10 Fälle von Homocystinurie (0,3%). Da nur die Phenylketonurie mit 69 von 2920 Fällen häufiger angetroffen wurde, schien die Homocystinurie die zweithäufigste angeborene Stoffwechselstörung mit geistiger Retardation zu sein.

Schimke *et al.* (1965) untersuchten mit zahlreichen anderen Institutionen gemeinsam eine große Anzahl von Familien, in denen nichttraumatische Linsenektopien und/oder Marfan-Syndrom bekanntgeworden waren. Von diesen Kriterien ausgehend fanden sie, daß etwa 5% der Fälle von nichttraumatischer Linsenluxation an Homocystinurie erkrankt sein dürften. Massenuntersuchungen bei fast 10000 geistig Retardierten mit und ohne Augenanomalien in 38 nordamerikanischen Institutionen ergaben dagegen nur eine Häufigkeit von 0,02%, d.h. 2 Fälle von Homocystinurie unter 9488 solcher Patienten (Spaeth u. Barber, 1967).

Über die zu erwartende Häufigkeit der Homocystinurie in Abhängigkeit von der angewandten Suchmethode geben auch die folgenden Beispiele Aufschluß: Presley u. Sidbury (1967) forderten 24-Std-Urinproben von 58 bekannten

Patienten mit Linsenektopie, Marfan-Syndrom oder hereditärer, kongenitaler Katarakt an. Die 39 erhaltenen Proben führten zu 10 Patienten mit Homocystinurie aus 8 Familien.

TALEGAONKAR (1968) untersuchte alle Patienten mit Linsenektopie in einer Klinik in Ipswich, England, die pro Jahr rund 10000 ophthalmologische Patienten sieht, und fand 3 Fälle von Homocystinurie.

EFRON, LEVY u. Mitarb. (LEVY *et al.*, 1968) untersuchten im U.S.-Staat Massachusetts papierchromatographisch 98604 Blutproben von 95000 Neugeborenen und Säuglingen. Darunter war ein Fall von Homocystinurie, der zur Entdeckung eines zweiten bei einem Geschwister führte. Die gleiche Gruppe konnte bei 15000 *Urin*untersuchungen keinen Fall von Homocystinurie auffinden. Die später zu diesem Suchprogramm auf Länderebene hinzugenommene Guthrie-Methode für Hypermethioninämien ergab mit beiden Methoden zusammen für 155000 Plasmaproben — davon 65000 Nachuntersuchungen — eine Gesamtausbeute von 20 Säuglingen mit Hypermethioninämie (1:7750 Untersuchungen). Nur 2 von diesen 20 Kindern litten tatsächlich an einer Homocystinurie, während bei 18/20 die Hypermethioninämie passager war und auf überhöhte Eiweißzufuhr zurückgeführt werden konnte. Sie fiel bei normaler Eiweißaufnahme innerhalb kurzer Zeit zu normalen Methioninspiegeln ab (LEVY *et al.*, 1969).

CLOW, SCRIVER *et al.* (1969) in Kanada benutzten eine ähnliche papierchromatographische Methode für Plasmaproben bei 36172 Neugeborenen und konnten 22658 davon im Alter von 4—8 Wochen nachuntersuchen. Unter den 316 überhaupt gefundenen Hyperaminoacidämien 18 verschiedener Typen erwiesen sich 310 als transitorisch! Nur bei einem der verbleibenden Säuglinge lag eine Homocystinurie vor. Sehr aufschlußreich für die Problematik von Suchaktionen großen Stils war dabei die Tatsache, daß 50% der Kinder mit pathologischer Erstuntersuchung nicht zu einer sichernden Nachuntersuchung erreicht werden konnten.

Die transitorische Natur der meisten Hyperaminoacidämien im Neugeborenenalter wurde schließlich auch bei einer vergleichsweise kleineren Suchaktion in England unterstrichen. KOMROWER *et al.* (1968) untersuchten während 14 Monaten papierchromatographisch Blut von 96,8% von 7134 Neugeborenen. Darunter fand sich kein Fall von Homocystinurie, aber 15 Fälle von vorübergehender Hypermethioninämie. Zum Vergleich waren ebenfalls 58/59 Tyrosinämien und 22/22 Hyperphenylalaninämien passager. Bei dem geringen Anteil von tatsächlich möglichen Nachuntersuchungen sind dementsprechend falsch positive Befunde in der Neugeborenenperiode relativ häufig zu erwarten. In diesem Sinne beurteilen CLOW, SCRIVER *et al.* den Wert von Massenuntersuchungen als fragwürdig, wenn die Kontrolle positiver Erstbefunde nicht verläßlich organisiert werden kann.

Weitere Häufigkeitsangaben wurden von CLAYTON (1971) und SABATER u. MAYA (1972) mitgeteilt: Erstere fand unter 82407 Guthrie-Teste auf Hypermethioninämien einen Fall von Homocystinurie neben 31 passageren und 6 persistierenden Hypermethioninämien. Die spanischen Autoren entdeckten mit ihrer modifizierten Barberschen Probe auf uringesättigtem und getrocknetem Filterpapier unter 36000 Untersuchungen vom 20. Lebenstag keinen Fall von Homocystinurie.

Besonders aufschlußreich war das Ergebnis einer von SCHMIDT und LUTZ (1971) bei 103 Institutionen in Mitteleuropa durchgeführten Umfrage: auf eine Bevölkerungszahl von 104 Millionen entfielen 32 Fälle von Homocystinurie. Diese Häufigkeit von 1:3 Millionen läßt zumindest für Mitteleuropa die Homocystinurie nicht mehr als zweithäufigste Aminosäurenstoffwechselstörung mit Hirnschaden nach der Phenylketonurie erscheinen.

Zusammenfassend kommt es also weitgehend auf den Blickwinkel an, von dem aus man die Häufigkeit der Homocystinurie einstuft.

Suchaktionen bei geistig retardierten Individuen neigen dazu, die Assoziation des Enzymdefektes mit psychomotorischen Entwicklungsverzögerungen überzubewerten und haben noch nicht erklärte Diskrepanzen im Vorkommen zwischen verschiedenen Ländern hinterlassen. In Nordirland zumindest folgt die Homocystinurie der Phenylketonurie an Häufigkeit als Ursache geistiger Retardation. Auch die Beschreibung von mehreren hundert Fällen in einer Dekade legt ein relativ häufiges Vorkommen und weite Verbreitung des Gens (der Gene) nahe.

Suchaktionen auf Länder- bzw. Großstadtebene deuten dagegen auf das eher seltene Vorkommen der Homocystinurie hin.

Da bei rund 5% aller Patienten mit nichttraumatischer Linsenluxation eine Homocystinurie erwartet werden kann, dürfte eine solche Auswahl von Patienten und ihren Familien also mit größter Ausbeute zu weiteren Patienten führen.

Keine der genannten „screening"-Methoden hat jedoch bislang gestattet, das durchschnittliche Vorkommen oder gar die Gen- bzw. Carrierfrequenz zu berechnen, wie etwa für die Mucoviscidose, die Galaktosämie, die Niemann-Picksche Erkrankung etc.

VII. Klinisches Bild

Die ersten kindlichen Patienten waren auslesebedingt geistig retardiert und von so verblüffender Ähnlichkeit im gesamten Habitus, daß weitere Fälle praktisch auf Anhieb erkannt werden konnten, ähnlich wie etwa Kinder mit Trisomie 21-Syndrom (Carson *et al.*, 1965). Die rasch darauffolgende Entdeckung einer großen Anzahl weiterer Patienten aufgrund anderer Selektionskriterien und aus allen Altersstufen von Neugeborenen bis zu 50jährigen führte dann jedoch zu wesentlichen Korrekturen des klinischen Bildes der Homocystinurie. Insbesondere wurde erkannt, daß sich der pathognomonische Phänotyp erst *progredient* während der ersten Lebensjahre, ja bis zur Vorpubertät hin, ausbildet und ein Drittel bis zur Hälfte der Patienten geistig normal sein konnte. Schließlich stieß man sogar auf einzelne klinisch völlig normal wirkende Erwachsene mit dem typischen Stoffwechseldefekt und andere Patienten, die obligat erscheinende Teile des Syndroms wie die Linsendislokation erst in ihren 40er Jahren entwickelten.

Diese ausgesprochene Progredienz zum Vollbild der Erkrankung machte die Frühdiagnose aufgrund klinischer Merkmale naturgemäß unsicher. Die Homocystinurie unterschied sich dadurch deutlich von anderen gut bekannten Aminoacidurien wie der Phenylketonurie oder der Ahornsirupkrankheit, die mit schwerster Schädigung des Zentralnervensystems in den ersten Lebensmonaten bzw. in der ersten Lebenswoche einhergehen. Durch die allmähliche Entwicklung eröffnete sich aber auch die Möglichkeit, mit früh einsetzender Therapie der Ausbildung der Symptomatik zuvorzukommen. Die Auswertung solcher Behandlungsversuche wiederum mußte durch das langsame Fortschreiten auch bei unbeeinflußtem Verlauf schwierig und langwierig werden.

1. Frühe Symptome und Merkmale

Über den frühen Verlauf bei später nur mild ausgeprägten Formen der Homocystinurie ist wenig bekannt. Die Erkrankung wurde aber schon mehrfach bei Säuglingen und Kleinkindern gesichert, die das Bild einer chronischen Gedeihstörung, einer Encephalitis oder von Krampfanfällen vorwiegend fokaler Natur sowie insbesondere akuter infantiler Hemiplegien oder Apoplexien geboten hatten (GERRITSEN u. WAISMAN, 1962; DUNN u. MILLER, 1966; HOPKINS *et al.*, 1969). Überhaupt müssen thrombophlebitische oder -embolische Prozesse bei Kindern und Jugendlichen, ob peripherisch oder zentral, ob anscheinend spontan oder postoperativ, an eine Homocystinurie denken lassen.

Die statomotorische Entwicklung war in vielen Fällen normal, bei schweren Fällen blieb jedoch das Stehen- und Laufenlernen deutlich hinter Normwerten zurück. Nicht selten war es den Kleinkindern unmöglich, Treppen hinauf- oder hinunterzugehen, und der Gang wirkte eigenartig schleppend, plattfüßig oder „chaplinartig".

Viele später geistig retardierte Kinder fielen auch bei annähernd normaler statomotorischer Entwicklung durch späte Sprachentwicklung zuerst auf. Anfänglich dunkle Haare konnten schon im 1. Lebensjahr hellblond werden; der Haarwuchs wurde früh als spärlich, das Haar später oft als fein und brüchig beschrieben (CARSON *et al.*, 1965). Die ersten Patienten schienen alle hellblond zu sein, in der Folge sind jedoch praktisch alle Schattierungen beobachtet worden.

Eine Kurzsichtigkeit durch Kugellinsen führte in einzelnen Fällen schon mit 3 Jahren zum Augenarzt. Andererseits hatten 2 Kinder mit 10 Jahren noch keine Hinweise für Kugellinsen oder Linsenektopie, um diese im weiteren Verlauf dann noch zu bekommen.

Der anfänglichen Gedeihstörung folgte während der ersten 3—5 Jahre oft eine Tendenz zu Langgliedrigkeit, zu Genua valga, vorderen Thoraxdeformierungen, Scapulae alatae und vereinzelt zu erheblicher Skoliose (WERDER *et al.*, 1966). Andere Kinder zeigten marfanoide Skeletanomalien erst vor der Pubertät.

An der Haut fand sich nicht selten eine auffallende Livedo reticularis, besonders an den Streckseiten der Extremitäten. Im Gesicht imponierte immer wieder eine ausgeprägte Wangenröte (CARSON *et al.*, 1965; u.a.).

2. Vollbild der Homocystinurie

Diese frühen Erscheinungen der Homocystinurie sind also wegen der allmählichen Entwicklung zum Vollbild der Erkrankung und der auch nach Abschluß des Wachstums sehr unterschiedlichen Ausprägung der klinischen Merkmale von Patient zu Patient ausgeprochen variabel. Darin liegt ein wesentlicher Unterschied zu anderen angeborenen Stoffwechselanomalien, deren homozygoter Phänotyp viel homogener zu sein pflegt. Dennoch ist das für die Mehrzahl der Patienten typische klinische Bild so gut charakterisiert, daß es praktisch unverkennbar ist, wenn überhaupt daran gedacht wird.

Eine von uns beobachtete Patientin ist dafür ein gutes Beispiel.

Dieses 6jährige Mädchen wurde wegen „Cyanose" und Neigung zu Ohnmachtszuständen zum Ausschluß eines Vitium cordis an die Klinik überwiesen. Schon länger waren den Eltern und dem Hausarzt die geistige Entwicklungsverzögerung des Kindes und in den letzten Jahren auch eine zunehmende Schwachsichtigkeit aufgefallen. Das Mädchen war schließlich nicht mehr imstande, ein Geldstück am Boden zu finden und aufzuheben. Die statomotorische Entwicklung war annähernd normal verlaufen. Erste Worte dagegen sprach die Patientin erst mit 3 Jahren und kleine Sätze mit 5 Jahren. Im 1. Lebensjahr soll die Kopfbehaarung völlig gefehlt haben, später war sie immer auffallend dünn und blond. Das Mädchen hatte noch keine nennenswerten Erkrankungen durchgemacht. Bei näherem Befragen ergab sich, daß eine Wangenröte und Marmorierung der Haut als Cyanose angesehen worden waren. In der Familie kam Hochwuchs bei mehreren nahen Verwandten vor, geistige Defekte wurden negiert. Die Großeltern mütterlicherseits waren Vettern 1. Grades gewesen. Zwei Geschwister und eine neugeborene Cousine 1. Grades waren gesund.

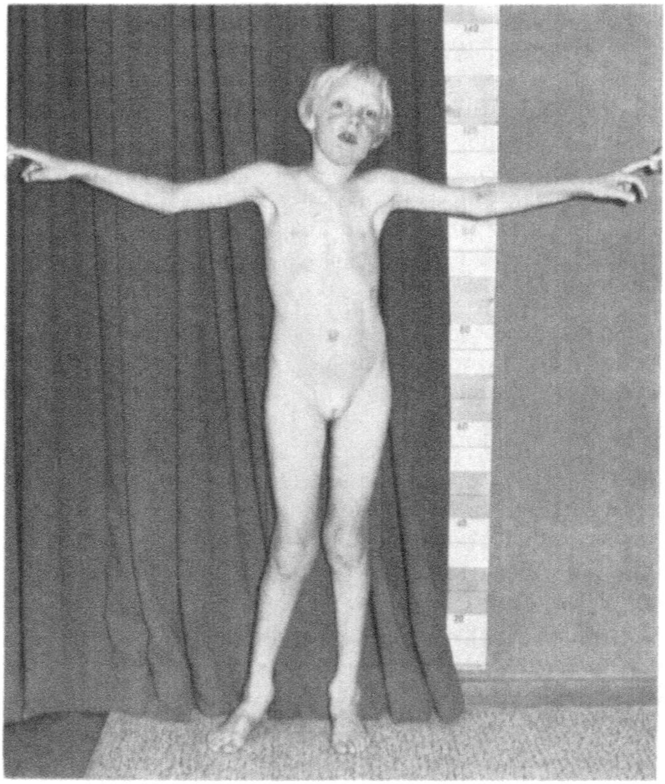

Abb. 2. Gesamtansicht eines 6jährigen Mädchens mit dem typischen Habitus der Homocystinurie. (Mit freundlicher Genehmigung des Verlages entnommen aus: v. PETRYKOWSKI, 1968)

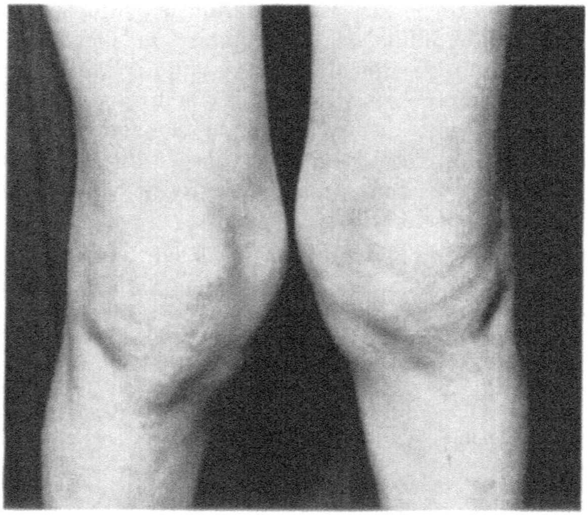

Abb. 3. Charakteristische, deformierte Genua valga bei voll ausgeprägter Homocystinurie. (Mit freundlicher Genehmigung des Verlages entnommen aus: v. PETRYKOWSKI, 1968)

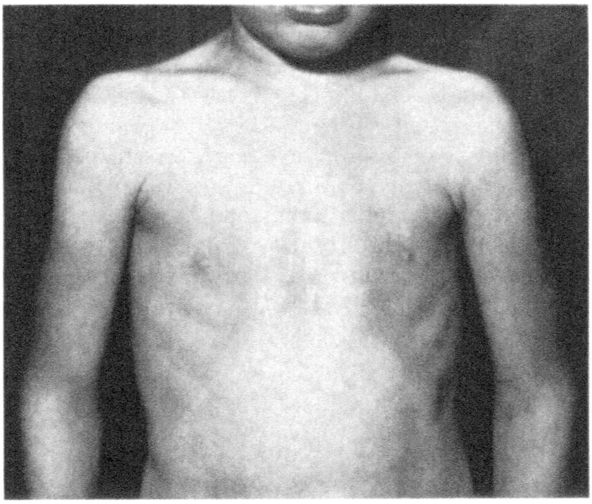

Abb. 4. Trichterbrust bei Homocystinurie. (Mit freundlicher Genehmigung des Verlages entnommen aus: v. PETRYKOWSKI, 1968)

Die Patientin wirkte auch nach mehrmaligen Begegnungen mit dem Untersucher unverhältnismäßig ängstlich und emotionell labil. Sie war ein auffallend großes, offensichtlich debiles und stark kurzsichtiges Mädchen mit langen, dünnen Extremitäten und erheblich deformierten Genua valga (Abb. 2 und 3). Die Körperlänge entsprach mit 128,5 cm der 93. Perzentile, die Unterlänge lag mit 68,5 cm um 15,4 cm, die Armspannweite mit 128 cm um 18 cm über dem Altersdurchschnitt. Die Finger und Zehen waren langgliedrig, die Sprunggelenke waren grobkonturiert und in der Beweglichkeit mäßig beschränkt, es bestanden ferner Scapulae alatae, eine Trichterbrust (Abb. 4) und eine leichte Skoliose der Brustwirbelsäule. Die Haare waren hellblond und nicht gelockt, die Iris hell-blaugrau, die Wangen wiesen eine auffallende umschriebene Röte und die Beine mehr als die Arme eine Marmorierung im Sinne einer Livedo reticularis auf. Nicht zu übersehen waren darüber hinaus eine ständige Mundatmung mit Speichelfluß und ein merkwürdig schleichender, chaplinartiger Gang mit nach außen gesetzten Füßen. An den inneren Organen fand sich kein krankhafter Befund. Beide Augen boten eine Iridodonesis, der nach ophthalmologischer Untersuchung eine Linsensubluxation zugrunde lag. In Mydriasis zeigte sich eine Kugellinse mit verlängerten Processus ciliarii. Die dadurch bedingte Myopie betrug skiaskopisch gemessen —14 Dioptrien. Die übrigen Augenabschnitte waren normal. Das Intelligenzalter nach BINET-KRAMER wurde mit $2^{11}/_{12}$ Jahren bestimmt, was mit einem Intelligenzquotienten von 44 einer Imbezillität entsprach.

Anhand des Schrifttums kann dieses klinische Bild unter Hervorhebung einiger betroffener Organsysteme noch wie folgt ergänzt werden.

3. Skelet

Hochwuchs und Langgliedrigkeit sind häufig. Eine ausgesprochene Arachnodaktylie mag nur in etwa 35—45% der Fälle vorkommen und ist geringer ausgeprägt als beim echten Marfan-Syndrom. Diejenigen Patienten, die später die Dolichostenomelie aufweisen, scheinen auch stärkere Genua valga zu entwickeln, welche wiederum in rund 70% der Fälle vorliegen sollen. Die Röhrenknochen in Knie- und Sprunggelenknähe wirken oft erheblich verbreitert und deformiert. Schon im Kindesalter sind einige schwere Formen von Kyphoskoliose beschrieben (WERDER *et al.*, 1966); da die meisten Erwachsenen mit Homocystinurie eine Skoliose bieten, scheint sie sich jedoch meist erst im Verlauf vieler Jahre zu entwickeln. Das oft beobachtete niedrige Verhältnis der Ober- zur Unterlänge ist durch die Wirbelsäulenveränderungen mitbedingt. Viele Patienten haben eine vordere Thoraxdeformierung, und zwar häufiger eine Trichterbrust als eine Hühnerbrust. Nach außen gestellte Platt- und Hohlfüße sind wiederholt beschrieben, eine Ganganomalie soll bei über 80% der Patienten bestehen. Die Gelenke sind seltener als beim echten Marfan-Syndrom locker und überstreckbar, viele Patienten haben sogar ausgesprochen steif erscheinende Gelenke mit leicht eingeschränkter Beweglichkeit (Schimke *et al.*, 1965). Der Gaumen ist oft eng und hochgewölbt mit begleitenden Zahnstellungsanomalien, die kieferorthopädische Maßnahmen erfordern. Die Frakturhäufigkeit wird als vermehrt (Schimke *et al.*, 1965) oder normal (Cusworth u. Dent, 1969) angesprochen. Die Heilung nach Osteotomien soll gut sein. Die Röntgenbefunde werden weiter unten gesondert besprochen.

4. Augen

Die oft ganz im Vordergrund stehenden Augenveränderungen bei Homocystinurie sind möglicherweise nicht von denen beim echten Marfan-Syndrom zu unterscheiden. Es scheint nur eine Frage des Untersuchungszeitpunktes zu sein, ob alle Patienten eine Linsenektopie haben oder nicht. Wie oben erwähnt, sind die Linsenveränderungen in einzelnen Fällen erst mit 11 oder gar 43 Jahren aufgetreten (Cusworth u. Dent, 1969). Die Augenveränderungen sind allerdings nicht auf die Linse beschränkt; viele Patienten haben multiple Defekte, die auch nicht sekundäre Folge der Linsendislokation sind (Presley u. Sidbury, 1967; Garston *et al.*, 1970; Rahman, 1971). Einen guten Überblick über die vorkommenden Befunde und deren Häufigkeit gewinnt man anhand von Spaeth und Barbers (1966) Zusammenstellung der Augenmanifestationen bei 31 Patienten:

Eine Linsenluxation hatten 29 von 31 = 90%; die Ausnahmen waren ein im 1. Lebensmonat verstorbener Säugling und eine gesund wirkende 24jährige Frau, die nur wenig Homocystin ausschied. Die Luxation kann in jede Richtung erfolgen, partiell oder komplett sein und zu Glaukom führen. Mehrere Augen waren deshalb entfernt worden. Eine Myopie durch Kugellinsen lag ebenfalls in 90% der Fälle vor. Das Irisstroma war bei 70% der Patienten hell pigmentiert. Seltenere Befunde waren Netzhautablösung bzw. Retinoschisis und cystische Retinaveränderungen (4/17, = 25%), Katarakt (5/23, = 20%), Opticusatrophie (3/21, = 15%), Glaukom (2/18, = 10%) sowie ganz selten Iritis, Mikrophthalmus, Hypotonie, Keratitis und Irisatrophie. Die Opticusatrophie (s. auch Garston *et al.*, 1970) schien in 2 Fällen nicht im Zusammenhang mit einem Glaukom zu stehen. Die meisten der übrigen Veränderungen imponierten als Folge der abnormen anatomischen Verhältnisse, insbesondere der Linsendislokation, und nicht als Ausdruck des biochemischen Defektes. Unter der Annahme, daß der Nervus opticus normalerweise den hohen Cystathioningehalt des Gehirns teilt, könnte jedoch die Opticusatrophie auf Cystathioninmangel zurückgehen.

Presley u. Sidbury (1967) fanden Linsenektopien und kongenitale Katarakte zu je 60% bei 10 Patienten mit Homocystinurie. Auch diese Autoren sahen Opticusatrophien, Netzhautablösungen und Cysten sowie eine Aniridie. Auch bei Geschwistern und Eltern von Patienten wurden mehrfach Augendefekte gefunden. Die Häufigkeit kongenitaler Katarakte bei diesen Autoren dürfte dadurch bedingt sein, daß diese neben Linsenektopien und Marfan-Syndrom als Kriterium für die Patientensuche benutzt worden waren.

Henkind u. Ashton (1965) sehen den vereinzelt beschriebenen Mikrophthalmus und auch die Opticusatrophien als Nebenbefunde mit fragwürdigen Beziehungen zur Homocystinurie an.

MARTENET *et al.* (1967a, b) hatten bei einem Patienten Gelegenheit, wegen einer vorausgegangenen Iridektomie die Gegend der Ora serrata in vivo gut einzusehen. Sie fanden außer den mikrocystischen Retinaveränderungen vor allem eine grau-weiße Membran auf den Ciliarprozessen, die diese in Form von Filamenten zu verlängern schien. Über die Natur und Herkunft dieser Substanz konnte nur spekuliert werden.

JOHNSTON (1958) hob hervor, daß ein akutes Glaukom bei Blockade der Pupille durch die nach vorne luxierte Linse wiederholt das zuerst zum Arzt führende Problem von Patienten mit Homocystinurie sei.

5. Herz und Kreislauf

Neben der häufigen Livedo reticularis und Wangenröte, die bei Anstrengung oder emotioneller Erregung besonders hervortreten, gehören arterielle und venöse Thrombosen zu den charakteristischen kardiovasculären Manifestationen der Homocystinurie. Generalisierte Thromboseneigung, oft mit terminaler Lungenembolie, ist schon bei Säuglingen und jungen Kindern beobachtet worden. Ein 8jähriger Junge war praktisch pulslos als Folge rezidivierender arterieller Thrombosen. Intrakranielle, arterielle, seltener venöse Thrombosen haben bei Säuglingen zu apoplektischen Zuständen, Krämpfen, lokalisierten neurologischen Ausfällen und Tod im Alter von wenigen Jahren geführt. Andere Kinder und Jugendliche hatten wiederholt Thrombosen in Beinvenen, der Vena cava inferior mit Umwegskreisläufen, in den Nierenarterien mit nachfolgender Nierenatrophie und Hypertension. Claudicatio intermittens und akute Extremitätengangrän sind beschrieben. Junge Menschen in der 2. oder 3. Dekade sind an Herzinfarkten gestorben; Teenager erlitten beiderseitige Verschlüsse der Carotis interna. Ein 28jähriger Mann starb an einer Pfortaderthrombose. Die Bauchaorta, Aa. iliacae und subclaviae waren bei wieder anderen Patienten mit entsprechenden Geräuschen oder Ischämien betroffen. Ein Säugling hatte schwere, rezidivierende abdominelle Beschwerden als Ausdruck derartiger Gefäßläsionen. Dilatationen der großen Gefäße kommen vor, aber kaum als typische Aneurysmen bzw. Aneurysma dissecans. Tachykardien, Vorhofflimmern und verschiedene andere Arrythmien finden sich bei Patienten ebenso wie typische EKG-Veränderungen nach Myokardischämien. Endokard-Fibroelastosen sind autoptisch nachgewiesen und mögen die manchmal bestehenden Geräusche mitbedingen.

Arterielle oder venöse Punktionen und Angiographien sowie Operationen waren mehrfach das auslösende Moment manchmal tödlicher Thromboembolien und sind außer in Notfällen auf ein Minimum zu beschränken!

6. Nervensystem

Schon in den Familienanamnesen von Patienten fallen „Nervenzusammenbrüche“, Suicide, Krampfleiden, Schizophrenie und andere Geistesstörungen gehäuft auf. Viele Erwachsene mit Homocystinurie beschreiben eine ausgeprochene, meist grundlose „Nervosität“. Bis zu 50% der Patienten mögen ein Krampfleiden haben. Intelligenzdefekte aller Grade finden sich bei der Mehrzahl aller Patienten. Schwere Oligophrenie fällt naturgemäß schon im Vorschulalter auf und ist nicht selten von einem Krampfleiden begleitet. Manchmal sind Lernschwierigkeiten nur auf Einzelbereiche begrenzt; oft ist mechanisches Lernen gut, Denken und Urteilen aber nur mit Mühe möglich. Von den 16 Patienten SCHIMKEs und McKUSICKs (SCHIMKE *et al.*, 1965) mit normaler Intelligenz waren 60% älter als 23 Jahre, von den 22 Patienten mit Intelligenzdefekten waren 90% jünger als

22 Jahre. Der Intelligenzquotient schwer betroffener Kinder liegt meist zwischen 20 und 50. Einzelne erwachsene Patienten haben mit Erfolg Colleges und Universitäten besucht und haben gute berufliche Positionen inne. Spät auftretende Krämpfe und geistige Defekte bei Erwachsenen gehen wohl auf intracerebrale Gefäßkomplikationen zurück. Häufig sind EEG-Veränderungen dokumentiert, auch bei Patienten mit normaler Intelligenz.

Hagberg *et al.* haben 1970 einen 17jährigen Patienten mit Homocystinurie beschrieben, der ein dystonisches, extrapyramidales Syndrom bot, welches nur vorübergehend auf Pyridoxin eine klinische Besserung zeigte. Die biochemische Normalisierung dagegen blieb während der Behandlungsdauer bestehen.

7. Haut und Haare

Helle Haut und Haare waren ursprünglich als typisch angesehen worden. Kinder spanisch-amerikanischer oder italienischer Herkunft und farbige Patienten unterstrichen jedoch bald die Bedeutung rassischer Faktoren in dieser Hinsicht. Immerhin schienen doch eine Reihe von Patienten eine hellere Tönung von Haut und Haaren aufzuweisen als ihre Eltern und gesunde Geschwister. Die mikroskopische Struktur des meist feinen Haares und seine Aminosäure-Zusammensetzung waren bei einzelnen Patienten normal (Carson *et al.*, 1965; Vellan *et al.*, 1969).

Van Sande (1970) fand im Haar von Homocystinuriepatienten eine signifikante Erhöhung von Phenylalanin gegenüber seinen Normalwerten.

Sowohl Barber u. Spaeth (1969) als auch Shelley *et al.* (1972) beobachteten unter Pyridoxintherapie eine Schwarzfärbung vorher blond wachsenden Haares, der bei der Patientin Shelleys nach Absetzen des Vitamins wieder eine Blondfärbung folgte. Eindeutig pyridoxinabhängig ließ sich wiederholt diese Schwarzfärbung erzeugen, der mikroskopisch eine Vermehrung der Melaningranula im Haarcortex entsprach.

Das Aminosäuren-Pigmentpolymer Melanin, das in einer dunklen (Eumelanin) und hellen (Phaeomelanin) Form vorkommt, könnte nach Versuchen mit Agutihaar-Melanocyten in Gewebekulturen, bei Patienten mit Homocystinurie als Phaeomelanin vorliegen, welches nur unter Pyridoxingaben unter Cystineinbau zu Eumelanin umgewandelt werden könnte (Shelley *et al.*, 1972).

Die Seltenheit derartiger Beobachtungen bei der Homocystinuriebehandlung könnte damit erklärt werden, daß bei diesen Patienten möglicherweise ein weiterer pyridoxinabhängiger Enzymdefekt existiert.

Bei Acridinorangefärbung der Haare und UV-Mikroskopie zeigte sich bei 4 Kindern eine orangerote anstatt der üblichen grünen Fluorescenz normalen Haares. Das gleiche Phänomen bietet gesundes Haar nur nach Veränderung seiner S-S-Bindungen durch Oxydation oder Reduktion.

Akne war bei zahlreichen Patienten ein sehr störendes Problem. Ältere Patienten hatten oft eine grobe, weitporige Haut besonders des Gesichts (Schimke *et al.*, 1967). Hernien, Omphalo- zelen und Spontanpneumothorax bei Patienten wurden als Ausdruck defekten Bindegewebes gedeutet.

8. Röntgenbefunde

Nicht alle Fallmitteilungen schließen Röntgenbefunde bei Homocystinurie ein. So konnte Smith (1967) bei einer Zusammenstellung von 71 Fällen der Literatur nur bei 34 davon — zum Teil fragmentarische — Röntgenbefunde sammeln. Die relativen Häufigkeiten waren dabei die folgenden:

Skoliose 13/34, Genua valga 21/34, Pes cavus 13/34, Pectus excavatum oder carinatum 16/34, Arachnodaktylie 13/34, Dolichostenomelie 11/34, retardiertes Knochenalter 6/34, Osteoporose 14/34, Wirbelkollaps 4/34, sowie seltenere Veränderungen in jeweils nur einzelnen Fällen.

Er kam zu dem Schluß, daß röntgenologische Veränderungen bei Geburt nicht existieren und auch während des ganzen späteren Lebens ebensowenig vorhanden zu sein brauchen. Rund ein Drittel der beschriebenen Fälle hatte einen dem Marfan-Syndrom ähnlichen Habitus gezeigt. Der einzige häufige Röntgenbefund bei diesen marfanoiden Patienten, der sich vom Marfan-Syndrom unterschied, war die Osteoporose. Diese wiederum war bei 14/34 Fällen von Homocystinurie mit dokumentierten Röntgenbefunden vorhanden; sie kommt jedenfalls mit und ohne klinische Züge des Marfan-Syndroms vor.

Im gleichen und im folgenden Jahr werteten MORREELS *et al.* (1967, 1968) die Röntgenbilder von 26 der ursprünglich von SCHIMKE *et al.* (1965) beschriebenen Patienten mit Homocystinurie aus. 15 davon waren männlich und 11 weiblich, 9 Patienten waren im Alter von 6—10 Jahren, 7 waren 12—16 Jahre alt, 5 waren 20—26 Jahre und nochmals 5 zwischen 33 und 45 Jahren. Das Durchschnittsalter lag somit bei 14 Jahren. Auch diese Autoren hatten naturgemäß nicht von allen 26 Patienten die gleichen Aufnahmen zur Verfügung. Es wurde jedoch auch hier deutlich, daß die Röntgenbefunde ein ähnlich breites Spektrum umfassen wie die klinische Symptomatik. Eine Beziehung zwischen Schweregrad der röntgenologischen Veränderungen und geistiger Retardation bestand nicht. Einige Befunde kamen so häufig vor, daß sie die Diagnose vom Röntgenbild her vermuten ließen.

Röntgenaufnahmen der Wirbelsäule standen von allen 26 Patienten zur Verfügung. Bei 3 Patienten war die Wirbelsäule deutlich verkürzt. 25 von diesen 26 wiesen eine Osteoporose auf, 19/26 eine Bikonkavität der Wirbelkörper (Fischwirbel), 17/26 eine Skoliose, 5/25 eine Kyphose und 2/22 eine Spondylolisthesis. An den Aufnahmen der langen Röhrenknochen von 25 Patienten fand sich ebenfalls bei 18/25 eine Osteoporose, die damit auch von diesen Autoren als bestes Merkmal zur Differentialdiagnose gegenüber dem Marfan-Syndrom angesehen wird. Die Länge der Röhrenknochen nach den Maresh-Standardwerten für Kinder lag bei 7/11 über der 90. Perzentile. Drei von diesen 7 Kindern hatten eine disproportionierte Elongation der Röhrenknochen der unteren Extremität. Ein neuer Befund war ein Humerus varus in 9 von 21 Fällen. Knochenverbiegungen wurden bei 7/25 und Frakturen bei 6/25 Patienten beobachtet. An Händen und Handwurzeln fand sich eine Arachnodaktylie (Metacarpal-Index $>$8,5) bei 8/18 Individuen; eine Vergrößerung der Karpalknochen, und zwar des Capitatum, Hamatum und Triquetrum kombiniert oder einzeln, fand sich bei 5/15 Patienten; etwa gleich häufig bestand eine becherförmige Veränderung der Metaphysen (5/12). Zwei häufige, neu erkannte Röntgenbefunde waren „buried spicules" bei 16/18 Kindern und Erwachsenen und ausgeprägte physäre Verkalkungen bei 9/12 Kindern. Unter ersteren werden physäre Dornen verstanden, die mit dem fortschreitenden Wachstum im metaphysären Knochen „begraben" werden. Die physären Verkalkungen waren bei 3 Kindern nicht anders, als sie auch bei normalen Kindern gesehen werden. Bei 6 Kindern dagegen ähnelten sie dem Bild, das als Folge stark phenylalanin-beschränkter Kost bei Phenylketonurie beschrieben wurde. Bei 3 Kindern waren die Flecken größer als bei Kindern sonst je beobachtet. Das Knochenalter im Bereich der Handwurzel entsprach bei 10 Patienten der Norm, bei 4/15 war es mehr als 2 Standardabweichungen beschleunigt und bei einem von 15 Patienten verzögert. Ein wiederholt als typisch beschriebener Röntgenbefund wurde auch in dieser Patientenserie belegt. Die Ossifikation des Os lunatum war bei 6/14 Patienten selektiv retardiert, und zwar

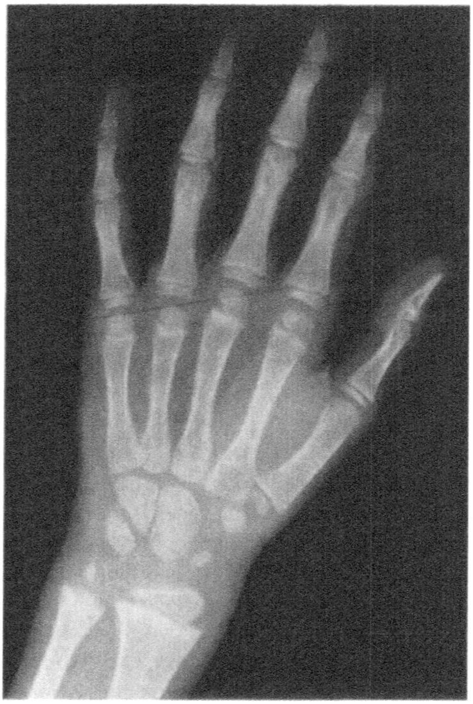

Abb. 5. Röntgenbild der Hand einer 6jährigen Patientin mit Homocystinurie. Die Anlage des Os lunatum fehlt in typischer Weise. Dissoziierte Entwicklung der Carpalia. Osteoporose im Bereich der Mittelhand. Positives sog. Metacarpalzeichen (dünne eingezeichnete Linie). (Mit freundlicher Genehmigung des Verlages entnommen aus: v. PETRYKOWSKI, 1968)

um mehr als 1 Jahr bei 4/6 Kindern unter 10 Jahren und selektiv bei 2/8 Kindern jenseits des 10. Lebensjahres (WERDER *et al.*, 1966; GFELLER u. BUDLIGER, 1966; v. Petrykowski, 1968, s. Abb. 5; GAUDIER, 1969).

Am Schädel fand sich bei 6/24 Fällen von Homocystinurie eine Mikrocephalie. Vier von diesen 6 Patienten wiesen ungewöhnlich große Nasennebenhöhlen auf. Geistige Retardierung betraf 6 mikrocephale und 6 normocephale Patienten.

Das Sternum zeigte Veränderungen im Sinne einer Pectus carinatum bei 6/24 Patienten, während eine Pectus excavatum nicht beobachtet wurde. Leichte Formen der letzteren stellen sich jedoch röntgenologisch nicht dar.

Das Röntgenbild ließ abgelaufene Lungeninfarkte viermal unter 25 Patienten erkennen. Keiner der 25 hatte Zeichen einer Dilatation der Aorta. Verkalkungen in Gefäßen wurden dreimal bei 26 Patienten beobachtet.

BRENTON, CUSWORTH u. Mitarb. hatten ebenfalls die Vergrößerung von Karpalknochen hervorgehoben und nahmen einen echten Zuwachs des a.p.-Durchmessers besonders der lumbalen Wirbelkörper unabhängig von evtl. Wirbelkompressionen an. Die Femurhälse waren in manchen ihrer Fälle verlängert und im Sinne einer Coxa valga verformt (BRENTON *et al.*, 1966a; CUSWORTH u. DENT, 1969).

Ein Aortogramm, das noch vor Bekanntwerden des hohen Thromboembolie-Risikos angefertigt worden war, hatte bei einem Patienten eine ungewöhnliche, gekräuselte Begrenzung des Lumens gezeigt (MORREELS *et al.*, 1968) (s. auch pathol. Anatomie, S. 456).

VIII. Laborbefunde

Schon in der 1. Lebenswoche entwickelten sich bei mehreren Patienten die charakteristischen biochemischen Veränderungen der Homocystinurie. Kleine Mengen von Homocystin erschienen schon nach 56 Lebensstunden (KOMROWER, 1967) bzw. am 4. Lebenstag (PERRY *et al.*, 1966b) im Urin. Das Plasma-Methionin stieg in einem Fall von 0,8 mg/100 ml im Nabelschnurblut binnen 72 Std auf 1,5 mg/100 ml an (Norm im Nüchternplasma 0,45 mg/100 ml oder 0,03 µMol/ml). Homocystin erreichte zur gleichen Zeit 0,4 mg/100 ml (Norm: nicht nachweisbar). Am 9. Lebenstag hatte das Plasma-Methionin den extremen Wert von 26,8 mg/100 ml erreicht, während Homocystin nun 1,2 mg/100 ml betrug. Homocystin konnte von anderen im Nabelschnurblut und regelmäßig in Venenblut vom 5. Lebenstag an nachgewiesen werden (PERRY *et al.*, 1966b). Auch hier erreichte Methionin extreme Werte von 19,3 mg/100 ml nach 5 Tagen und von 27,8 mg/100 ml nach 9 Tagen. Andere Angaben betreffen Plasmaspiegel von Homocystin zwischen einem und 14 µMol/100 ml (BRENTON *et al.*, 1965a; CARSON *et al.*, 1965). Die Homocystinausscheidung pro Tag jenseits des Säuglingsalters wurde mit 45 (GERRITSEN u. WAISMAN, 1964b) bis 2400 µMol (HOLLOWELL *et al.*, 1965) angegeben. Neben Homocystin können gewöhnlich kleinere Mengen von Methionin, Methioninsulfoxid und dem gemischten Disulfid aus Homocystein und Cystein nachgewiesen werden. Auch im Liquor cerebrospinalis wurde in einzelnen Fällen Homocystin nachgewiesen (CARSON *et al.*, 1965).

Die Verteilung freier Aminosäuren zwischen Plasma und Erythrocyten wurde von LEVY und BARKIN (1971) untersucht. Von den 4 Aminosäuren, die in den Erythrocyten niedrigere Konzentrationen als im Plasma aufwiesen (Cystin, Homocystin, Methionin und Arginin), enthalten die 3 ersten Schwefel und die beiden ersten in ihrer reduzierten Form freie Sulfhydrylgruppen. Ob dadurch eine Transportbehinderung an der Membran gegeben ist, oder sich diese Aminosäuren durch intracelluläre Eiweißbindung dem Nachweis entziehen, mußte offen bleiben. Arginin wird durch die in Erythrocyten sehr aktive Arginase katabolisiert.

Methionin-Clearances sind, wie oben beschrieben, widersprüchlich bei Patienten und ihren Eltern mitgeteilt worden. Als normaler Wert für Methionin bei präpubertären Kindern kann 1,9 (1,0—3,4) ml/min/1,73 m^2 bei 98,8% Rückresorption der filtrierten Menge angesehen werden (SCRIVER u. DAVIES, 1965).

Die Homocystinclearance wurde mit 3,0—35,8 ml/min/1,73 m^2 angegeben (CARSON *et al.*, 1963; WERDER *et al.*, 1966). Sie liegt damit höher als die Cystinclearance bei Normalen (0,5—1,0 ml/min/1,73 m^2; CUSWORTH u. DENT, 1969), aber auch nicht bei 100—120 ml/min wie für eine Substanz ohne Rückresorption im Nierentubulus zu erwarten wäre. Wahrscheinlich erfolgt eine Rückresorption über den Cystin-Transportmechanismus (s. unter Therapie, S. 474).

Abgesehen von diesen spezifischen biochemischen Befunden, die direkt auf den Enzymdefekt zurückgehen (s. o.), ist eine Vielzahl von klinischen Laborbefunden bei Patienten mit Homocystinurie erhoben worden. Die meisten Ergebnisse lagen dabei im Normbereich. Insbesondere waren die sog. Leberfunktionsproben trotz einer wohl in 100% der Fälle vorliegenden Leberverfettung normal. Vereinzelt sind leichte Gammaglobulinerhöhungen und Albuminverminderungen beschrieben. Die Isocitrat-Dehydrogenase wurde bei 6 daraufhin untersuchten Patienten leicht erhöht gefunden (CARSON *et al.*, 1965), ein Befund, der von anderen nicht bestätigt werden konnte (SCHIMKE *et al.*, 1967). In Leberextrakten fand man eine auffallende Erhöhung der Neutral-Lipid-Fraktion. Gaschromatographisch waren dabei Ölsäure vermehrt, Palmitin-, Stearin-, Linol- und Arachidonsäure vermindert (CARSON *et al.*, 1965). Vereinzelt war auch die

Kreatinphosphokinase gering erhöht. Wiederholte Bestimmungen zahlreicher Parameter der Blutgerinnung haben zwar Verminderung von Einzelfaktoren und Quickwert bei Verlängerungen der Recalcifizierungs- und Heparintoleranzzeit ergeben (WERDER *et al.*, 1966; v. PETRYKOWSKI, 1968); die Werte schwankten jedoch bei ein und demselben Patienten von Untersuchung zu Untersuchung oft erheblich. Bei mehreren Patienten sind völlig normale Gerinnungsverhältnisse beschrieben worden (SCHIMKE *et al.*, 1965, 1967). Die genannten Veränderungen dürften auf die Leberverfettung zurückzuführen sein. Auf die Frage abnormer Plättchenadhäsivität wird unter Pathogenese eingegangen.

Im Gegensatz zur Cystinurie kommt es bei der Homocystinurie in der Regel nicht zur Steinbildung in den Harnwegen, obwohl Homocystin wenig löslich ist (eine gesättigte wäßrige Lösung enthält etwa 30 mg/100 ml). Einzelne Patienten scheinen aber mit einer Ausscheidung von mehr als 600 mg pro Tag Grenzwerte zu erreichen, bei denen eine Steinbildung zumindest denkbar wäre (THOMAS *et al.*, 1966).

Die Knochenmarkscytologie war bei daraufhin untersuchten Patienten normal (GERRITSEN u. WAISMAN, 1964b). Chromosomenanalysen bei wenigen Kindern fielen ebenfalls normal aus (CARSON *et al.*, 1965). Veränderungen des Elektroencephalogramms sind vielfach mitgeteilt worden; sie bestehen oft jedoch nur aus einer allgemeinen Dysrhythmie. Elektromyographisch fanden sich bei 7 von 9 Patienten mit Homocystinurie und bei 3 Eltern Veränderungen im Sinne einer Myopathie (HURWITZ *et al.*, 1968). Möglicherweise findet damit die eigenartige Gangstörung vieler Patienten eine wenigstens teilweise Erklärung.

IX. Pathologische Anatomie

Autopsiebefunde liegen von Kindern und Erwachsenen mit Homocystinurie vor (SCHIMKE *et al.*, 1965; GIBSON *et al.*, 1964; CARSON *et al.*, 1965; WHITE *et al.*, 1965). Die eindrucksvollsten Veränderungen fanden sich meist am Gefäßsystem (TAKEBAYASHI *et al.*, 1971; MCCULLY, 1971, 1972) sowie an Augen (HENKIND u. ASHTON, 1965; RAMSEY *et al.*, 1972), Gehirn und Leber. An der Aorta und ihren Hauptästen, beginnend mit den Coronararterien, fanden sich oft eine beschleunigte Arteriosklerose (GIBSON *et al.*, 1964; LEVY *et al.*, 1970) und drastische Mediaveränderungen. Die Media war meist dünn, ihre Muskelfasern waren durch Ausdehnung der intercellulären Grundsubstanz weit auseinander gedrängt. Neben frischen Thromben in Arterien *und* Venen fanden sich in vielen Arterien Lumenveränderungen durch fibroelastös umgewandelte, offenbar rezidivierende Thrombosen. Gelegentlich hatten sich zwischen den Ablagerungen verschiedenen Alters neue innere elatische Lamellen gebildet. Die elastischen Fasern der proximalen Aorta boten sowohl auf Längs-, als auch auf Querschnitten ein merkwürdig gewebtes Muster. Bei einer mit 9 Jahren an einer Lungenembolie (nach Linsenextraktion) verstorbenen Patientin bestand in der Aorta descendens fleckförmig verteilt eine feine Querstreifung, der histologisch fibröse Intimaverdickungen entsprachen (CARSON *et al.*, 1965). Das darunterliegende elastische Gewebe wirkte stellenweise wie auseinandergerissen und zerstückelt.

Die verschiedenen Fragmentierungsgrade stellen sich elektronenoptisch besonders deutlich dar (TAKEBAYASHI *et al.*, 1971). Die Fragmentierung der elastischen Lamellen betrifft auch die amorphe Komponente der elastischen Fasern. TAKEBAYASHI *et al.* nehmen an, daß glatte Muskelzellen und Fibroblasten unter bestimmten Bedingungen eine sehr ähnliche Funktion bei der Bildung von Grundsubstanzen haben. Das von UHLENDORF und MUDD (1968) für Fibroblasten nachgewiesene Fehlen der Cystathionin-Synthetase-Aktivität könnte bei gleichem Defekt in den Muskelzellen der Media über eine reduzierte Elastinsynthese die Fragmentierung der elastischen Fasern bewirken. Elastinfasern, kollagene Fasern und Grundsubstanzen sollen von diesen glatten Muskelzellen gebildet werden können, die bei TAKEBAYASHIs Patient unregelmäßig geformt und atrophisch erschienen.

Im Herz fand sich mehrfach eine Fibroelastose. Ältere und frische Infarkte wurden auch bei jungen Menschen beobachtet. Auch in den Sinus der Dura mater sowie in kleinen leptomeningealen Arterien (und seltener auch Venen) fanden sich bei mehreren Fällen frische und teilweise organisierte Thromben mit multiplen, fokalen encephalomalacischen Veränderungen aller Stadien, sowohl in Rinden-, wie auch in Hirnstammgebieten (WHITE *et al.*, 1965; DUNN u. MILLER, 1966). Mikropolygyrie und schwammartige Degeneration sind beobachtet worden.

Am *Auge* bestand der auffallendste Befund an den Conulafasern des Ciliarkörpers. Sie waren nahe der Linse degeneriert und hatten sich auf die Oberfläche des Ciliarkörpers zurückgezogen, wo sie mit einer Art Filz in die verdickte Basalmembran des nichtpigmentierten Ciliarepithels übergingen. Dieses selbst war fleckförmig erheblich atrophiert und mit einem hyalinen Material bedeckt. Dieser Befund schien für Homocystinurie spezifisch zu sein, da er an 331 Augen mit Linsendislokation anderer Genese nicht annähernd gefunden wurde (HENKIND u. ASHTON, 1965). Obwohl auch beim Marfan-Syndrom Atrophien des Ciliarkörpers vorkommen, so wurde doch nie das beschriebene hyaline Material beobachtet. Elektronenoptisch wirkten die Conulafasern disorientiert und eher granulär, denn fibrillär. RAMSEY *et al.* (1972) konnten den pathognomonischen Befund von HENKIND u. ASHTON (1965) an 7 Augen von 4 Patienten bestätigen. Zusätzlich erschien die Conulaanomalie anhand dieses Materials altersabhängig zu sein, was im Sinne einer allmählichen Degeneration gedeutet werden könnte. Die peripheren, cystischen Retinaveränderungen und frühe Kataraktbildung wurden ebenfalls beschrieben. Nach den licht- und elektronenmikroskopischen Befunden scheint sich die Stoffwechselstörung besonders an den Zellen zu manifestieren, die die innere Schicht des Augenbechers bilden, und zwar vorwiegend in seinem anterioren Anteil. Ein solches Konzept scheint am besten die beobachteten Augenanomalien einschließlich der Katarakt erklären zu können (RAMSEY *et al.*, 1972).

An der *Leber* fand sich regelmäßig eine Verfettung ohne Cirrhose, die besonders zentrilobulär ausgeprägt war.

Die *Knochen*histologie wird als uncharakteristisch bezeichnet.

GRÖBE *et al.* (1972) haben jüngst bei 6 Patienten mit elektronenmikroskopischen Untersuchungen ausgeprägte Vacuolisierungen im Cytoplasma der Thrombocyten nachgewiesen, die sie als Hinweis für eine thrombocytogene Natur der Gerinnungsstörung bei Homocystinurie ansehen. Die Vacuolen konnten biochemisch und funktionell noch nicht charakterisiert werden.

X. Pathogenese

Wie der Defekt der Cystathionin-Synthetase im Hinblick auf die vielfältigen klinischen und pathologisch-anatomischen Manifestationen wirksam wird, ist im einzelnen unbekannt und Gegenstand zahlreicher Spekulationen. Grundsätzlich kommen natürlich auch für die Homocystinurie als pathogenetische Mechanismen allein oder in verschiedener Kombination die folgenden in Betracht:

1. die sich vor dem Stoffwechselblock anhäufenden Metaboliten könnten Krankheitserscheinungen im Sinne einer „Toxicität" bedingen;

2. die distal vom defekten Enzym verminderten oder fehlenden Substanzen wirken pathogen;

3. andere Metaboliten ungewöhnlicher Stoffwechselwege haben schädigende Auswirkungen;

4. aufgrund der abnormen Stoffwechselsituation besteht Mangel an Cofaktoren, die auch für andere Prozesse essentiell sind.

Betrachten wir zunächst die denkbaren Auswirkungen proximal des Blocks. Die Folgen excessiver Homocystin- und Methioninzufuhr wurden bei Ratten experimentell untersucht (KLAVINS u. JOHANSON, 1965; KLAVINS, 1966). Homocystin allein erzeugte dabei pluriglanduläre Atrophien, Involution von Thymus und Lymphknoten sowie Verdickung der epiphysären Trabekel. Methionin- oder Homocystinexzess führten zu einer Schädigung der Pankreasacini, zu Eisenablagerungen in der Leber und zu Anämie. So nachteilig diese Befunde auch für die Ratten waren, so wenig ähnelten sie den pathologischen Veränderungen beim Menschen. Vorläufige Ergebnisse von Affen unter exzessiver Methioninzufuhr deuten an, daß hohe Plasmaspiegel dieser Aminosäure mit normalem Wachstum und normaler Entwicklung interferieren und die Aminosäure sehr toxisch sein kann (WAISMAN, 1967).

Homocystin könnte sich nach einer anderen Vorstellung mit kritischen Sulfhydrylgruppen verbinden, die für eine normale Enzym- und Coenzymfunktion von Bedeutung sind. — Bei Ratten ist mit β-Amino-Propionitril eine Art Kollagenose, der sog. experimentelle Lathyrismus, auslösbar. Dabei wurden eine vermehrte Löslichkeit des Hautkollagens und verminderte kovalente intramolekulare Brückenbindung nachgewiesen (HARRIS u. SJOERDSMA, 1966). Ähnliche Veränderungen sind bei Tier und Mensch unter langfristiger Penicillaminbehandlung festgestellt worden. Wegen der sehr ähnlichen chemischen Struktur von Penicillamin und Homocystein kam man auf den Gedanken, daß die hohen endogenen Homocystinspiegel bei Homocystinurie analoge Kollagenveränderungen induzieren könnten. Tatsächlich fand sich bei 2 Patienten ein hoher Anteil löslichen Kollagens im Verhältnis zum reiferen, unlöslichen Kollagen sowie ein pathologisch erhöhtes Verhältnis der einkettigen (alpha-) zur zweikettigen (beta-)Polypeptidkomponente des Kollagens. Warum dieser Befund nur bei zwei geistig retardierten und nicht bei 2 normalen Patienten mit Homocystinurie angetroffen wurde, ist unklar. Andere erbliche Erkrankungen des Bindegewebes — u.a. das Marfan-Syndrom — zeigten keine Veränderungen des Kollagenprofils (HARRIS u. SJOERDSMA, 1966). Allerdings macht das untersuchte Hautkollagen nur etwa ein Drittel des gesamten Körperkollagens aus, so daß über das Knochenkollagen keine Aussagen möglich waren.

Während auf diese Weise Homocystin zu einer Kollagenstörung führen könnte, ist von einem Cystinmangel her eine abnorme Kollagensynthese nicht zu erwarten, weil Cystin auch im normalen Kollagen fehlt. Immerhin wäre eine Penicillamintherapie der Homocystinurie — wie sie bereits versucht wurde — unter diesem pathogenetischen Aspekt zumindest fragwürdig.

Ein außerordentlich viel diskutierter pathophysiologischer Aspekt ist natürlich die ungewöhnliche Thromboseneigung bei Homocystinuriekranken. Viele Autoren halten die pathologisch-anatomisch nachgewiesenen Intimaveränderungen und Gefäßdilatationen für eine ausreichende Erklärung. Insbesondere eine Arbeitsgruppe (McDONALD *et al.*, 1964; BRAY, 1966) hat jedoch bei 10 Patienten eine vermehrte Thrombocyten-„Klebrigkeit" festgestellt, die mehrere andere Untersucher nicht bestätigen konnten (SCHIMKE *et al.*, 1965; WERDER *et al.*, 1966; v. PETRYKOWSKI, 1968; u.a.). Die Variabilität des Plättchensverhaltens scheint nicht nur zwischen Patienten größer als bei Gesunden zu sein; hinzu kommt, daß sogar geringe Unterschiede in der Labortechnik — wie Präparation der Glassachen, Art und Konzentration des benutzten Antikoagulans etc. — beträchtliche Unterschiede bedingen können, die möglicherweise die mitgeteilten diskrepanten Befunde erklären. Ob die beobachteten spontanen Schwankungen der Plättchenadhäsivität (und der Gerinnungsfaktoren) mit Fluktuationen des Homocystins oder Methionins im Patientenplasma korreliert sind, ist nicht bekannt. Immerhin konnten McDONALD *et al.* (1964) die Plättchenadhäsivität auch bei Vollblut Gesunder in vitro steigern, wenn Homocystin in Konzentrationen, vergleichbar mit den bei Homocystinurie vorkommenden, zugegeben wurde. Der gleiche in vitro-Effekt ließ sich auch mit Cystin und strukturell ähnlichen Substanzen nachweisen. Es müßte sich nicht um einen primären Thrombocytendefekt handeln, da die Anwesenheit von Erythrocyten eine notwendige Bedingung war. Zum Beispiel könnte es über eine „toxische" Alteration der roten Blutkörperchen zu der gesteigerten Plättchenadhäsivität und Thromboseneigung kommen.

Die Plättchen*aggregation* in vitro scheint von Homocystin unbeeinflußt zu sein. Wir bestimmten die Plättchenadhäsivität bei unserer Patientin sowohl in vitro (Salzman-Technik), als auch in vivo (nach BORCHGREVINK) als normal. Die Züricher Patienten hatten mit einer anderen in vitro-Methode (HELLEM) ebenfalls normale Befunde (WERDER *et al.*, 1966). Auch SCHIMKE, McKUSICK u. Mitarb. EFFRON, O'BRIEN und andere gaben normale Plättchenadhäsivität an (SCHIMKE *et al.*, 1965; Diskussion zu GAULL, 1967).

Unter Behandlung mit Pyridoxin (s. Abschnitt über Therapie) soll sich bei einigen Patienten mit Senkung der pathologischen Homocystin- und Methionin-Plasmaspiegel eine gewisse Besserung der gesteigerten Thrombocytenadhäsivität gezeigt haben. Auch ZWEIFLER u. ALLEN (1971) beschreiben einen Pyridoxineffekt auf die gestörte Plättchenaggregation eines von 4 Patienten. Während die Aggregation mit Kollagen und Adrenalin normal war, erfolgte vor Therapie auf ADP nur eine verminderte Reaktion. Die Homocystin- und Methioninplasmaspiegel standen in keiner Korrelation zu diesem B_6-Effekt auf die Plättchenaggregation.

HAMPTON u. MITCHELL (1966) hatten nachgewiesen, daß von den Substanzen, die eine Plättchenaggregation bewirken, auch ihre elektrophoretische Mobilität beeinflußt wird. So löste die Zugabe von ADP bei gesunden Kontrollen erst bei 0,05 μg/ml eine deutliche Zunahme der Plättchenmobilität aus. Bei 2 Brüdern mit Homocystinurie, von denen später einer an einem Mesenterialarterienverschluß verstarb, war die Empfindlichkeit der Thrombocyten gegenüber ADP abnorm erhöht. So induzierte schon eine ADP-Konzentration von 0,005 μg/ml eine maximale Plättchenmobilität. Die Empfindlichkeit gegenüber Noradrenalin war dabei normal. Diese abnorme Thrombocytenempfindlichkeit konnte von plättchenarmem Plasma Kranker unter bestimmten Bedingungen auf Kontrollthrombocyten übertragen werden. Ein unbekannter Faktor schien von anderen Blutzellen während der Herstellung von thrombocytenreichem Plasma freigesetzt zu werden, für den die abnorm empfindlichen Plättchen wahrscheinlich ein Indikatorsystem darstellen. Andere Krankheitszustände weisen allerdings das gleiche Verhalten der Thrombocyten auf, so daß die Bedeutung dieses Phänomens für die Thromboseneigung bei Homocystinurie offen bleiben muß.

GRÖBE *et al.* (1972) deuten die von ihnen bei 6 Patienten elektronenoptisch demonstrierten, ausgeprägten Vacuolisierungen im Cytoplasma der Thrombocyten im Sinne einer thrombocytenbedingten Thromboseneigung. Die biochemische und funktionelle Charakterisierung dieser Vacuolen blieb offen.

RATNOFF (1968) entwickelte, gestützt auf experimentelle Befunde, die Hypothese, daß das wenig lösliche Homocystin über Intimaablagerungen Hagemann-

Faktor aktivierend und damit auch Kinin-bildend wirken könnte. Der Nachweis von Homocystinablagerungen in der Intima von Gefäßen steht zur Zeit allerdings noch aus.

Theoretisch existieren also mehrere pathogenetische Modelle für die ungewöhnliche Thromboseneigung in Arterien und Venen bei der Homocystinurie, von denen aber noch keines ausreichend bewiesen ist.

Welche Rolle die oben erwähnten, zum Teil noch nicht identifizierten schwefelhaltigen Substanzen spielen, die als Folge des Enzymdefektes akkumulieren, und ob über AICHR schädliche Beziehungen zwischen Homocystin und dem Purinstoffwechsel bestehen, ist ungeklärt (Schimke, *et al.* 1967).

Hohe Gewebskonzentrationen von Homocystin, Homocystein oder Methionin könnten theoretisch auch mit der Aufnahme in Gehirnzellen und ihre Inkorporation in Protein während der schnellen, frühen Gehirnentwicklung interferieren. Hohe Methioninspiegel, die weit über den Nüchternspiegeln mehrerer geistig retardierter Kinder lagen, sind jedoch zumindest bei einer intellektuell normalen 19jährigen Patientin wiederholt bestimmt worden (Perry, 1967c).

Homotaurin soll einen nachhaltigen inhibitorischen Effekt auf die elektrische Aktivität von corticalen Neuronen beim Säuger haben. Die Bildung dieser Substanz wäre über ähnliche enzymatische Schritte wie von Cystein zu Taurin bei Homocystinurie denkbar. Es wurden aber trotz intensiver Suche danach keine Spuren von Homotaurin im Urin von Patienten mit Homocystinurie gefunden. Ob Homotaurin im Gehirn bei Homocystinurie vorkommt, ist noch offen (Perry, 1967c).

Wie im Abschnitt Enzymdefekt bereits erwähnt, scheint S-Adenosylhomocystein als Inhibitor im Sinne einer Produktinhibition bei Transmethylierungen im Gehirnstoffwechsel eine wichtige regulative Funktion zu haben. So werden unter anderen die Enzyme Catecholamin-O-Methyltransferase (COMT, E.C.2.1.1.6) und Phenäthanolamin-N-Methyltransferase (PNMT, E.C.2.1.1) im Stoffwechsel der biogenen Amine Epinephrin und Norepinephrin von dieser Vorstufe des Homocysteins (Abb. 1) inhibiert (Deguchi u. Barchas, 1971; Coward u. Sweet, 1972). Über die pathogenetische Bedeutung einer bei Homocystinuriekranken möglicherweise besonders ausgeprägten Inhibition solcher Transmethylasen kann noch kaum spekuliert werden.

Homocysteinsäure und Cysteinsäure besitzen an spinalen Neuronen der Katze ebenso wie Glutamat potente exzitatorische Eigenschaften, während Cystathionin nach Gamma-Amino-Buttersäure und Glycin eine der am stärksten synaptischinhibierend wirkenden Substanzen ist (Werman *et al.*, 1966). Das Fehlen von Cystathionin im Gehirn von Epileptikern und von Patienten mit Homocystinurie ebenso wie sein normalerweise besonders reichliches Vorkommen in allen Abschnitten der menschlichen Hirnrinde lassen eine mögliche antikonvulsive Wirkung für diese Aminosäure annehmen. Interessanterweise findet sich Cystathionin im Rückenmark der Katze, deren Gehirn im Vergleich zu Primatenhirn nur wesentlich geringere Cystathioninkonzentrationen aufweist, in einer mit menschlichem Gehirn vergleichbaren Menge (Werman *et al.*, 1966). Außer seiner Rolle in der Transsulfuration bei Säugern zeichnet sich hier eine wichtige Funktion des Cystathionins für die normale Motorik und im Hinblick auf die Entstehung bzw. Unterdrückung von Krampfpotentialen ab.

Wir sind mit diesen Fragen bereits zu den denkbaren pathogenetischen Mechanismen übergegangen, die mit Mangelzuständen von essentiellen Produkten distal des Enzymdefektes erklärbar sein könnten.

Der hohe Cystathioningehalt menschlichen Gehirns (22,5—56,6 mg/100 g; Tallan *et al.*, 1958) von der späten Fetalperiode an und das Fehlen des synthetisierenden Enzyms wie auch seines Produkts im Gehirn bei Homocystinurie hat immer wieder kausale Bezüge zu der häufigen geistigen Retardation vermuten lassen. Unterstellt man, daß Enzym und Produkt auch im Gehirn von Homocystinuriekranken mit normaler Intelligenz fehlen — was noch zu beweisen ist — und vergegenwärtigt man sich die hohe Cystathioninkonzentration im Gehirn von Patienten mit Cystathioninurie, so ergibt sich jedoch die folgende verwirrende Konstellation: Individuen mit sehr hohem und fehlendem Cystathioningehalt ihres Gehirns können niedrige oder normale Intelligenz besitzen. Der Cystathioningehalt des normalen Gehirns könnte natürlich eine Funktion der bildenden und spaltenden Fermente und ohne Bedeutung für die geistige Funktion sein (SCHIMKE *et al.*, 1967). Nach vergleichenden Untersuchungen von MUDD *et al.* (1965) über die relativen Aktivitäten der Cystathionin-Synthetase und Cystathionase des Gehirns bei Mensch, Affe und Ratte kann die Cystathioninanreicherung bei den ersteren Species tatsächlich Folge höherer Aktivität der Synthetase sein. Da aber auch die Ratte eine weitaus überwiegende Aktivität der Synthetase und dennoch eine unverhältnismäßig niedrige Cystathionin-Konzentration ihres Gehirns besitzt, erklären die enzymatischen Verhältnisse die Cystathioninakkumulation nur zum Teil. Um so wertvoller wäre die Kenntnis des Cystathioningehalts des Zentralnervensystems von Patienten mit Homocystinurie und normaler Intelligenz.

Auch ein Mangel an Cystin hinter dem Stoffwechselblock kann auf verschiedene Art und Weise pathogen wirken. So wurde ja schon im Rahmen erster Stoffwechseluntersuchungen bei Kindern mit Homocystinurie gezeigt, daß Cystin auch bei adäquatem Methioninangebot für die Aufrechterhaltung einer positiven Stickstoffbilanz essentiell war (BRENTON *et al.*, 1966a). Da Cystin ein Bestandteil sowohl struktureller wie enzymatischer Proteine ist, sind die verschiedensten Folgen eines Cystindefizits vorstellbar. So wurde ein Cystinmangel im Zusammenhang mit den Augenveränderungen wiederholt diskutiert. Der Methioninstoffwechsel der Augengewebe ist allerdings wenig untersucht. Radioaktiv markierte schwefelhaltige Aminosäuren werden vorwiegend in die Aderhaut und die Ganglienzellschicht der Retina inkorporiert. Die meisten von ^{35}S-Methionin ausgehenden Metaboliten, insbesondere Cystathionin, Cystein und Glutathion sind in der Linse nachgewiesen worden. Cystathionin-Synthetase muß also in ihr vorhanden sein und ist auch bei einem Patienten mit Homocystinurie in der Linse nachgewiesen worden (GAULL u. GAITONDE, 1966b). Während weder Elastin noch Kollagen Cystin enthalten, so soll dennoch das dem ersteren ähnliche Conulaeiweiß Cystin enthalten. Cystin könnte derart während der Conulaentwicklung eine limitierende Aminosäure sein, womit eine Prädisposition zur Linsenluxation gegeben sein könnte. Sogar die cystischen Retinaveränderungen hat man so zu erklären versucht. Die Basalmembran des Ciliarepithels geht in die Conulafasern über und könnte eine ähnliche Zusammensetzung besitzen. Sollten auch die peripheren Retinaanteile ähnlich aufgebaut sein, so wären auch deren Veränderungen möglicherweise Folge eines Cystindefizits (SPAETH u. BARBER, 1966).

Ein Cystinmangel könnte auch relativ sein, z.B. gerade während kritischer früher Phasen der Gehirnentwicklung. Auf diese Weise könnte schon ein zeitlich begrenzter Cystinmangel während der Neugeborenen- und Säuglingszeit, wenn die Eiweißaufnahme im Verhältnis zu den anabolen Bedürfnissen niedriger ist als im späteren Leben, zu permanenten Läsionen führen (GAULL, 1967).

Auch dem Mucopolysaccharidstoffwechsel wurde Interesse gewidmet, nachdem in der Aorta einer Patientin der Glykoproteingehalt und die Protein-Polysaccharidmatrix stark vermindert gefunden worden waren (CARSON *et al.*, 1965). Der Mangel eines geeigneten Sulfatdonors wie Cystein könnte zu gestörter Mucopolysaccharidsynthese geführt haben. Auch die intercelluläre Grundsubstanz, die für die Aufrechterhaltung eines intakten Gefäßendothels erforderlich sein soll, könnte verändert sein und über winzige Einrisse zu den in Arterien *und* Venen beobachteten Thrombosen führen (Schimke *et al.*, 1967).

Neben den genannten Hypothesen ist es aber auch durchaus möglich, daß bei der Entstehung der geistigen Retardation und der häufigen Krämpfe rezidivierende Mikrothromben von der Säuglingszeit an eine wesentliche Rolle spielen.

Eine faszinierende Synopsis zahlreicher pathogenetischer Mechanismen auf molekularer Ebene, gestützt auf einfallsreiche Experimente, hat in den letzten Jahren McCully (1971, 1972, 1 u. 2) erarbeitet und zusammenfassend mitgeteilt (McCully, 1972, 2).

Ausgehend von der Beobachtung der vorzeitigen Arteriosklerose bei Kindern nicht nur mit Homocystinurie durch Cystathionin-Synthetasemangel, sondern auch bei der mit Homocysteinämie einhergehenden Vitamin B_{12}-Stoffwechselstörung (s. Einleitung und Enzymdefekt, Levy *et al.*, 1970, S. 441) kam er zur Hypothese, daß die Arterienveränderungen durch die Stoffwechselwirkungen der erhöhten Homocysteinkonzentrationen bedingt seien. In einer Serie von Experimenten wurde dann zunächst bei Kaninchen nachgewiesen, daß Homocysteinthiolacton-Injektionen innerhalb von 3—5 Wochen zu fibrösen Plaques in Intima und Media, vergleichbar denen bei Kindern mit Homocystinurie, führten. Die Zufuhr von Cholesterin war bei den homocysteinämischen Tieren von einer Umwandlung in Fibrolipidplaques gefolgt. Die molekularen Vorgänge bei der homocysteininduzierten Arteriosklerose wurden nun mit Hilfe von Gewebekulturen kranker Kinder weiter untersucht. Dabei zeigte sich, daß die Zellen ohne Cystathionin-Synthetaseaktivität eine Proteoglykan-(Protein-Polysaccharid-)Substanz synthetisierten, die eine abnorme, aggregierte granuläre Konfiguration annimmt, während Zellen gesunder Haut ein ähnliches Proteoglykan fibrillärer Konfiguration synthetisieren. Das abnorme Proteoglykan war in der Lage mehr anorganisches Sulfat zu binden als normale Kulturen und wies dann eine herabgesetzte Löslichkeit in physiologischen Puffern auf. Daß auch normale Zellen gegenüber den Homocysteineffekten sensibel sind, konnte durch Zugabe von Homocystein zu solchen Kulturen nachgewiesen werden, indem auch jetzt teilweise das granulär konfigurierte Proteoglykan gebildet wurde.

Schon Carson *et al.* (1965) hatten beobachtet, daß aus der Aorta eines homocystinurischen Kindes die Fraktion der sulfatierten Proteoglykane nicht extrahiert werden konnte.

Ältere Beobachtungen einer erniedrigten Synthese von Chondroitinsulfat bei Skorbut und der schnellen, nichtenzymatischen Reduktion von Dehydroascorbinsäure durch Homocystein wurden dann experimentell erweitert, um zu klären, wie Homocystein bei Blockade seiner Transsulfurierung zu Cystein, Sulfid und Sulfat den Sulfatgehalt von Proteoglykanen in Geweben beeinflussen könnte. Dabei ergab sich, daß bei Skorbut die Oxydation von Homocystein zu Homocysteinsäure vermindert ist und Vitamin C die Homocysteinoxydation skorbutischer Mikrosomen steigert. Schließlich wurde ein weiterer Transsulfurationsweg erkannt, über den ATP nach Reaktion mit Homocysteinsäure zu Phosphoadenosin-Phosphosulfat (PAPS) umgewandelt wird, die aktive Vorstufe der veresterten Sulfate von Proteoglykanen. Diese Reaktion ließ sich auch in Gewebekulturen menschlicher Haut demonstrieren.

Die gesteigerte Sulfatbindung der Zellkulturen mit Cystathionin-Synthetase-Mangel und normaler Zellkulturen unter Homocysteinzugabe war nun wiederum ähnlich der Wirkung von „sulfation factor“ oder Somatomedin auf Knorpelgewebe, von dem angenommen werden darf, daß es die Wachstumseffekte des Wachstumshormons übermittelt. Zusammen mit den Beobachtungen, daß Homocysteinsäure die Wachstumsgeschwindigkeit von Meerschweinchen erhöht und viele Patienten mit Homocystinurie hochwüchsig sind, bot sich die Spekulation an, daß die Umwandlung von Methionin zu Homocysteinsäure und die Verwendung dieser bei der Bildung von Knorpel und anderen Bindegeweben von der Wirkung des Wachstumshormons beeinflußt werden könnten.

Zusammengefaßt stellen sich die molekularen Vorgänge bei der Homocystein-bedingten Plaquebildung wie folgt dar:

Die von Intima- und Mediazellen synthetisierten, sulfatreichen Proteoglykanmoleküle werden aufgrund ihres veränderten Aggregatzustandes und der verminderten Löslichkeit in der Arterienwand abgelagert. Die Spaltung und Fragmentierung der elastischen Fasern sind die Folge einer Ionenbindung zwischen den Sulfatgruppen der Proteoglykane und den basischen Pyridin-Stickstoffgruppen der Desmosin- und Isodesmosinmoleküle, die für eine normale Brückenbildung von Elastinfasern notwendig sind.

Die gefilterten Serumlipoprotein-Micellen binden sich an die Proteoglykansulfatgruppen über ionische Bindungen zu den quaternären Ammoniumgruppen der Lecithin- und Sphingomyelinanteile des Lipoproteins. Die Fibrose entsteht durch vermehrte Kollagenablagerung, da von den sulfatierten Proteoglykanen bekannt ist, daß sie die Polymerisationsrate von Tropokollagen steigern. Die Verkalkung entsteht durch Calciumionenbindung an die vermehrten Sulfatgruppen. Die in den Plaques beobachtete celluläre Hyperplasie könnte dem wachstumsstimulierenden Effekt der aus Homocystein synthetisierten Homocysteinsäure zugeschrieben werden.

Auf ähnliche Weise würden auch die Beobachtungen arterieller Plaques bei Vitamin B_6-Mangel und ihr Fehlen bei schweren, chronischen Lebererkrankungen besser verständlich (McCully, 1972, 2).

XI. Diagnose

Die Diagnose Homocystinurie ergibt sich aus den charakteristischen klinischen Befunden und dem pathognomonischen Aminosäureprofil in Urin und Plasma. Aus dem oben über die Variabilität der klinischen Manifestationen Gesagten geht hervor, daß die klinische Diagnose der Homocystinurie bei voller Ausprägung des Syndroms zwar auf Anhieb vermutet werden kann, bei Schwachformen dagegen schwierig sein dürfte (Hunter, 1969). Wie häufig solche Schwachformen überhaupt bei Kindern und Erwachsenen vorkommen, ohne Krankheitserscheinungen zu bedingen, ist nicht bekannt. Man sollte jedoch sicher bei geistiger Retardation, marfanähnlichem Habitus und Linsenveränderungen allein oder in Kombination miteinander sowie bei früher, oder aus anderen Gründen ungewöhnlicher Thromboseneigung an die Homocystinurie denken. Die Diagnose bei schwergeschädigten Patienten mag kaum lohnende therapeutische Konsequenzen eröffnen, sie kann aber über die Familienuntersuchung und -beratung zur Frühdiagnose bei Geschwistern führen, deren Behandlung von der Neugeborenenperiode an eine völlig normale körperliche und geistige Entwicklung erhoffen läßt (s. Therapie, S. 470).

Bei klinischem Verdacht und als Massensuchtest ist zur schnellen Orientierung die Brandsche Cyanid-Nitroprussidprobe von Bedeutung (Tabelle 1). Sie wurde von Brand *et al.* (1930) ursprünglich zur Cystinuriediagnostik vorgeschlagen. In einem ersten Schritt wird dabei Cystin durch Cyanideinwirkung in Cystein gespalten, dessen SH-Gruppen dann einen rotvioletten Komplex mit dem Nitroprussid bilden. Dieser Komplex bildet sich entsprechend auch mit anderen SH-Gruppen, z.B. des Homocysteins, aber auch aus anderen Disulfiden. Quantitativ von Bedeutung sind jedoch im Urin praktisch nur Cystin und Homocystin. Die Probe soll bei Methioninurie negativ sein (Perry *et al.*, 1965), und ist bei Cystathioninurie sowohl als negativ (Frimpter *et al.*, 1963) wie als positiv (Berlow, 1966) beschrieben worden.

Tabelle 1. Orientierende Urinuntersuchungen bei Verdacht auf Homocystinurie. Nur mit Pipettierhilfe pipettieren!

Brandsche Cyanid-Nitroprussid-Probe

1. zu 5 ml Urin 2 ml Natriumcyanid, 5%ig geben
2. 5 min warten
3. wenige Tropfen frisch gelöstes Natriumnitroprussid, 5%ig dazugeben

Entwicklung einer rotvioletten Färbung weist Cystein und/oder Homocystein nach

Barbersche Silber-Nitroprussid-Probe

1. Urin mit NaCl sättigen
2. zu 5 ml dieses Urins 0,5 ml Silbernitrat, $^1/_2$%ig in 3% Ammoniak geben
3. zu einem Kontrollurin 0,5 ml Ammoniak, 3%ig (ohne Silber) geben
4. 1 min warten
5. zu jeder Probe 0,5 ml frisch gelöstes Natriumnitroprussid, 1%ig geben
6. zu jeder Probe 0,5 ml Natriumcyanidlösung, 0,7%ig geben

Sofortige Entwicklung einer rosa bis violetten Färbung ist nahezu spezifisch für Homocystein

Der hohe Cyanidgehalt des Reaktionsgemisches soll die bekannte Reaktion des Nitroprussids mit Ketonkörpern inhibieren (Humbel u. Kutter, 1967).

Cystin und Homocystin werden vom Cyanidion etwa gleich stark reduziert. Barber machte sich die stark unterschiedliche Reaktion der beiden Aminosäuren gegenüber dem Silberdiaminion zunutze, um die Reaktion spezifischer für Homocystin zu machen (Spaeth u. Barber, 1967) (Tabelle 1). Unter den beschriebenen Bedingungen wird Homocystin, aber *nicht* Cystin, zur Thiolform reduziert. Die abschließende Zugabe von Cyanid ist zur Bindung von Silberionen erforderlich. Sie macht die Reaktion des Nitroprussids und des Homocysteins möglich. Während die Volumina der Urinprobe und der Reagenzien nicht entscheidend sind, so kommt es doch auf die relativen Volumen und Konzentrationen von Silber und Cyanid an. Sie sollten so sein, daß nur das Minimum an Cyanid zugegeben wird, welches gerade ausreicht, um das Silber zu neutralisieren. Homocystinkontrollen erlauben dieses Minimum auszutesten. Nur die *sofortige* Bildung einer rosa bis violetten Färbung auf Zufügen des Cyanids ist als Reaktion für Homocystin zu werten. Ein Cyanidüberschuß gegenüber den Silberionen würde nämlich bald mit etwa vorhandenem Cystin zu reagieren beginnen, was die *allmähliche* Entstehung einer positiven Cyanid-Nitroprussidreaktion bedeuten würde. Die Spezifität für Homocystin ist so zu verstehen, daß Cystinkonzentrationen bis 100 mg/100 ml nicht positiv reagieren. Allerdings reagieren selten einmal cystinhaltige Peptide und Thiolester ebenfalls positiv. Die Probe ist auch als recht empfindlich anzusprechen, da noch 2 mg/100 ml Homocystin bei Mitlaufenlassen einer Kontrolle ohne Silber leicht zu erfassen sind. Mit einem Kolorimeter sollen sogar noch niedrigere Konzentrationen erkennbar sein.

Spaeth u. Barber testeten u.a. 120 Harne, die mit der Brandschen Probe eine positive Reaktion gegeben hatten, auch mit ihrer Silber-Nitroprussidprobe. Jetzt waren nur noch 7 von 120 Proben positiv, von denen 6 tatsächlich einer chromatographisch gesicherten Homocystinurie entsprachen. Im Hinblick auf die Homocystinurie waren also 114 falsch positive Resultate mit der Cyanid-Nitroprussidprobe, aber nur ein falsch positives Ergebnis mit der Silber-Nitroprussidprobe unter diesen ausgewählten Urinproben (Spaeth u. Barber, 1967). Wenn man nur nach der Homocystinurie sucht, erspart man sich also mit der Modifikation nach Barber viele unnötige Chromatographien. Der Vorteil der Brandschen Probe liegt dagegen in ihrer Miterfassung der Patienten mit Cystinurie, Morbus Wilson etc.

Beide Proben sollten mit frischem Urin und frischem Nitroprussid durchgeführt werden. Falsch negative Ergebnisse scheinen kaum vorzukommen, es sei denn, die Homocystinausscheidung begänne nicht bereits in der 1. Lebenswoche, sondern wie bei einem Fall von Levy *et al.* (1968) unter normaler Ernährung erst nach der 3. Lebenswoche zuzunehmen. Bei diesem Kind war jedoch schon früh eine Hypermethioninämie nachweisbar. Theoretisch könnten geringe Eiweißaufnahme und hohes Harnvolumen die qualitativen Proben bei geringer Homocystinexkretion negativ ausfallen lassen (Schimke *et al.*, 1965; Bessman *et al.*, 1967).

Homocystin und Cystin verhalten sich chemisch und polarographisch gleich (Carson *et al.*, 1963). Die sichere Identifizierung des Homocystins in Körperflüssigkeiten ist bei verdächtigen Vorproben auf verschiedene Weise möglich. Papier-, dünnschicht-, säulen- und gaschromatographische Methoden sind beschrieben. Auch die Hochspannungselektrophorese kann angewandt werden. Eine

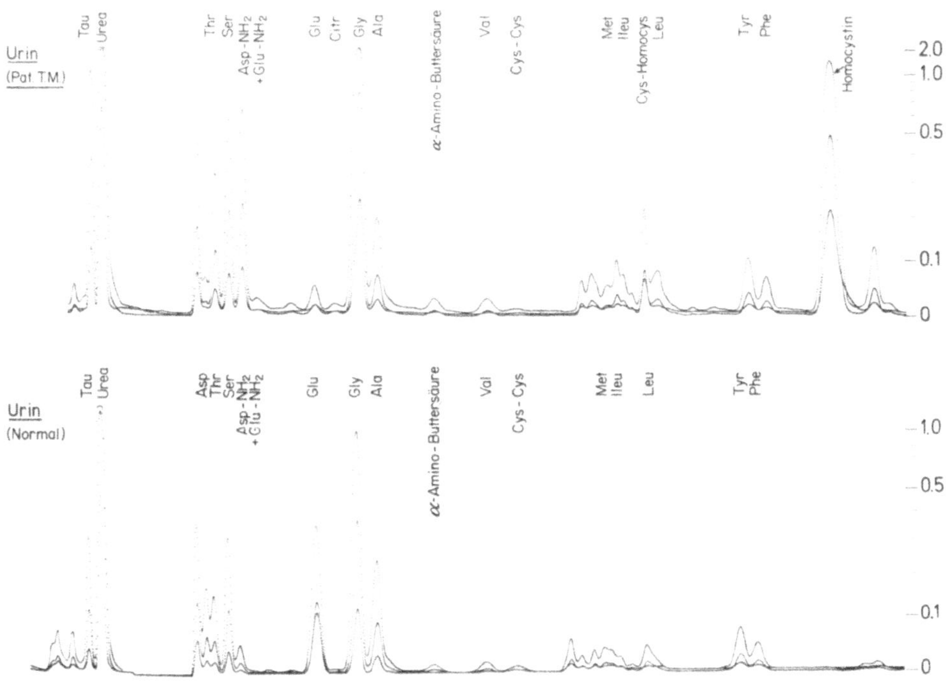

Abb. 6a. Aminosäuren-Säulenchromatogramm. Oben: Urin von Patientin mit Homocystinurie. Unten: Urin von normalem Kind

wichtige Voraussetzung für Bestimmungen im Blut ist die zügige Abtrennung von Plasma oder Serum und die schnelle Enteiweißung der Probe.

Bezüglich der im folgenden nicht aufgeführten methodischen Details muß auf die zitierten Arbeiten verwiesen werden.

Bei der Papierchromatographie ist wesentlich zu wissen, daß Homocystin in Phenol-Lutidin-Systemen nicht erscheint, da es sich dabei zersetzt. Die applizierte Urinmenge sollte etwa 250 μg Urin-Stickstoff entsprechen. Meist wurden große Bögen von Whatman 3 MM-Papier verwendet und nach dem Auftragen der Probe eine Oxydation von Homocystin zu Homocystinsäure mit Wasserstoffperoxyd und Ammoniummolybdat vorgenommen. Als Kontrolle läßt man reine Cysteinsäure mitlaufen, da Homocystein- und Cysteinsäure nahe beieinander liegen (Carson *et al.*, 1965).

Bei der ursprünglichen Identifikation von Homocystin im Urin waren bereits verschiedene Systeme untersucht worden, in denen jeweils die unbekannte Substanz gleiche Rf-Werte aufwies wie Homocystin: Butanol-Eisessig-Wasser (60:20:20 bzw. 60:15:25), Isopropanol-Ameisensäure-Wasser (30:2:15), Butanol-Ameisensäure-Wasser (154:20:26), Methanol-Ammoniak-Wasser (180:4:16) und Phenol-Äthanol-Ammoniak (150:40:10) (Gerritsen *et al.*, 1962; White *et al.*, 1965).

Die Massensuchtests, z.B. in Massachusetts, haben die für die Phenylketonurie-Diagnostik üblichen, auf Filterpapier eingetrockneten Blutstropfen von Neugeborenen nicht nur zur Methioninbestimmung mit einer Variante der Guthrie-Methode, sondern auch zur Papierchromatographie benutzt. Dabei werden die

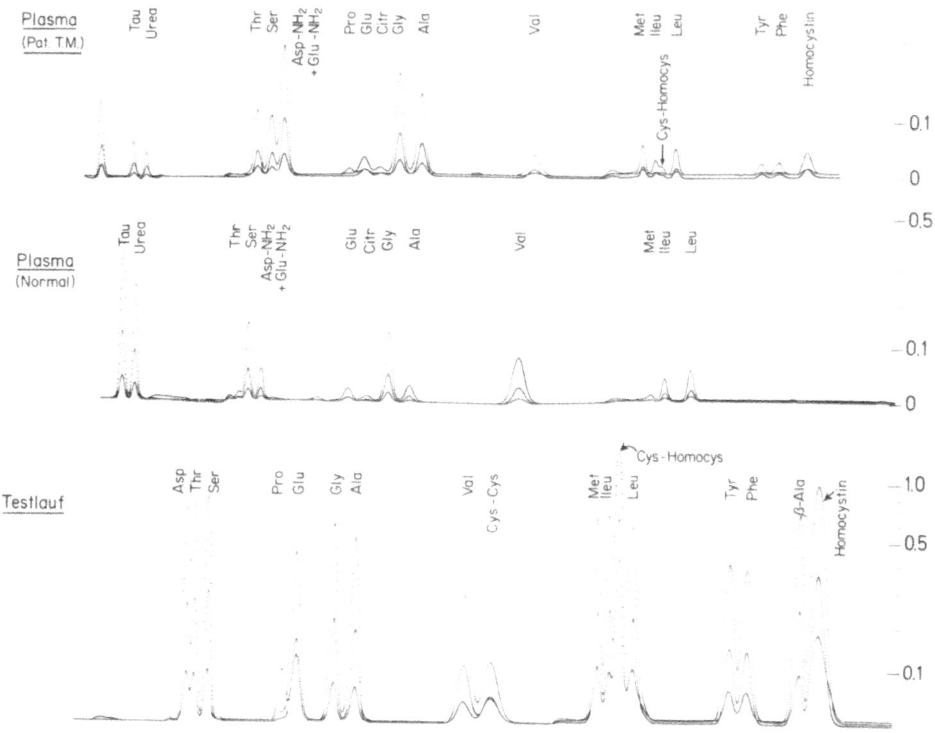

Abb. 6b. Aminosäuren-Säulenchromatogramm. Oben: Plasma von Patientin mit Homocystinurie. Mitte: Plasma von normalem Kind. Unten: Testchromatogramm mit reinen Aminosäuren (Calbiochem) und gemischtem Disulfid von L-Cystein und L-Homocystein. (Mit freundlicher Genehmigung durch Herrn Prof. A. Prader, entnommen aus: Werder *et al.*, 1966)

ausgestanzten Papierscheibchen in entsprechende Löcher großer Chromatographiebögen eingesetzt und entwickelt (Levy *et al.*, 1968).

Zur Dünnschichtchromatographie nach Perameisensäure-Oxidation wurde neutrales Silica-Gel in Butanol-Eisessig-Wasser (60:22:20) benutzt; auch hier wanderte Urin-Homocysteinsäure wie authentische Homocysteinsäure. Eine Reduktion zum Thiolacton mit Zinkstaub führte zum Verschwinden des ursprünglichen Fleckens, während der neu auftretende Fleck mit Homocystin-Thiolacton wanderte (Gerritsen *et al.*, 1962; White *et al.*, 1965).

Bei der wohl am meisten angewandten, automatischen Aminosäure-Säulenchromatographie nach Spackman, Stein u. Moore (1958) (Abb. 6a und b) (manchmal in der Modifikation von Piez u. Morris, 1960) konnte schon von den Erstbeschreibern gezeigt werden, daß die unbekannte Aminosäure und reines Homocystin durch pH- und Temperaturveränderungen gleichsinnig verschoben werden konnten: zunächst hatten Gerritsen, Vaughn u. Waisman (1962) bei der Analyse auf der 150 cm-Säule eine unbekannte Substanz an der für β-Alanin typischen Elutionsstelle gefunden. Durch das Verschwinden dieser Aminosäure nach Perameisensäureoxidation schied β-Alanin jedoch aus. Die Standardmethode (150 cm-Säule) wurde deshalb so modifiziert, daß der Temperaturwechsel von 30 auf 50° C schon nach $7^1/_2$ statt $10^1/_2$ Std und der Pufferwechsel von pH 3,25 nach $10^1/_2$ Std mit einem zweiten Puffer von pH 4,00 statt 4,25 erfolgten. Nun wurde β-Alanin nach 680 ml, β-Aminoisobuttersäure nach 730 ml und die neue Aminosäure nach 780—790 ml eluiert. Außer der stark pH-abhängigen Verschiebung der neuen Substanz und reinen Homocystins führte auch die Zugabe von l-Homocystin zu Urin vor der Analyse zu einem symmetrischen und additiven Gipfel.

Zahlreiche weitere Modifikationen von Temperaturen, Puffern und Zeiten sind angewendet worden. Praktische Bedeutung haben natürlich besonders Kurzprogramme, die mit speziellen Puffergradienten die Trennung des Homocystins vom Ammoniak und die Darstellung von Methionin sowie dem gemischten Disulfid aus Cystein und Homocystein innerhalb von 6 Std erlauben (PERRY, 1967c). Als innerer Standard wird dann nicht Norleucin, sondern etwa Homoarginin verwandt, da ersteres gleichzeitig mit dem Cystein-Homocysteindisulfid eluiert wird. Homocystein selbst ist auch im Plasma von Patienten enthalten und kann bei besonders schneller Verarbeitung des Blutes unter Umständen kurz vor dem Methioningipfel erkannt werden. Andernfalls muß man es mit Jodessigsäure sofort nach Blutentnahme in sein stabiles Derivat S-Carboxymethyl-Homocystein umwandeln (PERRY, 1967c).

Eine schnelle, nur 2—3 Std dauernde, gaschromatographische Methode haben GREER *et al.* (GREER u. WILLIAMS, 1967) entwickelt. Sie beruht auf der Bildung des N-Trifluoroacethyl-Homocystin-methylester-Derivats. Zuvor ist jedoch eine Extraktion des Urins notwendig, die über eine Dowex-Säule mit nachfolgender Ammoniumhydroxid-Elution und Evaporation erfolgt. Wiederfindungen im Bereich von 100—500 μg lagen dabei angeblich zwischen 90 und 100%. Die Derivatbildung erfordert etwa 45 min: der Extrakt wird in N-Trifluoroacethylanhydrid und Trifluoressigsäure gelöst und bei Zimmertemperatur 20 min stehengelassen. Der ölige Rückstand wird dann getrocknet und mit einer ätherischen Lösung destillierten Diazomethans 15 min oder bis zum Sistieren der Stickstoffbildung bei erhaltenbleibender gelber Farbe behandelt. Überschüssiges Diazomethan wird im Luftstrom evaporiert und das Derivat in Methanol chromatographiert. Die Retentionszeit liegt etwa bei 20 min. Sowohl auf einer nicht-polaren, wie auf 3 polaren Säulen ließ sich so bei Patienten ein einzelner, symmetrischer Gipfel darstellen, der bei Gesunden nicht nachweisbar war.

BESSMAN *et al.* (1967) haben eine hochspannungselektrophoretische Methode angegeben, die von Densitometrie gefolgt ist und ebenfalls schnell und mit guter Wiederfindung für Urin und Serum durchführbar sein soll. Zuvor wird auch hier durch Perameisensäure-Oxydation Methionin in Methioninsulfon Cystin in Cysteinsäure und Homocystin in Homocysteinsäure übergeführt. Bei pH 1,8—1,9 sind Cystein- und Homocysteinsäure die einzigen natürlichen Aminosäurederivate, die zur Anode wandern, wobei Cysteinsäure schneller ist. Bei höherem pH wird die Schärfe der Bänder und die Trennung schlechter und Glutaminsäure und Asparaginsäure ändern ihre Wanderungsrichtung. Zu beachten ist ferner, daß das unter eventueller Penicillinbehandlung vorkommende Penicillamin, welches von Perameisensäure zu Dimethylcysteinsäure oxydiert wird, sich der Cysteinsäure überlagert. Die Empfindlichkeitsgrenze dieser Methode liegt bei 0,003 μMol/ml Homocystin.

MÖNCH u. SIEMES (1970) haben eine manuelle und halbautomatische quantitative Methode angegeben, die auf der Reaktion von aliphatischen Thiolen mit 5,5'-Dithio-bis-(2-Nitrobenzoesäure) unter Freisetzung eines gefärbten aromatischen Thiols beruht, dessen Extinktion gemessen wird.

Insgesamt stehen also je nach Laborausrüstung verschieden brauchbare Methoden zur quantitativen Bestimmung der bei Homocystinurie interessierenden Aminosäuren zur Verfügung, für deren Einzelheiten in diesem Rahmen nochmals auf die zitierten Arbeiten verwiesen werden muß.

XII. Differentialdiagnose

Die Differentialdiagnose gegenüber dem Marfan-Syndrom ist trotz der vielen Ähnlichkeiten im klinischen Bild meist ohne Schwierigkeiten möglich. Beiden Syndromen eigen sind Linsendislokation, Hochwuchs, Dolichostenomelie, Skoliose und vordere Thoraxdeformierung. Die Skeletanomalien bestehen bei der Homocystinurie weniger regelmäßig als beim Marfan-Syndrom. Die Arachnodaktylie soll bei der Homocystinurie mehr scheinbar als tatsächlich vorhanden sein. Sie imponiert darüber hinaus bei Marfan-Syndrom schon im 1. Lebensjahr, während sie sich bei Homocystinurie unter Umständen erst bis zum Erwachsenenalter manifestiert. Die Gelenke sind nur beim Marfan-Syndrom schlaff, überstreckbar, bei der Homocystinurie ist dieser Befund meist nicht eindrucksvoll. Die Osteoporose bei Homocystinurie soll ein besonders verläßliches Unterscheidungsmerkmal sein. Intelligenzdefekte gehören nicht zum Marfan-Syndrom, finden sich jedoch bei etwa 60% der Patienten mit Homocystinurie. Die kardiovasculären Komplikationen sind in typischen Fällen das Aortenaneurysma beim Marfan-Syndrom und arterielle und venöse Thrombosen bei der Homocystinurie. Beide Anomalien unterscheiden sich natürlich besonders durch den für die Homocystinurie geklärten zugrunde liegenden Enzymdefekt mit seinen charakteristischen biochemischen Auswirkungen, während für das Marfan-Syndrom typische biochemische Befunde oder gar ein gesicherter Enzymdefekt nicht bekannt sind. Postuliert wurde immerhin ein erblicher Defekt der Aminooxidase, die die oxidative Desaminierung von Lysin aktivieren soll; dieser Vorgang wiederum soll für die kovalenten Brückenbildungen zwischen den Polypeptidketten des Kollagens essentiell sein. Biochemisch und histochemisch sollen die freien Aldehydgruppen im elastischen Gewebe beim experimentellen Lathyrismus und beim Marfan-Syndrom vermindert sein (Nenci u. Beltrami, 1968).

Der Erbgang ist autosomal recessiv bei der Homocystinurie und dominant beim Marfan-Syndrom. Das Vorkommen des Syndroms in 2 oder mehr *Generationen* spricht demnach für Marfan-Syndrom und das Vorkommen bei 2 oder mehr *Geschwistern* bei normalen Eltern für Homocystinurie. Allerdings wird für das Marfan-Syndrom eine Spontanmutation in 15% der Fälle angenommen, wodurch Einzelfälle in einer Sippe erklärt werden (McKusick, 1966).

Vom ophthalmologischen Standpunkt interessiert auch die Differentialdiagnose gegenüber dem Marchesani-Syndrom, das allerdings in mehrfacher Hinsicht geradezu ein Anti-Marfan-Syndrom darstellt. Patienten mit diesem Syndrom haben sowohl Sphäro- und Mikrophacien als auch Linsenektopien, wahrscheinlich aufgrund einer Conulaanomalie. Sie sind aber minderwüchsig, von untersetztem, kräftigem Körperbau, weisen eine Brachydaktylie, plumpe Hände und Füße und mitunter eingeschränkte Gelenkmotilität auf. Das subcutane Fettpolster ist bei ihnen eher reichlich ausgebildet. Oberkiefermißbildungen und Zahnstellungsanomalien sind auch für das Marchesani-Syndrom beschrieben. Angeborene Herzfehler kommen wie beim Marfan-Syndrom vor, zur Homocystinurie scheinen sie dagegen nicht zu gehören. Auch beim Marchesani-Syndrom scheint nicht selten geistiger Entwicklungsrückstand vorzuliegen. Der Erbgang des Marchesani-Syndroms ist nicht gesichert (Henkind u. Ashton, 1965; Presley u. Sidbury, 1967).

Geht man von stoffwechselbedingter geistiger Retardation mit Augenveränderungen aus, so hat man außer der Homocystinurie die v. Pfaundler-Hurlersche

Erkrankung, den M. Wilson sowie die Fabrysche und Tay-Sachssche Erkrankung zu berücksichtigen. Bei Linsendislokation handelt es sich in vielen Fällen um dominante, angeborene Formen, die auch mit Intelligenzdefekten kombiniert sein können. Später im Leben auftretende Formen der Linsenluxation können familiär (dominant) sein, werden aber gewöhnlich recessiv vererbt (SPAETH u. BARBER, 1966; HENKIND u. ASHTON, 1965).

Von allen Fällen erblicher Linsenektopien sollen nach einer Schätzung von McKUSICK aus dem Jahr *1955* (zit. bei HENKIND u. ASHTON, 1965) 70% auf das Marfan-Syndrom, 15% auf das Marchesani-Syndrom und 15% auf idiopathische Formen entfallen sein.

Die Homocystinurie sollte im übrigen nicht mit der Cystinurie oder der Cystinose verwechselt werden, bei denen Steinbildung in den Harnwegen bzw. kristalline Gewebseinlagerungen vorkommen; beide Phänomene sind für die Homocystinurie noch nicht bekanntgeworden.

XIII. Therapie

Die innerhalb von knapp 3 Jahren weitgehend geklärte Pathophysiologie des Stoffwechsels der schwefelhaltigen Aminosäuren bei der Homocystinurie und die klinische Erfahrung einer oft langsamen Progredienz haben schon bald nach den Erstbeschreibungen erste therapeutische Konzepte nahegelegt. Diese konnten auch bald an einzelnen neugeborenen Geschwistern von bereits erfaßten Patienten in mühevoller und einfallsreicher diätetischer Teamarbeit praktiziert werden (KOMROWER *et al.*, 1966; PERRY *et al.*, 1966b). Analog der Situation bei der Phenylketonurie, bei der späte diätetische Behandlung wenigstens noch zu Besserung der Hauterscheinungen und des hyperkinetischen oder destruktiven Verhaltens führen konnte, wurden bereits schwergeschädigte Kinder mit Homocystinurie im Hinblick auf ihr Verhalten und die hohe Morbidität infolge thromboembolischer Komplikationen diätetisch behandelt. Ein praktischer Gesichtspunkt war dabei natürlich auch, die Durchführung der Diät und ihre Attraktivität bei älteren Kindern zu erproben, um mögliche Probleme dieser Art für die heranwachsenden Säuglinge zu antizipieren (KOMROWER, 1967).

Da auch bei der Homocystinurie eine echte Lösung nur von genetischen Manipulationen erwartet werden kann, deren Verwirklichung in absehbarer Zeit nicht zu erwarten ist, haben theoretisch auch für diese Stoffwechselkrankheit 4 krankheitsmodifizierende therapeutische Prinzipien ihre Bedeutung.

1. Substratrestriktion oder -elimination, 2. Produktsubstitution, 3. Cofaktorsupplementation und 4. direkter Enzymersatz.

Die ideale Behandlungsmethode wäre der gezielte Ersatz des fehlenden Enzyms und aller Cofaktoren seiner Reaktion. Selbst mit hochgereinigtem, spezifischem Enzym wäre allerdings das Problem des Transports durch die Zellmembran nicht gelöst. Unter diesen Umständen müssen sich die therapeutischen Ansätze auf die drei anderen Wege beschränken, die allein oder in Kombination denkbar waren.

Substratrestriktion oder -elimination

Ad 1. Eine selektive Bindung von Methionin im Magen-Darmtrakt zur Resorptionsverhinderung ist nicht bekannt. Folglich griff man auf die bereits bei anderen Stoffwechselanomalien entwickelten Eiweiß- und Methionin-armen Diäten zurück.

Als Grundlage dienten dazu Gelatine sowie Sojabohnen-, Lupinen- oder Linseneiweiß. Detaillierte Anweisungen zur Herstellung der Diät für Neugeborene wie für ältere Kinder — zum Teil mit Austauschtabellen — sind beschrieben worden (KOMROWER *et al.*, 1966; KOMROWER, 1967; CARSON, 1967; CHASE *et al.*, 1967; SCHIMKE *et al.*, 1967; PERRY *et al.*, 1966b; PERRY *et al.*, 1968).

So stellten KOMROWER *et al.* folgende Diät auf Gelatinebasis zusammen: Ein Nahrungsgemisch bestand aus 560 g Gelatine, zu der je 10 g Leucin und Isoleucin, je 6 g Phenylalanin und Tryptophan sowie 4 g Valin, 10 g Cystin, 10 g Calciumcystinat und 0,56 g Calciumpantothenat hinzugefügt wurden. Pro kg Körpergewicht und Tag wurden davon 3,3 g in die Nahrung verarbeitet. Außerdem wurde ein Gemisch der folgenden Mineralien in einer Dosierung von 2,5 g pro Tag gegeben:

Calciumlactat 450 g, Calciumchlorid 30 g, K_2HPO_4 150 g, Na_2HPO_4 100 g, Magnesiumsulfat 80 g, Kaliumaluminiumsulfat 3 mg, Natriummolybdat 3 mg, Eisensulfat 2 g, Kupfersulfat 200 mg, Zinkchlorid 200 mg, Mangansulfat 200 mg, Kaliumjodid 8 mg und Kobaltsulfat 3 mg. Zusätzlich wurden anfänglich pro kg Körpergewicht 8 ml Erdnußöl und 13 g Saccharose verabreicht. Ein umfassendes Vitaminangebot wurde zusammengestellt. Die übliche Zubereitung mit kochendem Wasser und mit Hilfe eines Mixers wurde bis zum vollendeten 2. Lebensjahr toleriert, dann mußte man auf die Idee kommen, aus dem Aminosäuregemisch und wohlschmeckendem Sirup nach kurzem Erwärmen „Süßigkeiten" herzustellen, die in Formen gegossen und mit Zucker überstreut wurden. Andere Autoren lösten das Problem der Cystinzufuhr, indem den Eltern ein Löffelchen gegeben wurde, das 1 g Substanz faßte, so daß die entsprechende Menge über die Mahlzeiten gestreut werden konnte; Zufuhr in Sirup -oder Kapselform hatte sich als unmöglich erwiesen (CARSON, 1967). Nach den ersten Lebensmonaten wurden kleine Mengen Karottensaft, Reis und Apfelkompott als Beikost gegeben, später verschiedenes Obst, gegen Ende des 1. Lebensjahres Kartoffeln, Cornflakes, eiweißfreies Brot und Linsen hinzugenommen. Im 2. Lebenshalbjahr wurde wegen Ablehnung des Erdnußöls, dessen Dosierung auf 4 ml/kg Körpergewicht reduziert und gleichzeitig das Kohlenhydratangebot erhöht. Diese synthetische Diät reduzierte mit einer anfänglichen Methionin- und Cystinzufuhr von 28 bzw. 24 mg/kg die erhöhten Plasma-Methioninspiegel schnell zum Normbereich, so daß im Alter von wenigen Wochen mit der Zufuhr von Milch (50 ml) begonnen werden mußte. Damit erreichte die Methioninzufuhr 35 mg/kg. Da die Cystinkonzentration im Plasma jedoch niedrig blieb, wurde Cystin auf 76 und später 121 mg/kg Körpergewicht gesteigert. Das Kind hatte bei gutem Wachstum eine positive Stickstoffbilanz. Im 2. Lebensjahr konnte die Methioninzufuhr auf 20 mg/kg vermindert werden. Abgesehen von einzelnen hohen Methioninwerten konnten die Methionin- und Homocystin-Plasmakonzentrationen auf diese Weise in guter Kontrolle behalten werden. Das Kind entwickelte sich körperlich und geistig völlig normal; lediglich eine Tendenz zu Genua valga zeichnete sich allmählich ab.

PERRY *et al.* hatten ähnliche Erfolge mit einer methioninarmen Diät, die aus Sojaeiweiß, Maiskeimöl und Dextrimaltose sowie Vitaminen und Mineralien bestand (MEAD, Johnson und Co. Produkt 3200 K). Bei der üblichen Verdünnung mit 67 Kal./100 ml Nahrung wurden damit in 100 ml etwa 25 mg Methionin angeboten. Über 3 Jahre wurde eine durchschnittliche Methioninzufuhr von 20—30 mg/kg ($^1/_3$—$^1/_4$ der gewöhnlichen Methioninaufnahme eines Säuglings) mit einer Cystindosierung von 100—200 mg/kg Körpergewicht aufrechterhalten. Eiweißarme Früchte und Gemüse wurden nach Belieben gestattet. Die Methioninwerte konnten ebenfalls schnell, aber nicht ganz in den Normbereich gesenkt werden. Ebensowenig resultierten normale Cystinspiegel; im Urin ließ sich aber regelmäßig ein kräftiger Taurinfleck nachweisen, der auf ausreichendes Cystinangebot hindeutete. Die wiederholt beobachteten niedrigen Cystinkonzentrationen mögen zum Teil auch durch dessen Verbindung mit Homocystein zum gemischten Disulfid bedingt sein. Homocystin war fast immer im Urin und mit geeigneter Methodik in kleinen Mengen auch im Plasma nachweisbar. Auch dieses Kleinkind hat sich jedoch bis heute völlig normal entwickelt (PERRY *et al.*, 1966b; PERRY, 1967c; PERRY *et al.*, 1968).

Eine rein vegetarische Diät führte bei 3 älteren Kindern mit Homocystinurie zu keiner bemerkenswerten Senkung der Methionin- und Homocystinwerte im Plasma (PERRY, 1967c).

Später behandelte diese Arbeitsgruppe mit Erfolg 3 ihrer älteren Patienten mit einer methioninarmen Diät von etwa 1 g Eiweiß und 10 mg Methionin/kg unter Zufuhr hoher Cystinmengen und Cholin als Methyldonator (PERRY *et al.*, 1968). Zugrunde lag dabei die Vorstellung, daß vor allem Homocystin und seine abnormen Metaboliten zu senken seien, was über eine Förderung seiner Remethylierung zu Methionin denkbar war. Man hatte überdies bei den schwerer geschädigten Kindern meist höhere Homocystinspiegel und bei weniger stark geschädigten relativ hohe Methioninspiegel im Plasma beobachtet. Diese Autoren stellten auch wiederholt fest, daß sich Homocystin und Cystin im Plasma umgekehrt proportional verhielten. Methionin-Sulfoxid variierte gleichsinnig mit der Methioninkonzentration und Homocystein-Cystein-Disulfid mit der Homocystin-Konzentration.

SCHIMKE *et al.* (1967), SCHIMKE (1969) behandelten Anfang 1967 8 Patienten mit einer methioninarmen Diät auf der Basis einer käuflichen Soja-Babynahrung. Diese deckte etwa $^{2}/_{3}$ des Eiweißbedarfs, während das restliche Drittel aus normalen Nahrungsmitteln stammte; Cystin wurde ebenfalls supplementiert. Die Homocystinausscheidung ging bei einigen Patienten deutlich zurück, änderte sich jedoch bei anderen kaum.

CHASE *et al.* (1967) haben ebenfalls mit einer Sojamilch als Grundlage und dazu einer Diät mit Hilfe von zusammengestellten Methionin-Austauschtabellen für ältere Kinder eine befriedigende Kontrolle des Plasma-Methionins erzielt.

Die therapeutischen Erfahrungen von SARDHARWALLA *et al.* (1968) (Soja- und Lupineneiweiß) sowie von HAMBRAEUS *et al.* (1968), HAGBERG u. HAMBRAEUS (1968) (Linseneiweiß) entsprechen weitgehend den Berichten der anderen Autoren. Die ersteren versuchten, eine extrem niedrige Methioninzufuhr bis herab zu 6 mg/kg bei den älteren Kindern. Die Senkung des Plasma-Methionins erfolgte nicht proportional zu der des Homocystins und des Homocystein-Cystein-Disulfids; das letztere persistierte immer in höherer molarer Konzentration als Homocystin. Zwischen den untersuchten Geschwistern bestanden bemerkenswerte klinische und biochemische Unterschiede. Sie konnten im Sinne einer schwereren Schädigung bei höheren Homocystinspiegeln bzw. stärkerem Cystathioninmangel oder geringerer, früher Schädigung bei Muttermilchernährung gegenüber Kuhmilchernährung gedeutet werden (Methioningehalt der Muttermilch: 6—36 mg/100 ml; der Kuhmilch: 50—140 mg/100 ml).

HAMBRAEUS *et al.* führten die erhebliche Differenz im klinischen Bild ihrer Geschwister mit Homocystinurie bei annähernd gleicher Ernährung auf die höhere Homocystin- und Methioninclearance bei dem weniger geschädigten Patienten zurück. Sie fanden im übrigen von Vorteil, daß die Linsendiät, die ursprünglich für die Cystinosebehandlung entwickelt worden war, vom Geschmack her gut genommen wurde und in abwechslungsreicher Form angeboten werden konnte.

Die konsequente Durchführung jeder dieser Diätformen über lange Zeit setzt ein eingespieltes Team von seiten der Klinik und ein hohes Maß an Kooperation von seiten der Eltern (und Kinder) voraus. Häufige Untersuchungen der Patienten im Hinblick auf altersgemäßes Wachstum und eventuelle Mangelzustände aufgrund der synthetischen Nahrung sind erforderlich. Dennoch haben die ersten über mehrere Jahre derart behandelten Kinder ganz überwiegend bei ihrer Familie leben können und sollen ein aktives, wenig beschwertes Leben führen (KOMROWER, 1967; PERRY *et al.*, 1968).

Produktsubstitution

Ad 2. Unter der Annahme eines einfachen Cystinmangels distal des Enzymdefekts wurde ein erster Behandlungsversuch von den Erstbeschreibern (CARSON *et al.*, 1963) mit einer l-Cystinzufuhr von 3 g täglich über mehrere Monate ohne erkennbaren Effekt unternommen. GERRITSEN u. WAISMAN (WAISMAN, 1967) hatten gute Gründe, eine Cystathionintherapie zu propagieren. Wie erwähnt, ist der hohe Cystathioningehalt menschlichen Gehirns und sein Fehlen bei Homocystinurie immer wieder als Indiz für seine Bedeutung für die normale Gehirnfunktion genommen worden. Die Zugabe dieser Substanz zu einer normalen Diät könnte die Probleme einer synthetischen methioninarmen Diät, wie Fütterungsschwierigkeiten wegen des reizlosen Geschmacks, Erbrechen oder schlechtes Gedeihen, theoretisch umgehen. Cystin könnte auf normalem, enzymatischem Weg über die Cystathionase entstehen und zum anderen Teil aus der Diät direkt stammen. Darüber hinaus wurde von SUDA *et al.* (zit. bei WAISMAN, 1967) gezeigt, daß hohe Cystinzufuhr die Cystathionin-Synthetase zumindest bei der Ratte inhibiert („Methionin-sparende Wirkung von Cystin"). Da niedrige Methioninzufuhr andererseits nach Befunden von FINKELSTEIN u. MUDD (1967) die Restaktivität der Cystathionin-Synthetase noch weiter reduzieren kann, würden so Schäden durch Cystathioninmangel unter Umständen noch akzentuiert werden.

So wichtig ein solcher Behandlungsversuch aus theoretischen Gründen bei einem frühdiagnostizierten Fall im Säuglingsalter über Jahre auch wäre, so gibt es doch nahezu unüberwindliche Hindernisse für dieses Vorgehen. Cystathionin ist sehr teuer; es müßte dennoch in hohen Dosen gegeben werden, da seine Nierenclearance hoch ist und es ist darüber hinaus bis heute unbekannt, ob Cystathionin die Blut-Liquorschranke überhaupt passieren würde. Normalerweise dürfte das Cystathionin des Zentralnervensystems an Ort und Stelle synthetisiert werden.

Dementsprechend liegen für diese Therapieform noch keine Ergebnisse vor.

Ein anderer Weg zur Cystathioninanreicherung wurde experimentell an Leberhomogenaten von Ratten, sowie von Patienten und Kontrollpersonen untersucht (WONG *et al.*, 1968). Markiertes Cystathionin wurde dabei sowohl aus Homocystein und Serin (Abb. 1), als auch umgekehrt aus Homoserin und Cystein dargestellt. Auch Leberhomogenat eines Homocystinuriekranken katalysierte die letztere Reaktion, wobei die spezifische Aktivität des Produkts Cystathionin der seiner Substrate nahekam. Daraufhin durchgeführte orale Belastungen mit Cystin oder Cystein und Homoserin bei 2 Patienten führten dann auch zum Erscheinen von Cystathionin im Urin.

Auch diese theoretische Möglichkeit, die intracelluläre Cystathioninkonzentration durch entsprechende Substratzufuhr zu erhöhen, erwartet noch die langfristige Anwendung an Patienten. Der entscheidende Nachweis einer Zunahme des intracellulären Cystathionins im Zentralnervensystem dürfte nur schwer zu erbringen sein.

Verbreitete und langfristige Anwendung bei Patienten mit Homocystinurie haben bislang jedoch nur 2 andere von den theoretisch möglichen Therapieformen gefunden. Es sind dies die *Methioninrestriktion zusammen mit einer Cystinsubstitution und die Cofermentsupplemention in Form von Vitamin* B_6.

Cofaktorsupplementation

Ad 3. Auf großes Interesse stieß dann aber naturgemäß ein erster Bericht von BARBER u. SPAETH (1967) über die Normalisierung der wesentlichen biochemischen Alterationen bei 3 Patienten durch eine Behandlung mit *hohen Dosen von Vitamin* B_6 ohne zusätzliche diätetische Behandlung in irgendeiner Form. MUDD *et al.* hatten dem direkten Ansatz der Cystathionin-Synthetase in Leberhomogenaten von Homocystinuriekranken den Cofaktor Pyridoxalphosphat in hoher Konzentration ohne Aktivitätszuwachs hinzugefügt; ein Befund, der einen Cofaktormangel unwahrscheinlich und einen Apoenzymdefekt wahrscheinlich machte (MUDD *et al.*, 1964). SPAETH u. BARBER hatten jedoch bereits 1965 beobachtet, daß orale Gaben von Pyridoxin bei einer jungen Patientin zu verminderter Homocystinausscheidung führten. Bis 1967 konnten sie diese Erfahrung auf 3 Patienten ausdehnen, bei denen Vitamin B_6 zur Normalisierung der Hypermethioninämie, der Homocystinämie und -urie und zum Auftreten normaler Cystinkonzentrationen in Plasma und Urin geführt hatte. Diese biochemische Besserung war innerhalb von 2—4 Wochen unter 250—500 mg Pyridoxin täglich eingetreten und blieb auch über 6 Monate erhalten. Wenige Monate später berichteten HOOFT *et al.* (1967a) über den Rückgang der Homocystinausscheidung von 125 μMol auf 30 μMol pro Tag unter 500 mg Vitamin B_6 täglich bei einem Patienten, während ein zweiter nur teilweise ansprach. Plasma-Homocystin ging im ersten Fall bis auf Spuren zurück, bei Fall 2 jedoch nur von 2,17 auf minimal 1,82 mg/100 ml, das Homocystein-Cystein-Disulfid blieb unverändert, nur Methionin zeigte mit Werten von 4,97 bzw. 1,16 mg/100 ml eine Besserung. Das unterschiedliche Ansprechen verschiedener Patienten auf die gleiche Behandlung wurde in der Folge noch mehrfach bestätigt. TURNER beobachtete bei Vitamin B_6-Therapie zusätzlich zu eiweißarmer Diät keinen Effekt auf das Plasma-Methionin (TURNER, 1967). Die Rückkehr zu einer freien Diät und später auch die Zugabe von Cystin bewirkten jedoch jeweils eine Methioninsenkung im Plasma über die Werte bei eiweißarmer Diät allein hinaus. Die Plasma-Homocystinkonzentration änderte sich nicht, die Brandsche Probe im Harn blieb positiv. Bei einer 9jährigen Patientin hatte weder die Pyridoxingabe zusätzlich zur Diät noch Rückkehr zu normaler Ernährung einen biochemischen Effekt. Die Behandlung war durch eine akute psychotische Episode, während der erhöhte Methionin-Konzentrationen im Plasma vorlagen, kompliziert. Mit klinischer Besserung und Zufuhr von Cystin ging die Hypermethioninämie wieder zurück; Homocystin hatte während dieser Zeit keine Veränderungen gezeigt. TURNER folgerte, daß eine adäquate Eiweißzufuhr und möglicherweise eine Cystin-Supplementation für den Vitamin B_6-Effekt wesentlich sein könnten. Die psychotische Phase hatte an Exacerbationen der Schizophrenie unter Methioninbelastung erinnert, konnte aber nicht weiter geklärt werden (PARK *et al.*, 1965; WELCH *et al.*, 1969).

Andere Autoren sahen keine günstigen Auswirkungen von Pyridoxin, hatten aber auch geringere Dosen über kürzere Zeiten angewandt (CHASE *et al.*, 1967).

SCHIMKE *et al.* (1967) berichteten über das Auftreten von Krampfanfällen unter massiver Vitamin B_6-Therapie bei 2 Patienten, die bis dahin kein Krampfleiden hatten. Sie gaben zu bedenken, daß die Cystathionase eine höhere Affinität zum Cofaktor Pyridoxalphosphat haben könnte als die Synthetase und auf diese Weise geringe, noch gebildete Mengen von Cystathionin beschleunigt gespalten werden könnten.

GAULL *et al.* (1969, 1971) verabreichten bis zu 1200 mg Pyridoxin pro Tag ohne Nebenwirkungen, konnten eine biochemische Kontrolle aber erst mit einer mäßigen Methioninbeschränkung erreichen. Sie führten unter der B_6-Behandlung (wie auch SARDHARWALLA *et al.*) Methioninbelastungen durch, die für einen stärkeren Pyridoxineffekt auf den Homocysteinstoffwechsel als auf den des Methionins sprachen. Sie glaubten an Leberbiopsiematerial ihrer Patienten vor und nach Vitamin B_6-Behandlung trotz Normalisierung der biochemischen Befunde keine Aktivitätszunahme der Cystathionin-Synthetase feststellen zu können. Die biochemische Pyridoxinabhängigkeit mancher Patienten mit Homocystinurie wäre demnach kein Resultat eines direkten Effektes auf die Synthetase! (s. unter Enzymdefekt, S. 441).

HAGBERG *et al.* (1969) konnten wahrscheinlich machen, daß das verschiedene Ansprechen von Patienten auf Pyridoxin nicht auf unterschiedlichen, erreichten Pyridoxalphosphatspiegeln in Plasma beruhte. Bei einem ihrer Patienten kam es bei hohen Plasmakonzentrationen von Pyridoxalphosphat zu einer deutlichen

Besserung der Homocystinämie und -urie, während sich der klinische Zustand nach vorübergehender Besserung wieder verschlechterte. Der therapeutische Nutzen hoher Vitamin B_6-Zufuhr läßt sich jedoch vielleicht noch am besten anhand der Ergebnisse von CUSWORTH u. DENT (1969) sowie CARSON u. CARRÉ (1969) vorläufig abschätzen, die 12 bzw. 11 Patienten mit täglichen oralen Dosen von 300—500 mg Pyridoxin behandelten. Von diesen 23 Patienten reagierten 13 mit einer Normalisierung und 2 mit einer Besserung der typischen biochemischen Veränderungen, während 8 keinen Behandlungseffekt erkennen ließen. Diese Beobachtungen lassen vermuten, daß zwei zugrunde liegende Defekte des Enzyms Cystathionin-Synthethase die biochemischen und klinischen Erscheinungen der Homocystinurie verursachen können. Bei den Pyridoxin-resistenten Fällen dürfte es sich um einen echten Apoenzymmangel handeln, wie er von MUDD *et al.* (1964) in der Leber eines Patienten demonstriert worden ist. Demgegenüber scheint es sich bei Patienten, die auf massive Vitamin B_6-Therapie ansprechen, um eine echte Vitamin-Abhängigkeit zu handeln.

Solche Zustände erblicher *Vitamin-Abhängigkeit* können als *genetische* Störungen definiert werden, die zu spezifischen biochemischen Abweichungen nur einer ganz bestimmten von einem Vitamin katalysierten Reaktion führen und nur durch pharmakologische Dosen des Vitamins überwunden werden können. Der extracelluläre Vitaminpool ist dabei also normal. — Erworbene Vitamin*mangel*zustände führen zwar auch zu bestimmten biochemischen und klinischen Störungen, betreffen aber alle von dem Vitamin katalysierten Reaktionen verschieden stark und können mit physiologischen Vitaminmengen ausgeglichen werden. Die Reaktionsspezifität, die genetische Ätiologie und das quantitative Ansprechen machen also die wesentlichen Unterschiede zwischen Vitaminmangel und Vitaminabhängigkeit aus. Eine Mutation des Apoenzyms Cystathionin-Synthetase könnte so z.B. eine verminderte Affinität für das Pyridoxalphosphat-Coenzym bedingen; das Apoenzym könnte auch ohne hohe Konzentrationen von Coenzym schneller Degradation anheimfallen (ROSENBERG, 1969).

Untersuchungen der Cystathionin-Synthetaseaktivität in Leberbiopsiematerial oder Fibroblastenkulturen von Patienten vor und nach massiver Vitamin B_6-Behandlung könnten zur Klärung dieser Fragen beitragen (CARSON u. CARRÉ, 1969) (s. hierzu unter Enzymdefekt, S. 441: GAULL *et al.*, 1969; MUDD *et al.*, 1970, 2).

Es ist bezüglich der Pyridoxinbehandlung der Homocystinurie — wegen des auch ohne Behandlung oft nur langsam progredienten Verlaufs — noch verfrüht, Rückschlüsse auf die langfristige Prognose auch bei biochemischer Normalisierung zu ziehen.

Eine Beobachtung von CARSON u. CARRÉ unter Vitamin B_6-Therapie bedarf ebenfalls noch weiterer Klärung; die aufgrund des höheren Folatumsatzes ohnehin niedrigen Folatspiegel im Plasma bei Homocystinurie (CAREY *et al.*, 1968) sanken unter der Therapie aus unbekannten Gründen noch weiter ab. Die Plättchenadhäsivität bei den Patienten von CARSON u. CARRÉ ließ keine auf die Therapie zu beziehenden Veränderungen erkennen.

CUSWORTH *et al.* (CUSWORTH u. DENT (1969) haben in den letzten Jahren eine andere Therapie versucht. Sie gingen von der Beobachtung aus, daß die Homocystinclearance höher als die Cystinclearance, aber nicht annähernd so hoch wie das Glomerulumfiltrat war; das hätte jedoch der Fall sein müssen, wenn es für Homocystin ähnlich wie für die Argininbernsteinsäure keine tubuläre Rückresorption gäbe. Sie deuteten den intermediären Clearancewert für Homocystin als einen Hinweis auf dessen akzidentelle Reabsorption über den Cystintransportmechanismus. Wie für die Aminosäuren Cystin, Arginin, Ornithin und Lysin bereits nachgewiesen, müßte sich unter diesen Umständen auch für Homocystin eine Kompetition um diesen Transportmechanismus demonstrieren lassen, was therapeutisch für vermehrte Homocystinausscheidung nutzbar sein könnte.

Nach experimenteller Prüfung der Arbeitshypothese bei Ratten führte eine Argininglutamatinfusion bei einem erwachsenen Patienten mit Homocystinurie bei 30facher Zunahme der Plasma-Argininkonzentration zu einer 20fachen Steigerung der Homocystinausscheidung, die damit dem Glomerulumfiltrat nahekam. Interessanterweise wirkte sich die kompetitive Verminderung der tubulären Rückresorption viel stärker auf den Homocystintransport aus, als auf die anderen Aminosäuren der Cystin-Lysin-Gruppe. Auch dieser Befund stimmte mit der Hypothese einer akzidentellen Rückresorption des Homocystins über den Cystintransportmechanismus überein.

Die therapeutische Anwendbarkeit dieses Prinzips ist deshalb noch fraglich, weil eine orale Argininbelastung nicht zu ausreichend hohen Argininspiegeln führte, um eine tubuläre Kompetition bewirken zu können. Auch eine geringe, aber langfristige Förderung der Homocystinexkretion könnte aber vielleicht schon wertvoll sein.

Die sich für den Ophthalmologen stellenden therapeutischen Probleme sind angesichts der außergewöhnlichen Thromboseneigung dieser Patienten und mehrerer Todesfälle gerade nach Eingriffen am Auge schwerwiegend. Andererseits zwingt das akute Glaukom durch Pupillenblockade bei vorderer Linsenluxation zu schnellem Handeln. JOHNSTON (1968) hat die therapeutischen Möglichkeiten anhand mehrerer eigener Beobachtungen diskutiert. In manchen Fällen reicht eine Behandlung mit Diuretica aus; nach Zurücksinken der Linse wird die medikamentöse Behandlung dann mit Miotica fortgesetzt. In 4 Fällen wurde eine Antikoagulantientherapie mit Heparin versucht, die allerdings die Gefahr eines Hyphaema mit sich bringt. Die Risiken einer chirurgischen Behandlung der vorderen Linsenluxation in Form von Glaskörperverlust und der Tendenz zu Netzhautablösung sind ohnehin den Augenärzten gut bekannt. Dennoch empfehlen einige Autoren unter entsprechenden Vorkehrungen die sofortige Linsenextraktion als Therapie der Wahl bei vorderer Linsenluxation mit akutem Glaukom (s. JOHNSTON, 1968). Die Vorbereitung eines Patienten sowie die detaillierte Führung der Anaesthesie und die postoperative Behandlung sind am besten von CROOKE *et al.* (1971) dargestellt worden, worauf hier verwiesen werden muß.

Allgemein darf jedoch gelten, daß nicht-akut notwendige chirurgische Eingriffe bei Patienten mit Homocystinurie nur nach Ausschöpfen aller konservativen Therapiemöglichkeiten vorgenommen werden sollten (SCHIMKE *et al.*, 1967). Röntgenologische Gefäßdarstellungen sind kontraindiziert.

SCHIMKE *et al.* (1967) haben wenige ihrer intelligenteren Patienten unter eine orale Dauerbehandlung mit Antikoagulantien genommen und halten jede akute Veränderung im klinischen Zustand eines Patienten mit Homocystinurie für verdächtig genug, um eine schnelle gerinnungshemmende Therapie zu erwägen.

XIV. Prognose

Die Prognose der Homocystinurie ist durch die in jedem Alter auftretenden, nicht selten tödlichen thromboembolischen Komplikationen stark belastet. Von den überlebenden Patienten der ursprünglichen Serie von SCHIMKE *et al.* (1965) war der älteste 45 Jahre, der jüngste 6 Jahre alt. Zehn Verwandte von diesen Probanden waren aus direkt oder indirekt mit thrombotischen Gefäßverschlüssen zusammenhängenden Gründen im Alter zwischen 3 und 28 Jahren verstorben.

50% der Patienten von SPAETH u. BARBER (1966) (11/23) hatten ein Krampfleiden und 40% (13/29) kamen durch thromboembolische Komplikationen noch während der Kindheit ad exitum!

Wegen der langsamen Progredienz in vielen unbehandelten Fällen wird sich — wie gesagt — erst nach vielen Jahren einigermaßen beurteilen lassen, ob die geschilderten und zum Teil sehr aufwendigen Behandlungsversuche zu einer Besserung der Morbidität und Mortalität bei diesen Patienten führen können.

XV. Zusammenfassung

Der seltene, autosomal recessiv vererbte Enzymdefekt der Cystathionin-Synthetase bedingt eine komplexe Störung des Stoffwechsels der schwefelhaltigen Aminosäuren und führt über ungeklärte pathogenetische Mechanismen zu dem ausgesprochen variablen klinischen Syndrom der Homocystinurie. Es ist durch häufige Intelligenzdefekte, marfanoide Skeletanomalien, Linsendislokation, kardiovasculäre Veränderungen mit Neigung zu Thromboembolien und Leberverfettung gekennzeichnet.

Behandlungsversuche mit einer methioninarmen, cystinangereicherten Diät haben sich als aufwendig, aber durchführbar erwiesen. Von der Neugeborenenperiode an behandelte Patienten haben sich bislang über mehrere Jahre geistig und somatisch normal entwickelt. Die Frühdiagnose ist mit einfachen chemischen Tests in den ersten Lebenswochen möglich. Die Familien von Patienten mit nicht-traumatischer Linsenluxation sollten auf die Erkrankung hin untersucht und beraten werden.

Bei einem Teil der Patienten scheint eine echte Vitamin B_6-Abhängigkeit zu bestehen; sie reagieren auf eine massive Pyridoxintherapie mit Normalisierung der pathognomonischen biochemischen Befunde.

Eine Beurteilung aller therapeutischen Bemühungen ist erst nach vielen Jahren zu erwarten, da die Stoffwechselstörung in manchen Fällen auch ohne Behandlung eine nur *langsame Progredienz* zeigt.

Die Prognose ist in vielen Fällen aber schon in jungen Jahren durch Thromboembolien in Arterien und Venen erheblich belastet.

Die Erforschung der Homocystinurie hat unsere beschränkten Kenntnisse über die biologische Bedeutung der schwefelhaltigen Aminosäuren in den verschiedensten Körpergeweben deutlich gemacht und eine Fülle von patho-physiologischen Fragen aufgeworfen.

Literatur

APPLEGARTH, D. A., HARDWICK, D. F., INGRAM, F., AUCKLAND, N. L., BOZOIAN, G.: Excretion of S-Adenosylmethionine and S-Adenosylhomocysteine in Homocystinuria. New Engl. J. Med. **285**, 1265—1266 (1971).

ARNOTT, E. J., GRAEVES, D. P.: Ocular Involvement in Homocystinuria. Brit. J. Ophthal. **48**, 688 (1964).

BADETTI, L., LAURENT, B.: Homocystinurie chez un garcon de 12 ans. Arch. Franc. Pédiat. **24**, 962 (1967).

BARBER, G. W., SPAETH, G. L.: Pyridoxine Therapy in Homocystinuria. Lancet **1967 I**, 337.

BARBER, G. W., SPAETH, G. L.: The successful treatment of homocystinuria with pyridoxine. J. Pediat. **75**, 463—478 (1969).

BENEVENGA, N. J., HARPER, A. E.: Alleviation of Methionine and Homocystine Toxicity in Rat. J. Nutr. **93**, 44—52 (1967).

BENSON, P. F., HAMERTON, J. L., YOUNG, V.: Incorporation of Methionine Sulphur into Cysteine in Vitro by Fibroblasts Deficient in Cystathionine Synthetase.(Abstr.) Arch. Dis. Childh. **44**, 779—780 (1969).

Berlow, S.: Studies in Cystathioninemia. Amer. J. Dis. Child. **112**, 135—142 (1966).
Bessman, S. P., Koppanyi, Z. H., Wapnir, R. A.: A rapid Method for Homocystine Assay in Physiological Fluids. Analyt. Biochem. **18**, 213—219 (1967).
Bianchine, J. W.: The Marfan Syndrome revisited. J. Pediatr. **79**, 717—718 (1971).
Brand, E., Harris, M. M., Biloon, S.: Cystinuria, the excretion of a cystine complex, which decomposes in the urine with the liberation of free cystine. J. biol. Chem. **86**, 315—319 (1930).
Bray, C. L.: (Discussion). Proceed. Royal Soc. Med. **59**, 487 (1966).
Brenton, D. P., Cusworth, D. C.: Homocystinuria — Metabolism of ^{35}S-Methionine. Clin. Science **31**, 197—206 (1966b).
Brenton, D. P., Cusworth, D. C., Dent, C. E., Jones, E. E.: Homocystinuria. Clinical and Dietary Studies. Quart. J. Med. **35**, 325—346 (1966a).
Brenton, D. P., Cusworth, D. C., Gaull, G. E.: Homocystinuria: Biochemical Studies Of Tissues Including A Comparison With Cystathioninuria. Pediatrics **35**, 50—56 (1965a).
Brenton, D. P., Cusworth, D. C., Gaull, G. E.: Homocystinuria: Metabolic studies on three patients. J. Pediat. **67**, 58—68 (1965b).
Carey, M. C., Fennelly, J. J., Fitzgerald, O.: Homocystinuria. II. Subnormal Serum Folate Levels, Increased Folate Clearance and Effects of Folic Acid. Amer. J. Med. **45**, 26—31 (1968).
Carson, N. A. J.: Homocystinuria — Trial treatment of a 5 year old severely retarded child with a natural diet low in methionine. Amer. J. Dis. Child. **113**, 95—97 (1967).
Carson, N. A. J., Carré, I. J.: Treatment of Homocystinuria with Pyridoxine. A Preliminary Study. Arch. Dis. Childh. **44**, 387—392 (1969).
Carson, N. A. J., Cusworth, D. C., Dent, C. E., Field, C. M. B., Neill, D. W., Westall, R. G.: Homocystinuria: A new inborn error of metabolism associated with mental deficiency. Arch. Dis. Childh. **38**, 425—436 (1963).
Carson, N. A. J., Dent, C. E., Field, C. M. B., Gaull, G. E.: Homocystinuria. Clinical and pathological review of ten cases. J. Pediat. **66**, 565—583 (1965).
Carson, N. A. J., Neill, D. W.: Metabolic Abnormalities Detected In A Survey Of Mentally Backward Individuals In Northern Ireland. Arch. Dis. Childh. **37**, 505—513 (1962).
Carton, D.: Homocystinurie. Arch. Franc. Pédiat. **24**, 965—966 (1967).
Chase, H. P., Goodman, S. I., O'Brien, D.: Treatment of Homocystinuria. Arch. Dis. Childh. **42**, 514—520 (1967).
Chatagner, R.: Métabolisme de l'homocystéine chez le rat. Bull. Soc. Chim. Biol. **47**, 2327 (1965).
Chou, S. M., Waisman, H. A.: Spongy degeneration of the central nervous system. Case of homocystinuria. Arch. Path. **79**, 357—363 (1965).
Clayton, B. E.: Experience with a screening service, using the Guthrie test. Arch. Dis. Childh. **46**, 881—882 (1971).
Clow, C., Scriver, C. R., Davies, E.: Results of Mass Screening for Hyperaminoacidurias in the Newborn Infant. Amer. J. Dis. Child. **117**, 48—53 (1969).
Coward, J. K., Sweet, W. D.: Analogs of S-Adenosylhomocysteine as Potential Inhibitors of Biological Transmethylation. J. Med. Chem. **15**, 381—383 (1972).
Critchley, M.: Homocystinuria with epilepsy. Proceed. Royal Soc. Med. **59**, 484—486 (1966).
Crooke, J. W., Towers, J. F., Taylor, W. H.: Management Of Patients With Homocystinuria Requiring Surgery Under General Anaesthesia. Br. J. Anaesth. **43**, 96—99 (1971).
Cusworth, D. C., Dent, C. E.: Homocystinuria. Brit. med. Bull. **25**, 42—47 (1969).
Deguchi, T., Barchas, J.: Inhibition of Transmethylations of Biogenic Amines by S-Adenosylhomocysteine. J. Biol. Chem. **246**, 3175—3181 (1971).
Dunn H. G., Miller, J. R.: Homocystinuria—A recently discovered cause of mental defect and cerebrovascular thrombosis. Neurology **16**, 407—420 (1966).
Eagle, H., Washington, C., Friedman, S. M.: The Synthesis of Homocystine, Cystathionine and Cystine by cultured diploid and heteroploid human cells. Proc. Nat. Acad. Sci. U.S. **56**, 156—163 (1966).
Efron, M. L.: Aminoaciduria. New Engl. J. Med. **272**, 1058—1067, 1107—1113 (1965).
Field, C. M. B.: Homocystinuria. Develop. Med. Childh. Neurol. **10**, 792—793 (1968).
Field, C. M. B., Carson, N. A. J., Cusworth, D. C., Dent, C. E., Neill, D. W.: Homocystinuria. A new disorder of metabolism. Abstr. Xth Internat. Congr. Pediat. Lisbon 1962, 274 (1962).
Finkelstein, J. D., Mudd, S. H.: Transsulfuration in mammals. J. biol. Chem. **242**, 873—881 (1967).
Finkelstein, J. D., Mudd, S. H., Irreverre, F., Laster, L.: Homocystinuria due to cystathionine synthetase deficiency: the mode of inheritence. Science **146**, 785—787 (1964).

Fleisher, L. D., Beratis, N. G., Hirschhorn, K., Gaull, G. E.: Detection of Cystathionine Synthase in Long-term Lymphoid-cell Lines. Lancet **1972 II**, 482.
Fowler, B., Sardharwalla, I. B., Robins, A. J.: The Detection of Heterozygotes for Homocystinuria by Oral Loading with L-Methionine. Biochem. J. **122**, 23P—24P (1971).
Frimpter, G. W., Cystathioninuria. In: J. Stanbury, J. Wyngaarden, D. Fredrickson, The Metabolic Basis of Inherited Disease, Second Edition. New York: McGraw-Hill 1966.
Gaitonde, M. K., Richter, D.: The metabolism of ^{35}S-methionine in the brain. In: The metabolism of the nervous system. London: Pergamon Press 1957.
Garston, J. B., Gordon, R. R., Hart, C. T., Pollitt, R. J.: An unusual case of homocystinuria. Brit. J. Ophthal. **54**, 248—251 (1970).
Gaudier, B.: Etude radiologique des signes osseux de l'homocystinurie (à propos de six observations). Arch. Franc. Pédiatr. **26**, 963—976 (1969).
Gaudier, B., Francois, P., Biserte, G., Nuyts, J. P., Bombart, E.: L'Homocystinurie (à propos d'une observation). Arch. Franc. Pédiatr. **23**, 1206 (1966).
Gaull, G. E.: Homocystinuria. Arch. Ophthal. **75**, 302 (1966a).
Gaull, G. E.: Pathogenesis of Homocystinuria—Implications for Treatment. Amer. J. Dis. Child. **113**, 103 (1967).
Gaull, G. E., Gaitonde, M. K.: Homocystinuria: An Observation on the Inheritance of Cystathionine Synthetase Deficiency. J. Med. Genet. **3**, 194—198 (1966b).
Gaull, G. E., Rassin, D. K., Sturman, J. A.: Pyridoxine-Dependency in Homocystinuria. Lancet **1968 II**, 1302.
Gaull, G. E., Rassin, D. K., Sturman, J. A.: Pyridoxin-dependent Homocystinuria: Clinical, Metabolic and Enzymatic Studies (abstr.). Pediat. Res. **3**, 92—93 (1969).
Gaull, G. E., Rassin, D. K., Sturman, J. A.: Enzymatic and Metabolic Studies of Homocystinuria: Effects of Pyridoxine. Neuropädiatrie **1**, 199—226 (1969).
Gaull, G. E., Sturman, J. A.: Vitamin B_6 Dependency in Homocystinuria. Brit. Med. J. **1971 III**, 532—533.
Gerritsen, T., Vaughn, J. G., Waisman, A.: The identification of homocystine in the urine. Biochem. biophys. Res. Commun. **9**, 493—496 (1962).
Gerritsen, T., Waisman, H.A.: Homocystinuria: an error in the metabolism of methionine. Pediatrics **33**, 413—420 (1964a).
Gerritsen, T., Waisman, H. A.: Homocystinuria: Absence of cystathionine in the brain. Science **145**, 588 (1964b).
Gfeller, J., Budliger, H.: Homocystinuria and os lunatum. Lancet **1966 II**, 548.
Gibson, J. B., Carson, N. A. J., Neill, D. W.: Pathological findings in homocystinuria. J. clin. pathol. **17**, 427 (1964).
Goldstein, J. L., Campbell, B. K., Gartler, S. M.: Cystathionine synthase activity in human lymphocytes: induction by phytohemagglutinin. J. Clin. Invest. **51**, 1034—1037 (1972).
Goodman, S. I., Moe, P. G., Hammond, K. B., Mudd, S. H., Uhlendorf, B. W.: Homocystinuria with Methylmalonic Aciduria: Two Cases in a Sibship. Biochem. Med. **4**, 500—515 (1970).
Greer, M., Williams, C. M.: Diagnosis of Homocystinuria by Gas Chromatography. Analyt. Biochem. **19**, 40—45 (1967).
Gröbe, H., v. Bassewitz, D. B.: Thromboembolische Komplikationen und Thrombozytenanomalien bei Homozystinurie. Z. Kinderheilk. **112**, 309—320 (1972).
Hagberg, B., Hambraeus, L.: Some aspects of the diagnosis and treatment of homocystinuria. Develop. Med. Child. Neurol. **10**, 479—484 (1968).
Hagberg, B., Hambraeus, L., Bensch, K.: A Case Of Homocystinuria With A Dystonic Neurological Syndrome. Neuropädiatrie **1**, 337—343 (1970).
Hagberg, B., Hambraeus, L., Hamfelt, A.: Pyridoxine in Homocystinuria. Lancet **1969 II**, 271.
Hambraeus, L., Wranne, L., Lorentsson, R.: Biochemical And Therapeutic Studies In Two Cases Of Homocystinuria. Clin. Sci. **35**, 457—466 (1968).
Hampton, J. R., Mitchell, J. R. A.: A Transferable Factor Causing Abnormal Platelet Behaviour In Vascular Disease. Lancet **1966 II**, 764—768.
Harris, E. D., Sjoerdsma, A.: Collagen Profile In Various Clinical Conditions. Lancet **1960 II**, 707—711.
Henkind, P., Ashton, N.: Trans. opthal. Soc. U.K. **85**, 21—38 (1965).
Hollowell, J. G., Coryell, M. E., Hall, W. K., Thevaos, T. G.: Studies of homocystinuria in a negro family. Amer. Soc. pediat. Res. 35th ann. Meet. Philad. 1965, S. 119.
Hollowell, J. G., Jr., Knowlton Hall,W., Coryell, M. E., McPherson, J., Jr., Hahn, D. A.: Homocystinuria And Organic Aciduria In A Patient With Vitamin-B_{12} Deficiency. Lancet **1969 II**, 1428.

HOOFT, C., CARTON, D., SAMYN, W.: Pyridoxine Treatment in Homocystinuria. Lancet **1967 a I**, 1384.
HOOFT, C., CARTON, D.: L'Homocystinurie. Arch. Franc. Pédiatr. **24**, 244 (1967 b).
HOPE, D. B.: Studies on taurine and cystathionine in brain. Proceedings of Fourth International Congress of Biochemistry, Vienna, 1958, vol. XIII. London: Pargamon Press 1958.
HOPKINS, I., TOWNLEY, R. R. W., SHIPMAN, R. T.: Cerebral thrombosis in a patient with homocystinuria. J. Pediat. **75**, 1082—1083 (1969).
HUMBEL, R., KUTTER, D.: Depistage et diagnostic de l'homocystinurie. Helv. paed. acta **22**, 390—396 (1967).
HUNTER, K. R.: Homocystinuria or Marfan's Syndrome? Lancet **1969 I**, 842.
HURWITZ, L. J., CHOPRA, J. S., CARSON, N. A. J.: Electromyographic Evidence Of A Muscle Lesion In Homocystinuria. Acta Paed. Scand. **57**, 401—404 (1968).
HYANEK, J., BREMER, H. J., SLAVIK, M.: Homocystinuria and urinary excretion of β-amino acids in patients treated with 6-azauridine. Clin. Chim. Acta **25**, 288—290 (1969).
JOHNSTON, S. S.: Pupil-Block Glaucoma in Homocystinuria. Brit. J. Ophthal. **52**, 251—256 (1968).
KELLY, S., COPELAND, W.: A hypothesis on the homocystinuric's response to pyridoxine. Metabolism **17**, 794—795 (1968).
KELLY, S., SWIFT, H.: Amino Acid Abnormalities in a Mentally Retarded Population. Amer. J. Epidem. **85**, 250—258 (1967).
KENNEDY, C., SHIH, V. E., ROWLAND, L. P.: Homocystinuria: a report in two siblings. Pediatrics **36**, 736—741 (1965).
KLAVINS, J. V.: Changes in acinar cells of pancreas and in hepatocytes after administration of homocystine. Amer. J. Pathol. **48**, 22a—23a (1966).
KLAVINS, J. V., JOHANSON, P. V.: Pathology of Amino Acid Excess. Arch. Pathol. **79**, 600—605 (1965).
KOMROWER, G. M.: Dietary Treatment of Homocystinuria. Amer. J. Dis. Child. **113**, 98—101 (1967).
KOMROWER, G. M., FOWLER, B., GRIFFITHS, M. J., LAMBERT, A. M.: A Prospective Community Survey for Aminoacidemias. Proc. Roy. Soc. Med. **61**, 294—296 (1968).
KOMROWER, G. M., LAMBERT, A. M., CUSWORTH, D. C., WESTALL, R. G.: Dietary treatment of homocystinuria. Arch. Dis. Childh. **41**, 666—671 (1966).
KOMROWER, G. M., WILSON, V. K.: Homocystinuria. Proc. Roy. Soc. Med. **56**, 996—997 (1963).
LASTER, L., MUDD, S. H., FINKELSTEIN, J. D., IRREVERRE, F.: Homocystinuria due to cystathionine synthetase deficiency: the metabolism of L-methionine. J. clin. Invest. **44**, 1708—1719 (1965 b).
LASTER, L., SPAETH, G. L., MUDD, S. H., FINKELSTEIN, J. D.: Homocystinuria due to cystathionine synthetase deficiency. Ann. intern. Med. **63**, 1117—1142 (1965 a).
LEMONNIER, A., POUSSET, J. L., CHARPENTIER, C., MOATTI, N.: Isolement et identification d'un nouveau métabolite urinaire d'oxydation de l'homocystine. Clin. Chim. Acta **33**, 359—364 (1971).
LEVY, H. L., BARKIN, E.: Comparison of amino acid concentrations between plasma and erythrocytes. Studies in normal subjects and those with metabolic disorders. J. Lab. Clin, Med. **78**, 517—523 (1971).
LEVY, H. L., MUDD, S. H., SCHULMAN, J. D., DREYFUS, P. M., ABELES, R. H.: A Derangement in B_{12} Metabolism Associated with Homocystinemia, Cystathioninemia, Hypomethioninemia and Methylmalonic Aciduria. Amer. J. Med. **48**, 390—397 (1970).
LEVY, H.L., SHIH, V.E., MADIGAN, P.M., KAROLKEWICZ, V., CARR, J.R., LUM, A., RICHARDS, A.A., CRAWFORD, J.D., MACCREADY, R.A.: Hypermethioninemia With Other Hyperaminoacidemias. Studies in Infants on High-Protein Diets. Amer. J. Dis. Child. **117**, 96—103 (1969).
LEVY, H. L., SHIH, V. E., MADIGAN, P. M., KAROLKEWICZ, V., MACCREADY, R. A.: Results of a Screening Method for Free Amino Acids. I. Whole Blood. Clin. Biochem. **1**, 200—207 (1968).—II. Urine. Clin. Biochem. **1**, 208—215 (1968).
LIEBERMANN, T. W., PODOS, S. M., HARTSTEIN, J.: Acute Glaucoma, Ectopia Lentis and Homocystinuria. Amer. J. Ophthal. **61**, 252—255 (1966).
LUTZ, P.: Dietetic Experiments in Cystinosis and Homocystinuria. Pediat. Res. **3**, 92 (1969).
MAHONEY, M. J., ROSENBERG, L. E., MUDD, S. H., UHLENDORF, B. W.: Defective metabolism of Vitamin B_{12} in fibroblasts from children with methylmalonicaciduria. Biochem. Biophys. Res. Commun. **44**, 375—381 (1971).
MARESH, A.: Linear Growth of Long Bones of Extremities from Infancy through Adolescence: Continuing Studies. Amer. J. Dis. Child. **89**, 725—742 (1955).

Martenet, A. C., Witmer, R., Speiser, P.: Ocular changes in homocystinuria. Ophthal. **154**, 318—323 (1967a).
Martenet, A. C., Witmer, R., Landolt, E., Speiser, P.: Augenveränderungen bei Homocystinurie. Schweiz. Med. Wschr. **97**, 361—364 (1967b).
Matsuo, Y., Greenberg, D. M.: A crystalline enzyme that cleaves homoserine and cystathionine. J. biol. Chem. **234**, 516—519 (1959).
McCully, K. S.: Homocysteine Metabolism in Scurvy, Growth and Arteriosclerosis. Nature **231**, 391—392 (1971).
McCully, K. S.: Macromolecular Basis for Homocysteine-Induced Changes in Proteoglycan Structure in Growth and Arteriosclerosis. Amer. J. Pathol. **66**, 83—91 (1972).
McCully, K. S.: Homocysteinemia and arteriosclerosis. Amer. Heart J. **83**, 571—573 (1972).
McDonald, L., Bray, C., Field, C., Love, F., Davies, B.: Homocystinuria, thrombosis and the blood platelets. Lancet **1964 I**, 745—746.
McKusick, V. A.: Heritable Disorders of Connective Tissue: Newer Aspects. In: Structural Organization of the Skeleton. Birth Defects Original Article Series, Vol. II, No. 1, April 1966. New York: The National Foundation 1966.
McKusick, V. A.: Homocystinuria. Arch. Ophthal. **75**, 150—152 (1966).
McKusick, V. A., Traisman, H. S., Bianchine, J. W.: More speculation on Marfan syndrome. J. Pediatr. **80**, 530—531 (1972).
Mönch, E., Siemes, H.: Screening auf Cystinurie und Homocystinurie. Manuelle und halbautomatische quantitative Bestimmung von aliphatischen Verbindungen mit SH-Gruppen und S-S-Brücken. Z. klin. Chem. klin. Biochem. **8**, 516—519 (1970).
Mönch, E., Stefan, H., Käser, H.: Neuroblastom Typ Pepper mit Homozystinurie. Beitrag zur Diagnose, Biochemie und Therapie. Helv. Paediat. Acta **25**, 530—541 (1970).
Morreels, C. L., Fletcher, B. D., Dorst, J. D.: Roentgenographic Features of Homocystinuria. Amer. J. Roentgen. **101**, 1000—1001 (1967).
Morreels, C. L., Fletcher, B. D., Weilbaecher, R. G., Dorst, J. D.: The Roentgenographic Features of Homocystinuria. Radiology **90**, 1150—1158 (1968).
Mudd, S. H., Edwards, W. H., Loeb, P. M., Brown, M. S., Laster, L.: Homocystinuria due to Cystathionine Synthase Deficiency: the Effect of Pyridoxine. J. Clin. Invest. **49**, 1762—1773 (1970).
Mudd, S. H., Finkelstein, J. D., Irreverre, F., Laster, L.: Homocystinuria: an enzymatic defect. Science **143**, 1443—1445 (1964).
Mudd, S. H., Finkelstein, J. D., Irreverre, F., Laster, L.: Transsulfuration in mammals. J. biol. Chem. **240**, 4382—4392 (1965).
Mudd, S. H., Laster, L., Finkelstein, J. D., Irreverre, F.: Studies on Homocystinuria. In: Amines and Schizophrenia. New York: Pergamon Press 1966.
Mudd, S. H., Levy, H. L., Morrow III, G.: Deranged B_{12} Metabolism: Effects on Sulfur Amino Acid Metabolism. Biochem. Med. **4**, 193—214 (1970).
Mudd, S. H., Levy, H. L., Abeles, R. H.: A Derangement in B_{12} Metabolism Leading to Homocystinemia, Cystathioninemia and Methylmalonic Aciduria. Biochem. biophys. Res. Comm. **35**, 121—126 (1969).
Mudd, S. H., Uhlendorf, B. W., Freeman, J. M., Finkelstein, J. D., Shih, V. E.: Homocystinuria Associated With Decreased Methylenetetrahydrofolate Reductase Activity. Biochem. Biophys. Res. Commun. **46**, 905—912 (1972).
Nakagawa, H., Kimura, H.: Purification and properties of cystathionine synthetase from rat liver: separation of cystathionine synthetase from serine dehydratase. Biochem. biophys. Res. Comm. **32**, 208—214 (1968).
Nenci, I., Beltrami, C. A.: Marfan's Syndrome A Hereditary Enzymopenia? Lancet **1968 II**, 1302.
Park, L. C., Baldessarini, R. J., Katy, S. S.: Methionine Effects on chronic Schizophrenics. Arch. gen. Psychiat. **12**, 346—352 (1965).
Ohmori, S., Kodama, H., Ikegami, T., Mizuhara, S., Oura, T., Isshiki, G., Uemura, I.: Unusual Sulfur-containing Amino Acids in the Urine of Homocystinuric Patients. Physiol. Chem. Phys. **4**, 286—294 (1972).
Perry, T. L.: Unsolved problems in homocystinuria. In: Amino Acid Metabolism And Genetic Variation. New York: McGraw-Hill 1967.
Perry, T. L., Dunn, H. G., Hansen, S., MacDougall, L., Warrington, P. D.: Early Diagnosis and Treatment of Homocystinuria. Pediatrics **37**, 502—505 (1966b).
Perry, T. L., Hansen, S., Bar, H. P., MacDougall, L.: Homocystinuria — Excretion of a new Sulphur-containing Amino Acid in urine. Science **152**, 776—778 (1966c).
Perry, T. L., Hansen, S., Love, D. L., Crawford, L. E., Tischler, B.: Treatment of homocystinuria with a low-methionine diet, supplemental cystine, and a methyl donor. Lancet **1968 II**, 474—478.

PERRY, T. L., HANSEN, S., MACDOUGALL, L.: Urinary screening tests in prevention of mental deficiency. Canad. Med. Assoc. J. **95**, 89—94 (1966a).
PERRY, T. L., HANSEN, S., MACDOUGALL, L.: Homolanthionine Excretion in Homocystinuria. Science **152**, 1750—1752 (1966d).
PERRY, T. L., HANSEN, S., MACDOUGALL, L., WARRINGTON, P. D.: Sulfur-containing Amino-Acids in plasma and urine of Homocystinurics. Clin. Chim. Acta **15**, 409—413 (1967a).
PERRY, T. L., HANSEN, S., MACDOUGALL, L., WARRINGTON, P. D.: Unusual sulfur-containing Amino Acids in Homocystinuria. Canad. Med. Assoc. J. **96**, 358—363 (1967b).
v. PETRYKOWSKI, W.: Zur Frühdiagnose und Pathogenese der Homocystinurie. Dtsch. Med. Wschr. **93**, 1877—1882 (1968).
PIEZ, K. A., MORRIS, L.: A modified procedure for automatic analysis of amino acids. Anal. Biochem. **1**, 187—194 (1960).
PRESLEY, G. D., SIDBURY, J. B.: Homocystinuria and ocular defects. Amer. J. Ophthal. **63**, 1723—1727 (1967).
RAHMAN, M.: Homocystinuria. Review of four cases. Brit. J. Ophthalmol. **55**, 338—342 (1971).
RAMSEY, M. S., YANOFF, M., FINE, B. S.: The ocular histopathology of homocystinuria. A light and electron microscopic study. Amer. J. Ophthalmol. **74**, 377—385 (1972).
RATNOFF, O. D.: Activation of Hageman Factor by L-homocystine. Science **162**, 1007—1009 (1968).
ROSENBERG, L. E.: Inherited Aminoacidopathies Demonstrating Vitamin Dependency. New Engl. J. Med. **281**, 145—153 (1969).
ROSENBERG, L. E., LILLJEQVIST, A. C., HSIA, Y. E.: Methylmalonic Aciduria: Metabolic Block Localization and Vitamin B_{12} Dependency. Science **162**, 805—807 (1968).
SABATER, J., MAYA, A.: Specific spot test for homocystinuria in filter paper saturated with urine. Clin. Chim. Acta **39**, 261—262 (1972).
SARDHARWALLA, I. B., JACKSON, S. H., HAWKE, H. D., SASS-KORTSAK, A.: Homocystinuria: A Study with Low-Methionine Diet in Three Patients. Canad. Med. Assoc. J. **99**, 731—740 (1968).
SCHIMKE, R. N., MCKUSICK, V. A., HUANG, T., POLLACK, A. D.: Homocystinuria: Studies of 20 Families With 38 Affected Members. J. amer. med. Ass. **193**, 711—719 (1965).
SCHIMKE, R. N.: Low-Methionine Diet Treatment of Homocystinuria. Ann. Int. Med. **70**, 642—643 (1969).
SCHIMKE, R. N., MCKUSICK, V. A., WEILBAECHER, R. G.: Homocystinuria. In: Amino Acid Metabolism And Genetic Variation. New York: McGraw-Hill 1967.
SCHMIDT, H., LUTZ, P.: Homocystinurie in Mitteleuropa. Dtsch. Med. Wschr. **96**, 1737—1744 (1971).
SCRIVER, C. R., DAVIES, E.: Endogenous renal clearance rates of free amino acids in prepubertal children. Pediatrics **36**, 592—598 (1965).
SCRIVER, C. R., DAVIES, E., CULLEN, A. M.: Application of a simple micromethod to the screening of plasma for a variety of aminoacidopathies. Lancet **1964 II**, 230—232.
SEASHORE, M. R., DURANT, J. L., ROSENBERG, L. E.: Studies of the Mechanism of Pyridoxin-Responsive Homocystinuria. Pediatr. Res. **6**, 187—196 (1972).
SHELLEY, W. B., RAWNSLEY, H. M., MORROW, G., III: Pyridoxine-Dependant Hair Pigmentation in Association With Homocystinuria. Arch. Dermatol. **106**, 228—230 (1972).
SHIH, V. E., EFRON, M. L.: Pyridoxine-unresponsive Homocystinuria. New Engl. J. Med. **283**, 1206—1208 (1970).
SHIMIZU, H., KAKIMOTO, Y. SAVO, I.: A method of determination of cystathionine and its distribution in human brain. J. Neurochem. **13**, 65—71 (1966).
SHIPMAN, R. T., TOWNLEY, R. R. W., DANKS, D. M.: Homocystinuria, Addisonian Pernicious Anaemia, And Partial Deletion Of A G Chromosome. Lancet **1969 II**, 693—694.
SMITH, S. W.: Roentgen Findings in Homocystinuria. Amer. J. Roentg. **100**, 147—154 (1967).
SPACKMAN, D. H., STEIN, W. H., MOORE, S.: Automatic Recording Apparatus for Use in the Chromatography of Amino Acids. Anal. Chem. **30**, 1190—1206 (1958).
SPAETH, G. L., BARBER, G. W.: Homocystinuria in a mentally retarded child and her normal cousin. Trans. Amer. Acad. Ophthal. Otolaryng. **69**, 912—913 (1965).
SPAETH, G. L., BARBER, G. W.: Homocystinuria—Its Ocular Manifestations. J. Pediat. Ophthal. **3**, 42—48 (1966).
SPAETH, G. L., BARBER, G. W.: Prevalence of Homocystinuria Among Mentally Retarded—Evaluation of a Specific Screening Test. Pediatrics **40**, 586—589 (1967).
STURMAN, J. A., GAULL, G., RAIHA, N. C. R.: Absence of Cystathionase in human fetal liver: Is cystine essential? Science **169**, 74—76 (1970).
TADA, K., YOSHIDA, T., HIRONO, H., ARAKAWA, T.: Homocystinuria—Amino Acid Pattern Of Liver. Toh. J. Exp. Med. **92**, 325—332 (1967).

Takebayashi, S., Gröbe, H., v. Bassewitz, D. B., Themann, H.: Feinstrukturelle Aspekte der Gefäßveränderungen bei Homocystinurie. Virchows Arch. Abt. A Path. Anat. **354**, 44—51 (1971).
Talegaonkar, S. K.: Homocystinuria. Lancet **1968 I**, 1433.
Tallan, H. H., Moore, S., Stein, W. H.: L-cystathionine in human brain. J. biol. Chem. **230**, 707—716 (1958).
Tamimie, H. S., Pscheidt, G. R.: Feeding chicks a high-level of L-phenylalanine and L-methionine supplemented diets for experimental study of phenylketonuria and homocystinuria. Poultry Science **45**, 1131—1133 (1966). — Poultry Science **46**, 100—104 (1967).
Thomas, R. P., Hollowell, J. G., Peters, H. J., Coryell, M. E., Lester, R. L.: Homocystinuria and ectopia lentis in negro family. J. Amer. Med. Assoc. **198**, 560 (1966).
Turner, B.: Pyridoxine Treatment In Homocystinuria. Lancet **1967 II**, 1151.
Turner, G., Dey, J., Turner, B.: Homocystinuria: A report of two Australian families. Austral. paediat. J. **3**, 48—56 (1967).
Uhlendorf, B. W., Mudd, S. H.: Cystathionine Synthase in Tissue Culture Derived from Human Skin: Enzyme Defect in Homocystinuria. Science **160**, 1007—1009 (1968).
Van Sande, M.: Hair amino acids: Normal values and results in metabolic errors. Arch. Dis. Childh. **45**, 678—681 (1970).
Vellan, E. J., Gjessing, L. R., Seip, M.: Hair Amino Acids in Cystinosis, Homocystinuria, Fölling's disease and Tyrosinosis. Acta paed. scand. **58**, 287—289 (1969).
Waisman, H. A.: Some Theoretical Considerations in the Treatment of Homocystinuria. Amer. J. Dis. Child. **113**, 101—103 (1967).
Welch, J. P., Clower, C. G., Schimke, R. N.: The "Pink Spot" in Schizophrenics and its Absence in Homocystinurics. Brit. J. Psychiat. **115**, 163—167 (1969).
Werder, E. A., Curtius, H. C., Tancredi, F., Anders, P. W., Prader, A.: Homocystinurie. Helv. Paediat. Acta **21**, 1—18 (1966).
Werman, R., Davidoff, R. A., Aprison, M. A.: The Inhibitory Action of Cystathionine. Life Sciences **5**, 1431—1440 (1966).
White, H. H., Rowland, L. P., Araki, S., Thompson, H. L., Cowen, D.: Homocystinuria. Arch. Neurol. **13**, 455—470 (1965).
Wong, P. W. K., Schwarz, V., Kom rower, G. M.: The Biosynthesis of Cystathionine in Patients with Homocystinuria. Pediat. Res. **2**, 149—160 (1968).
Zweifler, A. J., Allen, R. J.: An Intrinsic Blood Platelet Abnormality in an Homocystinuric Boy, Corrected by Pyridoxine Administration. Thromb. Diath. Haemorrh. **XXVI**, 15—21 (1971).

Nachtrag;

Brittles, A. H., Carson, N. A. J.: Tissue culture techniques as an aid to prenatal diagnosis and genetic counseling in homocystinuria. J. Med. Genet. **10**, 120—121 (1973).
Gerbie, A. E., Melancon, S. B., Ryan, C., Nadler, H. L.: Cultivated epithelial-like cells and fibroblasts from amniotic fluid: Their relationship to enzymatic and cytologic analysis. Am. J. Obstet. Gynecol. **114**, 314—320 (1972).
Ritchie, J. W. K., Carson, N. A. J.: Pregnancy and Homocystinuria. J. Obst. Gynaecol. Br. Commonus. **80**, 664—669 (1973).

Cystathioninurie

Von

W. v. PETRYKOWSKI

Einleitung

Cystathioninämie und Cystathioninurie können Ausdruck einer sehr seltenen, genetisch determinierten Störung des Methioninstoffwechsels sein. Die Transsulfurierung ist dabei an der Stelle blockiert, wo Cystathionin in Cystein und α-Ketobutyrat gespalten wird (Abb. 1, S. 437). Der zugrunde liegende Enzymdefekt der Cystathionase kommt in einer Vitamin B_6-abhängigen und -unabhängigen Form vor.

Im Schrifttum gebrauchte Bezeichnungen für diese hereditären Formen der Cystathioninurie sind auch primäre, kongenitale oder idiopathische Cystathioninurie. Cystathioninurie und Cystathioninämie werden synonym verwandt. Der Begriff latente Cystathioninurie wurde für eine familiär gehäufte Cystathioninurie vorgeschlagen, die nur unter Methionin-Belastung manifest wird (SCHNEIDERMAN, 1967).

Ein einheitliches klinisches Bild hat sich den biochemischen Veränderungen bislang nicht zuordnen lassen. Mit zunehmender Anzahl der beschriebenen Patienten wird sogar wahrscheinlich, daß es sich um eine benigne Stoffwechselanomalie, wie die Pentosurie oder die β-Aminoisobutyracidurie, handeln könnte (PERRY *et al.*, 1968a; WHELAN u. SCRIVER, 1968; SHAW *et al.*, 1968; SCOTT *et al.*, 1970; LYON *et al.*, 1971; HELSON *et al.*, 1972).

Erworbene, sekundäre Cystathioninurien sind unter sehr verschiedenartigen klinischen Bedingungen beschrieben worden. Am längsten bekannt ist diese Cystathioninurie beim Vitamin B_6-Mangelsyndrom der Ratte (BLASCHKO *et al.*, 1953; HOPE, 1957); sie kann aber auch absoluten (SCRIVER u. HUTCHISON, 1963) oder relativen (FOURMAN *et al.*, 1966; GJESSING, 1964) Vitamin B_6-Mangel beim Menschen begleiten und wurde bei schwerer Leberdysfunktion verschiedener Ätiologie und bei Tumoren der Ganglienzellreihe beobachtet.

I. Primäre Cystathioninurie

1. Geschichtliches

Die Ausscheidung von Cystathionin als erbliche Stoffwechselstörung des Menschen wurde erstmals 1959 von HARRIS *et al.* mitgeteilt. Cystathioninurie bei Ratten unter Vitamin B_6-Mangel war zu dieser Zeit ebenso bekannt (BLASCHKO *et al.*, 1953; HOPE, 1957) wie ein Stoffwechselblock mit Cystathionin-Akkumulation bei einer Mutante von Neurospora (HOROWITZ, 1947). Die Stoffwechselanomalie bei der ersten Patientin wurde im Rahmen von papierchromatographischen Aminosäurebestimmungen im Urin geistesgestörter Patienten in England entdeckt. Die Erstbeschreiber konnten aufgrund von Verwandtenuntersuchungen bereits vermuten, daß es sich um eine genetisch determinierte Anomalie handelte,

Tabelle 1. Übersicht über

Autoren	Alter bei Diagnose	Geschlecht	Klinische Erscheinungen
1. HARRIS *et al.* (1959)	64 Jahre	weiblich	Knicksenkfuß, Kleinwuchs
2. FRIMPTER *et al.* (1963)	44 Jahre	männlich	Ohrmißbildungen, Mitralinsuffizienz
3. SHAW *et al.* (1963)	$2^{6}/_{12}$ Jahre	weiblich	—
4. MONGEAU *et al.* (1965)	2 Jahre	männlich	Thrombocytopenie, Nierensteine
5. BERLOW, EFRON (1965) (identisch mit Pat. von FINKELSTEIN *et al.*)	12 Jahre	männlich	chron. Diarrhoe, Krampfanfälle, Minderwuchs
6. FRIMPTER (1966)	49 Jahre	weiblich (Schwester von 2.)	Mitralinsuffizienz
7. HARAGUCHI *et al.* (1967)	13 Jahre	weiblich	EEG-Veränderungen
8. PERRY *et al.* (1967)	15 Monate	männlich	Gedeihstörung, schwere Anämie
9. TADA *et al.* (1968)	9 Monate	männlich	Entwicklungsrückstand
10. PERRY *et al.* (1968)	2 Jahre	männlich	keinerlei
11. PERRY *et al.* (1968)	8 Jahre	weiblich (Schwester von 10.)	keinerlei
12. WHELAN, SCRIVER (1968)	5 Wochen	männlich	Harnwegsinfektion, Icterus
13. 14. 15. Persönliche Mitteilungen an WHELAN u. SCRIVER: zwei Patienten HARDWICKS			
16. SHAW *et al.* (1968)		männlich	nekrotisierende Encephalopathie
17. SHAW *et al.* (1968)		weiblich (Schwester von 16.)	keinerlei
18. HOOFT *et al.* (1969)	8 Jahre	männlich	geistige Retardation, grobe Gesichtszüge
19. HOOFT *et al.* (1969)	6 Jahre	Zwillinge weiblich	keinerlei
20. HOOFT *et al.* (1969)	6 Jahre		
21. SCOTT *et al.* (1970)	9 Jahre	männlich	keinerlei
22. SCOTT *et al.* (1970)	2 Jahre	weiblich (Schwester von 20.)	keinerlei

28 Patienten mit primärer Cystathioninurie

Intelligenz	Assoziierte Störungen	Cystathionin Harn mg/24 Std	Cystathionin Plasma	B_6-Effekt	Bemerkungen
IQ 42 imbezil	kleine Hypophyse und Schilddrüse	420	—	nicht geprüft	
IQ 100	Akromegalie, ger. Thrombopenie (160000)	1236—1400	0,45 mg/100 ml	vorhanden	C.ase vermindert
EQ 30	Phenylketonurie	25—470	0,7 mg/100 ml	vorhanden	
normal	β-Aminoisobutyracidurie (85 mg/24 Std)	240—300	0,85 mg/100 ml	vorhanden	C. ase vermindert
IQ 35—50 mit 3 Jahren	—	469—740	0,48—0,8 mg/100 ml	vorhanden	Brandsche Probe +
normal	—	547—1283	—	nicht geprüft	
normal	—			vorhanden	Brandsche Probe +
EQ 36	renaler Diabetes insipidus	21—169	0,33 mg/100 ml	vorhanden	
EQ 65	Fieberkrämpfe	16,3 μMol/mg Kreatinin 210—250 mg/24 Std	61 μMol/l 1,34 mg/100 ml	fehlend	Brandsche Probe + C. ase vermindert Konsang.
IQ 100—110	—	139	0,24 mg/100 ml	vorhanden	
normal	—	343	0,26 mg/100 ml	vorhanden	
normal	renale Iminoglycinurie	71 μMol/g Total-N	0,022 mg/100 ml	vorhanden	*Hetero*zygoter für Cystathioninurie und Hyperglycinurie
sind gesund; ein Patient SZEINBERGS?					
normal					
IQ 54	—	1075 μMol/24 Std	13,1 μMol/l	vorhanden	normale Leberhistol., Cystathionase vermindert
IQ 90	—	1450 μMol/24 Std	13,2 μMol/l	vorhanden	(s. o.)
IQ 90	—	1580 μMol/24 Std	10,8 μMol/l	vorhanden	(s. o.)
leichte Retardation, IQ 71	—	1,70 μMol/mg Kreatinin	0,017 mMol	vorhanden	
normal, IQ 113	—	0,74 μMol/mg Kreatinin	0,010 mMol		

Tabelle 1

Autoren	Alter bei Diagnose	Geschlecht	Klinische Erscheinungen
23. SCOTT *et al.* (1970)	18 Jahre	männlich (Bruder von 20.)	keinerlei
24. ENDRES, BREMER (1970)	5 Jahre	weiblich	Entwicklungsrückstand
25. ENDRES, BREMER (1970)			keinerlei
26. LYON *et al.*	7 Wochen	männlich	Sitzen: 8 Monate Krabbeln: 12 Monate
27. LYON *et al.*	5 Wochen	männlich	keinerlei
28. HELSON *et al.*	?	?	keinerlei

postulierten den Stoffwechselblock an der richtigen Stelle, führten die ersten Methionin-Belastungstests durch und hoben die hohe Nierenclearance bei niedrigen Plasmaspiegeln hervor („no-threshold aminoaciduria"). Trotz der Imbezilität ihrer Patientin betonten HARRIS *et al.* außer dem sehr seltenen Vorkommen die Möglichkeit einer zufälligen Assoziation der metabolischen Störung mit dem geistigen Defekt, da sie bei über 1000 Idioten und Imbezilen keinen weiteren Fall finden konnten.

Das Enzym Cystathionase war ein Jahr zuvor von MATSUO u. GREENBERG (1958) isoliert, kristallisiert und charakterisiert worden. Bis 1965 wurden nur 5 weitere Patienten beschrieben, die alle geistig gestört waren (s. Tabelle 1) und zusätzliche körperliche oder metabolische Anomalien aufwiesen. FRIMPTER *et al.* (1963) machten beim zweiten Patienten die wesentliche Beobachtung, daß hochdosierte Gabe von Vitamin B_6 zu verminderter Cystathionin- und gesteigerter Sulfat-Ausscheidung im Urin führte. Sie konnten an Leberhomogenaten von 2 Patienten bald auch zeigen, daß ^{3}H-Cystathionin nur solange minimal gespalten wurde, bis Pyridoxalphosphat-Überschuß zugegeben wurde. Eine strukturelle Veränderung des Apoenzyms mit gestörter Coenzym-Apoenzymbindung war wahrscheinlich.

Die bei anderen Patienten und Familien beobachteten zusätzlichen Störungen, wie Anämie und renaler Diabetes insipidus, Thrombocytopenie und Nierensteinleiden sowie renale Iminoglycinurie schienen nicht notwendigerweise kausal mit dem Enzymdefekt verknüpft zu sein (PERRY *et al.*, 1967; MONGEAU *et al.*, 1966; WHELAN u. SCRIVER, 1968).

Zunehmend wurde die Stoffwechselstörung aber auch bei völlig gesunden Homozygoten diagnostiziert, so daß die Wahrscheinlichkeit wuchs, es handele sich bei der Cystathioninurie um eine benigne, erbliche Stoffwechselanomalie (PERRY *et al.*, 1968; SHAW, *et al.*, 1968; SCOTT *et al.*, 1970; LYON, *et al.*, 1971; HELSON *et al.*, 1972).

(Fortsetzung)

Intelligenz	Assoziierte Störungen	Cystathionin		B_6-Effekt	Bemerkungen
		Harn mg/24 Std	Plasma		
normal, IQ 105	—	0,60 μMol/mg Kreatinin	0,021 mMol	vorhanden	
geistig retard		95—158 μMol/ 24 Std	6 nMol/ml	vorhanden	
normal	—	7,5 μMol/ml			Vater-Tochter-Inzest
normal	—	1943 mg/g Kreatinin	0,05 μMol/ml	vorhanden	Brandsche Probe und Homocyst. +
normal	—	1909 mg/g Kreatinin	0,027 μMol/ml	vorhanden	nur unter Vitamin B_6-Th. vermehrte Ausscheidung von Glycin, Prolin, OH-Prolin
normal	enterogene Cyste im dorsalen Mediastinum	78—103 μMol/ Tag	—	?	—

Nur bei einer japanischen Patientin konnte bislang der Pyridoxalphosphat-Effekt auf Leberhomogenat auch mit sehr hohen Dosen nicht nachgewiesen werden (Tada *et al.*, 1968). Hiermit schien eine andere Apoenzym-Mutation vorzuliegen als bei Frimpters Patienten, bei denen die Coenzym-Apoenzymbindung gestört zu sein schien.

Therapeutisch befinden sich bei Vitamin B_6-Abhängigkeit hohe Vitamin B_6-Gaben, andernfalls eine Cystin-Supplementation (Tada *et al.*, 1968) in klinischer Prüfung.

Prophylaktische Vitamin B_6-Gaben in der Schwangerschaft wurden in einem Fall erprobt und führten zu sehr hohen Vitamin B_6-Spiegeln im Nabelschnurblut. Da ungeklärt ist, ob die körperlichen oder geistigen Anomalien auf den biochemischen Veränderungen beruhen, kann der Wert einer solchen Prophylaxe für Vitamin B_6-abhängige Feten vorläufig nicht beurteilt werden (Frimpter *et al.*, 1967b).

2. Intermediärer Stoffwechsel und Funktion des Cystathionins. Cystathionase

Die Transsulfurierung des Methionin-Schwefels wurde ausführlich im vorangehenden Kapitel besprochen, so daß hier darauf verwiesen werden kann (S. 436 und Abb. 1). Cystathionin ist ein wesentliches Zwischenprodukt auf dem Hauptweg der Transsulfurierung zu Cystein und anorganischem Sulfat. Cystathionin, $C_7H_{14}N_2O_4S$, C 37,83 H 6,35 N 12,60 O 28,79 S 14,43, Molgewicht 222,6

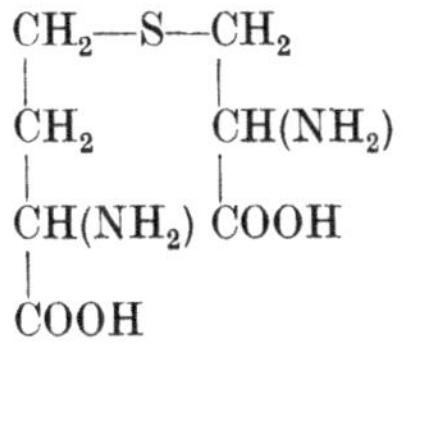

ist ein Thioäther — S-(β-Amino-β-Carboxyäthyl-)Homocystein — und kommt wegen der beiden α-Aminogruppen in vier stereoisomeren Formen vor. Es ist eine „neutrale“ Aminosäure, relativ stabil und wenig wasserlöslich: etwa 80 mg des weißen Pulvers feinster Kristalle lösen sich mit einiger Schwierigkeit in 100 ml Wasser; im Urin soll es bei wenigstens 200 mg/100 ml löslich sein (FRIMPTER, 1966).

Nach Kondensation aus Homocystein und Serin wird Cystathionin durch das Enzym Cystathionase (L-Homoserin-Hydrolyase) (4.2.1.15.) hydrolytisch in Cystein und Homoserin umgewandelt, welch letzteres schnell in α-Ketobutyrat übergeht (Abb. 1). Dieses ist der einzige bislang bekannte biochemische Prozeß, an dem Cystathionin beteiligt ist; eine Acetylierung an der von Serin stammenden Aminogruppe zu N-Acetylcystathionin wurde nur bei Cystathionin-Akkumulation und -Exkretion bei 2 Geschwistern mit Cystathioninurie beschrieben (PERRY *et al.*, 1968c). Bei Neurospora crassa und Aerobacter aerogenes (zit. bei FRIMPTER, 1967) verläuft die Transsulfurierung in umgekehrter Richtung: Cystathionin kann aus Cystein und Homoserin gebildet werden und häuft sich bei (Röntgen- oder UV-Strahlen-induzierten) Mutanten an, die es nicht in Homocystein spalten können. WONG *et al.* (1968) haben kürzlich auch für menschliche Leber Gesunder und Homocystinuriekranker gezeigt, daß die Cystathionase sowohl die Reaktion Cystathionin → Cystein + Homoserin (α-Ketobutyrat), als auch die Reaktion Homoserin + Cystein → Cystathionin katalysiert und der Cystathioningehalt der Inkubate somit die Resultante wenigstens dreier, gleichzeitiger synthetischer (Cystathionin-Synthetase) und degradativer Reaktionen ist.

Die Cystathionase war 1958 von MATSUO u. GREENBERG aus Rattenleber isoliert worden. Die aktive Kombination Apoenzym-Coenzym (Pyridoxalphosphat) war gelblich gefärbt; Entfernung des Coenzyms, etwa durch Dialyse, machte das Enzym weiß und inaktiv. Pyridoxalphosphat stellte die Aktivität wieder her. Sie berechneten das Molekulargewicht des Enzyms aufgrund von Sedimentations- und Diffusionskonstanten auf 170000 bzw. 210000. Das molare Verhältnis von Protein zu Cofaktor war 4:1. LOISELET u. CHATAGNER (1965) bestimmten das Molekulargewicht mit Ultrazentrifugation auf 194000 vor und 142000 nach Dialyse. Sie bestimmten auch die Aminosäure-Zusammensetzung des Rattenenzyms und berechneten für das „Monomer“ ein Molekulargewicht von 85272, für das „Dimer“ von 170450. Die apolaren Aminosäuren überwogen, was dafür sprechen könnte, daß das Enzymprotein als Aggregation von Untereinheiten vorkommen bzw. isoliert werden könnte (LOISELET u. CHATAGNER, 1966). Das Rattenenzym ist verhältnismäßig unspezifisch und wirkt auch in chromatographisch reiner Form im Sinne einer L-Cystathionase, L-Cystein-Desulfurase, L-Cystin-Desulfurase und L-Homoserin-Dehydratase (BINKLEY, 1950; MATSUO u. GREENBERG, 1958; LOISELET u. CHATAGNER, 1965; KETO *et al.*, 1966). FINKELSTEIN *et al.* (1968) konnten mit radiochemischen Methoden wahrscheinlich machen, daß die Aktivitäten der Homoserin-Dehydratase und Cystathionase Eigenschaften eines einzelnen Enzyms sind, da das Verhältnis ihrer Aktivitäten in Leberextrakten eines Patienten mit Cystathioninurie relativ konstant war. Für die Eigenschaften der Desulfurierung von Cystin und Cystein steht ein entsprechender Nachweis beim Menschen noch aus.

Daß die biologische Funktion des Cystathionins als eines Intermediärprodukts, das nur an einer bekannten Reaktion teilnimmt, zu eng gesehen worden ist, wird aus einer Synopsis neuer Ergebnisse verschiedener Disziplinen wahrscheinlich (WERMAN *et al.*, 1966). Die besondere Verteilung des Cystathionins in tierischen Geweben mit höchsten Konzentrationen im menschlichen Gehirn (22,5—56,6 mg/100 g Frischgewicht), geringem Gehalt in menschlicher Leber, Niere und Muskulatur (0,7—0,8 mg), mittleren Cystathioninkonzentrationen im Rhesusaffengehirn (12,8 mg) und niedrigen im Gehirn von Kuh (1,2 mg), Katze (2,7), Ratte (3,9), Meerschweinchen (3,1), Huhn (0,6) und Ente (0,2) hatten schon TALLAN *et al.* (1958) hervorgehoben.

SHIMIZU *et al.* (1966) sowie GJESSING u. TORVIK (1966) fanden mehr Cystathionin in der weißen, als in der grauen Substanz menschlichen Gehirns im Gegensatz zu dessen Gehalt an γ-Aminobuttersäure (GABA). Daß die relativen Aktivitäten der synthetisierenden und degradierenden Enzyme des Cystathionins diese Anreicherung bei verschiedenen Species nur zum Teil verständlich machen, wurde bereits im vorangehenden Kapitel (Homocystinurie-Pathogenese, S. 457) erwähnt. Auch unterschiedlich starker Vitamin B_6-Gehalt dieser Gehirnabschnitte und verschieden starke B_6-Bindung an die synthetisierenden und spaltenden Enzyme für GABA und Cystathionin wurde diskutiert (GJESSING u. TORVIK, 1966).

Cystathionin fehlt im Gehirn von Patienten mit Homocystinurie, die oft geistig retardiert sind, ist im Cortex von Epileptikern vermindert und häuft sich im Gehirn von Vitamin B_6-Mangel-Ratten (HOPE, 1964), sowie von Patienten mit Cystathioninurie an. Vitamin B_6-Mangel ist von Störungen des Zentralnervensystems begleitet (s. bei WERMAN *et al.*, 1966).

Während Untersuchungen an menschlichem Rückenmark nicht vorzuliegen scheinen, fanden WERMAN *et al.* (1966) mit neurochemischen und neurophysiologischen Methoden, daß Cystathionin in grauer Substanz des Rückenmarks der Katze vergleichbar hohe Konzentrationen erreicht wie in menschlicher Hirnrinde, während es in den dorsalen Wurzeln nur wenig enthalten war. Da an dem wichtigsten spinalen, postsynaptischen Inhibitionsmechanismus Interneuronen mit kurzen Fortsätzen nahe der inhibierten Zelle eine wichtige Rolle spielen sollen, müßten inhibitorische Transmittersubstanzen in der grauen Substanz konzentriert und in den dorsalen Wurzeln abwesend sein. Diese Verteilung von Cystathionin bei der Katze, gleichsinnig mit GABA und Glycin und im Gegensatz zur Glutaminsäureverteilung (postsynaptische Erregersubstanz) waren im Sinne einer Neuroneninhibition durch Cystathionin zu deuten. Iontophoretische Untersuchungen wiesen einen relativ starken und prompt hemmenden Effekt von Cystathionin auf spontane und induzierte Entladungen von Rückenmarkszellen der Katze nach. Dem Cystathionin könnte so eine physiologische Rolle als postsynaptisch inhibierende, antikonvulsiv wirksame Substanz zukommen (WERMAN *et al.*, 1966).

Viele Fragen diesbezüglich sind jedoch noch offen, gibt es doch klinisch völlig unauffällige Patienten mit Homocystinurie und Cystathioninurie mit fehlendem und überhöhtem Cystathioningehalt des Gehirns (s. Kap. Homocystinurie).

3. Enzymdefekt

Als intracellulärer Metabolit erscheint Cystathionin unter physiologischen Bedingungen praktisch nicht in der Extracellulärflüssigkeit und wird mangels aktiver renal-tubulärer Reabsorption mit einer Clearance ähnlich der des Inulins ausgeschieden. Das T_m für Cystathionin liegt bei nur 1 μMol/min/1,73 m^2 Körperoberfläche. Keine wesentlichen Unterschiede in der Cystathioninreabsorption wurden zwischen Gesunden, homozygoten und heterozygoten Patienten mit Cystathioninurie und einem Patienten mit Cystinurie gefunden. Die geringe Cystathioninabsorption scheint über einen anderen Mechanismus, als den für Cystin, Ornithin, Lysin und Arginin stattzufinden (FRIMPTER u. GREENBERG, 1967a), da — von 2 Ausnahmen abgesehen (FRIMPTER, 1969) — die Cystathioninclearance bei Cystinurie normal ist (s. auch FEIGIN, 1969).

Der 1959 von HARRIS *et al.* postulierte Enzymdefekt wurde 1965 gleichzeitig von FRIMPTER u. FINKELSTEIN *et al.* mit Isotopenmethoden an Leberhomogenaten von Patienten nachgewiesen. Vorangegangen waren eingehende klinische Stoffwechseluntersuchungen. HARRIS *et al.* hatten ihrer 64jährigen Patientin über 24 Std verteilt 5 g D,L-Methionin verabreicht und gegenüber einer Vorperiode eine $2^1/_2$fache Steigerung der Cystathioninausscheidung neben vermehrter Methionin- und Methioninsulfoxid-Exkretion beobachtet. Sie stellten ferner qualitativ gegenüber Befunden von TALLAN *et al.* (1958) vergleichbare Cystathioninkonzentrationen in eiweißfreien Extrakten von Kontrollgehirnen sowie Leber und Niere fest; in Leber- und Nierenextrakten ihrer Patientin lagen die Cystathionin-Konzentrationen in der gleichen Größenordnung wie der von gesunden Gehirnen, waren also erheblich vermehrt. BRENTON *et al.* (1965) verifizierten später quantitativ diese ersten Beobachtungen einer Cystathionin-Akkumulation im Gewebe auch für das Gehirn der gleichen Patientin. Sie fanden im Stirnhirn die 5fach höhere Konzentration von Cystathionin, als in 14 Kontrollgehirnen. Die Urinausscheidung von Cystathionin hatte etwa 0,5 g betragen.

FRIMPTER *et al.* (1963) fanden bei ihrem Patienten eine Cystathioninausscheidung von 960—1300 mg pro Tag, Plasmaspiegel von 0,45 mg pro 100 ml und eine Liquorkonzentration von 0,021 mg pro 100 ml bei sonst normalen Aminosäurekonzentrationen. Normalerweise werden nur unmeßbare Spuren davon gefunden. Insbesondere waren Plasma-Methionin und -Serin vor dem postulierten Stoffwechselblock normal, Homocystein war nicht nachweisbar, und Cystin-Cysteindisulfid und Cystin lagen eher niedrig. Die Sulfatausscheidung lag gleichzeitig signifikant ($p = 0{,}001$) niedriger als bei 34 gesunden Kontrollpersonen. Auch er wies unter Methionin-Belastung (10 g/24 Std) eine mehr als zweifach vermehrte Cystathioninurie nach, während die Taurinausscheidung sich nicht wesentlich änderte. Daß eine abnorme Darmflora die Cystathioninproduktion bedingen könnte, wurde durch unbeeinflußte Cystathioninurie unter Tetracyclinbehandlung unwahrscheinlich gemacht. Schon BINKLEY *et al.* (1952) hatten gezeigt, daß das Cystathionin-spaltende Enzym als Cofaktor Vitamin B_6 bedurfte. FRIMPTER machte nun folgerichtig die wichtige Beobachtung, daß hochdosierte parenterale (30 mg 3 × täglich) mehr als orale (400 mg täglich) Vitamin B_6-Gaben in einer eindrucksvollen Abnahme der Aminoacidurie auf etwa ein Zehntel des Ausgangswertes bei gleichzeitiger Zunahme der Sulfaturie auf etwa das Doppelte resultierten (FRIMPTER *et al.*, 1963). Die Plasmawerte gingen von 0,69 mg/100 ml auf 0,11 mg zurück, nachdem der Patient 8 Tage lang 120 mg Vitamin B_6-täglich erhalten hatte. Andere Komponenten des Vitamin B-Komplexes ließen diesen Effekt vermissen.

Vergleichbare Plasmaspiegel und Urinkonzentrationen von Cystathionin, spontan und nach Methioninbelastungen, wurden auch bei den Patienten von SHAW *et al.* (1963), BERLOW (1965) und MONGEAU *et al.* (1966) bis 1966 gefunden. Der Vitamin B_6-Effekt wurde jedesmal eindrucksvoll bestätigt, wenn auch BERLOW und später SCOTT *et al.* (1970) keinen Anstieg der Sulfatexkretion unter B_6 nachweisen konnten.

Mehrere Interpretationen boten sich für dieses Phänomen an und wurden weiter untersucht. Die Cystathioninurie hätte wie diejenige der Ratten von HOPE (1957) und BLASCHKO *et al.* (1953) auf Vitamin B_6-Mangel beruhen können. Der Patient war jedoch unter adäquater Diät, bot keine diesbezüglichen klinischen Verdachtsmomente und schied unverändert normal Kynurenin, Kynurensäure und Xanthurensäure unter L-Tryptophan-Belastung (4 g) vor und nach dreitägiger Vitamin B_6-Gabe aus. Auch eine orale L-Methionin-Belastung (10 g) nach Reduktion der Cystathioninurie auf weniger als ein Zehntel des Basalwertes durch

8 Tage lange Vitamin B_6-Behandlung (120 mg i.m. täglich) machte einen Vitamin B_6-Mangel wenig wahrscheinlich: es kam auch unter derartig massivem Angebot an Cofaktor zu erheblicher Cystathioninurie. Deren prompter Rückgang innerhalb weniger Tage nach der Methionin-Belastung schien andererseits für das Vorhandensein einer wirksamen Konzentration des Apoenzyms selbst zu sprechen (FRIMPTER, 1966), vorausgesetzt, daß Cystathionin oder seine Vorstufen nicht anderweitig metabolisiert wurden. Eine Substratinhibition der Cystathionase-Aktivität — analog der bei hohem Tyrosinumsatz beobachteten und Ascorbinsäure-abhängigen Inhibition der p-Hydroxyphenylbrenztraubensäure-Oxydase — wurde wegen der beträchtlichen Methioninaufnahme des Patienten in Form von Milchprodukten mit einer Methionin-beschränkten Diät untersucht. Unter 418 mg Methionin täglich während 8 Tagen verlor FRIMPTERs Patient 2,34 kg an Gewicht ohne Verminderung der Cystathioninausscheidung. Diese Beobachtung wurde gegen die Hypothese einer Substratinhibition des Enzyms, vor der sein Cofaktor schützen könnte, gedeutet. Die weiterbestehende Cystathioninurie unter Methionin-armer Diät hätte allerdings auch von dem beträchtlichen extravasculären Cystathioninpool in verschiedenen Geweben herrühren können. Andererseits wird normalerweise die Aktivität von Rattenleber-Cystathionase durch kaseinreiche Diät und hohe Dosen von Methionin gesteigert (O. TRAUTMANN u. F. CHATAGNER, zit. bei FINKELSTEIN *et al.*, 1966).

Wegen der Vielzahl der Stoffwechselprozesse, an denen Pyridoxin beteiligt ist, mußte natürlich auch an einen unter Pyridoxin vom Hauptweg der Transsulfurierung abweichenden Stoffwechselweg oder an einen direkten, *nicht*enzymatischen Effekt des Vitamin B_6 auf das Cystathionin gedacht werden. Letzteres wurde von BINKLEY u. BOYD (1955) bei Anwesenheit von Cu^{++} und Komplexbildnern, einschließlich gewisser Proteine, z.B. Insulin, für Cystathionin und andere Thioaminosäuren beschrieben. In den biochemischen Untersuchungen mit Leberhomogenaten hätten diese Faktoren vorhanden sein können; es fand sich aber keine Cystathioninspaltung *ohne* das Leberhomogenat, ebensowenig in anderen Homogenaten, z.B. von Leukocyten, Erythrocyten und Milz in Gegenwart von Pyridoxalphosphat-Überschuß (FRIMPTER, 1967).

Für andere Stoffwechselwege des Schwefels gibt es in bakteriellen Systemen Hinweise: Pyridoxalphosphat ist für den Methioninabbau zu α-Ketobutyrat und eine Homocystein-Desulfhydrase von Proteus Morganii erforderlich. Eine Homocystein-Desulfurase mit Vitamin B_6 als Cofaktor ist auch in Leber, Niere und Pankreas beschrieben (sämtlich zitiert bei FRIMPTER, 1966 und 1967). Die Untersuchungen bei FRIMPTERs Patienten ließen unter Vitamin B_6 keine gesteigerte Taurinexkretion nachweisen, bei BERLOWs Patienten (1966) bestand sie nur gering und vorübergehend. Cystin schieden beide Patienten nur in unverändert geringer Menge aus. FRIMPTER fand unter B_6-Therapie keine Ausscheidung der Methioninabbau-Produkte α-Ketobutyrat und α-Keto-γ-Methiolbutyrat. Die Plasmaaminosäuren veränderten sich abgesehen von Cystathionin nicht signifikant unter hoher Vitamin B_6-Zufuhr.

Wie bereits im Homocystinurie-Kapitel ausgeführt, ist der Verbleib zugeführten Schwefels ohnehin weitgehend unbekannt; von zugeführtem ^{35}S-L-Cystathionin z.B. erschienen innerhalb von 3 Tagen im Urin nur etwa 35% bezogen auf die gesamte ^{35}S-Radioaktivität, darunter Gesamt-Sulfat 28,5%, neutraler Schwefel 6,7% und Cystein nur 0,3%. Bei Verabreichung markierten Methionins erschienen bei einem Patienten mit Cystinurie nur 16% des ^{35}S während der nächsten 3 Tage im Urin. SHAW *et al.* fanden bei ihrem Patienten mit Cystathioninurie 13% einer Methionin-Belastung als Cystathionin wieder und schlossen, daß der Anteil des Nahrungs-Methionins, das bei Cystathioninurie in Cystathionin umgewandelt wird, im wesentlichen normal sei (SHAW *et al.*, 1967).

Vitamin B_6 könnte theoretisch auch als Cofaktor den Apoenzymspiegel regulieren, wie von GREENGARD u. GORDON (1963) für den in vivo Pyridoxin-induzierten Anstieg der Tyrosin-α-Ketoglutarat-Transaminase in Rattenleber postuliert wurde. Dagegen spricht im Falle der Cystathioninurie das Bestehen des Stoffwechseldefekts in Gegenwart normaler B_6-Konzentrationen (FRIMPTER, 1966).

Natürlich könnte auch das Apoenzym (z.B. durch eine abnorme Aminosäuresequenz) so verändert sein, daß über eine gestörte Bindung des Cofaktors Pyridoxin die verminderte Aktivität des Enzymkomplexes resultieren würde. Massive Zufuhr von Cofaktor könnte dann nach dem Massenwirkungsgesetz zu einem Aktivitätszuwachs führen, der die Stoffwechselbefunde erklären würde. Bezüglich Vitamin B_6-Abhängigkeit solcher Reaktionen siehe Homocystinurie und L. E. ROSENBERG (1969).

Weitere Klärung kam dann von empfindlichen radiochemischen Enzymuntersuchungen in Leberhomogenaten von Biopsien bei Patienten und Gesunden. FRIMPTER u. FINKELSTEIN *et al.* wiesen 1965 fast gleichzeitig die erheblich erniedrigte Cystathionase-Aktivität bei 3 Patienten mit Cystathioninurie nach. Auch GAULL u. GAITONDE (1968) sowie TADA *et al.* (1968) führten später vergleichbare Enzymbestimmungen durch. Sie hatten vorher vergeblich anderes Material, wie Leukocyten, Thrombocyten, Erythrocyten, Fibroblastenkulturen der Haut sowie Ileum- und Rectummucosa untersucht. EAGLE *et al.* (1966) fanden, daß in Zellkulturen alle *di*ploiden Zellen (Fibroblasten und Amnionepithel) — und zwar nicht nur bei Cystathioninurie, sondern auch bei Gesunden — in der Umwandlung von Cystathionin zu Cystein blockiert, also Cystathionase-arm waren. Daß Cystein in vivo keine essentielle Aminosäure ist, könnte demnach die Cystathionaseaktivität nur weniger Organe oder gar nur der tetraploiden Leberzellen reflektieren.

Selbst das Enzym menschlicher Leber war beträchtlich weniger aktiv als das von Rattenleber. Die Patienten waren zur Zeit der Biopsie unter sehr verschiedenen Bedingungen hinsichtlich der Vitamin B_6-Zufuhr; FINKELSTEINs (= BERLOWs) Patient erhielt 100 mg des Vitamins täglich, ein Patient FRIMPTERS erhielt kein Vitamin B_6, der andere hatte bis zu einer Woche vor der Biopsie hohe Dosen Vitamin B_6 erhalten. Die Homogenate von FRIMPTERs Patienten zeigten unter Pyridoxalphosphat in vitro eine 4- bzw. 50fache Stimulation der spezifischen Cystathionase-Aktivitäten, während Leberextrakte Gesunder nur etwa 50% stimuliert wurden. Die spezifische Aktivität machte so bei einem Patienten 15%, beim zweiten 62% des mittleren Kontrollwertes aus. FINKELSTEIN *et al.* erreichten in vitro eine 30%ige Stimulation der Cystathionase-Aktivität im Leberextrakt ihres Patienten, was Kontrollwerten entsprach. Die maximale spezifische Aktivität betrug bei ihrem Patienten jedoch nur 5% des mittleren Kontrollwertes. Die Extrakte der Patienten FRIMPTERs ließen sich mit anderen Worten im Verhältnis zum Ausgangswert stärker stimulieren, aber nur einer erreichte einen Endwert im Normalbereich. Wichtige weitere Gesichtspunkte zu diesen Befunden wurden lebhaft diskutiert (FINKELSTEIN *et al.*, 1968; GAULL, 1968). War die Biopsie unter Vitamin B_6-Therapie oder kurz danach vorgenommen worden, so lag die Stimulation der Cystathionase mit Pyridoxalphosphat in vitro anscheinend niedriger als ohne Vitamin B_6-Behandlung. Die Coenzymsättigung der Enzyme schien demnach eine wichtige Rolle zu spielen. So war die Cystathioninausscheidung bei BERLOW-FINKELSTEINs Patienten unter B_6 von 469—740 mg/24 Std auf weniger als 100 mg/24 Std zurückgegangen. Eine Sättigung mit Coenzym und Anhebung der Cystathionase-Aktivität auf 5% der Kontrollwerte Gesunder von ursprünglich wohl noch niedrigerem Aktivitätsniveau schien auszureichen, um ein normales Methioninangebot bis auf diese mäßige Cystathioninurie zu bewältigen. Hätte ein Aktivitätszuwachs diesen Ausmaßes die Umwandlung von Cystathionin zu Cystein gesteigert, so hätte eine höhere Ausscheidung anorganischen Sulfats erwartet werden können. Diese wurde aber nur bei einem Patienten FRIMPTERs und nicht von BERLOW/FINKELSTEIN beobachtet. Die tägliche, spontane Variation der Sulfatausscheidung im Verhältnis zu einem erwarteten Anstieg unter B_6-Therapie bei diesen Patienten erwartet noch die Klärung mit Schwefelbilanzen (FINKELSTEIN *et al.*, 1968). Die Patienten hätten natürlich auch genetisch voneinander verschieden sein können. Vor allem waren aber auch die Versuchsbedingungen beider Arbeitsgruppen verschieden! FINKELSTEIN *et al.* (1966) bestimmten die Umwandlung von Cystathionin-^{14}C zu α-Ketobutyrat-2-^{14}C mit Trennung dieser Substanzen durch Ionenaustausch-Chromatographie und gaben die Wiederfindung der Produkte an. FRIMPTER bestimmte die Bildung von ^{3}H-Cystin aus ^{3}H-Cystathionin und trennte Cystin ebenfalls säulenchromatographisch ab; die Wiederfindung wurde nicht angegeben. Die von FRIMPTER gewählte Inkubationszeit betrug 3 Std, die von FINKELSTEIN *et al.* 60 min. MATSUO u. GREENBERG (1958) sowie FINKELSTEIN *et al.* (1966) hatten gefunden, daß während 3 Std die Cystathionase-Aktivität nicht linear zur Zeit verlief. Während FRIMPTER in seinem Versuch ein molares Verhältnis zwischen Pyridoxalphosphat und Cystathionin von etwa 6:1 benutzte, lag dieses bei der Methode FINKELSTEINs bei 2:1, und höhere Konzentrationen, als die für maximale Reaktionsgeschwindigkeit mit Kontrolleber nötigen, wurden nicht untersucht. GAULL u. GAITONDE (1968) entwickelten eine Methode ähnlich der von FINKELSTEIN *et al.*, jedoch mit direkter spektrophotometrischer Bestimmung von Cystein und ermittelten eine optimale Substratkonzentration 200fach höher (2 μMol), als die bei FINKELSTEINs Methode, die die Enzymaktivität — als Kompromiß zwecks höherer Empfindlichkeit — unter geschwindigkeitslimitierenden Bedingungen für Enzym *und* Substrat bestimmt. GAULL u. GAITONDE setzen für maximale Cystathionase-Aktivität bei optimaler Substratkonzentration eine 10fach höhere Coenzymmenge ein, als FINKELSTEIN *et al.*, jedoch immer noch nur die Hälfte der von FRIMPTER angewandten Pyridoxalphosphat-Konzentration. — Zuletzt haben auch HOOFT *et al.* (1969) bei 3 Geschwistern die Aktivität der hepatischen Cystathionase auf (maximal) 6% der normalen Aktivität herabgesetzt gefunden. Auch diese Autoren fragen sich, ob die unter Vitamin B_6-Behandlung maximal 6% der normalen Aktivität betragende Cystathionaseaktivität bei einem ihrer Kinder ausreicht, um die deutliche Verminderung der Cystathionin-Ausscheidung ganz zu erklären. Im übrigen kam es bei einem ihrer Patienten unter Therapie mit 200 mg Vitamin B_6 täglich im Rahmen einer infektiösen Mononucleose zu einem 10fachen Anstieg der Cystathionin-Ausscheidung. Diese Beobachtung wie auch die starke Zunahme der Cystathioninurie bei Methioninbelastung während fortgesetzter Vitamin B_6-Behandlung wurden als Ausdruck des labilen Methionin-Stoffwechselgleichgewichts gewertet, welches unter Pyridoxingaben zu erreichen ist.

Mögen diese interessanten Aspekte auch noch widersprüchlich sein, so scheint doch aufgrund der Versuche von FINKELSTEIN *et al.* gesichert, daß die übrigen wesentlichen Enzyme der Transsulfuration bei der Cystathioninurie (Methioninaktivierendes Enzym und Cystathionin-Synthetase) normal sind; daß die niedrige Cystathionase-Aktivität nicht durch a) Gegenwart eines Inhibitors, b) Verbrauch von Cystathionin durch Nebenreaktionen oder c) Verminderung der spezifischen Aktivität aufgrund endogenen Cystathionins verursacht war; daß beim Menschen die Aktivitäten der Cystathionase und der Homoserin-Dehydratase Eigenschaften ein und desselben Enzyms sind. Sie machten auch durch Untersuchungen bei Homocystinurie wahrscheinlich, daß die Cystathionase-Aktivität nicht durch vermindertes Substratangebot beeinflußt wird und umgekehrt bei Cystathioninurie durch die hohen Cystathionin-Konzentrationen keine wesentliche Produktrepression der Cystathionin-Synthetase vorzuliegen scheint. Das gleichzeitige Fehlen der Homoserin-Dehydratasefunktion (Desaminierung von Homoserin zu α-Ketobutyrat) scheint keine groben Stoffwechselwirkungen bei Cystathioninuriepatienten zu haben, da zumindest Homoserin bei ihnen nie erhöht gefunden wurde. Ob ein einzelnes menschliches Enzym auch die bei der Ratte beobachteten Aktivitäten der Cystin- und Cystein-Desulfurase besitzt, konnte bislang noch nicht untersucht werden.

4. Genetik

Daß die Stoffwechselanomalie der primären Cystathioninurie genetisch determiniert war, wurde bereits durch die Familienuntersuchung bei der ersten Patientin wahrscheinlich (HARRIS *et al.*, 1959). Die Autoren konnten bei 19 Verwandten die Cystathioninausscheidung untersuchen. Sie fanden nur bei einem Bruder der Indexpatientin und einem seiner Söhne eine signifikante, aber geringe Cystathioninurie und spekulierten, daß diese geistig normalen Verwandten heterozygot für das Gen sein könnten, das bei Homozygoten zu massiver Cystathioninurie führt.

Auch in der zweiten Familie mit Cystathioninurie lag eine massive Cystathionin-Ausscheidung bei einem Geschwisterpaar vor, und 4 untersuchte Kinder der Schwester wiesen eine leichte Cystathioninurie auf (FRIMPTER, 1963).

Die dritte Patientin war insofern ungewöhnlich, als sie zwei seltene Stoffwechselanomalien — Phenylketonurie und Cystathioninurie — gleichzeitig und unabhängig voneinander zu haben schien (SHAW *et al.*, 1963). Die Familienanamnese war negativ, bei Eltern und 4 Geschwistern konnte keine der Aminoacidurien nachgewiesen werden. Eine Lebererkrankung als Ursache der Cystathioninurie im Sinne einer sekundären Cystathioninurie konnte aufgrund langjähriger Nachuntersuchungen ausgeschlossen werden.

In BERLOWs Familie schieden der Patient 1495 mg Cystathionin/g Kreatinin, seine Eltern und zwei von 4 Geschwistern 12, 16, 8 und 10 mg/g Kreatinin aus (BERLOW, 1966). Kontrollpersonen schieden nur 0—4 mg/g Kreatinin aus. Eine Heterozygotendiagnostik erschien somit möglich.

MONGEAU *et al.* (1966) entwickelten zum gleichen Zweck — wegen der verständlichen Schwierigkeiten bei einer großangelegten Familienuntersuchung — einen vereinfachten, ambulant durchgeführten Methionin-Belastungstest, der maximale Information mit minimaler Belästigung verband: Probanden lieferten den Morgenurin eines Tages als Kontrollprobe, die für die Chromatographie eingefroren wurde. Beim Schlafengehen wurden 10 g (bei kleinen Kindern 5 g) L-Methionin in Fruchtsaft eingenommen. Der Morgenurin wurde erneut auf Cystathionin untersucht und eine deutliche Zunahme im Vergleich mit der Kontrollkonzentration wurde als verdächtig auf Heterozygotie gewertet. Für diese Untersuchungen war Papierchromatographie ausreichend.

Diese Autoren kamen zu der Schlußfolgerung, daß die Cystathioninurie autosomal recessiv vererbt zu werden schien und Heterozygote mit einer Methionin-Belastung identifiziert werden könnten.

Eine bei ihrem Patienten vorliegende Thrombocytopenie stand wahrscheinlich nicht in kausaler Beziehung zur Aminoacidurie; auch für ein Harnsteinleiden gab es andere Erklärungen.

Auch bei anderen Patienten bestanden außer der Cystathioninurie weitere genetische Störungen, die hinsichtlich einer kausalen Beziehung zum Enzymdefekt der Cystathionase nicht völlig geklärt werden konnten. So beobachteten PERRY *et al.* ein Kleinkind mit renalem Diabetes insipidus, schwerer Anämie, geistiger Retardation und Vitamin B_6-empfindlicher primärer Cystathioninurie (PERRY *et al.*, 1967). Die Familienanamnese sprach für geschlechtsgebunden recessiven Erbgang des Diabetes insipidus renalis. Die Anämie war nicht vom hypochromen Typ der pyridoxinempfindlichen Anämie. Sie sprach nicht auf Folsäure oder Vitamin B_{12} an, normalisierte sich jedoch unter B_6. Ein Cysteindefizit wurde als Ursache diskutiert, wozu sowohl der metabolische Block, der Cystein zur essentiellen Aminosäure werden läßt, als auch die Mangelernährung im 1. Lebensjahr mit häufigem Erbrechen und erheblichen Dehydratationszuständen aufgrund des Diabetes insipidus beigetragen haben konnten. Eine Cysteinzufuhr allein wurde nicht untersucht. Der erhebliche Entwicklungsrückstand (EQ 35 mit 26 Monaten) war nicht unbedingt der Cystathioninurie zuzuschreiben, es sei denn, der erhebliche Cysteinmangel im 1. Lebensjahr hätte zur Schädigung des schnell wachsenden Gehirns geführt. Patienten mit renalem Diabetes insipidus sind nicht selten geistig retardiert, psychologische Tests bei ihnen sprechen für organische Hirnschädigung, und Hypernatriämie wird als die wahrscheinlichste Erklärung dafür angesehen (PERRY, 1967). Die Entwicklungsverzögerung hätte natürlich auch auf die gleiche genetische Anomalie, die den Cystathionasedefekt hervorruft, zurückgehen können oder keinerlei Beziehung zu diesem Enzymdefekt haben können. Der Diabetes insipidus renalis ließ sich durch Vitamin B_6-Behandlung nicht beeinflussen.

Eine dritte Familie mit dem äußerst ungewöhnlichen gemeinsamen Vorkommen von zwei erblichen Erkrankungen (Editorial) wurde von WHELAN u. SCRIVER (1968) eingehend untersucht. Der Patient bot sowohl eine Cystathioninurie als eine Hyperglycinurie, die dominant, als heterozygote Form zweier unabhängiger mutierter Allele vererbt waren, so daß der Patient zweifach heterozygot war! Die Cystathioninausscheidung des Patienten entsprach der seiner Mutter und seines Großvaters; seine endogene Cystathionin-Clearance bei Plasmawerten von 0,001 mMol (0,022 mg/100 ml) lag mit 147 ml/min/173 m^2 erwartungsgemäß hoch; eine Methionin-Belastung führte zu Hypercystathioninämie und -urie; ein Vitamin B_6-Mangel konnte durch Xanthurensäurebestimmung vor und nach Tryptophanbelastung ausgeschlossen werden, und der Vitamin B_6-Effekt auf die Cystathioninexkretion war nachweisbar. Die zusätzlich beim Patienten beobachtete Hyperglycinurie war anscheinend von der Mutter vererbt worden, die einen Iminoglycinurie-Phänotyp aufwies. Die mütterlichen Großeltern waren beide hyperglycinurisch, deren andere Kinder entweder hyperglycinurisch oder iminoglycinurisch oder normal. Konsanguinität konnte nicht festgestellt werden.

Die Hyperglycinurie wird bei dieser und zwei anderen Familien dominant vererbt, die renale Iminoglycinurie stellt einen recessiven Phänotyp dar. Die Hyperglycinurie stellt somit die heterozygote, die Iminoglycinurie die homozygote Form einer Mutation dar, die ein Allelpaar an dem Genlocus betrifft, der ein gemeinsames tubuläres Transportsystem für die Iminosäuren und Glycin kontrolliert (WHELAN u. SCRIVER, 1968). Der Propositus selbst war also nachweislich heterozygot für Allelmutationen an zwei verschiedenen Loci, wobei aufgrund des Stammbaums geschlossen werden konnte, daß eine enge Koppelung zwischen den beiden Allelsätzen sehr unwahrscheinlich war.

Die Bedeutung der in 3 Familien beobachteten Tendenz der primären Cystathioninurie in Verbindung mit einem anderen seltenen Erbleiden — Phenylketonurie, renaler Diabetes insipidus und renaler Iminoglycinurie — aufzutreten, ist unbekannt.

Das bei 2 Brüdern beobachtete Phänomen der latenten Cystathioninurie, das heißt einer erheblichen Cystathioninausscheidung nur unter Belastung mit Methionin, während bei normaler Diät keinerlei Cystathionin nachweisbar ist, ist genetisch ebenfalls ungeklärt (SCHNEIDERMAN, 1967).

Die japanische Patientin TADAs (TADA *et al.*, 1968), bei der weder in vivo noch in vitro eine B_6-Empfindlichkeit nachweisbar war, dürfte eine von den übrigen Patienten abweichende Mutation darstellen.

Die Cystathioninurie erscheint seit der Beschreibung mehrerer Patienten mit normaler Intelligenz und ohne krankhafte körperliche Befunde als benigne Stoffwechselanomalie, die nur aufgrund einer Koinzidenz mit den beschriebenen anderen Erkrankungen auftrat. Andere Erklärungen für das gemeinsame Vorkommen seltener erblicher Störungen mit der Cystathioninurie sind denkbar: diese Erkrankungen könnten genetisch eng mit der Cystathioninurie gekoppelt sein, aber dennoch eine endliche Wahrscheinlichkeit für ein crossing-over und Segregation bei jeder gegebenen meiotischen Teilung besitzen, so daß eine gewisse Anzahl von Patienten mit Cystathioninurie ohne assoziierte Defekte resultieren würde. Andererseits könnte es sich um ein Gen wechselnder Penetranz handeln, das mit dem Cystathioninurie-Gen gekoppelt ist, dessen Expression jedoch von bislang noch undefinierten genetischen oder Umweltfaktoren abhängen würde, die bei den gesunden Patienten nicht gegeben waren (HESSEL, 1968).

Die Patienten waren — soweit erwähnt — englischer, polnischer, albanischer, jüdischer (Aschkenazi), nordeuropäischer, japanischer, deutscher und tschechischer Abstammung.

5. Häufigkeit

Aufgrund der geringen Anzahl seit 1959 beschriebener Patienten (27) mußte man annehmen, daß die Stoffwechselanomalie der primären Cystathioninurie extrem selten ist. Da in jüngster Zeit jedoch mehrere Fälle bei geistig und körperlich völlig normalen Individuen entdeckt wurden, ist nicht ausgeschlossen, daß der Enzymdefekt doch nicht ganz so selten ist. Die Ergebnisse der im Homocystinurie-Kapitel erwähnten Massensuchtests in Massachusetts und Kanada, bei denen kein einziger Fall von Cystathioninurie entdeckt wurde, sprechen jedoch für das insgesamt sehr seltene Vorkommen der Cystathioninurie. Einfache Ninhydrin-Screening-Tests (PERRY *et al.*, 1967) sind allerdings nicht immer ausreichend, um die Cystathioninurie aufzudecken, und zweidimensionale Aminosäurenchromatographie mag erforderlich sein.

LYON *et al.* (1971) fanden jüngst mit eindimensionaler Papierchromatographie — die also das Vorkommen einer Cystathioninurie sicher unterschätzt und nur eine beträchtliche Cystathionin-Ausscheidung erfaßt — bei 35809 gesunden Säuglingen in Australien 15 Fälle von Cystathioninurie. Bei 11 von diesen Säuglingen war die Cystathioninurie innerhalb der ersten 5 Lebensmonate passager und kann entweder auf einem vorübergehenden Vitamin B_6-Mangel beruht haben oder Ausdruck einer Heterozygotie für das betroffene Gen gewesen sein. Zwei Säuglinge schieden auch nach 5 Monaten noch Spuren von Cystathionin aus. Die beiden homozygoten Patienten mit gesicherter primärer Cystathioninurie wiesen übrigens auch eine normale psychomotorische Entwicklung auf.

6. Klinisches Bild

Mit zunehmender Anzahl mitgeteilter Patienten wurde deutlich, daß ein einheitliches, festumrissenes klinisches Bild der Stoffwechselanomalie nicht zugeordnet werden konnte. Im Gegenteil wurde durch die Entdeckung zahlreicher körperlich und geistig völlig unauffälliger Individuen mit Cystathioninurie in den letzten Jahren immer wahrscheinlicher, daß die bei den ersten Patienten beschriebenen körperlichen, neurologischen oder geistigen Defekte (Tabelle 1) wohl zufällig mit dem Enzymdefekt assoziiert waren, eine Möglichkeit, auf die sämtliche Autoren bereits hingewiesen haben. SCOTT *et al.* (1970) haben 9 sog. Indexpatienten und 5 homozygote Nicht-Indexpatienten hinsichtlich körperlicher und geistiger Defekte gegenübergestellt und beide Gruppen hochsignifikant voneinander unterschiedlich gefunden, auch wenn nur geistige Anomalien verglichen wurden.

Die Cystathioninurie erscheint jetzt als benigne Stoffwechselanomalie. Aus diesem Grund werden die bereits im Abschnitt Genetik erwähnten koexistierenden somatischen oder geistigen Defekte hier nicht mehr im einzelnen besprochen.

7. Pathologische Anatomie

Pathologisch-anatomische Befunde liegen über die Patienten von HARRIS *et al.* (1959) und den 2jährigen Patienten von MONGEAU *et al.* (1966) vor; wegen ihrer geringen Signifikanz im Lichte der wahrscheinlichen Benignität der Stoffwechselstörung erübrigt sich ihre Aufzählung.

8. Pathogenese

Die schwer deutbaren Befunde zur Funktion des Cystathionins im Zentralnervensystems wurden bereits im Homocystinurie-Kapitel und im Abschnitt über den intermediären Stoffwechsel des Cystathionins diskutiert. Besonders verwirrend in dieser Hinsicht sind die sowohl bei Homocystinurie, als auch bei Cystathioninurie beobachteten Patienten mit normaler Intelligenz, obwohl mit großer Wahrscheinlichkeit ersteren Cystathionin im Gehirn fehlt und bei letzteren exzessiv eingelagert wird (BRENTON, CUSWORTH u. GAULL, 1965). Die unter den Bedingungen des Stoffwechselblocks essentiell werdende Aminosäure Cystein könnte analog der Situation bei Homocystinurie auch bei der Cystathioninurie während kritischer Phasen der frühen Gehirnentwicklung limitierend wirken. Die zunehmend beobachteten homozygoten Patienten ohne faßbare klinische Störungen stellen jedoch eine Pathogenität der Stoffwechselanomalie grundsätzlich in Frage. Es erscheint derzeit am wahrscheinlichsten, daß die Cystathioninurie zu den angeborenen Stoffwechseldefekten des Menschen gezählt werden darf, die keine klinische Erkrankung hervorrufen, wie auch die Pentosurie, die β-Aminoisobutyracidurie und — bei adäquater Diät — die Unfähigkeit, Ascorbinsäure zu synthetisieren (PERRY, 1968b).

9. Biochemische Diagnose und Differentialdiagnose

Die Erstbeschreiber entdeckten den ungewöhnlichen ninhydrinpositiven Fleck auf zweidimensionalen Papierchromatogrammen mit 25 μl Urin im Phenol, Wasser (80:20) Lutidin, Wasser (65:35)-System. Oxidation des Urins mit H_2O_2 brachte in der Chromatographie den Fleck zum Verschwinden, während in der Phenol, Wasser-Dimension ein langsamer wandernder Fleck erschien, so daß ein Schwefelgehalt der unbekannten Substanz angenommen werden konnte. Der

Schwefelgehalt wurde weiter gesichert mittels Jodplatinat-Reagens, wobei ein einzelner weißer Fleck auf rosa Hintergrund resultierte. Von den ninhydrinpositiven Substanzen kamen in diesem Bereich der Chromatogramme Djenkolsäure, Lanthionin und Cystathionin als schwefelhaltige Verbindungen in Frage. Die ersteren trennten sich jedoch in reiner Form gut von dem unbekannten Fleck, während reines Cystathionin ein identisches Verhalten mit der unbekannten Substanz zeigte. Als günstig wurde auch das System Methanol:Wasser:10 N HCl: Pyridin (32:7:1:4) erkannt, das erlaubt, die Cystathionin-Isomere teilweise zu trennen. Die unbekannte Substanz ergab dann auch nach Behandlung mit Raney-Nickel eine äquimolare Mischung von α-Alanin und α-Aminobuttersäure. Die Identität mit Cystathionin wurde auch in Puffern verschiedener pH-Werte elektrophoretisch gesichert. Die beste Trennung des Cystathionins von anderen neutralen Aminosäuren wurde bei pH 8,6 erzielt, wo Cystathionin wesentlich langsamer als Cystin, aber schneller, als alle anderen neutralen Aminosäuren zur Anode wandert. Schließlich wurde durch Ionenaustausch-Chromatographie der hohe Cystathioningehalt des Urins der ersten Patientin gesichert (Harris *et al.*, 1959).

Spätere Untersucher benutzten zahlreiche andere Fließmittel mit Erfolg zur Identifikation des Cystathionins (Butanol: Eisessig: Wasser (120:50:30) und Butanol: Pyridin: Wasser (1:1:1); Butanol: Eisessig: Wasser (4:1:5) und sekundäres Butanol: tertiäres Butanol: Methyläthylketon: Wasser (4:4:8:5); Pyridin: Aceton: Ammoniumhydroxid: Wasser (45:30:5:20) und Isopropanol: Ameisensäure: Wasser (75:12,5:12,5); zur Dünnschichtchromatographie auf Silika-Gel wurden benutzt: Chloroform: Methanol: Ammoniak: Wasser (12:12:5:2) und Butanol: Eisessig: Wasser (3:3:2).

Säulenchromatographisch konnten außer den Harnkonzentrationen nun auch die geringen Plasma- und Liquorspiegel bei Patienten nachgewiesen werden. Der Cystathioningipfel eluierte dicht vor Methionin bei 443 ml, ohne Pufferwechsel auf pH 4,25 bei 515 ml. Mehrere 100 mg Cystathionin wurden in reiner Form isoliert; die Elementaranalyse stimmte mit Cystathionin überein (Frimpter, 1966). Andere Autoren bevorzugen die Hochspannungselektrophorese bei pH 1,9 und 4,0 zur Cystathionindarstellung (Schneiderman, 1967; Raine, 1968).

Die Brandsche Cyanid-Nitroprussidprobe auf SH-Gruppen, etwa des Cysteins und Homocysteins, war bei den Patienten von Berlow, Haraguchi, Tada und einem Patienten Lyons positiv, ohne daß eine Erklärung dafür gefunden werden konnte. Perry *et al.* (1967) halten einen von ihnen angewandten einfachen Ninhydrin-Screeningtest mit Urin nicht immer für ausreichend, um die Cystathioninausscheidung zu erfassen.

In der Differentialdiagnose einer hereditären Cystathioninurie sind vor allem die sekundären Formen der Cystathioninurie zu berücksichtigen (s. u.), darunter auch ein Vitamin B_6-Mangel und Vitamin B_{12}-Mangel bzw. die mit Methylmalonacidurie, Homocystinurie und Cystathioninurie einhergehende Vitamin B_{12}-Stoffwechselstörung (Rosenberg *et al.*, 1968; Hollowell *et al.*, 1969; Mudd, *et al.* 1969; s. Homocystinurie-Literatur).

Bei Frühgeborenen besteht regelmäßig eine Cystathioninurie (Endres u. Bremer, 1970).

Natürlich darf die Cystathioninurie nicht mit der Cystinurie verwechselt werden. Im Gegensatz zu letzterer kommt Steinbildung bei der Cystathioninurie nicht vor. Für die bei einem Patienten (Mongeau, 1966) beobachteten Nierenbeckensteine lagen andere Erklärungen vor, außerdem bestanden diese Steine aus Magnesiumammoniumphosphat, Karbonatapatit und Ammoniumhydrogenurat. Cystathionin wurde säulenchromatographisch in Extrakten dieser Steine nicht gefunden.

Die Cystathionin-Clearance ist bei Cystinurie — von zwei interessanten Ausnahmen abgesehen (Frimpter, 1969) — immer normal gefunden worden.

10. Prophylaxe, pränatale Diagnose

Unter dem Eindruck der bei den ersten Patienten mit Cystathioninurie beobachteten körperlichen und geistigen Defekte erschienen Bemühungen um eine Prophylaxe solcher Schäden während der Schwangerschaft von Bedeutung.

FRIMPTER *et al.* (1967) konnten eine pränatale Diagnostik und Therapie auswerten, als die Mutter ihres Patienten (MONGEAU *et al.*, 1966) erneut schwanger wurde. Beide Eltern waren aufgrund von Methionin-Belastungstests als Heterozygote anzusehen. Versuchsweise wurden der Schwangeren 400 mg Pyridoxin täglich verabreicht, in der Vorstellung, potentiell schädliche, hohe Cystathioninkonzentrationen prophylaktisch vermindern zu können. Die Urinausscheidung schwankte von 6,6—12,5 mg/24 Std; Werte, die ähnlich denen vor der Gravidität sind. Im letzten Schwangerschaftsmonat wurde zweimal mittels perkutaner Amniozentese Fruchtwasser gewonnen. Bei beträchtlicher Variabilität der Aminosäurekonzentrationen überhaupt fanden sich für Cystathionin vergleichbare Werte bei der Probandin und Kontrollpersonen. Es kam zu normaler Entbindung eines 2800 g schweren weiblichen Neugeborenen. Die Cystathioninkonzentration im Nabelschnurblut war mit 0,12 μMol/100 ml normal. Das Fruchtwasser hatte im 9. Monat einen Vitamin B_6-Gehalt von 107 mμg/ml, Nabelschnurblut enthielt 2000 mμg/ml (Normalwert 30—80 mμg/ml bei Erwachsenen). Das Neugeborene krampfte generalisiert 6 Std nach der Geburt, ohne daß eine Ursache eruiert werden konnte. Pyridoxin wurde sofort verabreicht und über Wochen ausschleichend abgesetzt. Über schnellen Vitamin B_6-Entzug als Ursache des Krampfanfalls konnte nur spekuliert werden. Ein Methionin-Belastungstest im Alter von 4 Wochen mit 200 mg pro kg Körpergewicht ergab keine Unterschiede gegenüber Vergleichskindern. Das Kind schien somit eine normale Transsulfuration aufzuweisen. Wenn durch diese Untersuchungen auch der Übergang hoher B_6-Konzentrationen von der Mutter auf den Feten bewiesen wurde und prophylaktisch wirksam werden könnte, so erscheint zur Zeit eine Prophylaxe ebensowenig angezeigt wie eine Therapie, da anscheinend Voreingenommenheit bei der Patientenselektion für Aminosäureanalysen dazu geführt hatte, die Cystathioninurie als Stoffwechselanomalie mit Krankheitswert anzusehen (SCOTT *et al.*, 1970; LYON *et al.*, 1971).

11. Therapie

Mit der beim zweiten Patienten mit Cystathioninurie von FRIMPTER (1963) beobachteten Wirksamkeit parenteraler und oraler Vitamin B_6-Gaben auf die hohe Cystathionin-Ausscheidung und die Cystathionin-Plasmaspiegel schien eine optimale Therapie zur Verfügung zu stehen, ehe sich ein typisches klinisches Bild abzeichnete. Bis auf den Patienten von TADA *et al.* (1968) (200 mg Pyridoxin i.m. und 60 mg Pyridoxalphosphat i.m.), haben tatsächlich alle bislang beschriebenen Patienten auf Vitamin B_6-Therapie mit einem eindrucksvollen Rückgang der Cystathioninurie, keiner jedoch mit sicher darauf zurückzuführender klinischer Besserung angesprochen. Die verabreichten Dosen lagen je nach Alter des Patienten zwischen 25 mg, 3mal 10 und 4mal 100 mg Vitamin B_6 täglich oral und 3mal 30 bis 4mal 30 mg täglich parenteral. Die Cystathioninurie kann mit Ausnahme des Patienten von TADA *et al.* (1968) zu den Vitamin B_6-abhängigen Erkrankungen gezählt werden (ROSENBERG, 1969).

In Einzelfällen wurde auch eine Cystin-Cystein-angereicherte Diät versucht, eine Bewertung ist jedoch noch nicht möglich. Da grundsätzlich in Frage gestellt ist, ob die Stoffwechselanomalie der Cystathioninurie schädlich ist, bleibt ohnehin offen, gegenüber welchen klinischen Kriterien man die angenommene klinische Wirksamkeit einer Pyridoxintherapie beurteilen soll (WHELAN u. SCRIVER, 1968).

12. Prognose

Im Hinblick auf die in den letzten Abschnitten angedeutete, wenn auch noch nicht endgültig gesicherte Benignität der Cystathioninurie kann die Prognose als sehr gut bezeichnet werden.

II. Sekundäre Cystathioninurien

Eine Cystathioninurie wird nicht selten beobachtet, ohne daß eine erbliche Stoffwechselstörung aufgrund eines Enzymdefekts der Cystathionase vorliegt. Diese Formen werden als sekundäre Cystathioninurie bezeichnet, ihr diagnostischer Wert ist begrenzt wegen der Vielfalt zugrundeliegender Störungen. Ihre Therapie hat sich nach der Grundkrankheit zu richten.

So beschrieben SCRIVER u. HUTCHISON (1963) eine Cystathioninurie bei einem 3 Monate alten Säugling mit Vitamin B_6-Mangelsyndrom in Form von Krämpfen, Hyperirritabilität, Hyperakusis und verminderter Wachstumsgeschwindigkeit, sowie abnormer Xanthurenacidurie, bei dem 2,75 mg Pyridoxin alle Erscheinungen beseitigten. Diese Beobachtung entsprach früheren Befunden bei Ratten mit Vitamin B_6-Mangel.

Die gleiche Ätiologie wurde bei einem Säugling mit Hypothyreose angenommen, der wegen einer unter Thyreoidea sicca-Behandlung aufgetretenen Hypercalcämie mit einer calciumfreien Milch behandelt wurde, der auch die wasserlöslichen Vitamine fehlten (FOURMAN *et al.*, 1966). Die Cystathioninurie trat in diesem Fall nach 3wöchiger Diät auf und verschwand auf Gabe von 0,5 mg Pyridoxin i.m.

Relativer Vitamin B_6-Mangel war die Ursache für eine Cystathioninurie unter massiver L-Thyroxinbelastung (31 mg während 12 Tagen!), die zu erhöhtem Vitaminbedarf während der allgemeinen Stoffwechselaktivierung führte. Thyroxingaben vermindern auch nach anderen experimentellen Befunden die Aktivitäten Pyridoxalphosphat-abhängiger Enzyme (s. bei GJESSING, 1964).

Die Urinausscheidung von Metaboliten des Dihydroxyphenylamins und von Catecholaminen bei neurogenen Tumoren war bereits geläufig, als GJESSING 1963 auf die Anwesenheit von Cystathionin im Urin von 6 Kindern mit aktivem Neuroblastom und metastasierendem Ganglioneuroblastom aufmerksam machte. Er wies auch im Tumorgewebe 6—8 mg/g Frischgewicht nach, im Gegensatz zu einem Gehalt von 0,7 mg/g in Nebennieren-, Leber- und Schilddrüsengewebe. GJESSING nahm zunächst an, der Cystathioningehalt der Tumoren sei durch den gesteigerten Methioninstoffwechsel bei vermehrter Methylierung von Catecholen bedingt und Ausdruck einer Cystathionase-Inhibition infolge einer catecholbedingten Vitamin B_6-Inaktivierung (GJESSING, 1963). Aufgrund weiterer Untersuchungen kam er zu der Schlußfolgerung, daß ein Übertritt von Cystathionin aus Tumoren und Metastasen die Cystathioninurie bedinge und diese mit dem Malignitätsgrad und der Ausbreitung der Metastasen korreliert sei und nach chirurgischer Entfernung abnehme. Schließlich diskutierte er auch eine Leberfunktionsstörung durch die ausgedehnten Lebermetastasen.

SHAW *et al.* bestätigten GJESSINGs Beobachtungen bei 13 Patienten mit Neuroblastom und Cystathioninurie (SHAW *et al.*, 1967; LIEBERMAN *et al.*, 1967). Die Cystathioninkonzentration im Urin war jedoch nicht notwendigerweise mit dessen pathologischem Gehalt an Vanillinmandelsäure, Vanillinmilchsäure und Homovanillinsäure, noch mit dem Bestehen zahlreicher Metastasen, korreliert.

GEISER u. EFRON (1968) berichteten über den Wert des Phänomens der Cystathioninurie für Diagnose und Therapiekontrolle bei 28 Kindern mit aktiven Neuroblastomen und Ganglioneuroblastomen, bei 15 Kindern 5 Monate bis 8 Jahre nach erfolgreicher Behandlung dieser Tumoren und bei 34 Kindern mit anderen Geschwülsten und Erkrankungen. Eine Cystathioninurie wurde bei 50% der Patienten mit aktiven neurogenen Tumoren gefunden, während bei 61% dieser Gruppe die Vanillinmandelsäureausscheidung pathologisch erhöht war. Patienten mit anderen Tumoren und Erkrankungen boten keine Cystathioninurie. Die Häufigkeit der Cystathioninurie bei diesen Kindern berechtigte zu ihrer Benutzung als diagnostische Hilfe bei Tumoren der Ganglienzellreihe. Auch sie fanden eine schlechte Korrelation der Cystathioninurie mit dem Bestehen von Metastasen und mit der Vanillinmandelsäureausscheidung. Die Cystathioninurie schien dabei unabhängig von der Vanillinmandelsäureausscheidung zu sein, so daß eine Cystathioninbestimmung besonders bei normaler Ausscheidung der letzteren trotz Tumorverdacht indiziert schien. Das Verschwinden der Cystathioninurie schien zusammen mit dem Rückgang aller übrigen Symptome und klinischen Zeichen der

Erkrankung ein Parameter für den Therapieerfolg zu sein, war für sich allein jedoch kein Beweis für eine Heilung oder Besserung. Das Persistieren einer Cystathioninurie unter Therapie konnte andererseits als ernstes Zeichen noch aktiver Erkrankung gewertet werden (s. auch FEIGIN, 1969).

Cystathionin, Vanillinmandelsäure und Catecholamine im Urin bestimmten auch HELSON *et al.* (1972) bei 27 Kindern mit Neuroblastom und 9 Patienten mit anderen Diagnosen. Zufällig wurde dabei unter dem Kontrollkollektiv ein weiterer Fall von primärer Cystathioninurie ohne irgendeinen krankhaften Befund entdeckt. Die Autoren kamen zur Schlußfolgerung, daß 81% der Patienten mit fortschreitendem Neuroblastom pathologisch erhöhte Werte für Cystathionin im Urin aufweisen und diese auch bei normaler Ausscheidung von Vanillinmandelsäure und/oder Catecholaminen nachgewiesen werden können. Dementsprechend sollte die Cystathioninbestimmung im Urin zu einer vollständigen labormäßigen Abklärung von Neuroblastompatienten und zu deren Verlaufskontrolle eingesetzt werden.

Da auch bei Hepatoblastomen eine Cystathioninurie beschrieben wurde, muß dieser seltene Tumor des Kindesalters differentialdiagnostisch berücksichtigt werden. So beschrieben GJESSING u. MAURITZEN (1965) ein 19 Monate altes Kleinkind mit einem abdominellen Tumor, wobei die Vanillinmandelsäure- und Homovanillinsäureausscheidung altersgemäß war. Der deutlichste Fleck auf einem Aminosäuren-Chromatogramm bot für Cystathionin charakteristische Rf-Werte, elektrophoretische Beweglichkeit und Farbreaktionen. Die Ausscheidung lag bei 200 μg/mg Kreatinin. Gleichzeitig bestand eine Ausscheidung von 240 μg/mg Kreatinin β-Aminoisobuttersäure. Aus dem inoperablen Tumor wurde bioptisch pathognomonisches embryonales Lebergewebe nachgewiesen. Während deutliche Urinausscheidung von β-Aminoisobuttersäure bei Lebererkrankungen und Kachexie geläufig ist, führten die Autoren die Cystathioninurie auf Übertritt der intracellulären Aminosäure Cystathionin aus dem Tumorgewebe zurück. LIEBERMAN *et al.* (1967) beobachteten eine Cystathioninurie von 50—160 mg/g Kreatinin bei drei weiteren kindlichen Patienten mit Hepatoblastomen und nahmen an, daß der Tumor für die Cystathioninproduktion verantwortlich war, da diese mit der Tumorgröße korreliert schien.

Auch VOÛTE u. WADMAN (1968) teilten eine entsprechende Beobachtung mit und kamen zu dem Schluß, daß nicht eine tumorbedingte Leberfunktionsstörung, sondern das Tumorgewebe selbst die Ursache für die Cystathioninurie sei. Eine Blutuntersuchung aus den Tumordrainierenden Gefäßen konnte nicht durchgeführt werden. Ein Cystathionasemangel in den Tumorzellen und begrenzte Speicherungskapazität für das akkumulierende Cystathionin wurden diskutiert und könnten durch Cystathionase-Bestimmung im Tumorgewebe geklärt werden. Andere Aminosäuren wurden bei Hepatoblastomen nicht vermehrt ausgeschieden, auch nicht Homocystein, die metabolische Vorstufe des Cystathionins.

Sekundäre Cystathioninurien, insbesondere bei verschiedenen Leberfunktionsstörungen, zum Teil mit Methionin- und Tyrosinanstieg im Plasma, wurden bei Lebercirrhose (LIEBERMAN *et al.*, 1967), Hepatitis (v. STUDNITZ, 1969; ENDRES u. BREMER, 1970), unbehandelter Galaktosämie (LIEBERMAN *et al.*, 1967; SHAW *et al.*, 1967), Tyrosinose (SHAW *et al.*, 1967), präfinal bei konnataler Pfortaderobstruktion, Glykogenose Typ IV und Ahornsirupkrankheit (SHAW *et al.*, 1967; LIEBERMAN *et al.*, 1967) sowie bei Gallengangsatresie, Vitamin D-Intoxikation und nichtketotischer Form der Hyperglycinämie vor Diätbeginn beobachtet (ENDRES u. BREMER, 1970). Einzelne Fälle sekundärer Cystathioninurie sprechen auf Vitamin B_6-Therapie an. Die exakte Ursache der Cystathioninurie bei bestimmten Lebererkrankungen bedarf weiterer systematischer Untersuchungen. In jüngster Zeit wurde bei Ratten gezeigt, daß Implantation von metastasierenden Tumoren die Aktivitäten von 3 Pyridoxalphosphat-abhängigen Enzymen einschließlich der Cystathionase herabsetzte und nach Tumorexstirpation z.B. die Cystathionase von 50% der Aktivität wieder auf normale Werte anstieg (CHATAGNER *et al.*, 1969).

Zusammenfassung

Die *primäre* Cystathioninurie ist eine erbliche Stoffwechselanomalie, die meistens auf gestörter Apoenzym-Coenzymbindung der Cystathionase beruht und in dieser Form zu den Vitamin B_6-abhängigen Erkrankungen gerechnet werden muß. Seltener ist ein Vitamin B_6-unabhängiger Defekt der Cystathionase. In beiden Fällen ist der Hauptweg der Transsulfuration des Methioninschwefels zu Cysteinschwefel an der Stelle blockiert, wo normalerweise Cystathionin in Cystein und α-Ketobutyrat gespalten wird.

Den biochemischen Veränderungen hat sich kein charakteristisches klinisches Bild zuordnen lassen. Beschriebene somatische und geistige Aberrationen bei mehreren Patienten beruhten mit großer Wahrscheinlichkeit auf Voreingenommenheit bei der Patientenselektion zu entsprechenden Aminosäurenbestimmungen in Urin und Plasma. Homozygote Patienten ohne jegliche Krankheitszeichen sprechen für die Gutartigkeit der Stoffwechselstörung. Eine massive Vitamin B_6-Zufuhr führt bei den B_6-abhängigen Formen zu Normalisierung der biochemischen Veränderungen; der Wert einer solchen „Therapie" wäre bei weiteren Hinweisen für die Harmlosigkeit der Stoffwechselanomalie fragwürdig.

Sekundäre Cystathioninurien sind bei Vitamin B_6-Mangel, Vitamin B_{12}-Stoffwechselstörungen, Neuroblastomen, Hepatoblastomen, Lebercirrhose, Hepatitis, unbehandelter Galaktosämie, Tyrosinose, präfinal bei konnataler Pfortaderobstruktion, bei Glykogenose Typ IV und Ahornsirupkrankheit, sowie bei Gallengangsatresie, Vitamin D-Intoxikation und nichtketotischer Hyperglycinämie beobachtet worden. Frühgeborene scheiden in der Regel Cystathionin aus.

Literatur

Berlow, S.: Studies in Cystathioninemia. Amer. J. Dis. Child. **112**, 135—142 (1966).

Berlow, S., Efron, M.: Studies in Cystathioninuria. (Abstract.) J. Pediat. **67**, 714—715 (1965).

Binkley, F.: Enzymatic cleavage of thioethers. J. Biol. Chem. **186**, 287—292 (1950).

Binkley, F. *et al.*: J. Biol. Chem. **194**, 109—113 (1952); zit. bei Frimpter *et al.*, 1963.

Binkley, F., Boyd, M.: Catalytic cleavage of thioethers. J. Biol. Chem. **217**, 67—73 (1955).

Blaschko, H., Datta, S. P., Harris, H.: Pyridoxine Deficiency in the Rat: Liver L-Cysteic Acid Decarboxylase Activity and Urinary Amino Acids. Brit. J. Nutr. **7**, 364—369 (1953).

Brenton, D. P., Cusworth, D. C., Gaull, G. E.: Homocystinuria: biochemical studies of tissues including a comparison with cystathioninuria. Pediatrics **35**, 50—56 (1965).

Chatagner, F., Hirsch, A., Durieu-Trautmann, O., Rain, M. C.: Activities of Cystathionase, Cysteine Sulphinic Acid Decarboxylase and Serine Dehydratase in the Liver of Tumour-Bearing Rats. Experientia **25**, 1077—1078 (1969).

Chen, R. F.: Cystathioninuria (letter). New Engl. J. Med. **268**, 1200—1201 (1963).

Eagle, H., Washington, C., Friedman, S. M.: Synthesis of Homocystine, Cystathionine and Cystine by Cultured Diploid and Heteroploid Human Cells. Proc. Nat. Acad. Sc. U.S. **56**, 156—160 (1966).

Editorial: Aminoaciduria: A Garrod's Eye View. New Engl. J. Med. **278**, 962—963 (1968).

Endres, W., Bremer, H. J.: Primäre und sekundäre Cystathioninurien (Vortrag). 68. Tagung der Deutschen Ges. f. Kinderheilkunde, Wiesbaden, 1970.

Feigin, R. D.: Blood and Urine Amino Acid Aberrations. Physiological and Pathological Changes in Patients Without Inborn Errors of Amino Acid Metabolism. Amer. J. Dis. Child. **117**, 24—47 (1969).

Finkelstein, J. D., Mudd, S. H., Irreverre, F., Laster, L.: Deficiencies of Cystathionase and Homoserine Dehydratase Activities in Cystathioninuria. Proc. Nat. Acad. Sc. U.S. **55**, 865—872 (1966).

Finkelstein, J. D., Mudd, S. H., Irreverre, F., Laster, L.: Cystathioninuria (letter). Amer. J. Dis. Child. **115**, 388—390 (1968).

Fourman, P., Summerscals, J. W., Morgan, D. M.: Cystathioninuria from Pyridoxine Deficiency Complicating Treatment of Hypercalcaemia in a Cretin. Arch. Dis. Childh. **41**, 273—278 (1966).

Frimpter, G. W.: Cystathioninuria: Nature of the Defect. Science **149**, 1095—1096 (1965).

Frimpter, G. W.: Cystathioninuria. In: Stanbury, J. B., Wyngaarden, J. B., Fredrikson, D. S.: The metabolic basis of inherited disease. 2nd ed. New York: McGraw-Hill 1966.

Frimpter, G. W.: Cystathioninuria. In: Nyhan, W. L. (ed.): Amino Acid Metabolism And Genetic Variation. New York: McGraw-Hill 1967.

Frimpter, G. W.: Cystathioninuria in a Patient with Cystinuria. Amer. J. Med. **46**, 832—838 (1969).

Frimpter, G. W., Greenberg, A. J.: Renal Clearance of Cystathionine in Homozygous and Heterozygous Cystathioninuria, Cystinuria, and the Normal State. J. clin. Invest. **46**, 975—982 (1967a).

Frimpter, G. W., Greenberg, A. J., Hilgarten, M., Fuchs, F.: Cystathioninuria: Management. Amer. J. Dis. Child. **113**, 115—118 (1967b).

Frimpter, G. W., Haymovitz, A., Herwith, M.: Cystathioninuria. New Engl. J. Med. **268**, 333—339 (1963).

GAULL, G. E.: Cystathioninuria (letter). Amer. J. Dis. Child. **115**, 390—391 (1968).

GEISER, C. F., EFRON, M. L.: Cystathioninuria in Patients with Neuroblastoma or Ganglioneuroblastoma. Its Correlation to Vanilmandelic Acid Excretion and its Value in Diagnosis and Therapy. Cancer **22**, 856—860 (1968).

GJESSING, L. R.: Cystathioninuria and vanil-lactic-aciduria in neuroblastoma and argentaffinoma. Lancet **1963 II**, 1281—1282.

GJESSING, L. R.: Cystathioninuria During A Load Of Thyroxine. Scand. J. Clin. Lab. Invest. **16**, 680 (1964).

GJESSING, L. R., MAURITZEN, K.: Cystathioninuria in Hepatoblastoma. Scand. J. Clin. Lab. Invest. **17**, 513—514 (1965).

GJESSING, L. R., TORVIK, A.: Distribution of cystathionine in human brain. Scand. J. Clin. Lab. Invest. **18**, 565 (1966).

GREENGARD, O., GORDON, M.: The cofactor-mediated regulation of apoenzyme levels in animal tissues: I. The pyridoxine-induced rise of rat liver tyrosine transaminase level in vivo. J. Biol. Chem. **278**, 3708—3712 (1963).

HARAGUCHI, H., IWATANI, E., YAMASHITA, F., NAGAYAMA, T.: Studies on Cystathioninuria. Igakunoayumi (Jap.) **61**, 72—74 (1967).

HARRIS, H., PENROSE, L. S., THOMAS, D. H. H.: Cystathioninuria. Ann. Human Genet. **23**, 442—453 (1959).

HELSON, L., FLEISHER, M., BETHUNE, V., MURPHY, M. L., SCHWARTZ, M. K.: Urinary Cystathionine, Catecholamine, and Metabolites in Patients with Neuroblastoma. Clin. Chem. **18**, 613—615 (1972).

HESSEL, S. J.: Cystathioninuria (letter). New Engl. J. Med. **179**, 47 (1968).

HOOFT, C., CARTON, D., DE SCHRYVER, F.: Cystathioninemia in Three Siblings. In: ALLAN, J. D., HOLT, K. S., IRELAND, J. T., POLLITT, R. J. (eds.): Enzymopenic Anemias, Lysosomes and other papers. Edinburgh und London: E & S Livingstone Ltd. 1969.

HOPE, D. B.: L-Cystathionine in the urine of pyridoxine-deficient rats. Biochem. J. **66**, 486—491 (1957).

HOPE, D. B.: Cystathionine Accumulation In The Brains of Pyridoxine-Deficient Rats. J. Neurochem. **11**, 327—337 (1964).

HOROWITZ, N. H.: Methionine Synthesis in Neurospora. The Isolation of Cystathionine. J. Biol. Chem. **171**, 255—259 (1947).

KATO, A., OGURA, M., KIMURA, H., KAWAI, T., SUDA, M.: Control Mechanism in Rat Liver Enzyme System Converting L-Methionine to L-Cystine. 2. Crystallization of Serine Dehydratase, Cystine Desulfurase and Cysteine Desulfhydrase. J. Biochem. **59**, 34—39 (1966).

KATO, A., OGURA, M., SUDA, M.: Control Mechanism in Rat Liver Enzyme System Converting L-Methionine to L-Cystine. 3. Noncompetitive Inhibition of Cystathionine-Synthetase—Serine Dehydratase by Elemental Sulfur and Competitive Inhibition of Cystathionase—Homoserine Dehydratase by L-Cysteine and L-Cystine. J. Biochem. **59**, 40—46 (1966).

LIEBERMAN, E., SHAW, K. N. F., DONNELL, G. N.: Cystathioninuria In Galactosemia And Certain Types Of Liver Disease. Pediatrics **40**, 828—833 (1967).

LOISELET, J., CHATAGNER, F.: Purification et étude de quelques propriétés de la cystéine désulfurase "soluble" (cystathionase) du foie de rat. Bull. Soc. chim. biol. **47**, 33—36 (1965).

LOISELET, J., CHATAGNER, F.: Amino-Acid Composition Of "Ethionine-Induced" Cystathionase Of Rat Liver. Biochim. Biophys. Acta **130**, 180—183 (1966).

LYON, I. C. T., PROCOPIS, P. G., TURNER, B.: Cystathioninuria in a well baby population. Acta Paediat. Scand. **60**, 324—328 (1971).

MATSUO, Y., GREENBERG, D. M.: A Crystalline Enzyme That Cleaves Homoserine and Cystathionine: I. Isolation Procedures and Some Physicochemical Properties. J. Biol. Chem. **230**, 545—560 (1958).

MONGEAU, J. G., HILGARTNER, M., WORTHEN, H. G., FRIMPTER, G. W.: Cystathioninuria. Study of an infant with normal mentality, thrombocytopenia, and renal calculi. J. Pediat. **69**. 1113—1120 (1966).

MONGEAU, J. G., HILGARTNER, M., WORTHEN, H. G., FRIMPTER, G. W.: Cystathioninuria, Thrombocytopenic Purpura and Urinary Lithiasis. Abstracts of the Amer. Pediat. Soc. 75th Meeting, 1965, p. 47.

PERRY, T. L.: Cystathioninuria (letter). New Engl. J. Med. **279**, 48 (1948b).

PERRY, T. L., HANSEN, S., LOVE, D., FINCH, C. A.: N-Acethylcystathionine: a New Urinary Aminoacid in Congenital Cystathioninuria. Nature **219**, 178—179 (1968c).

PERRY, T. L., HARDWICK, D. F., HANSEN, S., LOVE, D. L., ISRAELS, S.: Cystathioninuria In Two Healthy Siblings. New Engl. J. Med. **278**, 590—592 (1968a).

Perry, T. L., Robinson, G. C., Teasdale J. M., Hansen, S.: Concurrence of Cystathioninuria, Nephrogenic Diabetes Insipidus and Severe Anemia. New Engl. J. Med. **276**, 721—725 (1967).

Raine, D. N.: Abdominal Tumours and Cystathioninuria. Arch. Dis. Childh. **43**, 499—500 (1968).

Rosenberg, L. E.: Inherited Aminoacidopathies Demonstrating Vitamin Dependency. New Engl. J. Med. **281**, 145—153 (1969).

Schneiderman, L. J.: Latent Cystathioninuria. J. med. Genet. **4**, 260—263 (1967).

Scott, C. R., Dassell, St. W., Clark, S. H., Chiang-Teng, C., Swedberg, K. R.: Cystathioninemia: A benign genetic condition. J. Pediat. **76**, 571—577 (1970).

Scriver, C. R.: Vitamin B_6 Deficiency and Dependency in Man. Amer. J. Dis. Child. **113**, 109—114 (1967).

Scriver, C. R., Hutchison, J. H.: The Vitamin B_6 Deficiency Syndrome In Human Infancy: Biochemical and Clinical Observations. Pediatrics **31**, 240—250 (1963).

Shaw, K. N. F., Koch, R., Donnell, G. N., Lieberman, E., Jacobs, E. E., Gutenstein, M., Ragsdale, N.: Cystathioninuria in a phenylketonuric patient. Proc. Amer. Pediat. Soc., 73rd Meeting, 1963.

Shaw, K. N. F., Lieberman, E., Donnell, G. N., Koch, R., Weil, M. L., Menkes, J. H.: Cystathioninuria. Proc. 12th Int. Congr. Pediat., Mexico City, 1968.

Shaw, K. N. F., Lieberman, E., Koch, R., Donnell, G. N.: Cystathioninuria. Amer. J. Dis. Child. **113**, 119—127 (1967).

v. Studnitz, W.: Cystathioninuria in Children with Neuroblastoma with and without Metastasis. Acta Paediat. Scand. **59**, 80—82 (1970).

Sturman, J. A., Cohen, P. A., Gaull, G. E.: Metabolism of L-^{35}S-Methionine in Vitamin B_6 Deficiency: Observations on Cystathioninuria. Biochem. Med. **3**, 510—523 (1970).

Tada, K., Yoshida, T., Yokoyama, Y., Sato, T., Nakagawa, H.: Arakawa, T.: Cystathioninuria not associated with Vitamin B_6-Dependency: A probable new Type of Cystathioninuria. Tohoku J. exp. Med. **95**, 235—242 (1968).

Tallan, H. H., Moore, S., Stein, W. H.: L-Cystathionine in human brain. J. Biol. Chem. **230**, 707—716 (1958).

Voute, P. A., Wadman, S. K.: Cystathioninuria in Hepatoblastoma. Clin. Chim. Acta **22**, 373—378 (1968).

Werman, R. R., Davidoff, A., Aprison, M. H.: The Inhibitory Action Of Cystathionine. Life Sciences **5**, 1431—1440 (1966).

Whelan, D. T., Scriver, C. R.: Cystathioninuria And Renal Iminoglycinuria In A Pedigree. New Engl. J. Med. **278**, 924—927 (1968).

Wong, P. W. K., Schwarz, V., Komrower, G. M.: The Biosynthesis of Cystathionine in Patients with Homocystinuria. Pediat. Res. **2**, 149—160 (1968).

Seltenere Defekte des Aminosäuren-Stoffwechsels

Von

U. Willenbockel

Mit 7 Abbildungen

Ia. Defekte des Harnstoffcyclus (Hyperammonämien)

Das stickstoffhaltige Endprodukt des Eiweißstoffwechsels ist bei Säugetieren, Amphibien und Fischen hauptsächlich der Harnstoff, bei Vögeln und Reptilien die Harnsäure, bei Knochenfischen und Kaulquappen vor der Metamorphose und dem Übergang zum Landleben das Ammoniak. Die Metamorphose der Kaulquappe bildet deshalb ein günstiges Objekt für das Studium der Induktion der Enzyme des Harnstoffcyclus. Die *Harnstoffsynthese* erfolgt beim Menschen zum überwiegenden Teil in der Leber, zu einem kleinen Teil auch in der Niere, im Gehirn und in anderen Körperzellen. Die von 5 Enzymen katalysierte Bildung des Harnstoffs aus dem beim Aminosäurenabbau freiwerdenden Ammoniak geht aus Abb. 1 hervor (Brown *et al.*, 1959; Krebs, 1934, 1951; Krebs u. Henseleit, 1932; Marshal u. Cohen, 1961; Meister, 1954; Metzenberg, 1961; Petrack u. Ratner, 1958; Ratner *et al.*, 1953—1960; Schimke, 1962; Sporn *et al.*, 1959).

Die Argininbernsteinsäure-Synthetase ist in der Leber des Menschen das limitierende Enzym; die relativen Aktivitäten verhalten sich in der menschlichen Leber nach Kennan u. Cohen (1961) folgendermaßen: Argininbernsteinsäure-Synthetase (1) : Argininosuccinase (3,3): Carbamylphosphat-Synthetase (4,5) : Arginase (149) : Ornithin-Transcarbamylase (163).

Die wichtigsten *Stoffwechselreaktionen*, in denen *Ammoniak produziert* wird, werden durch Aminosäuren-Dehydrogenasen, Amidasen und Aminooxydasen katalysiert. Aminosäurenoxydasen spielen eine untergeordnete Rolle. Die möglichen Bildungsstätten für Ammoniak sind der Darm, die Muskeln und Nieren. Pfortaderblut hat eine dreifach höhere Ammoniakkonzentration als peripheres Blut. Im Darmlumen entsteht Ammoniak durch Mikroorganismen aus Glutamin und Harnstoff, bei der Muskelarbeit durch Desamination von 5′-Adenosin-Monophosphat. In der Niere wird Ammoniak in den Tubuluszellen aus Glutamin und den Aminosäuren Alanin, Glycin, Glutaminsäure u.a. produziert. Ca. 35% des Ammoniaks im Urin stammen aus präformiertem arteriellen Ammoniak. Die *Entgiftung von Ammoniak* erfolgt hauptsächlich in Leber und Niere, aber auch im Gehirn, welches auf toxische Effekte besonders empfindlich reagiert. Die toxischen Effekte werden mit einer Reduktion der ATP-Reserven des Gehirns durch Interferenz von Ammoniak mit dem Zitronensäurecyclus erklärt (Verbrauch von α-Ketoglutarat, vermehrte Glutaminsynthese, die ATP verbraucht, Abnahme der NADH-Konzentration). Die wichtigsten Entgiftungsreaktionen sind Glutaminbildung, Bildung von Glutaminsäure und Carbamylphosphat, welches als erstes Substrat den Cyclus der Harnstoffsynthese induziert. Es bestehen Beziehungen zwischen Harnstoff- und Zitronensäurecyclus. Die wichtigste Verbindung ist die über die 1-Ornithin-α-ketosäure-Transaminase, die in Abhängigkeit vom Stoffwechselgleichgewicht entweder zur Glutaminsäure- oder Prolinsynthese führt.

Untersuchungen an *fetalem Leber- und Hirngewebe* haben gezeigt, daß die *Enzyme der Ammoniakentgiftung* schon vom 50. Tag der Gravidität nachzuweisen sind und daß die Enzyme des Harnstoffcyclus mit Ausnahme der Arginase zum Zeitpunkt der Geburt bereits die Erwachsenenaktivität erreichen. Der Fetus ist also in der Lage, größere Mengen von Ammoniak, insbesondere durch Bildung von Harnstoff in der Leber zu entgiften. Aber auch lokal im Hirn entstehendes Ammoniak kann nach dem 60. Tag der Schwangerschaft durch die Aktivität der Glutamatdehydrogenase, Glutamat-Oxalat-Transaminase, Glutaminase I,

Glutamin-Synthetase, Glutamat-Decarboxylase, Argininosuccinase und andere Enzyme entgiftet werden. Dabei ist der Entgiftungsprozeß mit der Bildung von Neurotransmissionssubstanzen wie Glutaminsäure, γ-Aminobuttersäure, γ-Guanidinobuttersäure und Arginin gekoppelt (vgl. COLOMBO, 1971; COLOMBO u. RICHTERICH, 1968; KENNAN u. COHEN, 1959).

Störungen der Harnstoffsynthese lassen sich methodisch durch den Nachweis verminderter Harnstoffkonzentrationen im Plasma, verminderter Harnstoffausscheidung im Urin bei sonst normaler Nierenfunktion und Erhöhung des Ammoniakgehaltes im Blut erfassen.

Neben den Diffusionsverfahren nach THEORELL u. CONWAY (vgl. RICHTERICH *et al.*, 1962, 1965) stehen zwei relativ einfache Methoden zur *Blutammoniakbestimmung* zur Verfügung: das kolorimetrische Phenol-Hypochloritverfahren nach KELLER u. MÜLLER-BEISSENHIRTZ (1967) und die enzymatische Methode nach SCHMIDT u. SCHWARZ (1966), die auf einer umgekehrten Glutamat-Dehydrogenase-Reaktion beruht. Die Hauptfehler der Blutammoniakbestimmung geschehen zwischen der Blutentnahme beim Patienten und der Weiterverarbeitung im Laboratorium (vgl. COLOMBO, 1971; CONN, 1966; MÜTING *et al.*, 1970). Der normale Ammoniakgehalt im Blut beträgt 20—60 γ/100 ml Blut (10—30 μmol/l).

Die *Anhäufung von Ammoniak* in Blut *(Hyperammonämie)*, Körperflüssigkeiten und Geweben ist am häufigsten auf ein funktionelles Versagen der Leber zurückzuführen. Eine Hyperammonämie kann aber auch infolge gesteigerter bakterieller Eiweißzersetzung im Darm nach gastrointestinalen Blutungen, durch eiweißreiche Ernährung bei schlechter Eiweißtoleranz und infolge mangelhafter Ammoniakentgiftung in der Leber bei Patienten mit Lebercirrhose oder nach portocavaler Shunt-Operation entstehen, begünstigt durch interkurrente Infekte, Alkoholabusus, Medikamente und operative Eingriffe. Die Ammoniaktoxicität wird durch Alkalose, verminderte Glucoseutilisation und Hypokaliämie verstärkt. Diuretica sollen die Ammoniakbildung in der Niere steigern (vgl. MÜTING *et al.*, 1970).

In den letzten 10 Jahren konnte für jedes der 5 *Hauptenzyme* des Harnstoffcyclus (Abb. 1) ein *erblicher Defekt* nachgewiesen oder wahrscheinlich gemacht werden, der mit einer mehr oder weniger stark ausgeprägten Hyperammonämie einhergeht. Die Erhöhung des Ammoniakgehaltes im Blut und Liquor dieser Patienten übertrifft z.T. sogar die beim Coma hepaticum beobachteten Konzentrationen und wird als ein wesentlicher Faktor in der Pathogenese der bei diesen Krankheitsbildern vorkommenden *Hirnschädigung* angesehen. Das gilt auch für weitere Stoffwechselstörungen, die congenitale *Lysin-Intoleranz* (s. S. 518), bei der es infolge einer kompetitiven Hemmung der Arginase durch Lysin zur Ammoniakintoxikation und Hirnschädigung kommt, und die *Ornithinämie* (s. S. 516), bei der ein Seitenweg des Harnstoffcyclus blockiert ist.

Bisher ungeklärt ist die Ätiologie der Hyperammonämie bei 36 von RETT (1966—1969) beschriebenen geistig retardierten Mädchen (s. S. 518). PERHEENTUPA u. VISAKORPI (1965) führen die Hyperammonämie bei 10 von ihnen beobachteten Kindern mit *Proteinintoleranz* (s. S. 555) auf einen Defekt im Transport der basischen Aminosäuren Lysin, Arginin und Ornithin zurück, da die Enzyme des Harnstoffcyclus bei diesen Kindern normal waren.

Alle diese Krankheiten haben vieles in ihrer *Symptomatik* gemeinsam. *Leitsymptome* sind insbesonders periodisches Erbrechen, Krämpfe, Lethargie und statisch-geistige Retardierung. Die akute Symptomatik läßt häufig eine Abhängigkeit von Infektionen, Operationen und Eiweißreichtum der Nahrung erkennen.

Nur eine gründliche Stoffwechseluntersuchung mit Bestimmung von Ammoniak-, Harnstoff- und Aminosäurenkonzentrationen in Plasma, Liquor und Urin und Bestimmung der Enzymaktivitäten in Leber, evtl. in isolierten Blutzellen oder Fibroblasten ermöglicht im Verdachtsfall eine sichere Diagnose. Da aber nur eine Frühdiagnose und sofort eingeleitete diätetische Therapie bei diesen sicher seltenen, aber wohl doch noch meist verkannten Krankheiten den Cerebralschaden verhüten kann, sollen sie nachfolgend eingehender besprochen werden. Eine ältere Übersicht findet sich bei EFRON (1966), eine neuere wurde nach Bearbeitung dieses Kapitels von COLOMBO (1971) publiziert.

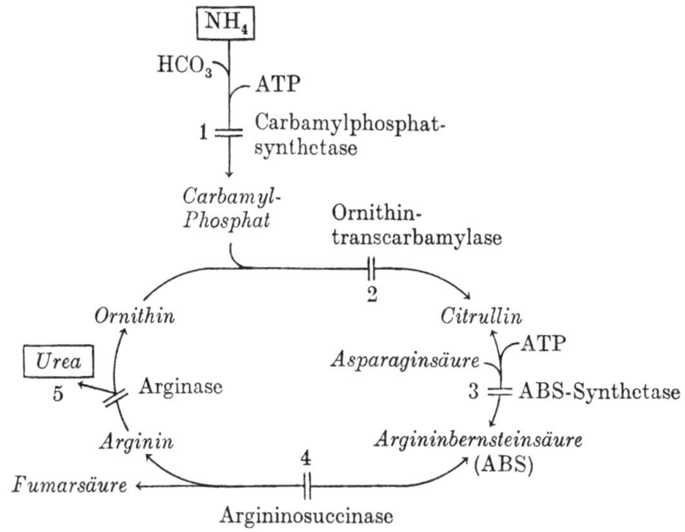

Abb. 1. Stoffwechselschema des Harnstoffcyclus mit den 5 bekannten Enzymdefekten. (Aus Medizin u. Ernährung: **11**, 105—111. Thieme Verlag, 1970)

1. Carbamylphosphat-Synthetase-Mangel

Definition. Es handelt sich beim Carbamylphosphat-Synthetase-Mangel um eine erbliche Stoffwechselkrankheit, die klinisch durch Krämpfe und schwere Hirnschädigung, biochemisch durch Hyperammonämie und stark verminderte Enzymaktivität in Leber und Gehirn charakterisiert ist.

Historisches, Häufigkeit, Geschlecht und Erbgang. Die erste Beobachtung der Krankheit stammt von FREEMAN *et al.* (1964) bei einem 3 Monate alten Säugling. Bisher liegt nur eine weitere Beschreibung von HOMMES *et al.* (1969) bei einem Säugling, der mit $7^1/_2$ Monaten ad exitum kam, vor. In beiden Familien waren je 2 Geschwister sowohl männlichen als auch weiblichen Geschlechts von der Neugeborenenperiode bis zum Alter von 5 Monaten unter ähnlicher Symptomatik verstorben. In der einen Familie starben auch eine Großtante und eine Tante des Patienten an Krämpfen in der Neugeborenenperiode. Es wird ein autosomal-rezessiver Erbgang vermutet.

Biochemischer Defekt. Im Lebergewebe dieser Patienten wurde bioptisch, bzw. autoptisch eine Verminderung der Carbamylphosphat-Synthetase-Aktivität nachgewiesen; bei einem Patienten (FREEMAN *et al.*, 1964) ist das Ausmaß nicht angegeben, beim zweiten Patienten war die Aktivität auf $^1/_3$ der Norm vermindert. Im Hirngewebe war die Aktivität auf $^1/_{15}$ der Norm reduziert (HOMMES *et al.*, 1969). Die übrigen Enzyme des Harnstoffcyclus waren bei beiden Patienten normal. In der Leber des einen Patienten wurde eine Verminderung der Aktivität von Hexokinase und Glucokinase bei erhöhten Blutzuckerwerten und schlechtem Ansprechen auf Insulin und Leucin nachgewiesen (HOMMES *et al.*, 1969). Für die bei einem Patienten nach der Leberbiopsie beobachtete, schwere, therapieresistente Ketose wird eine sekundäre Blockierung des Zitronensäurecyclus infolge Substratmangels oder Inhibition vermutet (FREEMAN *et al.*, 1964).

Pathologische Anatomie. An Biopsie- und Nekropsiematerial wurde eine Verfettung der *Leber* bei normaler portaler Zirkulation und eine spongiöse Degeneration besonders im *Hirn*stamm und in den Basalganglien nachgewiesen (FREEMAN *et al.*, 1964; HOMMES *et al.*, 1969).

Krankheitsbild. Die Symptomatik begann im Alter von 10—20 Tagen mit schlechtem Trinken, Lethargie, Hypotonie der Muskulatur, evtl. leichten Krämpfen und irregulären Augenbewegungen. Die Sehnenreflexe waren abgeschwächt, der Moro-Reflex erloschen. Bei einem Patienten wurde auch ein Papillenödem beobachtet. Die Symptomatik klang bei dem ersten Patienten unter oraler oder intravenöser Therapie mit proteinfreien Infusionslösungen ab, trat aber nach Gabe von Milchmischungen oder Caseinhydrolysat wieder auf. Der weitere Verlauf war durch *progrediente Hirnschädigung* und Krämpfe gekennzeichnet. Während das *EEG* anfänglich noch normal war, wurden mit 2 Monaten Krampfpotentiale, mit 7 Monaten generalisierte hochgespannte Krampfaktivitäten beobachtet (HOMMES *et al.*, 1969).

Diagnose und Laborbefunde. Während der Perioden von Lethargie waren die Ammoniakwerte im Blut auf 100—480 γ/100 ml, im Liquor bis auf 550 γ/100 ml erhöht, während sie sonst, insbesondere bei einer eiweißarmen Kost (1 g/kg) im oberen Normalbereich lagen. Die Plasma-Aminosäuren zeigten bei einem Patienten eine Erhöhung des Glycins (3,4—5,1 mg-%), beim zweiten eine Verminderung des Arginins auf $^1/_3$ der Norm. Der Harnstoff im Serum war mit 2—35 mg-% erniedrigt bis normal. Nieren- und Leberfunktionsproben waren normal. Orale Belastung mit N^{15}-Glycin und N^{15}-NH_4Cl zeigte nur eine geringe Einbaurate von N^{15} in Harnstoff und verlängerte Erhöhung der N^{15}-NH_4Cl-Konzentration im Plasma; N^{15}-Citrullin wurde dagegen schnell in Harnstoff umgewandelt. In schweren Stoffwechselkrisen kam es zur Ketose, Acidose und Hyperlipämie (FREEMAN *et al.*, 1964).

Therapie. Bei beiden Patienten wurde — allerdings erst im Alter von einigen Monaten — eine *eiweißarme Kost* mit ca. 1 g Protein/kg/Tag versucht. Diese führte bei dem einen Kind zum Sistieren der klinischen Symptome, zu Gedeihen und normaler Entwicklung bis zum Alter von 5 Monaten. Das Kind verstarb dann aber in einer schweren Stoffwechselkrise nach der Leberbiopsie (FREEMAN *et al.*). Beim zweiten Kind war nach anfänglicher Besserung und trotz meist normaler Ammoniakwerte im Blut die Hirnschädigung progredient, und der Exitus erfolgte im Alter von $7^1/_2$ Monaten. Für einen gewissen Effekt der eiweißarmen Diät spricht die Tatsache, daß die unbehandelten Geschwister früher verstarben.

Verlauf und Prognose. Inwieweit eine Frühdiagnose und früh einsetzende Therapie die Hirnschädigung verhüten und die bisher sehr schlechte Prognose des Leidens verbessern können, ist nach den bisher vorliegenden Erfahrungen noch ungewiß.

2. Ornithin-Transcarbamylase-Mangel

Definition. Die „Hyperammonämie“ im engeren Sinn wird als erbliche Stoffwechselkrankheit durch chronische Ammoniakintoxikation, schwere geistige Retardierung in Verbindung mit Atrophie der Hirnrinde und eine starke Verminderung der Ornithin-Transcarbamylase-Aktivität (Ornithin-Carbamyl-Transferase) in der Leber charakterisiert.

Historisches, Häufigkeit, Geschlecht und Erbgang. Erstbeschreibung und Nachweis des Enzymdefektes in der Leber erfolgten durch RUSSELL *et al.* (1962) bei 2 Cousinen ersten Grades im Alter von knapp 2 Jahren. Bis 1971 wurden insgesamt 8 Krankheitsfälle publiziert (COLOMBO, 1971; CORBEEL *et al.*, 1969; EFRON, 1966; HOPKINS *et al.*, 1969; LEVIN u. RUSSELL, 1967; LEVIN *et al.*, 1969a—c). Von diesen waren 7 weiblichen und 1 männlichen Geschlechts. Unter ihnen befand sich ein eineiiges Zwillingspaar, von dem das eine Kind erst 6 Jahre später klinische Symptome zeigte (LEVIN u. RUSSELL, 1967). Da bei Müttern der Patientinnen eine verminderte Ornithin-Transcarbamylase-Aktivität im Biopsiematerial der Jejunalschleimhaut und eine leicht durch Ammoniumgabe auslösbare Migräne gefunden wurde, bei einem Vater hingegen eine normale Leberenzymaktivität, wird ein *x-chromosomal-dominanter Erbgang* vermutet. Für den einen männlichen Patienten, der im Gegensatz zu den übrigen auch keinen Hirnschaden aufweist, nehmen LEVIN *et al.* (1969b, c) eine *genetische Enzymvariante* an.

Biochemischer Defekt. Der erbliche Enzymdefekt besteht in einem Mangel an Ornithin-Transcarbamylase, die den zweiten Schritt der Harnstoff-Synthese katalysiert (s. Abb. 1), in dem aus Carbamyl-Phosphat und Ornithin Citrullin gebildet wird. Die Restaktivität des defekten Enzyms beträgt bei den bisher untersuchten Fällen in der Leber 4—35% der Norm. Im Plasma sind die Konzentration von Ornithin, Carbamylphosphat und Harnstoff normal, von Citrullin und Arginin dagegen vermindert (LEVIN *et al.*, 1969). Auch die Ornithinausscheidung im Urin ist normal. Da Ornithin in Prolin und Glutaminsäure umgewandelt werden kann, läßt sich die fehlende Ornithinausscheidung und die erhöhte Glutaminkonzentration in Plasma, Liquor und Urin erklären. Denn bereits erhöhte Zufuhr von Ammoniumcarbonat und Glutaminsäure kann die Glutaminkonzentration im Gewebe erhöhen (TIGERMAN u. MACVIGAR, 1951).

Für die normalen Harnstoffkonzentrationen im Plasma bei der Hyperammonämie Typ II (Ornithin-Transcarbamylase-Mangel) und den übrigen Enzymdefekten im Harnstoffcyclus gibt es eine Reihe von Hypothesen, aber noch keine befriedigende, durch entsprechende Untersuchungen fundierte Erklärung. So wird von einigen Autoren ein zweites Enzymsystem außer dem Ornithin-Cyclus postuliert, welches Harnstoff bilden kann. Andere nehmen nur einen partiellen Enzymdefekt an, der zwar ausreicht, den Harnstoffgehalt normal zu halten, aber nicht genügt, die Hyperammonämie und Ammoniakintoxikation zu verhüten. Oder es werden mehrere Iso-Enzyme des Ornithin-Harnstoff-Cyclus in verschiedenen Organen und Geweben vermutet, von denen nur einige von dem genetischen Defekt betroffen sind (DENT, 1959; WESTALL, 1960; EFRON, 1966; LEVIN *et al.*, 1968, 1969; vgl. auch COLOMBO, 1971).

Pathologische Anatomie. Die in der *Leber* im Biopsie- und Autopsiematerial gefundenen Veränderungen reichen von normalem Befund bis zu einem um 50% erhöhten Lebergewicht; es wurden Verfettung leichten bis mittleren Grades, Glykogenspeicherung, portale Fibrose, Gallengangsproliferation und entzündliche Veränderungen beschrieben. An *Gehirn*veränderungen wurden Hypophysen-Infarkt, Hirnödem mit Einklemmung des Hirnstamms, Hirnatrophie mit Proliferation von Astrocyten und Lipophagen sowie Chromatolyse von Neuronen der Rinde, der Basalganglien und des Kleinhirns beobachtet (BRUTON *et al.*, 1970; HOPKINS *et al.*, 1969; LEVIN *et al.*, 1969).

Krankheitsbild. Der Beginn der klinischen Symptomatik variiert zwischen einem Alter von wenigen Wochen bis zu mehreren Jahren. Führend sind Erbrechen, begleitet von Unruhe, schrillem Schreien, gefolgt von Lethargie und Stupor. In einigen Fällen verschlimmerte sich die Symptomatik beim Übergang von Muttermilch- auf Kuhmilchernährung und ging mit einer Lebervergrößerung einher. Nach proteinreicher Diät und Behandlung mit Ammoniumchlorid kam es sogar zu tödlich endendem Koma. Bei einem Teil der Kinder war die statischgeistige Entwicklung von den ersten Lebensmonaten an stark verzögert, und es entwickelte sich eine ausgeprägte Mikrocephalie. Auch das körperliche Gedeihen war bei einem Teil der Fälle bis zu ausgeprägter Dystrophie gestört. Bei noch protrahierterem Verlauf wurden die Kinder erst im 2. Lebenshalbjahr oder im 2.—3. Jahr durch verzögerte geistige Entwicklung, Brechattacken, migräneartige Kopfschmerzen, verwaschene Sprache, Verwirrtheit und Attacken von Lethargie, Stupor, Krämpfen oder gar Koma auffällig. In der Erholungsphase von solchen Attacken wurden Ataxie und Ptose beobachtet. Selbst bei dem bisher einzigen männlichen Patienten (s.o.) mit einer Restaktivität des defekten Enzyms von 25%

der Norm kam es im Zusammenhang mit einer Bronchiolitis zu schwerem Erbrechen und Koma bei einer Hyperammonämie von ca. 180 γ/100 ml. Nach Glucoseinfusionen und anschließender proteinarmer Diät verlief die weitere Entwicklung normal. Wahrscheinlich liegt hier eine Forme fruste oder genetische Variante vor.

Eine Sonderstellung nimmt auch eine 23jährige Patientin (LEVIN *et al.*, 1969b) ein, bei der es sich um die Mutter eines durch Hyperammonämie früh und schwer geschädigten Kindes handelt. Ihre Leberenzym- und Blut-Ammoniakwerte — bei entsprechender Eiweißzufuhr — unterschieden sich kaum von der ihres Kindes. Trotzdem hatte sie keinen Cerebralschaden. Die Erklärung dürfte in der bemerkenswerten Anamnese zu suchen sein: sie war 10 Monate voll gestillt worden und bis zu 3 Jahren teilgestillt mit Zufütterung von Kartoffeln und Gemüsen. Sie hatte Kuhmilch und tierisches Eiweiß bis auf kleine Mengen Fisch strikt abgelehnt und so schließlich eine selbstgewählte Diät mit weniger als 0,5 g Protein/kg Körpergewicht eingehalten, da proteinreiche Mahlzeiten sofort zu Erbrechen und Lethargie führten.

Die *Intelligenz* der Patienten variierte zwischen Imbezillität und normal (2 Fälle). Das *EEG* zeigte einen normalen Befund oder multiple fokale Abnormitäten. Im *Pneumencephalogramm* wurde bei einem Teil der Patienten eine corticale Atrophie (RUSSELL *et al.*, 1962) oder ein Hydrocephalus internus (HOPKINS *et al.*, 1969) nachgewiesen.

Diagnose und Laborbefunde. Im Blut ist die *Ammoniakkonzentration* auf 109—980 γ/100 ml erhöht (normal unter 60 γ/100 ml) und überschreitet damit die beim Coma hepaticum beobachteten Werte. Auch im Liquor findet sich ein hoher Ammoniakgehalt (320—435 γ/100 ml). Die *Glutaminspiegel* sind im Liquor auf etwa das 10fache (1,9—2,7 μmol/l) der Norm erhöht. Der *Harnstoff*gehalt des Plasmas ist normal. Der *Urin* weist eine neutrale oder alkalische Reaktion, eine erhöhte Ausscheidung von Ammonium-Ionen, Glutamin und Glutaminsäure sowie von Orotsäure, Uridin und Uracil auf. Es findet sich kein Anhalt für Lebercirrhose, Leberversagen oder eine abnorme Ammoniak-Resorption aus dem Darm (HOPKINS *et al.*, 1969; LEVIN *et al.*, 1969; RUSSELL *et al.*, 1962).

Die Bestätigung und Sicherung der Diagnose muß durch Enzymaktivitätsbestimmungen in *Leberbiopsie*material erfolgen. Die Ornithin-Transcarbamylase-Aktivität betrug bei den bisher untersuchten 7 Patienten 4%, 6%, 8% (2mal), 10%, 32% und 35% der Norm. Bei 5 Fällen war auch die Carbamylphosphat-Synthetase-Aktivität auf 40—55% erniedrigt (HOPKINS *et al.*, 1969; vgl. COLOMBO, 1971).

Therapie. Bei drastischer Reduktion der Proteinzufuhr fällt die Ammoniakkonzentration in Blut und Liquor auf normale Werte ab, die Symptomatik verschwindet, und die Hepatomegalie bildet sich zurück (RUSSELL *et al.*, 1962; LEVIN *et al.*, 1967, 1969; HOPKINS *et al.*, 1969). Die Diät sollte deshalb nur soviel Eiweiß enthalten, als für normales Wachstum und positive Stickstoffbilanz notwendig sind (1,5 g/kg beim Säugling, 1,0 g/kg beim Kleinkind). Eventuell dürfte ein günstiger Effekt von *Schilddrüsenhormon* zu erwarten sein, das bei der Metamorphose der Kaulquappen eine Induktion von Enzymen des Harnstoffcyclus einschließlich der Carbamyl-Phosphat-Synthetase und der Ornithin-Transcarbamylase bewirkt (BROWN *et al.*, 1959; METZENBERG *et al.*, 1961). *Peritonealdialyse* (KREBS u. FLYNN, 1967) wurde im akuten Stadium der schweren Ammoniakintoxikation bei Ornithin-Transcarbamylase-Mangel versucht, konnte aber den letalen Ausgang nicht verhindern (HERRIN u. MCREDIE, 1969; HOPKINS *et al.*, 1969). Zugabe von 3 g Zitronensäure/Tag vor den Mahlzeiten verhütet in Kombination mit einer Diät von ca. 1 g Protein/kg den postprandialen Ammoniakanstieg (LEVIN *et al.*, 1967/1969). Über die Möglichkeiten einer günstigen Beeinflussung durch *Citrullin*gaben (HOPKINS *et al.*, 1969) liegen noch keine genügenden Erfahrungen vor.

Verlauf und Prognose. Sowohl der Verlauf als auch die Prognose sind quoad vitam und Verhütung des Cerebralschadens vom Schweregrad des Enzymdefekts als auch von der Rechtzeitigkeit der Diagnose und des Therapiebeginns abhängig. Proteinreiche Nahrungen, Fehldeutungen des Erbrechens und der Atemstörungen als Pylorospasmus und Behandlung mit Ammoniumchlorid zum Ausgleich der vermuteten Alkalose, Infektionen und Operationen können die Prognose trüben und einen fatalen Ausgang in der komatösen Stoffwechselkrise begünstigen.

3. Citrullinämie

Definition. Bei der Citrullinämie (Citrullinurie) handelt es sich um einen erblichen Enzymdefekt im Harnstoffcyclus, der durch eine markante Erhöhung der Citrullin-Konzentration in Plasma, Liquor und Urin und eine postprandiale Hyperammonämie gekennzeichnet ist. Der biochemische Defekt besteht in einem Mangel an *Argininbernsteinsäure-Synthetase.*

Historisches, Häufigkeit, Geschlecht und Erbgang. Die Krankheit wurde erstmals von McMurray *et al.* (1962) bei einem geistig retardierten Kind beobachtet, dessen Eltern Vetter und Cousine 1. Grades waren. Ein 2. Fall wurde bei Reihenuntersuchungen von Carson entdeckt (vgl. Efron, 1966), ein wahrscheinlicher 3. Fall von Visakorpi (1962), ein 4. Fall von Morrow *et al.* (1967). Kürzlich berichteten Wick *et al.* (1971) über 2 Neugeborene mit Citrullinämie, die im Alter von 4—6 Tagen ad exitum kamen. Bei den Patienten handelte es sich sowohl um Knaben als auch um Mädchen. Bei den Eltern wurden niedrige Arginin-, aber normale Citrullinspiegel im Plasma gefunden (Morrow *et al.*, 1967). Der Erbmodus ist noch nicht gesichert.

Biochemischer Defekt. Der Mangel an Argininbernsteinsäure-Synthetase wurde in der Leber (McMurray *et al.*, 1964; Mohyuddin *et al.*, 1967) und in Hautfibroblasten-Kulturen (Tedesco u. Mellman, 1967) nachgewiesen. Dieses Enzym katalysiert im Harnstoff-Cyclus die Reaktion: Citrullin + Asparaginsäure + ATP = Argininbernsteinsäure + AMP + Pyrophosphat (s. Abb. 1). Es kommt in Leber, Niere, Gehirn und Haut vor und ist in der Leber von 5 Enzymen des Harnstoffcyclus dasjenige mit der niedrigsten Aktivität (Ratner, 1960; Kennan u. Cohen, 1961; Tedesco u. Mellman, 1967). Trotz des Mangels an diesem reaktionsbegrenzenden Enzym bleibt der Nüchternharnstoffspiegel normal oder ist nur leicht vermindert. Nach intravenöser Injektion von C^{14}-markiertem Citrullin erscheinen 30% der Aktivität bei Patienten mit Citrullinämie im Harnstoff des Urins. Dieser Befund spricht für einen nur partiellen Enzymdefekt wie bei den übrigen erblichen Enzymdefekten des Harnstoffcyclus (vgl. Efron, 1966; vgl. Colombo, 1971).

Pathologische Anatomie. Pathologisch-anatomische Befunde liegen bisher nur von einem 18jährigen Patienten mit Citrullinurie ohne Nachweis einer Citrullinämie vor, der im Status epilepticus verstarb. Es wurden ein Hirnödem und eine fettige Infiltration der Leber gefunden.

Krankheitsbild. Nach normaler statischer und geistiger Entwicklung im frühen Säuglingsalter beginnt die Symptomatik im Alter von 5 Monaten bis zum 3. Lebensjahr mit Erbrechen und evtl. Gewichts- und Wachstumsstillstand, während bei anderen Patienten die körperliche Entwicklung zunächst noch weiter normal verläuft. Nach heftigem Erbrechen, das sich bis zur Hämatemesis steigern kann, tritt ein soporöser oder komatöser Zustand mit schwerer Alkalose und fokalen oder generalisierten Krämpfen auf. Es wird auch eine Lebervergrößerung, Hämaturie, Purpura und Melaena bei Plasmathromboplastin-Faktor- und Prothrombinmangel beschrieben (Morrow *et al.*, 1967). Der weitere Verlauf ist durch Krämpfe, Reizbarkeit und fortschreitenden Verlust der erworbenen statischen und geistigen Leistungen charakterisiert. Der *I.Q.* lag bei einem Patienten mit $2^1/_2$ Jahren schon unter 20, bei einem anderen mit 16 Jahren bei 32. Das *EEG* zeigt anfangs diffuse Abnormität im Sinne einer Encephalopathie, später fokale oder generalisierte Krampfaktivität. Im *Pneumencephalogramm* wurde eine generalisierte corticale Atrophie nachgewiesen.

Diagnose und Laborbefunde. Im *Plasma* ist das *Citrullin* mit 20—35 mg-% auf das 40—50fache der Norm erhöht, im *Liquor* mit etwa 5 mg-% auch etwa auf das 50fache. Die übrigen Plasma-Aminosäuren sind normal. Im *Urin* läßt sich die *Citrullinvermehrung* papierchromatographisch und säulenchromatographisch mit der Methode von ARCHIBALD (1954) und mit der Ehrlichschen Aldehydprobe (gelb oder rosa) nachweisen. Die Citrullinausscheidung liegt in der Größenordnung von 0,5—3,0 g/Tag, während sie normalerweise 0—10 mg beträgt. Der *Blutammoniakspiegel*, der nüchtern meist im oberen Normalbereich oder leicht erhöht gefunden wird, kann postprandial bis auf 1000—3000γ/100 ml ansteigen. Der *Harnstoffgehalt* des Serums ist normal oder bis auf 2 mg-% erniedrigt. Im Stadium der Lebervergrößerung wurden auch stark erhöhte Transaminasewerte und ein pathologischer Cephalinflockungstest gefunden. Bei *Belastung* mit 5 g *Citrullin* wurden ca. 40% der Menge im Urin wiedergefunden. Nach Belastung mit Glutaminsäure, Ornithin, Arginin oder Prolin war keine signifikante Änderung der Citrullinkonzentration in Plasma und Urin zu verzeichnen, während die Harnstoffausscheidung im Urin anstieg (MCMURRAY *et al.*, 1963). PBJ und ^{131}J-Aufnahme waren bei einem Kind mit Citrullinämie erniedrigt. Der *Enzymdefekt* kann in der Leber und in kultivierten Hautfibroblasten nachgewiesen werden (MORROW *et al.*, 1967; MCMURRAY *et al.*, 1964; vgl. BROWN *et al.*, 1959; TEDESCO u. MELMAN, 1967).

Differentialdiagnose. Eine leichte *Citrullinurie* ohne Citrullinämie wurde auch bei Patienten mit *Cystinurie, Hartnup-Syndrom* und *Fanconi-Syndrom* des Erwachsenen beschrieben. Sie wird mit mangelhafter Absorption von Arginin im Darm, welches dann nach Umwandlung in Citrullin resorbiert und im Urin ausgeschieden wird, erklärt (EVERED, 1956; MILNE *et al.*, 1962; VISAKORPI, 1962; MCMURRAY u. MOHYUDDIN, 1962).

Therapie. Eine *proteinarme Kost* führte zum Sistieren des Erbrechens und zur Besserung der postprandialen Ammoniakintoxikation sowie zur Abnahme der Citrullinurie, während der Plasmaspiegel bei einem Patienten abfiel, beim anderen konstant blieb. Im übrigen wurde das Krankheitsbild nicht beeinflußt. Behandlung mit *Schilddrüsenhormon* (Thyreoidea sicca), welches bei der Metamorphose der Kaulquappe alle Enzymaktivitäten des Harnstoffcyclus steigert (BROWN *et al.*, 1959; METZENBERG *et al.*, 1961), hatte bei einem Patienten einen günstigen (MCMURRAY *et al.*, 1963), bei einem anderen keinen Effekt (MORROW *et al.*, 1967). Auch eine Keimverarmung des Darms durch *Neomycin* zeigte keinen Effekt (MORROW *et al.*).

Verlauf und Prognose sind auf Grund der bisher vorliegenden Berichte noch nicht zu beurteilen. Die schwerste Variante kann schon in der Neugeborenenperiode letal enden (WICK *et al.*, 1970, 1971). Wenn die Hirnschädigung erst einmal eingetreten ist, ist sie offenbar schwer und therapieresistent. Da auch die Pathogenese der Hirnschädigung und die diätetische Beeinflußbarkeit des Stoffwechseldefekts noch unsicher sind, zumal die exogenen Eiweißquellen mit Ausnahme der Wassermelone keine nennenswerten Citrullinmengen enthalten, ist auch der mögliche Erfolg einer Frühdiagnose und Frühtherapie noch ungewiß.

4. Argininbernsteinsäure-Krankheit (Argininosuccinase-Mangel)

Definition. Bei der Argininbernsteinsäure-Krankheit (Argininbernsteinsäure-Schwachsinn) handelt es sich um eine erbliche Stoffwechselkrankheit, die ebenfalls durch einen Enzymdefekt im Harnstoffcyclus verursacht wird. Der enzymatische Defekt hat zentralnervöse Symptome und Schwachsinn zur Folge und geht bei einem Teil der Fälle mit charakteristischen Haarveränderungen einher.

Historisches, Häufigkeit, Geschlecht, Erbgang. Die Krankheit wurde erstmals 1958 von ALLAN *et al.* bei 2 von 4 Geschwistern im Alter von $3^1/_2$ und 6 Jahren beschrieben. Die Aufklärung des Enzymdefektes ist WESTALL (1958, 1960) zu verdanken. Von 1958—1970 wurden ca. 23 Fälle aus mehr als 10 Familien beschrieben. Beide Geschlechter sind in etwa gleichem Ausmaß betroffen. Der *Erbgang* ist *autosomal-rezessiv*. Die *heterozygoten* Eltern, Großeltern und Geschwister scheiden zum großen Teil auch Argininbernsteinsäure in einer Menge von 5—20mg/Tag im Urin aus; doch ist die Argininbernsteinsäure-Ausscheidung offenbar kein zuverlässiger Heterozygotentest. Auch die Aktivität der *Erythrocyten-Argininosuccinase der Heterozygoten* überlappt z.T. mit der von gesunden Kontrollpersonen (CUSWORTH u. DENT, 1960; WESTALL, 1960; LEVIN *et al.*, 1961, 1967; CARSON u. NEIL, 1962; WALLIS *et al.*, 1963; CORYELL *et al.*, 1964; ARMSTRONG *et al.*, 1964; SCHREIER, 1965; SCHREIER u. LEUCHTE, 1965; SHELLEY u. RAWNSLEY, 1965; EDKINS u. HOCKEY, 1965; EFRON, 1966; MILLER u. MCLEAN, 1967; MOSER *et al.*, 1967; FARRELL *et al.*, 1969; PORATH *et al.*, 1969; CARTON *et al.*, 1969; BAUMGARTNER *et al.*, 1968; SOLITARE *et al.*, 1969; MAAGOE, 1970; COLOMBO, 1971). Im *Karyogramm* wurde bei einem Patienten und seiner Mutter eine Trisomie (wahrscheinlich C_{12}) beobachtet (CORYELL *et al.*, 1964), bei anderen wurden normale Befunde erhoben (WALLIS u. BEER, 1966; MOSER *et al.*, 1967).

Biochemischer Defekt. Bei der Argininbernsteinsäurekrankheit kann die aus Citrullin und Asparaginsäure gebildete Argininbernsteinsäure nicht in Arginin und Fumarsäure gespalten werden, weil ein Mangel an Argininosuccinase (Argininosuccinatlyase, „Cleavage enzyme") besteht (vgl. Abb. 1). Normalerweise können Bildung und Spaltung von Argininbernsteinsäure in Leber (90% der Enzymaktivität des Organismus), Niere, Gehirn (ca. 10% der Aktivität der Leber), Milz, Pankreas, Thymus, Herz, Skeletmuskel und Blutzellen (ca. 0,5% der Enzymaktivität der Leber) erfolgen (RATNER *et al.*, 1953; TOMLINSON u. WESTALL, 1964; CRANE *et al.*, 1964; vgl. EFRON, 1966; TAKAHARA u. NATELSON, 1967). Die Harnstoffbildung aus Argininbernsteinsäure ist in der Leber bei Bezug auf das Feuchtgewicht ca. 10mal so groß wie im Gehirn.

Der *Enzymdefekt* wurde bei der Argininbernsteinsäure-Krankheit in Leber, Gehirn, Milz und Blutzellen nachgewiesen (WESTALL, 1960; WESTALL u. TOMLINSON, 1961; TOMLINSON u. WESTALL, 1960, 1964; MILLER u. MCLEAN, 1967; KINT u. CARTON, 1968), während die Angaben über einen entsprechenden Defekt in der Niere variieren (BAUMGARTNER *et al.*, 1968; CARTON *et al.*, 1969; COLOMBO u. BAUMGARTNER, 1968, 1971; LEVIN, 1967, 1970). Als Folge des nicht kompletten Enzymdefektes kommt es zur Anreicherung von Argininbernsteinsäure, Citrullin und gelegentlich auch Ammoniak in den Körperflüssigkeiten und Geweben. Die *Pathogenese der Hirnschädigung* ist noch nicht geklärt. Diskutiert werden eine Schädigung durch Ammoniakintoxikation, Argininmangel und toxische Wirkung der Argininbernsteinsäure. Wegen der 2—3fach höheren Konzentration der Argininbernsteinsäure im Liquor, der schlechten Permeabilität durch die Bluthirnschranke und der schnellen renalen Clearance der Argininbernsteinsäure wird vermutet, daß die schädigende Argininbernsteinsäure vorwiegend aus dem Liquor stammt (WESTALL, 1960; LEVIN *et al.*, 1961; WALLIS *et al.*, 1963; EFRON, 1966; HUMBEL, 1966; CARTON *et al.*, 1969).

Pathologische Anatomie. Von den bisher 4 im Säuglingsalter bzw. im Alter von 16 Jahren verstorbenen Patienten liegen nur unvollständige pathologisch-anatomische Befunde vor (WALLIS *et al.*, 1963; BAUMGARTNER *et al.*, 1968; CARTON *et al.*, 1969; SOLITARE *et al.*, 1969; LEWIS u. MILLER, 1970). Im *Gehirn* fanden sich im Neugeborenenalter außer anoxämischen Blutungen noch keine sicheren Veränderungen. Mit 16 Jahren wurden abnormale Astrocyten vom Typ Alzheimer II und ein starker Verlust von Neuronen im Thalamus beschrieben. Die Leber war bioptisch normal oder zeigte Zellnekrosen und vacuoläre Degenerationen (CORYELL *et al.*, 1964; vgl. COLOMBO, 1971). Bei mehr als der Hälfte der Patienten finden sich als „Trichorrhexis nodosa" bezeichnete Haarveränderungen mit Knotenbildung im Schaft, Spaltung und inkompletten Brüchen sowie eine rote Fluorescenz mit Acridinorange (LEVIN *et al.*, 1961; DENT, 1962; vgl. EFRON, 1966; WINTER u. BUNDGAARD, 1968; COLOMBO, 1971).

SHELLEY u. RAWNSLEY (1965) beschrieben 5 Patienten (4 weibliche und 1 männlicher) mit Alopezie und Argininosuccinurie, die klinisch sonst gesund waren. Nur bei einem Patienten wurde der Enzymdefekt in den Erythrocyten nachgewiesen. Eine zweite Patientin hatte typische Haarveränderungen im Sinne einer Trichorrhexis nodosa.

Krankheitsbild. Nach dem klinischen Verlauf lassen sich drei unterschiedlich schwer verlaufende *Varianten* unterscheiden. Bei der schwersten und meist letal endenden Variante kann es schon in der *Neugeborenen*periode zu Atemstörungen, Trinkschwäche, Stöhnen, Apathie, Muskelhypotonie, Erlöschen des Moro-, Saug- und Greifreflexes, Koma und Krämpfen, evtl. auch zu starker Lebervergrößerung und blutigem Erbrechen kommen. Das klinische Bild entspricht weitgehend dem schweren Verlauf der Ahornsirupkrankheit, Hyperglycinämie, Galaktosämie, Methylmalonacidämie und Isovalerianacidämie (BAUMGARTNER *et al.*, 1968; CARTON *et al.*, 1969; LEVIN *et al.*, 1961; O'BRIEN, 1970; WALLIS *et al.*, 1963).

Bei der häufigsten Verlaufsform treten die klinischen Symptome in Form von progredientem Cerebralschaden, Erbrechen, Krämpfen, Lethargie, Koma, Ataxie, Brüchigkeit von Haaren und Nägeln erst im *Kleinkindesalter* auf, und die Diagnose wird erst bei Auftreten eines Entwicklungsrückstandes oder Krampfleidens oder einer *Hepatomegalie* gestellt. Die Haarveränderungen sind nicht obligat (ARMSTRONG *et al.*, 1964; CARSON u. NEIL, 1962; MOSER *et al.*, 1967; WALLIS *et al.*, 1963), kommen andererseits aber auch bei *Heterozygoten* vor (BAUMGARTNER *et al.*, 1968; PORATH *et al.*, 1969). Der *EEG*-Befund kann normal sein oder Dysrhythmie bzw. generalisierte Krampfpotentiale und schwere Allgemeinveränderungen zeigen. Der *Intelligenzdefekt* ist in der Regel schwer; der I.Q. liegt meist zwischen 15 und 50. Andererseits wurden benignere Verläufe beschrieben, bei denen der I.Q. zwischen 50 und 80 lag (ARMSTRONG *et al.*, 1964; GROSFELD *et al.*, 1965; OWENS *et al.*, 1966; PORATH *et al.*, 1969).

Diagnose und Laborbefunde. Der charakteristische Befund ist eine starke Vermehrung der Argininbernsteinsäure im Urin auf ca. 3 g (1,5—9,6 g) pro Tag. Die Argininbernsteinsäure, die normalerweise nicht im Urin vorkommt, kann papier- und dünnschichtchromatographisch, säulenchromatographisch (nach 48 Std Stehenlassen des auf pH 2 angesäuerten oder nach 2 Std Kochen des angesäuerten Urins), durch Hochspannungs-Elektrophorese oder nach Fällung als Bariumsalz nachgewiesen werden (ALLEN *et al.*, 1958; CUSWORTH u. DENT, 1960; EFRON, 1966; RATNER *et al.*, 1952; WESTALL, 1958, 1960).

Die Konzentration der Argininbernsteinsäure ist im *Plasma* auf ca. 4 mg-% (3,5—15,4 mg-%), im *Liquor* auf fast 10(—20) mg-% erhöht. Die Clearance der Argininbernsteinsäure beträgt 100—105 ml/min/1,73 m^2, da keine Nierenschwelle besteht (CUSWORTH u. DENT, 1960; LEVIN *et al.*, 1961). Belastung mit 4 g Ornithin oder Citrullin erhöht die Ausscheidung von Argininbernsteinsäure (WESTALL). Der *Ammoniakgehalt* des Blutes ist mit 90—110 γ/100 ml im Nüchternblut nur mäßig erhöht oder normal und steigt nach proteinreicher Mahlzeit auf ca. 250 γ/100 ml an (MOSER *et al.*, 1967). Der Harnstoff im Plasma ist normal. Bei sonst normalen

Leberfunktionswerten wird manchmal eine Erhöhung der alkalischen Serumphosphatase beobachtet. Die *Dinitrophenylhydrazinprobe* im Urin kann im Neugeborenenalter positiv ausfallen und die Differentialdiagnose zur Ahornsirupkrankheit erschweren. Die weitere Sicherung der Diagnose erfolgt durch den Nachweis der verminderten *Enzymaktivität in Blutzellen und Leber*biopsiematerial (WESTALL, 1960; TOMLINSON u. WESTALL, 1964).

Therapie. Während einer akuten Krise mit Krämpfen und evtl. Koma scheint eine vorübergehende eiweißfreie Ernährung mit Glucose-Elektrolytlösungen, evtl. zusätzliche antibiotische Keimverarmung des Darms durch Antibiotica, symptomatische Behandlung der Krämpfe und als ultima ratio eine Austauschtransfusion oder Peritonealdialyse indiziert. Als Dauertherapie wird eine eiweißarme (0,5 bis 1,5 g/kg je nach Alter), argininangereicherte Diät mit häufigen kleinen Mahlzeiten empfohlen. Nutzen und Wirksamkeit der Therapie sind aber noch umstritten (WESTALL, 1967).

Verlauf und Prognose sind variabel (s. o.) und werden durch den Schweregrad des Enzymdefektes bestimmt. Die ältesten Patienten sind jetzt 16—18 Jahre alt.

5. Hyperargininämie (Arginase-Mangel)

Definition. Bei der Hyperargininämie (Argininämie) handelt es sich um eine durch erblichen Mangel an Arginase verursachte Störung des Harnstoffcyclus. Sie ist klinisch durch hirnorganische Anfälle, psychomotorische Retardierung und Hepatomegalie, biochemisch durch Erhöhung der Arginin- und Ammoniakkonzentration im Plasma und Liquor und durch erhöhte Ausscheidung von Arginin, Ornithin, Citrullin und Glutamin im Urin charakterisiert.

Historisches, Häufigkeit und Genetik. Als letzter der 5 erblichen Enzymdefekte des Harnstoffcyclus wurde der Arginasemangel 1969 von TERHEGGEN *et al.* bei 2 Schwestern im Alter von 18 Monaten und 5 Jahren, die aus einer Verwandtenehe stammen, beschrieben. Ein ähnliches Krankheitsbild, bei dem eine Hyperargininurie nur zu Zeiten von Krampfanfällen auftrat, bei dem auch die Ammoniakwerte und Arginasebestimmungen fehlen, wurde von PERALTO SERRANO bereits 1965 beobachtet. Die Erkrankung ist wegen der späten Erstbeschreibung und des Fehlens weiterer Beobachtungen wohl als extrem selten anzusehen. Leichte Erhöhung der Argininwerte im Serum beider Eltern und von 2 Geschwistern und eine Verminderung der Arginaseaktivität im Erythrocytenhämolysat der Eltern sprechen für einen *autosomal-rezessiven Erbgang* und die Brauchbarkeit der Argininbestimmung im Plasma und der Arginasebestimmung im Erythrocytenhämolysat als *Heterozygotentest*. Weitere Bestätigungen sind allerdings notwendig.

Biochemischer Defekt. Arginase katalysiert den letzten Schritt der Harnstoffsynthese, bei dem aus Arginin und Wasser in Gegenwart von Mn-Ionen Harnstoff und Ornithin gebildet werden (s. Abb. 1). Nächst der Ornithintranscarbamylase besitzt die Arginase von den 5 Enzymen des Harnstoffcyclus in der Leber von Mensch und Ratte die größte relative Aktivität (BROWN u. COHEN, 1959; KENNAN u. COHEN, 1961; SCHIMKE *et al.*, 1962). Bisher wurde der Arginasemangel noch nicht in der Leber, sondern nur im Erythrocytenhämolysat nachgewiesen, wo die Restaktivität bei den Patienten 0—10%, bei der Mutter 50% betrug, während sie beim Vater im untersten Normalbereich lag (TERHEGGEN *et al.*, 1970b). Infolge des Arginasemangels kommt es zur Erhöhung der Argininkonzentration in Plasma und Liquor auf ca. das 10fache der Norm und im Urin bis auf das 200fache. Die Ammoniakwerte steigen in Plasma und Liquor bis auf das 10fache der Norm an.

Krankheitsbild. Das klinische Syndrom ist gekennzeichnet durch eine psychomotorische Retardierung, ein hirnorganisches Anfallsleiden mit pathologischen EEG-Befunden, spastische Lähmungen, periodisches Erbrechen und Hepatopathie. Während sich die ältere der beiden Schwestern in der frühen Säuglingszeit normal entwickelte, wurde die jüngere bereits im Alter von 10 Wochen durch Erbrechen und generalisierte tonisch-klonische Krampfanfälle auffällig. In diesem Alter bestanden auch schon Zeichen einer spastischen Tonusstörung beider Beine. Bei der älteren Schwester trat erstmals im Alter von 20 Monaten ein Krampfanfall im Zusammenhang mit einer fieberhaften Pneumonie auf. 2 Monate später kam es bei einem Fieberanstieg zu einem linksseitigen Krampfanfall mit nachfolgender linksseitiger Parese. Die Pneumencephalographie ergab bei dem älteren Kinde eine geringe Erweiterung der basalen Zisternen und des 3. und 4. Ventrikels, bei dem jüngeren Kind eine Porencephalie und ein mäßig erweitertes Ventrikelsystem. Das EEG zeigte bei beiden Kindern eine Durchsetzung der Grundaktivität mit Deltawellen.

Diagnose und Laborbefunde. Die *Argininkonzentration* war im Urin mit Werten zwischen 1420 und 12700 μmol/g Kreatinin auf das 50—200fache der Norm erhöht, im Plasma mit 64—100 μmol/100 ml auf etwa das 10fache und im Liquor mit 5,3—9,5 μmol/100 ml auf das 4—7fache. Im Blut und Liquor war bei beiden Kindern eine starke Erhöhung des Ammoniakgehaltes nachzuweisen (106—671 γ/100 ml). Darüber hinaus fand sich im Urin eine vermehrte Ausscheidung von Ornithin, Citrullin, Cystin, Lysin und Glutamin. Als beweisender Befund wird die Verminderung der *Arginaseaktivität* im Erythrocytenhämolysat nach der Methode von COLOMBO *et al.* (1967) auf 0—10% der Norm bei normaler Argininosuccinaseaktivität angesehen. An weiteren pathologischen Laborbefunden wurde eine Erhöhung der Transaminasen, der alkalischen Phosphatase und der Bromthaleinretention gefunden.

Therapie. Um die erhöhten Ammoniakwerte, die für die klinischen Erscheinungen verantwortlich gemacht werden, zu senken, wurde wie bei den vorher erwähnten Störungen im Harnstoffcyclus mit dem Versuch einer *eiweißarmen Kost* (1,5 g/kg) begonnen. Unter dieser Diät verschwand die Hyperammonämie, während die Argininspiegel nicht beeinflußt wurden. Die Cystin-Lysinurie hörte unter der Diät auf. Die Keimverarmung des Darms durch nicht resorbierbare Antibiotica (DAWSON *et al.*, 1957; SILEN *et al.*, 1955) war bei den Kindern ohne Effekt. An weiteren Möglichkeiten zur Behandlung der Hyperammonämie auch bei diesen Patienten werden diskutiert die Änderung der intestinalen Flora durch Lactobacillus acidophilus oder Bacterium bifidum (MACBETH *et al.*, 1965; MÜTING *et al.*, 1968), Ausschaltung des Colons durch Anlage eines Anus praeter (ATKINSON, 1960; MCDERMOTT *et al.*, 1962), Gabe von dl-Malat zur Förderung der Ammoniakentgiftung über den Weg l-Ketoglutarat-Glutamat-Glutamin (NORDMANN, 1969) und die Gabe von Zitronensäure zu den Mahlzeiten (LEVIN *et al.*, 1969), sowie eine virale Arginase-Substitution durch Infektion mit dem Shope-Papillom-Virus (ROGERS u. MOORE, 1963; ROGERS, 1966). Letzteres ist aus den verschiedensten Gründen als sehr spekulativ zu betrachten (LINNEWEH, 1970); denn die Aktivität kann nicht gesteuert werden und die Persistenz des Virus müßte ebenfalls vorausgesetzt werden.

Ib. Andere Hyperammonämien

1. Ornithinämie (Ornithin-α-Ketosäuren-Transaminase-Mangel)

Definition. Das Krankheitsbild der Ornithinämie wird klinisch durch ein Syndrom von Icterus prolongatus neonatorum, Schwachsinn, tubulärer Nierenfunktionsstörung und leichter Leberparenchymschädigung im Sinne einer beginnenden Speicherungscirrhose, biochemisch durch stark erhöhte Ornithinspiegel im Plasma und verminderte Ornithin-Ketosäuren-Transaminasen-Aktivität in der Leber gekennzeichnet.

Historisches, Häufigkeit, Genetik. Krankheitsbild und Enzymdefekt wurden von BICKEL *et al.* (1968) bei Bruder und Schwester im Alter von 3 und 7 Jahren aus gesunder Familie beschrieben. Es muß differentialdiagnostisch von der von SHIH *et al.* (1969) beobachteten Hyperornithinämie mit Hyperammonämie und Homocitrullinurie bei bisher unbekanntem Enzymdefekt abgegrenzt werden (s. u.).

Biochemischer Defekt. Der Ornithinämie liegt ein wahrscheinlich erblicher Defekt der Ornithin-α-Ketosäuren-Transaminase zugrunde (KEKOMÄKI *et al.*, 1969). Dieses Enzym stellt die reversible Verbindung zwischen Harnstoffcyclus und Glutaminsäure-Prolin-Shunt her, indem es die Reaktion: Ornithin $\rightleftharpoons$ Glutaminsäure-γ-Semialdehyd katalysiert (ROLOFF *et al.*, 1940; MEISTER, 1954).

Pathologische Anatomie. Bei einem der Kinder wurde mit 4 Monaten die histologische Diagnose einer „Riesenzellhepatitis" mit beginnender panlobulärer Cirrhose gestellt, mit $2^1/_2$ Jahren die einer „beginnenden Speicherungscirrhose" mit hydropisch-vacuolär entarteten Leberepithelien und mesenchymaler Substitution. Bei dem 2. Kind wurde im Alter von 7 Jahren ein insulärer Leberparenchymumbau im Sinne einer beginnenden Speicherungscirrhose gefunden.

Klinik. Beide Kinder hatten einen Icterus neonatorum prolongatus von ca. 6 Wochen Dauer, Ernährungsschwierigkeiten mit häufigem Erbrechen und gediehen schlecht. Im Kleinkindesalter tranken sie gierig alle erreichbaren Flüssigkeiten. Beide zeigten eine erhebliche psychomotorische Retardierung mit stark verzögerter Sprachentwicklung. Der I.Q. betrug bei dem $2^1/_2$jährigen Mädchen 82, bei dem 7jährigen Jungen 46. Das EEG wies auf eine latente fokale Epilepsie hin.

Diagnose und Laborbefunde. Bei beiden Kindern war der Ornithinspiegel im Plasma mit Werten zwischen 153 und 202 μmol/l auf das 3—5fache der Norm (30—64 μmol/l) erhöht. Es bestanden eine Polyurie, eine konstante leichte Glucosurie, eine generalisierte Hyperaminoacidurie mit besonderer Vermehrung von Prolin und Valin und eine starke Einschränkung der Phenolrotsekretion. Ammoniakspiegel und Harnstoff im Blut waren nüchtern und nach Eiweißbelastung normal. Der Bromthaleintest fiel pathologisch aus, während Transaminasen, Aldolase und alkalische Phosphatase im oberen Normbereich oder leicht erhöht gefunden wurden. Im Lebergewebe war die *Ornithin-α-Ketosäuren-Transaminase* auf $^1/_6$—$^1/_8$ der Norm vermindert, während die Ornithin-Transcarbamylase in Leber, Plasma (WEBER, 1963) und Erythrocyten-Hämolysat normal war.

Differentialdiagnose. SHIH *et al.* (1969) beschrieben einen 3 Jahre alten Jungen mit starker psychomotorischer Retardierung, Spastik, Reizbarkeit und intermittierenden Krämpfen und Ataxie, bei dem die Ornithinspiegel im Plasma bis auf das 10fache der Norm erhöht waren. Das Kind hatte eine nahrungsabhängige Hyperammonämie bis 185 γ/100 ml und eine bis auf 55 mg/Tag erhöhte Ausscheidung von Homocitrullin (GERRITSEN *et al.*, 1961, 1963) im Urin. Der Stoffwechseldefekt ist noch unbekannt. Unter einer proteinarmen Diät (1,5 g Protein/kg) wurde eine wesentliche klinische Besserung und ein deutlicher Abfall der Ornithin- und Ammoniakspiegel beobachtet.

Therapie. Unter einer eiweißarmen Diät (0,6—1,0 g/kg) normalisierten sich die Ornithinspiegel im Plasma. Die jüngere Patientin machte gute Fortschritte in der geistigen Entwicklung, und der I.Q. stieg in 9 Monaten von 82 auf 92 an. EEG und Tubulusfunktionsstörung blieben bei beiden Kindern unbeeinflußt. Das ältere Kind sprach auf die Diät weniger gut an.

2. Hyperammonämie-Syndrom (cerebral-atrophisches Syndrom)

Definition. Dieses von RETT (1966) erstmals bei 22 unter 6000 entwicklungsgestörten und hirngeschädigten Kindern beobachtete Krankheitsbild kommt nur bei Mädchen vor und ist durch eine Hyperammonämie, die mit einheitlicher progredienter Hirnschädigung einhergeht, gekennzeichnet. Ein Stoffwechseldefekt wurde bisher nicht nachgewiesen.

Häufigkeit, Geschlecht. Seit der Erstbeschreibung (RETT, 1966a) wurden noch weitere 14 Patientinnen mit diesem Syndrom beschrieben, so daß die Gesamtzahl bis 1969 36 beträgt (RETT, 1966b, 1969). In dem untersuchten Krankengut von hirngeschädigten Kindern ist die Häufigkeit mit ca. 0,5% (1:200) wesentlich größer als die im gleichen Krankengut beobachtete Häufigkeit der Phenylketonurie mit 0,13% (1:750). Trotzdem fehlen bisher entsprechende Beobachtungen anderer Autoren.

Biochemischer Defekt. Die Annahme eines enzymatischen Defektes im Harnstoffcyclus bei diesen Kindern ist bisher rein spekulativ, da keine entsprechenden biochemischen Untersuchungen durchgeführt wurden.

Pathologisch-anatomische Befunde. Bioptisch und bei drei verstorbenen Patienten ließ sich eine unspezifische Atrophie des Großhirns mit reaktiver Vermehrung der Astroglia nachweisen. Die Biopsie der Leber ergab keinen Hinweis auf einen Leberschaden.

Klinische Symptomatik. Die wesentlichen und mit geradezu verblüffender Einheitlichkeit im klinischen, neurologischen und psychologischen Defekt-Muster wiederkehrenden obligaten Merkmale sind neben der Hyperammonämie die Hypo- oder Amimie, die Alalie, stereotype Bewegungsschablonen der Arme und Hände, Hyperreflexie, spastische Tonuserhöhung, Gangapraxie, Neigung zu cerebralen Krampfanfällen und hochgradige Oligophrenie. Nach anfänglich normaler Entwicklung beginnt die Symptomatik im 2.—3. Lebensjahr und hat mit langsamer Progredienz eine statisch-geistige Rückentwicklung zur Folge. Die meisten Patientinnen hatten ein abnormes *EEG*, wobei sich die Grundaktivität mit fortschreitender Krankheit zunehmend verlangsamte. Nur vereinzelt fanden sich Herdbefunde und generalisierte Krampfaktivität. *Pneumencephalographische* Untersuchungen verliefen im wesentlichen unergiebig.

Diagnose und Laborbefunde. Die Diagnose ergibt sich aus der typischen klinischen Symptomatik und der konstanten Erhöhung der *Ammoniakwerte im Serum* (Säulenchromatogr. nach STEIN u. MOORE) auf 575—1127 μmol/l (normal 210 μmol/l). Mit anderer Methode wurde nur eine Erhöhung der Blutammoniakkonzentration auf 136—160 γ/100 ml (normal $68 \pm 29\ \gamma$/100 ml) gefunden (vgl. COLOMBO, 1971). Alle übrigen Untersuchungen von Blut, Harn und Liquor einschließlich der Plasma-Aminosäuren fielen normal aus.

Therapie. Bei den meisten Kindern erfolgte wegen der Neigung zu Krampfanfällen (bei ca. 60%) eine niedrig dosierte antikonvulsive Behandlung. Erste therapeutische Versuche wurden mit Infusionen von Kaliumglutamat begonnen, wodurch sich der Ammoniakspiegel innerhalb von Stunden um 30% senken ließ.

II. Hyperlysinämie und weitere Defekte im Lysinstoffwechsel

Bei der Hyperlysinämie handelt es sich weder um ein einheitliches Krankheitsbild noch um einen einheitlichen erblichen Enzymdefekt. Nach den bisherigen Beobachtungen lassen sich wenigstens zwei Formen unterscheiden. Beide können mit Krämpfen und Schwachsinn einhergehen, wenigstens eine der beiden Formen kann aber auch klinisch asymptomatisch verlaufen. Enzymdefekt und Zusammenhang zwischen Stoffwechseldefekt und Hirnschädigung sind bei beiden Formen teilweise noch hypothetisch.

1. Lysin-Intoleranz mit periodischer Ammoniakintoxikation (Lysindehydrogenase-Mangel)

Definition. Bei der Lysinintoleranz handelt es sich um ein von der Proteinzufuhr abhängiges, durch Erbrechen, Krämpfe, periodisches Koma mit Hyperammonämie und psychomotorische Entwicklungsverzögerung gekennzeichnetes Krankheitsbild.

Historisches, Häufigkeit, Genetik. Der bisher einzige Fall wurde 1964 von COLOMBO *et al.* bei einem 3 Monate alten Säugling beschrieben. Familienanamnese und Belastungsversuche ergaben keine Hinweise auf den Erbmodus.

Biochemischer Defekt. Vermutet wird ein Enzymdefekt im Lysinabbau (Lysin-dehydrogenase=NAD Oxydo-Reductase). Die aus diesem partiellen Enzymdefekt resultierende Hyperlysinämie bzw. die erhöhten Gewebskonzentrationen von Lysin sollen eine sekundäre Arginasehemmung zur Folge haben, die wiederum die Hyperammonämie und Hyperargininämie infolge gehemmter Harnstoffbildung erklärt. Die Hyperammonämie soll ätiologisch für Koma, Krämpfe und Hirnschädigung verantwortlich sein (BÜRGI *et al.*, 1966; COLOMBO *et al.*, 1964, 1967, 1971; vgl. SHIH *et al.*, 1969; O'BRIEN u. GOODMAN, 1970).

Klinische Symptomatologie. Erbrechen trat bereits in den ersten Lebenswochen auf und verstärkte sich nach Umstellung von Muttermilch auf Kuhmilch. Das Kind machte zunehmend stärkere Fütterungsschwierigkeiten. Im Alter von $2^1/_2$ Monaten entwickelte sich innerhalb von 2 Tagen ein Koma mit Dehydration, das innerhalb einer Woche durch Glucose-Elektrolyt-Infusionen beherrscht werden konnte. In den nächsten Monaten kam es aber noch mehrmals zu Episoden von Erbrechen, Koma, Spastik und Krämpfen. Die psychomotorische Entwicklung verlief verzögert. Im EEG wurde im Koma eine flache Grundaktivität mit langsamen Wellen, besonders in der Frontalregion, registriert.

Pathologische Anatomie. Bei der Leberbiopsie wurde lediglich eine leichte fettige Infiltration der Leber nachgewiesen.

Biochemische Daten. Im komatösen Zustand wurde eine Erhöhung des *Blutammoniakgehalts* auf 270—370 γ/100 ml gefunden. Nach Belastung mit 6 g Protein/kg oder 300 mg l-Lysin/kg stieg der Blutammoniakspiegel innerhalb von 3 Std bis auf 700 γ/100 ml an, wobei das Kind komatös wurde. Die *Plasma-Aminosäuren* waren bei proteinarmer Kost (1,0—1,5 g/kg/Tag) normal. Bei normaler oder proteinreicher Kost (2,5—3,5 g/kg/Tag) stieg die Konzentration des Arginins auf das 2—7fache (6,2 mg-%; 360 µmol/l), die des Lysins auf das 2—5fache (6,8 mg-%; 470 µmol/l) an, während die des Ornithins normal blieb. Nach Belastung mit 300 mg l-Lysin/kg kam es zu einem Lysinanstieg auf 83 µmol/l. Das Aminosäurenmuster und die Aminosäurenkonzentration im Urin waren dabei auch nach Belastung normal. Die Leberfunktionsproben fielen normal aus. Im Lebergewebe zeigten die Enzyme des Harnstoffcyclus eine normale Aktivität. Glutamatdehydrogenase, Glutamat-Oxalat-Transaminase und Glutamat-Pyruvat-Transaminase waren in der Leber leicht erhöht, Glutaminase I und Glutamin leicht erniedrigt, während der Glutaminsäuregehalt normal war. Der partielle Defekt der Lysindehydrogenase wurde im Leberbiopsiegewebe nachgewiesen (BÜRGI *et al.*, 1966; COLOMBO, 1971). Bei Lysinbelastung fällt die Aktivität der Erythrocyten-Arginase stark ab (COLOMBO, 1971).

Therapie. Eine Beschränkung der Eiweißzufuhr auf ca. 1 g/kg/Tag verhütet Hyperlysinämie und Ammoniakintoxikation. Die empfohlene l-Lysinzufuhr beträgt beim kranken Säugling und Kleinkind 90—110 mg/kg/Tag (COLOMBO *et al.*, 1967).

2. Hyperlysinämie i. e. S. (Lysin-α-Ketoglutarat-Reduktase-Mangel)

Definition. Die Hyperlysinämie im engeren Sinn ist biochemisch durch eine konstante Hyperlysinämie und Hyperlysinurie, klinisch bei einem Teil der Fälle durch statische und geistige Retardation, Krämpfe, Muskel- und Bänderschwäche charakterisiert.

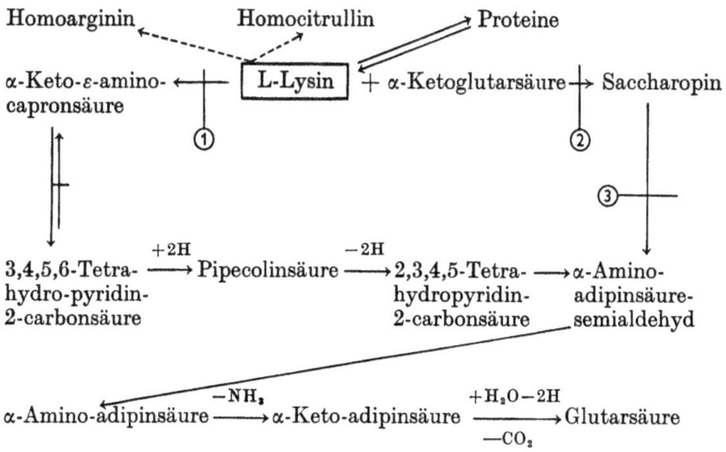

① = l-Lysin-Dehydrogenase (NAD-Oxydo-Reduktase) [Lysinintoleranz].
② = l-Lysin-α-Ketoglutarat-Reduktase [Hyperlysinämie i.e.S.].
③ = Saccharopin-Dehydrogenase [Saccharopinurie].

Abb. 2. Schema des Lysinstoffwechsels

Historisches, Häufigkeit, Genetik. Das Krankheitsbild wurde im gleichen Jahr wie die Lysinintoleranz erstmals bei einem $3^1/_2$jährigen Mädchen beschrieben (Woody, 1964). Bisher liegen 6 kasuistische Mitteilungen vor. Es handelt sich um 3 weibliche und 3 männliche Patienten im Alter von 2—27 Jahren. Die Eltern waren z.T. blutsverwandt. Häufig finden sich Verwandte mit geistiger Retardation, besonders in den Familien der Mütter. Es wird ein autosomal-rezessiver Erbgang angenommen (Armstrong u. Robinow, 1967; Ghadimi *et al.*, 1965, 1967; Woody *et al.*, 1966, 1967).

Biochemischer Defekt. Lysin ist eine essentielle Aminosäure, die für die Synthese praktisch aller Proteine des menschlichen Organismus benötigt wird. Besonders reich an Lysin sind das Myosin der Muskulatur und das Kollagen, in dem ein Teil des Lysins als Hydroxylysin vorliegt. Lysin nimmt insofern eine Sonderstellung ein, als die α-Aminogruppe weder reversibler Transamination noch Desamination unterliegt. Andererseits ist Lysin ein starker kompetitiver Hemmer der Arginase. Über den Hauptabbauweg des Lysins bei verschiedenen Säugetieren ist wenig bekannt. Versuche mit markierten Metaboliten sprechen dafür, daß Lysin zunächst in die entsprechende Ketosäure umgewandelt wird. Die Ketosäure soll dann eine Ringform bilden und anschließend zu Pipecolinsäure reduziert werden. Diese wird dann zu einer isomeren Piperidein-Carbonsäure (2,3,4,5-Tetrahydro-Pyridin-2-Carbonsäure) dehydrogenisiert, die schließlich in α-Aminoadipinsäure umgewandelt werden kann. Aus dieser kann im weiteren Abbau Glutarsäure entstehen (s. Abb. 2). Auf einem Seitenweg entstehen normalerweise kleine Mengen von Homocitrullin und Homoarginin (Neuberger u. Sanger, 1944; Rothstein u. Miller, 1954; Gerritsen *et al.*, 1962; Ryan u. Wells, 1964; vgl. Meister, 1965; Armstrong *et al.*, 1967). Neuerdings wird auch vermutet, daß der erste Schritt im Lysinabbau in einer Reaktion des Lysins mit α-Ketoglutarsäure besteht, die zur Bildung von *Saccharopin* (N-L-Glutaryl-2-Lysin) führt (Higashino *et al.*, 1965). Saccharopin war bereits als Vorstufe des Lysins bei der Lysinbiosynthese durch Hefe bekannt (Kuo *et al.*, 1964).

Als *Ursachen für die Hyperlysinämie* kommen in Betracht: 1. ein Enzymdefekt im Abbau des Lysins, 2. eine alimentäre Hyperlysinämie infolge eines Defekts der Darmschleimhaut, 3. eine renale Störung der Lysinausscheidung, 4. ein verminderter Lysineinbau in Körperproteine. Anfangs wurde wegen des Nachweises normaler Konzentrationen von Pipecolinsäure, α-Aminoadipinsäure, α-Ketoglutarsäure, Homocitrullin, Homoarginin u.a., wegen der Unabhängigkeit der Hyperlysinämie und -urie von der Proteinzufuhr und der Ähnlichkeit der klinischen

Symptome mit denen der Lysinmangelernährung bei Tieren ein Defekt im Einbau des Lysins in Körperproteine vermutet (Harris *et al.*, 1943; Gillespie *et al.*, 1945; Woody, 1964; Ghadimi *et al.*, 1965). Die bei der Hyperlysinämie zu beobachtende Hyperornithin-, Hyperarginin- und Hypercystinurie wurde durch kompetitive Hemmung der tubulären Rückresorption erklärt, die vermehrte Ausscheidung von γ-Aminobuttersäure durch Bildung aus überschüssigem Ornithin im Darm (Woody, 1964). Spätere Isotopenversuche zeigten, daß bei Patienten mit Hyperlysinämie nur ein geringer Anteil Lysin-C^{14} in Homocitrullin, Homoarginin und ζ-N-Acetyl-L-Lysin umgewandelt wird. Es wird deshalb vermutet, daß der Stoffwechselblock in einem Hauptweg in der Nähe des Lysins (Lysin-α-Ketoglutarat-Reduktase) liegt und der größere Teil der im Urin ausgeschiedenen Metaboliten und anderen Aminosäuren sekundär durch die Hyperlysinämie entsteht (Woody *et al.*, 1967).

Ob überhaupt ein kausaler Zusammenhang zwischen der geistigen Retardation und dem Enzymdefekt und dessen Auswirkungen besteht, ist noch fraglich, da einerseits Patienten mit typischen biochemischen Befunden ohne Hirnschädigung, andererseits in den Hyperlysinämie-Familien gehäuft retardierte Angehörige mit normalen biochemischen Befunden beobachtet wurden.

Klinische Symptomatologie. Während bei 2 von den 6 Patienten die biochemische Störung im Alter von 2 und 11 Jahren noch keine erkennbaren Symptome zur Folge hatte, wurden 2 Patienten bereits im Säuglingsalter (3.—7. Monat) durch Krämpfe und Entwicklungsverzögerung auffällig. Bei einem Patienten traten Krampfanfälle zunächst nur in Zusammenhang mit Fieber, später auch spontan auf und sistierten im Alter von 3 Jahren. Das EEG zeigte bei 2 Patienten, von denen der eine bis zum Alter von 27 Jahren krampffrei war, ein Petit mal-Muster. Andererseits blieb der EEG-Befund bei einem Kind mit Krampfanfällen normal. Bei der psychomotorischen Retardation waren Gang und Sprachentwicklung besonders stark betroffen. Drei der Patienten wiesen eine ausgeprägte Schwäche von Muskeln und Bändern auf, die bei einem Patienten zum Verlust des Gehvermögens im Alter von 10 Jahren führte. Die Hälfte der Patienten hatte einen Minderwuchs, nur einer eine mikrocytäre, normochrome, eisenrefraktäre Anämie.

Differentialdiagnose. Die congenitale *Lysinintoleranz* (s. o.) kann durch fehlende Hyperlysinurie und die begleitende Hyperammonämie bei ähnlichem klinischen Bild leicht ausgeschlossen werden. Klinisch sehr ähnlich ist auch die *erbliche Hyperlysinämie mit Cystin-induzierten Krisen*, die 1965 von Ghadimi *et al.* bei einem 14jährigen Negerknaben beschrieben wurde. Der Patient hatte krisenhafte Leibschmerzen, Erbrechen, Muskel-Hypotonie und Lethargie bei Plasma-Lysinspiegeln zwischen 2,7 und 2,1 mg-% und einer 6—20fach erhöhten Lysinausscheidung im Urin. Die mit schwerer geistiger Retardierung, Dystrophie und leichtem enteralen Malabsorptionssyndrom einhergehende *congenitale Lysinurie* (Oyanagi *et al.*, 1970) hat einen sehr ähnlichen Urinbefund mit erhöhter Ausscheidung von Lysin, Arginin und Ornithin, zeigt aber im Gegensatz zur Hyperlysinämie erniedrigte Plasmaspiegel der dibasischen Aminosäuren. Ähnliches gilt für die Fälle ohne geistige Retardierung, die von Whelan u. Scriver (1968) beschrieben wurden. Differentialdiagnose der *Saccharopinurie* s. S. 522.

Laborbefunde. Konstant und unabhängig von Diät und Erkrankungen ist der Plasma-Lysinspiegel auf das ca. 2—10fache der Norm erhöht. Die Hälfte der Patienten zeigte Konzentrationen zwischen 10—20 mg-%, die übrigen zwischen 3 und 10 mg-%.

Im *Liquor* findet sich eine entsprechende Erhöhung der Lysinkonzentration. Im *Urin* ist die Lysinausscheidung auf das 10—50fache der Norm erhöht (65 mg — 1,9 g/Tag). Daneben werden in erhöhten Mengen Ornithin, γ-Aminobuttersäure, weniger konstant Äthanolamin, darüber hinaus die normalen Lysin-Metaboliten Pipecolinsäure, α-Aminoadipinsäure, α-Ketoglutarsäure, Homocitrullin, Homoarginin und ζ-N-Acetyl-L-Lysin gefunden. *Belastung* mit 150—300 mg L-Lysin/kg Körpergewicht führt im Plasma wie bei normalen Kindern nur zu Lysinerhöhung, die aber 3—5fach stärker ist und länger andauert. Die Ausscheidung beträgt bis 42% der Belastungsdosis, bei den Kontrollen 1%. Die endogene *Clearance* von Lysin ist auf 4,35 ml/min/1,73 m^2 (normal 0,3—2,4 ml), die von Homoarginin auf 4,7 ml/min/1,73 m^2 (normal nur Spuren) erhöht (GHADIMI *et al.*, 1965; WOODY, 1964, 1967; ARMSTRONG *et al.*, 1967).

Therapie. Da einerseits die Hyperlysinämie von der Nahrungszufuhr weitgehend unabhängig zu sein scheint, andererseits die Zusammenhänge zwischen Stoffwechseldefekt und Retardierung unklar sind, erscheint eine eiweißarme Kost nicht unbedingt indiziert. Bei einem zwischen $2^1/_2$ und 3 Jahren eiweißarm ernährten Kind wurde ohne Änderung der biochemischen Befunde eine deutliche Besserung des Laufens, Sprechens, der Bänderschwäche und der Anämie beobachtet, ohne daß ein Kausalzusammenhang zwischen Diät und psychomotorischen Fortschritten zu sichern war (WOODY, 1964).

3. Saccharopinurie

Kürzlich wurde ein weiterer Defekt im Lysinstoffwechsel beschrieben (CARSON *et al.*, 1968), der bei Reihenuntersuchungen geistig retardierter Patienten in Nordirland entdeckt wurde. Es handelte sich um eine 22jährige weibliche Patientin, die minderwüchsig und geistig retardiert war (I. Q. = 67). Während die Patientin nie Krampfanfälle hatte, wies sie einen pathologischen EEG-Befund auf.

Papierchromatographisch wurden im Urin große Mengen von Lysin, Citrullin, Histidin und *Saccharopin* (s. S. 520) nachgewiesen, säulenchromatographisch auch Homocitrullin, Homoarginin und Homoadipinsäure. Im Plasma war die Lysin- und Citrullin-Konzentration auf das 4—5fache erhöht, während Saccharopin und Homocitrullin nur gering vermehrt waren. Im Liquor fand sich eine hohe Konzentration von Saccharopin. Es wird ein Defekt der Saccharopin-Dehydrogenase vermutet (DANCIS u. HUTZLER, 1968, 1970).

4. Hydroxylysinurie

Definition. Die Hydroxylysinurie ist klinisch durch Krämpfe und Schwachsinn, biochemisch durch eine starke Vermehrung der Ausscheidung von freiem Hydroxylysin im Urin gekennzeichnet. Die ätiopathogenetischen Zusammenhänge sind noch völlig ungeklärt.

Historisches, Häufigkeit, Genetik. 1969 beschrieben BENSON *et al.* eine Familie, in der von vier geistig schwer retardierten Kindern mit Krampfleiden zwei, ein 18jähriger Junge und ein 15jähriges Mädchen, große Mengen von freiem Hydroxylysin im Urin ausschieden. HOEFNAGEL u. POMEROY (1970) entdeckten 2 weitere Fälle, die nicht verwandt waren, bei papierchromatographischen Reihenuntersuchungen von Urinen geistig retardierter Patienten. Weitere Beobachtungen stammen von GOODMAN u. BROWDER (1970) und PARKER *et al.* (1970). Es handelte sich um ein 4jähriges Mädchen und ein 5jähriges Mädchen, bei dem gleichzeitig eine Trisomie 21 bestand. Im Urin von Eltern und Geschwistern wurde gelegentlich eine leichte Steigerung der freien Hydroxylysinausscheidung beobachtet, die aber für einen Heterozygotennachweis nicht ausreicht.

Biochemischer Defekt. Hydroxylysin kommt wie Hydroxyprolin (vgl. S. 528) hauptsächlich als Bestandteil des Kollagens im menschlichen Organismus vor. Dieses Kollagen-Hydroxylysin kann aus Lysin gebildet werden. Der Synthesemechanismus entspricht wahrscheinlich weitgehend der Bildung von Kollagen-Hydroxyprolin aus Prolin. Hydroxylysin selbst ist keine essentielle Aminosäure und kommt vermutlich nicht in freier Form als Vorstufe von Kollagen-Hydroxylysin vor. Die Hydroxylierung von Lysin erfolgt vermutlich erst beim

Einbau in das Kollagen. Über den Abbau von Hydroxylysin ist wenig bekannt (vgl. MEISTER, 1965).

Die Hauptmenge des *Hydroxylysins im Urin* liegt normalerweise in Form von Peptiden vor, die wahrscheinlich aus dem Abbau von Kollagen stammen. Die Ausscheidung ist altersabhängig und beträgt 11—78 mg/Tag oder 45—94 mg/g Creatinin (nach saurer Hydrolyse des Urins). Sie kann nach sehr kollagenreicher Kost ansteigen. Freies Hydroxylysin kommt normalerweise nur in Spuren vor; bei den Patienten beträgt die Ausscheidung dagegen zwischen 10 und 12 mg/die oder 8—84 mg/g Creatinin.

Im *Plasma* ist Hydroxylysin normalerweise nicht nachzuweisen. Bei den Patienten fanden BENSON *et al.* (1969) keine erhöhten Plasmaspiegel, GOODMAN u. BROWDER (1970) und PARKER *et al.* (1970) dagegen auf 0,13—0,31 mg-% erhöhte Spiegel.

Wegen der nicht erhöhten Plasmakonzentration von Hydroxylysin und nach den Ergebnissen von Clearance-Untersuchungen und Toleranztesten ziehen BENSON *et al.* (1969) die Schlußfolgerung, daß die Hydroxylysinurie renalen Ursprungs ist. GOODMAN u. BROWDER (1970) vermuten einen erblichen Defekt des Enzymsystems, das für den Abbau von freiem Hydroxylysin verantwortlich ist.

Klinische Symptomatik. Das klinische Krankheitsbild war bei den bisher beobachteten Patienten relativ uniform. Es war aber auch bei den Patienten mit Ausscheidung von Hydroxylysin im Urin und ihren Geschwistern ohne entsprechenden Urinbefund identisch. Geburt und Entwicklung im 1. Lebensjahr waren normal. Im Verlauf des 2. Lebensjahres traten myoklonische und große generalisierte Krampfanfälle auf, die mit entsprechendem EEG-Befund einhergingen und sich z.T. später wieder verloren. Bei normaler körperlicher Entwicklung blieb die geistige Entwicklung stehen oder war sogar rückläufig. Der I.Q. betrug im Alter von 4 Jahren 64, bei Patienten im Alter von 12—18 Jahren 25—40. Bei einem Kind bestand die Kombination mit einer Trisomie 21 (GOODMAN u. BROWDER, 1970).

Die **Diagnose** gründet sich auf den papierchromatographischen, hochspannungselektrophoretischen oder austauschchromatographischen Nachweis erhöhter Mengen von freiem Hydroxylysin im Urin (s. o.) und evtl. auch im Plasma. Dabei kann die Gesamtausscheidung von Hydroxylysin, die nach 18—22stündiger saurer Hydrolyse des Urins bestimmt wird, normal oder nur mäßig erhöht sein. Differentialdiagnostisch ist eine bisher allerdings erst einmal beschriebene Hydroxylysinurie bei Vitamin-D-resistenter Rachitis zu berücksichtigen (HOEFNAGEL und POMEROY, 1970).

Angaben über **Therapie, Verlauf und Prognose** können nach den bisherigen Beobachtungen und den unsicheren kausalen Beziehungen zwischen Hydroxylysinurie und Cerebralschaden nicht gemacht werden.

III. Defekte des Prolin- und Hydroxyprolinstoffwechsels

Bei den erblichen Defekten des Prolinstoffwechsels lassen sich bisher wenigstens 3 durch klinisches Bild und Enzymmangel abgrenzbare Krankheitsbilder unterscheiden, obwohl eine Reihe von pathogenetischen Zusammenhängen noch nicht geklärt ist. Nach EFRON erfolgt eine *Einteilung* in 1. Hyperprolinämie infolge Prolin-Oxydase-Mangels (Typ I), 2. Hyperprolinämie infolge Pyrrolincarbonsäure-Dehydrogenasemangels (Δ-Pyrrolin-5-Carboxylsäure-Dehydrogenasemangel-Typ II) und 3. Hydroxyprolinämie infolge Hydroxyprolin-Oxydase-Mangels.

1. Hyperprolinämie

a) Prolin-Oxydase-Mangel

Definition. Die Hyperprolinämie vom Typ I ist biochemisch durch einen Mangel an Prolinoxydase, der zu einer Erhöhung der Plasmaprolinkonzentration

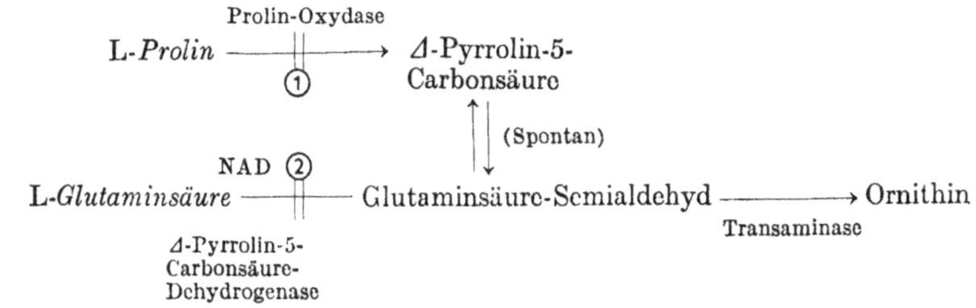

① = Defekt bei Hyperprolinämie Typ I.
② = Defekt bei Hyperprolinämie Typ II.

Abb. 3. Schema des Prolin-Abbaus

führt, charakterisiert. Sie wird begleitet von einer erhöhten Urinausscheidung von Prolin, Hydroxyprolin und Glycin, wenn die Plasmakonzentration von Prolin 0,8—1,0 μmol/ml (9—12 mg-%) überschreitet. Die Hyperprolinämie kann klinisch asymptomatisch verlaufen, oder sie findet sich in Kombination mit familiären, erblichen Nephropathien und Innenohrschwerhörigkeit im Sinne des Alport-Syndroms, mit anderen angeborenen Nierenanomalien mit und ohne Taubheit, Schwachsinn und photostimulierbarer Epilepsie, oder nur mit Schwachsinn kombiniert.

Historisches, Häufigkeit, Geschlecht und Erbgang. Der Symptomenkomplex mit familiärer Nephropathie, Taubheit, photosensibler Epilepsie, Schwachsinn, Hyperprolinämie und typischer Hyperaminoacidurie wurde erstmals 1961 von SCRIVER *et al.* bei einem $2^1/_2$jährigen Jungen beschrieben. Eine ausführliche Beschreibung und Mitteilung entsprechender Familienuntersuchungen folgte 1962 (SCHAFER *et al.*). Bis 1969 wurde über 10 Familien mit mehr als 20 Probanden, die eine unterschiedlich starke Hyperprolinämie und eine starke Variabilität der übrigen Symptome aufwiesen, berichtet (SCHAFER *et al.*, 1962; FUHRMANN, 1963; KOPELMANN *et al.*, 1964; EFRON, 1965; PERRY *et al.*, 1968; DODINVAL *et al.*, 1969; GOYER *et al.*, 1969; WOODY *et al.*, 1969; FONTAINE *et al.*, 1970; HARRIS *et al.*, 1971). Eine zusammenfassende Darstellung der Problematik gab EFRON (1966).

Die bisherigen Familienuntersuchungen sprechen dafür, daß das klinische Vollbild der Hyperprolinämie mit Nephropathie, photosensiblen EEG-Veränderungen oder Epilepsie, Innenohrschwerhörigkeit und geistiger Retardation auf eine *Kombination verschiedener anomaler Gene* zurückzuführen ist. Wahrscheinlich wird der Prolinoxydasemangel, der die Hyperprolinämie verursacht, autosomal-rezessiv vererbt. Die familiäre Nephropathie, die Taubheit und photostimulierbare Epilepsie werden vermutlich autosomal-dominant durch Gene unterschiedlicher Penetranz vererbt (EFRON, 1965, 1966; WOODY, 1969). Die Chromosomenanalyse ergab ein normales Karyogramm (SCHAFER *et al.*, 1962).

Biochemischer Defekt. Prolin ist für den Menschen keine essentielle Aminosäure und kann im Organismus leicht aus Glutaminsäure synthetisiert werden. Der Abbau von L-Prolin ist trotz unterschiedlicher Enzyme eine weitgehende Umkehr des Syntheseweges (s. Abb. 3). Die beiden wichtigsten Enzymreaktionen sind die Umwandlung von Prolin in Δ-Pyrrolin-5-Carbonsäure vermittels der mitochondrialen Prolinoxydase und die Dehydration der Δ-Pyrrolin-5-Carbonsäure zu L-Glutaminsäure vermittels der NAD-abhängigen Δ-Pyrrolin-5-Carbonsäure-Dehydrogenase. Beide Enzyme finden sich in Leber, Niere und Gehirn, während in menschlichen Leukocyten und in der Muskulatur keine Aktivität der Enzyme nachgewiesen werden konnte. In Autopsiematerial bleibt die Enzymaktivität wenigstens 10 Std post mortem nachweisbar. Da bei der Hyperprolinämie vom Typ I keine erhöhte Konzentration von Δ-Pyrrolin-5-Carbonsäure in Plasma und Urin nachgewiesen werden konnte, lag bereits die Vermutung eines Defektes der *Prolinoxydase* nahe. Dieser konnte schließlich im Autopsiematerial der Leber eines Patienten bewiesen werden. Die Aktivität war auf ca. 1—10% der Norm erniedrigt. Auch beim Vater des Patienten war im Biopsiematerial der Leber die Aktivität der Prolinoxydase auf ca. 50% einer Kontrollperson reduziert. Die Umwandlung von L-Hydroxyprolin in Δ-Pyrrolin-3-Hydroxy-5-Carbonsäure und Δ-Hydroxy-1-Glutaminsäure ist dagegen nicht beeinträchtigt. Das zeigt zugleich, daß die Enzyme, die Prolin und Hydroxyprolin abbauen, beim Menschen nicht identisch sind. Selbst bei Patienten mit Urämie oder schweren Lebererkrankungen war die Aktivität der Prolinoxydase bis zu 18 Std post mortem fast 10fach höher als bei dem Patienten mit Hyperprolinämie Typ I.

Die *Hyperaminoacidurie* bei der Hyperprolinämie entsteht, wenn das spezifische renale Transportsystem für Prolin, Hydroxyprolin und Glycin bei Überschreiten eines Plasmaspiegels von ca. 1,0 µmol/ml (ca. 10 mg-%) gesättigt wird. Es kommt dann zum „Overflow" und zur kompetitiven Hemmung der Rückresorption von Hydroxyprolin und Glycin. Das normale tubuläre Transportmaximum für Prolin wird für gesunde Kontrollpersonen und Patienten mit Hyperprolinämie mit ca. 160 µmol/min/1,73 m^2 angegeben. Auch bei Gesunden kann durch Infusion von Prolin die typische Hyperaminoacidurie erzeugt werden (Scriver *et al.*, 1961, 1964). Da nicht in allen Familien mit Hyperprolinämie und nicht bei allen Patienten ständig diese Plasmakonzentration überschritten wird, ist das Fehlen oder das unterschiedliche Ausmaß der Hyperaminoacidurie ohne weiteres verständlich. Bei Progredienz einer vorliegenden Nierenschädigung kann die tubuläre Rückresorptionskapazität für Prolin bereits bei niedrigeren Plasmakonzentrationen erschöpft sein.

Der Mechanismus, durch den die Hyperprolinämie eine *Hirnschädigung* bewirkt, ist noch hypothetisch. Erhöhung des Plasma-Prolin-Spiegels durch Infusion auf das 8—10fache führt bei Kontrollpersonen nicht zu pathologischen EEG-Veränderungen (Efron, 1965, 1966).

Pathologische Anatomie. Pathologisch-anatomische Befunde liegen bisher von 4 Patienten vor, die im Alter von 3 Monaten bis 33 Jahren ad exitum kamen. Im Vordergrund stehen die *Nierenveränderungen*, die ein sehr buntes Muster aufweisen. Sie reichen von der Nierenaplasie und Hypoplasie bis zur Hydronephrose bei Blasenhalsstenose, histologisch von der Verdickung der Basalmembran und der membranösen oder intracapillären Glomerulitis mit Fibrose und Tubulusdegeneration bis zur chronischen, insbesondere interstitiellen bakteriellen oder nicht-bakteriellen Pyelonephritis mit Tubulusatrophie oder -dilatation. *Hirn*anatomisch wurde eine Vacuolisierung von Groß- und Kleinhirn, eine Dysmelinisierung und ein diffuser Verlust von Neuronen im Cortex beschrieben (Schafer *et al.*, 1962; Kopelmann *et al.*, 1964; Efron, 1965; Woody, 1969).

Krankheitsbild. Das anfänglich beschriebene Vollbild der klinischen Symptomatik mit progredienter Nephropathie, Taubheit, Krämpfen, photostimulierbarer Epilepsie mit EEG-Veränderungen und geistiger Retardation kommt nur bei wenigen Patienten zur Beobachtung. Es handelte sich dabei immer um männliche Individuen. Der überwiegende Teil der Probanden bleibt klinisch asymptomatisch oder zeigt nur geringe renale Symptome mit leichter Proteinurie, Erythrocyturie, Leukocyturie, vereinzelt auch Cylindrurie und Bacteriurie. In einigen Fällen wurden auch pathologische pyelographische Veränderungen beobachtet, während die Clearance-Werte bei diesen Patienten normal waren. Bei den klinisch asymptomatischen Fällen und denen mit minimaler renaler Symptomatik wurde die

Diagnose erst anläßlich von Familienuntersuchungen durch die biochemischen Befunde gestellt. In den Familien, die eine Kombination mit Innenohrschwerhörigkeit zeigen, entspricht das klinische Bild dem Alport-Syndrom (ALPORT, 1927; COHEN *et al.*, 1961; GOLDBLOOM *et al.*, 1957; FUHRMANN, 1963). Das gilt auch für die schlechtere Prognose bzw. die Progredienz der Nephropathie beim männlichen Geschlecht. Bei den 4 männlichen Patienten, die ad exitum kamen (s. o.), begann die Symptomatik einmal bereits in der Neugeborenenperiode, einmal im Kleinkindesalter ($2^1/_2$ Jahre), einmal im Schulalter (6 Jahre) und einmal erst mit 31 Jahren. Dreimal waren angeborene Anomalien mit schwerer Entzündung der Niere die Ursache für den tödlichen Ausgang, einmal das klinische Bild eines nephrotischen Syndroms (Pseudonephrose). Zwischen der Höhe des Prolinspiegels im Plasma und der Schwere der klinischen Symptomatik besteht kein Zusammenhang.

Diagnose und Laborbefunde. Wegen der Assoziation der Hyperprolinämie mit Nierenmißbildungen und familiärer Hämaturie sollten Patienten mit Nierenfehlbildungen oder ungeklärten familiären Nephropathien, insbesondere wenn diese mit Innenohrschwerhörigkeit, Epilepsie oder photosensiblen EEG-Veränderungen einhergehen, auf erhöhte *Prolin*konzentrationen im Plasma untersucht werden. Ein einfacher Suchtest wurde von EFRON *et al.* (1964) angegeben. Da die bisher beobachteten Plasmakonzentrationen von Prolin, die bei den Patienten zwischen 4,6 und 21,3 mg-% (normal 2,7 mg-%/1,3—5,1 mg-%) bzw. 0,40—1,80 μmol/ml (normal 0,1—0,4 μmol/ml) lagen, nicht immer die renale tubuläre Rückresorptionskapazität überschreiten, was bei einem Plasmawert von ca. 10 mg-% der Fall ist, genügt der Nachweis erhöhter Ausscheidung von Prolin, Hydroxyprolin und Glycin im Urin nicht für die Diagnose. Andererseits gibt es auch eine *sekundäre Prolinurie* bei Patienten mit schweren renalen Erkrankungen (vgl. EFRON, 1965, 1966). Die typische Hyperaminoacidurie kann im Verlauf der Krankheit mit Progredienz der Nierenschäden bereits unterhalb der typischen Plasmaschwelle auftreten. Bei der Beurteilung der Hyperaminoacidurie muß differentialdiagnostisch auch die in den ersten Lebenstagen beginnende und sich über mehrere Wochen erstreckende erhöhte Ausscheidung von Prolin, Hydroxyprolin und Glycin bei Neugeborenen und jungen Säuglingen berücksichtigt werden (FOWLER *et al.*, 1957; WOOLF u. NORMAN, 1957; vgl. BRODEHL, 1969). Auch das von JOSEPH *et al.* (1954) beschriebene, mit Krämpfen in der Neugeborenenperiode beginnende und wahrscheinlich auf einem Defekt des spezifischen tubulären Transportsystems für Prolin, Hydroxyprolin und Glycin beruhende *Syndrom* zeigt die typische Hyperaminoacidurie der Hyperprolinämie, weist aber im Gegensatz zu dieser normale Plasmaspiegel von Prolin auf.

Ähnliches gilt für die *Iminoglycinurie*, die ebenfalls mit Schwachsinn und Taubheit kombiniert sein kann. Hier liegt ein erblicher Defekt der tubulären Rückresorption von Glycin, Prolin und Hydroxyprolin vor, der mit erhöhter Clearance dieser Aminosäuren bei normalen Plasmaspiegeln einhergeht. Führend ist meistens die Glycinurie (TADA *et al.*, 1965; MORIKAWA *et al.*, 1966; GOODMAN *et al.*, 1967; ROSENBERG *et al.*, 1967/68; SCRIVER u. WILSON, 1967; WHELAN u. SCRIVER, 1968; BLATTNER, 1969; TANCREDI *et al.*, 1970). Kürzlich berichteten PROCOPIS u. TURNER (1971) über 170 Fälle von benigner Iminoacidurie, die sie bei Reihenuntersuchungen von 200000 australischen Säuglingen im Alter von ca. 7 Wochen beobachteten. Die Iminoglycinurie blieb nur bei 15 Probanden bestehen, von denen nur einer eine leichte Hypertension entwickelte.

Die endgültige Diagnose kann nur durch den Nachweis der verminderten *Prolinoxydase*-Aktivität in der Leber und einer normalen Konzentration von *Δ-Pyrrolin-5-carbonsäure* in Plasma und Urin gestellt werden (EFRON, 1965, 1966).

Therapie. Da Prolin keine essentielle Aminosäure ist und andererseits die Zusammenhänge zwischen Hyperprolinämie und Nieren- bzw. Hirnschäden unklar sind, gibt es keine begründete diätetische Therapie. Es kommt nur eine symptomatische Therapie der unterschiedlichen Nephropathien, der Schwerhörigkeit und eines evtl. Krampfleidens in Betracht. Kürzlich berichteten HARRIES *et al.* (1971) über den günstigen Effekt einer prolinarmen Diät (50—125 mg/kg) bei einem Säugling mit Hyperprolinämie (s. auch GOYER *et al.*, 1969).

Verlauf und Prognose. Verlauf und Prognose sind vom Ausmaß der Hyperprolinämie unabhängig. Sie werden durch Art und Schwere der begleitenden Nephropathie bestimmt. Bei den klinisch als Alport-Syndrom imponierenden Fällen scheint der Verlauf bei männlichen Patienten meist schwerer und progressiver zu sein und kann schon im Kindes- oder Jugendalter letal enden.

b) Pyrrolincarbonsäure-Dehydrogenase-Mangel

Definition. *Die Hyperprolinämie vom Typ II* wird klinisch durch geistige Retardation und Krämpfe, biochemisch durch erhöhte Plasmakonzentrationen von Prolin und Pyrrolincarbonsäure sowie erhöhte Ausscheidung von Prolin, Hydroxyprolin, Glycin und Pyrrolincarbonsäure im Urin charakterisiert.

Historisches, Häufigkeit, Genetik. Dieser Typ der Hyperprolinämie wurde erstmals 1964 von BERLOW u. EFRON bei einem 19 Monate alten Knaben beobachtet. Ein 2. Fall wurde von EMERY *et al.* (1967) bei einem 18jährigen Mädchen beschrieben. Kürzlich berichteten JEUNE *et al.* (1970) über die Kombination einer Hyperprolinämie vom Typ II mit einer Hyperleucin- und Hyperisoleucinämie bei je einem männlichen und einem weiblichen Kleinkind einer Familie. Ein weiterer Fall wurde von SIMILA (1970) mitgeteilt. Familienanamnese und Belastungsversuche ergaben bisher keine Hinweise auf genetische Zusammenhänge. Nur in einem Fall waren die Eltern Vetter und Cousine ersten Grades (EMERY *et al.*, 1967). Die Beobachtung der Schwundrate intravenös applizierten Prolins läßt sich möglicherweise zum Heterozygotentest ausbauen (SIMILA, 1970)

Biochemischer Defekt. Der wahrscheinlich erbliche Enzymdefekt beruht auf einem bisher nur aus der Anhäufung spezifischer Metaboliten zu vermutenden Mangel an Pyrrolincarbonsäure-Dehydrogenase (s. Abb. 3). Der entscheidende Unterschied zur Hyperprolinämie vom Typ I liegt in der erhöhten Akkumulation und Ausscheidung von Pyrrolincarbonsäure (BERLOW u. EFRON, 1964; EFRON, 1965, 1966; SIMILA, 1970). Bei den mit Hyperleucinämie und -isoleucinämie kombinierten Fällen wurde in den Leukocyten ein partieller Defekt der Leucin- und Isoleucintransaminasen gefunden, während die Transaminierung und oxydative Decarboxylierung von Valin und die Transaminierung von Ornithin normal waren (JEUNE *et al.*, 1970).

Klinische Symptomatik. Bei dem von BERLOW u. EFRON (1964) beschriebenen Kind waren Geburt und Neugeborenenperiode normal, die Entwicklung aber im Vergleich zu den Geschwistern verzögert. Mit 19 Monaten hatte das Kind erstmals Krämpfe bei einem hochfieberhaften Infekt. Diese gingen mit Stupor und rechtsseitiger Lähmung einher, von der das Kind sich aber nach 2 Tagen erholte. Das EEG zeigte diffuse, hochgespannte langsame Deltaaktivität. Die 18jährige Patientin von EMERY *et al.* (1967) war geistig mäßig retardiert (I.Q=74) und hatte eine Petit-mal-Epilepsie mit Spikes-and-waves-Muster im EEG. Die Fälle von JEUNE *et al.* (1970) zeigten nach normaler Geburt und normaler Neugeborenenperiode eine im 3.—4. Monat beginnende psychomotorische Retardation mit Abfall des I.Q. von 60 im Säuglingsalter auf 30 im Alter von 2—3 Jahren. Sie hatten eine Mikrocephalie und Dystrophie, paroxysmale Diarrhoen, eine Proteinurie, Dehydration, metabolische Acidose, Hyperpyrexie und generalisierte Krämpfe. Im 3. Lebensjahr zeigte die Fundusuntersuchung, die im Säuglingsalter normal gewesen war, eine tapetoretinale Degeneration, bzw. einen „Pfeffer-und Salz"-Fundus. Der Junge starb mit $3^1/_4$ Jahren in einem hyperpyretischen Koma.

Diagnose und biochemische Befunde. Die Hyperprolinämie war bei den beiden ersten Patienten mit 20—32 mg-% sehr ausgeprägt. Beide schieden papierchromatographisch große Mengen von Prolin, Hydroxyprolin und Glycin aus, während die Patienten von JEUNE *et al.* nur eine exzessive Hyperglycinurie aufwiesen. Differentialdiagnostisch entscheidend in der Abgrenzung von der Hyperprolinämie Typ I und den sonstigen Prolinerhöhungen in Plasma und Urin (s. o.) ist der papierchromatographisch, hochspannungs-elektrophoretisch und mit der o-Aminobenzaldehyd-Reaktion (Gelbfärbung) zu erbringende Nachweis erhöhter Konzentrationen von Δ-Pyrrolincarbonsäure in Plasma, Urin und anderen Körperflüssigkeiten und schließlich die Enzymaktivitätsbestimmung in der Leber (EFRON, 1965, 1966).

Therapie. Die Therapie kann wie bei der Hyperprolinämie Typ I nur symptomatisch sein, d.h. in einer antikonvulsiven Behandlung und heilpädagogischen, bzw. entwicklungstherapeutischen Maßnahmen bestehen.

2. Hydroxyprolinämie

Definition. Bei der Hydroxyprolinämie handelt es sich wahrscheinlich um einen erblichen Defekt der Hydroxyprolinoxydase, der biochemisch durch eine starke Erhöhung des freien Hydroxyprolins in Plasma und Urin bei normaler Ausscheidung hydroxyprolinhaltiger Peptide im Urin charakterisiert wird. Ob die Kombination mit schwerer geistiger Retardation nur zufällig oder kausal ist, bleibt ungeklärt.

Historisches, Häufigkeit, Genetik. Bisher liegt eine ausführliche Beschreibung nur über ein 11jähriges Mädchen vor (EFRON *et al.*, 1962, 1965; EFRON, 1966). Es handelte sich um das illegitime Kind einer geistig ebenfalls stark retardierten (I.Q.=50), körperlich und stoffwechselmäßig gesunden Mutter, das aus der Verbindung mit einem Blutsverwandten hervorgegangen war. Die weitere Familienanamnese zeigt keine Besonderheiten. Die Krankheit ist entweder sehr selten oder verläuft klinisch asymptomatisch, da bisher keine weiteren Fälle beobachtet wurden und auch bei der Untersuchung von mehr als 3000 geistig retardierten Patienten kein weiterer Fall entdeckt wurde (CARSON u. NEILL, 1962).

Biochemischer Defekt. Bei Säugetieren spielt Hydroxyprolin eine wichtige Rolle im *Kollagen-Stoffwechsel*. Ca. 14% des Kollagens bestehen aus Hydroxyprolin. Dieses Hydroxyprolin stammt aber nicht aus dem Hydroxyprolin der Nahrung oder des Plasmas, sondern aus Prolin, welches nach dem Einbau in Präkollagen-Polypeptide oder andere Kollagen-Vorstufen hydroxyliert wird (STETTEN, 1949; NEUMANN u. LOGAN, 1950; GREEN u. LOWTHER, 1959; HAUSMANN u. NEWMAN, 1961; MANNER u. GOULD, 1963).

Die *Biosynthese* des Hydroxyprolins bei Säugetieren erfolgt aus Glyoxalat und Pyruvat. Aber freies Hydroxyprolin hat im menschlichen Organismus, soweit bekannt ist, keine Bedeutung.

Der *Abbau* von Hydroxyprolin läuft auch im menschlichen Organismus in Leber und Niere über Δ-Pyrrolin-3-Hydroxy-5-Carbonsäure (HPC), γ-Hydroxyglutaminsäure (HGA) und α-Keto-γ-Hydroxyglutarsäure (HKG) (s. Abb. 4).

Fastende Normalperson scheiden keinen nennenswerten Mengen von *Hydroxyprolin-Metaboliten* aus. Nach oraler Belastung mit 100 mg/kg L-Hydroxyprolin werden mit Maximum zwischen 1 und 2 Std nach der Zufuhr kleine Mengen von HPC, HGA und HGK ausgeschieden. Das Kind mit der Hydroxyprolinämie schied selbst nach 200 mg/kg Hydroxyprolin keine Metaboliten aus. Es wird deshalb vermutet, daß der *Stoffwechselblock* auf der ersten Stufe des Abbaus, d.h. bei der Oxydation von Hydroxyprolin zu HPC zu suchen ist (*Hydroxyprolin-Oxydase-Mangel*). Der Beweis durch Belastung mit HPC und Nachweis des in vitro-Um-

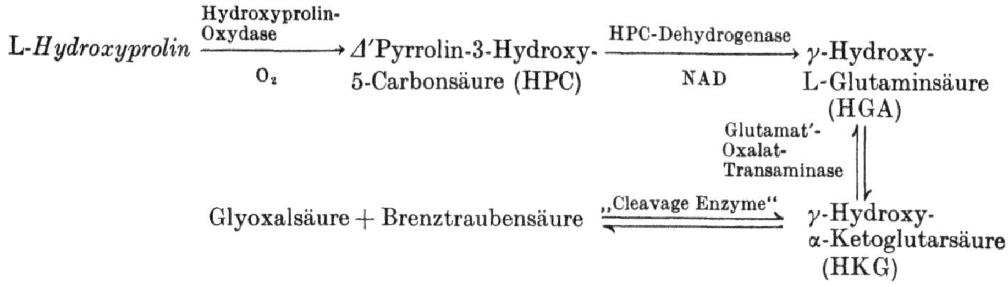

Abb. 4. Schema des Hydroxyprolin-Abbaus

satzes von C^{14}-Hydroxyprolin und C^{14}-HPC steht noch aus. Der Prolinumsatz bei der Patientin war normal (EFRON, 1966).

Da sich *Plasmaspiegel und Urinausscheidung von Hydroxyprolin* als von der Zufuhr (alle kollagen- und gelatinehaltigen Nahrungsmittel) unabhängig erwiesen, andererseits die Hydroxyprolinsyntheserate bei der Patientin normal erschien, wird vermutet, daß die erhöhte Konzentration von freiem Hydroxyprolin in Plasma und Urin aus dem gestörten Abbau des aus dem Kollagen stammenden Hydroxyprolins resultiert.

Normalerweise wird beim *Kollagenabbau* aber kein freies Hydroxyprolin gebildet, sondern es entstehen hydroxyprolinhaltige Peptide, die im Urin ausgeschieden werden und erst nach Hydrolyse als freies Hydroxyprolin nachweisbar sind. Bei erhöhtem Kollagenumsatz nimmt die Ausscheidung von gebundenem Hydroxyprolin zu, insbesondere im Neugeborenenalter, während des Wachstums, in der Postpartalperiode, bei Knochenerkrankungen, beim Marfan-Syndrom und bei Hyperthyreosen. Bei Hypothyreosen und Osteogenesis imperfecta und einigen anderen Wachstumsstörungen ist die Ausscheidung vermindert (ZIFF *et al.*, 1956; SJOERDSMA *et al.*, 1958; WOESSNER, 1959; PROCKOP u. SJOERDSMA, 1961; BATES *et al.*, 1962; FINK *et al.*, 1962; DULL u. HENNEMAN, 1963; MELLMAN *et al.*, 1963; CRABBE u. ISSELBACHER, 1965; CHRISTIAENS *et al.*, 1965; FILLIAT *et al.*, 1965; JOB *et al.*, 1966; MORROW *et al.*, 1966; ALLISON *et al.*, 1966; LANGNESS u. EICKENBUSCH, 1969; YOUNOSZAI *et al.*, 1969).

Klinische Symptomatik. Es handelt sich bei der bisher einzigen Patientin um ein Frühgeborenes mit einem Geburtsgewicht von ca. 2000 g. Schon in den ersten Monaten fiel eine Verzögerung der Entwicklung auf. Im Alter von 13 Jahren war das Kind leicht minderwüchsig, zeigte sonst aber keinen pathologischen Organbefund. Die Patientin war erethisch und aggressiv, die geistige Retardation ausgeprägt. Die Sprachentwicklung entsprach der eines 3jährigen Kindes. Der I.Q. betrug 17—32. EEG und Audiogramm waren normal.

Diagnose und Laborbefund. Außer einer konstanten leichten *Erythrocyturie* ergaben die Routine-Untersuchungen keine pathologischen Befunde. Alle übrigen Nierenuntersuchungen einschließlich Clearance, Pyelographie, Mucopolysaccharid- und Ketosteroid-Ausscheidung waren normal. Das freie *Hydroxyprolin* war im Urin bis auf 267 mg/Tag (normal nur Spuren) erhöht, das gebundene lag mit 39—57 mg/Tag (normal bei Kindern 27—103 mg/Tag, bei Erwachsenen 15—34 mg/Tag) im Normalbereich. Im Plasma fand sich eine Erhöhung der Hydroxyprolinkonzentration auf 0,2—0,4 μmol/ml (normal 0,01 μ mol/ml), die sich als unabhängig vom Prolin- und Hydroxyprolingehalt der Nahrung erwies. Alle übrigen Aminosäuren waren normal.

Therapie. Diätetische und medikamentöse Behandlungsversuche hatten keinen Erfolg (EFRON, 1966, 1967).

IV. Weitere Defekte im Metabolismus der verzweigtkettigen Aminosäuren

1. Hypervalinämie

Definition. Die Hypervalinämie ist klinisch durch Erbrechen, Dystrophie, geistige Retardation und zentralnervöse Störungen, biochemisch durch Hypervalinämie und -urie und einen Defekt der Valintransaminase charakterisiert.

Historisches, Häufigkeit, Genetik. Die erste und bisher einzige Beschreibung dieses seltenen Krankheitsbildes stammt von WADA *et al.* (1963, 1965). Der Enzymdefekt wurde von DANCIS *et al.* (1967) aufgeklärt. Es handelte sich um das einzige Kind japanischer Eltern. Diese schieden ebenfalls vermehrt Valin im Urin aus (WADA *et al.*, 1963), zeigten aber bei Belastungsversuchen keine sicheren für Heterozygotie sprechenden Merkmale (WADA *et al.*, 1965). Das Karyogramm des Kindes war normal (WADA *et al.*, 1963).

Biochemischer Defekt. Der Enzymdefekt besteht in einem fast kompletten Mangel an Valin-Transaminase (s. Abb. 5), der mit markierten verzweigtkettigen Aminosäuren an Leukocyten (vgl. Ahornsirupkrankheit, S. 387) nachgewiesen werden kann (DANCIS *et al.*, 1967). Die Desaminierung bzw. Transaminierung von Valin zur α-Ketoisovaleriansäure unterbleibt, so daß es zur Hypervalinämie und -urie, aber im Gegensatz zur Ahornsirupkrankheit nicht zur entsprechenden Ketoacidurie kommt. Auch der Abbau von Leucin und Isoleucin verläuft normal. Damit wurde die ursprüngliche Annahme erschüttert, daß eine unspezifische Transaminase für die Desaminierung der drei verzweigtkettigen Aminosäuren Valin, Leucin und Isoleucin verantwortlich ist (vgl. DANCIS *et al.*, 1967).

Krankheitsbild. Der weibliche Säugling wurde nach normaler Schwangerschaft und Geburt schon in der Neugeborenenperiode auffällig und entwickelte bis zum 2. Monat eine Symptomatik mit Erbrechen, Lethargie, Muskelhypotonie, Cyanose, Dyspnoe, Fieber, Nystagmus und Erlöschen des Moro-Reflexes. Im Alter von 9 Monaten war er psychomotorisch deutlich retardiert, dystroph (vom 2.—9. Monat nur 3 kg Gewichtszunahme) und wies eine Hepatomegalie und ein pathologisches EEG auf. Trotz erheblicher Besserung des körperlichen Zustandes unter einer diätetischen Therapie war das Kind mit 3 Jahren deutlich oligophren.

Diagnose und Laborbefunde. Die Verdachtsdiagnose ergab sich aus einem isolierten großen Valinfleck im Papierchromatogramm des Urins. Die Valinkonzentration des Plasmas war auf ca. 10 mg-%, die Valinausscheidung im Urin auf das 10fache erhöht. Eine Ketose und Ketoacidurie bestand nicht. Nach Belastung mit Valin war ein langdauernder Anstieg des Plasma-Valinspiegels zu beobachten. Der Enzymdefekt läßt sich nach der Methode von DANCIS *et al.* (1963) an isolierten Leukocyten nachweisen (DANCIS *et al.*, 1967).

Therapie und Verlauf. Unter einer valinarmen Kost, die im Alter von 9 Monaten begonnen wurde (WADA *et al.*, 1965), normalisierte sich der Valinspiegel im Plasma. Es kam zum Sistieren des Erbrechens, Abnahme der Hyperkinese, zu rascher Gewichtszunahme und Normalisierung des EEG-Befundes. Die geistige Entwicklung besserte sich aber bis zum Alter von 3 Jahren nicht wesentlich. Die Diät bestand zunächst in einer Aminosäurenmischung ohne Valin, während vom 9.—13. Monat 50—75 mg/kg, ab 13. Monat 120 mg/kg Valin zugeführt wurden (TADA *et al.*, 1967).

2. Isovalerian-Acidämie

Definition. Ein typischer Geruch (nach Schweißfüßen oder Käse) und periodische Episoden von Erbrechen, Acidose, Lethargie oder Koma und eine mäßige

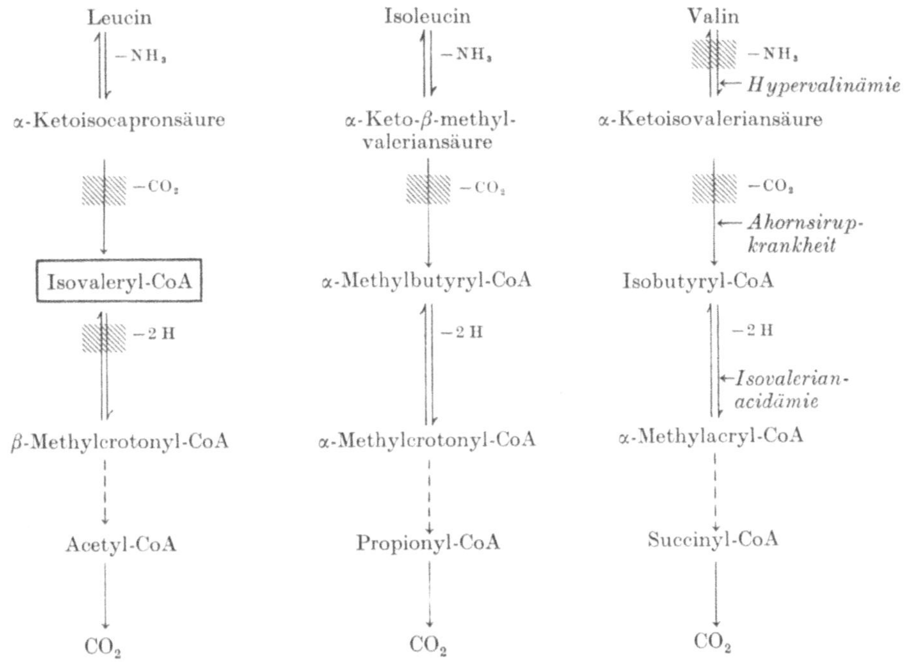

Abb. 5. Katabolismus der verzweigtkettigen Aminosäuren und erblichen Störungen dieser Stoffwechselwege. (Nach BUDD *et al.*, 1967)

geistige Retardation kennzeichnen das klinische Bild der Isovalerian-Acidämie. Die biochemische Ursache ist in einer Abbaustörung des Leucins auf der Stufe der Isovaleriansäure (Isovaleryl-CoA) zu suchen.

Erstbeschreibung, Häufigkeit, Genetik. Die erste Beobachtung des Krankheitsbildes bei Geschwistern unterschiedlichen Geschlechts im Alter von $2^1/_2$ und 4 Jahren stammt von TANAKA *et al.* (1966). Über einen weiteren Fall, der bereits in der Neugeborenenperiode letal endete, berichteten NEWMAN *et al.* (1967). Es wird ein autosomal-rezessiver Erbgang vermutet; Belastungsversuche bei den Eltern und Untersuchungen an Leukocyten ergaben keinen brauchbaren Heterozygotentest (EFRON, 1967; NEWMAN *et al.*, 1967).

Biochemischer Defekt. In vitro konnte an Leukocyten der Patienten gezeigt werden, daß die Oxydation von C^{14}-Isovaleriansäure bei den Patienten stark vermindert ist. Es wird angenommen, daß die Patienten einen Defekt in der Umwandlung von Isovaleryl-CoA zu β-Methylcrotonyl-CoA haben (s. Abb. 5). Die Tatsache, daß Leucin und α-Ketoisocapronsäure im Serum der Patienten nicht erhöht sind, erklärt sich daraus, daß die Decarboxylierung der α-Ketoisocapronsäure ein irreversibler Schritt ist (BUDD *et al.*, 1967; EFRON, 1967; CARSON, 1968).

Pathologische Anatomie. Bei dem im Alter von 6 Tagen verstorbenen männlichen Neugeborenen zeigten die inneren Organe den typischen Geruch. Sonst fanden sich Verfettung von Leber und Nierentubuli und massive Hämorrhagien in der Lunge, während das Gehirn normal erschien (NEWMAN *et al.*, 1967).

Klinische Symptomatik. Bei der in der Neugeborenenperiode fatal verlaufenen Form der Erkrankung, die aber durch eine am 4. Lebenstag operierte äußere

Duodenalstenose kompliziert war, kam es bereits am 2. Lebenstag zu Nahrungsverweigerung und Erbrechen. Am Tag nach der Operation traten bei einer Hypocalcämie von 4 mg-%, einer Hypokaliämie von 2,5 mval/l, einer Acidose mit einem Blut-pH von 7,29 und einem Basendefizit von 15 mval/l Krämpfe und Opisthotonus auf. Der Harnstoff-N stieg auf 130 mg-%. Das Kind wurde komatös und starb in einem Apnoeanfall am 6. Tag (NEWMAN *et al.*, 1967).

Bei den anderen Fällen, die zum Zeitpunkt der Publikation $3^1/_2$ und 5 Jahre alt waren, begann die Symptomatik im Säuglingsalter mit dem *typischen Geruch* von Harn, Plasma und Atemluft. Meist ausgelöst durch Infekte oder erhöhte Proteinzufuhr erlitten die Kinder periodische Episoden von Erbrechen, Acidose, Lethargie oder Koma, die mit einer Verstärkung des Geruchs und der Isovaleriansäurekonzentration im Plasma einherging. Mit Glucose-Elektrolyt-Infusionen ließ sich der Zustand innerhalb weniger Tage bessern. In der Besserungsphase wurden Ataxie und Intentionstremor beobachtet. Beide Kinder entwickelten sich geistig verzögert. Bei beiden bestanden Fundusveränderungen. Im 2. Lebensjahr entwickelten die Patienten eine Abneigung gegen Milch, Käse und Eier und wählten unter klinischer Kontrolle eine Kost, die nicht mehr als 1,5 g Eiweiß/kg Körpergewicht enthielt (EFRON, 1967).

Diagnose und Laborbefunde. Da der metabolische Defekt durch Aminosäuren- und Ketosäurenchromatographie nicht entdeckt werden kann, eignet sich zur Diagnose zunächst nur der typische Geruch nach Schweißfüßen oder Käse, der in Blut, Urin, Atemluft und sogar in den inneren Organen feststellbar ist. Nach ANDO u. NYHAN (1970) eignet sich zur schnellen Diagnose und für Reihenuntersuchungen der dünnschichtchromatographische Nachweis von Isovalerylglycin im Urin. Die *Differentialdiagnose* zur prognostisch ungünstigen n-Buttersäure-n-Hexanon-Acidämie infolge *Defekts der Acyldehydrogenase* (SIDBURY *et al.*, 1967) kann nur durch die *gaschromatographische Untersuchungen* von Plasma und Urin erfolgen, da Geruch und klinisches Bild sich völlig entsprechen können. Während normalerweise das Gaschromatogramm im Nüchternplasma einen Essigsäuregipfel zeigt und nur $58 \mp 22\ \gamma/100$ ml Isovaleriansäure, haben die Patienten während einer acidotischen Episode Isovaleriansäurekonzentrationen von 6000 bis $100000\ \gamma/100$ ml. Nach der Erholung ist der Spiegel noch ca. 2—3fach erhöht. Die Aminosäurenkonzentration in Plasma, Urin und Stuhl ist normal, und eine abnorme Ausscheidung von α-Ketoisocapronsäure ist nicht nachzuweisen. *Belastungsversuche* mit 100 mg/kg Leucin, Isoleucin und Valin (EFRON, 1967) zeigten im Vergleich zu Normalen keine Änderung in der Ausscheidung der verzweigtkettigen Aminosäuren. Valin- und Isoleucinbelastung hatten auch klinisch keinen Effekt und bewirkten keine pathologische Veränderung der Plasmakonzentrationen von Aminosäuren und kurzkettigen Fettsäuren. Dagegen hatte die Leucinbelastung einen Anstieg der Isovaleriansäurekonzentration im Serum auf das 200fache des normalen zur Folge, und der typische Geruch nahm an Intensität zu.

Therapie. Über Erfahrungen mit einer eiweißarmen, speziell leucinarmen Kost, die von der frühen Säuglingszeit an indiziert erscheint, liegen noch keine Berichte vor.

3. β-Hydroxyisovalerianacidurie und β-Methylcrotonyl-Glycinurie

Dieser vermutlich rezessive erbliche Enzymdefekt wurde kürzlich von ELDJARN *et al.* (1970), STOKKE *et al.* (1971) und PANDE *et al.* (1971) bei einem $4^1/_2$ Monate alten Mädchen entdeckt. Das klinische Bild entsprach dem einer Werdnig-Hoffmannschen Erkrankung Typisch war ein episodenweise auftretender *Uringeruch*, der dem von Katzenharn ähnelte. Durch Gaschromatographie und Massenspektroskopie konnten im Urin als spezifische Substanzen, die bisher nie beobachtet wurden, ca. 400 mg β-Hydroxyisovaleriansäure und ca.

100 mg β-Methylcrotonylglycin pro Tag nachgewiesen werden. Im Serum waren diese Verbindungen wie auch andere kurzkettige Fettsäuren oder Isovaleriansäure nicht nachzuweisen. Beide Eltern und 2 ältere Brüder schieden täglich 15—40 mg β-Methylcrotonylglycin im Urin aus. Die Autoren vermuten einen erblichen Defekt der *β-Methylcrotonyl-CoA-Carboxylase.* Eine *leucinarme Kost* senkte zwar die Ausscheidung der pathologischen Urinmetaboliten auf fast 10%, hatte aber keinen Einfluß auf das klinische Bild. Das Kind starb mit $9^1/_2$ Monaten an einer Pneumonie.

V. Weitere Defekte im Stoffwechsel der S-haltigen Aminosäuren

1. Hypermethioninämie

Eine eindeutige Erhöhung des Plasma-Methioninspiegels (Hypermethioninämie), die mit einem mikrobiologischen Hemmtest erfaßt werden kann, ist ein vieldeutiges Symptom und läßt nicht nur diagnostische Rückschlüsse auf eine *Homocystinurie* oder *Tyrosinose*, für die dieser Test entwickelt wurde, zu. Eine Hypermethioninämie wird auch bei der *Neugeborenen-Hepatitis*, der angeborenen oder erworbenen *Lebercirrhose*, der *Fructoseintoleranz* und bei sehr *proteinreicher Ernährung* im frühen Säuglingsalter beobachtet.

Levy *et al.* (1969) fanden bei der Untersuchung von 155000 *Neugeborenen*-Blutproben 20 Fälle von *Hypermethioninämie* (1:7750), von denen diese bei 2 auf einer Homocystinurie beruhte. Bei den übrigen 18 wurde die Hypermethioninämie auf eine sehr eiweißreiche Kost (7—12 g/kg) zurückgeführt. Nach Reduktion der Eiweißzufuhr auf 3—4 g/kg normalisierten sich die Methioninspiegel, und 17 von den 18 Kindern entwickelten sich normal. Komrower *et al.* (1969) beobachteten bei papierchromatographischen Untersuchungen von Plasmaproben von 15000 Neugeborenen 49 Fälle von passagerer Hypertyrosinämie, von denen 22 auch eine Hypermethioninämie (über 2,5 mg-%) aufwiesen, die ebenfalls passagerer Natur war. Bei 4 von diesen Kindern war sie schwerer (in der 6.—18. Woche noch bis 12 mg-%) und länger andauernd als die Hypertyrosinämie, ohne daß eine Hyperaminoacidurie bestand. Bis auf eine passagere Erhöhung der Transaminasen und der alkalischen Phosphatase fand sich kein Hinweis auf einen Leberschaden. Alle diese Kinder waren mit Kuhmilchmischungen ernährt worden und hatten dabei mehr als 4 g Protein/kg Körpergewicht und bis zu 140 mg Methionin/kg (Bedarf 45 mg/kg) bekommen.

Ob es sich bei der *Hypermethioninämie in Kombination mit Lebercirrhose, Inselzellhyperplasie, renaler Tubulusdegeneration* und typischem Geruch nach Kohl bei einem Teil der Fälle tatsächlich um einen erblichen Stoffwechseldefekt handelt, oder ob die beschriebenen Fälle nur eine *symptomatische Hypermethioninämie* bei familiär gehäufter Lebercirrhose, Neugeborenenhepatitis oder erblicher Tyrosinämie (Tyrosinose) aufwiesen oder zum Teil der Fructoseintoleranz zuzuordnen sind, ist noch nicht geklärt (Baber, 1956; Hsia *et al.*, 1958; Sakai *et al.*, 1959; Fritzell *et al.*, 1964; Greenberg *et al.*, 1964; Sass-Kortsak *et al.*, 1964; Thaler, 1964; Vestermark *et al.*, 1964; Perry *et al.*, 1965; Dubowitz *et al.*, 1966; Gaull *et al.*, 1970).

Der zur Hypermethioninämie führende Defekt im *Stoffwechsel des Methionins* (s. S. 298) bei der *Tyrosinose* wurde zunächst als sekundäres Phänomen infolge des generalisierten Leberschadens angesehen. Eine zweite Hypothese geht davon aus, daß der Defekt im Methioninstoffwechsel primär und die Veränderung im Tyrosinstoffwechsel sekundär ist. Eine dritte Hypothese nimmt an, daß bei der Tyrosinose weder der Tyrosin- noch der Methioninstoffwechsel primär defekt ist, sondern daß sowohl die zur Hypermethioninämie führende Verminderung der Cystathioninsynthetase und des methioninaktivierenden Enzyms auf 5—25% der

Norm als auch die die Hypertyrosinämie bedingende Verminderung der p-Hydroxyphenylbrenztraubensäure-Oxydase (pHPPA), Tyrosintransaminase und Phenylalanin-Hydroxylase auf 2—25% unspezifische Auswirkungen eines bisher nicht identifizierten genetischen Defekts sind. Denn Patienten mit verschiedenen Typen von Lebercirrhose können das gleiche Muster der transsulfurierenden Enzyme der Leber zeigen wie die Tyrosinose (HALVORSEN u. GJESSING, 1965, 1970; PERRY *et al.*, 1965; HALVORSEN *et al.*, 1966; SCRIVER *et al.*, 1966; CUSWORTH *et al.*, 1966; FINKELSTEIN, 1967; LA DU, 1967; PERRY, 1967; GAULL *et al.*, 1968, 1970; BODEGARD *et al.*, 1969).

Auch die Ätiologie der *Hypermethioninämie* bei einem Teil der Patienten mit familiärer *Fructoseintoleranz* (s. S. 57), die bei klinisch sehr ähnlichem Bild und begleitender Tyrosinämie die Differentialdiagnose zur Tyrosinose schwierig machen kann, ist noch weitgehend ungeklärt (LEVIN *et al.*, 1968; HALVORSEN u. GJESSING, 1969; LINDEMANN *et al.*, 1969; GRANT *et al.*, 1970; BÄRLOCHER *et al.*, 1971).

2. Methionin-Malabsorption

1965 beschrieben HOOFT *et al.* ein 2jähriges Mädchen, das wahrscheinlich ein primäres Methionin-Malabsorptionssyndrom mit sekundärer Malabsorption von langkettigen Aminosäuren, Serin und anderen Aminosäuren aufwies. Das klinische Bild war gekennzeichnet durch geistige Retardierung (I.Q. = 27), sporadische Diarrhoe von 3—4tägiger Dauer, Krämpfe, pathologischen EEG-Befund und Polypnoe. Die Patientin hatte ausgesprochen *weißes Haar* und wies einen typischen süßlichen Geruch auf. Am Augenfundus bestanden dezente rundherdige Degenerationen. Sie war das jüngste von 12 Kindern aus gesunder, nicht blutsverwandter Familie.

Biochemisch wies das Kind bei normaler Aminosäurenausscheidung im Urin eine pathologische Ketoacidurie (α-Ketoisocapronsäure, α-Ketoisovaleriansäure und α-Keto-β-methylvaleriansäure) auf. Außerdem waren α- und β-Hydroxybuttersäure und α-Ketoglutarsäure im Urin vermehrt. Von den Aminosäuren, aus denen α-Hydroxybuttersäure entsteht, führte nur die Belastung mit Methionin (5 g) zu einer Ausscheidung von maximal 18 mg α-Hydroxybuttersäure. Die Methioninbelastung bewirkte eine Diarrhoe mit vermehrter Ausscheidung von Neutralfett, Stickstoff, α-Hydroxysäuren und β-Hydroxybuttersäure. Auch stieg die schon vor Belastung nachweisbare Ausscheidung von Methionin, Valin, Leucin und Isoleucin im Stuhl stark an, und es kam zur fäkalen Ausscheidung von Cystein, Glycin und Alanin. Es wird vermutet, daß aus dem nicht resorbierten Methionin durch Darmbakterien α-Hydroxybuttersäure gebildet wird, die nach Resorption im Urin erscheint.

Unter einer *methioninarmen Diät*, die mit 3 Jahren begonnen wurde und 23 g Protein mit 367 mg Methionin enthielt, sistierten Krämpfe und Diarrhoe, und das EEG wurde normalisiert.

3. β-Mercaptolactat-Cystein-Disulfidurie

AMPOLA *et al.* (1969) beobachteten erstmals die Ausscheidung einer S-haltigen Aminosäure, die vorher nie in biologischem Material gefunden worden war, bei einem 47jährigen Mann mit schwerem Mentaldefekt. Der Patient stammte aus einer Geschwisterverbindung. Im Alter von 5 Monaten wurde er auffällig durch Augenrollen und Episoden von Schläfrigkeit, die sich bis zum 3. Lebensjahr wiederholten. Mit 8 Monaten bestanden ein rachitischer Rosenkranz, eine geringe Milzvergrößerung und ein vergrößertes Abdomen. Diese Symptome verschwanden nach Korrektur der Ernährung. Die statische und geistige Entwicklung verlief verzögert (Laufen mit 3 Jahren, Sprachentwicklung mit 4 Jahren); mit 3 Jahren entsprach die Entwicklung der eines einjährigen Kindes, mit 7 Jahren hatte der Patient einen I.Q. von 36, mit 47 Jahren einen I.Q. von 22. Mit 5 und $6^1/_2$ Jahren traten zweimal generalisierte Krampfanfälle auf. Das EEG war normal. Der Patient litt unter häufigen bakteriellen Entzündungen (Furunkulose, Otitis, Pneumonie).

Die biochemischen Befunde des Serums boten keine Besonderheiten. Im Säulenchromatogramm des Urins fand sich bei sonst normalen Befunden ein hoher Gipfel zwischen Glutamin und Glutaminsäure. Die *Nitroprussidprobe* fiel positiv aus. In 4jähriger Arbeit gelang es CRAWHALL *et al.* (1969), die unbekannte Substanz aus dem Urin zu isolieren und durch Säulen- und Papierchromatographie, Gelfiltration, Hochspannungselektrophorese, Infrarot- und Massenspektroskopie ihre Struktur aufzuklären. Es handelte sich um β-Mercaptolactat-Cystein-Disulfid. Die ausgeschiedene Menge betrug bei Normalkost 300 mg/Tag, nach Belastung mit 100 mg/kg Cystein (8,16 g) 2,9 g/Tag. 2 Std nach Belastung war auch im Plasma eine geringe Konzentration der Substanz nachzuweisen. Zwei gesunde Kontrollen schieden nach entsprechender Belastung nur 20 mg der Substanz aus.

4. Sulfit-Oxydase-Mangel

Auch von dieser Stoffwechselstörung liegt bisher nur eine einzige Beobachtung von MUDD *et al.* (1967) vor. Es handelte sich um einen im Alter von 32 Monaten verstorbenen Jungen mit neurologischen Abnormitäten, geistiger Retardation und Linsendislokation. Das Kind war von Geburt an neurologisch auffällig wie 3 weitere Geschwister, die im frühen Säuglingsalter verstarben. Die Eltern und die übrigen Geschwister waren gesund. Die Linsendislokation wurde erstmals mit 1 Jahr beobachtet.

Die *biochemischen Analysen* ergaben eine vermehrte Ausscheidung von S-Sulfo-Cystein-Sulfit und Thiosulfat im Urin, während die Ausscheidung von anorganischem Sulfat fehlte. Der vermutete Defekt der *Sulfit-Oxydase (= Sulfit-Oxygen-Oxydoreduktase)* konnte postmortal in Leber, Niere und Gehirn des Patienten nachgewiesen werden. Die Aktivität dieses Enzyms, welches Sulfit mit Cytochrom c als Elektronenakzeptor zu Sulfat oxydiert, war in den genannten Organen des Patienten nicht nachzuweisen, bzw. betrug weniger als 4% derjenigen in Kontrollebern. Die erhöhte Konzentration von Sulfit führt sekundär zur Bildung abnormer Mengen von S-Sulfo-L-Cystein und Thiosulfat, die im Urin ausgeschieden werden.

VIa. Methylmalonacidämie

Definition. Bei der Methylmalonacidämie (-urie) handelt es sich um eine erbliche Stoffwechselstörung, die durch chronische metabolische Acidose mit Neigung zu schweren acidotischen Stoffwechselkrisen im Säuglingsalter, Eiweißintoleranz mit Neigung zu Erbrechen, Lethargie und Koma, biochemisch durch Ausscheidung langkettiger Ketosäuren und Akkumulation großer Mengen von Methylmalonsäure (MMA) in Blut und Urin charakterisiert ist.

Erstbeschreibung, Häufigkeit, Genetik. Seit der Erstbeschreibung durch OBERHOLZER *et al.* (1967) wurden ca. 20 Fälle aus Europa und Nordamerika beschrieben. Knaben und Mädchen werden etwa gleichmäßig betroffen. Familienuntersuchungen, einschließlich Enzymbestimmungen in Leukocyten und Thrombocyten, ergaben bisher keine eindeutigen Hinweise auf die Erfassung von Heterozygoten. Nur in einem Fall konnte bei einer mutmaßlich heterozygoten Frau in den letzten Schwangerschaftswochen eine erhöhte Methylmalonsäureausscheidung festgestellt werden. Vermutlich wird die Erkrankung aber autosomal-rezessiv vererbt (STOKKE *et al.*, 1967; LINDBLAD *et al.*, 1968, 1969; MENKES, 1968; ROSENBERG *et al.*, 1968; GOODMAN *et al.*, 1969; SOTOS *et al.*, 1969; WALKER *et al.*, 1969; MORROW *et al.*, 1969, 1970; HSIA *et al.*, 1969, 1970; LEVY *et al.*, 1970; O'BRIEN u. GOODMAN, 1970; ZACHELLO u. TENCONI, 1970).

Biochemischer Defekt. Methylmalonsäure spielt insbesondere in der Form der Methylmalonyl-CoA eine Rolle im Stoffwechsel der verzweigtkettigen Amino-

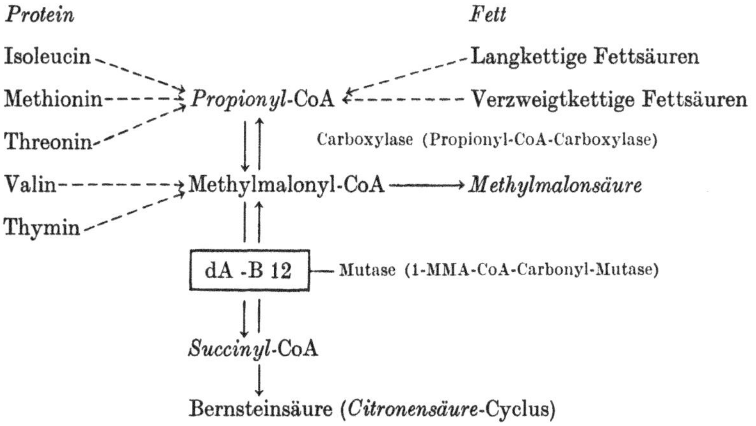

Abb. 6. Biochemie des Methylmalonat-Metabolismus. (Nach HSIA *et al.*, 1970)

säuren Isoleucin und Valin sowie im Metabolismus von Methionin, Threonin, Thymin, langkettigen und verzweigtkettigen ungeraden Fettsäuren (s. Abb. 6). Methylmalonsäure selbst scheint nicht toxisch zu sein. Methylmalonyl-CoA hemmt die Pyruvatcarboxylierung, den Citronensäurecyclus und die Glucogenese (OBERHOLZER *et al.*, 1967; LINDBLAD *et al.*, 1968, 1969; HSIA *et al.*, 1970). Die Umwandlung von Methylmalonyl-CoA zu Bernsteinsäure über Succinyl-CoA erfordert Vitamin B_{12} in der Form von Desoxyadenosyl-Cobalamin (dA—B12). Es kann deshalb bei ausgeprägtem *Vitamin B_{12}-Mangel* zu einer exzessiven Methylmalonacidurie kommen (COX, 1962; BARNESS *et al.*, 1963; MCNICHOLL u. EGAN, 1968). Andererseits kann der bei den Patienten mit Methylmalonacidämie in den Leukocyten, Thrombocyten und Fibroblasten nachweisbare Defekt der Methylmalonat- und Propionatoxydation durch Vitamin B_{12} in vitro z.T. aufgehoben werden (ROSENBERG *et al.*, 1968, 1969; MAHONEY u. ROSENBERG, 1970; HSIA *et al.*, 1970). Bei einem Teil der Patienten läßt sich durch hohe Dosen von Vitamin B_{12} die Proteinintoleranz und Ketoacidose, die als direkte Folgen des primären Blockes im MMA-Metabolismus infolge des *Defekts der Desoxyadenosyl-B_{12}-MMA-CoA-Succinyl-CoA-Mutase* angesehen werden, kompensieren (ROSENBERG *et al.*, 1968; HSIA *et al.*, 1970; MAHONEY u. ROSENBERG, 1970). Der Enzymdefekt läßt sich an peripheren Leukocyten nachweisen (HSIA *et al.*, 1969).

Bei einem im Säuglingsalter verstorbenen Patienten mit MMA-urie, der gleichzeitig eine Homocystinämie, Cystathioninämie und Hypomethioninämie aufwies, war die Aktivität der B_{12}-abhängigen N 5-Methyltetrahydrofolat-Homocystein-Methyltransferase in der Leber auf 23%, in der Niere auf 4% und im Gehirn auf 10% der Kontrollen erniedrigt. Die Vitamin B_{12}-Konzentration im Serum war hoch, während die Konzentration von Desoxyadenosyl-Cobalamin im Gewebe deutlich vermindert war. Es wird in diesem Fall eine angeborene Störung im B_{12}-Stoffwechsel mit mangelhafter Bildung von Coenzym-aktiven B_{12}-Derivaten vermutet bzw. ein zusätzlicher Defekt auch der 1-MMA-CoA-Carbonyl-Mutase (LEVY *et al.*, 1970; MUDD *et al.*, 1969).

SCRIVER (1970) unterteilt nach unterschiedlichem Enzymdefekt *3 Formen der Methylmalonacidämie:*

1. Vitamin B_{12}-abhängige Methylmalonacidämie infolge partieller Biosynthesestörung von Desoxyadenosyl-B_{12} (MORROW *et al.*, 1969; MAHONEY u. ROSENBERG, 1970; HSIA, 1970),

2. Vitamin B_{12}-resistente MMA-ämie infolge Defekts des Apoenzyms der MM'-CoA-Carbonylmutase (MORROW *et al.*, 1969),

3. MMA-ämie mit Homocysteinämie, Cystathioninurie, Hypomethioninämie und gestörtem B_{12}-Stoffwechsel infolge einer mutmaßlichen Abnormität der Zell-

membranpermeabilität für Vitamin B_{12}-Vorstufen (LEVY *et al.*, 1970; MAHONEY u. ROSENBERG, 1970).

Pathologische Anatomie. Obwohl wenigstens 7 der Patienten im Alter von 5 Tagen bis zu 2 Jahren ad exitum kamen, liegen nur wenige detaillierte pathologisch-anatomische Befunde vor. Es wird über Schleimhautatrophie des Magens, geringe Leberverfettung, Craniostenose und diffuse Veränderungen der weißen Hirnsubstanz berichtet. Bei einem 2jährigen Knaben waren die Nieren klein und wiesen eigentümliche Veränderungen an Glomerula und Tubuli auf (OBERHOLZER *et al.*, 1967; LEVY *et al.*, 1970).

Klinische Symptomatik. Die Methylmalonacidämie ist klinisch gekennzeichnet durch metabolische Acidose, Erbrechen, Dehydration, Muskelhypotonie, Hepatomegalie und verzögerte psychomotorische Entwicklung in den ersten Lebensjahren. Lebensbedrohliche acidotische Stoffwechselkrisen mit Lethargie, Koma, Krämpfen, Blutungen und Kreislaufversagen können durch Infekte und reichliche Proteingaben ausgelöst werden. Auch eine Behandlung der Acidose mit Lactat kann deletäre Folgen haben.

Die Symptome beginnen meist schon in der Neugeborenenperiode oder im Säuglingsalter. Später ist bei einem Teil der Patienten eine Besserung der Stoffwechselkrisen und der psychomotorischen Entwicklung zu beobachten, so daß ein Teil der Patienten im Kleinkindesalter keine Retardation mehr aufweist.

Diagnose und Laborbefunde. Das klinische Bild entspricht in der Neugeborenenperiode weitgehend dem der schweren Form der Ahornsirupkrankheit, ketotischen Hyperglycinämie, Argininbernsteinsäurekrankheit, Isovalerianacidämie, Propionacidämie, Galaktosämie und *infantilen Lactacidose* (vgl. HARTMANN *et al.*, 1962; ISRAELS *et al.*, 1964; ERICKSON *et al.*, 1965; LINDBLAD *et al.*, 1968), während die infantile renale Acidose durch saures Urin-pH und Fehlen der Hyperchlorämie relativ leicht ausgeschlossen werden kann.

Die Acidose ist in Stoffwechselkrisen beträchtlich und zeigt einen Abfall des *Blut-pH* bis unter 7,0, des *Standardbicarbonats* bis auf 6 mval HCO_3/l. Es wurden Lactatspiegel im *Plasma* von 2,3—5,6 µmol/l bestimmt. Die Gesamtketonkörperkonzentration im Plasma (normal bis 2 mg-%) kann von 1,2—3,5 mg-% in akuten Krisen bis zu 50 mg-% ansteigen. Ein Teil der Patienten zeigt eine *Hypoglykämie* mit Abfall des Blutzuckers bis auf 3 mg-%. Auch nach Belastungen mit Protein, Valin und Propionat fällt der Blutzucker ab, nicht dagegen nach Belastung mit Leucin (OBERHOLZER *et al.*, 1967). Im Blutbild wurde mehrfach eine deutliche *Neutrocytopenie* beobachtet, die aber mit Besserung des klinischen Bildes verschwand.

Der entscheidende Befund ist der Nachweis des auf 2,6—33 mg-% erhöhten *Methylmalonsäure-Spiegels* im Plasma und der Nachweis der *Methylmalonacidurie*, die beim Neugeborenen ca. 100 mg/Tag, mit 14 Tagen ca. 227 mg/Tag und später Werte zwischen 1340—5300 mg/Tag erreichen kann. Die Bestimmung erfolgt mit colorimetrischen, papier- oder säulenchromatographischen oder gaschromatographischen Methoden (COX, 1962; GIORGIO *et al.*, 1965; ROSENBERG *et al.*, 1968 u.a.). Bei einem Teil der Patienten läßt sich eine *Hyperglycinämie* und -urie und *Homocystinämie* nachweisen. *Pränatal* kann die Diagnose durch die von der 20. Woche im Urin der Schwangeren ansteigende MMA-Konzentration (von 0 bis auf 28,6 mg-% in der 37. Woche) und den Nachweis der erhöhten MMA-Konzentration in der Amnionflüssigkeit gestellt werden (MORROW *et al.*, 1970).

Eine weitere *Typisierung und Differenzierung* kann durch die *Enzymaktivitätsbestimmungen* in Leukocyten, Thrombocyten, Fibroblasten und Lebergewebe (s.o.) und durch den Therapieeffekt von hohen Dosen Vitamin B_{12} erfolgen.

Therapie. In der akuten Stoffwechselkrise mit Erbrechen, Lethargie, Koma, Dehydration und Kreislaufversagen steht die Bekämpfung der schweren metabolischen Acidose mit Na-Bicarbonat, TRIS- oder THAM-Puffer, Glucose-, Lävulose- und anderen eiweißfreien Infusionslösungen im Vordergrund. Lactat-Zufuhr ist streng kontraindiziert. Ein Versuch mit täglich 1 mg Vitamin B_{12} i. m. ist in jedem Falle gerechtfertigt, wenn auch nur etwa $^1/_3$ der Fälle günstig darauf reagiert. Als *Dauertherapie* kommt eine eiweißarme Kost (1,0—2,0 g/kg/Tag) und eine Alkalisierung mit oralen Na-Bicarbonatgaben in Betracht, bei den auf B_{12} günstig reagierenden Patienten anfänglich 1000 γ, später 2 × wöchentlich 200 γ B_{12} i. m. (wahrscheinlich auch 3—4wöchentliche Gabe von 500 γ Aquocytobion® möglich). Auch orale Behandlung mit 50 γ B_{12}+1 I.E. Intrinsic-Faktor erwies sich als günstig (Walker *et al.*, 1969).

Verlauf und Prognose. Die größte Gefährdung besteht bei Infektionen und reichlicher Eiweißzufuhr im Säuglingsalter; denn 6 Patienten kamen schon im 1. Lebenshalbjahr ad exitum, während nur einer im 2. Lebensjahr verstarb. Die in der Neugeborenenperiode verstorbenen Kinder konnten auch durch eine adäquate Therapie nicht gerettet werden, während bei einem Kind, bei dem die Diagnose in utero gestellt wurde (s. o.) und die Therapie am 1. Lebenstag einsetzte, der Verlauf günstig war. Selbst in den ersten beiden Lebensjahren retardiert wirkende Kinder können sich noch normal entwickeln.

VIb. Propionacidämie

Die Propionacidämie weist in der klinischen Symptomatik und den biochemischen Befunden große Ähnlichkeit mit der schweren Verlaufsform der Methylmalonacidämie und der ketotischen Hyperglycinämie (vgl. S. 546) auf. Sie wurde 1968 erstmalig von Hommes *et al.* bei einem am 5. Lebenstag verstorbenen männlichen Neugeborenen beschrieben. Eine Schwester dieses Patienten war unter den gleichen Symptomen bereits am 3. Lebenstag ad exitum gekommen. Weitere Beobachtungen stammen von Gompert *et al.* (1970), Corbeel *et al.* (1971), Ando *et al.* (1971).

Das **Krankheitsbild** ist durch eine schwere metabolische Acidose, Erbrechen, Hyperventilation, Apnoe-Anfälle, Stöhnen, Muskelhypotonie und Areflexie gekennzeichnet. Die Symptome beginnen am 2.—3. Lebenstag, und die Acidose ist durch hohe Dosen Natriumbicarbonat und THAM kaum zu beeinflussen. Bei ungenügender Urinproduktion kommt es rasch zur Acotämie, Hypocalcämie und Hyperkaliämie.

Pathologisch-anatomisch zeigte die Leber eine schwere fettige Degeneration. Die Purkinjeschen Zellen und die granuläre Schicht im Kleinhirn waren ebenfalls degeneriert. In Milz und Knochenmark fanden sich vermehrt Makrophagen, die Reste von Blutzellen enthielten.

Diagnose und Laborbefunde. Die schwere metabolische Acidose mit einem Blut-pH unter 7,0, einem pCO_2 von ca. 20 mm Hg und einem CO_2 von 5,3 mM/l wird in erster Linie durch die auf das mehr als 1000fache der Norm erhöhte Propionsäurekonzentration des Plasmas verursacht. Die gaschromatographisch bestimmte *Propionsäurekonzentration* betrug bei den Patienten bis 40 mg-% (5,4 mM/l) bei einer Normalkonzentration von 0,028 mg-%. Pyruvat- und Lactatkonzentrationen im Blut waren normal, während die Ketosäuren auf das 1,5fache erhöht waren. Das *Chromatogramm* der Plasma-Aminosäuren zeigte eine Erhöhung der Konzentration von Lysin, Histidin, Valin, Isoleucin, Leucin und Tyrosin auf das 4—10fache der Norm, während die Alaninkonzentration auf $^1/_5$ vermindert war. Im *Fett der Leber* wurden neben normalen Triglyceriden 3 abnorme Fraktionen gefunden, von denen zwei C_{15}- und C_{17}-geradkettige gesättigte Fettsäuren aufwiesen, die in normalem Leberfett nicht vorkommen. Bei der dritten, die auch

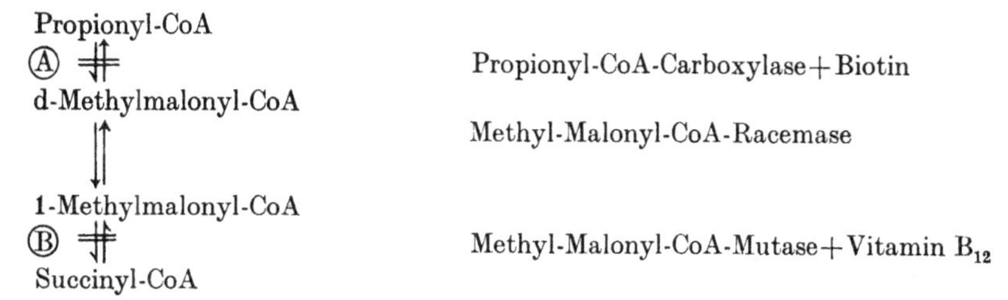

Abb. 7. Ⓐ = Stoffwechseldefekt bei Propionacidämie. Ⓑ = Methylmalonacidämie

in Erythrocyten-Lipiden nachzuweisen war, handelt es sich um eine C_{17}-ungesättigte Fettsäure (GOMPERTZ *et al.*, 1970).

Der *Enzymdefekt* besteht wahrscheinlich in einem Mangel an *Propionyl-CoA-Carboxylase* (vgl. Abb. 7).

Der *Enzymdefekt* konnte in der Leber eines Patienten und an Leukocyten und Fibroblasten von Patienten und heterozygoten Eltern nachgewiesen werden. Das Krankheitsbild ist danach *identisch* mit der „*ketotischen Hyperglycinämie*" (HSIA *et al.*, 1969, 1970b; GOMPERTZ *et al.*, 1970; ANDO *et al.*, 1971; CORBEEL *et al.*, 1971).

VII. Carnosinämie (Carnosinasemangel)

Definition. Die Carnosinämie wird klinisch durch geistige Retardation und therapieresistentes Krampfleiden, biochemisch durch eine konstante Carnosinausscheidung im Urin bei fehlender Carnosinase-Aktivität im Serum charakterisiert.

Historisches, Häufigkeit, Genetik. Die beiden ersten, nicht verwandten Kinder mit dieser Krankheit wurden 1967 von PERRY *et al.* bei Reihenuntersuchungen mittels zweidimensionaler Papierchromatographie in einem Kollektiv von geistig retardierten Kindern entdeckt. Ein dritter Fall wurde 1969 von HEESWIJK *et al.* beschrieben. Die Patienten stammen z.T. aus Verwandtenehen, z.T. fanden sich familiäre Belastungen mit Krampfleiden und Mentaldefekten wahrscheinlich anderer Ätiologie.

In der einen Familie zeigten auch beide Eltern und eine Schwester eine erhöhte Carnosinausscheidung (bis 174 μM/Tag); beide Eltern hatten nur $^1/_3$ der normalen Carnosinaseaktivität im Serum (HEESWIJK *et al.*, 1969). In anderen Familien fehlte die erhöhte Carnosinausscheidung, und die Eltern verhielten sich auch nach Carnosinbelastung wie normale Kontrollpersonen (PERRY *et al.*, 1967).

Biochemie. Carnosin (β-Alanyl-Histidin) und sein methyliertes Derivat Anserin (β-Alanyl-1-Methylhistidin) sind Imidazol-Dipeptide, die im Skeletmuskel von Säugetieren und Vögeln vorkommen. Der Gehalt und die Relation von Carnosin : Anserin variiert in verschiedenen Muskelarten unterschiedlicher Species beträchtlich. So kommt z.B. Anserin in der menschlichen Skeletmuskulatur nicht vor. Die physiologische Bedeutung dieser Dipeptide ist noch unklar. Es wird vermutet, daß sie im anaeroben Muskelstoffwechsel eine Pufferfunktion haben. Die normale Ausscheidung bei fleischhaltiger Kost beträgt 2—3 mg Carnosin und 5—7 mg Anserin/Tag. Die *Synthese* von Carnosin erfolgt aus β-Alanin und Histidin, die von Anserin aus β-Alanin und Methylhistidin mittels Carnosin-Synthetase. *Homocarnosin* (γ-Aminobutyl-Histidin) wird durch das gleiche Enzym synthetisiert und kommt in Muskel, Liquor und Urin vor.

Der *Abbau* von Carnosin und Anserin zu den Aminosäure-Bausteinen erfolgt durch die *Carnosinase*, die in Muskel, Leber, Milz, Niere und Blutserum vorkommt. Ob sie auch Homocarnosin hydrolysiert, ist noch ungewiß. Die *Serum-Carnosinase-Aktivität* ist stark altersabhängig. Sie steigt von sehr niedrigen Werten in der Neugeborenenperiode (0,1 E/l) zunehmend an und erreicht mit ca. 10 Jahren die Erwachsenenwerte (20—70 E/l) (TRIJBELS *et al.*, 1971).

Nach oraler Zufuhr werden Carnosin und Anserin wahrscheinlich vom Darm als Dipeptide resorbiert und durch Leber und Niere in die betreffenden Aminosäuren gespalten. Sie kommen deshalb normalerweise im Blut nicht vor und erscheinen im Urin auch nur in Spuren (s.o.). Nach Genuß großer Fleischmengen werden sie und besonders ihre Bausteine, speziell das 1-Methylhistidin, im Urin gefunden.

Bei den Patienten wird ein *Defekt der Carnosinase* angenommen, der dazu führt, daß eine Carnosinurie auch besteht, wenn alle Anserin- und Carnosinquellen der Nahrung ausgeschaltet werden. Das Carnosin stammt aus endogenem Muskelabbau. Die Carnosinaseaktivität des Serums war bei den Patienten auf etwa 5% des Normalwerts vermindert. Nicht bei allen Patienten ist der *Plasmaspiegel von Carnosin*, nüchtern oder nach Belastung, erhöht. Im Gegensatz zu normalen Kontrollen und symptomatischer Carnosinurie (s.u.) scheiden die Patienten bei Belastung mit Anserin keine vermehrten Mengen von l-Methylhistidin aus. Die anfangs als pathogenetisch bedeutsam vermutete *Homocarnosin*-Vermehrung im Liquor erwies sich später als ein altersabhängiges normales Phänomen. Wird Homocarnosin nämlich auch durch Carnosinase gespalten, hätte ein daraus resultierender Mangel an γ-Aminobuttersäure, die eine Funktion als Transmittersubstanz im Gehirn innehat, möglicherweise ursächliche Bedeutung für die neurologischen Störungen. So bleiben die Zusammenhänge zwischen Carnosinasemangel und Hirnschaden weiterhin unklar (DU VIGNEAUD u. BEHRENS, 1939; PERRY *et al.*, 1967, 1968a u. b; HEESWIJK *et al.*, 1969; Lancet I, 851, 1968).

Klinische Symptome. Bei den drei bisher beschriebenen Patienten fiel schon im Alter von 2—8 Monaten ein Rückstand in der statischen und geistigen Entwicklung auf. Eines der Kinder, welches sich bis zum 8. Lebensmonat normal entwickelt hatte, zeigte dann einen zunehmenden Verlust aller bereits erworbenen Fähigkeiten. Krampfanfälle traten zwischen dem 2. und 8. Lebensmonat erstmalig auf. Sie waren anfangs teils myoklonisch, teils vom BNS-Typ und gingen im Säuglings- oder Kleinkindesalter in tonisch-klonische, generalisierte Anfälle über. Sie erwiesen sich gegenüber antiepileptischer Medikation weitgehend therapieresistent. Das EEG, das bei einem Patienten im Alter von 3 Monaten noch normal war, zeigte später Dysrhythmien, Hypsarrhythmien, Herdbefunde und generalisierte Krampfaktivität. Weitere Symptome waren Spastizität der Muskulatur, Mikrocephalie, Autismus und temporale Abblassung der Papille bei normalem Elektroretinogramm. Ein Patient war mit 8 Monaten taub und blind.

Biochemische Daten und Differentialdiagnose. Die diagnostisch beweisende Ausscheidung von erhöhten Mengen Carnosin, die bei fleischfreier Kost 78 bis 92 µmol/Tag (normal bis 9 µmol), bei Normalkost 168—218 µmol/Tag beträgt, kann mittels zweidimensionaler Papierchromatographie oder säulenchromatographisch nachgewiesen werden. Anserin fehlt bei fleischfreier Kost, während Histidin und Methylhistidin im Urin normal sind. Der Plasma-Carnosinspiegel kann 0 oder erhöht sein. Nach Belastung mit Fleisch (ca. 15 g Hühnerbrust/kg Körpergewicht) steigen Carnosin und Anserin im Urin an; aber es fehlt zum Unterschied von normalen Kontrollen der Anstieg von Methylhistidin.

Differentialdiagnostisch muß eine *Carnosinurie* (20—100 mg/Tag) ohne Carnosinämie bei *jugendlicher amaurotischer Idiotie* vom Typ Spielmeyer-Vogt abgegrenzt werden, die mit vermehrter Ausscheidung von Anserin, l-Methylhistidin und Histidin einhergeht. Sie wurde von BESSMAN u. BALDWIN (1962) bei 5 Kindern, von LEVENSON *et al.* (1964) bei 4 von 15 Kindern mit dieser Erkrankung in schwedischen Familien beschrieben. Auch neurologisch normale Personen aus diesen Familien (Heterozygote ?) zeigten einen entsprechenden Urinbefund (BESSMAN u. BALDWIN, 1962).

Ein klinisch und biochemisch sehr ähnliches Krankheitsbild wie die Carnosinämie mit verzögerter Entwicklung, therapieresistentem Krampfleiden und Akkumulation von Carnosin in Körperflüssigkeiten und Geweben, speziell im Gehirn bietet die *Hyper-β-Alaninämie*, bei der als Ursache eine Überproduktion von gebundenem β-Alanin bei erhöhtem Pool von freiem β-Alanin vermutet wird (SCRIVER *et al.*, 1966; SCRIVER, 1968). Durch die Bestimmung der *Serumcarnosinase* und den Nachweis der erhöhten β-Alaninkonzentration in Plasma und Urin ist die differentialdiagnostische Abgrenzung möglich.

Therapie und Prognose. Ob eine fleischarme oder fleischfreie Kost einen therapeutischen Effekt hat, läßt sich bei den unklaren ätiopathogenetischen Zusammenhängen und dem Fehlen entsprechender klinischer Beobachtungen noch nicht entscheiden. Da bei einem Kind schon vor dem Beginn von Fleischzulagen zur Säuglingsnahrung schwere klinische Symptome auftraten, verspricht eine solche Therapie wenig.

VIII. Sarkosinämie

Definition. Das einzige konstante Symptom der Sarkosinämie (Hypersarkosinämie) ist die Erhöhung der Sarkosinkonzentration in Plasma und Urin. Die übrigen Symptome sind variabel und gestatten keine Rückschlüsse auf Zusammenhänge mit dem biochemischen Defekt.

Erstbeschreibung, Häufigkeit, Genetik. Diese biochemische Anomalie wurde erstmals 1965 von GERRITSEN u. WAISMAN bei einem 1jährigen Knaben und seiner 6jährigen Schwester beschrieben. Weitere Beobachtungen stammen von HAGGE *et al.* (1967) und GLORIEUX *et al.* (1970) und betreffen einen 3 Monate alten männlichen Säugling und einen 10 Jahre alten Knaben. In der ersten Familie kommen weitere geistig retardierte Individuen ohne biochemische Defekte vor. In der 2. Familie, in der die Eltern Vetter und Cousine 1. Grades sind, verstarben 2 weitere Geschwister im frühen Säuglingsalter. Nach Belastung mit Sarkosin (100 mg/kg) scheiden die vermutlich *heterozygoten* Eltern, Geschwister, Tante und Großmutter erhöhte Sarkosinmengen (ca. 100—300 mg/Tag; normal ca 5—50 mg/Tag) aus und weisen z.T. auch einen erhöhten Plasma-Sarkosinspiegel oder eine verlängerte Halbwertzeit des Plasmasarkosins (68 min, 30 min bei Normalen; 153 min bei Patienten) auf. Es wird deshalb ein *autosomal-rezessiver Erbgang* vermutet.

Biochemischer Defekt. Sarkosin (Monomethyl-Glycin) spielt eine Rolle im Glycin- und Serinstoffwechsel. Es ist ein Intermediärprodukt des C_1-Fragment-Cyclus und entsteht aus N-Dimethylglycin durch oxydative Demethylierung in Gegenwart eines in Lebermitochondrien vorhandenen Enzyms. Ein zweites mitochondriales Enzym, die *Sarkosindehydrogenase*, katalysiert die oxydative Demethylierung von Sarkosin. Beide Reaktionen zusammen liefern etwa $^2/_3$ der Methylgruppen für den C_1-Fragment-Cyclus. Mit der möglichen Ausnahme der Glycinoxydase ist die Sarkosindehydrogenase das einzige Enzym, welches Sarkosin im menschlichen Organismus metabolisiert. Sarkosindehydrogenase enthält FAD (Flavinadenindinucleotid) in fester Bindung und erfordert Elektronentransfer-Flavoprotein für seine dehydrogenierende Aktivität (MACKENZIE u. FRISELL, 1958; HOSKINS u. MACKENZIE, 1961; WAISMAN u. GERRITSEN, 1967).

Es wird vermutet, daß bei Patienten mit Hypersarkosinämie die *Sarkosindehydrogenase* defekt ist, obwohl der biochemische Beweis bisher noch nicht erbracht wurde. Kultivierte Hautfibroblasten von Normalen und Patienten mit Sarkosinämie enthalten keine Sarkosindehydrogenase (GLORIEUX *et al.*, 1970). Bei der Ratte konnte außer in der Leber auch in der Niere eine geringe Sarkosindehydrogenase-Aktivität nachgewiesen werden, während der Nachweis in Herzmuskel und Erythrocyten negativ ausfiel. Experimentell läßt sich bei Ratten mit einer Diät, die 5% Sarkosin enthält, eine Erhöhung des Plasmaspiegels von Sarkosin erzielen, die mit schlechterem Wachstum und erhöhter Todesrate einhergeht (WAISMAN u. GERRITSEN, 1967).

Pathologische Anatomie. Autopsiebefunde liegen bisher nur unvollständig von einem im Alter von 14 Monaten verstorbenen Kinde vor. Es fanden sich schwere akute und chronische, teils hämorrhagisch-pneumonische Veränderungen mit zahlreichen Riesenzellen und hämosiderinbeladenen Phagocyten, eine Hyperplasie der mediastinalen Lymphknoten und Atrophie des Thymus. Das Gehirn war makroskopisch unauffällig. Mikroskopisch bestand ein Status spongiosus im Globus pallidus, Hypothalamus und in der paraventriculären weißen Substanz mit geringer Astrocytose (GERRITSEN u. WAISMAN, 1966). Bei einer Leberbiopsie wurde nur eine Leberverfettung nachgewiesen (HAGGE *et al.*, 1967).

Klinische Symptomatologie. Das Krankheitsbild war bei den 4 bisher beschriebenen Patienten so unterschiedlich, daß es keine symptomatologische Einheit erkennen läßt. Das 1. Kind war schon in den ersten Lebensstunden durch erhöhten Muskeltonus und Tremor auffällig. Der Mund konnte nicht völlig geöffnet werden, was in den folgenden Tagen eine Sondenernährung erforderlich machte (GERRITSEN u. WAISMAN, 1965, 1966). Sondenfütterung wegen Trinkschwierigkeiten ohne entsprechenden pathologischen Muskeltonus war auch bei einem 2. Kind in der Neugeborenenperiode notwendig (HAGGE *et al.*, 1967). Beide Kinder neigten auch zu häufigem Erbrechen. Aber nur eines hatte eine mangelhafte Speichelsekretion und bei der Kontrastmitteluntersuchung eine gestörte Funktion des Pharynx und Hypopharynx. Dieses Kind war mit 10 Monaten dystroph und statisch und geistig erheblich retardiert. Auch die 6jährige Schwester dieses Patienten, die an einer asymptomatischen Hypersarkosinämie leidet, war retardiert (I.Q. 81), ebenso wie ein 7jähriger Bruder ohne den biochemischen Defekt. Die beiden anderen Patienten waren im Alter von 8 Monaten bzw. 10 Jahren geistig normal entwickelt. Ein Kind hatte eine vom 3.—8. Monat unveränderte beträchtliche Hepatosplenomegalie, ein anderes Kind mit 10 Jahren einen deutlichen Minderwuchs und Kontrakturen der Beinmuskeln. Zwei der Patienten litten im 2. Lebenshalbjahr unter gehäuften Infekten der oberen Luftwege, die bei dem einen Kind mit Schluckstörungen durch mehrfache Aspiration begünstigt wurden.

Diagnose und Laborbefunde. Die Diagnose ergibt sich aus den papier- und säulenchromatographisch nachweisbaren Konzentrationserhöhungen von *Sarkosin* in Plasma und Urin. Die *Plasmaspiegel* liegen zwischen 1,3 und 5,6 mg-% (normal 0—0,02 mg-%), die *Ausscheidung im Urin* zwischen 77 und 703 mg/Tag. Nach *Belastung* mit 100 mg *Sarkosin*/kg erreicht die Ausscheidung bis 1600 mg/Tag, während bei Normalpersonen bis 55 mg/Tag, bei *Heterozygoten* bis etwa 300 mg/Tag beobachtet wurden. Auch nach Belastung mit 100 mg/kg Dimethylglycin wird eine ähnlich große Menge Sarkosin im Urin der Patienten ausgeschieden. Die *Sarkosin-Clearance* wird bei einem 10jährigen Patienten mit 8—35 ml/min/1,73 m^2 angegeben, das T_m für Sarkosin mit 160 μmol/min/1,73 m^2 (GLORIEUX *et al.*, 1970).

Therapie. Eine Therapie erscheint bisher nicht möglich. Folsäure, die wahrscheinlich Coenzym der defekten Sarkosindehydrogenase ist, war ohne Effekt (GLORIEUX *et al.*, 1970).

IX. Weitere seltene Defekte des Aminosäurenstoffwechsels

1. Hyper-β-Alaninämie

1966 beschrieben SCRIVER *et al.* ein Kind, das von Geburt an somnolent war, von der 6. Lebenswoche an große generalisierte Krampfanfälle entwickelte und im Säuglingsalter verstarb. Die biochemischen Untersuchungen ergaben stark erhöhte Konzentrationen von β-Alanin im Plasma und eine erhöhte Ausscheidung von β-Alanin, β-Aminobuttersäure, β-Aminoisobuttersäure und Taurin im Urin. Autoptisch waren β-Alanin- und Carnosingehalt im Gehirn und in der Skeletmuskulatur stark erhöht.

Die Autoren vermuten einen erblichen Defekt der β-Alanin-α-ketoglutarat-Transaminase.

2. Thiaminabhängige Milchsäureacidose mit Hyperalaninämie

Brunette *et al.* (1970) beobachteten ein Neugeborenes mit schwerer metabolischer Acidose und hohen Konzentrationen von Alanin, Lactat und Pyruvat in Plasma und Urin. Nach Injektion von 5 mg Thiamin i.m. kam es zu einer raschen Besserung. Seit der Neugeborenenperiode hat das Kind im Säuglingsalter noch 3 intermittierende Episoden von metabolischer Acidose gezeigt. Es hat sich psychomotorisch retardiert entwickelt und weist jetzt eine infantile Spastik auf.

Der vermutete thiaminabhängige Defekt der Pyruvat-Decarboxylase konnte an Leukocyten und kultivierten Fibroblasten nicht nachgewiesen werden.

3. Hyper-Alanin-Serin-Threoninämie (-urie)

Kürzlich publizierten Berge *et al.* (1969) ihre Beobachtung eines neuen Syndroms von Mentaldefekt und spezifischer Hyperaminoacidurie. Es handelte sich um ein Neugeborenes, das im Alter von 6 Std durch Tachypnoe, periphere Cyanose, Muskelhypotonie und geringe Spontanbewegungen auffällig wurde. Am 2. Tag fehlten Saug- und Greifreflex, und das Kind nahm in den ersten 4 Lebenstagen eine Opisthotonushaltung ein. Am 5. Lebenstag war bei einer Hyperbilirubinämie von 21,8 mg-% eine Blutaustauschtransfusion erforderlich.

Von der 2. Woche an verstärkten sich Dyspnoe und Cyanose bei geringfügigen Belastungen, und das Kind zeigte gelegentlich ein Harlekin-Phänomen. Blutgasanalysen, Röntgen- und EKG-Befund waren normal. Das Kind bekam einen zunehmend auffälligen Gesichtsausdruck, war unfähig zu trinken und verstarb im Alter von 38 Tagen. Das EEG war am letzten Lebenstag abnorm. Die *Autopsie* ergab partielle Atelektasen der Lunge, im ZNS herdförmige Läsionen mit Astrocytose, Mikroglia-Proliferation, verstärkte Vascularisierung und Auflockerung der Grundsubstanz mit großen fetthaltigen Makrophagen.

Die *biochemische Abnormität* bestand in einer auf das 3—4fache der Norm erhöhten Konzentration von α-Alanin, Serin und Threonin im Plasma bei einem auf 10,5 mg-% erhöhten Alpha-Amino-N-Gehalt. Die Ausscheidung der 3 genannten Aminosäuren im Urin war auf das 3—4fache gesteigert. Die Ätiologie ist noch unklar.

4. „Oast-house“-Syndrom

Bei diesem von Smith u. Strang (1958) und Jepson *et al.* (1958) beschriebenen Syndrom hat es sich wahrscheinlich um einen doppelten genetischen Defekt bei einem mit 10 Monaten verstorbenen weiblichen Säugling gehandelt. Das *Krankheitsbild* war gekennzeichnet durch eine starke und progrediente Hirnschädigung, wiederholte Attacken von generalisierten Ödemen, durch einen vom 1. Lebenstag an auffälligen *Uringeruch* und eine besondere Hyperaminoacidurie. Der Geruch des Urins, der nach einjährigem Einfrieren immer noch vorhanden war, erinnerte an den einer Brauerei („oast-house“) oder an getrockneten Sellerie. Das Kind mußte in den ersten 6 Wochen mit der Sonde ernährt werden, da es nicht spontan trank. Es reagierte nicht auf Stimuli, nahm keinerlei Kontakt zur Umwelt auf, hatte eine starke Muskelhypotonie und ein monotones Schreien, das durch Sedativa kaum zu beeinflussen war. Zwischen dem 5. und 10. Monat traten häufig Episoden von Fieber, Dyspnoe und generalisierten Ödemen auf, ohne daß sich ein Hinweis auf eine verminderte Herzleistung ergab. Mit 9 Monaten hatte das Kind spärliches, vollkommen weißes Haar.

Pathologisch-anatomisch wies das körperlich normal entwickelte Kind eine leichte Mikrocephalie bei makroskopisch unauffälligem Hirnbefund auf. Mikroskopisch fanden sich in Großhirn, Hirnstamm und Medulla ausgedehnte Myelinisierungsdefekte. Die Nieren waren auf das Doppelte vergrößert (133 g) und zeigten ungewöhnlich dicke Epithelien der proximalen Tubuli und hyalintropfige Veränderungen. Die Leber war nur leicht vergrößert und zeigte centrilobulär degenerative und atrophische Veränderungen von Leberzellen. Die Milz imponierte als „Fleckmilz".

Die *biochemischen* Untersuchungen ergaben eine stark positive Ferrichloridprobe und eine zeitweilig schwach positive Benedictsche Probe im Urin, die z.T. durch Glucuronsäure bedingt war. Es wurden ca. 135 mg Phenylbrenztraubensäure/Tag ausgeschieden. Papierchromatographisch fanden sich Phenylalanin, Phenylessigsäure, Methionin und Tyrosin im Urin. Darüber hinaus wurde als für den Uringeruch verantwortliche Substanz α-Hydroxybuttersäure nachgewiesen.

Es wird vermutet, daß das Kind 2 genetische Stoffwechseldefekte hatte, und zwar 1. eine Phenylketonurie, 2. einen Defekt, der zur Akkumulation von α-Hydroxybuttersäure führt.

5. Hyperglutaminacidämie (Glutamat-Dehydrogenase-Mangel?)

1962 beschrieben MENKES *et al.* ein geschlechtsgebundenes Krankheitsbild mit Krämpfen, Minderwuchs, eigentümlichen Haarveränderungen, degenerativen Veränderungen in Groß- und Kleinhirn und schlechter Prognose. Betroffen waren 5 Knaben in 2 Generationen einer Familie. Alle hatten eine eigentümliche weiße Haarfarbe, Haarveränderungen im Sinne von Pili torti, Monilethrix und Trichorrhexis nodosa. Sie waren geistig früh und schwer retardiert und wiesen schwere, in den ersten beiden Lebensmonaten beginnende und bis zur Decerebration fortschreitende neurologische Schäden auf. Alle Kinder starben im Alter von 7 Monaten bis $3^1/_2$ Jahren. Die postmortale Untersuchung ergab bei 2 Fällen eine weitgehende Degeneration der grauen Hirnsubstanz, sekundäre Degeneration der weißen Substanz und diffuse Atrophie des Kleinhirns.

Die einzige *biochemische Anomalie* bestand in einer konstanten Erhöhung des Glutaminsäurespiegels im Plasma auf etwa das 2fache der Norm, die wenig aussagt.

Die Autoren vermuten eine erbliche geschlechtsgebundene Stoffwechselkrankheit, möglicherweise einen Defekt der Glutamat-Dehydrogenase.

6. Aspartylglucosaminurie

Bei der Aspartylglucosaminurie handelt es sich vermutlich um einen erblichen Stoffwechseldefekt im Katabolismus der Glykoproteine infolge eines lysosomalen Enzymdefekts, der mit einer charakteristischen Ausscheidung von 2-Acetamido-1-(β'-L-Aspartamido)-1,2-di-Desoxy-β-D-Glucose (AADG) einhergeht. Nach der Erstbeschreibung von JENNER u. POLLITT (1967); POLLITT *et al.* (1968), wurden innerhalb kurzer Zeit 20 Fälle in Finnland entdeckt (AUTIO *et al.*, 1970). Es handelte sich bei den bisher beobachteten 22 Fällen im Alter von 5—33 Jahren um 11 männliche und 11 weibliche Patienten, darunter 8 Kinder. 5mal waren Geschwisterpaare betroffen. Die Patienten hatten gehäuft Infekte, oft schon in früher Kindheit, und entwickelten sich statisch und geistig verzögert. Der Gesichtsausdruck hatte eine gewisse, mit zunehmendem Alter deutlicher werdende Ähnlichkeit mit dem von Patienten mit Gargoylismus (s. S. 212). Einige hatten eine akneartige Dermatitis oder Exantheme, Hernien und Skeletanomalien sowie eine vergrößerte Leber. Die Intelligenzminderung war bei den Erwachsenen in der Regel stärker ausgeprägt als bei den Kindern und ging bis zur Idiotie. Ein Teil der Patienten bot auch psychotische Wesensveränderungen mit Wechsel von Hypomanie, erethischen Episoden und depressiven Phasen. Absencen und pathologische EEG-Veränderungen wurden beschrieben.

Die *Diagnose* wird durch den Nachweis abnormer Mengen von AADG im Urin mit der Hochspannungselektrophorese oder mit der zweidimensionalen Papierchromatographie gestellt. Beim Erhitzen des Papiers auf 100° C geht die ursprünglich braune Farbe von AADG in blau-grün über. Der *Enzymdefekt der AADG-ase* wurde bei einem männlichen Patienten in der Samenflüssigkeit nachgewiesen, die im Gegensatz zu der von Normalpersonen kein AADG spaltet (POLLITT *et al.*, 1968). In Plasma, Serum, Erythrocyten, Leukocyten, Speichel und Tränenflüssigkeit findet sich auch normalerweise keine Enzymaktivität.

AADG ist bisher nicht frei in der Natur nachgewiesen. AADG-Radikale erscheinen in Glykoproteinen. Sie dienen vermutlich als Verknüpfungspunkte zwischen Proteinkette und prosthetischer Kohlenhydratgruppe.

7. Formiminotransferase-Mangel

1963 beschrieben ARAKAWA *et al.* einen Stoffwechseldefekt bei einem 8 Monate alten japanischen Mädchen. Das klinische Bild war durch ein rundes Gesicht gekennzeichnet, das an den Ausdruck von Patienten mit Pseudohypoparathyreoidismus erinnerte, Adipositas, statisch-geistige Entwicklungsverzögerung und gelegentliche Krampfanfälle. Diese begannen im 5. Monat und gingen mit generalisierten Ödemen einher, weshalb das Kind zunächst unter dem Verdacht eines Mehlnährschadens 3 Monate klinisch behandelt wurde. Sonst fand sich an pathologischen Befunden nur eine leichte Hepatomegalie.

Bei den *Laborbefunden* fiel eine Hypersegmentation der neutrophilen Granulocyten auf. Das Papierchromatogramm des Urins und das Säulenchromatogramm des Plasmas waren bis auf einen leicht erhöhten Alaninspiegel normal. Die *Folsäureaktivität* des Plasmas, bestimmt mit Lactobacillus casei, war auf 100—300 mγ/ml erhöht, der Vitamin B_{12}-Spiegel im Plasma normal. Nach *Belastung* mit 250 mg/kg *Histidin* war die *Formiminoglutaminsäure*-Ausscheidung im Urin (Methode von TABOR u. WYNGAARDEN) auf 13,3—66,6 μmol/8 Std (normal 1,7 bis 6,2 μmol/8 Std) erhöht.

Die Aktivität der *Formiminotransferase* im Leberbiopsiematerial des Patienten war auf ca. 10% der eines Kontrollpatienten erniedrigt. Hingegen war die Folsäurereduktase-Aktivität in der Leber des Patienten nicht erniedrigt.

Familienuntersuchungen ergaben nur bei einem Bruder und einer Schwester der Mutter eine Serumfolsäureaktivität über 100 mγ/ml und eine Hypersegmentation der Neutrophilen.

X. Hyperglycinämie

(Glykokollkrankheit, Glycinose, Glycinurie mit Hyperglycinämie, Propionacidämie)

Eine zunehmende Zahl von angeborenen Stoffwechselkrankheiten kann schon im frühen Säuglingsalter zu lebensbedrohlichen oder letal endenden acidotischen Krisen führen. Eine dieser Erkrankungen wurde ursprünglich als idiopathische Hyperglycinämie bezeichnet (CHILDS *et al.*, 1961; NYHAN *et al.*, 1961). Später wurde diese Stoffwechselanomalie in ketotische Hyperglycinämie umbenannt, um sie von der erstmals 1965 von GERRITSEN *et al.* näher beschriebenen „nicht-ketotischen Hyperglycinämie" zu unterscheiden (ANDO *et al.*, 1968), die bereits 1963 von MARBY *et al.* beobachtet worden war.

Noch verwirrender wurde die Situation, als sich herausstellte, daß das klinische und biochemische Krankheitsbild der „ketotischen Hyperglycinämie" aber auch durch die Methyl*malon*acidämie (vgl. S. 535), die Iso*valerian*acidämie (vgl. S. 531) und die Pro*pion*acidämie (vgl. S. 538) verursacht bzw. imitiert werden kann (OBERHOLZER *et al.*, 1967; TANAKA *et al.*, 1966—1968; BUDD *et al.*, 1967; HOMMES *et al.*, 1968). Es darf jetzt als gesichert gelten, daß *erhöhte Propionsäurekonzentrationen* ein hervorstechendes Symptom der sog. *„ketotischen Hyperglycinämie"* sind. Es ist aber noch nicht völlig geklärt, ob diese Propionacidämie als Folge eines *genetischen Defektes der Propionyl-CoA-Carboxylase* in jedem Fall mit der „ketotischen Hyperglycinämie" identisch ist, oder ob doch bei einer Reihe von Fällen eine Heterogenität zwischen diesen klinisch einheitlich imponierenden Krankheitsbildern besteht (ROSENBERG *et al.*, 1969; HSIA *et al.*, GOMPERTZ *et al.*, ANDO *et al.*, MAHONEY *et al.*, 1971). Bisher wurden ca. 30 Fälle von Hyperglycinämie mit entsprechenden klinischen Symptomen beschrieben, von denen jeweils etwa die Hälfte der ketotischen und der nichtketotischen Form zugeordnet werden kann. Passagere benigne oder symptomatische Glycinerhöhungen im Plasma und Urin, die bei einer Reihe von Krankheiten beobachtet werden können, bleiben dabei unberücksichtigt (vgl. SCHREIER; WYNGAARDEN *et al.*). Da beiden Formen nach neueren Anschauungen genetisch unterschiedliche Enzymdefekte ätiologisch zugrunde liegen, sollen sie getrennt dargestellt und in einer abschließenden tabellarischen Übersicht vergleichend gegenübergestellt werden (vgl. Tabelle 1).

1. Die ketotische Hyperglycinämie

Bei der ketotischen Form der Hyperglycinämie, die 1961 von CHILDS *et al.* und NYHAN *et al.* entdeckt wurde, handelt es sich nach neueren Untersuchungen gar nicht um eine zunächst vermutete primäre Störung im Stoffwechsel des Glycins, und die charakteristische Hyperglycinämie und Hyperglycinurie ist nur ein Begleitsymptom, welches ätiopathogenetisch bisher nicht eingeordnet werden kann.

Ätiologisch liegt dem Krankheitsbild ein *genetischer Defekt der Propionyl-CoA-Carboxylase* (vgl. Abb. 7) zugrunde. Dieser kann in Leukocyten, Hautfibroblasten und Lebermitochondrien, in denen die Restaktivität ca. 10% beträgt, nachgewiesen werden. Damit rückt die Stoffwechselerkrankung in die Nähe der Methylmalonacidämie (vgl. S. 535), die ebenfalls mit einer Hyperglycinämie einhergehen kann, und ist wahrscheinlich mit der Propionacidämie identisch (HSIA *et al.*, 1969, 1970; ROSENBERG *et al.*, 1969; GOMPERTZ *et al.*, 1970; CORBEEL *et al.*, 1971; FINBERG, 1967; HALVORSEN *et al.*; MORROW *et al.*, 1969). Die Bestimmung der Enzymaktivität in Leukocyten und Hautfibroblasten eignet sich zum *Heterozygotentest*. Der Erbgang ist autosomal rezessiv (HSIA *et al.*, 1970).

Das **Krankheitsbild** ist durch Erbrechen, Dehydration, Atemstörungen, Nahrungsverweigerung, wechselnde Muskelhypotonie, Erlöschen von Moro- und Saugreflex, Krämpfe und Koma charakterisiert. Im Vordergrund der klinisch-biochemischen Befunde steht eine ausgeprägte metabolische Acidose, die mit Ketonämie, Ketonurie und Acetonurie einhergeht. Doch wurde kürzlich ein Fall beschrieben, bei dem trotz nachgewiesenen Enzymdefekts die Ketoacidose fehlte (MAHONEY *et al.*, 1971). Bei den meisten Fällen ist das dramatische klinische Bild von einer neutropenischen Leukopenie begleitet, während eine stärkere Thrombocytopenie meist erst bei metabolischen Krisen jenseits des ersten Lebenshalbjahres zu beobachten ist. Die Symptomatik beginnt bei den meisten Kindern

Tabelle 1. Klinik und Biochemie der Hyperglycinämie (vergleichende Übersicht)

Symptom	Ketotische Form	Nicht-ketotische Form
Biochemischer Defekt	Propionyl-CoA-Carboxylase	„Glycine-Cleavage-Enzyme“
Nachweis	Leukocyten, Fibroblasten, Lebermitochondrien	Leberbiopsie, ^{14}C-Glycin i.v.
Heterozygotentest	Propionyl-CoA-Carboxylase in Leukocyten und Fibroblasten, Glycinbelastung ?	—
Klinik		
Beginn der Symptome	1. Tag bis 2 Wochen	3.—8. Tag
Nahrungsverweigerung	+	+
Erbrechen	+	+
Dehydration	+	+
Atemstörungen	+	+
Krämpfe	+	+
Lethargie, Somnolenz	+	+
Koma	+	+
Muskeltonus	normal bis vermindert	stark vermindert
Reflexverhalten	gestört, Moro 0	gestört, Moro 0
Cyanose	?	+
Motorische Entwicklung	retardiert	stark retardiert
Geistige Entwicklung	stark retardiert	stark retardiert
Dystrophie	+, —	+ bis Adipos.
EEG	pathologisch	pathologisch, Hypsarrh.
Osteoporose	0 bis +	++
Laborbefunde		
Leukopenie	+ (in der Krise 1850—3000/mm³)	0
Neutropenie	+ (in der Krise bis 10%)	0
Thrombocytopenie	+ bis 0 (bis 68000/mm³)	0
Glycin im Plasma	erhöht (5,7—70 mg-%)	erhöht (6,2—53,0 mg-%)
Glycin im Urin	erhöht (5—14fach)	erhöht (bis 20f.)
Andere Plasma-AS	erhöht (Leucin, Iso-L, Valin, Methionin, Threonin)	normal
Ketone im Urin	+, Aceton, Propionsäure, Milchsäure, BTS	0
Metabolische Acidose	++	0
Respiratorische Acidose	0 bis +	++

schon in den ersten Lebenstagen. Bei einer Reihe von Fällen kommt es trotz intensiver Therapie schon in den ersten 10 Lebenstagen zum letalen Ausgang. Wird die Neugeborenenperiode überlebt, wird der weitere Verlauf durch gehäufte Episoden von Erbrechen mit Ketonurie und Ketonämie, schwerer Acidose, Koma oder Sopor beherrscht, z.T. begleitet von einer periodischen Neutropenie, Thrombocytopenie und Hypogammaglobulinämie. Diese Attacken können durch Infekte oder eiweißreiche Nahrung ausgelöst werden und lassen sich durch Leucin-, Isoleucin-, Valin-, Threonin- und Methioningaben provozieren. Die psychomotorische Entwicklung ist in der Regel schwer retardiert. Ein Teil der Kinder wird dystroph und minderwüchsig, andere leiden unter wiederholten, schwer zu beeinflussenden Krämpfen und zeigen pathologische EEG-Veränderungen. Auch eine stärkere Osteoporose wurde wiederholt beobachtet. Mehrere Kinder verstarben auch noch jenseits der Neugeborenenperiode an Stoffwechsel-

Tabelle 2. Aminosäurengemisch für Patienten mit ketotischer Hyperglycinämie (frei von Valin, Leucin, Isoleucin, Methionin und Threonin) (SORIANO *et al.*, 1967)

Aminosäure	mg/100 ml
Arginin	535
Histidin	325
Lysin	875
Phenylalanin	400
Tryptophan	190
Asparaginsäure	900
Glutaminsäure	2540
Glycin	240
Alanin	370
Serin	480
Prolin	850
Tyrosin	620
Cystin	100
Summe	8425

Dosierung: 35—41 ml Aminosäurenmischung/kg (entspricht 3,0—3,5 g Aminosäuren/kg).
Zusätzlich 0,5—1,0 g Casein/kg
15—18 g Dextromaltose und Glucose/kg
5—6,5 g Korn- bzw. Keimöl/kg
Mineralmischung und Multivitaminpräparat

krisen, Sepsis oder anderen Infektionen (CHILDS *et al.*, NYHAN *et al.*, TADA *et al.*, COCHRANE *et al.*, VISSER *et al.*, SORIANO *et al.*, RAMPINI *et al.*, MORROW *et al.*, GOMPERTZ *et al.*, WYNGAARDEN *et al.*, JONXIS, FINBERG).

Pathologisch-anatomische Befunde liegen nur spärlich vor. Es wird über Hirnödem, Gelbfärbung der Basalganglien, Hepatomegalie und Leberverfettung berichtet (SORIANO *et al.*, GOMPERTZ *et al.*). Aus der geschilderten dramatischen klinischen Symptomatik läßt sich bereits die *Diagnose* stellen, insbesondere dann, wenn eine entsprechend belastende Familienanamnese vorliegt. Sie muß durch den Nachweis einer metabolischen Acidose (Astrup-Methode), einer Aceton-(Azetest-Tabletten, Ketostix) und Ketonurie (Diphenylhydrazinprobe; Chromatographie), evtl. Nachweis erhöhter Konzentrationen von Propionsäure, Milch-, Brenztraubensäure in Plasma und Urin und spezifischer Urinketone wie Methyl-Äthylketon, 2- und 3-Pentanon (MENKES, 1966) und schließlich einen auf das 5—20fache erhöhten Plasma-Glycinspiegel bei entsprechend erhöhter Glycinausscheidung im Urin (34—420 mg/Tag) und fehlender Methylmalonsäureausscheidung erhärtet werden. Eine endgültige Sicherung der Diagnose und weitere Einordnung kann durch die Bestimmung der Propionyl-CoA-Carboxylase-Aktivität in Leukocyten, Hautfibroblasten und Lebermitochondrien erfolgen (s.o). Außer Glycin findet man bei einer Reihe von Fällen im Plasma auch die Konzentration von Serin, Leucin, Isoleucin, Valin, Threonin und Alanin erhöht.

Vom klinischen Bild her müssen in der *Differentialdiagnose* in der Neugeborenenperiode cerebrale Affektionen (Hypoxie, Blutung, Infektion), Ahornsirupkrankheit und Galaktosämie abgegrenzt werden. Ferner ist bei der an sich seltenen Ketoacidose im Neugeborenen- und Säuglingsalter eine Reihe weiterer Stoffwechselanomalien zu berücksichtigen wie die Glykogenose (Typ I, von GIERKE), ein transitorischer oder permanenter Diabetes mellitus, die Methylmalonacidämie, der hepatische Fructose-1,6-diphosphatase-Mangel (BAKER u. WINEGRAD), die familiäre Milchsäureacidose (HAWORTH *et al.*, 1967), die Isovalerianacidämie, das Syndrom der intermittierenden Ketoacidose mit permanenter Ketonurie infolge Succinyl-CoA : 3-Ketosäure-CoA-Transferase-Mangels (CORNBLATH *et al.*, 1971; GINGELL *et al.*, 1971), der β-Methylcrotonyl-CoA-Transferase-Mangel (STOKKE *et al.*, 1971) und die Salicylat-Intoxikation (vgl. WINTERS).

Jenseits der Säuglingszeit müssen das periodische acetonämische Erbrechen und der Diabetes mellitus ausgeschlossen werden. Andere Hyperglycinurien erblicher und symptomatischer Art sind renalen Ursprungs und gehen mit normalem oder nur mäßig erhöhtem Plasmaspiegel von Glycin einher wie die Prolinämie, Hydroxyprolinämie und Iminoglycinurie (BURNETT *et al.*, DENT *et al.*, HENNEMANN *et al.*).

Therapie. In der akuten lebensbedrohlichen ketoacidotischen Stoffwechselkrise kann nur eine sofortige Infusionstherapie mit eiweißfreien Elektrolyt-, Bicarbonat- und Glucoselösungen (evtl. unter Zugabe von Biotin) die Prognose bessern. In schwersten Fällen sind künstliche Beatmung nach Intubation und Blutaustauschtransfusion indiziert. Anschließend wird eine Behandlung mit eiweißarmer Kost (0,5—1,0 g/Protein/kg) empfohlen. Da diese beim Säugling aber zu Dystrophie und Eiweißmangelerscheinungen führt, werden meist kleine Mengen natürlichen Proteins mit einem an ketogenen Aminosäuren armen Aminosäurengemisch kombiniert (vgl. Tabelle 2). Mit einer solchen Diät können die Plasmaspiegel von Glycin und den anderen erhöht gefundenen Aminosäuren, die Glycinausscheidung, Leukocyten- und Thrombocytenzahl normalisiert und die ketoacidotischen Krisen an Zahl und Schwere gemindert werden (CHILDS *et al.*, NYHAN *et al.*, SORIANO *et al.*, GOMBERTZ *et al.*, JONXIS *et al.*, WYNGAARDEN *et al.*). Ob bei frühzeitig einsetzender Therapie aber der Cerebralschaden verhütet werden kann, ist noch ungewiß.

Die schlechte *Prognose* der Krankheit läßt die Verabreichung einer eiweißarmen Kost selbst beim jungen Säugling gerechtfertigt erscheinen, da wenigstens 6 Kinder im Alter von 4 Tagen bis 17 Monaten verstarben und fast alle Überlebenden geistig stark retardiert sind.

2. Die nicht-ketotische Hyperglycinämie

Die nicht-ketotische Hyperglycinämie hat, abgesehen von der fehlenden metabolischen Ketoacidose, klinisch vieles mit der ketotischen Form gemeinsam (vgl. Tabelle 1). Deshalb hat es auch relativ lange gedauert bis GERRITSEN *et al.* (1965) die Besonderheit ihres Falles im Rahmen der Hyperglycinämie hervorhoben. Retrospektiv konnten dann die Fälle von MABRY u. KARAM (1963), MÜLLER u. SCHREIER (1964) und BALFE *et al.* (1965) der nicht-ketotischen Form zugeordnet werden. Weitere Beobachtungen stammen von CARSON (1965), CORBEEL (1966), RAMPINI *et al.* (1967), JONXIS (1968), ZITER *et al.* (1968), ANDO *et al.*, (1968), BAUMGARTNER *et al.* (1969) und GROOT *et al.* (1970).

Der *erbliche Defekt* im Stoffwechsel des Glycins konnte in den letzten Jahren weitgehend geklärt werden. Mit Hilfe von C^{14}-markiertem Glycin ließ sich nachweisen, daß die Oxydation von C_1 des Glycins zu CO_2 defekt ist, und daß auch die Umwandlung von C_2 des Glycins in C_3 des Serins nicht funktioniert. Daraus wird auf einen Defekt des „Glycine-Cleavage-Enzyme" geschlossen, welches Glycin zu CO_2, NH_3 und Hydroxymethyltetrafolat spaltet, entsprechend folgender Reaktion:

$$\text{Glycin} + \text{NAD} + \text{FH}_4 + \text{H}_2\text{O} \rightarrow \text{CO}_2 + \text{NH}_3 + \text{NADH} + \text{FH}_4\text{CH}_2\text{OH}$$

Die Umwandlung von Serin in Glycin ist normal, aber das Glycin kann nicht als C-1-Donator fungieren und weiter metabolisiert werden und kumuliert infolgedessen (NYHAN, 1967; ANDO *et al.*, 1968; BAUMGARTNER *et al.*, 1970; SCOTT *et al.*, 1969; YOSHIDA *et al.*, 1969; GROOT, *et al.* (1970).

Die **klinische Symptomatik** beginnt meist zwischen dem 3. und 8. Lebenstag mit Anorexie, Erbrechen, Atemstörungen, Cyanose und Apathie, die in tiefes Koma übergehen kann. Es besteht eine ausgeprägte Muskelhypotonie, Moro- und Sehnenreflexe sind oft erloschen. Myoklonien oder generalisierte Krämpfe können schon in der Neugeborenenzeit oder in den ersten Lebensmonaten auftreten und sich als therapieresistent gegenüber Antikonvulsiva und ACTH erweisen. Das EEG fällt meist pathologisch aus und zeigt bei einigen Fällen das Bild einer Hypsarrhythmie. Etwa 20% der Patienten sterben in den ersten 6 Lebenswochen. Alle Überlebenden entwickeln sich psychomotorisch stark verzögert. Muskelhypotonie und Osteoporose bleiben bei den meisten bestehen.

Pathologisch-anatomisch fanden DIETZEL u. MARTIN (1966) bei einem mit 9 Tagen gestorbenen Säugling (SCHREIER u. MÜLLER, 1964) einen feinporigen Status spongiosus der weißen Substanz des ZNS sowie eine geringgradige Störung im cellulären Aufbau der Groß- und Kleinhirnrinde. Histochemisch enthielten die Räume des Status spongiosus und die Vacuolen in den Gliazellen teilweise auskristallisierte Eiweißkörper. Gleichartige Eiweißkörper waren auch in den Vacuolen der Leberzellen und im Nebennierenmark nachweisbar. Das histologische Bild glich dem bei der Ahornsirupkrankheit und Homocystinurie.

Die **Diagnose** gründet sich auf das klinische Bild, bei dem ein perinataler Hirnschaden anderer Ätiologie ausgeschlossen werden muß, und den Nachweis der erhöhten Glycinkonzentration im Plasma (6,3—52,0 mg-%) und Urin (200 bis 3290 mg/die). Im Gegensatz zur ketotischen Form besteht keine metabolische, sondern eine respiratorische Acidose. Leukopenie, Neutropenie und Thrombocytopenie fehlen.

Therapie. In der akuten Phase können künstliche Beatmung und Blutaustauschtransfusion unter Umständen lebensrettend sein. Sonst sind zunächst Elektrolyt-Glucose-Infusionen angezeigt, anschließend eine proteinarme Kost (0,5—1,0 g/kg oder Aminosäurengemische mit Zusatz von 0,3 g Methionin/kg als C-1-Gruppen-Donator und 0,5—2,0 g Na-Benzoat-Tag) (ZITER *et al.*, BAUMGARTNER *et al.*, GROOT *et al.*, JONXIS; RAMPINI *et al.*).

Die **Prognose** auch der nicht-ketotischen Hyperglycinämie muß als schlecht angesehen werden. Mehrere Patienten starben im Alter von 3 Tagen bis 6 Wochen. Alle übrigen sind psychomotorisch stark retardiert und leiden größtenteils unter Krämpfen. Wieweit eine am 1.—2. Lebenstage vor Auftreten der klinischen Symptome einsetzende Therapie hier etwas zu ändern vermag, ist noch sehr ungewiß.

XI. Familiäre Protein-Intoleranz

Definition. Die familiäre Proteinintoleranz ist ein klinisch durch Erbrechen, Durchfall, Aversion gegen eiweißreiche Nahrungsmittel, Minderwuchs und Hepatosplenomegalie, biochemisch durch eine mangelhafte intestinale und renale Resorption von basischen Aminosäuren, die mit Hyperammonämie und Hyperaminoacidurie einhergeht, gekennzeichnetes erbliches Syndrom.

Historisches, Häufigkeit, Genetik. Das Syndrom wurde erstmals 1965 von PERHEENTUPA u. VISAKORPI bei 3 Kindern beschrieben. 1967 folgte eine Publikation über 7 weitere finnische und lappländische Kinder (KEKOMÄKI *et al.*, 1967a; vgl. VISAKORPI, 1968). Unter den 10 Patienten im Alter von 6 Monaten bis 15 Jahren befanden sich 3 Geschwisterpaare. 6 Patienten waren weiblichen,

4 männlichen Geschlechts. Es wird ein autosomal-rezessiver Erbgang vermutet. Ein Heterozygotentest ist noch nicht bekannt.

Biochemischer Defekt. Als Ursache der familiären Proteinintoleranz wird ein ähnlicher Defekt des intestinalen und renalen Transportmechanismus für die basischen Aminosäuren vermutet wie bei der Cystin-Lysinurie. Die renale Clearance der übrigen Aminosäuren ist normal. Sehr wahrscheinlich ist der erhebliche postprandiale Anstieg des Blutammoniakspiegels (Maximum 2—4 Std nach Belastung) nach Eiweiß- und Aminosäurenbelastungen auf einen Argininmangel zurückzuführen, da er durch hohe Argininggaben (ca. 4 g/Tag) verhütet werden kann. Die Plasmaargininspiegel sind durchschnittlich auf $^1/_4$ der Norm erniedrigt. Bei 2 Patienten war im Lebergewebe die Aktivität der Carbamyl-Phosphat-Synthetase, der Argininsynthetase und der Arginase normal, während die der Ornithintranscarbamylase und der Argininosuccinase gegenüber den Kontrollen erhöht war. Die kinetischen Eigenschaften der Leberarginase wurden ebenfalls normal gefunden (Kekomäki *et al.*, 1967b, 1969). Intestinale Resorptionsstudien und Schleimhautbiopsie ergaben in durchfallsfreien Perioden fast normale Befunde, in Durchfallsphasen hingegen Hinweise auf generalisierte Malabsorption und histologisch Rundzellinfiltrationen in der Lamina propria.

Pathologische Anatomie. Die Histologie der Leber von 3 Patienten zeigte bei sonst weitgehend normaler Leberstruktur in den Portalfeldern Infiltrationen von großen Lymphocyten und Makrophagen. Daneben wurde eine unterschiedlich starke Fibrose und bei einem Patienten eine beginnende diffuse Cirrhose gefunden.

Krankheitsbild. Nur bei 2 von 10 Kindern fanden sich in der Neugeborenenperiode Auffälligkeiten in Form von Makroglossie und Thrombocytopenie, die daher nicht mit Sicherheit auf das Syndrom zu beziehen sind. Alle Kinder vertrugen Muttermilch gut. Die Symptomatik mit Erbrechen, Durchfall, Appetitlosigkeit und Sistieren des Gedeihens begann einige Monate nach dem Abstillen. Während ein Teil der Patienten Kuh-Halbmilchverdünnungen noch relativ gut tolerierte, wurden $^2/_3$-Kuhmilchmischungen von keinem der Kinder vertragen. Im 2. Lebensjahr wurde bei allen Patienten Abneigung gegen Kuhmilch, Fleisch, Fisch, Leber und Ei erkennbar. Die selbstgewählte Kost bestand vorzugsweise aus Getreideprodukten, Gemüsen, Fett und Fruchtsäften. Alle Kinder wurden minderwüchsig (Länge unter der 3. Percentile), hatten für ihre Länge aber nur ein leichtes Gewichtsdefizit und wiesen eine deutliche Hepatosplenomegalie auf. Die Muskulatur war nur schwach entwickelt. Einige Patienten zeigten eine Frakturneigung mit schlechter Heilungstendenz. Die Intelligenz war mit Ausnahme von 2 Fällen mit leichter Retardation normal.

Diagnose und biochemische Befunde. Die aus den klinischen Symptomen ableitbare Diagnose wird durch den Nachweis der verminderten Plasma-Konzentrationen von Arginin, Lysin, Leucin und Tyrosin und der erhöhten renalen Clearance von Arginin, Lysin und Cystin gesichert. Nach Eiweiß- oder Aminosäurenbelastungen steigen Blutammoniakspiegel (um ca. 100%) und Plasma-α-Amino-N stärker an als bei Kontrollen, und die Hyperaminoacidurie nimmt zu. Gesamteiweiß, Elektrophorese und Immun-Elektrophorese des Serums, Nüchternspiegel von Ammoniak und Harnstoff sowie Leberfunktionsproben fallen normal aus. Bei normalen Werten für Calcium, anorganisches Phosphat und alkalische Phosphatase im Plasma zeigten alle Patienten röntgenologisch eine verzögerte *Knochenkernentwicklung*, aber keine rachitischen Veränderungen.

Differentialdiagnostisch muß die von Whelan u. Scriver (1968) beschriebene „*Hyperdibasicaminoaciduria*" abgegrenzt werden, die ebenfalls mit Minderwuchs, leichter Malabsorption und Erbrechen einhergeht, bei der aber nur der Transport von Lysin, Ornithin und Arginin defekt ist, während der von Cystin normal ist.

Therapie, Verlauf und Prognose. Die Behandlung besteht aus einer Diät mit einer eiweißarmen, insbesondere an basischen Aminosäuren armen Kost. Nach ersten Erfahrungen scheint eine zusätzliche Argininigabe vorteilhaft. Denn bei Gabe von 4 g l-Argininhydrochlorid/Tag wurden 0,4—0,5 Liter Kuhmilch von einigen Kindern gut toleriert, und sie aßen auch zusätzlich Fleisch und Ei. Bei dieser Therapie wurden die Kinder lebhafter und wuchsen schneller. Über die weitere Prognose lassen sich noch keine Angaben machen.

Literatur

Defekte des Harnstoffcyclus und andere Hyperammonämien

ALLEN, J. D., CUSWORTH, D. C., DENT, C. E., WILSON, V. D.: A disease, probably hereditary, characterized by severe mental deficiency and a constant gross abnormality of amino acid metabolism. Lancet **1958 I**, 182.

ARCHIBALD, R. M.: Determination of citrulline and allantoin and demonstration of citrulline in blood plasma. J. biol. Chem. **156**, 121 (1954).

ARMSTRONG, M. D., YATES, K. N., STEMMERMANN, M. G.: An occurrence of argininosuccinic aciduria. Pediatrics **33**, 280 (1964).

ATKINSON, M., GOLIGHER, J. C.: Treatment of hepatic encephalopathie by surgical excision of the colon. Lancet **1960 I**, 461.

BAUMGARTNER, R., SCHEIDEGGER, S., STALDER, G., HOTTINGER, A.: Argininbernsteinsäure-krankheit des Neugeborenen mit letalem Verlauf. Helv. paediat. Acta **23**, 77—106 (1968).

BICKEL, H., FEIST, D., MÜLLER, H., QUADBECK, G.: Ornithinämie, eine weitere Aminosäuren-stoffwechselstörung mit Hirnschädigung. Dtsch. med. Wschr. **93**, 2247 (1968).

BICKEL, H., FEIST, D., MÜLLER, H., QUADBECK, G.: Die Ornithinämie, eine neuerkannte Aminosäuren-Stoffwechselstörung mit Hirnschädigung. Mschr. Kinderheilk. **117**, 369 (1969).

BROWN, G. W., jr., BROWN, W. R., COHEN, P. P.: Comparative biochemistry of urea synthesis. II. Levels of urea cycle enzymes in metamorphosing Rana catesbeiana tadpoles. J. biol. Chem. **234**, 1775 (1959).

BROWN, G. W., jr., COHEN, P. P.: Comparative biochemistry of urea synthesis. I. Methods for the quantitative assay of urea cycle enzymes in liver. J. biol. Chem. **234**, 1769 (1959).

BRUTON, C. J., CORSELLIS, J. A. N., RUSSELL, A.: Hereditary hyperammonaemia. Brain **93**, 423 (1970).

CARSON, N. A. J., NEILL, D. W.: Metabolic abnormalities detected in a survey of mentally backward children in Northern Ireland. Arch. Dis. Childh. **37**, 505 (1962).

CARTON, D., DES SCHRIJVER, F., KINT, J., VAN DURME, J., HOOFT, C.: Argininosuccinic aciduria. Neonatal variant with rapid fatal course. Acta paediat. scand. **58**, 528 (1969).

COHN, R., CASTELL, D. O.: The effect of acute hyperammonemia on the electroencephalogram. J. Lab. Clin. Med. **68**, 195 (1966).

COLOMBO, J. P.: Congenital disorders of the urea cycle and ammonia detoxication. Basel, München, Paris, London, New York, Sidney: S. Karger 1971.

COLOMBO, J. P.: Die hereditären Enzymdefekte des Harnstoffcyclus. Ergeb. inn. Med. Kinderh., N.F. **31**, 98 (1971b).

COLOMBO, J. P., BAUMGARTNER, R.: Argininosuccinate cleavage enzyme of the kidney in argininosuccinic aciduria. Sixth Annual Symposium of the Society for the Study of Inborn Errors of Metabolism, Zürich, Juni 1968.

COLOMBO, J. P., RICHTERICH, R.: Urea cycle enzymes in the developing human fetus. Enzym. biol. clin. **9**, 68 (1968).

CONN, H. O.: Studies on the origin and significance of blood ammonia. II. The distribution of ammonia in whole blood, plasma and erythrocytes. Yale J. biol. Med. **39**, 38 (1966).

CORBEEL, L. M., COLOMBO, J. P., VAN SANDE, M., WEBER, A.: Periodic attacks of lethargy in a baby with ammonia intoxication due to a congenital defect in ureogenesis. Arch. Dis. Childh. **44**, 681 (1969).

CORYELL, M. E., HALL, W. K., THEVAOS, T. G., WELTER, D. A., GATZ, A. J., HORTON, B. F., SISSON, B. D., LOOPER, J. W., jr., FARROW, R. T.: A familial study of human enzyme defect, argininosuccinicaciduria. Biochem. biophys. Res. Commun. **14**, 307 (1964).

CRANE, C. W., GAY, W. M. B., JENNER, F. A.: Urea production from labelled ammonia in argininosuccinic aciduria. Biochem. biophys. Res. Commun. **14**, 307 (1964).

CUSWORTH, D. C., WESTALL, R. G.: Determination of argininosuccinic acid by ion-exchange chromatography. Nature (London) **192**, 555 (1961).

DAWSON, A. M., McLAREN, J., SHERLOCK, S.: Neomycin in the treatment of hepatic coma. Lancet **1957 II**, 1262.
DENT, C. E.: Argininosuccinic aciduria. A new form of mental deficiency due to metabolic causes. Proc. Roy. Soc. Med. (Lond.) **52**, 885 (1959).
DENT, C. E.: Argininosuccinicaciduria and maple syrup urine disease. Bull. schweiz. Akad. med. Wiss. **17**, 329 (1962).
EDKINS, E., HOCKEY, A.: A case of argininosuccinic aciduria. Proc. 4th interstate Conference on ment. Deficiency. Melbourne, p. 54, 1965.
EFRON, M. L.: Diseases of the Urea Cycle. In: Stanbury-Wyngaarden-Fredrickson (1966), S. 393—408.
EVERED, D. F.: The excretion of amino acids by the human, a quantitative study with ion-exchange chromatography. Biochem. J. **62**, 416 (1956).
FAHEY, J. L.: Toxicity and blood ammonia rise resulting from intravenous amino acid administration in man: the protective effect of l-arginine. J. clin. Invest. **36**, 1647 (1957).
FARRELL, G., RAUSCHKOLB, E. W., MOURE, J., HEADLEE, R. E., MOSER, H.: Argininosuccinic aciduria. Tex. St. J. Med. **65**, 90 (1969).
FREEMAN, J. M., NICHOLSON, J. F., MASLAND, W. S., ROWLAND, L. P., CARTER, S.: Ammonia intoxication due to a congenital defect in urea synthesis. J. Pediat. **65**, 1039 (1964).
GERRITSEN, T., LIPTON, S. H., STRONG, F. M., WAISMAN, H. A.: On the isolation and identification of homocitrulline from urine. Biochem. biophys. Res. Commun. **4**, 379 (1961).
GERRITSEN, T., VAUGHN, J. G., WAISMAN, H. A.: The origin of homocitrulline in the urine of infants. Arch. Biochem. **100**, 298 (1963).
GROSFELD, J. C. M., MIGHORST, J. A., MOOLHUYSEN, T. M. G. F.: Argininosuccinic Aciduria in Monolethrix. Lancet **1964 II**, 789.
HERRIN, J. T., McCREDIE, D. A.: Peritoneal dialysis in the reduction of blood ammonia levels in a case of hyperammonaemia. Arch. Dis. Childh. **44**, 149 (1969).
HOMMES, F. A., DEGROOT, C. J. E., WILMINK, C. W., JONXIS, J. H. P.: Carbamylphosphate synthetase deficiency in an infant with severe cerebral damage. Arch. Dis. Childh. **44**, 688 (1969).
HOPKINS, I. J., CONNELLY, J. F., DAWSON, A. G., HIRD, F. J. R., MADDISON, T. G.: Hyperammonemia due to Ornithine Transcarbamylase Deficiency. Arch. Dis. Childh. **44**, 143 (1969).
HUTCHINSON, J. H., LOBBY, D. H.: New method for microdetermination of blood ammonia by use of cation exchange resin. J. Lab. Clin. Med. **60**, 170 (1962).
KEKOMÄKI, M.: Enzymuntersuchungen bei Ornithinämie. Dtsch. med. Wschr. **93**, 2250 (1968).
KEKOMÄKI, M. P., RÄIHÄ, N. C., BICKEL, H.: Ornithin-keto acid aminotransferase in human liver with reference to patients with hyperornithinemia and familial protein intolerance. Clin. chim. Acta **23**, 203 (1969).
KELLER, H., MÜLLER-BEISSENHIRTZ, W.: Eine einfache Methode zur Bestimmung des Blutammoniaks. Z. analyt. Chem. **212**, 145 (1965).
KELLER, H., MÜLLER-BEISSENHIRTZ, W., NEUMANN, E.: Eine Methode zur Ammoniakbestimmung im Capillarblut. Klin. Wschr. **45**, 314 (1967).
KENNAN, A. L., COHEN, P. P., Biochemical studies of the developing mammalian fetus. I.Urea cycle enzymes. Develop. Biol. **1**, 511 (1959).
KENNAN, A. L., COHEN, P. P.: Ammonia detoxication in liver from humans. Proc. Soc. Exper. Biol. Med. **106**, 170 (1961).
KINT, J., CARTON, D.: Deficient argininosuccinase activity in the brain in argininosuccinic aciduria. Lancet **1968 II**, 635.
KREBS, H. A.: Urea formations in the animal body. Ergebn. Enzymforsch. **3**, 247 (1934).
KREBS, H. A.: Urea synthesis. In: SUMNER, J. B., K. MYRBACK (Edit.): The Enzymes, II/2, S. 866. New York: Academic Press 1951.
KREBS, R., FLYNN, M.: Treatment of hepatic coma with exchange transfusion and peritoneal dialysis. J. Amer. med. Ass. **199**, 430 (1967).
KREBS, H. A., HENSELEIT, K.: Untersuchungen über die Harnstoffbildung im Tierkörper. Z. physiol. Chem. **210**, 33 (1932).
LEVIN, B.: Argininosuccinic aciduria. Amer. J. Dis. Child. **113**, 162 (1967).
LEVIN, B., ABRAHAM, J. M., OBERHOLZER, V. G., BURGESS, E. A.: Hyperammonaemia: a deficiency of liver ornithin transcarbamylase (Occurence in Mother and Child). Arch. Dis. Childh. **44**, 152 (1969a).
LEVIN, B., DOBBS, R. H., BURGESS, E. A., PALMER, T.: Hyperammonaemia. A Variant Type of Deficiency of Liver Ornithine Transcarbamylase. Arch. Dis. Childh. **44**, 162 (1969b).
LEVIN, B., MACKAY, H. M. M., OBERHOLZER, V. G.: Argininosuccinic aciduria. An inborn error of amino acid metabolism. Arch. Dis. Childh. **36**, 622 (1961).
LEVIN, B., OBERHOLZER, V. G., SINCLAIR, L.: Biochemical investigations of hyperammonemia. Lancet **1969** *c II*, 170.

LEVIN, B., RUSSELL, A.: Treatment of hyperammonemia. Amer. J. Dis. Child. **113**, 142 (1967).
LEWIS, P. D., MILLER, A. L.: Argininosuccinic aciduria. Case report with neuropathological findings. Brain **93**, 413 (1970).
MAAGOE, H.: Argininosuccinic aciduria. Dan. med. Bull. **15**, 200 (1970).
MACBETH, W. A. A. G., KASS, E. H., MCDERMOTT, W. V., jr.: Treatment of hepatic encephalopathy by alteration of intestinal flora with Lactobacillus acidophilus. Lancet **1965** *I*, 399.
MARSHALL, M., COHEN, P. P.: An immunochemical study of carbamyl phosphate synthetase. J. biol. Chem. **236**, 718 (1961).
MCDERMOTT, W. F., jr., ADAMS, R. D.: Exclusion of the colon in the treatment of hepatic encephalopathy. New Engl. J. Med. **267**, 850 (1962).
MCMURRAY, W. C., MOHYUDDIN, F.: Citrullinuria. Lancet **1962 II**, 352.
MCMURRAY, W. C., MOHYUDDIN, F., RATHBURN, J. C.: Citrullinuria. Rev. Neuro-psiquiat. **27**, 287 (1964).
MCMURRAY, W. C., MOHYUDDIN, F., ROSSITER, R. J., RATHBURN, J. C., VALENTINE, G. H., KOEGLER, S. J., ZARFAS, D. E.: Citrullinuria: a new aminoaciduria associated with mental retardation. Lancet **1962** *I*, 138.
MCMURRAY, W. C., RATHBURN, J. C., MOHYUDDIN, F., KOEGLER, S. J.: Citrullinuria. Pediatrics **32**, 347 (1963).
MEISTER, A.: Encymatic transamination reactions involving arginine and ornithine. J. biol. Chem. **206**, 587 (1954).
METZENBERG, R. L., MARSHALL, M., PARK, W. K., COHEN, P. P.: The synthesis of carbamyl phosphate synthetase in thyroxintreated tadpoles. J. biol. Chem. **236**, 162 (1961).
MILLER, A. L., MCLEAN, P.: Urea cycle enzymes in the liver of a patient with argininosuccinic aciduria. Clin. Sci. **32**, 385 (1967).
MILNE, M. D., LONDON, D. A., ASATOOR, A. M.: Citrullinuria in cases of cystinuria.Lancet **1962 II**, 49.
MOHYUDDIN, F., RATHBURN, J. C., MCMURRAY, W. C.: Studies on aminoacid metabolism in citrullinuria. Amer. J. Dis. Child. **113**, 152 (1967).
MOORE, P. T., MARTIN, M. C., COFFEY, V. P., STOCKES, B. M.: Argininosuccinicaciduria. A case report on a rare condition. J. Irish med. Ass. **61**, 172 (1968).
MORROW, G.: Citrullinemia. Amer. J. Dis. Child. **113**, 157 (1967).
MORROW, G., BARNESS, L. A., EFRON, M. L.: Citrullinemia with defective urea production. Pediatrics **40**, 565 (1967).
MOSER, H. W., EFRON, M. L., BROWN, H., DIAMOND, R., NEUMANN, C. G.: Argininosuccinic aciduria. Amer. J. Med. **42**, 9 (1967).
MÜLLER-BEISSENHIRTZ, W., KELLER, H.: Zur Bestimmung des Blutammoniaks. Klin. Wschr. **43**, 43 (1965).
MÜTING, D., HEINZE, J., MOMPER, M., SCHWARZ, M.: Zur Methodik und klinischen Bedeutung der Blutammoniakbestimmung. Dtsch. med. Wschr. **95**, 1390 (1970).
MÜTING, D., REIKOWSKY, H., ESCHRICH, W., KLEIN, CHR., DOENECKE, D.: Normalisierende Wirkung einer Bacterium-bifidum-Milch auf den Eiweißstoffwechsel bei Lebercirrhose. Dtsch. med. Wschr. **93**, 1313 (1968).
NAJARIAN, J. S., HARPER, H. A.: A clinical study of the effect of arginine on blood ammonia. Amer. J. Med. **21**, 832 (1956).
NORDMANN, R.: Therapie der Hyperammoniämie. Dtsch. Med. Wschr. **94**, 230 (1969).
PERALTO SERRANO, A.: Argininuria, convulsiones y oligofrenia; un nuevo error innato del metabolismo? Rev. clin. esp. **97**, 176 (1965).
PETRACK, B., RATNER, S.: Biosynthesis of urea. VII. Reversible formation of argininosuccinic acid. J. biol. Chem. **233**, 1494 (1958).
PORATH, U., LIEBLER, G., SCHREIER, K.: Eine besondere Verlaufsform der Argininbernsteinsäurekrankheit. Arch. Kinderheilk. **179**, 283 (1969).
RATNER, S.: Urea synthesis and metabolism of arginine and citrulline. Advanc. Enzymol. **15**, 319 (1954).
RATNER, A., ANSLOW, W. P., jr., PETRACK, B.: Biosynthesis of urea. VI. Enzymatic cleavage of argininosuccinic acid to arginine and fumaric acid. J. biol. Chem. **204**, 115 (1953).
RATNER, S., MORELL, H., CARVALHO, E.: Enzymes of arginine metabolism in brain. Arch. Biochem. **91**, 280 (1960).
RATNER, S., PETRACK, B., ROCHOVANSKY, O.: Biosynthesis of urea. V. Isolation and properties of argininosuccinic acid. J. biol. Chem. **204**, 95 (1953).
RETT, A.: Über ein zerebral-atrophisches Syndrom bei Hyperammonämie. Wien: Verlag Brüder Hollinek 1966.
RETT, A.: Über ein eigenartiges hirnatrophisches Syndrom bei Hyperammonämie im Kindesalter. Wien. med. Wschr. **116**, 723 (1966).

RETT, A.: Ein zerebral-atrophisches Syndrom bei Hyperammonämie. Fortschr. Med. **87**, 507 (1969).
RETT, A., STÖCKL, W.: Untersuchungen über den Ammoniakgehalt im Blutserum hirngeschädigter Kinder. Wien. med. Wschr. **14**, 311 (1968).
RICHTERICH, R., COLOMBO, J. P., WEBER, H.: Ultramikromethoden im klinischen Laboratorium. IV. Mikrodiffusion und Nesslerisierung: Bestimmung von Harnstoff und Ammoniak in Blut und Urin. Ärztl. Lab. 8, 259 (1962).
ROGERS, S.: Shope papilloma virus: a passenger in man and its significance to the potential control of the host genome. Nature (Lond.) **212**, 1220 (1966).
ROGERS, S., MOORE, M.: Studies of the mechanism of action of shope rabbit papilloma virus. J. exp. Med. **117**, 521 (1963).
ROLOFF, M., RATNER, S., SCHÖNHEIMER, R.: The biological conversion of ornithin into proline and glutamic acid. J. biol. Chem. **136**, 561 (1940).
RUSSELL, A., LEVIN, B., OBERHOLZER, V. G., SINCLAIR, L.: Hyperammonemia: a new instance of an inborn enzymatic defect of the biosynthesis of urea. Lancet **1962 II**, 699.
SCHIMKE, R. T.: Adoptive characteristics of urea cycle enzymes in the rat. J. biol. Chem. **237**, 459 (1962).
SCHMIDT, F. H., SCHWARZ, M.: Über die enzymatische Ammoniakbestimmung im Blut. Klin. Wschr. **44**, 591 (1966).
SCHREIER, K.: Angeborene Störungen im Harnstoffzyklus. Dtsch. med. Wschr. **90**, 888 (1965).
SCHREIER, K.: Störungen im Harnstoffcyclus. In: Handbuch der Kinderheilkunde. Bd. IV, S. 103. Berlin-Heidelberg-New York: Springer 1965.
SCHREIER, K., LEUCHTE, G.: Argininbernsteinsäure-Krankheit. Dtsch. med. Wschr. **90**, 864 (1965).
SHELLEY, W. B., RAWNSLEY, H. M.: Aminogenic Alopecia: Loss of Hair associated with Argininosuccinic Aciduria. Lancet **1965 II**, 1327.
SHIH, V. E., EFRON, M. L., MOSER, H. W.: Hyperornithinemia, Hyperammonemia, and Homocitrullinuria. (A new Disorder of Amino Acid Metabolism Associated with Myoclonic Seizures and Mental Retardation). Amer. J. Dis. Child. **117**, 83 (1969).
SILEN, W., HARPER, H. A., MAWDSLEY, D. L., WEIRICH, W. L.: Effect of antibacterial agents on ammonia production within the intestine. Proc. Soc. exp. Biol. (N.Y.) **88**, 138 (1955).
SOLITARE, G. B., SHIH, V. E., NELLIGANG, D. J., DOLAN, T. F.: Argininosuccinic aciduria: clinical, biochemical, anatomical and neuropathological observations. J. ment. Defic. Res. **13**, 153 (1969).
SPORN, M. B., DINGMAN, W., DEFALCO, A., DAVIES, R. K.: The synthesis of urea in the living rat brain. J. Neurochem. **5**, 62 (1959a).
SPORN, M. B., DINGMAN, W., DEFALCO, A., DAVIES, R. K.: Formation of urea from arginine in the brain of the living rat. Nature (London) **183**, 1520 (1959b).
TAKAHARA, K., NATELSON, S.: Arginino succinic acid lyase in human erythrocytes and plasma in health and disease. Amer. J. clin. Path. **47**, 693 (1967).
TEDESCO, T. A., MELLMAN, W. J.: Argininosuccinate synthetase activity and citrulline metabolism in cells cultured from a citrullinemic subject. Proc. nat. Acad. Sci. **57**, 829 (1967).
TERHEGGEN, H. G., SCHWENK, A., LOWENTHAL, A., VAN SANDE, M., COLOMBO, J. P.: Argininemia with arginase deficiency. Lancet **1969 II**, 748.
TERHEGGEN, H. G., SCHWENK, A., LOWENTHAL, A., VAN SANDE, M., COLOMBO, J. P.: Hyperargininämie bei Arginasemangel. Fortschr. Med. **88**, 797 (1970a).
TERHEGGEN, H. G., SCHWENK, A., LOWENTHAL, A., VAN SANDE, M., COLOMBO, J. P.: Hyperargininämie mit Arginasedefekt. Eine neue familiäre Stoffwechselstörung. Z. Kinderheilk. **107**, 298 (1970b).
TIGERMAN, H., MACVICAR, R.: Glutamine, glutamic acid, ammonia administration and tissue glutamine. J. biol. Chem. **189**, 793 (1951).
TOMLINSON, S., WESTALL, R. G.: Argininosuccinase activity in brain tissue. Nature (London) **188**, 235 (1960).
TOMLINSON, S., WESTALL, R. G.: Argininosuccinic Aciduria: argininosuccinase and arginase in normal human blood cells. Clin. Sci. **26**, 261 (1964).
VISAKORPI, J. K.: Citrullinuria. Lancet **1962 I**, 1357.
WALLIS, K., BEER, S.: Karyotype in two cases of argininosuccinic aciduria. Ann. pediat. **206**, 9 (1966).
WALLIS, K., BEER, S., FISCHL, J.: A family affected by arginino-succinic aciduria. Helv. paediat. Acta **18**, 339 (1963).
WEBER, H.: Mikromethode zur Bestimmung der Ornithin-Carbamyl-Transferase (OCT) in Serum und Liquor. Klin. Wschr. **41**, 37 (1963).
WESTALL, R. G.: Argininosuccinicaciduria: identification of the metabolic defect, a newly described form of mental deficiency. Proc. Fourth Internat. Congr. Biochem., Vienna, 168 (1958).

WESTALL, R. G.: Argininosuccinicaciduria: identification and reactions of the abnormal metabolites in a newly described form of mental disease, with some preliminary metabolic studies. Biochem. J. **77**, 135 (1960).
WESTALL, R. G.: Treatment of argininosuccinic Aciduria. Amer. J. Dis. Child. **113**, 160 (1967).
WESTALL, R. G., TOMLINSON, S.: Argininosuccinase activity in argininosuccinicaciduria. Proc. Fith Internat. Congr. Biochem., Moscow **16**, 103, 1298 (1961).
WICK, H., BACHMANN, C., BAUMGARTNER, R., BRECHBÜHLER, T.: Perakute Verlaufsform der Zitrullinämie mit Tod im Neugeborenenalter. Jahresversammlung d. Schweiz. Gesellsch. f. Pädiatrie, Luzern 1971.
WICK, H., BRECHBÜHLER, T., GIRARD, J.: Citrullinemia: elevated serum levels in healthy siblings. Experientia (Basel) **26**, 823 (1970).
WINTHER, A., BUNDGAARD, L.: Argininosuccinic aciduria in hereditary hair diseases. Acta derm-venerol. **48**, 567 (1968).

Hyperlysinämie und weitere Defekte im Lysinstoffwechsel

ARMSTRONG, M. D., ROBINOW, M.: A case of hyperlysinemia: biochemical and clinical observations. Pediatrics **39**, 546 (1967).
BENSON, P. F., SWIFT, P. N., YOUNG, V. K.: Hydroxylysinuria. Arch. Dis. Childh. **44**, 134 (1969).
BÜRGI, W., RICHTERICH, R., COLOMBO, J. P.: L-lysine dehydrogenase deficiency in a patient with congenital lysine intolerance. Nature (Lond.) **211**, 854 (1966).
CARSON, N. A. J., SCALLY, B. G., NEILL, D. W., CARRÉ, I. J.: Saccharopinuria, a new inborn error of lysine metabolism. Nature (Lond.) **218**, 679 (1968).
COLOMBO, J. P.: Congenital disorders of the urea cycle and ammonia detoxication. Basel, München, Paris, London, New York, Sidney: S. Karger 1971.
COLOMBO, J. P., BÜRGI, W., RICHTERICH, R., ROSSI, E.: Congenital lysine intolerance with periodic ammonia intoxication: a defect in l-lysine degradation. Metabolism **16**, 910 (1967a).
COLOMBO, J. P., RICHTERICH, R., CONATH, A., SPAHR, A., ROSSI, E.: Congenital lysine intolerance with periodic ammonia intoxication. Lancet **1964 I**, 1014.
COLOMBO, J. P., VASSELLA, F.: HUMBEL, R., BUERGI, W.: Lysine intolerance with periodic ammonia intoxication. Amer. J. Dis. Child. **113**, 138 (1967b).
GERRITSEN, T., WAISMAN, H. A., LIPTON, S. H., STRONG, F. M.: Natural occurrence of homocitrulline. I. Excretion in the urine. Arch. Biochem. **97**, 34 (1962).
GHADIMI, H., BINNINGTON, V. I., PECORA, P.: Hyperlysinemia associated with mental retardation. J. Pediat. **65**, 1120 (1964).
GHADIMI, H., BINNINGTON, V. I., PECORA, P.: Hyperlysinemia associated with retardation. N. Engl. J. Med. **273**, 723 (1965a).
GHADIMI, H., KOTTMEIER, P., ACHS, R., PRABHU, R., JAFFE, B.: Hereditary hyperlysinemia and lysin-induced crises. Abstr. J. Pediat. **67**, 945 (1965b).
GHADIMI, H., ZISCHKA, R., BINNINGTON, V. I.: Further studies on hyperlysinemia. Associated with retardation. Amer. J. Dis. Child. **113**, 146 (1967).
GILLESPIE, M., NEUBERGER, A., WEBSTER, T. A.: Further studies on lysine deficiency in rats. Biochem. J. **39**, 203 (1945).
GOODMAN, S. J., BROWDER, J. A.: Hydroxylysinuria in association with trisomy 21. Lancet **1970 II**, 1141.
HARRIS, H. A., NEUBERGER, A., SANGER, F.: Lysine deficiency in young rats. Biochem. J. **37**, 508 (1943).
HIGASHINO, K., TSUKADA, K., LIEBERMANN, I.: Saccharopine, a product of lysine breakdown by mammalian liver. Biochem. biophys. Res. Commun. **20**, 285 (1965).
HOEFNAGEL, D., POMEROY, J.: Hydroxylysinuria. Lancet **1970** *I*, 1342.
HUTZLER, J., DANCIS, J.: Conversion of lysine to saccharopine by human tissue. Biochim. biophys. Acta **158**, 62 (1968).
HUTZLER, J., DANCIS, J.: Saccharopin cleavage by a dehydrogenase of human liver. Biochim. Biophys. Acta (Amst.) **206**, 205 (1970).
KUO, M. H., SAUNDERS, P. P., BROQUIST, H. P.: Lysine biosynthesis in yeast: A new metabolite of α-aminoadipic acid. J. biol. Chem. **239**, 508 (1964).
MEISTER, A.: Biochemistry of the Amino Acids, Vol. 2, p. 941. New York: Academic Press 1965.
NEUBERGER, A., SANGER, F.: The metabolism of lysine. Biochem. J. **38**, 119 (1944).
OYANAGI, K., MIURA, R., YAMANOUCHI, T.: Congenital Lysinuria: A new inherited transport disorder of dibasic amino acids. J. Pediat. **77**, 259 (1970).
PARKER, C. E., SHAW, K. N. F., JACOBS, E., GUTENSTEIN, M.: Hydroxylysinuria. Lancet **1970 I**, 1119.

ROTHSTEIN, M., MILLER, L. L.: Loss of α-amino group in lysine metabolism to form pipecolic acid. J. Amer. chem. Soc. **76**, **1459** (1954a).
ROTHSTEIN, M., MILLER, L. L.: Conversion of lysine to pipecolic acid in rat. J. biol. Chem. **211**, 851 (1954b).
RYAN, W. L., WELLS, I. C.: Homocitrulline and homoarginine synthesis from lysine. Science **144**, 1122 (1964).
WOODY, N. C.: Hyperlysinemia. Amer. J. Dis. Child. **108**, 543 (1964).
WOODY, N. C., HUTZLER, J., DANCIS, J.: Further studies of hyperlysinemia. Amer. J. Dis. Child. **112**, 577 (1966).
WOODY, N. C., ONG, E. B., PUPENE, M. B.: Paths of Lysine Degradation in Patients with Hyperlysinemia. Pediatrics **40**, 986 (1967).

Defekte des Prolin- und Hydroxyprolinstoffwechsels

ADAMS, E., GOLDSTONE, A.: Hydroxyproline metabolism: enzymatic preparation and properties of Δ-pyrroline-3-hydroxy-5-carboxylate. J. Biol. Chem. **235**, 3492 (1960).
ALLISON, D. J., WALKER, A., SMITH, Q. T.: Urinary hydroxyproline: creatinine ratio of normal humans at various ages. Clin. chim. Acta **14**, 729 (1966).
ALPORT, A. C.: Hereditary familial congenital haemorrhagic nephritis. Brit. med. J. **1927 I**, 504.
BATES, W. K., MCGOWEN, V., TALMAGE, A. V.: Influence of the parathyroids on plasma hydroxyproline levels. Endocrinology **71**, 189 (1962).
BERLOW, S., EFRON, M. L.: New case of hyperprolinemia associated with excretion of Δ'-pyrroline-5-carboxylic acid. Soc. Ped. Res., p. 43 (1964) abstr.
BLATTNER, R. J.: Iminoaciduria. J. Pediat. **74**, **144** (1969).
COHEN, M. M., CASSADY, G., HANNA, B. L.: Genetic study of hereditary renal dysfunction with associated nerve deafness. Amer. J. hum. Genet. **13**, 379 (1961).
CHRISTIAENS, L., BISERTE, G., FONTAINE, G., FARRIAUX, J.: Etude de la proline de l'hydroxyproline urinaire en pédiatrie. Ann. Pédiat. **41**, 789 (1965).
CRABBÉ, K., ISSELBACHER, J.: Urinary Hydroxyproline Excretion in Malabsorption States. Gastroenterology **48**, 307 (1965).
DODINVAL, P., WILLEMS, CL., HEUSDEN, A. M., HAINAUT, H., GOTTSCHALK, CH.: Clearance rénale des acides aminés chez un enfant hyperprolinémique. J. Génét. hum. **17**, 297 (1969).
DULL, T. A., HENNEMAN, P. H.: Urinary hydroxyproline as an index of collagen turnover in bone. New Engl. J. Med. **268**, 135 (1963).
EFRON, M. L.: Familial Hyperprolinemia. (Report of a second case, associated with congenital renal malformations, hereditary heamaturia and mild mental retardation, with demonstration of an enzyme defect.) New Engl. J. Med. **272**, 1243 (1965).
EFRON, M. L.: Disorders of Proline and Hydroxyproline Metabolism. In: Stanbury-Wyngaarden-Fredrickson (Edit.). The metabolic basis of inherited disease. New York, Toronto, Sidney, London: II. Edit., p. 376 (1966).
EFRON, M. L.: Treatment of Hydroxyprolinemia and Hyperprolinemia. Amer. J. Dis. Child. **113**, 166 (1967).
EFRON, M. L., BIXBY, E. M., PALATTO, L. G., PRYLES, C. V.: Hydroxyprolinemia associated with mental deficiency. New Engl. J. Med. **267**, **1193** (1962).
EFRON, M. L., BIXBY, E. M., PRYLES, C. V.: Hydroxyprolinemia. II. A rare metabolic disease due to a deficiency of the enzyme "Hydroxyproline oxydase". New Engl. J. Med. **272**, **1299** (1965).
EFRON, M. L., YOUNG, D., MOSER, H. W., MACCREADY, R. A.: Simple chromatographic screening test for detection of disorders of amino acid metabolism: technic using whole blood or urine collected on filter paper. New Engl. J. Med. **270**, 1378 (1964).
EMERY, F., GOLDIE, L., STERN, J.: Hyperprolinaemia. Arch. Dis. Childh. **42**, 334 (1967).
FILLIAT, M., BRUNET, M., COTTE, J., ROMAGNY, G., REBOULLIAT, J., SITE, J., GILLY, R.: Hydroxyproline urinaire chez l'enfant. Valeurs normales et pathologiques. Etude préliminaire portant sur 200 dosages. Pédiatrie **20**, 926 (1965).
FINK, C. W., JASIN, H., ZIFF, M.: Growth and urinary hydroxyproline excretion. Abstract **89**, Soc. Ped. Res. 1962.
FONTAINE, G., FARRIAUX, J. P., DAUTREVAUX, M.: L'hyperprolinémie de type. I. Etude d'une observation familiale. Helv. paediat. Acta **25**, 165 (1970).
FOWLER, D. I., NORTON, M., CHEUNG, M. W., PRATT, E. L.: Observations on urinary amino acid excretion in man: influence of age and diet. Arch. Biochem. **68**, 452 (1957).
FUHRMANN, W.: Das Syndrom der erblichen Nephropathie mit Innenohrschwerhörigkeit (Alport-Syndrom). Dtsch. med. Wschr. **88**, 525 (1963).
GOLDBLOOM, R. B., FRASER, F. C., WAUGH, D., ARONOVITCH, M., WIGGLESWORTH, F. W.: Hereditary renal disease associated with nerve deafness and ocular lesions. Pediatrics **20**, 241 (1957).

GOODMAN, S. I., MCINTYRE, C. A., Jr., O'BRIEN, D.: Impaired intestinal transport of proline in patient with familial aminoaciduria. J. Pediat. **71**, 246 (1967).
GOYER, R. A., MITCHELL, B. J., LEONARD, D. L.: Dietary reduction of hyperprolinemia. J. Lab. clin. Med. **73**, 819 (1969).
GREEN, N. M., LOWTHER, D. A.: Formation of collagen hydroxyproline in vivo. Biochem. J. **71**, 55 (1959).
HARRIES, J. T., PIESOWICZ, A. T., SEAKINS, J. W. T., FRANCIS, D. E. M., WOLFF, O. H.: Low Proline Diet in Type I Hyperprolinaemia. Arch. Dis. Childh. **46**, 72 (1971).
HAUSMANN, E., NEWMAN, W. F.: Conversion of proline to hydroxyproline and its incorporation into collagen. J. biol. Chem. **236**, 149 (1961).
JEUNE, M., COLLIMBEL, C., MICHEL, M., DAVID, M., GUIBAUD, P., GUERRIER, G., ALBERT, J.: Hyperleucinisoleucinémie par défaut parteil des transamination associée à une hyperprolinémie de type 2. Observation familiale d'une double aminoacidopathie. Ann. Pédiat. **46**, 85 (1970).
JOB, J. C., SIZONENKO, P., PAKEY, P., BOURDON, R., ROSSIER, A.: L-hydroxyproline urinaire chez l'enfant normal et dans les retards de croissance. Arch. franc. Pédiat. **23**, 680 (1966).
JOSEPH, R., RIBIRRE, M., JOB, J. C., GIRAULT, M.: Maladie familiale associant des convulsions à début tres precoce, une hyperalbuminorachie et une hyperaminoacidurie. Arch. franc. Pédiat. **15**, 374 (1958).
KOPELMAN, H., ASATOOR, A. M., MILNE, M. D.: Hyperprolinemia and hereditary nephritis. Lancet **1964 II**, 1075.
LANGNESS, U., EICKENBUSCH, W.: Hydroxyprolinbestimmung im Urin zur Funktionsdiagnostik der Schilddrüse. Med. Klin. **64**, 1111 (1969).
MANNER, G., GOULD, B. S.: Collagen biosynthesis: the formation of hydroxyproline and soluble-ribonucleic acid complexes of proline and hydroxyproline by chick embryo system. Biochim. biophys. Acta (Amst.) **72**, 243 (1963).
MEILMAN, E., URIVETZKY, M. M., RAPAPORT, C.: Urinary hydroxyproline peptides. J. clin. Invest. **42**, 40 (1963).
MORIKAWA, T., TADA, K., ANDO, T., YOSHIDA, T., YOKOYAMA, Y., ARAKAWA, T.: Prolinuria: defect in intestinal absorption of imino acids and glycine. Tohoku J. exper. Med. **90**, 105 (1966).
MORROW, G., KIVIRIKKO, K. I., PROCKOP, D. J.: Hydroxyprolinemia and increased excretion of free hydroxyproline in early infancy. J. clin. Endocr. **26**, 1012 (1966).
NEUMANN, R. E., LOGAN, M. A.: The determination of hydroxyproline. J. biol. Chem. **184**, 299 (1950).
PERRY, T. L., HARDWICK, D. F., LOWRY, R. B., HANSEN, S.: Hyperprolinemia in two successive generations of North American Indian family. Ann. hum. Genet. **31**, 401 (1968).
PROCKOP, D. J., SJOERDSMA, A.: Significance of urinary hydroxyproline in man. J. clin. Invest. **40**, 843 (1961).
PROCOPIS, P. G., TURNER, B.: Iminoaciduria: A benign renal tubular defect. J. Pediat. **79**, 419 (1971).
ROSENBERG, L. E., DURANT, J. L.: Imino-glycinuria: inborn error of renal transport. J. Clin. Invest. **46**, 1110 (1967).
ROSENBERG, L. E., DURANT, J. L., ELSASS, L. J.: Familial Iminoglycinuria. An Inborn Error of Renal Tubular Transport. New Engl. J. Med. **278**, 1408 (1968).
SCHAFER, I. A., SCRIVER, CH. R., EFRON, M. L.: Familial hyperprolinemia, cerebral dysfunction and renal anomalies occurring in a family with hereditary nephropathy and deafness. New Engl. J. Med. **267**, 51 (1962).
SCRIVER, C. R., EFRON, M. L., SCHAFER, I. A.: Renal Tubular Transport of Proline, Hydroxyproline, and Glycine in Health and in Familial Hyperprolinemia. J. Clin. Invest. **43**, 374 (1964).
SCRIVER, C. R., SCHAFER, J. A., EFRON, M. L.: A new renal tubular amino acid transport system and a new hereditary disorder of amino acid metabolism. Nature (Lond.) **192**, 672 (1961).
SCRIVER, C. R., WILSON, O. H.: Possible location for common gene product in membrane transport of imino-acids and glycine. Nature (Lond.) **202**, 92 (1964).
SCRIVER, C. R., WILSON, O. H.: Amino acid transport: evidence for genetic control of two types in human kidney. Science **155**, 1428 (1967).
SIMILÄ, S.: Intravenous proline tolerance in a patient with hyperprolinemia type II and his relatives. Helv. paediat. Acta **25**, 287 (1970).
SJOERDSMA, A., DAVIDSON, J. D., UDENFRIEND, S., MITOMA, C.: Increased excretion of hydroxyproline in Marfan's syndrome. Lancet **1958 II**, 994.
STETTEN, M. R.: Some aspects of the metabolism of hydroxyproline studied with the aid of isotopic nitrogen. J. biol. Chem. **181**, 31 (1949).

STRECKER, H. J.: The interconversion of glutamic acid and proline. I. The formation of Δ-pyrroline-5-carboxylic acid from glutamic acid in Escherichia coli. J. Biol. Chem. **225**, 825 (1957).
TADA, K., ANDO, T., MORIKAWA, T., YOSHIDA, T., OGASAWARA, J.: Idiopathic Prolinuria — A Renal Tubular Defect in Proline and Glycine Transport. Tohoku J. exp. Med. **90**, 105 (1966).
TANCREDI, F., GUAZZI, G., AURICCHIO, S.: Renal iminoglycinuria without intestinal malabsorption of glycine and imino acids. J. Pediat. **76**, 386 (1970).
WALLACE, I. R., JONES, J. H.: Familial glomerulo nephritis and amino aciduria. Lancet **1960 I**, 941.
WHELAN, D. T., SCRIVER, C. R.: Cystathioninuria and renal iminoglycinuria in a pedigree. New Engl. J. Med. **278**, 924 (1968).
WOESSNER, J. F., Jr.: Collagen degradation in involuting uterus. Fed. Proc. **18**, 461 (1959).
WOOLF, L. I., NORMAN, A. P.: The urinary excretion of amino acids and sugars in early infancy. J. Pediat. **50**, 271 (1957).
WOODY, N. C., SNYDER, H., HARRIS, J. A.: Hyperprolinemia: Clinical and Biochemical Family Study. Pediatrics **44**, 554 (1969).
YOUNOSZAI, M. K., KACIC, A., DILLING, L., HAWORTH, J. C.: Urinary Hydroxyproline: Creatinine ratio in normal term, pre-term, and growth-retarded infants. Arch. Dis. Childh. **44**, 517 (1969).
ZIFF, M., KIBRICK, A., DRESNER, E., GRIBETZ, H. J.: Excretion of hydroxyproline in patients with rheumatic and nonrheumatic diseases. J. Clin. Invest. **35**, 579 (1956).

Weitere Defekte im Metabolismus der verzweigtkettigen Aminosäuren

ANDO, T., NYHAN, L.: A simple screening method for detecting isovalerylglycine in urine of patients with isovaleric acidemia. Clin. Chem. **16**, 420 (1970).
BUDD, M. A., TANAKA, K., HOLMES, L. B., EFRON, L., CRAWFORD, J. D., ISSELBACHER, K. J.: Clinical features of a new genetic defect of leucine metabolism. New Engl. J. Med. **277**, 321 (1967).
DANCIS, J., HUTZLER, J., LEVITZ, M.: The diagnosis of maple syrup urine disease (branched-chain ketoaciduria) by the in vitro study of the peripheral leucocyte. Pediatrics **32**, 234 (1963).
DANCIS, J., HUTZLER, J., TADA, K., WADA, Y., MORIKAWA, T., ARAKAWA, T.: Hypervalinemia. A Defect in Valine Transamination. Pediatrics **39**, 813 (1967).
EFRON, M. L.: Isovaleric acidemia. Amer. J. Dis. Child. **113**, 74 (1967).
ELDJARN, L., JELLUM, E., STOKKE, O., PANDE, H., WAATER, P. E.: β-Hydroxyisovaleric aciduria and β-methylcrotonylglycinuria: A new inborn error of metabolism. Lancet **1970 II**, 521.
NEWMAN, C. G. H., WILSON, B. D. R., CALLAGHAN, P., YOUNG, L.: Neonatal death associated with isovalericacidaemia. Lancet **1967 II**, 439,
PANDE, H., WAALER, P. E., STOKKE, O., JELLUM, E., ELDJARN, L.: Symptoms of infantile spinal muscular atrophy combined with a hitherto not described error in leucine metabolism. Pediat. Res. **5**, 84 (1971).
SIDBURY, J. B., SMITH, E. K., HARLAN, W.: An inborn error of shortchain fatty acid metabolism. (The odor-of-sweaty-feet syndrome. J. Pediat. **70**, 8 (1967).
STOKKE, O., JELLUM, E., ELDJARN, L.: β-Hydroxyisovaleric aciduria and β-methylcrotonylglycinuria in a newborn child, caused by a new inborn defect in the leucine degradation pathway. Pediat. Res. **5**, 84 (1971).
TADA, K., WADA, Y., ARAKAWA, T.: Hypervalinemia. Its metabolic lesion and therapeutic approach. Amer. J. Dis. Child. **113**, 64 (1967).
TANAKA, K., BUDD, M. A., EFRON, M. L., ISSELBACHER, K. J.: Isovaleric acidemia: A new genetic defect of leucine metabolism. Proc. nat. Acad. Sci. (Wash.) **56**, 236 (1966).
WADA, Y.: Idiopathic hypervalinemia: valine and alpha keto-acids in blood following an oral dose. Tohoku J. exp. Med. **87**, 322 (1965).
WADA, Y., TADA, K., MINAGAWA, A., YOSHIDA, T., MORIKAWA, T., OKAMURA, T.: Idiopathic hypervalinemia. Probably a new entity of inborn error of valine metabolism. Tohoku J. exp. Med. **81**, 46 (1963).

Weitere Defekte im Stoffwechsel der S-haltigen Aminosäuren

AMPOLA, G. M., EFRON, M. L., BIXBY, E. M., MSHORER, E.: Mental Deficiency and a New Aminoaciduria. Amer. J. Dis. Child. **117**, 66 (1969).
BABER, M. D.: A case of congenital cirrhosis of the liver with renal tubular defects akin to those in the Fanconi syndrome. Arch. Dis. Childh. **31**, 335 (1956).

BAERLOCHER, K., SAUR, G., GITZELMANN, R., STAUFFER, U.: Hereditäre Fruktoseintoleranz unter dem Bild einer Aminosäurenstoffwechselstörung. Jahresversammlung Schweiz. Gesellsch. f. Pädiatrie, Luzern 1971.
BODEGARD, G., GENTZ, J., LINDBLAD, B., LINDSTEDT, S., ZETTERSTRÖM, R.: Hereditary tyrosinemia. III. On the differential diagnosis and the lack of effect of early dietary treatment. Acta paediat. scand. **58**, 37 (1969).
CRAWHALL, J. C., PARKER, R., SNEDDON, W., YOUNG, E. P.: β-Mercaptolactate-Cysteine Disulfide in the Urine of a Mentally Retarded Patient. Amer. J. Dis. Child. **117**, 71 (1969).
CUSWORTH, D. C., DUBOWITZ, V., HARVEY, C. C.: Hypermethioninemia in acute tyrosinosis. Lancet **1966 I**, 598.
DUBOWITZ, V., HARVEY, C. C., CUSWORTH, D. C., DENT, C. E.: Hypermethioninemia: Symptome or Syndrome? Abstr. Soc. Pediat. Res. **63**, 177 (1966).
FINKELSTEIN, J. D.: Methionin metabolism in mammals. Effects of age, diet and hormones on three enzymes of the pathway in rat tissues. Arch. Biochem. **122**, 583 (1967).
FRITZELL, S., JAGENBURG, O. R., SCHNÜRER, L. B.: Familial cirrhosis of the liver, renal tubular defects with rickets and impaired tyrosine metabolism. Acta Paediat. **53**, 18 (1964).
GAULL, G. E., RASSIN, D. K., SOLOMON, G. E., HARRIS, R. C., STURMAN, J. A.: Biochemical Observations on So-called Hereditary Tyrosinemia. Pediat. Res. **4**, 337 (1970).
GAULL, G. E., RASSIN, D. K., STURMAN, J. A.: Significance of hypermethioninemia in acute tyrosinosis. Lancet **1968** I, 1317.
GJESSING, L. R.: Symposium on tyrosinosis. Scandinavian University Books, Oslo 1966.
GJESSING, L. R., HALVORSEN, S.: Hypermethioninemia in acute tyrosinosis. Lancet **1965 II**, 1132.
GRANT, D. B., ALEXANDER, F. W., SEAKINS, J. W. T.: Abnormal tyrosine metabolism in hereditary fructose intolerance, Acta paediat. scand. **59**, 432 (1970).
GREENBERG, R. E., CHASE, H. P., LOVRIEN, E., HURWITZ, R., EFRON, M. L.: Hypermethioninemia. Abstr. Amer. Ped. Soc. 74th Ann. Meet. 1964, p. 142.
GREENBERG, R. E., CHASE, H. P., LOVRIEN, E., HURWITZ, R., EFRON, M. L.: Hypermethioninemia. Abstr. Amer. Ped. Soc. 74th Ann. Meet. 1964, 742.
HALVORSEN, S., PANDE, H., LØKEN, A. C., GJESSING, L. R.: Tyrosinosis. A study of six cases. Arch. Dis. Childh. **41**, 238 (1966).
HALVORSEN, S., GJESSING, L. R.: Studies on the amino acid levels in serum and urine of infants and children with "metabolic liver diseases". Pediat. Res. **4**, 215 (1970).
HOOFT, C., TIMMERMANS, J., SNOECK, J., ANTENER, I., OYAERT, W., VAN DEN HENDE, C.: Methionine malabsorption syndrome. Ann. Paediat. **205**, 73 (1965).
HSIA, D. Y. Y., BOGGS, J. D., DRISCOLL, S. G., GELLIS, S. S.: Prolonged obstructive jaundice in infancy. V. The genetic components in neonatal hepatitis. Amer. J. Dis. Child. **95**, 485 (1958).
KOMROWER, G. M., ROBINS, A. J.: Plasma Amino Acid Disturbance in Infancy. I. Hypermethioninemia and transient tyrosinemia. Arch. Dis. Childh. **44**, 418 (1969).
LA DU, B. N.: The enzymatic deficiency in tyrosinemia. Amer. J. Dis. Child. **113**, 54 (1967).
LEVIN, B., SNODGRASS, G. J. A., OBERHOLZER, V. G., BURGESS, A. E., DOBBS, R. H.: Fruktosaemia: observations on seven cases. Amer. J. Med. **45**, 826 (1968).
LEVY, H. L., SHIH, V. E., MADIGAN, P. M., KAROLKEWICZ, V., CARR, J. R., LUM, A., RICHARDS, A. A., CRAWFORD, J. D., MACCREADY, R. A.: Hypermethioninemia with other Hyperaminoacidemias. (Studies in Infants on high Protein Diets.) Amer. J. Dis. Child. **117**, 96 (1969).
LINDEMANN, R., GJESSING, L. R., MERTON, M., HALVORSEN, S.: Fructosaemia / "Acute-tyrosinosis". Lancet **1969 I**, 891.
MUDD, S. H., IRREVERRE, F., LASTER, L.: Sulfite Oxidase Deficiency in Man: Demonstration of the Enzymatic Defect. Science **156**, 1599 (1967).
PERRY, T. L.: Tyrosinemia associated with hypermethioninemia and islet cell hyperplasia. Canad. med. Ass. J. **97**, 1045 (1967).
PERRY, T. L.: Tyrosinemia associated with hypermethioninemia and islet cell hyperplasia. Canad. med. Ass. J. **97**, 1067 (1967).
PERRY, T. L., HARDNICK, D. F., DIXON, G. H., DOLMAN, C. L., HANSEN, S.: Hypermethioninemia: A Metabolic Disorder Associated with Cirrhosis, Islet Cell Hyperplasia, and Renal Tubular Degeneration. Pediatrics **36**, 236 (1965).
SAKAI, K., KITAWAGA, T., YOSHIKA, K.: An atypical case of tyrosinosis. 3. The outcome of the patient, pathological and biochemical observations of the organ tissues. Jikeikai med. J. **6**, 15 (1959).
SASS-KORTSAK, A., JACKSON, S. H., SCRIVER, C.: Tyrosyluria and hypermethioninemia in an infant with hepatic cirrhosis and nodular hyperplasia. Abstr. Amer. Ped. Soc., 74th Ann. Meet., 1964, p. 74.

SCRIVER, C. R.: Significance of hypermethioninemia in acute tyrosinosis. Lancet **1966 I**, 1153.

THALER, M. M.: Fatal neonatal cirrhosis: entity or end result? A comparative study of 24 cases. Pediatrics **33**, 721 (1964).

VESTERMARK, S., WULF, H. L. G., ZACHAU-CHRISTIANSEN, B.: Familial hepatic cirrhosis in infancy. Dan. med. Bull. **11**, 46 (1964).

Methylmalonacidämie und Propionacidämie

ANDO, T., RASMUSSEN, K., NYHAN, W. L., DONNELL, G. N., BARNES, N. D.: Propionic acidemia in patients with ketotic hyperglycinemia. J. Pediat. **78**, 827 (1971).

BARNESS, L. A., YOUNG, D., MELLMAN, W. J., KAHN, S. B., WILLIAMS, W. J.: Methylmalonate excretion in a patient with pernicious anemia. New Engl. J. Med. **268**, 144 (1963).

CARDINALE, G. J., DREYFUS, P. M., AULD, P., ABELES, R. H.: Experimental vitamin B_{12} deficiency: Its effect on tissue vitamin B_{12}-coenzyme levels and on the metabolism of methylmalonyl-Co A. Arch. Biochem. **131**, 92 (1969).

CORBEEL, L. M., HARVENGT, C., ECKELS, R., EGGERMONT, E., VAN DRIESCHE, R.: Hyperpropionic acidemia in ketotic hyperglycinemia. Pediat. Res. **5**, 83 (1971).

COX, E. V., WHITE, A. M.: Methylmalonic excretion: an index of Vitamin B_{12} deficiency. Lancet **1962 II**, 853.

ERICKSON, R. J.: Familial infantile lactic acidosis. J. Pediat. **66**, 1004 (1965).

GIORGI, A. J., PLAUT, G. W. E.: A method for the colorimetric determination of urinary methylmalonic acid in pernicious anaemia. J. Lab. clin. Med. **66**, 667 (1965).

GOMPERTZ, D., STORRS, C. N., BAU, D. C. K., PETERS, T. J., HUGHES, E. A.: Localisation of enzymic defect in propionicacidaemia. Lancet **1970 I**, 1140.

GOODMAN, S. I., MOE, P. G., POLLAK, S., MARKEY, S. P., O'BRIEN, D.: Methylmalonicaciduria and homocystinuria in a pedigree. Program for Soc. Ped. Res., Annual Meeting, Atlantic City, New Jersey, p. 58 (1969).

HARTMAN, A. F., WOHLTMANN, H. J., PURKERSON, M. L., WESLEY, M. E.: Lactate metabolism. Studies of a child with a serious congenital deviation. J. Pediat. **61**, 165 (1962).

HOMMES, F. A., KUIPERS, J. R. G., ELEMA, J. D., JANSEN, J. F., JONXIS, J. H. P.: Propionicacidaemia, a new inborn error of metabolism. Pediat. Res. **2**, 519 (1968).

HSIA, Y. E., LILLJEQVIST, A. C., ROSENBERG, L. E.: Vitamin B_{12}-dependent methylmalonicaciduria: Amino acid toxicity, long chain ketonuria, and protective effect of Vitamin B_{12}. Pediatrics **46**, 497 (1970).

HSIA, Y. E., SCULLY, K , ROSENBERG, L.: Defective propionate carboxylation in ketotic hyperglycinemia. Lancet **1969 I**, 757.

HSIA, Y. E., SCULLY, K. J., ROSENBERG, L.: Inherited Propionyl-CoA Carboxylase Deficiency in ketotic hyperglycinemia. Pediat. Res. **4**, 439 (1970b).

HSIA, Y. E., SCULLY, K. J., ROSENBERG, L.: Inherited propionyl-CoA carboxylase deficiency in ketotic hyperglycinemia. Proc. Soc. Pediat. Res. **40**, 26 (1970).

ISRAELS, S., HAWORTH, J. C., GOURLEY, B., FORD, J. D.: Chronic acidosis due to an error in lactate and pyruvate metabolism. Report of two cases. Pediatrics **34**, 346 (1964).

LEVY, H. L., MUDD, S. H., SCHULMAN, J. D., DREYFUS, P. M., ABELES, R. H.: A derangement of B_{12}-metabolism associated with homocystinemia, cystathioninemia, hypomethioninemia and methylmalonic aciduria. Amer. J. Med. **48**, 390 (1970).

LINDBLAD, B., LINDBLAD, S., OLIN, P., SVANBERG, B., ZETTERSTRÖM, R.: Methylmalonic acidemia. A disorder associated with acidosis, hyperglycinemia, and hyperlactatemia. Acta paediat. scand. **57**, 417 (1968).

LINDBLAD, B., LINDBLAD, B. S., OLIN, P., SVANBERG, B., ZETTERSTRÖM, R.: Methylmalonic Acidemia. Acta paediat. scand. **57**, 417 (1968).

LINDBLAD, B., LINDSTRAND, K., SVANBERG, B., ZETTERSTRÖM, R.: The effect of cobamide coenzyme in methylmalonic acidemia. Acta paediat. scand. **58**, 178 (1969).

MAHONEY, M. J., ROSENBERG, L. E.: Inherited defects of B_{12}-Metabolism. Amer. J. Med. **48**, 584 (1970).

MCNICHOLL, B., EGAN, B.: Congenital pernicious anemia: Effects on growth, brain, and absorption of vitamin B_{12}. Pediatrics **42**, 149 (1968).

MENKES, J. H.: Hyperglycinemia and Methylmalonic Aciduria. New Engl. J. Med. **279**. 718 (1968).

MORROW, G., BARNESS, L. A.: Studies in a patient with methylmalonic acidemia. J. Pediat. (St. Louis) **74**, 691 (1969b).

MORROW, G., BARNESS, L. A., AUERBACH, V. H., DI GEORGE, A. M., ANDO, T., NYHAN, W. L.: Observations on the coexistance of methylmalonic acidemia and glycinemia. J. Pediat. **74**, 680 (1969a).

MORROW, G., BARNESS, L. A., CARDINALE, G. J., ABELES, R. H., FLAKS, J. G.: Congenital methylmalonic acidemia: Enzymatic evidence for two forms of the disease. Proc. Nat. Acad. Sci. **63**, 191 (1969c).

MORROW, G., SCHWARZ, R. H., HALLOCK, J. A., BARNESS, L. A.: Prenatal detection of methylmalonic acidemia. J. Pediat. **77**, 120 (1970).

MUDD, S. H., LEVY, H. L., ABELES, R. H.: A derangement in B 12-metabolism leading to homocystinemia, cystathioninemia, and methylmalonic aciduria. Biochem. Biophys. Res. Comm. **35**, 121 (1969).

OBERHOLZER, V. G., LEVIN, B., BURGESS, E. A., YOUNG, W. F.: Methylmalonic aciduria — an inborn error of metabolism leading to chronic metabolic acidosis. Arch. Dis. Childh. **42**, 492 (1967).

ROSENBERG, L. E.: Inherited aminoacidopathies demonstrating vitamin dependency. New Engl. J. Med. **281**, 145 (1969).

ROSENBERG, L. E., LILLJEQVIST, A. CH., HSIA, Y. E.: Methylmalonic aciduria, an inborn error leading to metabolic acidosis, long chain ketonuria and intermittent hyperglycinemia. New Engl. J. Med. **278**, 1319 (1968a).

ROSENBERG, L. E., LILLJEQVIST, A. C., HSIA, Y. E.: Methylmalonic aciduria: Metabolic block localisation and vitamin B_{12}-dependency. Science **162**, 805 (1968b).

ROSENBERG, L. E., LILLJEQVIST, A. CH., HSIA, Y. E., ROSENBLOOM, F. M.: Vitamin B_{12} dependent methylmalonicaciduria: Defective B_{12} metabolism in cultured fibroblasts. Biochem. biophys. Res. Commun. **37**, 607 (1969).

SCRIVER, C. R.: Vitamin B_{12} Dependency and Cobalt-Dependent Metabolism. Pediatrics **46**, 493 (1970).

SOTOS, J. F., ROMSHE, G. A., BOGGS, D. E., MANKING, M. F.: Methylmalonic aciduria (M.M.A.) vitamin B_{12} dependent. Soc. Pediatr. Research, Atlantic City, New Jersey (1969).

STOKKE, O., ELDJARN, L., NORUM, K. R., STETEN-JOHNSEN, J., HALVORSEN, S.: Methylmalonic acidemia, a new inborn error of metabolism which may cause fatal acidosis in the neonatal period. Scand. J. Lab. Clin. Med. **20**, 313 (1967).

WALKER, F. A., AGARWAL, A. B., SINGH, R.: The importance of the falsely positive reaction. J. Pediat. **75**, 344 (1969).

ZACHELLO, F., TENCONI, R.: Methylmalonic acidemia and Vitamin B 12 Dependency. Acta paediat. scand. **59**, 88 (1970).

Carnosinämie

BESSMAN, S. P., BALDWIN, R.: Imidazole aminoaciduria in cerebromacular degeneration. Science **135**, 789 (1962).

HEESWIJK, VAN P. J., TRIJBELS, J. M. F., SCHRETLEN, E. D. A. M., VAN MÜNSTER, P. J. J., MONNENS, L. A. H.: A patient with a deficiency of serum-carnosinase activity. Acta paediat. scand. **58**, 584 (1969).

Leitartikel: Carnosinemia. Lancet **1968 I**, 851.

LEVENSON, J., LINDAHL,-KIESSLING, K., RAYNER, S.: Carnosine excretion in juvenile amaurotic idiocy. Lancet **1964 II**, 756.

PERRY, T. L., HANSEN, S., LOVE, D. L.: Serum carnosinase deficiency in carnosinemia. Lancet **1968** I, 1229.

PERRY, T. L., HANSEN, S., STEDMAN, D., LOVE, D.: Homocarnosine in human cerebrospinal fluid: an agedependent phenomen. J. Neurochem. **15**, 1203 (1968b).

PERRY, T. L., HANSEN, S., TISCHLER, B., BUNTING, R,, BERRY, K.: Carnosinemia. A new metabolic disorder associated with neurologic disease and mental defect. New Engl. J. Med. **277**, 1219 (1967),

SCRIVER, C. R.: Carnosinemia. Lancet **1968 I**, 1249.

TRIJBELS, J. M. F., VAN HEESWIJK, P. J., VAN MÜNSTER, P. J. J., SCHRETTEN, E. D. A. M.: Carnosinase deficiency related to development of carnosinase activity. Pediat. Res. **5**, 83 (1971).

VIGNEAUD, DU V., BEHRENS, O.: Carnosine and anserine. Ergebn. Physiol. **41**, 917 (1939).

Sarkosinämie

GERRITSEN, T., WAISMAN, H. A.: Hypersarcosinemia, new error of metabolism. Fed. Proc. **24**, 470 (1965).

GERRITSEN, T., WAISMAN, H. A.: Hypersarcosinemia. An Inborn Error of Metabolism. New Engl. J. Med. **275**, 66 (1966).

GLORIEUX, F. H., MOHYUDDIN, F., WHELAN, D. T., SCRIVER, C. R.: Hypersarcosinemia: New Observations. Pediat. Res. **4**, 450 (1970).

HAGGE, W., BRODEHL, J., GELLISSEN, K.: Hypersarcosinemia. Pediat. Res. **1**, 409 (1967).

HOSKINS, D. D., MACKENZIE, C. G.: Solubilization and electron transfer flavoprotein requirement of mitochondrial sarcosine dehydrogenase and dimethylglycine dehydrogenase. J. biol. Chem. **236**, 177 (1961).
MACKENZIE, C. G., FRISELL, W. R.: Metabolism of dimethylglycine by liver mitochondria. J. biol. Chem. **232**, 417 (1958).
WAISMAN, H. A., GERRITSEN, T.: Hypersarcosinemia. Amer. J. Dis. Child. **113**, 134 (1967).

Weitere seltene Defekte des Aminosäurenstoffwechsels

ARAKAWA, T., OHARA, K., KUDO, Z., TADA, K., HAYASHI, T., MIZUNO, T.: Hyperfolic-acidemia with Formininoglutamic-aciduria following Histidine Loading. Tohoku J. exp. Med. **80**, 370 (1963).
AUTIO, S., PALO, J., VISAKORPI, J. K., ILVANAINEN, M.: Aspartylglucosaminuria, Clinical Aspects. Acta paediat. scand. **206**, 70 (1970).
BERGE, T., BORGFORS, N., BRUN, A., VON STUDNITZ, W.: Encephalopathy in Combination with a new pattern of Aminoaciduria. Acta paediat. scand. **58**, 73 (1969).
BRUNETTE, M. G., HAZEL, R., SCRIVER, C. R., MOHYUDDIN, F., DALLAIRE, L.: Thiamin-dependent neonatal lactic acidosis with hyperalaninemia. Pediat. Res. **4**, 451 (1970).
JENNER, F. A., POLLITT, R. J.: Aspartylglycosaminuria. Biochem. J. **103**, 48 (1967).
JEPSON, J. B., SMITH, A. J., STRANG, L. B.: An inborn error of metabolism with urinary excretion of hydroxyacids, ketoacids, and amino acids. Lancet **1958 II**, 1334.
MENKES, J. H., ALTER, M., STEIGLEDER, G. K., WEAKLEY, D. R., SUNG, J. H.: A sex-linked recessive disorder with retardation of growth peculiar hair, and focal cerebral and cerebellar degeneration. Pediatrics **29**, 764 (1962).
POLLITT, R. J., JENNER, F. A., MERSKY, H.: Aspartylglycosaminuria. Lancet **1968 II**, 253.
SMITH, A. J., STRANG, L. B., An inborn error of metabolism with the urinary excretion of α-hydroxybutyric acid and phenylpyruvic acid. Arch. Dis. Childh. **33**, 109 (1958).
SCRIVER, C. R., PUESCHEL, S., DAVIES, E.: Hyper-β-alaninemia associated with β-aminoaciduria and β-aminobutyricaciduria, somnolence and seizures. New Engl. J. Med. **274**, 636 (1966).
WHELAN, D. T., SCRIVER, C. R.: Hyperdibasicaminoaciduria: An inherited disorder of amino acid transport. Pediat. Res. **2**, 525 (1968).

Hyperglycinämie

ANDO, T., NYHAN, W. L., GERRITSEN, T., GONG, L., HEINER, D., BRAY, P. F.: Metabolism of Glycine in the Nonketotic Form of Hyperglycinemia. Pediat. Res. **2**, 254 (1968).
ANDO, T., RASMUSSEN, K., NYHAN, W. L., DONNELL, G., BARNES, N. D.: Propionic acidemia in patients with ketotic hyperglycinemia in remission. J. Pediat. **78**, 827 (1971).
BAKER, L., WINEGRAD, A. I.: Fasting hypoglycemia and metabolic acidosis associated with a deficiency of hepatic fructose-1,6-diphosphatase activity. Lancet **1970 II**, 13.
BALFE, J. W., LEVISON, H., HANLEY, W. B., JACKSON, S. H., SASS-KORTSAK, A.: Hyperglycinemia and glycinuria in a newborn. Canad. med. Ass. J. **92**, 347 (1965).
BAUMGARTNER, R., ANDO, T., NYHAN, W. L.: Nonketotic hyperglycinemia. J. Pediat. **75**, 1022 (1969).
BURNETT, C. H., DENT, C. E., HARPER, C., WARLAND, B. J.: Vitamin D-resistant rickets. Analysis of twenty-four pedigrees with hereditary and sporadic cases. Amer. J. Med. **36**, 222 (1964).
CHILDS, B., NYHAN, W. L., BORDEN, M., BARD, L., COOKE, R. E.: Idiopathic hyperglycinemia and hyperglycinuria: a new disorder of amino acid metabolism. I. Pediatrics **27**, 522 (1961).
CHILDS, B., NYHAN, W. L.: Further observations of a patient with hyperglycinemia. Pediatrics **33**, 403 (1964).
COCHRANE, W., SCRIVER, C. R., KRAUSE, V.: Hyperglycinemia-hyperglycinuria syndrome in newborn infant. Abstr. Soc. Pediat. Res., Atlantic City p. 102 (1963).
CORBEEL, L. M., HARRENGT, C., ECKELS, R., EGGERMONT, E., VAN DRIESCHE, R.: Hyperpropionic acidemia in ketotic hyperglycinemia. Pediat. Res. **5**, 83 (1971).
DENT, C. E., HARRIS, H.: Hereditary forms of rickets and osteomalacia. J. Bone Jt Surg. **38 B**, 204 (1956).
DIEZEL, P. B., MARTIN, K.: Hyperglycinämie (Glycinose) mit familiärer idiopathischer Hyperglycinurie. Dtsch. med. Wschr. **91**, 2249 (1966).
FINBERG, L.: Hyperglycinemia with ketoacidosis and leukopenia. Metabolic studies on the nature of the defect. Pediatrics **39**, 818 (1967).
GERRITSEN, T., KAVEGGIA, E., WAISMAN, H. A.: A new type of idiopathic hyperglycinemia with hypo-oxaluria. Pediatrics **36**, 882 (1965).

GINGELL, R., TILDON, J. T., CORNBLATH, M., LEFFLER, A. T.: A new syndrome of ketoacidemia in infancy. Clin. Res. 18, 695 (1970).

GOMPERTZ, D., STORRS, C. N., BAU, D. C. K., PETERS, T. J., HUGHES, E.: Localisation of enzymic defect in propionacidemia. Lancet **1970 I**, 1140.

GROOT, C. J., TROELSTRA, J. A., HOMMES, F. A.: Nonketotic hyperglycinemia: An in vitro study of the glycine-serine conversion in liver of three patients and the effect of dietary methionine. Pediat. Res. **4**, 238 (1970).

HALVORSEN, S., STOKKE, O., ELDJARN, L.: Methylmalonic-acidemia/Hyperglycinemia. Lancet **1968 I**, 756.

HAWORTH, J. C., FORD, J. D., YOUNOSZAI, M. D.: Familial chronic acidosis due to an error in lactate and pyruvate metabolism. Canad. med. Ass. J. **97**, 773 (1967).

HENNEMAN, P. H., DEMPSEY, E. F., CARROLL, E. L., HENNEMAN, D. H.: Acquired vitamin D resistent osteomalacia: A new variety characterized by hypercalcemia, low serum bicarbonate and hyperglycinuria. Metabolism **11**, 103 (1962).

HSIA, Y. E., SCULLY, K. J., ROSENBERG, L. E.: Defective propionate carboxylation in ketotic hyperglycinemia. Lancet **1969** I, 757.

HSIA, Y. E., SCULLY, K. J., ROSENBERG, L. E.: Inherited propionyl-CoA-carboxylase deficiency in "ketotic hyperglycinemia". Pediat. Res. **4**, 439 (1970).

JONXIS, J. H. P.: In: Brain damage by inborn errors of metabolism. Haarlem: F. Bohn 1968.

KÄSER, H., COTTIER, P., ANTENER, I.: Glucoglycinuria, a new familial syndrome. J. Pediat. **61**, 386 (1962).

MABRY, C. C., KARAM, A.: Idiopathic hyperglycinemia and hyperglycinuria. Sth. med. J. (Bgham, Ala.) **56**, 1444 (1963).

MAHONEY, M. J., HSIA, Y. E., ROSENBERG, L. E., Propionyl-CoA carboxylase deficiency (propionacidemia), a cause of non ketotic hyperglycinemia. Pediat. Res. **5**, 395 (1971).

MENKES, J. H.: Idiopathic hyperglycinemia: Isolation and identification of three previously undescribed urinary ketones. J. Pediat. **69**, 413 (1966).

MORROW, G., BARNESS, L. A., AUERBACH, V. N., DI GEORGE, A. M., ANDO, T., NYHAN, W. L.: Observation on the coexistence of methylmalonic acidemia and glycinemia. J. Pediatr. **74**, 680 (1969).

NYHAN, W. L.: Glykokollkrankheit. In: F. LINNEWEH (Edit.): Erbliche Stoffwechselkrankheiten. München, Berlin: Urban und Schwarzenberg 1962.

NYHAN, W. L.: Treatment of Hyperglycinemia. Amer. J. Dis. Child. **113**, 129 (1967).

NYHAN, W. L.: Genetic defects of amino acid Metabolism. Hyperglycinemia. In: L. I. GARDNER (Edit.): Endocrine and Genetic Diseases of Childhood, p. 879. Philadelphia, London: W. B. Saunders Co. 1969.

NYHAN, W. L., BORDEN, M., CHILDS, B.: Idiopathic hyperglycinemia: a new disorder of amino acid metabolism. II. The concentrations of other amino acids in the plasma and their modification by the administration of leucine. Pediatrics **27**, 539 (1961).

NYHAN, W. L., CHILDS, B.: Hyperglycinemia: the turnover of glycine, pool size, and the formation of serine. Amer. J. Dis. Child. **104**, 509 (1962).

NYHAN, W. L., CHISOLM, J. J., EDWARDS, R. O.: Idiopathic hyperglycinuria. III. Report of a second case. J. Pediat. **62**, 540 (1963).

RAMPINI, S., VISCHER, D., CURTIUS, H. C., ANDERS, P. W., TANCREDI, F., FRISCHKNECHT, W., PRADER, A.: Hereditäre Hyperglycinämie. Klinisches Bild und Bestimmung von Glyoxylsäure und Oxalsäure im Urin bei je einem Patienten mit der acidotischen und nicht-acidotischen Form. Helv. paediat. Acta **22**, 135 (1967).

SCHREIER, K.: Glycinose (idiopathische Hyperglycinämie). Handb. Kinderheilk., Bd. IV, S. 97. Berlin-Heidelberg-New York: Springer 1965.

SCHREIER, K.: Glycinoses and different glycinurias observed in Europe. In: W. L. NYHAN: Amino acid metabolism and genetic variance. New York: McGraw-Hill 1967.

SCHREIER, K., MÜLLER, W.: Idiopathische Hyperglycinämie (Glycinose). Dtsch. med. Wschr. 89, 1739 (1964).

SCOTT, C. R., CLARK, S., TENG, C.: Nonketotic hyperglycinemia: evidence for unindirectional defect in serine-glycine-interconversion. Pediat. Res. **3**, 356 (1969).

SCRIVER, C. R., GOLDBLOOM, R. B., ROY, C. C.: Hypophosphatemic rickets with renal hyperglycinuria, renal glucosuria, and glycylprolinuria. A syndrome with evidence for renal tubular secretion of phosphorus. Pediatrics **34**, 357 (1964).

SORIANO, J. R., TAITZ, L. S., FINBERG, L., EDELMANN, C. M.: Hyperglycinemia with ketoacidosis and leukopenia. Metabolic studies on the nature of the defect. Pediatrics **39**, 818 (1967).

TADA, K., ANDO, T.: Idiopathic hyperglycinemia: a possibility of heterozygosity in the parents. Tohoku J. exp. Med. **82**, 164 (1964).

TADA, K., YOSHIDA, T., MORIKAWA, T., MINIKAWA, A., WADA, Y., ANDO, T., SHIMURA, K.: Idiopathic hyperglycinemia. (The first case in Japan.) Tohoku J. exp. Med. **80**, 218 (1963).

VISSER, H. K. A., VEENSTRA, H. W., PIK, C.: Hyperglycinemia and hyperglycinuria in a newborn infant. Arch. Dis. Childh. **39**, 397 (1964).

WINTERS, K. H.: Salicylate intoxication. In: BARNETT, H. L. (Edit.): Pediatrics, 14. Edit., Appleton-Century-Crofts, Inc. New York 1968.

WYNGAARDEN, J. B., SEGAL, S.,: Hyperglycinurias. In: STANBURY, J. B., WYNGAARDEN, J. B., FREDRICKSON, D. S. (Edits.): The metabolic basis of inherited disease. 2. Edit.. New York, Toronto, Sidney, London: McGraw-Hill 1966.

YOSHIDA, T., KICKUCKI, G., TADA, K., NARRISAMA, K., ARAKAWA, T.: Physiological significance of glycine cleavage system in human liver as revealed by the study of a case of hyperglycinemia. Biochem. biophys. Res. Commun. **35**, 577 (1969).

ZITER, F. A., BRAY, P. F., MADSEN, J. A., NYHAN, W. L.: The clinical findings in a patient with nonketotic hyperglycinemia. Pediat. Res. **2**, 250—253 (1968).

Familiäre Protein-Intoleranz

KEKOMÄKI, M., VISAKORPI, J. K., PERHEENTUPA, J., SAXEN, L.: Familial protein intolerance with deficient transport of basic amino acids. Acta paediat. scand. **56**, 617 (1967a).

KEKOMÄKI, M., RÄIHÄ, N. C. R., PERHEENTUPA, J.: Enzymes of urea synthesis in familial protein intolerance with deficient transport of basic amino acids. Acta paediat. scand. **56**, 631 (1967b).

PERHEENTUPA, J., VISAKORPI, J. K.: Protein intolerance with deficient transport of basic amino acids. Lancet **1965 II**, 813.

VISAKORPI, J. K.: Familiäre Eiweiß-Intoleranz mit defektem Transport der basischen Aminosäuren. Pädiat. Pädol. **4**, 123 (1968).

IV. Defekte der Serumproteine und frei zirkulierender Enzyme

Analbuminämie

Von

H. Ott

Mit 8 Abbildungen

I. Einleitung

Der große Defekt im Elektropherogramm der Serumproteine, der die *Analbuminämie*, das *Fehlen von Serumalbumin*, kennzeichnet, macht es leicht, diese eindrucksvolle Polymorphie des Serumeiweißbildes zu beschreiben (Abb. 1). Obwohl elektrophoretisch kein oder fast kein Albumin dargestellt wird, sind bisher

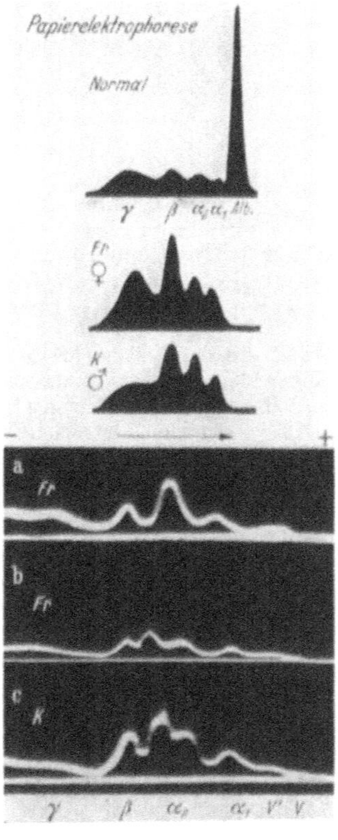

Abb. 1a—c. Papierelektrophoresen und Tiselius-Diagramme der Analbuminämie-Seren. a F. B. vom 29. 4. 1953; b F. B. vom 4. 12. 1953, Albumingehalt als Rest einer Infusion 0,15 g-% (Aufnahme Dr. B. Wiedemann, Basel); c K. B. vom 20. 4. 1954. V' und V sind „Vorfraktionen" = α_1-Lipoprotein und ein Rest Albumin bei F. B. bzw. Präalbumin

bei allen genaueren Untersuchungen immer Albuminspuren gefunden worden. Es ist daher anzunehmen, daß entweder immer noch normales Albumin in kleinen Mengen gebildet wird, oder daß eine Albumin-Allomorphie mit einem sehr kleinen Anteil abartigen Albumins vorliegt. Das Fehlen der Hauptmenge der Serumproteine wirkt sich in besonderer Weise auf den Stoffwechsel, den Stofftransport und die Hämodynamik aus.

II. Kasuistik

Seit der Entdeckung eines Geschwisterpaares durch BENNHOLD *et al.* (1954) sind bisher 10 weitere Beobachtungen mitgeteilt worden, die sich auf 8 Familien verteilen. Es handelt sich um 7 mitteleuropäische und nordamerikanische Kaukasier, einen nordamerikanischen Neger, 3 algerische Kinder und einen Japaner (Tabelle 1).

Tabelle 1. Analbuminämie-Fälle seit der Erstbeschreibung durch BENNHOLD *et al.* (1954)

Nr.	Personen	Geschlecht	Alter[a]	Publikations-jahr	Autoren
1	F. B.	♀	32	1954	BENNHOLD *et al.*
2	K. B.	♂	22	1954	BENNHOLD *et al.*
3	G. M.	♀	27	1959	GORDON *et al.*
4	G. H.	♂	29	1959	BECK u. DORTA
5	J. L.	♂	61	1959	SHETLAR *et al.*
6	A. M.	♀	54	1962	MONTGOMERY *et al.*
7	J. M.	♂	23	1965	MAHKOTA *et al.*
8	I. Y.	♀	55	1968	FREEMAN
9	H. A.	♂	15	1971	IRUNBERRY *et al.*
10	Kh. A.	♂	13	1971	IRUNBERRY *et al.*
11	Z. A.	♀	10	1971	IRUNBERRY *et al.*
12	A. M.	♂	21	1970	ARIMORI *et al.*

[a] Alter zum Zeitpunkt der ersten Mitteilung (Publ. Jahr).

F. B. und *K. B.* sind dem Autor seit der Erstbeschreibung durch BENNHOLD *et al.* (1954) bekannt. Beide, die einzigen Kinder kleiner Gebirgsbauern, sind unverheiratet und kinderlos. Die Frau *F. B.* arbeitet als Angestellte, der Mann *K. B.* als Landwirt. Im 32. Lebensjahr kam *F. B.* zur Untersuchung wegen Knöchelödemen, die sich im Prämenstruum verstärkten und wegen einer bis dahin ungeklärt erhöhten BSG. In verschiedenen Abständen erhält sie seitdem Albumininfusionen, so daß ihr künstlicher Serumalbuminspiegel zwischen 0,3 und 2,5 g-% schwankt. Nach Infusionen fühlt sie sich besser und leistungsfähiger. Mit der Zeit hat eine *Adipositas der unteren Körperhälfte*, insbesondere der Nates und der Oberschenkel so zugenommen, daß eine echte progressive Lipodystrophie vorliegt. Ihr jüngerer Bruder *K. B.* ist verschlossen und scheu und hat sich nur zögernd und kurze Zeit zu Untersuchungen zur Verfügung gestellt. Er ist schlank, muskulös, hat in der Jugend einen leichten *Morbus Scheuermann* durchgemacht und ist gewohnt, schwere Arbeit zu leisten. Er ist anspruchslos und indolent. Sein Befinden ist selten gestört; nach einem Aderlaß und der Reinfusion der abzentrifugierten Erythrocyten fühlte er sich einmal tagelang schlecht und blieb zu Bett. Auf normale und abweichende Befunde wird später eingegangen.

G. M., eine unverheiratete, weiße, nordamerikanische Frau, wurde von BARTTER *et al.* (1961) genauer beschrieben. Als 29jährige kam sie in Behandlung wegen zunehmender Schwellung der Unterschenkel und einer *Fettsucht der unteren Körperhälfte*. Schon im 2. Lebensjahr konnte man die eigentümliche Adipositas erkennen, die zu keiner Zeit über die Leistenbänder anstieg. Sonst war die Entwicklung nicht beeinträchtigt. Erst wenige Jahre vor dem Beginn der Dauerbehandlung mit Humanserumalbumin waren Ödeme und eine weitere Gewichtszunahme aufgetreten, was durch eine Varicenoperation nicht gebessert werden konnte. Quecksilbersaluretica hatten sie anfangs beseitigt. Mit der episodenhaften Ödemkrankheit parallel lief eine phasenhafte *depressive Verstimmung*, starke *Müdigkeit* und *Lethargie*. Albuminersatz konnte auch die psychischen Störungen beheben. Sie traten aber wieder auf, wenn der Albuminspiegel auf sehr niedrige Werte absank. RR 110—120/70.

Bis zum Jahr 1961 hatte die Patientin 5 Jahre lang wöchentlich Albumininfusionen erhalten und eine leicht kalorienbeschränkte Diät zu sich genommen. Zu dieser Zeit des relativen Wohlbefindens hat die Adipositas der unteren Körperhälfte auch etwas abgenommen, ohne daß sich allerdings normale Körperproportionen entwickelten. — Laparotomie und genaueste klinische und chemische sowie histologische Untersuchungen erbrachten keine weitere Klärung der besonderen Anomalie. Bemerkenswert ist, daß von der Patientin aus der Zeit bevor sie Albumininfusionen bekam, keine Elektropherogramme vorliegen. An der Albuminämie kann jedoch nicht der geringste Zweifel bestehen. Ein Bruder von ihr lebt und ist gesund.

G.H., Nr. 4 der Tabelle 1, ist ein 29 Jahre alter, intellektuell schwacher Hilfsarbeiter aus den walisischen Hochalpen. Seit einem Schädeltrauma im 4. Lebensjahr bestehen gelegentlich *epileptische Anfälle*. Leichte Trunksucht, sonst gesund und an Schwerarbeit gewöhnt. Eltern und 5 Geschwister hinsichtlich des Albuminverhaltens normal. Grund für die poliklinische Untersuchung waren Knöchelödeme und ein *Gewebeekzem*, eine *chronische asthmatoide Bronchitis*, *Hodenatrophie* und leichte *Gynäkomastie*. RR 100/60—120/70, Serumeiweiß 4,54/100 ml, Serum-Cholesterin 485 bzw. 610 mg/100 ml, Serum-Ca 8,9 mg-%, Radio-Thyroxinbindung erhöht, deshalb auf ein erhöhtes Inter-α-Globulin (TBG) geschlossen. Später wurde eine nicht-reponible *Inguinalhernie* sowie eine unregelmäßig begrenzte *Depigmentierung* der Macula-Gegend *am rechten Auge* mit herabgesetztem Visus beschrieben. — Die folgenden Angaben stammen von KELLER *et al.* (1972): 65 kg bei 156 cm Größe, Ödeme beider Unterschenkel, Albumin unter 10 mg-%, BSG 18/38 (nach Albuminersatz 10/25). Erhöht wurden gefunden: IgM, Haptoglobin, Hämopexin, Fibrinogen, β-Lipoprotein, Cholesterin 380 mg-%, an Serumenzymen LDH, HBDH, PHI, LAP, T-I, CHE; normal waren α_1-Antitrypsin, α_1-saures Glucoprotein, α_2-Makroglobulin, Transferrin, tief normal waren IgA und IgG. Albuminersatz bewirkte nur bei Cholinesterase (CHE) und LAP eine Normalisierung.

Eine Besonderheit war eine im Abstand von 6 Jahren 2mal definitiv bestimmte Störung der Blutgerinnsel-Retraktion im TEG, die nicht den Blutplättchen, sondern den Blutplasmafaktoren angelastet werden mußte. Auch bei normalen Thrombocyten war der Effekt vorhanden, wenn sie dem rekalzifizierten analbuminämischen Plasma zugesetzt wurden. Nach Albumin-Infusion war die Störung verschwunden. Ob sie mit niedermolekularen Proteinen in Verbindung steht, die in der UZ erkennbar waren, bleibt diskutabel. — Lichtmikroskopisch erschien das Cytoplasma der Leberzellen angedeutet blaß und elektronenoptisch war das rauhe endoplasmatische Reticulum vermindert.

J.L. ist ein 61jähriger amerikanischer Neger, der 1956 erstmals wegen Dyspnoe und Ödemen hospitalisiert wurde. Die Ödeme waren erst 3 Wochen vor der Aufnahme ins Krankenhaus aufgetreten. Eine Belastungsdyspnoe hatte schon seit 7 Jahren bestanden. Vorangegangen waren wiederholt *Hals-* und *Rachenentzündungen* sowie umherziehende *rheumatische Gelenkschmerzen*. Die Untersuchung ergab eine *dekompensierte Aorteninsuffizienz*, eine Dilatation des Herzens, Ödeme, aber keine Vergrößerung der Leber, die bei einer späteren Biopsie vollkommen normal gefunden wurde, wie auch alle Leberfunktionsproben normal ausfielen. RR 118/40. Die Gelenke waren im Sinne einer milden *rheumatoiden Arthritis* erkrankt. Auf eine Digitalisierung hin verlor der Patient rasch 10 kg an Gewicht. Mit dem Weglassen von Digitoxin kehrte das Anasarka zurück und die Dyspnoe nahm wieder zu. Es fand sich wieder eine leichte hypochrome *Anämie* und eine *Anacidität*. Muskel- und Hautbiopsien waren normal.

Serum-Proteine 4,7 g/100 ml, Albumin nach HOWE 0,6 g/100 ml, papierelektrophoretisch 0,00—0,09 g/100 ml (immunologische Sicherung durch die Methode von CHOW und mit Antialbuminserum). Erhöht waren die Globuline und Seromukoid, was der aktiven, *rheumatoiden Arthritis* zugeschrieben wurde. 67,5 g Human-Serumalbumin wurden infundiert und ohne Änderung des Befindens vertragen. Im Urin ausgeschieden wurde nichts. Die Albuminverteilung und der Albuminschwund wurden verfolgt, eine t/2 wurde aber nicht angegeben. Dem späteren langsamen Abfall der Blutalbuminwerte nach kann man schließen, daß die Halbwertzeit verlängert war. Nach WALDMANN *et al.* (1964) t/2 für Albumin=55 Tage vor Albumininfusion (Kontrollen 13—20 Tage) und für γ-Globulin 28 Tage (Kontrollen 19—29 Tage). BSG 90 mm in der 1. Std, Fibrinogen 765 mg-%, Gesamt-Fe-Bindungskapazität 465 μg-%, Serum-Cholesterin 312 mg-%, Phosphorlipide 325 mg-%, Triglyceride 183 mg-%, UFA 0,29 mÄqu/l.

A.M. war im Jahre 1961 (MONTGOMERY *et al.*, 1962) 53 Jahre alt, kaukasischer Abstammung und unverheiratet, Blutgruppe 0 Rh^+. Übliche exanthematische Kinderkrankheiten, bis zum 20. Lebensjahre in ordentlichem Gesundheitszustand. Danach verschlechterte sich das Allgemeinbefinden und es trat eine *Anämie* mit *Verdauungsbeschwerden*, gelegentlichen *Diarrhoen*, *Meteorismus* und leichter *Gelbsucht* auf, die 2mal stationär mit Leberspritzen behandelt wurde. Unter ambulanter Fortsetzung der Therapie einige Jahre lang befriedigender Zustand. Verschlechterung, als die Leberbehandlung aufgegeben wurde. Im Alter von 33 J.

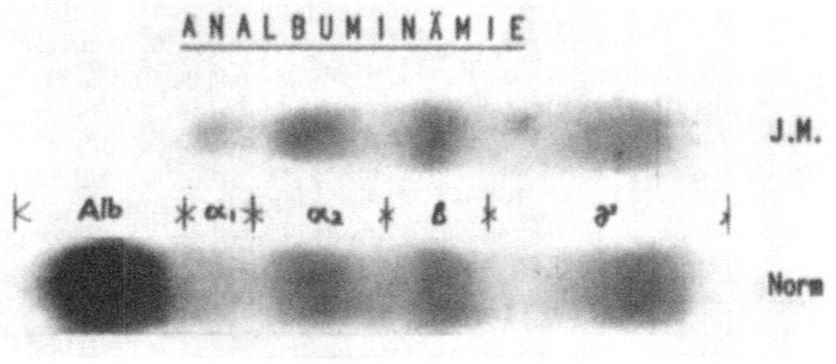

Abb. 2. Typisches Papierelektropherogramm von Analbuminämie. Fall *J.M.* (Mahkota *et al.* 1965), im Vergleich zu einem Normalserum. (Herrn Dr. Dolar wird herzlich gedankt)

war sie unterernährt, hatte ödematös geschwollene Füße und war schwer anämisch: Ery 0,93 Mio, Hb 23%, FI 1,30. Im Knochenmark 12,4% Megaloblasten. Die Magensaftanalyse ergab normale Verhältnisse. Eine Bluttransfusion, i.m. Leberextrakt-Behandlung und perorale Eisentherapie halfen für weitere 15 Jahre. Mit der Zeit komplette Amenorrhoe, die Libido sistierte und die Sekundärbehaarung verschwand. Anläßlich einer spastischen, *eitrigen Bronchitis* wurde sie erneut hospitalisiert, gründlich untersucht und eine *HVL-Insuffizienz* festgestellt. Die ^{131}Jod-Aufnahme in der Schilddrüse war innerhalb der Hypothyreosegrenzen, die Spiegel für 17-Ketosteroide und 17-ketogene Steroide lagen niedrig und stiegen unter ACTH-Stimulierung auf das 3—5fache an. Leichte Steatorrhoe, Glucoseresorption: Abgeflachte Kurve, Schillingtest normal, Urteil: Ätiologisch nicht geklärte *Malabsorption.* Nach der rasch wirksamen antibiotischen Therapie der *Bronchitis* halfen Cortisol- und l-Thyroxingaben, es traten jetzt aber die früher nur gelegentlichen Knöchelödeme erneut auf! Das war der Anlaß zur elektrophoretischen Untersuchung des Blutserums und zur Feststellung der Analbuminämie bzw. der schweren „anabolischen Hypoalbuminämie". (Serumalbumin 180 bzw. 200 mg-% auf Grund der elektrophoretischen Analyse und etwa 100 bzw. 300 mg-% im Gel-Diffusions-Präcipitationstest).

Es ist noch erwähnenswert, daß beide Unterschenkel eine eigentümliche feste Schwellung aufwiesen, die vom medialen Knie bis zum unteren Drittel des Unterschenkels reichte. Unter der Vermutung, es könne sich um dilatierte Lymphgefäße handeln, wurde doppelseitig lymphangiographiert. Ganz normal entwickelte Lymphgefäße ließen Anomalien in diesem Bereich ausschließen. Die Photographie der Patientin A.M. zeigt die Schwellung des Subcutangewebes deutlich und läßt an ein Sklerödem oder an Fettgewebe denken. Von einer Adipositas der Nates und Oberschenkel kann nicht gesprochen werden.

Im Alter von 53 Jahren erlitt die Kranke eine linksseitige Hemiplegie, von der sie sich langsam und nur teilweise erholte. Als Ursache wurde eine Encephalomalazie auf dem Boden einer cerebralen Atherosklerose angenommen. Die Hypercholesterinämie war durch die Thyroxintherapie unbeeinflußt geblieben. Albumin war nicht substituiert worden.

J.M. ist ein 21jähriger Arbeiter, der als Kind Röteln und Mumps hatte. Im 14. Lebensjahr trat eine Schwellung des Gesichts auf, die nach 2 Wochen wieder verschwand. Sonst war er gesund. Ihn störte eine gewisse *Neigung* zu *Kreislaufkollapsen* und zum Schwitzen. Im 20. Lebensjahr, beim Wehrdienst, hatte er einen *Unfall* und brach sich den rechten Arm und den linken Knöchel. Im Zuge der Frakturbehandlung wurde eine BSG mit dem 1. Std-Wert von 60 mm festgestellt und schließlich dem Umstand der Analbuminämie zugeordnet (Abb. 2). Gesamtlipide 1140 mg-%, Serumcholesterin 434 mg-%. Die Frakturen heilten komplikationslos. Ödeme traten nicht auf.

I.Y. ist eine 55jährige Frau, die nach Freeman (1965) ein vollkommen normales Leben führt. Der Autor hat nur die später angeführte Albumin- bzw. Transferrin-Untersuchung mit ihr ausgeführt, dabei wurde wohl festgestellt, daß ihr Befinden unter Albumin besser ist als vorher! Freeman bemerkte, daß es ihm unethisch erschien, bei der erfahrenen Besserung das Albumin wegzulassen. Ihre einzigen Klagen waren Anschwellungen der Knöchel, die erstmals im Alter von 14 Jahren nach einer geringen Verletzung auftraten. Nur einmal, mit 17 Jahren waren die Unterschenkel bis zu den Knien hinauf angeschwollen.

H.A., *Kh.A.* und *Z.A.* sind 3 Geschwister einer algerischen Familie, die anläßlich der Erkrankung des Jungen *H.A.* im Jahre 1969 untersucht wurden (Irunberry *et al.*, 1971).

H.A. war im Dezember 1969 15 Jahre alt und wurde wegen Ödemen und allgemeiner *Asthenie* hospitalisiert. Eine erste Episode einer Ödemkrankheit hatte er schon im 8. Lebensjahr, später wiederholt Anginen. Seine Entwicklung war dadurch nicht gestört und altersentsprechend. In der Klinik erschienen die Ödeme weich, beim Druck Dellen-bildend, um die Knöchel und die Augenlider gelegen. Ascites war nicht vorhanden, RR 110/70. Da alle übrigen Untersuchungen normale Organbefunde erbrachten, wurde mit Spironolacton und Chlorothiacid behandelt. Die Ödeme verschwanden nach 2 Wochen. Am Eiweißbild der Analbuminämie änderte sich nichts.

Kh.A., der 13 Jahre alte Bruder des H.A. war immer gesund, schlank und altersentsprechend entwickelt. Erst die genauere Untersuchung entdeckte diskrete Knöchelödeme. RR 100/60.

Z.A., die 10 Jahre alte Schwester war ganz gesund und wies auch bei genauester Untersuchung kein Ödem auf. RR 100/70.

A.M. ist ein 57 kg schwerer, 162,5 cm großer Japaner der Blutgruppe B Rh+ (Cc DEe). Er ist schweigsam, aber reizbar und hartnäckig, mußte wegen *Herzschmerzen* nach dem Trinken behandelt werden und, weil er auf einem Übungsmarsch beim Militär stürzte, kam er nach einer kurzen *Ohnmacht* mit *Kopfschmerzen* und *Erbrechen* zu einer stationären Untersuchung. Es entwickelte sich eine *fieberhafte Erkrankung* mit Appetitlosigkeit, Müdigkeit, Kopfschmerzen und Erbrechen, was schließlich der Anlaß zur gründlichen Untersuchung in der Inneren Abteilung des Kyosai-Hospitals in Kure/Japan wurde. Außer der Analbuminämie ist keine nennenswerte Krankheit, insbesondere kein Geschwulstleiden beschrieben worden. Nach einiger Zeit wurde er wieder entlassen. Er hat 2 Schwestern, die wie die Eltern und andere Verwandte ein normales Elektropherogramm besaßen. Im Gegensatz zu den Eltern und Brüdern waren die beiden Schwestern aber B rh- (ccd ee). Die ganze Familie mit Ausnahme des Probanden selbst hatte bei der Durchuntersuchung eine leichte bis mittlere Anämie.

III. Symptomatologie und Klinik

Obligate Symptome der Analbuminämie sind das charakteristische Fehlen der Albuminzacke im Elektropherogramm und eine unterschiedliche Vermehrung verschiedener, oft aller Globuline. Es resultiert eine mittelstarke Verminderung des Serumproteinwertes. Immer erhöht ist der Wert für Serumcholesterin, das β-Lipoprotein (LDL) und die BSG.

Oft führte eine gründlichere Untersuchung zur Abklärung einer pathologisch erhöhten BSG von 20—60 mm in der 1. Stunde zur Entdeckung der Anomalie, wobei in manchen Fällen unklare Ödeme der Anlaß für die Vornahme der Blutsenkungsreaktion waren. Da erhöhte BSG, Hypoproteinämie, Hypercholesterinämie, Hyperlipoproteinämie und Ödembildung auch bei anderen Krankheiten vorkommen, gibt es keine Symptomenkonstellation ohne Elektrophorese, die eine Analbuminämie beweist. Die Anomalie wird jedoch wahrscheinlich gemacht, wenn andere Untersuchungen und Parameter eine Leber- und Nierenkrankheit ausschließen lassen.

In vielen Fällen ist die Anomalie nur deshalb entdeckt worden, *weil andere Krankheiten* vorlagen und Untersuchungen erforderten. Es ist etwas auffällig, daß das mittlere Lebensalter der Betroffenen bei 30 Jahren liegt. Das scheint darauf hinzudeuten, daß durch die Anomalie und ihre Kompensation Gesundheitsverhältnisse entstehen, welche die Lebenserwartung verschlechtern.

Von einer Krankheitshäufung kann nicht gesprochen werden, zumal die Anzahl der Beobachtungen noch sehr klein ist. Eine besondere Prädisposition ist auch nicht zu sehen. Da immer der erwartete relativ niedrige Blutdruck gemessen wurde, könnte dieser Umstand einerseits zur Erklärung gelegentlicher Schwäche und deren eventuellen Folgen dienen, andererseits aber auch der Atherogenität der Hypercholesterinämie entgegenwirken.

Mit der einen Ausnahme des 12jährigen Mädchens hatten alle 4 Frauen Knöchel- und/oder Unterschenkelödeme, die auf Albuminersatz verschwanden. Bei allen waren die Ödeme aber nicht von Geburt an vorhanden, sondern sind erst nach der Menarche oder zu Beginn des Erwachsenenalters aufgetreten und haben kaum Beschwerden verursacht. Von den männlichen Merkmalsträgern hatten das algerische Brüderpaar und der Walliser *G. H.* Ödeme, wenn von dem

Tabelle 2. Serumproteinwerte als Folge oder Kompensation der Analbuminämie im Vergleich mit den Verhältnissen beim nephrotischen Syndrom. + Erhöht, — erniedrigt, 0 = im Rahmen der Norm, * inkonstant

Parameter	Albuminmangel bei	
	Analbuminämie	nephrotisches Syndrom
Serum-Calcium	—	—
Präalbumin	+	—
α_1 Globulin	+	+
α_2 Globulin	+	+
β Globulin	+	+
γ Globulin	+*	—
Orosomukoid	+	+
Coeruloplasmin	+	+
α_2 Glykoproteid	+	+
α_2 Makroglobulin	±	+
Haptoglobin	+	+
Transferrin	+	+
β_1A	+	+
IgG	+	—
IgA	+*	—
IgM	±	+
LDL	+	+
VLDL	±	+
HDL	—	—
Cholinesterase	0	+
Cholesterin	+	+
Lipid-P	+	+

Patienten *J. L.* abgesehen wird, da er an einer dekompensierten Aorteninsuffizienz leidet. Albuminersatz hat nicht nur die Ödeme beseitigt, sondern auch den Allgemeinzustand gehoben und Müdigkeit, Schwäche, Verstimmung und Antriebsarmut zum Verschwinden gebracht. Das geht jedenfalls eindeutig aus den Erfahrungen bei den Frauen *F. B.*, *G. M.* und *I. Y.* hervor, die auf ihr Verlangen regelmäßig Albumine bekamen. Entsprechende Erfahrungen gibt es nicht bei Männern, die mit ihrem Zustand offenbar zufrieden waren. Das intellektuelle Niveau der Männer ist wohl auch in keinem Falle so hoch, daß die gewisse Belastung durch eine regelmäßige Entgegennahme von Albumininfusionen gerne in Kauf genommen worden wäre, um ein besseres Allgemeinbefinden zu erreichen.

Damit soll nicht zum Ausdruck gebracht werden, daß die Anomalie mit einer gewissen Hemmung der geistigen Entwicklung oder der Entfaltung intellektueller Leistungsfähigkeit im Erwachsenenalter einhergeht. Alle Merkmalsträger erfüllen ihre Lebensaufgaben und es bleibt verwunderlich, warum der Albuminmangel nicht Ursache eines Kernikterus und einer cerebralen Schädigung in der Neugeborenenperiode ist.

Zu den Symptomen der Analbuminämie sind alle Parameter zu rechnen, die als Folgen bzw. Kompensationsmechanismen des Albuminmangels auftreten und die weiter unten behandelt werden, ferner noch wenig erklärte Phänomene des Fettstoffwechsels, von denen noch nicht bekannt ist, ob sie alle durch Albuminsubstitution aufgehoben werden können. Bestimmte Kreislaufgrößen können trotz des Ausgleichs des Albuminmangels verändert bleiben! In der Tabelle 2 sind die häufig abnormen Blutwerte jenen beim nephrotischen Syndrom gegenübergestellt.

Zur Zeit berechtigt zwar noch nichts zur Annahme, daß neben der vermutlich genetisch bedingten Analbuminämie ein zweiter vom Fehlen des Albumins ganz unabhängiger Stoffwechselvorgang parallel gestört ist. Undenkbar erscheint eine Koppelung zweier Stoffwechselausfälle natürlich nicht.

Zur Klinik der Analbuminämie gehört der bereits genannte Umstand der Kompensierbarkeit des Mangels durch *Albuminsubstitution*. Bei keiner Albumininfusion, weder bei einer einmaligen kleinen oder großen, noch bei wiederholten, ist jemals eine Überempfindlichkeit gegen das Protein aufgetreten. Die gemessenen Halbwertszeiten für die übertragenen Albumine waren sehr verschieden. Mit der Güte des Proteins nimmt die Halbwertszeit zu und mit der Anzahl der Übertragungen nimmt sie wieder ab (s. Kap. IV/1, Albuminabbau). Wenn auch noch nicht beobachtet, so ist eine Immunisierung doch denkbar. Einerseits kann der eigene, selbstgebildete Albuminrest doch abartig, andererseits das übertragene Albumin durch die Präparation immunogen geworden sein. Vorsicht ist noch immer am Platze — auch im Hinblick auf die auf einmal infundierte Menge, die Herzinsuffizienz verursachen kann (200 g/24 Std wurden von *F. B.* zwar toleriert, sind aber nicht zu empfehlen).

IV. Pathophysiologie

1. Albuminbildung

Bisher sind in allen Fällen von Analbuminämie, wenn die Untersuchung nur gründlich genug ausgeführt wurde, *Albuminspuren* nachgewiesen worden (Tabelle 3). Kleine Proteinmengen bzw. -gradienten im Elektropherogramm waren nicht ohne weiteres Albumin, sondern eher Präalbumin und α_1-Lipoprotein, wie z.B. in der Abb. 1 die Fraktion V und V'. Eine Ausnahme ist bisher *A. M.* ARIMORI *et al.* (1970) konnten weder immunoelektrophoretisch noch mit der Immunplattenmethode Albumin finden. Mit einer gewöhnlichen Immundiffusionsmethode konnte allerdings auch bei *K. B.* nichts erreicht werden, erst die Konzentrierung führte zum Ziel. LOHSS und OTT (1960) bestimmten 1/1000 bis 1/2000 der Norm und HUMPHREY (1960) 1,23 bzw. 1,6 mg/100 ml.

Die Angaben der Tabelle 3 beziehen sich auf Untersuchungen der Seren vor Albumininjektionen. Als im Jahre 1959 klar wurde, daß bei *G.H.* (Nr. 4 der Tabelle 1) und *K.B.* (Nr. 2 der Tabelle 1) trotz Analbuminämie Albuminspuren vorhanden waren, wurde bei *G.M.* und *J.L.* (Nr. 3 und Nr. 5 der Tabelle 1) die Albuminproduktion durch ^{35}S-Markierung bestimmt (OTT, 1961). Beide Probanden hatten seit langem Albumininfusionen bekommen, *G.M.* seit 4 Jahren wöchentlich 20 g (BARTTER *et al.*, 1961). Ihr Albuminspiegel lag bei 2,9 g/100 ml, *J.L.* besaß nur 0,134 g/100 ml Serum als Rest einer schon längere Zeit zurückliegenden Infusion. Nach einer morgendlichen Gabe von 490 µC ^{35}S als Hefehydrolysat „Abott" wurde

Tabelle 3. Serumalbuminspiegel der Analbuminämie-Fälle bestimmt vor Albumininfusionen bzw. geschätzt* bei G. M. und J. L. durch Inkorporation von ^{35}S in die neu gebildeten Serumproteine (s. Text)

Lfd. Nr. in Tabelle 1	Personen	Serumalbumin mg/100 ml	Autor
2	K. B.	1,2–4	OTT u. LOHSS (1960), HUMPHREY (1960)
3	G. M.*	24	OTT (1961)
4	G. H.	10	BECK u. DORTA (1959)
5	J. L.*	4,6	OTT (1961)
6	A. M.	100–300	MONTGOMERY *et al.* (1962)
8	I. Y.	38	FREEMAN (1968)
9	H. A.	12	IRUNBERRY *et al.* (1971)
10	Kh. A.	68	IRUNBERRY *et al.* (1971)
11	Z. A.	5	IRUNBERRY *et al.* (1971)
12	A. M.	0	ARIMORI *et al.* (1970)

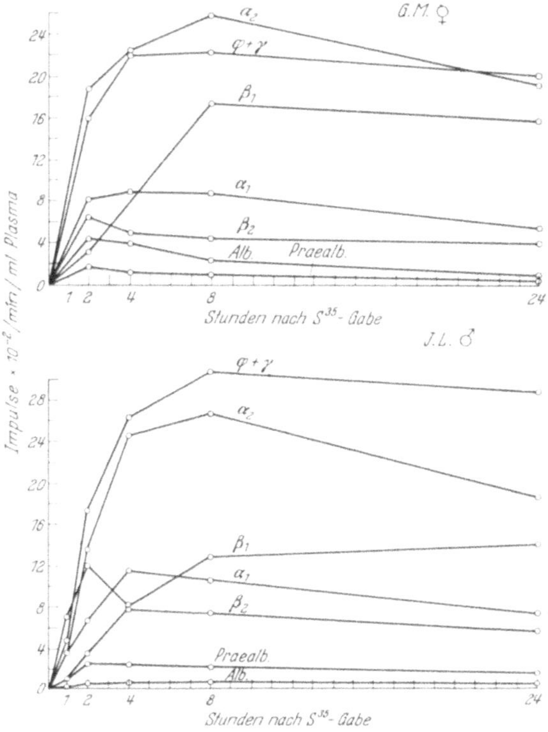

Abb. 3. Inkorporation von ^{35}S in die de-novo-gebildeten Serumproteine und die Spuren Serumalbumin eigener Produktion bei Analbuminämie *G.M.* und *J.L.* (OTT, 1961)

1, 2, 4, 8 und 14 Std später Blut entnommen. Jeweils 1 ml Plasma wurde in einem Stärkeblock elektrophoretisch getrennt, die Radioaktivität in 40 Einzelportionen der Stärke bestimmt und daraus das Pherogramm der ^{35}S-Plasmaproteinaktivität entwickelt. Außerdem wurde jeweils aus einer größeren Menge Plasma (bei *G.M.* aus 12 ml, bei *J.L.* aus 20 ml) die Albuminfraktion durch Präcipitation der Globuline in Methanol-Acetatpuffer bei pH 7,2 und 0° C separiert, dann durch Verschiebung des pH auf 5,4 selbst gefällt und in einem kleinen Volumen wieder gelöst.

Das albuminreiche Konzentrat von *G.M.* mußte noch einmal im Stärkeblock elektrophoretisch getrennt werden (OTT, 1962), um Globulinverunreinigungen zu entfernen. Das albuminarme Konzentrat von *J.L.* konnte durch Präcipitation der Albumine mit Antihumanserumalbumin „Behringwerke" direkt untersucht werden. Die Abb. 3 zeigt das Verhalten der ^{35}S-Aktivitäten in den elektrophoretischen Fraktionen bzw. den Albuminpräparationen. Mit Sicherheit läßt sich ablesen, daß neben Globulinen auch Albumin in sehr geringer Menge gebildet wird. Um ein Maß für diese Menge und damit den Albuminspiegel aus eigener Produktion zu erhalten, konnte nur mit der Annahme geschätzt werden, daß die Albuminbildung bei Gesunden und Analbuminpatienten gleich ist. Benutzt wurden die Daten von BRONSKY *et al.*

Wenn auch kein Zweifel bestehen kann, daß Polymorphien der Albumine möglich sind, gibt es noch keinen Beweis dafür, daß bei der Analbuminämie ein Alloalbumin gebildet wird. Da diese Polymorphien dominant vererbt werden, die Analbuminämie aber rezessiv, ist eine Allomorphie im Sinne einer Bisalbuminämie sogar ausgeschlossen. Die winzigkleine Menge Serumalbumin im Blute bei Analbuminämie hat keine erkennbare physiologische Bedeutung.

Bei der Ultrazentrifugierung von analbuminämischem Serum wurden von allen Untersuchern Verhältnisse beobachtet, die nicht klar genug deutbar waren. Mit dem Wegfall der mengenmäßig großen Albuminbande im UZ-Diagramm traten neue Banden auf, die von Fall zu Fall anders waren. Schon 1953 fand SCHRAMM bei *F.B.* 3 Komponenten von 3,4 S, 7,6 S und 18,2 S. Die 18,2 S-Komponente wurde als das physiologische Makroglobulin, die 7,6 S-Komponente als Serum-Globulin bezeichnet. Die 3,4 S-Komponente schien ihm z.T. X-Protein und niedermolekulare, nicht definierbare Globuline.

KELLER *et al.* fanden bei *G.H.* 2 langsamer sedimentierende Komponenten mit 2,1 S und 3,3 S. Die 1. umfaßte 50%, die 2. 30% der nach den Makroglobulinen sedimentierenden Eiweiße. Wenn auch das Sedimentationsbild der albuminfreien Seren anderes wird, weil bekannte niedermolekulare Proteine vermehrt sind, die sich im gewöhnlichen Serum-UZ-Diagramm nicht darstellen, weil sie überlagert werden, so ist doch die Frage berechtigt, ob nicht noch zusätzliche Eiweiße oder Eiweißbruchstücke auftreten, die für besondere Effekte z.B. die von KELLER *et al.* beobachtete Retraktionsstörung des Blutgerinnsels verantwortlich zu machen sind. Genau ultrazentrifugiert wurde das Serum von I. Y. (Nr. 8 der Tabelle 1) von CHRISTEN und FRANGLEN, die 1972 eine bis dahin unbekannte Besonderheit feststellten. Die tiefgefroren gelagerten Serumproben wurden aufgetaut durch Gelfiltration über Sephadex G 150—200 in Trispuffer, pH 8,0 fraktioniert und nach Konzentrierung, Dialyse und Gefriertrocknung elektrophoretisch untersucht. Es fand sich eine „beträchtliche" Menge Albumin, das durch Bindung an höher molekulare Proteine — Makroglobulin von β-Globulinbeweglichkeit auf Zelluloseacetatfolie — „maskiert" gewesen war. Erst das Verfahren, schließlich auch Gefriertrocknen und Wiederauftauen der Serumprobe allein, führte zur Dissoziation der Komplexe und zum immunelektrophoretischen Nachweis des Albumins in einer 20fach höheren Konzentration als im Nativserum.

2. Albuminabbau

Bei der Anomalie ist nicht nur die Albuminbildung auf das schwerste gestört, sondern auch der Albuminabbau. Infundiertes und bisher immer gut vertragenes Humanserumalbumin verschwand zumeist wesentlich langsamer aus dem Körper als bei Gesunden oder Kranken (Abb. 4). Abgesehen davon, daß Unterschiede in

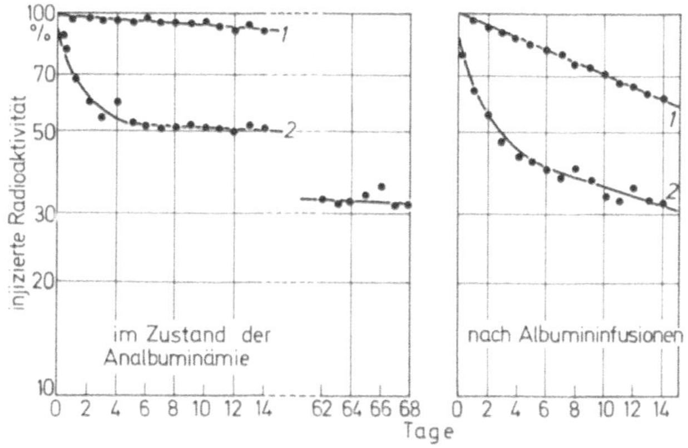

Abb. 4. Albuminschwund nach Injektion einer Testmenge ^{131}J-Albumin bei *G.H.* nach KELLER u. Mitarb. (1972). Links im Zustand der Analbuminämie, t/2=115 Tage; rechts nach Albumininfusionen bei annähernd erreichtem „steady state" um 3 g-% Serumalbumin. *1* Gesamtradioaktivität, *2* Plasmaradioaktivität [Schweiz. Med. Wschr. **102**, 71 (1972), mit freundlicher Genehmigung der Verfasser]

den Halbwertszeiten auch durch die Präparation des zur Infusion benutzten Humanserumalbumins zu erklären sind, worauf besonders BENNHOLD und KALLEE (1959) hinwiesen, ist doch nicht zu übersehen, daß eine Abhängigkeit vom aktuellen Serumalbuminspiegel bzw. von der Größe des Serumalbumin-Pools besteht. Um sie zu erkennen, müssen aber die Stoffwechselverhältnisse ausgeglichen sein, d.h. es darf kein zusätzliches Leiden vorliegen.

Bei *G.M.* und bei *G.H.* wurden praktisch normale Halbwertszeiten von 20 bzw. 17,5 Tagen bei einem normalen Serumalbuminspiegel von 3,8 g/100 ml bzw. 3,0 g/100 ml gemessen. Betrug der Albuminspiegel bei *G.M.* 1,6 g/100 ml, dann war t/2 schon auf 35 Tage angestiegen (BARTTER *et al.*, 1961) und *G.H.* hatte vor der Albuminsubstitution mit ^{131}J-Albumin bestimmt eine t/2 von 115 Tagen (Abb. 4). Bei *F.B.* und bei *I.Y.* war die Abhängigkeit deutlich. War der Serumalbuminspiegel niedrig, dann war die Halbwertszeit sehr lang, bei *F.B.* 85—115 Tage bzw. der prozentuelle Abbau war gering, 1,4% des intravasculären Albuminpools (bei Normwerten 8—10%) nach FREEMAN (1967). War der Albuminspiegel nach Infusionen erhöht, dann war die t/2 kürzer, bei *F.B.* 40—60 Tage und der prozentuelle Albuminabbau war größer, bei *I.Y.* und 2,13 g-% Serumalbumin 8,8% des intravasculären Albuminpools (FREEMAN, 1967). Während bei *F.B.* diese Abhängigkeit erst im Laufe der Zeit erkennbar wurde, fand FREEMAN die Zunahme des prozentuellen Albuminabbaues schon nach der ersten Auffüllung. Diese Abhängigkeit der Abbaurate von der Albuminkonzentration ließ sich bei dem Herzkranken *J.L.* *nicht* bestätigen. Die Halbwertszeit, bestimmt mit ^{131}J-Albumin, betrug nach WALDMANN *et al.* (1964) im Zustand der Analbuminämie 54 Tage, bei 2,5 g-% Serumalbumin 55 Tage, vom 10. bis zum 25. Tage nach Infusionsende 48 Tage und vom 37.—60. Tage danach 42 Tage.

Es läßt sich errechnen, daß bei *F.B.* die Schwundrate mit einer t/2 von 75 Tagen der Menge des physiologischen Albuminverlustes gesunder Vergleichspersonen in den Darm entspricht. *F.B.* hätte damit zu dieser Zeit gar keine Möglichkeit, das Albumin für den Stoffwechsel zu verbrauchen.

Die Annahme, daß der Abbau von Serumalbumin ein „lernbarer" Vorgang ist, der vielleicht gar nichts mit der Defektbildung zu tun hat, steht in Übereinstimmung mit weiteren Untersuchungen von BARTTER *et al.* (1961). Bei *G.M.* und *J.L.* ging die N-Ausscheidung im Zuge einer 50 g-Albumininfusion zurück. Da die Phosphorbilanz positiv war, wurde dieses Phänomen als ein Spareffekt am Körper-Zellprotoplasma gedeutet. Die physiologischen Fettsäurevehikel der Serumalbumine sollten mehr Fettsäuren aus den Depots dem allgemeinen Stoffwechsel zur Verfügung stellen können und dadurch den Konsum von Protein bzw. Nucleoproteinen einschränken. Im Zustand des Stoffwechselgleichgewichtes sind die Serumproteine damit keine Proteinreserve, sondern vielmehr ein Garant für die Homöostase durch ihre Vehikelfunktion (BENNHOLD, 1937). Bei anderen Formen der Hypoproteinämie, z.B. den Proteinverlustsyndromen, hatte die Albumininfusion einen gegen die Norm erhöhten N-Umsatz zur Folge, wobei die Albuminhalbwertszeiten stark verkürzt waren. Man mußte einen eingespielten, durch die Erhöhung des Albuminpools und trotz des enteralen Proteinverlustes rasch zunehmenden Albuminumsatz annehmen.

Insgesamt haben die Untersuchungen des Albuminschwundes nach Albumininfusionen bei Analbuminämie gezeigt, daß der Abbau dieses in so großen Mengen im Körper vorkommenden Proteins nicht vorgegeben sein muß, daß er „lernbar" ist und daß er vom Albuminpool und von weiteren Stoffwechselumständen abhängig ist. Die Whipplesche Theorie, daß das zirkulierende Serumeiweiß eine Proteinreserve ist, wird dadurch zwar nicht widerlegt, es erhellt jedoch, daß der Verfügbarkeit der Reserve eine gleiche Bedeutung zukommen muß wie der Reserve selbst.

3. Kompensationsmechanismen

Das Fehlen von Plasmaalbumin bewirkt eine Reihe von Veränderungen im Protein- und Lipoproteinstoffwechsel, die einerseits als Kompensation aufgefaßt werden müssen, andererseits aber auch als Ursache für eine dauernde geringe

Tabelle 4. Meßwerte des Kolloid-osmotischen Druckes, des Kapillardrucks und des RR bei Analbuminämie (BENNHOLD *et al.*, 1954; OTT, 1956; MONTGOMERY, 1962). * Angabe in cm H_2O, hier umgerechnet auf mm Hg

Personen	Lfd. Nr. in Tabelle 1	Kolloidosmotischer Druck des Serums mm Hg	Kapillardruck cm H_2O	Blutdruck RR mm Hg
F. B.	1	9,9—14,4	42/27	90/65
K. B.	2	12,4—14,3	48/22	105/65
A. M.	6	12,0—13,1*		110/70
Norm		25—33	64/37	120/80

Störung der Homöostase anzusehen sind. Ob diese Störung mehr positive als negative Aspekte besitzt, kann kaum entschieden werden, auch wenn der Blick auf das niedrige mittlere Alter der Untersuchten mehr für eine negative Bilanz spricht.

Immer, wenn er gemessen wurde, waren der *kolloidosmotische Druck des Plasmas und der Capillardruck bei Analbuminämie erniedrigt* (Tabelle 4). In allen Fällen war auch der Blutdruck erniedrigt oder höchstens normal. Die Konzentration an Globulinen und an Fibrinogen war erhöht. Der Abbau untersuchter Globuline war oft verlangsamt.

4. Anaboler Proteinstoffwechsel

Bei den genau untersuchten Analbuminämie-Fällen ist eine große Zahl der bekannten Serumproteine bestimmt und in den meisten Fällen auch erhöht gefunden worden. Wie sich aus der Kasuistik ergibt, muß bedacht werden, daß besondere krankhafte Umstände neben der Anomalie voliegen konnten. In erster Linie waren die niedrigmolekularen Globuline, Orosomukoid, Haptoglobin, Coeruloplasmin, Transferrin, β_1A-Globulin u.a. vermehrt. α_2-Makroglobulin, Fibrinogen und die γ-Globuline folgten weniger konstant. *K. B.* wies keine γ-Globulinzunahme auf (s. Abb. 1), die Kinder *H.*, *Kh.* und *Z. A.* nur eine solche von Ig-A. In diesen Seren wurde von P. BURTIN mit negativem Ergebnis nach α_1-Fettprotein gesucht.

Mit einem wirksamen Albuminersatz durch Infusionen nahm die Konzentration an Globulinen und an Fibrinogen rasch wieder ab. SCHEURLEN (1958) zeigte bei *F. B.* eine *lineare inverse Abhängigkeit* der elektrophoretischen Fraktionen α_1-, α_2-, β- und γ-Globulin *vom Albumingehalt* auf.

Zu einem überraschenden Ergebnis führte eine genaue Bestimmung der prozentuellen Abbaurate von ^{131}J-Transferrin. FREEMAN (1967) wies nach, daß bei *I. Y* und einer Albuminkonzentration von nur 38 mg-% der Transferringehalt auf 493 mg-% erhöht war, wobei der Transferrinabbau nur 66% der Norm betrug (prozentuelle Abbaurate für Transferrin 9,2% des intravasculären Pools pro Tag bei einer Norm von 12—16%). Nach Albumininfusionen, bei einem Spiegel von 2,13 g-% Albumin sank der Transferrinspiegel auf 303 mg-% und die Abbaurate stieg auf 16,6% an. Der Autor schloß auf eine Regulation des Transferrinspiegels durch den osmotischen Druck und auf eine Abhängigkeit der Abbaurate von der Serumkonzentration. Er erklärte die inverse Beziehung zwischen Konzentration und Abbaurate mit einem Verbrauch des Proteins in Erfüllung seiner gleichbleibenden Funktion („suicidal protein“), da das Fe-Transportprotein in anderen Geweben als im Knochenmark bei der Fe-Abgabe zerstört wird. Der mitbestimmte prozentuelle Albuminabbau verhielt sich genau umgekehrt („biophilic protein“). Eine Untersuchung über die t/2 von ^{131}J-γ-Globulin liegt für *J. L.* vor (WALDMANN *et al.*, 1964). Nach einer postinfusionellen Albuminkonzentration von 2,3 g-% betrug sie 28 Tage (Kontrolle 19—29 Tage).

5. Hydrostatik und renale Hämodynamik

Daß trotz einer Erniedrigung des kolloidosmotischen Drucks keine oder kaum Flüssigkeit in die Gewebe austritt und das Plasmavolumen hoch bleibt, hat seine erste Erklärung in der Erniedrigung des extracapillären onkotischen Drucks, auch infolge des Albuminmangels. Zum zweiten ist der Blutdruck niedrig und damit der hydrostatische Capillardruck. Zum dritten ist infolge einer Erhöhung des Plasmareningehaltes bis zum 3fachen der Norm (KLAUS u. RÖSSLER, 1973) die Nierendurchblutung gedrosselt und die Rückresorption von NaCl und Ca sehr empfindlich und saluresebereit eingestellt.

Die Plasmareninaktivität ist vom Albumingehalt abhängig und wird durch Albuminersatz normalisiert. Dadurch wurde wohl die Constriction des Vas efferens gelöst; das Vas afferens, das im Zustand der Analbuminämie etwa die Hälfte des renalen Gefäßwiderstandes bewirkt (gegenüber $^1/_3$ unter Normalverhältnissen), behielt weiter (wie lange oder wodurch ist unbekannt) einen etwas überhöhten Tonus.

SCHEURLEN u. KLAUS untersuchten (1960) die renale Hämodynamik bei *F. B.* vor und nach Albumininfusionen. Vor einer Infusion betrug der Serum-Albumingehalt 0,03 g-% als Rest einer vorangegangenen Albumingabe. Die Inulinclearance war mit 93,7 ml/min/1,73 m² nur gering, die PAH-Clearance mit 243 ml/min/1,73 m² beträchtlich gesenkt (Norm 539 ml). Das ergab eine stark erhöhte Filtrationsfraktion von 38,6 %. Analog fanden BARTTER *et al.* (1961) bei *G. M.* einen renalen Plasmastrom (PAH-Clearance) von 200—242 ml/min und eine glomeruläre Filtration von 89 ml/min, woraus sich die Filtrationsfraktion von 36,8 bis 44,5% errechnet. Bei *F. B.* waren die Clearance-Werte für Na, Cl und Ca gegenüber der Norm erhöht und bei *K. B.* normal. Die Aldosteronausscheidung war, so wie bei *C. M.* (BARTTER, 1961) normal. Eine Belastung mit Wasser allein bewirkte weder bei *F. B.* noch bei *K. B.* eine Retention, sondern stets eine kräftige Diurese, so daß schon 3 Std nach Zufuhr von 1000 bis 1500 ml mehr als 100% der getrunkenen Flüssigkeit ausgeschieden waren. Wurde im Zustand der Analbuminämie *F. B.* eine isotone Kochsalzlösung mit osmotisch unwirksamem Inulin- und PAH-Na-Zusatz zu 4 ml/min infundiert, dann stieg die Na-Clearance, die normal 0,95 ml/min betrug auf 4,6 ml/min (bei Gesunden wird eine so starke Natrium-Exkretion nur erreicht, wenn über 11 ml/kg einer 2,5%igen NaCl-Lösung also eine osmotisch 3mal stärkere Lösung, in hoher Infusionsgeschwindigkeit verabreicht werden!). Neben der guten Wasserdiurese zeigten die Analbuminämiefälle auch eine rasche NaCl-Exkretion als Ausdruck einer „empfindlichen Volumenregulation".

Während der Albumininfusionen kam es in allen beobachteten Fällen zu einer vorübergehenden Expansion des Plasmavolumens (bei *G. H.* sogar zu Herzinsuffizienz, KELLER *et al.*, 1972) und damit zu einem Absinken des Hämatokrits, der alsbald oder an den Folgetagen zum ungefähren Ausgangswert zurückkehrte. Die NaCl-Exkretion bei *F. B.* war so stark, daß die mit dem Albumin zugeführten Elektrolyte und die gesamte Flüssigkeit innerhalb von 24 Std wieder ausgeschieden wurden. Die rasche Diurese verhindert eine noch stärkere Änderung des Plasmavolumens, das gewöhnlich 4—6 Std nach Infusionsbeginn einer großen Albuminmenge um maximal +40%, zunahm und des extracellulären Raumes. Das Herzminutenvolumen war am Tage vor und am Tage nach der Albumininfusion gleich. Nach einer Albumininfusion von 150 g war bei *F. B.* der Serumalbumingehalt 2,34 g-% und die Inulin-Clearance betrug 77,1 ml/min/1,73 m² (gegenüber dem Ausgangswert um 17% vermindert), die PAH-Clearance stieg auf 334 ml/min/1,73 m², also um 73% an. Damit sank die Filtrationsfraktion auf 23,2%, einen fast normalen Wert ab.

Der Umstand des stark erniedrigten Nierenplasmastroms im analbuminämischen Zustand, der die glomeruläre Filtration dabei hoch sein läßt und bei den niedrigen Capillardruckverhältnissen eine rasche NaCl- und Ca-Elimination ermöglicht, hat seine Ursache in einer ausgeprägten renalen Vasoconstriction, insbesondere der afferenten, präglomerulären Arteriolen. Die diese Aktion auslösende Ursache müßte in einer sehr empfindlichen Volumen-Regulation gesucht werden. Ein ADH-Mechanismus kommt für die rasche Salurese von Na, Cl und Ca auch nicht in Frage, da sich die Serumosmolalität nicht ändert.

Nach den Berechnungen von KLAUS u. RÖSSLER entfällt bei *F. B.* 50% des renalen Widerstandes auf das Vas afferens. Die Albumin-Infusion läßt zwar den prä- und postglomerulären

Druck absinken und führt zu einer Normalisierung oder gar Verminderung der Plasmareninaktivität (KELLER, 1972; KLAUS u. RÖSSLER, 1973), der Druckabfall betrifft aber vor allem das Vas efferens und nur anteilmäßig das Vas afferens — ein Phänomen, das von KLAUS zur Stützung seiner Theorie vom überwiegenden Angriffspunkt des Renins am Vas efferens benutzt wird. Warum die Natrium-Rückresorption aber auch nach der Albumin-Infusion vermindert bleibt, kann wahrscheinlich nur aus den individuellen Umständen und nicht allgemein verbindlich erklärt werden. KLAUS u. RÖSSLER meinen, daß trotz der normal gewordenen Filtrationsfraktion der onkotische Druck im Plasma und besonders in den postglomerulären peritubulären Capillaren noch nicht ausgeglichen und normal war. Dadurch wurde Natrium noch nicht rückresorbiert. Vielleicht war zu diesem Zeitpunkt die Aldosteronproduktion noch zu niedrig?

Weitere Untersuchungen über die renale Hämodynamik und die Diurese bei Analbuminämie sind nicht mitgeteilt worden, wenn man davon absieht, daß bei A.M. nach MONTGOMERY *et al.* (1962), zu einem Zeitpunkt als die Erscheinungen einer HVL-Insuffizienz im Vordergrund des Krankheitsbildes standen, ein Wasserbelastungstest mit 1200 ml innerhalb von 4 Std nur 600 ml Urin ergab. Auf die Gabe von 100 mg Cortisonacetat per os stieg die Ausscheidung auf 915 ml Urin.

6. Vehikelfunktion

Die Vehikelfunktion des Serumalbumins wird von bindenden α- und β-Globulinen übernommen, wobei sich Testfarbstoffe (z.B. Kongorot oder Evansblue) verschieden verhalten und rascher aus dem Blut verschwinden (OTT, 1957, OTT u. SEEGER, 1957). Die Bennholdsche Kongorotprobe war mit 71—92% Schwund/Std falsch pathologisch. Eine pathogenetische Bedeutung hat der „Vehikelersatz" durch Globuline nicht erlangt. Insbesondere mußte er bei der Bindung von unkonjugiertem Bilirubin in der Neonatalzeit voll ausreichend gewesen sein, da Kernikterus niemals zustande gekommen sein kann. — Besondere Verhältnisse liegen beim Transport der freien, unveresterten Fettsäuren vor. Bei *F.B.* und bei *K.B.* konnte gezeigt und bestätigt werden, daß die physiologische Aktion auf eine Noradrenalin- oder Adrenalininjektion hin, nämlich ein Anstieg der Blutspiegel infolge Freisetzung von Fettsäuren aus Fettgewebe, nicht eintrat.

7. Fettstoffwechsel

Wie bereits ausgeführt, findet sich in allen untersuchten Fällen ein erhöhter Gehalt an Serum-Cholesterin und Gesamtlipiden. Erhöht sind die β-Lipoproteine, nicht die α_1-Lipoproteine. Ähnlich wie die linearen, inversen Beziehungen zwischen Albumin-Konzentration und Globulinen stellen sich Abhängigkeiten zwischen Albumingehalt und Lipiden bzw. Lipoproteinen dar. In der Abb. 5 ist Zu- und Abnahme von Albumin durch eine Infusion von 205 g Serumalbumin („Behringwerke") bei *F.B.* dargestellt. Die abgesunkenen Lipidphosphorwerte erreichen dabei wesentlich früher das erhöhte Ausgangsniveau als das Serumcholesterin mit seiner linearen, inversen Beziehung zum Albumin; bei *J.L.* verhielten sich Lipoidphosphor und Cholesterin auch parallel (WALDMANN *et al.*, 1964). Ein Vergleich mit den erhöhten Serumcholesterinwerten und dem erniedrigten Albumingehalt beim nephrotischen Syndrom (Abb. 6) zeigt, daß für diese Krankheit etwas andere oder zusätzliche Bedingungen gelten müssen, und daß dabei der osmotische Druck nicht das alleinige Regulativ sein kann. Bei der Hypoproteinämie infolge Proteinverlustes in den Darm entzieht sich der Cholesterinspiegel sogar einer Regulation durch den kolloidosmotischen Druck ganz und bleibt niedrig.

Der Gehalt an Triglyceriden war bei *F.B.*, *K.B.* und *J.L.* normal. Eine Flottationsanalyse durch Dr. J.W. GOFMAN ergab bei *F. B.* (Serumalbuminkonzentration 0,04 g-%) S_f° 0—12 = 895 mg-%, eine massige Vermehrung!, S_f° 12—20 = 92 mg-%, S_f° 20—200 = 49 mg-% und S_f° 100—400 = 0 mg-%, Normalwerte. BALLY (1958) bestimmte die Lipoproteinfraktionen durch Ultrazentrifugierung in

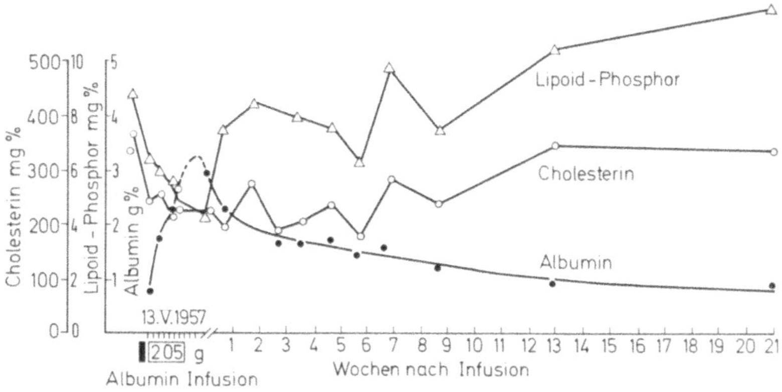

Abb. 5. Serumkonzentration von Albumin, Cholesterin und Lipoidphosphor nach einer Infusion von 205 g Humanserumalbumin. (Ott, 1966)

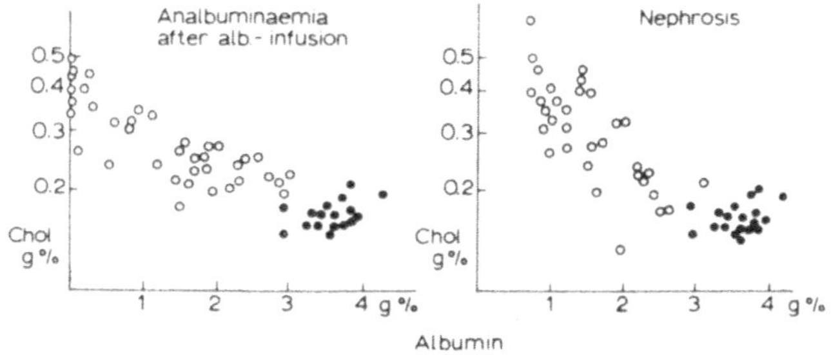

Abb. 6. Abhängigkeit zwischen Serumalbumin- und Serumcholesterinkonzentration bei Analbuminämie *F.B.* und *K.B.* und beim nephrotischen Syndrom. (Ott, 1966)

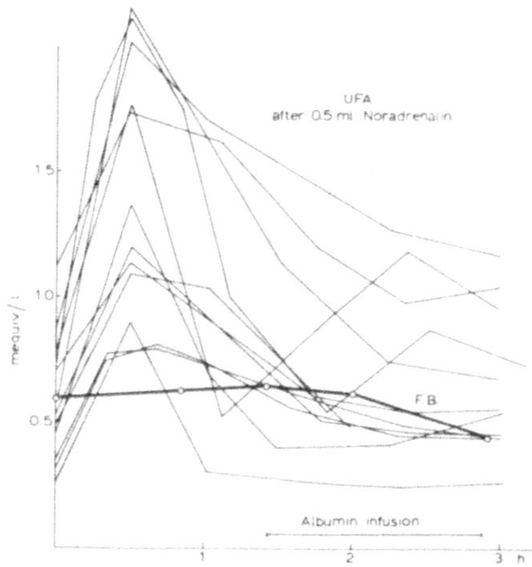

Abb. 7. Das Verhalten der unveresterten Fettsäuren nach 0.5 ml Nor-Adrenalin bei Analbuminämie *F.B.* und bei 12 Kontrollpersonen (*F.B.* erhielt nach 3 Bestimmungen eine Albumininfusion. (Ott, 1966)

Dichte-Gradienten und fand analoge Verhältnisse. Die Untersuchung der Lipoproteide der Kinder *H.*, *Kh.* und *Z.A.* (IRUNBERRY, 1970) auf Celluloseacetatfolie zeigte, daß die LDL, VLDL und die Chylomikronen vermehrt und der β-L-Test von HYLAND stark erhöht waren. Das wurde durch immunoelektrophoretische Untersuchung der β-Lipoproteine bestätigt. α_1-Lipoprotein war normal. Den gleichen Befund boten *F.B.* und *K.B.* nach Sudanschwarz-Färbung von Papierelektrophoresestreifen (OTT, unveröffentlicht). — Im elektronenoptischen Bild fehlten bei *K.B.* vor und nach Fettmahlzeit vollkommen die Liposomen (BENNHOLD, pers. Mitt.), lichtmikroskopisch waren die Leberstrukturen normal.

Durch Belastung mit NN-Markhormonen fällt nach EGGSTEIN *et al.* (1967) der Blutspiegel an Triglyceriden ab. Dasselbe geschah bei *F.B.* und *K.B.*, die in die Untersuchung einbezogen wurden. Die „freien", unveresterten, sonst albumingebundenen Fettsäuren des Serums, die bei Gesunden und Kranken mit normalem Albumin auf Adrenalin- oder Noradrenalinreiz ansteigen, folgten bei *F.B.* (OTT, 1966) und *F.B* sowie *K.B.*. (EGGSTEIN *et al.*, 1967) jedoch nicht dieser Regel. Der Blutfettsäurespiegel veränderte sich nicht oder nur wenig, bzw. fiel sogar ab (Abb. 7). Der Blutzucker stieg erwartungsgemäß leicht an. EGGSTEIN *et al.* (1967) erklärten dieses Phänomen mit einem verschlechterten Ansprechen des Fettgewebes der Analbuminämie-Patienten auf den adrenergen Reiz. Glucosebelastung bewirkt dagegen den erwarteten Abfall der freien, unveresterten Fettsäuren, wie ARIMORI *et al.* (1970) bei *A.M.* demonstrierten. Daraus kann geschlossen werden, daß die Voraussetzungen zur Neutralfett-Bildung in Organen und Fettgewebe unbeeinträchtigt sind, die Fettmobilisation aber erschwert bzw. verschlechtert ist. Insgesamt muß wohl angenommen werden, daß der adrenerge Reiz als Voraussetzung für eine kalorigene Stoffwechselsituation überhaupt seine direkte Wirkung auf den Fettumsatz sowohl in der Leber als auch im Fettgewebe entfaltet. Der Grund für das Ausbleiben oder schlechte Ansprechen des Fettgewebes bei Analbuminämie d.i. die Vermittlerrolle des Albumins ist nicht klar. Die Lipodystrophie der analbuminämischen Frauen könnte die Folge der Erschwerung der Fettmobilisation sein.

V. Vererbung

Bei 12 Beobachtungen ist die Anomalie in 5 Fällen bei Geschwistern vorgefunden worden. Viermal ergab die genaue Familienuntersuchung einfache oder mehrfache Konsanguinität der Eltern. Aus diesen Gründen kann kaum angezweifelt werden, daß es sich bei der Analbuminämie um eine *autosomale, rezessiv erbliche Defektdysproteinämie* (BENNHOLD, 1956; BENNHOLD *et al.*, 1958) handelt. Normale Karyotypierungen sind bei *A.M.* Nr. 6 und *A.M.* Nr. 12 der Tabelle 1 berichtet bzw. abgebildet worden. Im Falle von *F.B.* und *K.B.* (BENNHOLD *et al.*, 1958) wurden neben den Eltern 223 Personen der näheren und weiteren Verwandtschaft des Geschwisterpaares untersucht und normal hinsichtlich des Albuminverhaltens gefunden. Bei den Eltern lag eine 3fache Konsanguinität vor (Abb. 8). Es wurde der Schluß gezogen, daß die Mutation, die bei den homozygoten (?) Geschwistern zur manifesten Analbuminämie führte, spätestens um 1800 aufgetreten sein mußte. Ähnlich wie die *B.* wies *G.H.* (Fall Nr. 4 der Tabelle 1) in der Ascendenz mehrere Verwandtenehen auf, so daß sein Stammbaum dem der Familie *B.* ähnlich erscheint. Seine 6 Geschwister besitzen alle ein normales Serum-Albumin. Die Eltern der Kinder *H.*, *Kh.* und *Z.A.* (Nr. 9—11 der Tabelle 1) sind Vetter und Cousine, 2 Geschwister waren normal, ein 3. Bruder konnte nicht untersucht werden. 18 weitere Verwandte, Geschwister der normalen Eltern und deren Kinder zeigten die Anomalie nicht. Auch die Eltern des Japaners *A.M.* sind Vetter und

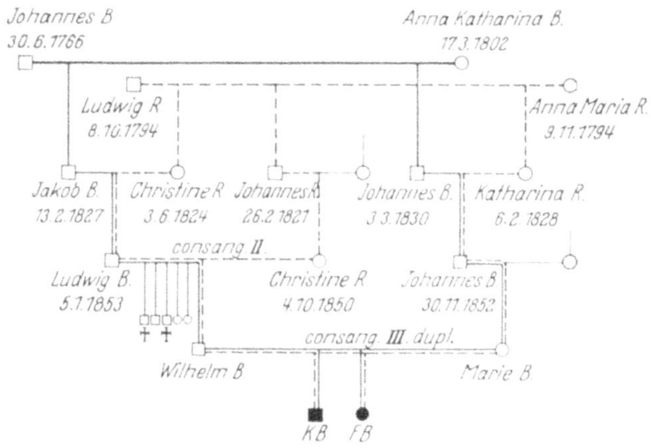

Abb. 8. Stammbaum der Geschwister *K.* und *F. B.*

Cousine. Normal waren die Großmutter, die Eltern, die 3 Geschwister und ein Neffe. Bei den übrigen Merkmalsträgern war eine genauere Untersuchung der Ascendenz nur bei *J.M.* (Nr. 7 der Tabelle 1) möglich. Konsanguinität wird nicht angegeben. Die Großeltern erreichten ein hohes Alter. Die Mutter verstarb an einer Herzkrankheit, 5 Geschwister und der Vater waren gesund und besaßen einen normalen Eiweißstatus. Auch von *A.M.* (Nr. 6 der Tabelle 1) ist berichtet, daß der Vater und 6 Geschwister sowie 12 Neffen und Nichten ein normales Albumin zeigten. Die Eltern sind nicht verwandt. Bei *J.T.* (Nr. 5 der Tabelle 1) liegt erstmals eine Angabe über ein Kind eines Analbuminämiepatienten vor. Der einzige Sohn, sein Bruder und Enkel sind normal. Im Falle *I.Y.* (Nr. 8 der Tabelle 1) sind keine Angaben über Familienuntersuchungen veröffentlicht worden.

Zusammenfassung

Die Analbuminämie ist eine sehr seltene, rezessiv erbliche Defektdysproteinämie, die Befinden und Gesundheit nur wenig beeinträchtigt, da das Fehlen des Serumalbumins kompensiert wird. Es herrscht eine anabole Stoffwechselsituation, die Blutspiegel der meisten Globuline, des Fibrinogens und der Blutlipide sind erhöht. Der Proteinumsatz ist herabgesetzt. Ein adrenerger Reiz führt nicht zu einer Mobilisierung von Fettsäure aus den Fettdepots. Diese Transportstörung der unveresterten Fettsäuren durch die Erschwerung der Fettmobilisation könnte die progressive Lipodystrophie einiger analbuminämischer Frauen erklären. Elektronenoptisch fehlen die Liposomen in der Leber.

Bei einem erniedrigten kolloidosmotischen Druck des Blutserums und der Gewebeflüssigkeit herrscht eine empfindliche Volumenregulation, wobei die präglomeruläre Nierendurchblutung reversibel gedrosselt ist. Albuminersatz hebt die Kompensationsmechanismen wieder auf und beseitigt damit alle klinischen Symptome. Infundiertes Albumin verschwindet viel langsamer aus dem Körper als bei Normalpersonen. Der Schwund ist zur Serumalbuminkonzentration zumeist umgekehrt proportional.

Literatur

Arimori, *et al.*: First case of analbuminemia in Japan. Naika **26**, 558—566 (1970).

Bally, P. R.: Report on three studies on hyperlipemia. Proc. 9th Conf. on Nephrotic Syndrom, New York 1958.

BARTTER, F. C., STEINFELD, J. L., WALDMANN, T., DELEA, C. S.: Metabolism of infused serumalbumin in the hypoproteinemia of gastrointestinal protein loss and in analbuminemia. Tr. Ass. Amer. Phycns **74**, 180—194 (1961).

BECK, G. E., DORTA, T.: Un cas d'analbuminemie. Helv. med. Acta **26**, 764—771 (1959).

BENNHOLD, H.: Kongenitale Defectdysproteinämien. Verh. dtsch. Ges. inn. Med. **62**, 657—659 (1956).

BENNHOLD, H., KALLE, E.: Comparative studies on the half life of I^{131} labeled albumins and non-radioactive human serumalbumin in a case of analbuminemia. J. clin. Invest. **38**, 863—871 (1959).

BENNHOLD, H., KYLIN, E., RUSZNYAK, ST.: Die Eiweißkörper des Blutplasmas. Dresden und Leipzig: Theodor Steinkopff 1938.

BENNHOLD, H., OTT, H., SCHEURLEN, P. G.: Beiträge zur Frage der Gen-bedingten Bluteiweißstörungen. Verh. dtsch. Ges. inn. Med. **64**, 279—282 (1958).

BENNHOLD, H., PETERS, H., ROTH, E.: Über einen Fall von kompletter Analbuminämie ohne wesentliche klinische Krankheitszeichen. Verh. dtsch. Ges. inn. Med. **60**, 630—632 (1954).

BRONSKY, D., HYMAN, S., ARMSTRONG, S. H., JR.: The persistence in the blood of the radioactive label of albumins, gammaglobulins and globulins of intermediate mobility V, the effect of sulphur containy dietary amino acids upon the die-away plots of autosynthesized albumins and gammaglobulins labeled with 35 S. J. Lab. clin. Med. **50**, 348—359 (1957).

BRONSKY, D., FREEARK, R. J., HYMAN, S., ARMSTRONG, S. H., JR.: The persistence in the blood of the radioactive label of albumins, gammaglobulins and globulins of intermediate mobility VI, the uptake plots of 35 S into serum protein fractions during the first 24 h after oral administration of labeled methionine and cystine. J. Lab. clin. Med. **50**, 577—587 (1957).

CHRISTEN, H., FRANGLEN, G.: Analbuminämie oder Albuminmaskierung. Diskussionsbeitrag zur Analbuminämie. Schweiz. Med. Wschr. **102**, 1900—1906 (1972).

EGGSTEIN, M., KNODEL, W., KRÄMER, H., BAETZNER, P.: Substrat- und Metabolitverschiebung im Blut nach Adrenalin und β-Rezeptorenblockern. Klin. Wschr. **45**, 943—947 (1967).

FREEMAN, T.: Analbuminaemia — a study of albumin and transferrin metabolism. In: "Physiology and Pathophysiology of Plasma Protein Metabolism", S. 75—85. Proc. Int. Symp. Stockholm 1967, ed. by G. BIRKE *et al.*

GORDON, R. S., jr., BARTTER, F. C., WALDMANN, T.: Idiopathic hypoalbuminemias: Clinical staff conference at the National Institutes of Health. Ann. intern. Med. **51**, 553—568 (1959).

HUMPHREY, J. H.: Serum albumin concentration in analbuminaemia and its immunological significance. Nature **187**, 304—305 (1960).

IRUNBERRY, J., ABBADI, M., KHATI, B., BENABADJI, M., ROCHA, E.: Trois cas d'analbuminemie dans une fratrie. Revue europ. d'études clin. et biol. **16**, 372—379 (1971).

KLAUS, D., RÖSSLER, R.: Reninsekretion bei Analbuminämie. Klin. Wschr. Im Druck (1973).

KELLER, H., MORELL, A., NOSEDA, G., RIVA, G.: Analbuminämie, pathophysiologische Untersuchungen an einem Fall. Schweiz. Med. Wschr. **102**, 33—41 und 71—78 (1972).

LOHSS, F., OTT, H.: Immunbiologische Untersuchungen zum Nachweis von Albuminspuren im Analbuminämieserum. Dtsch. Arch. Klin. Med. **206**, 426—435 (1960).

MAHKOTA, S., DOLAR, P., PUŠENJAK, T.: Primer analbuminemije. Zdrav, Vestn, **34**, 95—99 (1965).

MONTGOMERY, D. A. D., NEILL, D. W., DOWDLE, E. B. D.: Idiopathic hypalbuminaemia. Clin. Sci. **22**, 141—153 (1962).

OTT, H.: Das Blutserum bei Analbuminämie. Z. ges. exper. Med. **128**, 340—360 (1957).

OTT, H.: Untersuchungen über den Einbau von S^{35}-markierten Aminosäuren in die Plasmaproteine. Nucl. Med. (Stuttg.) **2**, Suppl. 1, 311—316 (1962).

OTT, H.: Albuminbildung bei Analbuminämie. Verh. dtsch. Ges. inn. Med. **67**, 311—314 (1961).

OTT, H.: Congenital defects of protein synthesis and homeostasis in analbuminemia. Prot. Biol. Fluids **14**, 307—309 (1966).

OTT, H., SEEGER, C.: Über die biologische Stabilität der Blutflüssigkeit, eine Studie zur angeborenen Analbuminämie. Photographie und Forschg. **7**, 225—229 (1957).

SCHEURLEN, P. G.: Untersuchungen über die Regulation der Serumeiweißkörper. Die Medizinische 1246—1253 (1958).

SCHEURLEN, P. G., KLAUS, D.: Flüssigkeitshaushalt und Volumenregulation bei extremem Serumalbuminmangel (Analbuminämie). I. und II. Mitteilung. Klin. Wschr. **38**, 123—126 und 1075—1080 (1960).

SHETLAR, M. R., PAYNE, R. W., STIDWORTHY, G., MOCK, D.: Absence of serum albumin associated with rheumatoid arthritis. Ann. int. Med. **51**, 1379—1384 (1959).

WALDMANN, T. A., GORDON, jr., S., ROSSE, W.: Studies on the metabolism of the serum proteins and lipids in a patient with analbuminemia. Amer. J. Med. **37**, 960—968 (1964).

Bisalbuminämie

Von

H. OTT

Mit 4 Abbildungen

I. Einleitung

Bisalbuminämie (synonym Dialbuminämie, Doppelalbuminämie) ist die beschreibende Bezeichnung für 2 Albuminbanden in Elektropherogramm. Die beiden Albumine oder Anteile der Albuminbande unterscheiden sich voneinander durch einen Unterschied in der elektrophoretischen Wanderungsgeschwindigkeit, hervorgerufen durch eine geringe Differenz in der Summenladung der Albuminmoleküle. Die Wanderungsgeschwindigkeiten der Albuminvarianten, genauer die Alloalbumine oder Albumindimeren sind auch das z.Z. gültige Einteilungsprinzip der Bisalbuminämien, die sich in 2 Gruppen trennen:

1. Angeborene, hereditäre Bisalbuminämie
   a) Strukturelle Bisalbuminämie (Alloalbuminämie)
   b) Albumindimere.
2. Erworbene, transitorische (passagere) Bisalbuminämie.

Die *angeborene Form* wurde bald das Objekt anthropologischer Untersuchungen, da die anormalen Albumine als harmlose Varianten erkannt wurden. Es bot sich die Möglichkeit, andere Eigenschaften mit dem Merkmal Albumin bzw. Alloalbumin in Beziehung zu setzen und den Genlocus Al auf einem Autosom zu bestimmen, vielleicht auch dieses selbst zu lokalisieren. Neben den Albuminvarianten, die als strukturelle Anomalien aufgefaßt werden müssen, da sie durch eine geringe Änderung innerhalb der Primärstruktur der Polypeptidketten des Moleküls entstehen, sind andere die Folge einer angeborenen Dimerisierung des normalen (?) Albumins.

Niemals war die Anomalie Ursache oder Folge von Krankheiten, es fand sich auch noch kein sicherer Zusammenhang mit genetischen Störungen oder Defekten.

Jede Form der angeborenen Bisalbuminämie war bisher kodominant vererbbar, wobei das Gen für Albumin (Al) eine Reihe von Allotypen hervorbringen kann. Das normale Albumin (Albumin A) überwiegt bei weitem. Das bewirkt, daß normalerweise eine schmalbasige Albuminbande homozygot (Al^A/Al^A) vererbt wird. Heterozygote sind je nach dem Allotyp z.B. Al^A/Al^B, wenn es sich um ein Alloalbumin B handelt bzw. Al^A/Al^F bei einem Alloalbumin F usw.

Bisalbuminämie kommt bei Säugern und Vögeln, besonders bei Hybriden vor. Die meisten untersuchten Species von Pferden, Mauleseln, Kühen, Schafen, Schweinen, Hühnern und Truthühnern zeigten die 3 möglichen Phänotypen von Al^F (F=fast, schnell) und Al^S (S=slow, langsam), nämlich Al^F/Al^F, Al^S/A^S als Homozygote, Al^F/Al^S als Heterozygote, MCINDOE (1962), STARMONT u. SUZUKI (1963), BRAEND u. EFREMOV (1964).

Die Typenbezeichnungen sind noch vorläufig, da die Aminosäuresequenz des Albumins noch nicht so gut bekannt ist, wie die der Globine oder der Immunglobuline und systematische Analysen der Allotypen noch nicht vorliegen. Außer den in der Abb. 1 aufgeführten

Kennzeichnungen wurde Albumin $A = A_1 = Al^n$ (n=normal)$= Al^m$ (m=medium), das Alloalbumin $B = A_2 = Al^{sl}$ (sl=slow, langsam)$= Al^s$ (S=slow, langsam) genannt. So wie die Alloalbumine B nicht alle identische Wanderungsgeschwindigkeiten haben, zeigen auch die seltenen Alloalbumine F (F=fast, schnell) der Europäer Unterschiede. WEITKAMP *et al.* spricht 1967 von fast, faster und very fast.

Die *erworbene Form* der Bisalbuminämie ist ein sehr seltenes Symptom akuter Krankheiten. Es ist ganz unbekannt, ob ihm eine pathogenetische Rolle zukommt und wie es erklärt werden muß. Bisher war die abnorme Komponente immer schneller und im Serum niedriger konzentriert als das normale Albumin A. Vorläufig liegt die Bedeutung beider Phänomene für die klinische Medizin allein in ihrer Kenntnis, die Mißdeutungen vermeiden läßt.

II. Angeborene, hereditäre Bisalbuminämie

1. Strukturelle Bisalbuminämie

Bis zur Beschreibung des homozygoten abartigen Alloalbumins durch MELARTIN und BLUMBERG (1966) und BELL *et al.* (1967) ist eine Anzahl von Familien und Personen beobachtet worden, die alle 2 immunologisch identische Albumine etwa zu gleichen Teilen besaßen. Die eindeutige Doppelung der Albuminbande entdeckte SCHEURLEN 1955. Den Umstand, daß es sich wohl sicher um eine angeborene, dominant vererbte Anomalie handelt, teilte KNEDEL (1957) mit. Mit dem Nachweis von homozygoten Merkmalsträgern, die natürlich im Serum keine Bisalbuminämie aufweisen (!), war der Beweis geführt, daß Albumin durch 2 Allele autosomal, kodominant vererbt wird, und daß der überwiegende Teil der Menschheit homozygot Al^A/Al^A ist. Heterozygotie bedeutet angeborene Bisalbuminämie.

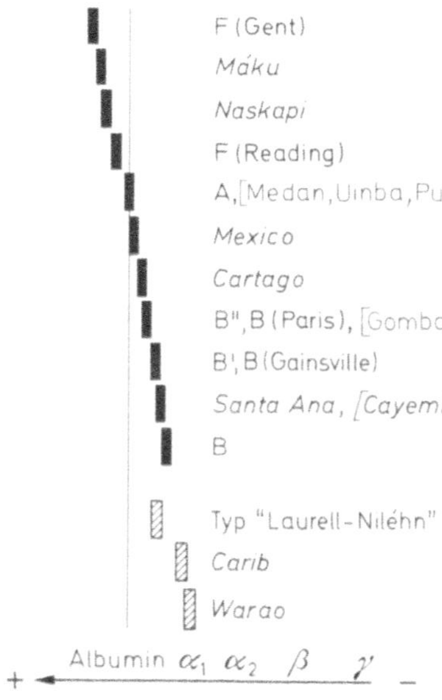

Abb. 1. Schema der elektrophoretischen Wanderungsgeschwindigkeiten der erblichen Albuminallotypen (= strukturellen Albuminvarianten bei pH 8,6 auf Acetatfolie. *A* normales Albumin, *F* und *B* europäische Formen (mit Unterbezeichnung), *kursiv* amerikanische Indianer, *dünn* asiatische Formen. Cayemite Neger von Haiti. Nicht verzeichnet Albumin Kashmir und Japan. Die Lokalisation von „Santa Ana" und „Cayemite" sowie die Existenz von „Carib" sind unsicher. ■ strukturelle Varianten, ▨ Dimere

Mit der Zeit wurden es immer mehr Allotypen, die sich zwar am leichtesten durch ihre elektrophoretische Wanderungsgeschwindigkeit unterscheiden, aber auch andere differente Eigenschaften besitzen. Wie aus der Abb. 1 und den Namen der Allotypien hervorgeht, sind es verschiedene ethnische Gruppen, die mehr oder weniger häufig die Allotypie besitzen. 4 Typen wandern schneller als Albumin A und mindestens 12 langsamer als dieses. Dazu kommen noch gewisse Besonderheiten in der Farbstoffbindung an Albumin. So fand TÁRNOKY (1969) bei Mutter und Sohn einer in England lebenden Familie von Kashmir-Moslems ein langsam wanderndes Albumin B, das er aufgrund seiner besonderen, bisher noch nicht beschriebenen Farbstoffbindung Albumin Kashmir nannte. Insgesamt erscheinen manche Unterschiede gering und vielleicht fragwürdig, so daß bei einer genauen Prüfung die eine oder die andere Allotypie wegfallen kann.

Die Differenzen der Allotypen der Albumine sind gering und können kaum pathophysiologische Bedeutung erlangen. Untersucht sind Unterschiede in der Farbstoff- bzw. Hormonbindung. So wird Bromphenolblau stärker an Alloalbumin „Naskapi" und Alloalbumin „Reading" gebunden als an Albumin A und am wenigsten stark an Alloalbumin „Mexiko". Alloalbumin B bindet den Farbstoff so wie das normale Albumin A. Nur in einem Falle fand sich bei einem langsamer als Albumin A wandernden Alloalbumin ein größerer Unterschied in der Bindung von HABA und Bromkresolgrün (HOSTY *et al.*, 1971). Bei Zugabe einer kleinen Menge Thyroxin zu heterozygotem Albumin A/Alloalbumin „Reading" kommt nur eine Bindung an Alloalbumin „Reading" zustande, keine Gleichverteilung (LAU, 1969). — Von Interesse ist die Feststellung, daß Bisalbuminämie im gesamten Verteilungsraum für Serumalbumin nachweisbar war. In der Amnionflüssigkeit fanden BRZEZINSKI *et al.* (1964) die gedoppelte Albuminzacke des heterozygoten Feten, während die Mutter homozygot war.

a) Alloalbumin B

Die Tabelle 1 gibt eine Zusammenstellung von Bisalbuminämie-Familien wieder, in welchen das Merkmal Alloalbumin B (Albumin B) dominant vererbt wird. Die meisten Merkmalsträger wurden in Südwestdeutschland, der Schweiz, Italien, Skandinavien und in England gefunden. Die Berichte aus den USA (EARLE *et al.*, 1959; WEINER, 1959; BRZEZINSKI *et al.*, 1964; LAU *et al.*, 1969; WINTER *et al.*, 1972) und Argentinien (MARGNI *et al.*, 1970) betreffen europäische Einwanderer aus Norwegen, Italien und Deutschland. Es handelt sich immer um Heterozygote Al^A/Al^B. Die Bezeichnung B gebrauchte zuerst EARLE *et al.* (1959). Langsamer als Albumin A wandernde Allotypien sind neuerdings aber aus der ganzen Welt, aus Neu-Guinea, Mexiko, dem nördlichen Südamerika, Haiti, Costa Rica, Malaysia, Afghanistan, Kaschmir und Japan (OKITA, 1970) beschrieben worden. Diese sollten nicht B genannt werden, um die Verwirrung nicht größer zu machen.

Neben den Familienuntersuchungen der Tabelle 1 gibt es noch eine Reihe von Mitteilungen über Bisalbuminämie mit Alloalbumin B, ohne daß Familienangehörige untersucht wurden. SANDKÜHLER und dem Autor sind im Laufe einiger Jahre im Raum von Stuttgart/BRD unter einer Bevölkerung von ca. 2 Mill. Menschen so viele Merkmalsträger bekannt geworden, daß die systematische Suche nach einem Homozygoten lohnend erschien und erfolgreich endete. FEINAUER verfolgte 34 Familien und fand unter 156 Bisalbuminämie-Trägern die J.B., eine normal entwickelte, gesunde 20jährige unverheiratete Frau (Abb. 2) (OTT *et al.*, 1973). Abgesehen von Zufallsbefunden wurde niemals eine Beziehung der Allomorphie zu einem bestimmten pathologischen Geschehen aufgedeckt. LAU *et al.* fanden 1969 unter mehr als 20000 Seren nur einmal die Bisalbuminämie „Gainesville" (Alloalbumin der Gruppe B), FINE *et al.* (1970) unter 10000 Serum-Analysen in Paris/Frankreich 5mal die Bisalbuminämie B, COOKE *et al.* (1960) in England unter 10000 Seren 2 Familien. Eine norwegische Übersichtsuntersuchung umfaßte 1015 Seren und eine Bisalbuminämie (EFREMOV *et al.*, 1964). Damit soll zum Ausdruck gebracht werden, daß die „europäische" Form der Bisalbuminämie noch häufiger ist als es bis zum Jahre 1972 erscheinen mußte.

Die langsame elektrophoretische Wanderung des Alloalbumins B ist leider ein recht ungenaues Charakteristikum. Sie bezieht sich auf Albumin A, das nach

Tabelle 1. Familienuntersuchungen zur Bisalbuminämie B (europäische oder aus Europa stammende Familien)

Autor	Publikationsjahr	Anzahl der Familien	Anzahl der Merkmalsträger	Anzahl der Personen	Herkunftsland
Knedel	1957	2	7	14	Deutschland (BRD)
Nennstiel	1957	1	3	6	Deutschland (BRD)
Bennhold	1958	1	3	7	Deutschland (BRD)
Earle	1959	1	25	67	USA (norweg. Abst.)
Weiner	1959	1	8		USA (italien. Abst.)
Wuhrmann	1959	1	4	9	Schweiz (deutsch. Abst.)
Franglen	1960	1	6	14	England
Miescher	1960	1	8	27	Schweiz (deutsch. Spr.)
Williams	1960	1	6	15	England
Adner	1961	1	12	17	Schweden
Cooke	1961	2	12		England
Sarcione	1962	1	6	18	Italien
Hess	1963	1			Schweiz (deutsch. Spr.)
Robbins	1963	1	4	9	USA (europ. Abst.)
Brzezinski	1964	1	1	2	USA (europ. Abst.)
Dittmer	1965	1	2		Deutschland (DDR)
Drachmann	1965	1	28	100	Dänemark
Sandor	1965	1[a]	4	6	Frankreich
Ungari	1965	1	4	7	Italien
Kindt	1966	1	11	48	Deutschland (BRD)
Weitkamp	1966		2		Dänemark
Morales-Malva	1967	1	1	1	Chile
Payne	1967	1	5	14	England
Bonazzi	1968	3	12	13	Italien
Seelig	1968	2	22	33	Deutschland (Berlin-West)
Fateh-Moghadam	1969	1	17	31	Deutschland (BRD)
Lau	1969	1[a]	10	75	USA (irische Abst.)
Fine	1970	1	2	2	Frankreich
Margni	1970	2	8	24	Argentinien (1 deutsch. 1 ital. Abst.)
Tschankov	1971	1	15	34	Bulgarien
Rose	1971	1	14	38	Deutschland (Berlin-Ost)
Ott	1973	34	156	350	Deutschland (BRD)

[a] Schnelle Form des Albumin B.

seiner Beladung mit anderen Stoffen z.B. Fettsäuren, selbst eine unterschiedliche Wanderungsgeschwindigkeit besitzen kann. Im Laufe der Zeit haben sich die elektrophoretischen Trennmethoden auch beträchtlich geändert. Deshalb ist es unmöglich, die mitgeteilten Wanderungsgeschwindigkeiten und damit das Hauptcharakteristikum für Albumin B gleichzusetzen. Es ist sicher, daß es verschiedene Arten von Albumin B unter der europäischen Bevölkerung gibt, wie erstmals von Lau *et al.* (1969) mit der Beschreibung des Alloalbumins „Gainesville" (relativ rasch wanderndes Albumin B) festgestellt wurde. Noch etwas rascher als dieses wanderte das Alloalbumin B „Paris", das aus der von Sandor *et al.* (1965) beschriebenen Sippe stammte. Beiden entsprechen wahrscheinlich die Subtypen B′ und B″ aus der Untersuchung des Autors (Ott *et al.*, 1973).

Die Abb. 3 gibt 7 Bisalbuminämie-Seren wieder, die aus 7 verschiedenen Familien, aus der Sammlung des Autors stammen, im Vergleich mit einem Normalserum (Nr. 8). Es handelt sich um eine Trennung auf einer breiten Cellulose-Acetatfolie, in Veronalpuffer pH 8,6. Nr. 1—3 und 7 sind typische Allotypen B, Nr. 5 und 6 sind 2 Seren von 2 Familien mit einer

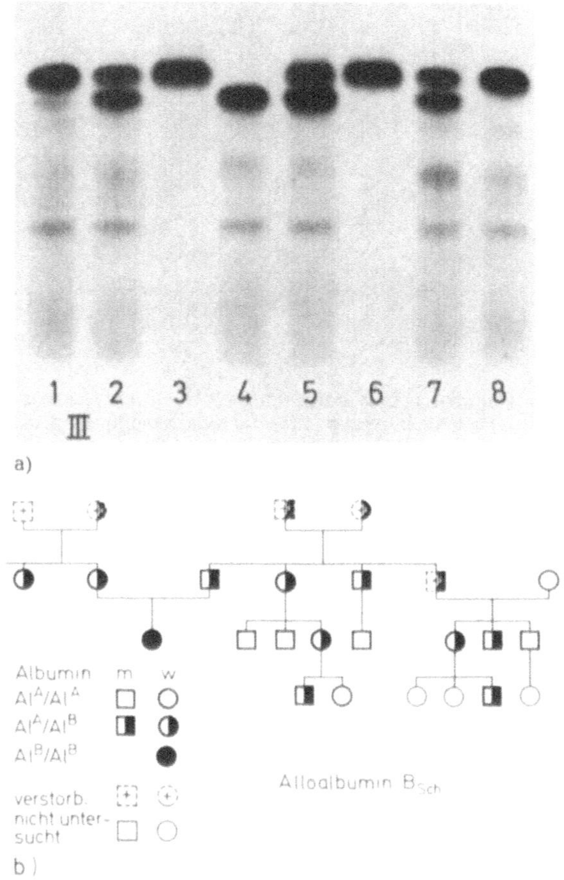

Abb. 2a u. b. Elektropherogramm (a) und Stammbaum (b) der homozygoten Merkmalsträgerin Alloalbumin B_{Sch} = Schönaich bei Stuttgart. Trennung auf einer breiten Acetatfolie in Veronalpuffer pH 8,6 von links nach rechts: *1* Vetter Al^A/Al^A, *2* Mutter Al^A/Al^B, *3* u. *6* reines Humanserumalbumin (Behringwerke®) Al^A/Al^A, *4* Merkmalsträgerin Al^B/Al^B, *5* wie *4* + Zusatz von reinem Humanserumalbumin (Behringwerke), *7* Vetter Al^A/Al^B, *8* Vetter Al^A/Al^A. (Die 3 Vettern sind alle Söhne von Brüdern des Vaters.) Verst. Großeltern als Merkmalsträger durch Familienuntersuchungen wahrscheinlich gemacht

etwas rascheren als B wandernden Allotypie B′ und Nr. 4 ein Serum mit einer Allotypie F. Trennungen auf Celluloseacetat oder in Acrylamid haben sich wegen der schärfer separierten Albuminbanden besser bewährt als Trennungen auf Papier.

Die Ursache für das langsamere Wandern des Albumins B fand Earle *et al.* (1959) in einer geringeren negativen Summenladung des Albumis B gegenüber dem Albumin A. Zuerst wurde ein Austausch eines Carboxylrestes im Albumin B durch Tyrosin, Cystein oder Lysin vermutet. Gitlin *et al.* (1961) fraktionierten die sich gleich verhaltenden Albumine nach Cohn und studierten die Chymotrypsin- und Trypsinhydrolysate durch Titration, elektrophoretisch und chromatographisch. Das Ergebnis der umständlichen Analyse war die Feststellung, daß bei Albumin B zwischen pH 4,00 und 8,43 die positive Summenladung um 2 Protonen größer war als bei Albumin A. Diese Ladungsdifferenz stimmte mit den Analysen überein, die schließlich den Schluß zuließen, daß Albumin B anstelle

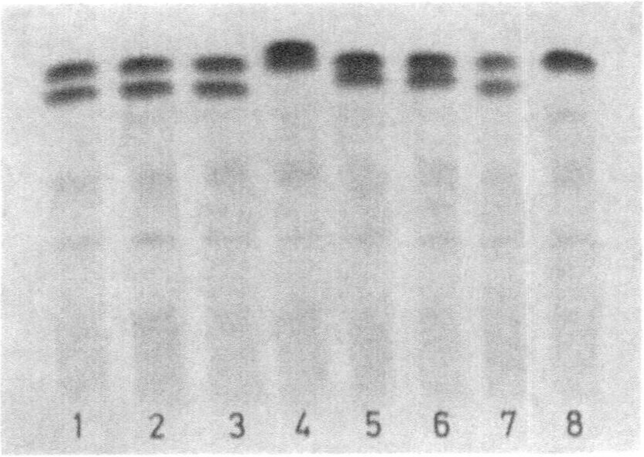

Abb. 3. Bisalbuminämie-Seren in Veronal-Puffer pH 8,6 auf Azetatfolie getrennt. Nr. 1—3 und Nr. 7 stammen aus 4 nicht miteinander verwandten Familien: Allotype B; Nr. 4: Allotype F (s. Tabelle 2); Nr. 5 und 6 aus 2 Familien mit einer rascher als Albumin B wandernden Allotype; Nr. 8 ist ein Normalserum

einer Aminosäure mit einer Carboxylgruppe einen Lysinrest besitzt. 1972 bestätigten WINTER *et al.* den Unterschied zum Albumin A innerhalb einer Aminosäuresequenz einer Polypeptidkette. Das untersuchte Alloalbumin B kam von der deutschstämmigen Familie Oliphant und war bei 22 Familienangehörigen gefunden worden. Ein Polypeptid des Produktes nach tryptischer und chymotryptischer Einwirkung zeigte die Sequenz Ala-Lys-Glu-Gly-Lys-Lys-Leu gegenüber der korrespondierenden Sequenz des Albumins A Ala-Glu-Glu-Gly-Lys-Lys-Leu. Anstelle einer normalen Glutaminsäure war Lysin getreten! Analog verhielt sich ein zweites so untersuchtes Alloalbumin B von einer aus Dänemark stammenden in Ann Arbor/USA ansässigen Familie. Immunologisch und in der Ultrazentrifuge waren die Albumine A und B immer ganz identisch.

NENNSTIEL *et al.* (1960) hatten auf Grund von quantitativen Immunpräcipitationen nach HEIDELBERGER aus einer Differenz in der Kurvenform zwischen Albumin A und B, wenn mit Antialbumin A gefällt wurde (bzw. vice versa) auch auf einen geringen Strukturunterschied geschlossen. Immunoelektrophoretisch war ein solcher Unterschied nie exakt festzustellen.

b) Alloalbumin F

Deutlicher wie die Alloalbumine B unterscheiden sich die selteneren Allotypen F (F=fast, schnell) voneinander. Weniger Beobachtungen und ein besserer Vergleich durch Simultanuntersuchungen zeigen, daß mindestens ein sehr schnell und ein nur schnell (=schneller als Albumin A) wandernder Typ vorliegen (Tabelle 2). In den meisten Fällen war die F-Komponente in etwas niedrigerer Konzentration vorhanden und es bestand immunologische Identität zum Albumin A. Die 3 weiteren schnellen Allotypien: „Máku", „Naskapi" und „Medan" betreffen Nicht-Kaukasier.

Die von WIEME (1960) aus Gent/Belgien mitgeteilte Familie Do. J. besaß eine auffallend große Anzahl Merkmalsträger. Die 5 Kinder — 4 Söhne und eine Tochter — der Probandin waren Heterozygote, desgleichen ihr Bruder. Nur eine Schwester zeigte die Anomalie nicht. Alloalbumin F war zu 45%, Albumin A zu 55% am Gesamtalbumingehalt beteiligt. Als WEITKAMP *et al.* (1967) verschiedene Allotypen simultan in Stärkegel untersuchten, klassifizierten sie die F-Komponente als sehr schnell (very fast), genauso wie die eines Serums von DRACHMANN, das aus Dänemark stammte.

Demgegenüber wurde die Allotypie von TÁRNOKY und LESTAS (1964) aus Reading als schnell (fast) eingestuft (Albumin „Reading"). Bemerkenswert ist, daß sich die Komponenten

Tabelle 2. Familienuntersuchungen zur Bisalbuminämie F (zu Nr. 5 s. Text)

Autor	Publikationsjahr	Typ	Anzahl der Familien	Anzahl der Merkmalsträger	Anzahl der Personen	Herkunftsland
WIEME	1960	sehr schnell	1	7	10	Belgien (Gent)
TARNOKY	1964	schnell	1	3	11	England (Reading)
DRACHMANN	1967	sehr schnell	1	1		Dänemark
SCHNEIDERMAN	1968	schnell	1	5	12	USA (deutsch-schweiz. Abst.)
EMANUELI	1970	sehr schnell	1	4	36	Italien (Sardinien)
FINE	1970	sehr schnell		1	10000	Frankreich (Paris)
OTT	1973	schnell	2	5	9	Deutschland (BRD)
OTT	1973	schnell	1	4	5	Spanien

nur auf Celluloseacetatfolie, nicht auf Filterpapier bei pH 8,6 in Veronalpuffer und nicht in Stärke-Gel nach SMITHIES trennten. — Der Proband, ein 75jähriger Engländer und seine Schwester, sowie deren kinderlose Tochter zeigten die Anomalie und etwas erhöhte Serumcholesterinwerte. Negativ waren 2 weitere Schwestern, ein Bruder und eine Schwester der positiven Tochter mit ihren Kindern. Die Eltern des Probanden waren Cousin und Cousine. Für eine eventuelle Isolierung der Allotype, die sich bei pH 8,6 nur wenig vom Albumin A trennt, sind die Versuche von SCHNEIDERMAN *et al.* wichtig, die bei ihrer Beobachtung (s. Tabelle 2) fanden, daß die Aufspaltung in Tris-Acetatpuffer pH 5,4 wesentlich besser wird. Die eine eigene Beobachtung betrifft einen Vater mit 2 Kindern, von denen eines Merkmalsträger ist, sowie eine in der BRD lebende Familie aus Südspanien; die zweite eine Familie aus der Umgebung Stuttgarts. Die spanische Familie wurde entdeckt, weil ein Kind wegen Morbus Down hospitalisiert werden mußte.

Mit Wahrscheinlichkeit läßt sich die familiäre F-Bisalbuminämie aus Sardinien (EMANUELI *et al.*, 1970) auch dem sehr schnellen Typ zuordnen, da die Abtrennung der F-Komponente sowohl auf Papier (WHATMAN) als auch auf Celluloseacetat (Cellogel) und in Akrylamid-Gel (Disc electrophoresis nach ORNSTEIN und DAVIS) gelang. Die Schwester des Probanden, der wegen Nephrolithiasis untersucht wurde, zeigte die Anomalie, ihre 4 Kinder jedoch nicht. Gleichfalls positiv waren sein Cousin und dessen Sohn. — Die letzte Mitteilung über einen Einzelfall stammt von FINE (1970) und betrifft eine 28jährige Frau aus Paris, erkrankt an chronischem Alkoholismus mit Ikterus und Hepatosplenomegalie. Die sehr schnelle Albuminkomponente betrug nur über 25% des Gesamtalbumins, eine Feststellung, die mehr für eine krankheitsbedingte, passagere Bisalbuminämie spricht.

c) Alloalbumin „Naskapi"

Mit der Entdeckung der Albuminvariante Naskapi durch MELARTIN und BLUMBERG (1966) wurde eine bald erfolgreiche Suche nach weiteren, genetisch determinierten und dominant vererbten Alloalbuminämien eingeleitet. Es zeigte sich alsbald, daß die Varianten in bestimmten ethnischen Gruppen relativ häufig sind und daß dann auch mit Homozygoten gerechnet werden kann! Die Homozygoten waren genauso gesund wie alle Heterozygoten der bisher gefundenen Allotypen.

Die Tabelle 3 zeigt, daß von 1107 Untersuchten $3{,}5^0/_{00}$ homozygote und $84^0/_{00}$ heterozygote Merkmalsträger sind. Albumin „Naskapi" kommt nur bei den kanadischen und nordamerikanischen Indianern der Naskapi, Montagnais, Sioux, Athabascan und Eskimos aus Alaska und Labrador vor, nicht bei Indianern der südlichen Vereinigten Staaten, Mittel- oder Südamerikas und nicht bei Afrikanern, Asiaten, Ozeaniern und Weißen, soweit bisher untersucht wurde. Demgegenüber war das Albumin „Mexico" unter den Indianern der südlichen Staaten und Mexikos verbreitet. — Neben dem Albumin Naskapi wurde von MELARTIN *et al.* (1966) eine Albumin-Variante gefunden, die häufig in der Eskimobevölkerung eines kleinen Indianer-Eskimodorfes in Alaska anzutreffen war. Die von BELL *et al.* (1967) beschriebene Sippe der Cree-Indianer mit der ersten homozygoten Stamm-Mutter besaß ein schnell wanderndes Albumin, das wohl zum Typ Alloalbumin „Naskapi" gerechnet werden muß. POLESKY u.

Tabelle 3. Albumin Naskapi, Homo- und Heterozygote in Nordamerika. (Nach BLUMBERG *et al.*, 1968)

Stamm	*n*	Al^{Na}/Al^{Na}	Al^{A}/Al^{Na}	Al^{A}/Al^{A}
Naskapi (Canada)	203	1	54	148
Montagnais (Canada)	128	2	19	107
Sioux (Nordamerika)	160	0	2	158
Alhabascan (USA und Canada)	230	1	11	218
Eskimo (Labrador, Canada)	124	0	3	121
Eskimo (Alaska und US Kontinent)	262	0	4	258

ROKALA fanden im gleichen Jahre einen weiteren Homozygoten unter den Ojibwa (4‰ der Untersuchten). Sie schlugen den Namen „Albumin Algonguin" vor.

Die Naskapi und die Montagnais sind Indianer der Algonquin-Sprachfamilie, die sich von der Westküste der Hudson-Bay bis zur kanadischen Ostküste und den U.S.-amerikanischen Mittelwesten hin erstreckt. 1963 zählte der kleine Naskapistamm, der Englisch spricht und der der anglikanischen Kirche angehört, nur 224 Mitglieder, die alle mehr oder weniger miteinander verwandt sind. 203, etwa 90%, wurden untersucht. Die Montagnais leben ganz nahe dem Wohngebiet der Naskapi in der Umgebung von Shefferville, sprechen aber Französisch und besitzen römisch-katholische Religion. Bis in die jüngste Zeit haben sich die Stämme nicht vermischt. Untersucht wurden etwa 50% der Stammesangehörigen. Trotz dieser kulturellen Unterschiede ist die anthropologische Verwandtschaft eindeutig.

Von besonderem anthropologischem Interesse ist der Umstand, daß durch die Untersuchungen an diesen Indianern der Genlocus für Albumin (hier Al^{Na}) in eine enge Bindung zur genetischen Determinante der gruppenspezifischen Globuline (Gc-Proteine von HIRSCHFELD mit den Phänotypen Gc 1-1, Gc 2-2 und Gc 1-2) gebracht werden kann. Es zeigte sich bald, daß Gc 2-2 Phänotypen unter den Naskapi und Montagnais sehr selten angetroffen werden. Zu einer genauen Studie wählten KAARSALO *et al.* (1967) genügend umfangreich untersuchte Familien die die Merkmale Al^{Na} und Gc^1 besonders häufig vererbten.

Mit hoher Wahrscheinlichkeit ergab sich durch Berechnung nach den Methoden SMITH (1959) und FINEY (1940) eine nahe Junktion der Gen-Loci Albumin und Gc. Da ein Grossover und eine Trennung von Gc^1 und Al^A beobachtet wurden, ließ sich auf ein sicheres Zusammentreffen schließen. Die Bindungswahrscheinlichkeit betrug nach SMITH (1959) $\lambda/21+=0{,}9788$. Weniger sicher war das Ergebnis der Untersuchung auf Bindung des Albuminlocus mit dem AB0-Locus. Nahm man auch eine Bindung an, dann betrug die errechnete Rekombinationsfrequenz 25%. Für die Loci Albumin und Gc war sie weniger als 7%, eine Zahl, die auch von WEITKAMP und RUCKNAGEL (1966) bei 3 europäischen Familien mit Alloalbumin B gefunden wurde. (Ob die Rekombinationsfrequenzen tatsächlich identisch sind, blieb bei den Autoren KAARSALO *et al.* (1967) noch offen.)

Die Loci für die beiden Determinanten Albumin (Al) und Gc sind damit auf demselben Chromosom gelegen (KAARSALO *et al.*, 1967; BLUMBERG *et al.*, 1966; WEITKAMP *et al.*, 1967), das zu den am besten kartographierten Autosomen wird, da sich auf ihm auch noch wahrscheinlich die Loci für AB0, für Xeroderma pigmentosum (EL-HEFNAWI *et al.*, 1965) und für das Nagel-Patella-Syndrom (RENWICH u. LAWLER, 1955) befinden. Eine weitere gemeinsame Polymorphie der Naskapi und Montagnais betrifft das Transferrin. Es kommen 2 Transferrinvarianten häufiger vor, die in der übrigen Bevölkerung wieder selten sind. Dafür sind die Gene, die den Diego-Faktor und das Haptoglobin 1 determinieren und die in Zentral- und Südamerika angetroffen werden, wiederum nicht vorhanden (BLUMBERG, 1968).

d) Alloalbumin „Mexico“

MELARTIN *et al.* beschrieben 1967 anläßlich einer Untersuchung von 687 mexikanischen Seren, die bis zu 5 Jahren tiefgekühlt aufbewahrt worden waren, die Variante Mexico, die im Stärkegel bei pH 8,6 und Aston/Bardens diskontinuierlichem Puffer etwa in der Mitte zwischen Albumin A und Albumin B wanderte. — Es handelt sich also um einen „Verwandten“ zum Alloalbumin B.

Nur eine Familie mit 4 Kindern wurde gefunden. Die Mutter und alle 4 Kinder waren Heterozygote Al^A/Alloalbumin „Mexico“, der Vater war homozygot Al^A/Al^A. — Im weiteren kam die Allotype 10mal bei Mestizen in Tlaxcala, den Hidalgo-Staaten und Mexico D.F., einmal bei dem Zapotec-Stamm in Guelatao und einmal bei einer Mestizen-Zapotec Bevölkerung in Pochutla vor. 263 Mayaseren, eine geringere Anzahl Mischlingsseren aus verschiedenen Teilen des Landes, 192 Seren von 2 peruanischen Indianerstämmen, sowie alle untersuchten Seren nordamerikanischer Indianer und Eskimos zeigten die Variante nicht.

e) Alloalbumin „Santa Ana“

Der Name kommt vom Wohnort der untersuchten Familie im Süden Kaliforniens/USA. Dorthin waren die Mitglieder aus dem Tijuana-Bezirk in Mexiko eingewandert. Indianische Abstammung galt nicht als erwiesen, konnte aber auch nicht ausgeschlossen werden. KUEPPERS *et al.* fanden die Variante 1969 zufällig bei einer Akromegalie-Kranken und untersuchten nach dem mitgeteilten Stammbaum 33 Verwandte, von denen 18 gesunde heterozygote Merkmalsträger waren. Die Wanderungsgeschwindigkeit wurde in 3 Puffersystemen von pH 5,0, 6,0 und 6,9, nicht bei einem pH von 8,6 untersucht und mit Albumin Cayemite, Mexico und B verglichen. Danach verhielt sie sich ähnlich aber nicht gleich der des Alloalbumins Mexico. Bei der Aufzählung der 3 strukturellen Albumin-Allotypien, die bei amerikanischen Indianern bis 1972 gefunden wurden („Naskapi“, „Máku“ und „Mexico“), ist sie nicht berücksichtigt worden (WEITKAMP *et al.*, 1972). Demnach ist die Lokalisation in der Abb. 1 nicht genau möglich.

f) Alloalbumin „Máku“

In einer multidisziplinären Studie untersuchten WEITKAMP und CHAGNOU (1968) 1111 Probanden aus 25 Eingeborenen-Dörfern im südlichen Grenzgebiet von Venezuela und dem angrenzenden Brasilien und fanden in einer Familie die neue Bisalbuminämie. Neben Albumin A war eine 2. Komponente in etwa der gleichen Menge vorhanden, die im Stärkegel schneller wanderte als A. Im Vergleich zu dem sehr schnellen Alloalbumin (WIEME, 1960) und mit schnellem Alloalbumin „Reading“ lag sie etwa in der Mitte zwischen beiden. Eine Probe wanderte ein wenig schneller als Albumin Naskapi, eine zweite Probe ein wenig langsamer als dieses.

Die Allotypie fand sich bei einer Frau, 2 ihrer Kinder, Sohn und Tochter und einem Enkelsohn, dem Sohn der Tochter. 2 weitere Kinder, auch Sohn und Tochter, waren normal. Die Frau gehörte dem jetzt fast ausgestorbenen Stamm der Máku an. Sie war etwa 1930 bei einem Überfall durch die Yanomama mitgeschleppt worden und lebte als Außenseiterin mit Männern, die sonst wohl keine Frau bekommen hätten. Die Männer der Frau und ihrer Tochter sind nicht alle erfaßt worden. 3 von den möglichen 5 der Mutter und einer von den möglichen 2 ihrer Tochter waren normal. Auch die übrigen Yanomama besaßen alle nur Albumin A.

g) Alloalbumin „Cartago“

Innerhalb von 3 Jahren wurde unter 1400 Celluloseacetat-Folienelektropherogrammen das Serum des aus Cartago/Costa Rica stammenden Probanden gefunden, von dessen 68köpfiger Familie 18 die Allotypie zeigten (LAU *et al.*, 1972). Bei pH 8,6 lag die Wanderungsgeschwindigkeit der neuen Type zwischen dem Alloalbumin „Mexico“ und Alloalbumin B „Gainesville“. In sauren Puffern von pH 5,4 und 5,0 zeigten sich wieder andere Unterschiede zu den verglichenen Allotypien „Uinba“, „Mexico“, „Cayemite“ und B. Am geringsten war der Unterschied zum Alloalbumin „Santa Ana“.

h) Alloalbumin „Cayemite“

Die Entdeckung des Alloalbumins „Cayemite“ war der Beweis für das Vorkommen von Alloalbumin bei Negern (auf Haiti). WEITKAMP *et al.* untersuchten Blut von 160 schwarzen Kindern aus Savannah/Georgia, USA, und von 323 Personen aus 2 Dörfern von Grande Cayemite Island/Haiti. Gefunden wurden die Seren einer Mutter und ihres Sohnes mit einer wenig langsamer als Albumin A wandernden Allotypie. Da nur in saurerem pH getrennt wurde, ist es schwer, Vergleiche zu ziehen. Die Lage der Bande entsprach etwa der des Alloalbumins Mexico.

i) Alloalbumin „Caracas" und „Carib"

Alloalbumin Caracas wurde von Arends und Gallango (1969) bei einem Patienten in Caracas/Venezuela beschrieben und die Variante Carib bei einem gleichfalls in Venezuela untersuchten Manne. Später sind diese langsamer wandernden Alloalbumine B oder Dimere (?) nicht mehr besprochen worden.

k) Alloalbumine in Neu-Guinea („Uinba"), Malaysia („Gomback"), Indonesien („Medan"), Afghanistan („Afghan" und „Pushtoon") und Pakistan („Kashmir")

Anläßlich einer Malaria-Kontrollstudie untersuchte Weitkamp *et al.* (1969) 724 Seren aus Australisch-Neu Guinea und Papua, die aus weit verstreuten Gebieten der Insel gesammelt worden waren. In 3 voneinander entfernten Dörfern fand sich die dominant vererbte Allotypie F bei 7 Personen und weiteren 12 Verwandten. In Stärkegel und bei einem Puffer-pH von 5,0 und 6,9 verhielten sie sich wie Albumin F „Reading". Außerdem wurde in den gleichen Puffern bei 2 von 8 Bewohnern des Dorfes Uinba die vermutlich neue Allotypie „Uinba" entdeckt und später bei weiteren 2 Personen wiedergefunden. Diese Variante trennt sich nur bei pH 5,0 wenig vom Albumin A ab, nicht bei pH 6,9 oder 6,0.

1971 konnten Lie-Injo *et al.* unter 165 Eingeborenen verschiedener ethnischer Gruppen aus Malaysia das Alloalbumin „Gomback" bei 2 Schwestern und unter 317 gesunden Indonesiern bzw. chinesisch-indonesischen Studenten das wenig schneller als Albumin A wandernde Alloalbumin „Medan" auffinden. Gomback ist eine Stadt in Malaysia, Medan ein Ort im nördlichen Sumatra. Albumin „Medan" trennt sich in alkalischem Puffer pH 8,6 kaum, bei pH 5,0 in Azetat-EDTA lag es knapp vor der Albumin A-Bande. Außer bei dem Merkmalsträger, einem 23jährigen Mann war es bei dessen Vater und den 5 Geschwistern vorhanden, nicht bei der Mutter.

Die Allotypie „Afghan" (Weitkamp u. Buck, 1972) hatte in Stärkegel und den von Weitkamp schließlich ausgewählten 3 Puffern (pH 5,0, pH 6,0 und pH 6,9) zwar geringe aber eindeutige Unterschiede zu den Typen B und B „Gainesville". Sie wurde bei 10 Personen aus 6 verschiedenen Haushalten anläßlich einer Untersuchung von Albumin, Haptoglobin, Gc-Globulin und Transferrin bei 251 Mitgliedern des Pushtoon-Stammes in Gawargin/Afghanistan aufgefunden. Eine Routine-Acetat-Folienelektrophorese in Vernonalpuffer pH 8,6 hatte nur eine langsam wandernde Bisalbuminämiebande ergeben. 7 weitere Merkmalsträger, einer neuen, überhaupt nicht bei pH 8,6 in Veronalpuffer trennbaren Allotypie differenzierten sich in dem 3-Puffer-System. Diese Variante wurde Albumin „Pushtoon" genannt.

Tárnoky und Dowding fanden 1969 bei einem Tbc-kranken Kaschmir-Moslem, der aus dem Mirpurgebiet von Azad in Pakistan stammte, und bei seiner Mutter eine Bisalbuminämie mit einer langsam wandernden Variante. Bei Zumischung von Farbe nahm sie mehr Ponceau-S auf und weniger Bromkresolgrün als Albumin A. Besonders schlecht wurde die Farbe HABA, die zur Albuminbestimmung benutzt wird, gebunden, so daß die Bestimmung fehlerhaft wurde.

2. Albumindimere

Auf geeigneten Trägern, besonders auf solchen mit gutem Siebeffekt wie Stärkegel, Acrylamidgel und Agarose werden häufiger als vermutet zusätzliche Banden durch natürlich vorkommende Albuminpolymere beobachtet. Poulik fand sie 1961 bei einem Drittel(?) der Untersuchungen, allerdings mußte er seine elektrophoretischen Trennungen in 2 Dimensionen und mit 2 Medien ausführen. Reine Humanserumalbuminpräparationen enthalten schon Dimere und Tetramere, wohl infolge des Präparationsverfahrens (Ott u. Marinis, 1963), und Serum bedingt durch Acetonfällung bzw. infolge intensiven Gefriertrocknens und Wiederauflösens (Jamieson u. Ganguly, 1969). Papierelektrophorese oder Ultrazentrifugierung bietet keine Möglichkeit zur Erkennung von Polymeren. In allen mitgeteilten Fällen war neben der normalen eine zweite Albuminbande („albumin like protein") in bedeutend kleinerer Menge, 10—20% der Albuminkonzentration betragend vorhanden und wanderte in Stärkegel im Post-Albuminbereich scharf abgegrenzt. Besonders gut lassen sich die Polymeren in einem 2-dimensionalen Elektrophoreseansatz, zuerst auf Papier, dann um 90° gedreht in Stärkegel fraktionieren und lokalisieren. In Agarose hatte die Albuminbande eine „Schulter" von rund 30% des Gesamtalbumingehaltes. Den Beweis, daß es sich um echte Dimere handelt, führten JAMIESON und GANGULY (1969) durch Säulentrennung der Banden mit nachfolgender Ultrazentrifugierung. POULIK *et al.* hatten 1961 dem Puffer 2-Merkaptoäthanol zugesetzt und durch Lösung von —S—S-Brücken die Dimere getrennt. Diese Autoren fanden damals neben dem häufigen „albumin like protein" auch andere Polymere und „Quasialbumin", eine Fraktion mit der Wanderungsgeschwindigkeit des Albumins, aber ohne immunologische Identitätsreaktion, die wiederum das „albumin like protein" gegeben hatte.

a) Albumindimere in Wales, Schweden und bei einer amerikanischen Negerfamilie

Die ersten angeborenen Albumindimeren wurden 1959 von FRASER *et al.* bei der Untersuchung einer Familie aus Wales/England entdeckt. In 3 Generationen waren von 11 Mitgliedern 6 Merkmalsträger. Das „neue" Protein wanderte in der 1. Dimension auf Papier wie Albumin, in der 2. auf Stärkegel und in Boratpuffer etwas schneller als die rasch wandernde α_2-Globulinkomponente. Es gab eine Identitätspräcipitation mit Antialbumin. Obwohl in der Familie auch Kropf und Taubheit vorkamen, war die Albuminvariante nicht mit diesen oder anderen Anomalien gekoppelt. Einen gesunden Neger als Merkmalsträger und dann eine Familie mit der gleichen Anomalie (von 9 Untersuchten 6 betroffene Personen) beschrieben JAMIESON und ROHDE (1968) bzw. JAMIESON und GANGULY (1969) in Washington D.C./USA. Gelfiltration mit Sephadex 200 führte zur Reindarstellung der Komponente, die sich nach Reduktion und Alkylation in Harnstoff-Formiat-Stärkegel wieder so verhielt wie normales Albumin. Verglichen mit der obengenannten Albumindimere von FRASER erschien ein Unterschied in der Bindung von Hämoglobin und alkalischem Hämatin zu bestehen, nicht in der elektrophoretischen Wanderungsgeschwindigkeit. Im Jahre 1966 hatten LAURELL und NILEHN auf eine durch Dimere bedingte Bisalbuminämie hingewiesen, die in Südschweden dominant vererbt wird.

Da unter 1550 Patienten einer Orthopädischen Klinik 5 Merkmalsträger waren, gegenüber einem Kollektiv von 3200 untersuchten Kontrollpersonen, ließ sich eine allgemeine Beziehung zu Knochen- und Gelenkbeschwerden, sowie auch zu Schwerhörigkeit und Unterschenkelgeschwüren feststellen. Obwohl ein hoher Prozentsatz der Patienten der Orthopädischen Klinik über Rücken- und Gelenkschmerzen klagte, konnte eine bestimmte Krankheit weder in der sorgfältig untersuchten Familie mit 9 Merkmalsträgern unter 24 Verwandten noch bei 4 weiteren Patienten und einem Blutspender herausgearbeitet werden. Der Proband der Familienuntersuchung war heterozygot für α_1-Antitrypsinmangel, ein Bruder von ihm sogar homozygot. 4 weitere Familienmitglieder mit der Albuminanomalie besaßen das Gen für den α_1-Antitrypsinmangel aber nicht.

b) Albumindimere bei südamerikanischen Indianern (Warao, Makiritare und Yanomama)

Albumindimere wurden außerdem noch bei südamerikanischen Indianern beschrieben. ARENDS und GALLANGO sahen 1965 eine Bande entsprechender Wanderungsgeschwindigkeit bei 2 Eingeborenen aus Britisch Guyana. 1970 nannten ARENDS *et al.* die Variante, die die langsamste bisher beobachtete Wanderungsgeschwindigkeit aufwies, Albumin „Warao". 30 min langes Erhitzen auf 56° C verursachte eine Denaturierung, was auf den Charakter als Dimere hinwies. 1970 kam es zu einer multidisziplinären Studie über die anthropologischen, hämatologischen und genetischen Besonderheiten der venezuelanischen Warao, eines im Orinoko-

Delta lebenden Eingeborenenstammes, der von den Anden zugewandert sein soll (ARENDS *et al.*, 1970). Anders als bei den Dimeren in Europa war die Variante auf Celluloseacetatfolie im benutzten Lithium-Succinat-Citrat-Puffersystem und in Stärkegel (nicht aber in Borat-EDTA pH 6,9 oder Acetat-EDTA pH 5,0) als relativ kleine, nur etwa 10% des Albumingehaltes betragende Fraktion darstellbar. Auf Celluloseacetat lag sie knapp vor den α_1-Globulinen, im Stärkegel vor dem schnell wandernden α_2-Globulin. Immunoelektrophoretisch bildeten sich zwei ohne jede Kreuzreaktion ineinander übergehende Präcipitationssicheln aus.

Die Waraostudie betraf 220 Eingeborene des 12000 Menschen zählenden Stammes, von denen gleichzeitig Blutgruppe, Hp-Typen und Verwandtschaftsbeziehungen bestimmt wurden. Nur eine einzige Familie besaß die neu entdeckte Variante, in 3 Generationen bei 5 von 9 Untersuchten. Alle Warao haben die Blutgruppe 0, cde und cDe fehlen, Transferrin D_{Chi} wurde gefunden. Diego-Blutgruppenantigene waren sehr selten. Kaukasische und negroide Blutzumischungen fehlten, solche von karibischen oder Arawak-Indianern waren gering.

Im Hinblick auf die Albuminverhältnisse hatte eine ähnlich angelegte Studie von ARENDS *et al.* (1970) ein etwas ergiebigeres Resultat. Unter 535 Makiritare-Indianern in 6 Dörfern des venezuelanisch-brasilianischen Grenzlandes waren 12 Merkmalsträger mit einer Albumin-Dimere, die bis auf einen ganz geringen Unterschied der Variante Warao glich. Vererbt wurde die Anomalie in allen Fällen dominant. Die Benennung Albumin „Makiritare“ erschien vorläufig. Im übrigen entsprachen die Ergebnisse der Studie insbesondere die Genfrequenz für Haptoglobin und Gc-Globulin denen der südamerikanischen Indianer.

1972 nannte WEITKAMP *et al.* eine neue Variante Albumin „Yanomama“ nach dem Stamme der Yanomama-Indianer, die tief im tropischen Regenwald des südlichen Venezuelas und des nördlichen Brasiliens leben. Unter 2261 Untersuchten fand sich nur einmal die neue Variante bei einer alleinstehenden Person, deren Eltern verstorben waren. Die elektrophoretischen Trennungen erfolgten bei pH 5,0 und 6,9 in Stärkegel, wobei die Yanomama-Dimere mit den anderen Dimerenhaltigen Seren verglichen werden konnte. Besondere Aufmerksamkeit wurde einer kathodischen Schleifenbildung der Albuminbande und dem Abstand der Dimeren vom Albumingipfel entgegengebracht. WEITKAMP *et al.* fanden eine leichte Zunahme der Albuminschleife und des Abstandes der Dimeren vom monomeren Albumin: Albumin „Makiritare“ > Albumin „Yanomama“ > Albumin aus Wales, Schweden bzw. des amerikanischen Negers > normales Albumin. Diese graduelle Änderung deuteten die Autoren als zunehmende Tendenz, zu dimerisieren. Alle Varianten könnten Produkte von Allelen an einem einzigen Albuminlocus sein. Ein Vergleich der Allelen am Gc-Locus und die Bestimmung der Rekombinationsfraktion ließen den Schluß jedenfalls zu.

An der kodominanten Erblichkeit einer Albumin-Polymerisierung, insbesondere Dimerisierung, dürfte damit kein Zweifel mehr bestehen. Die Umstände, die dazu führen, sind aber noch unklar. Zahlreiche Möglichkeiten der Änderungen im Molekül sind denkbar. JAMIESON und GANGULY zeigten, daß im Falle ihrer Beobachtung nicht nur Disulfidbrückenbildung, sondern auch nicht-kovalente Bindungskräfte eine Rolle spielen müssen. Diskutiert wurde von JAMIESON und ROHDE eine „verborgene“ Bisalbuminämie oder die Bildung von Metaboliten, welche nach Bindung an einen Teil der Albumine zu einer allosterischen Zunahme der Sulfhydrylreaktivität und damit der Dimerisierung führt. Auch eine solche Erklärung könnte Varianten einschließen.

III. Erworbene, transitorische Bisalbuminämie

Die erste Beobachtung einer echten erworbenen, transitorischen Bisalbuminämie stammt von GABL und HUBER (1964) und wurde passagere, nicht hereditäre

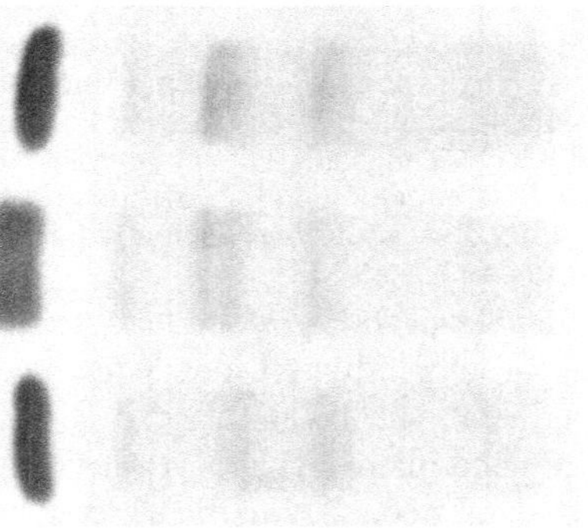

Abb. 4. Erworbene, transitorische Bisalbuminämie SM, 3 J. Diagnose Mumps-Encephalomeningitis, Serum der Probandin in der Mitte, oben Serum des Vaters, unten Serum der Mutter

Doppelalbuminämie genannt. Die zweite machten SANDOR *et al.* (1967) und eine dritte und vierte BODENSTEIN und RAU (1974). Alle 4 Patienten weisen gemeinsame Züge auf und betreffen akute, später vollkommen abheilende Krankheiten.

Sowohl bei papierelektrophoretischer Trennung als auch im Tiselius-Verfahren von Prof. AUERSWALD/Wien fanden GABL und HUBER (1964) bei einem 11 Monate alten Knaben über 14 Tage lang 2 Albuminfraktionen im Serum und im Ascites. Die abnorme Albuminkomponente wanderte schneller als Albumin A. Ihr Anteil im Serum betrug 12,1%, im Ascites 32,3% der Serumproteine, immunologisch erwiesen sich die beiden Komponenten als identisch.

Der kleine Österreicher G.K. war bis auf eine mäßige Anämie gesund. Er erkrankte an Ascites ohne Ödeme und ohne Proteinurie. 700 ml Flüssigkeit mit einem Eiweißgehalt von 2,9 g/100 ml wurden punktiert, die beiden Albuminanteile erschienen sowohl papierelektrophoretisch als auch im Tiselius-Diagramm gleich groß, die Berechnung ergab aber 32,3% Albumin 1 und 15,8% Albumin 2 (=Albumin A). Im Serum mit einem Eiweißgehalt von 5,0 g-% war die Bande der rasch wandernden Albumine deutlich schwächer und betrug bei der Berechnung 12,1 g-%. Auch im Tiselius-Diagramm war sie kleiner als Albumin A, die α_2- und γ-Globulinfraktionen waren erhöht. Bis 2 Wochen später war die pathologische Serum-Fraktion nachweisbar, Hypoproteinämie und α_2-Globulinvermehrung bestanden noch länger. Das Kind wurde gesund, Vater, Mutter und Halbbruder, die mütterlichen Großeltern und die väterlichen Großeltern hatten ein normales Eiweißbild. So blieb es auch bei einer Nachuntersuchung der ganzen Familie und des Probanden 3 Jahre später.

Nach SANDOR *et al.* (1967) erkrankte Herr Rob. an akuten fieberhaften enteritischen Beschwerden, einer Phlebitis und an einem sterilen Ascites, der punktiert gelblich klar erschien (Eiweißgehalt 3 g-%, Rivalta-Probe negativ). Corticoidtherapie unter antibiotischem Schutz führten innerhalb von 2 Wochen zur Heilung. 3 Wochen, einen Monat und 7 Monate später war das Albuminverhalten und schließlich auch das ganze Serumeiweißbild normal. Die Familienuntersuchung betraf 3 Kinder des Erkrankten, 2 Kinder seiner Tochter, einen leiblichen Bruder und dessen 2 Kinder. Alle waren normal. Ätiologische Diagnose: Virale Infektion.

Die 32 Monate alte S.M. erkrankte an Nackensteifigkeit, Fieber und Benommenheit. Bei der Aufnahme in die Klinik bestand eine lymphocytäre Meningitis mit 1944/3 Zellen im Liquor. Das Serumpherogramm war bis auf eine leichte α_2-Globulinerhöhung normal, die Albuminbande unauffällig. 2 Tage später entwickelte sich eine encephalitische Symptomatik mit Athetose und Lethargie. Behandlung mit Antibiotica und Prednisolon, Besserung. Feststellung der Bisalbuminämie (Abb. 4) am 11. Tage nach der Aufnahme in die Klinik. 5 Tage später war die F-Komponente vermindert immer noch nachweisbar. Da Humanserumalbumin (Behringwerke) und Biotest infundiert worden waren, wurde beides dem Serum zugesetzt. Das infundierte Albumin wanderte mit der A-Komponente. 25 Tage nach der Aufnahme in die Klinik war im Liquor die Bisalbuminämie noch vorhanden, im Serum war sie zu diesem Zeitpunkt vermindert und 11 Wochen später verschwunden. Aus dem Liquor ließ sich Mumps-

Virus in der Gewebekultur züchten. Der verfolgte Titeranstieg gegen dieses Virus war im späteren Verlauf signifikant.

Der 3jährige M. V. war 4 Tage vor der Feststellung einer Bisalbuminämie an doppelseitiger Parotitis, Lymphadenitis colli, Fieber, Tachykardie, Erbrechen und Nackensteifigkeit erkrankt. Liquorprotein 52 mg-%, Zellgehalt 1082/3 vorwiegend Lymphocyten. Da das Pherogramm einer angeborenen Bisalbuminämie glich, wurde erst 2 Jahre später nachuntersucht: Eltern, 1 Geschwister und der Proband selbst hatten ein ganz normales Albumin A, die Bisalbuminämie war verschwunden.

Das Gemeinsame der 4 sorgfältigen Beobachtungen, die einen genauen Vergleich der Wanderungsgeschwindigkeit des pathologischen Albumins nicht zulassen, ist der Umstand, daß die transitorische Bisalbuminämie immer während einer akuten, sehr wahrscheinlich viralen Erkrankung auftrat und nur kurz anhielt. Sie verschwand sogar noch bevor die Erkrankung ganz abgeklungen war. Sollte die Albuminproduktion zum Zeitpunkt der Virämie in der Leberzelle direkt beeinflußbar sein? Da es in einem Falle gelang, das Virus der epidemischen Parotitis als Erreger nachzuweisen und im letzten genannten Beispiel eine Parotitis klinisch vorliegt, könnte höchstens ein Stoffwechselvorgang die Ursache der Albuminspaltung sein, der mit dem Virus der epidemischen Parotitis oder einem ähnlichen Virus in Zusammenhang gebracht werden kann. Immerhin lehren die Beobachtungen, daß die Albuminproduktion störbar ist.

Ältere Mitteilungen über eine Spaltung bzw. Aufgipfelung der Albuminzacke nach GLATTHAAR (1948) bei Eklampsie, MAHAUX und DELCOURT (1949) bei 2 Fällen von Myxödem und von GLATTHAAR *et al.* (1951) bei Schwangerschaftstoxikose können zwar aus technischen Gründen angezweifelt werden, sie erscheinen jedoch heute in einem anderen Licht. Warum sollten kurzfristige, transitorische Veränderungen der Wanderungsgeschwindigkeit des Albumins nicht häufiger sein? In allen Fällen ist das beobachtete pathologische Albumin elektrophoretisch rascher gewandert als Albumin A, war also ein Albumin F. Die Entdeckung eines solchen Verhaltens ist einfach, da die Albuminbande am anodischen Schenkel scharf ist und erkennbare Vermehrungen von Präalbuminen nicht vorkommen. Eine passagere Bisalbuminämie vom langsamen Typ kann aber auch nicht unmöglich erscheinen. Ihre Feststellung verlangt nur eine noch genauere Beobachtung der scharf abgetrennten Albuminbande.

Literatur

ADNER, P. L., REDFORS, A.: A family with two serum-albumin fractions, distinguishable at electrophoresis (bisalbuminemia). Nord. Med. **65**, 623—625 (1961).

ARENDS, T., GALLANGO, M. L.: Haemoglobin types and blood serum factors in British Guiana Indians. Brit. J. Haemat. **2**, 350—359 (1965).

ARENDS, T., GALLANGO, M. L.: La alloalbuminemia en la población venezolan. Acta cient. venez. cit nach ARENDS *et al.* Blood **33**, 414—420 (1969).

ARENDS, T. M., GALLANGO, L., LAYRISSE, M., WILBERT, J., HEINEN, H. D.: Albumin Warao: New Type of Human Alloalbuminemia. Blood **33**, 414—420 (1969).

ARENDS, T., WEITKAMP, R. L., GALLANGO, M. L., NEEL, J. V., SCHULTZ, J.: Gene frequencies and microdifferentiation among the Makiritare Indians. II. Seven Serumproteinsystems. Amer. J. hum. genet. **22**, 526—532 (1970).

BELL, H. E., NICHOLSON, S. F., THOMPSON, Z. R.: Bisalbuminemia of the fast type with a homozygote. Clin. Chim. Acta **15**, 247—258 (1967).

BENNHOLD, H., OTT, H., SCHEURLEN, P. G.: Beiträge zur Frage der genbedingten Bluteiweißstörungen. Dtsch. Ges. inn. Med. **64**, 279—281 (1958).

BLUMBERG, B. S., MARTIN, J. R., MELARTIN, L.: Alloalbuminemia. Albumin Naskapi in Indians of the Ungava. J. Amer. med. Ass. **203**, 180—191 (1968).

BLUMBERG, B. S., MARTIN, J. R., MELARTIN, L.: Alloalbuminemia. J. Amer. med. Ass. **203**, 180—185 (1968).

BLUMBERG, B. S., KAARSALO, E., MELARTIN, L.: Autosomal linkage between albumin and Gc loci. Clin. Res. **14**, 481—487 (1966).

BODENSTEIN, A., RAU, J.: Erworbene Bisalbuminämie. In Vorbereitung (1974).

BONAZZI, L.: Su di una rara variazione dell'albumina plasmatica: La bisalbuminemia. Minerva med. **59**, 4528—4532 (1968).

BRAEND, M., EFREMOV, G., FAGERHOL, M. K., HARTMAN, O.: Hereditas (Lund) **53**, 137—142 (1965).

Brzezinski, A., Sadovski, E., Shafrir, E.: Protein composition of early amniotic fluid and fetal serum with a case of bisalbuminemia. Amer. J. Obstet. Gynec. **89**, 488—494 (1964).

Cooke, K. B., Cleghorn, T. E., Lockey, E.: Two new families with bisalbuminemia: An examination of possible links with other genetically controlled variants. Biochem. J. **81**, 390—397 (1961).

Dittmer, An.: Plasmaeiweiß und Elektrophorese. Grundlagen—Methodik—Klinik. 3. Aufl., S. 43—46. Gustav Fischer: Jena 1965.

Drachmann, O., Harboe, N. M., Svendsen, P. J., Johnsen, T. S.: A genetic alteration in plasmaalbumin. Danish med. Bull. **12**, 74—79 (1965).

Earle, D. P., Hutt, M. P., Schmid, K., Gitlin, D.: Observations on double albumin: a genetically transmitted serum protein abnomaly. J. clin. Invest. **38**, 1412—1420 (1959).

Earle, D. P., Hutt, M. P., Schmid, K., Gitlin, D.: An unique human serum albumin transmitted genetically. Trans. Ass. Amer. Phycns. **71**, 69—70 (1958).

Efremov, G., Braend, M.: Serum-Albumin Polymorphism in Man. Science **146**, 1679—1680 (1964).

El-Hefnawi, H., Smith, S. M., Penrose, L.: Xeroderma pigmentosum—its inheritance and relationship to the AB0 blood-group system. Ann. hum. Genet. **28**, 273—290 (1965).

Emanuelli, G., Moni, A., Congiu, P., Palomba, V., Pilleri, G.: Bisalbuminemia of the fast Type. Observation about a new family. Acta haemat. (Basel) **44**, 246—250 (1970).

Fateh-Moghadam, A., Eisenburg, J., Lamerz, R.: Alloalbuminämie (Doppelalbuminämie). Klin. Wschr. **47**, 970—984 (1969).

Fine, J. M.: Les allotypes de l'albumine humaine. Etudes de 8 cas de Bisalbuminémie observés en France. Rev. europ. études clin. et biol. **15**, 113—118 (1970).

Finey, D. J.: The detection of linkage. Ann. Eugen. (Lond.) **10**, 117—214 (1940).

Franglen, G., Martin, N. H., Hargreaves, T., Smith, M. J., Williams, S. I.: Bisalbuminaemia. A hereditary albumin abnormality. Lancet **1960 I**, 307.

Fraser, G. R., Harris, R., Robson, E. B.: A new genetically determined plasma protein in man. Lancet **1959 I**, 1023—1024.

Gabl, F., Huber, E. G.: Passagere, nicht hereditäre Doppelalbuminämie. Ann. paediat. (Basel) **202**, 81—85 (1964).

Gitlin, D., Schmid, K., Earle, D. P., Givelber, H.: Observations on double albumin. II. A peptide difference between two genetically determined human serum albumins. J. clin. Invest. **40**, 820—828 (1961).

Glatthaar, E.: Diskussionsbemerkung zum Referat Neuweiler. Jahresvers. Schweiz. Ges. Geburtsh. und Gynäkol. 1948.

Glatthaar, E., Suenderhauff, H., Wunderly, Ch.: Elektrophoretische Untersuchungen bei normaler Gravidität und Spätgestose. Schweiz. med. Wschr. **81**, 592—597 (1951).

Hess, M., Buetler, R.: Die Doppelalbuminämie. In: W. W. Hitzig „Die Plasmaproteine in der klinischen Medizin", S. 238-239. Berlin-Göttingen-Heidelberg: Springer 1963.

Hosty, T. A., Caputo, M. J., Hollenbeck, M.: Bisalbuminemia associated with albumin dyl binding effect. Clin. Chim. Acta **36**, 579—580 (1972).

Jamieson, G. A., Rohde, V. G.: Genetically determined albumin dimer in a normal blood donor. Proc. 11th Congr. int. Soc. Blood Transf. Sydney 1966; Bibl. haemat. No 29, Part 1, pp. 415—418. Basel-New York: Karger 1968.

Jamieson, G. A., Ganguly, P.: Studies on a genetically determined albumin dimer. Biochem. Genet. **3**, 403—410 (1969).

Kaarsalo, E., Melartin, L., Blumberg, B. S.: Autosomal linkage between the Albumin and Gc Loci in Humans. Science **158**, 123—125 (1967).

Kindt, Ph. H.: Über eine weitere Familie mit Doppelalbuminämie. Mediz. Welt **17**, 2337—2338 (1966).

Knedel, M.: Die Doppel-Albuminämie: eine neue erbliche Proteinanomalie. Blut **3**, 129—134 (1957).

Knedel, M.: Über eine neue vererbte Protein-Anomalie. Clin. Chim. Acta **3**, 71—76 (1958).

Kueppers, F., Holland, P. V., Weitkamp, L. R.: Albumin Santa Ana: A new inheridet variant. Hum. heredity **19**, 378—384 (1969).

Lau, T., Sunderman, Jr., F. W., Agarwal, S. S., Sutnick, A. E., Blumberg, B. S.: Genetics of Albumin Gainesville, a new variant of human serum albumin. Nature (Lond.) **221**, 66—68 (1969).

Lau, T. J., Weitkamp, L. R., Agarwall, S. S., Carillo, R. B.: Albumin Cartago: a "new" slow-moving alloalbumin. Amer. J. clin. Path. **57**, 247—251 (1972).

Laurell, C. B., Nilehn, J. E.: A new type of inherited serum albumin anomaly. J. clin. Invest. **45**, 1935—1946 (1966).

Lie-Injo, L. E., Weitkamp, L. R., Nossarik, E. N., Bolton, J. M., Moore, C. L.: An usual albumin variant in Indonesiens and Malaya aborigines. Hum. heredity **21**, 376—388 (1971).

Mahaux, J., Delcourt, R.: La réaction de Hanger, le Thymol-Test, la cholestérinémie et le diagramme d'électrophorèse dans les hypothyreoïdies chroniques. Ann. Endocr. (Paris) **10**, 620—628 (1949).
Margni, R. A., Heer, E. E., Acerbo, E., Hajos, S., Belivean, M., Bobbi, M.: Immunochemical and genetic studies in two bisalbuminemie families. Clin. chim. acta **29**, 219—225 (1970).
McIndoe, W. M.: Occurence of two plasma albumins in the domestic fowl. Nature (Lond.) **195**, 353—354 (1962).
Melartin, L., Blumberg, B. S.: Albumin Naskapi, a new variant of serum albumin. Science **153**, 1664—1668 (1966).
Melartin, L., Blumberg, B. S., Lisker, R.: Albumin Mexico; a new variant of serum albumin. Nature (Lond.) **215**, 1288—1289 (1967).
Miescher, F.: Ein neues Vorkommen der vererbbaren Doppelalbuminämie. Schweiz. med. Wschr. **90**, 1273—1274 (1960).
Morales-Malva, J. A., Jsrael-Budnick, S., Sapag-Hagar, M., Valega-Magasich, A.: Paraalbuminämia: Paper electrophoretic diagnosis of two albumins in the urine. Clin. chim. Acta **17**, 393—397 (1967).
Nennstiel, H. J., Brecht, T.: Über das erbliche Auftreten einer Albuminspaltung im Elektrophoresediagramm. Klin. Wschr. **35**, 689—691 (1957).
Nennstiel, H. J., Brecht, T. Schwick G.: Untersuchung über die hereditäre Doppelalbuminämie. Folia haemat. N.F. **4** 385—395 (1960).
Okita, N., *et al.*: Two families with double albumin. J. Jap. Soc. Intern. Med. **59**, 438-443 (1970).
Ott, H., Feinauer, B.: Bisalbuminämie in Stuttgart. Dtsch. Med. Wschr. 1973 im Druck.
Ott, H., Marinis, U. S.: Die α-Globuline des Blutserums: Elektrophoretische Untersuchung in Akrylamid-Gel. Protides of the biol. Fluids. **11** 408—411 (1963).
Ott, H., Sandkühler, St., Feinauer, B.: Klin. Wschr. **51**, 625—626 (1973).
Ott, H., Sandkühler, St., Müller-Beissenhirtz, W.: Subtypes of alloalbumin B. Clin. chim. Acta im Druck 1973.
Payne, R. B., Dickinson, J. P.: Immunochemical studies on bisalbuminaemia. Nature (Lond.) **215**, 536—540 (1967).
Polesky, H. F., Rokala, D. A.: Serum albumin polymorphism in north american indians. Nature (Lond.) **216**, 184—185 (1967).
Poulik, M. D., Zuelzer W., W., Meyer, R.: Proteins in normal and nephrotic sera with filter paper electrophoretic mobility of albumin. J. lab. clin. Med. **57**, 206—212 (1961).
Renwick, J. H., Lauler, S. D.: Genetical linkage between the AB0 and nail-patella loci. Ann. hum. Genet. **19**, 312—331 (1955).
Robbins, J. L., Hill, G. A., Marcus, S., Carlquist, J. A.: Paraalbuminemia: Paper and cellulose acetate electrophoresis and preliminary immunoelectrophoretic analysis. J. Lab. clin. Med. **62**, 753—761 (1963).
Rose, M., Blaszczyk, J., Geserick, G.: Eine humane Serumalbuminvariante (Doppelalbuminämie). Auftreten und Erbgang einer Sippe (Berliner Raum). Humangenetik **11**, 132—138 (1971).
Sandkühler, St.: pers. Mitteilung 1972.
Sandor, G., Martin, L., Martin, R.: Bisalbuminémie transitoire liée à un processus morbide. C. R. Soc. Biol. (Paris) **161**, 78—82 (1967).
Sandor, G., Martin, L., Porsin, M., Rousseau, A., Martin, R.: A new bisalbuminaemic family. Nature (Lond.) **208**, 1222—1223 (1965).
Sarcione, E. J., Aungst, C. W.: Studies on bisalbuminaemia: binding properties of the two albumines. Blood **20**, 156—165 (1962).
Scheurlen, P. G.: Über Serumeiweißveränderungen beim Diabetes mellitus. Klin. Wschr. **33**, 198—207 (1955).
Schneiderman, H., Berger, J., Krieg, A.: Albumin Syracuse: a variant demonstrated at acid pH. Nature (Lond.) **218**, 1158—1159 (1968).
Secchi, G. C., Cirla, E.: Caratterizazione della esterasie albuminica in un siero bisalbuminemica. Boll. Soc. ital. Biol. sper. **40**, 2071—2073 (1964).
Seelig, H. P., Seelig, R.: Familiäre Doppelalbuminämie vom langsam wandernden Typ. Klin. Wschr. **46**, 555—566 (1968).
Seelig, R., Seelig, H. P.: Das Serumalbumin und seine elektrophoretisch darstellbare Polymorphie. Dtsch. med. Wschr. **95**, 2493—2495 (1970).
Smith, C. A. B.: Some comments on the statistical methods used in linkage investigations. Am. J. hum. Genet. **11**, 289—304 (1959).
Stormont, C., Suzuki, Y.: Genetic control of albumin phenotyps in horses control. Proc. Soc. Expertl. Biol. & Med. **114**, 673—675 (1963).

TÁRNOKY, A. L., DOWDING, D.: Albumin Kasmir: A new variant, and its behavior on routine analysis. Clin. Chim. Acta **26**, 455—458 (1969).
TÁRNOKY, A. L., LESTAS, A. N.: A new type of bisalbuminemia. Clin. chim. Acta **9**, 551—561 (1964).
TERZANI, G., NATALIZI, G.: Su un caso di Bisalbuminemia. Lab. diagn. med. **9**, 1—4 (1966).
TSCHANKOW, I.: Beobachtungen über die gedoppelten Albuminfraktionen im Serum, im Gehirnliquor und im Harn einer neuen Familie. Z. klin. Chem. **9**. 235—237 (1971).
UNGARI, S., LOPEZ, V. V.: Doppia albuminemia. Minerva pediat. **17**, 288—291 (1965).
WEINER, L.: Pers. Mitteilung bei EARLE 1959.
WEITKAMP, L. R., ARENDS, T., GALLANGO, M. L., NEEL, J. V., SCHULTZ, J., SCHREFFLER, D. C.: The genetic structure of a tribal population, the Yanomama indians. Ann. hum. Genet. London **35**, 271—279 (1972).
WEITKAMP, L. R., BASU, A., GALL, J. C., BROWN, W.: Albumin Cayemite: a negro plasma albumin variant. Humangenetik **7**, 180—182 (1969).
WEITKAMP, L. R., BUCK, A. A.: Phenotype frequencies for four serum proteins in Afghanistan, two "new" albumin variants. Humangenetik **15**, 1—6 (1972).
WEITKAMP, L. R., CHAGNOU, N. A.: Albumin Máku: A new variant of serum albumin. Nature (Lond.) **217**, 759—760 (1968).
WEITKAMP, L. R., FRANGLEN, G., ROKALA, D. A., POLESKY, H. F., SIMPSON, N. E., SUNDERMAN, JR., F. W., BELL, H. E., SAAVE, J., LISKER, R., BOHLS, S. W.: An Electrophoretic Comparison of Human Serum albumin Variants: Eight Distinguishable Types. Human Heredity **19**, 159—216 (1969).
WEITKAMP, L. R., RUCKNAGEL, D. L., GERSHOWITZ, H.: Genetic linkage between structural loci for albumin and group specific component (Gc). Amer. J. hum. Genet. **18**, 559—571 (1966).
WEITKAMP, L. R., SHREFFLER, D. C., ROBBINS, J. L., DRACHMAN, O., ADNER, P. L.,WIEME, R. J., SIMON, N. M., COOKE, K. B., SANDOR, G., WUHRMANN, F., BRAEND, M., TARNOKY, A. L.: An electrophoretic comparison of serum albumin variants from nineteen unrelated families. Acta genet. (Basel) **17**, 399—415 (1967).
WEITKAMP, L. R., SCHREFFLER, D. C., SAAVE. J. J.: Serum Albumin variants in New Guinea indigenes. Vox. Sang. **17**, 237—240 (1969).
WIEME, R. J.: On the presence of two albumine in certain human sera and its genetic determination. Clin. chim. Acta **5**, 443—444 (1960).
WIEME, R. J.: Agar gel electrophoresis, I. vol. Amsterdam: Elsevier 1965.
WILLIAMS, D. I., MARTIN, N. H.: Bisalbuminemia with curcous acrocyanotic skin changes (2 cases). Proc. Royal. Soc. Med. **53**, 566—567 (1960).
WINTER, W. P., WEITKAMP, L. R., RUCKNAGEL, D. L.: Aminoacid substitution in two identical inherited human serum albumin variants: Albumin Oliphant and albumin Ann Arbor. Biochemistry **11**, 889—896 (1972).
WUHRMANN, F.: Albumindoppelzacken als vererbbare Blutweiweißanomalie. Schweiz. med. Wschr. **89**, 1950—1953 (1959).

A-Betalipoproteinaemia and Familial Alphalipoprotein Deficiency

By

JUNE K. LLOYD and O. H. WOLFF

With 4 Figures

I. A-Betalipoproteinaemia

1. Historical Review

In 1950 BASSEN and KORNZWEIG reported two siblings with a neurological disorder resembling Friedreich's ataxia, an atypical retinitis pigmentosa, and an unusual abnormality of the red blood cells which had not previously been described; in addition there was a history suggestive of coeliac disease in early childhood. A third case was described by SINGER *et al.* in 1952, who named the red cell abnormality acanthrocytosis (acantha: a thorn); later the term acanthocytosis was generally adopted on the suggestion of DRUEZ (1959). The first report of a low serum cholesterol (37 mg/100 ml) came in 1958 when JAMPEL and FALLS reinvestigated the patient of SINGER *et al.* and suggested that the syndrome was a primary disorder of lipid metabolism. The discovery that betalipoprotein was absent from the serum was made in 1960 by three groups of workers independently (LAMY *et al.*; MABRY *et al.*; SALT *et al.*), and since then the disorder has become known as a-betalipoproteinaemia. The history of the syndrome over the 18 years since the first description was reviewed by STURMAN in 1968. To date about 35—40 patients have been described.

Distinct from a-betalipoproteinaemia is the syndrome of familial hypo-betalipoproteinaemia in which betalipoprotein is depleted but not absent from the serum and which may show some but not all the other manifestations of a-betalipoproteinaemia. The first example of this syndrome was described in 1961 by ANDERSON who reported a child with the typical intestinal features of a-betalipoproteinaemia; serum betalipoprotein, however, was present though in reduced quantity, and the red cells showed no acanthocytosis. In 1966 VAN BUCHEM *et al.* described a family in whom variable degrees of betalipoprotein deficiency were present without evidence of fat malabsorption, acanthocytosis or neurological deficit. In 1969 MARS *et al.* described a family in whom 13 members had hypobetalipoproteinaemia which in some but not all cases was associated with neurological abnormalities; acanthocytosis was present only in those individuals with cholesterol levels below 100 mg/100 ml. This study, with those of LEVY *et al.* (1970) and FOSBROOKE *et al.* (1972) indicates that hypo-betalipoproteinaemia is inherited as an autosomal dominant as distinct from a-betalipoproteinaemia which is inherited as an autosomal recessive. Different variants may exist as demonstrated by the observations of PARTIN and SCHUBERT (1970), who showed differences in both the histological appearances of the intestinal mucosa and in the antigenic properties of betalipoprotein in two children with the disorder.

2. Clinical Features

In infancy and early childhood symptoms and signs referable to malabsorption of fat predominate. Diarrhoea is usually present from birth and the earliest age at which steatorrhoea has been documented is four weeks (Lloyd, 1968). In some children the clinical consequences of malabsorption are mild; in others however, growth failure is marked and secondary nutritional deficiencies such as rickets, iron deficiency anaemia and hypoprothrombinaemia occur. With increasing age these features tend to become less severe. Although red cell survival is somewhat shortened, frank haemolytic anaemia is unusual. The first signs of

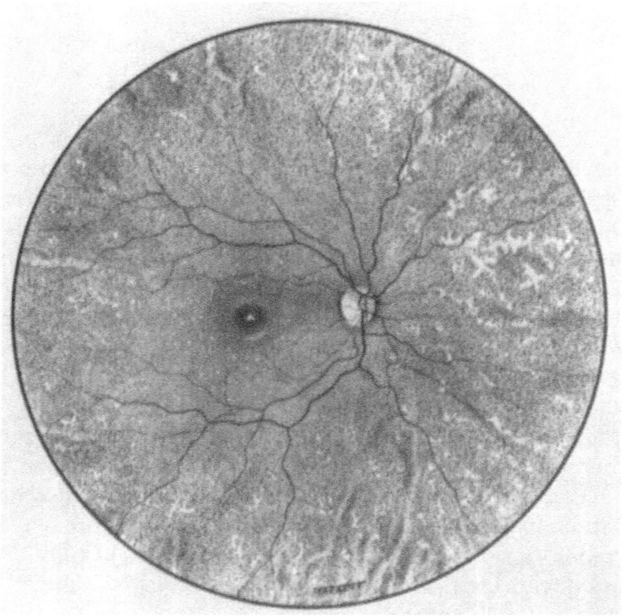

Fig. 1. Retinal Appearance in a boy aged 10 years with A-betalipoproteinaemia. (Painting by Mr. R. Tarrant, Institute of Ophthalmology, University of London)

retinal involvement may appear at about 5 years of age. The retinopathy of a-betalipoproteinaemia differs from that of classical retinitis pigmentosa in that it involves the macula as well as the periphery of the retina. Wolff *et al.* (1964) noted slight pigmentation in the macular region of the left eye when the patient originally described by Salt *et al.* (1960) reached the age of 5 years; her fundi had previously been normal. Shortly afterwards pigmentation appeared at the periphery of both retinae and at the age of 6 years there was slight impairment of dark adaptation. Rey (1961) reported an abnormal electroretinogram in a patient of 5 years 11 months. During later childhood the pigmentary abnormality becomes more obvious (Fig. 1) and subsequently visual acuity deteriorates, visual field defects occur and the patient may develop night blindness.

Neurological manifestations may also appear around the age of 5 years. The earliest symptom is usually unsteadiness in walking and the earliest sign loss or diminution of the deep tendon reflexes. Later the ataxia becomes more marked, especially in the trunk and lower limbs, there is loss of vibration and position sense, the plantar responses become extensor, and musculo-skeletal defects such as pes cavus and kyphoscoliosis occur. Athetoid movements, speech defects, extra-ocular muscle imbalance and diminished pain and temperature sensation have been reported and most patients surviving into adult life have become severely crippled (STURMAN, 1968).

Mental retardation has been noted from early childhood in a small number of patients. In reviewing this aspect FORSYTH *et al.* (1965) noted that all such children were the offspring of consanguineous matings. Mental retardation is not an integral part of the disease.

In a few patients cardiac involvement has been reported (DRUEZ, 1959; SCHWARTZ *et al.*, 1961) and in at least one patient death was associated with cardiac arrhythmia (SOBREVILLA *et al.*, 1964).

3. Laboratory Investigations

a) Serum Lipids and Lipoproteins

The serum is clear and even after a meal containing fat there is no lactescence. Concentrations of total lipid, cholesterol, phospholipid and triglyceride are very low (Table 1). Concentrations of non-esterified fatty acids (NEFA) have been reported to be normal (SALT *et al.*, 1960) or slightly decreased (ISSELBACHER *et al.*, 1964); a normal fall in plasma NEFA concentration occurs after a meal containing carbohydrate. The proportion of esterified cholesterol is slightly reduced. BAGNALL (personal communication) found the activity of lecithin: cholesterol acyl transferase, the enzyme responsible for the esterification of cholesterol, was reduced in one patient. The distribution of the individual phospholipids is abnormal (Table 1) with a decrease in the proportion of phosphatidyl choline and an increase in sphingomyelin (PHILLIPS, 1962; WAYS *et al.*, 1963). This abnormality remains unexplained and indeed is unexpected because the phospholipid of alphalipoprotein (the only lipoprotein present in these patients) normally contains a somewhat greater proportion of phosphatidyl choline than does that of betalipoprotein (PHILLIPS, 1962).

The fatty acid composition of the phospholipids (JONES and WAYS, 1967) and of the neutral lipids (JONES and WAYS, 1967; ISSELBACHER *et al.*, 1964; BARNARD *et al.*, 1970) is abnormal. In phosphatidyl choline and cholesterol ester the amount

Table 1. Serum lipids in A-betalipoproteinaemia and Tangier disease

	A-betalipoproteinaemia [a]	Tangier disease [b]	Normal range
Total Cholesterol mg/100 ml	19—48	30—117	120—250
% Esterification of cholesterol	61	64—72	66—73
Triglyceride mg/100 ml	1—12	118—332	40—125
Total phospholipid mg/100 ml	33—65	68—148	160—310
Distribution of phospholipids %			
Phosphatidyl choline	48—51	72 [c]	63—67
Sphingomyelin	37—39	13	18—22
Phosphatidyl ethanolamine	3—6	6	3—7
Lysolecithin	1—10	9	8—12

[a] Data from 7 cases studies by us (2 observations only on cholesterol esterification).
[b] Data from the 10 reported cases in the literature.
[c] Data from patient of KOCEN *et al.* (1967).

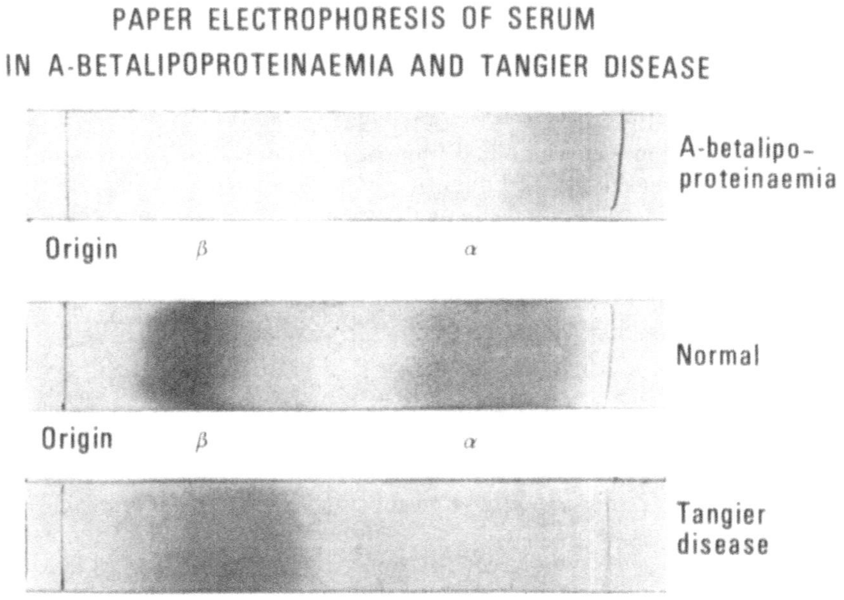

Fig. 2. Lipoprotein strips stained with Oil-Red 0; the small amount of staining material beyond alphalipoprotein represents uptake of impurities in the dye by serum albumin

of linoleic acid is very low; in triglyceride and NEFA the amounts are influenced by the composition of the diet and may approach normal levels in children receiving additional polyunsaturated fat (Barnard *et al.*, 1970). The pattern of distribution of the remaining fatty acids, especially the increase in palmitoleic acid in the NEFA fraction, indicates increased lipogenesis from carbohydrate, and the increase in nervonic acid in sphingomyelin reported by Jones and Ways (1967) is similar to that found in children treated with medium-chain triglyceride diets for various malabsorptive states (Tamir *et al.*, 1969). These abnormalities in fatty acid distribution are probably the result of the fat malabsorption and the relatively high dietary carbohydrate intake.

The serum lipoprotein abnormality can be demonstrated by paper electrophoresis (Fig. 2), by preparative ultracentrifugation, by the analytical ultracentrifuge, and by immunochemical techniques. All these methods confirm that betalipoprotein is absent, or at least present in a concentration of less than $^1/_{1000}$ of normal (Salt *et al.*, 1960). That this deficiency is not due to increased destruction of betalipoprotein has been demonstrated by estimations of the disappearance rate of infused betalipoprotein; the half-life has been estimated to be 1.5—2.5 days in children with a-betalipoproteinaemia (Wolff, 1962; Frézal *et al.*, 1961; Lees and Ahrens, 1969) and, if half-life is related to body mass (Frézal *et al.*, 1961), this value is probably normal compared with the figure of 3.5 days quoted for normal adults (Gitlin *et al.*, 1958; Volwiler *et al.*, 1955). The basic defect presumably concerns the synthesis of betalipoprotein. The recent work of Gotto *et al.* (1969) and Gotto *et al.* (1970), who were unable to detect any beta-apoprotein in the serum of affected patients, indicates that the defect concerns synthesis of the apoprotein. The observations of Lees (1967) which suggested that the defect concerns the formation of the complex betalipoprotein macromolecule, have not been confirmed. The possibility of a structurally abnormal apoprotein remains.

In addition to the absence of normal betalipoprotein from the serum there are associated abnormalities in the other serum lipoproteins and in the transport of substances normally carried by betalipoprotein. Chylomicrons and pre-betalipoproteins are absent from the serum, and thus the transport of both exogenous triglycerides (in chylomicrons) and endogenous triglycerides (in pre-betalipoproteins) is affected. Alphalipoprotein is reduced to between one-half and one-third of its normal concentration and shows changes in phospholipid distribution and fatty acid composition similar to those found in the whole serum (JONES and WAYS, 1967). Carotenoids and vitamin E (alphatocopherol) which are normally transported by betalipoprotein cannot be detected in the serum and vitamin A levels are low.

b) Tissue Lipids

The lipid content and composition have been determined in adipose tissue, liver, intestinal mucosa, and the red cell membrane. The findings in the intestine and red cells will be described in relation to the gastrointestinal and haematological abnormalities.

In adipose tissue, BROOK (personal communication) found the amount of lipid per wet weight of tissue and the size of the cells were within normal limits. The fatty acid composition shows a decrease in linoleic acid and an increase in palmitoleic acid (KUO and BASSETT, 1962; ISSELBACHER *et al.*, 1964; BARNARD *et al.*, 1970), the former being a consequence of malabsorption and the latter of increased lipogenesis.

Liver biopsy (ISSELBACHER *et al.*, 1964; BACH *et al.*, 1967) has shown fatty infiltration, and analysis of the lipids indicates that most of the increase is due to triglyceride (ISSELBACHER *et al.*, 1964); the proportion of linoleic acid was decreased.

c) Red Blood Cells

The red blood cells are abnormal in their morphology, in the lipid composition of their membranes, and in their resistance to haemolysis both in vivo and in vitro.

Acanthocytosis is a morphological abnormality which may easily be missed in stained preparations. A fresh wet undiluted film (Fig. 3) demonstrates that the majority of cells are affected and also shows the absence of normal rouleaux formation. The latter is responsible for the low erythrocyte sedimentation rate (usually less than 1 mm in 1 hr). Cells should not be suspended in normal saline as washing in saline can cause normal cells to mimic acanthocytes (FARQUHAR and WAYS, 1966). If diluted preparations are desired the cells should be fixed in formalin (SIMON and WAYS, 1964).

Red cell precursors in bone marrow smears have normal morphology (WAYS *et al.*, 1963). The shape of the acanthocytes is not corrected by incubation in normal plasma, nor can normal red cells be converted into acanthocytes by incubation in plasma from a patient with a-betalipoproteinaemia (LAMY *et al.*, 1961). Acanthocytes can, however, by transformed to normal shaped cells by suspension in 5% albumin, by lowering of the pH, and by the addition of cationic detergents or nonionic detergents containing unsaturated fatty acids (FARQUHAR and WAYS, 1966; SWITZER and EDER, 1962).

The lipids of the red cell membrane have been extensively investigated, (PHILLIPS, 1962; WAYS *et al.*, 1963; PHILLIPS and DODGE, 1968; SHACKLADY *et al.*, 1968). The total concentrations of cholesterol and phospholipid have usually been within the normal range, although in some studies red cell cholesterol has been

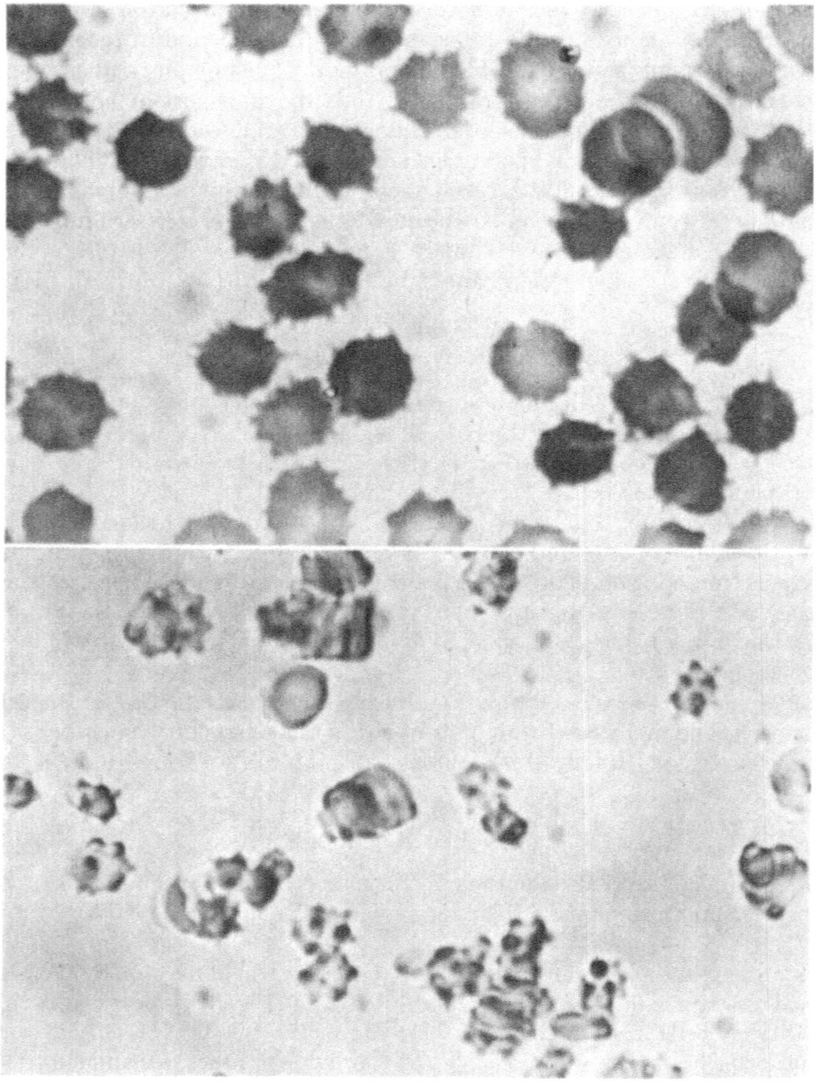

Fig. 3. Acanthocytes in A-betalipoproteinaemia. Stained blood film (upper) and fresh, wet, undiluted preparation of whole blood (lower). (Reproduced from Archives of Disease in Childhood **43**, 398 (1968) by permission of the editor and publishers)

slightly raised, and it has been suggested that there is an increase in the ratio of cholesterol to phospholipid in most patients (McBRIDE and JACOBS, 1970). Striking abnormalities are found in the distribution of the individual phospholipids and in the fatty acids esterified with the phospholipids. The main changes are similar to those present in the serum, namely a decrease in the proportion of phosphatidyl choline, an increase in sphingomyelin, and a decrease in the amount of linoleic acid.

Evidence for increased in-vivo haemolysis of acanthocytes in some patients comes from the demonstration of shortened red cell survival as measured by ^{51}Cr

(MIER *et al.*, 1960; DRUEZ, 1959), reticulocytosis, absent or decreased serum haptoglobins, increased faecal stercobilinogen, and erythroid hyperplasia of the bone marrow. Despite these laboratory findings haemolytic anaemia is not usually a clinical problem. In vitro, acanthocytes have a normal or slightly decreased osmotic fragility and increased mechanical and lysolecithin fragility (SIMON and WAYS, 1964). Autohaemolysis and peroxide haemolysis are markedly increased (SIMON and WAYS, 1964; DODGE *et al.*, 1967) and can be corrected by the addition of whole serum, of isolated lipoprotein fractions, of lipid emulsions containing cholesterol and phospholipid, and of small amounts of vitamin E (WAYS and SIMON, 1964; KAYDEN and SILBER, 1965, MULLER *et al.*, 1970). Autohaemolysis and peroxide haemolysis can also be restored to normal by the oral or intramuscular administration of large amounts of vitamin E to the patient (DODGE *et al.*, 1967; MULLER *et al.*, 1970).

The haemoglobin of acanthocytes has normal electrophoretic mobility (SALT *et al.*, 1960). Glycolysis, phosphogluconate oxidation and pentose phosphate metabolism are characteristic of a red cell population slightly enriched with young cells, and acanthocytes have a normal capacity to utilise these metabolic pathways for reduced glutathione and adenosine triphosphate maintenance and for methaemoglobin reduction (SIMON and WAYS, 1964).

d) Intestinal Absorption

The intestinal defect affects the absorption of fat and the fat-soluble vitamins. Diminished lactase activity in the intestinal mucosa has been reported in one patient (ISSELBACHER *et al.*, 1964); in three patients we studied lactase activity was normal. The absorption of d-xylose and ^{131}I-labelled albumin (MABRY *et al.*, 1960) is normal. Barium studies may show a dilatation of the small intestine as seen in coeliac disease.

Estimation of faecal fat shows that 50—80% of dietary fat is absorbed. Analysis of pancreatic enzymes and cholic acid in duodenal juice (SALT *et al.*, 1960; SCHWARTZ *et al.*, 1963; FRIEDMAN *et al.*, 1960) and of total faecal bile acids (LEYLAND, 1970) demonstrates that the intraluminar phase of fat digestion is normal. Studies of intestinal mucosa obtained by peroral biopsy locate the abnormality within the absorptive cell. Villous architecture is normal but the absorptive cells are distended and vacuolated and frozen sections stained for fat show lipid accumulation within these cells (Fig. 4). The abnormality is most marked at the villous tip where the cells are older than those in the crypts. Analysis of mucosal lipids (WAYS *et al.*, 1967) shows that the majority of lipid is triglyceride; the mucosal phospholipids, unlike the plasma phospholipids, have a normal phosphatidyl choline/sphingomyelin ratio. Light and electron microscopic studies have failed to demonstrate any lipid droplets in the intercellular spaces of lacteals, and show that the lipid accumulation decreases after a period of feeding a fat-free diet (DOBBINS, 1966).

No chylomicrons can be found in the blood after a fat-containing meal and triglyceride levels fail to rise (SALT *et al.*, 1960; ISSELBACHER *et al.*, 1964; BARNARD *et al.*, 1970). Post-heparin lipolytic activity, an estimate of the enzyme lipoprotein lipase which hydrolyses chylomicron triglyceride, is virtually absent (KUO *et al.*, 1965; BARNARD *et al.*, 1970). Although total serum triglyceride levels do not rise after a fat meal analysis of the fatty acids in the individual serum lipid fractions (BARNARD *et al.*, 1970) shows increases in the specific dietary fatty acids in serum NEFA, cholesterol ester and triglyceride, and thus confirms the absorption of dietary fat, presumably via the portal route as NEFA carried by albumin.

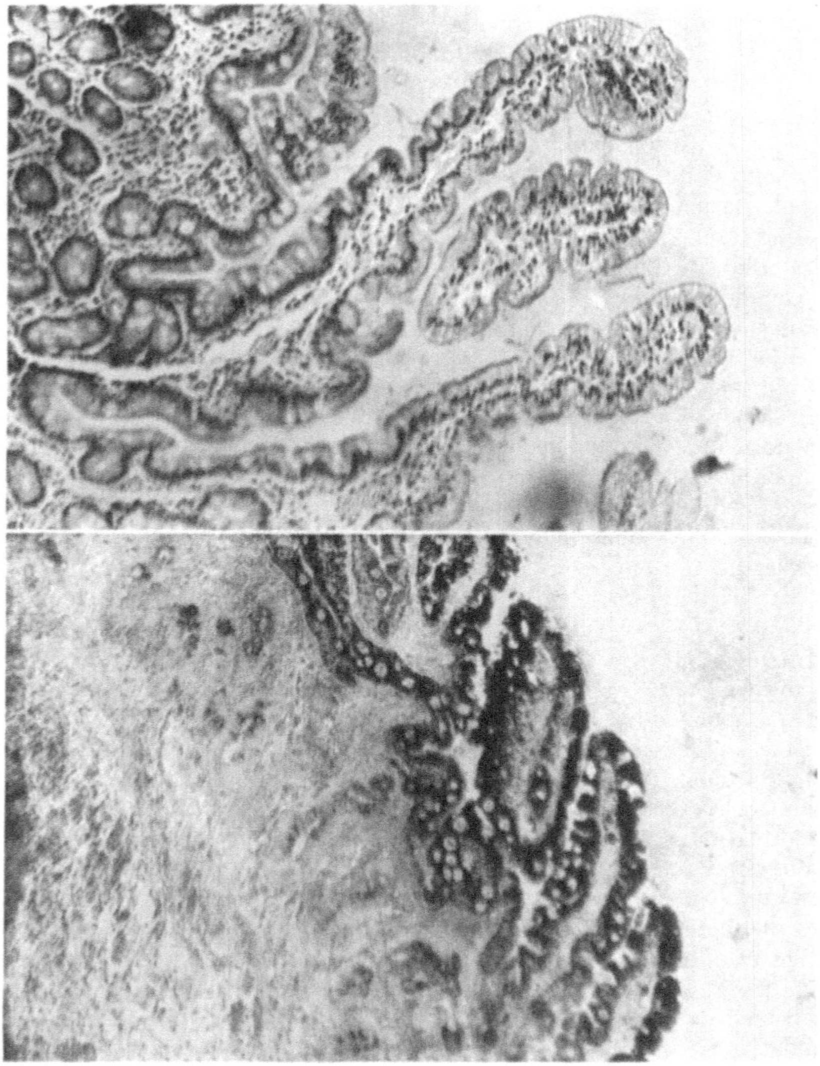

Fig. 4. Intestinal Mucosa in A-betalipoproteinaemia. Upper preparation (stained with haematoxylin and eosin) shows vacuolated appearance of mucosal cells, and lower preparation (frozen section stained with Sudan Black B) demonstrates accumulation of lipid. [Upper plate reproduced from Bristol Medico Chirurgical Journal, **84**, 161 (1969) and lower plate from Archives of Disease in Childhood, **43**, 399 (1968) by permission of the editors and publishers]

Absorption of the fat-soluble vitamins K and E is impaired, as shown by hypoprothrombinaemia and undetectable serum vitamin-E levels even after an oral load of vitamin E (Muller, 1971). Vitamin D deficiency, however, is unusual. Serum levels of calcium, phosphorus and alkaline phosphatase are normal and in the few instances in which rickets has occurred it has responded to conventional doses of oral vitamin D (Forsyth *et al.*, 1965).

e) Retinal and Neurological Function

Tests of dark adaptation (WOLFF *et al.*, 1964), electroretinograms and electro-oculograms (REY, 1961; MULLER *et al.*, 1970) may be abnormal. Electroencephalograms and the cerebrospinal fluid are normal. Motor nerve-conduction velocities may be delayed (MULLER *et al.*, 1970) but electromyography, peripheral nerve biopsy and muscle biopsy have been reported as normal (SCHWARTZ *et al.*, 1963). An autopsy (SOBREVILLA *et al.*, 1964) showed focal areas of demyelinisation in peripheral nerves, extensive demyelinisation of posterior columns and spino-cerebellar tracts, loss of anterior horn cell nuclei, loss of nuclei from the cerebellar molecular layer, and some loss of Betz cells from the cerebral cortex.

4. Pathogenesis of Lesions and Functions of Betalipoprotein

a) Red Cells

The abnormality in the lipid composition of the red cell membrane appears to be secondary to the serum lipid abnormality. Normally exchange occurs between the lipids in the plasma and those in the red cell membrane. When betalipoprotein is absent and alphalipoprotein depleted, this exchange is likely to be interfered with. The findings that the red cell precursors in the bone marrow are normal and that the phospholipid composition of a population of younger red cells is less abnormal than that of older red cells (WAYS and SIMON, 1964) support the concept that cells become abnormal due to exposure to the abnormal plasma environment. The exact mechanism responsible for the distortion of red-cell shape is not known; MCBRIDE and JACOB (1970) postulate that accumulation of membrane cholesterol is responsible for the wrinkling of the membrane and have shown this to occur experimentally as cells gain cholesterol. This cannot, however, be the sole explanation as in certain forms of liver disease and in familial plasma cholesterol ester deficiency disease (GJONE *et al.*, 1968) the red cells which contain markedly increased amounts of cholesterol become target cells rather than acanthocytes. Moreover in most patients with a-betalipoproteinaemia membrane cholesterol is not elevated. The fact that cell shape can be restored to normal by certain detergents suggests that the shape may be due to changes in the surface tension or surface charge of the membrane. However, sialic acid, which is responsible for the electro-negativity, is present in normal concentrations and the surface charge is also normal (FARQUHAR and WAYS, 1966).

The correction of abnormal autohaemolysis or peroxide haemolysis by very small amounts of vitamin E suggests that levels of vitamin E in the membrane may be reduced. Correction of this aspect of abnormal red cell function, however, is not accompanied by restoration of normal shape.

b) Absorptive Defect

The malabsorption of fat is due to the failure of chylomicron synthesis with consequent distension of the absorptive cell with triglyceride. Triglyceride synthesis within the cell has been shown to be normal (ISSELBACHER *et al.*, 1964). The demonstration that puromycin, an inhibitor of protein synthesis, when fed to rats produces an intestinal lesion similar to that found in a-betalipoproteinaemia (SABESIN *et al.*, 1964) suggests that the impairment of chylomicron synthesis results from either a failure of protein synthesis or a failure of the lipid to combine with protein. The role of betalipoprotein, if any, in this process is not clear. Infusion of betalipoprotein in amounts sufficient to produce normal serum concentrations (FRÉZAL *et al.*, 1961; LEES and AHRENS, 1969) does not lead to improvement in fat absorption, nor to formation of chylomicrons by the intestinal cell or of pre-betalipoprotein by the liver. The absorptive defect therefore cannot be attributed to the lack of circulating betalipoprotein.

c) Retinal and Neurological Defect

The pathogenesis of the neurological and retinal lesions is unknown. The lipoproteins of the nervous system are metabolically active (GAITONDE, 1963) and it is possible that nerve and/or retinal cells which have suffered prolonged exposure to serum deficient in lipoproteins might undergo impairment of function and degeneration (WOLFF, 1965). In this connection it is pertinent to recall that neurological lesions may also occur in familial alphalipoprotein deficiency (p. 617) and in syndromes associated with hypobetalipoproteinaemia (MARS *et al.*, 1969).

The possibility that the lesions may be due to other serum deficiencies needs to be considered. The low levels of linoleic acid are unlikely to be the sole explanation as similarly low levels occur in other malabsorptive states. Nevertheless the finding of reduced levels of this fatty acid in the serum of patients with multiple sclerosis showing evidence of recent deterioration (BAKER *et al.*, 1966) indicates that linoleic acid deficiency cannot be excluded as a contributory factor. The suggestion that vitamin A might play a part in the causation of the retinopathy (SALT *et al.*, 1960) became less likely when it was shown that a patient in whom normal serum levels of vitamin A had been maintained from the age of 18 months developed retinopathy at the age of 5 years (WOLFF *et al.*, 1964). Vitamin E deficiency is known to produce a variety of lesions in animals including encephalomalacia in chicks (PAPPENHEIMER and GOETTSCH, 1931) and myopathy in rats (GOETTSCH and PAPPENHEIMER, 1941) but apart from its possible role in the anaemia of prematurity (OSKI and BARNESS, 1967; RITCHIE *et al.*, 1968) vitamin E has not so far been shown to have an important physiological function in man. Administration of large doses of this vitamin to children with a-betalipoproteinaemia corrects the abnormal red cell haemolysis (DODGE *et al.*, 1967; LLOYD and MULLER, 1972) and in one patient may have resulted in some improvement in retinal function and nerve conduction velocities (LLOYD and MULLER, 1972).

The main functions of betalipoprotein appear to be the carriage of carotenoids and vitamin E and the maintenance of the integrity of the red cell membrane and possibly of the function and structure of nerve and retinal cells. Betalipoprotein or the enzymes associated with its formation also appears to be essential for the transport of glycerides out of intestinal and hepatic cells.

5. Genetics

A-betalipoproteinaemia is inherited as an autosomal recessive, the affected individuals being homozygous for the gene defect. The fact that consanguinity was present in 7 of the first 14 reported families suggested that the condition is rare. However, as more cases have been recognised the incidence of consanguinity has declined and in our experience of 7 cases, only one was the offspring of a cousin marriage. Thus the condition may not be as rare as was originally suggested.

The heterozygotes are symptom-free and have normal fat absorption, red blood cells and neurological and retinal function. In most studies the parents' serum lipoproteins have been normal but we have found reduced concentrations of betalipoprotein in four out of eight parents examined. In one family increased concentrations of betalipoprotein were found in both parents and in 3 members of the maternal family (FORSYTH *et al.*, 1965). These variable findings in the heterozygotes suggest a more complex genetic situation than was originally suspected and possibly the existence of more than one allele.

6. Diagnosis

The diagnosis should be suspected in all patients with unexplained malabsorption, particularly if the symptoms date from birth, and in older children and young adults who have atypical retinitis pigmentosa or a Friedreich-like ataxic neuropathy. The demonstration of acanthocytes in a fresh wet undiluted blood film together with the finding of a serum cholesterol concentration below 50 mg/100 ml is virtually diagnostic. The absence of betalipoprotein can then be confirmed by electrophoresis, ultracentrifugation or immunochemical techniques. Acanthocytosis is not pathognomonic. Cells morphologically similar to acanthocytes although not showing the characteristic chemical changes in the red cell membrane have been described in patients with alcoholic liver disease (Cooper, 1969) and in infants with "neonatal hepatitis" (Tchernia *et al.*, 1968); acanthocytes have also been found in familial hypo-betalipoproteinaemia (Mars *et al.*, 1969) and have occurred in association with neurological disorders in some families with normal serum betalipoprotein levels (Estes *et al.*, 1967; Critchley *et al.*, 1968). Neither is the appearance of the jejunal mucosa pathognomonic. Anderson *et al.* (1961) described a child with steatorrhoea and a mucosal abnormality identical to that found in a-betalipoproteinaemia, but in whom the red cells were normal and serum betalipoprotein was reduced rather than absent.

7. Prognosis and Treatment

Most of the patients described are children and the average life span is not yet known. Progressive crippling from the neurological and retinal lesions occurs in adolescence and adult life. Pregnancy has occurred in at least one patient (Druez, 1959); this 30-year-old woman had become pregnant 4 times, the first three pregnancies ending in abortion and the fourth in the birth of a "hypotrophic" infant who died at the age of two months from pneumonia. Death due to cardiac arrhythmia has occurred in 2 patients (Sobrevilla, 1964; Fredrickson, personal communication) and death due to prolonged bleeding occurred in a sibling previously diagnosed as having "coeliac disease" (Baber, personal communication).

Betalipoprotein in a form suitable for parenteral administration is not yet available. Even if it were, there is no certainty that it would prevent or arrest the manifestations of the disease. The failure of improvement in the intestinal defect after maintenance of normal serum levels for 6 days following repeated infusions of plasma (Lees and Ahrens, 1969) suggests that at least this aspect of the condition is unresponsive to such a therapeutic approach.

Current therapy is therefore symptomatic. Steatorrhoea can be controlled by reducing the dietary intake of long-chain triglyceride, and such a measure alone may result in marked clinical improvement and growth acceleration. The original patient of Salt *et al.* (1960) has now been followed for 10 years and growth and intellectual development have been normal. The inclusion of some polyunsaturated fat in the diet results in an increase in the linoleic acid content of serum and tissue lipids (Jones and Ways, 1967; Barnard *et al.*, 1970) but it is not known whether this is of clinical benefit. Medium-chain triglyceride, whose fatty acids are absorbed directly into the portal blood stream thus bypassing the chylomicron route, may be needed for some patients to provide additional calories and to improve the palatability of the low fat diet (Isselbacher *et al.*, 1964; Lloyd,

1968). Large amounts of medium-chain triglyceride may, however, increase the malabsorption of dietary long-chain triglyceride, presumably by competing for available binding sites for fatty acids on albumin in the portal blood stream (LLOYD and MULLER, 1972).

Additional fat-soluble vitamins should be given. Normal amounts of vitamin D appear sufficient to prevent rickets, but very large doses of a water-miscible preparation of vitamin A (up to 20000 I.U./day) are needed to maintain normal plasma levels (WOLFF *et al.*, 1964). Vitamin K should be given in doses sufficient to maintain a normal prothrombin time. Very large oral doses of vitamin E are required to produce detectable serum levels and to maintain normal red cell peroxide haemolysis; LLOYD and MULLER (1972) recommend daily doses of 100 mg/kg. Even with such doses only about one quarter of the normal serum concentration is achieved, presumably because this represents the maximum carrying capacity of the reduced amount of alphalipoprotein present in these patients. In two children followed by us for periods of 5 years vitamin E therapy may have reduced the rate of progression of the neurological and retinal lesions (LLOYD and MULLER, 1972). It remains to be seen whether vitamin E therapy, started in infancy, will prevent the development of these lesions.

II. Familial Alphalipoprotein Deficiency (Tangier Disease)

1. Historical Review

In 1960 a 5-year-old boy from Tangier Island, Virginia, underwent the operation of tonsillectomy on account of greatly enlarged tonsils which had a peculiar yellow-orange colour. In addition his liver, spleen and superficial lymph nodes were enlarged. His six-year-old sister was also found to have large tonsils of a similar colour. The tonsils and lymph nodes contained large amounts of cholesterol esters and the sera of both children had virtually no alphalipoprotein (FREDRICKSON *et al.*, 1961). The condition was named Tangier Disease after the island home of these children. During the next five years a further 4 patients from 2 unrelated families were described (FREDRICKSON *et al.*, 1962; HOFFMAN and FREDRICKSON, 1965). Two of these patients were adults who had corneal opacities in addition to the other features (HOFFMAN and FREDRICKSON, 1965).

Peripheral neuropathy was recognised as a clinical manifestation of the disorder in 1967 when a 38-year-old man was reported from London (KOCEN *et al.*,

Table 2. Main features in

Case no.	Patients, Place and Authors	Sex	Age at diagnosis (years)	Tonsillar and/or pharyngeal abnormality
1.	Tangier (USA) (FREDRICKSON *et al.*, 1961)	♂	5	+
2.	Tangier (USA) (FREDRICKSON *et al.*, 1961)	♀	6	+
3.	Missouri (USA) (FREDRICKSON *et al.*, 1962)	♀	8	+
4.	Missouri (USA) (FREDRICKSON *et al.*, 1962)	♀	12	+
5.	Kentucky (USA) (HOFFMAN and FREDRICKSON, 1965)	♂	45	+
6.	Kentucky (USA) (HOFFMAN and FREDRICKSON, 1965)	♂	48	+
7.	London (UK) (KOCEN *et al.*, 1967)	♂	37	+
8.	New Orleans (USA) (ENGEL *et al.*, 1967)	♀	16	+
9.	New Orleans (USA) (ENGEL *et al.*, 1967)	♀	24	
10.	Bern (Switzerland) (KUMMER *et al.*, 1968)	♂	40	+

1967) and two sisters aged 16 and 24 years from the United States (ENGEL *et al.*, 1967). A 40-year-old man who also had a mild neuropathy was reported from Switzerland in 1968 (KUMMER *et al.*, 1968).

2. Clinical Features

The main clinical features of the first 10 patients to be described are given in Table 2 and appear to be the result of widespread deposition of cholesterol esters in the tissues. The appearance of the tonsils is pathognomic. Even when the tonsils have been removed the appearance of the remaining lymphoid tissue in the pharynx is distinctive. One adult patient (KUMMER *et al.*, 1968) had mild chronic jaundice (serum bilirubin 1.5—4.0 mg/100 ml), decreased red cell survival and thrombocytopaenia. In another adult (HOFFMAN and FREDRICKSON, 1965) thrombocytopaenia and leucopaenia resolved after splenectomy.

Neurological manifestations have occurred in 6 of the 10 patients and were the presenting feature in 3 patients (KOCEN *et al.*, 1967; ENGEL *et al.*, 1967). In only 3 patients (two girls aged 12 and 16 years, and a boy aged 11 years) has further neurological examination, including electromyography, shown no abnormalities. In all the affected patients the neurological lesion has been a peripheral neuropathy which may be asymmetrical and relapsing and which affects the motor and sensory fibres. The main neurological features are given in Table 3. Corneal opacities due to a hazy infiltration throughout the corneal stroma have been present in 4 patients.

Gastrointestinal symptoms have been present in 2 patients. A 42-year-old man (HOFFMAN and FREDRICKSON, 1965) had had intermittent diarrhoea for several years, and a 24-year-old woman (ENGEL *et al.*, 1967) developed colitis with abdominal pain and bloody diarrhoea at the age of 15 years. In the first patient the symptoms subsided after splenectomy and in the second the colitis responded to treatment with salicylazosulfapyridine. In neither patient was faecal fat excretion increased, and fat malabsorption has not been a feature in any of the other patients. Small-intestinal biopsy has shown a normal mucosa (FREDRICKSON, 1966; ENGEL *et al.*, 1967). Deposition of cholesterol ester has been found in the rectal mucosa of 5 patients and in the bone marrow of 7 patients. Lipid deposition may also occur in the skin (WALDORF *et al.*, 1967), and again the predominant lipid is cholesterol ester.

10 patients with Tangier disease

Hepato-splenomegaly	Corneal opacity	Neuropathy	Abnormal rectal mucosa	Others
+	0	0	not examined	
0	0	+	not examined	
0	0	0	not examined	Pulmonary stenosis
+	0	0	not examined	
+	+	+	+	Hypersplenism; skin xanthoma
0	+	0	+	Coronary artery disease, died aged 48
+	+	+	+	Proteinuria
+	0	+	not examined	
0	+	+	+	Colitis
+	+	+	+	Hyperbilirubinaemia and decreased red cell survival

Table 3. Neurological abnorma-

Patients case no.[a]	Sex	Clinical features	Age of onset (years)
Case 2	♀	Transient R ptosis for 2 months	9
Case 5	♂	L ptosis, slight weakness L shoulder girdle and gastrocnemius, fasciculation calves, ankle jerks depressed	48
Case 7	♂	Dissociated pain and temperature loss over most of body, weakness periorbital muscles, wasting and weakness hand muscles L > R, ankle jerks absent	27
Case 8	♀	Mild, fluctuating, asymmetrical sensory symptoms in feet; weakness both lower limbs, sensory symptoms in arms, diplopia	12
Case 9	♂	Mild transient L ptosis; occasional diplopia; relapsing sensory symptoms and weakness in toes; later developed sensory symptoms all extremities with weakness, all reflexes depressed	8
Case 10	♂	Weakness of dorsiflexors of toes of both feet and plantar flexors of left. Diminished ankle jerks	40

[a] Case numbers are the same as those used in Table 2.

The clinical course of the disease appears to be slowly progressive. It is not yet known whether all patients will ultimately develop neurological complications; in one 48-year-old man these had not produced any symptoms and were only found on examination. One patient has died at the age of 48 years (Hoffman and Fredrickson, 1965). He had angina pectoris for the preceding 5 years and his sudden death was presumed to be due to myocardial infarction. Autopsy was not performed.

3. Laboratory Investigations

a) Serum Lipids and Lipoproteins

The serum is usually slightly turbid even in the fasting state and the triglyceride concentration is moderately increased; concentrations of total cholesterol and phospholipid, however, are reduced (Table 1). The percentage of esterified cholesterol is normal; conflicting results regarding the levels of the enzyme responsible for cholesterol esterification (lecithin: cholesterol acyl transferase) have been reported (Shoenborn *et al.*, 1971). The distribution of the individual phospholipids shows a slight increase in the proportion of phosphatidyl choline and a reduction in the proportion of sphingomyelin in contradistinction to a-betalipoproteinaemia in which there is a reduction in phosphatidyl choline and an increase in sphingomyelin. The fatty acid composition of the individual lipid esters shows no abnormality, nor have any unusual fatty acids (such as phytanic acid) been demonstrated (Kocen *et al.*, 1967; Engel *et al.*, 1967).

The lipoprotein abnormality can be demonstrated by electrophoretic, ultracentrifugal and immunochemical techniques. Paper electrophoresis (Fig. 2) shows that the alpha-lipoprotein band is absent and that the betalipoprotein band is reduced in intensity and has an advanced mobility so that it occupies the pre-betalipoprotein area. On preparative ultracentrifugation there are only trace amounts of cholesterol in the high-density (>1.063) fraction containing the alpha-lipoprotein; the somewhat greater amounts of phospholipid found in this fraction are probably main-

lities in Tangier disease

Nerve conduction tests	Muscle biopsy	Electro-myogram	Nerve biopsy
—	—	normal	—
decreased in peroneal nerve	slight denervation	denervation	—
motor nerve conduction decreased, sensory action potentials absent	—	denervation	Increase in endoneurial collagen; lipid deposition
normal	denervation (some "myopathic" features)	denervation	normal
normal	denervation	denervation	normal
normal	—	denervation	—

ly associated with other serum proteins. The low-density lipoproteins show a reduction in the lipoproteins of density 1.019—1.063 (Sf 3—12) corresponding to betalipoproteins, and an increase in the lipoproteins of density <1.019 (Sf 15—100) corresponding to prebetalipoproteins. The lipid composition of all the lipoproteins is abnormal, the proportion of triglyceride being increased (KOCEN *et al.*, 1967). This excess triglyceride is demonstrable even in the small amount of high-density material. Immunochemical studies have shown that high-density lipoprotein (alpha-lipoprotein) is present at about one-twelfth of its normal concentration. Furthermore, it is now established that this protein is immunologically distinct from normal alpha-lipoprotein and it has therefore been designated alphalipoprotein T (LEVY and FREDRICKSON, 1966). Characterisation of the apoprotein is not yet complete and conflicting results have been obtained by various investigators (FREDRICKSON *et al.*, 1972; KOSTNER *et al.*, 1972).

b) Tissue Lipids

Histochemical studies have demonstrated that the major lipid accumulating in the tissues is cholesterol ester and this has been confirmed by analysis of tonsils, lymph nodes and spleen (FREDRICKSON, 1966). In contrast to the normal distribution of fatty acids in cholesterol ester in the serum, oleic acid (C 18:1) predominates in the tissues (FREDRICKSON, 1966). This feature, however, is not specific to Tangier disease, as FREDRICKSON found a similar distribution in cholesterol ester deposits in eosinophilic granuloma and it also has been described in fatty streaks in the aortic wall (BÖTTCHER *et al.*, 1960).

The red cell membrane has normal concentrations of total cholesterol and phospholipids (FREDRICKSON, 1966; SHACKLADY *et al.*, 1968). The distribution of the individual phospholipids, however, shows a similar abnormality to that found in the plasma, i.e. a relative increase in phosphatidyl choline and decrease in sphingomyelin (SHACKLADY *et al.*, 1968). The fatty acid composition of the phospholipids is normal.

c) Other Laboratory Findings

No other constant abnormalities have been found. Hyperbilirubinaemia and decreased red cell survival in one patient has already been mentioned. Proteinuria (about 1 g/day) was present in one adult man (KOCEN *et al.*, 1967) but the cause has not been determined; renal biopsy was not performed. Raised serum uric acid was found in two adults (HOFFMAN and FREDRICKSON, 1965). In our experience serum vitamin A and E levels are normal.

4. Pathogenesis of Lesions and Functions of Alphalipoprotein

The pathogenesis of the lesions remains uncertain but the remarkable clinical features shown by patients with absence of normal alphalipoprotein permits speculation regarding its functions. No specific carrier function has been identified. Alphalipoprotein does not appear to be necessary for chylomicron formation. Analysis of the lipid composition of the chylomicrons has, however, shown a fourfold decrease in the amount of cholesterol (FREDRICKSON, 1966) although the amount of phospholipid is normal. There is as yet no explanation for this reduction in cholesterol. Clearing of chylomicrons from the serum may be somewhat retarded, presumably due to the endogenous hypertriglyceridaemia present in most patients; lipoprotein lipase activity is normal. The endogenous hypertriglyceridaemia has been shown to be responsive to changes in dietary carbohydrate intake (LEVY *et al.*, 1966), but the reasons for the increase in very low-density lipoprotein (pre-beta) and decrease in the low-density lipoprotein (beta) are not known. Absence of one major lipoprotein appears to affect the quantity and composition of the other lipoprotein classes both in Tangier disease and in a-betalipoproteinaemia.

The major function of alphalipoprotein appears to be the control of tissue cholesterol storage. The mechanics whereby normal alphalipoprotein prevents excessive storage of cholesterol ester in tissues is not known. It has been suggested (FREDRICKSON *et al.*, 1967) that alphalipoprotein enhances the stability of circulating particles containing lipids, and that when the lipoprotein is absent the unstable particles are more susceptible to removal by phagocytic cells. The cholesterol esters may represent the increasing residue of such an uptake.

Whether the neurological lesions can be explained solely on the basis of cholesterol storage within the peripheral nerves is not established. Lipid deposition within nerves has so far been demonstrated in only one patient (KOCEN *et al.*, 1967). In considering the pathogenesis of the neuropathy in their two patients, ENGEL *et al.* (1967) regard lipid deposition as unlikely because of their failure to demonstrate lipid within the biopsied nerves and because the neuropathy ran a relapsing course. Now that 6 of 10 patients have been found to have peripheral neuropathy it is clear that this abnormality is an integral part of the disease.

5. Genetics

The mode of inheritance appears to be autosomal recessive and the primary defect presumably concerns the synthesis of normal alphalipoprotein. Studies of the serum lipoproteins in the families of all ten patients show most of the presumed heterozygotes to have reduced levels of alphalipoprotein, as determined by estimation of cholesterol in the high-density fraction. In individual subjects and in particular in the females the concentrations of alphalipoprotein have been found to be variable (Fredrickson, 1964). The lowest levels of alphalipoprotein have been found in the male heterozygotes (FREDRICKSON, 1966). In addition to the reduced-

concentrations of alphalipoprotein, small amounts of the abnormal alpha T lipoprotein are detectable in heterozygotes (LEVY and FREDRICKSON, 1966).

Clinical examination of heterozygotes has not shown evidence of tissue storage of cholesterol. The mother of the Tangier probands had an occasional foamcell in her bone marrow (FREDRICKSON, 1966) but chemical analysis of tonsils (FREDRICKSON, 1964) and examination of the bone marrow in other parents have not shown any abnormalities (FREDRICKSON, 1966). An inverse relationship between serum triglyceride and alphalipoprotein cholesterol has been demonstrated in heterozygotes. The brother of the London proband (KOCEN *et al.*, 1967) had hypertriglyceridaemia in the fasting state due to increased pre-betalipoprotein. It is not yet known whether this tendency to hyperglyceridaemia in the heterozygotes is associated with an increased risk of atherosclerosis.

6. Diagnosis

The appearance of the tonsils is pathognomonic for Tangier disease. The diagnosis should be suspected in patients with unexplained lymphadenopathy, hepatosplenomegaly, neuropathy or corneal opacites. We are not aware of any other condition in which raised fasting levels of triglyceride are found together with low levels of cholesterol. Hypertriglyceridaemia is not, however, an invariable finding and to confirm the diagnosis it is essential to demonstrate the lipoprotein abnormality by electrophoresis, ultracentrifugation and by immunochemical techniques. The lipoprotein pattern of the relatives should be investigated to confirm the familial nature of the disorder.

Other disorders in which concentrations of alphalipoprotein are very low have to be considered in the differential diagnosis. Low levels frequently occur in association with severe hepatocellular disease and in some of the lipid storage disorders, notably Niemann-Pick disease (sphingomyelin lipidosis), Gaucher's disease (cerebroside lipidosis), and Wolman's disease (acid lipase deficiency, PATRICK and LAKE, 1969). In none of these conditions, however, are the tonsils affected and the other clinical features together with analysis of tissue lipids usually lead to the correct diagnosis. Marked deficiency of alphalipoprotein has also been reported in familial plasma cholesterol ester deficiency (lecithin: cholesterol acyl transferase deficiency) and these patients also have corneal opacities (TORSVIK *et al.*, 1968; HAMNSTRÖM *et al.*, 1969); total cholesterol concentrations, however, are either normal or increased and nearly all the cholesterol is in the unesterified form.

7. Prognosis and Treatment

One of ten patients (case 6) died at the age of 48 years from presumed myocardial infarction; whether this was related to the lipoprotein disorder and in particular to the hypertriglyceridaemia is not known. All the surviving adult patients have some neurological involvement; neurological disability has been slowly progressive in case 7 (KOCEN and LLOYD, unpublished observations).

Preparations of alphalipoprotein suitable for replacement therapy are not yet available. In one patient (case 7) attempts have been made to modify the serum lipid and lipoprotein pattern by the use of a low-carbohydrate diet and the administration of clofibrate (chlorphenoxyisobutyrate), the aim being to lower serum triglyceride levels and thus possibly reduce the risk of atherosclerosis. Observations over a three-year period have shown some reduction in serum triglyceride and a twofold increase in betalipoprotein with a consequent slight increase in serum cholesterol. No change has occurred in the concentration of alphalipoprotein, nor has the therapy resulted in clinical improvement (LLOYD, FOSBROOKE and KOCEN, unpublished).

References

ANDERSON, C. M., TOWNLEY, R. R. W., FREEMAN, M., JOHANSEN, P.: Unusual causes of steatorrhoea in infancy and childhood. Med. J. Aust. **2**, 617–622 (1961).

BACH, CH., POLONOVSKI, C., LELUE, R., JOLLY, G., MOSZER, G.: L'absence congénitale bêta-lipoprotéines. Arch. franç. Pediat. **24**, 1093–1110 (1967).

BAKER, R. W. R., THOMPSON, R. H. S., ZILKHA, K. J.: Changes in the amounts of linoleic acid in the serum of patients with multiple sclerosis. J. Neurol. Neurosurg. Psychiat. **29**, 95–98 (1966).

BARNARD, G., FOSBROOKE, A. S., LLOYD, J. K.: Neutral lipids of plasma and adipose tissue in a-betalipoproteinaemia. Clin. chim. Acta **28**, 415–420 (1970).

BASSEN, F. A., KORNZWEIG, A. L.: Malformation of the erythrocytes in a case of atypical retinitis pigmentosa. Blood **5**, 381–387 (1950).

BÖTTCHER, C. J. F., WOODFORD, F. P., TER HAAR ROMENY-WACHTER, C. CH., BOELSMA-VAN HOUTEN, E., VAN GENT, C. M.: Fatty acid distribution in lipids of the aortic wall. Lancet **1960 I**, 1378–1383.

VAN BUCHEM, F. S. P., POL, G., DE GIER, J., BÖTTCHER, C. J. F., PRIES, C.: Congenital beta-lipoprotein deficiency. Amer. J. Med. **40**, 794–804 (1966).

COOPER, R. A.: Anemia with Spur cells: a red cell defect acquired in serum and modified in the circulation. J. clin. Invest. **48**, 1820–1831 (1969).

CRITCHLEY, E. M. R., CLARK, D. B., WIKLER, A.: Acanthocytosis and neurological disorder without A-betalipoproteinaemia. Arch. Neurol. **18**, 134–140 (1968).

DOBBINS, W. O. III: An ultrastructural study of the intestinal mucosa in congenital betalipoprotein deficiency with particular emphasis upon the intestinal absorptive cell. Gastroenterology **50**, 195–210 (1966).

DODGE, J. T., COHEN, G., KAYDEN, H. J., PHILLIPS, G. B.: Peroxidative hemolysis of red blood cells from patients with a-betalipoproteinaemia (Acanthocytosis). J. clin. Invest. **46**, 357–368 (1967).

DRUEZ, G.: Un nouveau cas d'acanthocytose: dysmorphie érythrocytaire congénitale avec rétinite, troubles nerveux et stigmates degénératifs. Rev. Hémat. **14**, 3–11 (1959).

ENGEL, W. K., DORMAN, J. D., LEVY, R. I., FREDRICKSON, D. S.: Neuropathy in Tangier Disease. Arch. Neurol. **17**, 1–9 (1967).

ESTES, J. W., MORLEY, T. W., LEVINE, I. M., EMERSON, C. P.: A new hereditary acanthocytosis syndrome. Amer. J. Med. **42**, 868–881 (1967).

FARQUHAR, J. W., WAYS, P.: A-betalipoproteinaemia. In: The Metabolic Basis of Inherited Disease. Ed. J. B. STANBURY, J. B. WYNGAARDEN, and D. S. FREDRICKSON. 2nd ed., pp. 509–522. New York: McGraw-Hill 1966.

FORSYTH, C. C., LLOYD, J. K., FOSBROOKE, A. S.: A-betalipoproteinaemia; a case report. Arch. Dis. Childh. **40**, 47–52 (1965).

FREDRICKSON, D. S.: The inheritance of high-density lipoprotein deficiency (Tangier Disease). J. clin. Invest. **43**, 228–236 (1964).

FREDRICKSON, D. S.: Familial high-density lipoprotein deficiency: Tangier Disease. In: Metabolic Basis of Inherited Disease. Ed. J. B. STANBURY, J. B. WYNGAARDEN, and D. S. FREDRICKSON. 2nd ed., pp. 486–508. New York: McGraw-Hill 1966.

FREDRICKSON, D. S., ALTROCCHI, P. H., ALVIOLI, L. V., GOODMAN, De W. S., GOODMAN, H. C.: Tangier Disease. Ann. intern. Med. **55**, 1016–1031 (1961).

FREDRICKSON, D. S., GOTTO, A. M., LEVY, R. I.: Familial Lipoprotein Deficiency. In: The Metabolic Basis of Inherited Disease. Ed. J. B. STANBURY, J. B. WYNGAARDEN, and D. S. FREDRICKSON, 3nd. ed. pp. 493–520. New York: McGraw-Hill 1972.

FREDRICKSON, D. S., SHIRATORI, T., YOUNG, O. M.: Genetic control of high-density lipoprotein concentrations in man. Circulation **26**, 653 (1962).

FREDRICKSON, D. S., LEVY, R. I., LEES, R. S.: Fat transport in lipoproteins—an integrated approach to mechanisms and disorders. New. Engl. J. Med. **276**, 32–44 (1967).

FRÉZAL, J., REY, J., POLONOVSKI, J., LÉVY, G., LAMY, M.: L'absence congénitale de bêta-lipoprotéines: étude de l'absorption intestinale près, exsanguinotransfusion: mesure de la demi-vie des lipoproteines injectees. Rev. franç. Étud. clin. biol. **6**, 677–683 (1961).

FRIEDMAN, I. S., COHN, H., ZYMARIS, M., GOLDNER, M. G.: Hypocholesterolaemia in idiopathic steatorrhea. Arch. intern. Med. **105**, 136–140 (1960).

GAITONDE, M. K.: The turnover of proteolipids and phosphatidopeptides in the brain. In: Brain Lipids and Lipoproteins and the Leucodystrophies. Ed. J. FOLCH-PI and H. BAUER, pp. 42–56. Amsterdam: Elsevier 1963.

GITLIN, D., CORNWELL, D. G., NAKOSATO, D., ONCLEY, J. L., HUGHES, W. L., JANEWAY, C. A.: Studies on the metabolism of plasma proteins in the nephrotic syndrome. II. The lipoproteins. J. clin. Invest. **37**, 172–184 (1958).

GJONE, E., TORSVIK, H., NORUM, K. R.: Familial plasma cholesterol ester deficiency, a study of erythrocytes. Scand. J. clin. Lab. Invest. **21**, 327–332 (1968).

GOETTSCH, M., PAPPENHEIMER, A. M.: Alpha-tocopherol requirement of the rat for reproduction in the female and prevention of muscular dystrophy in the young. J. Nutr. **22**, 463–476 (1941).

GOTTO, A. M., LEVY, R. I., BIRNBAUMER, M. E., FREDRICKSON, D. S.: Human serum betalipoprotein and beta-apoprotein. Nature (Lond.) **223**, 835–837 (1969).

GOTTO, A. M., LEVY, R. I., JOHN, K., FREDRICKSON, D. S.: Studies on the inherited protein defect in a-betalipoproteinaemia; the occurrence of very low density lipoproteins. J. clin. Invest. **49**, 37a (1970).

HAMNSTROM, B., GJONE, E., NORUM, K. R.: Familial plasma lecithin: cholesterol acyl transferase deficiency. Brit. Med. J. II, 283–286 (1969).

HOFFMAN, H. N., FREDRICKSON, D. S.: Tangier disease (familial high-density lipoprotein deficiency). Amer. J. Med. **39**, 582—593 (1965).

ISSELBACHER, K. J., SCHEIG, R., PLOTKIN, G. R., CAULFIELD, J. B.: Congenital betalipoprotein deficiency: an hereditary disorder involving a defect in the absorption and transport of lipids. Medicine (Baltimore) **43**, 347–361 (1964).

JAMPEL, R. S., FALLS, H. F.: Atypical retinitis pigmentosa, acanthrocytosis and heredodegenerative neuromuscular disease. Arch. Ophthal. **59**, 818–820 (1958).

JONES, J. W., WAYS, P.: Abnormalities of high-density lipoproteins in a-beta-lipoproteinaemia. J. clin. Invest. **46**, 1151–1161 (1967).

KAYDEN, H. J., SILBER, R.: The role of vitamin E deficiency in the abnormal auto-hemolysis of acanthocytosis. Trans. Ass. Amer. Physns. **28**, 334–341 (1965).

KOCEN, R. S., LLOYD, J. K., LASCELLES, P. T., FOSBROOKE, A. S., WILLIAMS, D.: Familial alphalipoprotein deficiency (Tangier disease) with neurological abnormalities. Lancet **1967 II**, 1341–1345.

KOSTNER, G., HOLASEK, A., SCHOENBORN, W., FUHRMANN, W.: Immunochemische Untersuchung und analytische isoelektrische Fokussierung des Serums eines Patienten mit Tangier-Krankheit. Clin. chim. Acta **38**, 155–162 (1972).

KUMMER, H., LAISSUE, J., SPIESS, H., PFLUGSHAUPT, R., BUCHER, U.: Familiäre Analphalipoproteinämie (Tangier-Krankheit). Schweiz. med. Wschr. **98**, 406–412 (1968).

KUO, P. T., BASSETT, D. R.: Blood and tissue lipids in a family with hypobetalipoproteinaemia. Circulation **26**, 660 (1962).

KUO, P. T., BASSETT, D. R., DI GEORGE, A. M., CARPENTER, G. G.: Lipolytic activity of post heparin plasma in hyperlipemia and hypolipemia. Circulat. Res. **16**, 221–229 (1965).

LAMY, M. J., FRÉZAL, J., POLONOVSKI, J., REY, J.: L'absence congénitale de bêtalipoprotéins. C. R. Soc. Biol. (Paris) **154**, 1974 (1960).

LAMY, M., FRÉZAL, J., POLONOVSKI, J., REY, J.: L'absence congénitale de bêtalipoprotéines. Presse méd. **69**, 1511–1514 (1961).

LEES, R. S.: Immunological evidence for the presence of B protein (apoprotein of betalipoprotein) in normal and abetalipoproteinaemic plasma. J. Lipid. Res. **8**, 396–405 (1967).

LEES, R. S., AHRENS, E. H., Jr.: Fat transport in abetalipoproteinaemia, the effects of repeated infusions of betalipoprotein rich plasma. New Engl. J. Med. **280**, 1261–1266 (1969).

LEVY, R. I., FREDRICKSON, D. S.: Nature of alphalipoproteins in Tangier Disease. Circulation **34** (Supp. III) 156–157 (1966).

LEVY, R. I., LANGER, T., GOTTO, A. M., FREDRICKSON, D. S.: Familial hypobetalipoproteinaemia; a defect in protein synthesis. Circulation **61** and **62** (Suppl. III) 11 (1970).

LEVY, R. I., LEES, R. S., FREDRICKSON, D. S.: The nature of pre-beta (very low density) lipoproteins. J. clin. Invest. **45**, 63–77 (1966).

LEYLAND, F. C. R.: Total faecal bile acid excretion in children. Arch. Dis. Childh. **45**, 714 (1970).

LLOYD, J. K.: Disorders of the serum lipoproteins. I. Lipoprotein deficiency states. Arch. Dis. Childh. **43**, 393–403 (1968).

LLOYD, J. K., MULLER, D. P. R.: Management of abetalipoproteinaemia in childhood. In: Protides of the Biological Fluids. Ed. H. PEETERS, pp. 331–335. Oxford: Pergamon Press 1972.

MABRY, C. C., DI GEORGE, A. M., AUERBACH, V. H.: Studies concerning the defect in a patient with acanthocytosis. Clin. Res. **8**, 371 (1960).

MARS, H., LEWIS, L. A., ROBERTSON, A. L., BUTKUS, A., WILLIAMS, G. H.: Familial hypobetalipoproteinaemia. A genetic disorder of lipid metabolism with nervous system involvement. Amer. J. Med. **46**, 886–900 (1969).

MCBRIDE, J. A., JACOBS, H. S.: Abnormal kinetics of red cell membrane cholesterol in acanthocytes; studies in genetic and experimental abetalipoproteinaemia and in spur cell anaemia. Brit. J. Haemat. **18**, 383–397 (1970).

MIER, M., SCHWARTZ, S. O., BOSHES, B.: Acanthrocytosis, pigmentary degeneration of the retina and ataxic neuropathy: a genetically determined syndrome with associated metabolic disorder. Blood **16**, 1586–1608 (1960).

MULLER, D. P. R.: Studies of Vitamin E in the serum and erythrocytes of children, with special emphasis on the deficiency in abetalipoproteinaemia. Ph D Thesis, University of London (1971).

MULLER, D. P. R., HARRIES, J. T., LLOYD, J. K.: Vitamin E therapy in a-betalipoproteinaemia. Arch. Dis. Childh. **45**, 715 (1970).

OSKI, F. A., BARNESS, L. A.: Hemolytic anaemia in vitamin E deficiency. Amer. J. clin. Nutr. **21**, 45–50 (1968).

PAPPENHEIMER, A. M., GOETTSCH, M.: A cerebellar disorder in chicks, apparently of nutritional origin. J. exp. Med. **53**, 11–26 (1931).

PARTIN, J. C., SCHUBERT, W. K.: Hypobetalipoproteinaemia in childhood: evidence for two types by histological, ultrastructural and immunological analysis. J. clin. Invest. **49**, 72a (1970).

PATRICK, A. D., LAKE, B. D.: Deficiency of an acid lipase in Wolman's disease. Nature **222**, 1067–1068 (1969).

PHILLIPS, G. B.: Quantitative chromatographic analysis of plasma and red cell lipid in patients with acanthocytosis. J. Lab. clin. Med. **59**, 357–363 (1962).

PHILLIPS, G. B., DODGE, J. T.: Phospholipid and phospholipid fatty acid and aldehyde composition of red cells of patients with a-betalipoproteinaemia (acanthocytosis). J. Lab. clin. Med. **71**, 629–637 (1968).

REY, J.: L'absence congénitale de bêta-lipoprotéines. Paris: R. Foulon et Cie. 1961.

RITCHIE, J. A., FISH, M. B., MCMASTERS, V., GROSSMAN, M.: Edema and hemolytic anaemia in premature infants. A vitamin E deficiency syndrome. New Engl. J. Med. **279**, 1185–1190 (1968).

SABESIN, S. M., DRUMMEY, G. D., BUDZ, D. M., ISSELBACHER, K. J.: Inhibition of protein synthesis: a mechanism for the production of impaired fat absorption. J. clin. Invest. **43**, 1281 (1964).

SALT, H. B., WOLFF, O. H., LLOYD, J. K., FOSBROOKE, A. S., CAMERON, A. H., HUBBLE, D. V.: On having no betalipoprotein — a syndrome comprising abetalipoproteinaemia, acanthocytosis, and steatorrhea. Lancet **1960 II**, 325–329.

SCHOENBORN, W., FUHRMANN, W., HUTH, K., KRACHT, J.: Alpha-lipoprotein deficiency (Tangier disease). In: Proc. XIII. Internat. Congr. Paed. Wiener Medizinischen Akademie, Wien. Vol. 7, 559–563 (1971).

SCHWARTZ, J. F., ROWLAND, L. P., EDER, H. A., MARKS, P. M., OSSERMAN, E., ANDERSON. H., HIRSCHBERG, E.: Bassen-Kornzweig syndrome: neuromuscular disorder resembling Friedreich's ataxia associated with retinitis pigmentosa, acanthocytosis, steatorrhoea and an abnormality of lipid metabolism. Trans. Amer. neurol. Ass. **86**, 49–53 (1961).

SCHWARTZ, J. F., ROWLAND, L. P., EDER, H. A., MARKS, P. M., OSSERMAN, E., HIRSCHBERG, E., ANDERSON, H.: Bassen-Kornzweig syndrome; deficiency of serum betalipoprotein. Arch. Neurol. (Chic.) **8**, 438–454 (1963).

SHACKLADY, M. M., DJARDJOURAS, E. M., LLOYD, J. K.: Red cell lipids in familial alphalipoprotein deficiency (Tangier disease). Lancet **1968 II**, 151–153.

SINGER, K., FISHER, B., PERLSTEIN, M. A.: Acanthrocytosis. A genetic erythrocyte malformation. Blood **7**, 577–591 (1952).

SIMON, E. R., WAYS, P.: Incubation hemolysis and red cell metabolism in acanthocytosis. J. clin. Invest. **43**, 1311–1321 (1964).

SOBREVILLA, L. A., GOODMAN, M. L., KANE, C. A.: Demyelinating central nervous system disease, macular atrophy and acanthocytosis (Bassen-Kornzweig syndrome). Amer. J. Med. **37**, 821–828 (1964).

STURMAN, R. M.: The Bassen-Kornzweig syndrome: 18 years in evolution. J. Mt Sinai Hosp. **35**, 489–517 (1968).

SWITZER, S., EDER, H. A.: Interconversion of acanthocytes and normal erythrocytes with detergents. J. clin. Invest. **41**, 1404 (1962).

TAMIR, I., GOULD, S., FOSBROOKE, A. S., LLOYD, J. K.: Serum and Adipose tissue lipids in children receiving medium-chain triglyceride diets. Arch. Dis. Childh. **44**, 180–186 (1969).

TCHERNIA, G., NAVARRO, J., BECART, R., CASASOPRANA, A.: Anemie hemolytique avec acanthocytose et dyslipidemie au cours de deux hepatites neonatales. Arch. franç. Péd. **25**, 729–743 (1968).

TORSVIK, H., GJONE, E., NORUM, K. R.: Familial plasma cholesterol ester deficiency. Acta med. scand. **183**, 387–391 (1968).

Volwiler, W., Goldsworthy, P. D., MacMartin, M. P., Wood, P. A., Mackay, I. R., Fremont-Smith, K.: Biosynthetic determination with radioactive sulphur of turnover rates of various plasma proteins in normal and cirrhotic man. J. clin. Invest. **34**, 1126–1146 (1955).

Waldorf, D. S., Levy, R. I., Fredrickson, D. S.: Cutaneous cholesterol ester deposition in Tangier Disease. Arch. Derm. **95**, 161–165 (1967).

Ways, P. O., Parmentier, C. M., Kayden, H. J., Jones, J. W., Saunders, D. R., Rubin, C. E.: Studies on the absorptive defect for triglyceride in abetalipoproteinaemia. J. clin. Invest. **46**, 35–46 (1967).

Ways, P., Reed, C. F., Hanahan, D. J.: Red cell and plasma lipids in acanthocytosis. J. clin. Invest. **42**, 1248–1260 (1963).

Ways, P., Simon, E. R.: The role of serum in acanthocyte autohaemolysis and membrane lipid composition. J. clin. Invest. **43**, 1322–1328 (1964).

Wolff, O. H.: Abetalipoproteinaemia. In: „Erbliche Stoffwechselkrankheiten". Ed. F. Linneweh, pp. 603–607. München u. Berlin: Urban und Schwarzenberg 1962.

Wolff, O. H.: A-betalipoproteinaemia. In: Ergebnisse der Inneren Medizin und Kinderheilkunde, Ed. L. Heilmeyer, R. Schoen, and A. Prader, pp. 190–201. Berlin-Heidelberg-New York: Springer 1965.

Wolff, O. H., Lloyd, J. K., Tonks, E. L.: Abetalipoproteinaemia with special reference to the visual defect. Exp. Eye Res. **3**, 439–442 (1964).

Hepatolenticular Degeneration*
(Kinnear Wilson's Disease)

By

ANDREW SASS-KORTSAK

With 1 Figure

Wilson's disease is one of the inborn errors of metabolism characterized by the classical triad of cirrhosis of the liver, a peculiar neurological syndrome and the presence of Kayser-Fleischer rings of the corneae. The disease is inherited in an autosomal recessive fashion. Its pathophysiological basis is a profound disturbance of the handling of copper in the body. It is one of the few inherited diseases for which effective treatment is available.

The chapter of the „Handbuch" which includes this treatise on Wilson's disease is devoted to description of disease processes and disease entities which result from defects in serum proteins and circulating enzymes. The fact that Wilson's disease is discussed under this general heading presupposes or implies the acceptance of a theory according to which the basic defect in this condition is deficiency of ceruloplasmin, a copper-containing α_2 globulin in plasma. While it is true that a low plasma level of ceruloplasmin is one of the most constant biochemical abnormalities in Wilson's disease, the primary nature and pathogenetic significance of this ceruloplasmin deficiency is by no means proven. The deficiency of ceruloplasmin in Wilson's disease may well be a secondary or tertiary phenomenon, one of the many other consequences of a genetically determined more basic defect in the handling of copper in the whole body. It seems rather doubtful also that ceruloplasmin deficiency causes the clinical, biochemical and pathological manifestations of this disease. Since, however, the nature of the basic defect in Wilson's disease is still not known, proper classification of this disease is not yet possible.

I. Historical Background

Hepatolenticular degeneration as a clinical entity was first described and characterized by S. A. KINNEAR WILSON (1912), an eminent English neurologist. His monumental publication, which occupies over 200 pages of "Brain", is entitled: "*Progressive Lenticular Degeneration: A Familial Nervous Disease Associated with Cirrhosis*". Little has been added to his lucid and exhaustive description of the symptomatology and the clinical and pathological features of the disease. The so-called "Kayser-Fleischer rings" of the corneae were described ten years earlier by KAYSER (1902) and FLEISCHER (1903) independently in patients with a combination of neurological and liver disease. Fleischer's case was later identified as an authentic case of Wilson's disease (FLEISCHER, 1912).

* During the time of preparation of this manuscript, the author's research work was supported by a grant from the John A. Hartford Foundation of New York.

The earliest suggestion that a disturbance of copper metabolism is an important biochemical feature of the disease came from Germany. RUMPEL (1913) found that the copper and silver content of the liver was increased in patients with "pseudosclerosis". SIEMERLING and OLOFF (1922) suggested that the pseudosclerosis of Westphal-Strümpell is actually due to accumulation of copper salts in the nervous system, the liver and the eye. Finally, GLAZEBROOK (1945) reported high copper content in the liver and the brain of a patient with Wilson's disease. Three years later, MANDELBROTE *et al.* (1948) found the increased urinary copper excretion. A further important advance was made when SCHEINBERG and GITLIN (1952) and, independently, BEARN and KUNKEL (1952) reported the typical low blood levels of ceruloplasmin in this condition.

The familial occurrence of this disease was well documented in Wilson's (1912) original description, although he did not consider the disease inherited. HALL (1921) was the first to suggest a genetic factor. Between 1953 and 1960, on the basis of carefully conducted studies in 31 families, BEARN (1960) proved that Wilson's disease is inherited in an autosomal recessive fashion. A further advance of genetic importance was the establishment of a method using a radioactive isotope of copper whereby heterozygous carriers of the Wilson's disease gene can be identified (STERNLIEB *et al.*, 1961a; SASS-KORTSAK *et al.*, 1961).

Yet another historical landmark was the discovery that removal of excess copper from these patients by decoppering agents is possible and is followed by sustained improvement of the patients. Dimercaprol (BAL) was recommended first by CUMINGS (1948), followed by EDTA. The most effective agent of this type, penicillamine, which is presently the most successful in use was discovered by WALSHE (1956a, b).

II. Copper Metabolism

It is almost universally accepted that the basic pathological feature of Wilson's disease is a genetically determined disturbance of copper metabolism. A brief outline of what is known of the normal physiology of copper should help towards an understanding of the pathological disturbances of copper metabolism in patients with Wilson's disease.

Copper is one of the essential trace elements in man and many other species. According to the findings of TIPTON and COOK (1963), the total copper content of the adult man is 75 mg with a range of 50 to 120 mg. Tissues with the highest concentrations of copper are liver, brain, kidney and heart, in decreasing order. Muscle has a relatively low copper concentration, yet, because of its large mass, slightly over one third of the total body copper is in muscle.

Two types of evidence support the notion that copper is an essential element. Firstly, copper-deficiency states have been described in both animals and man. These can be induced experimentally by dietary restriction of copper, as HART *et al.* (1928) and ELVEHJEM (1935) have shown, and also occur naturally in a number of domestic animal species when these are feeding on plants grown on copper-deficient soil (NEAL *et al.*, 1931; SJOLLEMA, 1933 and 1938; BENNETTS and CHAPMAN, 1937). Secondly, copper is proven to be an essential part of the protein molecule in a number of enzymes such as cytochrome c oxidase, tyrosinase, monoamine oxidase, etc. Enzymes such as cytochrome c oxidase, but also others, perform essential functions in all or many animal tissues, so that copper must be made available for their synthesis.

While trace amounts of copper are essential for life, an excess of copper is toxic. Earlier observations in a wide variety of situations both in animals and in man are well summarized in UNDERWOOD's (1962) monograph on trace metals. More recent reports of pathological lesions in the liver, kidney and the erythropoietic apparatus that develop in response to acute or chronic toxic action of excess copper are collected in a chapter on the metabolism of trace metals by SCHEINBERG and STERNLIEB (1969). The in-vivo and in-vitro toxic action of minute quantities of copper on brain was recently studied by SIR RUDOLF PETERS and J. M. WALSHE (1966a and b). Suppression of microsomal ATPase activity by very low concentrations of copper is perhaps the primary and earliest biochemical effect of excess copper.

It is safe to assume that in living organisms, including man, carefully controlled physiological mechanisms must exist which will make copper available in appropriate amounts and form wherever and whenever it is needed, while other mechanisms will prevent accumulation of toxic amounts of copper.

1. Dietary Supply, Absorption and Transport of Copper

The average diet in the Western world provides 2–5 mg of copper daily. Considering that the total body copper content in an adult man is only 75 mg, this seems a plentiful supply. It is certainly more generous than the 12–15 mg of daily dietary iron supply in the face of a total body content of 4000–5000 mg. The minimum daily dietary copper requirements are stated by CARTWRIGHT *et al.* (1954) to be 2 mg for adults and 0.05 mg/kg body weight for infants (National Academy of Sciences, 1958). These figures are probably too high, since, as WALSHE (1963) states, it was not possible to produce copper deficiency with lower intakes.

Dietary copper is rapidly absorbed from the gastrointestinal tract. It has been shown that the form in which copper is present in food has a marked effect on its availability for absorption. The evidence for this is from studies in animals, and little is known about this in man. Radioactive copper given by mouth to human subjects in the form of cupric salts appears rapidly in the blood (CARTWRIGHT *et al.*, 1954; BEARN and KUNKEL, 1955; JENSEN and KAMIN, 1957), which indicates rapid absorption, probably from the upper parts of the intestine and the stomach. MARCEAU *et al.* (1970b) have recently measured the rate of net absorption of copper in rats by an input discovery technique. The rate of absorption increased in a linear fashion up to a dose of 12 μg of copper per 300 g rat. Calculated on a body weight basis, this would amount to a dose of approximately 2.5 mg of copper for a 70 kg adult human. These findings suggest that copper homeostasis is not likely to be controlled at the level of the gut as is the case with iron.

Copper absorbed from the bowel is transported via the blood. Contrary to earlier belief, ceruloplasmin does not function in blood as the immediate protein carrier of copper in a fashion similar to transferrin in the case of iron. BEARN and KUNKEL (1954) found that copper absorbed from the gut, injected intravenously in vivo or added to plasma in vitro is bound in the serum by albumin. It appears that the immediate transport form of copper in blood is not the 90–95% of the total serum copper bound to ceruloplasmin, but the smaller 5–10% of the total copper bound to albumin. Exchange between ceruloplasmin-bound and ionic copper does not occur in the living organism. Copper is incorporated into ceruloplasmin when it is formed and released from it only in the course of the decay of the protein molecule (STERNLIEB *et al.*, 1961c). Human albumin and the albumin of several other mammalian species possesses one single strong and several much weaker binding sites for copper (BRESLOW, 1964; NEUMANN and SASS-KORTSAK, 1967). The latter authors have also shown that the copper bound to albumin in serum is in equilibrium with a small fraction of copper bound to amino acids. HARRIS and SASS-KORTSAK (1967) found evidence which suggests that the amino acid-bound fraction is involved in the transportation of copper between blood and the tissues.

2. Copper Homeostasis and the Liver

Copper absorbed from the gut or injected intravenously disappears from the blood extremely rapidly. The half-time of an intravenously injected tracer dose of <1 μg to a 1 mg loading dose of radioactive copper in blood is 8–10 minutes (SASS-KORTSAK, 1965). The copper which disappears from the blood is taken up by tissues, primarily and very rapidly by the liver. OSBORN *et al.* (1961, 1963) have shown that in normal humans 66–95% of an intravenously injected 30–300 μg dose of ^{64}Cu appears in the liver within 2–8 hours following its injection. Thereafter, the radioactivity over the liver decreases.

There are apparently two routes for the discharge of ^{64}Cu from the liver: (a) incorporation of ^{64}Cu into ceruloplasmin which is released back into the blood, and (b) excretion via the bile.

Ceruloplasmin is synthetized in the liver (OWEN, 1964) and during this process copper is incorporated into the molecule, 8 atoms/mole, which is then released into the blood. When a single dose of radioactive copper is injected intravenously, following the initial rapid disappearance of activity there is a secondary rise in total plasma activity (BEARN and KUNKEL, 1954, 1955; BUSH *et al.*, 1955; JENSEN, and KAMIN, 1957). During the period of rapid fall, ^{64}Cu is exclusively bound to albumin, whereas during the secondary rise most of the ^{64}Cu is bound to ceruloplasmin. 60–72 hours after injection of the labeled copper, 8–16% of the dose is back in the plasma compartment bound to ceruloplasmin.

The main route of excretion of copper from the body is by the liver via the bile and the gastrointestinal tract. Urine contains mere traces of copper (4–30 μg/day in normal man according to BUTLER and NEWMAN, 1956). Secretions such as sweat and saliva contain negligible quantities (MITCHELL and HAMILTON, 1949), and the loss by menstruation is insignificant (LEVERTON and BINKLEY, 1944). In man, up to 33% of an intravenous dose of radioactive copper can be recovered in feces within 3 days and only a few tenths of one percent in the urine. GITLIN *et al.* (1960) have found that short of giving lethal doses of copper to mice intravenously, the higher the dose of copper, the larger the amounts excreted in the feces. Others have shown in several animal species that most of the intravenously administered copper that appears in the stool reaches the gastrointestinal tract via the bile (MAHONEY *et al.*, 1955; NEUMANN *et al.*, 1962; OWEN, 1964).

From all this, it would appear—although this cannot as yet be regarded as proven—that the most important control mechanism of whole-body copper homeostasis is a high-capacity excretory mechanism which operates in the liver and eliminates excess copper via the bile through the gastrointestinal system. The most recent supportive evidence in favour of this contention is the finding by MEARRICK and MISTILIS (1969) in the newborn rat that the maintenance of markedly increased liver copper content during the suckling period is due to a large excent to decreased capacity of the liver to excrete copper via the bile.

3. The State of Copper in Tissues; Copper-Proteins

The state of copper in tissue cells is of considerable interest and importance. The physico-chemical characteristics of copper are such that free ionic copper probably does not exist in appreciable amounts in tissues. In cells and also in blood and other tissue fluids, copper is in a complexed, more or less tightly bound form with proteins, peptides, amino acids and probably other organic compounds. Many, and perhaps all, proteins can bind copper in a non-specific manner. Some proteins have strong specific copper-binding sites such as serum albumin, which possesses one single strong copper-binding site, and also apotransferrin, which has specific binding sites for 2 atoms of copper. In a special class are true copper metalloproteins, which have copper bound as an integral part of the protein molecule. In the case of these latter proteins, the copper in the protein molecule is not in dissociation equilibrium with ionic copper or with copper bound to specific or non-specific sites to other non-metalloproteins, peptides and amino acids.

There are a number of copper-metalloproteins in tissues. Some of these are enzymes, in which case the copper is part of the active site of the enzyme. *Cytochrome oxidase, tyrosinase and monoamine oxidase* are the best characterized of these. *Hepatocuprein, erythrocuprein and cerebrocuprein I* are also copper-metalloproteins present in liver, red blood cells and brain respectively. These three proteins are known to have very similar characteristics. CARRICO and DEUTSCH (1969a) have recently found that they are indeed identical proteins, and proposed the name "*cytocuprein*" for the single protein. McCORD and FRIDOVICH (1969) have shown that hemocuprein (cytocuprein) is an enzyme which exhibits superoxide dysmutase activity.

Two other copper proteins in liver are: *L-6D*, which was first identified and characterized by MORELL *et al.* (1961), and *hepatic mitochondrocuprein* which was described by PORTER *et al.* (1962, 1964). *L-6D* has a molecular weight somewhere between 8000 and 10000. It is suggested that three free sulfhydril groups, probably on cysteine residues, participate in the binding of copper by this protein. When it was purified from normal human liver it was found to contein slightly over 0.1% copper and 50–80% of the total copper in the soluble fraction of the liver homogenate was bound to this protein. It may however bind as much as 2.7% copper on a weight-per-weight basis; thus, the copper content of this protein is highly variable. This suggests that L-6D may not be a true metalloprotein but rather a protein which has three specific binding sites for copper. It may be the copper carrier protein in liver cells similar in its function to albumin in serum. L-6D has a yellow colour and it has been suggested that the copper bound to this protein is in the cuprous [(Cu(III)] form.

Ceruloplasmin is one of the best known copper proteins in man. Its physicochemical characteristics are much better known than those of any other copper protein, yet there is still controversy as to what its physiological function in the body is. Tissue cells contain very little, if any, of this protein, except for liver cells, where it is known to be synthetized. It was estimated by WALDMANN *et al.* (1967) that 70% of the total body pool of ceruloplasmin is in the vascular compartment, the rest is extravascular. Normal human adult plasma contains a mean concentration of 31 mg per 100 ml of ceruloplasmin, thus 90–95% of the total copper in plasma is firmly bound to this protein (HOLMBERG and LAURELL, 1948).

According to calculations based on sedimentation and diffusion characteristics, the molecular weight of ceruloplasmin is 160000 and it contains 8 atoms of copper per molecule (KASPER and DEUTSCH, 1963a). According to recent x-ray crystallographic studies by MAGDOFF-FAIRCHILD (1969), the molecular weight appears to be lower, 132000, and there are only 6 atoms of copper per molecule. Half the copper atoms in ceruloplasmin are in the cupric, the other half in the cuprous form (MALMSTROM *et al.*, 1962; BLUMBERG and EISINGER 1963; KASPER *et al.*, 1963b).

Ceruloplasmin is a glycoprotein containing 7–8% of carbohydrate. Removal of all the terminal sialic acids from the approximately ten chains of carbohydrate in ceruloplasmin results in a protein which has many of the physical and chemical characteristics of native ceruloplasmin, but is handled in the body very differently from the native protein (MORELL *et al.*, 1966, 1968a).

Ceruloplasmin has a distinct blue colour and exhibits oxidase activity against a number of substrates (LAURELL, 1960). Both the blue colour and the enzyme activity of ceruloplasmin are dependent on the copper content and the valence state of copper in the molecule. Copper can be removed from ceruloplasmin *in vitro* by various means, mainly by lowering the pH and by the use of reducing agents (MORELL and SCHEINBERG, 1958; KASPER and DEUTSCH, 1963b). The resultant "apoceruloplasmin" is colorless and devoid of enzyme activity. MORELL and SCHEINBERG (1958) have also slown that in certain conditions and with at least one type of apoceruloplasmin recombination of the apoprotein with copper can be achieved *in vitro*, whereupon the blue colour and the enzyme activity are both restored. It must be stressed here, however, that this exchange between ceruloplasmin and ionic copper was observed to occur only under most aphysiological conditions which are unlikely to be present in the living organism and, as mentioned above, there is conclusive evidence that exchange of ceruloplasmin-copper does not occur in vivo. According to recent findings of HOLTZMAN and GAUMNITZ (1970a and b), small amounts of apoceruloplasmin are present in normal rat plasma and the serum apoceruloplasmin levels are increased in copper-deficient rats. Apoceruloplasmin was also found by CARRICO and DEUTSCH (1969b) in human serum. HOLTZMAN and GAUMNITZ (1970a and b) have also found that apoceruloplasmin is not produced from preformed holoceruloplasmin by removal of its copper, but by apoceruloplasmin bein released from the liver before copper is incorporated into the molecule. Finally, they have shown that apoceruloplasmin is removed from the plasma compartment at a much faster rate than holoceruloplasmin. Thus apoceruloplasmin is probably released from the liver in much larger amounts than one would expect from its low plasma levels. These findings strongly suggest that incorporation of copper into ceruloplasmin is one of the very last steps in the synthesis of the complete metalloprotein.

The physiological function or functions of ceruloplasmin are still uncertain. Its oxidase properties are well known against a number of substrates, some of which are compounds with important physiological functions such as adrenalin, nor-adrenalin, dopamine and serotonin. However, the specific activity of ceruloplasmin as an oxidase, especially with these physiological substrates, is very low. Secondly, there is no evidence that oxidation by ceruloplasmin is an essential step in the metabolism of any of the above physiological substrates.

FRIEDEN and his group (1970) propose that ceruloplasmin is essential for the rapid conversion of ferrous [Fe (II)] ions to the ferric [Fe (III)] state in extracellular fluid and plasma. They further contend that this step is essential for iron transport since ferrous iron, which is the form in which iron is released from the gastrointestinal mucosal cell, must be converted to the ferric state preliminary to its binding to transferrin. They further suggest that ceruloplasmin regulates the release of iron from the liver (OSAKI *et al.*, 1971). This is a most intriguing new development. Whether ceruloplasmin is *essential* for these functions is still not entirely settled. Wilson's disease patients with not only low but immeasurable ceruloplasmin levels do not develop a significant disturbance of iron metabolism. Secondly, TOPHAM and FRIEDEN (1970) have found a second "ferroxidase" in human serum.

Broman (1967) suggested that ceruloplasmin may function as a specific donor of copper for the synthesis of cytochrome c oxidase. He proposed that in this process copper from ceruloplasmin is transferred to cytochrome c oxidase together with part of the polypeptide chain of ceruloplasmin. Broman's suggestion was based on circumstantial evidence only. However, Marceau (1971) recently found that whereas copper injected intravenously in the form of ^{64}Cu albumin appears in the soluble fraction of the liver homogenate attached to a protein of 8–10000 molecular weight (presumably L-6D), when ^{67}Cu labelled ceruloplasmin was injected, the ^{67}Cu appeared in another protein in the soluble fraction of liver homogenate, which has a molecular weight of about 30000 and exhibits superoxide dysmutase activity (presumably cytocuprein). Cytochrome c oxidase isolated from the mitochondrial fraction of these livers contained labeled copper in both instances. However, when ^{64}Cu-Albumin was injected into the rats, the ^{64}Cu attached to cytochrome oxidase was easily removed by diethyldithiocarbamate; thus it appeared only loosely bound. On the other hand, the ^{67}Cu found in cytochrome oxidase isolated from the liver mitochondria from rats that have been injected with ^{67}Cu-ceruloplasmin could not be removed by the same copper-chelating agent. These findings support Broman's hypothesis. Ceruloplasmin appears to function as a specific donor of copper for the formation of cytochrome oxidase. An earlier report of finding reduced cytochrome c oxidase activity in leukocytes of patients with Wilson's disease by Shokeir and Schreffler (1969) would seem to add further support to this thesis. However, Robinson and Sass-Kortsak (1970) were unable to confirm this finding. Thus these important observations require further study.

III. Clinical Manifestations

The disease in its fully developed form is characterized by the triad of a peculiar neurological syndrome, cirrhosis of the liver and Kayser-Fleischer rings of the corneae.

The age of onset of the symptoms is very variable. Late adolescence and the early twenties is the usual time of onset. However, symptoms may first present as early as 4 years of age and as late as the fifth decade of life.

1. Neurological and Psychiatric

The earliest *neurological* symptoms are usually clumsiness of the extremities, difficulty in writing and difficulty with performances requiring a fine degree of co-ordination. This is followed by tremor, usually intention tremor, and the so-called wing-beating tremor, which can be demonstrated by requesting the patient to hold his arms abducted and the elbows flexed. Some degree of spasticity often develops, which manifests in a peculiar gait and mask-like facies. There is often cogwheel type of rigidity. Dysarthria and dysphagia develop later. Patients have an open mouth, a spastic grin with considerable drooling. Torsion spasms and abnormal postures may develop with contractures. There is often distressing pain with the spasm which may be of a degree to cause dislocation of joints and fracture of porotic bones. At the onset neurological abnormalities may be unilateral and later asymmetrical in terms of severity of involvement.

Two broad types of neurological involvement are recognized in Wilson's disease. In some patients tremors are more severe, with only a moderate degree of underlying rigidity. In others spasticity and rigidity prevail with a minimal degree of tremor. This latter type is often called the dystonic form. These two forms represent two extreme ends of a spectrum. Some patients may initially have severe tremor and progress gradually to the dystonic form of the disease.

Other more rarely observed neurological features may be pyramidal signs and epileptic seizures. The electroencephalogram is usually normal until the late stages of the disease.

In the course of the development of organic neurological symptoms *psychiatric disturbances* may appear. Euphoria and other types of inappropriate behaviour may develop. However, dementia is rare and late in appearance. The neurologically severely affected patient with a spastic grin, drooling mouth and dysarthria with consequent difficulty in communication appears mentally impaired, but objective evaluation often reveals normal intellectual powers. They often have full understanding of their condition. While their general disposition is euphoric the difficulty in communication and their severe neurological disability throws them into severe temper tantrums and violent behaviour which is merely a normal reaction brought about by frustration due to their pitiful state.

Latent impairment of psychological function can sometimes be found before the appearance of neurological symptoms (KNEHR and BEARN, 1956). Psychotic behaviour may occasionally be the presenting symptom of the disease and these patients are for some time erroneously diagnosed as having schizophrenia or hysteria.

2. Hepatic

The finding on routine physical examination of moderately enlarged and firm liver with a palpable spleen in an otherwise normal child or young adult may be the first sign of *liver involvement* in Wilson's disease. The presentation may also be with signs and symptoms of acute or chronic hepatitis. The patients then develop the full-blown picture of cirrhosis of the liver with variable degree and sometimes fluctuating jaundice, spider nevi and palmar erythema, edema and ascites, bleeding tendency, signs and symptoms of portal hypertension, consequent bouts of hemorrhage from ruptured oesophageal or gastric varices and finally hepatic coma and death.

In general there is nothing to distinguish the liver disease of the patient with Wilson's disease from postnecrotic cirrhosis consequent to a number of other etiological factors. The rate of progression of the liver involvement from the onset of symptoms to death in hepatic coma is extremely variable. We have observed an 11-year-old boy with Wilson's disease who died in hepatic coma within 6 weeks of the onset of symptoms. Others have also reported similar cases (CHALMERS *et al.*, 1957; LAWRIE and CARTER, 1958; SILVERBERG and GELLIS, 1962). Usually the disease runs a more protracted course with more gradual progression of events over several years.

Abnormalities of liver function may be detected before symptoms or clinical signs of liver disease develop. Earliest abnormalities are increased bromosulphthalein retention and in some patients deficiencies of clotting factors. Flocculation tests are usually abnormal followed by a decrease in serum albumin and elevation of gamma globulin. Cholesterol levels are rarely elevated, but the esterified fraction is depressed. In fulminating cases, markedly elevated activity of serum glutamic oxalacetic transaminase are found. In patients with a more prolonged course, transaminase activity is only moderately raised. There is usually a moderate increase in alkaline phosphatase activity and the bilirubin levels are often raised with or without the presence of jaundice. Usually both direct and indirect reacting bilirubin is increased, with bilirubinuria. As can be seen, there is nothing distinctive and characteristic about the pattern of liver function abnormalities in Wilson's disease.

3. Ocular

The *Kayser-Fleischer ring* appears at the margin of the cornea near the limbus as a golden brown, sometimes greenish and occasionally ruby red ring. It can be dected more easily when the cornea is viewed from the front through a magnifying glass with the light falling in from the side. During the early stages they can be dected only by slit-lamp examination, which also reveals that the rings consist of fine to moderately coarse granules deposited at the periphery of the corneae, close to or in Descemet's membrane. The ring is often complete but sometimes narrower, less intense or even absent laterally and medially, with a crescent-shaped appearance of the superior and inferior parts. The width of the ring varies between 1–3 mm. The presence of copper in the granules is now proven by a variety of techniques (TOUSIMIS and ADLER, 1963; COLEMAN *et al.*, 1963). In what form copper is present in the granules is not known. Vision, and in general the function of the eye, is not disturbed by the presence of these rings. Sunflower cataracts have also been found in patients with Wilson's disease (CAIRNS *et al.*, 1969). In a recent carefully conducted ophthalmological investigation including study of ocular movements by electro-oculography, electro-retinography and dark adaptation tests of 8 patients with Wilson's disease, GOLDBERG and VON NOORDEN (1966) found Kayser-Fleischer rings in 7 patients, sunflower cataract in one, abnormal electro-retinogram in one, exotropia in one, with no other abnormalities. The presence of typical Kayser-Fleischer rings is an absolute diagnostic criterion of Wilson's disease. However, their absence, especially in young patients with liver disease, does not exclude the diagnosis. Nevertheless, the rings can always be found in patients with neurological involvement.

4. Renal

Renal abnormalities can frequently be detected in patients with Wilson's disease, although clinical manifestations of these are rarely obvious (WOLFF, 1964; HODGES *et al.*, 1956; BEARN *et al.*, 1957). The lesion is diffuse and involves a wide range of renal functions. Functional alterations correlate well with histological abnormalities (REYNOLDS *et al.*, 1966). Renal plasma flow is diminished, glomerular filtration rate is reduced, mild hematuria has been reported. Proteinuria is often present. There may be widespread abnormalities of tubular function. Concentrating power may be reduced, and hyperaminoaciduria and peptiduria may be present (DENT, 1948; UZMAN, 1953; STEIN *et al.*, 1954). Proteinuria is of the tubular type (PETERSON, 1969). Intermittent glucosuria and, more regularly, reduction of the maximal tubular reabsorptive capacity for glucose are often found (BEARN *et al.*, 1957). Uricosuria coupled with low blood levels of uric acid are often seen as a result of impaired tubular reabsorption of uric acid (BISHOP *et al.*, 1954; BEARN *et al.*, 1957). A defect in the patient's ability to acidify urine and impaired reabsorption of bicarbonate have also been described (WALSHE, 1968b); FULOP *et al* (1968) are of the opinion that in at least some of their patients with Wilson's disease, the acidification defect is due to impairment of distal tubular function rather than a consequence of failure of proximal tubules to reabsorb bicarbonate. One of their patients had nephrocalcinosis which occurs characteristically in distal renal tubular acidosis. Low serum phosphorus levels resulting from defective renal tubular conservation of phosphorus are yet another typical feature of the renal tubular involvement in Wilson's disease. Hyper calciuria has also been reported by FINBY and BEARN (1958) and by LITIN *et al.* (1959).

5. Other Systems

Skeletal lesions are often found in patients with Wilson's disease (FINBY and BEARN, 1958; ROSENOER, 1961; MORGAN *et al.*, 1962). These are non-specific and, according to one recent exhaustive survey of this problem by MINDELZUN *et al.* (1970) in 38 patients with Wilson's disease, no good correlation was found between the presence or absence, the severity and type of changes on the one hand, and age, duration and types of other organ involvements, severity of the disease or treatment, on the other. Skeletal lesions described in Wilson's disease include osteoporosis, rickets, osteomalacia, spontaneous fractures, various forms of osteoarthritis and osteochondritis, fragmentation of marginal bone, areas of sclerosis and osseous lacunae, panarticular calcifications, etc. Some of these changes can be explained on the basis of renal tubular dysfunction, others may be secondary to immobilization, to hepatic dysfunction and to other as yet unknown factors. According to a recent report by CAVALLINO and GROSSMAN (1968), a patient later diagnosed as having Wilson's disease presented with what appeared to be vitamin D-resistant rickets.

Hemolytic anemia often complicates the course of Wilson's disease. In most patients with cirrhosis of the liver in the course of Wilson's disease, low-grade chronic hemolytic anemia is found, which is probably not different from that seen in the course of liver cirrhosis due to a number of other etiological factors. These patients have mild normocytic anemia, with hemoglobin values around 10–12 g-%, a shortened life span of red blood cells, and a tendency to the formation of pigment gallstones. This has been attributed to hypersplenism, an intrinsic defect in red blood cells, and other less well-defined factors.

However, in some patients, acute hemolytic crises of life-threatening severity may develop without a recognizable precipitating factor. WILSON (1912) reported a bout of severe unexplained hemolytic jaundice in one of his patients as the earliest pathological event. Since then, there have been a number of publications on this subject (SJOVALL and WALLGREN, 1934; BRINTON, 1947; CARTWRIGHT *et al.*, 1954; SCHEINBERG and STERNLIEB, 1959; GRÜTER, 1959; LYLE, 1967). A hemolytic crisis may be the mode of presentation of Wilson's disease in young children (WALSHE, 1962a); it may also complicate the course of the disease at any stage (MACINTYRE *et al.*, 1967). However, it always occurs during a period of active accumulation of copper, before the institution of treatment, or after cessation of therapy (DEISS *et al.*, 1970). The findings are typically those of an acute hemolytic crisis except that in patients with a significant degree of liver damage, the jaundice is not of the "hemolytic" variety, but both the indirect and the direct reacting bilirubin are raised. These hemolytic crises may be self-limiting in which case the patients recover. Indeed, repeated episodes may occur. In other instances, patients may die in their first attack, usually because of complicating renal failure.

CARTWRIGHT *et al.* (1954) were the first to suggest that the hemolytic crises in Wilson's disease were due to a mechanism similar to that in "enzootic jaundice" of sheep. In this latter situation, sheep with chronic copper intoxication suddenly, and for an unknown reason, release large amounts of copper from their copper-overloaded tissues. It was found later that during acute hemolysis patients excrete phenomenally large amounts of copper (up to 6000 μg/day) in the urine and their serum copper is elevated (MCINTYRE *et al.*, 1967). In one such patient we observed a serum copper level of 600 μg/100 ml during hemolysis. The trigger mechanism causing the sudden discharge of copper is not known as yet. However, it has been known for some time that acute severe hemolysis occurs in acute copper poisoning in animals and man (CHUTTANI *et al.*, 1965; HOLTZMAN *et al.*, 1966). Further, it was shown that accumulation of excess copper in erythrocytes both in vivo and in vitro results in inhibition of glucose-6-phosphate dehydrogenase (FAIRBANKS, 1967; PASSWELL *et al.*, 1970; DEISS *et al.*, 1970) and of glutathione reductase; it promotes oxidation of reduced glutathione, all of which should make hemoglobin more susceptible to oxidation. In addition, excess copper facilitates the direct oxidation of hemoglobin, makes hemoglobin more heat-labile, and leads to formation of Heinz bodies (DEISS *et al.*, 1970). Finally, instability of red cell membranes may be primarily due to the well-known inhibitory effects of low concentrations of copper on membrane ATPase.

6. Variability of the Clinical Picture

There is an astoundingly great *variability in the clinical manifestations* of Wilson's disease. This applies to the age of onset of symptoms (as mentioned before), to the order in which organ systems become involved, the rapidity with which the disease progresses, etc. Generally speaking, the younger the patient when the first symptoms develop, the more likely is the presentation in the form of hepatic disease. Conversely, the late onset is usually with neurological symptoms. Unusual modes of presentation are psychiatric disturbances, acute hemolytic anemia, occasionally hematuria, and the one case with what appeared to be vitamin D-resistant rickets.

The patients presenting with liver disease at an early age may not have detectable neurological involvement. Indeed, these patients may die in hepatic failure before the development of neurological symptoms. At an early age, Kayser-Fleischer rings may not be detected even by slit-lamp examination, and there may be very little or no apparent renal involvement. For this reason, all children and indeed also young adults with subacute or chronic liver disease must be investigated for the possibility of Wilson's disease.

An acute fulminating form of the disease usually in children and with clinical manifestations indistinguishable from acute or subacute hepatitis has also been reported (CHALMERS *et al.*, 1957; LAWRIE and CARTER, 1958; SILVERBERG and GELLIS, 1962).

Other patients may present with neurological involvement and may have no clinical or even laboratory evidence of liver disease. The diagnosis in these cases is easier since they do regularly have Kayser-Fleischer rings. Presentation with neurological symptoms is relatively rare in children, but it has been reported in a number of cases as early as about 10 years of age.

It seems that the classical form of the disease with simultaneous involvement of the nervous system, the liver, the renal system and Kayser-Fleischer rings does not occur very frequently, especially when one considers that patients with single organ involvement and atypical presentation are often missed.

IV. Genetic Aspects

WILSON (1912) recognized the familial incidence of hepatolenticular degeneration but did not believe that it was inherited. HALL (1921) was the first to suggest a genetic factor. Careful genetic analysis of a large number of families with Wilson's disease revealed concentration of patients in sibships, a high incidence of consanguineous marriages in parents of patients and a near equal sex incidence, all of which suggested an autosomal recessive mode of inheritance (KEHRER, 1930; STADLER, 1939; ANDRÉ and VAN BOGAERT, 1950; MATTHEWS *et al.*, 1952.) Calculations based on the incidence of Wilson's disease in sibs of patients are in good agreement with this. BEARN (1953, 1960, 1966) documented the mode of inheritance on large numbers of his own patients and their 30 families. Analysis of 21 Polish families (WALD, 1962), 18 Japanese families (ARIMA and KURUMADA, 1962) and nine Chinese families (TU, 1963) support autosomal recessive inheritance.

The apparent tendency for late onset of the disease in Jewish males in Bearn's families raised the possibility of genetic heterogeneity of Wilson's disease. A more recent study by COX (1968) supports and extends these findings. The wide variation of the clinical and biochemical features of Wilson's disease and the tendency for uniformity within a single family suggests that there may well be genetic heterogeneity.

Twenty of the thirty families studied by BEARN (1953, 1960, 1966) in New York could be traced back to ancestors originating from two rather small geographic areas in Europe. Thirteen of the twenty came from an area with a 100 mile radius at the border of Poland and Russia. Another seven families could be traced back to Sicily and the southern tip of Italy. It is tempting to assume that single mutations may have occurred in these two areas and that because of inbreeding the mutant gene became more frequent in these two populations, leading eventually to an increased incidence of the homozygous abnormal state. The two mutations may not have been identical and this may be the explanation for the late onset of the disease in the Polish-Russian group of patients, yet differences in environmental factors may also explain differences in phenotypic manifestations. Indeed, the increased incidence of the disease in southern Italians and Ashkenazy Jews originating from Poland and Russia, who at the time of the study were living in the area of New York City, may just reflect the population characteristics of the New York area where these two racial groups are heavily represented. The disease, and thus the abnormal gene, is certainly widely distributed throughout the world. It has been reported from all parts of Europe, in negroes, Indians, Chinese, Japanese, Malays and Eskimos (BOUDIN and PÉPIN, 1958).

At present we do not have sufficient data upon which to base the calculation of the frequency of the gene (or genes) responsible for Wilson's disease in the general population or a segment of the population. Estimates for the frequency of the disease range from 1/250000 to 1/1000000.

V. Disturbances of Copper Metabolism in Wilson's Disease

A profound and characteristic disturbance of copper metabolism is a cardinal feature of Wilson's disease. This condition is regarded by many as the result of chronic intoxication with copper brought about not by increased dietary intake but by a defect in the handling of copper in the body, the exact nature of which has not as yet been elucidated.

1. Copper in Tissues

The copper content of certain tissues is markedly elevated in the patients. The deposition of copper in abnormal amounts occurs primarily in those organs which are involved in the disease, namely: the liver, the brain, the kidney and the corneae. The copper content of the liver in this condition is of diagnostic im-

Table 1. Copper content of liver in Wilson's disease and controls (STERNLIEB and SCHEINBERG, 1968)

Group	No.	Copper content of liver (μg/gm dry wt.) range	mean ± S. D.
Normal subjects	16	20–45	31.5 ± 6.8
Wilson's disease			
symptomatic	33	94–1360	588.3 ± 304
asymptomatic	36	152–1828	983.5 ± 368
Heterozygous carriers[a]	14	39–213	117.0 ± 51

[a] Parents or children of patients with Wilson's disease.

portance and has therefore been studied in large numbers of individuals with Wilson's disease, particularly by Scheinberg's group (STERNLIEB and SCHEINBERG, 1968), who have developed a micro method for the measurement of copper in needle biopsy specimens of liver (MORELL *et al.*, 1968b).

In Table 1 STERNLIEB and SCHEINBERG's results are shown.

It is apparent that all the 69 patients had a concentration of copper in the liver more than twice as high as the upper limit of the range in normals. It is of interest that the range and mean liver copper concentration in asymptomatic patients were higher than in those who had obvious clinical disease. However, the copper content of the liver in heterozygous carriers of Wilson's disease is also raised. The range of liver copper concentrations found in heterozygotes overlaps with that of normals as well as with that of homozygous abnormal patients.

The excess of copper in the liver of patients with Wilson's disease is found in the parenchymal cells of the liver. The distribution of copper in the liver of patients is rather uneven. Fresh regenerating nodules contain less copper than other parts.

The intracellular distribution and localization of copper in liver has been studied by several investigators. Histochemical and electron microscopic methods, including the use of an electron probe, for the localization of copper are not sufficiently specific or sensitive to permit definite conclusions. Subcellular fractionation methods are also difficult to use for these purposes because fractions of sufficient purity cannot easily be obtained with present-day methods. In a recently published, carefully conducted study, GOLDFISCHER and STERNLIEB (1968) used a combination of histochemical light microscopic methods, electron microscopic techniques and electron probe microanalysis to study intracellular distribution of copper in patients with Wilson's disease. They found that the pattern of distribution varies according to the stage of the disease. In the early stages, when histological liver damage is minimal, the copper deposition is diffuse in the cytoplasm. Late in the disease, with advanced cirrhosis, copper is found mainly in lysosomes. In animals overloaded with copper and in the newborn with physiologically high liver copper content, the localization of copper is lysosomal and there is no liver damage. GOLDFISCHER and STERNLIEB contend that diffuse copper deposition in the cytoplasm is toxic, whereas accumulation of copper in lysosomes protects the cell from the toxic effects of copper. LINDQUIST (1968, 1969), on the other hand, is of the opinion that copper sequestered in lysosomes induces lipid peroxidation of the lysosomal membrane with resulting rupture of lysosomes and the release of cytotoxic hydrolytic enzymes. Further cytological studies will hopefully shed more light on these mechanisms and will eventually lead to understanding of the ways and means whereby excess copper induces tissue damage.

2. Serum Copper and Ceruloplasmin

Low serum levels of ceruloplasmin is one of the most constant biochemical findings in Wilson's disease. However, the degree of this deficiency is quite variable from patient to patient. The mean serum level of this protein in normal adults is 31 mg/100 ml with lower 95% confidence limits at 20.7 mg-%. When one looks at the serum levels of ceruloplasmin in patients with proven Wilson's disease in various published series, one finds that the mean levels are certainly low, but that there is a considerable spread of values. The majority of patients have values lower than 10 mg-%; however, a significant number have levels between 10–20 mg-% and indeed a number of patients have been observed to exhibit normal ceruloplasmin levels (>20.7 mg-%) at the time of diagnosis, albeit in the low normal range (Enger, 1959; Rosenauer and Freuglen, 1959; Sass-Kortsak *et al.*, 1959). In some of these patients normal levels of ceruloplasmin were confirmed by an immunochemical technique as well as with the more customary enzymatic method. Among the group of patients studied in the Toronto area, there were no fewer than 4 out of 41 patients with normal blood levels of ceruloplasmin at the time of diagnosis. Among these there were two pairs of sibs with Wilson's disease.

It has been suggested that the ceruloplasmin found in the blood of patients with Wilson's disease may be qualitatively abnormal. Careful retesting of one such individual and his family revealed no abnormality judging from electrophoretic mobility on starch gel electrophoresis (Sass-Kortsak *et al.*, 1961). Holtzman *et al.* (1967) have more recently compared the fingerprints and some selected physicochemical characteritics of the ceruloplasmin isolated from the plasma of a patient with Wilson's disease with those of ceruloplasmin isolated from normal individuals, and have found no difference. Walshe and Carpenter (1965) studied the behaviour of ceruloplasmin in the presence of inhibitors of its enzyme activity and found differences between the ceruloplasmin in the sera of patients with Wilson's disease and that in normal controls. This suggests that the ceruloplasmin in Wilson's disease sera is abnormal. However, other factors which are present in these sera and absent in normal serum may also explain these findings. One must conclude that until now convincing evidence has not been presented from which one may conclude that the ceruloplasmin in the sera of patients with Wilson's disease is abnormal.

The mean serum copper level in normal individuals is 109 ± 17 mg-% and 90–95% of the total copper is bound to ceruloplasmin. In patients with Wilson's disease, the ceruloplasmin-bound fraction of serum copper is low, paralleling the reduction of ceruloplasmin levels. The levels of non-ceruloplasmin bound copper on the other hand are markedly elevated. Nevertheless, the total serum copper is usually still below normal, owing to marked reduction in ceruloplasmin copper. In keeping with all this is the observation that the rare patients with normal levels of ceruloplasmin have elevated levels of total copper in serum because of the increase in the non-ceruloplasmin bound fraction.

3. Urinary Copper Excretion

A typical feature of Wilson's disease is an increased urinary excretion of copper. Normal individuals excrete less than 40 μg of copper per 24 h. Patients with Wilson's disease excrete more than 100 μg/24 h; some may excrete over 1000 μg per day. The urinary output of copper in Wilson's disease was observed by Bearn (1966) to increase further in response to raised dietary protein intake, which also results in increased output of amino acids in urine. Nevertheless, the increased copper excretion in the urine in patients with Wilson's disease does not depend entirely on hyperaminoaciduria. We have observed many patients—especially young ones—with normal urinary excretion of amino acids and significant cupriuria. The increased urinary excretion of copper most probably depends on increased serum concentrations of non-ceruloplasmin bound copper. Presymptomatic patients, in whom there is no clinical or laboratory evidence of organ involvement, have normal non-ceruloplasmin bound copper in the blood and no increase in urinary copper excretion.

4. Studies with Radioactive Copper

More dynamic aspects of the disturbance of copper metabolism can be studied by the use of radioactive isotopes of copper: ^{64}Cu, with a half-life of 12.8 hours, and ^{67}Cu with a half-life of 60.8 hours. Preparations of these two isotopes with very high specific activity can now be obtained (FRITZE, 1964a; MARCEAU *et al.*, 1970a). Studies with the use of radioisotopes of copper have been reported by large number of investigators with similar results in many respects. Most of these studies were based on oral or intravenous administration of a single dose of ^{64}Cu or ^{67}Cu followed by serial measurements of total and ceruloplasmin-bound activity in plasma, urinary and fecal excretion of the isotope and, in some instances, measurements of uptake and discharge of radioactivity by the liver and other organs.

Oral administration of labeled copper results in an almost instantaneous rise in total plasma radioactivity followed by a rapid fall. During this earliest phase, all the radioactivity is bound to serum albumin (BEARN and KUNKEL, 1955). In patients with Wilson's disease there is a tendency for a higher peak activity followed by a less rapid decrease of total plasma activity than in normals. This was interpreted as evidence in favour of increased rate of absorption of copper from the gastrointestinal tract, but it may also be due to a decreased rate of removal of labeled copper from the blood.

Following intravenous administration of labeled copper there is rapid disappearance of the label from the plasma during the first few hours. A slower than normal rate of disappearance in patients with Wilson's disease can be demonstrated only when loading doses of copper are given (e.g. about 1 mg). With true tracer doses (<1 μg) the copper initially disappears from the plasma with a half-time of 8–10 minutes in both patients and normals (SASS-KORTSAK, 1965).

In normals, 2–6 hours after both oral and intravenous administration of radiocopper there is a secondary rise of total plasma activity which gradually diminishes in rate as time passes but is sustained for a 60–72 hour period. During this phase most of the labeled copper in the plasma is bound to ceruloplasmin. This secondary rise in total plasma activity is not found in patients with Wilson's disease. Their total plasma activity continues to decrease with gradually diminishing rate during 60–72 hours following the administration of the dose. Moreover, no radioactivity can be detected in ceruloplasmin. It is of particular importance that in the rare patient whose serum ceruloplasmin levels are normal and who are presumably synthesizing ceruloplasmin at a normal rate, incorporation of radiocopper into ceruloplasmin can still not be detected (SASS-KORTSAK *et al.*, 1959).

Several investigators have found that concurrently with the initial rapid disappearance of labeled copper from the plasma compartment, there is a rapid uptake of the label by the liver (BUSH *et al.*, 1955; MAYTUM *et al.*, 1961; OSBORN *et al.*, 1961, 1963, 1965, 1967, 1969). Within a few hours 66–95% of the intravenously injected dose is concentrated in the liver of normal controls and thereafter there is slow but significant discharge of activity from the liver. In most untreated patients with Wilson's disease, the hepatic uptake of labeled copper is much slower and to a lesser extent than in normals; in addition, there is virtually no discharge from the liver. In fact, during the 3-day period of observation, there is usually a continuing slow rise of total activity in the liver. The slower uptake of a lower percentage of the dose is probably explained on the basis that most of the available binding sites for copper are already saturated in the untreated patient's liver. Osborne and Walshe (1967) found only a moderate degree of abnormal hepatic uptake of radiocopper by patients with other forms of chronic liver disease. Moreover, in patients with Wilson's disease, they found no correlation between the degree of liver damage and the abnormality of liver uptake of radiocopper. This suggests that the abnormal handling of copper by the liver in Wilson's disease is not primarily due to liver damage per se. While the uptake of radiocopper in the liver is reduced, tissues other than the liver take up a much higher percentage of the dose in patients with Wilson's disease than in control subjects (Sass-Kortsak *et al.*, 1962). A particularly high concentration of the isotope occurs in the kidneys of patients compared with controls. Oldendorf and Kitano (1965) claim to have shown that in Wilson's disease radiocopper accumulates in the brain, in contrast to the findings in more extensive studies by others. The inability of the patient's liver to discharge labeled copper can be only partly accounted for by lack of incorporation into ceruloplasmin and the lack of release from the liver in this form. An added significant reason must be the inability of the patient's liver to excrete labeled copper via the bile.

In agreement with the latter contention, patients with Wilson's disease have lower fecal excretion of labeled copper following its intravenous administration. On the other hand, urinary excretion of the label is significantly increased in patients after both oral and intravenous administration (Earl *et al.*, 1954; Bearn and Kunkel, 1955; Bush *et al.*, 1955).

To explain the vastly increased copper stores in the liver and some other organs of the patient with Wilson's disease, it was suggested that these patients absorb increased amounts of dietary copper from the gastrointestinal tract. The observation of positive overall copper balances in these patients was used as an argument in favour of this contention. However, the positive copper balances may also, and perhaps primarily, be due to an impairment of the hepatic excretory mechanism of copper.

As mentioned previously, the nature of the genetically induced basic metabolic defect in Wilson's disease is still not known. In our opinion, the evidence presently available suggests that the defect may well lie in a hypothetical mechanism whereby copper is made available in the liver cell both for incorporation into ceruloplasmin and—perhaps more importantly—for excretion via the bile.

VI. Diagnosis

1. Clinical

The diagnosis of Wilson's disease can be made on purely clinical grounds. Coexistence of the neurological features of the disease with clinically manifest liver disease and Kayser-Fleischer rings of the corneae is diagnostic. The presence of Kayser-Fleischer rings may not be detectable even with slit-lamp examination. It is important therefore to realize that their absence does not exclude the diagnosis.

As outlined above, the mode of clinical presentation of Wilson's disease, its clinical manifestations and its course are so variable that one can be no means rely on clinical observations for diagnosis.

The disease should be suspected in children and adolescents presenting with subacute or chronic liver disease for which there is no other obvious etiological factor. In this respect, it should be borne in mind that Wilson's disease has often been diagnosed in patients whose history, clinical, laboratory features and course were strongly suggestive of viral hepatitis with consecutive subacute and/or chronic hepatitis. Wilson's disease has also been found in a patient who otherwise fulfilled all the diagnostic criteria of chronic active (lupoid) hepatitis except for showing no response to treatment with corticosteroids. On the basis of considerable experience, one must strongly recommend that in all children and young adults who present with chronic liver disease and with acute hepatitis which does not seem to run the typical course of viral hepatitis, the diagnosis of Wilson's disease should be entertained and appropriate biochemical investigation should be carried out *without delay* to rule out or to prove the existence of Wilson's disease.

One should also be aware that in children and, more often, in young adults Wilson's disease may present with neurological symptoms only, with no clinical or laboratory evidence of liver involvement. It has been stated that all patients with Wilson's disease and neurological involvement have Kayser-Fleischer rings. Nevertheless, in some, the rings can be detected only by slit-lamp examination. Moreover, it is quite possible that in young children with neurological presentation the rings may not be detectable although this has not yet been reported. Thus again, patients presenting with neurological features that are not obviously due to other etiologial factors should be investigated for the possibility of Wilson's disease.

It should also be noted that Wilson's disease may—albeit rarely—present with psychiatric disturbances, with otherwise unexplained acute hemolytic crisis, with hematuria, with Fanconi's syndrome, etc. (see pages 633-637). Thus in these situations also, a degree of suspicion is warranted and the patient should be investigated for the possibility of Wilson's disease.

2. Laboratory

The more specific diagnostic criteria of Wilson's disease relate to the *disturbance of copper metabolism* in this condition. Measurement of the serum level of ceruloplasmin, of serum copper and assessment of urinary copper excretion are the most obvious and simple methods for this purpose.

a) Ceruloplasmin

Low serum level of ceruloplasmin is the most constant biochemical abnormality in this condition. Enzymatic, immunochemical and colorimetric methods are available for the measurement of serum concentrations of ceruloplasmin. The most widely used is the enzymatic method, which is based on the polyphenol oxidase activity of ceruloplasmin. Several well-established methods utilizing this principle have been described (Morell *et al.*, 1968c; Ravin, 1961; Colombo and Richterich, 1964; Cox, 1966). Immunochemical methods are also available for measurement of ceruloplasmin in serum (Scheinberg and Gitlin, 1952; Markowitz *et al.*, 1959; Hitzig, 1961). The colorimetric method is not practical enough for routine use. It is, however, a means whereby the enzymatic method

Table 2. Serum ceruloplasmin and copper levels in normals

Group	No.	Ceruloplasmin (mg/100 ml)	No.	Copper (μg/100 ml)	Reference
Newborn infants (cord blood)	12	6.5 (1.8–13.1)[b]	12	36 (12–26)[b]	SCHEINBERG *et al.* (1958)
Children					
2 years		42.6 (31.4–53.9)[a]		140 (95–186)[a]	COX (1966)
6 years	117	38.1 (26.9–49.2)[a]	117	129 (83–174)[a]	COX (1966)
10 years		33.5 (22.4–44.6)[a]		117 (72–162)[a]	COX (1966)
Adults	163	30.4 ± 10.0[d] (20.7–40.2)[c]	125	108.1 ± 20.6[d] (67–149)[c]	COX (1966)
Adults	100	32.3 ± 9.8[d]	—	—	RAVIN (1961)
Adults	30	35.0 (25.0–43.0)[b]	235	114 (89–147)[c]	CARTWRIGHT and WINTROBE (1964)
Adults	180	30.7 ± 7.0[d] (18.5–65.9)[b]	—	—	STERNLIEB and SCHEINBERG (1968)

[a] Means and 95% confidence limits for the ages shown were calculated from regression of concentration on age in 117 normal children: 54 females, 2–12 years of age, and 63 males, 2–15 years of age.
[b] Range of values found in group.
[c] 95% confidence limits.
[d] ± 2 S.D. of the mean.

can be standardized to yield ceruloplasmin concentrations in terms of weight per volume (COX, 1966; MORELL *et al.*, 1968c).

The serum ceruloplasmin levels vary considerably in normal subjects and the levels do change with age. In newborn infants the ceruloplasmin concentrations are quite low (SCHEINBERG *et al.*, 1958). The mean in cord blood is about one-fifth of the mean adult level (Table 2). By one year of age POJEROVA and TOVAREK (1960) found normal adult levels. Thereafter, COX (1966) found that the ceruloplasmin levels rise above adult values to reach a peak between 2–3 years of age (Table 2). Following this there is a gradual decline and a linear regression of ceruloplasmin concentrations with age. Adult levels are reached by 12 years of age. The blood levels of children between 2 and 12 years of age can be corrected to compare with adult values by using the formula:

$$\text{Adjusted level} = \text{observed level} - [1.17 \times (12 - \text{age in years})].$$

In Table 2 mean and 95% confidence limits of serum ceruloplasmin levels are shown in children at 2, 6 and 10 years of age. These were calculated from the regression of concentration on age.

In Fig. 1 the distribution of ceruloplasmin levels of 309 normal individuals (163 adults and 146 children) is shown (COX, 1966). The values obtained in children were adjusted to adult values, using the formula above.

The frequency distribution of serum ceruloplasmin levels observed at the time of diagnosis in 230 patients with Wilson's disease is also shown in Fig. 1. Data from two groups of investigators are combined here: 189 patients from STERNLIEB and SCHEINBERG's (1971) series and 41 patients observed by SASS-KORTSAK and COX (1971). The two groups of data were combined because, judging from the similarity of means and standard deviations of normal values (see Table 2), the results obtained by the methods used by these two groups of investigators

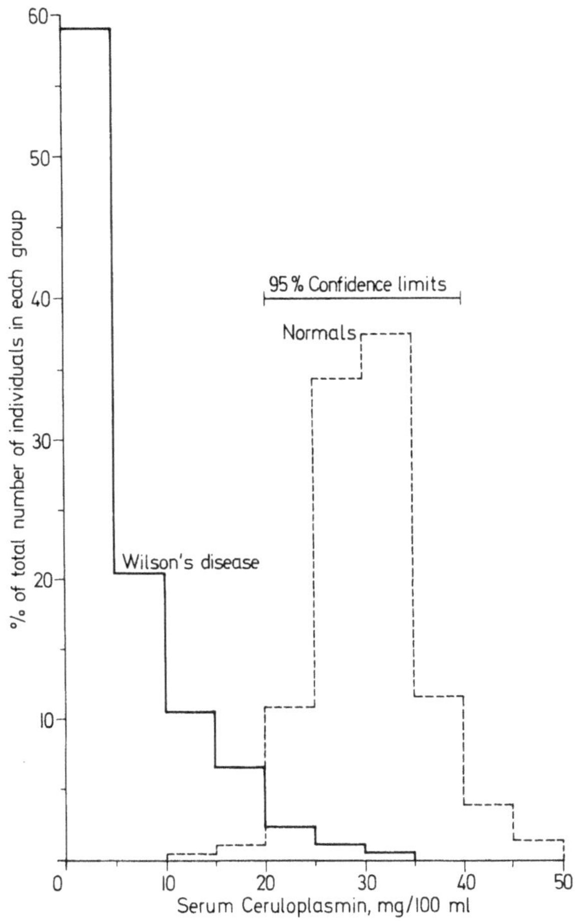

Fig. 1. Frequency distribution of serum ceruloplasmin levels in two groups of individuals: 309 normal controls, shown by the interrupted line, 230 patients with Wilson's disease at the time of diagnosis, shown by the solid line. To make comparison between the two groups easier, the percent of total number of individuals in each group is plotted on the ordinate against ceruloplasmin concentrations on the abscissa

are quite comparable. From the data shown in Fig. 1, it appears that over one-half of this large group of patients (59% of the group, 135 patients) had less than 5 mg-% of ceruloplasmin in the serum. A further 20% of the group had values between 5 and 10 mg-%. Thus a total of 79% of patients had less than 10 mg-% ceruloplasmin, and altogether 96% had values lower than the lower 95% confidence limits in the control group. The disturbing fact is, however, that 4% of this large group of patients with Wilson's disease (8 of 230 patients) had normal serum levels of ceruloplasmin. This means that in an individual patient, the finding of a normal ceruloplasmin level alone does not exclude the possibility of Wilson's disease.

An added difficulty arises from the fact that approximately 6% of the heterozygous carriers of Wilson's disease have ceruloplasmin levels below the 95% confidence limits of normals. It is particularly important to keep this in mind when one is investigating the sibships of patients for presymptomatic patients.

There are also a number of other disease conditions in which low serum ceruloplasmin levels are more or less characteristically observed. This is well documented in severe malnutrition, both in protein malnutrition (kwashiorkor) and in protein plus caloric malnutrition (marasmus), celiac disease and sprue, the nephrotic syndrome and in protein-losing enteropathy (SASS-KORTSAK, 1965). In liver diseases other than Wilson's disease, the ceruloplasmin levels are usually raised or normal. However, WALSHE and BRIGGS (1962b) found low levels of ceruloplasmin in one young patient with chronic hepatitis and in four patients with fatal hepatitis.

Finally, it has been shown by GERMAN and BEARN (1961) that the low levels of serum ceruloplasmin in patients with Wilson's disease may be raised by administration of estrogens. The same effect was reported in normals in response to estrogens by RUSS and RAYMUNT (1956) and also in response to oral contraceptives by CARRUTHERS *et al.* (1966). Ceruloplasmin levels are known to be elevated in pregnancy (MARKOWITZ *et al.*, 1955; SALA and GAMBARA, 1957). From this, one may deduce, although this is not yet documented, that female patients with Wilson's disease, who at the time of diagnostic study are on oral contraceptives, or are in the last trimester of pregnancy, may not show the typical low levels of serum ceruloplasmin.

With all these reservations, the thesis still stands that the finding of low ceruloplasmin levels is the most important diagnostic feature after the presence of Kayser-Fleischer rings in Wilson's disease.

b) Serum Copper

Since 90–95% of the total copper serum is bound to ceruloplasmin, it is not surprising that in general terms patients with Wilson's disease have low *serum copper levels*. Thus, most careful investigators measure the total serum copper level as well as ceruloplasmin, if for no other reason than to validate the ceruloplasmin measurement by an independent method. However, when evaluating results of serum total copper measurements, two important facts must be kept in mind.

Firstly, the factors influencing ceruloplasmin levels, both in physiological states (age, pregnancy, etc.) and in pathological conditions (malnutrition, nephrotic syndrome, other protein-losing states, etc.) will influence the serum copper levels as well. Also, the admittedly low yet significant number of patients with Wilson's disease who have normal or near normal ceruloplasmin levels cannot be expected to have low total serum copper levels.

Secondly, CARTWRIGHT *et al.* (1954) found that in patients with Wilson's disease, the normally very low (5–10 μg-%) level of "non-ceruloplasmin bound" copper is elevated. Thus, the reduction of total serum copper does not parallel exactly the reduction in ceruloplasmin concentration. In most patients with profound depression of ceruloplasmin levels, the total serum copper is low in spite of two- to three-fold increase in the non-ceruloplasmin bound fraction. Yet in patients with less pronounced deficiency of ceruloplasmin levels, the total serum copper is often normal and in the rare patient with normal serum levels of ceruloplasmin, the total serum copper is elevated, due to the rise in the non-ceruloplasmin fraction. A method for the measurement of the so-called "direct reacting" (non-ceruloplasmin-bound) fraction of serum copper is available (GUBLER *et al.*, 1953). Unfortunately, this method is not accurate in the presence of low levels, thus it is difficult to define with this method the range of normal variation, which makes its use difficult.

c) Urine Copper

It has long been known that increased *urinary excretion of copper* occurs in Wilson's disease. Thus, measurement of copper in quantitative 24-hour urine collections is a useful diagnostic adjunct in Wilson's disease. In normals, the urinary excretion of copper does not exceed 40 µg/24 h (PORTER, 1951; BEARN and KUNKEL, 1952; BUTLER and NEWMAN, 1956). Reliable measurements can be made only when elaborate measures are taken to avoid copper contamination during the collection and the subsequent handling of specimens. Urinary copper excretion in patients with Wilson's disease is higher than 100 µg/24 h and sometimes as high as 1000 µg/24 h or more. Patients with very high urinary copper excretion have marked hyperaminoaciduria. Very high urinary copper excretion has also been observed in Wilson's disease during an acute hemolytic crisis, which was commented upon earlier in this chapter (pages 636–637).

It should be noted that patients with Wilson's disease during the presymptomatic phase of the disease may have normal urinary copper excretion. On the other hand, increased copper excretion has been observed in patients with certain types of chronic liver disease, particularly when a cholestatic mechanism is prominent (e.g. primary biliary cirrhosis, long-standing extrahepatic biliary obstruction, etc.).

d) Copper in Liver

The finding of increased concentrations of *copper in the liver* is of diagnostic value in Wilson's disease. Histochemical techniques for the detection of excess tissue copper are notoriously unreliable except in the most experienced hands. Chemical methods are much more reliable and there are a number of these adapted for quantitative copper determination in tissues (ref. cit. SASS-KORTSAK, 1965). MORELL *et al.* (1968b) have published a micro-chemical method whereby the copper content of needle biopsy specimens of the liver can be measured. Neutron activation analysis is the most sensitive technique for the quantitative measurement of copper in tissues. Several such methods are available (BOWEN, 1959; KJELLIN, 1963; FRITZE *et al.*, 1964b; SMALLWOOD *et al.*, 1968).

The copper concentrations in the liver of normal humans together with the elevated liver copper levels in Wilson's disease are shown in Table 1 (page 639). It can be seen that the mean liver copper content in Wilson's disease is markedly elevated compared with normals. STERNLIEB and SCHEINBERG (1968), whose data are shown in the table, consider 250 µg copper per g dry weight of liver as critical, and a higher copper content than this in the liver is diagnostic of Wilson's disease. One notes, however, looking at the ranges of liver copper they found in their own patients, both symptomatic and presymptomatic, that a number of these have had lower liver copper concentrations than the critical 250 µg/g. It is also evident from the data in Table 1 that the heterozygous carriers of Wilson's disease often have values in this latter range. From this, it follows that a liver copper content of 100–250 µg/g dry weight does not exclude Wilson's disease. Values in this range mean that the individual concerned may be either homozygous abnormal or a heterozygote of Wilson's disease.

It has also been reported that patients with liver disease unrelated to that of Wilson's disease may have increased copper stores in their liver. However, SMALLWOOD *et al.* (1968) have recently shown in a well-controlled study on a large sample that liver copper contents of over 250 µg/g dry weight can be found only in patients with long-standing pronounced biliary obstruction, both intrahepatic (as in primary biliary cirrhosis) and extrahepatic. In patients with other types of liver disease, e.g. alcoholic liver disease, acute and chronic hepatitis, Gilbert's disease, Dubin-Johnson syndrome and miscellaneous other conditions, the liver copper content did not exceed 150 μg/g dry weight. These investigators contend that the finding of high liver copper content in long-standing cholestasis should not lead to diagnostic confusion with Wilson's disease, since the clinical and laboratory hallmarks of pronounced cholestasis are rarely, if ever, found in Wilson's disease.

e) Use of Radioactive Copper

In some instances, it may become necessary to investigate patients with the use of radioactive copper in order to secure the diagnosis.

Following oral or intravenous administration of a single dose of radioactive copper, patients with Wilson's disease fail to incorporate labeled copper into ceruloplasmin, so that there is no secondary rise of total plasma activity in these individuals. In patients with Wilson's disease, the fecal excretion of labeled copper is diminished, whereas the urinary excretion is increased (EARL *et al.*, 1954; BEARN and KUNKEL, 1955; BUSH *et al.*, 1955; JENSEN and KAMIN, 1957; MAYTUM *et al.*, 1961; SASS-KORTSAK *et al.*, 1961; OSBORN *et al.*, 1963). It is of importance that failure of incorporation of radiocopper into ceruloplasmin was observed also in Wilson's disease patients with normal blood levels of ceruloplasmin (SASS-KORTSAK *et al.*, 1959). Useful information can also be obtained in the course of such studies by external counting over the liver and other parts of the body. OSBORN and WALSHE (1967), who have had most experience with such measurements, report that as the disease progresses, there is less and less of the labeled copper taken up by the liver initially. In addition, whereas in normals, following the initial uptake of a large percentage of the injected copper into the liver, there is a gradual discharge of labeled copper from this organ, in Wilson's disease there is either very little or no discharge or even a gradual further increase of activity in the liver (OSBORN and WALSHE, 1958; SASS-KORTSAK *et al.*, 1961; ASPIN and SASS-KORTSAK, 1966). The question as to what extent liver damage per se (unrelated to Wilson's disease) could influence these measurements is debatable. Recent findings by OSBORN and WALSHE (1969) constitute good evidence against this. On the other hand, one must wonder whether in the presence of long-standing intra- or extrahepatic cholestasis with increased copper stores in the liver and a reduced ability to excrete copper in bile, one could find both diminished uptake of radiocopper by the liver ans slow or no excretion via the bile.

f) Other Laboratory Findings

Biochemical abnormalities of other types, unrelated to copper and its metabolism, are numerous in Wilson's disease, but much less specific. With liver involvement one often finds various liver function tests abnormal, but the pattern of abnormality found is not in any way specific to Wilson's disease. Renal function may be abnormal. The finding of microscopic hematuria, intermittent protein- and glycosuria, renal type aminoaciduria, uricosuria and phosphaturia with low serum levels of uric acid and phosphorus, etc. is helpful in the diagnosis, but these manifestations are inconstant in Wilson's disease and occur singly or in various combinations in other conditions as well.

VII. Diagnosis of the Presymptomatic Patient

This is a difficult yet most important problem. Since effective treatment for Wilson's disease is available and since the earlier in the course of the disease this

Table 3. Abnormalities in symptomatic and presymptomatic patients and in heterozygous carriers of Wilson's disease

	Homozygous abnormals		Heterozygotes
	symptomatic	presymptomatic	
Clinical manifestation[a]	present	absent	absent
Serum ceruloplasmin	low in 96%	low in 96%	normal in 94%
Urinary copper excretion	increased	normal	normal
Liver copper content	increased	increased	normal to moderately raised
Histological abnormality in liver	present	usually present	absent
Handling of radioactive Cu			
incorporation intoceruloplasmin	none	none	slow
uptake by liver, rate	slow	normal	normal
uptake by liver, extent	diminished	normal	normal
discharge from liver	impaired	impaired	?
excretion, urinary	increased	normal	normal
excretion, fecal	low	low	?
total body retention	variable	approaching infinity	moderately prolonged
Other abnormalities			
aminoaciduria	usually present	absent	absent
phosphaturia + low se. P	usually present	absent	absent
uricosuria + low se. urate	usually present	absent	absent

[a] Liver disease, CNS disease, Kayser-Fleischer rings, singly or in combination.

is instituted the more effective it is expected to be, patients should ideally be diagnosed before damage to the organs of predilection occurs, that is: before the onset of signs and symptoms consequent to these.

The best screening method for early detection of Wilson's disease is measurement of serum ceruloplasmin levels. By this method alone one would expect to find 96% of cases or even more. Relatively simple and reliable screening methods for the detection of low ceruloplasmin levels are available (Aisen *et al.*, 1960; Cox, 1967). Because of the low incidence of Wilson's disease, it would seem impractical to screen the general population for this disorder alone, unless this could be combined with screening for other more or less prevalent genetic disorders. It should also be kept in mind that because of the physiologically low serum ceruloplasmin levels in young infants, screening could be instituted only at or over one year of age.

Screening for presymptomatic patients is imperative in every family where a case is detected. All sibs of patients have a 1/4 chance of being homozygous abnormal with respect to the Wilson's disease gene and the risk of having latent disease extends to other members of the family with multiple intermarriages within the family. Also, and most importantly, when the disease is discovered in a population isolate with a great deal of in-breeding, screening for presymptomatic patients or indeed looking for manifest unrecognized disease may be most rewarding.

Since within the family unit the disease tends to run a similar course, younger sibs of the patient are more likely to have latent disease than older ones. Yet in a few families remarkable variation in age of onset of symptoms was reported.

Thus, one should carefully investigate all individuals in the sibship regardless of their age-relation to the patient.

Recognition and firm diagnosis of the presymptomatic homozygous abnormal patient with Wilson's disease is difficult for two main reasons:

1. These patients often do not show many of the diagnostic (laboratory) features of the disease.

2. Some of the heterozygous carriers of the Wilson's disease gene, who will never develop the disease and thus do not require treatment, do manifest some of the abnormalities typical of homozygous abnormals.

In Table 3 an attempt is made to summarize the findings in three groups of individuals: symptomatic patients, presymptomatic patients, and heterozygous carriers of Wilson's disease.

In presymptomatic patients, symptoms of liver or nervous system involvement and Kayser-Fleischer rings are absent by definition. The situation is the same as in heterozygotes. Low ceruloplasmin levels are present in 96% of symptomatic patients and presumably also in the same percentage of presymptomatic homozygous abnormals. However, as stated earlier, finding of normal ceruloplasmin levels does not exclude the diagnosis and, secondly, ceruloplasmin levels are low in 6% of heterozygous carriers. Nevertheless, whereas only 2 out of 75 heterozygotes had less than 10 mg-% ceruloplasmin in the serum, only 5 out of 53 presymptomatic patients had levels over 10 mg-%, and only 1 of the latter 5 patients had normal blood levels of ceruloplasmin (STERNLIEB and SCHEINBERG, 1963, 1968). We have observed two additional presymptomatic patients with normal serum ceruloplasmin level (> 20.7 mg-%). In both these cases the sib (the proband) with symptoms of Wilson's disease also had normal serum ceruloplasmin.

The urinary excretion of copper may often be normal in presymptomatic patients, or only minimally raised.

The mean copper content of the liver in 36 presymptomatic patients was found to be higher than the mean of 33 symptomatic patients. Yet the range of variation within these two groups is wide and, most importantly, there is considerable overlap between the range of liver copper content of presymptomatic patients and that of heterozygous carriers of Wilson's disease (see Table 1).

It is of considerable importance that STERNLIEB and SCHEINBERG (1968) found significant histological abnormalities in the liver in 31 of 36 presymptomatic patients. Heterozygotes did not show these changes.

Concerning investigations with radioactive copper, the presymptomatic patients, unlike the symptomatic ones, have normal urinary excretion of labeled copper, normal initial rate of uptake into the liver, and normal extent of liver uptake. On the other hand, presymptomatic patients do not have measurable incorporation of labeled copper into ceruloplasmin, and have almost infinite total body retention of copper[1]; both these features distinguish them from heterozygous carriers, although observation of more patients will be necessary to establish these points more firmly.

The finding of renal tubular abnormalities may be helpful in distinguishing presymptomatic patients from heterozygotes, but these tests are usually normal in most presymptomatic patients.

STERNLIEB and SCHEINBERG'S (1968) criteria for the diagnosis of presymptomatic patients requiring as the minimum, significantly lowered serum ceruloplasmin levels in combination with a raised liver copper content of over 250 μg/g dry weight seems adequate to secure the diagnosis in 90–95% of presymptomatic

1 Methods for the measurement of total body retention of copper are discussed below.

patients. In case of doubt, careful histological study of the liver and investigation with radioactive copper should bring the percentage of detection closer tp 100%.

VIII. Detection of Heterozygous Carriers

Detection of carriers in the population is one of the prerequisites for the control of genetic disease based on point mutations. Were we able to detect carriers of Wilson's disease by a simple and reliable method, we could drastically reduce the incidence of the disease by genetic counselling. Moreover, homozygous abnormals could all be diagnosed early during the presymptomatic phase of the disease and treated effectively to prevent the development of the disease.

Unfortunately, simple and reliable screening methods for the detection of heterozygotes are not as yet available. Low ceruloplasmin levels—for which we have adequate screening methods—will not detect more than 6% of heterozygotes. Measurements of the rate and extent of incorporation of radioactive copper into ceruloplasmin following an oral (STERNLIEB *et al.*, 1961a, SASS-KORTSAK *et al.*, 1961) or intravenous (COX *et al.*, 1971) single dose are far too complicated methods to be used for carrier detection in the general population. In addition, the power of discrimination of these methods between normal controls and heterozygotes is far from ideal, not to speak of the necessity of exposing the individuals to be studied to a dose of radiation which many regard as unacceptable, save for segregation of those who have considerable risk of being homozygous abnormals. OSBORN and WASSHE (1961) suggested that measurement of radiocopper uptake by the liver may distinguish between heterozygotes of Wilson's disease and normals. However, their more recent observations do not support this (OSBORN and WALSHE, 1969).

Recently introduced measurements of the total body retention of copper following a single intravenous dose of radioactive copper promise to be the best means of segregating heterozygous carriers from both normals and homozygous abnormal patients. Following initial reports by HAMAMOTO *et al.* (1968) and O'REILLY *et al.* (1970), ROBINSON *et al.* (1971) have studied the usefulness of this method in a larger sample. The method requires a ^{67}Cu preparation of high specific activity, but the dose in terms of activity is much less (2.5–5 μCi) than that necessary for the other types of radiocopper study. As shown in Table 4, no

Table 4. Total body retention of a single i.v. dose of ^{67}Cu (ROBINSON *et al.*, 1971)

Group	No.	Half time of total body retention (days)	
		Mean ± S.D.	range
Normal controls	11	28.8 ± 3.2	24.3–35.1
Wilson's disease			
heterozygotes[a]	10	62.2 ± 8.6	49.0–79.5
homozygous abnormals			
treated	5	—	300.0–∞
untreated	2	—	49, 82
presymptomatic untreated	1	—	∞
Liver disease, controls	4	—	22.8[b], 33.2[b], 59[c], 95[d]

[a] Parents and children of proven homozygous abnormals.
[b] Chronic active (lupoid) hepatitis on prednisone treatment.
[c] Cystic fibrosis with focal biliary cirrhosis.
[d] Primary biliary cirrhosis.

overlap was found within a group of 11 normal controls and 10 obligatory heterozygotes of Wilson's disease (parents and offspring of homozygous abnormals). Symptomatic homozygous abnormal patients studied at the time of their diagnosis and *before* their treatment was started, and some patients with clinically obvious liver disease of other types, had results within the range of heterozygotes. However, by virtue of their symptomatology and clinical state, these individuals can easily be distinguished from clinically normal heterozygous carriers of Wilson's disease. Patients with Wilson's disease who have previously been treated with D-penicillamine had far more prolonged total body retention of copper than the heterozygotes. One single presymptomatic patient who was studied before treatment had close to infinite retention of ^{67}Cu, an observation which is of great importance but requires confirmation on many more such subjects.

This method, alone or in combination with other means as O'REILLY *et al.* (1970) suggest, may well become a practical means of identifying heterozygotes of Wilson's disease. Careful assessment of the method on a much larger sample is urgently needed before its use can be recommended. The method is far too cumbersome to serve as a means for screening the general population for heterozygotes of Wilson's disease, but if, its application were confined to families of patients only, many heterozygotes in the population could be identified. Those at, or before, childbearing age could have their spouses or prospective spouses tested and one could reach a stage of being able to predict the risk of having homozygous abnormals born. One could counsel these couples accordingly, and, if necessary, identify homozygous abnormals born to these couples before the symptomatic stage of the disease and apply treatment, which we can fully expect to prevent the development of the disease.

IX. Treatment

Wilson's disease is one of the few genetic diseases for which a practical and effective method of treatment is available.

While the exact nature of the genetic defect in this condition is still not known, it is almost universally accepted by now that the damage to organs of predilection (liver, brain, kidney), and thus the "disease", is due to the toxic action exerted by the excessive amounts of copper deposited primarily in these organs. If this is so, removal of this copper from the body and in particular from these organs of predilection should be beneficial. Treatment methods which result in the production of a negative overall copper balance lead to clinical improvement in symptomatic patients and, most importantly, will also prevent the development of signs and symptoms of the disease in those patients who have been lucky enough to be diagnosed in the presymptomatic phase of the disease.

It is important to remind the reader at this point that from all we know from past experience, Wilson's disease is invariably fatal if untreated.

1. Decoppering Agents

To achieve significant "decoppering" of patients, agents are used which have the property of strongly binding copper with the added requirement that they should be non-toxic, that they should be easily distributed in various body compartments and that the resultant complex between copper and these agents should have an easy and rapid route of elimination from the body.

Several such decoppering agents are available.

BAL (2,3-dimercaptopropanol) was originally suggested for the purposes of treatment of Wilson's disease by CUMINGS (1948) and later effectively used by

DENNY-BROWN and PORTER (1951) and others. BAL must be given intramuscularly, injections are painful, toxic side effects are frequent.

Ethylene diamine tetraacetic acid (EDTA) can also be considered as a decoppering agent, but it acts only when given intravenously. The decoppering effect of this compound has been studied by CARTWRIGHT *et al.* (1954), BICKEL *et al.* (1957) and HOLLISTER *et al.* (1960). Trials were not sufficiently protracted to demonstrate improvement of the disease in patients.

The therapeutically most effective and at the same time the most practical decoppering agent is penicillamine (β,β-dimethylcysteine). Its potential as a decoppering agent and its usefulness in the therapy of Wilson's disease was discovered and first reported by WALSHE (1956), and has been amply confirmed by many others since.

Orally administered sodium diethyldithiocarbamate has also been reported by SUNDERMAN *et al.* (1967) as a means whereby negative copper balance may be achieved in patients with Wilson's disease by increasing the fecal excretion of copper. Clinical improvement of neurological symptoms has also been achieved by the use of this agent.

Recently, WALSHE (1969) reported that orally administered triethylene tetramine dihydrochloride produced and maintained marked cupriuria and clinical improvement in a patient with Wilson's disease who could not be treated with penicillamine because of its nephrotoxicity. Both WALSHE (1970) and DUBOIS *et al.* (1970) reported a few months later that the commercially available preparation of this compound is impure and a purification procedure yielding a 97% pure preparation was reported by the latter authors. This new compound may prove to be a valuable adjunct to penicillamine in the treatment of Wilson's disease.

The treatment of choice for Wilson's disease is oral administration of D-penicillamine, which is available from several suppliers as a licensed pharmaceutical preparation for the treatment of this condition. It can be administered orally in capsules, the usual recommended dose being 1 g/day in two equally divided doses for adults and children over 10 years of age. The dose may be reduced to 0.5–0.75 g/day in smaller children. Continuation of this treatment throughout the life of the patient is recommended.

Originally, the racemic DL-penicillamine was used. The L isomer was proven to be more toxic than the D form and therefore—although more expensive—the pure D isomer of penicillamine is now used exclusively for treatment purposes.

The immediate and most dramatic effect of the administration of D-penicillamine is a marked increase in urinary copper excretion. In response to a 1.0 g/day dose, *normal* individuals have elevated urinary copper excretion, from pretreatment values of 40 μg/24 h to values as high as 600–800 μg/24 h. In patients with Wilson's disease, in response to the same dose the excretion at the start of treatment is always more than 1000 μg/24 h, and often as high as 4000–5000 μg/24 h. As treatment continues, the 24 h urinary excretion gradually decreases so that after 3—4 months of treatment the excretion is often around 1000 μg/day. This is not a sign that the patient is becoming "refractory" to treatment, but is due rather to progressive reduction of the abnormally high copper stores of these patients. At this point, particularly when the patient's clinical improvement is slow, the dose of D-penicillamine may be increased to 1.5–2.0, or even 3.0 g/day, but one must be mindful of higher incidence of toxic reactions and untoward side effects which may more often be encountered on these higher doses.

Careful periodic measurements of quantitative urinary excretion of copper on a standard dose of penicillamine and during a few days' interruption of the treatment gives useful information concerning the degree of decoppering that was achieved. Effectively decoppered patients excrete 500—600 μg/24 h on a dose of 1.0/g D-penicillamine per day (adults), and have urinary copper excretion within the normal range when not given penicillamine. Serial measurement of serum ceruloplasmin and total copper content is also helpful in this respect. As treatment progresses, serum ceruloplasmin levels decrease and a reduction in total copper content of the serum is even more marked. Comparison of serum ceruloplasmin and total copper levels determined in parallel suggests that during treatment and progressive depletion of copper stores, the initially elevated non-ceruloplasmin bound fraction of serum copper is gradually decreasing.

Once all this has been achieved, and the time necessary for this is quite variable from patient to patient, but is usually one year or more, the dosage of penicillamine can be reduced to 1 g/day again, on which dose the patient should remain.

The reaccumulation of copper after an intensive and prolonged course of treatment is probably very slow. However, firstly, it is not known whether or not the patient may be harmed during this process of gradual reaccumulation long before overflow into the urine or a significant rise in serum copper can be measured. Secondly, interrupted repeat courses of penicillamine may provoke sensitivity reactions. At any rate, there is no good evidence on which one could base the recommandation of such intermittent maintenance therapy. Most of the available evidence suggests that no harm is done by continuous treatment and careful observers with a great deal of experience recommend the continuous treatment (WALSHE, 1967; SCHEIBERG and STERNLIEB, 1969).

Treatment with D-penicillamine normally leads to improvement in the clinical status of the patient, which has been well documented in a large number of publications from all parts of the world. (See literature quoted by SCHEINBERG and STERNLIEB, 1965.) The clinical improvement is paralleled by improvement in the results of tests available to measure the function of the organs involved in the disease. Neurological function may return to normal. Improvements in this area can be documented by handwriting tests, serial electroencephalograms, etc. Liver function may return to normal and Kayser-Fleischer rings gradually fade and then disappear.

However, it is important to emphasize that improvement with this form of therapy is *slow* in terms of both clinical and laboratory manifestations of the disease. In fact, during the early weeks of treatment, the disease may appear to progress. It often takes 3-6 months of treatment or, rarely, even a year, for the patient to experience, and the careful observer to demonstrate objective signs of improvement. Patients should be warned about this, and treatment should be continued with vigor in spite of the apparent lack of improvement of slight improvement for this long period. Restitution to completely normal function should not be expected when the patient is diagnosed and the treatment started at an advanced stage of the disease. Obviously, lost neurons will not regenerate, and advanced gliosis in the brain will not be completely resolved even if the offending agent is removed. Similarly, a well-established gross nodular cirrhosis will never revert to a normal histological picture. On the other hand, we have observed slow but complete resolution of liver function abnormalities and resolution of portal hypertension in such patients, evidenced by diminution of the size of the spleen and long-standing freedom from variceal bleeding after previous episodes of this kind.

Nevertheless, treatment may not always be successful. In very advanced cases patients may die with neurological deterioration or in hepatic failure during the first weeks or months of treatment. In the more fulminating cases there may also be insufficient time for treatment to be effective. Finally, and very rarely, but especially in the dystonic form of the disease, treatment may fail to produce desired effects on a long-term basis, the reasons for which are not known.

All of this should serve to underline the need for early diagnosis followed by immediate commencement of a vigorous treatment schedule. There is reasonably good evidence to suggest that patients diagnosed during the presymptomatic phase of the disease will be prevented from developing the disease by early institution and continuation of treatment with penicillamine (LEVY *et al.*, 1967; STERNLIEB and SCHEINBERG, 1968). Thus these patients should be treated, once a definite diagnosis of the homozygous abnormal state of Wilson's disease has been made.

There are *undesirable side effects* of treatment with D-penicillamine in a low yet significant number of patients. A recent symposium on this subject contains much valuable detailed information on this problem (MILNE *et al.*, 1968).

Many patients report mild gastrointestinal complaints which usually appear immediately following ingestion of a dose of penicillamine. Administration of the dose with food may alleviate these complaints. We have observed only minimal reduction in the cupriuric effect of a single dose of D-penicillamine when given with a meal compared with administration on an empty stomach.

The undesirable side effects of penicillamine were grouped by SCHEINBERG (1968) under six headings: 1) sensitivity reactions, 2) bone marrow suppression, 3) abnormalities in taste, 4) nephrotoxicity, 5) formation of abnormal antibodies, and 6) dermatopathy.

1) Sensitivity reactions consist of maculo-papular, sometimes urticarial and often itchy skin rashes, usually with fever, nausea, mucosal redness, and sometimes lymphadenopathy. These manifestations appear acutely and usually 5–10 days after commencement of treatment. On discontinuation of the drug the reaction disappears. Following abatement of the reaction, therapy should be reinstated, but with a 1–10 mg starting dose gradually increasing to the full therapeutic dose. Coverage with corticosteroids and antihistaminics may be necessary and effective.

2) Thrombocytopenia and leukopenia have both been reported to develop in patients treated with penicillamine. These reactions were more frequently reported with the earlier use of DL-penicillamine and at a time when drug preparations were less pure. Only one fatal reaction with agranulocytosis has been reported (CORCOS *et al.*, 1964). One should be aware that patients with liver disease of any kind may have low leukocyte and platelet counts due to hypersplenism and that in these patients periodic fluctuation of white blood and platelet counts may occur.

The hematological status of patients undergoing treatment with D-penicillamine must be assessed periodically, both before and during treatment. Significant depression of platelet and leukocyte counts should call for interruption of the treatment. When the drug is restarted the signs of bone marrow depression often do not reappear.

3) Decreased acuity of taste has been reported in patients undergoing long-term treatment usually with large doses of penicillamine for conditions other than Wilson's disease (e.g. cystinuria). This is most probably due to copper deficiency and, curiously enough, but perhaps for a good reason, has never been reported in the course of treatment of a patient with Wilson's disease. It seems that depletion of the excessive copper stores to a degree approaching copper deficiency is not achieved in these patients even with long-term treatment with penicillamine.

4) Proteinuria progressing to the clinical picture of nephrotic syndrome was first thought to occur only, albeit rarely, when DL-penicillamine was used for the treatment of Wilson's disease. Recently, however, it was reported to complicate treatment with D-penicillamine as well (ROSENBERG and HAYSLETT, 1967). This complication may arise even after years of therapy with penicillamine.

The underlying mechanism of this effect of penicillamine is not clear. WALSHE (1968a) suggests that this is an immunological phenomenon with develoment of antibodies against a protein-penicillamine complex and not a chemical toxic reaction to penicillamine. Kidney biopsies from patients who developed proteinuria due to penicillamine showed "focal glomerulonephritis" (SCHEINBERG, 1968).

It should be noted here that patients with Wilson's disease may have proteinuria before treatment (see page 635). This proteinuria is very often, although not always, a tubular type of proteinuria, whereas that complicating penicillamine treatment is not of this type.

Appearance of significant and sustained proteinuria in the course of treatment of Wilson's disease with penicillamine necessitates interruption of treatment. In some, coverage with steroids may help the patients to tolerate penicillamine, but in others—as WALSHE (1969) found—penicillamine has to be abandoned and alternative methods of therapy instituted.

5) The sensitivity reactions, thrombocytopenia and leukopenia, as well as the proteinuria mentioned above, may all be due to some form of an immunological type of reaction to penicillamine, although this cannot as yet be regarded as proven. There are observations which point to the operation of such mechanisms as complications of treatment with penicillamine. WALSHE (1968a) observed positive LE cell phenomena in two patients with Wilson's disease while undergoing treatment with penicillamine. In one other patient there was a positive Rose-Waaler test and antibodies against penicillamine were identified in the serum with some degree of certainty. This same patient developed arthralgia. SCHEINBERG (1968) reports significantly positive tests for antinuclear and anticytoplasmic factors in 2 out of 27 patients who were on prolonged courses of penicillamine. Much work remains to be done in this general area.

6) Apart from the acute sensitivity type of skin reaction described under (1) above, there are other dermatological side effects of penicillamine. These usually appear in patients who are treated with relatively large doses of penicillamine (2–3 g/day) for prolonged periods of time. Sites of predilection are areas easily subject to trauma and extensor surfaces of extremities, also the buttocks. Initially, purpuric lesions appear, erosions occur with minimal trauma. Then the skin becomes wrinkled and old-looking, and there is brownish discoloration with appearance of small yellowish-white papules. SCHEINBERG (1968) attributes these skin changes to alteration of collagen by penicillamine therapy. NIMNI and BEVETTA (1965) found relative increase of soluble collagen in such tissues. Two of SCHEINBERG'S (1968) Wilson's disease patients on penicillamine treatment and with these skin lesions had 18% and 19% soluble collagen in skin tissue compared with 2.5% in normal skin. WALSHE (1968a) reported increased capillary fragility and purpura in a few penicillamine-treated patients.

Stomatitis and gingivitis can also complicate prolonged courses of treatment with penicillamine. In one such patient, whose stomatitis recurred twice on restarting penicillamine therapy, a careful search revealed a fistulous tooth. After extraction and healing of this lesion the stomatitis did not reappear when therapy with penicillamine was reinstituted. It seems that careful attention to oral hygiene should be part of the management of patients on prolonged penicillamine therapy.

Finally, it is by now well recognized that penicillamine acts as an antimetabolite of vitamin B_6 (pyridoxine) since it is known to combine chemically with the active form of this vitamin, pyridoxal-5-phosphate. GIBBS and WALSHE (1969) reviewed the pertinent literature and added recent findings of their own. Both the D and the L forms of penicillamine are active as pyridoxine antagonists. The effect of the latter is more pronounced. GIBBS and WALSHE (1969) studied 32 patients with Wilson's disease who had taken an average of 1.9 kg of penicillamine over a mean time period of 54 months. The mean urinary excretion of xanthurenic acid in response to a tryptophan load was significantly higher in patients treated with penicillamine without additional vitamin B_6 than the mean excretion in patients on penicillamine with added vitamin B_6. Thirteen patients on penicillamine and without added vitamin B_6 had higher xanthurenic acid excretion than normals. Their xanthurenic acid excretion returned to normal after 50 mg of pyridoxine per day for 2 days. While the development of pyridoxine deficiency cannot be considered a serious hazard to the patient treated with penicillamine, it is recommended that patients, especially growing children, be given regular supplements of vitamin B_6 while on penicillamine in doses of 12.5–25 mg/day.

To close this section on the toxic side effects of penicillamine, it must be emphasized that D-penicillamine is well tolerated by the great majority of patients with Wilson's disease and that efforts to obviate or circumvent the rare toxic side effects are usually successful. In most instances, the hazard of not treating the patient because of side effects is greater than the risks of persisting with the therapy or restarting it with therapeutic adjuncts. Nevertheless, even the most enthusiastic supporters of penicillamine therapy may be forced to abandon it, and therefore the search for equally or more effective but less toxic decoppering agents must go on. The most promising of these efforts are presently those concerned with triethylene tetramine HCl. Hopefully, others will follow.

2. Other Supportive Measures

In addition to the use of decoppering agents and particularly D-penicillamine, there are a number of additional therapeutic measures.

A low copper diet is recommended to reduce the rate at which copper is accumulated by the patient. However, it is difficult to provide a diet composed of natural ingredients for humans which contains less than 1–2 mg copper per day. This means that the copper intake is reduced to only one-half to one-fifth of the normal (4–5 mg/day). This can be achieved by excluding, from the diet foods rich in copper, such as nuts, chocolate, dried beans, broccoli, corn, mushrooms, peas, shellfish, liver, and dark meats. Some authors recommend avoidance of drinking water with a high copper content, e.g. water supply coming through copper pipes.

To reduce the absorption of copper from the gastrointestinal tract, one may administer agents orally which bind copper in an insoluble or complexed form, preventing thereby its absorption from the gut. Potassium sulfide (BUSH *et al.*, 1955) can be administered, 40 mg with each meal. Various cation exchange resins have also been recommended (ZIMDAHL *et al.*, 1954). Careful balance studies have shown that use of these measures influences copper balance in the right direction. However, since for various reasons it is difficult for the patients to take these agents, including the diet severely restricted in copper, in our treatment schedule we do not put great stress on these measures except to recommend avoidance of natural foods with high copper content.

Anti-Parkinsonian drugs such as trihexyphenidyl (Artane) and other such agents may be tried in the patient who is neurologically severely incapacitated, while waiting for the beneficial effects of penicillamine, which may mean several months. These drugs are known to improve rigidity and tremor (RICHARDSON, 1968). Physiotherapy and generally good hygiene, nursing care and maintenance of nutrition are helpful.

There are two recent reports concerning the use of L-dopa in the severe dystonic form of Wilson's disease. One of these describes a beneficial effect within 2 months of the start of L-dopa therapy in a patient who had apparently been deteriorating in his neurological state despite the administration of large doses of D-penicillamine over a 15-month period (BARBEAU and FRIESEN, 1970). MORGAN *et al.* (1970) were unable to confirm this in another patient who underwent L-dopa treatment for a similar length of time. Unfortunately their patient developed toxic manifestations of L-dopa therapy which may have masked the possible improvement at the end of an 8-week treatment period. We have used L-dopa in a patient who at the time of diagnosis was serverely disabled with the dystonic form of the disease, including difficulties with swallowing, and who also had severe liver involvement with portal hypertension. L-dopa was used in conjunction with intensive penicillamine therapy. We had the impression that L-dopa was effectively benefiting this patient during the early phase of her treatment and enabled her to survive this period and live long enough to have the later benefits of penicillamine treatment. More experience is urgently needed with L-dopa before its use can be recommended in Wilson's disease. It may be of value only in patients with the most severe form of neurological involvement.

In patients with Wilson's disease and severe hepatic involvement the therapeutic measures available for the benefit of patients with severe liver disease must be instituted. Diet, while low in copper, should be high in calories, with generous provision of vitamins and protein. The latter may, however, have to be restricted in patients with a tendency to develop hepatic encephalopathy. Dietary sodium restriction and diuretics may be necessary and can be applied as indicated by the patient's tendency to develop salt and fluid retention. These and other measures of this kind are of great importance since they help the patient to weather the early months of specific treatment to eventually improve in response to the latter. We have found corticosteroids singularly ineffective in the treatment of patients with liver disease consecutive to Wilson's disease.

X. Prognosis

In the past Wilson's disease was invariably fatal. The course of the disease without specific treatment is, however, quite variable. Some patients die within weeks or months of the onset of symptoms, others may live 18–20 years, albeit severely disabled. Treatment with decoppering agents, and primarily with D-penicillamine, has drastically changed this dismal picture. Patients who are symptomatic at the time of diagnosis, including many who are severely incapacited with liver or neurological disease or both, receive great benefit from specific treatment and a great majority of them are able to lead a normal life. There is also reasonably good evidence to support the statement that specific treatment will prevent the development of the disease in the patient whose diagnosis is made during the early presymptomatic phase of this condition.

The responsibility is on the physician to make the diagnosis early so that treatment can have the maximum benefit. With early diagnosis and prompt, vigorous, specific treatment, carefully guided to avoid untoward effects, the patient with Wilson's disease should have a normal lifespan and a reasonably normal life.

Since penicillamine, which we can now consider as the only proven, truly effective and practical means of treatment, was discovered only in 1956 and became widely used only in the sixties, we have to base these statements on 10-14 years' experience. This is far too short a time to consider the optimistic views expressed here as proven. Yet, based on this short experience, there is every hope that this view will not have to be changed.

References

AISEN, P., SHORR, J. B., MORELL, A. G., GOLD, R. Z., SCHEINBERG, I. H.: A rapid screening test for deficiency of plasma ceruloplasmin and its value in the diagnosis of Wilson's disease. Amer. J. Med. **28**, 550–554 (1960).

ANDRÉ, M. J., VAN BOGAERT, L.: L'hérédité dans dégénérescence hepato-lenticulaire et le probleme des rapports intrinseques de la pseudosclérose de Westphal-Strümpell et de la maladie de Wilson. Encéphale **39**, 1—54 (1950).

ARIMA, M., KURUMADA, T.: Genetical studies of Wilson's disease in children. II. Mode of inheritance and gene frequency in Japan. Pediat. Univ. Tokyo **5**, 14—19 (1962).

ASPIN, N., SASS-KORTSAK, A.: Radiocopper studies on a family with Wilson's disease. In: The biochemistry of Copper (J. PEISACH, P. AISEN, and W. E. BLUMBERG, Eds.), pp. 503–512. New York: Academic Press 1966.

BARBEAU, A., FRIESEN, H.: Treatment of Wilson's disease with L-dopa after failure with Penicillamine. Lancet **1970 I**, 1180–1181.

BEARN, A. G.: Genetic and biochemical aspects of Wilson's disease. Amer. J. Med. **15**, 442–449 (1953).

BEARN, A. G.: Wilson's disease. In: The Metabolic Basis of Inherited Disease, STANBURY, J. B. (J. B. WYNGARDEN and D. S. FREDRICKSON, Eds.), pp. 761–779. McGraw-Hill: New York, 2nd ed., 1966.

BEARN, A. G.: A genetical analysis of thirty families with Wilson's disease. Ann. hum. Genet. **24**, 33–43 (1960).

BEARN, A. G., KUNKEL, H. G.: Biochemical abnormalities in Wilson's disease. J. clin. Invest. **31**, 616 (1952).

BEARN, A. G., KUNKEL, H. G.: Localization of Cu^{64} in serum fractions following oral administration: An alteration in Wilson's disease. Proc. Soc. exp. biol. (N.Y.) **85**, 44–48 (1954).

BEARN, A. G., KUNKEL, H. G.: Metabolic studies in Wilson's disease using Cu^{64}. J. Lab. clin. Med. **45**, 623–631 (1955).

BEARN, A. G., YU, T. F., GUTMAN, A. B.: Renal function in Wilson's disease. J. clin. Invest. **36**, 1107–1114 (1957).

BENNETTS, H. W., CHAPMAN, F. E.: Copper deficiency in sheep in Western Austrialia: A preliminary account of the etiology of enzootic ataxia in lambs and an anaemia of ewes. Australian vet. J. **13**, 138–149 (1937).

BICKEL, H., NEALE, F. C., HALL, G.: A clinical and biochemical study of hepatolenticular degeneration (Wilson's disease). Quart. J. Med. **26**, 527–558 (1957).

BISHOP, C., ZIMDAHL, W. T., TALBOTT, J. H.: Uric acid in two patients with Wilson's disease (hepatolenticular degeneration). Proc. Soc. exp. Biol. (N.Y.) **86**, 440–441 (1954).

BLUMBERG, W. E., EISINGER, J.: Physical and chemical studies on ceruloplasmin. I. The relation between blue color and the valence states of copper. J. biol. Chem. **238**, 1675–1682 (1963).

BOUDIN, G., PEPIN, B.: Degenerescence hepatolenticulaire. Masson: Paris (1959).

BOWEN, H. J. M.: The determination of copper and zinc in biological material by activation analysis. Intern. J. appl. Radiat. **4**, 214–220 (1959).

BRESLOW, E.: Comparison of cupric ion binding sites in myoglobin derivatives and serum albumin. J. biol. Chem. **239**, 3252–3259 (1964).

BRINTON, D.: Wilson's disease. Proc. roy. Soc. Med. **40**, 556–559 (1947).

BROMAN, L.: The function of ceruloplasmin: a moot question. In: Molecular basis of some aspects of mental activity. Ed. WALAAS, C., *Vol.* 1, pp. 131–150. Academic Press: New York 1967.

BUSH, J. A., MAHONEY, J. P., MARKOWITZ, H., GUBLER, C. J., CARTWRIGHT, G. E., WINTROBE, M. M.: Studies on copper metabolism. XVI. Radioactive copper studies in normal subjects and in patients with hepatolenticular degeneration. J. clin. Invest. **34**, 1766–1778 (1955).

BUTLER, E. J., NEWMAN, G. E.: The urinary excretion of copper and its concentration in the blood of normal human adults. J. clin. Path. **9**, 157–161 (1956).
CAIRNS, J. E., WILLIAMS, H. P., WALSHE, J. M.: "Sunflower Cataract" in Wilson's disease. Brit. med. J. III, 95–96 (1969).
CARRICO, R. J., DEUTSCH, H. F.: Isolation of human hepatocuprein and cerebrocuprein, their identity with erythrocuprein. J. biol. Chem. **244**, 6087–6093 (1969a).
CARRICO, R. J., DEUTSCH, H. F., BEINERT, H., ORME-JOHNSON, W. H.: Some properties of an apoceruloplasmin-like protein in human serum. J. biol. Chem. **244**, 4141–4146 (1969b).
CARRUTHERS, M. E., HOBBS, C. B., WARREN, R. L.: Raised serum copper and ceruloplasmin levels in subjects taking oral contraceptives. J. clin. Path. **19**, 498–500 (1966).
CARTWRIGHT, G. E., HODGES, R. E., GUBLER, C. J., MAHONEY, J. P., DAUM, K., WINTROBE, M. M., BEAN, W. B.: Studies on copper metabolism. XIII. Hepatolenticular degeneration. J. clin. Invest. **33**, 1487–1501 (1954).
CARTWRIGHT, G. E., WINTROBE, M. M.: Copper metabolism in normal subjects. Amer. J. clin. Nutr. 224–237 (1964).
CAVALLINO, R., GROSSMAN, H.: Wilson's disease presenting with rickets. Radiology **90**, 493–494 (1968).
CHALMERS, T. C., IBER, F. L., UZMAN, L. L.: Hepatolenticular degeneration (Wilson's disease) as a form of idiopathic cirrhosis. New Engl. J. Med. **256**, 235–242 (1957).
COLEMAN, S. L., SANDERS, T. E., FIELD, B. D.: Hepatolenticular Degeneration. A case report including spectroanalytic studies. Amer. J. Ophthal. **56**, 297–299 (1963).
COLOMBO, J. P., RICHTERICH, R.: Zur Bestimmung des Cäruloplasmins im Plasma. Schweiz. med. Wschr. **94**, 715–720 (1964).
CORCOS, J. M., SOLER-BECHARA, J., MAYER, K., FREIBERG, R. H., GOLDSTEIN, R., JAFFE, I.: Neutrophilic agranulocytosis during administration of Penicillamine. J. Amer. med. Ass. **189**, 265–268 (1964).
COX, D. WILSON: Factors influencing serum ceruloplasmin levels in normal individuals. J. Lab. clin. Med. **68**, 893–904 (1966).
COX, D. WILSON: A screening test for Wilson's disease and its application to psychiatric patients. Canad. med. Ass. J. **96**, 83–86 (1967).
COX, D. WILSON: Genetic and environmental influences on the serum protein ceruloplasmin. Ph. D. Thesis, McGill University, Montreal (1968).
COX, D. WILSON, ASPIN, N., SASS-KORTSAK, A.: Unpublished observations (1971).
CUMINGS, J. N.: The copper and iron content of brain and liver in the normal and in hepatolenticular degeneration. Brain **71**, 410–415 (1948).
DEISS, A., LEE, G. R., CARTWRIGHT, G. E.: Hemolytic anemia in Wilson's disease. Ann. intern. Med. **73**, 413–418 (1970).
DENNY-BROWN, D., PORTER, H.: The effect of BAL (2,3-dimercaptopropanol) on hepatolenticular degeneration (Wilson's disease). New Engl. J. Med. **245**, 917–925 (1951).
DENT, C. E.: Chromatography studies in liver injury in Transactions of the 6th Conference on Liver Injury. pp. 53–62. Josiah Macey, Jr. Foundation, New York (1948).
DUBOIS, R. S., RODGERSON, D. O., SLOVIS, T. L., HAMBIDGE, K. M., BIANCHI, T. A.: Triethylene Tetramine dihydrochloride in Wilson's disease. Lancet **1970 II**, 775.
EARL, C. J., MOULTON, M. J., SELVERSTONE, B.: Metabolism of copper in Wilson's disease and in normal subjects: Studies with Cu^{64}. Amer. J. Med. **17**, 205–213 (1954).
ELVEHJEM, C. A.: The biological significance of copper and its relation to iron metabolism. Physiol. Rev. **15**, 471–507 (1935).
ENGER, E.: Wilson's disease. Report of a case with normal serum ceruloplasmin level. Acta med. scand. **163**, 121–124 (1959).
FAIRBANKS, V. E.: Copper sulfate-induced hemolytic anaemia. Inhibition of glucose-6-phosphate dehydrogenase and other possible etiologic mechanisms. Arch. Intern. Med. **120**, 428–432 (1967).
FINBY, N., BEARN, A. G.: Roentgenographic abnormalities of the skeletal system in Wilson's disease (hepatolenticular degeneration). Amer. J. Roentgenol. **79**, 603–611 (1958).
FLEISCHER, B.: Zwei weitere Fälle von grünlicher Verfärbung der Kornea. Klin. Mbl. Augenheilk. **41**, 489–491 (1903).
FLEISCHER, B.: Über eine der „Pseudosklerose" nahestehende bisher unbekannte Krankheit (gekennzeichnet durch Tremor, psychische Störungen, bräunliche Pigmentierung bestimmter Gewebe, insbesondere auch der Hornhautperipherie, Leberzirrhose). Dtsch. Z. Nervenheilk. **44**, 179–201 (1912).
FRIEDEN, E.: Ceruloplasmin, a link between copper and iron metabolism. Nutr. Rev. **28**, 87–91 (1970).
FRITZE, K.: Preparation of high specific activity Cu^{64}. Radiochim. Acta **3**, 166–167 (1964a).
FRITZE, K., ASPIN, N., HOLMES, T. H.: Routine determination of copper in biological materials by neutron activation. Radiochim. Acta **3**, 204–206 (1964b).

Fulop, M., Sternlieb, I., Scheinberg, I. H.: Defective urinary acidification in Wilson's disease. Ann. intern. Med. **68**, 770–777 (1968).

German, J. L., III, Bearn, A. J.: Effect of estrogens on copper metabolism in Wilson's disease. J. clin. Invest. **40**, 445–453 (1961).

Gibbs, K., Walshe, J. M.: Interruption of the tryptophan-nicotinic acid pathway by Penicillamine-induced pyridoxine deficiency in patients with Wilson's disease and in experimental animals. Ann. N.Y. Acad. Sci. **166**, 158–169 (1969).

Gitlin, D., Hughes, W. L., Janeway, Ch. A.: Absorption and excretion of copper in mice. Nature (Lond.) **188**, 150–151 (1960).

Glazebrook, A. J.: Wilson's disease. Edinb. med. J. **52**, 83–87 (1945).

Goldberg, M. F., von Noorden, G. K.: Ophthalmologic findings in Wilson's hepatolenticular degeneration with emphasis on ocular motility. Arch. Ophthal. **75**, 162–170 (1966).

Goldfischer, S., Sternlieb, I.: Changes in the distribution of hepatic copper in relation to the progression of Wilson's disease (Hepatolenticular degeneration). Amer. J. Path. **53**, 883–902 (1968).

Grüter, W.: Hämolytische Krisen als Frühmanifestation der Wilsonschen Krankheit. Ein Beitrag zur Pathogenese der hepatozerebralen Degeneration. Dtsch. Z. Nervenheilk. **179**, 401–422 (1959).

Gubler, C. J., Lahey, M. E., Cartwright, G. E., Wintrobe, M. M.: Studies on copper metabolism. IX. The transportation of copper in blood. J. clin. Invest. **32**, 405–414 (1953).

Hall, H. C.: La dégénérescence hépato-leticulaire. Maladie de Wilson-pseudo-sclérose. pp. 190—192. Masson: Paris, 1921.

Hamamoto, K., Tauxe, W. N., Novah, L. P., Goldstein, N. P.: Use of whole body counter to study body retention of radiocopper in Wilson's disease. J. Lab. clin. Med. **72**, 754–759 (1968).

Harris, D. I. M., Sass-Kortsak, A.: The influence of amino acids on copper uptake by rat liver slices. J. clin. Invest. **46**, 659–667 (1967).

Hart, E. B., Steenbock, H., Waddell, J., Elvehjem, C. A.: Iron in nutrition. VII. Copper as a supplement to iron for hemoglobin building in the rat. J. biol. Chem. **77**, 797–812 (1928).

Hitzig, W. H.: Das Bluteiweißbild beim gesunden Säugling. Spezifische Proteinbestimmungen mit besonderer Berücksichtigung immunochemischer Methoden. Hel. paediat. Acta **16**, 46–81 (1961).

Hodges, R. E., Kirkendall, W. M., Gubler, C. J.: Some aspects of kidney function in hepatolenticular degeneration (Wilson's disease). J. Lab. clin. Med. **47**, 337–342 (1956).

Hollister, L. E., Cull, V. L., Gonda, V. A., Kolb, F. O.: Hepatolenticular degeneration: clinical, biochemical and pathologic study of a patient with fulminant course aggravated by treatment with BAL and versenate. Amer. J. Med. **28**, 623–630 (1960).

Holmberg, C. G., Laurell, C. B.: Investigations in serum copper. II. Isolation of the copper containing protein and the description of some of its properties. Acta chem. Scand. **2**, 550–556 (1948).

Holtzman, N. A., Elliott, D. A., Heller, R. H.: Copper intoxication. Report of a case with observations on Ceruloplasmin. New Engl. J. Med. **275**, 347–352 (1966).

Holtzman, N. A., Gaumnitz, B. M.: Identification of an apoceruloplasmin-like substance in the plasma of copper-deficient rats. J. biol. Chem. **245**, 2350–2353 (1970).

Holtzman, N. A., Gaumnitz, B. M.: Studies on the rate of release and turnover of ceruloplasmin and apoceruloplasmin in rat plasma. J. biol. Chem. **245**, 2354–2358 (1970b).

Holtzman, N. A., Naughton, M. A., Iber, F. L., Gaumnitz, B. M.: Ceruloplasmin in Wilson's disease. J. clin. Invest. **46**, 993–1002 (1967).

Jensen, W. N., Kamin, H.: Copper transport and excretion in normal subjects and in patients with Laennec's cirrhosis and Wilson's disease: A study with Cu^{64}. J. Lab. clin. Med. **49**, 200–210 (1957).

Kasper, C. B., Deutsch, H. F.: Physicochemical studies of human ceruloplasmin. J. biol. Chem. **238**, 2325–2337 (1963a).

Kasper, C. B., Deutsch, H. F., Beinert, H.: Studies on the state of copper in native and modified human ceruloplasmin. J. biol. Chem. **238**, 2338–2342 (1963b).

Kayser, B.: Über einen Fall von angeborener grünlicher Verfärbung der Cornea. Klin. Mbl. Augenheilk. **40**, 22–25 (1902).

Kehrer, F.: Zur Ätiologie und Nosologie der Pseudosclerose Westphal-Wilson. Z. Neurol. Psychiat. **129**, 488—542 (1930).

Kjellin, K.: Determination of copper in cerebrospinal fluid by activation analysis. J. Neurochem. **10**, 89–93 (1963).

Knehr, C. A., Bearn, A. G.: Psychological impairment in Wilson's disease. J. nerv. ment. Dis. **124**, 251–255 (1956).

LAURELL, C. B.: Metal-binding plasma proteins and cation transport. In "The Plasma proteins" (F. W. PUTNAM, ed.), 1, 349–378. Academic Press: New York (1960).
LAWRIE, N. R., CARTER, R. A.: Acute case of Wilson's disease (hepatolenticular degeneration). Lancet **1958 I**, 1309–1311.
LEVERTON, R. M., BINKLEY, E. S.: The copper metabolism and requirement of young women. J. Nutr. **27**, 43–53 (1964).
LEVI, A. J., SHERLOCK, S., SCHEUER, P. J., CUMINGS, J. N.: Presymptomatic Wilson's disease. Lancet **1967 II**, 575–579.
LINDQUIST, R. R.: Studies on the pathogenesis of hepatolenticular degeneration. III. The effect of copper on rat liver lysosomes. Amer. J. Path. **53**, 903–927 (1968).
LINDQUIST, R. R.: Studies on the pathogenesis of hepatolenticular degeneration. II. Cytochemical methods for the localization of copper. Arch. Path. **87**, 370–379 (1969).
LITIN, R. B., RANDALL, R. V., GOLDSTEIN, N. P., POWER, M. H., DIESSNER, G. R.: Hypercalciuria in hepatolenticular degeneration (Wilson's disease). Am. J. med. Sci. **238**, 614–620 (1959).
LYLE, W. H.: Hemolytic anaemia in Wilson's disease. New Engl. J. Med. **276**, 475 (1967).
MAGDOFF-FAIRCHILD, B., LOVELL, F. M., LOW, W. B.: An x-ray crystallographic study of ceruloplasmin—determination of molecular weight. J. biol. Chem. **244**, 3497–3499 (1969).
MAHONEY, J. P., BUSH, J. A., GUBLER, C. J., MORETZ, W. H., CARTWRIGHT, G. E., WINTROBE, M. M.: Studies on copper metabolism. XV. Excretion of copper by animals. J. Lab. clin. Med. **46**, 702–708 (1955).
MALMSTROM, B. G., BROMAN, R.: A Magnetic susceptibility study of copper valence in ceruloplasmin and lactase. J. molec. Biol. **5**, 450–452 (1962).
MANDELBROTE, B. M., STANIER, M. W., THOMPSON, R. H. S., THURSTON, M. N.: Studies on copper metabolism in demyelinating diseases of the central nervous system. Brain **71**, 212–228 (1948).
MARCEAU, N.: Biophysical studies of ceruloplasmin. Ph. D. thesis. University of Toronto (1971).
MARCEAU, N., ASPIN, N., SASS-KORTSAK, A.: Absorption of copper 64 from gastrointestinal tract of the rat. Amer. J. Physiol. **218**, 377–383 (1970b).
MARCEAU, N., KRUCK, T. P. A., MCCONNELL, D. B., ASPIN, N.: The production of copper 67 from natural zinc using a linear accelerator. Int. J. appl. Radiat. **21**, 667–669 (1970).
MARKOWITZ, H., CARTWRIGHT, G. E., WINTROBE, M. M.: Studies on copper metabolism. XXVII. The isolation and properties of an erythrocyte cuproprotein (Erythrocuprein). J. biol. Chem. **234**, 40–45 (1959).
MARKOWITZ, H., GUBLER, C. J., MAHONEY, J. P., CARTWRIGHT, G. E., WINTROBE, M. M.: Studies on copper metabolism. XIV. Copper, ceruloplasmin and oxidase activity in sera of normal human subjects, pregnant women and patients with infection, hepatolenticular degeneration and nephrotic syndrome. J. clin. Invest. **34**, 1498–1508 (1955).
MATTHEWS, W. B., MILNE, M. D., BELL, M.: The metabolic disorder in hepatolenticular degeneration. Quart. J. Med. **21**, 425—446 (1952).
MAYTUM, W. J., GOLDSTEIN, N. P., MCGUCKIN, W. F., OWEN, C. A., JR.: Copper metabolism in Wilson's disease, Laennec's cirrhosis and hemachromatosis. Studies with radiocopper (Cu^{64}). Proc. Mayo Clin. **36**, 641–660 (1961).
MCCORD, J. M., FRIDOVICH, I.: Superoxide dismutase an enzymic function for erythrocuprein (hemocuprein). J. biol. Chem. **244**, 6049–6055 (1969).
MCINTYRE, N., CLINK, H. M., LEVI, A. J., CUMINGS, J. N., SHERLOCK, S.: Hemolytic anaemia in Wilson's disease. New Engl. J. Med. **276**, 439–444 (1967).
MEARRICK, P. T., MISTILIS, S. P.: Excretion of radiocopper by the neonatal rat. J. Lab. clin. Med. **74**, 421–426 (1969).
MILNE, M. D., LEWIS, A. A. G., LYLE, W. H., Eds.: Penicillamine. Proceedings of a conference held at the Royal Society of Medicine, London, on November 27, 1967. Postgrad. med. J. Suppl. (October 1968).
MINDELZUN, R., ELKIN, M., SCHEINBERG, I. H., STERNLIEB, I.: Skeletal changes in Wilson's disease, a radiological study. Radiology **94**, 127–132 (1970).
MITCHELL, H. H., HAMILTON, T. S.: The dermal excretion under controlled environmental condition of nitrogen and minerals in human subjects with particular reference to calcium and iron. J. biol. Chem. **178**, 345–361 (1949).
MORELL, A. G., IRVINE, R. A., STERNLIEB, I., SCHEINBERG, I. H., ASHWELL, G.: Physical and chemical studies on ceruloplasmin. V. Metabolic studies on sialic acid-free ceruloplasmin in vivo. J. biol. Chem. **243**, 155–159 (1968a).
MORELL, A. G., SCHEINBERG, I. H.: Preparation of an apoprotein from ceruloplasmin by reversible dissociation of copper. Science **127**, 588–590 (1958).
MORELL, A. G., SHAPIRO, J. R., SCHEINBERG, I. H.: Copper binding protein from human liver. In "Wilson's Disease, Some Current Concepts" (J. M. WALSHE and J. N. CUMINGS, Eds.), pp. 36–41, Springfield/Illinois: Thomas 1961.

MORELL, A. G., VAN DER HAMER, C. J. A., SCHEINBERG, I. H., ASHWELL, G.: Physical and chemical studies on ceruloplasmin. IV. Preparation of a radioactive, sialic acid-free ceruloplasmin labelled with tritium on terminal D-galactose residues. J. biol. Chem. **241**, 3745–3749 (1966).

MORELL, A. G., WINDSOR, J., STERNLIEB. I., SCHEINBERG, I. H.: Spectrophotometric determination of microgram quantities of copper in biological materials. In: Laboratory Diagnosis of Liver Diseases. (SUNDERMAN, F. W., and SUNDERMAN, F. W., JR., Eds.). W. H. Green, Inc.: St. Louis, pp. 193–195 (1968).

MORELL, A. G., WINDSOR, J., STERNLIEB, I., SCHEINBERG, I. H.: Measurement of the concentration of ceruloplasmin in serum by determination of its oxidase activity. In: Laboratory. Diagnosis of Liver Diseases. (SUNDERMAN, F. W., and SUNDERMAN, F. W., JR., Eds.), W. H. Green, Inc., St. Louis, pp. 193–195 (1968c).

MORGAN, J. P., PREZIOSI, T. J., BIANCHINE, J. R.: Ineffectiveness of L-dopa as supplement to Penicillamine in a case of Wilson's disease. Lancet **1970 II**, 659.

MORGAN, H. G., STEWART, W. K., LOWE, K. G., STOWERS, J. M., JOHNSTONE, J. H.: Wilson's disease and the Fanconi syndrome. Quart. J. Med. **31**, 361–384 (1962).

National Academy of Sciences. National Research Council. Publ. No. 598, Recommended Dietary Allowances, U.S. Govt. Printing Office, Washington, D. C., p. 21 (1958).

NEAL, W. M., BECKER, R. B., SHEALY, A. L.: A natural copper deficiency in cattle rations. Science **74**, 418–419 (1931).

NEUMANN, P. Z., CARR, R. I., SASS-KORTSAK, A.: The handling of a single intravenous dose of copper by the rat. Canad. Med. Assoc. J. **86**, 229 (1962).

NEUMANN, P. Z., SASS-KORTSAK, A.: The state of copper in human serum: Evidence for an amino acid-bound fraction. J. clin. Invest. **46**, 646–658 (1967).

NIMNI, M. E., BAVETTA, L. A.: Collagen defect induced by Penicillamine. Science **150**, 905–907 (1965).

OLDENDORF, W. H., KITANO, M.: Increased brain radiocopper uptake in Wilson's disease. Arch. Neurol. (Chic.) **13**, 533–540 (1965).

O'REILLY, S., WEBER, P. M., POLLYCOVE, M., SHIPLEY, L.: Detection of the carrier of Wilson's disease. Neurology **20**, 1133–1138 (1970).

OSAKI, S., JOHNSON, D. A., FRIEDEN, E.: The mobilization of iron from the perfused mammalian liver by a serum copper enzyme, Ferroxidase. I. J. biol. Chem. **246**, 3018–3023 (1971).

OSBORN, S. B., ROBERTS, C. N., WALSHE, J. M.: Uptake of radiocopper by the liver. A study of patients with Wilson's disease and various control groups. Clin. Sci. **24**, 13–22 (1963).

OSBORN, S. B., WALSHE, J. M.: Effects of Penicillamine and dimercaprol on turnover of copper in patients with Wilson's disease. Lancet **1958 I**, 70–73.

OSBORN, S. B., WALSHE, J. M.: Copper uptake by the liver: Study of a Wilson's disease family. In: "Wilson's Disease, Some Current Concepts" (J. M. WALSHE and J. N. CUMINGS, Eds.), pp. 141–150. Thomas: Springfield/Illinois 1961.

OSBORN, S. B., WALSHE, J. M.: Studies with radio-copper (^{64}Cu) in Wilson's disease: dynamics of copper transport. Clin. Sci. **29**, 575–581 (1965).

OSBORN, S. B., WALSHE, J. M.: Studies with radioactive copper(^{64}Cu and ^{67}Cu) in relation to the natural history of Wilson's disease. Lancet **1967 I**, 346–350.

OSBORN, S. B., WALSHE, J. M.: The influence of genetics and acquired liver defects on radiocopper turnover in Wilson's disease. Lancet **1969 II**, 17–20.

OWEN, C. A., JR.: Copper metabolism and Wilson's disease. In: "Dynamic Clinical Studies with Radioisotopes" (R. M. KNISELEY, W. N. TAUXE, and E. B. ANDERSON, Eds.). U.S. Atomic Energy Commission, Division of Technical Information, Oak Ridge, Tennessee, pp. 581–606 (1964).

PASSWELL, J., COHEN, P. E., BASSAT, I. B., RAMOT, B., SHCHORY, M., LAVI, U.: Hemolysis in Wilson's disease. The role of glucose-6-phosphate dehydrogenase inhibition. Israel J. med. Sci. **6**, 549–554 (1970).

PETERS, R., SHORTHOUSE, M., WALSHE, J. M.: Studies on the toxicity of copper. II. The behaviour of microsomal membrane ATPase of the pigeon's brain tissue to copper and some other metallic substances. Proc. Roy. Soc. B **166**, 285–294 (1966a).

PETERS, R., WALSHE, J. M.: Studies on the toxicity of copper. I. The toxic action of copper in vivo and in vitro. Proc. Roy. Soc. B **166**, 273–284 (1966b).

PETERSON, P. A., EVRIN, P. E., BERGGARD, I.: Differentation of glomerular, tubular and normal proteinuria: Determinations of urinary excretion of β_2-microglobulin, albumin and total protein. J. clin. Invest. **48**, 1189–1198 (1969).

POJEROVA, A., TOVAREK, J.: Ceruloplasmin in early childhood. Acta paediat. **49**, 113–120 (1960).

PORTER, H.: Copper excretion in the urine of normal individuals and of patients with hepatolenticular degeneration (Wilson's disease). Arch. Biochem. **31**, 262–265 (1951).

PORTER, H.: Copper-protein combinations in the brain in Wilson's disease. In: "Wilson's disease, some current concepts". (J. M. WALSHE and J. NORMAN CUMINGS, Eds.) Thomas: Springfield/Illinois 1961.

PORTER, H., SWEENEY, M., PORTER, E. M.: Neonatal hepatic mitochondro-cuprein. II. Isolation of the copper-containing subfraction from mitochondria of newborn human liver. Arch. Biochem. **104**, 97–101 (1964).

RAVIN, H. A.: An improved colorimetric, enzymatic assay of ceruloplasmin. J. Lab. clin. Med. **58**, 161–168 (1961).

REYNOLDS, E. S., TANNEN, R. L., TYLER, H. R.: The renal lesion in Wilson's disease. Amer. J. Med. **40**, 518–527 (1966).

RICHARDSON, J. C.: Treatment of Wilson's disease. Modern Treatm. **5**, 321–331 (1968).

ROBINSON, A., ASPIN, N., SASS-KORTSAK, A.: Unpublished data. (1971).

ROBINSON, A., SASS-KORTSAK, A.: Unpublished data. (1970).

ROSENBERG, L. E., HAYSLETT, P.: Nephrotoxic effects of Penicillamine in cystinuria. J. Amer. Med. Ass. **201**, 698–699 (1967).

ROSENOER, V. M.: Bone changes in Wilson's disease. In: Wilson's Disease, Some Current Concepts. (J. M. WALSHE and J. N. CUMINGS, Eds.), pp. 245–246. Thomas: Springfields/ Illinois 1961.

ROSENOER, V. M., FRANGLEN, G.: Ceruloplasmin in Wilson's disease. Lancet **1959 II**, 1163–1164.

RUMPEL, A.: Über das Wesen und die Bedeutung der Leberveränderungen und der Pigmentierungen bei den damit verbundenen Fällen von Pseudosklerose, zugleich ein Beitrag zur Lehre von der Pseudosklerose (WESTPHAL-STRUMPELL). Deutsch. Z. Nervenheilk. **49**, 54 (1913).

RUSS, E. M., RAYMUNT, J.: Influence of estrogens on total serum copper and caeruloplasmin. Proc. Soc. exp. Biol. (N.Y.) **92**, 465–466 (1956).

SALA, I., GAMBARA, L.: Contenuto in rame e attivita ossidasica del plasma materno e funicolare. Lattante **28**, 468–470 (1957).

SASS-KORTSAK, A.: Copper Metabolism, Advan. clin. Chem. **8**, 1–50 (1965).

SASS-KORTSAK, A., BAKER, R. C., CAMERON, H. H., NEUMANN, P. Z.: The fate of a single intravenous dose of copper in patients with Wilson's disease. Gastroenterology **42**, 467–468 (1962).

SASS-KORTSAK, A., CHERNIAK, M., GEIGER, D. W., SLATER, R. J.: Observations on ceruloplasmin in Wilson's disease. J. clin. Invest. **38**, 1672–1682 (1959).

SASS-KORTSAK, A., GLATT, B. S., CHERNIAK, M., CEDERLUND, I.: Observations on copper metabolism in homozygotes and heterozygotes of Wilson's disease. In: "Wilson's Disease, Some Current Concepts" (J. M. WALSHE and J. N. CUMINGS, Eds.), pp. 151–167. Springfield, Illinois: Thomas 1961.

SASS-KORTSAK, A., COX, D. WILSON: Unpublished data (1971).

SCHEINBERG, I.: Toxicity of Penicillamine. Postgrad. J., Suppl., pp. 11–14 (1968).

SCHEINBERG, I. H., GITLIN, D.: Deficiency of ceruloplasmin in patients with hepatolenticular degeneration (Wilson's disease). Science **116**, 484–485 (1952).

SCHEINBERG, I. H., HARRIS, R. S., MORELL, A. G., DUBLIN, D.: Some aspects of the relation of ceruloplasmin to Wilson's disease. Neurology **8**, Suppl. 1, 44–51 (1958).

SCHEINBERG, I. H., STERNLIEB, I.: The liver in Wilson's disease. Gastroenterology **37**, 550–564 (1959).

SCHEINBERG, I. H., STERNLIEB, I.: Wilson's Disease. Ann. Rev. Med. **16**, 119–134 (1965).

SCHEINBERG, I. H., STERNLIEB, I.: Metabolism of trace metals. In: "Duncan's Diseases of Metabolism" (BONDY, P. K., and ROSENBERG, L. E., Eds.), 6th. Edit., pp. 1321–1327. Philadelphia: W. B. Saunders Co. (1969).

SHOKEIR, M. H. K., SHREFFLER, D. C.: Cytochrome oxidase deficiency in Wilson's Disease: A suggested ceruloplasmin function. Proc. nat. Acad. Sci. (Wash.) **62**, 867–869 (1969).

SIEMERLING, E., OLOFF, H.: Pseudosclerose (WESTPHAL-STRUMPELL) mit Cornealring (KAYSER-FLEISCHER) und doppelseitiger Scheinkatarakt, die nur bei seitlicher Beleuchtung sichtbar ist und die der nach Verletzung durch Kupfersplitter entstehenden Katarakt ähnlich ist. Klin. Wschr. **1**, 1087–1089 (1922).

SILVERBERG, M., GELLIS, S. S.: The liver in juvenile Wilson's disease. Pediatrics **30**, 402–413 (1962).

SJOLLEMA, B.: Kupfermangel als Ursache von Krankheiten bei Pflanzen und Tieren. Biochem. Z. **267**, 151–156 (1933).

SJOLLEMA, B.: Kupfermangel als Ursache von Tierkrankheiten. Biochem. Z. **295**, 372–376 (1938).

SJÖVALL, E., WALLGREN, A.: Some aspects of hepatolenticular degeneration and its pathogenesis. Acta psychiat. **9**, 435–464 (1934).

SMALLWOOD, R. A., WILLIAMS, H. A., ROSENOER, V. M., SHERLOCK, S.: Liver copper levels in liver disease. Studies using neutron activation analysis. Lancet **1968 II**, 1310–1313.
STADLER, H.: Die Erkrankungen der Westphal-Wilsonschen Pseudosklerose auf Grund anatomischer, klinischer und erbbiologischer Untersuchungen. Z. ges. Neurol. Psychiat. **164**, 583—643 (1939).
STEIN, W. H., BEARN, A. G., MOORE, S.: The amino acid content of the blood and urine in Wilson's disease. J. clin. Invest. **33**, 410–419 (1954).
STERNLIEB, I., MORELL, A. G., BAUER, C. D., COMBES, B., DE BOBES-STERNBERG, S., SCHEINBERG, I. H.: Detection of the heterozygous carrier of the Wilson's disease gene. J. clin. Invest. **40**, 707–715 (1961a).
STERNLIEB, I., MORELL, A. G., TUCKER, W. D., GREENE, M. W., SCHEINBERG, I. H.: The incorporation of copper into ceruloplasmin in vivo: Studies with copper 64 and copper 67. J. clin. Invest. **40**, 1834–1840 (1961b).
STERNLIEB, I., SCHEINBERG, I. H.: The diagnosis of Wilson's disease in asymptomatic patients. J. Amer. med. Ass. **183**, 747–750 (1963).
STERNLIEB, I., SCHEINBERG, I. H.: Prevention of Wilson's disease in asymptomatic patients. New Engl. J. Med. **278**, 352–359 (1968).
STERNLIEB, I., SCHEINBERG, I. H.: Unpublished data (1971).
SUNDERMAN, F. W., PAYNTER, O. E., GEORGE, R. B.: The effects of the protracted administration of the chelating agent, sodium diethyldithiocarbamate (Dithiocarb.). Amer. J. med. Sci. **254**, 24–33 (1967).
TIPTON, I. H., COOK, M. J.: Trace elements in human tissue. Part II. Adult subjects from the United States. Hlth Phys. **9**, 103–145 (1963).
TOPHAM, R. W., FRIEDEN, E.: Identification and purification of a non-ceruloplasmin ferroxidase of human serum. J. biol. Chem. **245**, 6698–6705 (1970).
TOUSIMIS, A. J., ADLER, I.: Electron-probe x-ray micro-analyser study of copper within Descemet's membrane of Wilson's disease. J. Histochem. Cytochem. **11**, 40–47 (1963).
TU, J. B.: A genetical, biochemical and clinical study of Wilson's disease among Chinese in Taiwan. Acta. Paediat. Sinica **4**, 81—104 (1963).
UNDERWOOD, E. J.: Trace Elements in Human and Animal Nutrition, 2nd ed., pp. 48–99. Academic Press: New York 1962.
UZMAN, L. L.: On the relationship of urinary copper excretion to the aminoaciduria in Wilson's disease (hepatolenticular degeneration). Am. J. med. Sci. **226**, 645–652 (1953).
WALD, I.: A genetic analysis of hepatolenticular degeneration. Folia Biol. (Praha) **10**, 321 (1962).
WALDMANN, T. A., MORELL, A. G., WOCHNER, R. D., STROBER, W., STERNLIEB, I.: Measurement of gastrointestinal protein loss using ceruloplasmin labelled with 67 copper. J. clin. Invest. **46**, 10–20 (1967).
WALSHE, J. M.: Wilson's disease: New oral therapy. Lancet **1956 a I**, 25–26.
WALSHE, J. M.: Penicillamine, a new oral therapy for Wilson's disease. Amer. J. Med. **21**, 487–495 (1956b).
WALSHE, J. M.: Wilson's disease, the presenting symptoms. Arch. Dis Childh. **37**, 253–256 (1962a).
WALSHE,. J. M.: Penicillamine. Practitioner **191**, 789–795 (1963).
WALSHE, J. M.: The physiology of copper in man and its relation to Wilson's disease. Brain **90**, 149–176 (1967).
WALSHE, J. M.: Toxic reactions to penicillamine in Wilson's disease. Postgrad. med. J. Suppl. 6–8 (1968a).
WALSHE, J. M.: Effect of penicillamine on failure of renal acidification in Wilson's disease. Lancet **1968 b I**, 775–777.
WALSHE, J. M.: Management of penicillamine nephropathy in Wilson's disease: A new chelating agent. Lancet **1969 II**, 1401–1402.
WALSHE, J. M.: Triethylene tetramine. Lancet **1970 II**, 154.
WALSHE, J. M., BRIGGS, J.: Ceruloplasmin in liver disease, a diagnostic pitfall. Lancet **1962 b II**, 263–265.
WALSHE, J. M., CARPENTER, R. G.: Abnormal behaviour of Wilson's disease ceruloplasmin in the presence of enzyme inhibitors. Gastroenterology **48**, 499 (1965).
WILSON, S. A. K.: Progressive lenticular degeneration: A familial nervous disease associated with cirrhosis of the liver. Brain **34**, 295–509 (1912).
WOLFF, S. M.: Renal lesions in Wilson's disease. Lancet **1964 II**, 843–845.
ZIMDAHL, W. T., HYMAN, I., STAFFORD, W. F.: The effect of drugs upon the copper metabolism in hepatolenticular degeneration and in normal subjects. J. Lab. clin. Med. **43**, 774–784 (1954).

Haptoglobin

Von

Margareta Nyman

Mit 8 Abbildungen

Haptoglobin (Hp) bezeichnet eine Gruppe von Serumproteinen, die sowohl in vitro wie in vivo eine ganz charakteristische Affinität für Hämoglobin (Hb) haben. Schon 1938 hatten Polonovski u. Jayle in Paris im Laufe einer Arbeit über die peroxidativen Eigenschaften des Hämoglobins bemerkt, daß Kontamination des Testsystems mit Humanserum eine eingreifende Veränderung dieser Eigenschaften verursachte. 1940 konnten sie feststellen, daß Hämoglobin mit einer Serumproteinfraktion einen Komplex bildet. Dieses Serumprotein nannten sie Haptoglobin (an Globin anhaftend).

In den folgenden 15 Jahren wurde das Haptoglobin ausschließlich von der französischen Gruppe unter der Leitung von Jayle untersucht und charakterisiert. Die wichtigsten Ergebnisse dieser Arbeit waren teils eine quantitative Bestimmungsmethode, die die spezifischen peroxidativen Eigenschaften des HbHp-Komplexes benützt, teils die Isolierung des Proteins aus menschlichem Serum und Urin. Im Laufe des Reinigungsverfahrens wurden zwei Hp-Varianten mit verschiedenem Molekulargewicht im Humanserum aufgefunden. Beide reagierten stöchiometrisch mit Hämoglobin und die Quote $\frac{\mathrm{g\,Hb}}{\mathrm{g\,Hp}}$ war in beiden Komplexen gleich. Auch die chemische Konstitution und physikalischen Konstanten der beiden Proteine schienen identisch zu sein.

1955 wurde das hämoglobinbindende Protein auch außerhalb Frankreichs entdeckt. Smithies, der mit einem neuen Medium für die Elektrophorese arbeitete, brachte die Zahl der in normalem Humanserum vorkommenden Hp-Typen auf drei. Er erkannte auch, daß die drei verschiedenen Hp-Muster, die man in Stärkegel vorfindet, die Phänotypen eines genetischen Systems darstellen und die Produkte von zwei Allelen des Hp-Gens sind. Große Populationsuntersuchungen über die Frequenz dieser Allele wurden aus allen Teilen der Welt berichtet und die Zahl der Phänotypen successiv erhöht. Isolierung der verschiedenen Phänotypen und Klarlegung ihrer Struktur haben zum Verständnis ihrer Entstehung beigetragen.

Trotz aller dieser Ergebnisse und der Tatsache, daß Haptoglobin im Tierreich weit verbreitet ist, sind unsere Kenntnisse über die physiologische und pathophysiologische Rolle des Haptoglobins noch sehr beschränkt.

I. Physiologie

1. Synthese

Haptoglobin wird bei verschiedenen Versuchstieren und mit aller Wahrscheinlichkeit auch beim Menschen ausschließlich in den Hepatocyten gebildet. Die Neubildung wird von verschiedenen Faktoren beeinflußt. Anregend wirken z.B.

Cortison und *androgene Hormone*. So wird die Hp-Synthese in isolierten Schnitten der Rattenleber durch Zusatz von Cortison in die Nährlösung auf das Dreifache erhöht. Beim Tier und Menschen steigt der Hp-Spiegel im Blut nach Verabreichung von Cortison oder androgenen Hormonen mäßig an. In *entzündlich verändertem Bindegewebe* scheint ein Faktor zu entstehen, der die Hp-Synthese der Hepatocyten besonders stark stimuliert. So findet man bei Ratten, die eine subcutane Injektion von Terpentin erhalten, nach 4 Std einen kräftigen Anstieg der Hp-Produktion. Zu dieser Zeit scheinen sämtliche Hepatocyten an der Hp-Synthese beteiligt zu sein.

Beim Menschen beginnt die Serum-Hp-Konzentration etwa 18—24 Std nach dem Debut eines Herzinfarktes oder einer Lungenentzündung zu steigen.

Subcutane Zufuhr von *Lipopolysacchariden* der E. coli, von Elastase aus Pankreasgewebe wie auch von anderen *proteolytischen Enzymen* stimulieren die Hp-Synthese. Dagegen scheinen wiederholte intravenöse Hämoglobininjektionen die Hp-Bildung nicht nennenswert zu beeinflussen.

Die Natur des „haptopoetischen" Faktors, der in entzündetem Gewebe entsteht, ist nicht bekannt. Viel spricht jedoch dafür, daß er nicht nur die Hp-Synthese, sondern auch die der anderen in der Leber produzierten „Akutproteine" aktiviert. Man findet nämlich sowohl experimentell wie auch in der Humanpathologie oft parallele Veränderungen des Haptoglobin-, Fibrinogen-, α_1-Antitrypsin- und Orosomucoidspiegels.

Eine *Hemmung* der Hp-Synthese wird nach Zufuhr von *östrogenem Hormon* beobachtet. Auch schwere *Leberkrankheiten* setzen die Neubildung herab, daher der meist niedrige Blut-Hp-Spiegel der Hepatitis- und Cirrhosepatienten. Nach experimenteller, bilateraler Adrenalektomie bleibt der stimulierende Effekt der Entzündung aus.

2. Katabolismus

Die Halbwertszeit ($T_{1/2}$) des Plasma-Haptoglobins beträgt nach verschiedenen Autoren 4—6 Tage. Beim gesunden Menschen scheint ein großer Teil (etwa 50%) des gesamten Hp-Pools für die Komplex-Bildung mit Hämoglobin in Anspruch genommen zu werden. Im Verlauf des normalen Erythrocytenabbaus, der sich ja hauptsächlich intracellulär nach Erythrophagocytose abspielt, wird ein kleiner Teil des Hämoglobins schon in der Blutbahn freigesetzt und dort unmittelbar an Haptoglobin gebunden. Der so gebildete Hb-Hp-Komplex wird in den Leberparenchymzellen vollständig abgebaut. Das komplexierte Haptoglobin erscheint also nicht mehr in der Blutbahn.

Die Halbwertszeit des Hb-Hp-Komplexes in der Blutbahn ist von der Konzentration abhängig. Bei niedriger, also physiologischer Konzentration beträgt $T_{1/2}$ weniger als 20 min. Bei höheren Konzentrationen, wie z.B. nach einer akuten intravasalen Hämolyse, werden per Stunde etwa 0,5 g Hb-Hp aus der Blutbahn entfernt.

Die Endprodukte des als Hb-Hp-Komplex abgebauten Hämoglobins lassen sich nicht von denen, die nach Erythrophagocytose in den Milzzellen entstehen, unterscheiden. So kann man mit der Isotopentechnik feststellen, daß sowohl Eisen wie Bilirubin aus dem abgebauten Komplex in die Blutbahn gelangen und dann im Knochenmark, respektive in der Leber, aufgenommen werden. Zeitmäßig ist auch kein großer Unterschied zwischen dem Abbau von intracellulär — respektive intravasal—freigesetztem Hämoglobin. Soweit unsere heutigen Kenntnisse einen Schluß erlauben, hat die Komplexbildung hauptsächlich eine eisensparende Funktion. Im Gegensatz zu freiem Hämoglobin kann der zirkulierende Hb-Hp-Komplex nämlich nicht die Glomerulummembran passieren und in den Urin ausgeschieden werden. Die sogenannte Hb-Schwelle der Niere wird also von der Plasma-Hp-Konzentration bestimmt.

Der Teil des Plasma-Hp-Pools, der nicht zur Komplexbildung mit Hb in Anspruch genommen wird, scheint eine bedeutend längere Halbwertzeit zu haben. Man weiß noch nichts über sein Schicksal.

Bei Kranken mit pathologisch gesteigerter intravasaler oder Knochenmark-Hämolyse wird ein größerer Anteil des Hp-Pools zur Komplexbildung mit Hb in Anspruch genommen. Der Hp-Katabolismus ist also dementsprechend gesteigert. Da dies die Hp-Synthese anscheinend nicht anregt, sinkt die Plasma-Hp-Konzentration schnell gegen Null ab. Patienten mit hämolytischen Krankheiten haben also gewöhnlich eine *Anhaptoglobinämie*. Jedoch kann eine gleichzeitig *von anderen Faktoren* stimulierte Hp-Synthese (z.B. eine interkurrente Infektion) den durch Hämolyse gesteigerten Abbau teilweise oder ganz kompensieren, so daß man in solchen Fällen nicht eine Anhaptoglobinämie, sondern niedrige, normale, oder sogar leicht erhöhte Hp-Werte finden kann.

Daraus ergibt sich die Tatsache, daß der Befund eines normalen oder erhöhten Hp-Wertes Hämolyse nicht ausschließt.

Wenn der Plasma-Hp-Spiegel beim Menschen durch einmalige intravenöse Hb-Injektion oder durch akute Hämolyse auf 0 gesenkt wird, wird der Ausgangswert erst nach 4—6 Tagen wieder erreicht.

II. Hp-Bestimmung

Die Reaktion zwischen Hb und Hp ist stöchiometrisch, das Verhältnis Hb zu Hp in dem Komplex also konstant. Ein Teil der charakteristischen Eigenschaften des Hämoglobins wird durch die Komplexbildung geändert, z.B. die elektrophoretische Migrationsgeschwindigkeit und die peroxidative Aktivität. Man kann also, nachdem man eine Serumprobe mit einer gegebenen Hb-Menge versetzt hat, mit verschiedenen Verfahren komplexiertes Hb von freiem Hb trennen und den Hp-Wert als hämoglobinbindende Kapazität des Serums (Hb B.C.) ausdrücken. Die meisten der zur Zeit benützten Methoden messen die *peroxidative Aktivität* des Serums nach Hb-Zusatz. Nach Inaktivierung von überschüssigem, freiem Hb ist die peroxidative Aktivität ein Maß der Hb B.C. in der Lösung, nach JAYLE (s. NYMAN, 1959).

In anderen Verfahren wird Hb B.C. mittels *elektrophoretischer Trennung* des Hb-Hp-Komplexes von freiem Hb bestimmt, nach NYMAN (1959).

Mit immunochemischer Technik kann man Hp direkt — ohne Hb-Zusatz — auswerten.

Die verschiedenen Hp-Phänotypen werden am besten durch Elektrophorese in Stärkegel oder Acrylamid dargestellt.

III. Struktur und Chemie

Hp ist ein Glykoprotein und macht etwa 25% der elektrophoretischen α_2-Fraktion aus. Der Kohlenhydratgehalt beträgt 20% (Hexosamin 10%, Neuraminsäure 5%).

Schon 1947 hatte JAYLE im Humanserum 2 Hp-Typen mit verschiedenem Molekulargewicht gefunden. Da aber die Typen im übrigen identisch zu sein schienen, hielt er sie für ein Monomer resp. Dimer derselben Moleküle.

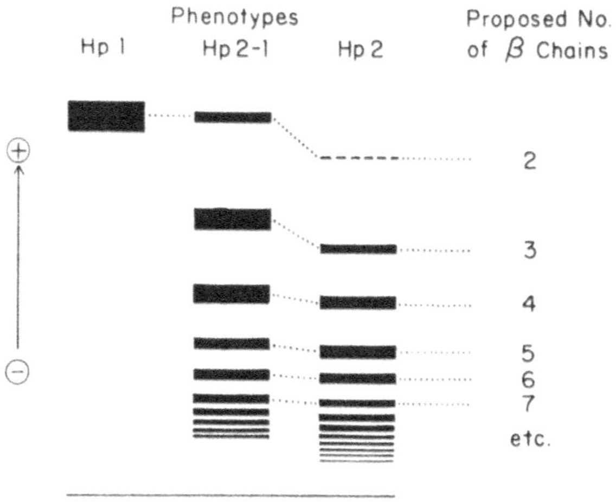

Abb. 1. Darstellung der HbHp-Komplexe der 3 Phänotypen nach Elektrophorese in Stärkegel. (Nach SUTTON, E. H.: The Haptoglobins. In: Progress of Medical Genetics. Vol. VII. A. STEINBERG, A. BEARN, ed. New York and London: Grune and Stratton 1970)

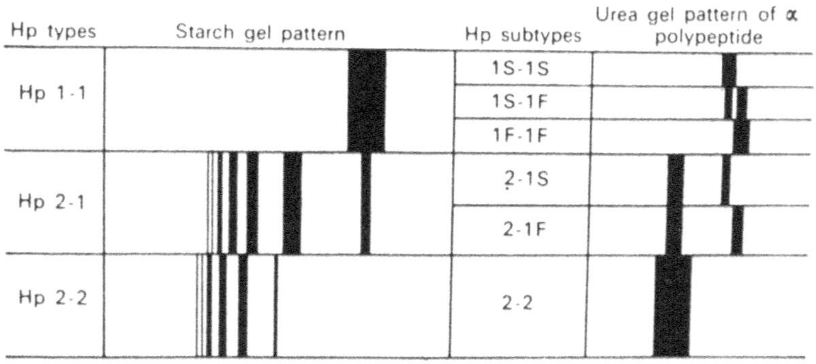

Abb. 2. Darstellung der verschiedenen α-Ketten nach reduktiver Spaltung und Elektrophorese in saurem Ureagel. (Nach GIBLETT, E. R.: Genetic markers in human blood. Blackwell Scientific Publications. Oxford and Edinburgh: 1969)

1955 beobachtete SMITHIES, der mit der Serumelektrophorese in Stärkegel arbeitete, in Normalseren drei verschiedene Muster, die sich auf das Verhalten des hämoglobinbindenden Proteins zurückführen ließen. Aus weiteren Untersuchungen ging hervor, daß der individuelle Hp-Typ genetisch bedingt ist und daß die 3 Phänotypen die Produkte zweier Allele (Hp^1 und Hp^2) an dem Locus des Hp-Genes sind. Die 3 Phänotypen schreiben sich daher Hp 1-1, Hp 2-2 und Hp 2-1 oder wie vor kurzem von GIBLETT vorgeschlagen Hp 1, Hp 2 und Hp 2-1.

Wenn man die drei Proteine mit Papier- oder Cellulose-Gel-Elektrophorese untersucht, bilden sie homogene Bänder mit einer voneinander etwas verschiedenen Mobilität. In Stärkegel ist Hp 1 auch homogen, Hp 2 und 2-1 dagegen bilden mehrere Bänder (Abb. 1).

Aus Abb. 1 geht deutlich hervor, daß die Bänder der Heterozygoten (Phänotyp 2-1) von denen der beiden Homozygoten verschieden sind. Wenn man dagegen Seren von Typ 1 und 2 mischt, behalten die Komponenten ihre ursprüngliche Mobilität. Dieses Verhalten erklärt sich dadurch, daß in heterozygoten Individuen die Genprodukte der zwei Allele schon intracellulär miteinander reagieren und neue Moleküle bilden, was nicht der Fall ist, wenn man die Proteine in vitro zusammenbringt.

Mit reduktiver Spaltung (in 8 M Urea und Merkapto-Äthanol) und Elektrophorese in saurem Urea-Stärkegel (pH 3,7) konnten SMITHIES u. CONNELL (1962) die drei Proteintypen in Polypeptidketten spalten. Daraus ergab sich, daß jedes der Hp-Moleküle aus 2α- und 2β-Ketten aufgebaut ist. Die β-Ketten scheinen in allen Typen identisch zu sein. Das verschiedene Verhalten der 3 Proteine wird durch Variationen in der Struktur der α-Ketten erklärt. Produkte des Hp^2-Alleles werden durch α^2-Ketten gekennzeichnet. α^1-Ketten, von welchen es zwei Varianten gibt — α^{1F} und α^{1S} —, sind Produkte des Hp^1-Alleles. Die Zahl der „normalen" Phänotypen beträgt also zur Zeit mindestens 6:

Hp 1	Hp 2—1	Hp 2
$2\,\alpha^{1F}\ 2\beta$	$\alpha^{1F}\ \alpha^2\ 2\beta$	$2\,\alpha^2\ 2\beta$
$2\,\alpha^{1S}\ 2\beta$	$\alpha^{1S}\ \alpha^2\ 2\beta$	
$\alpha^{1S}\ \alpha^{1F}\ 2\beta$		

Die vielfachen Bänder, die man in Anwesenheit der Genprodukte des Hp^2-Alleles vorfindet, sind durch Eigenschaften der α^2-Kette bedingt, die zu Polymerisierung führen. Die Bänder bestehen also aus Homo- resp. Heteropolymeren verschiedener Länge.

Das Molekulargewicht der α^{1F} und α^{1S}-Ketten beträgt 8900 ± 400. Sie bestehen aus je 83 Aminosäuren, deren Sequenz von BLACK u. DIXON bestimmt worden ist. Nur eine Aminosäuresubstitution (Glutaminsäure gegen Lysin) in der Position 54 ergibt die strukturelle Unterlage für ihre verschiedene Migration in saurem Ureastärkegel.

Die α^2-Kette besteht aus 142 Aminosäuren. Ihr Molekulargewicht ist 16000. Die Sequenzanalyse zeigt, daß die α^2-Kette aus je 71 Aminosäuren der beiden Varianten der α^1-Kette besteht, näher bestimmt: die 71 N-terminalen der einen und die 71 C-terminalen der anderen. Daraus kann man schließen, daß die α^2-Kette das Produkt einer partiellen Genduplikation im α^1-Locus ist (Abb. 3).

Das Molekulargewicht der β-Kette ist etwa 36000. Sie enthält die gesamten Kohlenhydrate der Hp-Moleküle.

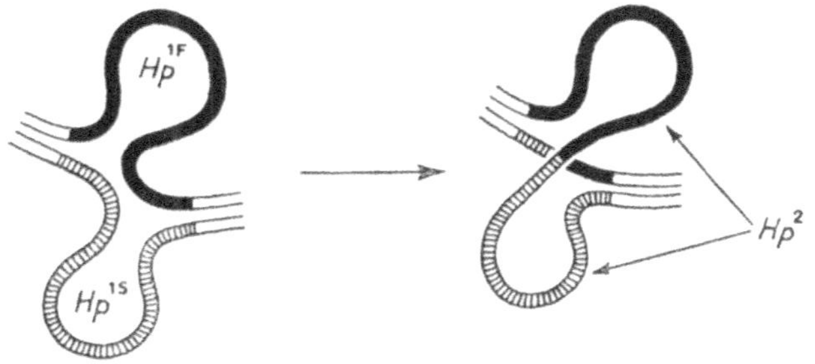

Abb. 3. Schematische Darstellung der für die Genese des Hp^2-Allels vorgeschlagenen Genduplikation. (Nach HARRIS, H.: The principles of human genetics. Amsterdam-London: North Holland Publishing Company 1970)

Sämtliche Varianten der Hp-Moleküle bestehen also aus 2 schweren und 2 leichten Ketten, die durch Disulfidbrücken zusammengehalten werden. BLACK u. DIXON (1968) haben die Ähnlichkeit zwischen der Hp- und Immunglobulin-Struktur besprochen. Der HbHp-Komplex hat die chemischen und physikalischen Kennzeichen eines Antigen-Antikörperkomplexes. Weiterhin zeigt eine umfassende Computeranalyse, daß in vielen Fragmenten der $Hp\alpha^1$-Kette und der leichten Ketten des Immunglobulins ganz homologe Aminosäuresequenzen vorkommen. Diese Analogien sprechen nach BLACK u. DIXON für eine gemeinsame Herkunft der beiden Proteine.

Das Hp-Molekül scheint 3 antigene Determinanten zu haben. Zwei von diesen, A und B, sind für die 3 Phänotypen gemeinsam. Determinant B ist jedoch in HbHp-Komplexen durch Hb blockiert. Determinant C ist ein Kennzeichen der α^2-Ketten.

IV. Der HbHp-Komplex

Ein Kennzeichen des Hp-Moleküls ist seine große Affinität zu Hämoglobin. Der HbHp-Komplex ist außerordentlich stabil. Nur der Globinteil des Hb-Moleküls ist an der Reaktion beteiligt, Häm oder Hämatin werden nicht von Hp gebunden. Die meisten der verschiedenen Globinmoleküle reagieren mit humanem Hp. Myoglobin und reduziertes Hb (Deoxy-Hb) allerdings nicht, und auch nicht die Globinmoleküle, in welchen keine α-Ketten vorkommen (wie HbH und Hb-Barts). Ein gemeinsames Kennzeichen der HbH, Hb-Barts und Deoxy-Hb-Moleküle ist ihre große Stabilität. Oxy-Hb hingegen dissoziiert sehr leicht in αβ-Ketten-Dimere. Viele Beobachtungen sprechen dafür, daß die Dissoziation der Hb-Moleküle in αβ-Ketten-Dimere eine Voraussetzung der Reaktion zwischen Hb und Hp ist. WAKS *et al.* (1969) haben drei verschiedene HbHp-Komplexe beschrieben: In Lösungen mit *Hp-Überschuß* fanden sie 2 Komplexe

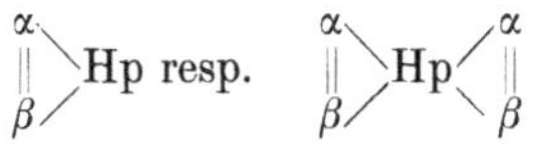

während in Lösungen mit *Hb-Überschuß* asymmetrische Komplexe vorliegen.

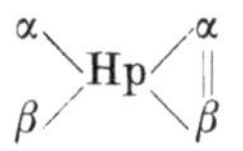

Die peroxidative Aktivität des letzteren Komplexes ist schwächer als die der beiden anderen. Die strukturellen Differenzen zwischen den 3 Komplexen scheinen also auch die Tertiärstruktur des Häms zu beeinflussen, obwohl ja das Häm an der Reaktion nicht teilnimmt.

Affinitätsstudien haben gezeigt, daß Hp sowohl isolierte Hbα- wie isolierte Hbβ-Ketten bindet. Die Affinität für β-Ketten ist jedoch viel schwächer als für α-Ketten. Vorwiegend werden αβ-Kettendimere gebunden.

Die Hb-bindenden Gruppen des Haptoglobins sind an dem Kohlenhydratteil der β-Ketten lokalisiert.

V. Normalwerte

Haptoglobin kann nur in 10—20% der Seren von neugeborenen Kindern nachgewiesen werden. Genetische Untersuchungen zeigen, daß dieses Hp vom Kind und nicht von der Mutter stammt. Einjährige Kinder haben meistens ihr definitives Hp-Niveau erreicht. Dieses ist von Person zu Person sehr verschieden: Von

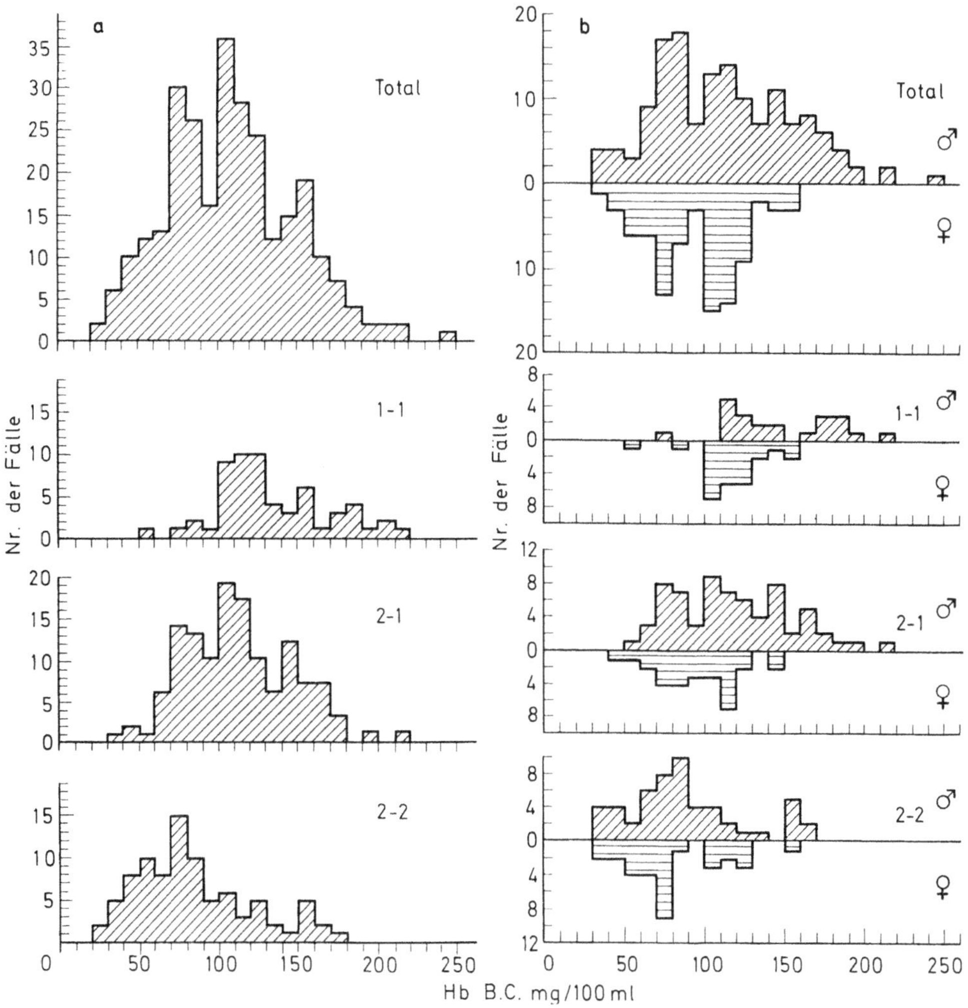

Abb. 4a u. b. Hp-Normalwerte: HbBC (mg/100 ml Serum) bei 277 schwedischen Blutspendern. a Total und nach Hp-Gruppenangehörigkeit eingeteilt. b Nach weiterer Einteilung nach Geschlecht. (Nach NYMAN, M.: Serum haptoglobin. Scand. J. Clin. Invest. Vol. 11, Suppl. 39)

Rasse, Geschlecht und Wohnort ist es unabhängig, dagegen von der genetischen Konstitution beeinflußt (siehe unten). Ein relativ geringer Anstieg der Hp-Konzentration scheint mit dem normalen Altern verbunden zu sein. In großen europäischen und nordamerikanischen Untersuchungen liegt der Mittelwert — als Hb B.C. angegeben — um 110 µg/100 ml Serum mit einem Sigmawert von etwa ±40.

In sämtlichen Zusammenstellungen findet man bei normalen Individuen der Hp1-Gruppe höhere Hb B.C.-Werte als bei denen der anderen zwei Gruppen. Abb. 4 illustriert die Normalwerte für Hb B.C. in der schwedischen Bevölkerung. Nachdem noch keine Populationsuntersuchungen mit immunologischer Hp-Bestimmung vorliegen, ist es noch nicht ganz klar, ob die Differenz zwischen den 3 Gruppen eine reelle Differenz der Hp-Konzentration darstellt oder ob sie auf eine verschiedene hämoglobinbindende Kapazität der Proteine Hp 1 und Hp 2 zurückzuführen ist.

Hp kommt nicht nur im Blut, sondern auch in der Lymphe, synovialen Flüssigkeit, in Ascites und Pleuraexsudat vor. Der Gesamt-Hp-Pool wird bei gesunden Menschen auf etwa 1,5 × Plasma-Hp-Pool berechnet.

VI. Haptoglobin-Varianten

Im Laufe großer Populationsuntersuchungen in allen Teilen der Welt sind auch von den normalen abweichende Phänotypen entdeckt worden. Generell lassen diese sich in zwei Kategorien einteilen: Teils Hp-Varianten, die auf einen relativen Mangel an einer der α-Ketten zurückzuführen sind — also *quantitative Varianten*; teils solche, die von Mutationen in dem Hp-Locus bedingt sind, d.h. *qualitative Varianten.*

1. Quantitative Varianten

Wenn die Produktion der α^2-Ketten gestört ist, entstehen bei Individuen mit der Konstitution Hp 2-1 neue Phänotypen — nach GIBLETT (1960) als Hp 2-1 M (= modified) bezeichnet. Die in ungenügender Menge produzierten α^2-Ketten sind bei Individuen mit diesem Phänotyp anscheinend strukturell ganz normal, daher läßt sich der Phänotyp Hp 2-2 M von dem normalen Typ 2 nicht unterscheiden.

In der Hp 2-1 M-Gruppe kommen verschiedene Muster vor, die von der relativen Aktivität der Hp 1 bzw. Hp 2 M-Allele bestimmt werden. Je weniger α^2-Ketten vorhanden sind, desto mehr dominieren die schnellen Komponenten des Hp 2-1-Musters (Abb. 5). Der Phänotyp Hp 2-1 M ist hauptsächlich bei Negern in Nordamerika gefunden worden, während er bei Bevölkerungen kaukasischer Abstammung anscheinend selten ist.

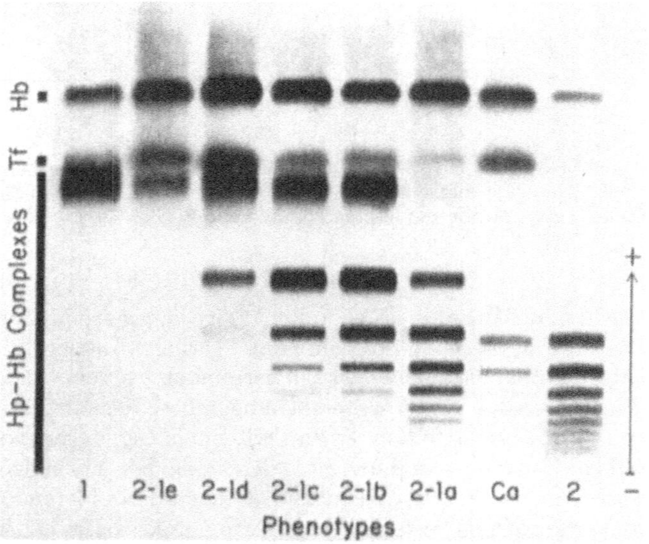

Abb. 5. HbHp-Komplexe der quantitativen Varianten. HbHp-Komplexe von Heterozygoten mit der Konstitution Hp2-1M. Die verschiedenen Muster — (2-1a—2-1e) — werden von der relativen Aktivität der beiden Allele Hp^1 und Hp^{2M} bestimmt (= quantitative Varianten) (Nach SUTTON, E. H.: The Haptoglobins. In: Progress of Medical Genetics. Vol. VII. A. STEINBERG, A. BEARN ed. New York and London: Grune and Stratton

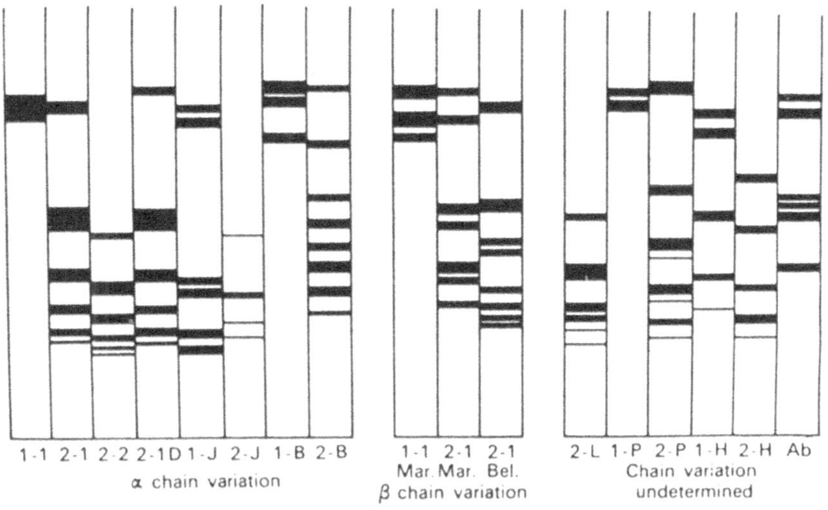

Abb. 6. Darstellung der verschiedenen Hp-Muster, die durch qualitative — strukturelle — Mutationen in der α- resp. β-Kette bedingt sind. (Nach GIBLETT, E. R.: Genetic markers in human blood. Blackwell Scientific Publications. Oxford and Edinburgh: 1969)

Andere Muster entstehen bei einem relativen Mangel an α^1-Ketten, die sich bei heterozygoten Individuen durch Dominanz der langsamen Komponente des Hp 2-1-Musters manifestieren, so z.B. Hp Carlsberg (HpCa) oder Hp Hawaii (HpHaw).

Es ist noch unklar, inwiefern die quantitativen Hp-Varianten durch Allele am Hp-Locus oder durch Veränderungen eines hypothetischen Regulator-Gens bedingt sind.

2. Qualitative Varianten

In einem kleinen Teil der Hp-Varianten sind strukturelle Veränderungen in den α- oder β-Ketten gefunden worden. So enthält Hp Johnson (HpJ) schwere α-Ketten, die wahrscheinlich durch eine partielle Duplikation des Hp^2-Allels entstanden sind. Bei anderen Abarten, wie Hp 2-1 D sind die α^1-Ketten verändert (Abb. 6).

Hp Marburg (HpMb) hat abnorme β-Ketten, in welchen die antigenen β-Determinanten durch Komplexbildung mit Hb *nicht* blockiert werden. In anderen Hp-Arten (Hp 1P und Hp 2P) deutet eine Störung der Komplexbildung mit Hb strukturelle Veränderungen der β-Ketten an. Auch Hp-Varianten mit veränderten α^2-Ketten, die nicht mehr normal polymerisieren, sind beschrieben worden.

VII. Hypohaptoglobinämie und Anhaptoglobinämie

Bei Behandlung dieses Themas muß man hervorheben, daß die heutigen Hp-Bestimmungsmethoden im unteren Bereich nicht ganz zuverlässig sind, so daß man nicht mit Sicherheit Hp 0 von Hp 10–15 mg-% differenzieren kann. Dazu kommt auch, daß die für klinische Zwecke benützten Methoden nicht die Hp-Konzentration, sondern die hämoglobinbindende Kapazität messen, so daß eine verminderte Affinität des Haptoglobins für Hämoglobin — durch strukturelle Veränderungen oder evtl. Blockierung der Hb-bindenden Gruppen — als Anhaptoglobinämie diagnostiziert wird. Genetische Populationsuntersuchungen werden mit elektrophoretischer Methodik durchgeführt, um die verschiedenen Phänotypen darzustellen. Diese Methode ist jedoch für quantitative Messungen ungeeignet, was die Berichte über die Frequenz der Anhaptoglobinämie in verschiedenen Teilen der Welt mit Unsicherheit belastet.

Definitionsmäßig umfaßt die Gruppe Hypo- und Anhaptoglobinämie Hp-Konzentrationen zwischen 0 und 20 mg-%. Die große Mehrzahl dieser Fälle ist symptomatisch bedingt.

Die Frage, ob es eine *konstitutionelle Anhaptoglobinämie* gibt, war lange Zeit umstritten. In einer schwedischen Arbeit wurde unter 277 Normalpersonen (Blutspendern) nicht ein einziger Fall mit Hb B.C. unter 20 mg-% vorgefunden.

Die hohe Frequenz der Anhaptoglobinämie in afrikanischen Bevölkerungsgruppen (bis 30%) galt für Allison als Argument für das Vorkommen eines dritten Allels Hp^0. Dazu muß gesagt werden, daß die in diesen Gegenden hohe Frequenz von konstitutionellen Hämoglobinopathien mit Hämolyse die Zahl der sekundären Anhaptoglobinämiefälle wesentlich erhöht und daß auch endemische Faktoren — wie Malaria und Leberkrankheiten — in dieser Richtung wirken. Es sind jedoch in Europa einige Stammbäume gefunden worden, die das seltene Vorkommen eines Hp^0-Alleles bestätigen.

In Gruppen von nordamerikanischen Negern beträgt die Frequenz von Anhaptoglobinämie bei Erwachsenen 4% und etwa 10—15% bei Kindern (2 bis 15 Jahre). Die Mehrzahl dieser anhaptoglobinämischen Individuen ist Träger des Allels Hp^{2M}.

In letzter Zeit sind auch mehrere Berichte über Anhaptoglobinämiefälle, bei denen Defekte in einem der Chromosomen aus der D-Gruppe vorliegen, publiziert worden. Diesen Berichten zufolge müßte das Hp-Gen an einem Chromosom der D-Gruppe, wahrscheinlich am Chromosom 13, lokalisiert sein.

Der *symptomatische Hp-Mangel* ist verbreiteter. In einer internmedizinischen Klientel (Schweden) war die Anhaptoglobinämiefrequenz in 2000 untersuchten Fällen 12%. 80% der Kranken mit Anhaptoglobinämie hatten Blutkrankheiten, 13% Leberkrankheiten und 4% Mononucleose.

Zusammenfassend läßt sich also heute sagen, daß die konstitionelle Anhaptoglobinämie sicher selten ist, besonders selten in Völkern mit kaukasischer Abstammung. Die genetischen Untersuchungen machen es wahrscheinlich, daß verschiedene ätiologische Faktoren für die konstitutionelle Anhaptoglobinämie prädisponieren, nämlich die Konstitution $Hp^{2\,M}$ resp. Hp^0 und Anomalien an einem der Chromosomen der D-Gruppe, wahrscheinlich Chromosom 13.

Die große Mehrzahl der Fälle mit Hp-Mangel sind jedoch symptomatisch und Folgeerscheinungen entweder eines gesteigerten Hp-Abbaus (durch intramedulläre oder intravasale Hämolyse) oder einer herabgesetzten Hp-Neubildung (durch Leberkrankheiten). Diese zwei Kategorien machen in einem schwedischen Material etwa 95% der Anhaptoglobinämiefälle aus. Andere Mechanismen, die in vivo zu Hp-Mangel führen, sind bisher nicht beschrieben worden.

Immerhin ist es theoretisch durchaus möglich, daß Hp auch mit anderen Substanzen Komplexe bildet, in denen die Hp-bindenden Gruppen verborgen sind. Dadurch würde mit den zur Zeit benützten Hb-Bestimmungsmethoden eine Anhaptoglobinämie fälschlich vorgetäuscht werden. Obwohl das Vorkommen solcher Komplexe noch nicht bewiesen ist, gibt es experimentelle Beobachtungen, die darauf hindeuten. So wird *in vitro* die HbBC durch Heparin kräftig herabgesetzt. Eine Analyse dieses Geschehens zeigt, daß Heparin nicht nur die Bildung des Komplexes hemmt, sondern auch eine partielle Dissoziation von schon gebildetem HbHp-Komplex fördert (NYMAN, 1959).

Weiter haben ENGLER *et al.* (1969) im Laufe einer Arbeit, in welcher sie bei Ratten subcutane Abscesse mit Terpentin erzeugten, beobachtet, daß HbBC etwa 4—6 Std nach der Terpentininjektion vorübergehend auf 0 absinkt. Diese Anhaptoglobinämie ist jedoch nur scheinbar, da immunologisch reaktives Hp nachweisbar ist. Es ist ihnen auch gelungen, mit chromatographischen Verfahren die HbBC der Sera wiederherzustellen. ENGLER *et al.* ziehen daraus den Schluß, daß Hp mit einer Substanz, die aus nekrotischem Gewebe freigesetzt wird, reagiert und einen Komplex bildet, in dem die Hb-bindenden Gruppen des Haptoglobins blockiert sind. Mittels Chromatographie kann man diese Substanz entfernen und dadurch die HbBC wiederherstellen. Dieser Befund kann, wenn er richtig ist, vielleicht Licht in die noch unklare Rolle des Haptoglobins bei Entzündungs-Prozessen werfen.

VIII. Genfrequenz in verschiedenen Bevölkerungsgruppen

Im Tierreich ist bis jetzt nur das Hp^1-Allel gefunden worden. Dagegen haben weltweite Untersuchungen eindeutig festgestellt, daß in allen Bevölkerungsgruppen, seien sie noch so klein, sowohl das Hp^1- wie das Hp^2-Allel vertreten ist. Da das Hp^2-Allel durch Genduplikation aus dem Hp^1-Allel entstanden ist, ergibt sich der Schluß, daß die Mutation sehr früh in der Geschichte der Menschheit stattgefunden haben muß.

In der großen Mehrzahl der untersuchten Völkergruppen wurde eine Dominanz des Hp^2-Genes gefunden. Die höchste Hp^2-Frequenz findet man in Mittel-Asien (etwa 0,75). In Europa liegt die Hp^2-Frequenz um 0,60. Nur in einem Teil der afrikanischen Negerstämme, unter den Indianerstämmen in Südamerika und in Neu-Guinea dominiert das Hp^1-Gen. Dieser Befund ist bemerkenswert, da ja das Hp^2-Gen aus dem Hp^1-Gen entstanden ist, und spricht dafür, daß die Hp^2-Konstitution ihren Trägern einen Vorteil verleiht (Abb. 7).

Die Frequenz der beiden Varianten des Hp^1-Allels Hp^{1F} und Hp^{1S} in verschiedenen Völkern ist noch nicht genügend belegt. Es scheint, als wäre die Hp^{1F}-Variante in mongoloiden Völkern kaum vorhanden. In Völkern kaukasischen Ursprungs kommt Hp^{1S} doppelt so oft wie Hp^{1F} vor. Nur in einem Teil der afrikanischen Völker hat man eine Dominanz der Hp^{1F}-Varianten vorgefunden. Dagegen enthält das durch Genduplikation entstandene Hp^2-Allel auch in Völkern, bei welchen die Hp^{1F}-Variante jetzt nicht vorkommt (Asien), einen Teil der Hp^{1F}-Kette (also Hp^{2FS} und nicht Hp^{2SS}) (Abb. 8).

SUTTON (1970) versucht die Ergebnisse der Gendistributions-Untersuchungen folgenderweise zusammenzufassen:

Die Mutation, die zu dem Hp^2-Allel geführt hat, muß gleich nach der Abzweigung der menschlichen Entwicklungsreihe von der der anderen Primaten stattgefunden haben. Wahrscheinlich ist das Hp^2-Allel im mittleren Asien entstanden und hat sich von dort, kraft des Vorteils, den er seinen Trägern verleiht, über die ganze Welt verbreitet. Vermutlich ist das Hp^{1F}-Gen besonders unvorteilhaft und daher successiv durch das Hp^2-Gen ersetzt worden.

IX. Korrelation zwischen Hp-Typ und Humanpathologie

Obwohl die genetischen Populationsuntersuchungen einen Vorteil für Träger des Hp^2-Gens ergeben, geben die zur Zeit publizierten Berichte über Genfrequenz bei verschiedenen Krankheiten keine Auskunft über die Art dieses Vorteils.

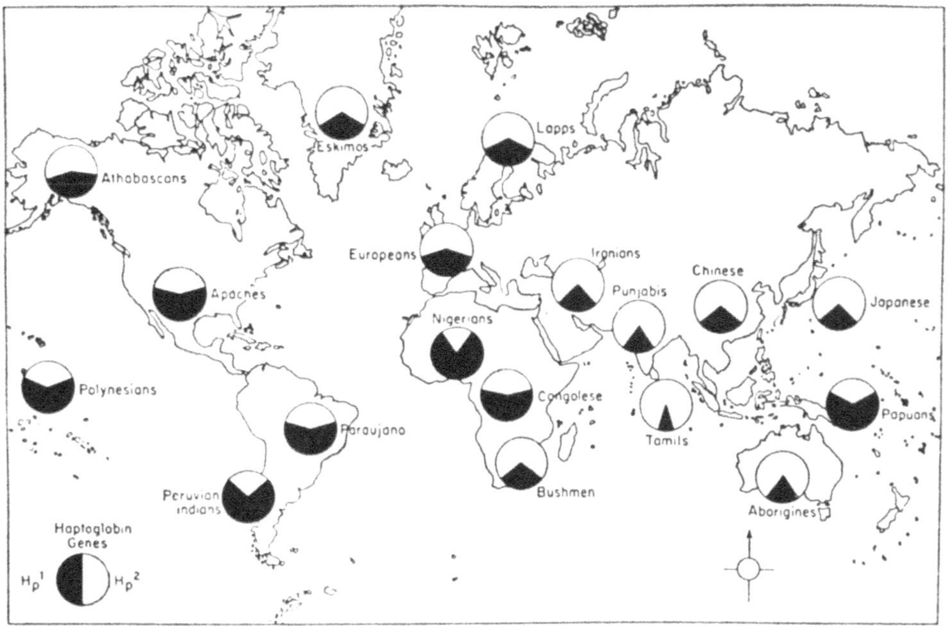

Abb. 7. Frequenz der Hp^1 und Hp^2-Allele in verschiedenen Teilen der Welt. (Nach KIRK, R. L.: The Haptoglobin groups in man. Karger, Basel 1968

Bei Kranken mit Diabetes, Psoriasis, Lungentuberkulose, Krebs, Lepra, Nephrose und Schizophrenie ist die Genfrequenz normal.

Nur eine Erkrankung an lymphatischer Leukämie scheint mit dem Gen Hp^1 positiv korreliert zu sein. Die Zahl der publizierten Fälle ist jedoch noch zu klein, um ganz zu überzeugen.

MERO u. SUTTON (s. SUTTON, 1970) haben nach Impfung gegen Typhus einen etwas höheren Anti-0-Titer bei Personen der Gruppe Hp^2 vorgefunden.

Schließlich bietet *möglicherweise* die Konstitution Hp^2 eine bessere Resistenz gegen cardiovasculäre Krankheiten.

Allerdings fehlen bis jetzt Untersuchungen über die Frequenz der Hp^1-Varianten bei verschiedenen Krankheiten, die vielleicht interessante Informationen geben könnten.

X. Über die Funktion der Haptoglobine

Obwohl Haptoglobin schon seit 25 Jahren eingehend studiert wird und unsere Kenntnisse über seine Struktur, über den HbHp-Komplex und die Entstehung und Verbreitung der Hp-Gruppen es zu einem der am besten charakterisierten Serumproteine macht, wissen wir noch nichts sicheres über seine biologische Funktion.

Haptoglobin ist im Tierreich weit verbreitet. Beim Menschen ist der individuelle Hp-Spiegel sehr konstant, während man in pathologischen Zuständen hochsignifikante Veränderungen des Hp-Spiegels findet, die mit dem Zustand des Kranken gut korreliert sind. Und doch ist zur Zeit nur die Rolle des Haptoglobins im Hb-Katabolismus einigermaßen geklärt. Noch dazu scheint diese Rolle eine

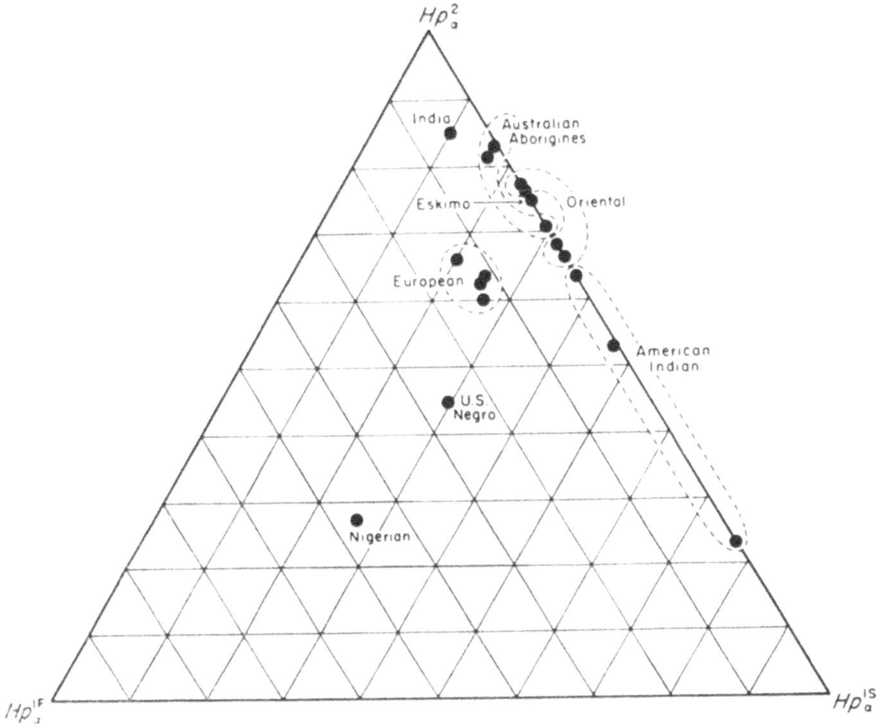

Abb. 8. Genfrequenz der Hp¹F-, Hp¹S- und Hp²-Allele in verschiedenen Teilen der Welt. Es geht deutlich hervor, daß das Hp¹F-Allel relativ selten vorkommt. (Nach SUTTON, E. H.: The Haptoglobins. In: Progress of Medical Genetics. Vol. VII. A. STEINBERG, A. BEARN ed. New York and London: Grune and Stratton)

nicht sehr wichtige zu sein. Individuen mit chronischen hämolytischen Krankheiten (z.B. kongenitale Sphärocytose) leben viele Jahrzehnte, ohne daß man dem chronischen Hp-Mangel irgendwelche Symptome zuschreiben kann.

Wir wissen, daß die Bildung des Komplexes in vivo eine eisensparende Funktion hat, da es die Exkretion des Hb-Eisens durch die Niere verhindert. Wir wissen aber auch, daß normal nur ein kleiner Teil (etwa 10%) des täglich katabolisierten Hämoglobins den Weg über den HbHp-Komplex nimmt. Auch scheint die Komplexbildung für die Reutilisation des Hämoglobins oder dessen Abbauprodukte keinen Vorteil zu bieten. Schließlich scheint der gesteigerte Hp-Katabolismus bei hämolytischen Krankheiten die Hp-Homeostase nicht zu beeinflussen. Alle diese Argumente sprechen klar gegen die Auffassung, daß Haptoglobin hauptsächlich ein hämoglobinbindendes Protein sei.

Dagegen wird die Hp-Synthese in der Leber schon von circumscripten Entzündungen stark angeregt. MORETTI u. JAYLE (1965) haben klargelegt, daß die Hp-Konzentration in der Umgebung eines experimentell erzeugten Abscesses viel höher ist als im arteriellen Blut. Die unter VII. besprochenen Experimente von ENGLER *et al.* (1969) sprechen für die Möglichkeit einer reversiblen Reaktion zwischen Hp und einem Entzündungsprodukt, das die hämoglobinbindenden Hp-Gruppen blockiert. Auch die von SNELLMAN *et al.* (1967) publizierte Beobachtung, daß ein proteolytisches Enzym, Kathepsin B, das in Tumoren oder entzündlich verändertem Gewebe freigesetzt wird, spezifisch von Hp inaktiviert wird, bestärkt die Auffassung, daß Haptoglobin bei der Entzündung eine wichtige Rolle spielt.

Die Produkte der inflammatorischen Reaktion (ob toxische Amine oder proteolytische Enzyme) können vielleicht wie Heparin (s. unter VII.) Hämoglobin aus dem Hp-Komplex verdrängen und damit die Entstehung der Hp-Mangel-Symptome bei Patienten mit hämolytischer Anämie verhindern.

Zusammenfassend ist Haptoglobin ein Serumprotein mit einer ganz spezifischen Affinität für Hämoglobin. Die Evidenz spricht dafür, daß Hp nicht ein biologisches Hb-Transportprotein ist, sondern viel mehr für die Entgiftung — oder den Transport proteolytischer Enzyme oder toxischer Amine, die bei der Entzündung aus den Zellen des Bindegewebes freigesetzt werden, verwendet wird. Warum ein Protein mit dieser Funktion auch spezifisch Hb-bindende Eigenschaften hat, ist noch aufzuklären.

Literatur

I. Übersichten

GIBLETT, E. R.: Haptoglobin. In: Genetic markers in human blood, S. 62—125. Oxford u. Edinburgh: Blackwell scientific publications 1969.
HARRIS, H.: The principles of human biochemical genetics. Amsterdam-London-New York: North Holland publishing company 1970.
JAYLE, M. F., MORETTI, J. I.: Haptoglobin: Biochemical genetic and physio-pathological aspects. In: Progress in hematology, MOORE, C. V., u. BROWN, E. B. (eds.), Vol. 3, p. 342. New York u. London: Grune and Stratton 1962.
NYMAN, M.: Serum haptoglobin. Scand. J. Clin. Invest. Vol. 11, Suppl. 39, 1959.
SUTTON, E. H.: The Haptoglobins. In: Progress in Medical Genetics. Ed. STEINBERG & BEARN, S. 162—215. New York u. London: Grune and Stratton 1970.

II. Orginalarbeiten

BLACK, J. A., DIXON, G. H.: Amino acid sequence of α chains of human haptoglobin. Nature (Lond.) **218**, 736—741 (1968).
ENGLER, R. *et al.*: Mise en évidence d'un inhibiteur de la formation du complexe HbHp chez le rat au debut de la réaction inflammatoire. C. R. Acad. Sci. Ser. D **269**, 972 (1969).
GIBLETT, E. R., STEINBERG, A. G.: The inheritance of serum haptoglobin types in American negros. Evidence for a 3rd allele Hp^{1F}. Amer. J. hum. Genet. **12**, 160 (1960).
MORETTI, J. M., JAYLE, M. F.: Sur le rôle biologique de l'haptoglobine. C. R. Acad. Sci. (Paris) **259**, 2721—2724 (1965).
SMITHIES, O.: Zone electrophoresis in starch gels. Group variations in the serum proteins of normal human adults. Biochem. J. **78**, 723 (1955).
SMITHIES, O., CONELL, G. E., DIXON, G. H.: Inheritance of haptoglobin subtypes. Amer. J. hum. Genet. **14**, 14 (1962).
SNELLMAN, O., SYLVÉN, B.: Haptoglobin acting as a natural inhibitor of cathepsin B. Nature (Lond.) **216**, 1033 (1967).
WAKS, M., *et al.*: Structural studies of haptoglobins. III. Interaction with Hb. Arch. Biochem. and biophys. **132**, 268—278 (1969).

Immunmangel-Krankheiten
Pathophysiologie und Klinik

Von

W. H. Hitzig

Mit 15 Abbildungen

Die allgemeine Bedeutung angeborener Ausfallskrankheiten (kongenitaler Defektzustände) ist in letzter Zeit mehrfach ausführlich studiert worden. Die Immunmangelkrankheiten sind ein typisches Beispiel dafür, daß derartige „Experimente der Natur" entscheidend zur Beantwortung von grundsätzlichen Fragen beitragen können. Die klinische Forschung hat gerade auf diesem Gebiet exemplarische Meisterleistungen vollbracht. Es hat sich immer wieder bestätigt, daß nur bei richtiger Fragestellung an die Natur (= richtiger Versuchsanordnung) aufschlußreiche Antworten erwartet werden können. Obschon die kongenitalen Immunmangelkrankheiten selten sind, hat deswegen die intensive Untersuchung einzelner Patienten wichtige Beiträge zur Immunpathologie geleistet. Auch für die heutigen Kenntnisse über Struktur und Synthese der Immunglobuline haben Beobachtungen an kongenitalen Immundefekten wichtige Impulse gegeben; daneben haben die Paraproteinämien vor allem zur genauen chemischen Analyse der Immunglobuline beigetragen.

In einer ersten Phase wurden die hochgradigen oder „totalen" Mangelzustände erkannt und studiert. Mit zunehmenden Kenntnissen konnten auch die partiellen Ausfälle („formes frustes") diagnostiziert werden. Quantitativ spielen die letzteren zweifellos eine sehr viel größere Rolle als die hochgradigen Ausfälle. Um ihre Abgrenzung zu ermöglichen, ist die Kenntnis von Normalwerten notwendig. In zahlreichen Untersuchungen wurde eine sehr große Variation des als „normal" zu bezeichnenden Bereiches gefunden. Die Notwendigkeit der Vergleichbarkeit verschiedener Messungen gab, vor allem unter der Führung der Weltgesundheitsorganisation, Anlaß zur Gründung von Standardisierungskommissionen und Laboratorien, deren Tätigkeit sich über rein medizinische Fragen hinaus auf Gebiete der allgemeinen Biologie ausdehnte (Genetik, Cytogenetik, Cytologie, Biochemie, Molekularbiologie, etc.). An diesen Orten ist viel wertvolle Arbeit zur Standardisierung der Untersuchungsmethoden und zur Vereinheitlichung der Nomenklatur geleistet worden (Bull. WHO 1964, 1965, 1968, 1969, 1971).

I. Historische Entwicklung

1952: Bruton; Janeway, Apt und Gitlin (1953); Good (1954): Beschreibung der kongenitalen Agammaglobulinämie: Herstellung der Verbindung zwischen Immunfunktionen und einer bestimmten Proteinfraktion.

1956, 1958, 1959: Barandun *et al.*: Einführung des Begriffs des Antikörpermangelsyndroms (AMS) = Unfähigkeit zur Bildung humoraler Antikörper.

1956: Gitlin *et al.* (1956a): bei Agammaglobulinämie fehlen nicht nur eine, sondern mindestens drei Proteinfraktionen.

1957: GIEDION und SCHEIDEGGER: Antikörpermangelsyndrom kommt auch bei Relationsverschiebung einzelner Immunglobuline vor. Für diese Veränderung prägt ROSEN (1961) den Begriff der „Dysgammaglobulinämie".

1958: HITZIG *et al.*; TOBLER und COTTIER: Agammaglobulinämie mit Lymphopenie. Ergänzung der von GLANZMANN und RINIKER (1950) beschriebenen „Lymphocytophthise", später als „Schweizerische Form der Agammaglobulinämie", bezeichnet, heute als „kombinierte Immunmangelkrankheit".

1959: Immunmangel mit allgemeiner Hypoplasie der Hämopoese (DE VAAL und SEYNHAEVE).

1965: Zwei-Komponenten-Theorie von GOOD *et al.* (COOPER *et al.*, 1965; GOOD *et al.*, 1965, 1966, 1967).

1968: Thymushypoplasie als isolierte Hemmungsmißbildung (DI GEORGE, 1968).

II. Arbeitshypothesen

Das in den letzten 20 Jahren angesammelte Tatsachenmaterial ist heute kaum mehr zu überblicken. Mehrfach wurde versucht, die Fülle der Beobachtungen in theoretische Systeme einzuordnen. Im Zentrum dieser Theorien steht seit 10 Jahren der Thymus. Vom klinischen Standpunkt aus ist vor allem die Zwei-Komponenten-Theorie (two-component-concept) der Schule von GOOD (COOPER *et al.*, 1965; GOOD, 1965, 1967) weithin wirksam geworden. Sie basiert auf einer großen Anzahl tierexperimenteller Studien, die zunächst bei den Vögeln eine immunologische Funktion der Bursa Fabricii (GLICK *et al.*, 1956) und später auch des Thymus (WARNER *et al.*, 1962; SZENBERG u. WARNER, 1962) nachwiesen. Die Arbeitsgruppe in Minneapolis versucht die Übertragung dieser Fakten in die Humanmedizin. Ihre Theorie postuliert, daß auch bei den Säugern zwei übergeordnete Steuerorgane die immunologischen Mechanismen regulieren, der Thymus und ein der Bursa Fabricii vergleichbares Organ (Bursa-Äquivalent). Die von diesen Organen beeinflußten peripheren Zellen werden deswegen als thymusabhängig resp. als bursaabhängig bezeichnet oder kurz als T- und B-Zellen (Abb. 1). Manche Einwände, die vorgebracht wurden, unterstellen der Theorie den Anspruch eines

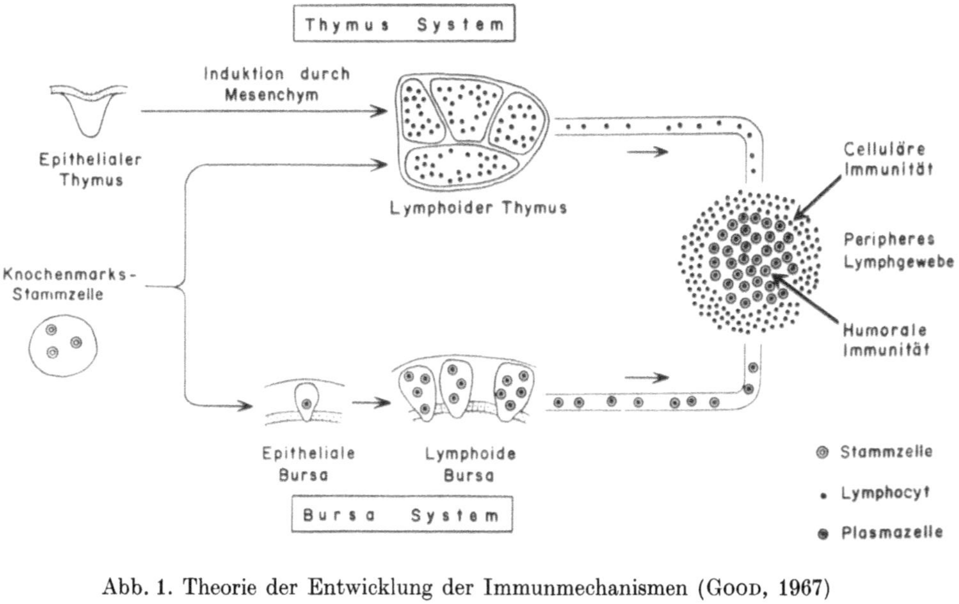

Abb. 1. Theorie der Entwicklung der Immunmechanismen (GOOD, 1967)

Abwehrmechanismen
- humoral
  - unspezifisch: Lysozym, Exudin etc.
  - spezifisch: Immunglobuline, Antikörper „B-System“
- cellulär
  - spezifisch: Lymphocyten „T-System“
  - unspezifisch: Granulocyten und andere Blutzellen

Die spezifischen Funktionen in diesem Schema sind identisch mit den immunologischen Abwehrmechanismen

Abb. 2. Schematische Darstellung der Abwehrmechanismen der Körpers

Axioms; sie sind nicht stichhaltig, da diese lediglich den Anspruch einer Arbeitshypothese erhebt. Als solche hat sie zu einer sehr großen Zahl von Untersuchungen angeregt und schon allein deswegen stimulierend und konstruktiv gewirkt[1].

Es ist hier an die Bemerkung von Claude Bernard zu erinnern, daß „die Wissenschaft nicht aus Tatsachen besteht, sondern aus den daraus abgeleiteten Schlußfolgerungen“. In ähnlicher Weise schrieb Henle (1840): „Es gibt in dem ganzen Gebiet kaum eine Behauptung, die nicht auf Erfahrungen gegründet und wieder durch Erfahrungen widerlegt wäre. Unter diesen Umständen wird man der Theorie raten, zu warten bis die Erfahrungen reifer sind; aber ich glaube vielmehr, daß die Erfahrungen, um zu reifen, des Lichts einer vernünftigen Theorie bedürfen“ (zit. bei Loeffler, 1958). — In diesem Sinne beziehen sich die folgenden Ausführungen häufig auf die Zwei-Komponenten-Theorie, ohne daß den beobachteten Fakten Gewalt angetan werden soll.

III. Untersuchungsmethoden

Die didaktisch nützliche Auftrennung der Abwehrmechanismen in humorale und celluläre (Hitzig, 1963c) koinzidiert mit der Unterscheidung von bursa- und thymusabhängigem System; sie hat sich auch aus labortechnischen Gründen bewährt (Abb. 2).

Zur Beurteilung immunologischer Funktionen ist die (womöglich quantitative) Messung zahlreicher Größen nötig. Die dafür verwendeten Methoden stellen zum Teil hohe und rapide wachsende Anforderungen an die Laboratorien. Die wichtigsten sind in Tabelle 1 aufgezählt. Dazu sind einige prinzipielle Bemerkungen nötig.

Die *Immunglobuline* sind die Träger der Antikörperspezifität; als körpereigene Proteine haben sie ihrerseits selber Artspezifität.

Globale Bestimmung. Dazu dient routinemäßig die *Papierelektrophorese* in verschiedenen Modifikationen. In neuerer Zeit verwenden die meisten Laboratorien Polyacetatfolien oder auch Agar, der gewisse Vorteile bietet. Mit den üblichen Auswertungsgeräten wird die relative Menge des Gammaglobulins in Prozent des Gesamtproteins angegeben. Es kann nicht eindringlich genug darauf hingewiesen werden, daß diese Angabe praktisch wertlos ist, falls nicht der Gesamt-Eiweißwert angegeben ist. Physiologisch wichtig ist nur der absolute Wert in g-% (oder in mg/ml). Unterhalb von 0,2 g-% sind die Ergebnisse nich mehr zuverlässig.

Außer den methodischen Fehlermöglichkeiten, die für jedes Laboratorium und jedes Verfahren speziell zu bestimmen sind, muß auf die physiologischen Schwan-

1 s. Anhang S. 739.

Tabelle 1. Methoden der klinischen Immunologie

1. *Immunoglobuline* („B-Zellen")
   - 1.1 Elektrophorese in verschiedenen Modifikationen
     - 1.11 Papier-Elektrophorese[a]
     - 1.12 Polyacetatfolien-Elektrophorese[b]
     - 1.13 Agargel-Elektrophorese[c]
   - 1.2 Spezifische Bestimmungen[aa]
     Immunodiffusionsverfahren wie:
     - 1.21 Immunoelektrophorese[ab]
     - 1.22 Klassenspezifität (IgG, M, A, D, E)
       - 1.221 Zweidimensionale Immunodiffusion[ac]
       - 1.222 Eindimensionale Immunodiffusion[ba]
       - 1.223 Radiäre Immunodiffusion[bb]
       - 1.224 Elektro-Immunodiffusion[bc]
     - 1.23 Subklassen-Spezifität (4 IgG, 3 IgM, 2 IgA)[ca]
     - 1.24 Typen-Spezifität (kappa, lambda)[cb]
     - 1.25 Genetische Marker (Gm, Inv. etc.)[cc]
   - 1.3 Antikörper-Aktivität
2. *Celluläre Immunmechanismen* („T-Zellen")
   - 2.1 Hautteste[aaa]
   - 2.2 In vitro-Stimulation der Lymphocyten durch
     - 2.21 Mitogene Substanzen:
       Phytohämagglutinin (PHA)[aab]
       Poke wheat mitogen u.a.
     - 2.22 Natürliche Antigene: PPD, Candidin[aac]
     - 2.23 Fremde Gewebsantigene: mixed leukocyte culture (MLC)[aba]
     - 2.24 „Mediatoren": macrophage inhibiting factor (MIF)[abb]
       transfer factor [abc]
       lymphocyte activating mat.
       lymphocytotoxic factor
   - 2.3 Hauttransplantation[aca]

[a] BIER (1959), BLOCK *et al.* (1955), BENNHOLD u. OTT (1955), RIVA (1957), WUHRMANN u. WUNDERLY (1957), WUHRMANN u. MAERKI (1963), SCHULTZE u. HEREMANS (1966), HITZIG (1963a), TISELIUS (1930), GRASSMANN *et al.* (1951)
[b] KOHN (1958).
[c] BUSSARD u. PERRIN (1955), WIEME (1959)
[aa] HITZIG (1961b u. 1963b), GELL (1957), CROWLE (1960), SCHWICK (1968), OUCHTERLONY (1970).
[ab] GRABAR u. WILLIAMS (1953), SCHEIDEGGER (1955), GRABAR u. BURTIN (1960), HEREMANS (1963).
[ac] OUCHTERLONY (1948 u. 1958).
[ba] OUDIN (1947 u. 1952), HITZIG (1963a u. 1963b).
[bb] MANCINI *et al.* (1964 u. 1965), FAHEY u. MCKELVEY (1965).
[bc] LAURELL (1966/67), MERRILL *et al.* (1967), BECKER (1968).
[ca] TERRY (1964 u. 1968), FAHEY (1964), YOUNT *et al.* (1970).
[cb] BUFFE *et al.* (1964), RÁDL (1970).
[cc] Bull. WHO (1969).
[aaa] VON PIRQUET (1906), TURK (1970), Bull. WHO (1971).
[aab] ELVES *et al.* (1963), PEARMAIN *et al.* (1963), HIRSCHHORN *et al.* (1964), DOUGLAS *et al.* (1969).
[aac] LEVIN *et al.* (1970)
[aba] BAIN *et al.* (1963), BACH u. HIRSCHHORN (1964).
[abb] RAMSEIER (1969), FLAD U. HOCHAPFEL (1970), KELLER (1970), ROCKLIN *et al.* (1970).
[abc] LAWRENCE (1949 und 1970).
[aca] HASEK *et al.* (1961), RAMSEIER (1969).

kungen hingewiesen werden. Vor allem der Hydrierungsgrad des Patienten bei der Blutentnahme ist für den Gesamt-Eiweiß- wie für den absoluten Gammaglobulinwert entscheidend wichtig. Dieser Faktor muß vom Kliniker berücksichtigt werden (Diskussion bei HITZIG, 1963a).

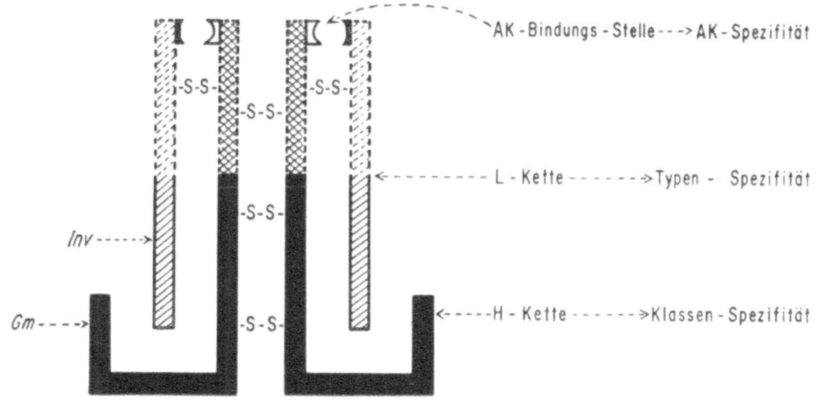

Abb. 3. Schematische Darstellung der Struktur des IgG. Das Molekül besteht aus zwei symmetrischen Hälften, die aus je einer leichten (L) und einer schweren (H) Polypeptidkette zusammengesetzt sind. Die unteren Anteile der beiden Kettenpaare (= C-terminale Enden, hier stark ausgezogen gezeichnet) sind genetisch fixiert. Die oberen (= N-terminale Enden, hier gebrochen dargestellt) sind dagegen nur teilweise genetisch fixiert, teilweise aber durch äußere Faktoren beeinflußbar; durch Anpassung an ein Antigen bildet ein kleiner Bezirk die spezifische Antikörperbindungsstelle, an der die L-Kette zu $^1/_3$, die H-Kette zu $^2/_3$ beteiligt ist. Links sind die vererbten molekularen Allotypen angedeutet: die Inv-Eigenschaft wird durch die L-Kette bestimmt und ist daher allen Immunglobulinen gemeinsam, der Gm-Faktor dagegen ist ein Charakteristikum der H-Kette und kommt nur im IgG vor

Spezifische Bestimmungen. Immunochemische Methoden haben sich dank ihrer hohen Empfindlichkeit (Landsteiner, 1945; Grabar, 1958; Schwick, 1968) allgemein durchgesetzt. Die Immuno-Diffusionsverfahren in den aufgezählten Modifikationen haben andere Methoden wie die Nephelometrie u.a. (Gitlin u. Edelhoch, 1951; Hoigné *et al.*, 1955; Schultze u. Schwick, 1959) fast völlig verdrängt.

Spezifische qualitative Bestimmung. *Immunoelektrophorese.* Das von Grabar (Grabar u. Burtin, 1960; Grabar u. Williams, 1953) entwickelte Verfahren hat in der Mikromethode von Scheidegger (1955) allgemeine Verbreitung gefunden. Es erlaubt eine globale Bestimmung der wichtigsten drei Immunglobuline, sofern das für die Entwicklung verwendete Antiserum genügend hohe Titer der entsprechenden Antikörper besitzt. Für die quantitative Bestimmung ist die Methode heute nicht mehr zu empfehlen. Dagegen ist sie weiterhin unentbehrlich zur Entdeckung von monoklonalen Proteinen (Paraproteinen) und von Subklassen-Anomalien.

Verschiedene Größen des Immunglobulin-Moleküls können heute mit Hilfe von Antiseren entsprechender Spezifität separat gemessen werden; Abb. 3 erleichtert die Übersicht (Literatur bei Gitlin, 1966; Milstein, 1968; Schultze u. Heremans, 1966; Welscher, 1969; Putnam, 1967; Cohen u. Milstein, 1967; Green, 1969; Becker *et al.*, 1968; Ouchterlony, 1970).

Klassenspezifische, quantitative Bestimmung. Bei Verwendung monospezifischer Antiseren kann die Konzentration der 5 Immunglobulin-Hauptklassen exakt bestimmt werden. Alle Methoden, die heute weite Verbreitung gefunden haben, basieren auf der Immunodiffusion. Ihre größte Fehlerquelle — Veränderung des Molekulargewichts durch Polymerisation und Aggregation — ist gebührend zu beachten (Übersichten s. bei Ouchterlony, 1958 u. 1970; Schwick, 1968; Störiko, 1968; Bull. WHO 1969). Diese exakte, gut reproduzierbare und relativ schnelle Methode hat weltweite Verbreitung gefunden.

Standardisierung. Die aufgezählten Klassen, Subklassen und Typen der Immunglobuline weisen eine zusätzliche Heterogenität auf Grund ihrer Antikörperspezifität auf; ferner treten viele Immunglobuline in dimerer oder aggregierter Form auf. Die exakte Bestimmung eines Molekulargewichtes, wie sie für homogene Proteine (z.B. Hämoglobin) selbstverständlich ist, erweist sich deswegen als unmöglich. Die heutigen Angaben basieren auf Mittel- oder Durchschnittswerten, die allerdings leider oft willkürlich festgelegt werden. Die Weltgesundheitsorganisation hat deswegen eine Kommission mit der Standardisierung beauftragt und das W.H.O. Reference Laboratory in Lausanne (Leiter: Dr. D. S. Rowe) geschaffen. Dieses hat als beste Annäherung ein Standard-Serumpräparat aus einem Pool von etwa 600 Spendern hergestellt, das in 1 ml-Ampullen abgefüllt und lyophilisiert wurde. Die nach Rekonstitution mit Wasser darin enthaltenen Immunglobulinmengen werden nicht in absoluten Werten (z.B. in g-%), sondern in willkürlichen Einheiten angegeben. Meßwerte können in Einheiten des Standardpräparates bzw. des Referenzpräparates angegeben werden. Da diese aber unanschaulich sind und mit den Globalwerten der Papierelektrophorese nicht verglichen werden können, ziehen die meisten Laboratorien absolute Angaben in g-% vor. Dieses Vorgehen ist dann erlaubt, wenn der Umrechnungsfaktor zu den Einheiten des WHO-Standardpräparates angegeben wird.

Mit diesem Präparat können Bestimmungen verschiedener Laboratorien verglichen werden. Ferner ist jedes Laboratorium imstande, seine internen Standards, die bei jeder Serie mitgeführt werden, mit dem internationalen Präparat zu eichen und periodisch zu kontrollieren. Beim Vergleich der von 45 verschiedenen Laboratorien angegebenen Werte fanden Becker *et al.* (1968) enorme Diskrepanzen, die mit dem WHO-Standardpräparat vermieden werden könnten.

Normalwerte der Immunoglobuline. Zu den technischen Schwierigkeiten der Konzentrationsmessung gesellen sich beträchtliche physiologische Schwankungen. Sie sind besonders im Kindesalter genau zu beachten, da eine ausgeprägte altersabhängige Verminderung aller Immunglobuline physiologisch ist (s. S. 699 ff.).

Antikörperaktivität. Da Antikörper als Reaktion auf einen Antigenreiz gebildet werden, ist in der Klinik der Nachweis eines Antikörper*anstiegs* wichtig. Patienten, bei denen die Antikörperbildungsfähigkeit geprüft werden soll, müssen deshalb mehrmals (3- oder 4mal) im Abstand von mindestens 10—14 Tagen immunisiert werden (Barandun *et al.*, 1959; Gitlin *et al.*, 1959; Bull. WHO, 1971). Vor und nach diesen Antigenexpositionen wird der Antikörpertiter bestimmt, ein Anstieg um mindestens 3 Titerstufen (oder um einen Zehner-Logarithmus) beweist die Fähigkeit zur Bildung humoraler Antikörper. — Dieses Vorgehen ist umständlich und zeitraubend und an ein einwandfrei funktionierendes bakteriologisches Laboratorium gebunden; es wird deswegen relativ selten komplett durchgeführt. In der Regel wird man sich auf die einmalige Bestimmung von Antikörpertitern beschränken, wobei hohe Titer ein Antikörpermangel-Syndrom praktisch ausschließen, während niedrige oder fehlende Titer nicht beweisend sind, weil sie sowohl auf dem Fehlen einer vorgängigen Antigenexposition als auch auf der Unfähigkeit zur Bildung von Antikörpern beruhen können.

Aus der Fülle der möglichen Antigene beschränkt sich die Prüfung auf einige wenige, wobei die lokalen Möglichkeiten der Antikörper-Bestimmung eine gewisse Rolle spielen. Meistens werden Antikörper gegen Diphtherie, Tetanus, Pertussis, Typhus und Paratyphus sowie der Antistreptolysintiter und die Isoagglutinine bestimmt. Neuerdings werden experimentell auch hochantigene Substanzen verabreicht, denen der Mensch in der Natur nie exponiert wird, und bei denen sehr exakte Titermessungen möglich sind: z.B. Hämocyanin (Key-Hole-Limpet-Hämocyanin, Molekulargewicht ca. $6 \cdot 10^6$) und gewisse Phagen (Φ 72). Die entsprechenden Bestimmungen sind aber erst in wenigen Laboratorien eingeführt (Bull. WHO 1971).

Celluläre Immunreaktionen (vgl. Tabelle 1). Diese Reaktionen werden im wesentlichen von den kleinen Lymphocyten vermittelt. Die grundlegenden Tatsachen wurden zwar schon 1906 von von Pirquet beschrieben; aber trotzdem stagnierte die weitere Erforschung bis in die jüngste Zeit, weil die notwendigen Techniken nicht zur Verfügung standen. Tierversuche bilden die Basis der heutigen Ansichten (Carstairs, 1962; Gowans *et al.*, 1962; Benacerraf u. Gell, 1962; Loutit, 1962; Gowans u. McGregor, 1965; Mackaness u. Blanden, 1967; Bull. WHO Nr. 423, 1969). In der Klinik sind auch heute noch die Untersuchungsmöglichkeiten beschränkt und unvollständig; sie können noch kaum mit den exakten Befunden bei der Untersuchung der Immunglobuline und der spezifischen Antikörper verglichen werden. Im wesentlichen stehen drei Möglichkeiten zur Verfügung.

1. Hautteste

Das Antigen wird intracutan injiziert. Es löst eine Reaktion vom verzögerten Typ („Tuberkulintyp“, „delayed hypersensitivity“) aus, die sich im Laufe von 24—72 Std am Ort der Antigeninjektion entwickelt, und die auf Grund eines intracutanen Infiltrates und einer perifokalen Rötung beurteilt werden kann. In unserem Laboratorium wird die Reaktion auf folgende Antigene getestet: PPD, Streptodornase-Streptokinase (=Varidase), Coccidioidin, Trichophytin, Mumps, Candidin und KLH-Hämocyanin (das den Vorteil hat, gleichzeitig die Bildung humoraler und cellulärer Antikörper zu stimulieren).

2. In vitro-Stimulation der Lymphocyten

Diese Methode vermeidet die direkte Antigenexposition des Patienten, wie sie bei der Hauttestung unerläßlich ist. Sie erlaubt außerdem genauere quantitative Aussagen. Allerdings sind die Methoden kompliziert und an hochspezialisierte Laboratorien gebunden (Naspitz u. Richter, 1968).

Im Prinzip werden aus dem Blute des Patienten isolierte Lymphocyten in Kurzkultur dem Antigen exponiert. Nach 24—72 Std schicken sie sich zur Mitose an, wobei vermehrt DNS gebildet wird. Die Quantität dieser DNS-Bildung kann durch die Messung der Inkorporation radioaktiv markierten H^3-Thymidins gemessen werden. Wenig exakt und nicht zu empfehlen ist dagegen die morphologische Prüfung der „Transformation“, die heute allgemein wieder verlassen worden ist. Als Antigene zur in vitro-Stimulation der Lymphocyten werden verwendet:

a) Mitogene Substanzen, d.h. Stoffe, die praktisch sämtliche Lymphocyten zur Mitosebildung anregen, vor allem Phytohämagglutinin (PHA).

b) Natürliche Antigene, vor allem die auch für die Intracutan-Testung verwendeten. Die größten Erfahrungen liegen mit PPD und Candidin vor. Nur ein kleiner Prozentsatz (2—5%) der Lymphocyten wird durch das betreffende Antigen in Mitose gebracht.

c) Fremde Gewebsantigene erzeugen die Stimulation in der Mischkultur oder bei Co-Kultivation von Lymphocyten (mixed lymphocyte culture), besonders wertvoll in der weiter entwickelten „Einbahn-Stimulation“ nach Bach u. Voynow (1966). Sie hat sich als Maß für die Histokompatibilitätsunterschiede als äußerst empfindlich erwiesen und wird heute als unumgängliche Ergänzung zur Lymphocyten-Typisierung postuliert, wenn eine Knochenmarkstransplantation erwogen wird (Bach, 1969; Turk *et al.*, 1969).

Die in vitro kultivierten Lymphocyten geben eine ganze Anzahl von Stoffen an das Kulturmedium ab, die als Mediatoren immunologischer Reaktionen betrachtet werden. Diese Stoffe lösen, in vivo in das umgebende Gewebe abgegeben, beträchtliche Wirkungen aus, deren physiologische Wertigkeit aber zur Zeit noch nicht sicher abzuschätzen ist. Als wichtigste wurden die in der Tabelle 1 aufgezählten Mediatoren beschrieben.

3. Hauttransplantate

Hautstücke aller Schichten (full-thickness) werden dem zu testenden Individuum implantiert (Ramseier, 1969; Hasek *et al.*, 1961). Normalerweise wird bei einem nicht-sensibilisierten Empfänger ein solches Hautstück innerhalb von 7—10 Tagen abgestoßen. Bei einem vorher gegen das gleiche Antigen sensibilisierten Empfänger erfolgt die Abstoßung beschleunigt.

4. Ethische Erwägungen

Bei jeder Übertragung von Geweben oder Blutbestandteilen von einem Individuum auf das andere sind die damit verbundenen Gefahren zu berücksichtigen, insbesondere die Möglichkeit der Übertragung des Hepatitisvirus. „Kontrolluntersuchungen" bei normalen Individuen sind deshalb ethisch nicht verantwortbar. Die Humanmedizin muß sich auf Ergebnisse von Tierversuchen verlassen. Dagegen sind Übertragungen unumgänglich bei Patienten, bei denen wichtige therapeutische Entscheidungen (z.B. Transplantation von Knochenmark) vom Ausfall der Reaktion abhängen.

IV. Klinische Erscheinungsformen der Immunmangel-Krankheiten

Systematik

Schon sehr bald nach den ersten Beschreibungen von Immundefekten wurde ihr Polymorphismus erkannt. Die seither unterbreiteten Vorschläge zu einer systematischen Einordnung basieren auf klinischen, histologisch-cytologischen oder immunochemischen Kriterien. Da mit keinem dieser Ordnungsprinzipien eine befriedigende Klassifikation aller Fälle möglich ist, sind Kompromisse unter Einbezug verschiedener Faktoren aller genannten Gesichtspunkte unvermeidlich.

Barandun *et al.* (1959) stellten in ihrer Monographie „Die Antikörpermangelsyndrome" erstmals eine vollständige Systematik auf. Sie unterschieden:

1. das idiopathische Antikörpermangelsyndrom (= AMS),
2. die symptomatischen Formen des AMS.

Diese Einteilung wurde 1963 von Hitzig u. Cottier in erweiterter Form übernommen. Die von ihnen angegebene Liste der „klinischen Erscheinungsformen des AMS" ist in Tabelle 2 wiedergegeben.

In den folgenden Jahren wurde der Begriff der „Agammaglobulinämie" erweitert und präzisiert. Die klinische Erfahrung lehrte, daß bei den kongenitalen Formen immer geringe Mengen an Gammaglobulin nachzuweisen sind, daß also lediglich eine extreme Hypo-, jedoch im strengen Sinne keine Agammaglobulinämie besteht. Demgegenüber sind bei einzelnen erworbenen Formen tatsächlich keine Spuren von Gammaglobulin mehr nachzuweisen. Von Gitlin wurde daher vorgeschlagen, den Wert von 0,1 g-% Gammaglobulin als Grenze der Agammaglobulinämie festzusetzen. Vom British Research Council wurde dagegen für

Tabelle 2. Klinische Erscheinungsformen des AMS. (Nach BARANDUN *et al.*, 1959, und HITZIG, 1963a)

1. *Das idiopathische isolierte AMS*
    1.1 Idiopathisches isoliertes AMS mit lymphoreticulärer Dysplasie
        1.11 Idiopathisches isoliertes AMS mit lymphatischer Hypoplasie
            1.111 ohne schwere Lymphopenie
                = kongenitales AMS der Knaben
                = kongenitale Agammaglobulinämie
                = hereditäre plasmocytäre Dysgenesie
            1.112 mit schwerer Lymphopenie
                = familiäre Lymphopenie
                = hereditäre lymphoplasmocytäre Dysgenesie
            1.113 mit Leukopenie
                = Reticulum-Dysgenesie
        1.12 Idiopathisches isoliertes AMS mit lymphatischer Hyperplasie
    1.2 Idiopathisches isoliertes AMS ohne lymphoreticuläre Dysplasie
    1.3 „Erworbenes" idiopathisches isoliertes AMS

2. *Die symptomatischen Formen des AMS* (= „Begleit-AMS")
    2.1 bei neoplastischen Prozessen des lymphoreticulären Gewebes
        2.11 bei chronischer lymphatischer Leukämie
        2.12 bei Thymom
        2.13 bei plasmocytoiden Myelomen und bei Makroglobulinämie Waldenström
    2.2 bei malignen Granulomatosen
    2.3 nach Splenektomie
    2.4 bei endokrinen und metabolischen Krankheiten
    2.5 bei Protein-Verlust-Syndromen
    2.6 bei anderen Leiden
        2.61 Perniciosa
        2.62 Hämoglobinopathien
        2.63 Vaccinia generalisata
        2.64 „Sekundärkrankheit"
        2.65 Amyloidose
        2.66 Status nach ionisierender Ganzkörperbestrahlung

3. *Das frühkindliche transitorische AMS*
    3.1 konnatale Agammaglobulinämie
    3.2 „physiologische" Hypogammaglobulinämie
    3.3 „pathologische" Hypogammaglobulinämie
        3.31 bei Frühgeborenen
        3.32 bei verzögerter Ausreifung der Immunglobuline

einen therapeutischen Großversuch der Wert von 0.2 g-% als kritischer Grenzwert fixiert (SQUIRE, 1960 u. 1962; SOOTHILL, 1962).

Ferner wurde der Begriff „Gammaglobulin" differenziert. GITLIN *et al.* (1956a) zeigten, daß bei Patienten mit kongenitaler Agammaglobulinämie nicht nur eine, sondern drei Proteinfraktionen fehlen. Gleichzeitig wurde von SCHEIDEGGER *et al.* (1956) sowie von GRABAR u. BURTIN (1960) die Heterogenität der Gammaglobulinfraktion klar beschrieben und neben der Hauptfraktion zwei kleinere Beta$_2$-Fraktionen nachgewiesen. 1957 schlug HITZIG vor, diese Globuline unter dem Titel „Immunglobuline", der schon 1949 von DOERR gebraucht worden war, zusammenzufassen. Dieser Vorschlag wurde 1959 von HEREMANS aufgenommen, und der Ausdruck hat sich heute allgemein eingebürgert.

GIEDION u. SCHEIDEGGER (1957) und HITZIG u. GIEDION (1957) beschrieben einen Patienten mit dem klinischen Bild des AMS, jedoch mit normalem Gammaglobulin. Als wahrscheinliche Ursache der Infektanfälligkeit fanden sie eine starke Verminderung der kleinen Fraktionen (heute als IgM und IgA bezeichnet) bei mehr oder weniger normalem IgG. Für diese Verschiebung innerhalb der Immun-

Tabelle 3. Klassifizierung der primären Immunmangelkrankheiten. (Vorschlag des WHO-Expertenkomitees 1970; Fudenberg *et al.*, 1970)

Typus	Angenommener cellulärer Defekt		
	B-Zellen	T-Zellen	Stamm-zellen
1. Infantile, geschlechtsgebundene Agammaglobulinämie	+		
2. Selektiver Immunglobulinmangel (IgA)	+		
3. Geschlechtsgebundener Immundefekt mit Hyper-IgM	+		
4. Transitorische Hypogammaglobulinämie des Säuglingsalters	+		
5. Immunmangel mit Normo- oder Hyperimmunoglobulinämie	+	(+)	
6. Thymushypoplasie (Hemmungsmißbildung der 3. und 4. Schlundtasche) (DiGeorge)		+	
7. Immunmangel mit Thymom		+	
8. Schwerer kombinierter Immunmangel (schweizerische Form) a) autosomal-rezessiv b) geschlechtsgebunden c) sporadisch	+	+	+
9. Immunmangel mit epiphysärer Dysostose und Zwergwuchs (Short-Limbed-Dwarfism)	+	+	+
10. Episodische Lymphopenie mit Lymphocytotoxin		+	
11. Immunmangel mit allgemeiner Hypoplasie der Hämopoese	+	+	+
12. Immunmangel mit Ataxia teleangiectatica	(+)	+ ?	
13. Immunmangel mit Thrombocytopenie und Ekzem (Wiskott-Aldrich-Syndrom)	(+)	+ ?	
14. Variable Immunmangel-Syndrome (am häufigsten, jedoch noch unklassifizierbar)	+	(+)	

globulinfraktion schlug Rosen (1961) die Bezeichnung „Dysgammaglobulinämie" vor. In der Folge wurden zahlreiche solche Fälle mit verschiedenartigen Relationsstörungen der Immunglobuline beschrieben. Insbesondere wurden sie 1966 von Stoelinga in einer neuen Systematik zusammengefaßt und mit I—VI numeriert. Als alternativer Ausdruck wurde „Dysimmunoglobulinämien" vorgeschlagen. Dieses System wurde 1968 von Hobbs weiter ausgebaut durch Unterteilung des Typ IV in die 3 Untertypen IVa, b und c.

Die Nomenklatur der Dysgammaglobulinämien hat sich in der Folge jedoch verwirrt, indem gleichzeitig von verschiedenen Autoren neue Relationsstörungen beschrieben und mit gleichen Nummern belegt wurden, oder indem die gleiche Störung mit verschiedenen Nummern bezeichnet wurde. Soothill (1968) brachte prinzipielle Einwände gegen den Begriff vor; nach der Entdeckung von weiteren Immunglobulinklassen und Subklassen berechnete er, daß theoretisch mit etwa einer Million verschiedener Relationsstörungen zu rechnen wäre, so daß eine Numerierung ins Uferlose gehen müßte. Bedeutend schwerer als dieser Einwand wiegt die Tatsache, daß beim gleichen Patienten Änderungen des Typs beobachtet werden (Seligmann, 1967). Wir konnten dies am eigenen Material bestätigen

Tabelle 4. Syndrome mit verminderter Resistenz gegen Infektionen (JANEWAY, 1968)

1. Störungen des Abfang-Systems
   a) der mobilen Zellen, besonders der Neutrophilen (Neutropenie, Phagocytose-Störungen)
   b) Milz-Insuffizienz
2. Störungen der Antigen-Erkennung und des immunologischen Gedächtnisses (celluläre Ausfälle)
3. Antikörpermangel-Syndrome (humorale Ausfälle)
   a) transitorisch
   b) kongenital
   c) erworben

(MÜLLER, 1971): von 965 Patienten mit pathologischen Immunglobulin-Konzentrationen entsprachen 113 der Definition einer Dysgammaglobulinämie. Alle von STOELINGA (1966) und HOBBS (1968) beschriebenen Typen kamen vor. Bei 17 Patienten konnten wir im zeitlichen Längsschnitt einen Wechsel des Typus beobachten, bei dem aber keine Gesetzmäßigkeit erkennbar war. Wir (HITZIG *et al.*, 1968) schlugen daher vor, die Abweichungen rein deskriptiv mit großen Buchstaben für Erhöhungen und mit kleinen Lettern für Verminderungen der entsprechenden Klasse zu bezeichnen.

Die Weltgesundheitsorganisation beauftragte 1967 ein Expertenkomitee mit der Ausarbeitung von Vorschlägen für eine logische Nomenklatur (SELIGMANN, *et al.*, 1968). Dieser Versuch wurde 1970 und 1973 wiederholt (Tabelle 3). Die Experten kamen zum Ergebnis, daß zur Zeit noch kein einheitliches System aufgestellt werden könne. Als theoretische Grundlage verwendeten sie im allgemeinen das erwähnte „two-component-concept". Einige aus der klinischen Erfahrung hinreichend bekannte und umschriebene Krankheitsbilder wurden empirisch als solche umschrieben und mit deskriptiven Bezeichnungen unter Vermeidung von Eigennamen belegt. Die übrigbleibenden, noch unklaren Syndrome wurden in offenen Sammelgruppen vereinigt. Der Begriff der Dysgammaglobulinämie oder Dysimmunoglobulinämie wurde nicht in die Nomenklaturvorschläge aufgenommen. Wir werden uns im folgenden bei der Beschreibung der einzelnen Krankheitsbilder an diese Vorschläge halten; allerdings haben wir in Tabelle 3 die Reihenfolge zum Teil abgeändert. Für die erworbenen oder symptomatischen Formen des AMS (= Begleit-AMS) wurden keine neuen Vorschläge unterbreitet. Wir werden deswegen die früher von uns vorgeschlagene Nomenklatur (s. Tabelle 2) weiter verwenden.

JANEWAY (1968) gab eine pathophysiologisch begründete Einteilung, die jedoch das ganze erweiterte Spektrum der „verminderten Resistenz gegen Infektionen" umfaßt (Tabelle 4). JOHNSTON u. JANEWAY (1969) gaben nützliche praktische Richtlinien für die Reihenfolge der Abklärungsuntersuchungen, die auf diesem Schema aufbauen.

Klinische Krankheitsbilder

A. Primäre Immunmangelkrankheiten (idiopathisches AMS)

1. Infantile, geschlechtsgebundene Agammaglobulinämie

Die erste kurze Beschreibung von BRUTON (1952) enthält bereits alle Elemente, die heute für die Definition der Krankheit gelten. In den folgenden Jahren erschienen zahlreiche sehr genaue Untersuchungen (BRUTON *et al.*, 1952; PORTER,

1955; JANEWAY *et al.*, 1953; GOOD u. VARCO, 1955; GOOD u. ZAK, 1956; GOOD, 1954; GOOD, 1955a u. b; GITLIN, 1955; JANEWAY u. GITLIN, 1957; JANEWAY, 1966; GITLIN *et al.*, 1959). In seiner Übersichtsarbeit spricht GOOD (1962) von etwa 300 bekannten und gut untersuchten Fällen. Dazu ist heute zu sagen, daß diese Patienten nicht immer eindeutig von anderen Formen abgetrennt wurden. Vor allem die lymphopenische, aber auch einzelne erworbene Agammaglobulinämien wurden damals noch nicht mit der nötigen Klarheit davon unterschieden. In der früher erwähnten klinischen Studie wurde die Frequenz der Hypogammaglobulinämie in England bei Knaben mit 13 pro 1 Mill., bei Mädchen mit 3 pro 1 Mill. bestimmt; sicher gehört auch von den Knaben nur ein kleiner Bruchteil zur typischen Bruton-Form (SQUIRE, 1962). Aus unserer eigenen Erfahrung halten wir diese „klassische Form" der Agammaglobulinämie für sehr selten[1].

a) Klinik

Das Leitsymptom, das zu weiteren Untersuchungen veranlaßt, sind rezidivierende Infekte. Sie können polytop sein, d.h. alle Kontaktflächen des Körpers mit Antigenen der Außenwelt betreffen (Haut, Respirationstrakt und Gastrointestinaltrakt). Die respiratorischen Infekte sind am häufigsten. Als Ausdruck generalisierter Infekte treten septische Schübe oder eitrige Meningitiden auf. Die letzteren bildeten neben den Pneumonien früher zweifellos die wichtigste Todesursache. Da beide Erkrankungen vor Einführung der Antibiotica ohnehin eine ganz schlechte Prognose hatten, bestand klinisch keine Möglichkeit der Abtrennung der agammaglobulinämischen Patienten.

Der Zeitpunkt der ersten Infekte kann stark wechseln, er wird wahrscheinlich entscheidend durch die Exposition bestimmt. Die meisten Patienten bleiben während der ersten Lebensjahre von Infekten verschont, was teilweise aus der Leihimmunität infolge transplacentarer Gammaglobulin-Übertragung von der Mutter erklärt ist. Der relativ späte Beginn ist differentialdiagnostisch gegenüber der Pankreasfibrose und der lymphopenischen Form der Agammaglobulinämie wichtig.

Die Erreger dieser Infekte sind vor allem die „großen" extracellulär wachsenden, toxinbildenden Pyämie-Erreger, d.h. Pneumokokken, Meningokokken und Haemophilus influenzae, seltener alle anderen bakteriellen Erreger. Von der Tatsache ausgehend, daß trotz mehrmaliger Infektion mit dem gleichen Typ Pneumokokken keine spezifischen Antikörper gefunden wurden, kam BRUTON der Synthesestörung auf die Spur, und man fand die fehlende Antikörperbildung gegen Polysaccharide.

Bei vielen Fällen aus der älteren Literatur wird auch das Vorkommen halbsaprophytärer Erreger, vor allem des Pneumocystis Carinii, bei diesen Infekten hervorgehoben (RUSSELL, 1959; MCKAY u. RICHARDSON, 1959; BURKE *et al.*, 1961 u. 1962; HUTCHISON, 1955; ROBBINS *et al.*, 1965; MARSHALL *et al.*, 1964; BOMMER, 1961; ALLIBONE *et al.*, 1964). Da zu jener Zeit die Abgrenzung von den lymphopenischen Formen noch nicht eindeutig möglich war, bleibt heute der Zweifel, ob es sich dabei nicht vor allem um celluläre Defekte handelte.

b) Laboratoriumsuntersuchungen

Entscheidend ist die Bestimmung der Immunglobuline. Mit allen angegebenen Methoden findet man eine Verminderung der drei Hauptfraktionen (IgG, IgM, IgA) auf weniger als ein Zehntel der Norm (GITLIN, 1955; GITLIN *et al.*, 1956a).

[1] s. Anhang S. 739.

Tabelle 5. Hämatologische Anomalien bei Agammaglobulinämie. (Zit. nach GOOD *et al.*, 1962)

	Anzahl der Patienten
Plasmazellen in Knochenmark und lymphatischem Gewebe stark vermindert oder fehlend	41/41
Neutropenie, persistierend (> 3 Mon.)	7
Neutropenie, episodisch	7
Neutropenie, cyclisch	1
Fehlen der Eosinophilen im Blut und Knochenmark	1
Hypoplasie des lymphatischen Gewebes	25
Andere Autoren:	
Lymphopenie	
Hämolytische Anämie	
Thrombocytopenie	
Hypersplenismus	

Die Untersuchung kann im Stich lassen nach vorgängiger Gammaglobulinzufuhr, die entweder noch auf den transplacentar erworbenen Vorrat zurückgeht, wenn Kinder im Alter von weniger als 6 Monaten untersucht werden, oder dann durch Injektion von Blut, Serum, Plasma, Gammaglobulin, etc. erfolgt ist. GITLIN (1955) und GITLIN *et al.* (1959) wiesen darauf hin, daß mit genügend empfindlichen Methoden bei allen Patienten geringe Mengen Gammaglobulin (IgG in der Größenordnung von 5—50 mg-%) nachgewiesen werden können; er sieht darin einen wichtigen Unterschied gegenüber gewissen Formen der erworbenen Agammaglobulinämie, bei denen überhaupt keine Spuren von Immunglobulinen mehr nachzuweisen seien.

c) Bestimmung spezifischer Antikörper

Als einfache Suchverfahren werden Isoagglutinine und der Antistreptolysintiter benutzt. Zuverlässig ist jedoch lediglich der Nachweis, daß nach mehrfacher massiver Antigenstimulation keine Antikörper auftreten (GOOD, 1955a; JANEWAY u. GITLIN, 1957).

d) Blutbildende Organe

Im Blutbild und Knochenmark ist der einzige konstant beschriebene Befund das Fehlen von Plasmazellen. Im übrigen reagiert das hämatopoetische Gewebe in normaler Weise auf Infekte, d.h. mit Leukocytose, Linksverschiebung, toxischer Granulation etc. Allerdings sind zahlreiche Anomalien beschrieben worden, die wahrscheinlich nur teilweise durch die Infekte erklärt sind (s. Tabelle 5). Die Hämostase wurde normal gefunden, woraus auf Synthese der Gerinnungsfaktoren unabhängig von den Immunglobulinen geschlossen wurde (FRICK u. GOOD (1956).

e) Histologie des lymphatischen Gewebes

(CRAIG *et al.*, 1954; COTTIER, 1958 u. 1963a u. b; COTTIER *et al.*, 1968)

Zur Sicherung der Diagnose ist auch heute noch die Biopsie eines inguinalen Lymphknotens zu empfehlen. Die Untersuchung ist am besten ausgenutzt, wenn vorgängig dreimal im Abstand von 3—4 Wochen mehrere Antigene in den entsprechenden Oberschenkel injiziert worden sind (Bull. WHO 1971). Schon makroskopisch fallen die lymphatischen Organe durch ihre geringen Dimensionen auf (Abb. 4). Lymphatisches Parenchym ist vorhanden, doch erscheint es gelockert.

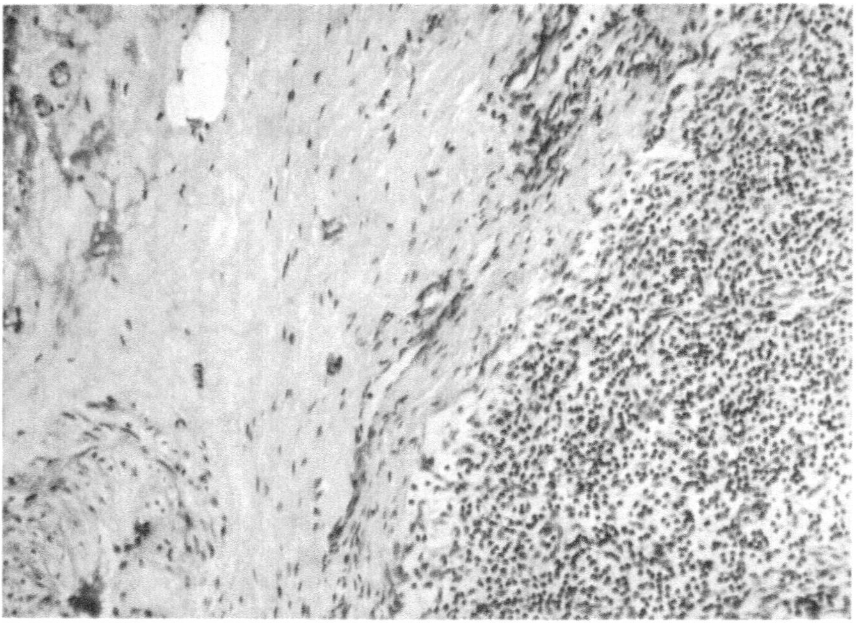

Abb. 4. Lymphknoten bei kongenitaler geschlechtsgebundener Agammaglobulinämie. Auffallende Kapselfibrose. Sekundärknötchen fehlen. Lockere Lymphocyteninfiltration. (Hämalaun-Eosin, 180 × 1)

Primärfollikel kommen nur angedeutet zur Ausbildung, Keimzentren fehlen meistens oder bleiben sehr klein. Das reticuläre Grundgerüst kann verdichtet sein, der Lymphsinus ist mangelhaft entwickelt, und die Kapsel zeigt oft fibrotische Veränderungen. Plasmazellen und ihre Vorläufer sind nicht auffindbar. Das Makrophagensystem ist dagegen weniger in Mitleidenschaft gezogen.

Auch radiologisch kann die geringe Entwicklung des lymphatischen Gewebes demonstriert werden: MARGULIS *et al.* (1957) zeigten, daß auf der seitlichen Schädelaufnahme der lymphatische Rachenring praktisch fehlt, ebenso die pulmonalen Lymphknoten im Thoraxbild; ferner wiesen sie auf die häufig vorhandene Verschattung der Sinus maxillares hin. SCHULKIND u. LITTLE (1969) sowie BARANDUN *et al.* (1959) beschrieben verschiedenartige Augensymptome, vom Strabismus bis zu entzündlichen Veränderungen.

Die cellulären Immunreaktionen sind weitgehend intakt (PORTER, 1957). Widersprechende Mitteilungen in der älteren Literatur beruhen sehr wahrscheinlich oder sicher auf der mangelhaften Abtrennung von der lymphopenischen Form der Agammaglobulinämie. Bei den typischen Fällen findet man sowohl normale verzögerte Reaktionen nach intracutaner Antigen-Injektion als auch in vitro normal stimulierbare Lymphocyten. HIRSCHHORN (1963) konnte Patienten-Lymphocyten mit Phytohämagglutinin zur Mitose bringen und zur Bildung spezifischer Antikörper veranlassen. Dies war nicht möglich durch den „physiologischen" Stimulus verschiedener Antigene, durch welche die Lymphocyten normaler Personen in jedem Fall stimuliert werden können.

Die Transplantationsimmunität ist ebenfalls intakt, wenn auch leicht abgeschwächt (JANEWAY, 1966; SCHUBERT, 1960). Auch hier gilt, daß frühere

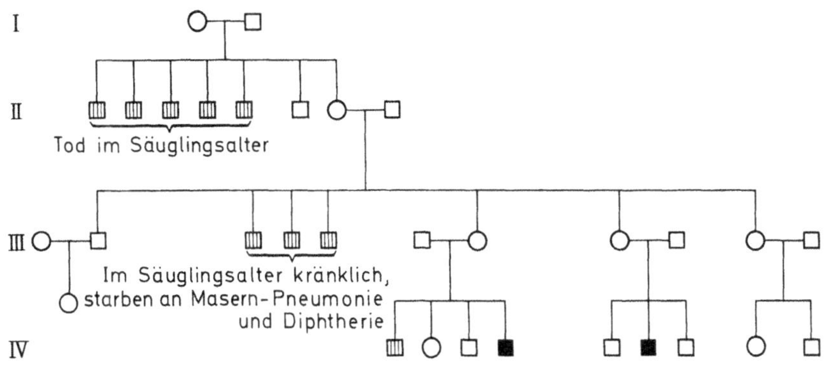

Abb. 5. Kongenitale geschlechtsgebundene Agammaglobulinämie. Ausgefüllte Symbole = bewiesene Fälle, schraffierte Symbole = wahrscheinliche Fälle (PORTER, 1957)

gegenteilige Behauptungen (GOOD u. VARCO, 1955b; VARCO *et al.*, 1955) auf Erfahrungen bei lymphopenischen Patienten, also nicht der hier besprochenen Gruppe, beruhten.

f) Genetik

Abb. 5 zeigt ein Beispiel eines typischen Stammbaums. Die angeblich typischen Stammbäume sind allerdings mit Vorsicht zu beurteilen; sie weisen nach, daß männliche Familienmitglieder in der mütterlichen Verwandtschaft in frühem Kindesalter ad exitum kommen; dabei darf aber nicht vergessen werden, daß die Todesursachen noch in der Generation der Eltern heutiger Patienten meistens nicht sehr exakt untersucht wurden, und daß in jener Zeit die Mortalität an Infektionskrankheiten auch bei immunbiologisch gesunden Kindern noch hoch war. Anderseits werden auch typische Fälle bei Einzelkindern beobachtet, die zwar als sporadisch zu bezeichnen sind, sich im übrigen aber in keiner Weise von den familiären Fällen unterscheiden.

Trotz vielfachen Bemühungen ist es bisher nicht gelungen, die Konduktorinnen zu identifizieren; auch mit sehr differenzierten Untersuchungen findet man bei ihnen in jeder Beziehung normale Immunreaktionen, normales lymphatisches Gewebe etc. Dies ist ein weiterer Hinweis darauf, daß die Erkrankung nicht aus der Veränderung eines oder mehrerer Strukturgene erklärt werden kann, sondern daß eine übergeordnete Störung vorliegen muß. Man denkt heute entweder an das Fehlen eines Organisator-Gens für die Immunglobulinsynthese oder an ein aktiv bleibendes Repressor-Gen, das den vorhandenen Organisator an seiner Entfaltung hindert. Für die letztere Annahme würden die erwähnten Ergebnisse von HIRSCHHORN (1963) sprechen.

g) Verlauf und Prognose

Bei adäquater Behandlung (s. S. 734) können die Patienten von Infekten mehr oder weniger freigehalten werden. Nach Jahren entwickelt sich jedoch als neue Krankheit bei vielen von ihnen (über 50% im Krankengut von JANEWAY, 1966; GOOD *et al.*, 1957) eine rheumatoide Arthritis (primär-chronische Polyarthritis), deren Genese noch wenig geklärt ist (GOOD *et al.*, 1957). Auch hämolytische Anämie mit Auto-Antikörpern wurde beobachtet (s. S. 726) (BARANDUN *et al.*, 1959; ROBBINS *et al.*, 1969).

2. Selektiver Immunglobulinmangel (insbesondere IgA)

Rockey *et al.* (1964) beschrieben das völlige Fehlen von IgA bei zwei gesunden jungen Männern. Das Protein war sowohl im Serum als auch in den Sekreten nicht nachweisbar. Allerdings waren die Konzentrationen des IgG und IgM erhöht, was als kompensatorische Vermehrung gedeutet wurde.

Bachmann (1965) fand in 6995 Seren („gesunder") Blutspender das IgA fünfmal auf 3—10% und zehnmal auf weniger als 0,2% der Norm vermindert; für die letztere Veränderung schlug er die Bezeichnung „Agamma-A-Globulinämie" vor. In dem untersuchten Spenderkollektiv beträgt ihre Frequenz 1:700. Das Alter der Spender lag zwischen 28 und 73 Jahren, 6 waren männlichen 4 weiblichen Geschlechts.

Vetter (1971) fand in unserem eigenen Material von über 3000 quantitativen Immunglobulinbestimmungen bei Kindern in 16 Fällen auch mit empfindlichen Methoden kein IgA im Serum. Diese Zahlen sind nicht mit denen von Bachmann (1965) zu vergleichen, da das Untersuchungsmaterial selektioniert war, d. h. hauptsächlich von Kindern mit Infekten oder Proteinveränderungen stammte, und da die Altersverteilung vollkommen anders war.

Kouvalainen (1966) fand bei 854 finnischen Kindern bei 37% IgA-Verminderungen; auch bei den 5—10jährigen gibt er noch 21% an. Allerdings arbeitete er mit der viel weniger empfindlichen Immunoelektrophorese.

Crabbe *et al.* (1969) beschrieben das „Syndrom der IgA-defizienten Sprue". In der Familie eines Patienten fanden sie bei zwei weiteren, klinisch gesunden Geschwistern den gleichen IgA-Mangel. Sie nehmen an, daß der IgA-Mangel kongenital sei und sich das Sprue-ähnliche Krankheitsbild fakultativ überlagere. Familiäre Häufung ist jedoch ausgeprochen selten — außer in dieser Familie nur noch je einmal bei Bachmann *et al.* (1965) und bei Buser *et al.* (1968). In diesen seltenen hereditären Fällen könnte die Deletion eines Strukturgens vorliegen, während bei den übrigen sporadischen Fällen ein Inhibitor oder Repressor angenommen wird. Bachmann u. Laurell (1965) kommen auf Grund ihrer Beobachtungen bei Hypo- und Hyper-IgA zur Ablehnung einer allen Immunglobulinen gemeinsamen genetischen Regulation.

Feingold *et al.* (1968) fanden IgA-Mangel assoziiert mit der partiellen Deletion des Chromosoms 18, und zwar in einem Fall mit einem Ring-Chromosom, im anderen Fall mit einer partiellen Deletion des langen Arms. Beide Kinder waren geistig retardiert und hatten weitere Mißbildungen. Der 3jährige Knabe mit dem Ring-Chromosom wies außerdem eine Verminderung des IgG auf 10 mg-%, jedoch normales IgM auf. Die Autoren schließen daraus auf einen IgA-Synthese-kontrollierenden Locus im langen Arm des Chromosoms 18. Ruvalcabar u. Thuline (1969) konnten 4 weitere Fälle in der Literatur und einen eigenen 7. beitragen.

Unter dem Untertitel des isolierten IgA-Mangels werden daher offensichtlich Veränderungen verschiedener Pathogenese zusammengefaßt. Das Spektrum reicht von völlig gesunden Individuen bis zu Patienten mit multiplen Mißbildungen. Von prinzipieller Bedeutung ist die Assoziierung mit dem Chromosom 18, auf dem deswegen ein Strukturgen für IgA zu vermuten ist[1].

Das IgA-System wurde als das sekretorische Immunglobulinsystem oder das lokale Immunglobulin der Schleimhautoberflächen bezeichnet. Nach Heremans *et al.* (1959, 1960, 1966 u. 1968) bedeckt es die Schleimhäute mit einem „antiseptischen Anstrich" und schützt sie dadurch vor Infektionen. In allen Sekreten (Tränen, Speichel, gastrointestinalen, genitalen Sekreten, Milch etc.) finden sich

1 s. Anhang S. 740.

je zwei IgA-Moleküle, die durch eine zusätzliche Komponente (secretory piece) zusammengehalten werden. Das Molekulargewicht beträgt deswegen ca. 350000, im Gegensatz zum IgA im Serum mit einem Molekulargewicht von ca. 160000 (HANSON u. JOHANNSSON, 1967; SOUTH *et al.*, 1966 u. 1968; TOMASI *et al.*, 1965; TOMASI, 1968; HAWORTH u. DILLING, 1966; COLLINS-WILLIAMS, 1969; TOMASI u. BIENENSTOCK, 1968). Laboratoriumsmäßig ergeben sich daraus besondere Schwierigkeiten, weil die mit Immunodiffusionsmethoden bestimmten Konzentrationen infolge des wechselnden Molekulargewichtes falsch sind. Trotzdem sollte der Kliniker in vermehrtem Maße darauf achten, bei Patienten mit IgA-Mangel auch die Sekrete untersuchen zu lassen.

Neuere Untersuchungen haben erwiesen, daß die schon vor längerer Zeit beschriebenen Kopro-Antikörper (HERRMAN, 1932; BULL u. McKEE, 1969) aus sekretorischem IgA bestehen, das .lokal in den Schleimhäuten produziert wird (BUTLER *et al.*, 1967; LODINOVÁ, 1971). Der lokalen Immunisierung kommt beim Schutz gegen enterale Infektionskrankheiten besondere Bedeutung zu (z. B. Poliomyelitis, Cholera, Salmonellosen, pathogene Coli etc.). Ausgedehnte Studien in dieser Richtung sind daher dringend erwünscht. Wider Erwarten wurde allerdings von HANSON u. TAN (1965) und von HOLMGREN *et al.* (1970) nachgewiesen, daß Schleimhautinfekte in den ableitenden Harnwegen vorwiegend durch IgM-Antikörper bekämpft werden. Nebenbei sei bemerkt, daß Urin-Infekte bei Patienten mit Antikörpermangelsyndrom auffallend selten sind, und daß umgekehrt bei Urin-Infekten sehr selten laboratoriumsmäßige Hinweise auf einen Antikörpermangel gefunden werden. Schließlich sei erwähnt, daß nach IMONEN *et al.* (1969) die Malabsorptions-Syndrome im Säuglings- und Kleinkindesalter regelmäßig mit IgA-Erhöhung im Serum einhergehen.

3. Geschlechtsgebundene Immundefekte mit Hyper-IgM

HONG *et al.* (1962) schilderten den Fall eines Knaben mit dem typischen Bild der Agammaglobulinämie, bei dem jedoch das IgM stark erhöht war. Als Nebenbefund bestand eine wechselnde Neutropenie bis zur Agranulocytose mit entsprechender Ausreifungsstörung der myeloischen Elemente im Knochenmark. Nach Gammaglobulininjektion normalisierten sich die Neutrophilen während längerer Zeit. Der Knabe kam mit $2^3/_{12}$ Jahren an einer Pneumonie ad exitum; bei der Autopsie fand man die Lungen von Pneumocystis Carinii infiziert.

DAMAEL (1962) beobachtete einen ähnlichen Fall, bei dem vom 3. Monat an rezidivierende Infekte, später eine cyclische Neutropenie auftrat. Das IgG war zwischen 220 mg-% und „Spuren", das IgA vorhanden, das IgM stark erhöht bis 800 mg-%. Viele Geschwister der sehr kinderreichen algerischen Familie sollen als Säuglinge gestorben sein. Eigenartig an dem Fall ist die stark wechselnde IgM-Konzentration.

HUNTLEY *et al.* (1963) beobachteten einen weiteren Fall bei einem 9jährigen Neger, der seit dem 3. Lebensjahr eine nicht sehr schwere Infektneigung aufwies. IgG und IgA waren nicht sicher nachweisbar, IgM auf ca. 500 mg-% erhöht. Über die Neutrophilen wird in dieser Arbeit nichts gesagt.

Wir konnten während mehrerer Jahre einen Patienten mit Hypogammaglobulinämie und IgM-Vermehrung und schwerer Neutropenie beobachten, bei dem regelmäßig nach Gammaglobulin-Substitutionstherapie eine langfristige Normalisierung der Neutrophilenzahlen ausgelöst wurde (Abb. 6) (HITZIG u. SCHLAEPFER, 1964; SCHULTHESS, 1969). Wir nahmen einen Autoantikörper gegen IgG in der IgM-Fraktion an, konnten aber mit den damaligen ungenügenden

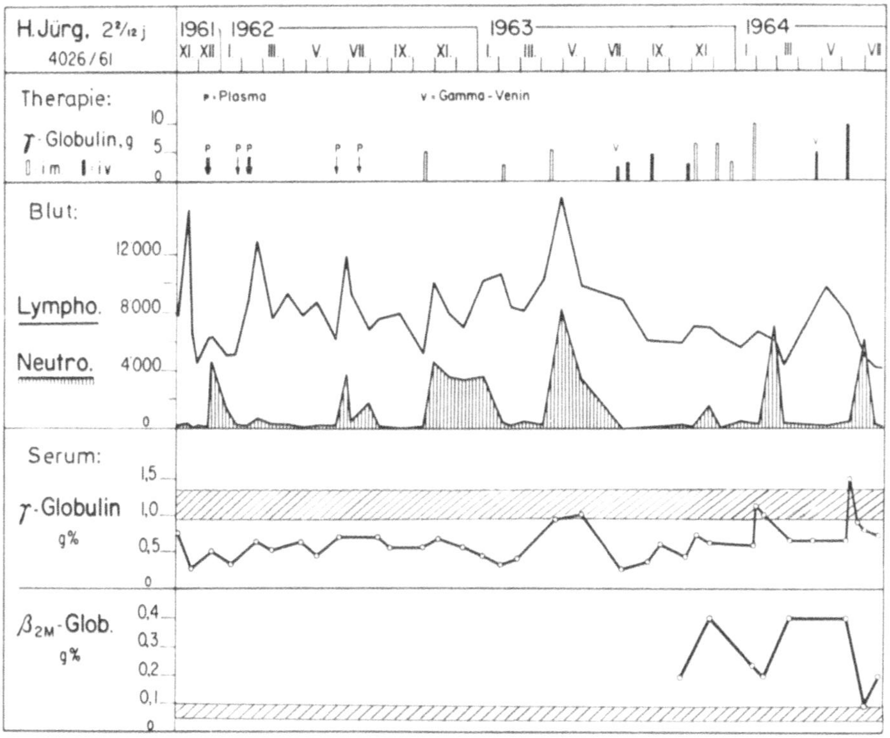

Abb. 6. Dysgammaglobulinämie IgM mit Neutropenie. Nach Injektion genügender Mengen Gammaglobulin nähern sich die Konzentrationen des verminderten IgG und des erhöhten IgM der Norm. Kurze Zeit danach steigen die neutrophilen Leukocyten auf normale Werte an. Dieser therapeutische Effekt erschöpft sich allmählich, d.h. die Wirkungsdauer nimmt ab und die benötigte Gammaglobulinmenge nimmt zu (Hitzig u. Schlaepfer, 1964)

Techniken keinen eindeutigen Beweis dafür erbringen. Der Patient starb im Alter von 6 Jahren an einem Lungeninfekt. Zwei jüngere Brüder sind gesund.

Eine ganz ähnliche Familie mit 3 befallenen Brüdern wurde von Lonsdale *et al.* (1967) mitgeteilt. Bei diesen war das IgM normal, IgG mäßig vermindert (250—270 mg-%), das IgA normal oder vermindert. Im Vordergrund stand die Neutropenie; leider wurden keine weiteren Untersuchungen und kein Therapieversuch durchgeführt, alle 3 Brüder kamen ad exitum. Der von Ackermann (1964) geschilderte Patient mit „Dysgammaglobulinämie“, d.h. Verminderung des IgG und Vermehrung des IgM sowie schwerer Neutropenie, zeigte gute Reaktion auf Gammaglobulintherapie mit Anstieg der Neutrophilen auf normale Werte. Sein älterer Bruder war unter ähnlichen Umständen ad exitum gekommen, nachdem sich eine aplastische Anämie entwickelt hatte; in seinem Autopsiebefund fällt auf, daß kein Thymus gefunden werden konnte. Cashman *et al.* (1970) ergänzten diese Kasuistik einige Jahre später durch den Bericht, daß beim jüngeren Bruder, der mit 9 Jahren ad exitum kam, eine Thymusdysplasie gefunden wurde. Möglicherweise gehört auch die nur summarisch mitgeteilte Beobachtung von De Castro *et al.* (1963) hierher. Einige weitere mögliche Fälle, über die aber nur unvollständige Angaben vorliegen, wurden von Schulthess (1969) gesammelt.

4. Transitorische Hypogammaglobulinämie des Säuglings

Seit gut 100 Jahren wußten die Kliniker aus Erfahrung, daß Säuglinge in den ersten Monaten gegen verschiedene Infektionskrankheiten geschützt sind. VON PFAUNDLER führte für dieses Phänomen die Bezeichnung „Leihimmunität" oder „angeborener Nestschutz" ein. POLANO beobachtete 1904 die Übertragung von passiv zugeführtem Diphtherie-Antitoxin von der Mutter auf ihr Kind. Am gleichen Modell der Diphtherie-Antikörper wurde die Altersabhängigkeit dieses transplacentaren Überganges sorgfältig studiert (VAHLQUIST, 1958). Eine große Anzahl weiterer spezifischer Antikörper ist seither systematisch untersucht worden (Zusammenstellung s. bei DE MURALT, 1970). Im Prinzip wurde immer gefunden, daß Antikörper der IgG-Klasse die Placentarschranke überschreiten, nicht aber solche der Klassen IgA und IgM. Ähnliche Untersuchungen sind in ausgedehntem Maße bei den verschiedensten Tierarten durchgeführt worden (BRAMBELL *et al.*, 1951). Dabei wurden, abhängig vom histologischen Bau der Placenta (Schema von GROSSER) bei verschiedenen Tierarten alle nur denkbaren Übertragungsmöglichkeiten gefunden. Am deutlichsten scheint der Gegensatz zwischen der IgG-Übertragung durch die hämochoriale menschliche Placenta und der völlig fehlenden placentaren Übertragung von Antikörpern durch die syndesmochoriale Placenta des Rindes, dem seine Antikörperausrüstung unmittelbar nach der Geburt durch das Colostrum der Kuh auf peroralem Wege zugeführt wird (Zusammenstellung s. bei SCHOENENBERGER u. FIEGE, 1957; SCHULTZE u. HEREMANS, 1966).—Die transplacentare Übertragung pathogener Antikörper wurde bereits 1940 von WIENER u. SILVERMAN für die Rhesus-Antikörper beschrieben.

Die bekannten charakteristischen Veränderungen der Immunglobuline konnten nach Einführung von Proteinbestimmungsmethoden vermutet werden: RAPOPORT *et al.* (1943) fanden mit der Salzpräcipitation einen Globulinabfall im frühen Säuglingsalter (den sie aber nicht als auffällig beschreiben). LONGSWORTH *et al.* (1945) fanden bei der ersten Anwendung der Elektrophorese auf dieses Problem die Zunahme der Gammaglobulinfraktion während des Fetallebens, ebenso EWERBECK u. LEWENS (1950). PFAU (1954) untersuchte erstmals die gesamte Entwicklung vom frühen Fetal- bis zum späteren Säuglingsalter.

Aufschlußreicher waren die spezifischen Untersuchungen der einzelnen Immunglobuline: SCHEIDEGGER *et al.* (1957) beobachteten das allmähliche Auftreten des IgG mit fortschreitendem Gestationsalter mit Hilfe der immunoelektrophoretischen Analyse. Die gleiche Methode erlaubte HITZIG (1957) die Beschreibung der postnatalen Entwicklung der beiden kleinen Fraktionen IgM und IgA, während mit Hilfe der quantitativen Oudin-Methode die charakteristischen IgG-Veränderungen (initialer Abfall bis zum 3. Monat, dann allmählich Wiederanstieg bis ins 2. Lebensjahr) erkannt werden konnten.

Diese Beobachtungen wurden in den folgenden Jahren von zahlreichen Autoren immer wieder bestätigt, mit genaueren Methoden und auf Grund größerer Kollektive präzisiert und durch Untersuchung der neueren Immunglobuline IgD und IgE ergänzt. Aus der umfangreichen einschlägigen Literatur sollen nur einige Arbeiten zitiert werden (GUSDON, 1969; WEISS, 1965; STOERIKO, 1968; OBERMAN *et al.*, 1956; STEEGE u. GUGLER, 1968; KOLTAY *et al.*, 1966; BUCKLEY *et al.*, 1968; ALLANSMITH *et al.*, 1968; SCHEIDEGGER *et al.*, 1957; HITZIG, 1957; STIEHM u. FUDENBERG, 1966; MASOPUST, 1962; MICHAUX, 1966; HAWORTH *et al.*, 1965; DE MURALT u. GUGLER, 1959; WERDER-KIND, 1963; HITZIG, 1961; MOMMA, 1965; WEST *et al.*, 1962; JOHANSSON *et al.*, 1968; COLLINS-WILLIAM *et al.*, 1967; BERG u. JOHANSSON, 1969; CORRODI, 1971; DE MURALT, 1970). Die hier erwähnten Fehlermöglichkeiten sind nicht immer gebührend berücksichtigt worden.

Tabelle 6. Normalwerte der Immunglobuline in IE/ml, geeicht auf WHO Standard-Serum Nr. 67/97. (Nach RAUER und FREUND, 1969)

Alter	IgG	IgA	IgM
Nabelschnur-Serum	122 ± 28	< 10	11 ± 8
0—10 Tage	137 ± 33	23 ± 3	54 ± 14
10—30 Tage	106 ± 21	18 ± 13	66 ± 20
1—2 Monate	67 ± 19	29 ± 5	69 ± 17
2—4 Monate	50 ± 14	33 ± 6	82 ± 35
4—$6^1/_2$ Monate	55 ± 18	38 ± 7	113 ± 37
$6^1/_2$—9 Monate	61 ± 20	35 ± 7	97 ± 29
9—12 Monate	75 ± 20	42 ± 9	117 ± 39
1—2 Jahre	81 ± 20	39 ± 9	102 ± 40
2—$3^1/_2$ Jahre	100 ± 26	51 ± 13	107 ± 37
$3^1/_2$—5 Jahre	104 ± 23	60 ± 23	111 ± 49
5—9 Jahre	115 ± 23	81 ± 27	125 ± 37
9—14 Jahre	117 ± 20	81 ± 32	105 ± 26
Erwachsene (ROWE)	131 ± 20	80 ± 30	68 ± 29

Wir verwenden die von RAUER u. FREUND (1969) mit allen Kautelen bestimmten Normalwerte (Tabelle 6).

Manche Autoren erweiterten das Spektrum ihrer Untersuchungen durch Einbezug der cellulären Immunmechanismen und durch Mitberücksichtigung aller zeitlichen Entwicklungsstufen; daraus resultierte ein umfassender Überblick über die Ontogenese der Immunantwort (GOOD u. PAPERMASTER, 1964; SILVERSTEIN, 1964; COOPER *et al.*, 1966). Ein sehr schönes, allerdings recht kompliziertes Schema, das alle heute wichtig erscheinenden Aspekte zusammenfaßt, findet sich bei TAROCCO *et al.* (1970).

Diese Ergebnisse zeigen folgende prinzipielle Schwierigkeiten und Fehlermöglichkeiten auf:

1. Die Immunglobulinbildung wird durch Antigenreize stimuliert. Normalerweise ist die intrauterine Umgebung des Fetus zwar antigenfrei, und das immunologische System des Fetus ist dementsprechend inaktiv. Wenn ausnahmsweise, z.B. im Verlaufe eines intrauterinen Infektes, diese Bedingung nicht zutrifft, kann aber auch schon ein relativ junger Fetus auf einen Antigenstimulus mit Synthese eigener Immunglobuline und spezifischer Antikörper reagieren. Zur Berechnung von Normalwerten müßten derartige Fälle eliminiert werden. Die Aktivierung betrifft vor allem das IgM-System („Frühantikörper"). Man hat deswegen den IgM-Spiegel bei der Geburt als Indikator für einen intrauterinen Infekt benutzt (BUCKLEY *et al.*, 1969; HARDY *et al.*, 1969). Da die Reaktion des IgM-Systems sehr schnell erfolgt, sind solche Messungen lediglich in den ersten 48 Std nach der Geburt verwertbar. Als Grenzwert des Normalen werden weniger als 20 mg-% IgM angenommen. Leider sind jedoch sowohl falsch positive als auch falsch negative Resultate bekannt geworden, so daß die Untersuchung nicht ganz zuverlässig ist (JANEWAY, 1969).

2. Das Ausmaß des materno-fetalen Immunglobulinübergangs ist weitgehend vom Spiegel des IgG bei der Mutter abhängig: bei erhöhten mütterlichen Werten (erstmals beschrieben bei Lebercirrhose, SLATER, 1954) weist auch das Kind eine Hypergammaglobulinämie auf, während das Neugeborene einer agammaglobulinämischen Mutter ebenfalls kein IgG besitzt (SLATER, 1954; BRIDGES *et al*, 1957). Abb. 7 zeigt eine eigene Beobachtung.

Ausführlich sind Hypergammaglobulinämien in Volksgruppen mit endemischen Infekten untersucht worden, besonders bei Afrikanern in Äthiopien

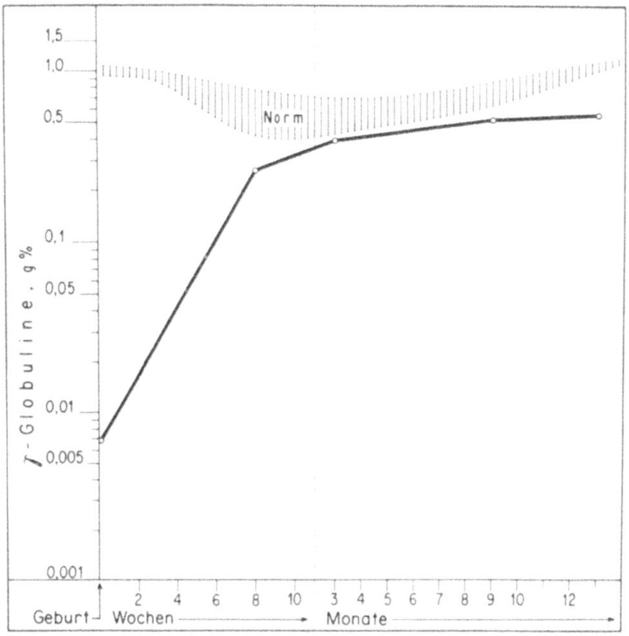

Abb. 7. Konnatale Agammaglobulinämie. Das Kind einer agammaglobulinämischen Mutter erwirbt im Laufe des 1. Lebensjahres das IgG durch eigene Synthese. (Eigene Beobachtung, unpubliziert)

(Johansson *et al.*, 1968), Nigeria (McFarlane u. Udeozo, 1968; Williams u. McFarlane, 1969), Gambia (Rowe *et al.*, 1968) und Belgisch-Kongo (Michaux, 1966). Alle Untersucher kommen zum Ergebnis, daß der IgG-Spiegel des Neugeborenen sich auf ein ähnliches Niveau wie derjenige der Mutter einstellt. Michaux *et al.* (1966) konnten beim Vergleich von 17 europäischen und 38 afrikanischen Mutter-Kind-Paaren nachweisen, daß bei niedrigen Werten der Mutter relativ mehr IgG auf das Kind übergeht als bei exzessiv hohen; die Äquivalenzzone fanden sie bei 1,5 g-% IgG. Aus diesen Studien geht hervor, daß „Normalwerte" für Immunglobuline lediglich für einheitliche und definierte regionäre, ethnische und soziale Gruppen Geltung besitzen.

3. Der postnatale Spiegel der Immunglobuline resultiert aus der Überlagerung von mütterlichen, transplacentar übertragenen und als Reaktion auf exogene Antigenstimulation im Kinde selbst synthetisierten Immunglobulinen. Allansmith *et al.* (1969) zeigten in longitudinalen Untersuchungen in kurzen Intervallen bei einzelnen Individuen, daß vor allem die IgM-Werte rasch und deutlich auf exogene Einflüsse ansprechen (Abstillen, Infekte, Immunisierungen) (Abb. 8). Die individuellen Reaktivitätsunterschiede machen sich schon in den ersten Lebensmonaten sehr deutlich bemerkbar. Dementsprechend ist der Verlauf der postnatalen Immunglobulinspiegel individuell sehr unterschiedlich. Durchschnittswerte und physiologische Schwankungsbreiten sind weitgehend vom Gesundheitszustand der in die Untersuchung einbezogenen Kinder abhängig. Die Auswahlkriterien sollten zum mindesten Gestationsalter, Geburtsgewicht, postnatales Alter und normale Gewichtszunahme sowie vorausgehende Infektionen berücksichtigen. Es scheint selbstverständlich, daß bei so vielen Variablen wenig-

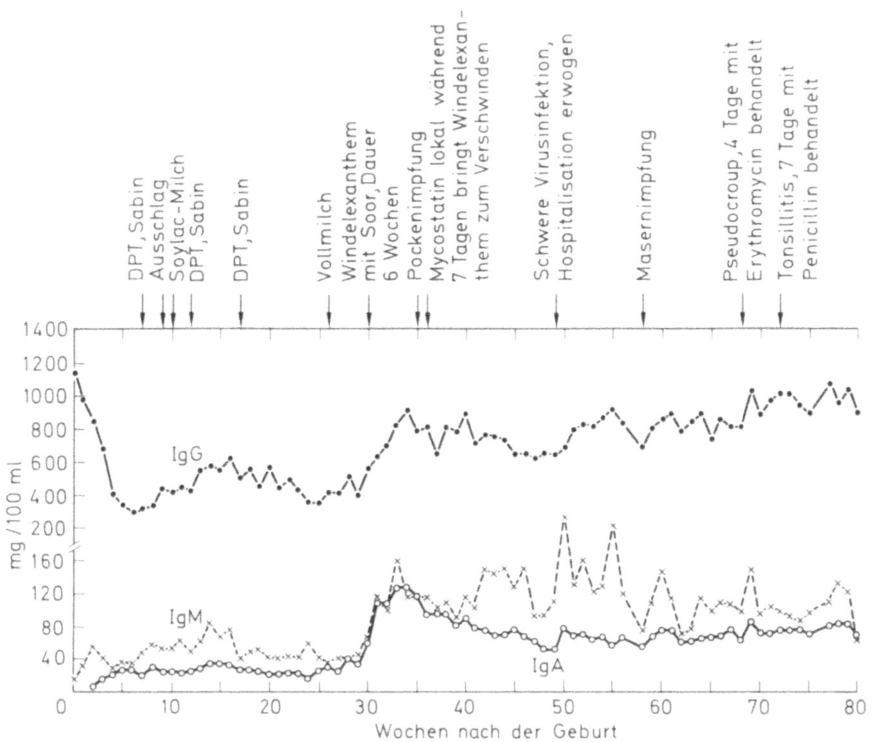

Abb. 8. Individueller Verlauf der 3 Immunglobuline IgG, IgM und IgA bei wöchentlichen Bestimmungen in den ersten 80 Lebenswochen. Der Einfluß exogener Antigenstimuli geht aus der Kurve deutlich hervor, besonders der rasche, aber passagere Anstieg des IgM. Der normale „trogförmige" Verlauf der IgG-Kurve ist im absteigenden Schenkel deutlich zu erkennen, die nachfolgenden sägeförmigen Zacken stehen in Beziehung zu den Schutzimpfungen (Allansmith *et al.*, 1969)

stens die Meßtechnik möglichst exakt standardisiert werden sollte (s. unter Methoden, S. 686).

Bei der Berechnung der Ergebnisse werden gewöhnlich Mittelwerte und Standardabweichungen angegeben (s. Tabelle 6). Leider ist vielen Klinikern die Bedeutung dieser Angaben noch nicht genügend vertraut: sie halten Werte, die eine (evtl. zwei) Standardabweichungen von den Mittelwerten abweichen, ohne weiteres für pathologisch. Demgegenüber sollte man sich die weite Variabilität des sog. Normalbereiches stets vor Augen halten.

Für frühgeborene Kinder liegt ziemlich reichliches Zahlenmaterial über Befunde bei der Geburt vor. Alle Autoren finden eine eindeutige Abhängigkeit des IgG-Spiegels vom Gestationsalter. Einige finden einen stetigen Anstieg bis zum Geburtstermin (Hobbs u. Davis, 1967; Corrodi, 1971), nach anderen wird in der 36.—38. Woche ein Maximum erreicht, über das die Werte bei länger dauernder Gravidität nicht mehr hinausgehen. Die behaupteten Unterschiede sind allerdings geringfügig. Bei Mangelgeburten (small-for-dates babies) liegen die IgG-Werte niedriger als bei normalen Kindern gleichen Gestationsalters, aber höher als bei Frühgeborenen gleichen Geburtsgewichtes (Papadatos *et al.*, 1970). Praktisch wichtiger wären genaue Angaben über den postnatalen Verlauf. Sie müßten für kleinere Gruppen ähnlichen Gestationsalters getrennt aufgestellt werden. Aus sporadischen Bestimmungen geht klar hervor, daß kleine Frühgeborene sehr oft in tiefe, sogar agammaglobulinämische Bereiche absinken. Ferner ist nachgewiesen, daß schwere Infekte zu frühzeitigem Wiederanstieg der Kurven beitragen. Außer der älteren Arbeit mit ungenügenden Methoden von WERDER-KIND (1961) existieren jedoch kaum systematische Untersuchungen (ROTHBERG, 1969).

Für den Kliniker sind folgende praktisch bedeutsamen Punkte festzuhalten:

a) Im Alter von ca. $^1/_{12}$—$^6/_{12}$ Jahren ist die Infektanfälligkeit des Säuglings am größten (schwindende passive mütterliche, noch wenig entwickelte aktive kindliche Immunität). Bei schweren Infekten in diesem Lebensalter sollte deswegen sofort eine volldosierte Substitutionstherapie mit Gammaglobulin eingeleitet werden.

b) Das Ausmaß der frühkindlichen Hypogammaglobulinämie schwankt in sehr weitem Rahmen. Werte des Gesamt-Gammaglobulins oder des IgG unter 0,2 g-% bilden eine Gefahr, unter 0,1 g-% eine sehr große Gefahr für den Säugling.

c) Auch nach dem 6. Monat werden noch große Diskrepanzen in den Immunglobulinwerten beobachtet: erhöhte Werte sind vor allem durch Infekte bedingt, ausgesprochen niedrige beruhen entweder auf mangelnder Antigenstimulation oder auf ungenügender endogener Reaktion (verzögerte Immunglobulinreifung) (HITZIG, 1963a).

d) Die Stimulation der kindlichen Immunglobulin- und Antikörperbildung kann bei mangelnder natürlicher Exposition teilweise durch die künstliche Immunisierung ersetzt werden. Die üblichen Schutzimpfungen sollen deswegen bei hypogammaglobulinämischen Kindern nicht verschoben, sondern im Gegenteil eventuell sogar intensiviert werden.

5. Immunmangel bei Normo- und Hyperimmunglobulinämie

Das normo- und hypergammaglobulinämische Antikörpermangelsyndrom wurde von BARANDUN *et al.* (1959) ausführlich beschrieben und dokumentiert. Mit Gammaglobulin ist hier die elektrophoretisch meßbare Globalfraktion gemeint. Es sind Patienten in allen Altersgruppen beschrieben, die zwar hohe Gammaglobulinwerte aufweisen, aber auf Antigenstimuli nicht mit normaler Antikörperbildung reagieren.

Zweifellos handelt es sich hier um eine heterogene Gruppe von Patienten, die dringend weiter differenziert werden muß. Eine gewisse Anzahl von früher beschriebenen Patienten mit Hypergammaglobulinämie, aber abnormer Infektanfälligkeit kann heute dem klar umschriebenen Leiden der progressiven septischen Granulomatose (BAEHNER u. NATHAN, 1967; HOLMES *et al.*, 1968; BRIDGES *et al.*, 1959a; HOLMES *et al.*, 1966 u. 1968; HITZIG *et al.*, 1969) zugeordnet werden. Diese Patienten sind zur Bildung humoraler Antikörper fähig, was jedoch nicht in allen Fällen geprüft wurde. Das Leiden beruht auf einer Störung des intracellulären Abbaus phagocytierter Partikel in den neutrophilen Leukocyten.

Andere Patienten wurden der Gruppe der „Dysgammaglobulinämien" zugewiesen, wobei das Fehlen einer Komponente durch vermehrte Bildung einer anderen kompensiert, eventuell sogar überkompensiert würde. Einwände gegen diesen Begriff wurden auf S. 690 erwähnt.

Neue Einblicke ergaben sich aus der Entdeckung von Immunglobulin-Subklassen (FAHEY, 1964; TERRY, 1966; YOUNT, 1970): bei einzelnen der hierher zu rechnenden Fälle wurde die selektive Verminderung einzelner oder mehrerer Subklassen nachgewiesen. Normalwerte für die IgG-Subklassen wurden von YOUNT

Tabelle 7. IgG-Unterklassen (schwere Ketten). (Yount *et al.*, 1970)

	Kinder (mg/ml)	Erwachsene (mg/ml)	In % des IgG
IgG 1	8,2 ± 2,8	9,4 ± 1,9	66 ± 8
IgG 2	2,3 ± 1,2	3,2 ± 1,3	23 ± 8
IgG 3	0,67 ± 0,40	1,0 ± 0,45	7,3 ± 3,8
IgG 4	0,64 ± 0,47	0,62 ± 0,48	4,2 ± 2,6

et al. (1970) angegeben (Tabelle 7). (Hier sei bemerkt, daß sich — entgegen den Nomenklatur-Empfehlungen der WHO — die Bezeichnung „Untergruppen" (subgroups) anstelle der logischen „Unterklassen" eingeschlichen hat).

Familienuntersuchungen zeigten, daß Defekte zum Teil genetisch fixiert sind (Yount *et al.*, 1970). Bei den meisten untersuchten Patienten lag das IgG 3 in normaler Konzentration vor. In der Subklasse IgG 2 sind vorwiegend Antikörper gegen bestimmte Kohlenhydrat-Antigene enthalten. Verminderungen dieser Subklasse scheinen eine besondere Anfälligkeit für Pneumokokken- und Haemophilus influenzae-Infektionen zu erklären. Hier zeichnet sich eine neue Entwicklung auf dem Gebiet der Chemie der Immunglobuline ab, die darauf hindeutet, daß physikochemischer Bau und Antikörper-Spezifität eng korreliert sind; wenn sich dies bestätigt, wäre ein großer Schritt zum molekularbiologischen Verständnis der Antikörperwirkung getan.

Einige Patienten mit „normogammaglobulinämischem AMS" wiesen zudem Anzeichen einer gestörten cellulären Immunität auf. Nezelof *et al.* (1964) beschrieben bei einer derartigen Familie eine hochgradige Thymus-Dysplasie. Wir werden diese Fälle im Kapitel der kombinierten Immunmangelzustände einreihen; bei den inkompletten klinischen Krankheitsbildern ist jede Art der Einreihung bis zu einem gewissen Grade willkürlich.

Das von Davis *et al.* (1966) beschriebene „Hiob-Syndrom" geht mit normalen Immunglobulinen einher, jedoch mit einer (isolierten ?) Unfähigkeit zur Bildung von Antikörpern gegen Staphylokokken.

6. Thymus-Hypoplasie (Kongenitale Hemmungsmißbildung der 3. und 4. Schlundtasche)

Der Endokrinologe Di George erwähnte 1965 in einer Diskussion, daß angeborener Hypoparathyreoidismus gelegentlich mit Aplasie des Thymus kombiniert sei (Cooper *et al.*, 1965b). Seine Beobachtungen wurden 1967 ausführlich dargestellt (Di George, 1968) und später mehrfach bestätigt (Di George *et al.*, 1968; Cleveland *et al.*, 1968; Kretschmer *et al.*, 1968; August *et al.*, 1968; Huber *et al.*, 1967; Taitz *et al.*, 1966). Von Pathologen war diese Kombination schon früher bemerkt worden (Lobdell *et al.*, 1969. Zusammenstellung dei Hitzig *et al.*, 1968, und bei Fanconi, 1969).

Die Krankheit wurde früher übersehen, weil alle Patienten infolge des Hypoparathyreoidismus in den ersten Lebenstagen an tetanischen Krämpfen starben. Erst die richtige Behandlung des endokrinologischen Syndroms ermöglichte das Manifestwerden der immunologischen Ausfallserscheinungen: Di George beobachtete Meningitis, rezidivierende broncho-pulmonale Infekte und plötzlichen unerklärten Kindstod im Alter von 3—5 Monaten. Die um Rat gefragten Immunologen zeigten jedoch zunächst kein Interesse für die Fälle, weil die Symptomatologie nicht mit der in jenem Zeitpunkt als Folge einer Thymusstörung erwarteten übereinstimmte (normale Lymphocytenzahlen).

Erst die Verfeinerung der immunologischen Diagnostik erlaubte die Erkennung des Funktionsausfalls: die cellulären verzögerten Immunreaktionen sind gestört, die in normaler Zahl vorhandenen Lymphocyten können durch Phytohämagglutinin nur vermindert und durch fremde Zellen überhaupt nicht stimuliert werden. Ein Haut-Fremdtransplantat wurde in einem Fall im Laufe von 150 Tagen überhaupt nicht, in einem anderen sehr verzögert abgestoßen (LISCHNER *et al.*, 1967; KRETSCHMER *et al.*, 1968).

Die Histologie des lymphatischen Systems zeigt pathologische Befunde: die Lymphknoten sind klein und enthalten wenig Lymphocyten; die Keimzentren werden zum Teil als normal, zum Teil als vermindert angegeben (KRETSCHMER *et al.*, 1968), die Anzahl der Reticulumzellen ist erhöht, Plasmazellen sind in normaler Zahl zu finden. In der Milz fanden HUBER *et al.* (1967) wenig Lymphocyten, aber Keimzentren in normaler Zahl. Der Thymus ist überhaupt nicht angelegt oder hochgradig hypoplastisch und zum Teil ektopisch (KRETSCHMER *et al.*, 1968). Ebenso können die Parathyreoideae entweder überhaupt nicht auffindbar oder lediglich in ihrer Größe reduziert sein. Wiederholt wurde darauf hingewiesen, daß die Behauptung „Aplasie" nur dann erlaubt oder sinnvoll ist, wenn die gesamten Halsorgane en bloc entfernt und in Stufenschnitten systematisch durchsucht wurden (ROESSLE, 1938; COTTIER *et al.*, 1968; HUBER, 1968). Diese Postulate sind vor allem in den Fällen der älteren Literatur gewöhnlich nicht erfüllt.

Angaben über die humoralen Immunfunktionen sind widersprechend. Quantitativ wurden die Immunglobuline im Normalbereich gefunden. In bezug auf die Bildung spezifischer Antikörper geben jedoch einige Autoren normales Ansprechen, andere mangelnde Reaktionen an. Theoretisch müßte man eine intakte Antikörperbildungsfähigkeit erwarten. Tatsächlich wurden die von dieser Erwartung abweichenden Fälle entweder nicht ausgiebig stimuliert oder im Zeitpunkt einer schweren Infektion untersucht, welche mit der Antikörperbildung zeitweise interferieren könnte.

An zusätzlichen Mißbildungen wurden beschrieben: Hypoplasie bis fast vollkommene Aplasie der Mandibula, Mißbildungen des Aortenbogens (Arcus aortae dexter, Aortenisthmusstenose) und Herzvitien. Schließlich fanden HONG *et al.* (1970) Thymushypoplasie mit intakten Nebenschilddrüsen, jedoch mit Hypothyreose kombiniert. Alle diese Mißbildungen erklären sich zwanglos aus der Entwicklungshemmung im Bereich der 3. und 4. Schlundtasche und der entsprechenden Schlundbogen. Die radiologische Untersuchung (Thorax a.p. und seitlich) weist mit dem völligen Fehlen eines Thymusschattens schon sehr frühzeitig auf die Aplasie hin (KIRKPATRICK u. DI GEORGE, 1968).

Die *Therapie* des immunologischen Syndroms ist erfolgreich (s. S. 736).

7. Immunmangel mit Thymom

Bei Tumoren des Thymus wurden in höherem Lebensalter immunbiologische Ausfallserscheinungen beobachtet. Aus einer Zusammenstellung von JEUNET u. GOOD (1968) von 20 Fällen (12 Frauen und 8 Männern) geht folgendes hervor: das mittlere Alter betrug 50 Jahre (Schwankung 25—77 Jahre). Die Patienten waren in früheren Jahren gesund gewesen und begannen erst Monate bis Jahre vor Diagnosestellung an wiederholten Lungeninfekten zu leiden. Etwa die Hälfte von ihnen litt an Diarrhöe, und bei einigen wurde eine Enteropathie mit Proteinverlust nachgewiesen. Nur zwei Patienten hatten Episoden von Myasthenia gravis, die spontan wieder verschwanden.

Das Gesamt-Eiweiß im Serum war bei allen Patienten stark vermindert, elektrophoretisch war das Albumin vermindert, das Gammaglobulin praktisch nicht nachweisbar. Bei spezifischen immunochemischen Bestimmungen fand man das IgG stark vermindert, IgA und IgM nicht nachweisbar. Die cellulären Immunmechanismen wurden in 9 Fällen untersucht und dabei intakt gefunden.

Größere Tumoren wurden mit Hilfe des Thoraxbildes erkannt, die kleinsten (Gewicht 42 g) erst bei der Autopsie. Histologisch bestand das Thymom meistens aus Spindelzellen, einmal wurde es als Spindelzellcarcinom beschrieben, einmal als epithelial, einmal als lymphocytär und zweimal als „Lymphoepithelioma". Das Gewicht des Tumors bei Operation oder Autopsie betrug 42—2050 g.

Im peripheren lymphatischen Gewebe und im Knochenmark fehlten die Plasmazellen bei 12 Patienten durchwegs, und bei weiteren 6 waren sie stark vermindert. Keimzentren waren nicht vorhanden. Die Fähigkeit zur Bildung von spezifischen Antikörpern fehlte oder war stark eingeschränkt, sofern danach gesucht wurde.

Diese Tatsachen sind schwer mit der Zwei-Komponenten-Theorie von Good in Einklang zu bringen. Man würde vielmehr einen Defekt der cellulären Immunmechanismen bei intakten oder wenig gestörten humoralen Funktionen erwarten.

Auf der anderen Seite werden bei Patienten mit Thymom recht häufig Autoantikörper verschiedenster Art beobachtet, vor allem antimuskuläre Autoantikörper. Den letzteren wird das häufige Zusammentreffen von Thymom mit Myasthenia gravis zugeschrieben, obschon die klinischen Symptome nicht strikt mit dem Vorkommen oder dem Titer der Autoantikörper übereinstimmen (Ossermann, 1969; Braunsteiner *et al.*, 1968; Thiele *et al.*, 1967; Jacox *et al.*, 1964).

Die späte Manifestation und das relativ häufige Vorkommen von Autoantikörpern würde u.E. die Einordnung dieser klar charakterisierten Krankheit unter die erworbenen Leiden erfordern. Um nicht von den WHO-Empfehlungen abzuweichen, haben wir sie trotzdem hier im Zusammenhang mit den „primären Defekten" besprochen. Eine genetische Fixierung ist ganz unwahrscheinlich, da keine familiäre Häufung vorkommt.

8. Schwerer kombinierter Immunmangel

Die WHO-Empfehlungen (1971) setzen die unverfängliche Bezeichnung „schwerer kombinierter Immunmangel" anstelle der bunten Nomenklatur, die sich in wenigen Jahren um diese wohl am intensivsten erforschte Ausfallskrankheit gebildet hatte. Sie soll folgende Benennungen verdrängen: Lymphocytophthise (Glanzmann u. Riniker, 1950), Familiäre Lymphopenie mit Agammaglobulinämie (Tobler u. Cottier, 1958), Agammaglobulinämie und Alymphocytose mit Schwund des lymphatischen Gewebes (Hitzig *et al.*, 1958), Hereditäre lymphoplasmocytäre Dysgenesie (Hitzig u. Willi, 1961), Lymphocytäre Aplasie (Freycon *et al.*, 1961), Thymic alymphoplasia (Gitlin u. Craig, 1963), Thymic dysplasia (Yakovac, 1963; Miller, 1967), Swiss type agammaglobulinemia (Seligmann *et al.*, 1968; Hitzig *et al.*, 1968).

Cottier wies 1957 erstmals darauf hin, daß schwer verlaufende und früh ad exitum kommende Patienten mit Agammaglobulinämie zusätzlich eine ausgesprochene Lymphocytopenie und schwere pathologische Veränderungen des Thymus zeigen (unvollkommenen Descensus, hochgradige Hypoplasie und besondere Strukturanomalien). Da einer dieser Patienten zu der von Glanzmann u. Riniker (1950) beschriebenen Familie gehörte, konnte der damals beschriebenen „Lymphocytophthise" (celluläre Insuffizienz) das wichtige neue Kriterium der Agammaglobulinämie (= humoraler Ausfall) hinzugefügt werden (Tobler u.

Cottier, 1958; Hitzig *et al.*, 1958). Die zentrale Bedeutung der in diesen beiden Arbeiten 1958 klar beschriebenen Thymus-Veränderungen wurde erst später im Zusammenhang mit Tierversuchen, die Atrophie des immunologischen Systems nach neonataler Thymektomie zeigten (Miller, 1961 u. 1962; Jankovic *et al.*, 1962; Waksman *et al.*, 1962; Arnason *et al.*, 1962) voll realisiert. Trotzdem erwies es sich als unrichtig, dem Thymus in der Namensgebung eine zentrale Rolle zuzuschreiben („thymic alymphoplasia" und „thymic dysplasia"); die histologischen Thymusveränderungen sind nur ein — allerdings wichtiges — Symptom der gesamten Erkrankung, aber nicht ihre Ursache. Die Bezeichnung „schwerer kombinierter Immunmangel" ist deswegen vorzuziehen.

Eine Schilderung der Erfahrungen der letzten 10 Jahre mit ausführlicher Kasuistik wurde 1968 von Hitzig *et al.* gegeben. Wesentliche neue Gesichtspunkte sind seither nicht aufgetaucht, und auch die Beurteilung ist in fast allen Punkten, bis auf Einzelheiten über die Pathogenese, gleichgeblieben. Wir können deswegen auf diese Arbeit hinweisen und hier lediglich eine kurze Zusammenfassung bringen[1].

a) Frequenz des Vorkommens

Genaue Zahlen aus größeren Regionen liegen nicht vor. Es fällt aber auf, daß bei gründlicher Suche in allen Ländern und bei verschiedensten Völkerstämmen typische Fälle gefunden wurden. Bei unserer Durchsicht der Literatur konnten wir 1968 über 70 eindeutig dokumentierte Fälle und weitere 86 sehr wahrscheinliche Fälle berichten. Unsere eigene Erfahrung hat sich seither um 10 Fälle (zwei Familien mit insgesamt 7 befallenen Kindern und 3 Einzelfälle) erweitert. Nachdem Yakovac (1963) über identische Thymusveränderungen bei einem Fetus berichtet hatte, konnten Berry u. Thompson (1968) im Autopsiematerial des Hospital for Sick Children, Great Ormond Street, unter 1000 Säuglings- und Kleinkinder-Autopsien in 17 Fällen Anomalien des epithelialen Thymus nachweisen, davon bei den 14, wo das Material genügte, auch Anomalien des übrigen lymphatischen Apparates. Es bestehen also Gründe zu der Annahme, daß diese Form des Immunmangels häufig ist, möglicherweise die häufigste. Wie erwähnt (S. 692), wurden einige dieser Patienten früher der isolierten Agammaglobulinämie der Knaben zugeordnet; diese Brutonsche Form ist aber in unserer eigenen Erfahrung sehr viel seltener als die schweizerische Form der Agammaglobulinämie.

b) Klinische Beobachtungen

Das führende Symptom der Erkrankung ist die extrem hohe *Infektanfälligkeit.* Nachdem Schwangerschaft, Geburt und die Neugeborenenperiode unauffällig verlaufen sind, treten schon *im Laufe der ersten Lebenswochen Infekte auf.* Ihre frühzeitige Manifestation geht aus einer graphischen Aufzeichnung (Abb. 9) deutlicher hervor als aus dem errechneten arithmetischen Mittelwert von 2,7 Monaten. Offensichtlich besteht keine direkte Beziehung zur physiologischen Hypogammaglobulinämie des ersten Trimenons.

Die Infekte weisen polytope Lokalisation auf:

Hautinfekte zeigen große Variation in Lokalisation und Ätiologie: ein klinisch führendes und schon früh erkanntes Zeichen ist der ausgedehnte Befall der Schleimhäute und der Haut mit Soor; autoptisch kann oft auch eine hämatogene Aussaat mit ausgedehntem Befall der inneren Organe nachgewiesen werden. Morbilliforme Exantheme wurden bei unseren Fällen fast regelmäßig beobachtet. Wir vermuteten einen Kausalzusammenhang mit exogener Gammaglobulinzufuhr

1 s. Anhang S. 739 f.

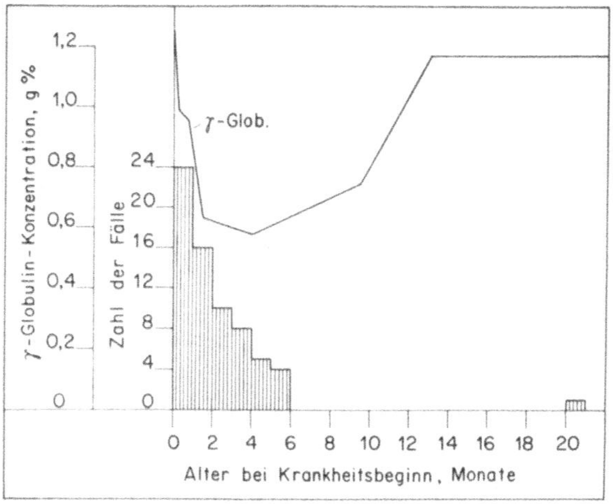

Abb. 9. Erste Infekte bei 68 Fällen von schwerer kombinierter Immunmangelkrankheit. Die ausgezogene Linie stellt den Mittelwert der IgG-Konzentration bei normalen Säuglingen dar. Es besteht keine Beziehung zwischen dem Gammaglobulinabfall im ersten Trimenon (= dem Verlust der Leihimmunität) und der Infektanfälligkeit (HITZIG *et al.*, 1968)

(HITZIG u. WILLI, 1961). Verschiedene Autoren wiesen aber auf das Vorkommen von immunologischen Reaktionen („Sekundärkrankheit“ = graft-versus-host reaction) in der Haut hin (MILLER, 1967 u. 1968; HATHAWAY, 1965, 1966, 1967; DE VRIES u. DOOREN, 1968). Einige, aber nicht alle Patienten hatten vorher Bluttransfusionen bekommen. Bei eigenen neueren Beobachtungen, die mit ausgedehnter Dermatitis — in einem Fall typische Dermatitis exfoliativa Ritter — einhergingen, konnten auch wir diese Ätiologie beweisen. Bei zwei eigenen Patienten waren ferner torpide nekrotisierende Hautprozesse ohne entzündliche Umgebungsreaktion besonders auffallend. In einem weiteren Fall bestand eine als „lipoide Degeneration“ beschriebene, rasch fortschreitende Veränderung großer Hautbezirke des ganzen Rumpfes, die an eine maligne Reticulose Abt-Letterer-Siwe erinnerte.

Luftwegsinfekte. Unstillbarer Husten („pertussoider Husten“) ist ein obligates Frühsymptom als Ausdruck der praktisch nie fehlenden Infektion des Respirationstraktes. Der weitere Verlauf wird häufig von bronchopneumonischen Infekten bestimmt. Bei der Autopsie wird eine Pneumonie am häufigsten als Todesursache gefunden, als Nebenbefund fehlt sie nie. Der Nachweis von Pneumocystis Carinii in einzelnen Fällen entspricht wahrscheinlich nicht der wirklichen Frequenz, da bisher relativ selten danach gesucht wurde.

Magendarm-Infekte. Diarrhöe in den ersten Lebenswochen kann eines der ersten Symptome der Erkrankung sein. Oft wird kein pathogener Erreger gefunden, und man denkt deswegen an banale Durchfälle oder Abstill-Dyspepsien. Der Verlauf zeigt aber, daß die Durchfälle gegen jede Therapie resistent bleiben. Die Patienten, die in den ersten Wochen gut gediehen sind, verlieren an Gewicht und werden schließlich schwer dystrophisch. Neuere Teste auf Malabsorption (Xylosetest, Fettbilanz, Glucose- und Disaccharid-Resorptionstest) sind meistens pathologisch, gelegentlich aber auch normal. Das Weglassen von Stoffen, die Malabsorption verursachen können, ist aber völlig erfolglos. Bei einem unserer Patienten konnten wir einen massiven enteralen Proteinverlust nachweisen, andere ähnliche Untersuchungen sind uns nicht bekannt. Vermutlich sterben manche Patienten in einem früheren Krankheitsstadium an akuter Toxikose, noch bevor die Diagnose einer Immunmangelkrankheit überhaupt in Betracht gezogen wird.

Die Differentialdiagnose gegenüber der Mucoviscidose, die wegen der Kombination von enteralen und pulmonalen Symptomen naheliegt, ist auf Grund des Schweißtests leicht zu stellen. Spezifische Malabsorptionssyndrome können erst bei Vorliegen immunologischer Untersuchungsbefunde ausgeschlossen werden.

Septische Schübe. Intermittierende Fieberschübe und Meningitiden sind häufig. Zumindest im terminalen Krankheitsstadium dürften hämatogene Streuungen die Regel sein, da bei der Autopsie aus verschiedenen Organen Bakterien und Pilze gezüchtet werden können. Bei den seltenen Fällen von Vaccinia generalisata progressiva wurden das Virus, bei tödlicher BCG-Sepsis nach Impfung die Bakterien nachgewiesen (Rosen u. Janeway, 1964; Matsaniotis, 1964 u. 1968; Veslot *et al.*, 1966).

c) Krankheitsverlauf

Alle in konventioneller Weise behandelten Patienten starben im Laufe des 1. Lebensjahres, meistens wenige Monate nach Beginn der ersten Symptome. Die symptomatischen Behandlungsversuche brachten bisher höchstens temporär eine gewisse Palliation.

Mit neuen Behandlungsverfahren auf immunologischer Basis sind einige vollständige Heilungen mit anscheinend dauerhafter immunologischer Rekonstitution erreicht worden (s. unter Therapie).

d) Laboratoriumsbefunde

Die schweren Infekte wirken sich auf die gesamte Homöostase des Körpers aus. Bei klinisch-chemischen Untersuchungen finden sich daher zahlreiche Abweichungen, die wir indessen als *Sekundärsymptome* bezeichnen möchten, und die vor allem Veränderungen im Flüssigkeits-, Elektrolyt- und Säure-Basen-Haushalt umfassen. Für die Beurteilung des augenblicklichen Zustandes sind sie im Einzelfall wichtig, und sie bestimmen die Leitung der unmittelbaren symptomatischen Therapie. Wir gehen hier aber nicht weiter darauf ein, da diese Symptome nicht zur Sicherung der spezifischen Diagnose beitragen.

Die *primär* wichtigen und deswegen als *pathognomonisch* zu bezeichnenden Laboratoriumsbefunde umfassen alle schwer abnormen immunologischen Befunde.

Immunglobuline sind regelmäßig sehr erheblich vermindert (s. früher). Bei der Untersuchung von Säuglingen im ersten Trimenon ist jedoch die transplacentare Übertragung mütterlicher IgG-Globuline in Betracht zu ziehen ebenso wie spätere therapeutische Maßnahmen: nach Austauschtransfusion nähern sich alle Immunglobulinkonzentrationen denjenigen des Erwachsenen an, oder Blut-, Plasma- oder Gammaglobulingaben können die Agammaglobulinämie verschleiern.

Spezifische Antikörper können auch nach Stimulation mit entsprechenden Antigenen nicht nachgewiesen werden. Dieser Beweis ist bei dem schweren und raschen Verlauf der Erkrankung bisher selten erbracht worden, und er ist diagnostisch auch nicht notwendig.

Celluläre Immunreaktionen. Alle Hautreaktionen nach intracutaner Injektion verschiedener Antigene bleiben negativ (s. S. 687). Auch die Immunisierung mit starken Antigenen (Dinitrochlorobenzol, KHL-Hämocyanin) gelingt nicht.

Leukocyten. Wichtige diagnostische Hinweise ergeben sich aus quantitativen Veränderungen des weißen Blutbildes. Die Gesamtzahl der Leukocyten schwankt stark, nicht nur von Fall zu Fall, sondern auch im Verlaufe der Krankheit eines individuellen Patienten. Häufig ist die bei entzündlichen Krankheiten zu erwartende Leukocytose wenig ausgeprägt, oder sie fehlt ganz.

Im Blutbild ist vor allem die Lymphopenie auffallend. Sie ist ein ziemlich regelmäßiges, aber nicht obligates und vor allem nicht zu allen Zeiten vorhandenes Symptom. Bei Einzeluntersuchungen können gelegentlich höhere Lymphocytenzahlen (bis maximal 7000/μl) gefunden werden; wenn beim gleichen Patienten jedoch mehrere Blutbilder angefertigt werden, kommt die Lymphopenie immer zum Ausdruck. Eine normale Lymphocytenzahl schließt als einmaliger Befund die Diagnose einer lymphopenischen Agammaglobulinämie deswegen nicht aus (Haworth, 1967; Hitzig *et al.*, 1968). Leider hat sich die Berechnung der Absolutwerte der Lymphocyten noch nicht genügend eingebürgert, aber es muß ebenso wie beim Gammaglobulin betont werden, daß sie allein ein richtiges Bild vermittelt. Noch wichtiger wäre zweifellos die Kenntnis des absoluten Lymphocytenbestandes des gesamten Körpers oder die Größe des Lymphocytenpools. Diese ist bisher leider nicht meßbar, sondern aus indirekten Hinweisen (Größe der lymphatischen Organe, d.h. Tonsillen, Lymphknoten, Milz und Leber) höchst ungenau abzuschätzen.

Die Zellen der myeloischen Reihe reagieren gewöhnlich adäquat auf den entzündlichen Stimulus. Allerdings wird relativ häufig ein komplettes Versagen mit akuter Neutropenie und den entsprechenden Folgeerscheinungen beobachtet. Funktionelle Untersuchungen der Neutrophilen wurden bisher kaum durchgeführt: Die Auswanderung von Neutrophilen in künstlich gesetzte Entzündungsgebiete mit der Rebuckschen Hautfenstermethode wurde zum Teil pathologisch (Miller u. Hummeler, 1967), zum Teil normal (Hitzig *et al.*, 1968) gefunden. Der Phagocytose-Index der Neutrophilen wurde auch nach Opsonisierung pathologisch gefunden (Miller u. Hummeler, 1967). Die Aktivierung der intracellulären Phagocytose-Vacuole fanden wir, mit dem Nitroblau-Tetrazolium-Test beurteilt, dagegen normal.

Eosinophile sind meist vorhanden, und auch bei akuten Infekten verschwinden sie häufig nicht. Im Gegenteil ist die Eosinophilie im Blut und im Knochenmark von verschiedenen Autoren hervorgehoben worden (Huntley u. Costas, 1965; Haworth, 1967; Miller u. Hummeler, 1967; Kay, 1968; Hitzig *et al.*, 1968). Ausreifungsstörungen mit Kernabsprengungen und pathologischen Kernstrukturen wurden in den Myelocyten und Neutrophilen (Hitzig *et al.*, 1968) sowie in den Monocyten gefunden (Landolt, persönliche Mitteilung, 1969).

In vitro-Kultur von Lymphocyten: wegen der meist ausgeprochenen Lymphopenie gewinnt man nur mit Schwierigkeiten genügend Ausgangsmaterial an Lymphocyten. Deswegen herrschte bisher die Meinung vor, daß die Lymphocyten der Patienten nicht stimulierbar seien (weder spontan, noch durch physiologische Antigene, noch durch allogenische Zellen) (Hitzig *et al.*, 1968). Bei Berücksichtigung dieser technischen Schwierigkeit fanden Bodmer u. Hitzig (1971) jedoch eine annähernd normale Stimulierbarkeit, wenn die ^{3}H-Thymidin-Inkorporation nach PHA-Stimulation auf die Anzahl der vorhandenen Lymphocyten bezogen wird. Es ist dazu nötig, die Granulocyten aus dem Inkubationsgemisch zu entfernen, was mit verschiedenen Techniken möglich ist. Diese Beobachtung wurde von Bach bestätigt (persönliche Mitteilung 1970).

Meuwissen *et al.* (1968) meinten, zwischen der geschlechtsgebundenen („Gitlin type") und der autosomal-rezessiven („Swiss type") Form unterscheiden zu können, indem bei der ersteren Form die Lymphocyten normal auf allogene Zellen, aber nicht auf PHA reagieren sollten, während sie bei der zweiten Form durch beide Stimuli nicht zur ^{3}H-Thymidin-Inkorporation veranlaßt werden können. Die gleichen Autoren (Gatti *et al.*, 1968) behaupten aber wenig später

Tabelle 8. Symptome und Befunde bei schwerem kombiniertem Immunmangel (HITZIG *et al.*, 1968)

Klinik (Auswertung von 70 sicheren Fällen)	
Diarrhöe	86%
Pertussoider Husten/Pneumopathie	89%
Soor-Befall	79%
Hautbeteiligung	67%
Septische Infekte	57%
Laboratorium	
Radiologisch: fehlender Thymus-Schatten	
Blutbild: Leukocyten wechselnd (vermehrt, normal, vermindert)	
Lymphocyten: meist unter 1000/μl	
oft unter 200/μl	
selten normal	
Immunglobuline: Agammaglobulinämie	
(Ausnahme: Messung in den ersten Lebenswochen)	
Pathologisch-anatomische Befunde:	
Lymphknoten: spärlich, sehr klein	
Thymus: sehr klein oder fehlend (< 1 g)	
Histologie der lymphatischen Organe: Architektur schwer gestört. Schwere Verminderung der Lymphocyten. Keine Lymphofollikel, keine Plasmazellen; keine Hassallschen Körperchen	

das Gegenteil. Wir sind der Meinung, daß hier technische Fehler vorliegen, und daß eine Unterscheidung nicht möglich ist.

Hauttransplantate nicht-verwandter Spender werden bei den Patienten während praktisch unbegrenzter Zeit nicht abgestoßen (Tabelle 8).

e) Pathologisch-anatomische Befunde

(COTTIER, 1958; GITLIN u. CRAIG, 1963; KOUVALAINEN, 1964)

Im immunologischen Gewebe ist der schwere Mangel an lymphatischem Parenchym im zentralen und peripheren Bereich charakteristisch. Regelmäßig ist der Thymus betroffen (Tabelle 8): bei 68 auswertbaren Fällen 7mal nicht auffindbar und 55mal weniger als 1 g schwer. Bei diesen Patienten dürfte schon quantitativ zu wenig funktionsfähiges Gewebe vorhanden sein. Zusätzlich wird aber durchwegs eine schwere qualitative Veränderung des Thymus gefunden, die als Dysplasie beschrieben wird (Abb. 10): Fehlen einer deutlichen Trennung von Rinde und Mark, Fehlen ausgebildeter Hassallscher Körperchen und extremer Mangel an Lymphoblasten und Lymphocyten. Die gesamte Architektur des Organs ist weitgehend gestört, die Unterteilung in einzelne Läppchen ist undeutlich und wird zum Teil durch eingelagerte Fettzellen lediglich vorgetäuscht, das Gewebe besteht vor allem aus epitheloid-ähnlichen Reticulumzellen.

Auch das übrige lymphatische Gewebe zeigt eine ausgesprochene Hypoplasie. Bei Biopsien oder bei der Autopsie können Lymphknoten nur mit Mühe oder überhaupt nicht gefunden werden; sie sind außerordentlich klein. Auch bei floridem Infekt bleibt in den regionalen Lymphknoten der betroffenen Gewebe die normale Vergrößerung und Schwellung aus. Die Milz vergrößert sich trotz multiplen und zum Teil septischen Infekten nicht wesentlich. Histologisch ist das lymphatische Parenchym von Lymphknoten und Milz extrem vermindert. Lymphfollikel und Keimzentren sind nicht nachweisbar, Plasmazellen und ihre Vorläufer fehlen. Die Kapsel ist fibrös verdickt, die Lymphsinus erscheinen teilweise obliteriert. Auch hier bildet den Hauptteil des Lymphknotens ein dicht gelagertes reticuläres Grundgerüst aus faserbildenden Reticulumzellen, Fibroblasten und Fibrocyten.

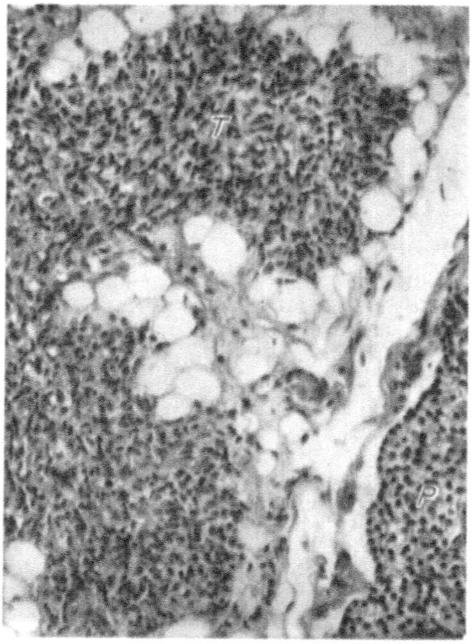

Abb. 10. Thymus bei schwerer kombinierter Immunmangelkrankheit. In diesem Falle war der Descensus des Thymus unvollständig, das Organ haftete der Glandula parathyreoidea an. Histologisch ist die architektonische Struktur aufgehoben, die Trennung von Mark und Rinde fehlt, Lymphoblasten und Lymphocyten sind extrem selten zu finden. Ausgebildete Hassalsche Körperchen fehlen vollständig (HITZIG *et al.*, 1968)

Auffallend ist die schwere Hypoplasie des lymphatischen Systems im Magen-Darmkanal: die Peyerschen Plaques fehlen vollständig, an ihrer Stelle finden sich bindegewebige, faserreiche Bezirke und manchmal große und tiefgreifende Nekrosen. Anstelle des völlig fehlenden lymphatischen Systems der Appendix enthält die Submucosa ein faserreiches Bindegewebe. Auch hier fehlen Lymphocyten, Lymphfollikel und Sekundärfollikel sowie Plasmazellen und ihre Vorstufen. Die Schleimhaut ist auf weite Strecken verdünnt, die Zottenstruktur ist teilweise verstrichen. Alle diese Veränderungen sind sowohl Ursache als auch teilweise Folgen der chronischen Durchfälle. — Einen analogen Mangel an lymphatischem Parenchym weisen auch die Tonsillen auf. Die Armut des Gewebes an Lymphocyten steht gelegentlich im Gegensatz zu annähernd oder völlig normalen Blutlymphocytenzahlen.

Andere Organe als die immunkompetenten sind pathologisch-anatomisch häufig und in mannigfacher Weise verändert; fast durchwegs handelt es sich dabei aber um floride Infekte oder Folgen derselben. Infolge der zugrunde liegenden Abwehrschwäche können dabei recht charakteristische, obschon nicht pathognomonische Bilder entstehen: bei Hautinfekten fehlt die lymphoplasmocytäre Infiltration, Nekrosen des Gewebes stehen im Vordergrund, im Magendarmkanal können Bakterien- und Pilzkolonien in allen Schichten der Darmwand ohne angemessene entzündliche Reaktion gefunden werden. Im Bereich des Respirationstraktes bestehen immer Bronchopneumonien verschiedener Ausdehnung. Histologisch sind Exulcerationen und der Mangel an entzündlich-reaktiven Zellinfiltraten auffällig. In den Lungen wurde die Anschoppung mit serösen Massen in Form der „alveolar proteinosis" als spezifisches Zeichen angesehen. Wir bewerten diesen Befund aber nicht als außergewöhnlich und messen ihm weder ätiologische noch diagnostische Bedeutung bei. Ätiologisch ist das häufige Vorkommen von halb saprophytären intracellulär wachsenden Keimen („low grade pathogens") gegenüber den extracellulär wachsenden („high grade pathogens") hervorgehoben worden. Wir fanden bei unserer Auszählung von 70 Fällen 7mal Pneumocystis Carinii, 4mal Riesenzellpneumonie (Masern oder andere Virusinfektionen?), 3mal Cytomegalievirus. Die Invasion dieser weitverbreiteten, jedoch an sich wenig pathogenen Erreger wird durch die Abwehrschwäche des Patienten begünstigt. Aus dem gleichen Grunde verläuft die Pockenschutzimpfung abnorm unter dem Bilde einer Vaccinia generalisata, die bei 7 uns bekannten Fällen zum Tode des Patienten führte. Eine analoge Disseminierung und Generalisierung ist bei vorbestehendem Immundefekt nach BCG-Impfung möglich (3 Fälle von „BCG-itis").

f) Genetik

Die Eltern der Patienten sind immunologisch gesund. In einem relativ hohen Prozentsatz besteht Konsanguinität. Bei den autosomal-recessiv vererbten sowie bei den sporadischen Formen sind in der übrigen Familie keine ähnlichen Erkrankungen bekannt, bei der geschlechtsgebundenen vererbten Form wurden suggestive Stammbäume mitgeteilt mit Erkrankungen männlicher Familienmitglieder der mütterlichen Aszendenz. Geschwister sind häufig in identischer Weise befallen (Abb. 11).

Neben den sporadischen Fällen, bei denen eine genetische Fixierung nicht vorliegt oder nicht manifest ist, wurden zwei Vererbungstypen gefunden:

1. Autosomal-rezessiv: In diesen Familien sind Knaben und Mädchen der gleichen Generation befallen. Es sind ausschließlich Geschwister betroffen, nur in zwei Familien wurde die Erkrankung bei Cousins gefunden; in beiden Fällen waren die Eltern aber doppelt verwandt, so daß das Erbgut der Filial-Generation der beiden Familien annähernd demjenigen von Geschwistern entspricht (sämtliche Stammbäume in extenso bei Hitzig *et al.*, 1968).

2. X-chromosomale Vererbung: Dieser Erbgang wurde zuerst von Gitlin u. Craig (1963) angenommen, da die 6 von ihnen beobachteten Patienten ausschließlich Knaben waren, und da in 3 der insgesamt 5 Familien mehrere Knaben verschiedener Generationen in der mütterlichen Aszendenz schon im Säuglingsalter gestorben waren. Im Gegensatz zu dem von uns beschriebenen „schweizerischen Typus" schlugen die Autoren für ihre Beobachtungen den Namen „thymic alymphoplasia" vor. Der Terminus hat in der angelsächsischen Literatur einige Verbreitung gefunden. Gelegentlich wird auch von „Gitlin type" gesprochen.

Versuche, die beiden genetisch verschiedenen Typen auf Grund phänotypischer Merkmale zu unterscheiden, sind u.E. mißlungen (S. 710 und Hitzig *et al.*, 1968). Zur Zeit besteht auch noch keine Möglichkeit, die rezessiv oder hemizygot erkrankten Überträger zu identifizieren[1].

Eine weitere nicht-vererbte, aber cytogenetisch nachweisbare Grundlage des Leidens wurde schließlich in zwei Fällen in der transplacentaren Übertragung lymphoider Zellen der Mutter auf die Frucht gefunden (Kadowaki *et al.*, 1965; Githens *et al.*, 1969). Dieses Transplantat erzeugte im Fetus eine graft-versus-host-Reaktion, die das empfindliche immunologische Gewebe des Kindes weitgehend zerstörte. Ein ähnlicher Mechanismus dürfte dem kombinierten Immun-

1 s. Anhang S. 739 f.

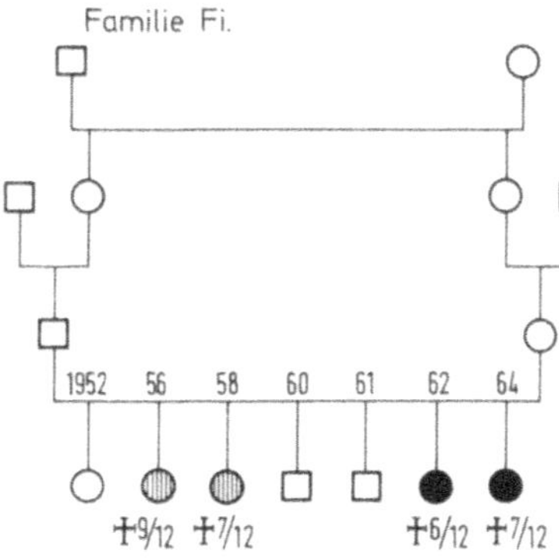

a

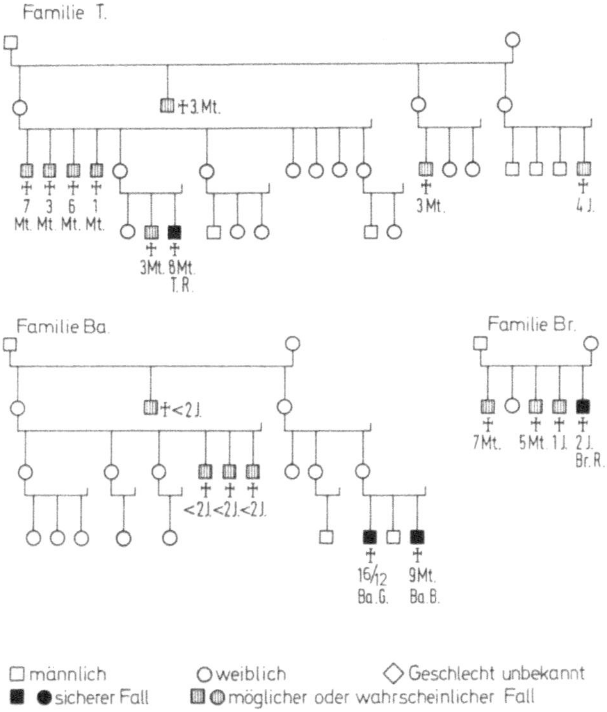

b

Abb. 11a u. b. Schwere kombinierte Immunmangelkrankheit, genetische Formen: a Autosomal-rezessive Vererbung (eigene Beobachtung); b vermutlich rezessiv-geschlechtsgebundene Vererbung (3 Familien von GITLIN)

ausfall nach Rubeolen-Embryopathie (SOOTHILL, 1968) zugrunde liegen. Schließlich wurden Chromosomenbrüche bei einem Patienten mit kombinierter Immunmangelkrankheit beschrieben (JACOBS *et al.*, 1968). — Die in einer Familie beobachtete Kombination mit Pankreasfibrose (BELTAOS u. MCCREADIE, 1965) dürfte eine zufällige Koinzidenz sein.

9. Unvollständige Formen des schweren kombinierten Immunmangels

In zahlreichen kasuistischen Mitteilungen wurden einzelne Patienten geschildert, die in keine der bisher erwähnten Kategorien eingeordnet werden können. Vor allem bei Patienten mit cellulären Immunausfällen oder mit Thymusdysplasie wurden verschiedenartigste Kombinationen beobachtet. Die naheliegende Erklärung, daß es sich hier um inkomplette Ausprägung der Erkrankung („formes frustes") handle, vermag nicht voll zu befriedigen, vor allem nicht bei den genetisch bedingten Krankheiten. Bei Abtrennung aller möglichen Unterkategorien ohne theoretische Fundierung droht jede systematische Übersicht verlorenzugehen. — Basierend auf einer eigenen Erfahrung kamen wir zur Ansicht, daß eine „forme fruste" in gewissen Fällen ein Durchgangsstadium auf dem Wege zur Entwicklung des typischen Bildes der schweizerischen Form der Agammaglobulinämie sei; diese Familie wird deswegen im folgenden kurz geschildert. Im übrigen ziehen wir es vor, die heute vorliegende Kasuistik aneinanderzureihen, ohne den Versuch einer systematischen Einteilung zu unternehmen.

In einer mit LANDOLT zusammen beobachteten Familie (LANDOLT *et al.* 1967; HITZIG *et al.*, 1971) erkrankten zwei Brüder in den ersten Lebensmonaten an rezidivierenden Infekten, chronischen Durchfällen und Gedeihstörungen und starben im Alter von 5/12 und 7/12 Jahren. Ein dritter, ähnlich befallener Bruder, konnte längere Zeit genau beobachtet werden. Bei allen bestand von Anfang an eine sehr schwere Lymphopenie (Lymphocyten zwischen 0 und 200/μl), während die Immunglobuline normale Konzentrationen aufwiesen. Die cellulären Immunfunktionen waren insuffizient, aber überraschenderweise war auch die humorale Antikörperbildung unmöglich. Das histologische Bild entsprach im Lymphknoten weitgehend demjenigen der schweren kombinierten Immunmangelkrankheit; der Thymus war beim zweiten Patienten hypoplastisch und zeigte dysplastische Stellen neben anscheinend normalen, lediglich regressiv veränderten, in denen auch kleine Hassallsche Körperchen vorhanden waren. Beim dritten Patienten, der erst mit 1 3/12 Jahren starb, bestand dagegen das typische Bild der Thymusdysplasie. Bei ihm waren die Immunglobulinwerte während vielen Monaten quantitativ im altersgemäßen Normbereich; qualitativ zeigte sich jedoch, erstmals im Alter von 7/12 und sehr massiv mit 12 Monaten, das Auftreten eines Paraproteins. In den letzten 3 Monaten (von 12/12 bis 1 3/12) verschwanden rapid auch diese Immunglobuline, der Patient wurde agammaglobulinämisch und kam bald darauf ad exitum. Retrospektiv konnte in der Immunoelektrophorese des zweiten Patienten ebenfalls ein Paraprotein erkannt werden. Die Befunde können nur so gedeutet werden, daß eine Stammzellstörung vorlag. Trotzdem war während einer gewissen Zeit die Bildung von Immunglobulinen möglich, die aber keine spezifische Antikörperfunktion erwerben konnten; die celluläre Immunität dagegen war schwer geschädigt, obschon im Fall 2 mit 7/12 noch kleine, normal aussehende Bezirke des Thymus vorhanden waren. Die ersten beiden Patienten erlebten die vollständige Ausprägung des Krankheitsbildes nicht, so wie es beim dritten Knaben beobachtet werden konnte. Wir gelangen also zur Annahme, daß eine insuffiziente Anlage des lympho-reticulären Gewebes in gewissen Fällen kurzfristig partiell funktionieren kann, aber — altersbedingt? — zurückgebildet oder — bei erhöhter Beanspruchung? — erschöpft werden kann. Je nachdem, in welchem Zeitpunkt dieser regressiven Veränderung der Tod eintritt, würde der Pathologe eine forme fruste oder das Vollbild der kombinierten Immunmangelkrankheit vorfinden.

In diesem Sinne fassen wir den Fall von NEZELOF *et al.* (1964) auf, der unserem zweiten Patienten außerst ähnlich ist. NEZELOFs Vermutung, daß es sich um eine reine Anlagestörung des Thymus handle, ist nicht bewiesen, weil funktionelle immunologische Untersuchungen fehlen und insbesondere nichts über die Antikörperbildungsfähigkeit bekannt ist. Eine weitere ähnliche Familie wurde von NAHMIAS *et al.* (1967) geschildert. Auf Grund einer persönlichen Mitteilung von NAHMIAS (1970) wissen wir, daß auch in dieser Familie vom „Typ Nezelof" ein später geborenes und länger überlebendes Kind genau wie unser Fall 3 vollkommen agammaglobulinämisch wurde und unter dem Vollbild der schweren kombinierten Immunmangelkrankheit starb. CASHMAN *et al.* (1970) gaben die Katamnese eines Falles, der von ACKERMANN (1964) als Dysgammaglobulinämie Typ I publiziert worden war. Der Patient war damals 6jährig. Er wurde mit Gammaglobulin-Substitution behandelt. Im Alter von 9 Jahren kam er an einer Bronchopneumonie ad exitum. Die Autopsie zeigte einen dysplastischen Thymus. Auch hier handelt es sich um eine familiäre Erkrankung, da ein älterer Bruder im Alter von $2^1/_2$ Jahren unter ähnlichen Umständen ad exitum gekommen war; immerhin könnte man bereits an erworbene Formen der Immunmangelkrankheit denken (s. S. 720). FULGINITI *et al.* (1966) teilten zwei weitere Familien mit je zwei befallenen Kindern mit. Weitere kasuistische Mitteilungen: BRETON *et al.* (1963), SOUTH *et al.* (1969), STOOP *et al.* (1962), BUCKLEY *et al.* (1967), FIREMAN *et al.* (1966), BERG u. JOHANNSSON (1967); fraglich: SCHALLER *et al.* (1966).

Einen bisher einzigartigen, im wesentlichen umgekehrten Fall schilderten MATSANIOTIS *et al.* (1966): Ein Mädchen aus gesunder Familie litt seit dem Alter von 3/12 an rezidivierenden Candida-Infekten der Schleimhäute und der Haut, später an schwerer Bronchopneumonie und Diarrhöe, die im Alter von 5/12 ad exitum führte. Lymphocyten im Blut normal (2000/μl), jedoch in vitro durch Phytohämagglutinin nicht stimulierbar. Bei der Autopsie Thymus schwer hypo- und dysplastisch, Lymphknoten kaum zu erkennen, Milz 12 g, histologische Strukturen des lymphatischen Gewebes dem schweren kombinierten Immunmangel entsprechend. Überraschenderweise fand sich jedoch im Darm eine normale Anzahl Peyerscher Plaques, die typische Keimzentren, jedoch keine Plasmazellen enthielten. Angaben über Immunglobuline und spezifische Antikörper liegen nicht vor, so daß die humoralen Immunreaktionen nicht beurteilt werden können. Derartige Fälle könnten die Theorie, daß in den Peyerschen Plaques des Menschen das noch unbekannte „Bursa-Äquivalent" zu suchen sei, beweisen oder widerlegen.

10. Immunmangel mit epiphysärer Dysostose und Zwergwuchs

Nachdem MCKUSICK (1966), DAVIES (1966), ALEXANDER (1968) und FULGINITI (1968) in Einzelfällen die Kombination von Immunmangelkrankheit mit Chondrodysplasie beschrieben hatten, bewiesen GATTI *et al.* (1969) das vererbte Vorkommen dieser Kombination in einer Familie, in der 2 von 3 Kindern (ein Knabe und ein Mädchen) befallen waren. Die beiden Geschwister starben im ersten Lebensjahr. Die zusätzlichen Hautbefunde entsprachen weitgehend denen, die bei Sekundärkrankheit (graft-versus-host-reaction) gefunden werden (s. S. 736). Bei einem Patienten ging eine Bluttransfusion dem Erscheinen der Hautveränderungen voraus. Im Gegensatz zu den früheren Darstellungen fanden die Autoren, daß es sich nicht um eine Chondrodysplasie handle, sondern um eine neue, bisher unbekannte Form der Dysostose, die in gewisser Beziehung dem „cartilage hair syndrome" gleiche.

LUX *et al.* (1970) beschrieben zwei Kinder mit Knorpel-Haar-Hypoplasie, bei denen ein außerordentlich schwerer Verlauf von Varicellen zur Untersuchung des immunologischen Systems veranlaßte. Dabei fanden sich massive Ausfälle der cellulären Immunität: persistierende Lymphopenie, verminderte Hautreaktionen vom verzögerten Typ, herabgesetzte Stimulierbarkeit der Lymphocyten in vitro, und in einem Fall verzögerte Abstoßung eines Hauttransplantates. Dagegen waren die humoralen Immunmechanismen intakt, Immunglobuline normal, Fähigkeit zur Antikörperbildung gegen virale und bakterielle Antigene vorhanden. — Zusätzlich fand sich bei dem einen Patienten eine chronische Neutropenie, die auf eine myeloische Ausreifungsstörung zurückgeführt wurde.

Das Zusammentreffen von Anlagestörungen der Haut, des Skeletts und der Immunmechanismen veranlaßt zu Spekulationen über pathogenetische Zusammenhänge, die am ehesten in einem sehr frühen Stammzell-Stadium zu vermuten wären.

11. Episodische Lymphopenie mit Lymphocytotoxin

Kretschmer *et al.* (1968) beschrieben eine neue Form der Infektanfälligkeit unter der Bezeichnung „immunologische Amnesie". Das 11jährige Mädchen litt seit dem 2. Lebensmonat an einem hartnäckigen Ekzem. Seit dem Alter von 5 Jahren waren häufige Infekte der Luftwege mit zahlreichen Pneumonieschüben und rezidivierende Pyurien aufgetreten. Die Lymphocyten waren während Infektschüben stark vermindert und erreichten selten Normalwerte. Die cellulären Immunfunktionen waren schwer gestört, vor allem die Intracutanteste vom verzögerten Typ. Ein Hauttransplantat wurde stark verzögert abgestoßen, und bei Wiederholung der Transplantation vom gleichen Spender war die Abstoßung nicht beschleunigt. Die Immunglobuline zeigten auffällige Verschiebungen: IgG normal bis stark erhöht (1200—6000 mg-%), IgM zeitweise stark vermindert, IgA ständig stark erhöht. Die Bildung humoraler Antikörper war möglich, jedoch konnte bei wiederholter Antigeninjektion kein Boostereffekt erzielt werden, d.h. die Antikörper stiegen nach der 2. oder 3. Antigeninjektion nicht schneller und nicht höher an als nach der ersten. Dieses Fehlen der anamnestischen Reaktion veranlaßte die Autoren zur eigenartigen Benennung der Krankheit.

Retrospektiv scheint jedoch ein anderer Befund wichtiger: das Serum wies starke lymphocytotoxische Eigenschaften auf, die für die Patienten-Lymphocyten spezifisch waren. Diese Autoantikörper-Aktivität war vor allem in der IgA-Fraktion enthalten. Der Autoantikörper wirkt sich identisch aus wie die Gabe von heterologem Anti-Lymphocytenserum, d.h. vor allem durch Zerstörung und Lähmung der Patienten-Lymphocyten.

Der pathogenetische Mechanismus scheint hier grundlegend anders zu sein als bei den hypoplastischen Lymphopenien. Dadurch scheint die Abgrenzung in einer separaten Gruppe gerechtfertigt.

Ein nach den äußeren Charakteristika ähnlicher Fall wurde von Stoop *et al.* (1962) publiziert. Wir selber beobachten seit 2 Jahren ein Mädchen mit identischem Befund.

Im Tierversuch kann Autoantikörper-Bildung gegen die eigenen Lymphocyten hervorgerufen werden: Chiba *et al.* (1964) machten sie durch Koppelung an fremde Proteine (mit Hilfe von Diazo-Brücken) als antigene Partikel erkennbar. Nach 3—4 Injektionen verminderten sich die Lymphocyten im Blut und in den lymphatischen Geweben auf ca. 1/10.

12. Immunmangel mit allgemeiner Hypoplasie der Hämatopoese

De Vaal u. Seynhaeve (1959) beschrieben ein Zwillingspaar mit kompletter Aplasie der gesamten Hämato- und Lymphopoese. Die beiden Kinder kamen wenige Tage nach der Geburt an einer perakuten Infektion ad exitum.

Ein weiterer Einzelfall wurde von Gitlin, Vawter u. Craig (1964) beschrieben.

Diese erst zweimal beobachtete, möglicherweise aber mehrfach übersehene Erkrankung stellt den höchsten Grad der Anlagestörung dar, indem die ganz primitiven Stammzellen schon vor ihrer Differenzierung in Vorläufer der Erythro-, Leuko-, Thrombo- und Immunoblasten betroffen sein müssen. Wegen der kurzen Überlebenszeit konnten bei keinem Patienten funktionelle immunologische Untersuchungen durchgeführt werden.

13. Immunmangel mit Ataxia teleangiectatica

Das neurologische Syndrom einer progressiven Kleinhirn-Ataxie, verbunden mit capillären Teleangiektasien der Haut und der Schleimhäute, wurde 1941 von Louis-Bar sehr kurz beschrieben. 1958 bemerkten Centervall u. Miller eine Neigung zu rhinobronchitischen Infekten, und Boder u. Sedgwick (1958) fiel bei einem im Alter von 11 Jahren ad exitum gekommenen Mädchen das Fehlen der Ovarien und des Thymus auf. Mehrere von ihren 8 Patienten hatten häufig rezidivierende Infekte, für die keine lokale Ursache gefunden werden konnte, bei einem Fall wurde das Gammaglobulin normal gefunden; schließlich beobachteten diese Autoren die Entstehung eines Lymphosarkoms bei einem ihrer Patienten.

Erst 1964 wurde aber von verschiedenen Arbeitsgruppen (Fireman *et al.*, 1964; Peterson *et al.*, 1964, 1966 u. 1968) der Zusammenhang zwischen gestörter Thymusfunktion und erhöhter Infektanfälligkeit erkannt. Lamy *et al.* (1964) sammelten 50 Fälle aus der Literatur und wiesen darauf hin, daß bei 2/3 vermehrte sinu-pulmonale Infektneigung angegeben wird. In zahlreichen kasuistischen Mitteilungen ist seither eine Störung der cellulären Immunitätsmechanismen bei vielen Patienten nachgewiesen worden (Ammann *et al.*, 1965); Rosenthal *et al.*, 1965; Romagnier *et al.*, 1965; Peterson *et al.*, 1968; Karpati *et al.*, 1965; Heurtematte *et al.*, 1966; Glauser, 1964; Reed *et al.*, 1966; Goya, 1967). Als annähernd konstante Veränderung der Immunglobuline wurde bei den meisten Fällen eine Verminderung des IgA gefunden. Ammann *et al.* (1969) fanden auch das IgE auf nicht nachweisbare Werte vermindert. Strober *et al.* (1968) fanden eine sehr stark verminderte Syntheserate für IgA; bei 3 von ihren Patienten war der Katabolismus normal, bei 2 mäßig bis stark erhöht. Ähnlich sind die Ergebnisse von Waldmann (1968) und South *et al.* (1968). Die in vitro-Transformation der Lymphocyten wurde von Leikin *et al.* (1966) und von Oppenheim *et al.* (1966) stark vermindert gefunden.

Stark erhöhte Frequenz des Auftretens maligner Tumoren des lymphoreticulären Systems wurde mehrfach bestätigt (Lampert, 1969; Shuster, 1966; Peterson *et al.*, 1966). Darauf wird später noch auführlicher einzugehen sein.

Der Vererbungsmodus ist autosomal-rezessiv (Tadjoedin *et al.*, 1965). Besonders interessant ist der große Stammbaum von McKusick u. Cross (1966) wiedergegeben bei Hitzig *et al.*, (1968), in dem Ataxia teleangiectatica und Thymus-Dysplasie in der gleichen Sippe nachgewiesen werden. Die Autoren schließen daraus auf eine gemeinsame genetische Ursache.

Das gleichzeitige Vorkommen von neurologischen und immunologischen Ausfällen hat zu Spekulationen Anlaß gegeben. Es ist zur Zeit jedoch nicht bekannt wie eng die beiden Facetten des Leidens zusammengehören (Vermutungen schwanken zwischen „selten“ und „über 50%“; Bull. WHO 1971). Zur Entscheidung dieser Frage wären systematische Untersuchungen der Immunmechanismen sämtlicher neurologisch diagnostizierten Fälle von Ataxia teleangiectatica notwendig. Da die Fälle auch in sehr großen Kliniken nicht häufig sind, müßte die Untersuchung als kooperative Studie geplant werden.

14. Immunmangel mit Thrombocytopenie und Ekzem (Wiskott-Aldrich-Syndrom)

WISKOTT (1937) und ALDRICH *et al.* (1954) beschrieben ein geschlechtsgebunden vererbtes Syndrom bei Knaben mit Ekzem, Thrombocytopenie und rezidivierenden Infekten. COOPER *et al.* (1964) konnten häufig eine Verminderung des IgM im Blut nachweisen. Diese relativ geringfügige Abweichung konnte jedoch die beobachteten schweren Veränderungen im Immunmechanismus nicht erklären. In ausgedehnten Untersuchungen konnten BLAESE *et al.* (1968) bei 11 Patienten weitgehend normale celluläre und humorale Immunreaktionen nachweisen, aber trotzdem Ausfälle der cutanen verzögerten Immunreaktion. Sie schlossen daraus, daß die efferenten Immunmechanismen zwar intakt seien, daß jedoch eine Störung im afferenten Schenkel des Immunitätsmechanismus vorliegen müsse. Der Verdacht fiel in erster Linie auf eine Störung in der Funktion der Makrophagen, welche normalerweise Antigene aufnehmen, verarbeiten und den Antikörper-produzierenden Zellen anbieten sollten.

Tatsächlich wurde in der Folge von FUDENBERG *et al.* (1970) nachgewiesen, daß die Produktion des macrophage inhibiting factor (MIF) im Laufe der in vitro-Exposition von Lymphocyten gegenüber Antigen bei den Patienten mit Wiskott-Aldrich-Syndrom ausbleibt (Nachweistechnik s. ROCKLIN *et al.*, 1970a). Daraus kann das Fehlen der cutanen Reaktivität erklärt werden: obschon im Körper zirkulierende sensibilisierte Lymphocyten vorhanden sind, gelingt es ihnen nicht, eine cutane Lokalreaktion um ein Antigen-Depot herum zustande zu bringen, weil die Hemmung der zirkulierenden Makrophagen und die nachfolgende Antigen-Erkennung und -Verarbeitung ausbleibt.

Diese Beobachtung zog wichtige Schlußfolgerungen nach sich: der von LAWRENCE (1949 u. 1969) beschriebene transfer factor aus Leukocyten soll imstande sein, nach intracutaner oder subcutaner Applikation die Fähigkeit zu Reaktionen vom verzögerten Typ spezifisch auf einen areaktiven Empfänger zu übertragen. Tatsächlich gelang es FUDENBERG, durch Gabe von transfer factor bei 3 Patienten mit Wiskott-Aldrich-Syndrom eine völlige Normalisierung der immunologischen Ausfälle herbeizuführen (LEVIN *et al.* 1971, ein Fall, und FUDENBERG, 1970, persönliche Mitteilung, 2 Fälle). Die zunächst sehr theoretisch anmutenden Überlegungen scheinen damit zu einer wirksamen Therapie geführt zu haben[1].

Auch beim Wiskott-Aldrich-Syndrom wurden Veränderungen des Thymus beschrieben (BRAND u. MARINKOVICH, 1969), die jedoch von anderen nicht bestätigt wurden (COOPER, 1968). Im ersteren Fall (BRAND u. MARINKOVICH, 1969) wurde bei der Autopsie des im Alter von 3 1/12 Jahren an einer Meningitis purulenta (Pseudomonas) verstorbenen Knaben eine maligne Reticulose des Gehirns gefunden.

15. Variable Immunmangelsyndrome (unklassifizierbar)

Viele Patienten mit Störungen der Immunmechanismen können nicht in eine der sauberen, bisher ausführlich besprochenen Kategorien eingereiht werden. Sie sollen vorläufig in der Sammelkategorie ,,variable Immunmangelkrankheiten“ untergebracht werden (Bull. WHO 1971). Viele von diesen Fällen wurden bisher

1 s. Anhang S. 740.

als „Dysgammaglobulinämien" eingereiht, andere sind unter den unvollständigen Ausprägungen (formes frustes) verschiedener Kategorien zu finden, z.B. haben wir einige davon unter den „unvollständigen Formen des schweren kombinierten Immunmangels" zusammengefaßt. Die Problematik der „Dysgammaglobulinämien" wurde auf S. 690 besprochen. Wir fassen Fälle mit fixierten Veränderungen unter „isolierter Immunglobulinmangel" zusammen, während alle Patienten, deren Befunde sich von einer Untersuchung zur anderen verändern („Typenwechsel"), vorläufig als variabel gekennzeichnet werden sollen, bis eine Gesetzmäßigkeit erkennbar wird.

Mueller (1971) hat unser Material aus den 3 Kalenderjahren 1967—1969 durchgearbeitet. Unter etwa 3000 Immunglobulinbestimmungen bei Kindern von der Geburt bis zum 14. Jahr fand er 965 Patienten mit von der Altersnorm um ± 1 SD abweichenden Werten. Bei 342 von diesen Patienten erfolgte die Untersuchung wegen rezidivierender Infekte. Klare Gesetzmäßigkeiten konnten in dieser Gruppe nicht erkannt werden. Weder die klinischen Symptome noch die Immunglobulin-Veränderungen waren schwer oder konstant vorhanden (s. unter Dysgammaglobulinämien).

Wir sind daher der Meinung, daß die zahlreichen speziellen Bezeichnungen für derartige Fälle verfrüht und vermutlich überhaupt überflüssig sind (hypogammaglobulinémies atypiques, Burtin *et al.*, 1964; carences immunitaires frustes, Vesin *et al.*, 1964; carences dissociées en anticorps, Bernheim *et al.*, 1964; Immunparese, Giedion u. Scheidegger, 1957; Immune imbalance, Hobbs, 1968; Dysgammaglobulinämie, Rosen *et al.*, 1961; Hobbs *et al.*, 1967c; Tada u. Kawasaki, 1961; Rádl *et al.*, 1967).

Einzelne als spezifisch bezeichnete Veränderungen konnten wir in unserem Material nicht bestätigen: IgM-Mangel als zu Meningokokkensepsis prädisponierenden Faktor (Hobbs *et al.*, 1967) fanden wir bei uns nicht. Ebenso konnten wir bei Coeliakie keine Verminderung des IgM (Hobbs u. Hepner, 1968) finden. Dagegen konnte von allen Autoren immer wieder ein Überwiegen des männlichen Geschlechtes sowohl beim klinischen Symptom der Infektanfälligkeit als auch bei laboratoriumsmäßig erfaßbaren Verminderungen der Immunglobuline gefunden werden (Washburn *et al.*, 1965).

B. Erworbene Immunmangelkrankheiten

Für das große Gebiet der postnatal erworbenen Immunmangelzustände liegen keine neueren Nomenklaturvorschläge vor. Wir lehnen uns deswegen an unsere 1963 benutzte Einteilung an, die lediglich auf Grund neuerer Ergebnisse erweitert wird (s. Tabelle 1).

1. Erworbene idiopathische Immunmangel-Zustände

Bei dieser Gruppe treten die klinischen Zeichen des immunbiologischen Defekts erst im Laufe des Lebens, gelegentlich in den ersten Lebensjahren, häufiger jedoch erst im Pubertäts- oder Erwachsenenalter zu Tage. Die Definition schließt alle jene Fälle aus, bei denen ein ätiologischer Faktor bekannt oder wahrscheinlich ist. Bei einigen Patienten wurden genetische „Schwächen" vermutet. Diese Vermutung wird durch drei Beobachtungen gestützt: Wollheim (1961 u. 1968) fand, daß 9 erwachsene Patienten mit Hypogammaglobulinämie in Schweden auf zwei gemeinsame Stammelternpaare zurückgeführt werden konnten; er berechnet daraus eine etwa 100mal höhere Chance für Nachkommen dieser Familie, an einem ähnlichen Leiden zu erkranken. Cruchaud *et al.* (1966 u. 1968) beobachteten eineiige Zwillinge mit zunächst scheinbar diskordanter Hypogammaglobulinämie, die sich beim einen Mann im Alter von 20 Jahren entwikkelte. Eine Transplantation von lymphatischem Gewebe des gesunden auf den kranken Zwilling war jedoch erfolglos. Einige Jahre später manifestierte sich das Leiden auch beim zweiten Zwilling. FLAD *et al.* (1970) fanden konkordante Erkrankung bei zweieiigen Zwillingen, CHARACH *et al.* (1965) bei Brüdern von 9 resp. 6 Jahren.

Zahlreiche Berichte weisen ferner eine familiäre Häufung von „Gammopathien" nach (CITRON, 1957; FUDENBERG *et al.*, 1963 u. 1968; SELIGMANN u. BADIN, 1962; SELIGMANN *et al.*, 1964; WOLLHEIM, 1968). Als gemeinsamer Nenner dieser phänotypisch sehr unterschiedlichen Leiden (Hypogammaglobulinämien, monoklonale Hypergammaglobulinämien, verschiedenartige Autoantikörperbedingte Krankheiten, etc.) wird eine Labilität in der Regulierung der Gammaglobulinsynthese angenommen (s. S. 725 f.).

Normalwerte der Immunglobuline wurden eigenartigerweise bei alten Leuten nur in einer Untersuchung bestimmt (SCHWICK u. BECKER, 1969): sie besagt, daß IgG und IgA sich nicht verändern, während IgM und IgD im Alter absinken. Titer spezifischer Antikörper (besonders Anti-Tetanus) wurden deutlich niedriger gefunden.

Versuche einer systematischen Einteilung sind bisher noch kaum gemacht worden. Wir schlagen vor, die gleichen Prinzipien anzuwenden wie bei den kongenitalen Immunmangelsyndromen und zu versuchen, humorale, celluläre und kombinierte Defekte auseinanderzuhalten.

a) Idiopathisches erworbenes humorales AMS

Diese Form wurde von BARANDUN *et al.* (1955 u. 1959) ausführlich beschrieben. Mit „idiopathisch" meint er, daß „das AMS die Hauptkrankheit darstellt bzw. darzustellen scheint...". Von der Klinik ist seiner Schilderung nichts Neues hinzuzufügen. Alle Symptome, die wir im Kapitel „geschlechtsgebundene Agammaglobulinämie der Knaben" ausführlich beschrieben haben, treten bei diesen Patienten in späterem Alter auf, häufig zu Beginn dissoziiert und schleichend. Respiratorische Infekte sind weitaus am häufigsten. BARANDUN fand beim erworbenen AMS häufiger als beim kongenitalen Leber-, Milz- und Lymphknotenvergrößerungen sowie Bronchiektasen.

Über die Frequenz dieser Formen existieren keine statistischen Angaben, wahrscheinlich sind sie recht selten. BARANDUN (1959) konnte 10 eigene Fälle mitteilen, von denen 4 sich früh, d.h. in den ersten Lebensjahren, manifestierten; die übrigen 6 zählte er zur spätmanifesten Form. Nur eine Frau gegenüber 9 Männern. Der überwiegende Befall des männlichen Geschlechtes wurde schon in der pädiatrischen Gruppe hervorgehoben (WASHBURN *et al.*, 1965). BARANDUN fand damals in der Literatur 34 frühmanifeste und 49 spätmanifeste Patienten. Die Abgrenzung von den „kongenitalen" erfolgte willkürlich; zu den letzteren wurden nur die Fälle gezählt, bei denen die Diagnose vor dem 10. Jahr gestellt worden war. In dem von MUELLER (1971) ausgewerteten Material unseres Laboratoriums fanden wir unter etwa 3000 Immunglobulinbestimmungen 3 Patienten mit erworbenem frühmanifestem AMS, zwei Knaben und ein Mädchen. BERNIER (1964) fand in einem Material von 2183 papierelektrophoretischen Untersuchungen 100 Fälle von Hypogammaglobulinämie; dieses Material enthielt jedoch wahrscheinlich vorwiegend symptomatische Formen des AMS. Weitere kasuistische Mitteilungen stammen von GERMER u. KUEHNE (1960), MOLLISON *et al.* (1960), DUBOIS *et al.* (1970), WOLF (1962), ZINNEMAN *et al.* (1954), ZBAR *et al.* (1956),

McKAY u. RICHARDSON (1959), COOK *et al.* (1957), COOK u. MELROSE (1958), CITRON (1957), YOUNG *et al.* (1955), WALL u. SASLAW (1955), ROXCAN *et al.* (1955), SANFORD *et al.* (1954), PRASAD u. KOZA (1954), MARTIN *et al.* (1956), GILBERT u. HONG (1964) und WILLIAMS (1966). Bei den 8 von HERMANS (1966) zusammengestellten Patienten der Mayo-Clinic bestand zum Teil eine noduläre lymphoide Hyperplasie des Dünndarms; sie müssen also eher unter die symptomatischen Formen eingereiht werden.

Besonders auffallend für den Internisten sind die Beobachtungen von Infektionen mit Pneumocystis Carinii und anderen seltenen Erregern, die beim erworbenen AMS häufiger werden (RODGERS u. HAGGIE, 1964; PARKES (1958); SPEIRS *et al.*, 1963).

Das normogammaglobulinämische AMS, von dem BARANDUN (1959) nur 5 eigene Fälle mitteilen konnte, müßte proteinchemisch wahrscheinlich immer in den später geschaffenen Begriff der Dysgammaglobulinämie (ROSEN *et al*, 1961) aufgenommen werden, besonders wenn neuerdings auch die Unterklassen bestimmt werden können (YOUNT *et al.*, 1970); SCHUR *et al.*, 1970). Über die Häufigkeit fehlen auch hier umfassende Untersuchungen.

Von isolierten Immunglobulin-Mangelzuständen ist hier wiederum das Fehlen des IgA zu nennen, wobei vor allem auf die Kombination mit gastrointestinalen Symptomen, aber auch mit gehäuften respiratorischen Infekten hingewiesen wurde (CRABBÉ u. HEREMANS, 1966; WEST, 1968; ROSENBERG, 1968; DUBOIS *et al.*, 1970). In vielen Fällen bleibt es unsicher, ob der Immunglobulinmangel die klinischen Symptome zu erklären vermag (s. auch S. 696).

b) Idiopathisches erworbenes celluläres Immunmangelsyndrom

Eindeutig in dieses Kapitel einzureihende Fälle sind uns nicht bekannt. Bei allen bisher beschrieben Erkrankungen war eine Ursache zu vermuten oder zu beweisen, sie gehören also zu den symptomatischen Formen.

c) Idiopathische erworbene kombinierte Immunausfälle

KOPP *et al.* (1968) beobachteten einen jungen Mann, der bis in das Adoleszentenalter scheinbar völlig gesund gewesen war und im Laufe der folgenden Jahre allmählich in zunehmendem Maße unter Infekten zu leiden begann, bis sich schließlich das Bild des schweren kombinierten Immunmangels entwickelte. Die Autopsie des im Alter von 27 (?) Jahren verstorbenen Mannes zeigte praktisch genau die gleichen Befunde am lymphatischen System, wie sie bei der „schweizerischen Form der Agammaglobulinämie“ beschrieben worden sind. Eine genetische Basis war in diesem Fall nicht nachzuweisen. Ähnlich scheinen die pathologisch-anatomischen Befunde der von GROTE u. FISCHER-WASELS (1929) und von DONOHUE (1953) mitgeteilten Fälle von „Alymphocytose“, bei denen allerdings alle funktionellen immunologischen Untersuchungen fehlen.

2. Symptomatische erworbene Immunausfälle

Unter diesem Begriff fassen wir in Anlehnung an BARANDUN (1959) diejenigen Zustände zusammen, bei denen eine bekannte, wohldefinierte Grundkrankheit u.a. auch zu einer immunbiologischen Minderwertigkeit des Organismus Anlaß gibt. Auch hier können im klinischen Bild und bei den Laborbefunden Parallelen zu den kongenitalen Erkrankungen gefunden werden, so daß die weitere Schilderung sich im wesentlichen auf eine Katalogisierung beschränken kann.

Tabelle 9. Einteilung der Hämoblastosen. (Nach DAMESHEK, 1967)

Myeloproliferative Hämoblastosen	
Chronische myeloische Leukämie	
Akute myeloische Leukämie	
Lymphoproliferative Hämoblastosen: Wucherung	
Thymus-abhängig:	Hodgkin
Bursa-abhängig:	chronische lymphatische Leukämie
	Lymphosarkom
Immunoproliferative Hämoblastosen	
Gammopathien	

a) Humorale Ausfälle — Symptomatisches AMS — Begleit-AMS

α) Begleit-AMS bei neoplastischen Prozessen des lymphoretikulären Gewebes

DAMESHEK (1967) hat eine Einteilung der „Hämoblastosen" vorgeschlagen (Tabelle 9), die teilweise auf der Unterscheidung von Thymus- und Bursa-abhängigem lymphatischem Gewebe beruht; sie schließt sich damit unserer Einteilung der kongenitalen Defekte an. Obschon auch dieses Schema beim Begriff der „monoklonalen Gammopathien" (WALDENSTROEM, 1964); HEREMANS *et al.*, 1961) wieder inkonsequent wird, kann es unseren weiteren Ausführungen zugrunde gelegt werden[1].

Eine Infektanfälligkeit von Patienten mit „Hämoblastosen" wurde schon von HOWELL (1920) beschrieben. Vor allem bei chronisch-lymphatischer Leukämie mit längerem Verlauf entwickelt sich in 10—20% eine Hypogammaglobulinämie bis zur totalen Agammaglobulinämie. Sie ist nach dem Schema von DAMESHEK (Tabelle 9) eine Erkrankung der B-Zellen; der hochgradige Ausfall humoraler Mechanismen ist damit vereinbar (LARSON u. TOMLINSON, 1953; PISCIOTTA *et al.*, 1960; VESIN *et al.*, 1958; LYTTON *et al.*, 1964; GELLER, 1953; PONZONE *et al.*, 1970).

Bei Durchsicht unseres Materials (FREUND *et al.*, 1969) fanden wir, daß auch bei Kindern mit akuten lymphatischen Leukämien ein Begleit-AMS auftreten kann, das gelegentlich schon in der Frühphase, meistens jedoch erst nach jahrelangem Verlauf manifest wird; im letzteren Fall kann zwischen dem Einfluß des Grundleidens und dem der langdauernden cytostatischen Therapie nicht sicher unterschieden werden.

Die monoklonalen Gammopathien (WALDENSTROEM, 1964) sind sehr häufig mit einem Begleit-AMS kombiniert, wie schon BARANDUN (1959) erkannte. Viele weitere Beobachtungen bestätigen diese Feststellung (LAWSON *et al.*, 1955; KILLMAN *et al.*, 1957). Der Begriff hat sich in den letzten Jahren sehr stark erweitert und diversifiziert. Wir müssen uns hier auf diejenigen Fälle beschränken, bei denen das normale lymphoreticuläre System durch eine einzige einheitliche Zellart weitgehend überwuchert und verdrängt wird, wie es bei der Mehrzahl der Patienten mit klinisch malignem Verlauf der Fall ist; aus der Verdrängung des normalen Gewebes resultiert das AMS (BARANDUN, 1959; WALDENSTROEM, 1964; HEREMANS *et al.*, 1961).

Vom molekularbiologischen Standpunkt aus kann diese Gruppe heute logisch folgendermaßen unterteilt werden:

a) Übermäßige Synthese eines monoklonalen klassenspezifischen Immunglobulins. Dazu gehören die Myelome mit IgG-, IgA-, IgD-, IgE-Spezifität sowie die Makroglobulinämie Waldenström (IgM).

1 s. Anhang S. 739.

Tabelle 10. Metabolische Auswirkungen von Paraproteinen (HITZIG, 1968)

Physico-chemische Eigenschaft des Paraproteins	Klinische Auswirkung
Tendenz zur Aggregation	Senkungsreaktion stark beschleunigt Hyperviscositäts-Syndrom Gefäß-Verschlüsse (Auge, Gehirn, Herz, Niere etc.)
Tendenz zur Anlagerung an andere Gewebe	Hämorrhagische Diathese Raynaud-Syndrom Gefäßverschlüsse Amyloidose, Nephropathie. Neuropathie
Temperatur-Labilität (Kryoglobuline)	Kälte-Empfindlichkeit Raynaud-Syndrom
Antikörper-Aktivität:	
Kälte-Agglutinine	Raynaud-Syndrom Hämolytische Anämie Hämoglobinurie
Antierythrocytäre Antikörper	Chronische hämolytische Anämie
Erdrosselung normaler Immunglobuline	Antikörpermangelsyndrom
Mikromolekulare Immunglobuline	Bence-Jones-Proteinurie Amyloidose Nierenschädigung
Hoher isoelektrischer Punkt des Paraproteins	Hyponatriämie ohne Na-Defizit

b) Überproduktion von leichten Ketten (PUTNAM u. HARDY, 1955): die wuchernden Zellen produzieren im Übermaß Kappa- oder Lambda-Ketten, die als Bence-Jones-Proteine schon vor über 100 Jahren beschrieben wurden. Diese Immunglobulinfragmente sind nierengängig und können in großen Mengen im Urin ausgeschieden werden. Der resultierende Proteinverlust kann zu einer rasch auftretenden Kachexie beitragen. Präcipitation des Paraproteins kann zu neurologischen, vasculären und urologischen Komplikationen sowie zu Amyloidose führen.

c) Schwerketten-Krankheit (heavy chain disease, der Gegenpool zu b), d.h. die übermäßige Produktion lediglich der schweren Ketten, konnte erst vor kurzem identifiziert werden, nachdem die notwendigen Methoden vor allem auf immunochemischer Basis zur Verfügung standen. Bis jetzt wurden Fälle beschrieben, bei denen die Ketten gamma, alpha und μ oder Bruchteile derselben in übermäßiger Menge produziert werden. Die Symptomatik ist auffallend verschieden:

c1) *Gamma-Ketten-Krankheit (gamma-chain disease)* (OSSERMANN u. TAKATSUKI, 1964; FRANKLIN *et al.*, 1964; PURVES, 1965) betrifft vor allem Männer in mittlerem Alter (43—69 Jahre). Im Vordergrund stehen schmerzhafte Lymphknotenvergrößerungen, Splenomegalie, Fieber, Ödem und Erythem des Gaumens. Fast alle Fälle wiesen ein Begleit-AMS auf, außerdem Leukopenie und Anämie.

c2) *Alpha-Ketten-Krankheit (alpha-chain disease)*. RAMBAUD *et al.* (1968), SELIGMANN u. RAMBAUD (1969), SELIGMANN *et al.* (1969) fanden beim „mediterranean type of abdominal lymphoma" eine selektive und exzessive Vermehrung von Alpha-Ketten. Die Krankheit kommt bei Nicht-Askenazi-Juden und bei Arabern schon in sehr frühem Lebensalter vor, bei Askenazi-Juden und bei Europäern erst in höherem Alter. Sie ist charakterisiert durch dichte Infiltrate von Lymphoplasmocyten in der Wand vor allem des Dünndarms, durch Malabsorptions-Syndrom, progressive Auszehrung und schließlich Tod. Das isolierte

Alpha-Protein weist starke Tendenz zur Polymerisierung auf. Es wurde im Serum, Speichel und Urin in großen Mengen gefunden.

c3) *μ-Ketten-Krankheit (μ-chain disease)* (BALLARD *et al.*, 1970). Sie verläuft unter dem klinischen Bild einer malignen Lymphoreticulose mit schwerem Befall des Skelets und Amyloidose. Im Serum fand man Bruchstücke eines schnell wandernden IgM, im Urin jedoch Bence-Jones-Protein Typ kappa.

Die klinischen Auswirkungen dieser Erkrankungen sind von einer verwirrenden Vielfältigkeit. Sie können aus der genaueren Kenntnis der Moleküleigenschaften der im Übermaß vorhandenen Immunglobuline oder ihrer Fragmente teilweise abgeleitet werden. Für den Kliniker resultieren daraus faszinierende Einblicke in die Pathogenese einzelner Symptome (Tabelle 10) (HITZIG, 1968; SELIGMANN u. BASCH, 1968).

Hier sei kurz erwähnt, daß der größte Teil unseres heutigen Wissens über die Struktur der Immunglobuline aus der Analyse hochgradig gereinigter Paraproteine stammt; immunologische Methoden waren dabei wegweisend (WUHRMANN *et al.*, 1949; HAESSIG, 1961). Auch Bruchstücke von Immunglobulinen können damit erkannt werden (FRANKLIN *et al.*, 1966). — Ferner haben die Paraproteinämien zur Mutationstheorie der Malignom-Entstehung ein starkes Argument beigetragen, da häufig Chromosomenanomalien nachgewiesen wurden (HOUSTON *et al.*, 1967; BOTTURA *et al.*, 1961; LEWIS *et al.*, 1963; SIEBNER *et al.*, 1965). — Schließlich wurden in Familien von Patienten häufig andere Anomalien der Immunglobuline gefunden, die auf eine genetische Basis der Synthesesteuerung hindeuten (WILLIAMS *et al.*, 1967; SELIGMANN u. BADIN, 1962; SELIGMANN *et al.*, 1964). Ein Wegfall der Gen-Hemmung spielt dabei eine wichtige Rolle, so daß von „Derepressions-Krankheiten“ gesprochen werden kann (WALDENSTROEM, 1970).

β) Begleit-AMS und Autoantikörperbildung

Es ist paradox, daß man eine Unfähigkeit zur Bildung normaler Antikörper bei Patienten finden soll, die Autoantikörper gegen eigene Gewebe bilden. Früher wurde im Gegenteil angenommen, daß die „Autoaggressionskrankheiten“ bei Patienten auftreten, die besonders leicht und intensiv Antikörper zu bilden vermögen.

In den folgenden zwei Situationen ist die scheinbar paradoxe Annahme aber gut belegt.

Autoantikörperbildung gegen eigene Immunglobulinkomponenten

STOELINGA *et al.* (1969) wiesen bei einem 18jährigen Mädchen mit „Dysgammaglobulinämie“ im Serum große Mengen eines Euglobulins nach, das sämtliches IgG und IgM enthielt; es bestand aus zwei Fraktionen mit Sedimentationskonstanten von 17,4 bzw. 26 S, und es konnte durch Behandlung mit 0,1 M Mercaptoaethanol in eine 11 S- und eine 7 S-Fraktion dissoziiert werden. Die Autoren kamen zur Schlußfolgerung, daß ein Autoantikörper der IgM-Klasse sämtliches IgG gebunden und inaktiviert habe. Die Patientin litt seit ihrem 7. Lebensjahr in zunehmendem Maße an rezidivierenden Infekten, denen sie 18jährig erlag.

Den gleichen Mechanismus nahmen wir (HITZIG u. SCHLAEPFER, 1964) bei dem auf S. 697 erwähnten Knaben mit Agranulocytose an. Weitere einschlägige Fälle sind bei SCHULTHESS (1969) erwähnt.

Autoimmun-hämolytische Anämie

Schon Barandun (1955) machte darauf aufmerksam, daß bei Patienten mit idiopathischen AMS paradoxerweise gelegentlich ein positiver Coombs-Test mit Anzeichen einer hämolytischen Anämie gefunden werden kann.

Robbins *et al.* (1969) beschrieben einen 6 Jahre alten Knaben mit kongenitaler, geschlechtsgebundener Agammaglobulinämie, der seit 2 Jahren an einer Autoantikörper-bedingten hämolytischen Anämie litt. Der verantwortliche Antikörper war ein polyklonales IgG-Globulin (Kappa- und Lambda-Ketten vorhanden). Während der zweijährigen Beobachtungszeit reagierte der Patient gut auf Corticosteroide, die jedoch nicht mehr weggelassen werden konnten. Aus den Umständen wurde angenommen, daß es sich um einen erworbenen Autoantikörper handle, dessen Produktion durch einen ständig wiederholten endogenen Antigenstimulus in Gang gehalten werde.

Zuelzer *et al.* (1970) fanden bei der Mehrzahl von 24 Kindern mit erworbener hämolytischer Anämie durch Autoantikörper gleichzeitig ein AMS. Bei 6 Patienten wurde eine Infektion mit Cytomegalie-Virus bewiesen. Dieses besitzt große Affinität zur Erythrocytenoberfläche und bildet dadurch wahrscheinlich die Initialzündung für die Autoantikörperbildung. Die Autoren stellen die Hypothese auf, das vorbestehende AMS sei die Vorbedingung zur Cytomegalie-Virusinfektion.

Pisciotta *et al.* (1960) beschrieben das Zusammentreffen von chronisch lymphatischer Leukämie, Hypogammaglobulinämie, Autoimmun-Hämolyse und AMS, Robbins *et al.* (1969) die Kombination mit Brutonscher Agammaglobulinämie.

Schließlich muß erwähnt werden, daß eine genetische Prädisposition zur Autoantikörperbildung im Tierversuch (NZB-Mäuse, Burnet, 1963) direkt nachgewiesen und in der Humanpathologie aus zahlreichen Familienuntersuchungen wahrscheinlich gemacht werden konnte.

Lupus erythematodes

Die Erkrankung bildet das Musterbeispiel einer Autosensibilisierung. Regelmäßig werden Autoantikörper gegen Nucleoproteine gebildet; ferner liegen Berichte vor über Antikörper gegen Mitochondrien, DNS, Leukocyten, Thrombocyten, Erythrocyten (Seligmann, 1958). Zweifellos kommt bei diesen Patienten die Antikörperbildung ungewöhnlich leicht in Gang. In der Regel besteht eine Hypergammaglobulinämie, die beträchtliche Ausmaße annehmen kann; trotzdem wurden auch Fälle mit AMS beschrieben (Bachmann *et al.*, 1965).

Andere Autoaggressionskrankheiten

Bei Patienten, die Antikörper gegen verschiedene eigene Organe bilden, wird als Begleitsymptom gelegentlich ein AMS gefunden. Dies betrifft Patienten mit Antikörpern gegen Nebenniere, Thyreoidea, Muskulatur, Intrinsic Factor, Nierengewebe und Lungen (Blizzard, 1962; Hung *et al.*, 1963; Lancet, 1957; Helyer u. Howie, 1963).

γ) Begleit-AMS bei endokrinen und metabolischen Erkrankungen

Wir fanden bei der systematischen Untersuchung häufig Immunglobulin-Anomalien bei Patienten mit Stoffwechselstörungen (Hitzig, 1963a). Kleinkinder mit Hypothyreose zeigten in 9 von 15 Fällen Anzeichen einer verzögerten Ausreifung der Immunglobuline. Ähnliche Befunde konnten wir bei Kindern mit

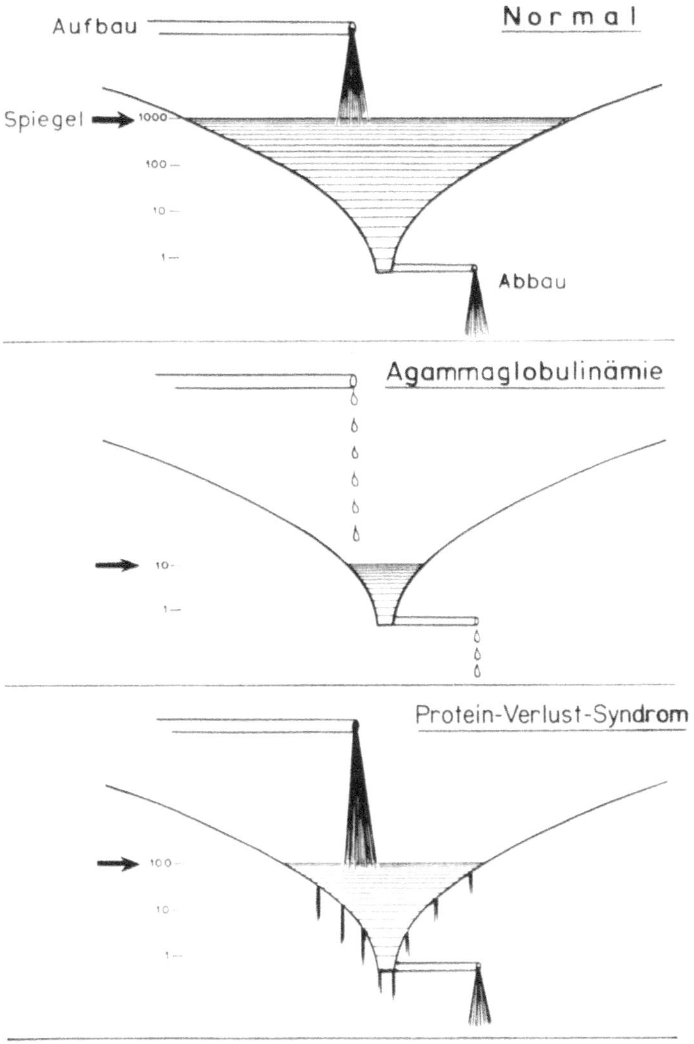

Abb. 12. Schematische Darstellung der Ätiopathogenese einer Hypogammaglobulinämie auf Grund verschiedener Stoffwechselveränderungen. Synthese dargestellt als Brunnenrohr, Katabolismus als Ablauf des Brunnens. Bei konstanter Einstellung dieser beiden Größen („steady state") stellt sich der Eiweiß-Spiegel (= Wasserspiegel im Brunnen) auf eine bestimmte Höhe ein, für Gammaglobulin z. B. auf 1000 mg-%. Die gesamte Wassermenge in der Brunnenschale entspricht dem Gammaglobulin-Pool. Bei gedrosselter Zufuhr (z. B. Agammaglobulinämie) wird auch der Katabolismus so weit gedrosselt, daß die beiden Größen einander wieder entsprechen. Dies ist möglich, weil der Katabolismus einer logarithmischen Funktion folgt, was im Schema durch die parabolische Form der Brunnenschale dargestellt ist. Auch bei den Protein-Verlustsyndromen stellt sich im neuen Gleichgewicht zwischen Synthese und Gesamtverlust ein bestimmter erniedrigter Proteinspiegel ein. Aus dem Schema geht hervor, daß in den beiden pathologischen Situationen zwar der Gammaglobulin-Pool stark vermindert ist, daß aber seine Erneuerungsrate bei der Agammaglobulinämie vermindert, bei den Protein-Verlustsyndromen erhöht ist (Hitzig, 1963a)

Kleinwuchs, Morbus Addison und Speicherkrankheiten (Gargoylismus) erheben. Teilweise besteht eine Verlangsamung des Stoffwechsels im allgemeinen (Hypothyreose), teilweise eine Hypoplasie und/oder Atrophie der lymphatischen Organe, wie beim Cushing-Syndrom, bei Hypogonadismus und bei Diabetes mellitus; bei diesen Krankheiten findet sich in der Regel auch eine herabgesetzte Plasmocytogenese und eine verminderte Keimzentrenbildung in den Lymphfollikeln (COTTIER u. HITZIG, 1963). AMS mit Anaemia perniciosa wurde mehrfach beschrieben (LEWIS u. BROWN, 1957; CROWDER, 1959; LARSSON *et al.*, 1961).

Von Stoffwechselstörungen seien lediglich die Hämoglobinopathien erwähnt: FUHRMANN (1961) wies bei homozygoten Sichelzellträgern wesentlich geringere Agglutininbildung gegen Typhus als bei Normalen nach.

δ) AMS bei Proteinverlustsyndrom

Bei massivem Verlust von Plasmaproteinen kann trotz Steigerung der Synthese die Bilanz so stark gestört werden, daß ein AMS resultiert (Abb. 12). Die Proteinbefunde sowie assoziierte Symptome sind vom Ort des Proteinverlustes abhängig. Das lymphatische Gewebe kann histologisch aktiv oder überaktiv gefunden werden. Die Produktion von Antikörpern nach Antigenstimulus ist möglich und u. U. ebenfalls gesteigert, jedoch ist die Verweildauer dieser Antikörper infolge des Proteinverlustes zu kurz (GAUTIER *et al.*, 1961). In dieser Situation ist jede Substitutionstherapie, sei es mit spezifischen Antikörpern, Gammaglobulin, Serum oder Plasma, von vornherein wenig aussichtsreich, da auch die passiv zugeführten Antikörper den Organismus schnell wieder verlassen. Je nach dem Ort des Proteinverlustes unterscheidet man:

Cutanes Proteinverlustsyndrom

Bei ausgedehnten Hautläsionen infolge von nässendem Ekzem und anderen mit Exsudation einhergehenden Hauterkrankungen sowie bei Verbrennungen (RITZMAN *et al.*, 1969). Da sämtliche Plasmabestandteile verlorengehen, entsteht eine schwere allgemeine Hypoproteinämie. Alle 3 Immunglobuline (IgG, IgA und IgM) sind in ähnlicher Weise vermindert. — Klinisch wird die Situation dadurch erschwert, daß die ausgedehnten Hautläsionen zur Superinfektion prädisponieren.

Renales Proteinverlustsyndrom

Die Art der Nierenerkrankung bestimmt sowohl Ausmaß als auch Art des Proteinverlustes. Die im Urin ausgeschiedenen Proteine stammen ausschließlich aus dem Plasma; sie gehen in den Gefäß-Schlingen des Glomerulums verloren. In verschiedenen Arbeiten wurde eine enge Korrelation zwischen dem Verlust an Protein, der in einer Protein-Clearance qualitativ und quantitativ gemessen werden kann, und den histologischen Gefäßveränderungen in der Niere nachgewiesen (BRETON *et al.*, 1958; LINES, 1969; ANDERSEN *et al.*, 1968; OGG *et al.*, 1968; SOOTHILL *et al.*, 1967; CAMERON, 1966 u. 1968; HITZIG *et al.*, 1965; SQUIRE, 1957; GITLIN u. JANEWAY, 1952; GITLIN *et al.*, 1956): bei der Lipoidnephrose der Kinder sind lichtmikroskopisch keine Veränderungen nachzuweisen, jedoch zeigt das Elektronenmikroskop eine Zerstörung der Epithelfüßchen auf der Basalmembran (minimal changes). Diese Capillaren können nur Proteine kleineren Molekulargewichtes nicht zurückhalten. Die beiden Hauptfraktionen des Serums, Albumin und Gammaglobulin, werden nierengängig, ihre Konzentration im Serum nimmt stark ab, dafür findet man sie in großen Mengen im Urin. Das elektrophoretische Bild (Abb. 13) zeigt eine sehr charakteristische Dysproteinämie, indem die verlustbedingte Verminderung der Hauptfraktionen durch eine Vermehrung der Alpha$_2$- und Beta-Globuline kompensiert wird. Bei spezifischer Immunglobulinbestimmung findet man im Serum stark vermindertes IgG und

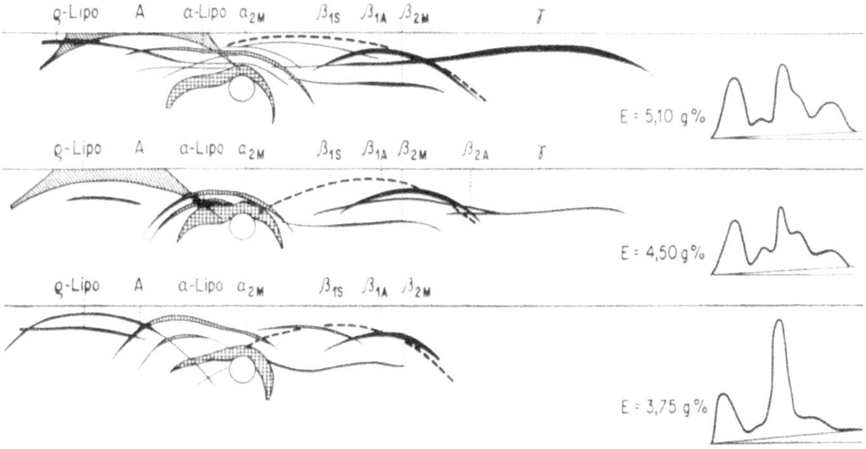

Abb. 13. Dysproteinämie des nephrotischen Syndroms. Das charakteristische Bild der Papierelektrophorese mit hohem Alpha$_2$-Beta-Gipfel und in verschiedenem Ausmaß vermindertem Albumin und Gammaglobulin kann durch die immunoelektrophoretische Analyse weiter differenziert werden. Albumin, IgG und IgA sind in verschiedenem Ausmaß vermindert, stark vermehrt erscheinen dagegen die Globuline Alpha$_{2M}$ und Beta$_{1A}$, während das IgM meist mäßig vermehrt ist. Charakteristisch ist ferner das flaue Präcipitat von der Auftragungsstelle anodenwärts, das dem Alpha- und Beta-Lipoprotein entspricht, sowie das langgestreckte rho-Lipoprotein (Hitzig, 1963a)

IgA, jedoch sehr stark erhöhtes IgM. Klinisch manifestiert sich die Infektanfälligkeit relativ selten; wenn Infekte auftreten, verlaufen sie jedoch perakut. Besonders gefürchtet war früher die Pneumokokken-Peritonitis (vgl. kongenitale Agammaglobulinämie!).

Bei ausgedehnteren Läsionen der Basalmembran gehen in zunehmendem Maße auch großmolekulare Proteinfraktionen, d.h. bei den Immunglobulinen auch das IgM, in den Urin verloren. Aus der Bestimmung der Protein-Clearance kann mit einiger Zuverlässigkeit die Größe der Leckstellen in den Gefäßmembranen ausgemessen werden.

Enterales Proteinverlust-Syndrom

(Übersichten: Riva *et al.*, 1964; Nussle *et al.*, 1961; Barandun *et al.*, 1960; Vesin, 1965; Hitzig, 1963a)

Verschiedene Fälle von „kryptogenetischer" Hypoproteinämie konnten aufgeklärt werden, indem gefunden wurde, daß die Patienten in ihren Magen-Darmkanal hinein große Mengen Proteine durch exsudative Prozesse verlieren (Albright *et al.*, 1949; Citrin *et al.*, 1957; Cattell *et al.*, 1957; Homburger u. Petermann, 1949; Gordon, 1959). Zur Umschreibung dieser Pathogenese wurde eine ganze Anzahl von Bezeichnungen vorgeschlagen: exsudative Enteropathie, proteinverlierende Enteropathie, Protein-Diarrhöe, hyperkatabole Hypoproteinämie u.a. Technisch wurde einerseits die verkürzte Verweildauer verschiedener Proteine in der Zirkulation nachgewiesen (Bendich u. Kabat, 1949; Albright *et al.*, 1949; Fowler u. Miles, 1958; Jarnum *et al.*, 1961; Barandun *et al.*, 1960), andererseits der Verlust in den Verdauungskanal direkt bewiesen, teilweise mit I^{131}-markiertem Polyvinyl-Pyrrolidon (Vesin *et al.*, 1960; Barandun *et al.*, 1960) sowie schließlich mit Cr^{51}-markiertem Albumin (Waldmann, 1961 u. 1968) oder Ca^{45} (Milhaud u. Vesin, 1961).

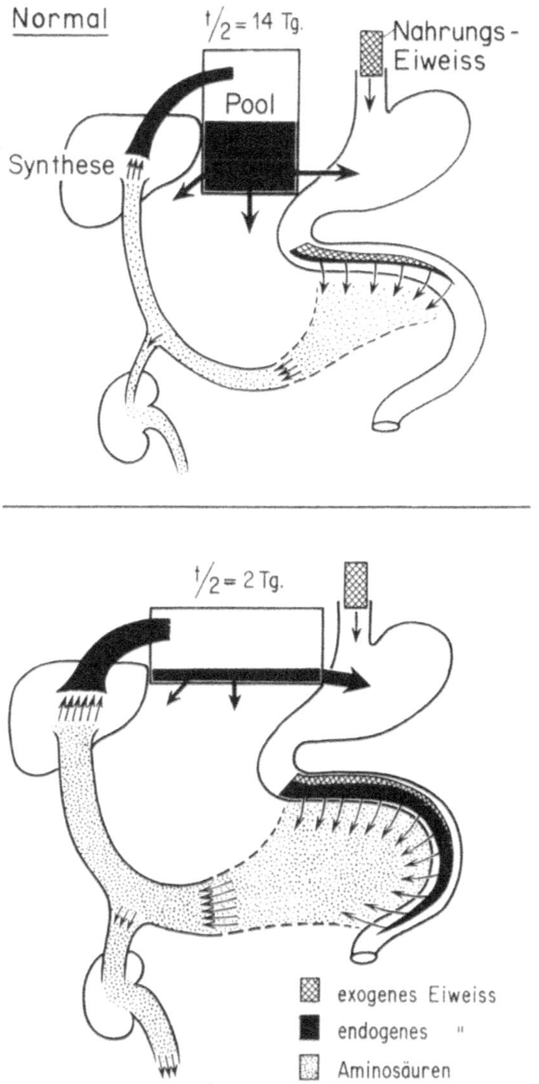

Abb. 14. Schematische Darstellung des Proteinstoffwechsels beim normalen und beim enteralen Protein-Verlustsyndrom. Normalerweise werden große Mengen Nahrungseiweiß mit kleinen Mengen körpereigener Proteine aus den Verdauungssäften im Dünndarm verdaut und als Aminosäuren ins Blut resorbiert. Diese werden in der Leber zu körpereigenem Eiweiß aufgebaut, während eine sehr geringe Menge in den Urin verlorengeht. Das neu synthetisierte Eiweiß gelangt in den Gesamt-Pool, in dem sich ein Gleichgewicht zwischen intra- und extravasculärem Protein und eine bestimmte Proteinämie einstellt. Beim enteralen Protein-Verlustsyndrom ist der Kreislauf der körpereigenen Eiweiße durch ihre Exsudation in den Darm beschleunigt. Die Folgen sind: erhöhte Aminoacidämie, Hyperaminoacidurie und vermehrte Synthese von körpereigenem Protein. Trotzdem ist jedoch die Poolgröße vermindert, die Proteinämie erniedrigt und die Verteilungsmenge für Protein durch Ödeme vergrößert. Die Erneuerungsrate des Pools ist stark beschleunigt. — Wenn noch unverdautes Plasmaeiweiß im Stuhl erscheint, spricht man von Protein-Diarrhöe. Immunochemische Methoden erlauben die exakte Differenzierung von exogenem und endogenem Eiweiß (Hitzig, 1963a)

Auch bei normaler Synthese kann ein beträchtlicher Verlust zur Dekompensation und damit zur Hypoproteinämie führen Im Magen-Darmkanal werden die körpereigenen Proteine jedoch ebenso wie die exogen zugeführten verdaut und die Aminosäuren rückresorbiert. Ein Begleitsymptom dieses beschleunigten enterohepatischen Kreislaufs ist daher eine beträchtlich erhöhte Aminoacidurie (Bound u. Hackett, 1953) (Abb. 14). — Das infolge der ständigen Gammaglobulin-Verluste entstehende Begleit-AMS spielt im Rahmen der gesamten Erkrankung meist eine untergeordnete Rolle (Fried u. Henley, 1954; Vesin *et al.*, 1958). Neuerdings wurden „Dysgammaglobulinämien" beschrieben, die zum Teil mit nodulärer lymphoider Hypoplasie des Dünndarms einhergehen (Hermans *et al.*, 1966; Gryboski *et al.*, 1968); teilweise wurde ein IgA-Mangel damit vergesellschaftet gefunden (Bull u. Tomasi, 1968), wobei die Frage nach Ursache und Wirkung offen bleibt (vgl. S. 722).

Die Ätiologie des Syndroms ist vielgestaltig: neben allgemeinen gastrointestinalen Erkrankungen führen lokale Veränderungen (Dickdarmpolypose — Wagner und Wenz, 1969; Colitis ulcerosa — Steinfeld *et al.*, 1957; und Sprue — Gordon, 1961 sowie kardiale Dekompensation — Davidson *et al.*, 1961; Jeejeebhoy, 1962; Peritoneal-Dialyse — Berlyne, 1964 sowie Lymphangiektasien — Rosen *et al.*, 1962; Wyss, 1962; Poley *et al.*, 1967; Herskovic *et al.*, 1967) und Nierenleiden (Kluthe *et al.*, 1963) zum enteralen Proteinverlust.

ε) AMS bei Unterernährung

Bei Kindern in tropischen Ländern ist Kwashiorkor weit verbreitet. Dabei sind die Immunglobuline erhöht, oft in ganz ausgesprochenem Maße (Folge der chronischen und massiven Infekte). Dagegen kann beim Marasmus (alimentärer Proteinmangel bei genügender Kalorienzufuhr) eine schwere Hypogammaglobulinämie mit entsprechenden Zeichen des Antikörpermangels und der Infektanfälligkeit auftreten. Bei beiden Formen ist enteraler Proteinverlust nachgewiesen (Cohen *et al.*, 1962).

ξ) AMS nach Splenektomie

Plötzliche Todesfälle infolge perakuter Infekte sind nach Splenektomie vielfach beobachtet worden, vor allem in den ersten 5 Lebensjahren (Blattner, 1957; Giraud *et al.*, 1964; Gofstein u. Gellis, 1956; Hoefnagel, 1956; Horan u. Colebatch, 1962; Huntley, 1958; King u. Shumacher, 1952; Laski u. McMillan, 1959; Lowdon *et al.*, 1962; McKinnon *et al.*, 1959; Schneeweiss, 1966; Smith *et al.*, 1956 u. 1957; Thurman, 1960 u. 1963). Eine mäßige Verminderung der Immunglobuline ist bei diesen Kindern zwar nachgewiesen (Hitzig, 1963a), aber sie allein vermag die Schwere des Krankheitsbildes nicht zu erklären. Untersuchungen über celluläre Immunreaktionen sind uns nicht bekannt.

b) Erworbene symptomatische celluläre Immunausfälle

α) Bei Virus-Infekten

Von Pirquet (1906) ist die Beobachtung zu verdanken, daß tuberkulöse Patienten nach Masernerkrankung längere Zeit eine negative Tuberkulin-Hautreaktion haben können, und daß sie in dieser Zeit durch Exacerbationen des tuberkulösen Prozesses besonders gefährdet sind (Vahlquist, 1968). Dieses Phänomen kann heute durch die in vitro-Stimulation von Lymphocyten mit spezifischem Antigen exakt untersucht werden: tatsächlich können die Lymphocyten von Masern-Rekonvaleszenten durch verschiedene Antigene nicht stimuliert werden, im konkreten Fall eines Tuberkulin-positiven Spenders reagieren sie nicht auf Tuberkulin (PPD). Auch zahlreiche andere Viruskrankheiten erzeugen eine derartige vorübergehende Veränderung der Lymphocyten, die mit einer Lähmung verglichen werden könnte (Fontanellaz, persönliche Mitteilung 1970).

β) Bei lymphoretikulären Affektionen

Erkrankungen des lymphoiden Gewebes, vor allem akute Leukämie, gehen häufig mit einer vergleichbaren funktionellen Insuffizienz der Lymphocyten (hypothetische "T-Zellen") einher, die aber einen Dauerzustand darstellt. Diese Patienten sind deswegen durch relativ harmlose Viruskrankheiten, besonders Masern und Varicellen, ganz besonders gefährdet, was in Kinderkliniken und -polikliniken zu einem wesentlichen Problem werden kann (Holm *et al.*, 1966; Hirschhorn *et al.*, 1964; Winter *et al.*, 1964; Elves *et al.*, 1967). Auch die Masern-Lebendimpfung kann zu einer progressiven tödlichen Erkrankung werden (Mitus *et al.*, 1962), ebenso wie Vaccination zu Generalisierung führen kann (Kozlowska u. Sztymela, 1962; Kupers *et al.*, 1970). Schließlich bilden Pilz- und Pneumocystis Carinii-Infektionen eine ständige Bedrohung für diese Patienten (Beckmann u. Pluess, 1971).

Ähnliche Veränderungen wurden schließlich bei Patienten mit Lymphogranulomatose und Boeckschem Sarkoid beschrieben (Svet-Moldavsky, 1966; Brown *et al.*, 1967; Kelly *et al.*, 1960; Kelly u. Good, 1968; Mitchell *et al.*, 1968).

Von Miller *et al.* (1969) wurde ein isolierter Ausfall der Thymus-abhängigen Immunreaktionen bei einer Reticulose (histiocytic medullary reticulosis) beschrieben, der die Autoren eine Sonderstellung einräumen wollen. Möglicherweise würde man solche Defekte bei systematischer Suche aber nicht selten finden.

γ) Bei massivem Lymphverlust

Drainage des Ductus thoracicus nach außen führt im Tierversuch zu Lymphopenie im Blut und in den Geweben und als Folge derselben zu einer Schwächung jedoch nicht zu einer vollständigen Ausschaltung der cellulären Immunmechanismen (McGregor u. Gowans, 1963). Beim Menschen ist diese Möglichkeit einer Abschwächung cellulärer Immunreaktionen nach Organtransplantation mit fraglichem Erfolg versucht worden.

Lymphfisteln kommen vor als angeborene Mißbildung bei Lymphödem mit chylösem Ascites (Poley *et al.*, 1967; Rosen *et al.*, 1962) oder erworben auf Grund von traumatischen neoplastischen und entzündlichen Prozessen (Wyss, 1962). Genaue Untersuchungen über die Funktionen des cellulären Immunapparates sind uns dabei nicht bekannt; theoretisch ist anzunehmen, daß die vorhandenen Lymphocyten normal funktionsfähig sind, und daß lediglich ihre verminderte Anzahl problematisch werden kann.

δ) Bei medikamentöser Therapie

Zahlreiche Substanzen, vor allem praktisch alle Cytostatica, erzeugen eine Lymphopenie, die sehr hochgradig sein kann. Auch hier sind die lymphocytären Funktionen noch relativ wenig untersucht worden. Lediglich nach Chloroquine-Therapie wurde vermindertes Ansprechen der Lymphocyten auf Phytohämagglutinin-Stimulation beobachtet (Hurvitz u. Hirschhorn, 1965).

c) Erworbene symptomatische kombinierte Immunausfälle

Alle eben genannten exogenen Schädigungen, vor allem ionisierende Strahlen und Cytostatica, treffen das gesamte lymphoreticuläre System. Die Plasmazellen sind resistenter, so daß erst bei tiefgreifenden Schädigungen auch die Antikörperbildung beeinträchtigt wird.

Umgekehrt werden die „immunosuppressiven" Substanzen mit Absicht zur Unterdrückung der Immunreaktion bei Autoantikörperkrankheiten und nach Organtransplantationen eingesetzt. Da eine spezifische Hemmung zur Zeit noch nicht möglich ist, muß dabei eine allgemeine Erhöhung der Infektanfälligkeit in Kauf genommen werden. Tatsächlich beobachtet man bei langfristig immunosuppressiv behandelten Patienten aller Altersklassen verschiedenartige schwer verlaufende Infektionen mit pyogenen sowie mit halb-saprophytären Erregern, wie sie bei den angeborenen Defektzuständen ausführlich beschrieben wurden (Pneumokokken, Staphylokokken, etc.), aber auch Candida albicans, Pneumocystis Carinii, Staphylococcus albus und andere.

3. Maligne Erkrankungen bei Immunmangel

Burnet (1961) stellte auf Grund theoretischer Überlegungen die Hypothese auf, daß die immunologischen Systeme den Körper in erster Linie vor Entartung der eigenen Gewebe schützten, indem mutierte Zellen als Antigene identifiziert und eliminiert würden (Erkennung und Aufrechterhaltung des Selbst, „self-recognition"). Er konnte sich dabei auf zahlreiche tierexperimentelle Arbeiten stützen, die u.a. zeigten, daß in Tieren mit geschwächter immunologischer Abwehr transplantierte maligne Tumoren leichter angehen.

Wenig später wurden bei Patienten mit Ataxia teleangiectatica und mit Wiskott-Aldrich-Syndrom lymphatische Leukämien und Lymphosarkome beobachtet (Peterson *et al.*, 1964; ten Bensel *et al.*, 1966). Die Schule von Good in Minneapolis sah darin einen Beweis für die Burnetsche Theorie, daß infolge des Immundefektes die mutierten und maligne entarteten Zellen nicht aus dem Körper eliminiert würden (Dent *et al.*, 1968). Die auffallende Häufung maligner Erkrankungen bei diesen Patienten ist seither mehrfach bestätigt worden (Page *et al.*, 1963; Lampert, 1969); wir haben selber zwei solche Patienten beobachtet[1].

Theoretisch sind verschiedene pathogenetische Möglichkeiten denkbar: Immunmangel erlaubt das Angehen eines onkogenen Virus; Immunmangel erlaubt das Überleben mutierter (maligne entarteter) Zellen; Immunmangel führt wegen unspezifischer Infekte zu ständiger Irritation des lymphoreticulären Gewebes und damit zu erhöhter Mutationsrate. Oder: Immun-Proliferation führt zu neoplastischer Transformation oder zu bevorzugter Proliferation mutierter Zellen. Oder: in geringer Menge gebildete spezifische Antikörper fördern das Wachstum maligner Zellen („enhancement" Hoerni u. Laporte, 1970).

Es muß aber darauf hingewiesen werden, daß es sich bei allen bisher beschriebenen Fällen ausschließlich um Entartungen des lymphoreticulären Gewebes handelt, und daß bisher noch nie ein Carcinom beobachtet wurde, wie man erwarten müßte, wenn die immunologische Inkompetenz der entscheidende Punkt wäre. Deswegen wurde der Einwand erhoben, daß es sich hier um eine Labilität nur dieses Gewebes handle, die einerseits zum Immunmangel, andererseits zur malignen Entartung prädisponiere.

Beobachtungen bei Erwachsenen, die wegen Transplantationen längere Zeit einer immunosuppressiven Therapie unterworfen werden müssen, sprechen durch-

---

1 s. Anhang S. 739.

aus im Sinne der Burnetschen Theorie: bei ihnen kommen maligne Entartungen sowohl des Ektoderms als auch des Mesoderms stark gehäuft vor (Starzl, 1970). In einem solchen Fall wurde eine Selbstheilung des Tumors durch eigene immunologische Mechanismen behauptet, da er sich rapid zurückbildete. nachdem die Patientin von sich aus die cytostatische Therapie sistiert hatte (Penn *et al.*, 1970). Diese Deutung ist allerdings nicht unbestritten, da die meisten Tumoren (vor allem überflächliche Carcinome der Haut) mit konventioneller Therapie leicht beherrscht werden können. Bei einem Patienten wurden im Laufe von 17 Jahren vier neu entstandene Tumoren beobachtet (Starzl, 1970; Wegmann u. Scheitlin, 1971; Klein u. Oettgen, 1969; Schneck u. Penn, 1970; Penn 1970).

4. Therapie

Die therapeutischen Anstrengungen versuchen die Symptome des Patienten auf verschiedenen Wegen zu beeinflussen. Als spezifische Therapie bezeichnen wir diejenigen Maßnahmen, die das immunologische System direkt beeinflussen; ihnen wären als unspezifisch gegenüberzustellen die rein symptomatische Behandlung (z.B. eines akuten Infektes) oder die Behandlung des Grundleidens, das u.a. auch zu einem Immunmangelzustand führt (z.B. onkologische Therapie bei malignem Lymphom).

a) Unspezifische Therapie

Darauf kann hier nicht näher eingegangen werden. Es sei lediglich betont, daß die Bekämpfung aktueller Infekte mit allen zu Verfügung stehenden Mitteln (Antibiotica, chirurgische Interventionen, Schock- und Acidosebekämpfung, künstliche Ernährung, etc.) für das Überleben der Patienten in kritischen Phasen von entscheidender Bedeutung ist. Ferner kann ein Patient von seinem Immunmangel völlig geheilt werden, wenn der zugrunde liegende Prozeß saniert werden kann; z.B. verschwindet ein symptomatisches AMS bei Behebung eines Proteinverlustsyndromes.

b) Spezifische immunologische Therapie

α) Zufuhr von Immunglobulinen

Das humorale AMS kann in den meisten Fällen wirkungsvoll behandelt werden durch Zufuhr von Immunglobulinen und Antikörpern. Dies geschieht teilweise unbeabsichtigt mit Blut- und Plasmatransfusionen (100 ml Plasma enthalten ca. 1 g IgG). Besser wird diese Therapie jedoch gezielt und kalkuliert eingesetzt. Dies ist heute möglich, da konzentriertes menschliches Gammaglobulin in genügenden Mengen zur Verfügung steht.

Die Therapie mit menschlichem Gammaglobulin ist bis jetzt praktisch auf die Substitution der IgG-Fraktion beschränkt geblieben, deren Indikationen und Möglichkeiten recht gut bekannt sind (Barandun, 1964 u. 1968; Hitzig, 1969; Gross *et al.*, 1959; Bull. WHO 1966).

Dagegen stößt die Zufuhr der „kleinen" Fraktionen IgM und IgA auf so große Schwierigkeiten, daß sie heute routinemäßig noch nicht möglich ist. Der Grund dafür ist in erster Linie bei der Herstellung der Präparate zu suchen: die beiden Fraktionen machen nur etwa 1/10 der IgG-Menge aus und werden zudem bei den üblichen Fraktionierungsverfahren leichter denaturiert als das IgG. Ferner weiß man aus Stoffwechseluntersuchungen, daß IgM und IgA viel kürzere Halbwertszeiten haben als IgG (ca. 3—5 Tage gegenüber 20 Tagen), so daß größere Mengen in kürzeren Abständen zugeführt werden müssen, wenn die physiologischen Blutspiegel erreicht werden sollen. Deswegen haben sich bisher wenige Fabrikanten zur Herstellung derartiger Präparate entschließen können. Die Behring-Werke haben je ein Versuchspräparat, das an IgM und IgA angereichert ist, zur Zeit in klinischer Prüfung. AMMANN *et al.* (1969) führten durch zahlreiche große Plasmatransfusionen einem Patienten mit IgA-Mangel genügende Mengen dieser Fraktion zu; dieses Procedere ist jedoch nicht allgemein anwendbar.

Bei den IgG-Präparaten müssen zwei Punkte kurz erwähnt werden:

a) Die Applikationsart. Fast alle zur Zeit verfügbaren Präparate müssen intramuskulär gegeben werden. Die meisten sind 16%ig, was einen Konzentrationsfaktor gegenüber Plasma von ca. 15 und gegenüber Vollblut von ca. 30 bedeutet. Trotzdem müssen zur vollen Substitutionstherapie große Volumina verabreicht werden, was für den Patienten recht schmerzhaft ist.

Von Anfang an hat man deswegen versucht, Gammaglobulin intravenös zu applizieren. Die dabei beobachteten schweren Nebenwirkungen (Schock resp. Anaphylaxie-ähnliche Zustände) können heute mit großer Wahrscheinlichkeit auf die antikomplementäre Wirkung von aggregiertem IgG zurückgeführt werden. Durch Modifikation des IgG-Moleküls wird deswegen versucht, die Aggregation zu verhindern. Leider vermag heute noch keines der im Handel erhältlichen Präparate alle Anforderungen zu erfüllen.

b) Antikörperspezifität der Präparate. Von hyperimmunisierten Spendern können Immunglobulinpräparate mit besonders hohem Titer gegen das betreffende Antigen gewonnen werden. Diese Immunglobulinpräparate „nach Maß" haben sich in verschiedenen Situationen als ideal erwiesen und haben rasch die früher verwendeten tierischen Antiseren verdrängt (Tetanus- und Vaccinia-Hyperimmungammaglobulin). Neuentwicklungen auf diesem Gebiet scheinen sehr vielversprechend.

β) Substitution immunologisch aktiver Gewebe

Die dauerhafte Übertragung cellulärer Immunmechanismen von einem Individuum auf das andere stößt wegen der hochentwickelten Individualspezifität jedes Menschen auf große Schwierigkeiten. Seit Erkennung von Gewebe-(Histokompatibilitäts-)Antigenen meint man, die Vorgänge im Prinzip zu verstehen. Allerdings bleiben im einzelnen klinischen Fall immer noch viele Fragen ungelöst, vor allem weil die zur Verfügung stehenden Techniken anscheinend erst einen Bruchteil der existierenden Histokompatibilitätsantigene zu erkennen vermögen. Ein Empfänger, dem ein fremdes Gewebsantigen einverleibt wird, reagiert mit seinen Immunmechanismen dagegen; diese Reaktion ist bei Patienten mit Immunmangel in verschiedenem Grade und in verschiedener Art gestört.

Für die Übertragung lymphoider Gewebe ergibt sich zudem die neue und einzigartige Situation, daß Reaktionen des immunkompetenten Transplantates gegen den Wirt auftreten können (graft-versus-host-reaction). Sie erzeugen ein charakteristisches klinisches Syndrom, das als „Sekundärkrankheit" beschrieben wurde (= runt disease, runting, u.a.). Die lymphoiden Zellen des Spenders werden durch Antigene des Wirtsorganismus zur Proliferation und zur cellulären und humoralen Abwehrreaktion angeregt. Sie siedeln sich besonders im lymphoiden Gewebe des Empfängers an (Lymphknoten, Leber, Milz und lymphatischer Apparat des Darmes). Klinisch zeigen diese Organe eine rapide Vergrößerung, bzw. der Befall des Darmes äußert sich in profusen Durchfällen. Ein weiterer typischer Besiedlungsort ist die Haut, besonders die gut durchblutete Germinativzellschicht. Als klinisches Korrelat tritt eine Erythrodermie und bei intensiver Reaktion eine ausgesprochene Hautschuppung auf (HATHAWAY, 1965, 1966 u.

1967; FULGINITI *et al.*, 1968; DE VRIES, 1968; BRUNE, 1970; VAN BEKKUM u. DE VRIES, 1969; HONG, *et al.*, 1968).

Folgende Wege wurden versuchsweise beschritten:

γ) Implantation fetaler Organe

Diese Möglichkeit drängte sich auf in Analogie zu Tierversuchen. In der Perinatalperiode thymektomierte Tiere entwickeln Zeichen eines cellulären Immunmangels, an dem sie nach kurzer Zeit zugrunde gehen. Sie können jedoch gerettet werden, wenn ihnen in der frühesten Säuglingszeit der eigene oder ein fremder Thymus wieder implantiert wird.

Die Thymus-Aplasie als isolierte Mißbildung schien vorzüglich für eine Ersatztherapie geeignet (Diskussion s. KAY, 1968). Tatsächlich konnte bei zwei Fällen (CLEVELAND *et al.*, 1968 und AUGUST *et al.*, 1968) nach Implantation eines einzigen fetalen Thymus eine vollständige Wiederherstellung der immunologischen Funktion erreicht werden. Über den Mechanismus dieser Rekonstitution bestehen einige Unklarheiten (DEMPSTER, 1969; GOOD *et al.*, 1969b). Die weitere Beobachtung der beiden erwähnten Fälle hat gezeigt, daß anscheinend mit Erwerb der vollen Immunkompetenz auch der implantierte fetale Thymus allmählich abgestoßen wird; jedenfalls erschöpft sich seine Wirkung, denn die beiden Patienten wurden 18 resp. 24 Monate nach der ersten Implantation allmählich wieder immuninkompetent. Eine Wiederholung der Implantation von fetalem Thymusgewebe könnte sich als notwendig erweisen.

Vor diesen erfolgreich verlaufenen Transplantationen schien sich in den Patienten mit Thymusdysplasie (und kombiniertem Immunmangelsyndrom) ein Analogon zum perinatal thymektomierten Tier zu bieten (HITZIG *et al.*, 1965; KAY, 1968; HARBOE, 1966; GOYA, 1968). Wir fanden in der Literatur Berichte über 9 Patienten, die insgesamt 14 Implantate erhielten (HITZIG, 1971). Unmittelbare Erfolge konnten bei 5 davon nachgewiesen werden, in keinem Fall jedoch ein Dauererfolg (zwei weitere Fälle, die zusätzlich Knochenmark von erwachsenen Spendern erhielten, werden im nächsten Abschnitt behandelt). Diese völlig negativen Resultate trugen dazu bei, die Krankheit als eine Stammzellenerkrankung zu klassifizieren, wie früher genau ausgeführt wurde.

δ) Implantation von Geweben postnataler Spender

Andere Forscher gingen von der Überlegung aus, daß lymphoide Organe, die bereits immunologische Erfahrung erworben haben, transplantiert werden sollten. Versuche wurden mit Thymusgewebe, Blut und Knochenmark durchgeführt. Bei genauer Beachtung der Histokompatibilitätsantigene führte die Übertragung von Knochenmarkszellen zu spektakulären Erfolgen, indem Patienten mit schwerem kombiniertem Immunmangelsyndrom vollständig rekonstituiert werden konnten. Ausgedehnte quantitative Tierversuche zeigten, daß zur Wiederbesiedlung eines zerstörten myeloischen oder lymphatischen Apparates eine bestimmte minimale Zellzahl von ca. $2-4 \times 10^8$ Zellen pro kg notwendig ist (VAN BEKKUM u. DE VRIES, 1969). Therapieversuche beim Menschen mit geringeren Zellzahlen sagen nichts Sicheres aus, obschon auch mit geringeren Zahlen inkompatibler Zellen eine tödliche Sekundärkrankheit ausgelöst werden kann.

Idealerweise müßte man ausschließlich Knochenmarksstammzellen übertragen. Die Arbeitsgruppe von VAN BEKKUM entwickelte deshalb ein Verfahren zur Fraktionierung des gesamten Knochenmarks, wodurch immunkompetente lymphoide Zellen entfernt werden können. Dies geschieht durch Zentrifugieren der Zellsuspension auf einem diskontinuierlichen Gradienten von Rinderalbumin

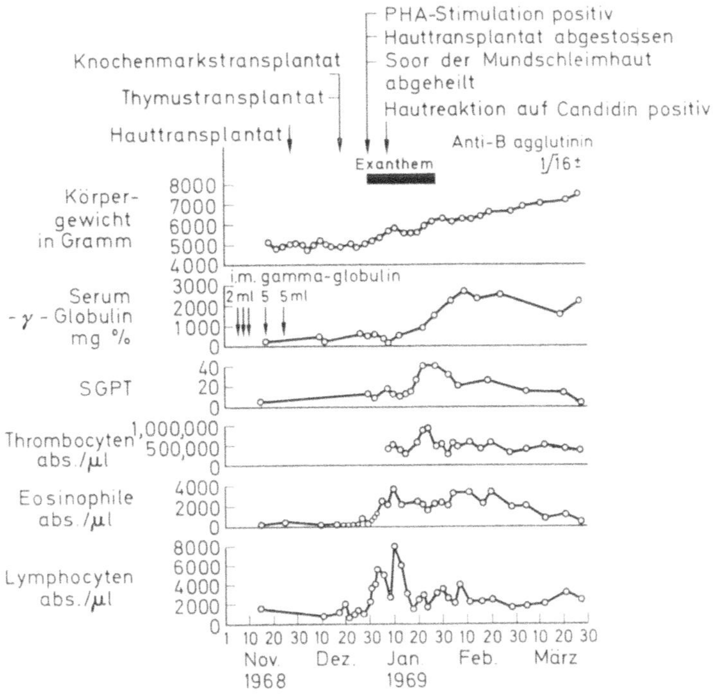

Abb. 15. Therapie der schweren kombinierten Immunmangelkrankheit. Nach Knochenmarktransplantation und Implantation eines fetalen Thymus bilden sich innerhalb kurzer Zeit die cellulären und humoralen Immunfunktionen vollständig aus (s. Text) (De Koning *et al.*, 1969)

bestimmter Osmolarität. Aus verschiedenen Stufen des Gradienten können die einzelnen Zellfraktionen gewonnen werden, die sich dank ihres spezifischen Gewichtes dort eingestellt haben (Dicke *et al.*, 1968).

Von den erfolgreich behandelten Fällen (Tabelle 11) seien lediglich drei Beispiele zitiert:

Der von De Koning *et al.* (1969) mitgeteilte Patient (Abb. 15) erhielt mit der genannten Methode fraktionierte Stammzellen aus Knochenmark einer nach allen Kriterien vollkommen kompatiblen Schwester. In den folgenden Wochen konnte man das Entstehen einer vollständigen Immunkompetenz sowohl im humoralen als auch im cellulären Bereich mitverfolgen. Gut 5 Jahre nach dem Eingriff ist der Patient zur Zeit normal entwickelt, er weist keine Anzeichen einer abnormen Infektanfälligkeit auf, und alle Immunmechanismen zeigen normale Funktionen.

Bei dem von Good *et al.* (1969b) behandelten Patienten stand kein vollständig kompatibler Spender zur Verfügung. Unter den Zeichen einer mäßigen Sekundärkrankheit wurde der Patient teilweise immunkompetent, jedoch entwickelte sich eine schwere Pancytopenie, die als Folge der Zerstörung der Knochenmarkstammzellen des Wirtes durch das Implantat aufgefaßt wurde. Deswegen wurde in einer zweiten Phase vom gleichen Spender noch einmal unfraktioniertes Knochenmark übertragen. Tatsächlich normalisierten sich nun das Knochenmark und das periphere Blut. Die Erythrocyten des vollständig wiederhergestellten Patienten weisen zu 100% die Blutgruppe des Spenders auf[1].

[1] s. Anhang S. 740.

Tabelle 11. Therapie des schweren kombinierten

Autor	Patient		Knochenmarkzellen		
	Alter	Geschlecht	kompat.	inkompat.	frakt. Dicke
1. Rosen *et al.* (1966)	6/12	♂		+	0
2. Miller (1967)	6 Wo	♂		+	0
3. Gatti *et al.* (1968)	5/12	♂	+		0
4. Meuwissen *et al.* (1969)	8/12	♂	+		0
5. De Koning *et al.* (1969)	5/12	♂	+		+
6. Kretschmer *et al.* (1969)	9/12	♂		+	0
7. Hochapfel *et al.* (1970)	10/12	♂		+	+
8. Ammann *et al.* (1970)	6/12	♀	+		0
9. Ammann *et al.* (1970)	11/12		+		0
10. Miller u. Phillips (1970)	2/12	♂		+	+[a]
11. zit. bei Dicke (1970)	?	?	?		+
12. zit. bei Dicke (1970)	?	?		+	+
13. zit. bei Dicke (1970)	?	?	?		+
14. Eigener Fall (1970)	16/12	♂		+	+
15. Buckley (zit. in Bull. WHO 1971)	?	?		+	—

[a] Fraktioniert mit „velocity sedimentation".

Der von Buckley (1971) behandelte Patient hatte keine kompatiblen Geschwister. Gegenüber dem Vater bestand eine kleinere Inkompatibilität, während die Mutter einen zirkulierenden Antikörper gegen Zellen des Vaters aufwies. Der Patient erhielt unfraktioniertes Knochenmark des Vaters und gleichzeitig Serum der Mutter, aus der Überlegung heraus, daß der zirkulierende Antikörper der Mutter sich auf den Knochenmarkszellen des Vaters fixiere und dadurch das Phänomen des „enhancement" hervorrufe. Tatsächlich ging das Transplantat unter nur sehr geringen Erscheinungen einer Sekundärkrankheit an, und der Patient konnte vollständig rekonstituiert werden.

Ein Einzelfall eines Patienten mit Wiskott-Aldrich-Syndrom ist hier zu erwähnen, der mit histokompatiblem Knochenmark seiner Schwester gebessert werden konnte (Albertini *et al.*, 1968).

Ein wichtiger Faktor im klinischen Verlauf der Sekundärkrankheit sind Superinfektionen. In sehr vielen Fällen wurde die eigene Darmflora dem Patienten zum Verhängnis. Man postuliert daher heute eine vollständige Dekontamination des gesamten Magen-Darmkanals durch kontrollierte Behandlung mit Breitspektrum-Antibiotica. Für die optimale Behandlung muß zusätzlich die Dekontamination der gesamten Haut und der Schleimhäute sowie die Pflege in einem sterilen Raum postuliert werden (Bull. WHO 1971).

ε) Transfer Factor

Lawrence (1948) beschrieb einen aus Leukocyten extrahierbaren humoralen Faktor, mit dem gewisse Phänomene der verzögerten Immunität übertragen werden können. Jahrzehntelange Kontroversen über diesen „transfer factor" scheinen in letzter Zeit teilweise gelöst zu werden (Lawrence, 1970; Valdimarsson, 1970). Levin *et al.* (1970) beschrieben die immunologische Normalisierung eines Patienten mit Wiskott-Aldrich-Syndrom nach Injektion von Transfer-Faktor, die mit exakten klinischen und in vitro-Untersuchungen gut fundiert erscheint. Zwei weitere Patienten sollen seither ebenfalls erfolgreich behandelt worden sein (Fudenberg, persönliche Mitteilung, 1970).

Immunmangel-Syndroms mit Knochenmarkzellen

Annahme der Transplantation		Erfolg Immunolog. Rekonstitution		Sekundärkrankheit	Tod
völlig	teilweise	völlig	teilweise		
	+			+	12. Tag
+			+	+	12. Tag
	+	+		mild	
+		+		0	
+		+		mild	
	+	0	0	+	12. Tag
0	0		+ (temporär)	0	
	+		+	0	
+		+		chronisch	
				0	?
	+			nicht charakterisiert	21. Tag
	+			+ (verspätet)	45. Tag
0	0			0	12. Tag
				0	7. Tag
+		+		mild	

V. Schlußfolgerungen

Die vor 20 Jahren einfache Hypogammaglobulinämie hat sich in das vielschichtige Gebiet der Immunmangelkrankheiten aufgefächert. Diese Entwicklung wurde durch eine fruchtbare Zusammenarbeit zwischen klinischer und theoretischer Forschung ermöglicht. Außer einem besseren Verständnis der Abwehrreaktionen gegen Infektionen ergaben sich Seitenzweige in das Gebiet der Carcinomentstehung und -therapie, in die Humangenetik, in die Cytogenetik und in die Biochemie. Es ist offensichtlich, daß die erfolgreiche Transplantation von Geweben oder Organen nur Aussicht auf Erfolg hat, wenn die in diesem Zusammenhang auftretenden immunologischen Reaktionen verstanden und unterdrückt oder umgangen werden können. Deswegen kommt dem Gebiet grundsätzliche Bedeutung für die weitere Entwicklung eines vermutlich für die gesamte Medizin sehr wichtigen Sektors zu.

Anhang

(Ergänzungen bei der Korrektur, August 1973)

Zu S. 683 und 723. Die theoretisch postulierte Unterscheidung von B- und T-Lymphocyten ist heute direkt möglich: B-Zellen können mittels fluoreszierender spezifischer Antiseren gegen IgG, IgA und IgM erkannt werden, T-Zellen sind aufgrund ihrer Eigenschaft zur Bildung von „Rosetten" mit Hammelerythrocyten zu charakterisieren (PREUD'HOMME und SELIGMANN, 1972). Die meisten Fälle von chronischer lymphatischer Leukämie bilden nur B-Zellen, deren Defekt darin besteht, daß sie sich nicht in Plasmazellen weiterentwickeln können (DICKLER *et al.*, 1973). — Neuerdings wird vermehrt auf das Zusammenwirken von B- und T-Zellen geachtet (cell cooperation). Beide Zellarten sind notwendig zur Bildung von spezifischen Antikörpern, wahrscheinlich aber auch zur Ausbildung cellulärer Immunreaktionen.

Zu Tabelle 3 und zu S. 690 und 692. Die Vorschläge des Experten-Komitees der Welt-Gesundheits-Organisation sind überarbeitet und aufgrund der neuen

Befunde von B- und T-Zellen präzisiert worden (erscheint Ende 1973 oder anfangs 1974 in Birth Defects original articles series, ed. D. BERGSMA, R. A. GOOD, J. FINSTAD, The National Foundation March of Dimes, New York 1974). Als grundsätzlich neu ist die Entdeckung zu werten, daß in einigen Familien mit schwerem kombiniertem Immunmangelsyndrom eine Verminderung eines in Leukocyten und Erythrocyten vorkommenden Enzyms Adenine Deaminase (= ADA) gefunden wurde, wobei anscheinend die Eltern heterozygote, die befallenen Kinder homozygote Gen-Träger sind.

Zu S. 696. Beim selektiven IgA-Mangel wurden bisher immer B-Lymphocyten, die auf ihrer Membran IgA tragen, in normaler Zahl gefunden. Man muß deswegen annehmen, daß diese Zellen zur Synthese des IgA fähig sind, es aber nicht in die Umgebung sezernieren können (COOPER *et al.*, 1971; PREUD'HOMME u. SELIGMANN, 1972; SCHWENK *et al.*, 1974).

Zu S. 719. In der Behandlung des Wiskott-Aldrich-Syndroms wurde über gute Ergebnisse einer neuartigen Therapie mit „zellfreiem Transfer Factor" berichtet (SPITLER *et al.*, 1972; HITZIG *et al.*, 1972).

Zu S. 737. Die letzte Revision der Ergebnisse von Knochenmarks- und anderen Zell- oder Gewebstransplantaten bei Patienten mit Immunmangelkrankheiten hat gezeigt, daß der schwere kombinierte Immundefekt gut beeinflußt werden kann (25 Heilungen auf etwa 42 Knochenmarkstransplantationen (HITZIG und FONTANELLAZ, 1973).

Literatur

ACKERMAN, B. D.: Dysgammaglobulinemia: Report of a case with a family history of a congenital gamma globulin disorder. Pediatrics **34**, 211 (1964).

ALBERTINI, R. J., JOO, P., ANDERSON, J. L., BORTIN, M. M.: Bone-marrow transplantation in a patient with the Wiskott-Aldrich Syndrome. Lancet **1968 II**, 1364.

ALBRIGHT, F., BARTTER, F. C., FORBES, A. P.: The fate of human serum albumin administered intravenously to a patient with idiopathic hypoalbuminemia and hypoglobulinemia. Trans. Assoc. Amer. Phycns **62**, 204 (1949).

ALDRICH, R. A., STEINBERG, A. G., CAMPBELL, D. C.: Pedigree demonstrating a sex-linked recessive condition characterized by draining ears, eczematoid dermatitis and bloody diarrhea. Pediatrics **13**, 133 (1954).

ALEXANDER, W. J., DUNBAR, J. S.: Unusual bone changes in thymic alymphoplasia. Ann. Radiol. **11**, 389 (1968).

ALLANSMITH, M. R., MCCLELLAN, B. H., BUTTERWORTH, M.: Individual patterns of immunoglobulin development in ten infants. J. Pediat. **75**, 1231 (1969).

ALLANSMITH, M., MCCLELLAN, B. H., BUTTERWORTH, M., MALONEY, J. R.: The development of immunoglobulin levels in man. J. Pediat. **72**, 276–290 (1968).

ALLIBONE, E. O., GOLDIE, W., MARMION, B. P.: Pneumocystis Carinii pneumonia and progressive vaccinia in siblings. Arch. Dis. Childh. **39**, 26 (1964).

AMMANN, A. J., GOOD, R. A., BIER, D., FUDENBERG, H. H.: Long-term plasma infusions in a patient with ataxia-telangiectasia and deficient IgA and IgE. Pediatrics **44**, 672 (1969).

AMMANN, A. J., MEUWISSEN, H. J., GOOD, R. A., HONG, R.: Successful bone marrow transplantation with humoral and cellular immunity deficiency. Clin. exp. Immunol. **7**, 343, (1970).

AMMAN, P., LÒPEZ, V., BÜTLER, R., ROSSI, E.: Das Ataxie-Teleangiektasie-Syndrom (Louis-Bar-Syndrom) aus immunologischer Sicht. Helv. paediat. Acta **20**, 137 (1965).

ANDERSEN, S. B., JARNUM, S., JENSEN, H., ROSSING, N.: Metabolism of gamma G-globulin in the nephrotic syndrome in adults. Scand. J. clin. Lab. Invest. **21**, 42 (1968).

ARNASON, B. G., JANKOVIČ, B. D., WAKSMAN, B. H., WENNERSTEN, CH.: Role of the thymus in immune reactions in rats. II. Suppressive effect of thymectomy at birth on reactions of delayed (cellular) hypersensitivity and the circulating small lymphocyte. J. exp. Med. **116**, 177 (1962).

AUGUST, C. S., ROSEN, F. S., FILLER, R. M., JANEWAY, C. A., MARKOWSKI, B., KAY, H. E. M.: Implantation of a foetal thymus, restoring immunological competence in a patient with thymic aplasia (Di George's Syndrome). Lancet **1968 II**, 1210.

BACH, F., HIRSCHHORN, K.: Lymphocyte interaction: A potential histocompatibility test in vitro. Science N.S. **143**, 813 (1964).
BACH, F. H.: Donor-Recipient Pairing for Transplantation. Exp. Hemat. **18**, V (1969).
BACH, F. H., VOYNOW, N. K.: One-way stimulation in mixed leukocyte cultures. Science **153**, 545 (1966).
BACHMANN, R.: Studies on the serum gamma-A-globulin level. III. The frequency of A-gamma-A globulinemiea. Scand. J. clin. Lab. Invest. **17**, 316 (1965).
BACHMANN, R., LAURELL, C.-B.: Studies on the serum γ_{1A}-globulin level. I. Healthy subjects and hypergammaglobulinemic patients. Scand. J. clin. Lab. Invest. **17**, 39 (1965).
BACHMANN, R., LAURELL, C.-B., SVENONIUS, E.: Studies on the serum γ_{1A}-globulin level. II. γ_{1A}-deficiency in a case of systemic lupus erythematodus, Scand. J. clin. Lab. Invest. **17**, 46 (1965).
BAEHNER, R. L., NATHAN, D. G.: Chronic Granulomatous Disease: an X-linked deficiency of Leucocyte NADH Oxidase. Ped. Res. **1**, 306 (1967).
BAIN, B., VAS, M., LOWENSTEIN, L.: A reaction between leukocytes in mixed peripheral blood cultures. Fed. Proc. **22**, 428 (1963).
BALLARD, H. S., HAMILTON, L. M., MARCUS, A. J., ILLES, C. H.: A new variant of heavy-chain disease (μ-chain disease). New Engl. J. Med. **282**, 1060 (1970).
BARANDUN, S.: Die Gammaglobulin-Therapie. Chemische, immunologische und klinische Grundlagen. Bibl. Haematol., Fasc. 17. Basel-New York: Karger 1964.
BARANDUN, S., AEBERSOLD, J., BIANCHI, R., KLUTHE, R., VON MURALT, G., PORETTI, G., RIVA, G.: „Proteindiarrhöe". Zugleich ein Beitrag zur Frage der sog. essentiellen Hypoproteinämie. Schweiz. med. Wschr. **90**, 1458 (1960).
BARANDUN, S., BÜCHLER, H., HÄSSIG, A.: Agammaglobulinämie. Helv. med. Acta **22**, 456 (1955).
BARANDUN, S., BÜCHLER, H., HÄSSIG, A.: Das Antikörpermangelsyndrom (Agammaglobulinämie). Schweiz. med. Wschr. **86**, 33 (1956).
BARANDUN, S., HUSER, H. J., HÄSSIG, A.: Klinische Erscheinungsformen des Antikörpermangelsyndroms. Schweiz. med. Wschr. **88**, 78 (1958).
BARANDUN, S., RIVA, G., SPENGLER, G. A.: Immunologic Deficiency Diagnosis, Forms and Current Treatment. In: „Immunologic Deficiency Diseases in Man". Ed. D. BERGSMA and R. A. GOOD. Birth Defects IV, No. 1, p. 40, 1968.
BARANDUN, S., COTTIER, H., HÄSSIG, A., RIVA, G.: Das Antikörpermangelsyndrom. Basel: Schwabe 1959.
BECKER, W.: Immunchemische Differenzierung gammaG-monoclonaler und polyclonaler Gammapathien durch Elektroimmundiffusion. Z. analyt. Chemie **243**, 442 (1968).
BECKER, W., RAPP, W., SCHWICK, H. G., STÖRIKO, K.: Methoden zur quantitativen Bestimmung von Plasmaproteinen durch Immunpräzipitation. Z. klin. Chem. **6**, 113 (1968).
BECKMANN, C., PLÜSS, H. J.: Pneumocystis Carinii Infektion im Verlauf kindlicher Leukämien. Diss. Zürich 1971.
BELTAOS, E., MCCREADIE, S. R.: Thymic alymphoplasia with pancreatic fibrosis and mucoviscidosis. J. Lancet **85**, 254 (1965).
BENACERRAF, B., GELL, P. G. H.: Immunological specificity of delayed and immediate hypersensitivity reactions. In: Mechanism of cell and tissue damage. Basel: Schwabe 1962.
BENDICH, A., KABAT, E. A.: Immunochemical estimation of the rate of disappearance of transfused gamma-globulin from the blood in two cases of hypoproteinemia. J. Lab. clin. Med. **34**, 1066 (1949).
BENNHOLD, H., OTT, H.: Das Eiweißspektrum und seine klinische Bedeutung. In: Klinik der Gegenwart, Bd. 1, 573—602. München-Berlin: Urban und Schwarzenberg 1955.
BERG, T., JOHANSSON, S. G. O.: Immunoglobulin levels during childhood, with special regard to IgE. Acta paediat. scand. **58**, 513—524 (1969).
BERLYNE, G. M., JONES, J. H., HEWITT, V., NILWARANGKUR, S.: Protein loss in peritoneal dialysis. Lancet **1964 I**, 738.
BERNARD, C.: Zit. nach LÖFFLER.
BERNHEIM, N., FRANÇOIS, R., LARBRE, F., ROSENBERG, D., CREYSSEL, R., MANUEL, Y., FREYCON, M.-T.: Les carences dissociées en anticorps. A propos d'une observation d'infections à répétition par absence de béta$_{2M}$ et béta$_{2A}$ globulines. Pédiatrie **19**, 189 (1964).
BERNIER, G. M.: Adult hypogammaglobulinemia. Analysis of 100 cases. Amer. J. Med. **36**, 618 (1964).
BERRY, C. L., THOMPSON, E. N.: Clinico-pathological study of thymic dysplasia. Arch. Dis. Childh. **43**, 579 (1968).
BIER, M.: Electrophoresis. Theory, Methods, and Applications. New York: Academic Press 1959.

BLAESE, R. M., STROBER, W., BROWN, R. S., WALDMANN, TH. A.: The Wiskott-Aldrich Syndrome. A disorder with a possible defect in antigen processing or recognition. Lancet **1968 I**, 1056.
BLATTNER, R. J.: Severe infections in splenectomized infants and children. J. Pediat. **51**, 223 (1957).
BLIZZARD, R. M., CHANDLER, R. W., KYLE, M. A., HUNG, W.: Adrenal antibodies in Addison's Disease. Lancet **1962 II**, 901.
BLOCK, R. J., DURRUM, E. L., ZWEIG, G.: A manual of paper chromatography and paper electrophoresis. New York: Academic Press 1955.
BODER, ELENA, SEDGWICK, R. P.: Ataxia-telangiectasia. A familial syndrome of progressive cerebellar ataxia, oculocutaneous telangiectasia and frequent pulmonary infection. Pediatrics **21**, 526 (1958).
BODMER, P., HITZIG, W. H.: Lymphozyten-Stimulation in vitro mit Phytohämagglutinin. Modifikation bei schwerer Lymphopenie. Klin. Wschr. **49**, 611 (1971).
BOMMER, W.: Pneumocystis Carinii in interstitial plasma-cell pneumonia. Amer. J. Dis. Child. **102**, 375 (1961).
BOTTURA, C., FERRARI, I., VEIGA, A. A.: Chromosome abnormalities in Waldenström's macroglobulinaemia. Lancet **1961** I, 1170.
BOUND, J. P., HACKETT, W. R.: Idiopathic hypoproteinaemic oedema and aminoaciduria in an infant. Arch. Dis. Childh. **28**, 104 (1953).
BRAMBELL, W. F. R., HEMMINGS, W. A., HENDERSON, M.: Antibodies and embryos. London: The Athlone Press 1951.
BRAND, M. M., MARINKOVICH, V. A.: Primary malignant reticulosis of the brain in Wiskott-Aldrich Syndrome. Arch. Dis. Childh. **44**, 536 (1969).
BRAUNSTEINER, H., GABL, F., LEDERER, B., PASTNER, D., PROPST, A., RHOMBERG, P.: Thymustumor mit extremer Lymphopenie und Atrophie des lymphatischen Gewebes bei normaler Plasmazellzahl und mit Auftreten einer monoklonalen IgM (Lambda)-Vermehrung. Schweiz. med. Wschr. **98**, 1188 (1968).
BRETON, A., BISERTE, G., HAVEZ, R., HAYEM-LÉVY, A., FONTAINE, G.: Les protiduries de l'enfant. Acta paediat. belg. **12**, 93 (1958).
BRETON, A., WALBAUM, R., BONIFACE, L., GOUDEMAND, M., DUPONT, A.: Lymphocytophtisie avec dysgammaglobulinémie chez un nourrisson. Arch. franç. Pédiat. **20**, 131 (1963).
BRIDGES, R. A., BERENDES, H., GOOD, R. A.: A fatal granulomatous disease of childhood. Amer. J. Dis. Child. **97**, 387 (1959).
BRIDGES, R. A., CONDIE, R. M., ZAK, S. J., GOOD, R. A.: Cellular basis of antibody formation: development during neonatal period. Fed. Proc. **16**, 352 (1957).
BROWN, R. S., HAYNES, H. A., FOLEY, H. TH., GODWIN, H. A., BERARD, C. W., CARBONNE, P. P.: Hodgkin's Disease. Immunologic, clinical and histologic features of 50 untreated patients. Ann. intern. Med. **67**, 291—302 (1967).
BRUNE, K.: Graft-versus-Host-Reaktionen: Modelle, Beeinflußbarkeit und klinische Analogien. Schweiz. med. Wschr. **100**, 49 (1970).
BRUTON, O. C.: Agammaglobulinemia. Pediatrics **9**, 722 (1952).
BRUTON, O. C., APT, L., GITLIN, D., JANEWAY, CH. A.: Absence of serum gamma globulin. Trans. Soc. Ped. Research, 22nd Annual Meeting, Old Point Comfort, Va, May 5—7, 1952. Amer. J. Dis. Child. **84**, 632 (1952).
BUCKLEY, R. H.: Zit. in Bull. WHO 1971.
BUCKLEY, R. H., BRADFORD, W. D., BUTCHER, S. R.: Selective immunoglobulin deficiency associated with thymic alymphoplasia. Pediatrics **39**, 506—515 (1967).
BUCKLEY, R. H., DEES, S. C., O'FALLON, W. M.: Serum immunoglobulins: I. Levels in normal children and in uncomplicated childhood allergy. Pediatrics **41**, 600—611 (1968).
BUCKLEY, R. H., YOUNGER, J. B., BRUMLEY, G. W.: Evaluation of serum immunoglobulin concentrations in the perinatal period by use of a standardized method of measurement. J. Pediat. **75**, 1143 (1969).
BUFFE, DENISE, BURTIN, P., GRABAR, P.: Localisation intracellulaire des chaînes légères et des chaînes lourdes des gamma-globulines. C. R. Acad. Sci. (Paris) **258**, 4629 (1964).
BULL, C. G., MCKEE, C. M.: Respiratory immunity in rabbits. VII. Resistance to intranasal infection in the absence of demonstrable antibodies. Amer. J. Hyg. **9**, 490 (1929).
BULL, D. M., TOMASI, TH. B.: Deficiency of immunoglobulin A in intestinal disease. Gastroenterology **54**, 313—320 (1968).
Bull. Wld. Health Org.: Nomenclature for Human Immunoglobulins. **30**, 447 (1964).
Bull. Wld. Health Org.: Notation for genetic factors of human immunoglobulins. **33**, 721—724 (1965).
Bull. Wld. Health Org.: Nomenclature of Complement. **39**, 935 (1968).
Bull. Wld. Health Org.: An extension of the nomenclature of immunoglobulins. **41**, 975 (1969).

Bull. Wld. Health Org.: Immunodeficiency diseases. Bull. WHO 1971.
BURKE, B. A., KROVETZ, L. J., GOOD, R. A.: Occurrence of pneumocystis Carinii pneumonia in children with agammaglobulinemia. Pediatrics **28**, 196 (1961).
BURKE, E. C., BROWN, A. L., WEED, L. A.: Pneumocystis Carinii pneumonia: Report of case in infant with hypogammaglobulinemia. Proc. Mayo Clin. **37**, 129 (1962).
BURNET, M.: The immunological recognition of self. Science **133**, 307 (1961).
BURNET, M.: Experimental production of auto-antibodies or of auto-immune disease. Brit. med. Bull. **19**, 245 (1963).
BURTIN, P., BUFFE, D., GRABAR, P.: Les hypogammaglobulinémies atypiques. (Hypogammaglobulinémies récessives non liées au sexe). Etude immunochimique et génétique. Ann. Inst. Pasteur **106**, 519 (1964).
BUSER, F., BÜTLER, R., DU PAN, R. M.: Susceptibility to infection and IgA deficiency in the infant. J. Pediat. **72**, 29 (1968).
BUSSARD, A., PERRIN, D.: Electrophoresis in agar plates. J. Lab. clin. Med. **46**, 689 (1955).
BUTLER, W. T., ROSSEN, R. D., WALDMANN, TH. A.: The Mechanisms of Appearance of Immunoglobulin A in Nasal Secretions in Man. J. clin. Invest. **46**, 1883—1893 (1967).
CAMERON, J. S.: Histology, Protein Clearances, and Response to Treatment in the Nephrotic Syndrome. Brit. med. J. **4**, 356 (1968).
CAMERON, J. S., BLANDFORD, G.: The simple assessment of selectivity in heavy proteinuria. Lancet **1966 II**, 242.
CARSTAIRS, K.: The human small lymphocyte: its possible pluripotential quality. Lancet **1962 I**, 829.
CASHMAN, TH. M., NAVIN, J. J., CHANDOR, ST. B.: Thymic alymphoplasia, previously reported as dysgammaglobulinemia type I. J. Pediat. **76**, 722 (1970).
CATTELL, W. R., NORRIS, T. ST. M.: Idiopathic hypercatabolic hypoproteinaemia. Proc. roy. Soc. Med. **50**, 514—516 (1957).
CENTERWALL, W. R., MILLER, M. M.: Ataxia, telangiectasia, and sinopulmonary infections. Amer. J. Dis. Child. **95**, 385 (1958).
CHARACHE, P., ROSEN, F. S., JANEWAY, C. A., CRAIG, J. M., ROSENBERG, H. A.: Acquired agammaglobulinaemia in siblings. Lancet **165 I**, 234—237.
CHIBA, CH., CZAJKOWSKI, N., WOLF, P. L., BING, R. J.: Experimental production of lymphopenia and hypogammaglobulinemia by inducing an autoimmune state. Blood **24**, 841 1964. (American Soc. of Hematology, 7th Annual Meeting.)
CITRIN, Y., STERLING, K., HALDSTED, J. A.: The mechanism of hypoproteinemia associated with giant hypertrophy of the gastric mucosa. New Engl. J. Med. **257**, 906 (1957).
CITRON, K. M.: Agammaglobulinemia with splenomegaly. Brit. med. J. 1957 **I**, 1148.
CLEVELAND, W. W., FOGEL, B. J., BROWN, W. T., KAY, H. E. M.: Foetal thymic transplant in a case of Di George's syndrome. Lancet **1968 II**, 1211.
CLEVELAND, W. W., FOGEL, B. J., KAY, H. E.: Implant of Fetal Thymus in an Infant with the III—IV Pharyngeal Pouch Syndrome. J. clin. Invest. **47**, 20a (1968).
COHEN, H., METZ, J., HART, D.: Protein-losing gastroenteropathy in Kwashiorkor. Lancet **1962 I**, 643.
COHEN, S., MILSTEIN, C.: Structure of antibody molecules. Nature (Lond.) **214**, 449 (1967).
COLLINS-WILLIAMS, C., LAMENZA, C., NIZAMI, R.: Immunoglobulin IgA: A review of the literature. Ann. Allergy **27**, 225 (1969).
COLLINS-WILLIAMS, C., TOFT, B., GENEROSO, L., MOSCARELLO, M.: Quantitative immunoglobulin levels (IgG, IgA, and IgM) in children, determined by the Hyland immunoplate technique. Canad. med. Ass. J. **96**, 1510 (1967).
COOK, W. T., WEINER, W., SHINTON, N. K.: Agammaglobulinaemia. Report of two adult cases. Brit. med. J. 1957 I, 1151.
COOPER, M. D., CHASE, H. P., LOWMAN, J. T., KRIVIT, W., GOOD, R. A.: Immunologic Defects in Patients with Wiskott-Aldrich Syndrome. In: „Immunologic Deficiency Diseases in Man". Eds.: D. BERGSMA and R. A. GOOD. Birth Defects IV, No. 1, p. 378, 1968.
COOPER, M. D., CHASE, P., ST. GEME, J. W., JR., KRIVIT, W., GOOD, R. A.: Wiskott-Aldrich Syndrome: Model of impaired defense mechanisms. J. Lab. clin. Med. **64**, 849 (1964).
COOPER, M. D., GABRIELSEN, A. E., PETERSON, R. D. A., GOOD, R. A.: Ontogenetic development of the germinal centers and their function — relationships to the bursa of Fabricius. In: Germinal centers in immune responses (COTTIER, H., ODERTCHENKO, N., SCHINDLER R., CONGDON, C. C., eds.). Berlin-Heidelberg-New York: Springer 1966.
COOPER, M. D., LAWTON, A., BOCKMAN, D. E.: Agammaglobulinaemia with B Lymphocytes. Specific defect of Plasma-Cell differentiation. Lancet **1971 II**, p. 791—794.
COOPER, M. D., PETERSON, R. D. A., GOOD, R. A.: Delineation of the thymic and bursal lymphoid systems in the chicken. Nature (Lond.) **205**, 143 (1965a).
COOPER, M. D., PETERSON, R. D. A., GOOD, R. A.: A new concept of the cellular basis of immunity. J. Pediat. **67**, 907 (1965b).

CORRODI, U.: Zur Methodik einer einfachen radiären Immunodiffusion. (Diss. med. Zürich 1972.)
COTTIER, H.: Zur Histopathologie des Antikörpermangelsyndroms. Schweiz. med. Wschr. **88**, 82 (1958).
COTTIER, H.: Zur Histopathologie des Antikörpermangelsyndroms. Trans. 6th Europ. Congr. Soc. Haemat. Copenhagen **1957**, p. **41**. Basel-New York: Karger 1958.
COTTIER, H.: Morphologische Orthologie der immunologisch aktiven Gewebe. In: HITZIG, W. H., „Die Plasmaproteine in der klinischen Medizin", p. 75. Berlin-Göttingen-Heidelberg: Springer 1963.
COTTIER, H.: Methoden zur Gewinnung und Verarbeitung von Gewebs- und Zellmaterial. In: HITZIG W. H., „Die Plasmaproteine in der klinischen Medizin", p. 270. Berlin-Göttingen-Heidelberg: Springer 1963.
COTTIER, H., BÜRKI, K., HESS, M. W., HÄSSIG, A.: Pathological Considerations of Immunologic Deficiency Diseases in Man. In: "Immunologic Deficiency Disease in Man". Eds.: D. BERGSMA and R. A. GOOD. Birth Defects IV, No. 1, p. 152, 1968.
CRABBÉ, P. A., HEREMANS, J. F.: Lack of γ A-globulin in serum of patients with steatorrhea. Gut **7**, 119 (1966).
CRABBE, P. A., PONCE, R. G., HEREMANS, J. F.: The Syndrome of IgA-deficient Sprue and its Genetic Aspects. Europ. Soc. Clin. Invest., 3rd Ann. Meet. Scheveningen, April 25—26, 1969.
CRAIG, J. M., GITLIN, D., JEWETT, T. C.: The response of lymph nodes of normal and congenitally agammaglobulinemic children to antigenic stimulation. Amer. J. Dis. Child. **88**, 626 (1954).
CROWDER, R. V., THOMPSON, W. T., KUPFER, H. G.: Erworbene Agammaglobulinämie mit multiplen Allergien und perniciöse Anämie. Arch. intern. Med. **103**, 445 (1959).
CROWLE, A. J.: Four modifications of the micro agar diffusion precipitin test. J. Lab. clin. Med. **55**, 593 (1960).
CRUCHAUD, A., LAPERROUZA, C., HUGUENIN DUMITTAN, S., FERRIER, P. E.: Agammaglobulinemia in one of two identical twins. Amer. J. Med. **40**, 127 (1966).
CRUCHAUD, A., LAPERROUZA, C., MÉGEVAND, R.: Agammaglobulinemia in Monozygous Twins: Therapeutical Prospects. In: "Immunologic Deficiency Diseases in Man". Eds.: D. BERGSMA and R. A. GOOD, Birth Defects IV, No. 1, p. 315, 1968.
DAMAEL, A.: A propos d'un cas de «lymphopénie du nourrisson» avec β-2-macro-globulinémie transitoire. Thèse pour le doctorat en médecine. Lille 1962.
DAMESHEK, W.: Chronic lymphocytic leukemia — an accumulative disease of immunologically incompetent lymphocytes. Blood **29**, 566 (1967).
DAVIDSON, J. D., WALDMANN, T. A., DE WITT, S., GOODMAN, GORDON, R. S.: Protein-losing gastroenteropathy in congestive heart-failure. Lancet **1961 I**, 899.
DAVIES, J. R.: A case of Swiss-type agammaglobulinaemia and achondroplasia. Brit. med. J. **1966 II**, 1371.
DAVIS, ST. D., SCHALLER, J., WEDGWOOD, R. J.: Job's syndrome. Recurrent, "cold", staphylococcal abscesses. Lancet **1966 I**, 1013—1015.
DE CASTRO, S., SALAZAR, V., FIGUEROA, D., ORTIZ, O., HERREROS, B.: Un caso de agammaglobulinemia y aneutrofilia. Bol. Soc. Castellano-Astur-Leones de Pediatria **4**, 173 (1963).
DE KONING, J., DOOREN, L. J., VAN BEKKUM, D. W., VAN ROOD, J. J., DICKE, K. A., RÁDL, J.: Transplantation of bone-marrow cells and fetal thymus on an infant with lymphopenic immunological deficiency. Lancet **1969 I**, 1223.
DEMPSTER, W. J.: Transplanting the thymus. Lancet **1969 I**, 468.
DE MURALT, G.: Immunoglobulins in the human fetus and newborn. In: U. STAVE (ed.): "Physiology of the perinatal period", p. 323. New York: Meredith 1970.
DENT, P. B., PETERSON, R. D. A., GOOD, R. A.: The relationship between immunologic function and oncogenesis. In: "Immunologic Deficiency Diseases in Man". Eds.: D. BERGSMA and R. A. GOOD. Birth Defects IV, No. 1, p. 443, 1968.
DE VAAL, O. M., SEYNHAEVE, V.: Reticular dysgenesia. Lancet **1959 II**, 1123—1125.
DE VRIES, M. J., DOOREN, L. J.: Graft versus host or autoimmune lesions in Swiss type agammaglobulinemia. Their relation to a deficient development of the thymic epithelium. 3rd. Developmental Immunology Workshop, Sanibel (1967).
DICKE, K. A.: Bone marrow transplantation after separation by discontinuous albumin density gradient centrifugation. Diss. med. Leiden 1970. Publication of the Radiobiological Institute TNA Rijswijk, Z. H. The Netherlands.
DICKE, K. A., VAN HOOFT, J. I. M., VAN BEKKUM, D. W.: The selective elimination of immunologically competent cells from bone marrow and lymphatic cell mixtures. II. Mouse spleen cell fractionation on a discontinuous albumin gradient. Transplantation **6**, 562 (1968).
DICKLER, H. B., SIEGEL, F. P., BENTWICH, Z. H., KUNKEL, H. G.: Lymphocyte Binding of Aggregated IgG and Surface Ig Staining in Chronic Lymphocytic Leukaemia. Clin. exp. Immunol. **14**, 97—106 (1973).

Di George, A. M.: Diskussion zu: A new concept of the cellular basis of immunity. (Cooper *et al.*) J. Pediatrics **67**, 907 (1965).
Di George, A. M.: Congenital Absence of the Thymus and its Immunologic Consequences: Concurrence with Congenital Hypoparathyroidism. In: "Immunologic Deficiency Diseases in Man". Eds.: D. Bergsma and R. A. Good. Birth Defects IV, No. 1, p. 116, 1968.
Doerr, R.: Die Immunitätsforschung. Ergebnisse und Probleme in Einzeldarstellungen. Band IV. Antikörper, 2. Teil. Wien: Springer 1949.
Donohue, W. L.: Alymphocytosis. Pediatrics **11**, 129 (1953).
Douglas, St. D., Kamin, R. M., Fudenberg, H. H.: Human lymphocyte response to phytomitogens in vitro: normal, agammaglobulinemic, and paraproteinemic individuals. J. Immunol. **103**, 1185 (1969).
Dubois, R. S., Roy, C. C., Merrill, D. A.: Intestinal disease in children with immune deficiencies. Gastroenterology **58**, 943 (1970).
Elves, M. W., Collinge, M., Israels, M. C. G.: The potential of lymphocytes from patients with leukaemia and reticuloses to transform under the influence of phytohaemagglutinin. Acta haemat. (Basel) **37**, 100—108 (1967).
Elves, M. W., Roath, S., Israels, M. C. G.: The response of lymphocytes to antigen challenge in vitro. Lancet **1963 I**, 806.
Elves, M. W., Roath, St., Taylor, G., Israëls, M. C. G.: The in-vitro production of antibody lymphocytes. Lancet **1963 I**, 1292.
Ewerbeck, H., Levens, H. E.: Elektrophoretische Untersuchungen am Fetalserum. Klin. Wschr. **28**, 582 (1950).
Fahey, J. L.: Evidence for 8 normal immunoglobulins. In: Protides of the biological fluids, vol. 11, p. 27. Amsterdam: Elsevier 1964.
Fahey, J. L., McKelvey, E. M.: Quantitative determination of serum immunoglobulins in antibody-agar plates. J. Immunol. **94**, 84 (1965).
Fanconi, A.: Hypoparathyreoidismus im Kindesalter. In: Ergebn. inn. Med. Kinderheilk., N.F., Bd. **28**, 55, 1969. Berlin-Heidelberg-New York: Springer 1969.
Feingold, M., Schwartz, R. S., Atkins, L., Anderson, R., Bartsocas, Ch. S., Page, D. L., Littlefield, J. W.: IgA Deficiency Associated with Partial Deletion of Chromosome 18. J. clin. Invest. **47**, 34a (1968).
Fireman, Ph., Boesman, M., Gitlin, D.: Ataxia teleangiectasia. A dysgammaglobulinaemia with deficient $gamma_{1A}$ ($beta_{2A}$)-globulin. Lancet **1964 I**, 1193.
Fireman, Ph., Johnson, H. A., Gitlin, D.: Presence of plasma cells and γ_{1M}-globulin synthesis in a patient with thymic alymphoplasia. Pediatrics **37**, 485 (1966).
Flad, H.-D., Hochapfel, G.: Humoral factors produced by antigen-stimulated human lymphocytes. Fourth Ann. Meet. Europ. Soc. Clin. Investigation, Scheveningen, April 23—25, 1970.
Fontanellaz, H. P.: Persönliche Mitteilung, 1970.
Fowler, J. F., Miles, J. M.: Rapid Protein breakdown in idiopathic hypoproteinaemia. Radioaktive Isotope in Klinik u. Forschung **3**, 298 (1958).
Franklin, E. C., Feinstein, D., Fudenberg, H. H.: The problem of the untypable M protein. Acta med. scand., Suppl. 445, vol. **179**, 80 (1966).
Franklin, E. C., Lowenstein, J., Bigelow, B., Meltzer, M.: Heavy chain disease, a new disorder of serum γ-globulins. Amer. J. Med. **37**, 332 (1964).
Freund, R., Rauer, U., Hitzig, W. H.: Quantitative Immunglobulin-Bestimmungen im Laufe langdauernder cytostatischer Therapie. Mschr. Kinderheilk. **117**, 563—568 (1969).
Freycon, F., Jeune, M., Larbre, F., Germain, D.: La lymphocytophtisie essentielle: Aplasie lymphoplasmocytaire du nourrisson avec alymphocytose et hypogammaglobulinémie. Rev. franç. Étud. clin. biol. **6**, 817 (1961).
Frick, P. G., Good, R. A.: Studies on Agammaglobulinemia. VI. Hemostasis in Patients with Agammaglobulinemia. Proc. Soc. exp. Biol. (N.Y.) **91**, 169 (1956).
Fried, C. T., Henley, W. L.: Deficiency in gamma globulin with edema and hypoproteinemia. Pediatrics **14**, 59 (1954).
Fudenberg, H. H.: Genetically Determined Immunologic Deficiency: Facts and Fancies. In: "Immunologic Deficiency Diseases in Man". Eds.: D. Bergsma and R. A. Good, Birth Defects IV, No. 1, p. 340, 1968.
Fudenberg, H. H., Good, R. A., Hitzig, W., Kunkel, H. G., Roitt, I. M., Rosen, F. S., Rowe, D. S., Seligmann, M., Soothill, J. R.: Classification of the primary immune deficiencies: WHO recommendation. New Engl. J. Med. **283**, 656 (1970).
Fudenberg, H. H., Heremans, J. F., Franklin, E. C.: A hypothesis for the genetic control of synthesis of the gamma-globulins. Ann. Inst. Pasteur **104**, 155 (1963).
Fulginiti, V. A., Hathaway, W. E., Pearlman, D. S., Blackburn, W. R., Reiquam, C. W., Githens, J. H., Claman, H. N., Kempe, C. H.: Dissociation of delayed-hypersensitivity and antibody synthesizing capacities in man: report of two sibships with thymic dysplasia, lymphoid tissue depletion, and normal immunoglobulins. Lancet **1966 II**, 5.

Fulginiti, V. A., Hathaway, W. E., Pearlman, D. S., Kempe, C. H.: Agammaglobulinaemia and Achondroplasia. Brit. med. J. **1968 II**, 242.
Gatti, R. A., Meuwissen, H. J., Allen, H. D., Hong, R., Good, R. A.: Immunological reconstitution of sex-linked lymphopenic immunological deficiency. Lancet **1968 II**, 1366.
Gatti, R. A., Platt, N., Pomerance, H. H., Hong, R., Langer, L. O., Kay, H. E. M., Good, R. A.: Hereditary lymphopenic agammaglobulinemia associated with a distinctive form of short-limbed dwarfism and ectodermal dysplasia. J. Pediat. **75**, 675—684 (1969).
Gautier, E., Hitzig, W. H., Gugler, E., Bertschmann, M.: Zur Frage der humoralen Abwehr beim nephrotischen Syndrom. Helv. paediat. Acta **16**, 277 (1961).
Gell, P. G. H.: The estimation of the individual human serum proteins by an immunological method. J. clin. Path. **10**, 67 (1957).
Geller, W.: A study in antibody formation in patients with malignant lymphomas. J. Lab. clin. Med. **42**, 232 (1953).
Germer, W. D., Kühne, G.: Über das Antikörpermangelsyndrom. Med. Welt **1960**, 1439.
Giedion, A., Scheidegger, J. J.: Kongenitale Immunparese bei Fehlen spezifischer Beta$_2$-Globuline und quantitativ normalen Gamma-Globulinen. Helv. paediat. Acta **12**, 241 (1957).
Gilbert, Ch., Hong, R.: Qualitative and quantitative immunglobulin deficiency. Amer. J. Med. **37**, 602 (1964).
Giraud, P., Orsini, A., Giraud, F., Pinsard, N., Mariani, R.: Etude critique de 38 splénectomies d'indications médicales chez l'enfant. Pédiatrie **19**, 535 (1964).
Gitlin, D.: Low Resistance to Infection: Relationship to Abnormalities in Gamma Globulin. Bull. N.Y. Acad. Med. **31**, 359 (1955).
Gitlin, D.: Current aspects of the structure, function, and genetics of the immunoglobulins. Ann. Rev. Med. **17**, 1 (1966).
Gitlin, D., Craig, J. M.: The thymus and other lymphoid tissues in congenital agammaglobulinemia. 1. Thymic alymphoplasia and lymphocytic hypoplasia and their relation to infection. Pediatrics **32**, 517 (1963).
Gitlin, D., Edelhoch, H.: A study of the reaction between human serum albumin and its homologues equine antibody through the medium of light scattering. J. Immunol. **66**, 67 (1951).
Gitlin, D., Gross, P. A., Janeway, Ch. A.: The gamma globulins and their clinical significance. I. Chemistry, immunology, and metabolism. II. Hypogammaglobulinemia. New Engl. J. Med. **260**, 21, 72 (1959).
Gitlin, D., Hitzig, W. H., Janeway, Ch. A.: Multiple serum protein deficiencies in congenital and acquired agammaglobulinemia. J. clin. Invest. **35**, 1199 (1956a).
Gitlin, D., Janeway, Ch. A.: An immunochemical study of the albumins of serum, urine, ascitic fluid and edema fluid in the nephrotic syndrome. J. clin. Invest. **31**, 223 (1952).
Gitlin, D., Janeway, Ch. A., Farr, L. E.: Studies on the metabolism of plasma proteins in the nephrotic syndrome. I. Albumin, γ-globulin and iron binding globulin. J. clin. Invest. **35**, 44 (1956b).
Gitlin, D., Vawter, G., Craig, J. M.: Thymic alymphoplasia and congenital aleukocytosis. Pediatrics **33**, 184 (1964).
Githens, J. H., Muschenheim, F., Fulginiti, V. A., Robinson, A., Kay, H. E. M.: Thymic alymphoplasia with XX/XY lymphoid chimerism secondary to probable maternal-fetal transfusion. J. Pediat. **75**, 87—94 (1969).
Glanzmann, E., Riniker, P.: Essentielle Lymphocytophthise. Ein neues Krankheitsbild aus der Säuglingspathologie. Ann. Paediat. (Basel) **175**, 1 (1950).
Glauser, P. G.: Ataxia-Telangiectasia (Syndrom von Louis-Bar). Diss. med. Bern 1964.
Glick, B., Chang, T. S., Jaap, R. G.: The bursa of Fabricius and antibody production. Poultry Sci. **35**, 224 (1956).
Gofstein, R., Gellis, S. S.: Splenectomy in infancy and childhood: the question of overwhelming infection following operation. Amer. J. Dis. Child. **91**, 566 (1956).
Good, R. A.: Agammaglobulinemia: an experimental study. Amer. J. Dis. Child. **88**, 625 (1954).
Good, R. A.: Agammaglobulinemia. II. An experimental study. Amer. J. Dis. Child. **90**, 577 (1955a).
Good, R. A.: Studies on agammaglobulinemia. II. Failure of plasma cell formation in the bone marrow and lymph nodes of patients with agammaglobulinemia. J. Lab. clin. Med. **46**, 167 (1955b).
Good, R. A.: Disorders of the immune system. Hospital Pract. **2**, 39 (1967).
Good, R. A., Finstad, J., Gewurz, H., Cooper, M. D., Pollara, B.: The development of immunological capacity in phylogenetic perspective. Amer. J. Dis. Child. **114**, 477—497 (1967).

GOOD, R. A., GABRIELSEN, A. E., PETERSON, R. D. A., FINSTAD, J., COOPER, M. D.: The development of the central and peripheral lymphoid tissue — ontogenetic and phylogenetic considerations. In: Thymus — Experimental and clinical studies. A Ciba Symposium (WOLSTENHOLME, G. E. W., and PORTER, R., eds.), pp. 181—213. London: Churchill 1966.
GOOD, R. A., GATTI, R. A., HONG, R., MEUWISSEN, H. J.: Graft treatment of immunological deficiency. Lancet **1969 I**, 1162.
GOOD, R. A., GATTI, A., HONG, R., MEUWISSEN, H. J.: Successful marrow transplantation for correction of immunological deficit in lymphopenic agammaglobulinemia and treatment of immunologically induced pancytopenia. Experimental Hematology **19**, 4 (1969b).
GOOD, R. A., GATTI, R. A., MEUWISSEN, H. J., STUTMAN, O.: Treatment and analysis of the Di George Syndrome. Lancet **1969 I**, 146.
GOOD, R. A., KELLY, W. D., RÖTSTEIN, J., VARCO, L. R.: Immunological deficiency diseases. Agammaglobulinemia, hypogammaglobulinemia, Hodgkin's disease, and sarcoidosis. Progr. Allergy **6**, 187 (1962).
GOOD, R. A., PAPERMASTER, B. W.: Ontogeny and Phylogeny of Adaptive Immunity. Adv. Immunol. **4**, 1 (1964).
GOOD, R. A., PETERSON, R. D. A., FINSTAD, J., GABRIELSEN, A. E.: Morphologic studies of the development of the lymphoid tissues. Series Haematologica (Suppl. to Scand. J. Haemat.) 8, 1 (1965).
GOOD, R. A., RÖTSTEIN, J., MAZZITELLO, W. F.: The simultaneous occurrence of rheumatoid arthritis and agammaglobulinemia. J. Lab. clin. Med. **49**, 343 (1957).
GOOD, R. A., VARCO, R. L.: A clinical and experimental study of agammaglobulinemia. J. Lancet **75**, 245 (1955a).
GOOD, R. A., VARCO, R. L.: Successful homovital transplantation in agammaglobulinemia. J. clin. Invest. **34**, 910 (1955).
GOOD, R. A., VARCO, R. L.: Successful homograft of skin in a child with agammaglobulinemia. J. Amer. med. Ass. **157**, 713 (1955b).
GOOD, R. A., ZAK, S. J.: Disturbances in gamma globulin synthesis as "experiments of nature". Pediatrics **18**, 109 (1956).
GORDON, R. S.: Exsudative Enteropathy. Lancet **1959 I**, 325.
GORDON, R. S.: Protein-losing enteropathy in the sprue syndrome. Lancet **1961 I**, 55.
GOWANS, J. L., MCGREGOR, D. D.: The immunological activities of lymphocytes. Progr. Allergy **9**, 1 (1965).
GOWANS, J. L., MCGREGOR, D. D., COWEN, D. M., FORD, C. E.: Initiation of immune responses by small lymphocytes. Nature (Lond.) **196**, 651 (1962).
GOYA, N., FUJIMOTO, T., SUMIYOSHI, A.: Congenital immunologic deficiency diseases. Acta haemat. jap. **30**, 11 (1967).
GOYA, N., KODATE, S., KUROKI, Y., SUMIYOSHI, A.: Influence of transplantation of thymus and spleen cells on patients with ataxia telangiectasia. XII. Internat. Kongr. Pediat., Mexico 1968.
GRABAR, P.: The use of immunochemical methods in studies on proteins. Adv. Protein Chem. **13**, 1—33 (1958).
GRABAR, P., BURTIN, P.: Analyse immuno-électrophorétique. Paris: Masson 1960.
GRABAR, P., WILLIAMS, C. A.: Méthode permettant l'étude conjuguée des propriétés électrophorétiques et immunochimiques d'un mélange de protéines. Application au sérum sanguin. Biochim. biophys. Acta (Amst.) **10**, 193 (1953).
GRASSMANN, W., HANNIG, K., KNEDEL, M.: Über ein Verfahren zur elektrophoretischen Bestimmung der Serumproteine auf Filtrierpapier. Dtsch. med. Wschr. **76**, 33 (1951).
GREEN, N. M.: Electron Microscopy of the Immunoglobulins. Adv. in Immunology **11**, 1 (1969).
GROSS, P. A. M., GITLIN, D., JANEWAY, CH. A.: The gamma globulins and their clinical significance. III. Hypergammaglobulinemia. IV. Therapeutic uses of gamma globulins. New Engl. J. Med. **260**, 121, 170 (1959).
GROTE, L. R., FISCHER-WASELS, B.: Über totale Alymphozytose. Münch. med. Wschr. **II**, 2040 (1929).
GRYBOSKI, J. D., SELF, T. W., CLEMETT, A., HERSKOVIC, T.: Selective immunoglobulin A deficiency and intestinal nodular lymphoid hyperplasia: Correction of diarrhea with antibiotics and plasma. Pediatrics **42**, 833 (1968).
GUSDON, J. P.: Fetal and maternal immunoglobulin levels during pregnancy. Amer. J. Obstet. Gynec. **103**, 895 (1969).
HANSON, L. A., JOHANSSON, B. G.: Studies on secretory IgA. In: Nobel Symposium 3. Gamma Globulins, p. 141. Ed. J. KILLANDER. Stockholm: Almqvist and Wiksell 1967.
HANSON, L. A., TAN, E. M.: Characterization of Antibodies in Human Urine. J. clin. Invest. **44**, 703—715 (1965).

HARBOE, M., PANDE, H., BRANDTZAEG, P., TVETER, K. J., HJORT, P. F.: Synthesis of donor type γG-globulin following thymus transplantation in hypo-γ-globulinemia, with severe lymphocytopenia. Scand. J. Haemat. **3**, 351 (1966).

HARDY, J. B., MCCRACKEN, G. H., JR., MELLITS, E. D., GILKESON, M. R., SEVER, J. L.: Serum immunoglobulin levels in newborn infants. III. Some preliminary observations from a survey of cord blood levels in 2,600 infants. J. Pediat. **75**, 1211 (1969).

HAŠEK, M., LENGEROVA, A., HRABA, T.: Transplantation immunity and tolerance. Adv. in Immunology **1**, 1 (1961).

HÄSSIG, A.: Die Antigenstruktur der Paraproteine. In: Erg. der Mikrobiologie, Immunitätsforschung und experimentellen Therapie, Bd. 34, S. 180. Berlin-Göttingen-Heidelberg: Springer **1961**.

HATHAWAY, W. E., BRANGLE, R. W., NELSON, TH. L., ROECKEL, I. E.: Aplastic anemia and alymphocytosis in an infant with hypogammaglobulinemia: Graft-versus-host reaction? J. Pediat. **68**, 713 (1966).

HATHAWAY, W. E., FULGINITI, V. A., PIERCE, C. W., GITHENS, J. H., PEARLMAN, D. S., MUSCHENHEIM, F., KEMPE, C. H.: Graft-versus-host reaction following a single blood transfusion. J. Amer. med. Ass. **201**, 1015—1020 (1967).

HATHAWAY, W. E., GITHENS, J. H., BLACKBURN, W. R., FULGINITI, V., KEMPE, C. H.: Aplastic anemia, histiocytosis and erythrodermia in immunologically deficient children. Probable human runt disease. New Engl. J. Med. **273**, 953 (1965).

HAWORTH, J. C., DILLING, L.: Concentration of γA-globulin in serum, saliva, and nasopharyngeal secretions of infants and children .J. Lab. clin. Med. **67**, 922—933 (1966).

HAWORTH, J. C., HOOGSTRATEN, J., TAYLOR, H.: Thymic alymphoplasia. Report of 13 cases and review of the literature. Arch. Dis. Childh. **42**, 40 (1967).

HAWORTH, J. C., NORRIS, M., DILLING, L.: A study of the immunoglobulins in premature infants. Arch. Dis. Childh. **40**, 243 (1965).

HELYER, B. J., HOWIE, J. B.: The thymus and autoimmune disease. Lancet **1963 II**, 1026.

HENLE, J.: Zit. nach LÖFFLER.

HEREMANS, J. F.: Immunochemical studies on protein pathology. The immunoglobulin concept. In: Protides of the biological fluids, 7th Colloquium Bruges 1959, p. 53. Amsterdam: Elsevier 1960 und Clin. chim. Acta **4**, 639 (1959).

HEREMANS, J.: Les globulines sériques du système gamma. Brüssel: Arscia 1960.

HEREMANS, J. F.: Die Immunoelektrophorese und ihre klinische Bedeutung. Ergebn. inn. Med. Kinderheilk., N.F., **20**, 169—257 (1963).

HEREMANS, J. F., CRABBÉ, P. A., MASSON, P. L.: Biological significance of exocrine γA-immunoglobulin. Acta med. scand., Suppl. 445, vol. **179**, 84 (1966).

HEREMANS, J. F., HEREMANS, M.-TH., SCHULTZE, H. E.: Isolation and description of a few properties of the Beta$_{2A}$-globulin of human serum. Clin. Chim. Acta **4**, 96 (1959).

HEREMANS, J. F., LAURELL, A. H. F., MÄRTENSSON, L., HEREMANS, M.-TH., LAURELL, C.-B., SJÖQUIST, J., WALDENSTRÖM, J.: Studies on "abnormal" serum globulins (M-components) in myeloma, macroglobulinemia and related diseases. Acta Med. scand. Suppl. 367.

HERMANS, P. E., HUIZENGA, K. A., HOFFMAN, H. N., BROWN, A. L., MARKOWITZ, H.: Dysgammaglobulinemia associated with nodular lymphoid hyperplasia of the small intestine. Amer. J. Med. **40**, 78 (1966).

HERRMAN, CH.: The relative immunity of infants under five months of age to infection with measles. Arch. Pediat. **40**, 678 (1923).

HERSKOVIC, T., WINAWER, S. J., GOLDSMITH, R., KLEIN, R., ZAMCHECK, N.: Hypoproteinemia in intestinal lymphangiectasia. Contribution of albumin "trapping" in the lymphedematous extremity. Pediatrics **40**, 345 (1967).

HEURTEMATTE, A., ROUX, J., BALZINC, P., MERCIER, P.: Ataxie télangiectasie: une observation familiale. Pédiatrie **21**, 720 (1966).

HIRSCHHORN, K., KOLODNY, R.-L., HASHEM, N., BACH, F.: Mitogenic action of phytohaemagglutinin. Lancet **1963 II**, 305.

HIRSCHHORN, K., SCHREIBMAN, R. R., BACH, F. H., SILTZBACH, L. E.: In-vitro studies of lymphocytes from patients with sarcoidosis and lymphoproliferative disease. Lancet **1964 II**, 842.

HIRSCHHORN, K., SCHREIBMAN, R. R., VERBO, S., GRUSKIN, R. H.: The action of streptolysin S on peripheral lymphocytes of normal subjects and patients with acute rheumatic fever. Proc. nat. Acad. Sci. (Wash.) **52**, 1151 (1964).

HITZIG, W. H.: Die physiologische Entwicklung der „Immunglobuline" (Gamma- und Beta$_2$-Globuline). Helv. paediat. Acta **12**, 596 (1957).

HITZIG, W. H.: Das Bluteiweißbild beim gesunden Säugling. Spezifische Proteinbestimmungen mit besonderer Berücksichtigung immunochemischer Methoden. Helv. paediat. Acta **16**, 46 (1961a).

HITZIG, W. H.: Zur quantitativen Bestimmung spezifischer Proteinfraktionen. Int. Arch. Allergy **19**, 145, 284 (1961b).
HITZIG, W. H.: Die Plasmaproteine in der klinischen Medizin. Ergebnisse spezifischer Bestimmungen mit besonderer Berücksichtigung immunochemischer Methoden. Berlin-Göttingen-Heidelberg: Springer 1963.
HITZIG, W. H.: Agarpräzipitationsmethoden in der klinischen Medizin. Aerztl. Lab. **3**, 87 (1963b).
HITZIG, W. H.: Immunbiologische Reaktionen des cellulären und des humoralen Systems. Schweiz. med. Wschr. **93**, 1433 (1963c).
HITZIG, W. H.: Clinical effects of anomalous serum globulins. 6th int. Congr. clin. Chem., Munich 1966; vol. I: Clinical Protein Chemistry, p. 72. Basel and New York: Karger 1968.
HITZIG, W. H.: Therapie mit Immunglobulinen. Mschr. Kinderheilk. **115**, 356 (1967).
HITZIG, W. H.: Therapy of Immunological Deficiency Diseases. In: KAGAN, B. M., STIEHM, E. R. (ed.) Immunologic Incompetence, p. 203, Year Book Medical Publishers. Chicago (1971).
HITZIG, W. H., AURICCHIO, S., BENNINGER, J.-L.: Clearance spezifischer Plasmaproteinfraktionen bei Nierenleiden. Klin. Wschr. **43**, 1154 (1965).
HITZIG, W. H., BARANDUN, S., COTTIER, H.: Die schweizerische Form der Agammaglobulinämie. Erg. Inn. Med. Kinderheilk. **27**, 79—154 (1968).
HITZIG, W. H., BIRÓ, Z., BOSCH, H., HUSER, H. J.: Agammaglobulinämie und Alymphozytose mit Schwund des lymphatischen Gewebes. Helv. paediat. Acta **13**, 551 (1958).
HITZIG, W. H., COTTIER, H.: Das Antikörpermangelsyndrom. In: HITZIG, W. H. „Die Plasmaproteine in der klinischen Medizin", S. 142. Berlin-Göttingen-Heidelberg: Springer 1963.
HITZIG, W. H., FONTANELLAZ, H. P.: Transplantation registry in primary immunodeficiency diseases. In: Birth Defects original articles series, ed. D. BERGSMA, R. A. GOOD, J. FINSTAD. The National foundation March of Dimes, New York 1974.
HITZIG, W. H., FONTANELLAZ, H. P., MÜNTENER, U., PAUL, S., SPITLER, L. E., FUDENBERG, H. H.: Transfer Factor. Schweiz. med. Wschr. **102**, 1237—1244 (1972).
HITZIG, W. H., GIEDION, A.: Fehlen spezifischer Beta-Globulin-Fraktionen unter dem klinischen Bilde der Immun-Paralyse. Trans. 6th Congr. Europ. Soc. Haematology, S. 47. Kopenhagen (1957).
HITZIG, W. H., KAY, H. E. M., COTTIER, H.: Familial lymphopenia with agammaglobulinaemia. An attempt at treatment by implantation of foetal thymus. Lancet **1965 II**, 151.
HITZIG, W. H., LANDOLT, R., MÜLLER, G., BODMER, P.: Hereditary acquired Swiss type of agammaglobulinemia. J. Pediat. 968—980 (1971).
HITZIG, W. H., MOLZ, G., PLÜSS, H. J., RENNER, R.: Progressive septische Granulomatose. Helv. paediat. Acta **24**, 246 (1969).
HITZIG, W. H., SCHLÄPFER, A.: Chronic neutropenia and dysgammaglobulinaemia. Possible interrelations. 10th Congr. Internat. Soc. Haemat. Stockholm 1964.
HITZIG, W. H., WILLI, H.: Hereditäre lympho-plasmocytäre Dysgenesie („Alymphocytose mit Agammaglobulinämie"). Schweiz. med. Wschr. **91**, 1625 (1961).
HOBBS, J. R.: Immune Imbalance in Dysgammaglobulinaemia Type IV. Lancet **1968 I**, 110—114.
HOBBS, J. R., DAVIS, J. A.: Serum γG-Globulin Levels and gestational Age in Premature Babies. Lancet **1967 I**, 757—759.
HOBBS, J. R., HEPNER, G. W.: Deficiency of γM-Globulin in Coeliac Disease. Lancet **1968 I**, 217—220.
HOBBS, J. R., MILNER, R. D. G., WATT, P. J.: Gamma-M Deficiency Predisposing to Meningococcal Septicaemia. Brit. med. J. IV, 583—586 (1967).
HOBBS, J. R., RUSSELL, A., WORLLEDGE, SH. M.: Dysgammaglobulinaemia type IV C. Clin. exp. Immunol. **2**, 589—599 (1967).
HOCHAPFEL, G., FLAD, H.-D., GENSCHER, U., FLIEDNER, T. M., DIETRICH, M., TREPEL, F., KRIEGER, D., TELLER, W.: Immunological deficiency syndrome in non-identical twins: Attempts at treatment with transplantation of bone marrow and fetal thymus. XIII. International Congress of Hematology. Aug. 2—8, 1970, Munich, p. 348.
HOEFNAGEL, R.: Susceptibility to infection after splenectomy performed in childhood. Clin. Proc. Child. Hosp. (Wash.) **12**, 48 (1956).
HOERNI, B., LAPORTE, G.: Immunological disorders in the aetiology of lymphoreticular neoplasms. Rev. Europ. Etudes clin. et biol. **15**, 841 (1970).
HOIGNÉ, R., GROSSMANN, W., STORCK, H.: Neue serologische Methode zum Nachweis von Sensibilisierungen auf Allergene. I. Mitteilung: Methodik und erste klinische Erfahrung. Schweiz. med. Wschr. **85**, 578 (1955).
HOLM, G., PERLMAN, P., JOHANSSON, B.: Impaired phytohemagglutinin-induced cytotoxicity *in vitro* of lymphocytes from patients with Hodgkin's Disease or chronic lymphatic leuk-

emia. Information Exchange Group No. 5. Immunopathology. Scientific Memo No. 273, 10/20/1966.
HOLMES, B., PAGE, A. R., WINDHORST, D. B., QUIE, P. G., WHITE, J. G., GOOD, R. A.: Fatal granulomatous disease: A genetic defect of phagocytic function. Birth Defects **4**, New York 433—442 (1968).
HOLMES, B., QUIE, P. G., WINDHORST, D. B., POLLARA, B., COOD, R. A.: Protection of phagocytized bacteria from the killing action of antibiotics. Nature (Lond.) **210**, 1131 (1966).
HOLMGREN, J., HANSON, L. Å., JODAL, U., KAIJSER, B., WINBERG, J.: Studies of the antibody response to E. coli in children with urinary tract infection and its possible protective implications as analysed in experimental animals (im Druck 1970).
HOMBURGER, F., PETERMANN, M. L.: Studies on hyperproteinemia. II. Familial idiopathic dysproteinemia. Blood **4**, 1085 (1949).
HONG, R., GATTI, R. A., GOOD, R. A.: Hazards and potential benefits of blood-transfusion in immunological deficiency. Lancet **1968 II**, 388.
HONG, R., GATTI, R., RATHBUN, J. C., GOOD, R. A.: Thymic hypoplasia and thyroid dysfunction. New Engl. J. Med. **282**, 470 (1970).
HONG, R., SCHUBERT, W. K., PERRIN, E. V., WEST, C. D.: Antibody deficiency syndrome associated with β_2-macroglobulinemia. J. Pediat. **61**, 831 (1962).
HORAN, MARGARET, COLEBATCH, J. H.: Relation between splenectomy and subsequent infection: clinical study. Zit. In: Year Book of Pediatrics 1963—1964, p. 94. Ed. S. S. GELLIS, Year Book Medical Publishers, Chicago. Arch. Dis. Childh. **37**, 398 (1962).
HOUSTON, E. W., RITZMANN, ST. E., LEVIN, W. C.: Chromosomal aberrations common to three types of monoclonal gammapathies. Blood **29**, 214—232 (1967).
HOWELL, K. M.: The failure of antibody formation in leukemia. Arch. int. Med. **26**, 706 (1920).
HUBER, J., CHOLNOKY, P., ZOETHOUT, H. E.: Congenital aplasia of parathyroid glands and thymus. Arch. Dis. Childh. **42**, 190—192 (1967).
HUNG, W., MIGEON, C. J., PERROTT, R. H.: A possible autoimmune basis for Addison's disease in three siblings, one with idiopathic hypoparathyroidism, pernicious anemia and superficial moniliasis. New Engl. J. Med. **269**, 658 (1963).
HUNTLEY, C. C.: Infection following splenectomy in infants and children. Amer. J. Dis. Child. **95**, 477 (1958).
HUNTLEY, CAROLYN C., LAFFERTY, J. W., LYERLY, A.: Antibody deficiency syndrome with increased gamma_1 M (B_2 M) globulins and absent gamma_1 A (B_2 A) globulins and gamma_2 (G) globulins. Pediatrics **32**, 407 (1963).
HUNTLEY, C. C., COSTAS, M. C.: Eosinophilia and Agammaglobulinemia. Pediatrics **36**, 425 (1965).
HURVITZ, DAHLIA, HIRSCHHORN, K.: Suppression of in vitro lymphocyte responses by chloroquine. New Engl. J. Med. **273**, 23 (1965).
HUTCHISON, J. H.: Congenital agammaglobulinemia. Lancet **1955 II**, 844 u. 1196.
IMMONEN, P., KOUVALAINEN, K., VISAKORPI, J. K.: The immunoelectrophoretic γA-globulin in malabsorption. Ann. paediat. (Basel) **207**, 269 (1966).
JACOBS, J. C., BLANC, W. A., DE PAPOA, A., HEIRD, W. C., MCGILVRAY, E., MILLER, O. J., MORSE, J. H., ROSSEN, R. D., SCHULLINGER, J. N., WALZER, R. D.: Complement deficiency and chromosomal breaks in a case of Swiss-type agammaglobulinaemia. Lancet **1968 I**, 499.
JACOX, R. F., MONGAN, E. S., HANSHAW, J. B., LEDDY, J. P.: Hypogammaglobulinemia with thymoma and probable pulmonary infection with cytomegalovirus. New Engl. J. Med. **271**, 1091—1096 (1964).
JANEWAY, CH. A.: The immunological system of the child. I. Development of immunity in the child. II. Immunological deficiency states. Arch. Dis. Childh. **41**, 358 u. 366 (1966).
JANEWAY, CH. A.: Syndromes of diminished resistance to infection. J. Pediat. **72**, 885 (1968).
JANEWAY, CH. A.: Summary of the Conference. J. Pediat. **75**, 1292 (1969).
JANEWAY, C. A., APT, L., GITLIN, D.: Agammaglobulinemia. Trans. Ass. Amer. Phycns. **66**, 200 (1953).
JANEWAY, CH. A., GITLIN, D.: The gamma globulins. Advanc. Pediat. IX, 65 (1957).
JANKOVIČ, B. D., WAKSMAN, B. H., ARNASON, B. G.: Role of the thymus in immune reactions in rats. I. The immunologic response to bovine serum albumin (antibody formation, Arthus reactivity, and delayed hypersensitivity) in rats thymectomized or splenectomized at various times after birth. J. exp. Med. **116**, 159 (1962).
JARNUM, S., POSBORG, PETERSEN, V.: Protein-losing enteropathy. Lancet **1961 I**, 417.
JEEJEEBOY, K. N.: Cause of hapoalbuminaemia in patients with gastro-intestinal and cardiac disease. Lancet **1962 I**, 343.

JEUNET, F. S., GOOD, R. A.: Thymoma, Immunologic Deficiencies and Hematological Abnormalities. In: „Immunologic Deficiency Diseases in Man". Eds.: D. BERGSMA and R. A. GOOD. Birth Defects IV, No. 1, p. 192, 1968.

JOHANSSON, S. G. O., MELLBIN, T., VAHLQUIST, B.: Immunoglobulin levels in Ethiopian preschool children with special reference to high concentrations of Immunoglobulin E (IgND). Lancet **1968 I**, 1118—1121.

JOHNSTON, R. B., JR., JANEWAY, CH. A.: The child with frequent infections: diagnostic considerations. Pediatrics **43**, 596 (1969).

KADOWAKI, J., THOMPSEN, R. I., ZUELZER, W. W., WOOLLEY, P. V., JR., BROUGH, A. J., GRUBER, D.: XX/XY lymphoid chimaerism in congenital immunological deficiency syndrome with thymic alymphoplasia. Lancet **1965 II**, 1152.

KARPATI, G., EISEN, A. H., ANDERMANN, F., BACAL, H. L., ROBB, P.: Ataxia-telangiectasia. Amer. J. Dis. Child. **110**, 51 (1965).

KAY, H. E. M.: Concepts of Cellular Deficiency and Replacement Therapy in Immune Deficiency. In: "Immunologic Deficiency Diseases in Man". Eds.: D. BERGSMA and R.A. Good. Birth Defects IV, No. 1, p. 168, 1968.

KELLER, R.: Auf dem Wege zu molekularen Vorstellungen bei den Immunreaktionen vom verzögerten Typ. Schweiz. med. Wschr. **100**, 1647 (1970).

KELLY, W. D., GOOD, R. A.: Immunologic Deficiency in Hodgkin's Disease. In: "Immunologic Deficiency Diseases in Man". Eds.: D. BERGSMA and R. A. GOOD, Birth Defects IV, No. 1, p. 349, 1968.

KELLY, W. D., LAMB, D. H., VARCO, R. H., GOOD, R. A.: An investigation of Hodgkin's disease with respect to the problem of homo transplantation. Ann. N. York Acad. Sci. **87**, 187 (1960).

KILLMANN, S.-A., EHLERT KNUDSEN, E.: Recurrent pneumonia in multiple myeloma due to acquired functional hypo-gammaglobulinaemia. Dan. med. Bull. **4**, 153 (1957).

KING, H., SHUMACHER, H. B.: Splenic studies: susceptibility to infection after splenectomy performed in infancy. Ann. Surg. **136**, 239 (1952).

KIRKPATRICK, J. A., JR., DI GEORGE, A.: Congenital absence of the thymus. Amer. J. Roentgenol. **103**, 32 (1968).

KLEIN, G., OETTGEN, H. F.: Immunological factors involved in the growth of primary tumors in human or animal hosts. Cancer Res. **29**, 1741 (1969).

KLUTHE, R., LIEM, H. H., NUSSLÉ, E., BARANDUN, S.: Enteraler Plasmaeiweißverlust („Proteindiarrhoe") beim nephrotischen Syndrom. Klin. Wschr. **41**, 15 (1963).

KOHN, J.: A micro-electrophoretic method. Nature (Lond.) **181**, 839 (1958).

KOHN, J.: Small-scale membrane filter electrophoresis and immuno-electrophoresis. Clin. chim. Acta **3**, 450 (1958).

KOLTAY, M., BACKHAUSZ, R., BATORY, G., VIRAG, I.: Bestimmung der Beta-2 M-(IgM) Globuline in Seren von Neugeborenen und Säuglingen. Z. f. Immunitätsfschg., Allergie u. klin. Immunologie **130**, 368 (1966).

KOPP, W. L., TRIER, J. S., STIEHM, E. R., FOROOZAN, P.: "Acquired" agammaglobulinemia with defective delayed hypersensitivity. Ann. int. Med. **69**, 309 (1968).

KOUVALAINEN, K.: Significance of Hassall's corpuscles in the light of their morphological and histochemical appearance. Ann. Med. exp. Fenn. **42**, 177 (1964).

KOUVALAINEN, K.: Immunoglobulins in pediatric disorders. An immunoelectrophoretic study. Ann. Paediat. Fenn. **12**, 83—88 (1966).

KOZLOWSKA, JANINA, SZTYMELA, L.: Generalized haemorrhagic vaccinia during remission of acute leukaemia. Arch. Dis. Childh. **37**, 442 (1962).

KRETSCHMER, R., JANEWAY, C. A., ROSEN, F. S.: Immunological amnesia. Pediat. Res. **2**, 7—16 (1968).

KRETSCHMER, R., JEANNET, J., MEREU, T. R., KRETSCHMER, K., WINN, H., ROSEN, F. S.: Hereditary thymic dysplasia: A graft-versus-host reaction induced by bone marrow cells with a part 4a series histoincompatibility. Pediat. Res. **3**, 34 (1969).

KRETSCHMER, R., SAY, B., BROWN, D., ROSEN, F. S.: Congenital Aplasia of the Thymus Gland (Di George's Syndrome). New Engl. J. Med. **279**, 1295 (1968).

KUPERS, T. A., PETRICH, J. M., HOLLOWAY, A. W., ST. GE: J. W. Depression of tuberculin delayed hypersensitivity by live attenuated mumps virus. J. Pediat. **76**, 716—721 (1970).

LAMPERT, F.: Akute lymphoblastische Leukämie bei Geschwistern mit progressiver Kleinhirnataxie. (Louis-Bar-Syndrom.) Dtsch. med. Wschr. **94**, 217—220 (1969).

LAMY, M., JAMMET, M.-L., MARTIN, E., DEJOULX, B.: L'ataxie-telangiectasie. Arch. franç. Péd. **21**, 645 (1964).

Lancet, editorial: Auto-Antibodies in Addison's Disease. Lancet **1957 I**, 1123.

LANDOLT, R., MÜLLER, G., HITZIG, W. H.: Pure alymphocytosis. XII. International Congress of Pediatrics, Mexico 1968.

LANDSTEINER, K.: The specificity of serological reactions. Harvard Univ. Press (1945).

Larson, D. L., Tomlinson, L. J.: Quantitative antibody studies in man. III. Antibody response in leukemia and other malignant lymphomata. J. clin. Invest. **32**, 317 (1953).

Larsson, St. O., Hagelquist, E., Cöster, C.: Hypogammaglobulinaemia and pernicious anaemia. Acta haemat. (Basel) **26**, 50 (1961).

Laski, B., MacMillan, A.: Incidence of infection in children after splenectomy. Pediatrics **24**, 523—527 (1959).

Laurell, C.-B.: Quantitative estimation of proteins by electrophoresis in agarose gel containing antibodies. Analyt. Biochem. **15**, 45 (1966).

Laurell, C.-B.: Quantitative estimation of proteins by electrophoresis in antibody-containing agarose gel. In: Protides of the Biological Fluids, vol. **14**, 499, 1966. H. Peeters, Ed. Amsterdam: Elsevier 1967.

Lawrence, H. S.: The Cellular Transfer of Cutaneous Hypersensitivity to Tuberculin in Man. Proc. Soc. exp. Biol. Med. **71**, 516, 1949.

Lawrence, H. S.: Transfer Factor. In: Advances in Immunology. Eds.: F. J. Dixon, Jr., and H. G. Kunkel. Vol. **11**, 195 (1969). New York/London, Academic Press.

Lawrence, H. S.: Transfer factor and cellular immune deficiency disease. New Engl. J. Med. **283**, 411 (1970).

Lawson, H. A., Stuart, C. A., Paull, A. M., Phillips, A. M., Phillips, R. W.: Observations on the antibody content of the blood in patients with multiple myeloma. New Engl. J. Med. **252**, 13 (1955).

Leikin, S. L., Bazelon, M., Hi Park, K.: In vitro lymphocyte transformation in ataxia telangiectasia. J. Pediat. **68**, 477—479 (1966).

Levin, A. S., Spitler, L. E., Stites, D. F., Fudenburg, H. H.: Wiskott-Aldrich Syndrome, a Genetically Determined Cellular Immunologic Deficiency; Clinical and Laboratory Responses to Therapy with Transfer Factor. Proc. Natl. Acad. Sci. **67**, 821—828 (1970).

Lewis, E. C., Brown, H. E.: Agammaglobulinemia associated with pernicious anemia and diabetes mellitus. Arch. int. Med. **100**, 296 (1957).

Lewis, F. J. W., MacTaggart, M., Crow, R. S., Wills, M. R.: Chromosomal abnormalities in multiple myeloma. Lancet **1963 I**, 1183.

Lines, D. R.: Selectivity of Proteinuria in Childhood Nephrotic Syndrome. Arch. Dis. Childh. **44**, 461 (1969).

Lischner, H. W., Punnett, H. H., Di George, A. M.: Lymphocytes in congenital absence of the thymus. Nature (Lond.) **214**, 580 (1967).

Lobdell, D. H.: Congenital absence of the parathyroid glands. Arch. Path. **67**, 412 (1959).

Lodinowá, R.: Copro-antibodies in young infants. Im Druck.

Löffler, W.: Handbuch der Tuberkulose. Band I. Stuttgart: Thieme 1958.

Longsworth, L. G., Curtis, R. M., Pembroke, R. H.: The electrophoretic analysis of maternal and fetal plasmas and sera. J. clin. Invest. **24**, 46 (1945).

Lonsdale, D., Deodhar, Sh. D., Mercer, R. D.: Familial granulocytopenia and associated immunoglobulin abnormality. J. Pediat. **71**, 790—801 (1967).

Louis-Bar, E.: Sur un syndrome progressif comprenant des télangiectasies capillaires cutanées et conjonctivales symétriques, à disposition naevöide et des troubles cérébelleux. Confin. neurol. (Basel) **4**, 32 (1941/42).

Loutit, J. F.: Immunological and trophic functions of lymphocytes. Lancet **1962 II**, 1106.

Lowdon, A. G. R., Walker, J. H., Walker, W.: Infection following splenectomy in childhood. Lancet **1962 I**, 499.

Lux, S. E., Johnston, R. B., Jr., August, Ch. S., Say, B., Penchaszadeh, V. B., Rosen, F. S., McKusick, V. A.: Chronic neutropenia and abnormal cellular immunity in cartilage-hair hypoplasia. New Engl. J. Med. **282**, 231 (1970).

Lytton, B., Hughes, L. E., Fulthorpe, A. J.: Circulation antibody response in malignant disease. Lancet **1964 I**, 69.

Mackaness, G. B., Blanden, R. V.: Cellular Immunity. Progr. Allergy **11**, 89—140 (1967).

Mancini, G., Carbonara, A. O., Heremans, J. F.: Immunochemical quantitation of antigens by single radial immunodiffusion. Immunochemistry **2**, 235 (1965).

Mancini, G., Vaerman, J.-P., Carbonara, A. O., Heremans, J. F.: A single-radial-diffusion method for the immunological quantitation of proteins. In: Protides of the biological fluids, vol. **11**, 370. Amsterdam: Elsevier 1964.

Margulis, A. R., Feinberg, S. B., Lester, R. A., Good, R. A.: Roentgen manifestations of congenital agammaglobulinemia. Radiology **69**, 354 (1957).

Marshall, W. C., Weston, H. J., Bodian, M.: Pneumocystis Carinii pneumonia and congenital hypogammaglobuliaemia. Arch. Dis. Childh. **39**, 18 (1964).

Martin, Ch. M., Gordon, R. S., McCullough, N. B.: Acquired hypogammaglobulinemia in an adult. Report of a case, with clinical and experimental studies. New Engl. J. Med. **254**, 449 (1956).

MASOPUST, J.: Development of serum protein spectrum during childhood. Rev. Czecholsovak Med. **8**, 3 (1962).

MATSANIOTIS, N., APOSTOLOPOULU, E., VLACHOS, J.: Thymic alymphocytosis. Report of a case with normal Peyer's patches. J. Pediatr. **69**, 576 (1966).

MATSANIOTIS, N., ECONOMOU-MAVROU, C.: BCG vaccination and profound lymphopenia. Pediatrics **34**, 138 (1964).

MATSANIOTIS, N., ECONOMOU-MAVROU, C.: Fatal Generalized BCG Infection. A Result of Immunologic Deficiency. In: "Immunologic Deficiency Diseases in Man". Eds.: D. BERGSMA and R. A. GOOD. Birth Defects IV, No. 1, p. 124, 1968.

MCFARLANE, H., UDEOZO, I. O. K.: Immunochemical estimation of some proteins in Nigerian paired maternal and fetal blood. Arch. Dis. Childh. **43**, 42 (1968).

MCGREGOR, D. D., GOWANS, J. L.: The antibody response of rats depleted of lymphocytes by chronic drainage from the thoracic duct. J. exp. Med. **117**, 303 (1963).

MCKAY, E., RICHARDSON, J.: Pneumocystis Carinii pneumonia associated with hypogammaglobulinaemia. Lancet **1959** II, 713.

MCKINNON, W. M. P., BOLEY, S. J., MANPEL, J.: Infection in children following splenectomy. Amer. J. Dis. Child. **98**, 710 (1959).

MCKUSICK, V. A., CROSS, H. E.: Ataxia-telangiectasia and Swiss-type agammaglobulinemia. Two genetic disorders of the immune mechanism in related Amish sibships. J. Amer. med. Ass. **195**, 739 (1966).

MERRILL, D., HARTLEY, TH. F., CLAMAN, H. N.: Electroimmunodiffusion (EID): A simple, rapid method for quantitation of immunoglobulins in dilute biological fluids. J. Lab. clin. Med. **69**, 151—159 (1967).

MEUWISSEN, H. J., BACH, F. H., HONG, R., GOOD, R. A.: Lymphocyte studies in congenital thymic dysplasia. The one-way stimulation test. J. Pediat. **72**, 177—185 (1968).

MEUWISSEN, H. J., GATTI, R. A., TERASAKI, P. I., HONG, R., GOOD, R. A.: Treatment of lymphopenic hypogammaglobulinemia and bone-marrow aplasia by transplantation of allogeneic marrow: Crucial role of histocompatibility matching. New Eng. J. Med. **281**, 691 (1969).

MICHAUX, J.-L.: Les protéines sériques des sujets adultes en bonne santé. In: Les immunoglobulines des Bantous à l'état normal et pathologique. Thèse médicale, Louvain, 1966, p. 17—37.

MICHAUX, J.-L.: Les protéines sériques des mères bantoues et de leurs nouveau-nés. In: Les immunoglobulines des Bantous à l'état normal et pathologique. Thèse médical, Laouv in 1966, p. 39—47.

MICHAUX, J. L., HEREMANS, J. F., HITZIG, W. H.: Immunoglobulin levels in cord-blood serum of negroes and caucasians. Trop. geogr. Med. **18**, 10 (1966).

MILHAUD, G., VESIN, P.: Studies of calcium metabolism in man with Ca^{45}. The malabsorption syndrome and exsudative enteropathy. Nature (Lond.) **191**, 872 (1961).

MILLER, J. F. A. P.: Immunological function of the thymus. Lancet **1961 II**, 748.

MILLER, J. F. A. P.: Effect of neonatal thymectomy on the immunological responsiveness of the mouse. Proc. Roy. Soc. B, vol. **156**, 415 (1962).

MILLER, M. E.: Thymic dysplasia ("Swiss agammaglobulinemia"). I. Graft versus host reaction following bone-marrow transfusion. J. Pediat. **70**, 730 (1967).

MILLER, M. E.: Graft-vs.-Host Reactions in Man with Special Reference to Thymic Dysplasia. In: "Immunologic Deficiency Disease in Man". Eds.: D. BERGSMA and R. A. GOOD, Birth Defects IV, No. 1, p. 257, 1968.

MILLER, M. E., HUMMELER, K.: II. Morphologic and functional observations on a case of thymic dysplasia ("Swiss agammaglobulinemia"). J. Pediat. **70**, 737 (1967).

MILLER, M. E., YAKOVAC, W. C., CORNFELD, D.: Thymic Deficiency and Histiocytic Medullary Reticuloses (HMR). A New Etiologic Association with Unique Therapeutic Implications. Meet. Amer. Ped. Soc. and Soc. Ped. Res., Atlantic-City, May 3, 1969. Pediat. Res. **3**, 372 (1969).

MILLER, R. G., PHILLIPS, R. A.: Persönliche Mitteilung.

MILSTEIN, C.: The heterogeneity of human immunoglobulins. Biochem. J. **110**, 26 (1968).

MITCHELL, D. N., SILTZBACH, L. E., SUTHERLAND, I., D'ARCY HART, PH.: Sarcoidosis and Immunological Deficiencies. In: "Immunologic Deficiency Diseases in Man". Eds.: D. BERGSMA and R. A. GOOD. Birth Defects IV, No. 1, p. 364, 1968.

MITUS, ANNA, HOLLOWAY, A., EVANS, A. E., ENDERS, J. F.: Attenuated measles vaccine in children with acute leukemia. Amer. J. Dis. Child. **103**, 243 (1962).

MOLLISON, A. W., BRACKENRIDGE, R. G., MACLEOD, M.: Primary hypogammaglobulinaemia. Scot. med. J. **5**, 448 (1960).

MOMMA, K.: Immunochemical semiquantitative estimation of γM- and γA-immunoglobulins in healthy and diseases of children. Part 1. Immunoglobulin levels from the newborn period

to adulthood. Part 2. Immunoglobulin levels in nephrotic syndrome, exudative enteropathy, acute leukemia, and malignant tumors. Acta paed. Jap. **7**, 1 and 13 (1965).
MÜLLER, E.: Immunglobulin-Veränderungen im Kindesalter. Diss. med. Zürich 1971.
NAHMIAS, A. J., GRIFFITH, D., SALSBURY, C., YOSHIDA, K.: Thymic aplasia with lymphopenia, plasma cells and normal immunoglobulins — relation to measles virus infection. J. Amer. med. Ass. **201**, 729 (1967).
NASPITZ, CH. K., RICHTER, M.: The Action of Phytohemagglutinin in vivo and in vitro, a Review. Progr. Allergy **12**, 1—85 (1968).
NEZELOF, C., JAMMET, M.-L., LORTHOLARY, P., LABRUNE, B., LAMY, M.: L'hypoplasie héréditaire du thymus. Sa place et sa responsabilité dans une observation d'aplasie lymphocytaire, normoplasmocytaire et normoglobulinémique du nourrisson. Arch. franç. Pédiat. **21**, 897 (1964).
NUSSLÉ, D., BARANDUN, S., WITSCHI, H. P., KÄSER, H., BETTEX, M., GIRARDET, P.: Déperdition intestinale de protéines plasmatiques chez l'enfant. Aspects étiologiques et pathogéniques. Helv. paediat. Acta, Suppl. X ad **16** (1961).
OBERMAN, J. W., GREGORY, K. O., BURKE, F. G., ROSS, S., RICE, E. C.: Electrophoretic analysis of serum proteins in infants and children. I. Normal values from birth to adolescence. New Engl. J. Med. **255**, 743 (1956).
OGG, C. S., CAMERON, J. S., WHITE, R. H. R.: The C'3 component of complement beta$_{1C}$-globulin) in patients with heavy proteinuria. Lancet **1968 II**, 78.
OPPENHEIM, J. J., BARLOW, M., WALDMANN, TH. A., BLOCK, J. B.: Impaired in vitro lymphocyte transformation in patients with Ataxia-telangiectasia. Brit. med. J. II, 330—333 (1966).
OSSERMAN, K. E.: Muscles (Myasthenia gravis). In: Textbook of Immunopathology. Eds. P. A. MIESCHER and H. J. MÜLLER-EBERHARD. Vol. II, p. 607. New York and London: Grune and Stratton 1969.
OSSERMAN, E. F., TAKATSUKI, K.: Clinical and immunochemical studies of 4 cases of heavy (Hγ2) chain disease. Amer. J. Med. **37**, 351 (1964).
OUCHTERLONY, OE.: In vitro method for testing the toxinproducing capacity of diphtheria bacteria. Acta path. microbiol. scand. **25**, 186 (1948).
OUCHTERLONY, OE.: Diffusion-in-gel methods for immunological analysis. Prog. Allergy **5**, 1 (1958).
OUCHTERLONY, OE.: Handbook of immunodiffusion and immunoelectrophoresis. 4. Aufl. London: Ann Arbor 1970.
OUDIN, J.: L'analyse immunochimique du sérum de cheval par précipitation spécifique en milieu gélifié. Premiers résultats. Bull. Soc. Chim. biol. (Paris) **29**, 140—149 (1947).
OUDIN, J.: Specific precipitation in gels and its application to immunochemical analysis. In: Methods in medical. Ed. by CORCORAN, A. C., research, vol.**5**, 335. Chicago: The year book publishers 1952.
PAGE, A. R., HANSEN, A. E., GOOD, R. A.: Occurrence of leukemia and lymphoma in patients with agammaglobulinemia. Blood **21**, 197 (1963).
PAPADATOS, C., PAPAEVANGELOU, G. J., ALEXIOU, D., MENDRIS, J.: Serum immunoglobulin G levels in small-for-dates newborn babies. Arch. Dis. Childh. **45**, 570 (1970).
PARKES, R.: Hypogammaglobulinaemia and tuberculosis. Implications of their association, and other observations. Brit. med. J. I, 973 (1958).
PEARMAIN, G., LYCETTE, R. R., FITZGERALD, P. H.: Tuberculin-induced mitosis in peripheral blood leucocytes. Lancet **1963 I**, 637.
PENN, I.: Malignant Tumors in Organ Transplant Recipients. Berlin-Heidelberg-New York: Springer 1970.
PENN, I., HAMMOND, W., BRETTSCHNEIDER, L., *et al.*: Malignant lymphomas in transplantation patients. New Engl. J. Med. **283**, 934 (1970).
PETERSON, R. D. A., COOPER, M. D., GOOD, R. A.: Lymphoid tissue abnormalities associated with ataxia-telangiectasia. Amer. J. Med. **41**, 342—359 (1966).
PETERSON, R. D. A., GOOD, R. A.: Ataxia-Telengiectasia. In: "Immunologic Deficiency Diseases in Man". Eds.: D. BERGSMA and R. A. GOOD. Birth Defects IV, No. 1, p. 370, 1968.
PETERSON, R. D. A., KELLY, W. D., GOOD, R. A.: Ataxia teleangiectasia. Its association with a defective thymus, immunological deficiency disease, and malignancy. Lancet **1964 I**, 1189.
PFAU, P.: Die Serumproteine von Feten, Neugeborenen und übertragenen Säuglingen. Arch. Gynäk. **185**, 208 (1954).
PISCIOTTA, A. V., JERMAIN, L. F., HINZ, J. E.: Chronic lymphocytic leukemia, hypogammaglobulinemia, and autoimmune hemolytic leukemia — an experiment of nature. Blood **15**, 748 (1960).

POLANO, O.: Der Antitoxinübergang von der Mutter auf das Kind. Z. Geburtsh. Gynäk. **53**, 456 (1904).
POLEY, J. R., LESCH, P., HITZIG, W. H., PRADER, A.: Chylöser Aszites. Helv. paediat. Acta **22**, 81 (1967).
PONZONE, A., TAROCCO, R. P., NICOLA, P.: Patogenesi della malattie con difetto immunologico associato a disordini linfoproliferativi. Minerva pediat. **22**, 2542 (1970).
PORTER, H.: Congenital agammaglobulinemia: a sex-linked genetic trait and demonstration of delayed skin sensitivity. Amer. J. Dis. Child. **90**, 617 (1955).
PORTER, H. M.: Immunologic studies in congenital agammaglobulinemia with emphasis or delayed hypersensitivity. Pediatrics **20**, 958 (1957).
PRASAD, A. S., KOZA, D. W.: Agammaglobulinemia. Ann. int. Medern. **41**, 629 (1954).
PREUD'HOMME, J. L., SELIGMANN, M.: Primary Immunodeficiency with increased numbers of circulating B Lymphocytes contrasting with Hypogammaglobulinaemia. Lancet **1972 I**, 442.
PURVES, L. R.: Heavy-chain disease. Lancet **1965 II**, 186.
PUTNAM, F. W.: Structural evolution of kappa and lambda light chains. In: Nobel Symposium 3. Gamma Globulins, p. 45. Ed. J. KILLANDER. Stockholm: Almqvist and Wiksell 1967.
PUTNAM, F. W., HARDY, S.: Proteins in multiple myeloma. III. Origin of Bence-Jones protein. J. biol. Chem. **212**, 361 (1955).
RÁDL, J.: Light chain typing of immunoglobulins in small samples of biological material. Immunology **19**, 137 (1970).
RÁDL, J., MASOPUST, J., LACKOVÁ, E.: Selective hyperimmunoglobulinemia A and D in a case with chronic generalized eczema and prolonged sepsis. Helv. paediat. Acta **22**, 278 (1967).
RAMBAUD, J. C., BOGNEL, C., PROST, A., BERNIER, J. J., LE QUINTREC, Y., LAMBLING, A., DANON, F., HUREZ, D., SELIGMANN, M.: Clinico-pathological study of a patient with "Mediterranean" type of abdominal lymphoma an a new type of IgA abnormality ("alpha chain disease"). Digestion **1**, 321—326 (1968).
RAMSEIER, H. R.: Homotransplantation. In: Textbook of Immunopathology, ed. MIESCHER and MULLER-EBERHARD, vol. **1**, p. 189—203. New York and London: Grune and Stratton 1969.
RAMSEIER, H. R.: Recognition of Transplantation Antigens by Immunologically Competent Cells. In: "Cellular Recognition", Eds. R. T. SMITH and R. A. GOOD, p. 251. Appleton-Century-Crofts, New York, Educational Division, Meredith Corporation. 1969.
RAPOPORT, M., RUBIN, M. I., CHAFFEE, D.: Fractionation of the serum and plasma proteins by salt precipitation in infants and children. 1. The changes with maturity and age. 2. The changes in glomerulonephritis. 3. The changes in nephrosis. J. clin. Invest. **22**, 487 (1943).
RAUER, U., FREUND, R.: Normalwerte von Immunglobulinen im Kindesalter. Mschr. Kinderhk. **117**, 559—563 (1969).
REED, W. B., EPSTEIN, W. L., BODER, E., SEDGWICK, R.: Cutaneous manifestations of ataxia-telangiectasia. J. Amer. med. Ass. **195**, 746 (1966).
RITZMAN, ST. E., LARSON, D. L., MCCLUNG, C., ABSTON, S., FALLS, D., GOLDMAN, A. S.: Immunoglobulin levels in burned patients. Lancet **1969** I, 1152.
RIVA, G.: Das Serumeiweißbild. Bern und Stuttgart: Hans Huber 1957.
RIVA, G., BARANDUN, S., KOBLET, H., NUSSLÉ, D., WITSCHI, H. P.: Proteinverlierende Gastroenteropathien: Klinik und Pathophysiologie. In: Protides of the biological fluids, vol. **11**, 168, Amsterdam: Elsevier 1964.
ROBBINS, J. B., MILLER, R. H., AREAN, V. M., PEARSON, H. A.: Successful treatment of Pneumocystis Carinii Pneumonitis in a patient with congenital hypogammaglobulinemia. New Engl. J. Med. **272**, 708 (1965).
ROBBINS, J. B., SKINNER, R. G., PEARSON, H. A.: Autoimmune hemolytic anemia in a child with congenital X-linked hypogammaglobulinemia. New Engl. J. Med. **280**, 75 (1969).
ROCKEY, J. H., HANSON, L. A., HEREMANS, J. F., KUNKEL, H. G.: Beta$_{2A}$ aglobulinemia in two healthy men. J. Lab. clin. Med. **63**, 205 (1964).
ROCKLIN, R. E., MEYERS, O. L., DAVID, J. R.: An in vitro assay for cellular hypersensitivity in man. J. Immunol. **104**, 95 (1970).
ROCKLIN, R. E., ROSEN, F. S., DAVID, J. R.: In vitro lymphocyte response of patients with immunologic deficiency diseases. Correlation of production of macrophage inhibitory factor with delayed hypersensitivity. New Engl. J. Med. **282**, 1340 (1970).
RODGERS, T. S., HAGGIE, M. H. K.: Pneumocystis Carinii Pneumonia associated with hypogammaglobulinaemia responding to pentamidine. Lancet **1964** I, 1042.
ROMAGNY, G., JOFFARD, P., DORSIT, G.: Nouvelle observation d'ataxie-télangiactasie. Syndrome choréa-athétosique prédominant. Bronchectasie. Hypogammaglobulinémie progressive. Pédiatrie **20**, 468 (1965).

Rosen, F. S., Gotoff, S. P., Craig, J. M., Ritchie, J., Janeway, Ch. A.: Further observations on the Swiss type of agammaglobulinemia (alymphocytosis). The effect of syngeneic bone marrow cells. New Engl. J. Med. **274**, 18 (1966).
Rosen, F. S., Janeway, Ch. A.: Dangers of vaccination in lymphopenic infants. Pediatrics **33**, 310 (1964).
Rosen, F. S., Kevy, S. V., Merler, E., Janeway, Ch. A., Gitlin, D.: Recurrent bacterial infections and dysgammaglobulinemia: deficiency of 7 S gamma-globulins in the presence of elevated 19 S gamma-globulins. Report of two cases. Pediatrics **28**, 182 1(961).
Rosen, F. S., Smith, D. H., Earle. R., Jr., Janeway, Ch. A., Gitlin, D.: The etiology of hypoproteinemia in a patient with congenital chylous ascites. Pediatrics **30**, 696 (1962).
Rosenberg, D. (Letter to Editor): IgA deficiency and susceptibility to infection. J. Pediat. **73**, 642 (1968).
Rosenthal, I. M., Markowitz, A. S., Medenis, R.: Immunological incompetence in ataxia-telangiectasia. Amer. J. Dis. Child. **110**, 69 (1965).
Rössle, R.: Über den angeborenen Mangel der Epithelkörperchen. Schweiz. med. Wschr. **19**, 848 (1938).
Rothberg, R. M.: Immunoglobulin and specific antibody synthesis during the first weeks of life of premature infants. J. Pediat. **75**, 391—399 (1969).
Rowe, D. S., McGregor, I. A., Smith, S. J., Hall, P., Williams, K.: Plasma immunoglobulin concentrations in a West Africa (Gambian) community and in a group of healthy British adults. Clin. exp. Immunol. **3**, 63 (1968).
Roxcan, M., Trobaugh, F. E., Danforth, W. H.: Agammaglobulinemia in the adult. Amer. J. Med. **19**, 303 (1955).
Russell, J. G. B.: Pneumocystis pneumonia associated with agammaglobulinemia. Arch. Dis. Childh. **34**, 338—341 (1959).
Ruvalcaba, R. H. A., Thuline, H. C.: IgA absence associated with short arm deletion of chromosome No. 18. J. Pediat. **74**, 964 (1969).
Sanford, J. P., Favour, C. B., Tribeman, M. S.: Absence of serum gamma globulins in an adult. New Engl. J. Med. **250**, 1027 (1954).
Schaller, J., Davis, St. D., Ching, Y.-Ch., Lagunoff, D., Williams, Ch. P. S., Wedgwood, R. J.: Hypergammaglobulinemia, antibody deficiency, autoimmune haemolytic anaemia, and nephritis in an infant with a familial lymphopenic immune defect. Lancet **1966 II**, 825—829.
Scheidegger, J. J.: Une micro-méthode de l'immuno-électro-phorèse. Int. Arch. Allergy **7**, 103 (1955).
Scheidegger, J.-J., Martin du Pan, R.: Etude immuno-électrophorétique des protéines sériques du nouveau-né et du nourrisson. Etud néo-natal.. **6**, 135 (1957).
Scheidegger, J. J., Martin, E., Riotton, G.: L'apparition des diverses composantes antigéniques du sérum au cours du développement foetal. Schweiz. med. Wschr. **86**, 224 (1956).
Schneck, S., Penn, I.: Cerebral neoplasms associated with renal transplantation. Arch. Neurol. (Chic.) **22**, 226 (1970).
Schneeweis, R.: Fatal pneumococcal infection following splenectomy. Proc. Tel-Hashomer Hosp. **3**, 59 (1966).
Schönenberger, M., Fiege, H.: Die Übertragung von Gammaglobulin auf das neugeborene Kalb. Behringwerk-Mitteilungen, Heft **33**, 85 (1957).
Schubert, W. K., Fowler, R., Martin, L., West, C. D.: Studies of homograft survival in children with inborn errors of protein metabolism associated with increased susceptibility to infection. Soc. pediatr. Res., 30th Ann. Meeting, 1960.
Schulkind, M. L., Little, J. M.: Ocular manifestations of Immunological Deficiency Disease. Meet. Amer. Ped. Soc. and Soc. Ped. Res., Plenary Sessions. Atlantic City, N.J. April 30—May 2, 1969. Pediat. Res. **3**, 504 (1969).
Schulthess, D.: Dysgammaglobulinämie mit Neutropenie als Sonderform des Antikörpermangelsyndroms. Untersuchungen zur Wirkung der Gammaglobulintherapie. Diss. med. Zürich 1969.
Schultze, H. E., Heremans, J. F.: Molecular Biology of Human Proteins. Volume 1: Nature and Metabolism of Extracellular Proteins. Amsterdam-London-New York: Elsevier 1966.
Schultze, H. E., Schwick, G.: Quantitative immunochemische Bestimmung von Plasmaproteinen. In: Protides Biological| Fluids, 6th Colloquium Bruges, p. 15. Amsterdam: Elsevier 1959; ebenso in: Clin. chim. Acta **4**, 15 (1959).
Schur, P. H., Borel, H., Gelfand, E. W., Alper, Ch. A., Rosen, F. S.: Selective gamma-G globulin deficiencies in patients with recurrent pyogenic infections. New Engl. J. Med. **283**, 631 (1970).
Schwenk, H. U., Gimpert, E., Plüss, H. J., Pilgrim, U., Hitzig, W. H.: Lymphocyte markers for B- and T-cells in primary immunodeficiency diseases. Klin. Wschr. (im Druck) (1973).

SCHWICK, H. G.: Entwicklungstendenzen immunologischer Methoden in der Klinik. Z. analyt. Chemie **243**, 424 (1968).

SCHWICK, H. G., BECKER, W.: Humoral antibodies in older humans. In: Bayer-Symposium I, "Current Problems in Immunology", p. 253. Berlin-Heidelberg-New York: Springer **1969**.

SELIGMANN, M.: Etudes immunologiques sur le lupus erythémateux disséminé. Rev. franç. Étud. clin. biol. **3**, 558 (1958).

SELIGMANN, M., BADIN, J.: Béta$_2$-macroglobulinémie familiale. Rev. franç. Étud. clin. biol. **7**, 1107 (1962).

SELIGMANN, M., BASCH, A.: The clinical significance of pathological immunoglobulins. Plenary Session Papers, XIIth Congr. Int. Soc. haematol. p. 21. New York: 1968.

SELIGMANN, M., FINE, J. M., DANON, F.: Etudes des protéines sériques dans des hyper-béta macroglobulinémies familiales. In: Protides of the biologicales. In: Protides of the biological fluids. vol. 11, 78, Amsterdam: Elsevier **1964**.

SELIGMANN, M., FUDENBERG, H. H., GOOD, R. A.: A proposed classification of primary immunologic deficiencies. Amer. J. Med. **45**, 817 (1968).

SELIGMANN, M., MIHAESCO, E., HUREZ, D., MIHAESCO, C., PREUD'HOMME, J.-L., RAMBAUD, J.-C.: Immunochemical studies in four cases of alpha chain disease. J. clin. Invest. **48**, 2374—2389 (1969).

SELIGMANN, M., RAMBAUD, J. C.: IgA abnormalities in abdominal lymphoma (alpha-chain Disease). Israel J. Med. Sci. **5**, 151 (1969).

SHUSTER, J., HART, Z., STIMSON, C. W., BROUGH, A. J., PNULIK, M. D.: Ataxia telangiectasia with cerebellar tumor. Pediatrics **37**, 776 (1966).

SIEBNER, H., SPENGLER, G. A., BÜTLER, R., HENI, F., RIVA, G.: Chromosomenanomalien bei Paraproteinämie. Schweiz. med. Wschr. **95**, 1767 (1965).

SILVERSTEIN, A. M.: Ontogeny of the Immune Response. Science **144**, 1423 (1964).

SLATER, R. J.: Investigation of an infant born of a mother suffering from cirrhosis of the liver. Pediatrics **13**, 308 (1954).

SMITH, C. H., ERLANDSON, M., SCHULMAN, I., STERN, G.: Hazard of severe infections in splenectomized infants and children. Amer. J. Dis. Child. **92**, 507 (1956).

SMITH, C. H., ERLANDSON, M., SHULMAN, I., STERN, G.: Hazard of severe infections in splenectomized infants and children. Amer. J. Med. **22**, 390 (1957).

SOOTHILL, J. F.: The concentration of γ-globulin and γ-macroglobulin in the serum of patients with hypogammaglobulinaemia. Proc. roy. Soc. Med. **55**, 395 (1962).

SOOTHILL, J. F., HENDRICKSE, R. G.: Some immunological studies of the nephrotic syndrome of Nigerian children. Lancet **1967 II**, 629.

SOOTHILL, J. F., HILL, L. D., ROWE, D. S.: A Quantitative Study of the Immunoglobulins in the Antibody Deficiency Syndrome. In: "Immunologic Deficiency Diseases in Man". Eds.: D. BERGSMA and R. A. GOOD. Birth Defects IV, No. 1, p. 71, 1968.

SOUTH, M. A., COOPER, M. D., WOLLHEIM, F. A., GOOD, R. A.: The IgA System. II. The Clinical Significance of IgA Deficiency: Studies in Patients with Agammaglobulinemia and Ataxia-Telangiectasia. Amer. J. Med. **44**, 168—178 (1968).

SOUTH, M. A., COOPER, M. D., WOLLHEIM, F. A., HONG, R., GOOD, R. A.: The IgA System. I. Studies of the transport and Immunochemistry of IgA in the saliva. J. exp. Med. **123**, 615—627 (1966).

SOUTH, M. A., STARLING, K. A., FERNBACH, D. J.: Anti-LW antibody Production in a child with combined immune deficiency disease (Thymic alymphoplasia). New Engl. J. Med. **280**, 94 (1969).

SPEIRS, C. F., SELWYN, S., NICHOLSON, D. N.: Hypogammaglobulinaemia presenting as pseudomonas septicaemia. Lancet **1963 II**, 710.

SPITLER, L. E., LEVIN, A. S., STITES, D. P., FUDENBERG, H. H., PIROFSKY, B., AUGUST, CH. S., STIEHM, E. R., HITZIG, W. H., GATTI, R. A.: The Wiskott-Aldrich Syndrome. Results of Transfer Factor Therapy. J. clin. Invest. **51**, 3216—3224 (1972).

SQUIRE, J. R.: Hypogammaglobulinaemia in Great Britain. Acta haemat. (Basel) **24**, 99 (1960).

SQUIRE, J. R.: Hypogammaglobulinaemia in the United Kingdom, 1956—1961. Proc. Roy. Soc. Med. **55**, 393 (1962).

SQUIRE, J. R., BLAINEY, J. D., HARDWICKE, J.: The nephrotic syndrome. Brit. Med. Bull. **13**, 43 (1957).

STARZL, TH. E., PENN, I., HALGRIMSON, CH. G.: Immunosuppression and malignant neoplasms. New Engl. J. Med. **283**, 934 (1970).

STEEGE, N., GUGLER, E.: Die quantitative Bestimmung der Immunglobulinreifung mit Hilfe der einfachen radialen Immundiffusionsmethode. Helv. paediat. Acta **23**, 242 (1968).

STEINFELD, J. L., DAVIDSON, J. D., GORDON, R. S.: A mechanism for hypoalbuminemia in patients with ulcerative colitis and regional enteritis. J. clin. Invest. **36**, 931 (1957).

STIEHM, E. R., FUDENBERG, H. H.: Serum levels of immune globulins in health and disease: A survey. Pediatrics **37**, 715—727 (1966).
STOELINGA, G. B. A.: Dysimmunoglobulinaemie bij kinderen. Nijmegen: Centrale Drukkereij N.V. 1966.
STOELINGA, G. B. A., VAN MUNSTER, P. J. J., SLOOFF, J. P.: Auto-Immunity against IgG. Study of a girl who had undue susceptibility to infection and an IgM-IgG Euglobulin Complex in her Serum. Pediat. Res. **3**, 233 (1969).
STÖRIKO, K.: Normal values for 23 different human plasma proteins determined by single radial immunodiffusion. Blut **16**, 200 (1968).
STOOP, J. W., BALLIEUX, R. E., WEYERS, H. A.: Paraproteinemia with secondary immune globulin deficiency in an infant. Pediatrics **29**, 97 (1962).
STROBER, W., WOCHNER, R. D., BARLOW, M. H., MCFARLIN, D. E., WALDMANN, TH. A.: Immunoglobulin metabolism in ataxia telangiectasia. J. clin. Invest. **47**, 1905—1915 (1968).
SVET-MOLDAVSKY, G. J.: Is Hodgkin's Disease a syndrome of hypothymism ? Nature (Lond.) **209**, 932 (1966).
SZENBERG, A., WARNER, N. L.: Dissociation of immunological responsiveness in fowls with a hormonally arrested development of lymphoid tissues. Nature (Lond.) **194**, 146—147 (1962).
TADA, K., KAWASAKI, H.: A new entity of antibody deficiency syndrome, to which "Congenital dysgammaglobulinemia" might be suggested. Tohoku J. exp. Med. **74**, 299 (1961).
TADJOEDIN, M. K., FRASER, F. C.: Heredity of ataxia-telangiectasia (Louis-Bar Syndrome). Amer. J. Dis. Child. **110**, 64 (1965).
TAITZ, L. S., ZARATE-SALVADOR, C., SCHWARTZ, E.: Congenital absence of the parathyroid and thymus glands in an infant. (III and IV Pharyngeal Pouch Syndrome.) Pediatrics **38**, 412 (1966).
TAROCCO, R. P., NICÓLA, P., PONZONE, A.: Ontogenesi e dinamica della risposta immunitaria. Minerva pediat. **22**, 2507 (1970).
TEN BENSEL, R. W., STADLIN, E. M., KRIVIT, W.: Development of malignancy in the course of Aldrich syndrome. J. Pediat. **68**, 761 (1966).
TERRY, W. D.: Variations in the Subclasses of IgG. In: "Immunologic Deficiency Diseases in Man". Eds.: D. BERGSMA and R. A. GOOD. Birth Defects IV, No. 1, p. 357, 1968.
TERRY, W. H., Subclasses of human IgG molecules differing in heterologous skin sensitizing properties (29732). Proc. Soc. exp. Biol. (N.Y.) **117**, 901 (1964).
THIELE, H. G., FRENZEL, H.: Immunoglobulin-Mangelsyndrom und Agranulocytose bei Thymom. Schweiz. med. Wschr. **97**, 1606—1611 (1967).
THURMAN, W. G.: Splenectomy and immunity. Blood **15**, 430 (1960).
THURMAN, W. G.: Splenectomy and immunity. Am. J. Dis. Child. **105**, 138 (1963), zit. in Year Book of Pediatrics 1963—1964, p. 96, ed. S. S. GELLIS, Year Book Medical Publishers, Chicago. Amer. J. Dis. Child. **105**, 138 (1963).
TISELIUS, A.: The moving boundary method of studying the electrophoresis of proteins. Nova Acta Regiae Societat. Scientiarium Upsaliensis Ser. IV, Vol. 7, Fasc. **11**, 1—107 (1930).
TOBLER, R., COTTIER, H.: Familiäre Lymphopenie mit Agammaglobulinämie und schwerer Moniliasis. Die „essentielle Lymphocytophthise“ als besondere Form der frühkindlichen Agammaglobulinämie. Helv. paediat. Acta **13**, 313 (1958).
TOMASI, TH. B., JR.: Human Immunoglobulin A. New Engl. J. Med. **279**, 1327 (1968).
TOMASI, TH. B., JR., BIENENSTOCK, J.: Secretory Immunoglobulins. In: Advances in Immunology, vol. **9**, p. 1—96. New York and London: Academic Press 1968.
TOMASI, TH. B., TAN, E. M., SOLOMON, A., PRENDERGAST, R. A.: Characteristics of an immune system common to certain external secretions. J. exp. Med. **121**, 101—124 (1965).
TURK, J. L.: Protocol for the investigation of depressiin of immunological function in leprosy. Bull. Org. mond. Santé 16.—19. VI. 1970.
TURK, A., GLADE, PH. R., CHESSIN, L. N.: Blast-like Transformation Induced in Peripheral Blood Lymphocytes by Cellular Injury: a Comparison of Sonication and Phytohemagglutinin. Blood **33**, 329 (1969).
VAHLQUIST, B.: Infant Metabolism. Proc. of the W.H.O.'s Seminar held at Leyden and Stockholm in October—November, 1950, p. 166. New York: Macmillan 1956.
VAHLQUIST, B.: Lehrbuch der Pädiatrie, G. FANCONI, ed., 8. Aufl. 1968, S. 523: Tuberkulose und Masern. Basel: Schwabe 1968.
VAHLQUIST, B., MURRAY, U., PERSSON, N. G.: Studies on diphtheria. II. Immunization against diphtheria in new-born babies and in infants. Acta paediat. (Uppsala) **35**, 130 (1946).
VALDIMARSSON, H., RICHES, H. R. C., LENNOX, H., HOBBS, J. R.: Lymphocyte abnormality in chronic mucocutaneous candidiasis. Lancet **1970 I**, 1259.

VAN BEKKUM, D. W., DE Vries, M. J.: Radiation chimaeras. London: Logos/Academic Press 1967.
VARCO, R. L., MACLEAN, L. D., AUST, J. B., GOOD, R. A.: Agammaglobulinemia: an approach to homovital transplantation. Ann. Surg. **142**, 334 (1955).
VESIN, P.: De la diarrhée des carences en immunoglobulines aux entéropathies avec perte de protéines. Sem. Hop. Paris **41**, 3014 (1965).
VESIN, P., GALLOUEDEC, CH., VALLA, A., CATTAN, R.: Hypogammaglobulinémie et réticulose. Bull. Soc. méd. Hôp. Paris 1958, p. 437.
VESIN, P., HIRSCH-MARIE, H., CARASSO, R., FRUMUSAN, P., CATTAN, R.: Les carences immunitaires frustes. Nouvelles études cliniques et biologiques. Sem. Hôp. Paris **40**, 21 (1964).
VESIN, P., PAOLAGGI, J., BLANPIN, O., DOMART, A., CATTAN, R.: Hypoprotéinémie idiopathique avec hypo-gamma-globulinémie. Oedèmes normo-aldostéroniques. Polyglobulie. Bull. Soc. méd. Hôp. Paris, 1958, p. 308.
VESIN, P., TROUPEL, S., ACAR, J., RENAULT, H., DESBUQUOIS, G., CATTAN, R.: Entéropathie avec perte de protéines et stéatorrhée. Etude par le PVP-I^{131} et la trioléine I^{131}. Action du régime sans gluten. Bull. Soc. méd. Paris Hôp. **76**, 261 (1960).
VESLOT, J., NÉZELOF, C., VILLEMIN, P.: Bécégite mortelle, agammaglobulinémie, alymphoplasmocytose et hypoplasie thymique. Arch. franç. Pédiat. **23**, 1113—1134 (1966).
VETTER, K.: Diss. med. Zürich 1971.
VON MURALT, G., GUGLER, E.: Die Reifung der Immunglobuline. Helv. med. Acta **26**, 410 (1959).
v. PIRQUET, C.: Allergie. Münch. med. Wschr. **30**, 1457 (1906). (Übersetzung in: "Clinical aspects of immunology", p. 805, ed. P. G. H. GELL and R. R. A. COOMBS. Oxford: Blackwell 1962.
WAGNER, A., WENZ, W.: Enterales Proteinverlustsyndrom bei einem Patienten mit generalisierter Dickdarmpolypose und essentiellen Teleangiektasien. Schweiz. med. Wschr. **99**, 777 (1969).
WAKSMAN, B. H., ARNASON, B. G., JANKOVIĆ, B. D.: Role of the thymus in immune reactions in rats. III. Changes in the lymphoid organs of thymectomized rats. J. exp. Med. **116**, 187 (1962).
WALDENSTRÖM, J.: The occurrence of benign, essential monoclonal (M type), non-macromolecular hyperglobulinemia and its differential diagnosis. IV. Studies in the gammapathies. Acta med. scand. **176**, 345 (1964).
WALDENSTRÖM, J.: Maladies of derepression. Pathological, often monoclonal, derepression of protein forming templates. Schweiz. med. Xschr. **100**, 2197 (1970).
WALDMANN, TH. A.: Gastrointestinal protein loss demonstrated by ^{51}Cr-labelled albumin. Lancet **1961 II**, 121.
WALDMANN, TH. A., STROBER, W.: Kinetic Studies of Immunoglobulin Metabolism in Immunologic Deficiency. In: "Immunologic Deficiency Diseases in Man". Eds.: D. BERGSMA and R. A. GOOD. Birth Defects IV, No. 1, p. 388, 1968.
WALL, R. L., SASLAW, S.: Adult agammaglobulinemia. Arch. intern. Med. **95**, 33 (1955).
WARNER, N. L., SZENBERG, A., BURNET, F. M.: The immunological role of different lymphoid organs in the chicken. I. Dissociation of immunological responsiveness. Aust. J. exp. Biol. med. Sci. **40**, 373 (1962).
WASHBURN, TH. C., MEDEARIS, D. N., CHILDS, B.: Sex differences in susceptibility to infection. Pediatrics **35**, 57 (1965).
WEGMANN, W., LARGIADÈR, F., SCHEITLIN, W.: Maligne Retikulose nach Nierentransplantation. Schweiz. med. Wschr. **101**, 80 (1971).
WEISS, W. A.: Normalwerte spezifischer Serumproteine im Kindes- und Erwachsenenalter. Klin. Wschr. **43**, 273 (1965).
WELSCHER, H. D.: Correlations between amino acid sequence and conformation of immunoglobulin light chains. I. Hydrophobicity and fractional charge. Int. J. Protein Research **1**, 253 (1969).
WERDER-KIND, H.: Das Serumeiweißbild beim Frühgeborenen. Diss. med. Zürich 1963.
WEST, C. D.: Comment on IgA deficiency and susceptibility to infection. J. Pediat. **72**, 153 (1968).
WEST, C. D., HONG, R., HOLLAND, N. H.: Immunoglobulin levels from the newborn period to adulthood and in immunoglobulin deficiency states. J. clin. Ivest. **41**, 2054 (1962).
WIEME, R. J.: Studies on agar gel electrophoresis. Brüssel: Arscia 1959.
WIENER, A. S., SILVERMAN, I. J.: Permeability of the human placenta to antibodies. J. exp. Med. **71**, 21 (1940).
WILLIAMS, A. I. O., MCFARLANE, H.: Distribution of Malarial Antibody in Maternal and Cord Sera. Arch. Dis. Childh. **44**, 511 (1969).
WILLIAMS, R. C., JR., ERICKSON, J. L., POLESKY, H. F., SWAIM, W. R.: Studies of monoclonal immunoglobulins (M-Components) in various kindreds. Ann. intern. Med. **67**, 309—327 (1967).

WILLIAMS, R. T.: Acquired dysgammaglobulinaemia in a young man. Clin. exp. Immunol. **1**, 223—231 (1966).
WINTER, G. C. B., OSMOND, D. G., YOFFEY, J. M., MAHY, D. J.: Leucocyte cultures with phytohaemagglutinin in chronic lymphatic leukaemia. Lancet **1964 II**, 563.
WISKOTT, A.: Familiärer, angeborener Morbus Werlhofii? Mschr. Kinderheilk. **68**, 212 (1937).
WHO: The use of human immunoglobulin. Report of a WHO Expert Committee. Wld Hlth Org. techn. Rep. Ser. 1966, 327.
WHO: Cell-Mediated Immune Responses. Report of a WHO Scientific Group. Wld Hlth Org. techn. rep. Ser. 1969, No. 423.
WOLF, J. K.: Primary acquired agammaglobulinemia, with a family history of collagen disease and hematologic disorders. New Engl. J. Med. **266**, 473 (1962).
WOLLHEIM, F.: Inherited "acquired" hypogammaglobulinaemia. Lancet **1961 I**, 316.
WOLLHEIM, F. A.: Primary "acquired" hypogammaglobulinemia: genetic defect or acquired disease? In: Immunologic Deficiency Diseases in Man. Eds. D. BERGSMA and R. A. GOOD. Vol. IV, No. 1, p. 311, 1968.
WUHRMANN, F., MÄRKI, H. H.: Dysproteinämien und Paraproteinämien. Grundlagen, Klinik und Therapie. Basel und Stuttgart: Schwabe 1963.
WUHRMANN, F., WUNDERLY, CH.: Die Bluteiweißkörper des Menschen. 3. Aufl. Basel: Schwabe 1957.
WUHRMANN, F., WUNDERLY, CH., HÄSSIG, A., HUGENTOBLER, F.: Immunserologische Untersuchungen über Paraproteine. Helv. med. Acta **16**, 279 (1949).
WYSS, F. E.: Cystisches Lymphangiom des Mesenteriums mit symptomatischer Sprue. Schweiz. med. Wschr. **92**, 112 (1962).
YAKOVAC, W. C.: Thymic dysplasia in congenital agammaglobulinemia. J. Pediat. **63**, 699 (1963).
YOUNG, I. I. WOLFSON, W. Q., COHN, C.: Studies in serum proteins Agammaglobulinemia in the adult. Amer. J. Med. **19**, 221 (1955).
YOUNT, W. J., HONG, R., SELIGMANN, M., GOOD, R., KUNKEL, H. G.: Imbalances of gamma globulin subgroups and gene defects in patients with primary hypogamma-globulinemia J. clin. Invest. **49**, 1957 (1970).
YOUNT, W. J., HONG, R., SELIGMANN, M., KUNKEL, H. G.: Structural gene defects and preponderance of gamma G3 subgroup in patients with hypogammaglobulinemia. J. clin. Invest. **48**, 92a (1969).
ZBAR, M. J., CIPPES, I. B., Alterman, S. L.: Agammaglobulinemia in a woman. Report of a case. Amer. J. clin. Path. **26**, 1180 (1956).
ZINNEMAN, H. H., HALL, W. H., HELLER, B. I.: Acquired agammaglobulinemia. Report of three cases. J. Amer. med. Ass. **156**, 1390 (1954).
ZUELZER, W. W., STULBERG, C. S., PAGE, R. H., TERUYA, J., BROUGH, A. J.: Etiology and pathogenesis of acquired hemolytic anemia. Transfusion **6**, 438—461 (1966).

Pseudocholinesterasen

Von

A. Doenicke

Mit 42 Abbildungen

I. Einleitung

Die Cholinesterasen sind Enzyme, die Cholinester schneller hydrolysieren als die Ester anderer aliphatischer und aromatischer Alkohole. Ein historischer Rückblick auf die Arbeiten zum Thema der Cholinesterasen läßt zwei zeitliche Abschnitte erkennen.

Der erste Abschnitt umfaßt jene Arbeiten, in denen noch keine Differenzierung in biochemisch und biologisch verschiedene Gruppen der Cholinesterasen gemacht wurde. Die Suche nach Cholinester-spaltenden Enzymen hat Dale (1914) eingeleitet. Dieser beobachtete die kurzdauernde Wirkung von intravenös injiziertem Acetylcholin auf den Blutdruck und nahm als Ursache dieser Wirkung einen im Blut vorhandenen Stoff an, der Acetylcholin sehr schnell abbaut. Die Bedeutung und Rolle dieses Stoffes im lebenden Organismus und seine Beziehung zu den nervösen Erregungsvorgängen konnte man damals allenfalls ahnen. Erst in jahrzehntelanger Forschungsarbeit gelang es, über Lokalisation, Synthese, Wirkungsmechanismus und Abbau des Acetylcholins klare Vorstellungen zu gewinnen.

Loewi u. Navratil (1926) fanden Acetylcholin nach Vagusreiz im Herzen und schrieben diesem Stoff den Vagus-Effekt zu. Abderhalden *et al.* konnten 1925 in überlebenden Darmstückchen vom Schwein und Pferd ein Acetylcholin-spaltendes Enzym nachweisen. Das Verschwinden des Vagusstoffes führte Engelhardt u. Loewi (1930) zur Annahme eines Acetylcholin-zerstörenden Fermentes, das sich auch in Herzmuskelextrakten nachweisen ließ.

Etwa gleichzeitig stellten auch Plattner u. Hinterer (1926) fest, daß Acetylcholin sowohl in Organextrakten als auch im Blut durch das gleiche Enzym gespalten wird.

1932 gaben Stedman *et al.* eine colorimetrische Methode zur Bestimmung der Enzymaktivität an und führten die Bezeichnung „Cholinesterasen" ein. Sie konnten zeigen, daß durch eine Enzym-Anreicherung aus Pferdeserum nicht nur Acetylcholin, sondern auch andere Cholinester bei steigender Kettenlänge mit zunehmender Geschwindigkeit gespalten wurden. Ammon entwickelte 1 Jahr später eine manometrische Methode (1934). Bald fand man, daß Serum von Mensch und Tier rote Blutkörperchen und Gewebsextrakte verschiedener Organe, besonders des Nervengewebes, Cholinester fermentativ abzubauen vermögen. Simonart (1933) betrachtete das Enzym „Cholinesterase" aus dem Serum als ein spezifisches Enzym für Cholinester, jedoch nicht für Acetylcholin, da es Butyrylcholin und Propionylcholin wesentlich schneller spaltet als Acetylcholin. Spätere Experimente erbrachten, daß die Cholinesterasen des Serums nicht spezifisch sind für Cholinester, wenngleich sie diese schneller spalten als Nicht-Cholinester (Glick, 1939, 1941).

Ein zweiter Abschnitt setzte etwa 1940 mit den Arbeiten von ALLES u. HAWES (1940) und MENDEL *et al.* (1943) ein. Erstere konnten beweisen, daß die Cholinesterase des menschlichen Serums sich deutlich von den Esterasen unterscheidet, die in den Erythrocyten vorkommen. RICHTER u. CROFT (1942) zeigten, daß sich die Cholinesterasen von anderen, „einfachen" Esterasen (Arylesterasen) abgrenzen lassen durch ihre Hemmbarkeit bei niedrigen Konzentrationen von Eserin. Eine weitere Klassifizierung auf Grund quantitativer Unterschiede im Abbau verschiedener Substrate erfolgte durch ADAMS u. WHITTAKER (1950). In neuerer Zeit haben die Theorien von NACHMANSOHN (1955) interessante und anschauliche Vorstellungen von der Rolle des Acetylcholins und der Acetylcholinesterase bei den nervösen Elementarvorgängen geliefert. Das System Acetylcholin—Cholinesterase und dessen Beeinflussung durch Cholinesterase-Hemmer, chemische Substanzen, die die Abbaugeschwindigkeit für Acetylcholin vermindern, hat daher große Bedeutung für die Pharmakologie, Toxikologie und Enzymchemie, aber auch für die praktische Medizin. Cholinesterase-hemmende Stoffe werden seit langer Zeit therapeutisch auf vielen Gebieten der Medizin (Chirurgie, Gynäkologie, Urologie, Ophthalmologie, Neurologie) mit gutem Erfolg angewandt. In letzter Zeit hat die Gruppe der esterspaltenden Enzyme in Zusammenhang mit modernen Narkoseverfahren großes Interesse erlangt; schließlich wird der Bestimmung der Esterasen eine Bedeutung in der Diagnostik von Lebererkrankungen beigemessen.

Wir unterscheiden nach den genannten Arbeitsgruppen zwei in ihrem biologischen und biochemischen Verhalten unterschiedliche Gruppen der Cholinesterase.

a) Echte Cholinesterase, spezifische Cholinesterase, Acetylcholinesterase, E.C. 3.1.1.7 systematischer Name: Acetylcholin-Acetylhydrolase.

b) Pseudocholinesterase, unspezifische Cholinesterase, Cholinesterase, E.C. 3.1.1.8 systematischer Name: Acetylcholin-Acylhydrolase (Commission on Enzymes of the International Union of Biochemistry).

Bevor ausführlich auf die letztgenannte Cholinesterase eingegangen wird, müssen einige in der Literatur immer wieder genannten Esterasen erwähnt werden. Dabei erscheint es notwendig, auf einige Variationen innerhalb der Gruppe der Cholinesterasen hinzuweisen.

1. Die *Arylesterasen* (E.C. 3.1.1.2) werden im Serum der Säugetiere gefunden, jedoch nicht bei anderen Wirbeltieren. In der Elektrophorese wandern sie mit den Albuminen. Sie spalten die Ester aromatischer Alkohole (Phenole, Naphthole), Cholinester werden nicht gespalten. Deshalb sollte man diese Esterasen nicht mehr zu den Cholinesterasen zählen (AUGUSTINSSON, 1958, 1959). Die Arylesterasen werden aktiviert durch Calcium (MARTON u. KALOW, 1962), sie sind unempfindlich gegen Eserin und Organophosphorverbindungen. Im menschlichen Serum sollen mehrere Arylesterasen vorhanden sein. Die physiologische Funktion ist nicht bekannt.

2. Die *Carboxylesterasen* (Aliesterasen) (E. C. 3.1.11) kommen im menschlichen Serum nicht vor, sie werden aber fast regelmäßig im Serum niedriger Wirbeltiere nachgewiesen. In der Elektrophorese wandern die Aliesterasen zwischen den Arylesterasen und den Cholinesterasen. Ihre physiologische Funktion ist wie bei den Arylesterasen unbekannt.

3. Die *Atropinesterasen* (E.C.R. 1.1.10) spalten Ester des Tropins und auch einige Ester des Morphins. Sie kommen beim Menschen nicht vor, werden jedoch bei einigen Kaninchen und Rattenstämmen gefunden.

4. Die *Cholinesterasen* (E.D.a.1.1.7 und E.C.3.1.1.8). Die Cholinesterasen sind die am wenigsten spezifischen Esterasen des Blutes. Neben den aliphatischen und aromatischen Estern des Cholins spalten sie zahlreiche Substrate anderer Esterasen

Tabelle 1. Gegenüberstellung der Eigenschaften von Pseudocholinesterase und Acetylcholinesterase beim Menschen. (Nach GOEDDE *et al.*, 1967)

	Pseudocholinesterase (PCHE)[a]			Acetylcholinesterase (ACHE)[b]		
	Name	Codename	Hemmverhältnis I_{50} ACHE/PCHE	Name	Codename	Hemmverhältnis I_{50} PCHE/ACHE
Spezifische Inhibitoren	Diisopropylfluorophosphat	DFP	270	Bis-(3-dimethylamino-5-hydroxyphenoxy)-1,3-propandimethiodid	3116CT	250000
	N,N'-Diisopropylphosphorodiamidfluorid	Mipafox	56	N,N'-Bis-(diäthyl-2-chloro-benzylammoniumäthyl)-oxamid-dichlorid	WIN 8077 Ambenonium	2000
	Tetraaminoisopropylpyrophosphotetramid	iso-OMPA	56	ββ'-dichlorodiäthyl-N-methylamin-hydrochlorid	DDM	—
	10-(1-Diäthylaminopropionyl)-phenothiazin-hydrochlorid	ASTRA 1397	10000	N-p-chlorophenyl-N-methylcarbamat des m-hydroxyphenyltrimethylammoniumbromid	Nu 1250 oder RO 2-1250	
	Dimethylcarbamat des (2-hydroxy-5-phenyl-benzyl)-trimethylammoniumbromids	Nu 683 oder RO 2-0683	—	1,5-Bis-(4-allyl-dimethylammoniumphenyl)-pentan-3-on-dijodid	297 C50 (284C51)	10000
Hemmung durch Substratüberschuß	mit Benzoylcholin			mit Acetylcholin		

[a] Lokalisation: Serum, Leber, Pankreas, Haut etc. Spezifische Substrate: Benzoylcholin, Butyrylcholin.
[b] Lokalisation: Erythrocyten, leitendes Gewebe. Spezifisches Substrat: Acetyl-β-methylcholin.

wie der Aryl- und Aliesterasen, so daß ihr Einfluß bei der Bestimmung dieser Enzyme zu einer erheblichen Fehlerquelle werden kann und daher in vielen Fällen durch die Wahl geeigneter Substrate und Inhibitoren ausgeschlossen werden muß (GOEDDE *et al.*, 1967) (Tabelle 1) (s. auch Abb. 1a u. b).

Die große Unspezifität der Cholinesterasen wird leicht verständlich durch die Tatsache, daß die Primärstruktur der esteratischen Seite des aktiven Zentrums mit der anderer Esterasen, wie auch z.B. der Leber-Aliesterase, große Ähnlichkeiten aufweist. Die besondere Affinität der Cholinesterasen zu den Estern des Cholins und zahlreicher anderer quaternärer Stickstoffverbindungen erklärt sich durch die Existenz einer sog. „Anionischen Stelle" des aktiven Zentrums, die wohl auch für die hohe Hemmrate durch positiv geladene Inhibitoren verantwortlich zu machen ist. Cholinesterasen sind völlig hemmbar durch 10^{-5} Eserin, das in den meisten Fällen als selektiver Inhibitor verwendet werden kann; sie sind empfindlich gegen zahlreiche Organophosphorverbindungen. Die Cholinesterasen verschiedener Herkunft zeigen eine große Variabilität hinsichtlich ihrer qualitativen Eigenschaften. So sind z.B. die Affinitäten zu verschieden langen Acylketten der Cholinester großen Schwankungen unterworfen, so daß die Enzyme von einigen Autoren als Acetyl-, Propionyl-, Benzoyl- und Butyryl-Esterasen bezeichnet werden. Ebenso ist die Empfindlichkeit gegenüber zahlreichen Inhibitoren verändert, je nachdem welchen Species bzw. welchem Organ das Enzym entstammt.

Im folgenden soll nun kurz der Unterschied zwischen Acetylcholinesterase und Pseudo- oder Serumcholinesterase des Menschen skizziert werden.

a) Die *Acetylcholinesterase* (E.C.3.1.1.7) ist ein Bestandteil der Erythrocytenmembran und des leitenden Gewebes. Ihre physiologische Funktion wird in der Spaltung des Acetylcholins gesehen, dessen Wirkung durch die Hydrolyse aufgehoben wird. Die Acetylcholinesterase spaltet in vitro Acetylcholin schneller als Propionylcholin und dieses wiederum schneller als Butyrylcholin. Die Umsetzung des Butyrylcholins ist dabei außerordentlich gering. Ein spezifisches Substrat der Acetylcholinesterase gegenüber der Pseudocholinesterase ist das D-Isomere des Acetylmethylcholins (AUGUSTINSSON, 1948, 1949).

Das Molekulargewicht der Acetylcholinesterase ist auf 300000 bis sogar 12 Mill. geschätzt worden (LAWLER, 1960). WILSON u. HARRISON (1961) stellten fest. daß wirksame Acetylcholinesterase in der Minute $7{,}4 \times 10^{-5}$ Moleküle Acetylcholin hydrolysieren kann. Die zur Hydrolyse eines Moleküls Acetylcholin erforderliche Zeit beträgt im Durchschnitt 81 Mikrosekunden (WILSON *et al.*, 1960). Die hohe Reaktionsgeschwindigkeit ist eine der wichtigsten Voraussetzungen, die es diesem Enzym ermöglichen, die ihm zugewiesene biologische Funktion zu erfüllen. Die Aktivität des Enzyms wird von anorganischen Ionen beeinflußt. Durch NaCl wird es bei Acetylcholin-Konzentrationen von ca. 10^{-3} M aktiviert, darunter gehemmt. MYERS (1953) deutet diese Erscheinungen als Einfluß der Ionenstärke auf die Gleichgewichtskonstanten des Michaelis-Komplexes (ES) und eines Substratgehemmten Kopplers (ES_2). Zweiwertige Ionen, z.B. Mg^{++}, erhöhen die Aktivität des Enzyms wesentlich stärker als einwertige (ENGELHARD *et al.*, 1967).

Auf eine umfassende Übersicht der präsynaptischen Aspekte neuromuskulärer Übertragungen bzw. Blockaden von F. F. FOLDES (1971) sei hingewiesen.

Die Substratspezifität für die Esterasen hat, wie schon erwähnt, eine besondere Bedeutung bei der Auswahl der Substrate in den Bestimmungsmethoden, was die Ergebnisse von BREUER u. SCHÖNFELDER (1964) klar erkennen lassen (Abb. 1a u. b).

Die Spaltung von Acetylcholin durch das Serum nahm mit steigender Substratkonzentration zu (Abb. 1a), ohne in dem untersuchten Bereich ein Maximum zu erreichen. Im Gegensatz dazu zeigte die Spaltung von Benzoylcholin bei einer Substratkonzentration von 1×10^{-2} Molar ein Maximum, während Acetyl-β-methylcholin das Maximum bei $6{,}1 \times 10^{-2}$ Molar zeigte. Da bekannt ist, daß die Acetylcholinesterase sich in relativ hoher Konzentration in der Erythrocytenmembran befindet, wurde in einem Vergleichsversuch die Spaltung von Acetylcholin, Benzoylcholin und Acetyl-β-methylcholin durch die Acetylcholinesterase der Erythrocyten in Abhängigkeit von der Substratkonzentration geprüft (Abb. 1b).

Aus dieser Untersuchungsreihe ist zu entnehmen, daß eine Spaltung von Benzoylcholin nicht beobachtet werden konnte. Vergleichen wir die beiden Ergebnisse, so zeigen sie, daß das Benzoylcholin nur von der Cholinesterase im Serum, nicht aber von der Acetylesterase gespalten wird. Typisch für die Acetylesterase ist die starke Hemmung durch Substratüberschuß (Abb. 2a u. b) nach AUGUSTINSSON u. NACHMANSOHN (1949), ALLES u. HAVES (1940).

Allerdings zeigt auch die Pseudocholinesterase bei einigen Substraten Hemmung durch Substratüberschuß (KALOW, 1962). Nach diesen Erkenntnissen sollte eine Bestimmungsmethode für die Pseudocholinesterase, die als Substrat Acetylcholin verwendet, möglichst vermieden werden. Eine Gegenüberstellung der Pseudocholinesterase und Acetylesterase ergibt sich aus der Tabelle 1 nach

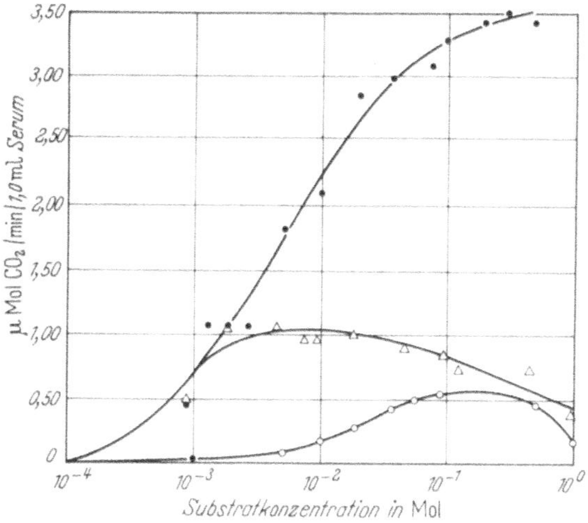

a

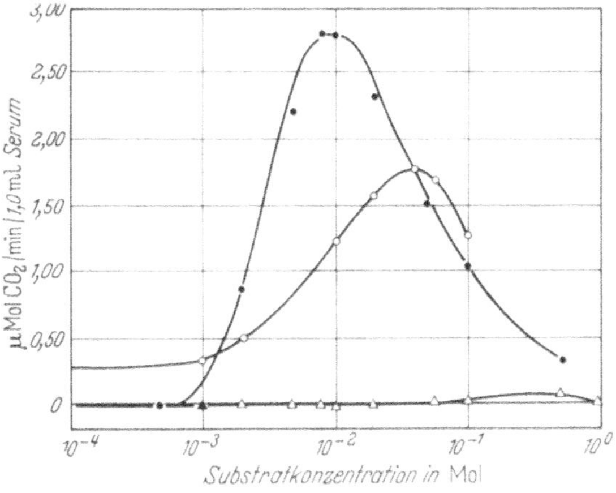

b

Abb. 1a u. b. Unterschiedliche Affinität der Enzyme Pseudocholinesterase und Acetylcholinesterase zu verschiedenen Substanzen. a Spezifisches Substrat für Pseudocholinesterase: Benzoylcholin. b Spezifisches Substrat für Acetylcholinesterase: Acetyl-β-methylcholin ●—● Acetylcholin, △—△ Benzoylcholin, ○—○ Acetyl-β-methylcholin. (Nach BREUER u. SCHÖNFELDER, 1964)

GOEDDE *et al.* (1967), MENDEL *et al.* (1943), MENDEL u. RUDNEY (1943), AUGUSTINSSON (1954).

b) Die *Pseudocholinesterase.* Chemische und physikalische Eigenschaften. Zu der Isolierung und physikalisch-chemischen Charakterisierung der Pseudocholinesterase aus Humanserum haben in den letzten Jahren zahlreiche Arbeitsgruppen wesentliche Beiträge geliefert. HAUPT *et al.* (1966) ist die wohl reinste Isolierung gelungen, so daß auf diese Anreicherung zuerst eingegangen wird.

Die Abb. 3 zeigt die schematische Übersicht der Pseudocholinesterase-Darstellung auf Abguß II des „Rivanol-Ammoniumsulfat-Verfahrens". Ein wesentlicher Verfahrensschritt ist die Adsorption der Cholinesterase an Aluminium-

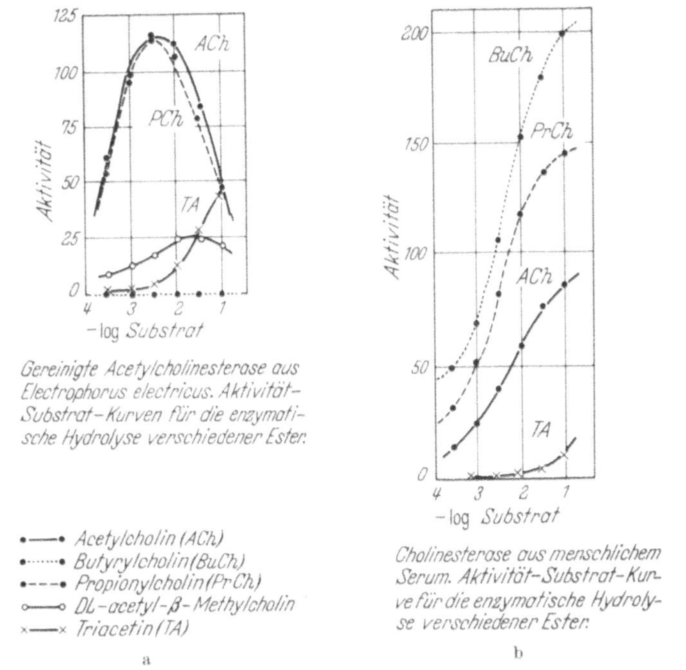

Abb. 2a u. b. Substratspezifitäten von Pseudocholinesterase und Acetylcholinesterase. (Nach AUGUSTINSSON u. NACHMANSOHN, 1959)

hydroxydgel und ihre Elution mit Natriumphosphatlösung. Die einzelnen Fraktionen des Aufarbeitungsganges werden mit Hilfe der Polyacrylamidgel-Elektrophorese kontrolliert.

Die hohe Empfindlichkeit des Nachweises der Pseudocholinesterase mit Indoxylacetat machten sich HAUPT *et al.* (1966) zunutze bei der quantitativen immunologischen Bestimmung im Humanserum. Sie verwandten dazu ein frisches Mischserum aus einem Pool von 200 gesunden Spendern und fanden einen Gehalt von 0,9 mg Pseudocholinesterase in 100 ml Serum. Dieser Wert stimmt gut mit dem durch Enzymaktivitätsmessung erhaltenen Anreicherungsfaktor von 10000 überein. SURGENOR u. ELLIS (1954) erreichten durch Alkoholfraktionierung bei tiefen Temperaturen eine 3400fache Anreicherung des Enzyms. JANSZ *et al.* (1959) isolierten aus Pferdeseren ein Enzym mit hohem Reinheitsgrad und einem Anreicherungsfaktor von 14000.

Weitere Untersuchungen ergaben, daß die Pseudocholinesterase ein saures Glykoproteid ist. Die chemischen Analysen zeigten einen für Serumprotein hohen Kohlenhydratgehalt: Hexosen 9,3%, Acetylhexosamin 8,4%, Acetylneuraminsäure 6,0% und Fructose 0,2%. — Das Molekulargewicht der Cholinesterase beträgt 350000 (HAUPT *et al.*, 1966).

Der isoelektrische Punkt von nativer Pseudocholinesterase liegt bei pH 2,9 bis 3,0, der isoelektrische Punkt einer mit Sialidase behandelten Cholinesterase bei pH 6,7—7,0. Der saure Charakter des Enzyms sowie die für die Cholinesterasen charakteristische elektrophoretische Beweglichkeit im α_2-β-Bereich lassen sich zum größten Teil auf den Gehalt von mehreren Sialin-(Acetyl-Neuramin-)Säureestern pro Molekül zurückführen.

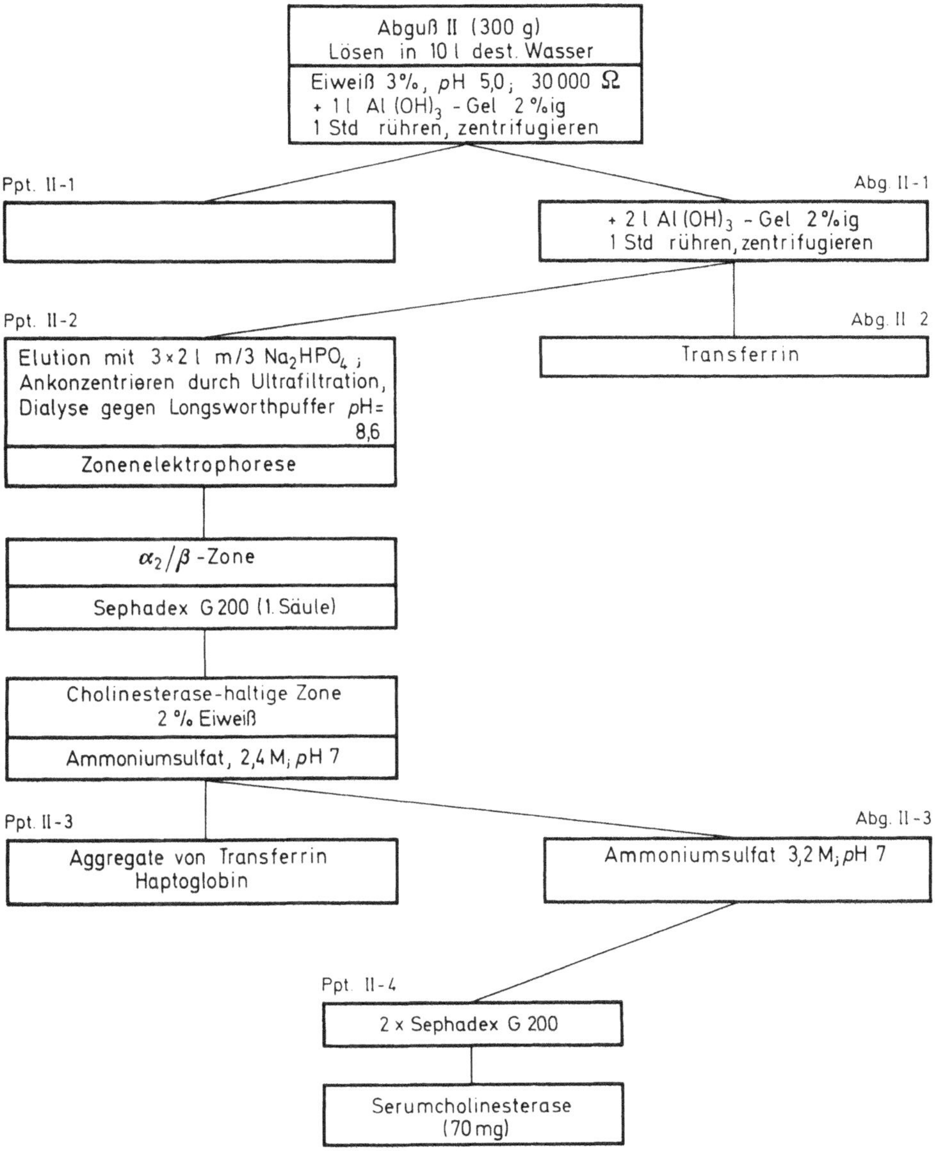

Abb. 3. Schema zur Isolierung der Cholinesterase aus Humanserum. (HAUPT *et al.*, 1966)

Auftrennungen mit der Hochspannungselektrophorese (durchschnittliche Versuchsdauer von 10 Std) haben, jeweils getrennt untersucht, eine einheitliche Auftrennung und deutliche Enzymaktivität der Pseudocholinesterase im α_2-β-Bereich ergeben. Die Messung wurde mit verschiedenen Substraten und Methoden vorgenommen (DOENICKE *et al.*, 1968). Repräsentativ für diese Untersuchungen ist in der Abb. 4 das Ergebnis aufgezeigt aus 48 Fraktionen. Übereinstimmend mit den anderen Auftrennungen erschien ein Piek maximaler Enzymaktivität im α_2-β-Globulinbereich. Andere Autoren hatten schon früher diese charakteristische Wanderung der Pseudocholinesterase in den genannten Fraktionen beschrieben,

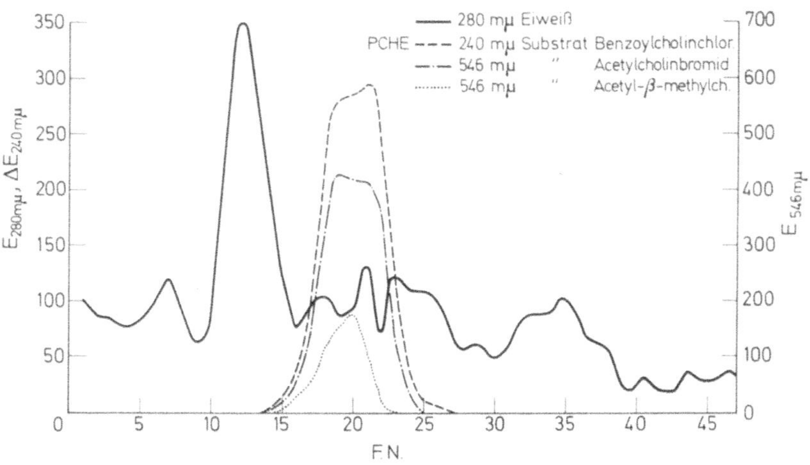

Abb. 4. Nachweis der Pseudocholinesterase-Aktivität nach Auftrennung mit der Hochspannungselektrophorese (HANNIG, 1964). (Nach DOENICKE *et al.*, 1968b)

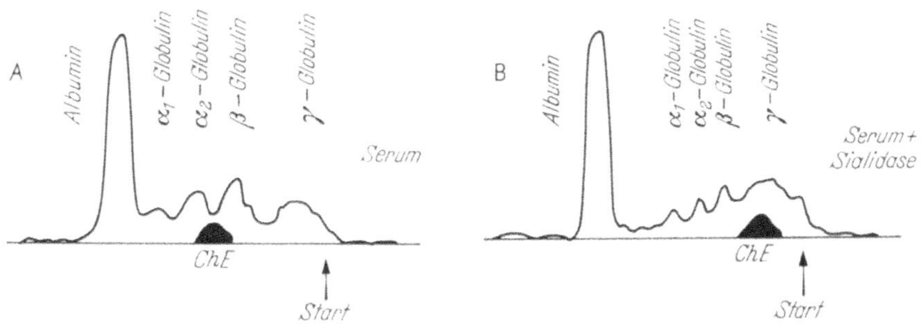

Abb. 5. Beeinflussung der elektrophoretischen Beweglichkeit durch Behandlung der Pseudocholinesterase des menschlichen Serums mit Sialidase. Die Papierelektrophorese wurde bei pH 8,6 durchgeführt. Versuch A: unbehandeltes Serum; Versuch B: Serum + Sialidase (10 mg/ml), Inkubationszeit 10 Tage bei 25° C. Jeweils ein Papierstreifen wurde hinsichtlich des Proteins gefärbt, je ein anderer durch eine Pseudocholinesterase-Substratfärbung. Die schwarz gefärbten Bereiche zeigen Pseudocholinesterase-Aktivität an. (Nach SVENSMARK, 1961)

jedoch mit anderen Verfahren, so SVENSMARK (1961) mit der Papierelektrophorese, (Abb. 5), DUBBS *et al.* (1960) (Abb. 6), HAUPT *et al.* in Stärkegel (1966).

Bei der Proteinspaltung des Enzyms erhält man Isoenzyme, die sämtlich enzymatisch aktiv sind, sich aber nach KALOW (1962) in Molekulargewicht und zum Teil auch in ihrer elektrischen Ladung voneinander unterscheiden.

LA MOTTA *et al.* haben 1970 durch Ultrazentrifugation 5 Isoenzyme erhalten, deren Molekulargewichte zwischen 82000—5260000 variieren, und die alle ineinander überführbar sind. LA MOTTA *et al.* halten sie für molekulare Aggregate. Da das Isoenzym mit dem kleinsten Molekulargewicht in das mit dem größten Molekulargewicht überführbar ist, muß es schon sämtliche Elemente des letzteren enthalten.

GAFFNEY fand 1970 durch Gelelektrophorese ein Enzymmuster mit 7 Hauptkomponenten, deren 5 schnellste in der Größe variieren. Er spricht der N-Acetyl-Neuraminsäure, die den sauren Charakter des Enzyms ausmacht und z.B. der

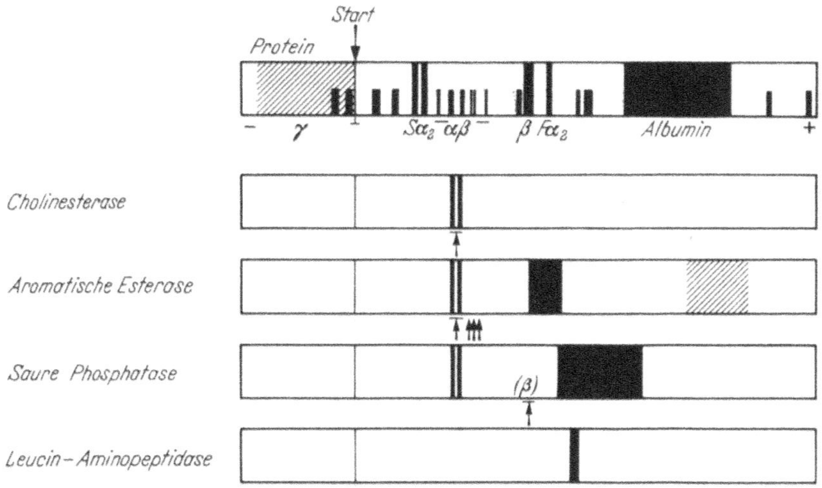

Abb. 6. Schematische Darstellung der Stärkegelelektrophorese von menschlichem Serum nach DUBBS *et al.* (1960). Kurze Querstriche stellen Proteinzonen dar, die meist wenig zuverlässig als Referenzen sind. Schattierte Bezirke geben schwach diffuse Zonen wieder. Die kleinen Pfeile weisen auf entsprechend lokalisierte Enzymaktivitäten

Pseudocholinesterase des Pferdes mit 34 Molekülen pro Enzymmolekül assoziiert ist, eine wesentliche Rolle für die Stabilisierung dieses Systems zu. Seiner Meinung nach erklärt sich die Affinität der Pseudocholinesterase zu langkettigen Hydrocarbon-Cholinestern aus der hydrophoben Natur des ungeladenen Proteinmoleküls, das von einer Hülle löslicher N-Acetyl-Neuraminsäure umgeben ist.

Die Lebensdauer des Enzymproteins gaben VORHAUS *et al.* (1953) mit 28 Tagen an, da sich nach Hemmung des Enzyms in vivo mit Diisopropylfluorophosphat erst nach Ablauf dieser Zeit wieder Cholinesterase-Aktivität feststellen ließ. JENKINS *et al.* (1967) haben bei einem Bantumädchen mit erblichem Cholinesterase-Mangel nach der Infusion menschlicher Pseudocholinesterase eine Halbwertszeit von 10 Tagen gemessen.

II. Physiologische Aufgabe der Pseudocholinesterase

SPONDOLINI (1955) und BEZNAK (1958) wiesen darauf hin, daß eine locker an das Myokard adsorbierte Pseudocholinesterase eine große Rolle für die normale Aktivität und vor allem für die Muskelkraft des Herzens spiele. Für den Kardiologen scheint es wichtig, daß die Cholinesterase auch beim Ionentransport des quergestreiften Muskels eine wichtige Funktion besitzt.

Durch Zusatz von gereinigter Pseudocholinesterase oder Acetylcholinesterase kann ein durch Waschen in physiologischer Elektrolyt-Lösung hypodynamisches Froschherz völlig reaktiviert werden (KÖVER *et al.*, 1962). Diese Wirkung der Cholinesterasen beruht nicht auf ihrer enzymatischen Aktivität, da der positiv inotrope Effekt auch mit einer durch 10^{-4} M Eserin gehemmten Cholinesterase zu beobachten ist, nicht jedoch bei einer Konzentration von 10^{-2} M Eserin, da dann die Cholinesterasen total gehemmt sind. Da nach Waschen in Ringer-Lösung im hypodynamischen Herzen bei vermehrter Aktivität der „Natriumpumpe" die Konzentration des intracellulären Natriums stark gegenüber der Norm erhöht gefunden wurde und sich die Aktivität der „Natriumpumpe" und das intracellu-

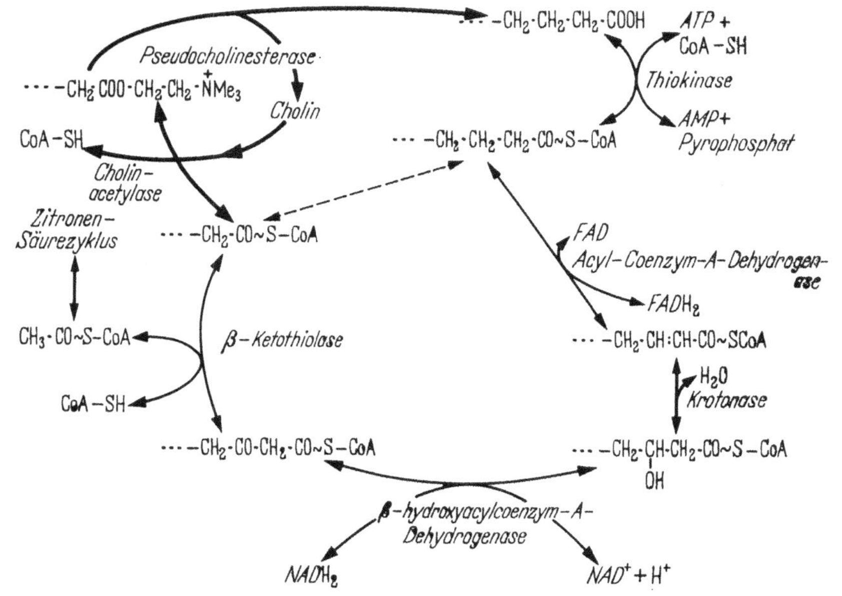

Abb. 7. Wege des Fettsäurestoffwechsels in der Säugetierleber (→); Synthese und Abbau von toxischen Cholinestern (→). (Nach CLITHEROW *et al.*, 1963)

läre Natrium nach Gabe von Cholinesterase wieder normalisierten, schien hier die Funktion der Cholinesterase in einer Abdichtung der Zellmembran gegenüber Natrium zu bestehen (BEZNAK, 1958).

MAYER MILSTOC findet (1970) bei rheumatischen Arthritiden in der entzündlich proliferierten Gelenkschmiere vermehrt Pseudocholinesterase und schließt daraus, daß sie an den Zellmembranen entweder als Antwort auf erhöhten Stoffwechselbedarf oder zur Änderung der Membranpermeabilität benötigt wird.

Eine Kopplung zwischen Cholinesterase-Aktivität und Fettstoffwechsel vermuten BERRY *et al.* (1954) und CLITHEROW *et al.* (1963). BERRY *et al.* erkannten (1954) eine hochsignifikant positive Korrelation zwischen Körperfett und Esteraseaktivität. CLITHEROW *et al.* gehen davon aus, daß das vorletzte Glied im Fettabbau sowie das erste in der Lipogenese die gleiche Anzahl C-Atome (Butyryl-CoA) besitzen. Wegen der toxischen Nicotinwirkung der hier entstehenden Cholinester sehen sie als Hauptaufgabe der Pseudocholinesterase die Hydrolyse des Butyrylcholins. Sie weisen ferner darauf hin, daß STRELITZ (1944) bei Pferden eine gleichsinnig jahreszeitliche Schwankung von Cholinesterase-Aktivität und Fettstoffwechsel — mit einem Maximum im Spätsommer — festgestellt hat.

BURGEN u. MCINTOSH (1955) sind der Meinung, daß das physiologische Substrat der Pseudocholinesterase keinesfalls Acetylcholin sei. In Frage käme als Substrat Butyrylcholin, da WHITTACKER (1963) beobachtete, daß kein anderes Substrat so schnell wie Butyrylcholin durch Pseudocholinesterase abgebaut wird (GOEDDE *et al.*, 1967).

Deshalb wurde angenommen, daß die hauptsächliche biologische Funktion der Pseudocholinesterase in der Hydrolyse des Butyrylcholins bestehen müsse: Butyrylcholin würde direkt bei seiner Bildung umgesetzt, und die Hydrolyseprodukte könnten wiederum in metabolische Wege einmünden (Abb. 7) (GOEDDE *et al.*, 1967).

Schon 1946 hatten Brauer u. Root die Vorstellung, daß die Pseudocholinesterase in den intermediären Fettstoffwechsel eingreift. Die Hypothese beruht auf der Tatsache, daß das Enzym nicht nur Cholinester, sondern auch viele andere Ester und sogar Triglyceride spaltet.

Letzten Endes ist die physiologische Aufgabe der Cholinesterase im Serum weitgehend unbekannt. Es wird die Möglichkeit einer Schutzfunktion für die Acetylcholinesterase in Betracht gezogen, wofür sprechen könnte, daß Hägg-quist (1960) Pseudocholinesterase auch an Nervenendigungen in der Muskulatur nachwies, wenn auch wesentlich weniger als Acetylcholinesterase.

1. Inhibitoren

Mit der in den letzten Jahren zunehmenden Literatur über die Cholinesterasen ist auch das Interesse an den sog. „Anticholinesterasen" angestiegen. Der Begriff „Anticholinesterasen" hat sich vor allem im englischen Sprachraum eingebürgert, doch sollte man sich klar sein, daß diese keine Enzyme, sondern Cholinesterase-Hemmer (Inhibitoren) sind.

Die Inhibitoren beanspruchen nicht nur theoretisches Interesse, sondern haben eine große praktische Bedeutung gewonnen, weil die zunehmende therapeutische Verwendung einiger dieser Cholinesterase-Inhibitoren in verschiedenen Gebieten der Medizin eine wichtige Rolle spielt, so z.B. in der Chirurgie und operativen Gynäkologie (Prophylaxe und Therapie der postoperativen Darmatonie und des paralytischen Ileus nach Operationen, der postoperativen Ureter- und Blasenatonie nach Wertheim-Operationen), in der Urologie (zur Behandlung der funktionellen Harninkontinenz), in der Ophthalmologie (zur Behandlung bestimmter Formen des Glaukoms), in der Neurologie (zur Behandlung der Myasthenia gravis pseudoparalytica) und in der Anaesthesiologie zur Aufhebung eines Curareblocks bzw. zur Wirkungsverlängerung von Succinyldicholin.

Da die Wirkung der Inhibitoren am Erfolgsorgan, nämlich am Enzym selbst, am weitesten mit dem Reaktionsablauf der Acetylcholinspaltung durch Esterase und deren Hemmung erforscht wurde, soll in diesem Abschnitt mehr über die Hemmung der Acetylcholinesterase gesprochen werden.

Erst auf molekularer Ebene konnten die strukturellen Wirkungsbeziehungen und der Wirkungsmechanismus des Acetylcholin-Acetyl-Cholinesterasesystems aufgedeckt werden (Augustinsson, 1963; Wilson, 1962).

Die meisten der insbesondere von den Klinikern angewendeten Arzneimittel bestehen aus kleinen Molekülen mit Molekulargewichten unter 500. Die starken pharmakologischen Wirkungen, die mit Hilfe dieser Pharmaka erzielt werden können, beruhen auf der gegenseitigen Wirkung zwischen diesen und den Receptormechanismen, welche hauptsächlich aus Proteinen von hohem Molekulargewicht bestehen. Diese Wechselwirkungen zwischen kleinen, injizierbaren oder inhalierbaren Molekülen und den Proteinreceptormechanismen bewirken die physiologischen Veränderungen, die wir als Anaesthesie, Muskelerschlaffung, Tachykardie, Hypertension, Krämpfe usw. bezeichnen. Die Beziehungen zwischen dem Enzymprotein vom hohen Molekulargewicht und Acetylcholinesterase einerseits und den Substraten und hemmenden Substanzen von niedrigem Molekulargewicht andererseits sind als Beispiel derartiger Erscheinungen anzusehen (Kitz, 1964).

An der Oberfläche eines Enzymproteins befinden sich sog. „aktive Stellen", an denen das Substrat während der enzymatischen Reaktion angelagert, aktiviert und umgesetzt wird (Abb. 8).

Experimentelle Untersuchungen von Bergmann *et al.* (1950), Wilson (1960), Wilson *et al.* (1950) stützen die Annahme, daß die molekulare Struktur der

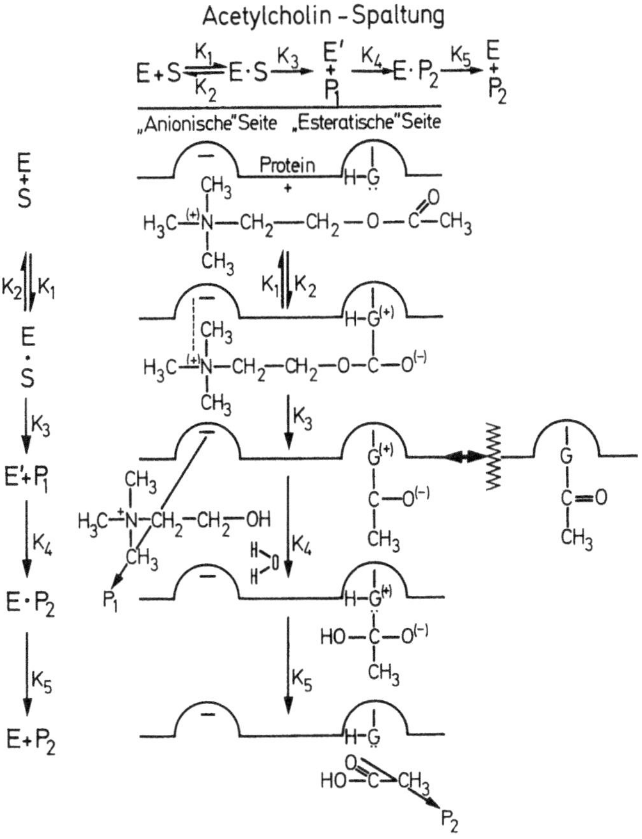

Abb. 8. Reaktionsverlauf der Hydrolyse von Acetylcholin durch Acetylcholinesterase. *E* Enzym, *S* Substrat, $E \cdot S$ Michaelis-Menten-Komplex, E' Acetylenzym, P_1 Cholin, $E \cdot P_2$ sekundärer Komplex, P_2 Essigsäure

aktiven Oberfläche des Enzyms aus zwei aktiven Untergruppen, der „anionischen Seite" und der „esteratischen (esterspaltenden) Seite" besteht.

Die anionische Receptorengruppe bindet und richtet das Substratmolekül und beschleunigt den Ablauf der Vorgänge an der esteratischen Seite (ADAMS u. WHITTAKER, 1950). Die negativ geladene anionische Seite weist eine oder mehrere Carboxylgruppen auf. Jedes Enzym besitzt die Fähigkeit, gewisse Substratmoleküle zu binden und andere abzustoßen. Diese „Spezifität" ist eine charakteristische Eigenschaft der anionischen Receptorengruppe hinsichtlich der Acetylcholinesterase (WILSON, 1954, 1955). Die Entfernung zwischen der anionischen Receptorengruppe und der esteratischen Gruppe beträgt etwa 5 Ångström-Einheiten (KRUPKA 1963; WILSON, 1960).

Die esteratische Gruppe besteht aus einem Säureanteil, der in der Abb. 8 durch H. vertreten ist, und einer basischen nucleophilen Gruppe, durch G̤ gekennzeichnet (KRUPKA, 1963; WILSON, 1960). Die spezifische Struktur von G̤ ist unbekannt, doch besteht sie entweder aus dem Imidazol-Anteil des Histidins (WILSON, 1960), oder aus Serin (COHEN *et al.*, 1956).

Die Berechnungen von ADAMS u. WHITTAKER zeigten, daß die Acetylcholinesterase eine „aktive Seite" mehr als die Pseudocholinesterase hat. Nach BERG-

Tabelle 2. Einteilung der Anticholinesterasen. (Nach WILSON, 1960)

Konkurrierende (competitive)	*Nicht-konkurrierende (non-competitive)*
Kämpfen mit dem Substrat um den „Besitz" der aktiven molekülbindenden Gruppen Wertvoller, da es sich um spezifische und stärker wirkende Pharmaka handelt	Wirken auf das Enzym an anderer Stelle als an den aktiven molekülbindenden Gruppen ein (z. B. gewisse Metallionen)
Die konkurrierend wirkenden Anticholinesterasen werden eingeteilt in:	
Reversible oder prosthetische Reagieren mit der anionischen Gruppe Alle substituierenden Ammoniumionen z. B. Edrophonium (Tensilon)	*Irreversible, oxydiaphorische, säuretransportierende Inhibitoren* Reagieren mit der esteratischen Gruppe 3 chemische Gruppen: 1. Organophosphate: Di-isopropylfluorophosphat (DFP) Teträthylpyrophosphat (TEPP), Parathion, Paraoxon, Sarin 2. Carbamate: Neostigmin, Pyridostigmin, Physostigmin BC-Körper-Hexamarium (BC 51) BC-Körper-Tosmilen (BC 48) BC-Körper-Demecariums 3. Methansulfonate

MANN (1955) besitzt die Pseudocholinesterase eine anionische Seite und eine esteratische Seite, Acetylcholinesterase jedoch deren zwei.

Die Kenntnis der bei der Adsorption von Acetylcholin an der aktiven Oberfläche der Acetylcholinesterase zur Bildung des Michaelis-Menten-Komplexes beteiligten Kräfte ist von Wichtigkeit. Diese Kräfte sind für die beiden Untergruppen verschieden. An der anionischen Receptorengruppe wirken in der Hauptsache Coulombsche Kräfte, van der Waalsche Kräfte und wasserabweisende (hydrophobe) Kräfte (WILSON, 1960).

Coulombsche Kräfte entstehen aus der Anziehung zwischen ungleichen Ladungen, der kationischen „Spitze" des Substratmoleküls und dem anionischen Teil der aktiven molekülbindenden Gruppe. Wasserabweisende Kräfte werden von polaren Lösungsmittelmolekülen entwickelt, die das weniger hydrophile Substrat aus der Lösung herauswerfen und auf oder in das Protein-Molekül drängen (KITZ, 1964).

Auf die esteratische Gruppe wirkt in erster Linie eine schwache koordinierende kovalente Bindung ein (NACHMANSOHN, 1960; WILSON, 1960, 1962).

Ein Enzym erlangt Spezifität durch Addierung dieser kleinen Kräfte (NACHMANSOHN, 1960). Wenn das Substrat dem Enzym molekularkomplementär ist, können diese Einzelkräfte gleichzeitig wirken, ihre Energien können sich summieren und das Substrat auf diese Weise gut binden. Wenn das Molekül nicht komplementär ist, ist die Bindung schlecht, und das Substrat wird vom Enzym als unspezifisch abgestoßen (KITZ, 1964).

Eine quantitative Bestimmung dieser Kräfte ist durch Bestimmung der Michaelis-Konstanten (Km) möglich, die eine Gleichgewichtskonstante des Enzymsubstratkomplexes darstellt (MICHAELIS u. MENTEN, 1913).

Zu Beginn einer Reaktion sind Enzym und Substrat mit dem Michaelis-Menten-Komplex in einem dynamischen Gleichgewichtszustand. Wenn die Energie eines individuellen E. S-Komplexes die Aktivierungsenergie übersteigt,

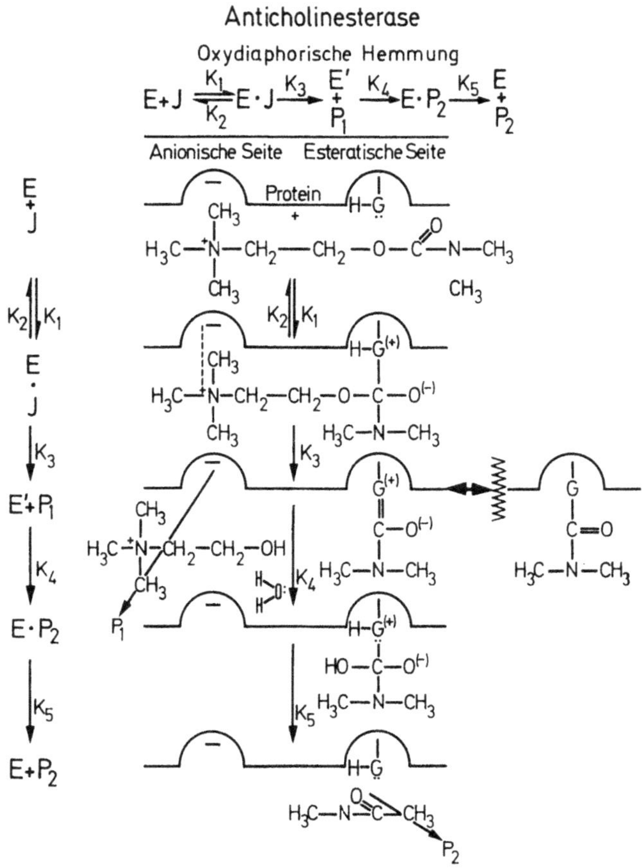

Abb. 9. Der Mechanismus der Hemmung von Acetylcholinesterase durch oxydiaphorische Inhibitoren — Anticholinesterase — (Dimethylcarbamylcholin). *E* Enzym, *J* Inhibitor, *E·J* Enzym-Inhibitor-Komplex, *E'* Carbamylenzym, P_1 Cholin, $E \cdot P_2$ sekundärer Komplex, P_2 Dimethylcarbamatsäure

findet eine interne Elektronenverschiebung statt, und die Reaktion verläuft im Sinne der durch K_3 gekennzeichneten Stufe.

Die beiden kritischen Kennzeichen dieser Stufe sind die Bildung des Acetylenzyms E' und die Abspaltung des ersten Produkts der Reaktion, Cholin = P_1 (Abb. 8) (WILSON, 1960). An diesem Punkt wird das Acetylcholin-Molekül aufgespalten und seine physiologische Wirksamkeit aufgehoben.

Die Acetylgruppe bleibt an der esteratischen Gruppe gebunden. Die Existenz dieses Acetylenzyms E' ist nur vorübergehender Natur, doch sie verhindert in wirksamer Weise die Anlagerung eines anderen Substratmoleküls an die aktive Oberfläche. Die Halbwertzeit für die Bildung des Acetylenzyms beträgt 7 Mikrosekunden und die Halbwertzeit des Enzyms 42 Mikrosekunden (Wilson u. HARRISON, 1961).

Die schnelle Wiederherstellung der katalytischen Aktionsfähigkeit des Enzyms ist sehr wichtig. Es nähert sich daher ein polares Wassermolekül (K4) der acetylierten esteratischen Gruppe, ein instabiler sekundärer Komplex $E \cdot P_2$ bildet sich. Dieser Komplex zerfällt sofort, der Acetylteil wird als Essigsäure verdrängt (= P_2) bzw. abgespalten, und die katalytischen Fähigkeiten des Enzyms (Acetylcholinesterase) werden wiederhergestellt.

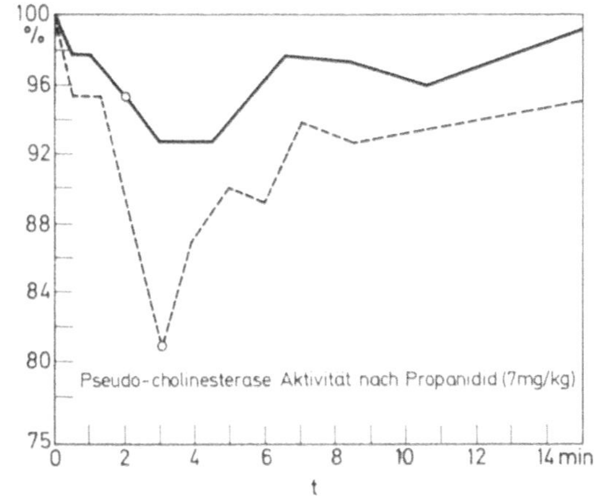

Abb. 10a. Hemmung der Pseudocholinesterase in vivo nach Propanidid. Inj.-Zeit 5 sec - - - - -. Inj.-Zeit 20 sec -----. (DOENICKE *et al.*, 1968a)

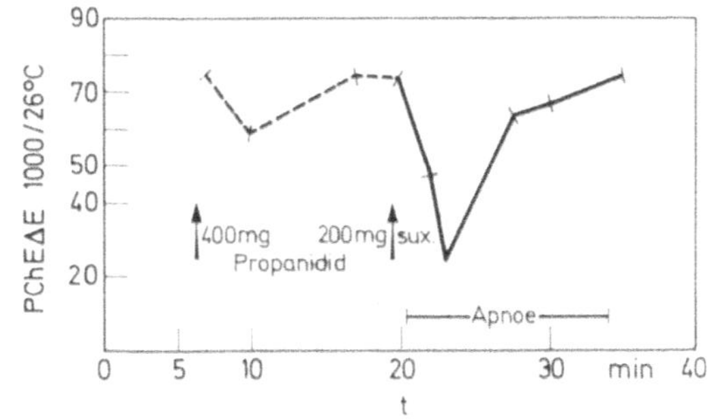

Abb. 10b. Hemmung der Pseudocholinesterase in vivo (Patient A, weiblich, 44 J., 60 kg. Ausgangsaktivität der PChE 74 und bei 26°) präoperativ und nach 400 mg Propanidid i.v. sowie 12 min später nach 200 mg Suxamethonium i.v. Pseudocholinesterase-Aktivität nach 400 mg Propanidid - - - (Inj.-Zeit 20 sec), nach 200 mg Suxamethonium ---. (DOENICKE *et al.*, 1968b)

Die Hydrolyse des Acetylcholins wird gehemmt, wenn fremde Moleküle an eine der beiden Untergruppen gebunden werden, d.h. an die anionische oder an die esteratische Receptorengruppe. So wird der Zugang der Substrate zu den Gruppen der aktiven Oberfläche des Enzyms verhindert.

Die Einteilung der Anticholinesterasen ist aus der Übersichtstabelle 1 zu entnehmen (Tabelle 2).

Die Einteilung wurde nach den Arbeiten von WILSON (1960) aufgestellt. WILSON *et al.* zählen die Carbamate nicht mehr zu den prosthetischen reversiblen Inhibitoren, sondern, da sie als oxydiaphorische Inhibitoren wirken, in die Grupe der irreversiblen Inhibitoren.

Bei reversiblen Inhibitoren bildet sich ein Additionskomplex zwischen der anionischen Seite des Enzyms und der Anticholinesterase. Inhibitor und Enzym befinden sich in einem dynamischen Gleichgewichtszustand. Es tragen jedoch die Faktoren, die die Verteilung, Diffusion und die aktive Weiterleitung beeinflussen, zu einer Herabsetzung der Konzentration des Hemmers im Enzymbereich bei.

Tabelle 3

Cholinchlorid

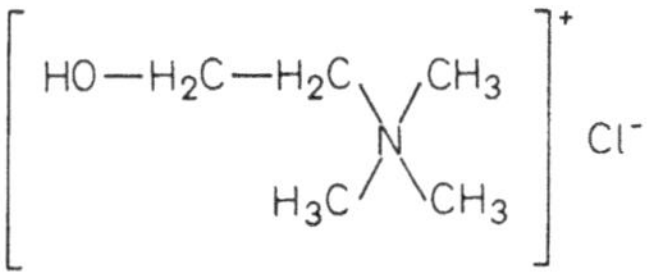

Tetramethylammonium - hydroxyd (TMA)

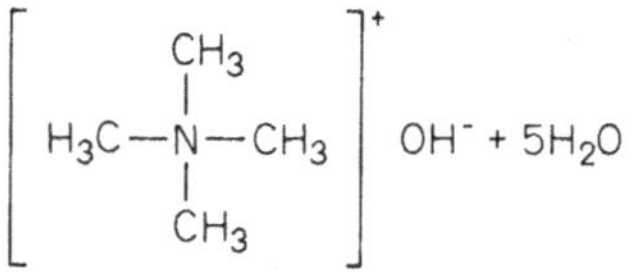

Meperidin - hydrochlorid (Dolantin)

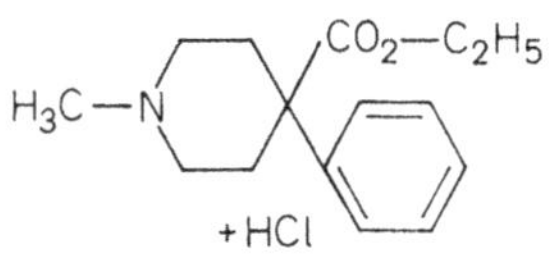

Procain - hydrochlorid (Novocain)

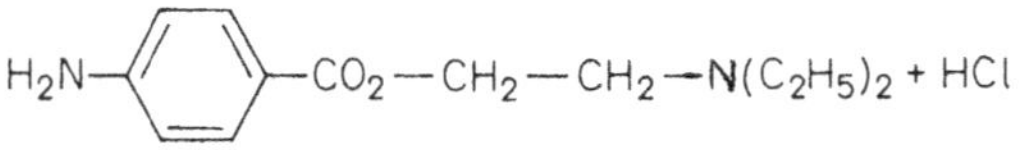

Natriumfluorid

NaF

Chlorpromazin - hydrochlorid (Megaphen)

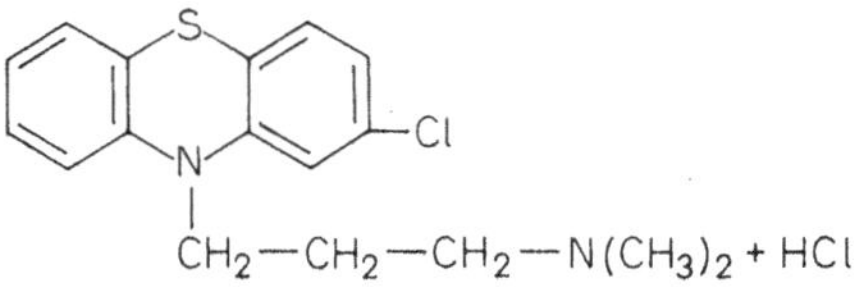

Dibucain - hydrochlorid (Cinchocain, Nupercain)

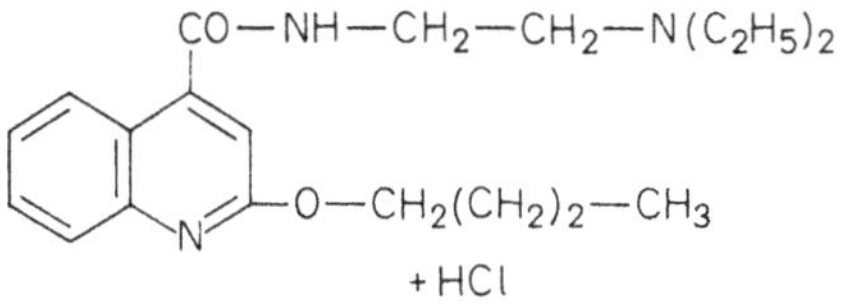

D - Lysergsäurediäthylamid (LSD 25, Delysid)

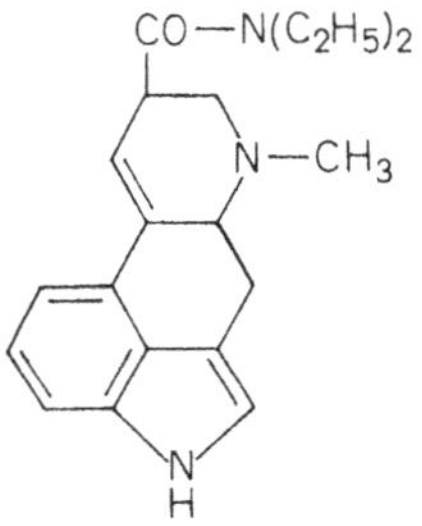

Der Komplex Inhibitor muß dann dissoziieren, und das freie Enzym wird wiederhergestellt. Somit ist die Dissoziationskonstante eines solchen Gleichgewichts ein Maß für die Wirksamkeit des Pharmakons als hemmende Substanz (KITZ, 1964).

Die Gruppe der oxydiaphorischen Inhibitoren zeigt im molekularen Mechanismus mit der Substrat-Hydrolyse Ähnlichkeit, und die hierfür gültige Gleichung (Abb. 9) unterscheidet sich nur dadurch, daß der Hemmer (J.) an Stelle von Substrat (S.) steht. WILSON (1962) hat diese Gruppe von Inhibitoren sehr schlechte Substrate genannt. Der wichtigste Unterschied zwischen Substrathydrolyse und oxydiaphorischer Hemmung ist eine außerordentlich große quantitative Verschiedenheit der kinetischen Konstanten.

Als Beispiel für eine Hemmung (Abb. 9) wird wegen seiner Ähnlichkeit mit Acetylcholin der Inhibitor Dimethylcarbamylcholin gewählt. DFP, Sarin, Methansulfonylfluorid, Neostigmin hätten ebensogut verwendet werden können; der Mechanismus ist der gleiche (WILSON, 1962). Zuerst bildet sich ein Additionskomplex zwischen Inhibitor und Enzym (E.J.). Dieser reversible Komplex entsteht bei allen Hemmern, die wirksame kationische Stickstoffgruppen ent-

Tabelle 3. (Fortsetzung)

Tetracain-hydrochlorid (Pantocain)

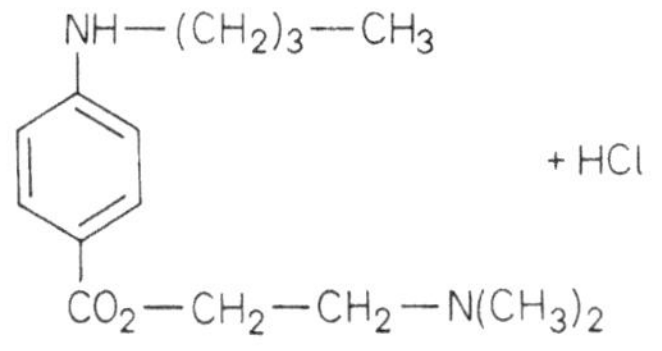

Neostigmin (Prostigmin)

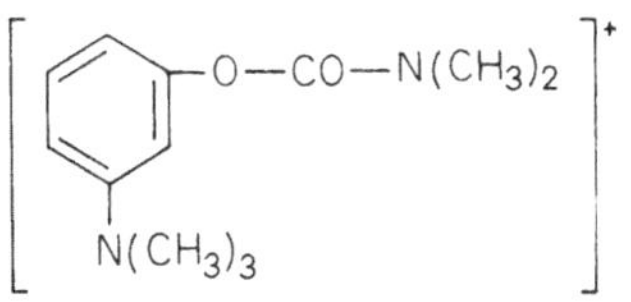

Physostigmin (Eserin)

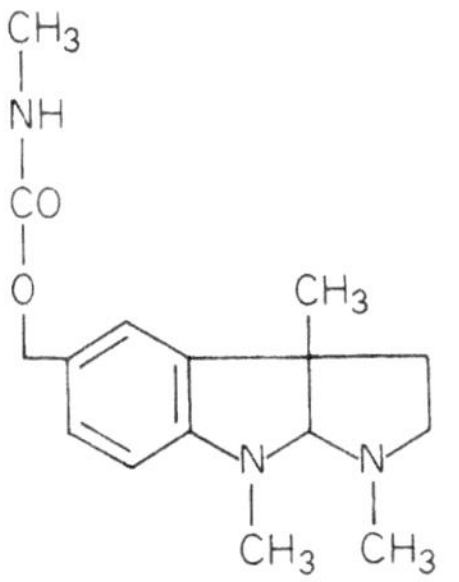

RO 2-0683

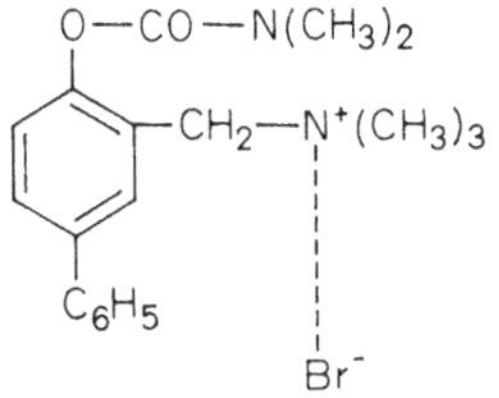

Succinyldicholindichlorid (Pantolax, Lysthenon, Succinyl-Asta etc.)

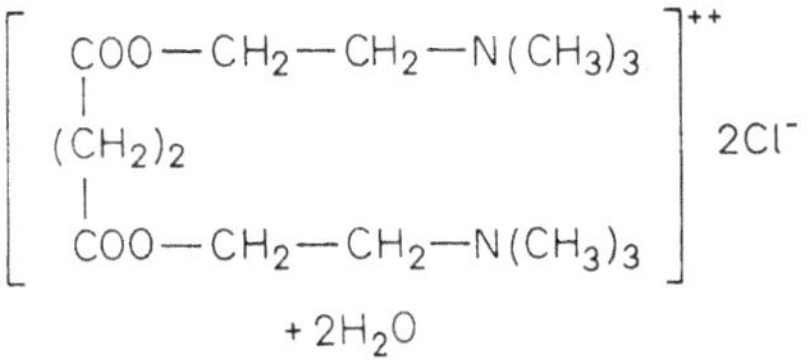

Dekamethoniumdijodid (C_{10})

$[(CH_3)_3\overset{+}{N}-(CH_2)_{10}-\overset{+}{N}(CH_3)_3]\ 2J^-$

Diisopropylfluorophosphat (DFP)

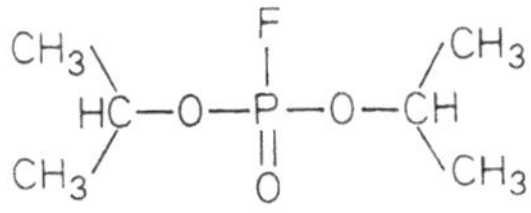

Tetraäthylpyrophosphat (TEPP)

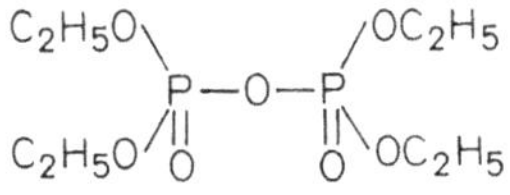

halten. Cholin wird als erstes Reaktionsprodukt abgespalten, der Säurerest Dimethylcarbamylgruppe wandert zur esteratischen Gruppe. Dieses Carbamylenzym, Phosphorylenzym (bei organischen Phosphaten) bzw. Sulfonylenzym (bei Methansulfonaten) E′ (Abb. 9) ist sehr stabil, wenn man es mit dem Acetylenzym E′ in Abb. 8 vergleicht.

Wenn eine fremde Gruppe den Platz der esteratischen Seite besetzt hält, hört die katalytische Aktivität auf, bis die Gruppe entfernt worden ist.

Die Halbwertzeit des Acetylenzyms wird in Mikrosekunden ausgedrückt, die des Carbamylenzyms in Minuten, die des phosphorylierten Enzyms in Tagen oder Wochen und die des sulfonylierten Enzyms in Monaten (Kitz, 1964).

Die Rückbildung dieses von den oxydiaphorischen Inhibitoren gebildeten stabilen intermediären Komplexes ist wichtig. Der nucleophile Angriff des Wassers (K_4) auf das elektrophile Kohlenstoffatom oder auf das Phosphor- bzw. Schwefelatom ist dieser langsame Schritt (Wilson, 1952).

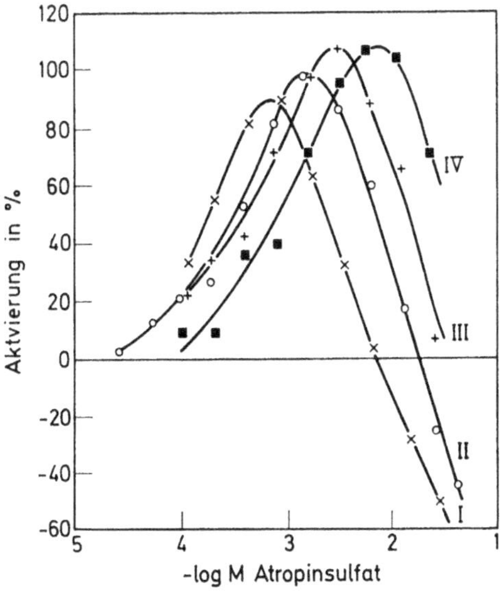

Abb. 11. Beschleunigung und Hemmung der Reaktion von Pseudocholinesterase mit verschiedenen Substratkonzentrationen an Benzoylcholin durch Atropinsulfat. Die Messungen wurden manometrisch in der Warburg-Apparatur durchgeführt. Die Ordinate zeigt die Aktivität, dargestellt durch CO_2-Freisetzung, die Abszisse zeigt den Logarithmus der molaren Konzentration von Atropinsulfat (($\cdot 10^7$). Die Konzentration von Benzoylcholin bei der Kurve I 0,0075 M, bei II 0,015 M, bei III 0,03 M, bei 0,06 M. (Nach FRASER, 1956)

Es treten bedeutende physiologische Veränderungen ein, wenn ein so wichtiges Enzym wie die Acetylcholinesterase in vivo für Minuten oder länger gehemmt wird. Die Wirkungen reichen von einer Umkehr einer durch Curare hervorgerufenen Relaxierung (FOLDES, 1957) bis zu einer Erholung bei einer myasthenischen Krise (OSSERMAN, 1958) und zu einer respiratorischen Lähmung und Exitus durch Ersticken (HEATH, 1961). Die Zahl der Inhibitoren für die Pseudocholinesterase ist sehr groß.

Eine Gruppe von Hemmstoffen geht mit dem Enzym eine echte Verbindung ein, z.B. DFP-Diisopropylfluorophosphat, Tetraäthylpyrophosphat (TEEP), Äthyl-N, N-Dimethylphosphoramido-cyanid (Tabun) und Sarin.

Diese Inhibitoren blockieren das aktive Zentrum des Enzyms durch Esterbindung zwischen dem Alkylphosphat und der freien OH-Gruppe des Serins. Die organischen Phosphorverbindungen stellen sehr starke Hemmstoffe dar, teilweise hemmen sie die Pseudocholinesterase schon bei einer Konzentration von 10^{-7} M und darunter zu 100%. Die Hemmung durch die Organophosphorverbindungen nimmt mit der Inkubationszeit zu und ist z.T. irreversibel.

Einer anderen Gruppe von Inhibitoren ist gemeinsam, daß ihre Struktur substratähnlichen Charakter hat. Charakteristisch ist der quaternäre Stickstoff und die dadurch bedingte positive Ladung, die eine Reaktion an der „anionischen Seite" ermöglicht und dadurch eine kompetitive bzw. teilweise kompetitive Hemmwirkung zeigt (GOEDDE *et al.*, 1967).

Auch Substrate der Pseudocholinesterase, wie das Succinyldicholin, Succinylmonocholin, Decamethonium, Procain und Tetracain (Tabelle 3), zeigen einen stark hemmenden Einfluß auf die Umsetzung eines anderen Substrates. Sehr viele verschiedenartige Alkaloide und Glykoside zeigen Hemmwirkung. Auch eine Reihe von Phenothiazinen wirkt hemmend auf die Pseudocholinesterase.

Aber auch intravenöse Narkotica wie Propanidid (DOENICKE *et al.*, 1968), (Abb. 10a, b) besitzen eine Hemmwirkung.

Schließlich wird die enzymatische Hydrolyse des Benzoylcholins durch verschiedene Substanzen gehemmt, die zum Teil bei sehr kleinen Konzentrationen die Hydrolyse beschleunigen (FRASER, 1956). Eine Verlängerung der Succinyldicholin-Wirkung wird auch durch Lidocain und Tacrin erreicht (Abb. 11).

2. Reaktivatoren

Für die Klinik von großer Bedeutung sind die Reaktivatoren. Die stark giftige Wirkung der als Hemmstoffe der Pseudocholinesterase beschriebenen Alkylphosphorverbindungen beruht in vivo auf einer irreversiblen Hemmung der Acetyl- und Pseudocholinesterase (BACK, 1969), die Vergiftungen mit Insecticiden (z.B. E 605) und anderen Organophosphor-Verbindungen sind häufig. Zu den bekanntesten Reaktivatoren gehört das 2-PAM (Pyridin-2-Aldoxim-N-Methyljodid) (ENGELHARD u. ERDMANN, 1963) und das von LÜTTRINGHAUS u. HAGEDORN synthetisierte Lü H 6 (Toxogonin). Diese Reaktivatoren heben auch die Hemmung der Pseudocholinesterase auf, wenn auch nicht im gleichen Maße wie bei der Acetylcholinesterase (LATKI u. ERDMANN, 1961; ENGELHARD *et al.*, 1967). Das Lü H 6 hat sich bei Vergiftungen mit Alkylphosphaten therapeutisch als günstiger erwiesen, da das stark positiv geladene 2-PAM die Blut-Hirn-Schranke nicht zu passieren vermag. Im Gegensatz dazu passiert Lü H 6 die Blut-Hirn-Schranke (ERDMANN *et al.*, 1963).

3. Bestimmungsmethoden

Die enzymatische Aktivität der Pseudocholinesterase kann auf verschiedene Arten bestimmt werden:

durch direkte Titration der bei der enzymatischen Spaltung der Cholinester freiwerdenden Säuremenge, z.B. nach HARGREAVES *et al.* (1959);

durch elektrometrische Messung der freiwerdenden Säuremenge nach MICHEL (1949);

manometrisch durch Messung der von der freiwerdenden Säure aus einem Bicarbonatpuffer freigesetzten Menge CO_2 nach AMMON u. ZAPF (1955);

mit einem Farbindikatorpapier, Testpapiermethode — Acholest (SAILER u. BRAUNSTEINER, 1959; HERZFELD u. STUMPF, 1955; Merckotest, HÄRTEL *et al.*, 1967);

durch quantitative colorimetrische Bestimmung der freiwerdenden Säuremenge nach MOLANDER *et al.* (1954) und der nicht gespaltenen Acetyl- oder Benzoylcholinmenge, z.B. Methoden von HESTRIN (1949), METCALF (1951), DE LA HUERGA *et al.* (1952).

KNEDEL u. BÖTTGER (1967) berichten über eine kinetische Methode. Aus Butyrylthiocholinjodid enzymatisch abgespaltenes Thiocholin bildet mit 5,5-Dithiobisnitrobenzoat den gelben Farbstoff 5-Mercapto-2-nitrobenzoat, der ein Absorptionsmaximum bei 412 mμ hat. Aus der Geschwindigkeit der Farbänderung ergibt sich die Cholinesteraseaktivität.

Nach KALOW u. LINDSAY (1955) wird der Abbau des Substrates Benzoylcholin durch die Abnahme der Extinktion bei einer Wellenlänge von 240 mμ gemessen. Benzoylcholin zeigt bei 240 mμ eine starke Absorption, während die Spaltprodukte Cholin und Benzoesäure bei dieser Wellenlänge nur eine geringe Absorption aufweisen. Die Methode nach KALOW wird von vielen Autoren als eine der genauesten Bestimmungsmethoden der SCHE-Aktivität angesehen.

Die atypischen PCHE-Varianten werden durch Bestimmung der Dibucainzahl nach KALOW u. GENEST (1957) erfaßt. Dabei werden die Aktivitäten der PCHE ohne Hemmung und mit Hemmung durch Dibucain gemessen und in Beziehung zueinander gesetzt. Ein Suchtest für die atypischen PCHE-Varianten ist von SWIFT u. LA DU (1966) angegeben worden. Der Test beruht auf der Beobachtung von CALLAHAN u. LA DU, daß die Aktivität der normalen Pseudocholinesterase durch NaCl erhöht wird, während die Aktivität der dibucainresistenten Pseudocholinesterase-Varianten nicht beeinflußt wird.

Aus der Vielzahl von Methoden werden einige, die sich in der Klinik zur Bestimmung der Pseudocholinesterase-Aktivität bewährt haben, ausgewählt und ausführlicher beschrieben.

4. Methodik

a) Der Manometrische Test (AMMON, 1934)

Lösungsmittel:	0,025 M Na_2CO_3
Gasphase:	5% CO_2; 95% N_2
Testansatz:	
I. Substrat:	Acetylcholin $2{,}76 \times 10^{-2}$ M (Endkonzentrationen) bzw. Benzoylcholin 6×10^{8} ^{3}M
II. Enzym:	Serum (1:50) verdünnt
Temperatur:	37° C; Testvolumen 5,0 ml

Die Aktivität wird gemessen in µl CO_2/30 min. Der Wert muß mit der Spontanhydrolyse korrigiert werden. Umrechnung der Meßwerte in µMol Substrat/Std/ml Serum durch Multiplikation mit dem Faktor 0,893 ($0{,}893 = 2 \times 50 \times 0,\ 2 \times 22{,}4^{-1}$; 2 = Zeitfaktor; 50 = Verdünnungsfaktor; 0,2 = Faktor für das Testvolumen; $22{,}4^{-1}$ = molares Äquivalent der entwickelten Menge CO_2).

Als sehr geeignet hat sich auch die mikromanometrische Methode erwiesen.

Reaktionsansatz:	
Hauptraum:	0,4 ml 0,1 M $NaHCO_3$/0,2 M NaCl
	0,2 ml 4×10^{-3} M Benzoylcholinchlorid
	0,1 ml Wasser
Seitenarm:	0,1 ml Serum

Es werden Reaktionsgefäße mit einem Gesamtvolumen von 4 ml verwendet. Die Temperatur beträgt 25° C. Vor dem Start werden die Gefäße und der darin enthaltene Reaktionsansatz über ca. 10 min mit einem Gasgemisch aus 95% N_2 und 5% CO_2 gesättigt. Die erste Ablesung erfolgt 5 min nach Zusammengeben der Lösungen aus Hauptraum und Seitenarm. Der Vorteil der manometrischen Methode liegt in der Möglichkeit, hohe Enzym- und Substratkonzentrationen einsetzen zu können.

b) Spektrophotometrische Bestimmung der Pseudocholinesterase-Aktivität und der Dibucainzahl (DN) nach KALOW *et al.* (1955, 1957)

Bestimmung der Pseudocholinesterase-Aktivität:

Lösungsmittel: 0,0667 M Phosphatpuffer, pH 7,4 (26° C) (47,213 g $Na_2HPO_4 \times 2H_2O$ + 9,078 g KH_2PO_4 in 5 Liter dest. Wasser)

Lösungen:	
I. Substrat:	10^{-4} M Benzoylcholinchlorid (2,437 mg Benzoylcholinchlorid in 100 ml Lösungsmittel)
II. Enzym:	Serum (1:100) verdünnt
Testansatz:	1,0 ml Lösungsmittel +
	1,0 ml Lösung I 3
	2,0 ml Lösungsmittel II
	T = 26° C
Testdauer:	3 min

Der Test wird in Quarzküvetten (10 mm Lichtweg) bei 240 mµ im Beckmann-DU-Photometer bei 26° C durchgeführt. Die Absorption des Serums wird mit Hilfe einer O-Küvette eliminiert (Serum 1:200 in Lösungsmittel).

Die Enzym-Aktivität ergibt sich durch Multiplikation der E-Werte über 3 min bei 26° C mit dem Faktor 1000.

Zur Vermeidung von Temperaturschwankungen werden temperierbare Küvettenhalter verwendet. Reaktionen zwischen 20° und 26° C können auf die Reaktion bei 26° C bezogen werden durch die Formel:

$0{,}0283\,(t_2 - t_1) = v_2 : v_1$ ($t_2 = 26°$ C, $t_1 =$ Reaktionstemperatur;
$v_2 =$ E bei 26° C, $v_1 =$ E bei t_1 °C)

Durch eine von KALOW angegebene Formel kann die im spektrophotometrischen Test mit Benzoylcholin gemessene Aktivität in den Wert umgerechnet werden, der im beschriebenen manometrischen Test zu erwarten ist:

$2422\,A_5 - 9{,}71 =$ µMol Acetylcholin hydrolysiert/Std/ml Serum bei 37° C (SD ± 15,05) $A_5 =$ E/3 min bei 26° C unter den beschriebenen Testbedingungen. Diese Umrechnung gilt nur für das normale Enzym (GOEDDE, DOENICKE, ALTLAND).

Bestimmung der Dibucainzahl (DN)

Lösungsmittel:	0,0667 M Phosphatpuffer, pH 7,4 (16° C)
Lösungen:	
I. Substrat:	Benzoylcholinchlorid 2×10^{-4} M
II. Inhibitor:	Dibucain-Hydrochlorid 4×10^{-5} M
III. Enzym:	Serum 1:100 verdünnt

Testansatz für die Reaktion ohne Inhibitor:
1,0 ml Lösungsmittel +
1,0 ml Lösung I +
2,0 ml Lösung III

Testansatz für die Reaktion mit Inhibitor:
1,0 ml Lösung I +
1,0 ml Lösung II +
2,0 m Lösung III

Bei den Ansätzen werden die Extinktionsdifferenzen ΔE zwischen der 1. und 4. min bei 240 mµ gemessen. Wichtig ist, daß beide Reaktionen bei gleicher Temperatur durchgeführt werden bzw. die Extinktionsdifferenz ΔE auf die gleiche Temperatur umgerechnet wird.

Die Dibucainzahl (DN) ergibt sich durch Einsetzen der gefundenen Werte in die Gleichung

$$DN = 100\,\frac{(1 - \text{E mit Dibucainzusatz})}{\text{E ohne Dibucainzusatz}}$$

c) Colorimetrischer Test (METCALF, 1951)

1. Dieser Bestimmungsmethode liegt das Prinzip zugrunde, daß Acetylcholin mit alkalischem Hydroxylamin unter Bildung von Acetylhydroxamsäure reagiert, die mit dreiwertigem Eisen ein braunes Komplexsalz bildet. Seine Konzentration kann photometrisch bestimmt werden. Die 5 zu verwendenden Reagenzien sind:

1. Phosphatpuffer von pH 7,2, der 0,004 molares Acetylcholinbromid enthält.
2. Zweimolare Hydroxylamin-HCl-Lösung.
3. 3,5 normale NaOH-Lösung.
4. 1 Volumteil HCl vom spezifischen Gewicht 1,118 mit 2 Volumteilen Aqua dest.
5. 0,37 molare Eisensalzlösung (Fe-III-Chlorid in 0,1 molarer HCL.

5 mm³ Serum werden mit 1 ml einer Acetylcholinbromidlösung versetzt und bei 37° C 30 min lang erwärmt (A). Zum Vergleich wird 1 ml derselben Lösung ohne Serumzusatz auf die gleiche Weise behandelt, die 5 mm³ Serum aber erst nach der Erwärmung zugegeben (B). Anschließend werden in folgender Reihenfolge die Reagenzien 2 und 3 (frisch gemischt je 1 ml) und 4 und 5 je 1 ml angesetzt und sofort bei Wellenlänge 546 mµ und Spaltbreite 2 mm Spektrophotometer untersucht. In der Lösung A wird im Wasserbad durch das im Serum enthaltene Ferment eine bestimmt Menge Acetylcholin hydrolytisch gespalten. Es kann sich also weniger braunes Komplexsalz bilden als in Lösung B. Aus der Differenz der Werte A und B ergibt sich die Menge Acetylcholin, die von in 5 mm³ Serum vorhandener Cholinesterase bei 37° C in 30 min gespalten wird. Dies kann als Maß für die Ferment-Aktivität dienen. Multipliziert man die Extinktionsdifferenz mit 1000, so erhält man bei Gesunden Werte um 100.

2. Die von DE LA HUERGA *et al.* (1952) sowie von HESTRIN (1949) bzw. METCALF (1951) entwickelten Methoden — Spaltung von Acetylcholin und Bestimmung des restlichen Acetylcholins mit Hydroxamsäure — liefern zwar exakte Werte, sind jedoch für Routinelabors kaum verwendbar. WEBER (1966) hat eine photometrische Ultramikromethode entwickelt,

die sich an die Angaben von ELLMAN *et al.* (1961) anlehnte. Die mit dieser Methode erzielten Ergebnisse stimmen mit denjenigen der Hydroxamatmethoden überein; ihre Durchführung beansprucht statt 90 min nur etwa 30 sec.

Auch die Erfassung der atypischen Pseudocholinesterase durch Bestimmung der Dibucain-Hemmung ist möglich, so daß genetische Varianten (s. nächstes Kapitel) bestimmt werden können.

Prinzip: Das Enzym spaltet Acetylthiocholinjodid. Die dabei frei werdenden SH-Gruppen reagieren mit 5,5-Dithiobisnitrobenzoesäure stöchiometrisch unter Bildung von Thionitrobenzoesäure einer intensiv gelben Farbe, mit Absorptionsmaximum bei 405 mμ (WEBER, 1966).

d) Testpapiermethode Acholest (HERZFELD u. STUMPF, 1955)

Prinzip der Methode: Testpapierstreifen sind mit einem Cholinester und einem pH-Indikator (saures pH gelb, neutrales bzw. alkalisches pH blau) imprägniert. Die PCHE hydrolysiert den Cholinester zu Cholin und Säure. Die freiwerdende Säure bewirkt einen Farbumschlag des Indikators von Blau über Grün zu Gelb. Besonders präparierte Vergleichsstreifen nehmen unmittelbar nach Kontakt mit dem Serum einen konstanten gelbgrünen Farbton an. Die Zeitdifferenz zwischen Kontakt des Serums mit dem Testpapierstreifen und Eintreten der Farbgleichheit von Testpapier und Vergleichsstreifen wird als Maß für die Aktivität der PCHE angegeben.

Durchführung des Tests:

Es werden benötigt:

1. ein halber Acholest-Testpapierstreifen,
2. ein halber Vergleichsstreifen,
3. zwei Objektträger,
4. eine Mikropipette (0,05 ml),
5. eine Pinzette,
6. eine Schere,
7. eine Stoppuhr.

Auf einem sauberen Objektträger, den man sich in zwei gleiche Hälften geteilt denkt, werden jeweils in deren Mittelpunkt genau je 0,05 ml Serum aufgetragen. Auf den einen Tropfen wird mit einer Pinzette ein halber Vergleichsstreifen, auf den anderen Tropfen ein halber Test-Papier-Streifen gelegt. Gleichzeitig wird die Stoppuhr in Betrieb gesetzt. Dann wird ein zweiter Objektträger darüber gelegt, um eine gleichmäßige Verteilung der Flüssigkeit zu erreichen und ein zu schnelles Austrocknen der Teststreifen zu vermeiden. Eventuell vorhandene Luftbläschen werden durch mehrmaliges leichtes Andrücken der Objektträger beseitigt. Wenn der Testpapierstreifen den Farbton des Vergleichsstreifens erreicht hat, wird die Uhrzeit notiert, und der Test ist beendet.

e) Testpapiermethode Merckotest (HÄRTEL *et al.*, 1967)

Prinzip der Methode: Testpapierstreifen sind mit dem Substrat Acetylcholin und den Indikatoren Phenolrot und Naphtholphtalein imprägniert. Bei Inkubation der Testpapierstreifen mit dem zu testenden Serum spaltet die PCHE das Acetylcholin in Cholin und Essigsäure. Die freiwerdende Säure bewirkt einen Farbumschlag der Indikatoren von Violett über Rot und Orange nach Gelb. Mit einem geeichten, kontinuierlichen Farbband wird nach einer bestimmten Inkubationszeit die Farbänderung des Testpapierstreifens abgelesen. Der Betrag der Farbänderung ist ein Maß für die Aktivität der PCHE.

Die gedruckten Farbbänder des Merckotestverfahrens sind so geeicht, daß sie nach einer Inkubationszeit von 6 min die PCHE-Aktivität in internationalen Enzymeinheiten (U) pro ml Serum angeben. Unter einer internationalen Enzymeinheit (U) wird die Enzymmenge verstanden, die in 1 min 1/μMol Substrat umsetzt.

Durchführung des Tests:

Es werden benötigt:

1. ein Merckotest-Reagenspapierstreifen,
2. eine Testplatte,
3. ein Objektträger,
4. eine Mikropipette,
5. eine Pinzette,
6. eine Stoppuhr.

In die Vertiefung der Testplatte wird bei Zimmertemperatur (20—22°) ein Tropfen Serum aufgetragen. Auf dem Serumtropfen wird ein Reagenspapierstreifen und darüber ein

Objektträger gelegt. Die Farbe des Reagenspapierstreifens wird mit dem Farbband verglichen und die Zahl F_1 der im Farbton am besten übereinstimmenden Farbstufe notiert. Nach genau 6 min wird der Farbvergleich wiederholt und die Zahl F_2 der entsprechenden Farbstufe abgelesen. Die Differenz F_2—F_1 gibt die PCHE-Aktivität in internationalen Enzymeinheiten pro ml Serum an.

Vor Durchführung der Messungen mit den Papierstreifenmethoden ist darauf zu achten, daß das Serum nicht hämolytisch ist, da die im hämolytischen Serum vorhandene Acetylcholinesterase das Meßergebnis beeinflussen würde. Außerdem verändert das Hämoglobin die Pufferkapazität des Serums.

f) Suchtest der atypischen PCHE-Varianten (Swift u. La Du, 1966)

Prinzip: 0,1 M NaCl erhöht in 0,00067 M THAM-Puffer die Aktivität der normalen PCHE 2—3fach, die Aktivität der dibucainresistenten Enzymvariante wird dagegen nicht beeinflußt.

Der Suchtest von Swift u. La Du beruht nun auf dem Vergleich der enzymatischen Aktivität der PCHE in 2 Reagensgläsern A und B, die beide den Indikator Phenolrot, das Substrat Benzoylcholinchlorid und das zu testende Serum enthalten. Das Reagensglas B enthält außerdem noch 0,125 M NaCl. Um den Test empfindlicher zu machen, wird als Lösungsmittel nicht Pufferlösung, sondern Aqua dest. verwendet.

Da die enzymatische Aktivität der dibucainresistenten PCHE-Varianten durch 0,125 M NaCl nicht verändert wird, bleibt der Inhalt der Reagensgläser A und B bei Seren mit dieser Enzymvariante während der ganzen Testzeit farbgleich. Fast alle anderen Seren (s. u.) zeigen in dem Reagensglas B, das 0,125 M NaCl enthält, eine größere PCHE-Aktivität als im Reagensglas A und damit auch einen schnelleren Farbwechsel des Indikators Phenolrot von Rosa nach Gelb.

Durchführung des Tests:

Lösungsmittel: Aqua dest.

Lösungen:
I. 5 mg/ml Phenolrot
II. 5 M NaCl
III. 2×10^{-2} Benzoylcholinchlorid
IV. 0,1 M NaOH
V. Serum 1:1 verdünnt.
Für 25 Messungen werden 100 ml folgender Lösung hergestellt:
VI. 0,50 ml Lösung I
0,25 ml Lösung III
Aqua dest. ad 100,0 ml.
Der pH-Wert dieser Lösung wird mit 0,1 M NaOH auf ungefähr 7,8 eingestellt. Die Lösung VI muß verschlossen aufbewahrt werden, da CO_2 der Luft den pH-Wert verändert.

In zwei Reagensgläsern A und B werden folgende Lösungen gegeben:

A: 2,00 ml Lösung VI +
0,10 ml Lösung V

B: 0,05 ml Lösung II +
2,00 ml Lösung VI +
0,10 ml Lösung V

Die Reagensgläser sollen bei Testbeginn sofort verschlossen und geschüttelt werden; außerdem müssen sie in diesem Stadium die gleiche Farbe (rosa) haben.

Der Test ist als negativ zu bewerten, wenn nach 5—8 min Reaktionszeit ein Farbunterschied zwischen beiden Reagenslösungen aufgetreten ist in dem Sinne, daß die Reagenslösung B heller ist als die Reagenslösung A.

Ist nach dieser Zeit kein Farbunterschied aufgetreten, wird weitere 10 min gewartet. Falls auch dann die Farbe der beiden Reagensgläser A und B noch gleich ist, wird der Test als positiv bewertet. In allen zweifelhaften und positiven Fällen sollte der Test zur Sicherheit mehrmals durchgeführt werden.

Der Suchtest fällt nach Swift u. La Du positiv aus bei:

1. der dibucainresistenten PCHE-Variante (Phänotyp Ch_1DD),
2. allen Seren mit sehr niedriger PCHE-Aktivität. Hier kommen in Frage:
α) Seren von Patienten mit schweren Leberparenchymschäden,
β) die Phänotypen Ch_1SS und Ch_1SD.

Auch bei anderen intermediären Seren kann der Test positiv ausfallen, falls die PCHE Aktivität dieser Seren sehr niedrig ist.

Die Patienten, bei denen der Suchtest positiv ausfällt, reagieren gewöhnlich mit einer verlängerten Apnoe nach Succinylcholinapplikation. Drei sehr seltene Phänotypen, die auch mit einer verlängerten Apnoe nach Succinylcholinapplikation reagieren können, werden mit dem Test nach SWIFT u. LA DU nicht erfaßt. Es sind dies die Phänotypen CH_1FS und Ch_1FD.

Wird mit einer der genannten Methoden in der Klinik Diagnostik betrieben, die Aussagewert besitzen soll, so wäre es angezeigt, daß jeder Untersucher mit der in seinem Labor bevorzugten Methode vorher den methodischen Meßfehler statistisch festsetzt.

Für die Kalow-Acholest- und Merckotestmethode wurde von AHLEMEYER (1971) an 10 verschiedenen Seren folgender mittlerer quadratischer Meßfehler berechnet:

Kalow:	$S_K = \pm 1{,}6$ ($\Delta E \times 1000/3$ min bei 26° C)
	$S_K\% = \pm 1{,}6\%$
Acholest:	$Sa = \pm 0{,}62$ (min)
	$Sa\% = \pm 5{,}2\%$
Merckotest:	$S_6 = \pm 0{,}34$ (U/ml)
	$S_6\% = \pm 6{,}7\%$

Bei allen Messungen betrug die Raumtemperatur zu den Meßfehlerbestimmungen 20—22° C. Als Lichtquelle diente Tageslicht.

5. Genetik

Seit der ersten Anwendung von Succinyldicholin als kurzwirkendes Muskelrelaxans in der Anaesthesiologie wurde immer wieder über verlängerte Apnoen nach einer Einzeldosis von Succinyldicholin berichtet. In den ersten Mitteilungen wurden zahlreiche Faktoren als Ursachen für dieses Phänomen vermutet, so z.B. respiratorische Depression als Folge der Prämedikation, Störungen des Elektrolyt- oder Säure-Basenhaushaltes, möglicher Synergismus mit Thiopental.

Schon lange bevor das Succinyldicholin (ein Bernsteinsäureester) mit dem Aktivitätsgrad der Pseudocholinesterase in Zusammenhang gebracht wurde, war bekannt, daß eine Reihe von Erkrankungen (hepatocelluläre Gelbsucht, Stauungs-Ikterus mit Leberzellschädigung, Unterernährung, Carcinom) von einer Erniedrigung des Pseudocholinesterasespiegels begleitet sein kann.

EVANS *et al.* (1952, 1953) zeigten als erste die Parallelität zwischen Höhe des Enzymspiegels und Apnoedauer nach Succinyldicholin. Diese Auslegungen reichten bald nicht mehr aus, denn BOURNE *et al.* (1952) und FORBAT *et al.* (1953) beschrieben Fälle, bei denen eine verlängerte Apnoe in Verbindung mit einer stark erniedrigten Pseudocholinesterase-Aktivität, jedoch bei organisch völlig gesunden Personen beobachtet wurde. FORBAT *et al.* (1953) untersuchten die Familienangehörigen dieser Patienten (männliche Geschwister) mit tiefer Pseudocholinesterase und fanden auch bei diesen eine abnorm tiefe Enzymaktivität, woraus sie auf eine Erbkrankheit schlossen.

Von dieser Zeit an trat mehr und mehr das familiäre Vorkommen gegenüber einer durch pathologisch bedingte tiefere Esteraseaktivität verlängerte Succinyl-Apnoe in den Vordergrund.

LEHMANN u. RYAN (1956) fanden in einer Studie über 5 Familien mit offensichtlich gesunden Mitgliedern ein eindeutiges familiäres Vorkommen einer idiopathisch tiefen Pseudocholinesterase. Die Autoren vermuteten zunächst, daß ein rezessiver Erbgang hierfür verantwortlich sei; man mußte aber später diese Auffassung zugunsten eines intermediären Erbganges revidieren.

Von 1956 an arbeiteten KALOW *et al.* in zahlreichen Untersuchungen mit verschiedenen Substraten und Inhibitoren eine qualitative Testmethode zur Diffe-

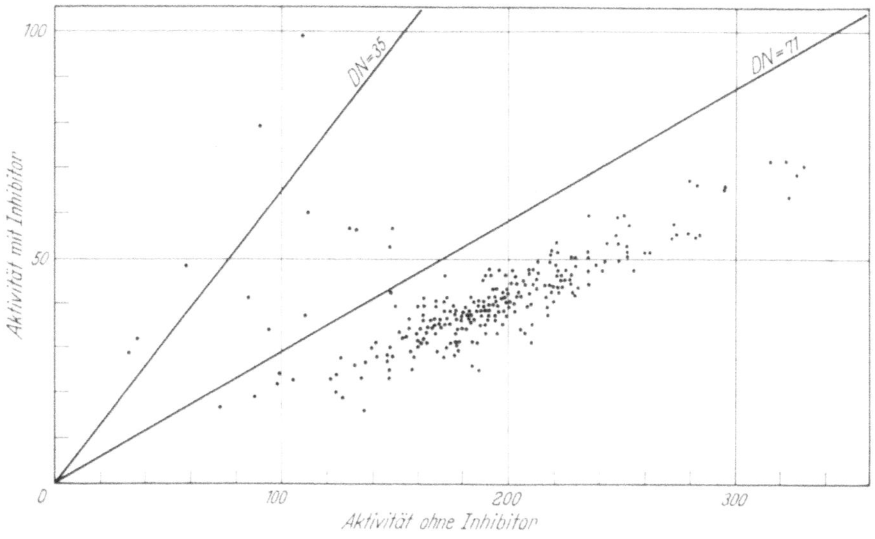

Abb. 12. Differenzierung der drei Phänotypen einer Stichprobe durch Bestimmung der Hemmrate mit Dibucain. Ordinate: gehemmte Reaktion; Abszisse: ungehemmte Reaktion. (Nach KALOW u. GUNN, 1959)

renzierung von drei Phänotypen aus. Sie konnten zeigen, daß die stark erniedrigte enzymatische Aktivität bei Succinyldicholin-empfindlichen Personen auf ein qualitativ von der normalen Pseudocholinesterase verschiedenes Enzymprotein zurückzuführen ist, das sich bei unterschiedlichen Versuchsbedingungen mit dem Lokalanaestheticum Dibucain (Nupercaine®) in einem Hemmtest differenzieren läßt. KALOW definierte nach der Gleichung

$$\text{DN}\ (\%) = 100\left(1 - \frac{\text{gehemmte Reaktion}}{\text{ungehemmte Reaktion}}\right)$$

den Hemmwert in % als Dibucain-Zahl (Number = DN).

Dieses veränderte Enzymprotein zeichnete sich durch eine stark erniedrigte Affinität zu verschiedenen Substraten und Inhibitoren aus. Die Seren der „intermediären Phänotypen" verhielten sich dabei so, wie eine Mischung von „normalem" und „Dibucain-resistentem" Enzym zu gleichen Teilen (Abb. 12) (KALOW u. GUNN, 1959).

Die am häufigsten vorkommende typische Enzymvariante ist durch ihre starke Hemmbarkeit mit Dibucain, also durch Dibucainzahlen über 71, gekennzeichnet. Im Gegensatz dazu verhält sich die typische Enzymvariante resistent gegen Dibucain und ist durch Dibucainzahlen unter 30 gekennzeichnet. Der Bereich zwischen diesen beiden Gruppen wird von einer dritten, intermediären eingenommen (HARRIS u. WHITTAKER, 1962).

In zwei Darstellungen hat ZOERB (1968) das Verhältnis der Dibucainhemmung zur normalen und atypischen Pseudocholinesterase graphisch ausgedrückt (Abb. 13).

Wenn Dibucain zum Benzoylcholin-Enzym-System hinzugefügt wird, so besitzt das normale Enzym eine große Affinität zum Dibucain, ein inaktiver Komplex bildet sich, und weniger Benzoylcholin wird gespalten (Abb. 13a). Die Hydrolyserate des Benzoylcholins in Gegenwart und Abwesenheit von Dibucain wird

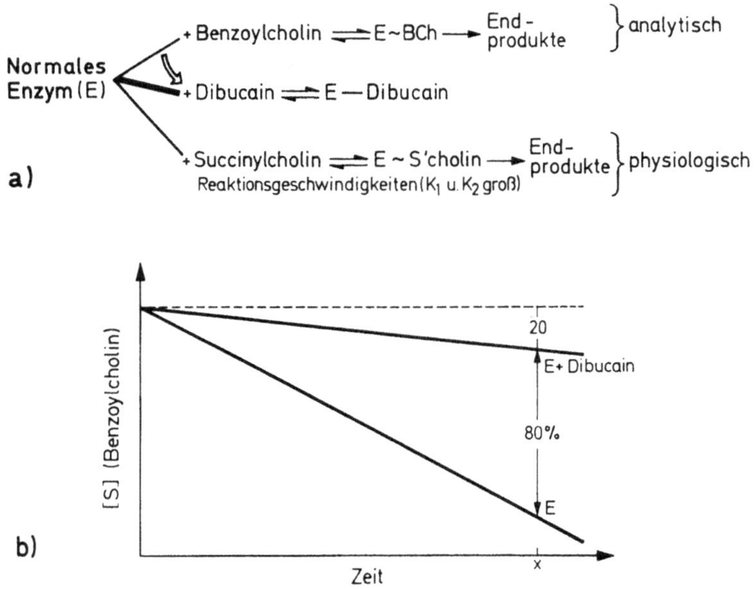

Abb. 13. Hemmung der Pseudocholinesterase durch Dibucain. (Nach Zoerb, 1968)

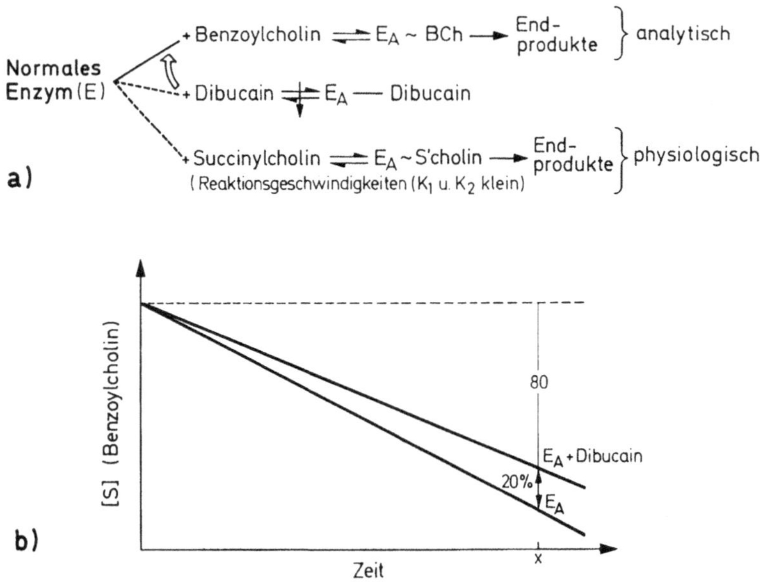

Abb. 14. Hemmung der atypischen Pseudocholinesterase durch Dibucain. (Nach Zoerb, 1968)

gemessen. Das atypische Enzym hat nur 1/200 der Affinität des normalen Enzyms zum Dibucain. Beim atypischen Enzym ist die Hydrolyse des Benzoylcholins durch Dibucain weniger gehemmt (Abb. 14a). Eine bestimmte Dibucainkonzentration hemmt die normale Pseudocholinesterase um 80% (Abb. 13b) und das atypische Enzym um 20% (Abb. 14b).

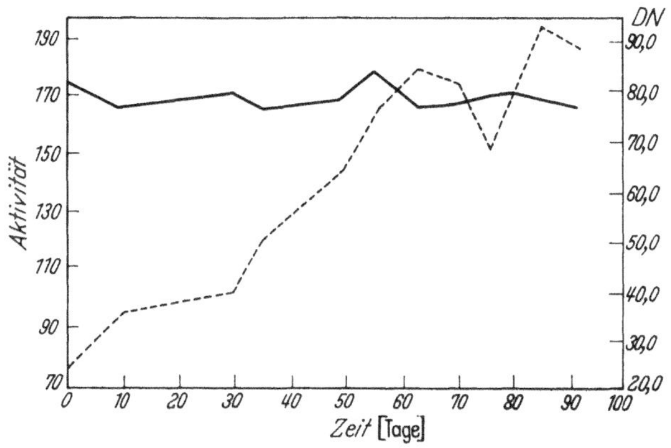

Abb. 15. Das Gleichbleiben der Dibucain-Zahlen bei Änderung der Pseudocholinesterase-Aktivität. (Gemessen bei einem Patienten, der sich von einer Pankreatitis erholte.) Das Mittel der Dibucain-Zahlen ist 78,8 ± 0,6. Die Streuung um diesen Mittelwert ist durch experimentelle Fehler erklärbar. (Nach KALOW)

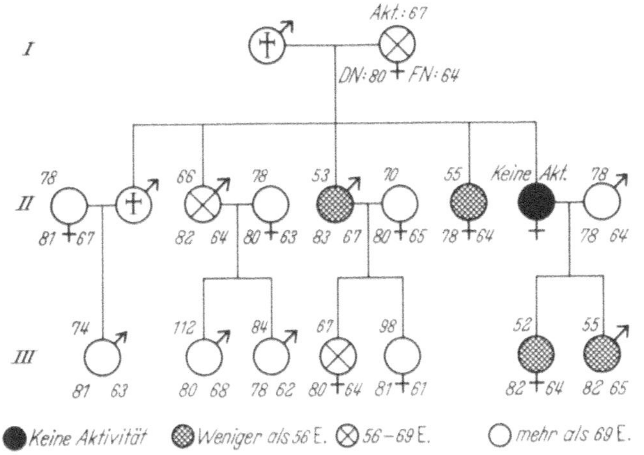

Abb. 16. Pseudocholinesterase-Aktivitäten, *DN* und *FN*, bei einer Familie, in der ein Fall völligen Fehlens von Aktivität („silent gene") nachgewiesen wurde. (Nach LIDDELL *et al.*, 1962)

Die Dibucain-Zahl eines Menschen ist konstant und somit unabhängig von Änderungen der Enzymaktivität bei Erkrankungen. Das Beispiel Abb. 15 zeigt den Krankheitsverlauf eines Patienten, bei dem während einer Pankreatitis alle 10—14 Tage die Pseudocholinesterase-Aktivität kontrolliert wurde. Nach ca. 2 Monaten war die Enzymaktivität zur Norm angestiegen. Der charakteristische Hemmtest für das normale Enzym (DN = 80) bleibt unabhängig von der sich stark ändernden Aktivität.

Wichtigstes Merkmal der atypischen Enzymvariante ist ihre geringe Affinität zu Succinyldicholin, die nur etwa 1/100 der normalen beträgt (KALOW, 1959; HARRIS *et al.*, 1960). Daher reagieren Individuen mit dieser sehr selten rein auftretenden Enzymform (0,03%) auf Succinyldicholin mit so langer Apnoe, als sei bei ihnen kein Enzym vorhanden.

Tabelle 4. Aktivitätswerte DN, FN sowie Häufigkeit für die verschiedenen Phänotypen der Pseudocholinesterasen (GOEDDE *et al.*, 1965)

	Phänotypen	Aktivität	Dibucain-Nummer	Fluorid-Nummer	Häufigkeit
Homozygot	Ch (UU)	95	80	61	ca. 96%
	Ch (DD)	38	22	23	ca. 0,05%
	Ch (FF)	—	66	35	sehr selten
	Ch (SS)	0	0	0	ca. 0,001%
Heterozygot	Ch (UD)	57	62	48	ca. 3,6%
	Ch (UF)	62	74	52	sehr selten
	Ch (US)	53	80	60	selten
	Ch (DF)	—	49	35	sehr selten
	Ch (DS)	18	21	24	sehr selten
	Ch (FS)	—	—	—	bisher nicht gefunden

Aus Untersuchungsergebnissen von Familien mit erhöhter Frequenz für niedrige und intermediäre Dibucain-Zahlen wird geschlossen, daß zwei autosomale, allele Gene ohne Dominanz für das Zustandekommen des Cholinesterase-Typs verantwortlich sind (KALOW u. STARON, 1957).

Seit der Entdeckung der atypischen Enzymvariante 1956 sind bisher noch weitere vier genetisch bedingte Varianten der Cholinesterase gefunden worden.

So berichten HARRIS u. WHITTAKER (1961) von einem Esterasetyp, der gegen den Hemmstoff Natriumfluorid resistent ist. Er verhält sich klinisch ähnlich wie die atypische Esterase.

Eine weitere Variante ist dadurch gekennzeichnet, daß Homozygote für dieses Gen kein bzw. eine auf 2—8% reduzierte Cholinesterase-Aktivität aufweisen (SCOTT, 1970). Diese fehlende Cholinesterase-Aktivität bedeutet nicht etwa, daß kein Enzym vorhanden ist. Das „silent gene" steuert anscheinend die Synthese eines Enzymproteins, das keine Cholinester spaltet und sich qualitativ vom normalen Enzym unterscheidet. Mit der Frequenz 1:100000 ist das „silent gene" sehr selten.

LIDDELL *et al.* (1962), DOENICKE *et al.* (1962, 1963) hatten erstmals eine fehlende Pseudocholinesterase-Aktivität bei einer sonst gesunden Person feststellen können. — Enzymhistochemische Untersuchungen des Leberparenchyms zeigten neben einer normalen Verteilung und Aktivität anderer Enzyme völliges Fehlen der Pseudocholinesterase-Aktivität in der Leber (DOENICKE *et al.*, 1962, 1965). Auch die üblichen Funktionsproben des Leberparenchyms ergaben außer der fehlenden Pseudocholinesterase-Aktivität normale Werte.

Abb. 16 zeigt den Stammbaum einer Familie, in der bei einer Person keine Pseudocholinesterase-Aktivität gemessen wurde. Die Aktivität ist bei den Geschwistern und bei den Kindern der Probanden auf die Hälfte reduziert, so daß diese offenbar heterozygot sind.

Es geht daraus hervor, daß der Proband homozygot für das „silent gene" sein muß (LEHMANN *et al.*, 1962).

HODGKIN *et al.* (1965) beschrieben ebenfalls eine Familie, in der zwei Blutsverwandte keine Pseudocholinesterase-Aktivität hatten.

Die Entdeckung der Phänotypen, die homozygot für das „silent gene" sind, steht im Einklang mit der Forderung KALOWS, daß neben einem stummen Allel noch andere Allele die Synthese eines nur wenig qualitativ modifizierten Enzyms steuern könnten.

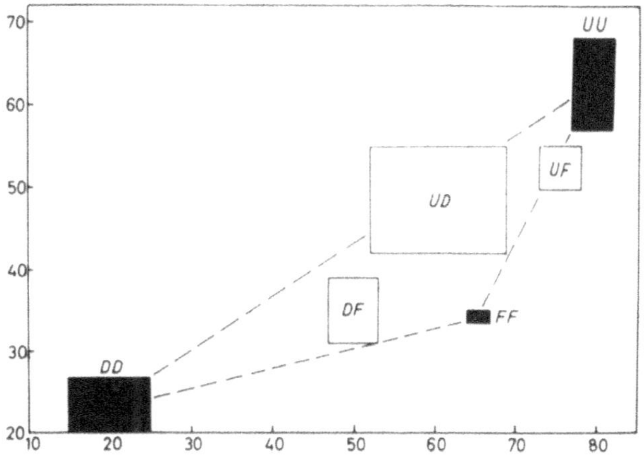

Abb. 17. Abgrenzung verschiedener Enzymvarianten durch Bestimmung der Inhibitorkonstanten (Dibucain- und Fluorid-Zahlen). Die Werte für die homozygoten Phänotypen liegen innerhalb der schwarzen Rechtecke, die Werte für die heterozygoten innerhalb der weißen Rechtecke. Das normale Enzym (entsprechend dem Phänotypus Ch_1UU) besitzt eine höhere Aktivität als andere Varianten; daher liegen die Inhibitorwerte bei Heterozygoten mit dem üblicherweise vorkommenden Allel (Ch_1^U) und einem anderen Allel (Phänotypus Ch_1UD, Ch_1UF) näher bei den Werten für Ch_1UU als bei den Werten für die anderen Homozygoten Ch_1DD bzw. Ch_1FF. (Nach LEHMANN u. LIDDELL, 1964). Ordinate: Fluoridzahl (FN). Abszisse: Dibucainzahl (*DN*) (1964)

Die Tabelle 4 nach GOEDDE *et al.* (1965) zeigt Meßwerte für die Aktivität DN und FN sowie vorläufige Angaben der Häufigkeit der homozygoten und heterozygoten Phänotypen, denen das 4-Allelen-Modell für die Pseudocholinesterase zugrunde gelegt ist (Ch 1 ^{S} = Symbol für das silent gene).

1970 haben RUBINSTEIN *et al.* 25 Personen als Homozygoten für ein „silent Cholinesterasegen" diagnostiziert und mit empfindlichen enzymatischen Methoden unter Anwendung von verschiedenen Thiocholinestern und mehreren Inhibitoren sowie mittels einer Elektrophorese, immunchemischer und chromatographischer Methoden durchuntersucht.

Mit einer Ausnahme gehörten die Seren in zwei Klassen. 16 Fälle besaßen keine Aktivität, 8 Patienten hatten eine Aktivität von ca. 2% eines Normalserums.

Eine Erklärung für dieses Ergebnis ist:

Mehrere „silent gene" sind beteiligt, wahrscheinlich als Allele. Normale Seren und alle „silent gene" enthalten geringe Mengen von Cholinesterase-Aktivität, gekennzeichnet als Restcholinesterase.

Die Eigenschaften dieses Enzyms sind der Acetylcholinesterase mehr ähnlich als der Pseudocholinesterase. Es wird geschätzt, daß ca. 1% der Aktivität des Normalserums gegen Acetylthiocholin von diesem Enzym herrührt. GAFFNEY (1970) nennt noch ein alleles Gen, das eine mit n-Butanol hemmbare Enzymvariante bedingen soll.

Schließlich sei die C_5^+-Variante aufgeführt, die sich in der Stärkegel-Elektrophorese durch eine zusätzliche, aber weniger mobiles Band auszeichnet. Sie soll eine Steigerung der Cholinesterase-Aktivität um etwa 30% bewirken. Da diese Komponente sowohl bei atypischen, intermediären und typischen Phänotypen gefunden wird, schließt man auf einen weiteren, von den bisher genannten Allelen unabhängigen Genlocus (SIMPSON, 1968). Es besteht also beim Menschen eine große Variabilität der Pseudocholinesterase auf genetischer Basis.

Eine Abgrenzung verschiedener Enzymvarianten durch Bestimmung der Inhibitorkonstanten (Dibucain und Fluoridzahl) haben anschaulich LEHMANN u. LIDDELL (1964) gegeben (Abb. 17). Die Beziehung zwischen den Enzymvarianten der Pseudocholinesterase, die durch die Allele Ch_1 u, Ch_1^D und Ch_1^F bestimmt sind, wurde graphisch aufgezeigt. Das normale Enzym (entsprechend dem Phänotypus (Ch_1 UU) besitzt eine höhere Aktivität als andere Varianten, daher liegen die Inhibitorwerte bei Heterozygoten mit dem üblicherweise vorkommenden Allel (Ch_1 U) und einem anderen Allel (Phänotypus Ch_1 UD, Ch_1 UF) näher bei den Werten für Ch_1 UU als bei den Werten für die anderen Homozygoten Ch_1 DD bzw. Ch_1 FF.

Klinik

III. Physiologisches Verhalten der Pseudocholinesterase

In der Klinik ist die Bewertung einer Enzymaktivität nur möglich bzw. sinnvoll, wenn dem Diagnostiker die physiologische Schwankungsbreite des Enzyms, gemessen mit der von ihm benutzten Methode bekannt ist. Fehlinterpretationen können vermieden werden.

Neugeborene haben mitunter tiefe Cholinesterasewerte, die auf die physiologische Unreife der Eiweißsynthese in der Leber zurückgeführt werden. Vom dritten Lebensmonat an ist die Aktivität der Pseudocholinesterase bis ins hohe Alter konstant, wenn keine Erkrankung den Lebensablauf verändert.

Bei Frauen ist die Enzymaktivität etwas tiefer als bei Männern (RIEDER, 1965). Die Unterschiede sind jedoch angesichts der großen Streuung (Abb. 18) der Normalwerte nur von gruppenmedizinischer Bedeutung. Trotz der großen kollektiven Streuung der Pseudocholinesterase sind die individuellen Werte auch unabhängig vom Tagesrhythmus (RIEDER, 1965) überraschenderweise recht konstant, so daß bei pathologischen Prozessen eine Änderung der Enzymaktivität auch innerhalb des Normalbereiches zur Beurteilung eines Verlaufs verwendet werden kann (WIESMANN, 1967).

Wiederholte Aktivitätsmessungen bei ein und demselben Patienten können daher bei Veränderungen der Enzymaktivität Aussagekraft besitzen und den Behandlungserfolg kontrollieren. (Näheres s. Hepatitis.)

Eine der umfangreichsten statistischen Untersuchungen haben KALOW u. STARON (1957) unter 2032 Personen vorgenommen (Abb. 18), wobei zu erkennen ist, daß die Succinyldicholin-empfindlichen Personen (DN um 20) ein qualitativ von der normalen Pseudocholinesterase verschiedenes Enzymprotein und daher eine tiefere Enzymaktivität besitzen. (Näheres s. Legende.) Ähnliche Ergebnisse fanden HODGKIN *et al.* (1965) (Abb. 19) unter 143 gesunden Personen, sowie WEIDEMANN (1966).

AHLEMEYER (1971) hat in 551 Humanseren unter konstanten Bedingungen in Paralleluntersuchungen mit der spektrophotometrischen Methode nach KALOW, mit dem Papierstreifentest Acholest und dem Merckotest die Enzymaktivität bestimmt. 531 der getesteten Seren waren Blutspenderseren, 20 Klinikseren mit normaler Aktivität.

Die physiologische Schwankungsbreite (Abb. 20—22) ist beträchtlich. Unter den 551 getesteten Normalseren wurde eine höchste Pseudocholinesterase-Aktivität von 160 ($E \times 1000/3$ min bei 26° C) und eine geringste von 57 gemessen. Da die Meßwerte bei allen getesteten Methoden nicht streng normal verteilt sind,

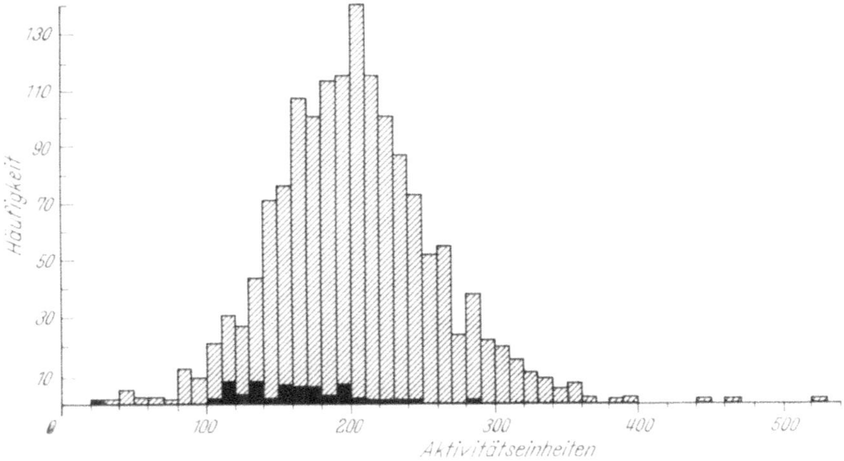

Abb. 18. Verteilung der Aktivitäten von normalem und „dibucainresistentem" Enzym unter 2032 Personen. Auffällig ist die große Streubreite und Abweichung von der Normalverteilung bei hohen Aktivitäten. Die schwarz gezeichneten Säulen geben den Pseudocholinesterase-Spiegel von Seren mit einer DN < 70 an. (Nach KALOW u. STARON, 1957)

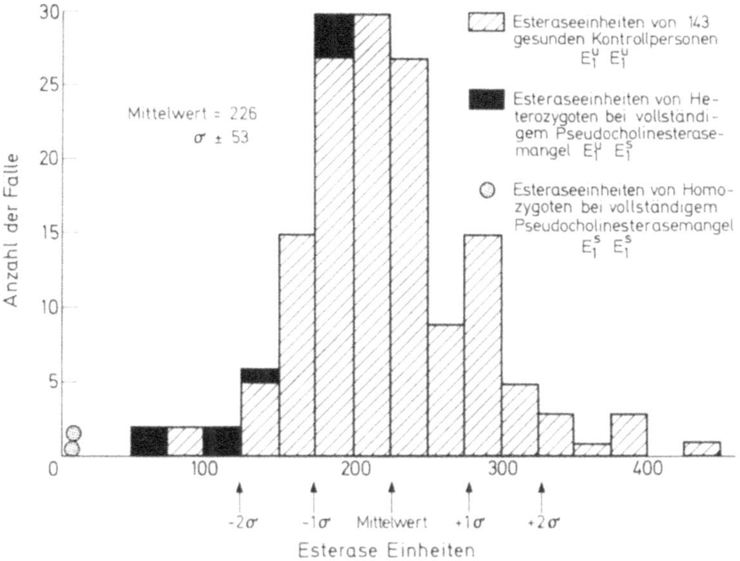

Abb. 19. Gegenüberstellung von Personen mit normaler Esteraseaktivität zu Patienten mit fehlender Pseudocholinesterase (hetero- und homozygot). Die Pseudocholinesterase-Aktivität ist bei den gesunden Personen deutlich höher

hat AHLEMEYER (1971) ein 98%-Intervall als Normalbereich gewählt. Als Übergangsbereich für pathologisch erniedrigte und normale Pseudocholinesterase-Aktivität wurde stets das Intervall von der unteren Schranke X_u des Normalbereiches bis zur Schranke X_{20} angegeben.

Nach Elimination des methodischen Meßfehlers folgte für die einzelnen Methoden:

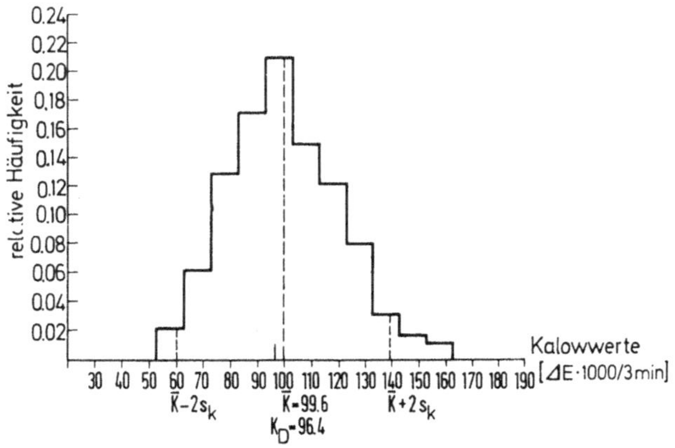

Abb. 20. Physiologische Schwankungsbreite der Pseudocholinesterase, Methode Kalow

1. Kalowmethode

Mittlere PCHE-Aktivität:

$k = 99{,}60$ (ΔE x 1000/3 min bei 26° C)

Standardabweichung:

$s_k = \pm 19{,}79$ (ΔE x 1000/3 min bei 26° C)

Normalbereich:

61 (ΔE x 1000/3 min) $\leq k \leq$ 150 (ΔE x 1000/3 min bei 26° C)

Bereich pathologisch erhöhter PCHE-Aktivität:

$k >$ 150 (ΔE x 1000/3 min bei 26° C)

Bereich pathologisch erniedrigter PCHE-Aktivität:

$k <$ 61 (ΔE x 1000/3 min bei 26° C)

Übergangsbereich für normale und pathologische erniedrigte PCHE-Aktivität:

$k <$ 61 (ΔE x 1000 3 min bei 26° C)

Übergangsbereich für normale und pathologische erniedrigte PCHE-Aktivität:

61 (ΔE x 1000/3 min) $\leq k \leq$ 77 (ΔEx 1000/3 min bei 26 ° C)

(Abb. 20).

2. Acholestmethode

Aus den 551 Messungen folgt:

Mittlere PCHE-Aktivität:

12,37 (min)

Standardabweichung:

$S_a = \pm 3{,}18$ (min)

Normalbereich:

6,5 (min) $\leq a \leq$ 21,0 (min)

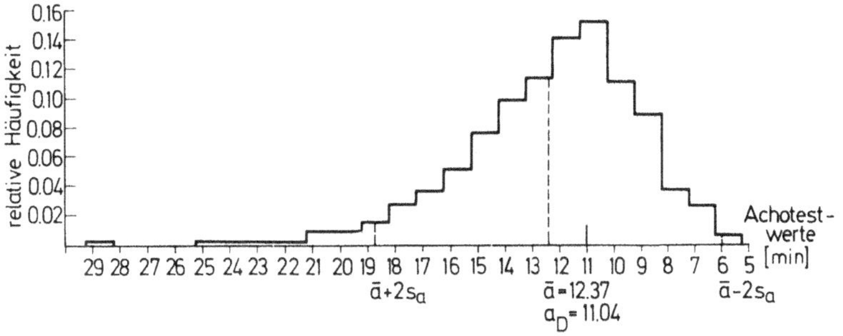

Abb. 21. Physiologische Schwankungsbreite der Pseudocholinesterase, Methode Acholest

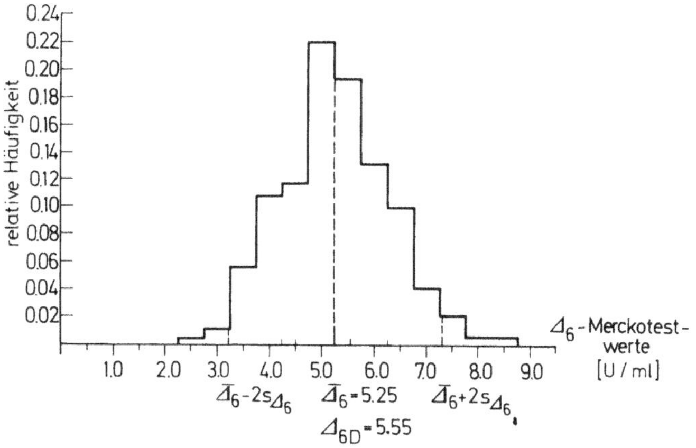

Abb. 22. Physiologische Schwankungsbreite der Pseudocholinesterase. Nach Merckotest

Bereich pathologisch erhöhter PCHE-Aktivität:

$$a < 6{,}5 \text{ (min)}$$

Bereich pathologisch erniedrigter PCHE-Aktivität:

$$a > 21 \text{ (min)}$$

Übergangsbereich für normale und pathologisch erniedrigte PCHE-Aktivität:

$$15{,}0 \text{ (min)} \leq a \leq 21{,}0 \text{ (min)}$$

Die relative Häufigkeitsverteilung der 551 mit der Acholestmethode bestimmten PCHE-Aktivitäten ist in Abb. 21 dargestellt. Die Meßwerte wurden dabei in 21 Klassen unterteilt. Die Meßwerte selbst sind bei der Acholestmethode unsymmetrisch verteilt. Während der Mittelwert bei $a = 12{,}37$ min liegt, findet man den dichtesten Wert bei 11,04 min.

3. Δ_6-Merckotestmethode

Mittlere PCHE-Aktivität:

$$\Delta_6 = 5{,}25 \text{ (U/ml)}$$

Standardabweichung:

$$S\Delta_6 = \pm 1{,}02 \text{ (U/ml)}$$

Tabelle 5. Differenzierung der verschiedenen Gentypen mit der Dibucainzahl. (Hemmtest nach KALOW und GENEST, 1957; nach AHLEMEYER *et al.*, 1971)

Dibucainzahl		Normalseren		Klinikseren mit path. erniedr. PCHE-Aktivität	
Normal	75	537	546 (99,1%)	21	24 (75%)
	71—74	9		3	
Intermediär	50—70	4	5 (0,9%)	6	8 (25%)
	40—50	1		1	
	35—40				
	30—35			1	
Atypisch	30				

Normalbereich:

$$3{,}0\ (\mathrm{U/ml}) \leq \Delta_6 \leq 7{,}5\ (\mathrm{U/ml})$$

Bereich pathologisch erhöhter PCHE-Aktivität:

$$\Delta_6 > 7{,}5\ (\mathrm{U/ml})$$

Bereich pathologisch erniedrigter PCHE-Aktivität:

$$\Delta_6 < 3{,}0\ (\mathrm{U/ml})$$

Übergangsbereich für normale und pathologisch erniedrigte PCHE-Aktivität:

$$3{,}0 \leq \Delta_6 \leq 4{,}0\ (\mathrm{U/ml})$$

Die relative Häufigkeitsverteilung der 551 Meßwerte zeigt die Abb. 22. Die beobachteten Aktivitätswerte wurden dabei in 13 Klassen mit einer Intervallänge von jeweils 0,5 (U/ml) eingeteilt. Den dichtesten Wert findet man bei 5,5.

Bei den 551 untersuchten Normalseren und 32 ausgewählten Seren mit pathologisch erniedrigter Pseudocholinesterase-Aktivität wurde eine Differenzierung der verschiedenen Gen-Typen nach ihren Dibucainzahlen vorgenommen (Tabelle 5).

Unter den 551 Normalseren wurden 0,9% intermediäre PCHE-Varianten festgestellt. Eine atypische Enzymvariante war nicht darunter. Von den 32 Klinikseren hatten 25% ein DN zwischen 30—70. Es handelte sich bei diesen Seren jedoch um ausgewähltes Untersuchungsgut.

Statistische Untersuchungen mit der Acholest-Testpapiermethode sind u. a. auch von folgenden Autoren durchgeführt worden: SAILER u. BRAUNSTEINER, 1959; JABSA, SCHOENFELDER u. BREUER, 1961; CHURCHILL-DAVIDSON u. GRIFFITHS, 1961; RICHTERICH, 1962. SCHMIDINGER u. DOENICKE (1966) stellten den Papierstreifentest Acholest der spektrophotometrischen Methode nach KALOW gegenüber. Sie führten Vergleichsmessungen an 722 Klinikseren durch. An Hand von 686 Bestimmungen berechneten sie für die Kalowmethode einen mittleren Aktivitätswert von $k = 99{,}45$ (ΔE x 1000/3 min), eine Standardabweichung von $s_k = \pm 37{,}34$ (ΔE x 1000/3 min) und für die Testpapiermethode Acholest einen mittleren Aktivitätswert von $a = 17{,}60$ min, eine Standardabweichung von $s_a = \pm 10{,}29$ min. Die Werte für die Standardabweichung s_k und s_a und der mittlere Aktivitätswert der Acholestmethode unterscheiden sich signifikant von den statistischen Untersuchungen. Die unterschiedlichen Ergebnisse sind erklärbar, da SCHMIDINGER u. DOENICKE (1966) für ihre Messungen nur Klinikseren benutzten, darunter viele Seren mit pathologisch erniedrigter und pathologisch erhöhter PCHE-Aktivität, während AHLEMEYER die Messungen an Seren von klinisch gesunden Personen durchgeführt hat. Von RICHTERICH (1962) wird beim Acholest-Test als Normalbereich 5—19 min angegeben. Nach SCHMIDINGER u. DOENICKE (1966) sind sicher pathologisch erniedrigte Werte bei der spektrophotometrischen Methode nach KALOW unter 64 (ΔE x 1000/3 min) und bei der Acholest-Testpapiermethode über 23 min anzunehmen. Als Übergangswerte von normaler zu pathologisch erniedrigter PCHE-Aktivität geben die Autoren 82 (ΔE x 1000/3 min) bzw. 18 min an. Nach den Messungen und statistischen Berechnungen dieser Arbeit ist der Übergangsbereich von normaler zu pathologisch erniedrigter PCHE-Aktivität bei der Kalowmethode: 77—61 (ΔE x 1000/3 min), bei der Acholestmethode: 15—21 (min). PCHE-Aktivitätswerte unter 61 (ΔE x 1000/3 min) bzw. über 31 (min) sind als pathologisch sicher erniedrigte Enzymaktivität anzusehen.

Über Meßversuche mit der Merckotestmethode berichten HÄRTEL, GROSS u. LANG (1967). Sie führten an 101 Blutspenderseren Vergleichsmessungen mit der Merckotestmethode und mit einer Cholinesterase-Titrationsmethode durch. Dabei berechneten sie für die beiden Meßreihen einen Korrelationskoeffizienten von $r = 0{,}92$. Im Vergleich zur Titrationsmethode lieferte das Testpapier im Mittel um $\pm 0{,}5$ (U/ml) abweichende Ergebnisse, wobei die erzielte Genauigkeit etwas vom Untersucher abhing. Als Normalbereich für die PCHE-Aktivität bei der Δ_6-Merckotestmethode geben die Autoren an: 3,0—5,7 (U/ml) (Acetylcholin, 37° C) (pH 7,5). Nach den Untersuchungen und Berechnungen von AHLEMEYER ist der Bereich für die normale PCHE-Aktivität: 3,0—7,5 (U/ml).

Aus den Ergebnissen der beiden Untersuchungsgruppen (AHLEMEYER und SCHMIDINGER u. DOENICKE, 1966), die im gleichen Institut mit gleicher Technik, jedoch mit unterschiedlichem Untersuchungsmaterial vorgenommen wurden, geht hervor, wie wichtig die Festsetzung der physiologischen Schwankungsbreite aus einem gesunden Kollektiv ist.

Wenn der Diagnostiker die ausgedehnte Streuung der Pseudocholinesterase berücksichtigt, kann auch diese Enzymbestimmung eine wertvolle Aussage über den Funktionszustand der Leber geben.

Nach Angaben von GOEDDE *et al.* (1967) beträgt die mittlere Häufigkeit von Personen mit intermediären DN-Werten 3—4%; die dibucainresistente Enzymvariante wird entsprechend einmal unter 2500—4000 Personen angetroffen.

Aus Untersuchungen in verschiedenen Ländern geht hervor, daß das Allel Dh_1^D nicht in allen Populationen gleich häufig vorkommt. Unter 2017 Personen in Kanada wurde der Phänotyp Ch_1 UD in 3,4% der Fälle, unter 453 Personen in Südwestdeutschland in 2,9% der Fälle und unter 104 Personen in Australien in 1% der Fälle festgestellt. Jüngste Untersuchungen von GOEDDE *et al.* (1967) ergaben keinen Anhalt für das Auftreten des Allels Ch_1^D in der japanischen und thailändischen Bevölkerung.

SCHMIDINGER u. DOENICKE entdeckten unter 704 Personen in Süddeutschland in 0,84% der Fälle eine intermediäre und einmal eine atypische PCHE-Variante. Bei den Untersuchungen von AHLEMEYER wurde unter 551 Personen in Süddeutschland in 0,9% der Fälle eine intermediäre DN-Nummer festgestellt. Eine atypische Enzymvariante wurde nicht gefunden.

Der Suchtest nach SWIFT und LA DU (1966) fällt positiv aus bei atypischen PCHE-Varianten und bei Seren mit sehr stark erniedrigter PCHE-Aktivität. Alle positiven Fälle sind verdächtig für eine verlängerte Apnoe nach Succinyldicholinapplikation. Auch die Papierstreifenteste Acholest, Δ_6-Merckotest können als screening test für die Dibucain-resistente PCHE-Variante und für Seren mit stark erniedrigter PCHE-Aktivität verwendet werden. Da die enzymatische

Aktivität des Dibucain-resistenten Enzyms stark erniedrigt ist, mittlere Aktivität nach Goedde *et al.* (1967) 38 ΔE x 1000/3 min, sind alle Personen mit einer PCHE-Aktivität von

3,20 (U/ml) (Δ_6-Merckotestmethode)

21 (min) (Acholestmethode)

als positiv und damit als verdächtig für eine verlängerte Apnoe nach Succinyldicholinapplikation zu bezeichnen. Außerdem ist bei diesen Personen die Belastbarkeit und Leistungsfähigkeit der Leber sicherlich herabgesetzt. In allen solchen Fällen sollte deshalb vor Operationen eine genauere Bestimmung der PCHE-Aktivität und der DN vorgenommen werden. (Näheres s. Abschnitt Anaesthesie.)

IV. Das Verhalten der Pseudocholinesterase-Aktivität bei Erkrankungen

Beziehungen zwischen Pseudocholinesterase-Aktivität und Leber

Nach dem vorhergehenden Abschnitt, in dem die große physiologische Schwankungsbreite des Enzyms aufgezeigt wurde, ist es verständlich, daß man von internistischer Seite immer noch der Bestimmung der Pseudocholinesterase-Aktivität zu diagnostischen Zwecken mit großer Reserviertheit begegnet. Zur differentialdiagnostischen Abklärung von Krankheiten vermag die Aktivitätsbestimmung wenig beizutragen. Ist die Aktivität allerdings deutlich vermindert, d.h. unter der Grenze der physiologischen Schwankungsbreite, im sog. pathologischen Bereich, dann muß mit einem fortgeschrittenen Leberschaden gerechnet werden, Labilitätsproben, die Transaminasen und auch die Gammaglobuline können normal sein.

Die Verminderung der Pseudocholinesterase-Aktivität bei Lebererkrankung wurde schon 1938 von Antopol *et al.* beschrieben, eine Beobachtung, die später noch häufig gemacht wurde (Maier, 1953, 1956; Vorhaus u. Kark, 1953; Maier u. Fischer, 1954; Molander *et al.*, 1954; Kommerell u. Franken, 1956; Richterich, 1958, 1962; Wetstone *et al.*, 1958; Sailer u. Braunsteiner, 1959; Pietschmann, 1960; Keckwick, 1960; Steffenelli, 1961a, b; Riechert u. Kortner, 1961; Breuer *et al.*, 1961, 1962; Kellen u. Fuska, 1962; Lang, 1963; Gürtner *et al.*, 1963; McComb *et al.*, 1964; Secchi u. Dioquardi, 1965; Gürtner, 1967; E. u. F. W. Schmidt, 1968, 1970; Ahlemeyer, 1971; Krisper *et al.*, 1971; einschließlich statistische Berechnungen, Linke, 1961; Goll, 1962a—c; Weidemann, 1963; Doenicke u. Schmidinger, 1965, 1966; Rieder, 1965; Weber, 1966).

Trotz der umfangreichen klinischen Befunde am Menschen über die Beziehung zwischen Pseudocholinesterase-Aktivität und Leber und dem hieraus zu schließenden direkten Zusammenhang steht die Herkunft der Pseudocholinesterase immer noch zur Diskussion. Bevor auf enzymhistochemische Untersuchungen von Gürtner *et al.* (1963, 1964, 1965, 1967) eingegangen wird, die die klinisch serologischen Beobachtungen bei Lebererkrankung ergänzen, werden die Zusammenhänge zwischen Erkrankung und Enzymveränderung bei den Hauptgruppen der Leberkrankheiten — Hepatitis und Lebercirrhose —, für die die Bestimmung der Pseudocholinesterase-Aktivität einen Wert haben könnte, dargestellt.

1. Hepatitiden

1956 haben Kommerell u. Franken die Cholinesterase-Aktivitätsänderung im Serum bei Lebererkrankungen (Hepatitis und Lebercirrhose) kritisch unter-

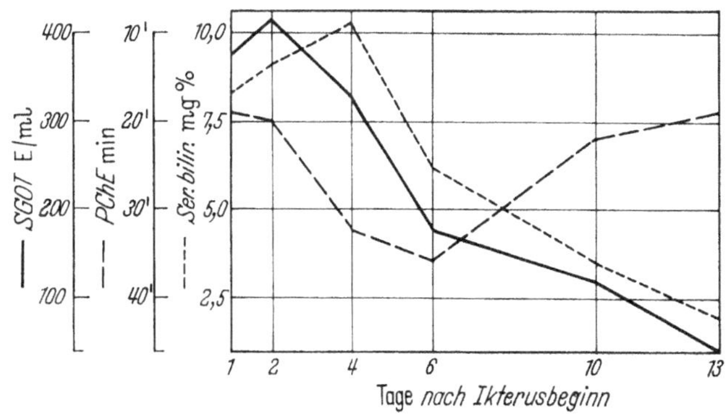

Abb. 23. Serum-Glutamat-Oxalacetat-Transaminase, Pseudocholinesterase-Aktivität und Serumbilirubin bei einer leichten Verlaufsform einer Serumhepatitis. Bestimmung der Pseudocholinesterase mit dem Acholest-Test. (Nach H. PIETSCHMANN, 1960)

sucht. Hier (19 Patienten hatten anfangs stark erniedrigte Werte) wie auch in späteren Untersuchungen (LANG, 1963), zeigte sich, daß die Aktivitätsänderungen im Verlauf der Erkrankungen für die Prognose bedeutsam sind. Bei leichten Hepatitisfällen waren die Veränderungen der Pseudocholinesterase-Aktivität nicht so eindeutig, dagegen bestand immer ein schwerer Parenchymschaden, wenn die Enzymaktivität stark erniedrigt war. In diesen Fällen ist eine kontinuierliche Kontrolle der Pseudocholinesterase-Aktivität angezeigt. Während es bei günstigem Verlauf zu einem linearen Wiederanstieg der Enzymaktivität kommt (Abb. 23) (PIETSCHMANN, 1960) (s. auch Abb. 15), bleibt die Aktivität in Fällen, bei denen eine restitutio ad integrum nicht erreicht wird, erniedrigt (SAILER u. BRAUNSTEINER, 1959). Eine ähnliche Charakterisierung über den Wert der Pseudocholinesterase-Aktivität gab WEBER (1966).

Die Bestimmung der Cholinesterase-Aktivität eignet sich nicht zur Differentialdiagnose zwischen hepatogenem und posthepatischem Ikterus.

Bei der unkomplizierten Virushepatitis bleibt die Enzymaktivität im allgemeinen innerhalb der Norm, in selteneren Fällen kann sie schon relativ früh etwas unter die Norm absinken. Häufig zeigt sie bei der abklingenden Hepatitis eine gewisse Tendenz zum Anstieg in den oberen Normbereich, vor allem dann, wenn histologisch eine deutlichere Leberzellverfettung nachweisbar wird. Eine ausgeprägte Erniedrigung der Aktivität bei einer frischen Hepatitis spricht mit Sicherheit für eine bestehende Leberparenchymschädigung. Der Befund einer schon frühzeitig deutlich erniedrigten Cholinesterase ist für die Prognose einer Hepatitis immer belastend und deshalb zur Beurteilung geeignet. Eine im Normbereich sich bewegende Cholinesterase läßt bei einer Hepatitis im allgemeinen einen unkomplizierten Verlauf erwarten.

Bei einer gleichzeitigen Bestimmung der Pseudocholinesterase-Aktivität, der Serum-Glutamat-Oxalacetat-Transaminase, des Serumbilirubins (PIETSCHMANN, 1960) (Abb. 23), und der alkalischen Phosphatase (BENSTZ, 1958) (Abb. 24), ist die Veränderung der Serum-Glutamat-Oxalacetat-Transaminase bei akuter Hepatitis ausgeprägter als diejenige der Pseudocholinesterase-Aktivität. Zur Differentialdiagnose eignet sich die Serum-Glutamat-Oxalacetat-Transaminase besser, auch liegen die höchsten Werte der Serum-Glutamat-Oxalacetat-Transaminase einige Tage vor dem Tiefstwert der Pseudocholinesterase-Aktivität (Abb. 24). Während die Serum-Glutamat-Oxalacetat-Transaminase häufig schon

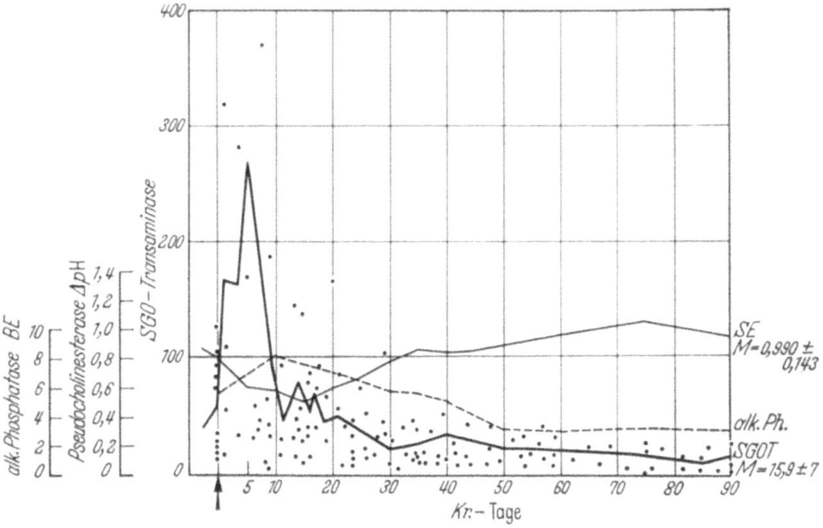

Abb. 24. Mittelwertskurve der Aktivitäten der Serum-Glutamat-Oxalacetat-Transaminase, der Pseudocholinesterase und der alkalischen Phosphatase bei 25 Hepatitiskranken. (Nach W. BENSTZ, 1958)

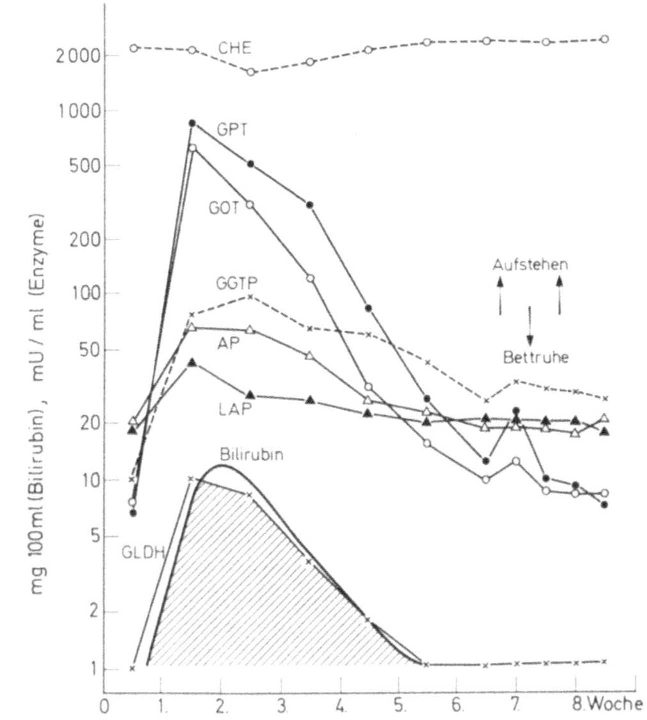

GOT/GPT	1.3	0.7	0.6	0.4	0.4	0.6	0.8	0.9	1.1
GOT+GPT/GLDH	3.5	140	100	120	61	51	54	60	3.8
GOT/AP	0.4	9	5	3	1	0.7	0.5	0.5	0.5
GPT/GGTP	0.6	11	5	5	14	0.8	0.5	0.3	0.3

Abb. 25. Typischer Verlauf von Enzym-Aktivitäten im Serum der akuten Virus-Hepatitis (E. u. F. W. SCHMIDT, 1970)

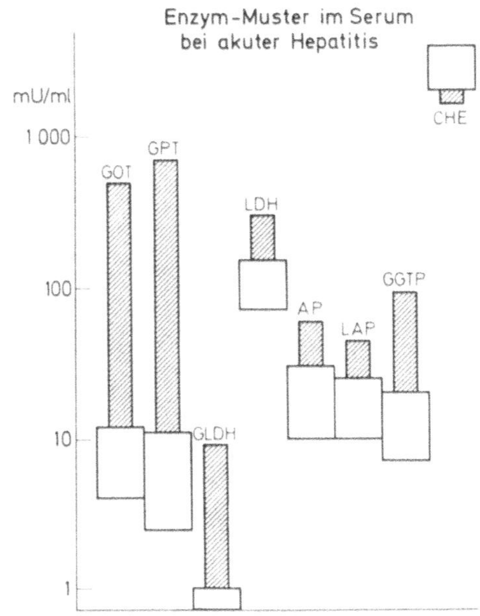

Abb. 26. Enzymmuster im Serum bei akuter Hepatitis. (E. u. F. W. SCHMIDT, 1970)

in den ersten Tagen des Ikterus ansteigt und den Gipfel erreicht, finden sich zu diesem Zeitpunkt oft nur geringe Veränderungen der Pseudocholinesterase-Aktivität. Allerdings werden zum Zeitpunkt des höchsten Bilirubinspiegels, wenn das Maximum der Serum-Glutamat-Oxalacetat-Transaminase-Änderung bereits überschritten ist, die tiefsten Werte der Pseudocholinesterase gemessen.

Seit einigen Jahren (1968) haben E. u. F. W. SCHMIDT die Pseudocholinesterase mit in das Enzymmuster eingebaut. Das klassische Muster der akuten diffusen Lebererkrankung, die Virus-Hepatitis, mit hohen Transaminasen, dem unter 1 liegenden De Ritis-Quotienten, geringem Anstieg der Glutamat-Dehydrogenase (GLDH) ist aus Abb. 25 und Abb. 26 nach E. u. F. W. SCHMIDT (1970) erkennbar. Alkalische Phosphatase (AP), Leucin-Aminopeptidase (LAP), γ-Glutamyl-Transpeptidase (GGTP) sind als Zeichen der stets vorhandenen Begleit-Cholestase leicht erhöht. Die Pseudocholinesterase ist meist nur leicht vermindert.

Ein Ansteigen der Pseudocholinesterase über die Norm hinaus in der Reparationsphase der Hepatitis ist als prognostisch besonders günstig zu beurteilen (BENSTZ, 1958).

Der diagnostische Wert einer einmaligen Pseudocholinesterase-Bestimmung ist sowohl im Anfang als auch im späteren Stadium einer Hepatitis eingeschränkt. Schlüsse über den Verlauf können nur aus mehreren Bestimmungen zu verschiedenen Zeitpunkten gezogen werden (BENSTZ, 1958; SAILER u. BRAUNSTEINER, 1959). Der Aussagewert einer fortlaufenden Kontrolle wird erkennbar bei der Gegenüberstellung der Pseudocholinesterase-Aktivität zu Beginn der Erkrankung und zu den Aktivitätswerten nach 8 und 12 Tagen.

Gerade bei der Hepatitis ist eine kritische Bewertung der Pseudocholinesterase-Bestimmung angebracht, da auch eine normale Pseudocholinesterase-Aktivität zu Beginn der Erkrankung bei pathologischen klinischen Befunden oder bei der anikterischen Verlaufsform eine Hepatitis nicht ausschließt.

2. Lebercirrhose

Noch viel ausgeprägter spiegelt sich die Schwere des Leberparenchymschadens bei den Cirrhose-Patienten in der Aktivität der Pseudocholinesterase wieder. Beginnende Cirrhosen zeigen oftmals noch normale Werte. Im Terminalstadium einer Cirrhose sind jedoch extrem niedrige Pseudocholinesterase-Aktivitäten — bei normaler Serum-Glutamat-Oxalacetat-Transaminase — Ausdruck einer stark eingeschränkten Leberfunktion.

KOMMERELL u. FRANKEN (1956) fanden bei 23 Patienten mit einer Lebercirrhose 19mal zum Teil extrem tiefe Werte (Tabelle 6). In der ersten Spalte zum Vergleich Ergebnisse bei 50 gesunden Versuchspersonen, die mit der für diese Untersuchung benützten Methode bestimmt wurden.

Ähnliche Ergebnisse fanden auch DOENICKE u. SCHMIDINGER (1965) bei 12 Patienten mit einer Cirrhose, bei denen die Diagnose durch eine Leberblindpunktion gesichert werden konnte. Die Pseudocholinesterase war mit dem Acholesttest zu 91,7% und nach KALOW u. LINDSAY (1955) (Abb. 27) zu 83,3% der Fälle stark erniedrigt. In Abb. 27 zeigen die gestrichelten Linien jeweils die Mittelwerte der physiologischen Schwankungsbreite an; mit einer Streuung von $\pm$ 18 E x 1000 und $\pm$ 4,5 min (Acholest).

Ein Cirrhose-Patient, bei dem der Pseudocholinesterasewert unter 3,5 ccm Natronlauge-Verbrauch (Tabelle 6) oder unter 56 ΔE x 1000/3 min 26° bzw. über 30 min liegt (Abb. 27), erfordert höchste klinische Aufmerksamkeit. Häufig beginnt dann die Dekompensation, und es droht die Gefahr eines Komas bei weiter sinkender Enzymaktivität. Im Zusammenhang mit dem klinischen Bild

Tabelle 6. Verhalten der Pseudocholinesterase-Aktivität bei 23 Patienten mit Lebercirrhose. (Nach KOMMERELL u. FRANKEN, 1956)

Anzahl der Patienten: 50. Cholinesterasebestimmung nach STEDMANN *et al.* (1932). Mittelwert: 8,3 ccm. Phys. Schwankungsbreite: 6,5—9,5 ccm. Meth. Fehlerbreite: $\pm$ 0,25.

	Anfang der Behandlung	Ende des stat. Aufenthalts	
1.	2,7		Exitus
2.	6,1	Kompensierte Cirrhose	
3.	4,6	Kompensierte Cirrhose	
4.	9,2	Haemochromatose	
5.	4,2		Exitus
6.	6,0	Beginn. Cirrhose	
7.	6,7	Kompensierte Cirrhose	
8.	2,7		Exitus
9.	2,3		Exitus
10.	2,8		Exitus
11.	3,8		Exitus
12.	3,3	6,7 Komp. unt. Bhdlg.	
13.	7,7	4,0 Progred. Form	
14.	4,0	5,8 Kompensiert	
15.	7,1	7,8 Kompensiert	
16.	4,6	4,0 Dekomp. Cirrhose	
17.	3,0	2,6	Exitus
18.	3,6	3,6 Dekomp. Cirrhose	
19.	3,0	2,4 Dekomp. Cirrhose	
20.	4,0	4,5 Kompens. Cirrhose	
21.	3,2	3,1 Dekomp. Cirrhose	
22.	3,8	4,4 Besserung	
23.	2,5	3,8 Dekomp. Cirrhose	

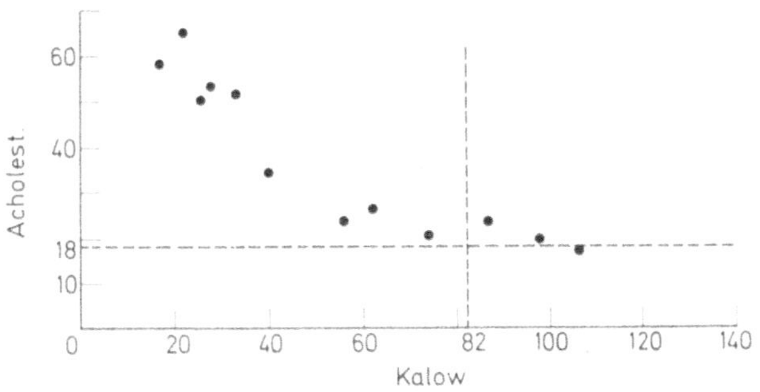

Abb. 27. Bestimmung der Pseudocholinesterase-Aktivität mit 2 Methoden (Kalow-Lindsay — Acholest) bei 12 Patienten mit Cirrhose. Gestrichelte Linien = Mittelwerte der physiol. Schwankungsbreite. (DOENICKE u. SCHMIDINGER, 1965)

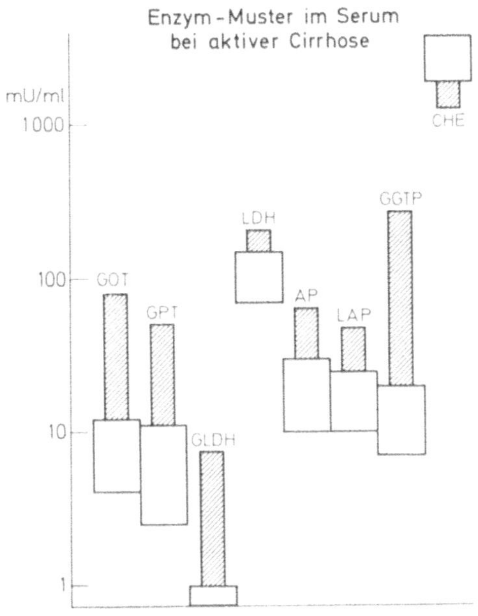

Abb. 28. Enzymmuster im Serum bei aktiver Cirrhose. (E. u. F. W. SCHMIDT, 1970)

kann mittels der Pseudocholinesterase-Aktivitäts-Bestimmung die drohende Gefahr der Dekompensation einer Cirrhose frühzeitig erfaßt werden (KOMMERELL u. FRANKEN, 1956).

Die Veränderungen der einzelnen Enzyme sind wiederum im Enzymmuster von E. u. F. W. SCHMIDT 1970 aufgezeigt, die Transaminasen sind gering erhöht, die Glutamat-Dehydrogenase (GLDH) relativ hoch, die Pseudocholinesterase im Durchschnitt auf etwa die Hälfte der Norm vermindert (Abb. 28).

Neben diesen klinischen Befunden, die durch zahlreiche weitere Untersuchungen bestätigt und ergänzt wurden, u.a. KRISPER *et al.* (1971), erscheint es angebracht, auch auf veränderte Eigenschaften des Enzyms bei Patienten mit nachweisbarem Leberschaden zu gesunden Patienten hinzuweisen. In einer Gegenüberstellung der Spaltungsraten (Abb. 29) von Acetyl-Propionyl- und

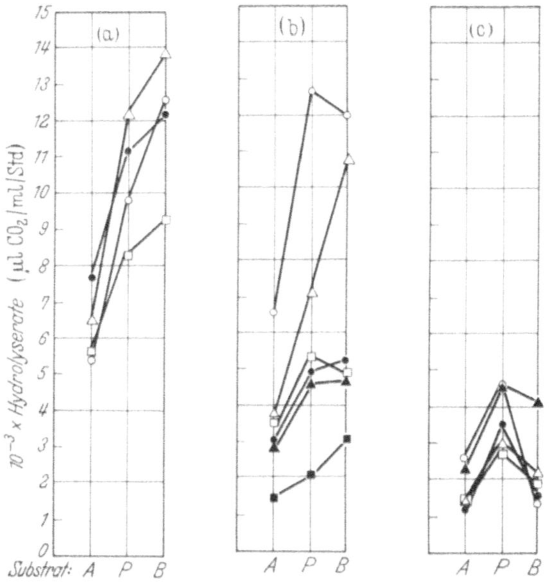

Abb. 29a—c. Spezifität normaler Pseudocholinesterase gegenüber *A* Acetylcholin, *P* Propionylcholin, *B* Butyrylcholin. a Normales menschliches Serum; b Seren von Patienten mit akuter Leberinsuffizienz; c Seren von Patienten mit chronischer Leberinsuffizienz. (Nach R. G. O. Kekwick, 1960)

Butyrylcholin durch Seren gesunder und leberkranker Personen kann gezeigt werden (Keckwick, 1960), daß bei chronischer Leberinsuffizienz (Gruppe c) einheitlich das Substrat Propionylcholin die höchste Hydrolyserate aufweist. Bei akuter Leberinsuffizienz (Gruppe b) wurde in zwei Fällen ebenfalls Propionylcholin stärker gespalten, während in den anderen vier Fällen die Hydrolyserate mit Butyrylcholin gleich hoch oder höher war. Die Seren gesunder Personen (Gruppe a) zeigten entsprechend der Kettenlänge der Acetylverbindungen zunehmende Hydrolyseraten in konstantem Verhältnis, und zwar zunehmend bis zu Butyrylcholin mit höchster Enzymaffinität.

Die Befunde Keckwicks erlauben folgende Deutung: Bei einer chronischen Leberinsuffizienz (Cirrhose) kann sich die Eigenschaft der Pseudocholinesterase nicht nur quantitativ, sondern auch qualitativ ändern (Abb. 29). Die veränderte Substratspezifität bei der Gruppe c, erkennbar an der gleich hohen Hydrolysequote von Acetylcholin und Butyrylcholin zu der hier höheren Affinität von Propionylcholin, läßt vermuten, daß die Affinität des Butyrylcholins zur Pseudocholinesterase mit zunehmendem Leberversagen zurückgeht. Die unterschiedliche Substrat-Affinität zur Pseudocholinesterase bei den erwähnten Lebererkrankungen könnte auch ein Hinweis auf das Vorliegen von mehreren Enzymen sein, die unterschiedlich alteriert werden, oder aber darauf, daß als Folge der Progredienz der Lebererkrankung in großem Umfang mehr oder weniger Inhibitoren freigesetzt werden.

V. Albumin-Synthese und Pseudocholinesterase-Aktivität

Oft liegt eine Parallelität zwischen Pseudocholinesterase-Aktivität und Höhe der Albuminfraktion der Leber vor, denn mit Progredienz der Erkrankung geht auch eine zunehmende Hypalbuminämie mit tiefer Enzymaktivität einher. Es wird daher die Synthese der Pseudocholinesterase als eine Leistung der Leberparenchymzelle angesehen.

1943 stellte erstmals FABER gleichsinniges Verhalten der Albuminfraktion und Pseudocholinesterase-Aktivität fest, die später von LEVINE u. HOYT (1949), MOLANDER *et al.* (1954), RICHTERICH (1958), WETSTONE *et al.* (1958), STEFENELLI (1961), WEIDEMANN (1966 bestätigt wurde. Nachdem WEIDEMANN u. NÖCKER (1965), WEIDEMANN (1966) bei 299 Patienten mit 299 Parallelbestimmungen von Pseudocholinesterase und Serumelektrophorese eine positive Korrelation zwischen Enzym und Serumalbumin gefunden hatten, wurde von diesen Autoren in Längsschnitt-Untersuchungen festgestellt: parallel zu fortschreitender Tumorkachexie mit kontinuierlich abfallendem Körpergewicht, Gesamteiweiß und Albumin im Serum nimmt die bereits pathologisch erniedrigte Pseudocholinesterase-Aktivität weiterhin ab. Unter Anabolica kam es zu einem langsamen Anstieg des Serumalbumins und der Enzymaktivität, gefolgt von einem verzögerten Anstieg des Gesamteiweißwertes (WEIDEMANN, 1966; HOLLE u. DOENICKE, 1961). Ähnliche Beobachtungen machten 1969 BEGUM u. PRATHAPKUMAR, die eine signifikante Erniedrigung der Enzymaktivität infolge Mangelernährung bei indischen Kindern fanden. Sie konnten die bis auf 25% reduzierte Pseudocholinesterase-Aktivität durch Proteinzufuhr und Vitamin A-Gaben wieder normalisieren. Das Verhältnis Albumingehalt und Pseudocholinesterase-Aktivität ist unter bestimmten Bedingungen gestört (WETSTONE *et al.*, 1960; STEFENELLI, 1961).

Ein anhaltender Albuminverlust löst eine Steigerung der Albumin- und gleichzeitig der Cholinesterasesynthese aus; doch auf Grund unterschiedlicher molekularer Eigenschaften geht das Enzym nicht wie die Albumine verloren, sondern es erscheint vermehrt im Blut (Serum). Eine gesteigerte Pseudocholinesterase-Aktivität bei verminderter Albuminfraktion kann bei der Nephrose regelmäßig beobachtet werden. STEFENELLI empfiehlt daher, eine gleichzeitige Bestimmung der Pseudocholinesterase-Aktivität und des Albumins in Fällen von Hypalbuminämie, deren Ursache nicht geklärt ist. Der seltene Befund einer hohen Pseudocholinesterase-Aktivität könnte in diesen Fällen zeigen, ob die niedrigen Albuminwerte durch verminderte Synthese (Leberinsuffizienz, Mangelerscheinungen) oder durch Albuminverlust bedingt sind.

Einen weiteren Aufschluß über die Zusammenhänge von Pseudocholinesterase und Albumin gaben die Untersuchungen von MARTON u. KALOW (1959), die die aromatische Esterase und Pseudocholinesterase im menschlichen Serum untersuchten und die Eiweißkörper papierelektrophoretisch auftrennten. Die aromatische Esterase läßt sich bei pH 7,4 leicht durch 1/15 M Phosphatpuffer eluieren und spektrophotometrisch mit Phenylacetat bestimmen. Sie wandert in enger Nachbarschaft zu den Albuminen, während die Pseudocholinesterase nur sehr unvollständig eluiert werden kann. Eine Korrelation zwischen aromatischer Esterase und der Cholinesterase fehlte bei 74 Personen, die bezüglich ihrer Pseudocholinesterase-Aktivität im Serum als normal zu bezeichnen waren. Leberkranke zeigten eine deutliche Korrelation. In diesen Fällen war die Aktivität beider Enzyme herabgesetzt.

In Tabelle 7 (nach RICHTERICH, 1958), sind die entsprechenden Syndrome zusammengestellt. Dabei wird die Parallelität im Verhältnis zwischen Pseudocholinesterase, Albuminfraktion und Bromsulfaleinausscheidung erkennbar, die bei der Cirrhose besonders ausgeprägt ist. Ergänzt werden diese Befunde u.a. von STEFENELLI (1961), SAILER u. BRAUNSTEINER (1959), DOENICKE u. HOLLE (1962), WEIDEMANN u. NÖCKER (1965).

Tabelle 7. Pathogenetische Syndrome bei Leberkrankheiten. (Nach RICHTERICH, 1958)

Typ	Enzym	Syndrom a	b	c	d	e	f	a+e
II↗	Glutamat-Oxalacetat-transaminase	+++	+	+	++	+	+	+++
	Glutamat-Pyruvat-transaminase	+++	0	+	+	0	0	+++
	Leucin-Aminopeptidase	++	++	++	++	+++	++	+++
	Ornithin-Carbamoyl-transferase	+++	++	+	++	++	+	+++
II↗	Glutamatdehydrogenase	+	0	+++	+++	++	+	+
III↗	Alkalische Phosphatase	0	0	+	++	+++	++	+++
	Caeruloplasmin	0	0	+	+	+++	++	+++
	Cholesterin	0	0	0	0	+++	0	+++
I↙	Cholinesterase	0	++	+++	0	0	0	0
	Albumin	0	++	+++	0	0	0	0
	Gerinnungsfaktoren	0	++	+++	0	0	0	0
	Bilirubin	++	+	+	+	+++	0	+++
	Bromsulphaleinausscheidung	++	+++	+++	+		+	

Syndrome: a: Akute diffuse Membranschädigung (Typus: Hepatitis acuta). b: Chronische diffuse Parenchymschädigung (Typus: kompensierte Cirrhose). c: Disseminierte Nekrosen (Typus: nekrotisierender Schub bei Cirrhose). d: Dystrophie der Parenchymzellen (Typus: subakute Dystrophie). e: Obstruktion der Gallenwege (Typus: extrahepatischer Verschluß durch Stein). f: Lokale intrahepatische Obstruktion (Typus: Metastasenleber). a+e: (Typus: cholangiolitische Form der akuten Hepatitis).

1. Carcinom und Pseudocholinesterase-Aktivität

Bei malignen Gallenwegserkrankungen verhält sich die Cholinesterase im Prinzip wie bei anderen neoplastischen Prozessen: Unter 157 Carcinom-Patienten hatten 125 (80%) eine erniedrigte Pseudocholinesterase-Aktivität (WEBER, 1966). Ähnliche Befunde wurden vorher von LEVINE u. HOYT (1949), MOLANDER *et al.* (1954), WHITE *et al.* (1957), SAILER u. BRAUNSTEINER (1959), WETSTONE *et al.* (1960), HOLLE u. DOENICKE (1961), HAMMER (1961), LANG u. INTSESULOGLU (1962), VACCARAZZA u. WILLSON (1965), WEIDEMANN (1966) beschrieben.

WETSTONE *et al.* (1960) zeigten, daß eine erniedrigte Proteinsynthese in der Leber, erkennbar durch den niedrigen Serum-Albuminspiegel, nicht allein durch Enzymphänomene erklärt werden kann. Die Korrelation zwischen Cholinesterase-Aktivität und Serum-Albuminspiegel und die fehlende Korrelation zwischen diesen beiden Parametern bei einer Anzahl von Erkrankungen zeigt, daß ein allgemeiner Effekt, wie z.B. Mangelernährung und schlechter Allgemeinzustand, nur einen Teileinfluß auf die Erniedrigung der Enzymaktivität haben können. Weitere Beobachtungen ergaben, daß Patienten mit Carcinom einen tieferen Enzymspiegel besitzen als jene Kranke, die nicht an Carcinom erkrankt sind. Carcinom-Patienten mit fehlender Metastasierung in der Leber haben tiefere Enzymspiegel als jene Patienten mit einem lokalen Lebertumor. Auf Grund dieser Beobachtungen wurde angenommen, daß das Carcinomgewebe an sich einen Einfluß auf die Tiefe einer Pseudocholinesterase-Aktivität hat. MCCOMB *et al.* (1964) untersuchten die Pseudocholinesterase-Aktivität in kinetischen Stu-

Tabelle 8. Cholinesterase, Arylesterase und Gesamtprotein im menschlichen Serum. Statistische Berechnungen und Gegenüberstellungen von Gesunden zu Patienten mit Carcinom. (Nach McComb *et al.*, 1964)

Substrate		Gesunde			Ca-Patienten			
Verbindungen	Endkonzentration (m.M.)	Anzahl der Fälle	Mittelwerte	Standardabweichung	Anzahl der Fälle	Mittelwerte	Standardabweichung	$P<$†
Cholinesterase-Aktivität[a]								
Acetylcholin, Phenolrot-Methode	45,5	12	4,05	0,91	10	2,04	0,95	0,001
Hestrin-Methode	45,5	12	3,57	0,87	10	1,85	0,90	0,001
Butyrylcholin, Phenolrot-Methode	9,1	11	7,46	1,93	7	3,76	1,60	0,001
Tributyrin, Phenolrot-Methode	0,73	11	0,74	0,24	7	0,45	0,13	0,005
Acetyl-β-methylcholin, Phenolrot-Methode	19,2	11	0,11	0,04	7	0,04	0,03	0,005
o-Nitrophenyl butyrat	1,36	11	4,60	1,15	10	2,31	1,02	0,001
Arylesterase-Aktivität[a]								
o-Nitrophenyl butyrat mit 10^{-5}M Eserin	1,36	10	0,61	0,08	7	0,47	0,10	0,02
Gesamtprotein (mg/ml)		9	65,9	4,5	9	60,6	9,8	NS

[a] Hydrolyse des Substrats in mM/min/ml Serum.
NS = nicht signifikant ($P > 0,05$).

dien und verglichen eine normale Population mit Patienten, die ein Carcinom hatten. In Tabelle 8 sind die Ergebnisse dieser interessanten Studien aufgeführt. Die tiefe Pseudocholinesterase-Aktivität beim Carcinom-Patienten — auch mit tierexperimentellen Untersuchungen untermauert — war signifikant. Die durchschnittliche Erniedrigung von 39—67% wurde mit 5 verschiedenen Substraten ermittelt.

McComb *et al.* (1964) stellten mit der Hestrinmethode (Substrat:Acetylcholin) z.B. eine Enzymaktivitätsminderung von 3,57 (Durchschnittswert der gesunden Personengruppe) zu 1,85 (Carcinomgruppe) fest. Diese Werte sind gut mit jenen von Wettstein *et al.* (1960) zu vergleichen, denn von 208 Patienten mit histologisch gesichertem Carcinom hatten 56% der 41 Patienten mit lokalem Carcinom tiefere Enzymwerte als ein Vergleichskollektiv Gesunder. Abnorm tiefe Pseudocholinesterase-Aktivitäten wurden bei 63% der Patienten mit Metastasierung ohne Leberbelastung und bei 85% der Patienten mit Metastasierung einschließlich Leberbelastung gefunden. In einer späteren Studie haben McComb *et al.* (unveröffentlicht) an weiteren 15 Carcinom-Patienten und 34 gesunden Personen diese Untersuchungen auch mit dem Substrat Benzoylcholin vorgenommen. Um 48% war die Hydrolyse des Benzoylcholins durch das Serum der Carcinom-Patienten geringer als durch das der normalen Personengruppe. Die kinetischen

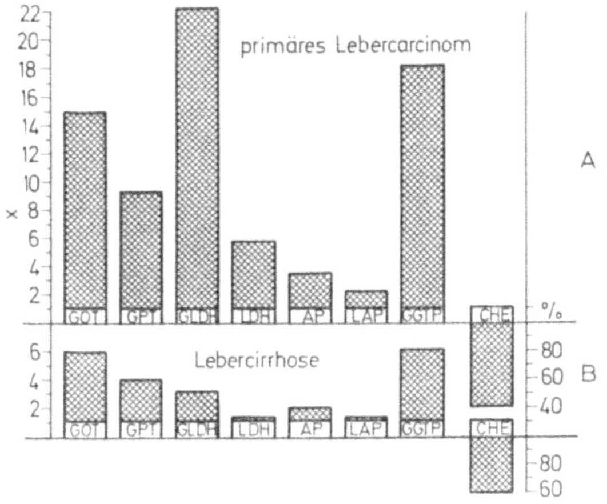

Abb. 30. Enzymmuster im Serum bei primärem Lebercarcinom und bei Lebercirrhose. Linker Maßstab (gültig von GOT bis GGTP): Vielfache der Norm. × obere Grenze des Normalen. Rechter Maßstab (gültig für CHE): Prozent der Norm: 100% = untere Grenzen des Normalen. (E. Schmidt u. F. W. Schmidt, 1968)

Untersuchungen zeigten ferner, daß die verminderte Pseudocholinesterase-Aktivität beim Carcinom-Patienten nicht die Folge einer Produktion verschiedener Enzyme ist.

In jüngster Zeit haben E. u. F. W. Schmidt (1968, 1970) mit Hilfe des Enzymmusters im Serum das primäre Lebercarcinom differential-diagnostisch zu der Lebercirrhose abgegrenzt. In Abb. 30 sind Mittelwerte aus 24 Seren bei gesichertem Lebercarcinom (Feld A) und Mittelwerte aus 171 Patientenseren aller Stadien und Formen der Cirrhose gegenübergestellt. In 12% der untersuchten Fälle war beim Lebercarcinom eine normale Pseudocholinesterase-Aktivität vorhanden, dieser Wert entspricht auch den Ergebnissen von Wetstone *et al.* (1960).

Die typischen Merkmale des Enzymmusters beim Lebercarcinom sind nach E. u. F. W. Schmidt (1968):

1. Anstieg der GLDH, LDH und hoher GOT/GPT-Quotient auf Grund der nekrotisierenden Zellschädigung.

2. Anstieg von alkalischer Phosphatase und Leucin-Aminopeptidase als Zeichen der Cholestase.

3. Abfall der Pseudocholinesterase-Aktivität als Folge einer zunehmenden Einschränkung einer Leberfunktion.

2. Pseudocholinesterase-Aktivität und Chirurgie

Eng verknüpft mit den eben aufgezeigten Verhältnissen der Enzymaktivität beim Carcinom-Patienten ist auch das Verhalten der Pseudocholinesterase in der prä- und postoperativen Phase.

Zahlreiche Arbeitsgruppen (Breuer *et al.*, 1961; Haus u. Leppelmann, 1957; Holle *et al.*, 1954; Holle u. Doenicke, 1961; Doenicke *et al.*, 1962) haben die Pseudocholinesterase-Aktivität nach operativen Eingriffen studiert. Postoperativ wurde immer ein Absinken der Enzymaktivität um durchschnittlich 25—45% mit einem Minimum zwischen dem 3.—6. Tage gefunden. Mit Wiedereinsetzen der Erholungsphase kehrt die Pseudocholinesterase-Aktivität allmählich wieder

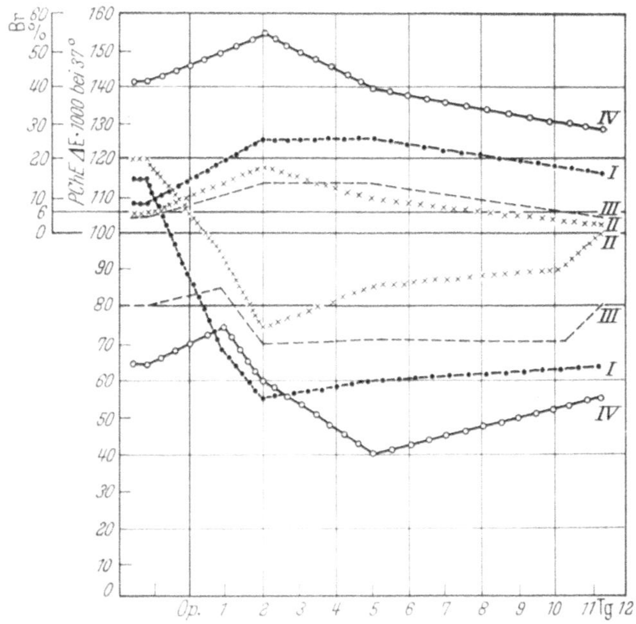

Abb. 31. Ein Abfall der Pseudocholinesterase-Aktivität geht jeweils mit einer signifikanten Erhöhung des Bromsulfaleintestes einher. Teilweise erst nach 2—3 Wochen normalisieren sich die postoperativ veränderten Werte. *I*. Hiatushernie, Sigmapolyp — Gastropexie, Sigmaresektion; *II*. Cholelithiasis — Cholecystektomie; *III*. hochsitzendes Ulcus ventriculi — Subdiaphragmale Fundektomie; *IV*. Gallenblasen-Carcinom mit Einmauerung — Choledocho-Hepatico-Duodenostomie, Cholecystektomie. (Nach A. DOENICKE u. F. HOLLE, 1962)

zu normalen Werten zurück. Bei postoperativen Komplikationen war immer wieder ein Absinken der Aktivität festzustellen. Parallel zur Pseudocholinesterase-Aktivität wurden auch andere Serumenzyme bestimmt, so z.B. die Lactatdehydrogenase, Aldolase, Tributyrinase, die sich entsprechend veränderten.

Wie sehr die Leber als zentrales Entgiftungsorgan im postoperativen Geschehen steht und insbesondere auch nach allgemein chirurgischen Eingriffen in ihrer Leistung beeinträchtigt werden kann, zeigt die Gegenüberstellung der Pseudocholinesterase-Aktivität und des Bromsulfaleintestes bei 48 prä- und postoperativen Verläufen (DOENICKE u. HOLLE, 1962) (Abb. 31). Die Bromsulfaleinretention erlaubt aus der Höhe der Farbstoffretention Rückschlüsse auf eine verminderte Leberdurchblutung und auf eine Einschränkung der Leberzellfunktion.

An Hand einer Gegenüberstellung (Abb. 31) dieser beiden Untersuchungsmethoden ist die Beeinträchtigung der Leberzelleistung im postoperativen Geschehen erkennbar. Ein Absinken der Pseudocholinesterase-Aktivität geht mit einer deutlichen Erhöhung der Bromsulfaleinretention einher. Postoperatives Ansteigen der Bromsulfaleinretention auf 20—40% wird nicht selten beobachtet, insbesonder bei jenen Patienten, die schon vor der Operation einen manifesten bzw. latenten Leberschaden hatten.

Prognostisch ungünstig ist der postoperative Verlauf immer bei jenen Patienten, bei denen präoperativ eine extrem tiefe Pseudocholinesterase-Aktivität gemessen wird (HOLLE u. DOENICKE, 1961).

3. Pseudocholinesterase-Aktivität im Serum und enzymhistochemische Leberuntersuchungen

Aus umfangreichen klinischen Befunden am Menschen und aus den zahlreichen Ergebnissen in Tierversuchen konnte mit großer Wahrscheinlichkeit geschlossen werden, daß die Leber der Hauptsitz der Pseudocholinesterase-Synthese ist. „Ein sicherer Beweis jedoch, daß dieses Enzym ausschließlich in der Leber gebildet wird, stand immer noch aus" (GÜRTNER, 1967).

Die von MAIER u. FISCHER (1954) publizierten Befunde über qualitative und quantitative Beziehung zwischen dem Grad der Pseudocholinesterase-Aktivität einerseits und dem morphologischen Leberbefund andererseits lassen eine Übereinstimmung zwischen Pseudocholinesterase-Aktivität und Lebermorphologie vermuten. Sie fanden in 18 Fällen von rezidivierender Hepatitis, Lebercirrhose oder Sepsis mit metastatischen Leberabszessen, daß die Aktivitätsminderung der Pseudocholinesterase streng mit dem Ausmaß der leukocytären Infiltration und der Färbbarkeitsminderung der den Infiltraten benachbarten Leberzellen parallel geht. Auch in 29 Fällen der kardial bedingten Stauungsleber war die Enzym-Aktivität um so geringer, je stärker das Ausmaß der zentralen Venenstauung, des Leberödems, der Stauungsatrophie oder der Stauungsnekrosen und je länger die Dauer der Leberstauung war. Patienten mit frischer Leberstauung hatten normale Aktivitätswerte.

GÜRTNER untersuchte in der Leber die Cholinesterase-Aktivität enzymhistochemisch mit dem Substrat Acetyl- und Butyrylthiocholin nach der Methode von KOELLE u. FRIEDENWALD (1949) in der Modifikation von GOMORI (1948, 1953, 1955).

Vergleichende Untersuchungen der Cholinesterase in der Leber und im Serum am Patienten mit Lebererkrankungen bei intraoperativer Durchblutungsstörung der Leber oder bei erniedrigter bzw. fehlender Cholinesterase (silent gene) wurden von GÜRTNER (1967), GÜRTNER u. KREUTZBERG (1964), GÜRTNER u. HOLLE (1965), GÜRTNER *et al.* (1963), DOENICKE *et al.* (1963) vorgenommen.

Normalerweise ist die Enzymaktivität der Cholinesterase im Cytoplasma der Leberzellen und im Leberplättchen etwa gleichmäßig verteilt (Abb. 32). Gegenüber den peripheren Läppchenbezirken beobachtet man in den zentrolobulären Zonen eher eine geringgradige Verminderung der Kupfersulfidpräcipitate. Die hellen Aussparungen in den Zellen entsprechen den Kernen, die keine Fermenttätigkeit aufweisen. Die Gallengangsepithelien, Kupfferschen Sternzellen, Sinusendothelien und Histiocyten zeigen keine Cholinesterase-Aktivität. Im Enzympräparat erscheinen daher die Glissonfelder und die Blutgefäße als helle, von Cholinesterase freie Gewebsbezirke.

Normale Funktion und Struktur der Leber können bereits durch passagere Durchblutungsstörungen erhebliche Veränderungen erfahren. Im hämorrhagischen Schock, aber auch bei jeder anderen Schockform, entwickelt sich in der Leber als Folge des Kreislaufversagens eine allgemeine Hypoxydose mit Beeinträchtigung der Zellstruktur und des Zellstoffwechsels. Die Kollapsleber ist gekennzeichnet durch ein diffuses Leberzellödem. Die Leberzellen sind geschwollen, die Capillaren sowie die Vv. centrales und sublobulares komprimiert. Die Cholinesterase-Aktivität ist gegenüber der Norm hochgradig vermindert (Abb. 33). In weiten unregelmäßig verstreuten Bezirken des Parenchyms sind kaum Kupfersulfidgranula als Manifestation der Enzymaktivität zu beobachten.

Wird während einer Operation z.B. bei einer Choledochusrevision die Leber längere Zeit (für 1—$2^1/_2$ Std) aus ihrem Bett luxiert, so kommt es zu einer akuten Blutabflußbehinderung infolge Einengung oder Kompression der Lebervenen

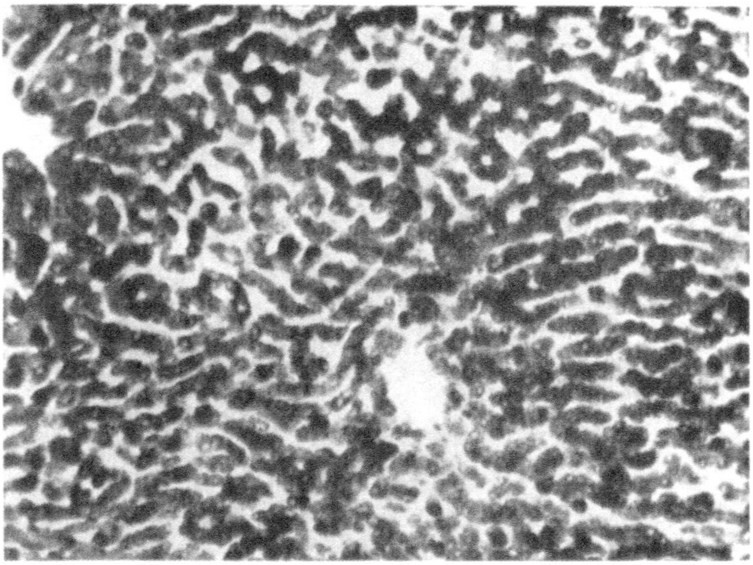

Abb. 32. Normale Cholinesterase-Aktivität in der Leber (Inkubation mit Butyrylthiocholin nach GOMORI), Kryostatschnitt 12 μ. Vergr. 32 × 3. (DOENICKE *et al.*, 1963)

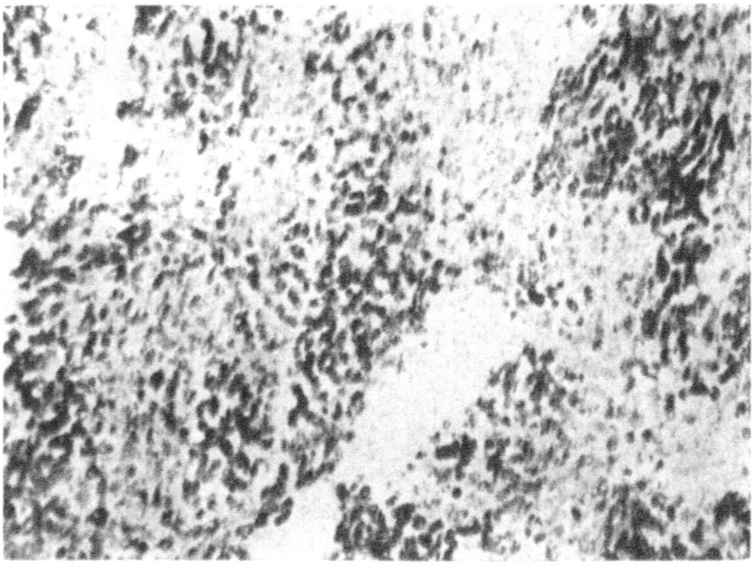

Abb. 33. Stark verminderte Cholinesterase-Aktivität bei der Kollapsleber (Inkubation mit Butyrylthiocholin nach GOMORI). (Nach TH. GÜRTNER u. G. KREUTZBERG, 1964)

bzw. der unteren Hohlvene. Feingeweblich erhebt man im HE-Präparat einen Befund, der unter Umständen leicht übersehen werden kann, nämlich eine geringgradige Stauung mit mäßiger Erweiterung der V. centralis und der Sinosuide in den acinozentralen und intermediären Läppchenabschnitten. Betrachtet man dazu das Cholinesterasepräparat (Abb. 34), so kommt hier die akute Stauung

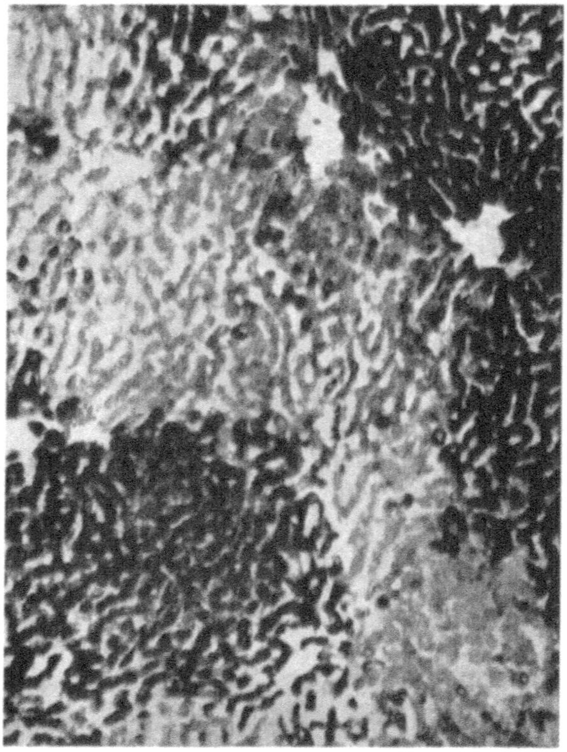

Abb. 34. Verminderung der Cholinesterase-Aktivität in den Stauungsstraßen bei akuter Blutabflußbehinderung in den Lebervenen. Inkubation mit Butyrylthiocholin nach GOMORI. Kryostatschnitt 12 μ. Vergr. 25 × 3. (Nach TH. GÜRTNER u. G. KREUTZBERG, 1964)

infolge der Fermentdepression in den sog. Stauungsstraßen wesentlich deutlicher zum Ausdruck als im HE-Bild (GÜRTNER u. KREUZBERG, 1964).

Bei einer hochgradigen Cholestase (Abb. 35) fehlt in den cholestatischen Bezirken, in denen die Leberzellen untergegangen sind, die Cholinesterase-Aktivität vollkommen. Aber auch im Cytoplasma der durch hochgradige Gallenstauung nekrobiotisch veränderten Parenchymzellen sind keine oder nur äußerst spärliche Kupfersulfidgranula als Manifestation der Fermentaktivität zu beobachten.

Deutlichere Veränderungen der Cholinesterase-Aktivität in der Leber sind bei einer floriden Lebercirrhose mit typischen Pseudolobuli erkennbar (Abb. 36). In den durch Binde- und Granulationsgewebe sowie durch Gallengangswucherungen verbreiterten Glissonfeldern ist keine Cholinesterase nachweisbar. In den Leberzellregeneraten und in den Parenchymzellen der kleinen Pseudolobuli ist die Enzymaktivität normal. Auch in den Zellen der Randbezirke der großen Pseudolobuli sind die Kupfersulfid-Niederschläge kaum vermindert. Deutlich herabgesetzt ist jedoch die Fermentaktivität im Zentrum der großen Pseudolobuli.

GÜRTNER (1967) hat in Tabelle 9 die Ergebnisse seiner enzymhistochemischen Untersuchungen zusammengetragen und das Verhalten der Butyrylcholinesterase in der Leber unter den verschiedensten Ausgangsbedingungen einschließlich eines Falles fehlender Cholinesterase im Serum (DOENICKE *et al.*, 1963), bei dem in der Leber keine Butyrylcholinesterase-Aktivität enzymhistochemisch nachzuweisen war, und einer atypischen Pseudocholinesterase bei gleichzeitiger akuter

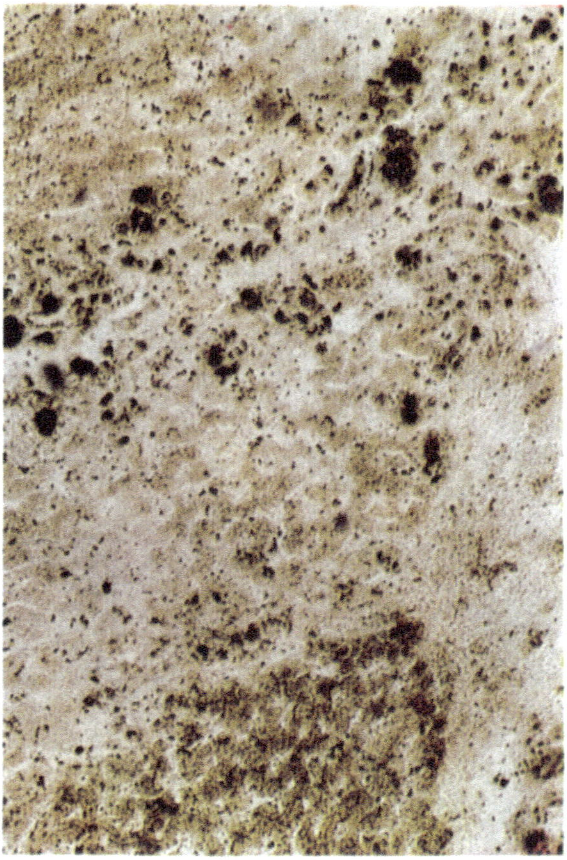

Abb. 35. Cholestase mit erniedrigter Cholinesterase-Aktivität (Inkubation mit Butyrylthiocholin nach GOMORI. Kryostatschnitt 12 μ. 90 ×. (Nach TH. GÜRTNER, G. KREUTZBERG u. A. DOENICKE, 1963)

Hepatitis aufgezeigt. Diese Untersuchungen lassen enge Zusammenhänge zwischen Pseudocholinesterase-Aktivität im Serum und der Leber erkennen.

Auf Grund des Zusammenhanges zwischen Morphologie und Funktion ist es ohne weiteres verständlich, daß bei einer diffusen mehr oder minder starken Leberzellschädigung, die pathogenetisch durch verschiedene Ursachen ausgelöst werden kann, die Bildung der Lebercholinesterase und damit die Konzentration der Pseudocholinesterase entsprechend beeinträchtigt wird. Zur Störung der Cholinesterase-Synthese genügt schon eine geringgradige Leberzellschädigung, d.h. die Läsion der Zelle muß nicht so massiv sein, daß es zu einem Defekt der Basalmembran oder gar zur Cytolyse kommt, wobei die Dehydrogenasen und Transaminasen die Zellen verlassen und ins Serum übertreten.

Nach diesen Untersuchungen kann man feststellen, daß in der menschlichen Leber die Butyrylcholinesterase, die der Pseudocholinesterase im Serum entspricht, nur im Cytoplasma der Leberzellen lokalisiert ist.

GEREBTZOFF (1959) konnte durch fraktioniertes Zentrifugieren nachweisen, daß in der Meerschweinchenleber die größte Menge des Enzyms in den Mikrosomen vorhanden ist. Zu ähnlichen Ergebnissen kamen auch CARRUTHERS u. BÄUMLER

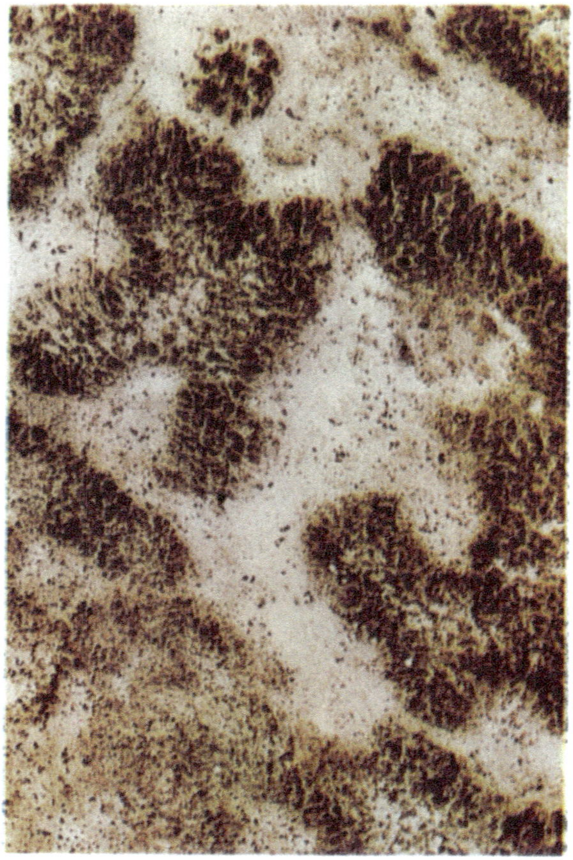

Abb. 36. Cholinesterase-Aktivität bei einer floriden Lebercirrhose. 60 ×. (Nach TH. GÜRTNER, G. KREUTZBERG u. A. DOENICKE, 1963)

(1961) bei der Mäuseleber; denn etwa 80% der Cholinesterase-Aktivität sind in den Doppelmembranen der Mikrosomen nachzuweisen.

Ausschlaggebend für eine regelrechte Butyrylcholinesterase-Aktivität im Serum ist eine Mindestmenge von funktionstüchtigem Leberparenchym (GÜRTNER, 1967).

Eine Erniedrigung der Aktivität der Benzoylcholinesterase im Serum kann hepatogen durch eine Parenchyminsuffizienz der Leberzellen, toxisch durch Cholinesterasehemmer, insbesondere durch Arzneistoffe und Alkylphosphate, und genetisch durch Enzymvarianten bedingt sein. Bei einem Enzymverlust durch Plasma- und Hämorrhagien kommt es im Serum zu einem Aktivitätsabfall sämtlicher Cholinester-spaltenden Enzyme, deren Wiederanstieg vom Einströmen der entsprechenden Cholinesterasen aus ihren jeweiligen Synthese- oder Speicherorten in die Blutbahn abhängig ist.

Die diagnostische und prognostische Bedeutung der Pseudocholinesterase bei Lebererkrankungen sei kurz zusammengefaßt.

Während es sich bei den Transaminasen (GOT und GPT) um Enzyme handelt, die unmittelbar nach Schädigung der Leberparenchymzellen in das Serum austreten und dort als erhöhte Aktivitäten meßbar werden, ist die Pseudocholinesterase-Aktivität als Sekretenzym ein Maß für die Leistung der Leberzellen, in denen sie gebildet wird. Deshalb führt jede schwere Leberparenchymschädigung, die Funktionsausfälle der Leber hervorruft, zu einem Absinken der Aktivität der Pseudocholinesterase. Sie ist also ein sehr sensibler Parameter für die Funktions- und Leistungsfähigkeit der Leber, wohingegen die Transaminasen einen Parameter für akute Leberparenchymschädigungen darstellen. Die Domäne letzterer liegt deshalb auch auf dem Gebiet akuter Lebererkrankungen und akuter Schübe chronischer Lebererkrankungen. Ihr Verhalten ist somit unabhängig von dem der Cholinesterase-Aktivität (von Lamprecht, 1969).

Grundsätzlich führen alle Lebererkrankungen mit entsprechend schwerer Parenchymzellschädigung zu einem Absinken der Pseudocholinesterase-Aktivität. Mit großer Wahrscheinlichkeit schließt eine normale Cholinesterase-Aktivität eine schwerere funktionelle Leberparenchymschädigung aus. Solange sich bei einer frischen Virushepatitis die Aktivitätswerte der Cholinesterase im Normalbereich bewegen, kann mit einem unkomplizierten Verlauf gerechnet werden. Andererseits ist eine schon frühzeitig deutlich erniedrigte Pseudocholinesterase-Aktivität für die Prognose einer Hepatitis immer ungünstig. Sie weist mit Sicherheit auf eine zuvor schon vorhandene Leberparenchymschädigung hin, wie sie z.B. häufig bei den Patienten mit Alkoholismus oder rezidivierenden Gallenwegserkrankungen zu finden ist. Während der Heilphase der Hepatitis kann es durch die starke Zellregeneration auch zu einem Anstieg der Aktivität der Pseudocholinesterase über die Normgrenze hinaus kommen, was als prognostisch günstig zu bewerten ist. Akute Gallenwegserkrankungen weisen im allgemeinen nur dann erniedrigte Werte der Cholinesterase auf, wenn bereits eine entsprechend schwere Leberzellschädigung vorliegt.

Bei unkomplizierter chronischer Hepatitis und hypertrophischer, gut kompensierter Cirrhose liegen oft auf Grund der großen Reservekapazität der Leber noch normale Cholinesterasewerte vor. Ein Absinken der Enzymaktivität unter die physiologische Schwankungsbreite tritt aber in Erscheinung bei schweren protrahiert verlaufenden Hepatitiden, schwerem akutem Schub einer Cirrhose oder dekompensierter atrophischer Cirrhose. Je stärker die irreversible Leberparenchymschädigung ist, desto stärker ist auch der Aktivitätsabfall des Enzyms.

Die bei den Cirrhotikern bereits verminderte Cholinesterase-Aktivität sinkt dann noch weiter ab, ebenso bei malignen Gallenwegserkrankungen, weiterhin bei malignen Erkrankungen jeder Art, Tumorkachexie mit Lebermetastasierung. Bei diesen Krankheitsbildern ist eine erniedrigte Aktivität des Enzyms mit der Progredienz des Leidens korreliert (von Lamprecht, 1969).

4. Myokardinfarkt

In einer Reihe von weiteren Erkrankungen ist die Pseudocholinesterase erniedrigt. Hierbei kann die Änderung der Enzymaktivität aber auch ein Sekundärphänomen sein, denn wenn z.B. im Verlaufe eines Herzinfarkts ein Kollaps eintritt und sekundär die Leber geschädigt wird, so trägt sie durch ihren Enzymverlust zum Abfall der Serumenzymaktivität bei. Heinecke u. Mayer (1957), Haus u. Leppelmann (1957), Benstz (1958) untersuchten als erste die Pseudocholinesterase-Aktivität nach einem Herzinfarkt. Nach einem frischen Infarkt sinkt in den folgenden Tagen die Enzymaktivität nahezu ausnahmslos unter den jeweiligen Ausgangswert ab. Dabei wird das Maximum der Aktivitäts-Verringerung in der Regel gegen Ende der ersten Krankheitswoche, seltener schon in den ersten 3 Tagen nach dem Infarkt erreicht.

Tabelle 9. Enzymhistochemisches Verhalten der Butyrylcholinesterase in der Leber. (GÜRTNER, 1967)

Nr.	Gruppe	path.-anat. Diagnose	Cholinesteraseaktivität im Leberläppchen	Anzahl der Fälle	Bemerkungen
1	Normale Leber	keine path.-anat. Veränderungen	normal	18	—
2	Kreislauf- und Durchblutungsstörungen der Leber	Kollapsleber	zentral und intermediär stark gestört	3	hämorrhagischer Schock
		capillare Stauung	zentral und intermediär gestört	8	intraoperativ aufgetretene Blutabflußbehinderungen aus den Lebervenen
		lokale Durchblutungsstörung	circumscript gestört	4	Spateldruck
		Stauungsleber	zentral und intermediär gestört	5	Herzinsuffizienz, Cor pulmonale, Herzinfarkt
3	Extrahepatische Cholestasen und ascendierende intrahepatische Cholangitiden	extrahepatische Cholestasen	gestört, abhängig vom Grad der Gallestauung bzw. der toxischen Leberzellschädigung	16	Cholelithiasis, Gallengangscarcinome, Adhäsionen
		akute und subakute Cholangitis	kaum gestört	13	Cholelithiasis
		subakute bis chronische Cholangitis	kaum gestört	24	Cholelithiasis, akute und chron. Cholecystitis
		chronisch rezidivierende Cholangitis mit cirrhotischem Umbau	gestört, je nach cirrhotischem Umbau der Leber	17	Cholelithiasis, Papillenstenose, Choledochusrevisionen
4	Hepatitis	akute Hepatitis	disseminiert gestört	6	3 Fälle aus internen Abt.
		aktive chron. Hepatitis	diffus gestört, jedoch höhere Enzymaktivität in unmittelbarer Nähe des entzündlichen Granulationsgewebes	7	3 Hepatitiden mit cholestatischem Einschlag, 4 Fälle mit portaler Hypertension
5	Cirrhosen	aktive chronische Hepatitis mit cirrhotischem Umbau	diffus gestört, jedoch höhere Aktivität in den Leberzellen der Randbezirke der Pseudolobuli	11	portale Hypertension
		floride Cirrhose	diffus gestört, jedoch höhere Aktivität in den Randbezirken der Pseudolobuli	18	portale Hypertension
		stationäre Cirrhose	diffus gestört	6	portale Hypertension
		cholangitische Cirrhose	diffus gestört, höhere Aktivität im Bereich der Randbezirke der Pseudolobuli	4	portale Hypertension

6	Stoffwechselstörungen der Leber	Leberzellverfettung	gestört in Abhängigkeit vom Grad der Fettinfiltration der Leberzelle	32	Steatosis hepatis, alimentäre Verfettung, Dystrophiker
		symptomatische Siderosen	abgesehen von der Grundkrankheit kaum gestört	20	hauptsächlich Transfusionssiderosen
		toxische Leberzellschädigung	stark gestört	6	septische Prozesse, z. B. eitrige Peritonitis, metastasierende Allgemeininfektion, Pyoderma gravis, Arzneimittelintoxikation
7	Andere Lebererkrankungen	unspezifische Granulome (rheumatische Knötchen)	umschrieben gestört	3	Genese unbekannt
		Miliartuberkulose	umschrieben gestört, ausgenommen toxische Leberzellschädigung	2	hämatogene Aussaat bei Lungentuberkulose
		Morbus Hodgkin	circumscript und diffus gestört	2	abdominelle Lymphogranulomatosen
		Morbus Boeck	umschrieben gestört	1	Milzsarkoidose
		Lymphoblastosen	umschrieben gestört	2	Genese unbekannt
		Lebermetastasen	umschrieben gestört	11	hauptsächlich Adenocarcinome
		periportale Fibrose	kaum gestört	72	vermehrt bei stenosierenden Magen- und Ösophaguserkrankungen. Chronische Cholecystitiden
		Narbenleber	kaum gestört	2	wahrscheinlich posthepatisch
		Kapselfibrose	keine Aktivität im Bereich der Bindegewebsfelder, sonst nicht gestört	42	Perihepatitis fibrosa nach vorausgegangenen Operationen
8	Serum-cholinesterasevarianten Anenzymie der Serumcholinesterase	Leberzellverfettung	keine Aktivität der Butyryl- und Acetylcholinesterase	1	Silent Gene der Serum-cholinesterase CH (SS)
	atypische Serum-cholinesterase	akute Hepatitis	diffus stark gestört	1	homozygotes Dibucainresistentes Gen CH (DD)
	intermediäre Serumcholinesterase	Cirrhose	diffus vermindert gegenüber normalen Leberschnitten	1	heterozygoter Genotyp CH (ND)
				Summe: 358[a]	

[a] Die Zahl 385, verglichen mit der Gesamtzahl der untersuchten Fälle (316) ist so zu verstehen, daß manchmal bei demselben Leberschnitt nebeneinander verschiedene pathologisch-anatomische Befunde zu erheben waren, z. B. eine Leberzellverfettung, Hämosiderose und periportale Fibrose.

Die Parallelbestimmung von Pseudocholinesterase und Serum-Glutamat-Oxalat-Transaminase beim Herzinfarkt erlaubt darüber hinaus, eine Leberschädigung kritisch zu beurteilen, um so mehr, als nach Herzinfarkt gewöhnlich die Aktivitätsänderung der Pseudocholinesterase nicht so ausgeprägt ist (BENSTZ, 1958).

Treten jedoch signifikante Änderungen der Pseudocholinesterase auf, so sprechen diese für eine Leberfunktionsstörung, denn wie aus den enzymhistochemischen Untersuchungen (GÜRTNER, 1957) hervorgeht, können schon geringe Störungen in der Leberdurchblutung oder das Auftreten einer Leberstauung den Serumwert der Pseudocholinesterase vermindern. Die Herzinsuffizienz mit Leberstauung führt in fortgeschrittenen Stadien immer zu einer Herabsetzung der Enzymaktivität (SAILER u. BRAUNSTEINER, 1959; LANG u. INTSESULOGLU, 1962).

5. Histamin und Cholinesteraseaktivität — Anaphylaktische Reaktion

Im Gegensatz zu den bisher erwähnten Lebererkrankungen soll während der Anaphylaxie die Pseudocholinesterase im Serum direkt gehemmt werden. Die Enzymdepression im anaphylaktischen Schock wurde mit der Freisetzung von Histamin und Serotonin erklärt (WERLE u. STÜTTGEN, 1942; WERLE, 1943; HEIM, 1946; AUGUSTINSSON, 1948; WERLE u. JOOS, 1949).

In zahlreichen experimentellen Untersuchungen der genannten Autoren wurde nachgewiesen, daß Histamin auch in jenen Konzentrationen die Pseudocholinesterase zu hemmen vermag, die während eines anaphylaktischen Schocks freigesetzt werden.

Nach den Untersuchungen von WERLE u. JOOS (1949) wird die Cholinesterase des Serums und der Nervenendplatten (Acetylcholinesterase) durch Histamin, nicht aber die Erythrocytenesterase gehemmt. Dieser Effekt konnte beobachtet werden, wenn das Verhältnis der molaren Konzentrationen von Substrat zu Histamin = 1 (bei der Pseudocholinesterase) oder kleiner als 1 (bei der Acetylcholinesterase) ist. Hiernach wirkt Histamin als kompetitiver Hemmer. Es kann also physiologischerweise in die Steuerung der Cholinesterase-Aktivität im Bereich der Nervenendplatten und des Serums eingreifen.

Erythrocyten- und Nervencholinesterase (Acetylcholinesterase) (MENDEL u. RUDNEY 1943), die als „spezifische" bezeichnet werden, lassen sich somit durch ihr Verhalten gegenüber Histamin unterscheiden. Allerdings bestehen auch hinsichtlich ihrer funktionellen Bedeutung erhebliche Unterschiede: während die völlige Ausschaltung der Pseudo- und Erythrocytencholinesterase durch Diisopropyl-Fluorphosphat ohne nennenswerte Symptome vertragen wird, ist die Hemmung der Acetylcholinesterase im Zentralnervensystem mit dem Leben unvereinbar (WERLE u. JOOS, 1949) (s. auch Abschnitt Inhibitoren und Reaktivatoren).

Die Ergebnisse von WERLE u. JOOS (1949), daß Histamin im Nervenendplattenbereich lokalisiert sein müsse, fanden ca. 20 Jahre später eine Bestätigung, denn KATAOKA u. DE ROBERTIS konnten 1967 Histamin nach Zellfraktionierung in submitochondralen und submicrosomalen Fraktionen der isolierten Nervenendigungen nachweisen. Hohe Histaminkonzentrationen wurden in jenen Subfraktionen beobachtet, in denen synaptische Vesikeln enthalten sind.

Angeregt durch die Beobachtungen von HEIM (1946), der bei Patienten mit allergischen Hauterkrankungen im Tierexperiment nach einem anaphylaktischen Schock, nach Verbrennungen und nach Histaminapplikation herabgesetzte Pseudocholinesterasewerte fand, untersuchte HOLLE (1949) die Hemmung der

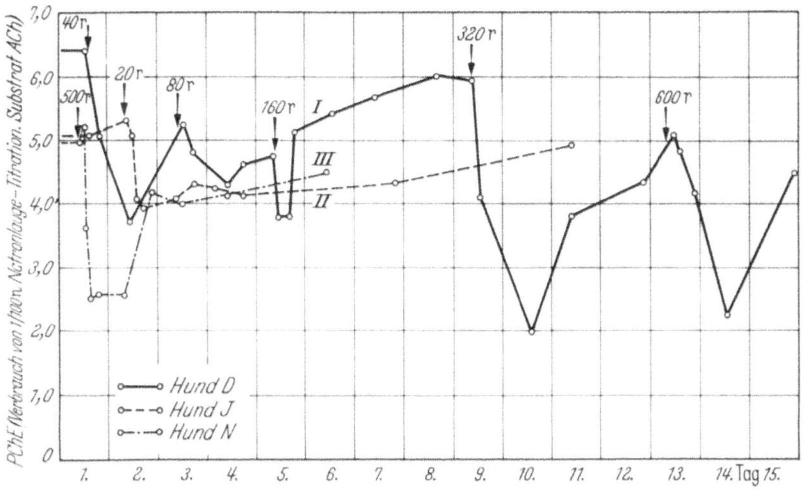

Abb. 37. Pseudocholinesterase bei örtlicher Röntgenbestrahlung. Die Pfeilmarkierungen zeigen den Zeitpunkt der Bestrahlung, die Ziffern die Strahlendosis in *r* an. (Nach F. Holle, 1949)

Pseudocholinesterase nach experimentell hervorgerufenen Entzündungen infolge bakterieller Infektionen und nach Röntgenbestrahlungen (Abb. 37).

Die Enzymdepression ließ sich beim einzelnen Tier mehrfach wiederholen. Die Enzymveränderungen sind nach diesen Autoren auf eine direkte Histaminwirkung zurückzuführen. Engelhardt *et al.* (1959), Jokay u. Kess (1963) bestätigten im Tierexperiment diese Ergebnisse.

6. Pseudocholinesterase-Aktivität bei neurologischen und psychischen Erkrankungen

Wiederholt wurde in den letzten Jahren die Aktivitätsbestimmung der Pseudocholinesterase in der Neurologie und Psychiatrie zu diagnostischen Abklärungen von Erkrankungen herangezogen. Rieder u. Wütterich (1965) stellten mit 833 Untersuchungen vor allem bei 513 Fällen von multipler Sklerose, aber auch bei Discushernien, bei gewissen Prozessen mit Parenchymschäden im Bereich des Zentralnervensystems und bei Erkrankungen des peripheren Nervensystems keine einheitliche Tendenz der Enzymaktivität fest. Der größte Teil der untersuchten Seren zeigte Werte im Normbereich. Zu einem ähnlichen Schluß kam auch Sokoll (1967), der nach seinen Untersuchungen bei Patienten mit Schizophrenie, Psychosen, Epilepsie einen direkten Zusammenhang der Enzymaktivität mit bestimmten psychischen Erkrankungen ablehnte. Da bei psychisch Kranken nicht selten die Leberfunktion eingeschränkt ist, in Einzelfällen Alkohol und Medikamentenabusus und bei älteren Patienten eine Herzinsuffizienz bestehen kann, ist es verständlich, daß die Verteilungskurve der Pseudocholinesterase-Aktivität insgesamt zu herabgesetzten Werten verschoben ist.

Widersprechend sind auch die Ergebnisse von Pseudocholinesterase-Bestimmungen bei der Myasthenie, vor allem deshalb, weil die Autoren immer nur von „Cholinesterase" sprechen, diese jedoch niemals exakt definiert haben. Mit anderen Worten, es ist unklar, ob die Pseudocholinesterase oder Acetylcholinesterase bestimmt wurde.

Ergebnissen mit eindeutig erhöhtem Cholinesterasegehalt des Serums stehen jene mit normalem Gehalt, mit erniedrigtem, oder mit sowohl erhöhtem, als auch erniedrigtem Pseudocholinesterasewert entgegen (GOEDDE *et al.*, 1967).

Häufiger als nach Mitteilungen anderer zu erwarten war, fand BROSER (1964) deutlich eine erhöhte Pseudocholinesterase-Aktivität, und zwar bei 6 von insgesamt 11 Myasthenikern. Von diesen hatten 4 Kranke, bei denen pathologisch-anatomisch (3) und röntgenologisch (1) ein Thymon bzw. eine Thymushyperplasie und eine Struma colloides diffusa nachgewiesen werden konnte, erheblich erhöhte Pseudocholinesterase-Aktivität. Bei 2 dieser Kranken mit einer rasch und unaufhaltsam progredienten Myasthenie blieb die Pseudocholinesterase-Aktivität trotz hoher Gaben von Hemmstoffen, die bereits schwere Nebenerscheinungen hervorriefen, unvermindert erhöht.

Der unterschiedliche Gehalt an Pseudocholinesterasen, der weder in Relation zur Schwere noch zur Lokalisation der Krankheitserscheinungen stand, könnte nach BROSER (1964) die von OSSERMANN (1958) geäußerte Vermutung stützen, daß die Myasthenie keine Krankheit mit einheitlicher Pathogenese ist, sondern „nur ein Symptomenkomplex, der verschiedene Typen umfaßt, deren gemeinsamer Nenner der neuromuskuläre Block ist“.

Bei der Deutung der myasthenischen Muskelschwäche, als Folge eines Verdrängungs- oder Konkurrenzblocks, erklärt man sich den therapeutischen Effekt von Cholinesterase-Inhibitoren damit, daß die Acetylcholinspaltung gebremst wird, sich Acetylcholin in der motorischen Endplatte anreichert, schließlich der Blockadesubstanz gegenüber dominiert, sie vom Receptor in der Nervenendplatte verdrängt und auf diese Weise wieder in der Lage ist, die dem Acetylcholin zukommende Funktion bei der Erregungsübermittlung zu erfüllen (BROSER, 1964).

7. Pseudocholinesterase und Anaesthesie

Im Mittelpunkt der modernen Anaesthesie steht die kontrollierte Beatmung, d.h. Intubation des Patienten nach einem kurzwirkenden Muskelrelaxans vom depolarisierenden Typ. In der Regel wird hierzu Succinyldicholin (Suxamethonium) benutzt, das von der Pseudocholinesterase enzymatisch gespalten wird (Abb. 38). Aber auch nach Anwendung von lang wirkenden Relaxantien vom repolarisierenden Typ — Curare, Toxiferin, Pancuronium — greift der Anaesthesist in das System Acetylcholin-Cholinesterase ein, indem er zur Beendigung des Curareblocks einen Cholinesterase-Inhibitor intravenös appliziert. Zum anderen wird von der Pseudocholinesterase auch der Abbau des Kurznarkoticums Propanidid als Carbonylester (PÜTTER, 1965; DOENICKE *et al.* 1968) sowie der Lokalanaesthetica vom Typ der Benzoesäureester (Procain) gesteuert.

Als kurze Zeit nach Einführung des Succinyldicholins in die Anaesthesie gelegentlich Patienten auf eine übliche Dosis von Succinyldicholin (40—80 mg) mit einer unerwartet langen Apnoe reagierten, glaubte man, diese Zwischenfälle zunächst als Folge von Leberzellschädigungen, eines gestörten Elektrolyt- oder Säurebasen-Gleichgewichts deuten zu können (BOURNE *et al.*, 1952; EVANS *et al.*, 1952, 1953). FOLDES *et al.* haben 1956 (Tabelle 10a) die enzymatische Hydrolyse von Succinyldicholin und Dauer einer Apnoe bei Patienten mit Lebererkrankungen gemessen.

Als jedoch eine verlängerte Apnoe in Verbindung mit einer stark erniedrigten Pseudocholinesterase-Aktivität bei organisch völlig gesunden Personen gefunden wurde, erklärte man diese erniedrigte Aktivität damit, daß sie genetisch determiniert sein müsse. Näheres s. Abschnitt Genetik und Tabelle 10b.

$$(CH_3)_3N^{(+)}{-}CH_2{-}CH_2{-}O{-}CO{-}CH_2{-}CH_2{-}CO{-}O{-}CH_2{-}CH_2{-}N^{(+)}(CH_3)_3$$

$$\downarrow \text{ Pseudocholinesterase (—Cholin)}$$

$$(CH_3)_3{-}N^{(+)}{-}CH_2{-}CH_2{-}O{-}CO{-}CH_2{-}CH_2{-}COOH$$

$$\downarrow \text{ (—Cholin)}$$

$$HOOC{-}CH_2{-}CH_2{-}COOH$$

Abb. 38. Abbau von Succinyldicholin über Succinylmonocholin durch Pseudocholinesterase

Tabelle 10a. Zusammenhänge zwischen enzymatischer Hydrolyse von Succinyldicholin und Dauer einer Apnoe nach intravenöser Verabreichung von 0,6 mg/kg bei Gesunden sowie bei Patienten mit erniedrigter Pseudocholinesterase-Aktivität. (FOLDES *et al.*, 1956)

	Hydrolyse-Rate[a]	Dauer der Apnoe in Sekunden
Gesunde	3,0 ± 0,1[b]	180 ± 9
Mäßige Lebererkrankung	1,4 ± 0,2	348 ± 34
Schwere Lebererkrankung	0,8 ± 0,1	515 ± 40

[a] Mikromol/ml/Plasma/30 min.
[b] Standardabweichung.

Tabelle 10b. Vergleich der Apnoedauer von Patienten mit normalem und „dibucainresistentem" Enzym nach Gabe von Succinyldicholin. (Nach KALOW, 1959)

Dosis (mg)	Dauer der Apnoe in min (Mittelwerte und normale Streuung)	
	Patienten mit normalem Enzym	Patienten mit dibucainresistentem Enzym
10	0 (0—1,3)	13 (11—15)
40	2,2 (1,6—3,2)	31 (27—36)
100	4,2 (3,0—5,9)	56 (48—65)
400	10,0 (7,1—14,1)	136 (119—157)

Für die Praxis von Bedeutung ist die Behandlung einer aufgetretenen Apnoe, die von 2 bis maximal 9 Std dauern kann (DOENICKE *et al.*, 1962, 1963).

Ob der Anaesthesist den objektiven Nachweis einer genetisch bedingten verlängerten Apnoe durchführen kann oder nicht, spielt in der Auswahl der Therapie keine wesentliche Rolle.

Zuerst ist für ein ausreichendes Sauerstoffangebot zu sorgen, damit eine normale CO_2-Spannung vorliegt. Eine Depression des Atemzentrums, die eventuell durch eine Überdosis von Narkotica hervorgerufen wurde, muß behandelt werden, z.B. mit hohen intravenösen Gaben von Vitamin C, Centrophenoxin (Helfergin) und zentralen Stimulantien bei Überdosierung von Barbituraten, oder mit Nalorphin als Antidot bei Morphinderivaten (Neuroleptanalgesie).

Sind jedoch diese Sofortmaßnahmen zur Behandlung einer Apnoe erfolglos, muß man entweder an eine quantitativ erniedrigte Pseudocholinesterase-Aktivität oder an eine qualitativ abnorme Pseudocholinesterase denken.

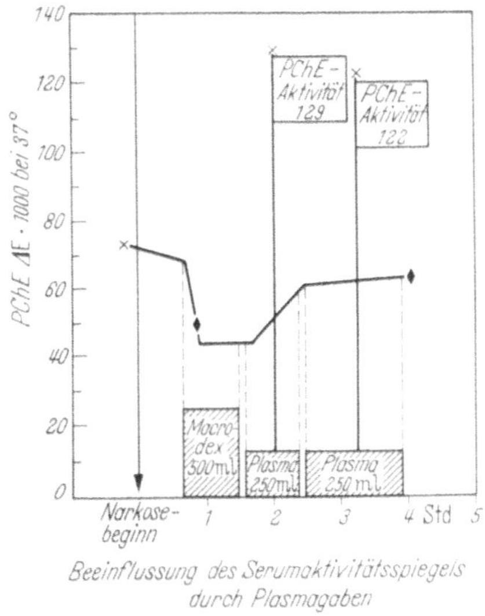

Abb. 39. Zunahme der Cholinesterase-Aktivität durch Zufuhr von 2 mal 250 ml Plasma. Die Aktivität der Serumcholinesterase im Plasma beträgt 129 Δ bzw. 122 Δ E

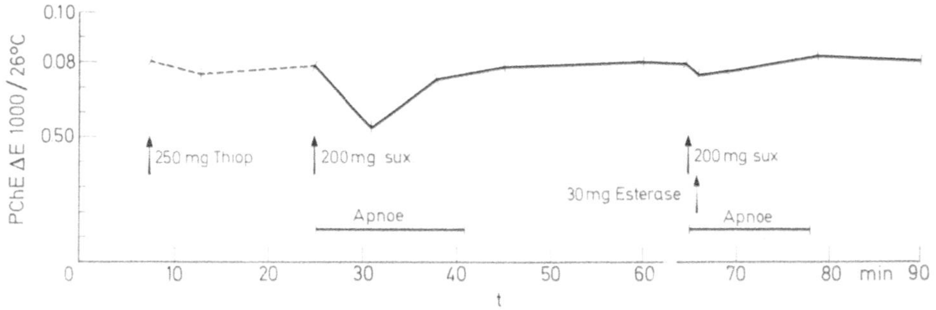

Abb. 40. Verlauf der Pseudocholinesterase-Aktivität bei einer O_2/N_2O-Halothane-Anaesthesie nach Einleitung mit Thiopental, Suxamethonium und Suxamethonium +30 mg Esterase. Die Esterase wurde 40 sec nach Suxamethonium injiziert. Die Apnoe verkürzte sich von 16 auf 12,5 min. (Patient weiblich, 53 J., 48 kg. Ausgangsaktivität der PChE 82 Δ und bei 26°)

Als Therapie der Wahl ist in diesen Fällen die Zufuhr von Pseudocholinesterase anzusehen. Da in fast jedem Plasma der Gehalt an Pseudocholinesterase weitgehend normal ist, sollte man dem Patienten 400—800 ml Plasma so schnell, wie es die Kreislaufverhältnisse erlauben, zuführen (Abb. 39).

In den letzten Jahren wurde eine gereinigte Cholinesterase entwickelt (HAUPT *et al*, 1966) (s. Abb. 3), die bei Patienten mit einer atypischen Esterase die Succinyldicholinwirkung verkürzt (Abb. 40) (DOENICKE *et al.*, 1968).

Abgesehen von der Sofortbehandlung der Apnoe ist der Anaesthesist verpflichtet, auch eine entsprechende Untersuchung der nächsten Verwandten einzuleiten. Um jeden Träger atypischer Pseudocholinesterase möglichst vor Gefahren zu schützen, sollte er eine ärztliche Bescheinigung erhalten und angewiesen werden, diese seinen Ausweispapieren beizufügen (STEINBEREITHNER, 1964).

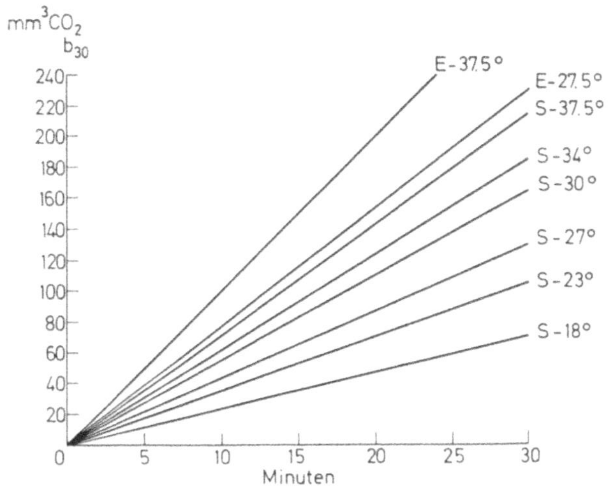

Abb. 41. Die Pseudo- und Erythrocytencholinesterase-Aktivität bei verschiedenen Körpertemperaturen

Tabelle 11. Die Abhängigkeit der Enzymaktivität von der Versuchstemperatur. (Bestimmung der Cholinesterase nach AMMON, 1934.) Das Symbol b_{30} repräsentiert die Menge CO_2 in mm^2, die in 30 min durch 0,1 ml Serum bzw. hämolysierter Erythrocyten aus dem Substrat Acetylcholin ($1 \cdot 10^{-2}$ M) freigestellt wurde

	Reaktionstemperatur	
	27° C	37° C
Serum bei 37,5° C entnommen	$b_{30} = 120$	$b_{30} = 215$
Serum bei 27° C entnommen	$b_{30} = 122{,}5$	$b_{30} = 210$
Erythrocyten bei 37,5° C entnommen	$b_{30} = 210$	$b_{30} = 305$
Erythrocyten bei 27° C entnommen	$b_{30} = 217{,}5$	$b_{30} = 300$

8. Pseudocholinesterase bei Hypothermie

Wenn thorax- und neurochirurgische Eingriffe in Hypothermie durchgeführt werden, muß der Anaesthesist mit der Verminderung der Enzymaktivität rechnen und bei der Applikation von Relaxantien berücksichtigen (WHITTAKER, 1962). Bei 40 Operationen am offenen Herzen wurde folgende Veränderung der Cholinesterase-Aktivität während der Hypothermie gemessen. Das Diagramm Abb. 41 zeigt den zeitlichen Ablauf der Aktivitätsänderung. Die einzelnen Linien charakterisieren den Reaktionsablauf für Erythrocyten- sowie für Pseudocholinesterasen zwischen 23 und 37,5° C. Die Versuchstemperatur entspricht in jedem Falle der Körpertemperatur zum Zeitpunkt der Blutentnahme. Bereits bei 27° C kommt es zu einer etwa 40%igen Hemmung beider Cholinesterasen.

Nach dem Ergebnis (Tabelle 11) — die Blutprobe wurde sowohl bei normaler als auch bei herabgesetzter Körpertemperatur entnommen — nimmt das Spaltungsvermögen der Pseudo- und Erythrocytencholinesterase direkt proportional dem Grad der Temperatursenkung ab, ganz gleich, ob die Abkühlung in vivo

Tabelle 12. Vergleichende Darstellung der Substratspezifität von Esterasen verschiedener Species: Manometrische Aktivitätsbestimmung nach Auftrennung mittels Säulenelektrophorese in verschiedene Proteinfraktionen (Esterasekomponenten). (Nach AUGUSTINSSON, 1959)

Species	Esterase-komponente	Butyryl-cholin	Propionyl-cholin	Benzoyl-cholin	Phenyl-acetat	Phenyl-butyrat
Homo	A[a]	0	—	0	560	7
	B	—	—	—	—	—
	C	64	—	7	24	40
Macacus cynomolgus	A	0	—	—	105	1
	B	—	—	—	—	—
	C	14	—	—	4	8
Cercocebus torquatus	A	0	—	—	3	7
	B	0	—	—	3	—
	C	150	—	—	50	95
Pferd	A	0	0	0	260	9
	B	0	0	0	140	49
	C	95	65	10	28	40
Rind	A	—	0	—	2180	10
	B	—	0	—	—	—
	C	—	1		—	—
Rentier	A	—	0	—	14	—
	B	—	0	—	—	1
	C	—	1	—	—	1
Ziege	A	—	—	—	360	—
	B	—	—	—	—	—
	C	—	—	—	15	—
Schwein	A	0	—	—	98	—
	B	0	—	—	—	—
	C	1	—	—	1	—
Katze	A	0	0	—	870	10
	B	0	0	—	100	117
	C	16	8	—	5	10
Hund	A	0	0	—	248	14
	B	—	—	—	—	—
	C	25	17	—	1	18
Ratte	A	0	0	—	60	6
	B	0	0	1	140	220
	C	4	7	—	4	1
Meer-schweinchen	A	0	—	—	100	1
	B	0	—	—	120	145
	C	35	—	—	15	35
Kaninchen	A	—	0	—	375	40
	B	—	0	—	—	25
	C	—	4	—	1	1

[a] A = Acetylcholinesterase; B = Aliesterase; C = Butyrylcholinesterase.

oder in vitro erfolgt. Die Enzymhemmung ist im Bereich der Temperaturen, welche für klinische Zwecke verwendet werden, reversibel und nicht irreversibel.

Aktivitätsminderung der Cholinesterase bedeutet verlangsamten Abbau von Acetylcholin und somit Anhäufung an den Synapsen. In Übereinstimmung damit erzeugt die Hypothermie eine erhöhte Erregbarkeit der quergestreiften Muskulatur und eine Überempfindlichkeit gegenüber depolarisierenden Muskelrelaxantien.

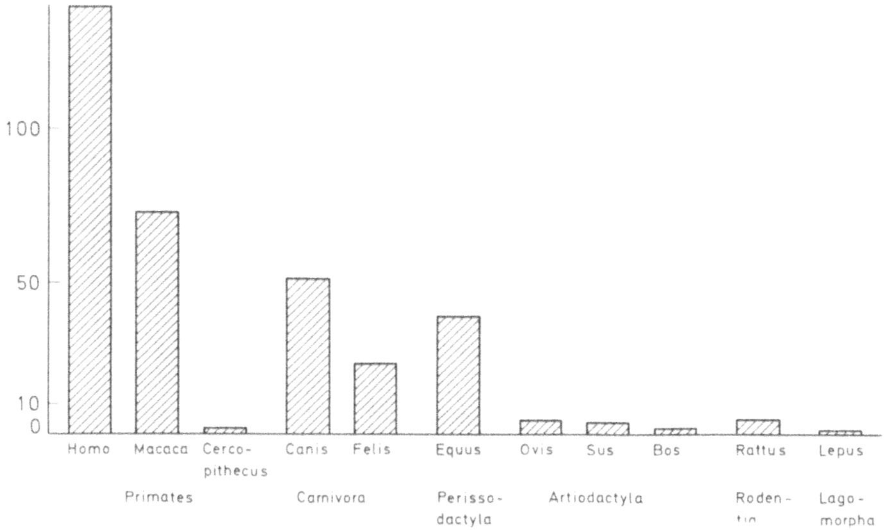

Abb. 42. Spezifische Aktivität der Pseudocholinesterasen verschiedener Species. (GOEDDE u. FUSS, 1964)

9. Pseudocholinesterase-Aktivität bei verschiedenen Tierspecies

Für den am Tierexperiment interessierten Arzt ist es wichtig, zu wissen, daß die Enzymaktivität bei manchen Species deutliche Abweichungen von menschlichen Vergleichswerten zeigen, von einer Ähnlichkeit kann man kaum noch sprechen (GOEDDE u. FUSS, 1964). Im Plasma von Menschen, Pferden, Hunden, Katzen und Meerschweinchen finden sich Cholinesterasen, die besonders hohe Affinität zu dem Substrat Butyrylcholin zeigen, während die Seren der meisten Wiederkäuer sehr geringe oder keine Cholinesterase-Aktivität haben (Tabelle 12). Ratten und Kaninchen besitzen Cholinesterasen, die eine höhere Spezifität zu Propionylcholin aufweisen (AUGUSTINSSON, 1959).

Einen Vergleich der Cholinesterase-Aktivität verschiedener Species zeigen die Untersuchungen von GOEDDE u. FUSS (1964) (Abb. 42 und Tabelle 13). Die Aktivitätsunterschiede innerhalb einer Ordnung (Primaten) und selbst bei Species einer Familie (Cercopithecidae) variieren beträchtlich, während die Unterschiede zu den Aktivitäten von Species anderer Ordnungen geringfügig sein können Hund, Katze, Pferd (GOEDDE *et al.*, 1967). Von großem Interesse ist die Enzymaktivität des Hundes, da dieser sehr häufig für experimentelle Untersuchungen herangezogen wird. Vor allem, weil der Hund, aber auch das Pferd sehr verschieden auf das Muskelrelaxans Succinyldicholin reagietr.

Während die Schwellendosis für einen neuromuskulären Block bei Mensch und Pferd mit 1,15 mg/kg gleich hoch ist, genügen beim Hund schon 0,06 mg/kg. Hunde reagieren auf 1/5 der beim Menschen üblichen Dosis mit einer fünfmal so langen Apnoe (HALL *et al.*, 1953). Letztere stellten fest, daß Hunde nach Applikation menschlicher Pseudocholinesterase mit keiner bzw. um 70% kürzeren Apnoedauer auf die gleiche Dosis Succinyldicholin reagieren.

Die Serumuntersuchungen am Hund von DOENICKE *et al.* (1962) bestätigen die klinischen Beobachtungen von HALL *et al.*, denn die Dibucainzahl beim Hund entspricht dem atypischen Bereich beim Menschen. Das Pferd hat hohe Dibucain-

Tabelle 13. Aktivitäten, Proteinwerte und Inhibitorkonstanten der Pseudocholinesterase im Serum verschiedener Species. (Nach Goedde und Fuss, 1964)

	Homo- ($Ch_1^U Ch_1^U$)	Pan troglodytes	Macaca mulatta	Pferd	Hund	Katze	Ratte	Schwein	Hammel	Cereopithecus aethiops sabaeus	Rind	Kaninchen
n	2500	32	180	12	12	12	14	22	12	50	20	12
Aktivität[a]	10150	177,0	6314	2880	2867	1467	364	305	300	180	130	44
σ	547	—	2734	1075	822	531,4	229,2	292	205	229	134,2	23
σ_x	49	—	342	340	280	153,4	61,3	62	59	51	30	7,7
mg Protein[a] pro ml Serum	72,5	88,0	86,5	73,9	55,8	62,3	82,9	80,1	64,7	91,5	75,8	58,4
σ	—	—	23,9	3,9	7,2	9,8	8,65	6,48	3,7	12,05	5,44	5,05
σ_x	—	—	4,95	1,95	2,4	4,9	2,3	1,6	0,56	4,92	1,7	3,2
Dibucainzahl[a]	80,2	79,7	98,5	91,4	20,8	68,4	—	—	—	—	—	—
σ	2,2	—	2,56	6,2	4,1	3,1	—	—	—	—	—	—
σ_x	0,2	—	0,36	2	1,4	1,8	—	—	—	—	—	—
Fluoridzahl[a]	58,8	60,5	2,7	2,1	2,1	1,5	—	—	—	—	—	—
σ	2,1	—	3	3	2,4	2,7	—	—	—	—	—	—
σ_x	0,2	—	0,4	1,16	0,8	1,5	—	—	—	—	—	—

[a] Die angegebenen Zahlen sind Mittelwerte.

zahlen (größer als 90), wodurch die Succinyldicholintoleranz des Pferdes erklärbar wird (s. auch Tabelle 13 und FREY u. MAGNUSSEN, 1966). MEYER (1971) konnte in einer umfassenden Studie an 529 reinrassigen Hunden diese Werte bestätigen: die Dibucainzahlen liegen im Durchschnitt bei 17, die Pseudocholinesterase-Aktivität bei $\Delta E = 56$. Darüber hinaus fand MAYER (1971): Hündinnen besitzen eine um ca. 15 ΔE höhere Enzymaktivität als Rüden. Im Gegensatz zum Mensch nimmt die Pseudocholinesterase-Aktivität mit dem Lebensalter zu. Ebenso wie beim Menschen ist die Höhe der Enzymaktivität positiv korreliert mit dem Ernährungszustand.

Literatur

ABDERHALDEN, E., PAFFRATH, H., SICKEL, H.: Beitrag zur Frage der Inkret-(Hormon)-Wirkung des Cholins auf die motorischen Funktionen des Verdauungskanales. II. Mitt. Pflügers Arch. ges. Physiol. **207**, 241 (1925).

ADAMS, D. H., WHITTAKER, V. P.: The Cholinesterases of human blood. The focus acting between enzyme and substrate. Biochim. biophys. Acta (Amst.) **4**, 543 (1950).

AHLEMEYER, H. D.: Statistische Untersuchungen über verschiedene Nachweismethoden der Pseudocholinesteraseaktivität. Dissertation. München (1971).

ALLES, G. A., HAWES, R. C.: Cholinesterase in the blood of man. J. Biol. Chem. **133**, 375 (1940).

AMMON, R.: Die fermentative Spaltung des Acetylcholins. Pflügers Arch. ges. Physiol. **233**, 486 (1934).

AMMON, R., ZAPP, F. J.: Eine einfache klinisch-chemische Methode zum Nachweis der Cholinesterase im Serum. Klin. Wschr. **33**, 759 (1955).

ANTOPOL, W. A., SCHIFRIN, A., TUCHMANN, L.: Decreased cholinesterase activity of serum in jaundice and in biliary disease. Proc. Soc. exp. Biol. (N.Y.) **38**, 363 (1938).

AUGUSTINSSON, K.-B.: Histamin: Inhibitorische Wirkung auf die Cholinesterase. Acta physiol. scand. **15** (Suppl. 52), 30 (1948).

AUGUSTINSSON, K.-B.: Neuere Ergebnisse auf dem Gebiet der Cholinesterase und ihre Bedeutung für Pharmakologie und Toxikologie. Arzneimittel-Forsch. **4**, 242 (1954).

AUGUSTINSSON, K.-B.: Electrophoretic separation and classification of blood plasma esterases. Nature **181**, 1786 (1958).

AUGUSTINSSON, K.-B.: Electrophoresis studies on blood plasma esterases. Acta chem. scand. **13**, 571 (1959).

AUGUSTINSSON, K.-B.: In: G. B. KOELLE, Handbuch exp. Pharmakologie, Bd. 15. Berlin-Göttingen-Heidelberg: Springer 1963.

AUGUSTINSSON, K.-B., NACHMANSOHN, D.: Distinction between acetylcholine-esterase and other choline-ester splitting enzymes. Science N.Y. **110**, 98 (1949).

BACK, P.: Zur Reaktivierung der Acetylcholinesterase und Cholinesterase. Z. klin. Chem. **7**, 301 (1969).

BEGUM, A., PRATHAPKUMAR, J.: Effect of vitamin A on cholinesterase activity in normal children and in children with protein-caloric malnutrition. Clin. chim. Acta **26**, 343 (1969).

BENSTZ, W.: Zur diagnostischen und prognostischen Bedeutung der Fermentaktivität im Serum, insbesondere bei Herzinfarkt und Lebererkrankungen. Therapie des Monats **8**, 126 (1958).

BERGMANN, F.: Fine structure of the active surface of cholinesterase and the mechanism of enzymic ester hydrolysis. Disc. Faraday Soc. **20**, 126 (1955).

BERGMANN, F., WILSON, J. B., NACHMANSOHN, S.: Acetylcholinesterase. IX. Structural features determining the incubation by amino acids and related compounds. J. Biol. Chem. **186**, 693 (1950).

BERRY, W. T. C., COWIN, P. J., DAVIES, D. R.: A relationship between body fat and plasma pseudocholinesterase. Brit. J. Nutr. **8**, 79 (1954).

BEZNAK, A. B. L.: Effect of acetylcholinesterase on the surviving frog-heart. Nature **181**, 1190 (1958).

BOURNE, J. G., COLLTER, H. O. G., SOMERS, A. F.: Succinylcholine muscle relaxant of short action. Lancet **1952 I**, 1225.

BRAUER, R. W., ROOT, M. A.: Liver injury and its influence upon the acetylcholinsplitting activity of rat and dog. Fed. Proc. **5**, 168 (1946).

BREUER, H., SCHÖNFELDER, M.: Untersuchungen über die Beteiligung der Cholinesterase und Acetylcholinesterase an der Spaltung von Acetylcholin im Serum. Clin. chim. Acta **6**, 515 (1964).

BREUER, H., SCHÖNFELDER, M., RASCHKE, E.: Über das Verhalten der Glutamat-Oxalacetat-Transaminase, Glutamat-Pyruvat-Transaminase, Sorbit-Dehydrogenase u. Cholinesterase im Serum nach Herzoperationen. Langenbecks Arch. klin. Chir. **297**, 453 (1961).

BREUER, H., SCHÖNFELDER, M., SCHREIBER, H. W.: Über die Wirkung eines Blutextraktes auf die Atmung menschlicher Leberschnitte und die Aktivität der Serumcholinesterase bei Leberkrankheiten. Klin. Wschr. **39**, 1189 (1961).

BREUER, H., SCHÖNFELDER, M., SCHREIBER, H. W., BURGMANN, W.: Wirkung der Thioctsäure auf die Aktivität verschiedener Serumenzyme bei chronischen Lebererkrankungen. Acta hepato-splenol. (Stuttg.) **9**, 104 (1962).

BROSER, F.: Das Verhalten der Serumcholinesterase im Verlauf der Myasthenia gravis pseudo paralytica. Nervenarzt **35**, 49 (1964).

BURGEN, A. S. V., MCINTOSH, F. C.: Neurochemistry, ed. C. C.Thomas Springfield, Illinois (1955).

CARRUTHERS, C., BÄUMLER, A.: Esterase distribution in mouse liver. Arch. Biochem. **94**, 351 (1961).

CHURCHILL-DAVIDSON, H. G., GRIFFITH, W. J.: Simple testpaper method for the clinical determination of pseudocholinesterase. Brit. med. J. **14**, 994 (1961).

CLITHEROW, J. W., MITCHARD, M., HARPER, N. J.: The possible biological function of pseudocholinesterase. Nature (Lond.) **199**, 1000 (1963).

COHEN, J. A., JANSZ, H., OSTERBANN, R. A.: The chemical structure of the reactive group of esterases. Biochim. biophys. Acta (Amst.) **20**, 402 (1956).

DALE, H. H.: The action of certain esters and esters of choline and their relation to muscarine. J. Pharmacol. exp. Ther. **6**, 147 (1914).

DOENICKE, A., GÜRTNER, TH., REMES, I., SPIESS, W., STEINBEREITHNER, K.: Kasuistischer Beitrag zum familiären Vorkommen von Cholinesterase-Varianten. 1. Europ. Kongr. f. Anaesth., Wien, Proc. **2**, 191 (1962).

DOENICKE, A., GÜRTNER, TH., KREUTZBERG, G., REMES, I., SPIESS, W., STEINBEREITHNER, K.: Serum cholinesterase anenzymia: report of a case confirmed by enzyme-histochemical examination of liverbiopsy specimen. Acta anaesth. scand. **7**, 59 (1963).

DOENICKE, A., HOLLE, F.: Das Verhalten der Leberfunktion im postoperativen Schock. Fortschr. Med. **7**, 80 (1962).

DOENICKE, A., HOLLE, F., FREY, H.-H.: Praktische Bedeutung der Plasmacholinesterase-Bestimmung und ihres atypischen Verhaltens gegenüber Succinylbischolin. Anaesthesist **11**, 146 (1962).

DOENICKE, A., KRUMEY, I., KUGLER, J., KLEMPA, J.: Experimental studies of the breakdown of Epontol — Determination of Propanidid in Human serum. Brit. J. Anaesth. **40**, 415 1968a).

DOENICKE, A., SCHMIDINGER, ST.: Der diagnostische Wert der Serumcholinesterase-Bestimmung. Med. Klinik **60**, 2012 (1961).

DOENICKE, A., SCHMIDINGER, ST., KRUMEY, I.: Suxamethonium and serum cholinesterase. Brit. J. Anaesth. **40**, 834 (1968b).

DUBBS, C. A., VIVONIA, C., HILBUM, J. M.: Subfraction of human serum-enzymes. Science **131**, 1529 (1960).

ECOBICHON, D. J.: Multiple forms of human liver esterases. Canad. J. Biochem. **43**, 595 (1965).

ECOBICHON, D. J., KALOW, W.: Some properties of the soluble esterases of human liver. Canad. J. Biochem. **39**, 1329 (1961).

ELLMAN, G. L., COURTNEY, K. D., ANDRES, V., FEATHERSTONE, R. M.: A new and rapid colorimetric determination of acetylcholinesterase activity. Biochem. Pharmacol. **7**, 88 (1961).

ENGELHARD, H., ERDMANN, W.-D.: Ein neuer Reaktivator für die durch Alkylphosphat gehemmte Acetylcholinesterase. Klin. Wschr. **41**, 525 (1963).

ENGELHARD, H., PRCHAL, K., NENNER, M.: Acetylcholin-Esterase. Angew. Chem. **79**, 640 (1967).

ENGELHARD, N., LOEWI, H.: Fermentative Acetylcholinspaltung im Blut und ihre Hemmung durch Physostigmin. Arch. Exp. Path. **150**, 1 (1930).

ERDMANN, W. D., v. CLARMANN, M.: Ein neuer Esterase-Reaktivator für die Behandlung von Vergiftungen und Alkylphosphaten. Dtsch. med. Wschr. 88, 2201 (1963).

EVANS, F. T., GRAY, P., LEHMANN, H., SILK, E.: Sensitivity to Succinylcholine in Relation to Serum Cholinesterase. Lancet **1952 I**, 1229.

EVANS, F. T., GRAY, P. W. S., LEHMANN, H., SILK, E.: Effect of Pseudocholinesterase on Action of Succinylcholine in Man. Brit. med. J. **1953 I**, 136.

FABER, M.: The relationship between serumcholinesterase and serumalbumin. Acta med. scand. **2**, 188 (1943).

FOLDES, F. F.: Muscle Relaxants in Anesthesiology. Charles C. Thomas Springfield, Illinois: 1957.

FOLDES, F. F.: Presynaptic aspects of neuromuscular transmission and block. Anaesthesist **20**, 6 (1971).

FOLDES, F. F., FOLDES, F. M.: Genetically determined Hypersensitivity to hydrolysable agents used in anesthesia. 1. Europ. Kongreß f. Anaesth., Wien, Proc. 2, 190 (1962).

FOLDES, F. F., FOLDES, F. M., SMITH, J. C., ZSIGMOND, E. K.: The Relation between plasma cholinesterase and prolonged apnoea caused by succinylcholine. Anesthesiology **24**, 208 (1963).

FOLDES, F. F., SWERDLOW, M., LIPSCHITZ, E., VAN HEES, G. R., SHANOR, S. P.: Comparison of the respiratory effects of suxamethonium and suxamethonium in man. Anesthesiology **17**, 559 (1956).

FOLDES, F. F., MCNALL, DAVIES, P. G., ELLIS, C. H., WUNCK, D. L.: Substrate competition between procaine and succinylcholine di-iodide for plasma cholinesterase. Science **117**, 383 (1963).

FORBAT, A., LEHMANN, H., SILK, E.: Prolonged Apnoea Following Injection of Succinylcholine. Lancet **1953 II**, 1067.

FRASER, P. J.: Acceleration of the enzymic hydrolysis of benzoylcholine. Brit. J. Pharmacol. **11**, 7 (1956).

FREY, H.-H., MAGNUSSEN, M. P.: Serumcholinesterase und Succinylcholin-Empfindlichkeit beim Hund. Dtsch. tierärztl. Wschr. **73**, 229 (1966).

GAFFNEY, P. J.: Human serum cholinesterase. I. Partial purification and nature of the heterogeneity of this system. Biochim. biophys. Acta (Amst.) **207**, 465 (1970).

GERERBTZOFF, M. A.: Cholinesterase. Pergamon Press **3**, 8 (1959).

GLICK, D.: Studies on the specifity of cholinesterase in the human serum. J. biol. Chem. **125**, 729 (1938); J. biol. Chem. **130**, 527 (1939).

GLICK, D.: Some addition observations on the spezilicity of cholinesterase. J. biol. Chem. **137**, 357 (1941).

GOEDDE, H. A., ALTLAND, K.: Evidence for different "silent genes" in the human serum pseudocholinesterase polymorphism. Ann. N.Y. Acad. Sci. **151**, 540 (1968).

GOEDDE, H. W., BAITSCH, H.: On nomenclature of pseudocholinesterase polymorphism. Acta genet. (Basel) **14**, 366 (1964).

GOEDDE, H. W., DOENICKE, A., ALTLAND, K.: Pseudocholinesterasen — Pharmakogenetik — Biochemie — Klinik. Berlin-Heidelberg-New York: Springer 1967.

GOEDDE, H. W., FUSS, W.: Untersuchungen zur Phylogenetik der Pseudocholinesterasen. Humangenetik **1**, 126 (1964).

GOEDDE, H. W., GEHRING, D., HOFMANN, R. A.: Biochemische Untersuchungen zur Frage der Existenz eines „silent gene" im Polymorphismus der Pseudocholinesterasen. Humangenetik **1**, 607 (1965).

GOEDDE, H. W., SCHMIDINGER, ST.: Zur Reaktivität von genetisch bedingten Proteinvarianten der Pseudocholinesterase. Acta anaesth. scand. Suppl. XXV, 220 (1966).

GÜRTNER, TH.: Über Differenzierung und Herkunft der Serumcholinesterase des Menschen. Fortschr. Med. **85**, Jg. Nr. 11, 471 (1967).

GÜRTNER, TH., HOLLE, F.: Über neuere Erkenntnisse der Hepatologie und ihre Bedeutung für die Leberdiagnostik in der Chirurgie. Langenbecks Arch. klin. Chir. **309**, 224 (1965).

GÜRTNER, TH., KREUTZBERG, G.: Enzymhistochemische Untersuchungen über die Beeinträchtigung der Cholinesteraseaktivität durch intraoperative Durchblutungsstörung der Leber, Haut und Skelett, S. 247. Stuttgart: Georg Thieme 1964.

GÜRTNER, TH., KREUTZBERG, G., DOENICKE, A.: Comparative studies on cholinesterase activity in serum and in liver cells. Acta anaesth. scand. **7**, 69 (1963).

GOLL, K. H.: Auswertung von Laboratoriumsergebnissen. III. Die Serumcholinesterase. Z. ärztl. Fortbild. **56**, 67 (1962).

GOLL, K. H.: Die klinische Bedeutung der Serumcholinesterase. I. Vergleich von SCHE u. Bromthaleintest. Dtsch. Gesundh.-Wes. **17**, 950 (1962).

GOLL, K. H.: Die klinische Bedeutung der Serumcholinesterase. II. Vergleich mit renaler Clearance. Dtsch. Gesundh.-Wes. **17**, 1326 (1962).

GOMORI, G.: Histochemistry of human esterase. J. Histochem. Cytochem. **3**, 479 (1955).

GOMORI, G.: Human esterase. J. Lab. Clin. Med. **42**, 445 (1953).

GOMORI, G.: Histochemical demonstration of sites of choline esterase activity. Proc. Doc. Exper. Biol., N.Y. **68**, 354 (1948).

HÄGGQUIST, G.: Cholinesterases and innervation of skeletal muscles. Acta physiol. scand. **48**, 63 (1960).

HÄRTEL, A., GROSS, W., LANG, H.: Schnellbestimmung der Cholinesterase. Z. klin. Chem. **5**, 26 (1967).

HALL, L. W., LEHMANN, H., SILK, E.: Response in dogs to relaxants derived from succinic acid and cholin. Brit. med. J. **1953 I**, 134.
HAMMER, O.: Die Bedeutung der Serum-Cholinesterase beim Karzinom-Kranken. Ärztl. Forsch. **15**, 381 (1961).
HANNIG, K.: Eine Neuentwicklung der trägerfreien Ablenkungselektrophorese u. ihre Anwendung auf zytol. Probleme. Habilitationsarbeit (1964).
HARGREAVES, A. F., BARBOSA, A., DA SILVA, H. G.: Titrimetric determination of cholinesterase in blood serum. Hospital (Rio de J.) **55**, 99 (1959).
HARRIS, H., WHITTAKER, M.: Differential inhibition of human serum cholinesterase with fluoride: Recognition of two new phenotypes. Nature (Lond.) **191**, 496 (1961).
HARRIS, H., WHITTAKER, M.: The serum cholinesterase variants. A study of twenty-two families selected via the "intermediate" phenotype. Ann. hum. Genet. **26**, 59 (1962).
HARRIS, H., WHITTAKER, M., LEHMANN, H., SILK, E.: The pseudocholinesterase variants. Esterase levels and dibucaine numbers in families selected through suxamethonium sensitive individuals. Acta genet. (Basel) **10**, 1 (1960).
HAUPT, H., HEIDE, K., ZWISLER, O., SCHWICK, H. G.: Isolierung und physikalisch-chemische Charakterisierung der Cholinesterase aus Humanserum. Blut **14**, 65 (1966).
HAUS, W. H., LEPPELMANN, H. J.: Über Änderung von Fermentaktivitäten im Serum als Ausdruck einer unspezifischen Reaktion des Organismus. I. Mitteilung. Klin. Wschr. **35**, 65 (1957a).
HAUS, W. H., LEPPELMANN, H. J.: Über Änderung von Fermentaktivitäten im Serum als Ausdruck einer unspezifischen Reaktion des Organismus. II. Mitteilung. Klin. Wschr. **35**, 71 (1957b).
HEATH, D. F.: Organophosphorus Poisons. New York: Pergamon Press 1961.
HEIM, F.: Änderung der Serumcholinesteraseaktivität in der Anaphylaxie. Klin. Wschr. **24**, 115 (1946).
HEINECKER, R., MAYER, J.: Das Verhalten der Serumcholinesterase nach Myokardinfarkt. Klin. Wchr. **35**, 340 (1957).
HERZFELD, E., STUMPF, CH.: Ein neuer Kurztest zur Bestimmung der Serumcholinesterase-Aktivität. Wien. klin. Wschr. **67**, 874 (1955).
HESTRIN, S.: The Reaction of Acetylcholine and Other Carboxylic Acid Derivatives With Hydroxylamine and Its Analytical Application. J. Biol. Chem. **180**, 249 (1949).
HODGKIN, W. E., GIBLETT, E. R., LEVINE, H., BAUER, W., MOTULSKY, A. G.: Complete pseudocholinesterase deficiency: genetic and immunologic characterization. J. Clin. Invest. **44**, 486 (1965).
HOLLE, F.: Studien über das Verhalten der Serum-Cholinesteraseaktivität bei der Entzündung und Röntgenbestrahlung. Z. ges. exp. Med. **115**, 107 (1949).
HOLLE, F., DOENICKE, A.: Cholinesterase in der Chirurgie. Erg. Chir. **43**, 77 (1961).
HOLLE, F., STAHM, K. H., TEUFEL, W.: Die Bedeutung der Serum-Cholinesterasebestimmung für Chirurgie und Anaesthesie. Anaesthesist **3**, 113 (1954).
HUERGA, J. DE LA, YESEINICK, C., POPPER, H.: Colorimetric method for the determination of serum cholinesterase. Amer. J. clin. Path. **22**, 1126 (1952).
JABSA, Z., SCHÖNFELDER, M., BREUER, H.: Vergleich zwischen der manometrischen und der Testpapiermethode zur Bestimmung der Cholinesterase-Aktivität im Serum. Klin. Wschr. **39**, 966 (1961).
JANSZ, H. S., POSTHUMUS, C. H., COHN, I. A.: On the active site of horse liver aliesterase. I. The reaction of the enzyme with DFP. Biochim. biophys. Acta **33**, 387 (1959).
JENKINS, T., BALINSKY, D., PATIENT, D. W.: Cholinesterase in plasma: first reported absence in the Bantu; half life determination. Science **156**, 1748 (1967).
KALOW, W.: Hydrolysis of Local Anesthetics by Human Serum Cholinesterase. J. Pharmacol. exp. Ther. **104**, 122 (1952).
KALOW, W.: The distribution, destruction and elimination of muscle relaxants. Anesthesiology **20**, 505 (1959).
KALOW, W.: Pharmacogenetics. Hereditary and the response to drugs: S. 69. (Heritable factors recognised in man by the use of drugs.) Philadelphia-London: W. B. Saunders 1962.
KALOW, W., DAVIES, R. O.: The Activity of Various Esterase Inhibitors Towards Atypical Human Serum Cholinesterase. Biochem. Pharmacol. **1**, 183 (1958).
KALOW, W., GENEST, K.: A method for the detection of atypical forms of human serum cholinesterase. Determination of dibucaine numbers. Canad. J. Biochem. Physiol. **35**, 339 (1957).
KALOW, W., GENEST, K., STARON, N.: Kinetic studies on the hydrolysis of benzoylcholine by human serum cholinesterase. Canad. J. Biochem. **34**, 637 (1956).
KALOW, W., GUNN, D. R.: The relation between dose of succinylcholin and duration of apnoea in man. J. Pharmacol. exp. Ther. **120**, 203 (1957).

KALOW, W., GUNN, D. R.: Some Statistical Data on Atypical Cholinesterase of Human Serum. Ann. hum. Genet. **23**, 239 (1958/59).

KALOW, W., LINDSAY, H. A.: A comparison of optical and manometric methods for the assay of human serum cholinesterase. Canad. J. Biochem. Physiol. **33**, 568 (1955).

KALOW, W., STARON, N.: On distribution and Inheritance of Atypical Forms of Human Serum Cholinesterase, as Indicated by Dibucaine Numbers. Canad. J. Biochem. Physiol. **35**, 1305 (1957).

KATAOKA, K., DE ROBERTS: Histamine in isolated small nerve endings and synaptic vesicles of rat brain cortex. J. Pharmacol. exp. Ther. **156**, 114 (1967).

KECKWICK, R. G. O.: Serumcholinesterase activity in health and in liver disease. Biochem. J. **76**, 420 (1960).

KELLEN, J., FUSKA, ST.: Zur Aktivität der Serumcholinesterasen bei infektiöser Hepatitis. Dtsch. Z. Verdau. Stoffwechselkr. **22**, 62 (1962).

KITZ, R. J.: The Chemistry of anticholinesterase activity. Acta anaesth. scand. **8**, 197 (1964).

KNEDEL, M., BÖTTGER, R.: Eine kinetische Methode zur Bestimmung der Aktivität der Pseudocholinesterase. Klin. Wschr. **45**, 325 (1967).

KOELLE, G. B., FRIEDENWALD, J. B.: A histochemical method for localizing cholinesterase activity. Proc. Soc. exp. Biol. (N.Y.) **70**, 617 (1949).

KÖVER, A., KONYA, L., KOVACS, L., SZÖÖR, A.: Positive inotropic action of cholinesterase in the hypodynamic frog heart. Acta Physiol. **22**, 145 (1962).

KOKAY, J., KISS, A.: Plasma phosphatase, Cholinesterase and peptonase in anaphylactic shock. Meeting Sect. Immun. Hung. Assoc. Microbiol. 1961; Acta Microbiol. Acad. Sci. hung. **10**, 175 (1963).

KOMMERELL, B., FRANKEN, F. H.: Über die Serumcholinesteraseaktivität bei Lebererkrankungen. Dtsch. med. Wschr. **81**, 1959 (1956).

KRISPER, H., PESCHL, L., REITENBACHER-DÄUBNER, H., NEUMAYR, A.: Cholinesterase bei Lebercirrhose. Med. Klin. **66**, 88 (1971).

KRUPKA, R. M.: The Mechanism of Action of Acetylcholinesterase: Substrate Inhibition and the Binding of Inhibitors. Biochemistry **2**, 76 (1963).

KLOTT, VAN DER, W. G.: Cholinesterase and sedium transport by frog muscle. Nature **178**, 366 (1956).

LA MOTTA, R., WORONICK, CH. L., REINFRANK, R. F.: Multiple forms of serum cholinesterase: Molecular weights of the isoenzymes. Arch. Biochem. **136**, 448 (1970).

LAMPRECHT, v. H.: Diagnostische und prognostische Bedeutung der Serumcholinesterase (Pseudocholinesterase). Med. heute **18**, 267 (1969).

LANG, W.: Serumcholinesterase und Leberkrankheiten. Münch. med. Wschr. **105**, 1598 (1963).

LANG, W., INTSESULOGLU, G.: Zur Methodik und klinischen Bedeutung der Cholinesterasebestimmung im Serum. Klin. Wschr. **40**, 312 (1962).

LATKI, O., ERDMANN, W. D.: Hemmung und Reaktivierung von Cholinesterasen nach Vergiftung mit Paraoxon und DFP in vitro. Naunyn-Schmiedeberg' Arch. exp. Path. Pharm. **240**, 514 (1961).

LAWLER, H. C.: Active site per molecule of acetylcholinesterase determined in a highly purified prepared. Fed. Proc. **19**, 337 (1960).

LEHMANN, H., LIDDELL, J.: Genetic variants of human serum pseudocholinesterase in Progress in Medical Genetics, vol. 3, p. 75. A. G. STEINBERG and A. B. BEARN, Eds. New York: Grune & Stratton 1964.

LEHMANN, H., LIDDELL, J.: Suxamethonium Sensitivity. Brit. med. J. **1964 I**, 501.

LEHMANN, H., RYAN, E.: The Familial Incidence of Low Pseudocholinesterase Level. Lancet **1956 II**, 124.

LEVINE, M. G., HOYT, R. E.: Serum Cholinesterase in Some Pathological Conditions. Proc. Soc. exp. Biol. Med. **70**, 50 (1949).

LIDDELL, J., LEHMANN, H., DAVIS, D., SHARIH, A.: Physical separation of pseudocholinesterase variants in human serum. Lancet **1962 I**, 463.

LIDDELL, J., LEHMANN, H., SILK, E.: A "silent" pseudocholinesterase gene. Nature (Lond.) **193**, 561 (1962).

LINKE, A.: Die Bewertung der Serumcholinesterase-Aktivität als Labortest aus biostatischer Sicht. Dtsch. Gesundh.-Wes. **16**, 1019 (1961).

LOEWI, O., NAVRATIL, E.: Über humorale Übertragbarkeit der Herznervenwirkung. X. Mitteilung: Über das Schicksal des Vagusstoffs. Pflügers Arch. ges. Physiol. **214**, 678 (1926).

MAIBACH, E.: Serumcholinesterase und Myristoylcholinesterase der Leber bei Patienten mit Cholelithiasis. Z. klin. Chem. **2**, 87 (1964).

MAIER, E. H.: Über die Ursache der Serumcholinesterase-Aktivitätsänderung bei Hepatitis und Lebercirrhose. Klin. Wschr. **31**, 573 (1953).

Maier, E. H.: Serumcholinesterase und Lebererkrankungen. Dtsch. med. Wschr. **81**, 1674 (1956).
Maier, E. H., Fischer, R.: Serumcholinesteraseaktivität und Lebermorphologie. Klin. Wschr. **32**, 566 (1954).
Marton, A., Kalow, W.: Studies on aromatic esterase and cholinesterase of human serum. Canad. J. Biochem. **37**, 1367 (1959).
Marton, A. V., Kalow, W.: Interaction between aromatic esterase of human serum and bivalent metal ions. Canad. J. Biochem. **40**, 319 (1962).
Mayer Milstoc: Cholinesterase activity in patients with rheumatoid arthritis. Amer. J. clin. Path. **53**, 452 (1970).
McComb, R. B., La Motta, R. V., Westone, H. J.: Studies of cholinesterase activitity. VII. Kinetic constants of serum cholinesterase in normal populations and those with neoplasma. J. Lab. clin. Med. **63**, 827 (1964).
Mendel, B., Mundell, D. B., Rudney, H.: Studies of cholinesterase. 3. Specific tests for true cholinesterase and pseudocholinesterase. Biochem. J. **37**, 473 (1943).
Mendel, B., Rudney, H.: Studies on cholinesterase. 1. Cholinesterase and pseudo-cholinesterase. Biochem. J. **37**, 59 (1943).
Mendel, B., Rudney, H.: Cholinesterase. Specific tests for true cholinesterase and pseudocholinesterase. Biochem. J. **37**, 473 (1943).
Metcalf, R. L.: The colorimetric microestimation of human blood cholinesterase and its application to poisoning by organic insecticides. J. Econ. Ent. **44**, 883 (1951).
Meyer, H.: Untersuchungen über Typ und Aktivität der Pseudocholinesterase (E.C. 3.1.1.8) im Serum reinrassiger Hunde. Dissertation. Berlin (1971).
Michaelis, L., Menten, M. L.: Die Kinetik der Invertinwirkung. Biochem. Z. **49**, 333 (1913).
Michel, H. O.: An electrometric method for the determination of red blood cell and plasma cholinesterase activity. J. Lab. clin. Med. **34**, 1564 (1949).
Molander, D. W., Friedman, M., La Due, J. S.: Serum Cholinesterase in Hepatic and Neoplastic Diseases. Ann. Int. Med. **41**, 1139 (1954).
Motulsky, A. G.: Pharmacogenetics in Progress in Medical Genetics, vol. 3, p. 49. A. G. Steinberg and A. G. Bearn, Eds. New York: Grune & Stratton 1964.
Myers, D. K.: Studies on Cholinesterase. Arch. Biophysics **37**, 469 (1953).
Nachmansohn, D.: Die Rolle des Acetylcholins in den Elementarvorgängen der Nervenleitung. Ergebn. Physiol. **48**, 575 (1955).
Nachmansohn, D., A. ed.: Molecular Biology. New York: Academic Press 1960.
Osserman, K. E.: Myasthenia Gravis. New York: Grune & Stratton 1958.
Pietschmann, H.: Unterschied der Aktivität von Serumcholinesterase und Serumglutaminsäure-Oxalessigsäure-Transaminase bei Erkrankung der Leber. Wien. Z. Inn. Med. **41**, 409 (1960).
Richter, D., Croft, P. G.: Blood esterases. Biochem. J. **36**, 746 (1942).
Richterich, R.: Enzympathologie, Enzyme in Klinik und Forschung. Berlin-Göttingen-Heidelberg: Springer 1958.
Richterich, R.: Bestimmung der Serumcholinesterase mit Hilfe eines Indikatorpapieres. Schweiz. med. Wschr. **92**, 263 (1962).
Riechert, W., Kortner, E.: Beitrag zur Bestimmung der Plasmacholinesterase für die Diagnostik von Leberkrankheiten. Ärztl. Praxis XIII, 1732 (1961).
Rieder, H. P.: Zur Bestimmung des Cholinesterasegehalts menschlicher Seren mittels Indikatorpapier (Acholest). I. Methodische Fragen, Alters- und Geschlechtseinflüsse bei Normalpersonen. Schweiz. med. Wschr. **95**, 969 (1965).
Rieder, H. P., Wütterich, R.: Zur Bestimmung des Cholinesterasegehalts menschlicher Seren mittels Indikatorpapier (Acholest). Schweiz. med. Wschr. **95**, 1394—1400 (1965).
Rubinstein, H. M., Dietz, A. A., Hodges, L. K., Lubrano, T., Czebotar, V.: Silent Cholinesterase Gene. Variation in the Properties of Serum enzyme in Apparent Homozygotes. J. Clin. Invest. **49**, 479 (1970).
Sailer, S., Braunsteiner, H.: Über eine neue, sehr einfache Methode zur Bestimmung der Serumcholinesteraseaktivität und ihre klinische Bedeutung. Klin. Wschr. **37**, 986 (1959).
Sailer, S., Braunsteiner, H.: Die Bedeutung der Bestimmung der Serumcholinesteraseaktivität. Wien. Z. inn. Med. **40**, 172 (1959).
Schmidinger, St., Doenicke, A.: Die Serumcholinesterase. Eine Gegenüberstellung zweier Bestimmungsmethoden. Z. klin. Chem. **4**, 273 (1966).
Schmidt, E., Schmidt, F. W.: Enzymdiagnostik bei primärem Leberkarzinom. Dtsch. med. Wschr. **93**, 1153 (1968).
Schmidt, E., Schmidt, F. W.: Aspekte der Enzym-Diagnostik. Med. Welt **21**, 805 (1970).
Scott, E. M.: Properties of the trace enzyme in human serum cholinesterase deficiency. Biochem. biophys. Res. Commun. **38**, 902 (1970).

SECCHI, DIOQUARDI: Multiple forms of serum liver and esterases in the normal state and in the cirrhosis of the liver. Enzym. biol. clin. 29 (1965).
SIMONART, A.: Contribution des dérives de la choline. Rev. belge Sci. med. 5, 73 (1933).
SIMPSON, N. E.: Genetics of esterase in man. Ann. N. Y. Acad. Sci. **151**, 699 (1968).
SOKOLL, H.: Die Pseudocholinesterase im Serum physisch-kranker Erwachsener. Arch. Psychiat. Nervenkr. **210**, 211 (1967).
SPONDOLINI, D. J.: Pflügers Arch. ges. Physiol. **55**, 171 (1955).
STEDMAN, E., STEDMAN, E., EASON, L.: Cholin-esterase. An enzyme present in the blood-serum of the horse. Biochem. J. **26**, 2056 (1932).
STEFENELLI, N.: Die Korrelation zwischen dem Albumingehalt und der Cholinesteraseaktivität des Blutserums und ihre Beurteilung bei Albuminverlust. Klin. Wschr. **39**, 1019 (1961a).
STEFENELLI, N.: Über die Fähigkeit der geschädigten Leber, Serumcholinesterase zu bilden. Bibl. gastroent. **4**, 75 (1961b).
STEINBEREITHNER, K.: Cholinesterasevarianten und Narkoserisiko. Wien. klin. Wschr. **76**, 785 (1964).
STROLITZ, F.: Studies on Cholinesterase. 4. Purification of Pseudocholinesterase From Horse Serum. Biochem. J. **38**, 86 (1944).
STUR, O., THALHAMMER, O.: Die Serumcholinesterase bei Neugeborenen. Wien. Z. inn. Med. **42**, 29 (1961).
SURGENOR, D. M., ELLIS, D.: Preparation and properties of serum and plasma proteins. Plasma cholinesterase. J. Amer. chem. Soc. **76**, 6049 (1954).
SVENSMARK, O.: Human serum cholinesterase as a sialoprotein. Acta physiol. scand. **52**, 267 (1961).
SVENSMARK, O.: Electrophoretic properties of atypical SCHE. Acta chem. Scand. **17**, 876 (1963).
SWIFT, M. R., LA DU, B. N.: A rapid screening test for atypical serum-cholinesterase. Lancet **1966 I**, 513.
VACCARAZZA, J. R., WILLSON, J. A.: The relationship between blood cholinesterase activity and neoplastic diseases. Experientia **21**, 405 (1965).
VORHAUS, L. J., KARK, R. M.: Serum cholinesterase in health and disease. Amer. J. Med. **14**, 707 (1953).
WEBER, H.: Rasche und einfache Ultramikromethode zur Bestimmung der Serumcholinesterase. Dtsch. med. Wschr. **91**, 1927 (1966).
WEIDEMANN, H. E.: Die Serumcholinesteraseaktivität beim Leberparenchymschaden. Med. Klin. **58**, 1795 (1963).
WEIDEMANN, H.: Über die Serumcholinesteraseaktivität bei inneren Krankheiten. Med. Welt **17**, 1575 (1966).
WEIDEMANN, H., NÖCKER, J.: Zur Differentialdiagnose zwischen chronischer Hepatitis und Fettleber. Münch. med. Wschr. **107**, 209 (1965).
WERLE, E.: Übersichtsreferat: Die Cholinesterase (1). Fermentf. **17**, 230 (1943).
WERLE, E., JOOS, A.: Einfluß von Histamin und Bridal auf die Aktivität der Serum-, Erythrocyten- und Nerven-Cholinesterase. Ärztl. Forsch. **3**, 61 (1949).
WERLE, E., STÜTTGEN, G.: Zur Kenntnis der Cholinesterase des Blutserums. Klin. Wschr. **21**, 821 (1942).
WETSTONE, H. J., BOWERS, G. N.: Serum Cholinesterase in SELIGSON, D., editor: Standard Methods of Clinical Chemistry, vol. 4. New York: Academic Press 1964.
WETSTONE, H. J., LA MOTTA, R. V., BELLUCCI, A., TENNANT, R., WHITE, B. V.: Studies of Cholinesterase Activity. V. Serum Cholinesterase in Patients with Carcinoma. Ann. Int. Med. **52**, 102 (1960).
WETSTONE, H. J., LA MOTTA, R. V., MIDDLEBROOK, L., TENNANT, R., WHITE, B.: Studies of Cholinesterase Activity. IV. Liver Function in Pregnancy: Values of Certain Standard Liver Function Tests in Normal Pregnancy. Amer. J. Obstet. Gynec. **76**, 480 (1958).
WHITE, B. V., WETSTONE, H. J., LA MOTTA, R. V.: Serum Cholinesterase Activity in Malignant Neoplasms. Trans. Amer. clin. climat. Ass. **69**, 176 (1957).
WHITTAKER, R.: The effect of lowered temperature on the neuromuscular blocking action of suxamethonium on the rat diaphragm. Pharm. and Pharmac. **14**, 803 (1962).
WHITTAKER, V. P.: Handbuch der Exp. Pharmakologie, ed. EICHLER u. FARAH. Bd. 15. Berlin-Göttingen-Heidelberg: Springer 1963.
WIESMANN, U.: Klinische Bedeutung der Plasmacholinesterase. Schweiz. med. Wschr. **97**, 422—424 (1967).
WILSON, J. B.: Acetylcholinesterase. XIII. Reactivation of alkyl phosphate-inhibited enzyme. J. Biol. Chem. **199**, 113 (1952).
WILSON, J. B.: The active surface of serum esterase. J. Biol. Chem. **208**, 123 (1954).
WILSON, J. B.: Promotion of acetylcholinesterase activity by the anionic site. Fara. Soc. Disc. **20**, 118 (1955).

WILSON, J. B.: Acetylcholinesterase. In: "The Enzyme". BAYER, P. S., H. LARDY and K. MYRBOCK (eds.). New York: Academic Press 1960.
WILSON, J. B.: Incubation of acetylcholinesterase, in Enzymes and Drug Action. Ciba Foundation Symposium. London: J. & A. Churchill 1962.
WILSON, J. B., BERGMANN, F., NACHMANSOHN, D.: Acetylcholinesterase. X. Mechanism of the catalysis of acylation reaction. J. Biol. Chem. **186**, 781 (1950).
WILSON, J. B., HARRISON, M. A.: Turnover number of acetylcholinesterase. J. Biol. Chem. **236**, 2292 (1961).
WILSON, J. B., HARRISON, M. A., GINSBURG, S.: Conbamyl of acetylcholinesterase. J. Biol. Chem. **236**, 1498 (1961).
ZOERB, D. L.: Atypical Pseudocholinesterase activity. A Review and presentation of two cases. Canad. Anaesth. Soc. J. **15**, 163 (1968).

Progressive Muskeldystrophien unter besonderer Berücksichtigung der Creatin-Kinase

Von

W. Barthelmai und L. Stengel-Rutkowski

I. Historische Daten

Bei den *Muskeldystrophien* scheint es sich um schon lange bekannte Erkrankungen zu handeln. Die älteste, vermutlich als Muskeldystrophie anzusprechende, altägyptische Darstellung findet sich im Bilde der Königin von Punt (1500 v. Chr.), die eine gehende Frau mit stark hypertrophen unteren Gliedmaßen und ausgeprägter Lendenlordose zeigt (Pöch u. Becker, 1955).

In neuerer Zeit finden wir erst im vorigen Jahrhundert wieder Krankheitsbeschreibungen von Gioja (1838) und Semmola (1839) über muskeldystrophiekranke Kinder mit Pseudohypertrophie.

Umfassende Darstellungen dieses Krankheitsbildes hat Duchenne (1849) gegeben. Er vertrat als erster die Anschauung, daß die Muskeldystrophie durch eine Erkrankung des Muskels selbst hervorgerufen sei. Eine sekundäre Schädigung durch Nervenerkrankungen hielt er auf Grund der klinischen Befunde und galvanischer Reizversuche für unwahrscheinlich. Diese Thesen Duchennes sind durch alle weiteren morphologischen und funktionellen Befunde bestätigt worden.

1891 prägte Erb den Begriff der *Dystrophia muscularis progressiva*, unter dem er sowohl die pseudohypertrophen Beckengürtel- als auch die atrophen Schultergürtelformen zusammenfaßte. Zu dieser Überzeugung war er durch die einheitlichen histologischen Befunde und das gleiche elektrische Verhalten der betroffenen Muskelgruppen gelangt (Erb, 1884, 1891).

Bis heute ist jedoch die eigentliche *Ursache* der Muskeldystrophien noch nicht aufgeklärt. Am wahrscheinlichsten handelt es sich um einen oder mehrere angeborene *Enzymdefekte*.

Walton u. Natrass versuchten 1954 eine *Einteilung* nach den führenden klinischen Symptomen, ohne damit zu einer eindeutigen Klassifikation zu gelangen. Es gibt Fälle, die sich in dieses Schema nicht einordnen lassen.

Eine Aufgliederung nach dem *Erbmodus* erfolgte 1957 durch Becker, der dabei drei *Haupttypen* unterschied. Diese Gliederung führt zwar zu einer klaren Systematik, jedoch fällt bei der variierenden Ausprägung der Symptome die exakte Zuordnung des Einzelfalles teilweise recht schwer.

Bei der Klassifikation der Muskeldystrophien und ihrer Abgrenzung gegenüber anderen Krankheitsbildern spielte in zunehmendem Maße auch die *Creatin-Phospho-Kinase* (systematischer Name: CPT: Creatine Phospho-Transferase) eine Rolle.

Lohmann beschrieb 1934 die enzymatische Hydrolyse des Creatin-Phosphates, bei der ein Phosphatrest auf Adenosindiphosphat übertragen und damit zum Adenosintriphosphat phosphoryliert wird. Ein Jahr später entdeckte Lehmann die Umkehr dieser Reaktion, bei der sich folgendes Gleichgewicht einstellt:

$$\mathrm{Cr} + \mathrm{ATP} \rightleftharpoons \mathrm{CP} + \mathrm{ADP}^*.$$

Erst 1951 konnte ASKONAS dieses Enzym teilweise reinigen, und KUBY *et al.* (1954a) gelang die Kristallisation aus Kaninchenmuskel.

Nachdem NARAYANASWAMI (1952) die Creatin-Kinase des Meerschweinchenhirnes näher untersucht hatte, isolierte WOOD (1963) dieses Enzym aus dem Hirn des Rindes. Heute ist bekannt, daß die Creatin-Kinase nur in den Geweben in größerer Menge vorkommt, die zu elektrischer Erregung fähig sind.

Klinische Bedeutung erlangte dieses Enzym, nachdem EBASHI *et al.* (1959) im Serum von Patienten mit progressiver Muskeldystrophie eine starke Aktivitätserhöhung fanden. Seitdem sind CK-Aktivitätssteigerungen im Serum praktisch nur bei Erkrankungen beschrieben worden, bei denen Muskel- oder Nervenzellen untergehen.

II. Creatin-Kinase

1. Vorkommen

Die Creatin-Kinase gilt als muskelspezifisches Enzym. Sie zeigt im Skeletmuskel die höchsten Aktivitäten, wird aber auch in anderen Geweben, besonders in Herz und Gehirn gefunden. Nach TANZER u. GILVARG (1959) verhält sich die Aktivität der CK im Skeletmuskel, Hirn und Herz der Ratte wie 4,8:1,5:0,4.

Diesen Geweben, in denen elektrische Erregbarkeit eine besondere Rolle spielt, steht wahrscheinlich im Creatin-Phosphat eine geeignete, mittelfristige Energiereserve für den kurzzeitigen Aufbau von Ladungsunterschieden, d.h. dem Ionentransport zur Verfügung.

Intracelluläre Verteilung

Über die Lokalisation der Creatin-Kinase innerhalb der Zelle besteht heute noch keine einheitliche Auffassung. Sicher ist der größte Teil der CK-Aktivität im cytoplasmatischen Raum zu finden. Während die in Mitochondrienfraktionen gefundenen CK-Aktivitäten teilweise als Verunreinigung aus dem cytoplasmatischen Raum betrachtet werden (LAUDAHN u. HEYCK, 1963; KLEINE, 1965a, b, c; PARK u. PENNINGTON, 1966), messen andere Autoren (JACOBS *et al.*, 1964; KLEINE, 1967) der mitochondrialen CK eine Funktion im Phosphattransfer von intra- nach extramitochondrial zu. BESSMANN u. FONYO (1966) meinen Hinweise dafür gefunden zu haben, daß die mitochondriale CK eine Rolle in der „feedback-Steuerung" der Atmungskette bei der Muskelarbeit spiele, indem gebildetes ATP entfernt und neues ADP zur Verfügung gestellt wird.

2. Eigenschaften

a) Muskel-Creatin-Kinase

Das Molekulargewicht dieser Creatin-Kinase wird beim Tier mit 81000 und beim Menschen mit 85000 angenommen (DAWSON *et al.*, 1967a, b). Für die *Vorwärtsreaktion* (Definition nach KUBY *et al.*, 1954b)

$$\mathrm{Cr} + \mathrm{ATP} \longrightarrow \mathrm{CP} + \mathrm{ADP}$$

liegt das pH-Optimum bei pH 9,0. Nur ENNOR u. ROSENBERG (1954) fanden ein pH-Optimum von 10,5.

---

* Abkürzungen s. Anhang.

Für die *Rückreaktion:*

$$CP + ADP \longrightarrow Cr + ATP$$

liegt das pH-Optimum zwischen 6,0 und 7,0 (Kuby *et al.*, 1954b).

Substratspezifität

Die Creatin-Kinase reagiert nicht mit AMP als Phosphat-Donator, jedoch kann sie mit Cytidin- und Inosin-Polyphosphaten reagieren, wenn auch mit einer geringeren Affinität, d.h. mit einer größeren Michaelis-Konstanten (Ennor u. Rosenberg, 1954).

Einfluß des Ionen-Milieus

Die Reaktionsgeschwindigkeit von Hin- und Rückreaktion hängt stark von der Konzentration an Magnesium-Ionen ab (Noda *et al.*, 1954b). Die optimale Konzentration der Magnesium-Ionen für die Hinreaktion hängt von der ATP-Konzentration ab, da sich hier Magnesium zu ATP wie 1:1 verhalten muß. Für die Rückreaktion gilt eine Magnesium-Konzentration von 0,008 M als optimal. Mangan- und Calciumionen sollen das Magnesium ersetzen können. Hemmend wirken sich Chlor- und Sulfationen bei der Rückreaktion aus, indem sie das Creatin-Phosphat verdrängen (Ennor u. Rosenberg, 1954; Watts, 1963; Kuby *et al.*, 1954b; Morrison *et al.*, 1961; Nihei *et al.*, 1961; Noda *et al.*, 1954b; Rotthauwe *et al.*, 1961).

b) Hirn-Creatin-Kinase

Diese Creatin-Kinase, von Wood (1963) eingehend untersucht, unterscheidet sich von dem Muskelenzym kaum. Das Molekulargewicht beträgt beim Kaninchen 89000, beim Menschen ca. 81000 (Dawson u. Fine, 1967).

Das pH-Optimum liegt für die Vorwärtsreaktion bei pH 9,0 und für die Rückwärtsreaktion bei pH 7,9. Die günstigste Magnesiumkonzentration besteht für die Hinreaktion in einem 1:2-Verhältnis von Mg : ATP. Für die Rückreaktion liegt das Optimum bei 0,004 M für die Magnesium-Ionen (Naraynaswami, 1952; Wood, 1963).

3. Struktur und Reaktionsmechanismus

a) Molekülaufbau und Isoenzyme

Nach den Vermutungen von Thomson *et al.* (1964) und anderen Untersuchern setzt sich das CK-Molekül aus zwei Untereinheiten zusammen, wobei die beiden Monomeren nicht durch Disulfidbrücken verbunden sind (Burger *et al.*, 1964; Dawson *et al.*, 1965).

Die Hirn-CK soll aus zwei gleichartigen Monomeren bestehen (B—B), die Muskel-CK ebenfalls (M—M). Beide unterscheiden sich im elektrophoretischen Verhalten, in der Umsatzgeschwindigkeit und in der Aminosäurenzusammensetzung. Da bei einem pH unter 2,0 die Dimeren in monomere Untereinheiten zerfallen, konnte aus beiden „Eltern-Enzymen" eine Hybride gebildet werden, deren Eigenschaften zwischen denen der beiden Eltern-Moleküle lag. Das Molekulargewicht der Monomere lag bei ungefähr 42000. Bei den zwei verschiedenen Grundeinheiten sind theoretisch die Kombinationen M—M, B—B und MB möglich. Bisher sind auch von der Creatin-Kinase nur drei Isoenzyme gefunden worden (Dawson *et al.*, 1965, 1967; Deul u. v. Breemen, 1964; Eppenberger *et al.*, 1964, 1967a, b; Goto *et al.*, 1969; Jacobs *et al.*, 1964; Kar u. Pearson, 1965a; Pearson u. Kar, 1966; Rosalki, 1964; van der Veen u. Willebrands, 1965).

b) Verteilung der Isoenzyme in menschlichen Organen

Nach Burger *et al.* (1964) liegt in den einzelnen Geweben des Kaninchens folgende Verteilung der 3 Dimeren-Kombinationen vor: ZNS: BB; Retina: MB; Nervus opticus: MM, BB; Nervus ischiadicus: MM, BB; Herz: MM; Skeletmuskel: MM; glatte Muskulatur des Darmes: BB, MB, MM.

Nach Rosalki (1964) wandert in der Elektrophorese die Bande MM zwischen den Beta- und Gamma-Globulinen, die Bande BB mit den Alpha-1-Globulinen. Die Bande MB wandert zwischen diesen beiden Banden. Ratten- und Kükenfeten besitzen in der ersten Embryonalzeit in allen Geweben nur die BB-Variante, während später im Muskel die MB und MM-Isoenzyme erscheinen. Bis zum Ende der *Fetalzeit* ist der BB-Typ im Muskel verschwunden und vom MM-Isoenzym abgelöst. Das Gehirn behält zeitlebens seine BB-Variante, während im Rattenherzen ein Wandel von BB zu MB und MM eintritt (Eppenberg *et al.*, 1964, 1967a, b). Bei menschlichen Feten existiert bis zum 2. Monat im Muskel nur die BB-Variante (ZNS-Variante), vom 3. Fetalmonat an erscheinen die MB- und MM-Banden, und zur Zeit der Geburt ist der BB-Typ im menschlichen Muskel verschwunden. Der MM-Typ überwiegt über die MB-Hybride mit einem Verhältnis von 5:1 (Goto *et al.*, 1969).

Die Angaben, ob im Muskel allein das MM-Dimer oder auch die MB-Hybride vorkommt, sind zur Zeit noch widersprüchlich (Burger *et al.*, 1964; Dawson *et al.*, 1967; Deul u. v. Breemen, 1964; Rosalki, 1964; van der Veen u. Willebrands, 1965).

c) Reaktive Gruppen

Es ist heute allgemein anerkannt, daß das aktive Zentrum der CK von SH-Gruppen gebildet wird (Mahowald u. Kuby, 1960; Noltmann *et al.*, 1962; Rabin u. Watts, 1960; Watts *et al.*, 1961, 1962).

So soll nach Thomson *et al.* (1964) jedes Monomer ein aktives Zentrum mit einer Thiolgruppe besitzen, die native CK also über zwei aktive Thiolgruppen verfügen. Die restlichen vier vorhandenen SH-Gruppen seien katalytisch inaktiv.

Von Rabin u. Watts (1960) wurde ein Modell für den Reaktionsmechanismus bei der CK-Katalyse entworfen. Die Magnesium-Ionen hätten danach die Funktion, die endständige Phosphatgruppe des ATP in eine für die Koppelung an Creatin günstige Stellung zu bringen. Es werden also, wie Morrison *et al.* (1961) zu Recht vermuten, das ATP und das Magnesium unabhängig voneinander an das Enzymmolekül gebunden. Nach dem Modell von Watts muß, um das Kreisen der Elektronen in Gang zu bringen, die SH-Gruppe einem Imidazolring benachbart sein. Zwar steht in der Primärstruktur des CK-Moleküls kein derartiger Ring genügend nahe an der aktiven Thiolgruppe, jedoch erscheint es durchaus möglich, daß einer der 33 Histidinreste durch Faltung des Enzymproteins in die für die Katalyse notwendige Nachbarschaft gebracht werden kann (Thomson *et al.*, 1964).

4. Bestimmungsmethoden

Die Methoden zur Aktivitätsbestimmung der Creatin-Kinase lassen sich in direkte und indirekte unterscheiden. Bei den direkten Verfahren werden die pro Zeiteinheit gebildeten Produkte gemessen, die unmittelbar aus der katalysierten Reaktion hervorgehen. Bei den indirekten Verfahren werden Hilfsreaktionen nachgeschaltet, die Extinktionsänderungen von Nicotin-Adenin-Nukleotiden zu messen gestatten.

a) Direkte Nachweisverfahren

KUBY *et al.* (1954b) haben die CK-Aktivität in der Vorwärtsreaktion bestimmt, indem sie das aus dem CP hydrolysierbare Phosphat gemessen haben.

ENNOR u. ROSENBERG (1954) benutzten die Rückreaktion und erfaßten das gebildete Creatin mit der Alpha-Naphtol-Diacetyl-Reaktion. Heute wird vor allem im amerikanischen Schrifttum die Modifikation nach HUGHES (1962) angewandt, bei der durch Cysteinzusatz höhere Normalwerte erhalten werden.

Von anderen Autoren wurde die CK-Aktivität durch fluorometrische Messung einer gebildeten Creatin-Ninhydrin-Verbindung bestimmt, wobei noch höhere Normalwerte als mit der Diacetyl-Methode erhalten wurden (CONN u. AMIDO, 1966; SAX u. MOORE, 1965).

Bei einem pH-Wert von 9,0 wird durch den Übergang von

$$ATP^{4-} + Cr \rightleftharpoons ADP^{3-} + Cr\text{-}P^{3}$$

quantitativ ein Wasserstoffion frei. Diesen Umstand nutzten CHO *et al.* (1960) zur Aktivitätsmessung der CK aus und erreichten eine hohe Genauigkeit. Allerdings läßt sich dieses Verfahren nur bei gereinigten Enzympräparaten anwenden (ROTTHAUWE *et al.*, 1961).

Mit diesen direkten Methoden lassen sich zwar Enzymaktivitäten messen, jedoch sind sie für Routinebestimmungen zu aufwendig. Außerdem verläuft hierbei die Reaktionsgeschwindigkeit nicht geradlinig, da die entstehenden Reaktionsprodukte zum Teil die Enzymkinetik hemmen oder die Konzentration der eingesetzten Substrate im Verlauf der Reaktion zu gering wird. Ferner werden bei diesen Verfahren durch die Start-Stop-Methodik nur jeweils zwei Meßwerte erhalten. Die daraus resultierenden Fehlermöglichkeiten lassen sich nur mit großem Aufwand vermeiden.

b) Indirekte Nachweisverfahren

Die indirekten Verfahren liefern dagegen eine lineare Proportionalität zwischen eingesetzter Enzymmenge und Reaktionsgeschwindigkeit über einen weiten Bereich. Der Zeitaufwand ist relativ gering, der Reaktionsablauf kann anhand der sich ändernden Lichtabsorption direkt verfolgt, registriert und die Bestimmung mit günstigerem Probenvolumen evtl. sofort wiederholt werden.

Die erste Beschreibung einer indirekten CK-Aktivitätsmessung geht auf OLIVER (1955) zurück. Er koppelte die

Rückwärtsreaktion:

$$CP + ADP \xrightarrow{CK} Cr + ATP$$

mit der Hilfsreaktion:

$$ATP + Glucose \xrightarrow{HK} ADP + G\text{-}6\text{-}P$$

und diese mit der Indikatorreaktion:

$$G\text{-}6\text{-}P + NADP^{+} \xrightarrow{G\text{-}6\text{-}PDH} 6\text{-}PGS + NADPH + H^{+}$$

Diese Methode hat folgende *Vorteile:*

1. die gemessene Enzymaktivität ist 4—8fach höher als bei der weiter unten beschriebenen Vorwärtsreaktion. Dadurch wird der Einsatz geringster Probenvolumina ermöglicht.

2. Die Optima für ADP, Glucose und NADP sind relativ breit, die Konzentrationen sind also in weiten Grenzen variabel.

3. Ferner wirkt sich bei dem pH-Wert dieser Reaktion von 7,0 die alkalische Phosphatase noch nicht aus.

Als *Nachteile* ergeben sich jedoch, daß

1. NADPH verbrauchende Nebenreaktionen ablaufen, so daß die Extinktionskurve nur anfangs linear ist.

2. Bei Zusatz von Thiolverbindungen, wie sie zur Reaktivierung der CK notwendig sind, werden bei den Hilfs- und Indikatorenzymen Fremdaktivitäten spürbar, die das Ergebnis verfälschen (Rotthauwe u. Cerqueiro-Rodriguez, 1964; Rotthauwe u. Kowalewski, 1967a, b; Stein u. Lamprecht, 1962).

So konkurrieren z.B. bei einer hohen ATP-ase-Aktivität (ATP + $H_2O \xrightarrow{\text{ATP-ase}}$ ADP + Pi) in der untersuchten Probe die ATP-ase und Hexokinase um das gebildete ATP. Da dieses jedoch im Leerwert nicht gebildet wird — es sei denn im Untersuchungsmaterial sei gleichzeitig Adenylatkinase vorhanden (2 ADP $\xrightarrow{\text{AdK}}$ ATP + AMP) —, kann diese ATP-ase-Aktivität nicht erfaßt werden.

Andererseits können Fremdaktivitäten der AdK, wie sie z.B. im Serum von Muskeldystrophikern vorkommen, aus dem zugesetzten ADP schon in der Vorinkubation eine kontinuierliche starke Extinktionsänderung hervorrufen (s.o.).

Auf Grund dieser Einschränkungen entwickelten Tanzer u. Gilvarg (1959) ein ähnliches Reaktionssystem für die *Vorwärtsreaktion:*

$$\text{Cr} + \text{ATP} \xrightarrow{\text{CK}} \text{CP} + \text{ADP}$$
$$\text{ADP} + \text{PEP} \xrightarrow{\text{PK}} \text{ATP} + \text{Pyr.}$$
$$\text{Pyr.} + \text{NADH} + \text{H}^+ \xrightarrow{\text{LDH}} \text{Lac.} + \text{NAD}^+$$

Heute hat sich diese Methode durchgesetzt, da sie besser reproduzierbare Ergebnisse liefert und störende Fremdaktivitäten im Leerversuch sicher ermittelt werden können (Rosalki, 1967; Rotthauwe *et al.*, 1961, 1964, 1967; Szasz *et al.*, 1970).

Als störende Enzyme kämen in Frage:

1. die NADH-Oxidase, die das Indikator-Substrat NADH verbraucht,
2. die alkalische Phosphatase

$$(\text{PEP} + H_2O \xrightarrow{\text{alk. Phosphatase}} \text{Pyr.} + \text{P(i)},$$

deren Aktivität jedoch bei einem pH von 7,6 des normalen Testansatzes deutlich vermindert ist.

Da andererseits bei diesem pH-Wert optimale Bedingungen für die Hilfsenzyme Pyruvat-Kinase und Lactat-Dehydrogenase vorliegen, läuft die CK-Reaktion mit gut meßbarer Geschwindigkeit, so daß noch ca. 75% der bei pH 9,0 erreichten Aktivitäten gemessen werden;

3. kann auch die vor allem in Organextrakten vorkommende ATP-ase stören.

Diese Fremdaktivitäten können jedoch alle im Leerwert erfaßt werden, so daß die CK-Aktivität mit der Vorwärtsreaktion auch in hämolytischen Seren und Organextrakten sicher zu bestimmen ist. Die Substratoptima für PEP und NADH erstrecken sich über einen weiten Bereich. Das schmale Substratoptimum des ATP bleibt gewahrt, da es im Test fortlaufend regeneriert wird (Fleisher, 1967; Hess *et al.*, 1967).

5. Alterung und Reaktivierung

Ohne Zusatz von *Thiolverbindungen* zum Serum tritt eine CK-Aktivitätsverminderung ein, die nach 24 Std bei *Zimmertemperatur* nur noch 25% der Anfangsaktivität beträgt (nach 6 Std ca. 75%) und bei Kühlschranktemperatur (+4° C) nach 24 Std auf ca. 65% abgesunken ist. Nur bei Tiefkühltemperatur (−16° C) bewegt sich der Aktivitätsverlust innerhalb 1 Woche zwischen 10 und 20%. Aus diesem Grund mußte bis vor kurzer Zeit die CK-Aktivität unmittelbar nach der Blut- oder Organentnahme bestimmt werden. Ein Postversand kam nicht in Frage.

Nachdem bekannt war, daß die Aktivität der Creatin-Kinase vom Redoxzustand ihrer aktiven Thiolgruppen abhängt, wurden mit *Glutathion* und Cystein Versuche durchgeführt, um den Aktivitätsverlust des Enzyms zu verhindern bzw. verlorengegangene Aktivität wiederherzustellen (Chapell u. Perry, 1954; Ennor u. Rosenberg, 1954; Hughes, 1962; Okinaka *et al.*, 1964; Rotthauwe *et al.*, 1963, 1967a, b; Velez-Garcia *et al.*, 1966).

Bei der ungereinigten Creatin-Kinase aus Muskelextrakten, auch von Muskeldystrophiepatienten, konnten hierin keine übereinstimmenden Ergebnisse erzielt werden.

Im Serum gibt es offensichtlich ein Agens, das die SH-Gruppen der CK einer Oxidation zugänglich macht. Möglicherweise spielt hier die spektrale Absorption des Serums eine Rolle. Angeblich soll in Seren, die stark bernsteinfarben sind, die Inaktivierung durch Tageslicht viel stärker sein als in klaren Seren. Damit könnten auch widersprüchliche Ergebnisse einzelner Arbeitsgruppen erklärt werden (Kar u. Pearson, 1965b; Okinaka *et al.*, 1964; Thomson, 1969).

Der Zusatz von Glutathion ist dem von Cystein vorzuziehen, da Glutathion in neutralisierter Lösung mindestens 24 Std haltbar ist, während Cystein bei 0° C nach wenigen Stunden ausfällt, und ferner der Reaktivierungseffekt durch Glutathion noch etwas besser ist.

Über die *Reaktionstemperatur*, bei der Enzymaktivitäten gemessen werden, besteht Uneinigkeit. Nach den Empfehlungen der „International Union of Biochemistry" aus dem Jahre 1959 soll die Meßtemperatur +25° C betragen. Seit 1964 schreiben die Richtlinien eine Temperatur von +30° C vor. Viele Untersucher messen, den Bedingungen in vivo entsprechend, die CK bei +37° C. Jedoch beträgt der

$$Q_{10} = \frac{\text{Aktivität bei } (x + 10)\ °\text{C}}{\text{Aktivität bei } x\ °\text{C}}$$

für die Creatin-Kinase 1,8. Das bedeutet für die Meßtemperaturen +25° C und +37° C einen Aktivitätsunterschied von ca. 100% (Noda *et al.*, 1954b; Rotthauwe u. Kowalewski, 1967a, b).

Um die Ergebnisse einzelner Autoren vergleichen zu können, wäre eine einheitliche Temperatur, am besten die von der IUB vorgeschlagene (+30° C) empfehlenswert. Zumindest muß bei Angaben von CK-Aktivitäten die Meßtemperatur angegeben werden.

6. Klinische Bedeutung der Creatin-Kinase

Die Creatin-Kinase hat in der Klinik vor allem bei den Krankheiten Bedeutung erlangt, in deren Verlauf Gewebe mit hoher CK-Aktivität zugrunde gehen, d.h. Muskel-, Herz- und Nervengewebe (Griffiths, 1965). Das Enzym tritt dabei aus der Zelle aus und wird im Blut nachweisbar. Es muß jedoch bedacht werden, daß die Serum-Aktivität der CK mancherlei physiologischen Schwankungen unterliegt. Das kann vor allem bei mäßig erhöhten Werten zu Fehlinterpretationen führen (Colombo *et al.*, 1962).

Relation zum Lebensalter

Wie bei einigen anderen Enzymen werden auch bei Neugeborenen und Kindern die Serum-Aktivitäten der CK höher als bei Erwachsenen gefunden. Die höchsten Werte werden unmittelbar nach der Geburt im Nabelschnurblut bestimmt. In den ersten Lebenstagen ist die Aktivität noch etwa dreimal so hoch wie bei den Erwachsenen, deren Normalwert ungefähr im Schulalter erreicht wird (Pearce *et al.*, 1964a; Sitzmann, 1966a, b; 1967).

Leider können auf Grund der unterschiedlichen Bestimmungsverfahren für die einzelnen Altersgruppen keine verbindlichen Normalwerte angegeben werden. Selbst die Erwachsenenwerte schwanken bei den einzelnen Untersuchern zwischen 1 und 210 mU/ml Serum. Bei den meisten Autoren liegen die Aktivitäten zwischen 25 und 50 mU/ml Serum (Fleisher, 1967; Hess *et al.*, 1967; Hughes, 1962; Rotthauwe u. Kowalewski, 1967a; Szasz *et al.*, 1970; Thompson, 1968). Diese Schwankungen sind durch die verschiedenen Methoden bedingt: Hin- oder Rückreaktion, kinetische oder Endpunktmethode, Photometrie oder Fluormetrie, verschiedene Reaktionstemperaturen. Mit zunehmendem Alter der Erwachsenen nehmen die CK-Werte allmählich um einige Einheiten ab, jedoch kann dieser Umstand im allgemeinen vernachlässigt werden. Nur bei der Erfassung von Konduktorinnen für die progressive Muskeldystrophie ist diese Verminderung von Bedeutung, da die obere Normgrenze bei jüngeren Frauen höher liegt.

Eine Reihe weiterer Faktoren, die den Creatin-Phospho-Kinase-Spiegel im Serum beeinflussen, soll hier kurz aufgeführt werden.

a) *Körperliche Arbeit* bewirkt einen Anstieg der Aktivität (Aebi, 1962; Fowler *et al.*, 1968; Griffiths, 1966; Hudgson *et al.*, 1967; Küstner *et al.*, 1966).

Umgekehrt liegt bei Bettlägerigkeit die Aktivität der CK niedriger als bei Personen mit normalem Tagesablauf (Szasz *et al.*, 1970).

b) Bei *Männern* ist die Aktivität um 2—5 mU/ml Serum höher als bei Frauen (Fleisher, 1967; Hess *et al.*, 1964; Hughes, 1962; Sax u. Moore, 1965; Thompson, 1968).

Dieser Unterschied wird bereits im Kleinkindesalter deutlich. Im Senium gleicht sich die CK-Aktivität der Männer der der Frauen an. Kurz nach einem *Partus* steigen die Werte für etwa 2 Wochen an, wahrscheinlich durch die schwere körperliche Arbeit unter der Geburt und die anschließende Involution des Uterus bedingt (Okinaka *et al.*, 1964; Szasz *et al.*, 1970).

c) Offensichtlich spielen *hormonelle Faktoren* bei der CK-Aktivität keine Rolle. Weder während des Menstruationscyclus noch während der Schwangerschaft sind signifikante Änderungen zu beobachten (Colombo *et al.*, 1962; Pearce *et al.*, 1964a, b).

d) Bei Duchenne-Patienten seien die Enzymaktivitäten im Winter höher, während bei gesunden kein *jahreszeitlicher Einfluß* festgestellt werden kann (Schapira u. Dreyfus, 1963).

e) *Operationen* erhöhen kurzfristig die Serumspiegel (Kuhn, 1964).

f) *Narkosen* mit Muskelrelaxantien (nur depolarisierende Substanzen wie Suxamethonium) bewirken ebenfalls eine CK-Erhöhung für 1—2 Tage, bemerkenswerterweise bei Frauen stärker als bei Männern. Nach reiner Halothan-Narkose sinkt dagegen die Aktivität im Serum (Tammisto u. Airaksinen, 1966; Perkoff *et al.*, 1969).

g) Verständlicherweise bewirkt auch eine Irritation des Muskelgewebes durch häufige i.m.-*Injektionen* einen Efflux des Enzyms aus den Muskelfasern und damit eine Aktivitätsvermehrung im Serum. Gleiches gilt für die Muskelbiopsien (Hess *et al.*, 1964; Mertens *et al.*, 1966; Metzer, 1970).

h) Therapeutische Dosen von Röntgenstrahlen bewirken dann eine CK-Erhöhung, wenn das Herz im Behandlungsfeld liegt (Muggia, 1970).

Sicherlich sind mit dieser Zusammenstellung noch nicht alle Faktoren erwähnt, die auch beim Gesunden die Serum-CK-Spiegel von der Norm abweichen lassen. Vor allem ist noch zu wenig über den Einfluß von *Medikamenten* auf dieses Enzym bekannt. Denkbar wär eine Veränderung unter der Applikation kataboler und anaboler Steroide. Die Cortisolgabe vermindert bei Dystrophia musculorum progressiva die im Serum meßbaren Enzymaktivitäten, wobei eine direkte Enzymhemmung ausgeschlossen werden konnte. Es wird vielmehr ein membranabdichtender Effekt auf die Muskelzelle mit vermindertem Efflux diskutiert (BARTHELMAI, 1965; HEYCK u. LAUDAHN, 1965).

III. Pathogenese der progressiven Muskeldystrophien

Unter progressiven Muskeldystrophien wird eine Gruppe von fortschreitenden, nicht entzündlichen Erkrankungen der Muskulatur zusammengefaßt, die mit einem Verlust an Muskelsubstanz einhergehen und deren Ursprung im Muskel selbst liegt. Damit unterscheiden sie sich von den neurogenen Atrophien, bei denen primär das Nervensystem betroffen ist.

1. Pathologisch-anatomische Befunde

Makroskopisch imponiert das dystrophe Muskelgewebe durch sein blasses Aussehen, das in fortgeschrittenen Fällen auf die Vakatwucherung von Fett- und Bindegewebe zurückgeht. Die bei initialen Stadien bereits beobachtete, wie „gekocht" aussehende Farbe dürfte jedoch auf den bereits bald einsetzenden Verlust von Myoglobin zurückzuführen sein, das mit seinem niedrigen Molekulargewicht von etwa 17000 die undicht gewordene Membran frühzeitig passieren kann.

Das *histologische Bild* zeigt disseminierte, unregelmäßig verteilt liegende Muskelfasern von unterschiedlichem Kaliber im Gegensatz zu den felderförmigen Degenerationen neuraler Prozesse. Es finden sich zum Teil stark vergrößerte Muskelquerschnitte zwischen mittleren und kleinsten Fasern. Die normale polygonale Form rundet sich ab, in den Zwischenräumen breiten sich Endomysium und später vikariierendes Fettgewebe aus. Im Endstadium finden sich nur noch vereinzelt Muskelfasern bzw. Fasergruppen inmitten von Fett und Bindegewebe. Die Fasern selbst teilen sich und zeigen segmentale Degenerationserscheinungen, d.h. verstärkte Basophilie einerseits, ferner schollige Verklumpung und sog. diskoide Fragmentierung. Frühzeitig vermehren sich die Sarkolemmkerne, die auch vermehrt im Inneren der Muskelfasern zu finden und häufig als „Kernzeilen" angeordnet sind (HEYCK, 1966; PEARSON, 1962a, b; PEARSON *et al.*, 1961).

2. Elektromyogramm

Bei den Muskeldystrophien fehlt die Entartungsreaktion. Das EMG zeigt unter maximaler Anspannung auch bei schwer befallenen Muskeln noch ein Interferenzmuster, jedoch ist die Amplitude der Ausschläge erniedrigt. Bei geringem Innervationsgrad werden bereits zahlreiche motorische Einheiten rekrutiert. Die Dauer der Aktionspotentiale ist verkürzt und die Entladungsfrequenz der motorischen Einheit verkleinert. Die absolute Refraktionszeit des Muskels ist verkürzt bei normaler motorischer und sensibler Nervenleitgeschwindigkeit. Die Frequenzbelastbarkeit des neuromuskulären Übergangs liegt im Normbereich (BUCHTHAL, 1955; BUCHTHAL u. CLEMMESEN, 1940; BUCHTHAL u. PINELLI, 1952; BUCHTHAL *et al.*, 1960; BUCHTHAL u. ROSENFALCK, 1963; CARUSO u. BUCHTHAL, 1965; DENNY-BROWN, 1949; KUGELBERG, 1947, 1949; STEINBRECHER, 1965; WALTON, 1952).

3. Biochemische Befunde

Bei den progressiven Muskeldystrophien wurden bisher so vielfältige Enzymaktivitäts- und Metabolitveränderungen gefunden, daß in diesem Rahmen nur eine zusammenfassende Übersicht der wesentlichen Ergebnisse erfolgen kann.

Für Einzelheiten sei auf Monographien (Bourne u. Golarz, 1963; Dreyfus u. Schapira, 1962; Heyck u. Laudahn, 1969; Kuhn, 1964) und Übersichten verwiesen (z.B. Laudahn, 1963; Pearson, 1962a).

Kohlenhydratstoffwechsel

Nach zahlreichen älteren und neueren Befunden soll der Kohlenhydratstoffwechsel des Muskels bei der DMP wesentlich gestört sein. Da die einzelnen Autoren unterschiedliche Versuchsbedingungen, Einheiten, Bezugsgrößen und Stadien verwendeten, ist ein exakter Vergleich nicht möglich (Dreyfus *et al.*, 1954; Herschberg *et al.*, 1964; Stengel-Rutkowski, 1969).

Es besteht jedoch insofern Übereinstimmung, als mit Ausnahme der Enzyme des Fettgewebes und kataboler Enzyme wie Phosphatasen, Nucleidasen und Proteasen alle Enzymaktivitäten im dystrophen Muskel verschieden stark verändert sind. Dies gilt ganz besonders für Enzyme der Glykolyse. Einige fallen im Verlaufe der Erkrankung kontinuierlich ab, andere werden zunächst mit erhöhter Aktivität gemessen. Dieses unterschiedliche Verhalten mag mit der verschiedenen Molekülgröße, der unterschiedlich starken Bindung der Enzyme an die Zellstrukturen oder mit einer kompensatorisch gesteigerten Enzymsynthese zusammenhängen. Der kontinuierliche Anstieg der Glucose-6-Phosphatdehydrogenase und der 6-Phosphogluconatdehydrogenase, der zu dem Schluß verleiten könnte, der dystrophe Muskel steigere kompensatorisch den Kohlenhydrat-Abbau über den Pentose-Phosphat-Shunt, dürfte jedoch durch die zunehmende Vakatwucherung des Fettgewebes bedingt sein, das sehr hohe Aktivitätsspiegel dieser Enzyme aufweist. So gut der Verlust des dystrophen Muskels an Glykolyse-Enzymen gesichert ist, so umstritten ist die daraus abgeleitete limitierende Auswirkung auf den Substratumsatz (Canal *et al.*, 1964; Garcia-Bunuel, L. u. V. M., 1967; Di Mauro *et al.*, 1967; Heyck u. Laudahn, 1963; Nierboy-Dobosz, 1965; Schapira *et al.*, 1955). Die klinischen Prüfungen des Glucose-Stoffwechsels wie Tolbutamid-Test, Glucose-Assimilations-Test, Glucagon-Test und Biguanid-Test fallen pathologisch aus. Dies liegt jedoch nicht an einer diabetischen Stoffwechsellage, vielmehr ist die verzögerte Glucoseutilisation durch die verminderte Muskelmasse erklärbar. Werden mit Glucose gleichzeitig Biguanide oder Insulin zugeführt, so normalisieren sich die Verlaufskurven der Belastungsteste. Dies beruht offensichtlich auf einer rascheren Permeation der Glucose in die Zelle und damit einem gesteigerten Umsatz in der verbliebenen Muskulatur (Blietz, 1970; Blietz u. Paulmann, 1966; Cutillo, 1963; Herschberg *et al.*, 1964).

Eiweißstoffwechsel

Eiweiß geht der Muskulatur mit fortschreitendem dystrophischen Prozeß verloren. Während die Strukturproteine des Binde- und Stützgewebes, Elastin und und Kollagen, zunehmen, vermindert sich das Strukturprotein des Muskels, das Myosin. Hoagland *et al.* (1945) vermuteten zunächst eine ursächliche Veränderung der Primärstruktur dieses Eiweißkörpers bei der DMP. Diese Veränderung stellte sich später jedoch auf Grund des gestörten intracellulären Ionen-Milieus als unspezifisch heraus (Dreyfus, 1963).

Die Muskeldystrophie führt zu einer auffälligen Verminderung freier Aminosäuren in der Muskulatur und parallel zu einer Hyperaminoacidämie und -urie, die bei den x-chromosomalen Formen am ausgeprägtesten ist und bei dem facio-scapulo-humeralen Typ (Typ I) und dem Gliedergürteltyp (Typ II) meist fehlt. Das ausgeschiedene Aminosäurenmuster wechselt sehr stark und wird von therapeutischen Maßnahmen nicht beeinflußt. Im Verlaufe der Erkrankung geht die

Ausscheidung zurück. Auffallenderweise wird bei den heterozygoten Müttern diese Hyperaminoacidurie abgeschwächt gefunden, angeblich sogar bei genotypisch gesunden Vätern (Beckmann u. Ritter, 1966). Erklären läßt sich dieser Aminosäurenverlust aus dem Efflux niedermolekularer Substanzen durch die undichte Muskelzellmembran (Ames u. Risley, 1948). Ähnlich dürfte es sich mit dem *Creatin* verhalten. Hyper-Creatinurie und Hypo-Creatininurie sind bekannte biochemische Befunde der DMP, die auch bei vielen anderen Zuständen mit Muskelgewebsuntergang gefunden werden. Die Creatintoleranz ist pathologisch. Dabei ist die Creatinsynthese ungestört. Die Muskulatur hält das in normalen Mengen gebildete Creatin jedoch nicht fest. Es wird im Urin ausgeschieden, ohne in Creatinin umgesetzt zu werden (Beard u. Barness, 1931; Benedict u. Kalinsky, 1955; Bourdakos u. Wolf, 1962; Fitsch u. Sinton, 1964; Hoagland *et al.*, 1945; Levene u. Kristeller, 1909; Roche *et al.*, 1952). Wenn auch das Creatin in der Muskulatur vermindert ist, so hat es doch den Anschein, als sei die einzelne noch erhaltene Muskelfaser creatinreicher als normal. Das könnte mit einem Creatinstau durch die verminderte Creatin-Phosphat-Synthese erklärbar sein (Stengel-Rutkowski, 1969).

Der Muskelfarbstoff *Myoglobin* mit seinem niederen Molekulargewicht penetriert bereits frühzeitig durch die undichte Fasermembran in das Interstitium. Ferner wird auch eine „fetale Zusammensetzung" dieses Farbstoffes gefunden (Dreyfus *et al.*, 1953; Perkoff *et al.*, 1962; Schapira *et al.*, 1954; Singer *et al.*, 1955). Hierbei handelt es sich jedoch sehr wahrscheinlich um ein sekundäres Phänomen. „Fetale" Muster von Eiweißkörpern wurden schon öfter als Ursache der DMP vermutet, so bei der Lactat-Dehydrogenase, Creatin-Phospho-Kinase und der Malat-Dehydrogenase. Da diese Muster jedoch immer Folge quantitativer Verschiebungen und keine qualitativen Änderungen sind und keine schweren Störungen der katalysierten Reaktionen auftreten, kann ihnen kaum eine ätiologische Bedeutung zugemessen werden (Cao *et al.*, 1966; Deul u. v. Breemen, 1964; Dreyfus *et al.*, 1954; Goto *et al.*, 1969; Hoton u. Watts, 1966; Kar u. Pearson, 1965a; Pearson u. Kar, 1966; Rosalki, 1964; v. d. Veem u. Willebrands, 1965).

Nucleotide und energiereiche Phosphate

In dieser Substratgruppe sind zum Teil wegen methodischer Schwierigkeiten die Aussagen der verschiedenen Autoren besonders divergent. Unbestritten ist jedoch die Verminderung von ATP und Creatin-Phosphat in der dystrophen Muskulatur, selbst schon in frühen Stadien der Erkrankung. Dabei stellt sich der CP-Mangel rascher und stärker ein als die ATP-Verminderung. AMP und ADP werden hingegen in einem zur verbliebenen Muskelmasse unveränderten Verhältnis gefunden (Bonetti *et al.*, 1954; Collazo *et al.*, 1936; Nevin, 1934; Reinhold u. Kingsley, 1938; Ronzoni *et al.*, 1958; Stengel-Rutkowski, 1969; Vignos u. Warner, 1963).

Aus dem deutlichen Creatin-Phosphat-Mangel schlossen Tada *et al.* (1961) auf eine stark verminderte Creatin-Kinase-Aktivität im dystrophen Muskel und wollen diese auch in frühesten Stadien der DMP nachgewiesen haben. Im Gegensatz hierzu wird von anderen Autoren gerade in frühen Krankheitsstadien eine überschießende, regeneratorische CK-Aktivität gemesssen (Heyck u. Laudahn, 1963; Heyck *et al.*, 1966).

Oxidative Phosphorylierung

Einige Autoren vermuten bei der DMP auch eine Störung der oxidativen Phosphorylierung (Duma u. Popoviciu, 1967; Lochner u. Vrink, 1967; Sarkar

Tabelle 1. Typeneinteilung der

	Typ	Vererbungsmodus	Geschlechtsverteilung
I	Facio-scapulo-humoraler Typ	autosomal dominant	♀ u. ♂
	Heyck-Laudahn		bisher nur ♀
II	Gliedergürteltyp	autosomal rezessiv	♀ u. ♂
IIIa	Duchenne-Typ, bösartige Beckengürtelform	x-chromosomal	♂
IIIb	Becker-Kiener-Typ, gutartige Beckengürtelform	rezessiv	♂

[a] Progredienzquotient $PQ = \frac{\text{Stadium (s. Tabelle 2)}}{\text{Jahre der Krankheitsdauer}}$

u. Srivastava, 1964). In diesem Zusammenhang sind die in frühesten Stadien elektronenmikroskopisch gefundenen Veränderungen mit vermehrten und vergrößerten Mitochondrien sowie Auseinanderweichen der Cristae interessant (Milhorat *et al.*, 1966; Mölbert u. Marx, 1965; Pearce, 1966). Ob diesen Befunden eine krankheitsspezifische Bedeutung zukommt, muß noch geklärt werden.

Elektrolyte

Als Zeichen der gestörten Membranpermeabilität ist der K^+-Gehalt der Muskelzelle sehr frühzeitig, bereits vor Auftreten der ersten klinischen Symptome erniedrigt und der Na^+- und Cl^--Spiegel erhöht. Der Umsatz des anorganischen Phosphates ist zunächst gesteigert, später ist der intracelluläre Phosphatgehalt jedoch herabgesetzt (Blahd *et al.*, 1955; Radu *et al.*, 1965; Shy *et al.*, 1955).

Vitamin E

Das bei nutritiven muskeldystrophen Tieren so wichtige alpha-Tocopherol hat bei der menschlichen DMP keine Bedeutung (Littarru *et al.*, 1970; Mason *et al.*, 1952; Scholler *et al.*, 1970).

Serumenzyme

Bei allen Formen der DMP sind die Aktivitäten der Aldolase, Creatin-Kinase, Transaminasen (GOT und GPT), Lactat-Dehydrogenase, Malat-Dehydrogenase und Adenylatkinase im Serum gesteigert, d.h. in erster Linie die Enzyme des extramitochondrialen Raumes. Beim Duchenne-Typ ist die Creatin-Kinase gegenüber den übrigen Enzymen excessiv erhöht (Aebi *et al.*, 1961; Griffiths, 1965; Heyck u. Laudahn, 1965, 1967; Hooton u. Watts, 1966; Kaeser, 1959; Kaffarnik u. Klaus, 1962; Kleine, 1967; Kuhn, 1964; Laudahn u. Heyck, 1965; Pearson, 1957; Rotthauwe u. Kowalewski, 1965a; Thompson u. Vignos, 1959; Thomson *et al.*, 1960).

Patienten mit dem gutartigen Typ Becker-Kiener (IIIb) haben ebenfalls signifikant erhöhte Enzymwerte, die jedoch nur gering über denen der Gliedergürtelform liegen, so daß eine differentialdiagnostische Trennung beider Formen allein mit Hilfe enzymologischer Methoden kaum möglich ist. Auffallenderweise

proximalen Muskeldystrophien

Verlauf	Beginn und Prognose	Creatin-Kinase
absteigend	2.—4. Lebensdekade; geringe Progredienz; Lebenserwartung kaum herabgesetzt	etwas erhöht
aufsteigend	4. Lebensdekade; Progredienz PQ[a] = 0,34; Lebenserwartung kaum herabgesetzt	nicht erhöht
absteigend u. aufsteigend	1.—3. Lebensdekade (meist 10.—20. Jahr); Progredienz PQ = 0,44; Lebenserwartung mäßig herabgesetzt	etwas erhöht
aufsteigend	meist bis zum 5. Lebensjahr; Progredienz PQ = 1,13; Lebenserwartung stark herabgesetzt	stark bis exzessiv erhöht
aufsteigend	meist 2. Lebensdekade; Progredienz PQ = 0,48; Lebenserwartung mäßig herabgesetzt	mäßig erhöht

wird bei den proximalen DMP-Formen im Verlauf der Erkrankung auch eine Aktivitätssteigerung der Sorbit-Dehydrogenase und der Phosphofructose-Aldolase gefunden (HEYCK u. LAUDAHN, 1967; NIERBOJ-DOBOTZ, 1965a, b). Dies könnte auf eine Leberstörung hinweisen, da diese Enzyme fast ausschließlich in diesem Organ vorkommen. Gelegentlich wird bei Duchenne-Patienten eine leichte Erhöhung der Glutamat-Dehydrogenase-Aktivität im Serum sowie der kationischen GOT gefunden, die streng in den Mitochondrien lokalisiert sind. Dies wäre ein weiterer Hinweis, daß die DMP mit einer Mitochondrienschädigung beginnen könnte (BOYDE, 1968; HEYCK u. LAUDAHN, 1963; LAUDAHN, 1963).

IV. Klinik der progressiven Muskeldystrophien

1. Proximale Formen

Die Klassifizierung der proximalen Formen der DMP ist durch die verschiedenen, sich zum Teil überschneidenden früheren Einteilungsversuche nicht ganz leicht. Heute gehen — wie eingangs erwähnt — die meisten Autoren nach genetischen Gesichtspunkten vor (BECKER, 1964; CHUNG u. MORTON, 1959).

Das allgemeine *klinische Kennzeichen* aller proximalen DMP-Formen ist die schleichende und fast stets schmerzlos einsetzende Schwäche der proximalen Skeletmuskulatur lange vor einem mit dem Auge bemerkbaren Muskelschwund. Da jedoch die Schwäche eines Muskels erfahrungsgemäß klinisch erst auffällt, wenn mehr als 50% der Muskelfasern funktionsuntüchtig geworden sind, ist der genaue Beginn einer derartigen Erkrankung in keinem Fall festzulegen (HALLEN, 1966; HEYCK u. LAUDAHN, 1969; RICHTERICH *et al.*, 1962; WALTON, 1964) (Tabelle 1).

a) Typ I: Facio-scapulo-humeraler Typ

Der *Krankheitsbeginn* kann bei dieser Form zwischen frühester Kindheit und spätem Erwachsenenalter liegen. Meist werden die ersten klinischen Zeichen in der 2.—4. Lebensdekade bemerkt (BECKER, 1964). Zunächst wird der *Schultergürtel* befallen mit Schwund des Musculus trapecius, Scapulae alatae, „losen Schultern", Verflachung der Brust durch Schwund der Musculi pectorales.

Typisch sind auch die Veränderungen der Gesichtsmuskulatur mit Tapirmund, „rire en traverse" und Lagophthalmus. Die fehlende Ptosis unterscheidet die Facies dystrophica von der Facies myopathica (bei Myasthenie). Jedoch kann die Gesichtsmuskulatur zumindest klinisch verschont bleiben. Zuweilen treten später Sprachschwierigkeiten auf, besonders bei der Lautbildung von O und U, jedoch fehlt eine bulbäre Sprache. Häufig tritt der Muskelschwund asymmetrisch auf, was zu Fehldiagnosen, z.B. Serratuslähmung führen kann. Die von den Erstbeschreibern LANDOUZY u. DEJERINE (1884, 1885, 1886) angenommene, gesetzmäßige Reihenfolge des Befalls kann heute nicht mehr aufrechterhalten werden. Gelegentlich werden Pseudohypertrophien z.B. der Lippen und des Deltoideus beobachtet, die später auch in den Waden auftreten können. Meist ist der Verlauf relativ gutartig und die Lebenserwartung kaum abgekürzt (MOSER *et al.*, 1966).

Da die *Serum-Enzymaktivitäten* in der Regel nicht eindeutig erhöht sind, haben sie keine differentialdiagnostische Bedeutung.

Von HEYCK u. LAUDAHN (1969) wird hier noch eine besondere, *aufsteigende Form* abgegrenzt, bei der zuerst der Beckengürtel befallen ist, mit späterem Übergeifen auf die Schultermuskulatur. Eigenartigerweise wird diese Erkrankung bisher nur bei Frauen beobachtet, wofür noch keine befriedigende Erklärung vorliegt.

b) Typ II: Gliedergürtel-Typ

Diese Erkrankung ist beim männlichen und weiblichen Geschlecht gleich häufig (BECKER, 1957; MORTON u. CHUNG, 1961). Sie *manifestiert* sich in der Regel in der 1.—3. Dekade, am häufigsten jedoch zwischen dem 10. und 20. Lebensjahr. Beginnt das Leiden schon im Klein- oder Schulkindesalter, wird die Unterscheidung vom Duchenne-Typ schwierig, zumal die *Symptomatik* der Duchenne-Form ähnelt, mit Beginn meist im Beckengürtel und einer Wadenhypertrophie. Die Erkrankungen weiblicher Verwandter sowie die Serum-Enzyme und die deutlich geringere Progredienz können hier weiterhelfen. Die Neigung zu Skoliosen ist wenig ausgeprägt, sie treten erst spät auf. Nach WALTON u. NATTRASS (1945) kommen auch deszendierende Verlaufsformen vor, wobei der Muskelschwund am Schultergürtel beginnt. Innerhalb einer Sippe kommen beide Verlaufsformen nie gleichzeitig vor, so daß möglicherweise in der Gruppe des Gliedergürteltypus zwei verschiedene Erkrankungen zusammengefaßt sind.

c) Typ III: Beckengürtel-Typen

Heute wird diese Form in *2 Untergruppen:*
den *bösartigen Typ Duchenne* und
den *gutartigen Becker-Kiener Typ*
unterteilt.

Auf Grund der x-chromosomalen, rezessiven *Vererbung* erkranken nur Jungen. Der Unterschied beider Krankheitsbilder liegt in der verschiedenen *Progredienz.*

Duchenne-Typ (Typ IIIa)

In der Regel beginnt die Erkrankung klinisch vor dem 5. Lebensjahr. Wahrscheinlich liegt der *Krankheitsbeginn* in der Fetalzeit. Dies kann auf Grund von enzymatischen und histopathologischen Untersuchungen an neugeborenen Patienten angenommen werden, die auf Grund älterer, erkrankter Brüder ermittelt wurden (AEBI, 1962; HEYCK *et al.*, 1966; PEARSON, 1962a, b; PEARSON *et al.*, 1961).

Tabelle 2. Stadieneinteilung der progressiven Muskeldystrophien[a]

Grad	Klinische Charakterisierung
0	Klinisch gesund, Creatin-Kinase erhöht
1	Leichte Muskelschwäche, verzögertes Geh-Alter, Neigung zu Stolpern und Fallen; kann nicht springen, schlechte Koordination
2	Auffallende Anomalie der Haltung und des Ganges; Gehen und Treppensteigen ohne Hilfe möglich
3	Gehen möglich; Treppensteigen nur mit Hilfe des Geländers
4	Gehen möglich; benötigt zum Ersteigen von 8 Stufen einer Standardtreppe mit Hilfe des Geländers mehr als 25 sec
5	Gehen möglich; Treppensteigen unmöglich
6	Gehen möglich; Treppensteigen und Aufstehen vom Stuhl unmöglich
7	Gehen nur mit Unterstützung der Arme möglich
8	Im Fahrstuhl; sitzt aufrecht, kann den Fahrstuhl bewegen und im Fahrstuhl oder Bett die Verrichtungen des täglichen Lebens ohne Hilfe ausführen
9	Im Fahrstuhl, sitzt aufrecht; ist unfähig, im Fahrstuhl oder Bett die Verrichtungen des täglichen Lebens ohne Hilfe auszuüben
10	Im Fahrstuhl, sitzt aufrecht; ist unfähig, im Bett oder Fahrstuhl minimale Verrichtungen des täglichen Lebens ohne Hilfe auszuüben
11	Im Bett; kann die Verrichtungen des täglichen Lebens nicht ohne Hilfe ausführen; Sitzen nicht möglich

[a] Nach Thompson u. Vignos (1959); modifiziert von Aebi *et al.* (1961). Durch Einfügen des Grades 0 = präklinisches Stadium.

Da primär der *Beckengürtel* befallen ist, lernen die Patienten verspätet sitzen und laufen, wobei ein Drittel nie normal gehen kann (s. Tabelle 2). In der Regel sind die Kinder jedoch eine Zeitlang begrenzt gehfähig. Als *Initialzeichen* fallen eine zunehmende Tendenz, sich häufig hinzusetzen, häufiges Stolpern, Hinfallen und eine auffällige Unterlegenheit beim Spiel mit anderen Kindern auf. Typisch sind Schwächen beim Treppensteigen und Aufrichten. Die Kinder entwickeln zunehmend Hilfsgriffe und Kompensationsbewegungen, oft so geschickt und automatisch, daß die Eltern die Krankheit zunächst übersehen. Fortschreitend entwickelt sich ein watschelnder, oft mehr schiebender oder schaukelnder Gang mit einer Lendenlordose. Das in den Lehrbüchern beschriebene „an sich selbst emporklettern" („Grimper le long le lui-meme", Gower's sign) ist allerdings nicht krankheits-spezifisch, sondern kommt auch bei anderen, die Beckenmuskulatur involvierenden Prozessen vor. Relativ früh greift der Prozeß bei der Duchenneschen Form auf den *Schultergürtel* über, von proximal nach distal fortschreitend. Der Zusammenbruch der Rumpfstatik durch den Ausfall der Rückenstrecker und das jahrelange Sitzen im *Rollstuhl* führt zu einer schweren Skoliose. Der Kopf kann im Liegen nur noch mit gleichzeitiger Seitenneigung gehoben werden. Der Muskelschwund bleibt im Gegensatz zum Typ I oft längere Zeit verborgen, da die Duchenne-Patienten häufig adipös sind. Die Gesichtsmuskulatur wird meist verschont, oft im grotesken Kontrast zum Siechtum des übrigen Körpers.

Häufig wurde das Symptom der *Pseudohypertrophie*, nicht zuletzt von Duchenne selbst, als typisch für diese Form angesehen und zur Klassifizierung benutzt. Die Pseudohypertrophie kommt jedoch ebenso bei anderen DMP-Typen vor. Andererseits wird sie beim Duchenne-Typ auch in 20% der Fälle vermißt (DUBOWITZ, 1963; NATRASS, 1957; WIESENDANGER, 1962). Am häufigsten imponiert der vergrößerte Umfang der Waden („Gnomenwaden"). Dieses vergrößerte Volumen geht auf eine überschießende Vakatwucherung von Fett und Bindegewebe an Stelle der zugrunde gegangenen Muskelfasern zurück. Im Röntgenbild findet sich eine fiederartige Zeichnung der Wadenmuskulatur. Dem histologischen Bilde nach spielt offensichtlich auch eine echte Arbeitshypertrophie der zunächst weniger betroffenen Unterschenkelmuskulatur mit, zumal die *Gnomenwaden* einige Zeit nach erlerntem Laufen der Kleinkinder auftreten. In fortgeschrittenen Stadien stellen sich regelmäßig *Gelenkkontrakturen* ein, zuerst meist eine Spitzfußstellung, später Beugekontrakturen an Knie, Ellenbogen, Hüfte und Schultergelenken, in den Endstadien sogar an den Fingern und Zehen.

Meist sterben die Duchenne-Patienten an einer Pneumonie mit Herzversagen, da schließlich auch die Atem- und Herzmuskulatur vom dystrophen Prozeß betroffen wird (BONSETT, 1963). Manchmal tritt der Tod wegen extremer Erniedrigung der Vitalkapazität mit Acidose und cerebralem Koma an Erstickung ein (HAPKE, 1968).

Die häufige Schädigung des *Herzmuskels* fällt zunächst wegen der Immobilisierung der Patienten nicht auf. Sie äußert sich später klinisch als Tachykardie, die auch während des Schlafes weiterbesteht, als Extrasystolie und häufig in einem Systolicum. Im EKG werden Sinustachykardie, paroxysmale ventrikuläre Tachykardie, ventrikuläre Extrasystolie, Vorhofflattern, Niedervoltage, tiefes Q, QRS-Aufsplitterung, Veränderungen der ST-Strecke und negatives T beobachtet. Angeblich soll eine hohe QRS-Amplitude ein differential-diagnostisches Kriterium gegenüber der Form II sein. Jedoch ist gegenüber diesen Beobachtungen Zurückhaltung angebracht, da andere Untersucher EKG-Veränderungen nur bei einem Viertel ihrer Patienten beobachten konnten (HAUSMANOWA-PETRUSEWICZ, 1966; SCHOTT *et al.*, 1955; SLUCKA, 1968; WALTON u. NATRASS, 1954).

Anatomisches Substrat der Herzbeteiligung ist der bindegewebige Ersatz zugrunde gegangener Myokardbezirke durch feinherdige bis großflächige Myokardschwielen, während eine Lipomatose — vergleichbar den Veränderungen der Skeletmuskulatur — nur gering ausgeprägt zu sein scheint (BEVANS, 1945; GRUNDMANN u. BECKMANN, 1963; HOOEY u. JERRY, 1964).

Der *Kreislauf* soll auch bezüglich der Strömungsverhältnisse in der Peripherie verändert sein. Es gibt Hinweise darauf, daß die Kreislaufzeit infolge von Shunts, die die dystrophe Muskulatur umgehen, verkürzt ist. Das führte zu einem ätiologischen Deutungsversuch der DMP, der jedoch bisher nicht bestätigt werden konnte (DEMOS u. ECOIFFIER, 1957; DUDLEY u. GIBSON, 1964; ERBSLÖH u. KUNZE, 1968). Mit der Immobilisierung der Patienten dürfte die bereits von SCHULTZE (1886) beschriebene Atrophie des *Knochens* zusammenhängen, der allerdings einen eigenen dystrophen Prozeß des Knochens annahm. Das Knochenmark wird durch Fett ersetzt. Röntgenologisch wird eine Verdünnung des Schaftes aller langen Röhrenknochen mit Atrophie der Corticalis gesehen. Das Becken ist verformt mit Coxa valga und Prominenz der Spina iliaca. Es ist heute noch nicht geklärt, ob diese Befunde, zu denen auch eine Höhenzunahme der Wirbelkörper („Caninisation") und trompetenförmige Profile der Femurmetaphysen zählen, durch die Inaktivitätsatrophie allein erklärt werden können, oder ob ein eigener, sich direkt auf das Knochensystem auswirkender, mesodermaler Prozeß angenommen werden muß (EPSTEIN u. ABRAMSON, 1941; HALLEN, 1966).

Skeletmuskel und *Leber* sind durch wichtige Stoffwechselwege miteinander verbunden, z.B. Gluconeogenese und Glucoseabbau und die Synthese des für den Muskel-Energie-Haushalt wichtigen Creatins. Die Leberfunktion scheint jedoch von der Erkrankung wenig beeinflußt zu sein, da Serumbilirubin und Bromthalein-Test meist im Normbereich liegen. Möglicherweise wird in späteren Stadien die Leber durch erhöhte Belastung mit Eiweißabbauprodukten in Mitleidenschaft gezogen. Aktivitätssteigerungen der Fructose-Phosphat-Aldolase und der Sorbit-Dehydrogenase geben entsprechende Hinweise (Heyck u. Laudahn, 1963; Laudahn, 1963; Niebroj-Dobosz, 1965a, b).

Nach Morrell (1959) soll bei der DMP eine generalisierte Stoffwechselstörung mit Beteiligung der Leber bestehen. Jedoch sind unsere Kenntnisse über das Verhalten der Leber bei der Muskeldystrophie noch zu lückenhaft, um eine gesicherte Aussage darüber machen zu können (Cutillo *et al.*, 1963; Forster, 1962).

Die *Fettsucht* ist ein häufiges Symptom bei der Duchenne-, aber auch bei der Gliedergürtel-DMP. Die krankheitsbedingte Immobilisierung spielt dabei sicher eine Rolle, zumal sich die Adipositas meist erst bei Verlust der Gehfähigkeit entwickelt. Ob darüber hinaus noch eine Störung im Fettstoffwechsel vorliegt, ist ungeklärt. Die bisherigen Hinweise konnten einer kritischen Prüfung nicht standhalten (Herschberg u. Coirault, 1965).

Die Meinungen über eine angebliche *Intelligenzminderung* der Duchenne-Patienten gehen sehr auseinander. Insgesamt kann eine Herabsetzung der durchschnittlichen Intelligenz angenommen werden. Ob dies jedoch durch die körperliche Behinderung und Isolierung von der Umwelt erklärt werden kann, ist noch nicht entschieden. Ein Vergleich der Duchenne-Patienten mit Kranken der hereditär pseudomyopathischen Spinalatrophie Kugelberg-Welander, der sie klinisch ähnelt, gab einen deutlichen Rückstand im IQ der Duchenne-Kranken. Möglicherweise spielt die Überschwemmung des Gehirns in einer frühen, vulnerablen Phase mit hirntoxisch wirkenden, aus der dystrophen Muskulatur stammenden Stoffwechselprodukten im Sinne einer Sekundärschädigung eine Rolle. Es fehlt jedoch eine Progredienz des Intelligenzdefektes (Kubatzki, 1969; Morrow u. Cohen, 1954; Schorer, 1964).

Typ Becker-Kiener (Typ IIIb)

1955 wiesen Becker u. Kiener erstmals auf einen Typ der x-chromosomal vererbten DMP hin, der sich klinisch nicht prinzipiell von der Duchenneschen Form unterschied, jedoch deutlich langsamer voranschritt. Der *Progredienzquotient* beträgt 0,48 gegenüber 1,13 des bösartigen Duchenne-Types. Bei der Berechnung dieses Quotienten werden die Stadienzahlen von Thompson u. Vignos (s. Tabelle 2) durch die Anzahl der Erkrankungsjahre geteilt. So wird ein ungefährer Vergleich über die Geschwindigkeit des voranschreitenden Funktionsverlustes bei den einzelnen Formen möglich, der beim Duchenne-Typ das ca. 2,5fache gegenüber dem Becker-Kiener-Typ beträgt.

Die gefundenen Serumenzym-Erhöhungen sind im präklinischen und klinischen Stadium geringer und entsprechen mehr dem Gliedergürteltyp (Rotthauwe u. Kowalewsi, 1965c, 1966a).

d) Enzymaktivitäten im Krankheitsverlauf

Mit Veränderungen der Creatin-Kinase-Aktivität gehen nur die proximalen Formen einher (Griffiths, 1965; Heyck u. Laudahn, 1963). Beim Duchenne-Typ werden die auffälligen Enzymerhöhungen bereits im präklinischen Stadium gefunden. In den klinischen Stadien hängen sie von der Dauer der Erkrankung ab. Die Enzymaktivitäten im Serum fallen von höchsten Werten zu Beginn im weiteren Verlauf mit zunehmendem Muskelschwund signifikant ab, so daß in fortgeschrittenen Stadien die Serum-Enzymaktivitäten nicht stark erhöht zu sein brauchen, womit sich das Enzymmuster dem des Types II angleicht. Zur Differenzierung können die GDH- und GAPDH-Aktiivtäten herangezogen werden, die beim Typ II selten erhöht sind. Bei den anderen Dystrophieformen besteht keine Korrelation zwischen Serum-Enzymaktivitäten und Krankheitsdauer, vermutlich wegen der viel geringeren Progredienz als beim Duchenne-Typ (Heyck *et al.*, 1966; Mertens *et al.*, 1966; Pearson, 1962a; Thomson *et al.*, 1960).

2. Distale Formen

Bei den distalen Formen bestehen keine Creatin-Kinase-Erhöhungen im Serum und sie kommen auch zahlenmäßig wesentlich seltener als die proximalen Typen vor.

Von der *Myopathia distalis tarda hereditaria* (Welander, 1951) liegen bisher hauptsächlich Beschreibungen von dieser Autorin aus Schweden vor. Die pathologisch-anatomischen und EMG-Befunde entsprechen denen der proximalen Myopathien.

Bei den Patienten erkranken im 4.—6. Lebensjahrzehnt die distalen Anteile der Extremitätenmuskulatur. Hände und Unterarme sind meist zuerst und schwerer betroffen als Unterschenkel und Füße. Die Patienten klagen über Schwächen in der Fingermuskulatur mit entsprechender manueller Ungeschicklichkeit, verminderter Kraft in den Unterarmen und ähnlichen Beschwerden in den unteren Extremitäten. An den Händen kann es in den Spätstadien zu einem fast vollständigen Muskelschwund kommen.

Von Moya (1960) stammen weitere Untersuchungen über distale „Muskeldystrophien", allerdings auch Zweifel, daß es sich bei dieser Form um eine primäre Erkrankung der Muskulatur handelt.

Bei der *infantilen, hereditären, distalen Myopathie* liegen Berichte über mehrere Sippen vor (Does de Willebois *et al.*, 1968; Magee u. de Jong, 1965). Die bisherigen pathologisch-anatomischen und EMG-Befunde sprechen für eine primäre Muskelerkrankung. Der Beginn liegt im Kleinkindesalter, wobei wiederum hauptsächlich die Hand- und Fußmuskulatur befallen ist. Insgesamt scheint die Progredienz sehr langsam voranzuschreiten, so daß es auch im späteren Leben zu keinen funktionell schwerwiegenden Ausfällen kommt.

Bei der zuerst von Biemond (1955) beschriebenen *Myopathia distalis juvenilis hereditaria* scheint es sich nach neueren Untersuchungen doch um eine primär neurogene Erkrankung zu handeln (Biemond, 1966; Heyck u. Laudahn, 1969; Magee u. De Jong, 1965).

V. Erbmodus und Prognose der progressiven Muskeldystrophien

1. Proximale Formen

a) Die Vererbung des Facio-scapulo-humeralen Typus (Typ I) erfolgt autosomal dominant, wobei die Frauen meist etwas leichter erkranken als die Männer (Dawidenko, 1930; Moser *et al.*, 1966). Von Heyck u. Laudahn (1969) wird auch noch eine aufsteigende Form beschrieben, die bisher nur bei Frauen gefunden wurde. Die Progredienz ist gering und somit die Lebenserwartung kaum herabgesetzt (s. Tabelle 1).

b) Der Gliedergürteltyp (Typ II) wird rezessiv autosomal vererbt, somit haben die Patienten klinisch gesunde Eltern. Oft können in der Ahnenreihe Verwandtenehen festgestellt werden, wodurch das gehäufte Vorkommen in Inzuchtgebieten verständlich wird. Auf 2 Fälle des Duchenne-Typus trifft statistisch ein Fall der Gliedergürtelform (MORTON u. CHUNG, 1961.)

Die Patienten passen sich in der Regel relativ gut dem Verlust ihrer Muskelkräfte an und könnnen sich trotz hochgradiger Schwäche lange Zeit selbst versorgen. Die Lebenserwartung ist verkürzt, jedoch erreichen fast alle Patienten das mittlere Erwachsenenalter (MOSER *et al.*, 1966). Die Progredienz ist gegenüber dem Typ I beschleunigt.

Die *Fruchtbarkeit* ist auf 25% der Normalbevölkerung eingeschränkt, obgleich die Neigung der Kranken zu heiraten groß ist (MORTON *et al.*, 1963).

c) Bei den Beckengürtelformen haben sowohl der Duchenne- wie der Becker-Kiener-Typ einen x-chromosomalen, rezessiven Erbmodus, bei dem die Mütter mit einem x-Chromosom die krankhafte Anlage übertragen. Infolge des 2. gesunden x-Chromosoms erkranken die Frauen jedoch nie selbst. Im Mittel erbt die Hälfte der Söhne das nicht betroffene x-Chromosom und ist damit sowohl phänotypisch als auch genotypisch gesund, während die andere Hälfte das kranke x-Chromosom erhält und erkrankt. Die Töchter sind phänotypisch alle gesund, werden jedoch im Mittel zu 50% Heterozygote und damit wieder Konduktorinnen der Erbanlage wie ihre Mütter, während die andere Hälfte das gesunde x-Chromosom der Mutter erbt und somit auch genotypisch gesund ist. Theoretisch könnten auch Frauen erkranken, wenn sie entweder ein Turner-Syndrom haben (Genotyp: XO), oder wenn sie homozygot wären. Da es hierzu aber eines erkrankten Vaters bedürfte, entfällt diese Möglichkeit beim malignen Duchenne-Typ, die Männer erreichen nicht das fortpflanzungsfähige Alter. Beim benigneren Typ Becker-Kiener wäre sie denkbar. Ob diesen beiden Beckengürtelformen eine unterschiedliche Mutationsstufe alleler Gene (BECKER, 1962) zugrunde liegt, oder ob es sich um Gene zweier verschiedener Genorte handelt (EMERY, 1969), kann mit Sicherheit noch nicht entschieden werden.

Die Duchenne-Kranken erreichen höchstens ein Alter von 25 Jahren. Jedoch ist bei der Festlegung auf diese Prognose Vorsicht geboten, da eine optimale Pflege, kombiniert mit sorgfältig durchgeführter Krankengymnastik, den Verlauf verzögern kann. Ferner kann es sich um den gutartigeren Typ Becker-Kiener handeln, der eine wesentlich langsamere Progredienz mit nur leicht verkürzter Lebenserwartung hat. Möglicherweise kann auch ein Typ II mit seiner besseren Prognose als Duchenne-Form verkannt werden (BECKER, 1964; MORTON u. CHUNG, 1959; MORTON *et al.*, 1963; WALTON, 1955).

2. Distale Formen

Soweit bei den bisherigen geringen Fallzahlen der distalen Formen Aussagen möglich sind, scheint bei der *Myopathia distalis tarda hereditaria* ein autosomal dominanter Erbgang vorzuliegen, da WELANDER (1951) Patienten in vier aufeinander folgenden Generationen beobachtete. Allerdings berichtet diese Autorin auch über 5 sporadische Fälle. Die Progredienz scheint sehr langsam zu verlaufen, da die Krankheit über 4 Jahrzehnte beobachtet werden konnte.

Auch bei der *infantilen hereditären distalen Myopathie* soll ein dominant autosomaler Erbgang mit etwas häufigerem Befall des männlichen Geschlechtes und sehr geringer Progredienz vorliegen (MAGEE u. DE JONG, 1965).

VI. Diagnose und Differentialdiagnose der progressiven Muskeldystrophien

Viele Einzelfakten werden in den jeweiligen Kapiteln angeführt (s. auch Kap. IV, S. 845), so daß hier nur noch einmal eine zusammenfassende, übersichtliche Darstellung erfolgen soll.

1. Untersuchungsmethoden

Die Diagnose einer progressiven Muskeldystrophie kann wie folgt gesichert werden:

a) exakte Familien- (Erbmodus) und Eigenanamnese,

b) präziser Muskel- und neurologischer Status,

c) mehrfache Enzymbestimmungen im Serum, vor allem der CK,

d) Elektromyogramm,

e) Muskelbiopsie mit histologischen und evtl. elektronenmikroskopischen Befunden.

Werden alle angeführten Untersuchungen vorgenommen, dann sollte bis auf wenige Ausnahmen eine Diagnose möglich sein (GRIFFITHS, 1966; MERTENS u. GLOBIG, 1965; MILHORAT *et al.*, 1966; MÖBERT u. MARX, 1965; PEARCE, 1966; PEARSON, 1957, 1962a, b; SCHNEIDER u. HEISE, 1963).

2. Klinik

Bei *differentialdiagnostischen Überlegungen* wird in etwa 10% der Patienten zu Unrecht eine Muskeldystrophie angenommen. Hierbei wird häufig die juvenile pseudomyopathische spinale Muskelatrophie Kugelberg-Welander verkannt, oder es handelt sich um eine relativ gutartig verlaufende Muskelatrophie Werdnig-Hoffmann. Bei der ebenfalls im Kindesalter vorkommenden *Polymyositis* (Dermatomyositis) können bisweilen die Hauterscheinungen ganz in den Hintergrund treten. Der DMP ähnliche Bilder werden unter Umständen auch von anderen Kollagenosen, von endokrinen Myopathien (z.B. Schilddrüse, Nebennierenrinde, paraneoplastischen Syndromen), von Stoffwechselerkrankungen (Diabetes, Porphyrien) oder von einer Polyradiculitis Guillain-Barré hervorgerufen. Hier bringen Verlauf, Liquorbefunde, EMG, Creatin-Kinase-Bestimmung im Serum und histologische Untersuchungen der befallenen Muskelgrnppen in den meisten Fällen Klarheit. Es wird jedoch immer einige Fälle geben, vor allem im fortgeschrittenen Lebensalter, bei denen trotz voller Ausschöpfung der gegebenen Möglichkeiten die Diagnose nicht völlig gesichert werden kann (HAUSMANOWA-PETRUSEWICZ, 1966; HEYCK u. LAUDAHN, 1969; MERTENS *et al.*, 1966).

3. Serum-Enzym-Muster

Zunächst bestand die Hoffnung, vor allem mit Hilfe der *Creatin-Kinase-Aktivität* die Duchennesche Muskeldystrophie zu diagnostizieren und die myogenen und neurogenen Atrophien differenzieren zu können (COLMBO *et al.*, 1962; FORSTER u. JENNY, 1963; GRIFFITHS, 1965; HEYK, 1966; HEYCK u. LAUDAHN, 1965; LAUDAHN *et al.*, 1968).

In jüngster Zeit mehren sich jedoch Mitteilungen über passagere und mäßige Aktivitätssteigerungen der Creatin-Kinase, Aldolase und Transaminasen auch bei *neurogenen Atrophien* (spinale Muskelatrophie Typ Aran-Duchenne, Typ Kugelberg-Welander, infantile Muskelatrophie Werdnig-Hoffmann, besonders in deren

Frühstadien (Aroson u. Volk, 1957; Di Mauro *et al.*, 1967; Ionasescu u. Luca, 1962).

Die Creatin-Kinase-Aktivitäten der Duchenne-Form sind in den Frühstadien jedoch sehr viel höher als bei den spinalen Formen. Dies ist besonders für die Kugelberg-Welandersche Erkrankung von Bedeutung, die im gleichen Lebensalter dieselben Muskelgruppen wie die Duchenne-Form befällt.

Hohe Creatin-Kinase-Aktivitäten werden auch bei der *Dermatomyositis-Polymyositis* gefunden. Diese Erkrankung läßt sich in der Regel klinisch leicht von der Muskeldystrophie unterscheiden. Nur die chronische Polymyositis bereitet größere Schwierigkeiten, da die entzündlichen Zeichen ganz in den Hintergrund treten können.

Bei der *Myotonia dystrophica* werden häufig dem Gliedergürteltyp und den neurogenen Atrophien ähnliche Serum-Enzym-Muster gefunden. Durch das EMG kann die Diagnose in den meisten Fällen geklärt werden.

Die passageren Creatin-Kinase-Aktivitätssteigerungen bei anderen Erkrankungen werden im Kapitel IX erwähnt. Da sich hier die klinische Symptomatik jeweils deutlich von einer Muskeldystrophie unterscheidet, dürfte die Differentialdiagnose keine besonderen Schwierigkeiten bereiten.

VII. Therapieversuche bei den progressiven Muskeldystrophien

Die Vielzahl der bisherigen Behandlungsvorschläge könnte den Arzt zum Fatalismus verleiten, da bis heute keine Methode eine deutliche und anhaltende Besserung gebracht hat (Beckmann, 1968b; Walton, 1967; Walton u. Natrass, 1954).

Nucleosid-Nucleotid-Gemische (Laevadosin) unter der Vorstellung gegeben, das intracelluläre ATP-Defizit auszugleichen, bringen nach Heyck u. Laudahn (1969) keine Besserung der Muskelleistungen. Subjektives „sich wohlfühlen" mag auf die bekannte gefäßerweiternde Wirkung des Adenosinphosphates zurückzuführen sein (Beckmann, 1966, 1968a; Nakahra, 1965, 1967; Radu *et al.*, 1967).

Corticosteroide führen zu einer Senkung der Creatin-Kinase-Aktivität im Serum, die auf einer membranabdichtenden Wirkung beruhen soll. Ein Stillstand der Progredienz über 8 Jahre konnte bisher jedoch erst bei einem Patienten mit gesicherter Muskeldystrophie vom Duchenne-Typ gesehen werden (Barthelmai, 1965). Hagström *et al.* (1961) und Coirault u. Herschberg (1965) beurteilen diese Therapie negativ.

Anabole Steroide bewirken keine wesentliche Besserung, obwohl ihr Effekt einer gesteigerten Proteinsynthese im Skeletmuskel gesichert ist. Sie führen im Gegenteil nach Absetzen zu katastrophaler Verschlechterung (Heyck *et al.*, 1965; Rossi, 1966). Die hochdosierte Anwendung von *Insulin-Glucose-Infusionen* (bis zu 800 E) entbehrt einer verständlichen Grundlage und ist wegen der Gefahr von Hirnschäden infolge hypoglykämischer Schocks nicht ungefährlich. Die beschriebenen Erfolge dieser Therapie konnten bisher nicht bestätigt werden (Beckmann, 1968b; Blietz, 1966, 1970; Blietz u. Paulmann, 1966).

Der theoretischen Grundlage entbehren vorläufig auch die interessanten Versuche mit *Coenzym Q*, das dem Vitamin E nahesteht. Bisher konnte beim Menschen keine klinisch faßbare Besserung erreicht werden, im möglichen Gegensatz zur hereditären Dystrophie der Maus (Littarru *et al.*, 1970; Milhorat *et al.*, 1967; Scholler *et al.*, 1970).

Als wichtigste therapeutische Maßnahme hat sich die vorsichtige und konsequente *krankengymnastische Dauerbehandlung* erwiesen, um den Patienten möglichst lange bewegungs- und vor allem gehfähig zu erhalten. Jede längere Bettruhe oder Inaktivität führt zu einer raschen Verschlechterung. Deswegen sind langwierige Infusionsbehandlungen mit Skepsis zu betrachten. Gymnastik kann die bewegungseingeschränkten Gelenke lockern und Kontrakturen hinauszögern. Wenn später gröbere Fehlstellungen manifest geworden sind, kann eventuell eine orthopädische Betreuung mit Hilfsapparaten notwendig werden (BECKMANN, 1968b; HEYCK u. LAUDAHN, 1969).

Eine kalorisch begrenzte, *eiweiß- und vitaminreiche Kost* kann die Neigung der Patienten zur Adipositas teilweise hintanhalten und somit eine bessere Beweglichkeit bei begrenzter Muskelkraft ermöglichen.

VIII. Konduktorinnen der progressiven x-chromosomalen Muskeldystrophien

Die Mütter der Duchenne- oder Becker-Kiener-Patienten besitzen ein krankheitstragendes *x-Chromosom*. Das gesunde x-Chromosom scheint zur vollständigen Kompensation nicht immer auszureichen, da sich bei einigen Konduktorinnen Mikrosymptome nachweisen lassen (PEARSON *et al.*, 1961).

DUBOWITZ (1963) berichtete von einer gesicherten Konduktorin, bei der eine Pseudohypertrophie der linken Wade auffiel. *Histologisch* entsprach das Bild frühesten Krankheitsstadien der Muskeldystrophie. Diese Pseudohypertrophie einer Wade ist sicher ein Sonderfall, jedoch können histologisch öfter leichte dystrophische Veränderungen gefunden werden. Gelegentlich stellen sich sogar milde klinische Zeichen ein (EMERY, 1963, 1965; HANSON u. ZELLWEGER, 1968; HAUSMANOWA-PETRUSEWICZ *et al.*, 1968; JACOBS, 1968; KAKULAS *et al.*, 1968; PEARSON *et al.*, 1963; SMITH *et al.*, 1966; STEFFENS u. LEWIN, 1965; WALTON u. PENNINGTON, 1966).

Auf Grund *genetischer Gesichtspunkte* werden die Konduktorinnen von THOMPSON *et al.* (1967) folgendermaßen eingeteilt:

a) Als sichere Genträgerinnen gelten Mütter mit mindestens einem erkrankten Sohn und mindestens einem kranken männlichen Verwandten mütterlicherseits.

b) Wahrscheinliche Konduktorinnen sind Mütter mit zwei oder mehr kranken Söhnen ohne weitere Kranke unter den mütterlichen Blutsverwandten.

c) Mögliche Genträgerinnen werden in 2 Gruppen aufgeteilt:

Typ A Weibliche Verwandte sicherer Konduktorinnen sowie Töchter wahrscheinlicher Überträgerinnen. Hier ist das statistische Risiko, heterozygot zu sein, bekannt.

Typ B. Weibliche Verwandte sowohl von isolierten Fällen als auch von wahrscheinlichen Genträgerinnen mit Ausnahme deren Töchter, die zum Typ A gehören. Hier ist das statistische Risiko der Heterozygotie unbekannt.

Daneben gibt es eine große Zahl *sporadischer Fälle*, bei denen nur ein Kranker in der Familie bekannt ist. Hier ist eine neue Mutation anzunehmen, deren Inzidenz auf ca. 30% geschätzt wird (BECKER u. LENZ, 1955; HALDANE, 1955; HAUSMANOWA-PETRUSEWICZ *et al.*, 1968a; MILHORAT u. GOLDSTONE, 1965; MORTON *et al.*, 1963). Ohne Aufschlüsselung nach genetischen Gesichtspunkten lassen sich bei ca. 75% aller Konduktorinnen des bösartigen Duchenne-Typs mäßige *Creatin-Kinase-Erhöhungen* im Serum nachweisen (AEBI *et al.*, 1961/62; BARTHELMAI *et al.*, 1969; EMRY, 1965; ROTTHAUWE u. KOWALEWSKI, 1965b; THOMPSON *et al.*, 1967).

BÜSING *et al.* (1969) schlagen als Verbesserung eine *Diskriminanz-Analyse* mit Bestimmung der Aldolase, GPT und LDH vor und wenden folgende Trennformel an:

$$108 - 4{,}9\ \mathrm{GPT} - 0{,}2\ \mathrm{LDH} - 19{,}6\ \mathrm{ALD}.$$

Ergibt die Berechnung ein positives Vorzeichen, so ist die Probandin höchstwahrscheinlich keine Genträgerin; hat das Resultat ein negatives Vorzeichen, so ist sie wahrscheinlich eine Konduktorin.

Bei Konduktorinnen des Becker-Kiener-Typus kann ebenfalls eine Erhöhung der Creatin-Kinase nachgewiesen werden (ROTTHAUWE u. KOWALEWSKI, 1966b).

Darüber hinaus können bei den Konduktorinnen alle für die Erkrankten aufgeführten diagnostischen Untersuchungen durchgeführt werden, wobei die Abgrenzung zu den Normalwerten jedoch meist problematisch ist (CHUNG *et al.*, 1960; GARDNER-MEDWIN, 1968; HUDGSON *et al.*, 1967; MILHORAT *et al.*, 1966; MONCKTON u. LUDWIGSEN, 1963; RADU *et al.*, 1968; ROTTHAUWE u. KOWALEWSKI, 1965b, 1966b).

Auch unter Ausschöpfung aller Möglichkeiten ist es nicht möglich, alle Genträgerinnen zu identifizieren, da nach der *Lyon-Hypothese* beim weiblichen Individuum ein x-Chromosom in jeder Somazelle in früher Embryonalzeit durch Kondensation zum Barrschen Körperchen inaktiviert werden soll. Die Auswahl dieses Chromosoms folgt dem Zufall, und so ist zu erwarten, daß bei einem Teil der Heterozygoten das kranke x-Chromosom, bei anderen das gesunde, vom Vater ererbte, in der Gesamtzahl der somatischen Zellen überwiegt. Somit wird es Genträgerinnen geben, bei denen das kranke x-Chromosom in sehr vielen Fällen inaktiviert ist, so daß keinerlei pathologische Befunde erhoben werden können (LYON, 1961, 1962).

Da es bisher keine wirksame Therapie der Muskeldystrophien gibt, ist eine *eugenische Beratung* aller erfaßbaren Konduktorinnen eine dringliche Aufgabe.

IX. Weitere Erkrankungen mit Erhöhung der Serum-Creatin-Kinase-Aktivität

1. Polymyositis

Es sei hier kurz auf die Polymyositis eingegangen, zu der auch die Dermatomyositis zählt. Sie ist die häufigste primäre Myopathie des Erwachsenenalters, kommt jedoch in jedem Lebensalter vor (MERTENS, 1965; PEARSON, 1962c; SCHUERMANN u. HORNSTEIN, 1958). Klinisch zeichnet sie sich durch Muskelschwäche, besonders des Hüft- und etwas seltener des Schultergürtels aus. Nur etwa in der Hälfte der Fälle verläuft der Prozeß schmerzhaft. Die Patienten haben Mühe beim Treppensteigen und Aufstehen aus dem Sitzen, können die Arme nicht über die Schultern heben, und später stellt sich eine Dysphasie und Dysphonie ein.

Die Haut ist als *Dermatomyositis* in etwa 40% der Fälle mit weinrot-lividem Erythem, Melano-Leukoderm („weißfleckige Lila-Krankheit"), Teleangiektasien, Hyperkeratosen und hämorrhagischen Infarcierungen beteiligt. Auffällig ist die häufige Kombination mit malignen Tumoren, die bei den über 40jährigen in der Hälfte aller Fälle vorkommt. Im Serum sind außer der Creatin-Kinase auch die Transaminasen, Aldolase und LDH erhöht (PEARSON, 1962c, 1963).

Die *Diagnose* wird bei klinischem Verdacht durch die Muskelbiopsie *histologisch* gesichert. Hierbei finden sich wachsartige Degenerationen, scholliger Zerfall und schließlich leere Sarkolemmschläuche. Daneben bestehen herdförmige Gruppen mit Zellkernen als Zeichen einer regeneratorischen Tendenz und starke lymphocytäre und plasmacelluläre Infiltrate mit narbigem Ersatz untergegangener Fasern (SANDRITTER, 1967).

Therapeutisch haben Corticosteroide in den meisten Fällen recht guten Erfolg, besonders im Frühstadium der Erkrankung. Die Therapie muß über sehr lange Zeit erfolgen und sollte nicht vor Normalisierung der Serum-Enzyme beendet werden. Dabei sprechen Fälle mit begleitendem Malignom oft nur schlecht auf die Steroid-Therapie an, können jedoch günstig verlaufen, falls es gelingt, den Tumor frühzeitig zu entfernen.

Bei *Kindern* und in chronischen Fällen, die lange Corticosteroide erhielten, kommt es im allgemeinen zu keinem Abfall der Serumenzym-Aktivitäten. Dieser wird jedoch meist bei der akuten Polymyositis beobachtet (HAUSMANOWA-PETRUSEWICZ, 1966; KAESER, 1959; KORTING *et al.*, 1962; PEARSON, 1962c, 1963).

2. Herzerkrankungen

Im Rahmen dieses Kapitels sei nur darauf hingewiesen, daß die Creatin-Kinase-Erhöhung im Serum nach einem *Herzinfarkt* flüchtig ist. Der Anstieg setzt 3—4 Std nach dem Infarktereignis ein, erreicht einen Gipfel bis zum 25fachen des Normalwertes und kehrt am 5.—6. Tag wieder zur Norm zurück. Häufig ist die Creatin-Kinase vor den EKG-Veränderungen erhöht (FORSTER, 1962, 1967; FORSTER u. JENNY, 1963; HESS *et al.*, 1964; KAFFARNIK u. KLAUS, 1962).

Bei *Angina pectoris* reagiert dieses Enzym ebenfalls mit Aktivitätsanstieg empfindlich auf die Durchblutungsstörungen. Desgleichen finden sich bei Virus-Myokarditiden erhöhte Enzymspiegel (FORSTER u. ESCHER, 1961).

3. Passagere Creatin-Kinase-Aktivitätssteigerungen

Mit der heutigen, empfindlichen Meßmethodik ist eine Reihe weiterer Krankheitsbilder beschrieben worden, bei denen eine Aktivitätssteigerung der CK beobachtet werden kann:

a) Neurogene Muskelatrophien (HEYCK u. LAUDAHN, 1967; MERTENS u. GLOBIG, 1965; PEARCE *et al.*, 1964b).

b) Myopathie nach Alkoholexzess bei chronischem Alkoholabusus (LAFAIR u. MYERSON, 1968; NYGREN, 1966, 1967).

c) Arteriosclerosis obliterans (FORSTER u. JENNY, 1963), Thrombophlebitiden und Anämien (SCHNEIDER u. HEISE, 1963), möglicherweise wegen anoxischer Muskelschäden.

d) Erethische Psychosen infolge der starken Muskelarbeit im Erregungszustand (BENGZON *et al.*, 1966).

e) Schüttelfrost, wahrscheinlich aus ähnlichem Grunde (SCHNEIDER u. HEISE, 1963).

f) Hirnaffektionen und cerebrale Insulte auf Grund vasculärer Durchblutungsstörungen, wobei die Prognose um so schlechter ist, je stärker die Aktivitätserhöhung gefunden wird (EISEN u. SHERWIN, 1968).

g) Hyperthyreosen (EKBOM *et al.*, 1966; CRAIG u. SMITH, 1965).

h) Nierensteinkoliken (NIVET *et al.*, 1963).

i) Lungenerkrankungen und diabetische Acidose (ESHCHAR u. ZIMMERMANN, 1967; VELEZ-GARCIA *et al.*, 1966).

Es ist nicht immer verständlich, warum bei diesen Erkrankungen die Creatin-Kinase erhöht ist. Diese Aufstellung verdeutlicht jedoch, daß eine gesteigerte CK-Aktivität im Serum kein sicherer Hinweis auf einen Herzinfarkt oder eine

Myopathie ist. Zum Abschluß dieser Aufstellung kann die *Bedeutung der CK-Bestimmung* im Serum für den Kliniker folgendermaßen zusammengefaßt werden:

1. Früherkennung des Herzinfarktes, Zeichen einer Herzmuskelschädigung und Hinweis auf eine Myokarditis.

2. Diagnose der progressiven Muskeldystrophie, insbesondere des bösartigen, kindlichen Beckengürteltyps Duchenne sowie der Konduktorinnen-Erkennung zur eugenischen Beratung.

3. Differentialdiagnostisches Kriterium bei der Poly-Dermatomyositis und der Therapiekontrolle dieser Erkrankungen.

4. Erkennung passagerer Aktivitätssteigerungen bei einer Reihe weiterer Er krankungen.

Anhang

AdK = Adenylat-Kinase (Myokinase)
ADP = Adenosin-di-Phosphat
AlD = Fructose-1,6-diphosphat-Aldolase
AMP = Adenosin-mono-Phosphat
ATP = Adenosin-tri-Phosphat
CK = Creatin-Phospho-Kinase
CP = Creatin-Phosphat
Cr = Creatin
DMP = Dystrophia musculorum progressiva
FG = Frischgewicht, Feuchtgewicht
GAPDH = Glycerinaldehyd-Phosphat-Dehydrogenase
α-GDH = α-Glycerin-Phosphat-Dehydrogenase
G-6-P = Glucose-6-Phosphat
G-6-PDH = Glucose-6-Phosphat-Dehydrogenase
GOT = Glutamat-Oxalacetat-Transaminase
GPT = Glutamat-Pyruvat-Transaminase
HK = Hexokinase
Lac = Lactat
LDH = Lactat-Dehydrogenase
MDH = Malat-Dehydrogenase
NAD = Nicotinamid-Adenin-Dinucleotid (= DPN)
NADH = red. Nicotinamid-Adenin-Dinucleotid (= DPNH)
NADP = Nicotin-Adenin-Dinucleotid-Phosphat (= TPN)
NADPH = red. Nicotinamid-Adenin-Dinucleotid-Phosphat (= TPNH)
Pi = anorganisches Phosphat
PEP = Phosphoenolpyruvat
6-PGDH = 6-Phosphogluconsäure-Dehydrogenase
6-PGS = 6-Phosphogluconsäure
PK = Pyruvat-Kinase
Pyr = Pyruvat

Literatur

Aebi, H.: Biochemie und Klinik einiger Enzymdefekte. Dtsch. med. J. **13**, 314 (1962).

Aebi, U., Richterich, R., Colombo, J. P., Rossi, E.: Progressive muscular dystrophy. II. Biochemical identification of the carrier state in recessive sex-linked juvenile (Duchenne) type by serum creatine-phosphokinase determination. Enzymol. biol. clin. **1**, 61 (1961/62).

Aebi, U., Richterich, R., Stillhart, H., Colombo, J. P., Rossi, E.: Progressive muscular dystrophy. III. Serum enzymes in muscular dystrophy in childhood. Helv. paediat. acta **16**, 543 (1961).

Ames, S. R., Risley, H. A.: Aminoaciduria in progressive muscular dystrophy. Proc. soc. exp. biol. (N.Y.) **68**, 131 (1948).

Aronson, S. M., Volk, B. W.: Serum aldolase activity in neuromuscular disorders. 2. Experimental application. Proc. soc. exp. biol. **94**, 360 (1957).

Askonas, B. A.: The use of organic solvents at low temperature for the separation of enzymes. Application to aqueous rabbit muscle extract. Biochem. J. **48**, 42 (1951).

Barthelmai, W.: Über den Einfluß von Cortisongaben auf die Creatinphosphokinase bei progressiver Muskeldystrophie. Kongr. inn. Med. **71**, 624 (1965). Verlag Bergmann, München.

Barthelmai, W., Dikbas. G., Wüllner, S.: Creatin-Phospho-Kinase-Aktivität im Serum bei Konduktorinnen der progressiven Muskeldystrophie vom Typ Duchenne. Hum. genet. **8**, 115 (1969).

Beard, H. H., Barnes, B.: The influence of feeding proteins, amino acids, and related substances upon creatine-creatinine metabolism. J. biol. chem. **94**, 49 (1931).

BECKER, P. E.: Neue Ergebnisse der Genetik der Muskeldystrophien. Acta genet. (Basel) **7**, 305 (1957).
BECKER, P. E.: Two new families of benign sex-linked rezessive muscular dystrophy. Rev. canad. biol. **21**, 551 (1962).
BECKER, P. E.: Handbuch der Humangenetik. Tom. III, 1, p. 420ff. Stuttgart: Thieme 1964.
BECKER, P. E., KIENER, F.: Eine neue x-chromosomale Muskeldystrophie. Arch. Psychiat. Nervenkr. **193**, 427 (1955).
BECKER, P. E., LENZ, F.: Zur Schätzung der Mutationsrate der Muskeldystrophien. Z. menschl. Vererb.- u. Konstit.-Lehre **33**, 42 (1955).
BECKMANN, R.: Therapeutische Möglichkeiten bei progressiver Muskeldystrophie. Dtsch. med. Wosch. **91**, 109 (1966).
BECKMANN, R.: Versuche und Überlegungen zur Therapie der Dystrophia musculorum progressiva. Hippokrates **39**, 876 (1968a).
BECKMANN, R.: Über den derzeitigen Stand der Erfahrungen und Vorstellungen zur Therapie der progressiven Muskeldystrophien. Mschr. Kinderheilk. **116**, 535 (1968b).
BECKMANN, R., RITTER, H.: Aminosäuren-Fleckenkartenbefunde bei progressiver Muskeldystrophie. Dtsch. med. Wschr. **91**, 2231 (1966).
BENEDICT, J. D., KALINSKY, H. J., *et al.*: The origin of urinary creatine in progressive muscular dystrophy. J. clin. invest. **34**, 141 (1955).
BENGZON, A., HIPPIUS, H., KANIG, K.: Veränderung einiger Serumfermente während der psychiatrischen Pharmakotherapie. Dtsch. med. J. **17**, 217 (1966).
BESSMAN, S. P., FONYO, A.: The possible role of the mitochondrial bound creatine kinase. Biochem. biophys. Res. Commun. **22**, 597 (1966).
BEVANS, M.: Changes in the musculature of the gastrointestinal tract and in the myocardium in progressive muscular dystrophy. Arch. Path. **40**, 225 (1945).
BIEMOND, A.: Myopathia distalis juvenilis hereditaria. Acta psychiat. scand. **30**, 25 (1955).
BIEMOND, A.: Myopathia distalis juvenilis. In: Progressive Muskeldystrophie, Myotonie, Myasthenie, S. 95. Hrsg. von E. KUHN. Berlin-Heidelberg-New York: Springer 1966.
BLAHD, W. H., BAUER, F. K., LIBBY, R. L., ROSE, A. A.: Radioisotope studies in neuromuscular disease. 2. Studies in muscular dystrophy and myotonia dystrophica with sodium[22] and potassium[42]. Neurology (Minneap.) **5**, 201 (1955).
BLIETZ, R. J.: Die Bedeutung der Membrantheorie für die Pathogenese und Behandlung der progressiven Muskeldystrophie. Beitr. Orthop. Traum. (Berlin Ost) **13**, 778 (1966).
BLIETZ, R. J.: Progressive Muskeldystrophie (Typ Duchenne). Die Insulinbehandlung und ihre Wirkung auf die Serumfermente und den Kreatinstoffwechsel. Fortschr. Med. **88**, 178 (1970).
BLIETZ, R. J., PAULMANN, F.: Glucose-Assimilation und Insulinwirkung bei x-chromosomaler rezessiv-erblicher Muskeldystrophie (Typ Duchenne) im Belastungstest. Hoppe-Seylers Z. physiol. Chem. **347**, 35 (1966).
BONETTI, E., TOSCHI, N. F., LEVI, M.: La frazioni del fosforo acido-solubile nella distrofia muscolare progressiva. Sperimentale **104**, 315 (1954).
BONSETT, CH. A.: Pseudohypertrophic muscular dystrophy. Neurology (Minneap.) **13**, 728 (1963).
BOURDAKOS, N., WOLF, S.: Creatine and muscular dystrophy. Arch. neurol. **6**, 439 (1962).
BOURNE, G. H., GOLARZ, M. N.: Muscular Dystrophy in Man and Animals. Basel u. New York: S. Karger 1963.
BOYDE, T. R.: Serum levels of the mitochondrial isoenzyme of aspartate-amino-transferase in myocardial infarction and muscular dystrophy. Enzym. biol. clin. (Basel) **9**, 385 (1968).
BUCHTHAL, F.: Muskelaktionspotentialuntersuchungen am gesunden und kranken Muskel. Dtsch. Z. Nervenheilk. **173**, 448 (1955).
BUCHTHAL, F., CLEMMESEK, S.: On the differentiation of palpable muscle affections by electromyography. Acta med. scand. **105**, 48 (1940).
BUCHTHAL, F., PINELLI, P.: Analysis of muscle action potentials as diagnostic aid in neuromuscular disorders. Acta med. scand. Suppl. **266**, 315 (1952).
BUCHTHAL, F., ROSENFALCK, P.: Electrophysiological aspects of myopathy with particular reference to progressive muscular dystrophy. In: Muscular Dystrophy in Man and Animals, p. 193. Edit. by BOURNE, G. H., and GOLARZ, M. N. Basel u. New York: S. Karger 1963.
BUCHTHAL, F., ROSENFALCK, P., ERMINIO, F.: Motor unit territory and fiber density in myopathies. Neurology (Minneap.) **10**, 398 (1960).
BÜSING, C. M., HEYCK, H., LAUDAHN, G.: Die Erfassung von Konduktorinnen der progressiven Muskeldystrophie Typ Duchenne mittels Diskriminanzanalyse verschiedener Serumenzymaktivitäten. Klin. Wschr. **47**, 1099 (1969).
BURGER, A., RICHTERICH, R., AEBI, H.: Die Heterogenität der Kreatinkinase. Biochem. Z. **304**, 339 (1964).

CANAL, N., FRATTOLA, L., POLONI, A. E.: Studies of the "pentose phosphate" pathway in denervated skeletal muscle. Med. exp. (Basel) **10**, 79 (1964).
CAO, A., MACIOTTA, A., FIORELLI, G., MANNUCCI, P. M., IDEO, G.: Chromatographic and electrophoretic pattern of lactate and malate dehydrogenase in normal human adult and foetal muscle and in muscle of patients affected by Duchenne muscular dystrophy. Enzym. biol. clin. (Basel) **7**, 156 (1966).
CARUSO, G., BUCHTHAL, F.: Refractory period of muscle and electromyographic findings in relatives of patients with muscular dystrophy. Brain **88**, 29 (1965).
CHAPELL, J. B., PERRY, S. V.: Creatine phospho-kinase: assay and application for the microdetermination of the adenine nucleotides. Biochem. J. **57**, 421 (1954).
CHO, A. K., HASLETT, W. L., JENDEN, D. J.: A titrimetric method for the determination of creatine phosphokinase. Biochem. J. **75**, 115 (1960).
CHUNG, C. S., MORTON, N. E.: Discrimination of genetic entities in muscular dystrophy. Amer. J. hum. Genet. **11**, 339 (1959).
CHUNG, C. S., MORTON, N. E., PETERS, H. A.: Serum enzymes and genetic carriers in muscular dystrophy. Amer. J. hum. Genet. **12**, 52 (1960).
COIRAULT, R., HERSCHBERG, A. D.: Therapeutic assays in myopathy. In: Myopathien, p. 202. Hrsg. von R. BECKMANN. Stuttgart: Thieme 1965.
COLLAZO, J. A., BARBUDO, J., TORRES, I.: Der Chemismus des Muskels bei Dystrophia musculorum progressiva. Dtsch. med. Wschr. **62**, 51 (1936).
COLOMBO, J. P., RICHTERICH, R., ROSSI, E.: Serum-Creatin-Phosphokinase: Bestimmung und diagnostische Bedeutung. Klin. Wschr. **40**, 37 (1962).
CONN, R. B., AMIDO, V.: Creatine phospho-kinase determination by the fluorescent ninhydrin reaction. Amer. J. clin. pathol. **46**, 177 (1966).
CUTILLO, S., COLETTA, A., REA, F., BERNI-CANINI, M.: On the behaviour of some enzyme activities in the serum of a patient with progressive muscular dystrophy during viral hepatitis. Boll. Soc. ital. Biol. sper. **39**, 762 (1963).
DAWIDENKOW, S. N.: Über die Vererbung der Dystrophia musculorum progressiva und ihrer Unterformen. Arch. Rass. Ges. Biol. **22**, 169 (1930).
DAWSON, D. M., EPPENBERGER, H. M., KAPLAN, N. O.: Creatine kinase: evidence for a dimeric structure. Biochem. biophys. Res. Commun. **21**, 346 (1965).
DAWSON, D. M., EPPENBERGER, H. M., KAPLAN, N. O.: The comparative enzymology of creatine kinases. J. biol. Chem. **242**, 210 (1967). II. Physical and chemical properties.
DAWSON, D. M., FINE, I. H.: Creatine kinase in human tissues. Arch. neurol. **16**, 175 (1967).
DEMOS, J., DREYFUS, C., SCHAPIRA, F., SCHAPIRA, G.: Anomalies biologiques chez les transmetteurs apparement sains de la myopathie. Rev. canad. biol. **21**, 587 (1962).
DEMOS, J., ECOIFFIER, J.: Troubles circulatoires au cours de la myopathie. Etudes artériographiques. Rev. franç. Etud. clin. biol. **2**, 489 (1957).
DENNY-BROWN, D.: Interpretation of the electromyogram. Arch. Neurol. Psychiat. (Chic.) **61**, 99 (1949).
DEUL, D. H., v. BREEMEN, J. F. L.: Electrophoresis of creatine phosphokinase from various organs. Clin. chim. acta **10**, 276 (1964).
DI MAURO, S., ANGELINI, C., CATANI, C.: Enzymes of the glycogen cycle and glycolysis in various human neuromuscular disorders. J. neurol. neurosurg. psychiat. **30**, 411 (1967).
DOES DE WILLEBOIS, A. E. M., BETHLEM, J., VAN DER, MEYER, A. E. F. H., SIMONS, A. J. R.: Distal myopathy with onset in early infancy. Neurolog. (Minneap.) **18**, 383 (1968).
DREYFUS, J. C.: Problems in the biochemistry of progressive muscular dystrophy. In: Research in muscular dystrophy, p. 127. Pitman medical publishing, London 1963.
DREYFUS, J. C., JOLY, M., SCHAPIRA, G., RAEBER, L.: Modifications précoces de la biréfringence d'écoulement de solutions de myosine après sections nerveuse. C. R. acad. sci. (Paris) **236**, 2351 (1953).
DREYFUS, J. C., SCHAPIRA, G.: Biochemistry of hereditary myopathies. Springfield, Ill.: Ch. Thomas 1962.
DREYFUS, J. C., SCHAPIRA, G., SCHAPIRA, F.: Biochemical study of muscle in progressive muscular dystrophy. J. clin. invest. **33**, 794 (1954).
DUBOWITZ, V.: Myopathic changes in a muscular dystrophy carrier. J. neurol. neurosurg. psychiat. **26**, 322 (1963).
DUBOWITZ, V.: Infantile muscular atrophy. A seven year study with particular reference to a slowly progressive form. Rev. Neurol. Psychiat. **110**, 558 (1964),
DUCHENNE DE BOULOGNE, G.: Recherches electro-physiologiques, pathologiques et therapeutiques, adresses a l'Academie des Sciences (Paris) le 21 mai 1849. Arch. gen. Med. 1849.
DUDLEY, M., GIBSON, W. C.: Photomicrographic study on the capillary nail beds of muscular dystrophy patients Cand. med. ass. J. **90**, 1226 (1964).

DUMA, D., POPOVICIU, M., *et al.*: Cercetari biochimice in distrofile musculare progressive. 2. Variatiile glicogenului, potasiului, azotolui si restant consomul de oxigen cu substrat endogen exogen. Stud. cerc. neurol. **12**, 85 (1967).

EBASHI, S., TOYOKURA, Y., MOMOI, H., SUGITA, H.: High creatine phospho-kinase activity of sera of progressive muscular dystrophy. J. biochem. (Tokyo) **46**, 103 (1959).

EISEN, A., SHERWIN, A. L.: Serum creatine phospho-kinase activity in cerebral infarction. Neurology **18**, 263 (1968).

EKBOM, K., HED, R., HERDENSTAM, C. G., NYGREN, A.: The serum creatine phospho-kinase activity and the Achilles reflex in hyperthyroidism and hypothyroidism. Acta med. scand. **179**, 433 (1966).

EMERY, A. E. H.: Clinical manifestation in two carriers of Duchenne muscular dystrophy. Lancet **1963 I**, 1126.

EMERY, A. E. H.: Carrier detection in sex-linked muscular dystrophy. J. génét. hum. (Schweiz) **14**, 318 (1965).

EMERY, A. E. H.: The linkage relations of the loci for benign x-born muscular dystrophy, colour blindness and Xg blood groups. Ann. hum. genet. **32**, 261 (1969).

ENNOR, A. H., ROSENBERG, H.: Some properties of creatine phosphokinase. Biochem. J. **57**, 203 (1954).

EPPENBERGER, H., DAWSON, D. M., KAPLAN, N. O.: The comparative enzymology of creatin kinase. I. Isolation and characterisation from chicken and rabbit tissue. J. biol. chem. **242**, 204 (1967a).

EPPENBERGER, M. E., EPPENBERGER, H. M., KAPLAN, V.: Evolution of creatine kinase. Nature **214**, 239 (1967b).

EPPENBERGER, H. M., EPPENBERGER, M., RICHTERICH, R., AEBI, H.: The ontogeny of creatine kinase. Developmental biology **10**, 1 (1964).

EPSTEIN, B. S., ABRAMSON, J. L.: Roentgenologic changes in the bones in cases of pseudohypertrophic muscular dystrophie. Arch. neurol. psychiat. (Chic.) **46**, 68 (1941).

ERB, W. H.: Über die „juvenile Form" der progressiven Muskelatrophie, ihre Beziehungen zur sogenannten Pseudohypertrophie der Muskeln. Dtsch. Arch. klin. Med. **34**, 467 (1884).

ERB, W. H.: Dystrophia muscularis progressiva. Klinische und pathologisch-anatomische Studien. Dtsch. Z. Nervenheilk. **1**, **13**, 173 (1891).

ERBSLÖH, F., KUNZE, K.: Pathogenic importance of local hypoxia in human skeletal muscle in myopathies. Tagung der Roy. soc. med. sect. neurol. u. d. Dtsch. Ges. Neurol. **2.**—**3.** V. 1968, London.

ESHCHAR, J., ZIMMERMANN, H. J.: Creatine phospho-kinase in disease. Amer. J. med. Sci. **253**, 272 (1967).

FITCH, C. D., SINTON, D. W.: Creatine metabolism and muscle wasting. J. clin. invest. **43**, 444 (1964).

FLEISHER, G. A.: Automated method for the determination of serum creatine kinase activity. Clin. chemistr. **13**, 233 (1967).

FORSTER, G.: Liver- and muscle-specific enzyme diagnosis. Schweiz. med. Wschr. **92**, 1422 (1962).

FORSTER, G.: Zur Enzymdiagnostik von Herzinfarkt und Myopathien. Schweiz. med. Wschr. **97**, 329 (1967).

FORSTER, G., ESCHER, J.: Creatine phosphokinase in the diagnosis of myocardial infarction and myopathies. Helv. med. acta **28**, 513 (1961).

FORSTER, G., JENNY, E.: Die diagnostische Bedeutung der Serum-Kreatinkinase. Praxis **52**, 1177 (1963).

FOWLER, W. M., GARDNER, G. W., KAZERUNIAN, H. H., LAUVSTAD, W. A.: The effect of exercise on serum enzymes. Arch. phys. med. **49**, 554 (1968).

GARCIA-BUNUEL, L., GARCIA-BUNUEL, V. M.: Connective tissue and the pentose phosphate pathway in normal and denervated muscle. Nature (Lond.) **213**, 913 (1967).

GARDNER-MEDWIN, D.: Quantitative EMG as method of carrier detection in x-linked muscular dystrophy. Electroenceph. clin. neurophysiol. **25**, 401 (1968).

GIOJA, C.: Ref.: Schmidts Jb. ges. Med. **24**, 176 (1839).

GOTO, J., NAGAMINE, M., KATSUKI, S.: Creatine phospho-kinase isoenzymes in muscle. Arch. neurol. (Chicago) **20**, 422 (1969).

GRAIG, F. A., SMITH, J. C.: Serum creatine phospho-kinase activity in altered thyroid states. J. clin. Endocr. **25**, 723 (1965).

GRIFFITHS, P. D.: Serum ATP: creatine phospho-transferase in skelet-muscular disorders with special reference to Duchenne muscular dystrophy. Guy's Hosp. rep. **114**, 401 (1965).

GRIFFITHS, P. D.: Serum levels of ATP: creatine phospho-transferase (creatine kinase). The normal range and effect of muscular activity. Clin. chim. acta **13**, 413 (1966).

GRUNDMANN, E., BECKMANN, R.: Zur pathologischen Anatomie der Dystrophia musculorum progressiva. Beitr. path. Anat. **127**, 335 (1963).

HAGSTRÖM, I. W. C., ROSEMANN, D. M., ELLIS, J. T.: Debilitating muscular weakness and steroid therapy. Neurology Minneap. 5, 72 (1961).
HALDANE, J. B. S.: Mutation in the sex-linked recessive type of muscular dystrophy. A possible sex difference. Ann. hum. genet. **20**, 344 (1955).
HALLEN, O.: Über die Dystrophia muscularis progressiva retrahens. In: Progressive Muskeldystrophie, Myotonie, Myasthenie. Hrsg. von E. KUHN, Berlin-Heidelberg-New York, Springer (1966), p. 86.
HANSON, J. W., ZELLWEGER, H., *et al.*: Fortuitous detection of a sporadic carrier of Duchenne's muscular dystrophy. Hum. genet. **6**, 34 (1968).
HAPKE, E. J.: Pulmonary function in muscular dystrophic children as observed over a two-year period. 4th Symposium on Current Research in Muscular Dystrophy. London, 11th—12th Jan. 1968.
HAUSMANOWA-PETRUSEWICZ, I.: Abgrenzung der progressiven Muskeldystrophie von den entzündlichen Muskelerkrankungen. In: Progressive Muskeldystrophie, Myotonie, Myasthenie. Hersgr. E. KUHN. Springer, Berlin-Heidelberg-New York (1966), p. 115.
HAUSMANOWA-PETRUSEWICZ, I., PROT, I., NIEBROJ-DOBOSZ, I.: Investigation on healthy individuals from families of patients with Duchenne type muscular dystrophy. Polish med. J. **7**, 228 (1968a).
HAUSMANOWA-PETRUSEWIC, I., PROT, I., NIEBROJ-DOBOSZ, I.: Studies of healthy relatives of patients with Duchenne muscular dystrophy. J. neurol. sci. (Amsterdam) **7**, 465 (1968a).
HERSCHBERG, A. D., COIRAULT, R.: Innere Sekretion und Kohlenhydratstoffwechsel bei der Dystrophia musculorum progressiva Duchenne-Erb. In: Myopathien. Hrsg. von R. BECKMANN. Stuttgart: G. Thieme (1965), S. 127.
HERSCHBERG, A. D., COIRAULT, R., GIBOUDEAU, J.: Le métabolisme du glucose dans la myopathie progressive de Duchenne. Ann. d'Endocrin. **25**, 447 (1964).
HESS, J. W., FREDERICK, R. J., JONES, R. N., NEELY, J., GROSS, R.: Serum creatine phosphokinase (CPK) activity in disorders of heart and skeletal muscle. Ann. intern. med. **61**, 1015 (1964).
HESS, J. W., MCDONALD, R. P., NATHO, G. J., MURDOCK, K. J.: Serum creatine phosphokinase: evaluation of a commercial spectrophotometric method. Clin. chemistr. **13**, 994 (1967).
HEYCK, H.: Abgrenzung der progressiven Muskeldystrophie von den erblichen spinalen Muskelerkrankungen. Mitteilung eines spinalen Krankheitsbildes mit „Riesenmuskelfasern". In: Progressive Muskeldystrophie, Myotonie, Myasthenie, p. 120. Hersg. E. KUHN. Berlin-Heidelberg-New York: Springer 1966.
HEYCK, H., LAUDAHN, G.: Fermentaktivitätsbestimmungen in der gesunden menschlichen Muskulatur und bei Myopathien. III. Enzymaktivitätsänderung im Serum bei Dystrophia musculorum progressiva. Klin. Wschr. **41**, 905 (1963).
HEYCK, H., LAUDAHN, G.: Fermentchemische Serumbefunde bei Myopathien. In: Myopathien, hrsgb. von R. BECKMANN, Stuttgart, Thieme (1965).
HEYCK, H., LAUDAHN, G.: Muscle and serum enzymes in muscular dystrophy and neurogenic musculatur atrophy. A comparative study. In: Exploratory concepts in muscular dystrophy and related disorders. Edit. by MILHORAT, A. T. Excerpta med. foundation, Amsterdam. Inter. congr. ser. **147**, 232 (1967).
HEYCK, H., LAUDAHN, G.: Die progressiv-dystrophischen Myopathien. Berlin-Heidelberg-New York, Springer (1969).
HEYCK, H., LAUDAHN, G., CARSTEN, P. M.: Enzymaktivitätsbestimmungen bei Dystrophia musculorum progressiva. IV. Die Serumenzymkinetik im präklinischem Stadium des Types Duchenne während der ersten 2 Lebensjahre. Klin. Wschr. **44**, 695 (1966).
HEYCK, H., LAUDAHN, G., LÜDERS, C. J., MÜLLER-STEPANN, H., SCHMIDT-PETER, P.: Anabolic steroids and digitoxin in the treatment of progressive muscular dystrophy. Acta paediat. scand. **54**, 205 (1965).
HOAGLAND, A. L., GILDER, H., SHANK, R. E.: The synthesis, storage and excretion of creatine, creatinine and glycocyaminein by progressive muscular dystrophy and the effect of certain hormones on these processes. J. exp. med. **81**, 423 (1945).
HOOEY, M. A., JERRY, L. M.: The cardiomyopathy of muscular dystrophy. Report of two cases with a review of the literature. Canad. med. Ass. J. **90**, 771 (1964).
HOOTON, B. T., WATTS, D. C.: Adenosine-5-triphosphate-creatine phospho-transferase from dystrophic mouse skeletal muscle. Biochem. J. **100**, 637 (1966).
HUDGSON, P., GARDNER-MEDWIN, D., PENNINGTON, R. J., WALTON, J. N.: Studies of the carrier state in the Duchenne type of muscular dystrophy. I. Effect of exercise on serum creatine kinase activity. J. neurol. neurosurg. psychiat. **30**, 416 (1967).
HUGHES, B. P.: A method for the estimation of serum creatine kinase and its use in comparing creatine kinase and aldolase activity in normal and pathological sera. Clin. chim. acta **7**, 597 (1962).

IONASESCU, V., LUCA, N.: Serum aldolase activity in degenerative neurological diseases. Acta neurol. scand. **38**, Suppl. 1, 77 (1962).
JACOBS, H., HELDT, H. W., KLINGENBERG, M.: High activity of creatine kinase from muscle and brain and evidence for a separate mitochondrial isoenzyme of creatine kinase. Biochem. biophys. res. comm. **16**, 516 (1964).
JACOBS, K.: Carrier detection in the Duchenne type muscular dystrophy, preclinical observations on the place of electromyography. J. med. sci. **6**, 347 (1968).
KAESER, H. E.: Das Verhalten der Serum-Glutamat-Oxalacetat-Transaminase bei Myopathien und neurogenen Muskelatrophien. Dtsch. Z. Nervenheilk. **179**, 353 (1959).
KAFFARNIK, H., KLAUS, D.: Adenylatkinase, Adenosintriphosphatase und Kreatinphosphokinase im Serum von Gesunden und Kranken. Ärztl. Forsch. **16**, 361 (1962).
KAKULAS, B. A., KNIGHT, J. O., GUBBRAY, S. S., MASTAGLIA, F.: The detection of female carriers of pseudohypertrophic muscular dystrophy. Proc. Austr. ass. neurol. **5**, 545 (1968).
KAR, N. C., PEARSON, C. M.: Creatine phosphokinase isoenzymes in muscle in human myopathies. Amer. J. clin. path. **43**, 207 (1965a).
KAR N. C. PEARSON, C. M.: Activation of creatine phospho-kinase by sulfhydryl compounds in normal and muscular dystrophy sera. Proc. soc. exp. biol. med. **118**, 662 (1965b).
KLEINE, T. O.: Localisation of creatine kinase in microsomes and mitochondria of human heart and skeletal muscle and cerebral cortex. Nature **207**, 1393 (1965a).
KLEINE, T. O.: Zur Lokalisation der Creatinkinase (CK) in Mitochondrien und Mikrosomen von Skelettmuskel, Herz und Hirnrinde des Menschen. Klin. Wschr. **43**, 504 (1965b).
KLEINE, T. O.: Zur Lokalisation der Creatinkinase (CK) im Skelettmuskel des Menschen. Clin. Chim. Acta **11**, 85 (1965c).
KLEINE, T. O.: Enzymmuster gesunder Skelett-, Herz- und glatter Muskulatur des Menschen sowie ihrer pathologischen Veränderungen mit besonderer Berücksichtigung der progressiven Muskeldystrophie (Erb). Clin. Chim. Acta **15**, 19 (1967a).
KLEINE, T. O.: Enzymmuster gesunder und pathologisch veränderter Muskeln des Menschen. Z. klin. Chem. u. klin. Biochem. **5**, 244 (1967b).
KORTING, G. W., WEBER, G., WERLE, H.: Enzympathologische Beobachtungen bei Dermatomyositis. Hautarzt **13**, 485 (1962).
KUBATZKI, J.: Zum Problem der Intelligenzminderung bei progressiver Muskeldystrophie Typ Duchenne. Dissertation FU Berlin (1969).
KUBY, S. A., NODA, L., LARDY, H. A.: Adenosinetriphosphate-creatine transphosphorylase. I. Isolation of the crystalline enzyme from rabbit muscle. J. biol. chem. **209**, 191 (1954a).
KUBY, S. A., NODA, L., LARDY, H. A.: Adenosinetriphosphate-creatine transphosphorylase. III. Kinetic studies. J. biol. chem. **210**, 65 (1954b).
KÜSTNER, W., PAETZEL, A., WEINREICH, J.: Veränderung der Kreatinphosphokinase-Aktivität im Serum bei körperlicher Belastung. Med. Klin. **61**, 1858 (1966).
KUGELBERG, E.: Electromyograms in muscular disorders. J. Neurol. Neurosurg. Psychiat. **10**, 122 (1947).
KUGELBERG, E.: Electromyography in muscular dystrophies. Differentiation between dystrophies and chronic lower motor neurone lesions. J. Neurol. Neurosurg. Psychiat. **12**, 129 (1949).
KUHN, E.: Muskelerkrankungen und Aktivität der Aldolase, der Glutamat-Oxalacetat-Transaminase (GOT), Glutamat-Pyruvat-Transaminase (GPT), Lactatdehydrogenase (LDH) und Kreatinphosphokinase (CPK) im Serum. In: Medizin und Ernährung, aus: Bedeutung und Grenzen der Enzymdiagnostik im Serum. Lochham, Pallasverlag (1964) p. 3.
LAFAIR, J. S., MYERSON, R .M.: Alcoholic myopathy. With special reference to the significance of creatine phosphokinase. Arch. int. med. **122**, 417 (1968).
LANDOUZY, L., DEJERINE, J.: De la myopathie atrophique progressive (myopathie hereditaire) debutant dans l'enfance, par la face, sans alteration du systeme nerveux. C. R. Acad. Sci. (Paris) **98**, 53 (1884).
LANDOUZY, L., DEJERINE, J.: De la myopathie atrophique progressive; myopathie sans neuropathie, debutant d'ordinaire dans l'enfance, par la face. Rev. Med. (Paris) **5**, 81, 253 (1885).
LANDOUZY, L., DEJERINE, J.: Nouvelles recherches cliniques anatomo-pathologiques sur la myopathie atrophique progressive a propos de six observations nouvelles, dont une avec autopsie. Rev. Med. (Paris) **6**, 977 (1886).
LAUDAHN, G.: Zur Biochemie der progressiven Muskeldystrophie. Vergleichende enzymatische Untersuchungen in Skelettmuskulatur, Serum und Vollblut von Gesunden und Patienten mit progressiver Muskeldystrophie. Habil. Schrift FU Berlin (1963).
LAUDAHN, G., HEYCK, H.: Fermentaktivitätsbestimmungen in der gesunden menschlichen Muskulatur und bei Myopathien. I. Enzymmuster und intracelluläre Verteilung von Enzymen im gesunden Skelettmuskel. Klin. Wschr. **41**, 493 (1963).

LAUDAHN, G., HEYCK, H.: Muskelenzymbefunde bei progressiver Muskeldystrophie. In: Myopathien. Hrsg. R. BECKMANN, Stuttgart, Thieme 1965, p. 165.

LAUDAHN, G., HEYCK, H., FEUSTEL, F.: Enzyme im Serum bei Muskelkrankheiten. In:, Praktische Enzymologie. Grundlagen, Gesichertes und Grenzen. Hrsg. SCHMIDT, F. W. Bern/Stuttgart, Huber (1968), p. 249.

LEHMANN, H.: Über die enzymatische Synthese der Kreatinphosphorsäure durch Umesterung der Phosphobrenztraubensäure. Biochem. Z. **281**, 271 (1935).

LEVENE, P. A., KRISZTELLER, L.: Factors regulating the creatinin output in man. Amer. J. physiol. **24**, 45 (1909).

LITTARRU, G. P., JONES, D., SCHOLLER, J., FOLKERS, K.: Deficiency of Coenzyme Q_9 in mice having hereditary muscular dystrophy. Biochem. Biophys. Res. Commun. **41**, 1306 (1970).

LOCHNER, A., BRINK, A. J.: Oxidative phosphorylation and glycolysis in the hereditary muscular dystrophy of syrian hamster. Clin. sci. **33**, 409 (1967).

LOHMANN, K.: Über die enzymatische Aufspaltung der Kreatinphosphorsäure; zugleich ein Beitrag zum Chemismus der Muskelkontraktion. Biochem. Z. **271**, 264 (1934).

LYON, M. F.: Gene action in the x-chromosome of the mouse. Nature **190**, 372 (1961).

LYON, M. F.: Sex chromatin and gene action in the mammalian x-chromosome. Amer. J. hum. genet. **14**, 135 (1962).

MAGEE, K. R., DE JONG, R. N.: Hereditary distal myopathy with onset in infancy. Arch. Neurol. (Chic.) **13**, 387 (1965).

MAHOWALD, TH. A., KUBY, S. A.: Studies on ATP-transphosphorylases. Federation proc. **19**, 46 (1960).

MASON, K. E., DJU, M. Y., CHAPIN, S. J.: Vitamin E-content of tissues in progressive muscular dystrophy. Proc. musc. dystr. ass. 1952, 94.

MERTENS, H. G.: Muskeldystrophie, Polymyositis und Muskelatrophie. Dtsch. med. Wschr. **90**, 575 (1965).

MERTENS, H. G., GLOBIG, N. C.: Der diagnostische Wert von Serumaktivitätsbestimmungen bei Muskelkrankheiten. Dtsch. med. Wschr. **90**, 1177 (1965).

MERTENS, H. G., MÖBIUS, B., MÖBIUS, J.: Die Differentialdiagnose der Muskeldystrophien. Internist (Berlin) **7**, 175 (1966).

METZER, H.: Effect of i.m. injections on serum CPK activity. Amer. J. med. sci. **259**, 42 (1970).

MILHORAT, A. T., GOLDSTONE, L.: The carrier state in muscular dystrophy of the Duchenne type. JAMA **194**, 130 (1965).

MILHORAT, A. T., GOLDSTONE, L., KIBRICK, A.: Observations on effect of chromanol of hexahydrocoenzyme Q_4 in muscular dystrophy. In: Exploratory concepts in muscular dystrophy and related disorders. Edit. by A. T. MILHORAT. Excerpta med. found., Amsterdam, Int. congr. ser. **147**, 392 (1967).

MILHORAT, A. T., SHAFIQ, S. A., GOLDSTONE, L.: Changes in muscle structure in dystrophic patients, carriers and normal siblings seen by electron microscopy; correlation with levels of serum creatinphosphokinase (CPK). Ann. N.Y. acad. sci. **138**, 246 (1966).

MÖLBERT, E., MARX, R.: Elektronenmikroskopische Befunde bei Myopathien. In: Myopathien. Hrsg. von R. BECKMANN. Stuttgart, Thieme (1965), p. 89.

MONCKTON, G., LUDVIGSEN, B.: The identification of carriers in Duchenne muscular dystrophy. Canad. med. ass. J. **89**, 333 (1963).

MORRELL, R. M.: Abnormal hepatic tests in muscular disease. Arch. int. med. **104**, 83 (1959).

MORRISON, J. F., O'SULLIVAN, W. J., OGOSTON, A. O.: Kinetic studies of the activation of creatine phosphoryltransferase by magnesium. Biochim. biophys. acta **52**, 82 (1961).

MORROW, R. S., COHEN, J.: The psycho-social factors in muscular dystrophy. J. child. psychiat. (N.Y.) **3**, 70 (1954).

MORTON, N. E., CHUNG, C. S.: Formal genetics of muscular dystrophy. Amer. J. hum. Genet. **11**, 360 (1959).

MORTON, N. E., CHUNG, C. S.: Genetics of muscular disorders. 2nd int. conf. hum. genet., Rome 1961. Excerpta med. foundation, Amsterdam 1961.

MORTON, N. E., CHUNG, C. S., PETERS, A. H.: Genetics of muscular dystrophy. In: G. H. BOURNE, M. N. GOLARZ: Muscular dystrophy in man and animals. S. Karger, Basel-New York (1963).

MOSER, H., WIESMANN, U., RICHTERICH, R., ROSSI, E.: Progressive Muskeldystrophie. VIII. Häufigkeit, Klinik und Genetik der Typen I und II. Schweiz. med. Wschr. **96**, 169 (1966).

MOYA, G.: Au sujet de deux cas de myopathie distale tardive. Rev. neurol. **103**, 431 (1960).

MUGGIA, F. M., GHOSSEIN, N. A., HANOK, A.: Creatine phosphokinase and other serum enzymes during radiotherapy. JAMA **211**, 1345 (1970).

NAKAHARA, M.: Studies on progressive muscular dystrophy. I. Effects of ATP and its related compounds on progressive muscular dystrophy. Arzneimittelforschung **15**, 591 (1965).

NAKAHARA, M.: Studies on progressive muscular dystrophy. IV. Effects of original amino acids mixture on progressive muscular dystrophy. Arzneimittelforschung **17**, 753 (1967).
NARAYANASWAMI, A.: Creatine phospho-kinase in mammalian brain. Biochem. J. **52**, 295 (1952).
NATRASS, F. J.: Primary diseases of muscle. In: Modern Trends in Neurology. II. Ser. Edit. by D. WILLIAMS. London: Butterworth (1957).
NIEBROJ-DOBOSZ, I.: Disturbances of the combustion processes in muscular disorders. J. neurol. neurosurg. psychiat. **28**, 19 (1965a).
NIEBROJ-DOBOSZ, I.: Final combustion processes in muscular disorders. Proc. 8th int. congr. neurol., Vienna (1965b), Tom. II, p. 511.
NIHEI, T., NODA, L., MORALES, M. F.: Kinetic properties and equilibrium constant of the adenosinetriphosphate-creatine transphosphorylase-catalyzed reaction. J. biol. chem. **236**, 3202 (1961).
NIVET, M., CONSTANS, C., FAQUET, J.: Pathological elevations of creatinekinase apart from myocardial infarction. Rev. franç. étud. clin. biol. **8**, 74 (1963).
NODA, L., KUBY, S. A., LARDY, H. A.: Adenosinetriphosphate-creatine transphosphorylase. II. Homogenity and physico-chemical properties. J. biol. chem. **209**, 203 (1954a).
NODA, L., KUBY, S. A., LARDY, H. A.: Adenosinetriphosphate-creatine transphosphorylase. IV. Equilibrium studies. J. biol. chem. **210**, 83 (1954b).
NOLTMAN, E. A., MAHOWALD, TH. A., KUBY, S. A.: Studies on Adenosine triphosphate transphosphorylase. II. Amino acid composition of adenosine triphosphate-creatine transphosphorylase. J. biol. chem. **237**, 1146 (1962).
NYGREN, A.: Serum-creatine phosphokinase activity in chronic alcoholism, in connection with acute alcohol intoxication. Acta med. scand. **179**, 623 (1966).
NYGREN, A.: Serum creatine phospho-kinase in chronic alcoholism. Acta med. scand. **182**, 383 (1967).
OKINAKA, S., SUGITA, H., MOMOI, H., TOYOKURY, Y., WATANABE, T., EBASHI, F., EBASHI, S.: Cysteine-stimulated serum creatine kinase in health and disease. J. lab. clin. med. **64**, 299 (1964).
OLIVER, I. T.: A spectrophotometric method for determination of creatine phosphokinase and myokinase. Biochem. J. **61**, 116 (1955).
PARK, D. C., PENNINGTON, R. J.: Intracellular distribution of some enzymes in normal skeletal muscle. Clin. chim. acta **13**, 694 (1966).
PEARCE, G. W.: Electron microscopy in the study of muscular dystrophy. Ann. N.Y. acad. sci. **138**, 138 (1966).
PEARCE, J. M., PENNINGTON, R. J., WALTON, J. N.: Serum enzyme studies in muscle disease. I. Variations in serum creatine kinase activity in normal individuals. J. neurol. neurosurg. psychiat. **27**, 1 (1964a).
PEARCE, J. M., PENNINGTON, R. J., WALTON, J. N.: Serum creatinekinase activity in muscular dystrophy and in other myopathic and neuropathic disorders. J. neurol. neurosurg. psychiat. **27**, 96 (1964b).
PEARCE, J. M., PENNINGTON, R. J., WALTON, J. N.: Serumcreatinekinase activity in relatives of patients with Duchenne type of muscular dystrophy. J. neurol. neurosurg. psychiat. **27**, 181 (1964c).
PEARSON, C. M.: Serum enzymes in muscular dystrophy and certain other muscular and neuromuscular diseases. New Engl. J. med. **256**, 1069 (1957).
PEARSON, C. M.: Biochemical and histological features of early muscular dystrophy. Rev. canad. biol. **21**, 533 (1962a).
PEARSON, C. M.: Histopathological features in muscle in the preclinical stages of muscular dystrophy. Brain **85**, 109 (1962b).
PEARSON, C. M.: Polymyositis: clinical forms, diagnosis and therapy. Postgrad. med. J. **31**, 450 (1962c).
PEARSON, C. M.: Patterns of polymyositis and their response to treatment. Ann. int. med. **59**, 826 (1963).
PEARSON, C. M., CHOWDHURY, S. R., FOWLER, W. M.: Biochemical detection and histological study of muscular dystrophy in the preclinical stage. J. clin. invest. **40**, 1070 (1961).
PEARSON, C. M., FOWLER, W. M., JONES, M. H., GRIFFITH, W. H.: Studies of enzymes in serum of muscular dystrophy. II. Diagnostic and prognostic significance in relatives of dystrophic persons. Pediatrics **28**, 962 (1961).
PEARSON, C. M., FOWLER, W. M., WRIGHT, ST. W.: X-chromosome mosaicism in females with muscular dystrophy. Proc. nat. acad. sci. **50**, 24 (1963).
PEARSON, C. M., KAR, N. C.: Isoenzymes: general considerations and alterations in human and animal myopathies. Ann. N.Y. acad. sci. **138**, 293 (1966).
PERKOFF, G. T., ABERNATHY, R., RUIZ, M.: Effect of succinylcholine on creatinephosphokinase (CPK) in anaesthetized dogs. J. lab. clin. med. **74**, 153 (1969).

PERKOFF, G. T., HILL, R. L., TYLER, F. H.: Abnormal myoglobine chromatography in childhood muscular dystrophy. J. clin. invest. **42**, 1391 (1962).
PÖCH, H., BECKER, P. E.: Eine Muskeldystrophie auf einem altägyptischen Relief. Nervenarzt **26**, 528 (1955).
RABIN, B. R., WATTS, D. C.: A theory of the mechanism of action of creatine phosphokinase. Nature **188**, 1163 (1960).
RADU, H., GÖDRI, I., BLÜCHER, G., MIGEA, S., BORDEIANU, L., LUPSA, I.: L'étude du metabolisme du P^{32} et du K^{42} dans la dystrophie musculaire progressive. Proc. 8th int. congr. neurol., Vienna (1965), Tom. II, p. 519.
RADU, H., MIGEA, S., TÖRÖK, Z., *et al.*: Carrier detection in x-linked Duchenne type muscular dystrophy. A pluridimensional investigation. J. neurol. sci. **6**, 289 (1968).
RADU, H., STENZEL, K., MIGEA, S., BORDEIANU, L.: Behandlung von Muskeldystrophien mit Nucleosid-Nucleotid-Gemisch Laevadosin. Münch. med. Wschr. **109**, 2702 (1967).
REINHOLD, J. G., KINGSLEY, G. R.: The chemical composition of volontary muscle in muscle disease. J. clin. invest. **17**, 377 (1938).
Report of the Commission on the Enzymes of the International Union of Biochemists. Oxford, Pergamon Press (1961).
RICHTERICH, R., AEBI, U., ROSSI, E.: Progressive Muskeldystrophie. In: Erbliche Stoffwechselkrankheiten, L1. Hrsg. LINNEWEH, F.: Urban u. Schwarzenberg, Berlin (1962).
ROCHE, M., BENEDICT, J. D., YÜ, T. F., BIEN, E. J., STETTEN, D.: Origin of urinary creatine in progressive muscular dystrophy. Metabolism **1**, 13 (1952).
RONZONI, E., WALD, S., BERG, L., RAMSEY, R.: Distribution of high energy phosphate in normal and dystrophic muscle. Neurology **8**, 359 (1958) (Minneap.).
ROSALKI, S. B.: Creatine phosphokinase isoenzymes. Nature **207**, 414 (1964).
ROSALKI, S. B.: An improved procedure for serum creatine phosphokinase determination. J. Lab. clin. med. **69**, 696 (1967).
ROSSI, E.: In: Progressive Muskeldystrophie, Myotonie, Myasthenie. Hrsg. von E. KUHN. Berlin-Heidelberg-New York, Springer (1966), p. 145.
ROTTHAUWE, H. W., CERQUEIRO, M.: Die Haltbarkeit der Serum-Kreatin-Phosphokinase. Klin. Wschr. **41**, 876 (1963).
ROTTHAUWE, H. W., CERQUEIRO-RODRIGUEZ, M.: Die Bestimmung der Serum-Kreatin-Phosphokinase im optischen Test. Clin. chim. acta **10**, 134 (1964).
ROTTHAUWE, H. W., KOWALEWSKI, S.: Klinische und biochemische Untersuchungen bei Myopathien. I. Serumenzyme bei progressiver Muskeldystrophie (Typ I, II, IIIa). Klin. Wschr. **43**, 144 (1965a).
ROTTHAUWE, H. W., KOWALEWSKI, S.: Klinische und biochemische Untersuchungen bei Myopathien. II. Die Bedeutung der Serum-Kreatin-Phosphokinase und der Serum-Aldolase für die Identifizierung von Heterozygoten der rezessiv x-chromosomalen Formen der progressiven Muskeldystrophie (Typ IIIa, b). Klin. Wschr. **43**, 150 (1965b).
ROTTHAUWE, H. W., KOWALEWSKI, S.: Klinische und biochemische Untersuchungen bei Myopathien. III. Rezessiv x-chromosomale Muskeldystrophie bei gutartigem Verlauf. Klin. Wschr. **43**, 158 (1965c).
ROTTHAUWE, H. W., KOWALEWSKI, S.: Gutartige rezessiv chromosomal vererbte Muskeldystrophie. I. Untersuchungen bei Merkmalsträgern. Humangenetik **3**, 17 (1966a).
ROTTHAUWE, H. W., KOWALEWSKI, S.: Gutartige rezessiv x-chromosomal vererbte Muskeldystrophie. II. Untersuchungen bei Konduktorinnen. Humangenetik **3**, 30 (1966b).
ROTTHAUWE, H. W., KOWALEWSKI, S.: Bestimmung der aktivierten Serum-Kreatin-Phosphokinase. Z. klin. Chemie **5**, 254 (1967a).
ROTTHAUWE, H. W., KOWALEWSKI, S.: Aktivierung und Alterung der Serum-Kreatin-Phosphokinase. Klin. Wschr. **45**, 387 (1967b).
ROTTHAUWE, H. W., ZURUKZOGLU-SKLAVOUNOU, S., HAMMANN, H.: Untersuchungen zur Methodik der Aktivitätsbestimmung der Kreatinphosphokinase. Klin. Wschr. **39**, 1269 (1961).
SANDRITTER, W.: Histopathologie, Stuttgart, Schattauer-Verl. Aufl. 1967, p. 203.
SARKAR, N. K., SRIVASTAVA, U.: Biochemical changes in progressive muscular dystrophy. II. Phosphorus metabolism in normal, nutritional and hereditary dystrophic muscle, livers and brains of animals. J. nutr. **83**, 193 (1964).
SAX, S. M., MOORE, J. J.: Fluorometric determination of creatine kinase activity. Clin. chemistry **11**, 796 u. 951 (1965).
SCHAPIRA, G., DREYFUS, J. C.: Biochemistry of progressive muscular dystrophy. In: G. H. BOURNE, M. N. GOLARZ: Muscular Dystrophy in man and animals. Basel-New York, Karger (1963), p. 47.
SCHAPIRA, G., DREYFUS, J. C., SCHAPIRA, F., KRUH, J.: Glycogenolytic enzymes in human progressive muscular dystrophy. Amer. J. phys. med. **34**, 313 (1955).

SCHAPIRA, G., JOLY, M., DREYFUS, J. C.: Longueur des particules de myosine humaine de muscle normal et myopathique déterminée par biréfringence d'écoulement. C. R. soc. biol. (Paris) **148**, 1056 (1954).

SCHNEIDER, K. W., HEISE, E. R.: Die diagnostische Bedeutung einer erhöhten Kreatin-Phosphokinase-Aktivität im Serum. Dtsch. med. Wschr. **88**, 520 (1963).

SCHOLLER, J., JONES, D., LITTARRU, G. P., FOLKERS, K.: Therapy of hereditary mouse muscular dystrophy with Coenzyme Q_7. Biochem. Biophys. Res. Commun. **41**, 1298 (1970).

SCHORER, C. E.: Muscular dystrophy and the mind. Psychosom. med. **14**, 5 (1964).

SCHOTT, J., JACOBI, M., WALD, M. A.: Electrocardiographic patterns in the differential diagnosis of progressive muscular dystrophy. Amer. J. med. sci. **229**, 517 (1955).

SCHUERMANN, H., HORNSTEIN, O.: Dermatomyositis. In: H. A. GOTTRON, W. SCHÖNFELD: Dermatologie und Venerologie, Stuttgart, Thieme (1958).

SCHULTZE, F.: Über den mit Hypertrophia verbundenen Muskelschwund. Wiesbaden: J. F. Bergmann (1886).

SEMMOLA, M.: Sopra due malattie non ancora descritte. Ref.: Schmidts Jb. ges. Med. 24 (1839).

SHY, G. M., CUMMINGS, D. J., BERG, L., HORVATH, B.: Muscular dystrophy. Potassium exchange in residual muscle. J. appl. physiol. 8, 33 (1955).

SINGER, K., ANGELOPOULOS, B., RAMOT, G.: Studies on human myoglobin. II. Fetal myoglobin; its identification and its replacement by adult myoglobin during infancy. Blood **10**, 987 (1955).

SITZMANN, F.: Untersuchungen über das Verhalten der Creatinphosphokinase während der Neugeborenenperiode. Z. Kinderheilk. **96**, 343 (1966a).

SITZMANN, F.: Die Kreatinphosphokinase bei Neugeborenen. Klin. Wschr. **44**, 660 (1966b).

SITZMANN, F.: Kreatinphosphokinase-Aktivitäten im Serum bei Säuglingen und Kleinkindern. Z. Kinderheilk. **99**, 48 (1967).

SLUCKA, C.: The electrocardiogramm in Duchenne muscular dystrophy. Circulation **38**, 933 (1968).

SMITH, H. L., AMICK, L. D., JOHNSON, W. W.: Detection of subclinical and carrier states in Duchenne muscular dystrophy. J. pediat. **69**, 67 (1966).

STEIN, PH., LAMPRECHT, W.: Verbesserte Methode zur Messung der Kreatinphosphokinase-Aktivität in Gewebsextrakten und Serum. Klin. Wschr. **40**, 177 (1962).

STEINBRECHER, W.: Elektromyographie in Klinik und Praxis. Stuttgart: G. Thieme 1965.

STENGEL-RUTKOWSKI, L.: Metabolite der Glykolyse und des Citratzyklus sowie energiereiche Phosphate in der Muskulatur bei Kindern mit Dystrophia musculorum progressiva. Dissertation, Marburg, Philipps-Universität (1969).

STEPHENS, J., LEWIN, E.: Serum enzyme variations and histological abnormalities in the carrier state in Duchenne dystrophy. J. neurol. neurosurg. psychiat. **28**, 104 (1965).

SZASZ, G., BUSCH, E. W., FAROHS, H. B.: Serum-Kreatinkinase. I. Methodische Erfahrungen und Normalwerte mit einem neuen handelsüblichen Test. Deut. med. Wschr. **15**, 829 (1970).

TADA, K., WATANABE, Y., CHIKAOKA, H.: Demonstration of defect of CPK in muscle of progressive muscular dystrophy. Tohoku J. exp. med. **75**, 296 (1961).

TAMMISTO, T., AIRAKSINEN, M.: Increase of creatine kinase activity in serum as sign of muscular injury caused by intermettently administrated suxamethonium during halothane anesthesia. Brit. J. anaesth. **38**, 510 (1966).

TANZER, M. L., GILVARG, C.: Creatine and creatine kinase measurement. J. biol. chem. **234**, 3201 (1959).

THOMPSON, M. W., MURPHEY, E. G., MCALPINE, P. J.: An assessement of the creatine kinase test in the detection of carriers of Duchenne muscular dystrophy. J. pediat. **71**, 82 (1967).

THOMPSON, R. A., VIGNOS, P. J.: Serum aldolase in muscle disease. Arch. int. med. **103**, 551 (1959).

THOMPSON, W. H.: Determination and statistical analysis of the normal ranges of five serum enzymes. Clin. chim. acta **21**, 469 (1968).

THOMSON, A. R., EVELEICH, J. W., MILLES, B. J.: Amino-acid sequence around the reactive thiol groups of adenosine triphosphate creatine phosphotranspherase. Nature **203**, 267 (1964).

THOMSON, W. H.: An investigation of physical factors influencing the behaviour in vitro of serum creatine phosphokinase and other enzymes. Clin. chim. acta **23**, 105 (1969).

THOMSON, W. H., LEYBURN, P., WALTON, J. N.: Serum enzyme activity in musclular dystrophy. Brit. med. J. **1960**, 1276.

VAN DER VEEN, R. J., WILLEBRANDS, A. F.: Isoenzymes of creatine phosphokinase in tissue extracts and in normal and pathological sera. Clin. chim. acta **13**, 312 (1965).

Velez-Garcia, E., Hardy, P., Dioso, M., Perkoff, G. T.: Cysteine-stimulated serum creatinephosphokinase. Unexspected results. J. lab. clin. med. **68**, 636 (1966).
Vignos, Jr., P. J., Warner, J. L.: Glycogen, creatine and high energy phosphate in human muscle disease. J. lab. clin. med. **62**, 579 (1963).
Walton, J. N.: The electromyogram in myopathy. Analysis with the audiofrequency spectrometer. J. Neurol. Neurosurg. Psychiat. **15**, 219 (1952).
Walton, J. N.: On the inheritance of muscular dystrophy. Ann. hum. genet. **20**, 1 (1955).
Walton, J. N.: Some diseases of muscle. Lancet **1964 I**, 447.
Walton, J. N.: Die progressive Muskeldystrophie und ihre Behandlung. Praxis (Bern) **31**, 1054 (1967).
Walton, J. N., Natrass, F. J.: On the classification, natural history, and treatment of the myopathies. Brain **77**, 169 (1954).
Walton, J. N., Pennington, R. J. T.: Studies on human muscular dystrophy with particular reference to methods of carrier detection. Ann. N.Y. acad. sci. **138**, 315 (1966).
Watts, D. C.: Studies on the mechanism of action of adenosine 5-triphosphate-creatine-phosphotransferase. Biochem. J. **89**, 220 (1963).
Watts, D. C., Rabin, B. R.: A study of the "reactive" sulphydryl groups of adenosine-5-triphosphate-creatine phosphotransferase. Biochem. J. **85**, 507 (1962).
Watts, D. C., Rabin, B. R., Crook, E. M.: The reaction of iodacetamide with proteins as determinated silver/silveriodide electrode. Biochim. biophys. acta **48**, 380 (1961).
Watts, D. C., Rabin, B. R., Crook, E. M.: The number of catalytic sites in creatine phosphokinase as determinated by a study of its reactive sulphydryl groups. Biochem. J. **82**, 412 (1962).
Welander, L.: Myopathia distalis tarda hereditaria. Acta med. scand. **14**, Suppl 265 (1951).
Wiesendanger, M.: Über die hereditäre neurogene proximale Amyotrophie (Kugelberg-Welander). Arch. Klaus-Stift. Vererb.-Forsch. **37**, 147 (1962).
Wood, T.: Adenosine triphosphate-creatine phosphotransferase from oxbrain. Biochem. J. **87**, 453 u. **89**, 210 (1963).

Hypophosphatasie

Von

U. WILLENBOCKEL

Mit 15 Abbildungen

I. Definition

Bei der Hypophosphatasie handelt es sich um eine familiäre Erkrankung, die durch rachitisähnliche Skeletabnormitäten, verminderte Aktivität der alkalischen Phosphatase in Serum und Geweben und durch das Vorkommen von Phosphoäthanolamin in Urin und Plasma charakterisiert ist.

Übersichtliche Darstellungen des Krankheitsbildes gaben CURRARINO *et al.* (1957), FRASER (1957), RYSSING (1962,) SWOBODA (1962), RUBIN (1964), STAVE (1965) und BARTTER (1966).

II. Historisches

RATHBUN (1948) hat das Krankheitsbild aus der Gruppe ungeklärter Wachstumsstörungen mit rachitisähnlichen Knochenveränderungen herausgehoben und erstmals nach dem auffallendsten biochemischen Befund als Hypophosphatasie bezeichnet. Retrospektiv war es möglich, einige vor 1948 publizierte Fälle trotz z.T. fehlender enzymatischer Untersuchungen mit ziemlicher Sicherheit als Hypophosphatasie einzuordnen.

HÜHNE u. SCHÖNFELD (1928) beschrieben eine ,,eigenartige Wachstumsstörung im Kindesalter" bei einem 5jährigen Knaben, bei dem typische Röntgenbilder und histologischer Befund für eine Hypophosphatasie sprechen. Auch ein Fall von CHOWN (1936), der als ,,Renal rickets and dwarfism: a pituitary disease" publiziert wurde, wurde wegen der röntgenologischen Veränderungen und der pathologisch-anatomisch nachgewiesenen Nephrocalcinose von den Autoren zusammenfassender Darstellungen als Hypophosphatasie angesehen. Bei einem von KUBATSCH (1936) als ,,seltene Knochenerkrankung" veröffentlichten Fall sprechen familiäres Vorkommen, prämature Nahtsynostose, Röntgenbefunde und passagere Hypercalcämie für eine Hypophosphatasie. Einer der von ANSPACH u. CLIFTON (1939) als kindlicher Hyperparathyreoidismus beschriebenen Fälle, der von einigen Autoren retrospektiv als Hypophosphatasie eingeordnet wird (vgl. STAVE, 1965; BARTTER, 1966), ist m.E. trotz der beobachteten Hypercalcämie, Röntgenveränderungen, vorzeitiger Nahtsynostose und zweimal sehr niedriger Phosphataseaktivität nicht sicher als Hypophosphatasie anzusprechen. MACEY (1940) dürfte als erster die adulte Form der Hypophosphatasie bei einem 36jährigen Patienten mit multiplen *Pseudofrakturen* und niedriger alkalischer Serumphosphatase beschrieben haben, bei dem Hinweise auf schwere Rachitis im Kindesalter und häufige Frakturen beim Patienten und seinem Bruder eine Hypophosphatasie vermuten lassen.

Die Entdeckung der *Phosphoäthanolamin-Ausscheidung im Urin* als zweites charakteristisches und diagnostisch wichtiges Symptom der Hypophosphatasie erfolgte gleichzeitig durch FRASER u. YENDT (1955) in Amerika und McCANCE *et al.* (1955) in England.

III. Häufigkeit

Die Morbidität an Hypophosphatasie ist für Mitteleuropa noch nicht zu ermitteln (vgl. STAVE, 1965). Nach FRASER (1957) ist im südlichen Kanada mit einer Häufigkeit von 1 auf 100000 Lebendgeborene zu rechnen. In den letzten 20 Jahren wurden mehr als 100 Beobachtungen von Hypophosphatasie publiziert. BURMEISTER u. MAYSER (1967) stellten 87 Fälle der Literatur, darunter 9 eigene Beobachtungen aus Deutschland, zusammen. Davon entfielen 28 Fälle auf die letale fetale Form, 40 Fälle auf die infantile Form und 19 Fälle auf die sog. adulte Form (s. Tabelle 2).

IV. Geschlechtsverteilung und Erbgang

Beide Geschlechter werden von der Erkrankung gleichmäßig befallen (RASMUSSEN, 1968). Bei der frühinfantilen und infantil-juvenilen Form der Erkrankung (s.u.) wurde aber auch eine Bevorzugung des weiblichen Geschlechts gefunden (BURMEISTER u. MAYSER, 1967).

Das *Karyogramm* war in den wenigen untersuchten Fällen normal (JACOBSON u. MCLAIN, 1967).

Frühe Hinweise auf *Geschwistererkrankungen* finden sich bei HÜHNE u. SCHÖNFELD (1928), CHOWN (1936), KUBATSCH (1938) und MACEY (1940). Nach der grundlegenden Publikation von RATHBUN (1948) wurde familiäres Vorkommen erstmals von SCHNEIDER u. CORCORAN (1950) bei 2 Brüdern beschrieben und auf die erniedrigte Aktivität der alkalischen Phosphatase auch im Plasma beider Eltern hingewiesen. JACOBSON u. MCLAIN (1967) und PIMSTONE *et al.* (1966) beobachteten Hypophosphatasie bei eineiigen Zwillingen.

Ausgedehnte *Sippenuntersuchungen* sind von MCCANCE *et al.* (1956), CURRARINO *et al.* (1957), HARRIS u. ROBSON (1959) und von RATHBUN *et al.* (1961) durchgeführt worden. FRASER (1957) fand in einer Zusammenstellung der ihm bekannten 35 Patienten, daß 26% Geschwister waren; theoretisch wären für den rezessiven Erbmodus 25% zu erwarten. Die Ergebnisse von Sippenuntersuchungen und Heterozygotentesten (s.u.) sprechen für einen *autosomal-rezessiven Erbgang.* Nach SILVERMAN (1962) soll aber auch eine dominate Vererbung vorkommen.

V. Heterozygotenteste

Zur Identifizierung heterozygoter Merkmalsträger haben sich sowohl die Bestimmung der alkalischen Serumphosphatase als auch der Nachweis von Phosphoäthanolamin im Urin bewährt. Bei den heterozygoten Eltern und Geschwistern findet man in der Regel eine Verminderung der *alkalischen Serumphosphatase-Aktivität* auf 40—50% der Norm (s. Tabelle 4). RATHBUN *et al.* (1961) fanden in einer Sippe mit 2 Patienten und 30 untersuchten Verwandten bei 14 Verwandten erniedrigte Aktivität der alkalischen Serumphosphatase.

Die Aktivität der alkalischen Phosphatase in Leukocyten und von Osteoblasten in Gewebekulturen scheint bei den Heterozygoten nicht signifikant vermindert zu sein (methodische Mängel?) (SCAGLIONE *et al.*, 1956; KRETCHMER *et al.*, 1958).

HARRIS u. ROBSON (1959) konnten von den in 14 Familien statistisch vermuteten Merkmalsträgern 58% durch den Nachweis von *Phosphoäthanolamin* im Urin identifizieren. PIMSTONE *et al.* (1966) fanden bei 21 von 27 Angehörigen von 5 Patienten aus 4 Familien eine Ausscheidung von Phosphoäthanolamin. Die alkalische Serumphosphatase-Aktivität lag bei den erwachsenen Phosphoäthanolamin-Ausscheidern im Normalbereich, bei den kindlichen war sie leicht vermindert. Nach GOYER (1963) scheiden homozygot Kranke ca. 15 mg Phosphoäthanolamin/g N aus, Heterozygote 1,1—4,7 mg Phosphoäthanolamin/g N.

RASMUSSEN (1969) fand kürzlich mit einer spezifischen und empfindlichen säulenchromatographischen Methode auch im Urin von *normalen Kindern und Erwachsenen* stets geringe

Mengen Phosphoäthanolamin. Die Ausscheidung nahm von 62 ± 20Mikromol/m² Körperoberfläche im 1. Lebensjahr auf 18 ± 6 Mikromol/m² bei Erwachsenen ab. Sie ist unabhängig von Geschlecht, Nahrungsaufnahme und Tageszeit. Fünf *Heterozygote* im Alter von 2½—63 Jahren schieden das 2,7—7,6fache an Äthanolamin aus wie die Normalpersonen, 2 Patienten mit Hypophosphatasie das 10—47fache. Die *Phosphoäthanolamin-Clearance* betrug bei normalen Erwachsenen 8,0 ml/min/1,73 m², bei erwachsenen Heterozygoten 29,0 ml/min/1,73 m², bei erwachsenen Homozygoten 108 ml/min/1,73 m².

VI. Biochemischer Defekt — Ätiologie und Pathogenese

In *pathophysiologischer Hinsicht* war der erstmals von RATHBUN (1948) erhobene Befund bei einem im Alter von 9 Wochen verstorbenen Patienten von besonderer Bedeutung, daß die Aktivität der alkalischen Phosphatase nicht nur im Serum, sondern auch im Knorpel-Knochengewebe, in der Darmwand, in den Nieren und in der Lunge vermindert war. Dieser Befund wurde sowohl an Autopsiematerial (ENGFELDT u. ZETTERSTRÖM, 1954; MCCANCE *et al.*, 1956; ROSENTHAL *et al.*, 1960; MCDONALD u. SHANKS, 1957) als auch an Biopsiematerial (SOBEL *et al.*, 1953; SCAGLIONE u. LUCEY, 1956; FELDER u. SCHREIER, 1955; SCHLESINGER *et al.*, 1955; SWOBODA, 1960 u.a.) vielfach bestätigt und auf andere Zellen, Gewebe und Organe wie Leukocyten, Leber, Zähne und Haut erweitert.

Diese Untersuchungen beweisen den genetisch bedingten Defekt der Biosynthese einer oder mehrerer alkalischer Phosphatasen. Ein Mangel an bekannten Aktivatoren oder die Gegenwart eines Inhibitors als Ursache der Aktivitätsverminderung der alkalischen Phosphatase ließen sich ausschließen.

Knochen rachitischer Ratten zeigen bei Inkubation im Serum von Patienten mit Hypophosphatasie normale Calcifizierung. Knorpel-Knochengewebe von Patienten mit Hypophosphatasie verkalkt dagegen im Mischserum gesunder Versuchspersonen nicht (FRASER u. YENDT, 1955). Diese Befunde lassen eine Störung in der Knochenmatrix vermuten.

Auch die Bedeutung von *Phosphoäthanolamin* als physiologisches Substrat der alkalischen Phosphatase und speziell das vermehrte Vorkommen in Plasma und Urin bei Hypophosphatasie ist noch nicht geklärt (FRASER, 1955; MCCANCE *et al.*, 1956; HARRIS u. ROBSON, 1959; WILHELM, 1960; vgl. BARTTER, 1966). RASMUSSEN (1969) vermutet einen generellen Defekt des Zellmembran-Transports für Phosphoäthanolamin.

Phosphoäthanolaminausscheidung im Urin kommt auch bei anderen Wachstumsstörungen wie Cöliakie, Scorbut und Hypothyreose vor (FISHER u. NEILL, 1955; DE TONI u. DURAND, 1956).

Die *Hydroxyprolinausscheidung*, die als Maßstab des Kollagen-Stoffwechsels angesehen wird, wurde bei Hypophosphatasie als extrem niedrig beschrieben (KEISER *et al.*, 1964). Daraus wurde die Schlußfolgerung gezogen, daß die Hydroxyprolin-Ausscheidung mehr ein Indikator für den Knochenabbau als für die Osteoidbildung ist, die bei Hypophosphatasie vermehrt sein soll (vgl. BARTTER, 1966).

Da die Zusammenhänge zwischen dem ätiologischen Defekt der Biosynthese der alkalischen Phosphatase in den verschiedensten Körperzellen und der Pathogenese der aus diesem Enzymdefekt resultierenden Organveränderungen, die das Krankheitsbild der Hypophosphatasie charakterisieren, noch weitgehend unklar sind, soll kurz auf Natur und Funktion der alkalischen Phosphatase eingegangen werden.

VII. Natur und Funktion der alkalischen Phosphatase

Mit alkalischen Phosphatasen werden Phosphomonoesterasen bezeichnet, deren pH-Optima im alkalischen Bereich (Optima 8,4—10,0) liegen. Von den sauren Phosphatasen mit pH-Optima um 5,0 unterscheiden sich die alkalischen Phosphatasen außerdem durch andere Lokalisation in Zellen und Geweben (s. u.). Die alkalischen Phosphatasen spalten nicht nur hydrolytisch Phosphorsäureester, sondern sind auch als Phosphoryl-Transferasen wirksam. Ihre *biologischen Substrate* reichen von den Triose-, Pentose- und Hexosephosphaten einfacher Zucker und Alkohole bis zu den Lipoiden, Nucleotiden, Phosphoproteiden und Pyrophosphaten (vgl. Albers, 1940; Roche, 1950 u.a.).

Die geringe *Substratspezifität* der alkalischen Phosphatasen ließ bereits früh den Verdacht aufkommen, daß es sich um einen Enzymkomplex handelt. Auch hochgereinigte Präparationen aus Dünndarm zeigen selbst in mikrokristalliner Form noch ein breites Wirkungsspektrum gegenüber Monophosphatestern (Portmann *et al.*, 1960). Die *Organspezifität* der Phosphatasen, die auf art- und zellspezifischen Proteinen beruhen dürfte, ist anscheinend größer. So lassen sich verschiedene Phosphatasen in verschiedenen Organen, Geweben und Körperflüssigkeiten durch Analysen ihrer Kinetik, differente Aktivierung oder Inhibition und durch immunelektrophoretische Verfahren differenzieren (Moss u. King, 1962). Durch immunologische Verfahren kann man im Serum z.B. den aus der Darmwand oder der Leber stammenden Anteil der alkalischen Phosphataseaktivität ermitteln (Fishman *et al.*, 1962; Hodson *et al.*, 1962; Boyer, 1963; Klein, 1969).

Im Gegensatz zur überwiegend in den Lysosomen lokalisierten *sauren* Phosphatase, bei der kürzlich ebenfalls ein erblicher Enzymdefekt mit schlechter Prognose beschrieben wurde (Nadler u. Egan, 1970), findet sich die *alkalische* Phosphatase intracellulär in Kern, Mitochondrien und Cytoplasma. Bei den Säugetieren weisen Dünndarmschleimhaut, Nierenrinde (Bürstensaum und Basalmembran der proximalen Tubuli), ossifizierendes Knorpelgewebe, Zähne, Lunge, Nebennierenrinde und Leber die höchste Aktivität an alkalischer Phosphatase auf (Gomori, 1939, 1941; Takamatsu, 1939; vgl. Roche, 1950).

Während der *embryonalen und fetalen Entwicklung* wechseln *Aktivität und Lokalisation* der alkalischen Phosphatssen in verschiedenen Organanlagen zu verschiedenen Zeitpunkten stark. In den Zellkernen bestehen dabei deutliche Parallelen zwischen alkalischer Phosphataseaktivität und Nukleinsäuregehalt. Am Ende der Fetalzeit entsprechen Verteilung und histochemisch nachweisbare Aktivität in den meisten Organen dem Zustand, wie er im späteren Leben gefunden wird. Biochemisch lassen sich *postnatal* noch deutliche quantitative *altersabhängige Aktivitätsänderungen* nachweisen, die sich z.T. in Aktivitätsveränderungen der alkalischen Serumphosphatase widerspiegeln (Albrecht, 1957; Eränkö u. Lehto, 1954; Rossi *et al.*, 1951, 1953, 1959; Clark u. Beck, 1950; Weber u. Cantero, 1955; Willenbockel, 1956, 1961; vgl. Baur, 1948).

Die *alkalische Phosphataseaktivität des Serums* setzt sich aus mehreren *Isoenzymen* zusammen. Sie stammt während der Wachstumsphase in erster Linie aus dem Skelett, zu einem kleineren Teil aus Leber und Darmschleimhaut (Schlamowitz u. Bodansky, 1959; Keiding, 1959; Rosenberg, 1959). Beim Erwachsenen soll sich normalerweise im Plasma nur die Leberphosphatase finden (vgl. Klein, 1969; Gerlach *et al.*, 1970). Sie wird mit der Galle und nicht wie die saure Phosphatase mit dem Urin ausgeschieden. Die alkalische Phosphataseaktivität des Plasmas zeigt physiologische Schwankungen mit dem Alter und Wachstum (s. Tabelle 4). Sie ist im 1. Lebensjahr am höchsten, zeigt vom 2.—17. Lebensjahr ein annäherndes Plateau und fällt dann auf die Erwachsenenwerte ab. Abhängigkeiten von Geschlecht und Einflüssen der Ernährung und der Jahreszeit wurden beschrieben. Auch in der 2. Hälfte der Schwangerschaft steigt die Aktivität der Serumphosphatase regelmäßig an und fällt während der Lactation und im Wochenbett wieder ab; und zwar handelt es sich dabei vorwiegend um das Isoenzym Placentaphosphatase (vgl. Gerlach *et al.*, 1970).

Pathologische Erhöhungen der alkalischen Serumphosphatase finden wir vor allem bei mit gesteigerter Osteoblastentätigkeit einhergehenden *Knochenerkrankungen* (Rachitis, Osteomalacie, Ostitis deformans Paget, Ostitis fibrosa generalisata, osteoblastische Tumormetastasen und Lymphogranulomatose mit Knochenherden), keine Erhöhung dagegen bei vorwiegend osteoclastischen Knochenprozessen u.a. Knochenerkrankungen (Osteoporose, Morbus Bechterew, Exostosen, Ostitis fibrosa localisata, Osteomyelitis, Spondylitis). Starke Erhöhungen der Phosphataseaktivität weisen bei *Leberkrankheiten* auf einen Gallengangsverschluß; uncharakteristischer sind die Befunde bei Hepatitis, toxischem Ikterus, Lebercirrhose und Tumoren. Auch bei Hyperthyreose findet man bei einem Teil der Patienten erhöhte Serumphosphataseaktivität.

Mit Hilfe der *Trennung der alkalischen Gesamtphosphatase in ihre Isoenzyme* kann man neuerdings feststellen, aus welchem Organ die Erhöhung der alkalischen Serumphosphatase stammt und auf diesem Wege wichtige Rückschlüsse auf den Sitz einer Erkrankung gewinnen. So ist z.B. bei Patienten mit bestimmten Knochenerkrankungen nur die *Knochenphosphatase* erhöht. Wenn es sich um einen Tumor mit Knochen- und Lebermetastasen handelt, ist außer der Knochen- auch die Leber- und evtl. die Gallengangphosphatase erhöht. Bei intra- oder extrahepatischer Cholestase durch Stein, Tumor oder Cholangitis ist die erhöhte Gesamtphosphataseaktivität auf eine Erhöhung der *Leber-* und *Gallengangphosphatase* zurückzu-

Schema der Knochenbildung

(nach EGER 1962).

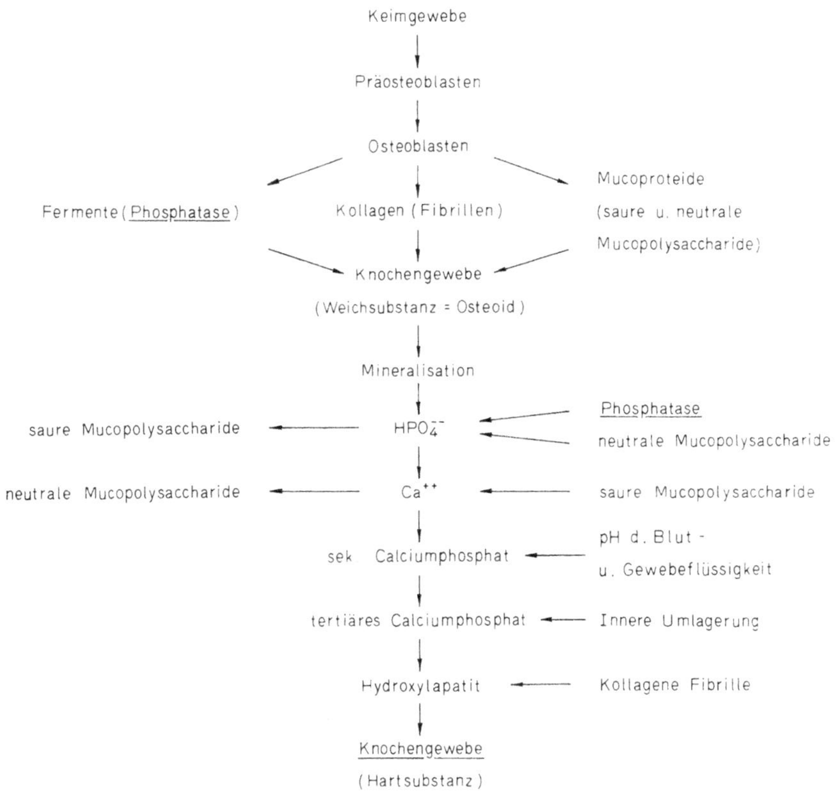

führen, während bei reiner Hepatitis ohne Cholestase nur die Leberphosphatase erhöht gefunden wird. Charakteristisch ist bei aktiv-progredienter Lebercirrhose die Erhöhung der *Dünndarmphosphatase* im Serum. Die bei etwa der Hälfte der Patienten mit *Hyperthyreose* nachgewiesene erhöhte Gesamtaktivität der alkalischen Phosphatase ist bei etwa 70% der Patienten durch eine Erhöhung der Knochenphosphatase, bei den übrigen durch eine Erhöhung der Leberphosphatase bedingt (HODSON *et al.*, 1962; GERLACH *et al.*, 1970; KLEIN *et al.*, 1966, 1967, 1969; TASWELL u. JEFFERS, 1963).

Eine in der Regel aber nicht sehr ausgeprägte *Verminderung der alkalischen Phosphataseaktivität* im Serum ist bei Hypothyreose und Osteogenesis imperfecta zu beobachten (vgl. BAUR, 1947; BRACHT, 1954; KING, 1953).

Die *Rolle der alkalischen Phosphatase(n) im Gesamtstoffwechsel* des menschlichen Organismus *und im Funktionsstoffwechsel* spezieller Organe ist noch in vielen Punkten ungeklärt. Einige bereits als gesichert angesehene Funktionen, wie z.B. die bei der Resorption von Zuckern in der Darmschleimhaut und im Nierentubulus wurden in den letzten Jahren wieder in Frage gestellt. Und die bei der Hypophosphatasie gefundenen, z.T. extremen Erniedrigungen der alkalischen Phosphataseaktivität in Darm, Leber und Niere ohne eine entsprechende Funktionsstörung dieser Organe läßt die biologische Bedeutung der alkalischen Phosphatase(n) ungeklärter denn je erscheinen. Die schweren sekundären, wahrscheinlich auf der Hypercalcämie beruhenden Nierenschäden bei der prognostisch ungünstigen frühinfantilen Form der Hypophosphatasie (s.u.) können bei dieser Betrachtung außer acht gelassen werden.

Sicher faßbare Veränderungen finden sich bei der Hypophosphatasie nur im Skeletsystem. Aber auch hier ist die *Rolle der alkalischen Phosphatase bei der Bildung* der Proteinmatrix *des Knochengewebes*, insbesondere bei der Bildung der kollagenen Fibrillen, und bei den Calcifizierungsvorgängen im Knorpel- und Knochengewebe trotz zahlreicher Hypothesen immer noch nicht gelöst. Die proliferierenden Osteoblasten und die hypertrophischen Chondrocyten bilden normalerweise die Hauptquelle der alkalischen Knochen- und Serumphosphatase. Die Osteoblasten nehmen eine Schlüsselstellung sowohl in der Kontrolle der Matrixbildung als auch bei der Mineralisation ein. Bei beiden Prozessen scheint die alkalische Phosphatase von Bedeutung zu sein (ALBERS, 1940; BOURNE, 1956; BARTTER, 1966; EGER, 1962 [s. Schema]; FOURMAN, 1963; GLIMCHER *et al.*, 1959/62; MCLEAN u. URIST, 1955; NEUMAN u. NEUMAN, 1958; ROBISON, 1923, 1932; ROCHE, 1950; vgl. WILLENBOCKEL, 1964, 1969).

VIII. Pathologische Anatomie

Die *histologischen Befunde* an bioptisch oder post mortem gewonnenen Knorpel-Knochengeweben zeigen eine große Variabilität von Strukturstörungen. Je schwerer die Erkrankung und je jünger der Patient ist, um so leichter gelingt mit histologischen Methoden die Abgrenzung der Hypophosphatasie von der Vitamin D-Mangelrachitis, anderen rachitisähnlichen Knochenerkrankungen und der Osteogenesis imperfecta. In anderen Fällen kann die alleinige histologische Methode die Differentialdiagnose nicht klären (RATHBUN, 1948; SOBEL *et al.*, 1953; MCDONALD u. SHANKS, 1957; MCCANCE *et al.*, 1956; vgl. STAVE, 1965; vgl. BARTTER, 1966).

Die Untersuchung von Knorpel-Knochenstücken aus der Knorpel-Knochengrenze der Rippen ist für diagnostische Zwecke besonders geeignet. Dort werden Trabekel mit knochenartigen Strukturen, aber nur geringer Calcifizierung, beschrieben, die von ungeordneten, nicht calcifiziertem und wie degeneriert aussehendem Knorpel oder Osteoid umgeben sind (Abb. 1). Durch spezielle Untersuchungen konnte eine *defekte Knochenmatrix* mit ungeordneter Architektur der Fibrillen und nur wenigen Osteoblasten am Rande der Knochenbälkchen nachgewiesen werden (FRASER, 1961; SCHLESINGER *et al.*, 1955). Ein von solchen Trabekeln unregelmäßig durchsetztes Osteoid kann an allen Wachstumszonen der Knochen auftreten. Die *abnorme Verkalkung* läßt sich an allen Knochen nachweisen; dazu sind jedoch besondere Präparations- und Färbetechniken erforderlich (ENGFELDT u. ZETTERSTRÖM, 1954; ROSENTHAL *et al.*, 1960; vgl. STAVE, 1965; vgl. RUBIN, 1964; vgl. BARTTER, 1966).

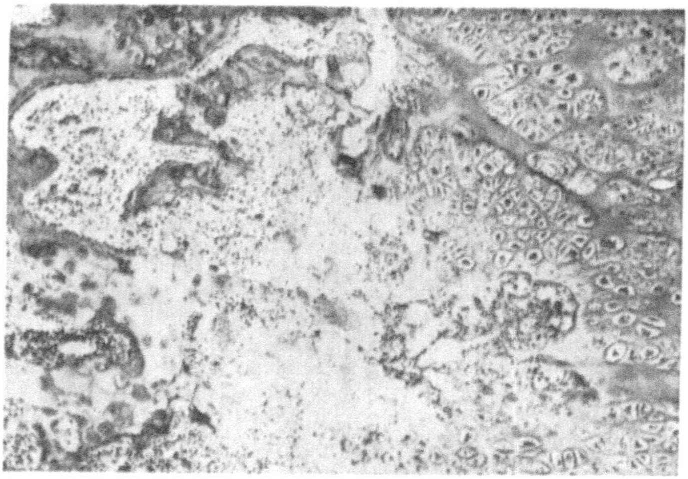

Abb. 1. Typische histologische Veränderungen im Bereich der Rippen-Knochen-Knorpelgrenze bei einem $3^1/_4$jährigen Mädchen mit Hypophosphatasie. (Nach E. SOBEL, aus "The Metabolic Basis of Inherited Disease", 2. Edit., p. 1017. New York, Toronto, Sidney, London: McGraw-Hill-Book-Co. 1966)

Tabelle 1. Klinische Formen der Hypophosphatasie, unterteilt nach FRASER, RATHBUN und KELLSEY. (Nach BURMEISTER u. MAYSER, 1967)

FRASER, 1957	RATHBUN, 1959	KELLSEY, 1962
35 Fälle *1. frühinfantil* progressive Dystrophie, Fieber, respiratorische Insuffizienz Krämpfe, Hypercalcämie, Nierenschäden, Ballonschädel, Rachitis	44 Fälle *1. schwerste Fälle* (vor dem 6. Monat): Nichtgedeihen, Rachitis, Hypotonie, Knochenbrüche, schwere Verkalkungsdefekte	*1. a) pränatal (immer tödlich):* Totgeburt bzw. Tod i. d. 1. Lebensstunden. Weicher Ballonschädel. „Gummiknochen". Extremitätendeformierungen, mangelhafte Lungenbelüftung, renale Defekte *b) Geburt bis Ende des 1. Monats* (50% tödlich): Nichtgedeihen, Cyanose, Skeletdeformitäten, früher Tod *c) 1.—6. Monat:* Generalisierte Skeletveränderungen, weiche Schädelnähte, vorgewölbte Fontanelle, Rosenkranz. Verschlechterung bis 6. Monat, dann Besserung
2. infantil-juvenil: keine Nierenschäden, Ausfallen der Milchzähne. Spätrachitis	*2. schwere Fälle* nach dem 6. Monat Genu valgum, Verlust der Zähne. Orthopädische Läsionen	*2. Minderform:* anhaltende generalisierte Skeletdeformität, Verbiegung der belasteten Röhrenknochen, verspätetes Laufen, Craniostenose, vorzeitiger Verlust der Milchzähne, Extremitätenschmerzen
3. adult (oft latent): Knochenbrüche, Kleinwuchs, Zahnschäden	*3. leichte Fälle:* (bei Erwachsenen): Frakturen, Osteoporose, Phosphatase 0—40% der Norm	*3. Erwachsenenform:* Übergang in milde Verlaufsweise Niedere Phosphatase-Aktivität

Nach SOBEL *et al.* (1953) beruht der wegen des häufigen Auftretens besonders hervorzuhebende *frühe Zahnverlust* auf Calcifikationsstörungen der Zähne und Alveolarfortsätze. Die Zähne selbst werden als normal oder histologisch unvollständig gebildet oder wurzellos beschrieben (ILLINGWORTH u. GARDINER, 1955; FELDER u. SCHREIER, 1955; OLSEN, 1957; RITCHIE, 1964).

Nach WILLENBOCKEL u. SCHNELL (1967) spielen die Veränderungen im Bereich der marginalen Parodontien (Alveolarknochen und Sharpeysche Fasern) mit insuffizienter Bildung des Zahnhalteapparates und nachfolgender Parodontitis marginalis progressiva für den vorzeitigen Zahnverlust eine wichtige Rolle. PIMSTONE *et al.* (1966) beschrieben eine abnorme Bildung des Zements.

Mit Hilfe *histochemischer und biochemischer Methoden* zum Nachweis der alkalischen Phosphataseaktivität (GOMORI, 1939, 1941; TAKAMATSU, 1939; MERKER u. HEILMEYER, 1960; vgl. GLICK, 1949; vgl. WILLENBOCKEL, 1956 u.a.) lassen sich in den meisten Fällen die bei nur histologischer Untersuchung nicht zu sichernden Fälle von Hypophosphatasie eindeutig beweisen. Die Verminderung der alkalischen Phosphataseaktivität ist generalisiert; nur in einem Fall wurde bei sonst typischem Befund in der Leber eine normale Phosphataseaktivität bestimmt (SCAGLINONE u. LUCEY, 1956).

Eine *Übersicht der histologischen Befunde* aller Organe gibt FRASER (1957). In den *Nieren* wurden bei sehr jungen Patienten oder nach Behandlung mit Vitamin D feindisperse Calciumablagerungen in und um die Tubuli gefunden, in anderen Fällen aber auch diffuse medulläre Nierenverkalkungen. Selten waren im Säuglingsalter auch tubuläre Nekrosen zu beobachten. In anderen Geweben

Tabelle 2. *Einteilung* von 87 Fällen von Hypophosphatasie nach *Alter* und *Geschlecht*. (BURMEISTER u. MAYSER, 1967)

Autor	Jahr	Fetal ♂	Fetal ♀	Infantil ♂	Infantil ♀	Spät ♂	Spät ♀	Insgesamt
FRASER/CURRARINO	1957	5	11	4	13	7	4	44
DE TONI	1956							2
MACDONALD	1957	2						2
MALBRAIN	1957				1			1
SILVA	1957				1			1
DICKSON	1958			1				1
HOUSTEK	1958			1				1
OWEN	1958				1			1
WELLER	1959			1				1
BEISEL	1960					1		1
BETHUNE	1960				2			2
JELKE	1960				1			1
NAKAI (Fall 1)	1960			1				1
ROSENTHAL	1960	1						1
SACHS	1960				1			1
SWOBODA	1960					2		2
CHANNAROND	1961	2						2
GEBALA	1962					1		1
KELLSEY	1962				1			1
SILVERMAN	1962			3				3
COTTE	1963			1				1
GROSSMANN	1963				1			1
LAPATSANIS	1963		1					1
PFEIFFER	1963		1					1
PLASTINA	1964						1	1
RITCHIE	1964	1	1		1			3
DE REUS	1966					1		1
Eigene Fälle	1966		3	1	3		1	8
Insgesamt		11	17	14	26	12	7	87

und Organen fanden sich keine nennenswerten, auf die Hypophosphatasie zu beziehenden histologischen Befunde (FRASER, 1957; MCDONALD u. SHANKS, 1957; MALBRAIN *et al.*, 1957; MCCANCE *et al*, 1956; vgl. STAVE, 1965).

IX. Krankheitsbild

Die *klinische Symptomatologie* der Hypophosphatasie ist je nach Manifestationsalter und Schweregrad sehr variabel. Im allgemeinen ist die Erkrankung um so folgenschwerer, je früher sie sich manifestiert. Die von FRASER (1957) vorgeschlagene *Einteilung in drei klinische Formen* hat insbesondere für die Prognose großen Wert. KELLSEY (1962) grenzte von der frühinfantilen noch die besonders schwere, immer tödlich endende pränatale Form ab. Eine ähnliche Einteilung nach dem Schweregrad gibt RATHBUN (1959) (vgl. Tabelle 1).

1. Die frühinfantile Form

Die sich bis zum 6. Monat klinisch manifestierenden Fälle werden zu der frühinfantilen Form gerechnet. Mit Hilfe von Röntgenaufnahmen des Fetus in utero ist es mehrfach gelungen, den *pränatalen Beginn* der Erkrankung zu erfassen. Mangelhafte Calcifizierung und Verkrümmung von Extremitätenknochen waren eindeutig erkennbar (Currarino *et al.*, 1957; McCance *et al.*, 1956; Rosenthal *et al.*, 1960; Chaunarond *et al.*, 1961) (s. Abb. 2 u. 3). Wenn die Symptome bereits pränatal ausgeprägt sind, wird das Kind tot geboren oder stirbt in der Regel in der Neugeborenenperiode. Fehlende Entfaltung der Lungen oder Pneumothorax wurden als Todesursache bei den post partum verstorbenen Neugeborenen angegeben. Die Extremitäten waren verkürzt und verkrüppelt. Eine wichtige Rolle spielt bei dieser pränatalen Form auch eine starke Hypercalcämie mit Hypercalciurie, Nephrocalcinose und Urämie. Bei anderen ad exitum gekommenen Patienten waren die Nieren normal (Lapatsanis u. Todd, 1963; vgl. Stave, 1965). Die mangelhafte Ausbildung der Schädelknochen begünstigt die geburtstraumatische Hirnschädigung.

Die *im ersten Trimenon* auffällig werdenden Patienten weisen ein meist ballonartig gespannt erscheinendes, weiches Schädeldach auf, in dem nur kleine unregelmäßige Knocheninseln nachweisbar sind. Die Extremitäten können verkürzt, verbogen und flexibel sein. In diesen Fällen bestehen die Knochenanlagen der langen Röhrenknochen nur aus unregelmäßig calcifiziertem Osteoid. In weniger ausgeprägten Fällen sind im Bereich der unteren Tibia *Hautgrübchen* beschrieben worden, die zusammen mit crura vara ein wichtiges diagnostisches Merkmal sein sollen (Weller, 1959; Kellsey, 1962). Um ältere, auch schon intrauterin erworbene Frakturen kann sich unförmiger Callus bilden.

Neben den *rachitisähnlichen Erscheinungen*, die in der Regel die Vorstellung des Säuglings beim Arzt veranlassen, werden häufig Symptome beobachtet, die nicht zum Bild der klassischen Rachitis gehören. So treten in wechselnder Stärke und in sehr unterschiedlicher Häufigkeit *periodisches Fieber*, *Erbrechen*, respiratorische Insuffizienz mit *Cyanose*-Zuständen, Cylindrurie, *Proteinurie*, Hypertension und Azotämie sowie Gewichtsverlust und *Dystrophie* auf. Bei einem Teil der Fälle sind die Nierensymptome wahrscheinlich nur Folge einer unter falschen Voraussetzungen durchgeführten Vitamin D-Behandlung; sie können dann mit *Hypercalcämie* einhergehen, und die Symptomatik kann weitgehend dem Bild der „idiopathischen Hypercalcämie" entsprechen. Es können sich auch Hirndrucksymptome ausbilden, die mit Prominenz der Fontanelle, vorzeitigem Schluß der Schädelnähte und Exophthalmus einhergehen. Sie können mit EEG-Veränderungen, Krämpfen und Schwachsinn kombiniert sein (Olsen, 1957; Rosenthal *et al.*, 1960; vgl. Stave, 1965).

Die *röntgenologischen Veränderungen* der pränatalen und frühinfantilen Formen erinnern an eine Osteogenesis imperfecta oder an eine Frührachitis. Bei der pränatalen Form kann eine so extreme Störung der Knochenbildung vorliegen, daß sich röntgenologisch nur einige unregelmäßige oder formlose Verkalkungsinseln nachweisen lassen (s. Abb. 2 u. 3). Als röntgenologische Frühzeichen der sich manifestierenden Hypophosphatasie treten an den Epiphysen unregelmäßige Aufhellungen und Verbreiterungen auf. Die Kalkarmut wird dann auch an den Diaphysen und Metaphysen sichtbar. Die Corticalis zeigt zunehmende Verschmälerung. Im weiteren Verlauf sind starke Knochenverbiegungen, Rosenkranz, Harrisonsche Furche, Spontanfrakturen, Thoraxdeformierungen, Kyphosen, Craniostenose mit auffälliger Prominenz im Bereich der großen Fontanelle und Mikrocephalie beobachtet worden (Currarino *et al.*, 1957; vgl. Moll u. Schmid, 1958; vgl. Rubin, 1964).

2. Die infantil-juvenile Form

Diese Form der Hypophosphatasie manifestiert sich zwischen dem 7. Lebensmonat und dem Ende der Wachstumsperiode. Bei ihr beherrschen die *rachitis-*

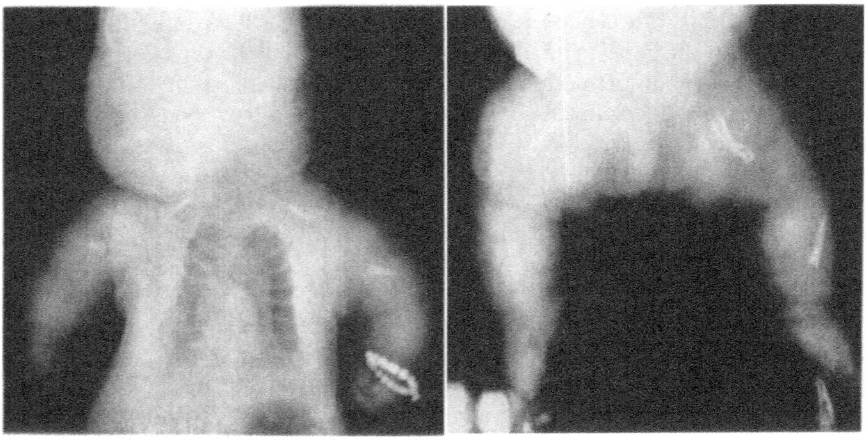

Abb. 2

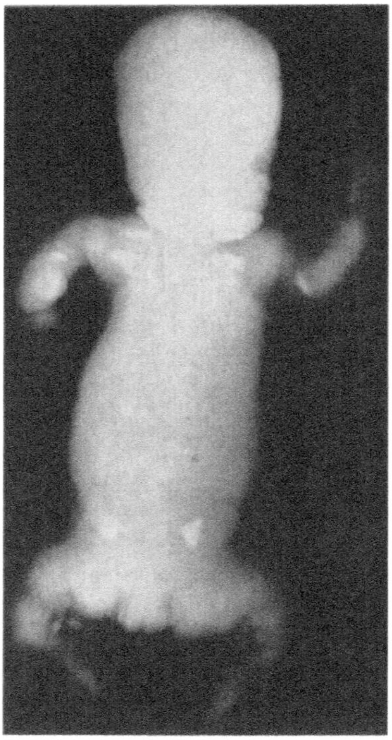

Abb. 3

Abb. 2 u. 3. Schwerste Ossifikationsstörungen bei einem Neugeborenen mit frühinfantiler Form der Hypophosphatasie. (Nach P. RUBIN: "Dynamic Classification of Bone Dysplasias", p. 246. Chicago: Year Book Medical Publishers Inc. 35 East Waker Drive 1964)

ähnlichen Knochendeformierungen das Krankheitsbild, während Allgemeinsymptome fehlen oder ganz in den Hintergrund treten. In den meisten Fällen werden die Symptome vor Ende des 2. Lebensjahres beobachtet. Die wenigen erst später erkrankten Patienten zeigten ausgesprochen milde Verlaufsformen.

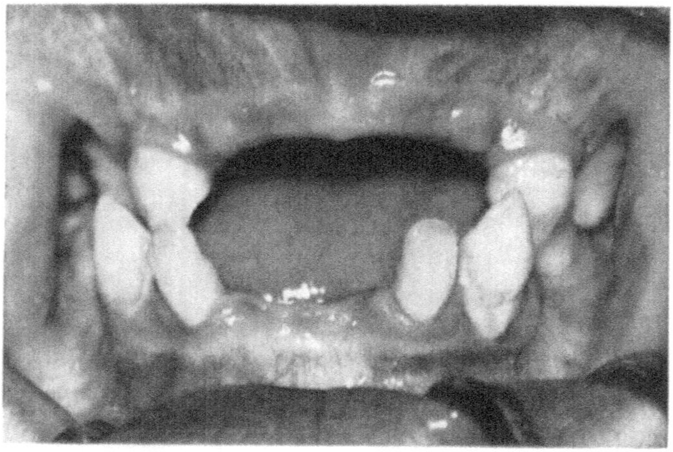

Abb. 4. Vorzeitiger Milchzahnverlust bei einem $3^{1}/_{4}$jährigen Jungen mit infantil-juveniler Form der Hypophosphatasie. (WILLENBOCKEL u. SCHNELL, 1967)

Abb. 5—12. Röntgenbefunde im Bereich der Handwurzel bei infantil-juveniler Form der Hypophosphatasie. (Eigene Verlaufsbeobachtung von $3^{1}/_{2}$ Monaten bis zum 9. Lebensjahr)

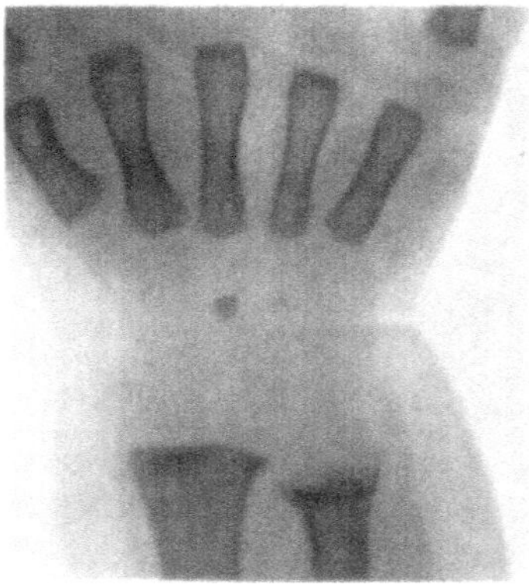

Abb. 5. $3^{1}/_{2}$ Monate

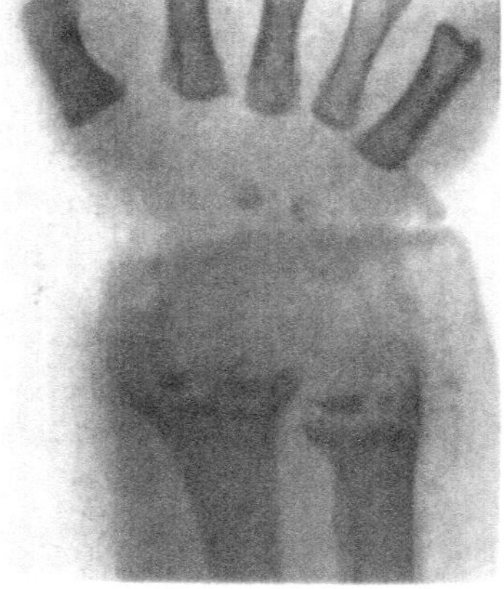

Abb. 6. 7 Monate

Viele Patienten kamen über einen Orthopäden in kinderärztliche Behandlung, da Schmerzen beim Laufen geklagt oder langsam zunehmende Knochenverbiegungen bemerkt wurden, am häufigsten genua valga (FRASER, 1957). Das *Längenwachstum* kann normal sein, ist aber bei den meisten Patienten unterschiedlich stark verzögert bis zum hochgradigen Minderwuchs. Das Knochenalter entspricht im allgemeinen dem Lebensalter. In vielen Fällen ist der *vorzeitige Verlust der Milchzähne* ein frühes oder führendes Symptom. Er beginnt nach meist verzögerter Dentition im 2.—4. Lebensjahr (s. Abb. 4) (SOBEL *et al.*, 1953; ILLINGWORTH u. GARDINER, 1955; FELDER u. SCHREIER, 1955; SCAGLIONE u. LUCEY, 1956; LANMAN, 1955; KORNER, 1962; WILLENBOCKEL u. SCHNELL, 1967). Auch die bleibenden Zähne fallen z.T. früh aus (BETHUNE u. DENT. 1960; BEISEL *et al.*, 1960; SWOBODA, 1960).

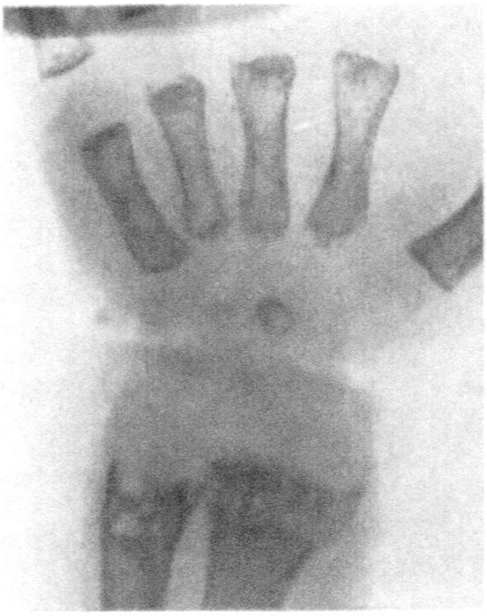

Abb. 7. 9 Monate

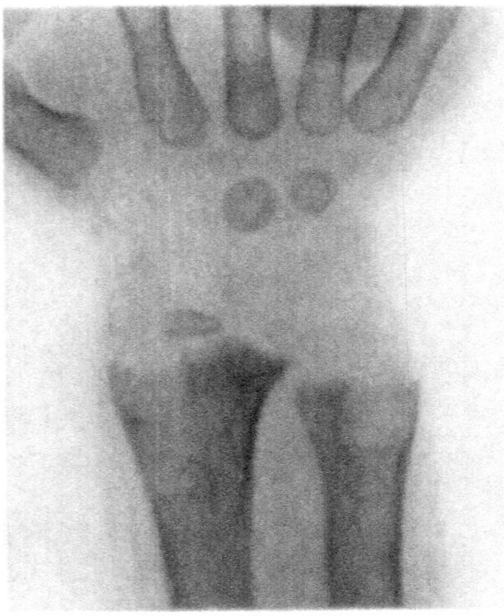

Abb. 8. $1^{8}/_{12}$ Jahre

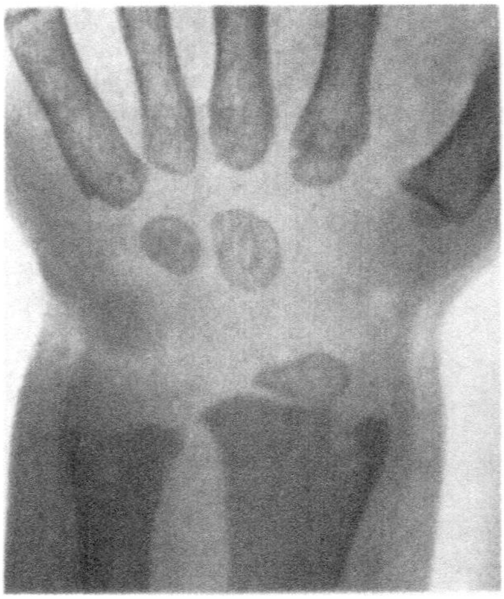

Abb. 9. 3 Jahre

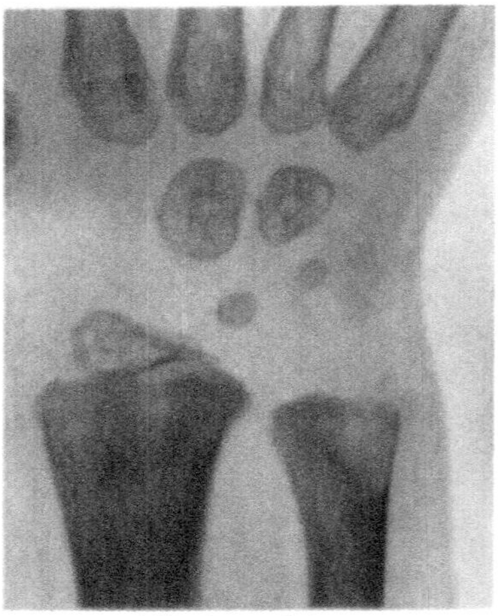

Abb. 10. 5 Jahre

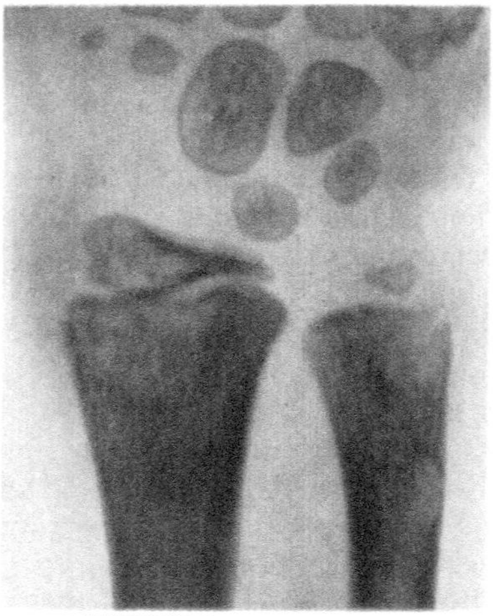

Abb. 11. 6 Jahre

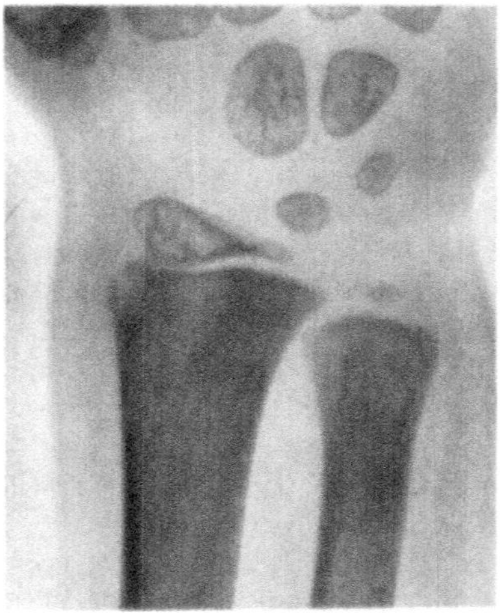

Abb. 12. 8 Jahre

Abb. 13 u. 14. Röntgenbefunde im Bereich der unteren Extremität bei infantil-juveniler Form der Hypophosphatasie

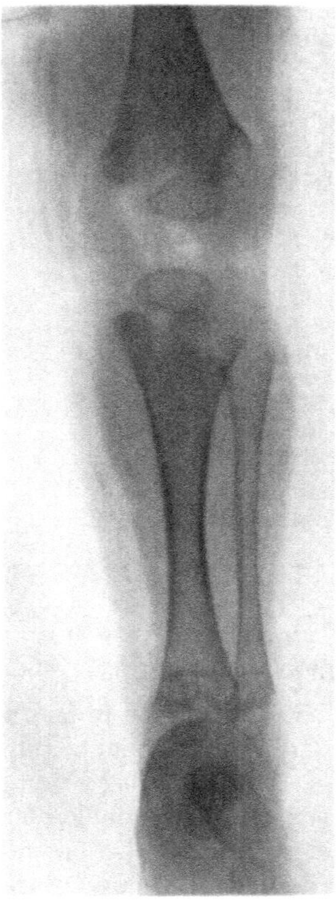

Abb. 13. Im Alter von 11 Monaten

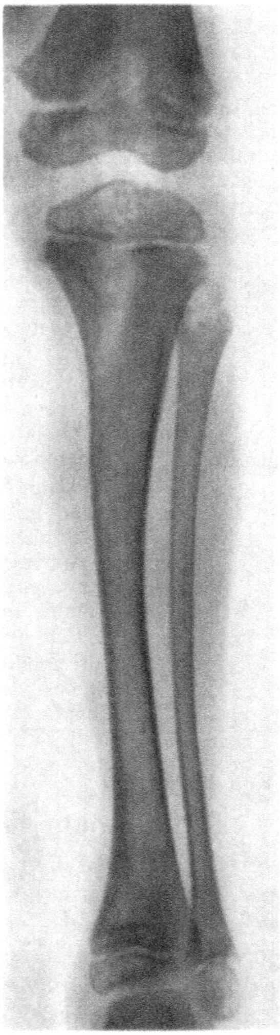

Abb. 14. Im Alter von 5 Jahren

Die *Epiphysenveränderungen* sind *röntgenologisch* denen bei Spätrachitis ähnlich. Die metaphysären Ossifikationsstörungen sind geringer als beim frühinfantilen Typ (vgl. Abb. 5—14).

Nach Swoboda (1962) ist eine grübchenförmige Begrenzung an den ventralen Kanten der Femurepiphyse besonders charakteristisch. Die Röntgenbilder des Schädels können Nahtprominenzen mit mehr oder weniger deutlich ausgeprägter wolkiger Struktur der Kalotte aufweisen oder auch keine pathologischen Veränderungen zeigen. In Tabelle 3 wurden die bei den verschiedenen Krankheitsformen beobachteten Röntgenbefunde zusammengestellt (Currarino *et al.*, 1957; Moll u. Schmid, 1958; Grossmann u. Grossmann, 1963, 1967; Reus u. Hal, 1966; Rominger, 1957; Leucutia, 1955; Burmeister u. Mayser, 1967; vgl. Stave, 1965; Rubin, 1964).

Tabelle 3. Typische *Röntgenbefunde*, bei den verschiedenen Formen der Hypophosphatasie. (Nach CURRARINO *et al.*, 1957).

Neugeborene	Säuglinge	Kinder und Erwachsene
Starke Veränderungen des ganzen Skelets. Viele Partien völlig unverkalkt, andere nur an zentralen Stellen verkalkt. Knochen kurz und dünn, trabekuläre Struktur mit ausgefransten Enden und Konturen. In den langen Knochen Hauptveränderungen in der Metaphysen-Region: strichförmige, fleckige oder irreguläre Verkalkung, viel unverkalktes Gewebe. Häufige metaphysäre Infraktionen. Überschießende Callusbildung im Frakturbereich	Veränderungen gleichen bei frühen Fällen den weniger schweren Neugeborenen-Fällen. Erste Veränderungen: schwache, nicht spez. Bänder verminderter Dichte in den meisten Metaphysen. Leichte Prominenz der Schädelnähte. Allmähliche Zunahme der Rarefizierung der Metaphysen und deutliches Hervortreten der Zonen provisorischer Verkalkung. Fortschreitende Demineralisierung entlang den Knochenrändern der Schädelknochen und in den schmalen Ossifikationszentren der Extremitäten. *Vollbild:* Klaffende Schädelnähte mit vorspringender Fontanelle. Weite irreguläre Epiphysenlinien in den langen Knochen, streifig-fleckig demineralisierte Metaphysen, z.T. irregulär begrenzt. Mit 20 Monaten meist Craniostenose, Remineralisierung in den Metaphysen	Generalisierte oder auf einige Knochen begrenzte Veränderungen. Am häufigsten befallen sind die distalen Enden der Femura und die proximalen Enden von Fibulae und Humeri. Epiphysenlinien verbreitert, uneben, oft unregelmäßige Zungen oder abgerundete und unverkalkte Zonen in den Metaphysen

3. Die adulte Form (Typus persistens)

Bei den von FRASER (1957) in einer Übersicht mitgeteilten Fällen des Erwachsenenalters war der Zeitpunkt des Auftretens der ersten klinischen Symptome nicht sicher zu ermitteln. Bei weiteren nach der Pubertät diagnostizierten Fällen konnten anamnestische Daten über verspätetes Laufenlernen, „Rachitis" im Kleinkindesalter, frühen Zahnverlust oder auffällige Schädelkonfiguration im Vorschulalter gewonnen werden (BETHUNE u. DENT, 1960; OWEN u. PESKIN, 1958; BEISEL *et al.*, 1960).

Demnach ist anzunehmen, daß der Beginn der Erkrankung auch bei der sog. adulten Form im Kindesalter liegt und es sich nur um milde Verlaufsformen oder Residuen der infantil-juvenilen Form handelt. Dafür sprechen auch die Verlaufsbeobachtungen, die inzwischen bei einer Reihe von jungen Patienten vorliegen (vgl. SWOBODA, 1962; STAVE, 1965).

Die *Symptome* der erwachsenen Patienten sind überwiegend durch „Osteoporose" und mangelhafte Callusbildung nach Frakturen sowie gehäufte Spontanfrakturen charakterisiert. Röntgenologisch fällt eine unregelmäßige Strukturzeichnung besonders in den Metaphysen auf (vgl. Tabelle 3).

X. Diagnose und Laborbefunde

Mit der *Symptomentrias* einer abnormen Knochenmineralisation, die beim Kind unter dem Bild einer *atypischen Rachitis* auftritt, dem Nachweis einer *Ver-*

Tabelle 4. Normalwerte der alkalischen Serumphosphatase in Abhängigkeit vom Lebensalter

Altersstufe	BODANKSY-Einheiten (100 ml)	KING-ARMSTRONG-Einheiten (100 ml)	BESSEY-LOWRY-BROCK-Einheiten (100 ml)	HUGGINS- u. THALALY-Einheiten (100 ml)	Internationale Einheiten (1000/ml)	∅
Neugeborene (Nabelschnur)	2,9—7,9			10—28	22—99	60
Frühgeborene		5—75				
1.—6. Monat	10,0—20,0	20—30	5,1—12,6		35—162	98
7.—12. Monat	10,0—20,0	15—25	3,8—10,4		48—145	92
2—15 Jahre	5,0—15,0	15—20	1,8—14,0		38—138	88
Erwachsene	2,0—5,0	5—10	0,8—3,5	5—13	13—45	29
Schwangere (letztes Trimenon)	3,9—11,3	7—14		12—36	28—115	72
Umrechnungsfaktoren: F (F × E = Int.E.)	5,3	7,1	16,7			

1 mMol E = 0,06 I.E.; 1 I.E. = 16,7 mMol E.

minderung der Aktivität der alkalischen Phosphatase(n) in Serum, Leukocyten und Geweben (Methoden s. Lehrbücher der klinischen Chemie; ALBERS, 1940; BAUR, 1948; GLICK, 1949; BERGMEYER, 1962; HOPPE-SEYLER-THIERFELDER, 1953; GOMORI, 1939, 1941; RATHBUN, 1961; KREUTZ, 1966; MERKER u. HEILMEYER, 1960; RICHTERICH, 1966; vgl. ROCHE, 1950; WILLENBOCKEL, 1956) und dem chromatographischen oder chemischen *Nachweis von Phosphoäthanolamin* (CUSWORTH, 1958; MCCANCE *et al.*, 1955) läßt sich die Diagnose einer Hypophosphatasie beweisen.

Bei homozygot kranken Patienten mit Hypophosphatasie ist die *Aktivität der alkalischen Serumphosphatase* in der Regel auf 0—10% der Altersnorm (vgl. Tabelle 4) vermindert, bei Heterozygoten auf 40—50% der Altersnorm. Grob gesagt ist der Normalwert der alkalischen Serumphosphatase im Säuglingsalter 3mal, im Kindesalter bis zum Ende der Pubertät etwa 2mal so groß wie im Erwachsenenalter. Bei zweifelhaften Werten ist eine mehrfache Kontrolle bzw. eine zusätzliche Aktivitätsbestimmung in Leukocyten (KRETCHMER *et al.*, 1958) oder in Hautbiopsiematerial (NAKAI *et al.*, 1960) erforderlich (s. Abb. 15).

Die *differentialdiagnostisch* auszuschließende *D-Mangel-Rachitis* und die verschiedenen Formen der *Vitamin D-resistenten Rachitis* zeigen eine Erhöhung der alkalischen Serumphosphatase-Aktivität, die vorwiegend aus den Osteoblasten stammt. Auch ist mit Ausnahme der renalen Osteodystrophie („renale Rachitis") das *anorganische Serumphosphat* erniedrigt, während es bei der Hypophosphatasie normal oder leicht erhöht gefunden wird. Auch die übrigen Phosphorsäurefraktionen, phosphathaltigen Metabolite und Nucleotide zeigen im Vollblut und Plasma nicht die für Rachitis typischen Veränderungen (WILLENBOCKEL, 1964, 1969). Im Gegensatz zu den übrigen Rachitisformen ist die *Phosphat-Clearance* bei der Hypophosphatasie normal (SCHNEIDER u. CORCORAN, 1950; WILLENBOCKEL, 1964), die tubuläre *Phosphatrückresorption* ist teilweise erhöht (SCHNEIDER u. CORCORAN, 1950; SWOBODA, 1957). Nach RUSSELL (1965) sind bei der Hypophosphatasie die *Pyrophosphat-Ausscheidung* und der Quotient Pyrophosphat : Orthophosphat im Urin erhöht.

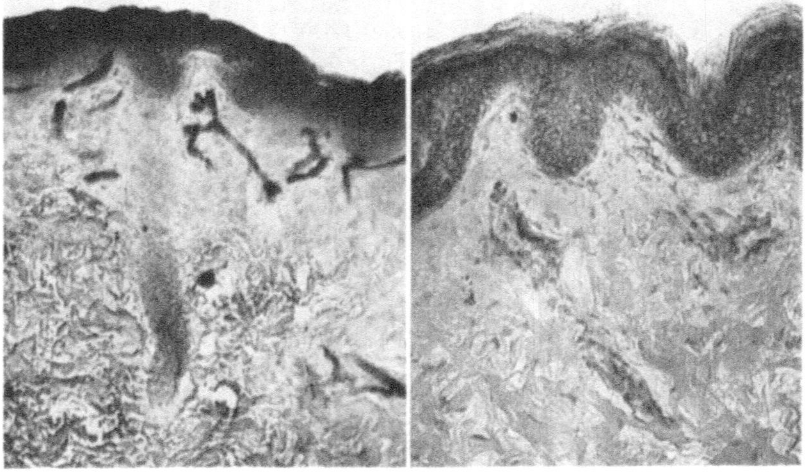

Abb. 15. Histochemischer Nachweis der alkalischen Phosphataseaktivität in der Haut; links normaler Befund, rechts bei Patienten mit Hypophosphatasie). 175fache Vergr. (Nach NAKAI *et al.*: Amer. J. Clin. Pathol. **33**, 116, 1960)

Die besonders bei der frühinfantilen Form der Hypophosphatasie zu beobachtende *Hypercalcämie*, die Werte bis 20 mg-% erreichen kann, wird durch die Bestimmung der Phosphataseaktivität, der Phosphoäthanolamin-Ausscheidung, den Röntgenbefund und die Phosphataseaktivitätsbestimmung bei den Eltern eine differentialdiagnostische Abgrenzung gegen die „idiopathische Hypercalcämie" (LIGHTWOOD, 1952; FANCONI *et al.*, 1952; vgl. HÖVELS u. STEPHAN, 1962), Vitamin D-Intoxikation, den im Kindesalter seltenen Hyperparathyreoidismus oder eine mit Hypercalcämie einhergehende Neoplasie ermöglichen.

Die intestinale *Calciumresorption* ist bei der Hypophosphatasie normal, die Fixierung des Calciums im Knochen vermindert und die Calciumausscheidung im Urin erhöht (GUZZETTA u. ARENA, 1966).

Die diagnostisch wichtigen *Röntgenbefunde* wurden in Tabelle 3 für die verschiedenen Formen vergleichend zusammengestellt.

XI. Therapie

Es gibt bis jetzt keine wirksame *medikamentöse Therapie* der Hypophosphatasie. Neben den Vitaminen B, C und D sind Hormone wie Thyroxin, Glucocorticoide, Testosteron und Wachstumshormon versucht worden. Weitere Behandlungsversuche erfolgten mit Magnesiumgluconat, Citrat, Benemid und verschiedenen Ernährungsregimen (RATHBUN, 1948; vgl. SWOBODA, 1962; vgl. STAVE, 1965; vgl. BARTTER, 1966).

Vitamin D wird häufig schon vor der Diagnose wegen der Annahme einer Rachitis angewendet. Der Beobachtung einer beschleunigten Mineralisation nach Vitamin D (SCHLESINGER *et al.*, 1955) stehen Mißerfolge der Vitamin D-Therapie gegenüber (SOBEL *et al.*, 1953; MCCANCE *et al.*, 1956; FRASER, 1957). Bei der frühinfantilen Form der Erkrankung muß wegen der Gefahr einer Hypercalcämie und Nephrocalcinose dringend vor der Behandlung mit Vitamin D gewarnt werden (MCCANCE *et al.*, 1956).

Cortison ist erstmals von FRASER u. LAIDLAW (1956) bei der Hypophosphatasie angewendet worden. Die Autoren beobachteten bei einer Dosis von 37,5 mg/Tag eine deutliche therapieabhängige Beschleunigung der Mineralisation. Andere Autoren berichten über weniger günstige Erfahrungen und uneinheitliche Resultate (BETHUNE u. DENT, 1960; FRASER, 1957; RATHBUN, 1959; SWOBODA, 1960; SCAGLIONE u. LUCEY, 1956). Ein Behandlungsversuch mit Corticosteroiden ist am ehesten im akuten, mit Hypercalcämie einhergehenden Stadium der infantilen Form indiziert, am besten in Kombination mit einer *calciumarmen Diät.*

Spätformen bedürfen im allgemeinen keiner medikamentösen Therapie. Hier stehen *orthopädische Maßnahmen* ganz im Vordergrund, die je nach Lage des Einzelfalles konservativ oder operativ sein können.

Bei Craniostenose mit drohenden Druckschädigungen des Gehirns muß eine *Craniotomie* durchgeführt werden. Die Resultate waren in der Regel günstig (McCANCE *et al.*, 1956; JELKE, 1960; KORNER, 1962).

XII. Verlauf und Prognose

Die *pränatale oder fetale Form* der Hypophosphatasie hat eine infauste Prognose. Die Kinder sterben in utero, während der Geburt oder in den ersten Lebenstagen.

Bei der *frühinfantilen Form* erliegen die bereits in der Neugeborenenperiode manifest erkrankten Säuglinge zum großen Teil den Komplikationen, die sich aus der Verformbarkeit des Hirnschädels und des Thorax bei der Atmung ergeben. Hirnblutungen, Atelektasen und Pneumonien stellen die häufigsten Todesursachen dar. In einzelnen Fällen hat die Niereninsuffizienz infolge der Nephrocalcinose zum exitus letalis geführt. Bei der frühinfantilen Form muß nach den bisherigen Erfahrungen mit einer *Letalität* von über 50% gerechnet werden (FRASER, 1957; RATHBUN, 1959; CURRARINO *et al.*, 1957; BURMEISTER u. MAYSER, 1967; vgl. STAVE, 1965).

Die die Neugeborenenperiode überlebenden Patienten zeigen über Wochen oder Monate eine zunehmende Verstärkung der Symptome. Die röntgenologisch sichtbare Demineralisation schreitet zunächst trotz aller Therapieversuche fort und geht häufig mit Erhöhung des Serumcalciumspiegels einher. Craniostenose mit zunehmender Mikrocephalie und Hirndrucksteigerung erfordert operative Behandlung. Ohne eine solche besteht das Risiko zentralnervöser Schädigungen, geistiger Retardierung und plötzlicher Todesfälle (CURRARINO *et al.*, 1957; FRASER, 1957; OLSEN, 1957).

Bei der frühinfantilen Form kann meist erst im 2. Lebenshalbjahr mit einer zunächst schnellen, im weiteren Verlauf aber nur langsam fortschreitenden *Besserung* der Knochenmineralisation gerechnet werden. Diese führt nach Jahren zu Defektheilungen, deren Ausmaß durch die Zeit des Höhepunktes der Erkrankung und die schweren Formveränderungen bestimmt wird. CAT *et al.* (1966) berichten über einen Fall, der mit 20 Lebenstagen die ersten Symptome zeigte, mit 5 Monaten diagnostiziert wurde und mit 5 Jahren „geheilt" war.

Auch die *infantil-juvenile Form* weist eine sich über Monate hinziehende Periode mit zunehmender Demineralisation auf. Dieser Prozeß kann aber jederzeit zum Stillstand kommen und rückläufig werden. Dieses Verhalten erklärt die Vielfalt der Erscheinungsbilder bei der Hypophosphatasie (STAVE, 1965). Gelegentlich läßt sich ein *Stadium des Stillstandes* von einigen Wochen oder Monaten beobachten, bevor das sich über Jahre erstreckende *Reparationsstadium* einsetzt. Im 3. und 4. Lebensjahr und zur Zeit der Pubertät scheint die Reparation beschleunigt zu verlaufen (FRASER, 1957; SWOBODA, 1962).

Das *Allgemeinbefinden* der Patienten wird nur durch zeitweilige Knochen- und Gelenkschmerzen und Störungen der Motilität infolge Skeletdeformierungen und ihre psychischen Auswirkungen beeinträchtigt. Auch bei röntgenologisch befriedigender Mineralisation kann eine Sprödigkeit der Knochen und eine Frakturneigung bis ins Erwachsenenalterbestehen bleiben (Typus persistens).

Weder die alkalische Serumphosphatase noch die Phosphoäthanolamin-Ausscheidung im Urin zeigen während der akuten Phase oder später prognostisch verwertbare Veränderungen. Sie gestatten in den betroffenen Familien aber schon vor Auftreten der Knochenveränderungen eine Frühdiagnose beim jungen Säugling.

Literatur

ALBERS, H.: Phosphatasen. In: Nord-Weidenhagen, (Edit.), Handbuch der Enzymologie, Bd. 1, 408—479. Leipzig: Akadem. Verlagsgesellschaft 1940.

ALBRECHT, W.: Phosphatasen der Darmschleimhaut. I. Altersabhängigkeit der Phosphataseaktivität in der Darmschleimhaut der Maus. Z. Kinderheilk. **79**, 264—269 (1957).

ANSPACH, W. E., CLIFTON, W. M.: Hyperparathyroidism in children. Amer. J. Dis. Child. **58**, 540 (1939).

BARTTER, F. C.: Hypophosphatasia. In: STANBURY, J. B., WYNGAARDEN, J. B., FREDRICKSON, D. S., (Edits.), The Metabolic Basis of Inherited Disease, 2. Edit., New York, Toronto, Sidney, London: Mc Graw-Hill Book & Co. 1966, p. 1015—1031.

BAUR, H.: Tierische Phosphatasen. Z. Vitamin-, Hormon- u. Fermentforsch. **2**, 507—597 (1948/49).

BEISEL, W. R., AUSTEN, K. F., ROSEN, H., HERNDORN, E. G.: Metabolic observations in adult hypophosphatasia. Amer. J. Med. **29**, 369 (1960).

BEISEL, W. R., BENJAMIN, N. W., AUSTEN, K. F.: Absence of leukocyte alkaline phosphatase activity in hypophosphatasia. Blood **14**, 975 (1959).

BERGMEYER, H. U.: Methoden der enzymatischen Analyse, edit., Weinheim/Bergstr.: Verlag Chemie 1962.

BETHUNE, J. E., DENT, C. E.: Hypophosphatasia in the adult. Amer. J. Med. **28**, 615 (1960).

BOYER, S. H.: Human organ alkaline phosphatases: discrimination by several means including starch-gel elektrophoresis of antienzyme — enzyme supernatant fluids. Ann. N.Y. Acad. Sci. **103**, 938—1950 (1963).

BRACHT, H.: Die klinische Bedeutung der Phosphatasebestimmung. Langenbecks Arch. Chir. **277**, 626—650 (1954).

BURMEISTER, W., MAYSER, P.: Hypophosphatasie. Ein klinischer Beitrag von 9 Fällen. Arch. Kinderheilk. **175**, 242 (1967).

CAT, J., MARINONI, L. P., GIRALDI, D. J., u.a.: Hypophosphatasie. Rathbun'sche Krankheit. J. Pediat. (Rio de J.), **31**, 373—386 (1966).

CHANNAROND, J., VERGERET, P., NÉZELOF, CH.: A propos d'un cas d'hypophosphatasie à forme majeure néo-natale. (Beobachtung einer Hypophosphatasia major beim Neugeborenen.) Ann. Pédiat. **37**, 263 (1961).

CHOWN, B.: Renal rickets and dwarfism: a pituitary disease. Brit. J. Surg. **23**, 552 (1935—1936).

CLARK, L. C., BECK, E.: Plasma "alkaline" Phosphatase Activity. I. Normative Data for Growing Children. J. Pediat. (St. Louis) **36**, 335—341 (1950).

CURRARINO, G., NEUHAUSER, E. B. D., REYERSBACH, G. C., SOBEL, E. H.: Hypophosphatasia. Amer. J. Roentgenol. **78**, 392 (1957).

CUSWORTH, D. C.: The isolation and identification of phosphoethanolamine from the urine of a case of hypophosphatasia. Biochem. J. **68**, 262 (1958).

DENT, C. E.: In bone structure and metabolism. London: Ciba Foundation Symposium, p. 266, 1956.

DE TONI, G., DURAND, P.: Due casi di ipofosfatasia. (Primo contributo italiano.) Zwei Fälle von Hypophosphatasie (Erster italienischer Beitrag.) Minerva pediat. (Torino) 8, 825 (1956).

DICKSON, W., HORROCKS, R. H.: Hypophosphatasia. J. Bone Jt Surg. B **40**, 64 (1958).

DI STEFANO, V., NEUMAN, W. F., ROUSER, G.: The isolation of a phosphate ester from calcifiable cartilage. Arch. Biochem. & Biophys. **47**, 218 (1953).

EGER, W.: Allgemeine morphologische Physiologie und Pathologie des Knochengewebes unter Berücksichtigung calcipenischer Osteopathien. Internist (Berl.) **3**, 267—282 (1962).

ENGFELDT, B., ZETTERSTRÖM, R.: Osteodysmetamorphosis fetalis. J. Pediat. **45**, 125 (1954).

ENGFELDT, B., ZETTERSTRÖM, R.: Osteometamorphosis foetalis. A newly discovered characteristic skeletal disease showing low serum and tissue alkaline phosphatase activity (hypophosphatasia). S. Wolstenholm 1956.
ERÄNKÖ, O., LEHTO, L.: Distribution of acid and alcaline phosphatase in human metanephros. Acta anat. (Basel) **22**, 277 (1954).
FANCONI, G., DE CHASTONAY, E.: Die D-Hypervitaminose im Säuglingsalter. Helv. paediat. Acta **5**, 5 (1950).
FANCONI, G., SCHLESINGER, B., BUTLER, H., BLACK, J.: Chronische Hypercalcämie kombiniert mit Minderwuchs und kongenitalen Mißbildungen. Helv. paediat. Acta **7**, 314 (1952).
FELDER, J., SCHREIER, K.: Hypophosphatasie. Mschr. Kinderheilk. **103**, 437 (1955).
FISHMAN, W. H., GREEN, S., INGLIS, N. I.: Organ-specific behaviour exhibited by rat intestine and liver alkaline phosphatase. Biochim. biophys. Acta (Amst.) **62**, 363 (1962).
FOURMAN, P.: Calciumstoffwechsel und Knochenkrankheiten. Stuttgart: Georg Thieme 1963.
FRASER, D.: Hypophosphatasia. Amer. J. Med. **22**, 730 (1957).
FRASER, D.: Calcium and Phosphorus Metabolism. J. A. M. A. **176**, 281 (1961).
FRASER, D., LAIDLAW, J. C.: Treatment of hypophosphatasia with cortisone. Lancet **1956 I**, 553.
FRASER, D., YENDT, E. R.: Metabolic abnormalities in hypophosphatasia. Amer. J. Dis. Child. **90**, 552 (1955).
GERLACH, U., HIBY, W., PAUL, L.: Über den diagnostischen Wert der Bestimmung von Isoenzymen der alkalischen Phosphatase im Serum. Med. Welt **21**, 1252—1258 (1970).
GLICK, D.: Techniques of Histo- and Cytochemistry. New York 1949.
GLIMCHER, M. J.: Molecular biology of mineralized tissues with particular reference of bone. Rev. Mod. Phys. **31**, 359 (1959).
GLIMCHER, M. J., KRANE, S. M.: Studies of the interactions of collagen and phosphatase. I. The nature of inorganic orthophosphate binding. In: Radioisotopes and Bone, edit. P. LACRAIX and A. M. BUDY, pp. 393—418. Oxford: Blackwell Scientific Publications, Ltd. 1962.
GOMORI, G.: Microtechnique demonstration of phosphatase in tissue sections. Proc. Soc. exp. Biol. (N.Y.) **42**, 23—26 (1939).
GOMORI, G.: The distribution of phosphatase in normal organs and tissues. J. cell comp. Physiol. **17**, 71—83 (1941).
GOYER, R. A.: Ethanolamine phosphate excretion in a family with hypophosphatasia. Arch. Dis. Childh. **38**, 205 (1963).
GROSSMANN, I., GROSSMANN, P.: Die Hypophosphatasie. Radiol. diagn. (Berl.) **4**, 139 (1963).
GROSSMANN, I., GROSSMANN, P.: Hypophosphatasie und Vitamin-D-resistente Rachitis. Radiol. diagn. (Berl.) **8**, 91—101 (1967).
GUZZERTA, F., ARENA, G.: L'ipofosfatasia die Rathbun: descrizione un caso. Aggiorn. pediat. **17**, 461 (1966).
HARRIS, H., ROBSON, E. B.: A genetical study of ethanol-amino-phosphate excretion in hypophosphatasia. Ann. hum. Genet. **23**, 421 (1959).
HODSON, A. W., LATHNER, L., RAINE, L.: Isoenzymes of alkaline phosphatase. Clin. chim. Acta **7**, 255—261 (1962).
HÖVELS, O., STEPHAN, U.: Das Krankheitsbild der ,,idiopathischen" Hypercalcämie, eine chronische Vitamin D-Intoxikation. Ergebn. inn. Med. Kinderheilk., N.F. **18**, 116—195 (1962).
HOPPE-SEYLER-THIERFELDER: Handbuch der physiologisch-chemischen und pathologisch-chemischen Analyse. Bd. V. Berlin-Göttingen-Heidelberg: Springer 1953.
HOUŠTĚK, J., VOLNÁ, G.: Hypophosphatasia. Čs. Pediat. **13**, 895 (1958).
HÜHNE, T., SCHÖNFELD, E.: Eine eigenartige Wachstumsstörung im Kindesalter. Mschr. Kinderheilk. **42**, 267 (1928).
ILLINGWORTH, R. S., GARDINER, J. H.: Premature loss of deciduous teeth. Arch. Dis. Childh. **30**, 449 (1955).
JACOBSON, D. P., MCLAIN, E. J.: Hypophosphatasia in monozygotic twins. A case report. J. Bone Jt. Surg. **49** A, 377—380 (1967).
JELKE, H.: Hypophosphatasia. Acta paediat. (Uppsala) **49**, 297 (1960).
KEIDING, N. R.: Differentiation into three fractions of the serum alkaline phosphatase and the behaviour of the fractions in diseases of bone and liver. Scand. J. clin. Lab. Invest. **11**, 106—112 (1959).
KEISER, H. R., GILL, J. R., JR., SJOERDSMA, A., BARTTER, F. C.: Relation between urinary hydroxyproline and parathyroid function. J. clin. Invest. **43**, 1073 (1964).
KELLSEY, D. C.: Hypophosphatasia and congenital bowing of the long bones. J. Amer. med. Ass. **179**, 187 (1962).
KING, E. J.: Plasma alkaline phosphatase in disease. Brit. Med. Bull. **9**, 160—164 (1953).

Klein, U. E.: Dünnschichtelektrophorese in Acrylamid- und Stärkegel auf mikroskopischen Objektträgern. Clin. chim. Acta **16**, 163—168 (1967).
Klein, U. E.: Isoenzyme der alkalischen Phosphatase. Dtsch. med. Wschr. **94**, 526—529 (1969).
Klein, U. E., Drube, H. C., Hansen, H.-Th., Mielke, H.: Untersuchungen über Muster und Verteilung von Enzymen in der Schleimhaut des Gastrointestinaltraktes. Klin. Wschr. **45**, 95—101 (1067), 244—251 (1967).
Klein, U, E., Löffler, H., Leuckfeld, E.: Elektrophoretische Trennung von Milchsäure-dehydrogenase - Isoenzymen, unspezifischen Esterasen und alkalischen Phosphatasen aus menschlichen Blutzellen. Klin. Wschr. **44**, 637—40 (1966).
Korner, N. H.: Distribution of alkaline phosphatase in the serum proteins in hypophosphatasia. J. clin. Path. **15**, 200 (1962).
Kretchmer, N., Stone, M., Bauer, C.: Hereditary enzymatic defects as illustrated by hypophosphatasia. A. N. Y. Acad. Sci. **75**, 279 (1958).
Kreutz, F. H.: Die Aktivitätsbestimmung der sog. alkalischen Phosphatase im Serum. Habil.-Schr., Marburg 1966.
Kubatsch, H.: Über eine seltene Knochenerkrankung. Mschr. Kinderheilk. **75**, 253 (1938).
Lanman, J. T.: Hypophosphatasia, a newly recognized disease. J. Pediat. **47**, 509 (1955).
Lapatsanis, P. D., McLaren Todd, R.: Hypophosphatasia in the newborn. Arch. Dis. Childh. **38**, 77 (1963).
Leucutia, T.: Hypophosphatasia (Editorial). Amer. J. Roentg. **73**, 485 (1955).
Lightwood, R.: Idiopathic hypercalcaemia in infants with failure to thrive. Arch. Dis. Childh. **27**, 362 (1952).
Macey, H. B.: Multiple pseudofractures: report of case. Proc. Mayo Clin. **15**, 789 (1940).
Malbrain, H., Ponlot, R., Denys, P.: L'hypophosphatasie et ses manifestations osseuses. Arch. franc. Pédiat. **14**, 337 (1957).
McCance, R. A., Fairweather, D. V. I., Barrett, A. M., Morrison, A. B.: Genetic, clinical, biochemical, and pathological features of Hypophosphatasia. Based on the study of a family. Quart. J. Med. N. S., **25**, 523 (1956).,
McCance, R. A., Morrison, A. B., Dent, C. E.: The excretion of phosphoethanolamine and hypophosphatasia. Lancet **1955 I**, 131.
McDonald, A. M., Shanks, R. A.: Hypophosphatasia. Arch. Dis. Childh. **32**, 304 (1957).
McLean, F. C., Urist, M. R.: An introduction to the physiology of skeletal tissue. Chicago 1955. Univ. of Chicago Press.
Merker, H., Heilmeyer, L.: Die alkalische Phosphatase neutrophiler Leukocyten. Dtsch. med. Wschr. **85**, 253—258 (1960).
Moll, H., Schmid, F.: Radiologische Grundzüge der atypischen Rachitisformen. Z. Kinderheilk. **80**, 469 (1958).
Moss, D. W., King, E. J.: Properties of alkaline phosphatase fractions separated by starch-gel electrophoresis. Biochem. J. **84**, 192 (1962).
Nadler, H. L., Egan, T. J.: Deficiency of lysosomal Acid Phosphatase. A New familial Metabolic Disorder. New Engl. J. Med. **282**, 302—307 (1970).
Nakai, H., Landing, B. H., Pettit, M. D.: Distinguishing hypophosphatasia from cretinism by means of alkaline phosphatase stain of skin biopsy. Amer. J. clin. Path. **33**, 115 (1960).
Neuman, W. F., Neuman, W. M.: Emerging concepts of the structure and metabolic functions of bone. Amer. J. Med. **22**, 123 (1957).
Neuman, W. F., Neuman, W. M.: The chemical dynamics of bone mineral. Chicago: Chicago University Press 1958.
Neuman, W. F., Di Stefano, V., Mulryan, B. J.: Surface chemistry of bone. III. Observations on role of phosphatase. J. Biol. Chem. **193**, 227 (1951).
Olsen, J.: Hypophosphatasia. Acta paediat. (Uppsala) **46**, 305 (1957).
Owen, Jr., J. A., Peskin, H.: Clinical study of an adult with hypophosphatasia. Clin. Res. **6**, 249 (1958).
Pimstone, B., Eisenberg, E., Silverman, S.: Hypophosphatasia: genetic and dental studies. Ann. intern. Med. **65**, 722 (1966).
Portmann, P., Rossier, R., Chardonnens, H.: Zur Kenntnis der alkalischen Darmphosphatase. II. Helv. physiol. pharmakol. Acta **18**, Fasc. 3, 1 (1960).
Rasmussen, K.: Phosphorylethanolamine and hypophosphatasia. Dan. Med. Bull. **15**, Suppl. **2**, 93 (1968).
Rasmussen, K.: Excretion of phosphoethanolamine in hypophosphatasia and in normal individuals. Acta Paediat. Scand. **58**, 541 (1969).
Rathbun, J. C.: Hypophosphatasia. A new developmental anomaly. Amer. J. Dis. Child. **75**, 822 (1948).
Rathbun, J. C.: Hypophosphatasia. Helv. paediat. Acta **14**, 548 (1959).

RATHBUN, J. C., MCDONALD, J. W., ROBINSON, H. M. C., WANKLIN, J. M.: Hypophosphatasia: a genetic study. Arch. Dis. Childh. **36**, 540 (1961).
REUS, H. D. DE, V. D. HAL, I.: Hypophosphatasia. Fortschr. Röntgenstr. **104**, 231 (1966).
RICHTERICH, R.: Enzym-Bestimmungen im Pädiatr. Laboratorium. In: Handb. d. Kinderheilkunde II/1, S. 782ff. Berlin-Heidelberg-New York: Springer 1966.
RITCHIE, C. MACL.: Hypophosphatasia. A metabolic disease with important dental manifestations. Arch. Dis. Childh. **39**, 584 (1964).
ROBINSON, R.: Possible significance of hexosephosphoric esters in ossification. Biochem. J. **17**, 286 (1923).
ROBINSON, R.: The significance of phosphoric esters in metabolism. New York: University Press 1932.
ROCHE, J., THOAI, N. V.: Phosphatase alcaline. Adv. Enzymol. **10**, 83 (1950).
ROMINGER, E.: Atypische Rachitis bei angeborener ungenügender alkalischer Phosphatase-Aktivität. Arch. Kinderheilk. **155**, 105 (1957).
ROSENBERG, I. N.: Zone electrophoretic studies of serum alkaline phosphatase. J. clin. Invest. **38**, 630 (1959).
ROSENTHAL, I. M., BONTING, S. L., HOGAN, W., PIRANI, C. L.: Tissue alkaline phosphatase in hypophosphatasia. Amer. J. Dis. Child. **99**, 185 (1960).
ROSSI, F., BONSIGNORE, A., REALE, E., VIVORI, E., LUZZATTO, L.: Quantitative evaluation of the alkaline glycerophosphatase activity of the liver during development and of the medium used for its culture in vitro. J. Histochem. Cytochem. **7**, 17—22 (1959).
ROSSI, F., PESCETTO, G., REALE, E.: La localizzazione della fosfatasi alcalina e le sue variazioni nel corso dello suililuppo prenatale dell'uomo. Z. Anat. Entwl.-Gesch. **115**, 500—528 (1951a).
ROSSI, F., PESCETTO, G., REALE, E.: La localizzazione della fosfatasi alcalina ed il suo tasso nell'embrione umano di 9 mm. Z. Anat. Entwl.-Gesch. **116**, 190—201 (1951b).
ROSSI, F., PESCETTO, G., REALE, E.: Histochemical determination of acid and alkaline phosphatase in the initial stages of the urinary apparatus during the prenatal development of man. Acta anat. **19**, 232—238 (1953).
RUBIN, P.: Dynamic classification of bone dysplasias. Chicago: Year book medical publishers inc. 1964.
RUSSELL, R. G. G.: Excretion of inorganic Pyrophosphate in Hypophosphatasia. Lancet **1965 II**, 461.
RYSSING, E.: Hypophosphatasie. Eine Übersicht. Ugeskr. Laeg. **124**, 1795 (1962).
SCAGLIONE, P. R., LUCEY, J. F.: Further observations on hypophosphatasia. Amer. J. Dis. Child. **92**, 493 (1956).
SCHLAMOWITZ, M., BODANSKY, O.: Tissue Sources of Human Serum Alkaline Phosphatase, as Determined by Immunochemical Procedures. J. biol. Chem. **234**, 1433—1437 (1959).
SCHLESINGER, B., LUDER, J., BODIAN, M.: Rickets with alkaline phosphatase deficiency: an osteoblastic dysplasia. Arch. Dis. Childh. **30**, 265 (1955).
SCHMITT-ROHDE, J. M.: Über das Wesen malacischer Knochenveränderungen infolge innerer Krankheiten. Ergebn. inn. Med. Kinderheilk., N.F. **10**, 383—426 (1958).
SCHNEIDER, R. W., CORCORAN, A. C.: Familial nephrogenetic osteopathy due to excessive tubular reabsorption of inorganic phosphate: new syndrome and novel mode of relief. J. Lab. clin. Med. **36**, 985 (1950).
SCHRAMM, G., ARMBRUSTER, O.: Die Reinherstellung der alkalischen Phosphatase aus Kälberdarm. Z. Naturforsch. **9**b, 114 (1954).
SCHWARZ, G.: Der Calcium-Phosphat-Stoffwechsel. In: Handbuch d. Kinderheilkunde, Bd. IV, S. 305—319. Berlin-Heidelberg-New York: Springer 1965.
SILVA, G.: Hipofosfatasia. Rev. chil. Pediat. **28**, 433 (1957).
SILVERMAN, J. L.: Apparent dominant inheritance of hypophosphatasia. Arch. Int. Med. **110**, 191 (1962).
SOBEL, E. H., CLARK, L. C., FOX, R. P., ROBINO, M.: Rickets, deficiency of "alkaline" phosphatase activity and premature loss of teeth in childhood. Pediatrics **11**, 309 (1953).
STAVE, U.: Hypophosphatasie. In: Handb. der Kinderheilk., Bd. IV, 137—146. Berlin-Heidelberg-New York: Springer 1964.
SWOBODA, W.: Hypophosphatasie. Mod. Probl. Paediat. **3**, 462 (1958).
SWOBODA, W.: Die Problematik der „Enzymopathien" in der Kinderheilkunde, dargestellt am Krankheitsbild der Hypophosphatasie. Wien. klin. Wschr. **1960**, 606.
SWOBODA, W.: Hypophosphatasia. In: LINNEWEH, F., (Edit.): Erbliche Stoffwechselkrankheiten. München, Berlin: Urban und Schwarzenberg 1962.
TAKAMATSU, H.: Histochemische und biochemische Studien über die Phosphatase (I. Mitteilung). Histochemische Untersuchungstechnik der Phosphatase und deren Verteilung in verschiedenen Organen und Geweben. Trans. Soc. path. jap. **29**, 492—498 (1939).

Taswell, H. W., Jeffers, D. M.: Isoenzymes of Serum Alkaline Phosphatase in Hepatobiliary and Skeletal Disease. Amer. J. clin. Path. **40**, 349—356 (1963).

Teree, T. M., Klein, L. R.: Hypophosphatasia: Clinical and metabolic studies. J. Pediat. **72**, 41—50 (1968).

Theopold, W., Kesting, H., Schulte-Nickell, I.: Über die Knochenphosphatase. I. Mitt. Z. Kinderheilk. **78**, 543 (1956). II. Mitt. Z. Kinderheilk. 78, 550 (1956).

Weber, G., Cantero, A.: Glucose-6-phosphatase activity in the regeneration embryonic and newborn rat liver. Cancer Res. **15**, 679 (1955).
(1959).

Weller, S. V. D.: Hypophosphatasia with congenital dimples. Proc. roy. Soc. Med. **52**, 637 (1959)

Wilhelm, G.: Zur Pathogenese der Rachitis und Wirkungsweise des D-Vitamins. I. Mitt.: Die Störung des Verknöcherungsprozesses bei der Rachitis und ihre Beeinflussung durch Vitamin D. Z. Kinderheilk. **83**, 711 (1960).

Wilhelm, G.: Zur Pathogenese der Rachitis und Wirkungweise des D-Vitamins. II. Mitteilung: Allgemeine Stoffwechselstörungen außerhalb des Skelettsystems und Vitamin D-Wirkung. Z. Kinderheilk. **84**, 623—653 (1960).

Willenbockel, U.: Über den Einfluß von Aminosäuren auf alkalische Serum- und Organphosphatasen in vivo und in vitro. Marburg: Inaug. Diss. 1956.

Willenbockel, U.: Die Aktivität der alkalischen Organphosphatasen in der ersten Lebenszeit. Biol. Neonat. (Basel) **3**, 289—301 (1961).

Willenbockel, U.: Untersuchungen über den Phosphatstoffwechsel bei Hypophosphatasie. Z. Kinderheilk. **91**, 182—192 (1964).

Willenbockel, U.: Zur Physiologie und Pathologie des Phosphatstoffwechsels unter besonderer Berücksichtigung der Phosphatverbindungen des kindlichen Blutes. Stuttgart: Ferdinand Enke 1969.

Willenbockel, U., Schnell, H.: Der vorzeitige Milchzahnverlust als Symptom der Hypophosphatasie. Stoma (Heidelb.) **20**, 57—64 (1967).

Wolstenholm, G. E. W., O'Connor, C. M. (Edit.): Ciba foundation Symposium on Bone Structure and Metabolism. London: J. and A. Churchill 1956.

Sachverzeichnis

GPSR Compliance

The European Union's (EU) General Product Safety Regulation (GPSR) is a set of rules that requires consumer products to be safe and our obligations to ensure this.

If you have any concerns about our products, you can contact us on ProductSafety@springernature.com

In case Publisher is established outside the EU, the EU authorized representative is:

Springer Nature Customer Service Center GmbH
Europaplatz 3
69115 Heidelberg, Germany

Batch number: 10723344

Printed by Printforce, the Netherlands